Handbuch diagnostische Radiologie

Herausgeber:
Jürgen Freyschmidt, Bremen

Springer
Berlin
Heidelberg
New York
Hongkong
London
Mailand
Paris
Tokio

M. GALANSKI (Hrsg.)

Handbuch diagnostische Radiologie

Thorax

Mit Beiträgen von:

A. Bankier, S. Diederich, M. Galanski,
J. Görich, K. Helmke, K. Hering,
C. J. Herold, P. Huppert, V. Jacobi,
H.-U. Kauczor, B. Krug, U. Lörcher,
H.-C. Oppermann, M. Prokop,
R. Roßdeutscher, C. Schaefer-Prokop,
U. J. Schöpf, O. Schulte,
S. Tuengerthal, P. Vock

Mit 629 Abbildungen
in 1193 Einzeldarstellungen

Springer

Prof. Dr. med. M. Galanski
Med. Hochschule Hannover
Abt. Diagnostische Radiologie
Carl-Neuberg-Str. 1
30625 Hannover

ISBN 3-540-41421-5
Springer-Verlag Berlin Heidelberg New York

Die Deutsche Bibliothek – CIP-Einheitsaufnahme
Handbuch diagnostische Radiologie. – Berlin ; Heidelberg ; New York ; Barcelona ; Hongkong ; London ; Mailand ; Paris ; Singapur ; Tokio : Springer

Bd. 4. Thorax / Hrsg.: J. Freyschmidt ; M. Galanski. – 2003
ISBN 3-540-41421-5

Springer-Verlag Berlin Heidelberg New York
ein Unternehmen der BertelsmannSpringer Science+Business Media GmbH

http://www.springer.de

Herstellung: PRO EDIT GmbH, Heidelberg
Umschlaggestaltung: Frido Steinen-Broo, EStudio, Calamar, Spanien
Satz: Fotosatz-Service Köhler GmbH, Würzburg

21/3130 So – 5 4 3 2 1 0
Gedruckt auf säurefreiem Papier

Vorwort

Eine fortlaufende Optimierung der bildlichen Darstellung krankhafter Organveränderungen erfordert ein sich ständig verbreiterndes medizinisches Wissen.

Ein Handbuch ist der Definition nach ein zusammenfassendes, in der Regel mehrbändiges Werk über eine Wissenschaft oder ein spezielles wissenschaftliches Gebiet. Kann ein solches Werk noch Bestand haben in einer Zeit, in der sich wissenschaftliche Erkenntnisse mit nahezu unvorstellbarer Geschwindigkeit entwickeln und wandeln?

Die Herausgeber und Autoren dieses Handbuchs bejahen diese Frage; sie halten es geradezu für notwendig, eine fundierte Standortbestimmung über die diagnostische Radiologie in einem Rahmen abzugeben, der für die praktischen Belange dieses – neben der klinischen Pathologie – wichtigsten diagnostischen Schlüsselfachs prinzipiell einen Wertbestand von etwa 8–10 Jahren besitzen soll. Dabei wurde bedacht, dass sich in diesem Zeitraum zwar untersuchungstechnische Modalitäten, wie z. B. Sequenzen in der MRT, durchaus ändern werden, dass aber das Prinzip der Darstellungsmöglichkeiten von krankhaften Veränderungen bestimmter Organe oder Organsysteme weitgehend unverändert bleibt; denn die den Krankheiten zugrunde liegenden pathologisch-anatomischen Veränderungen selbst ändern sich ja kaum!

Die rasche Entwicklung und den Wandel von ätiologischen, pathogenetischen und therapeutischen Erkenntnissen kann und muss man in wissenschaftlichen Zeitschriften und ggf. aktuellen Monographien verfolgen; doch wird man das Neue nur dann verstehen und nutzen können, wenn man durch einen soliden Wissensfundus darauf vorbereitet ist. Dazu soll dieses Handbuch mit seinem besonderen Konzept der Wissensvermittlung beitragen. Es orientiert sich an Organen oder Organsystemen mit ihren Erkrankungen, die jeweils bestimmte radiologische Untersuchungsstrategien erfordern (z. B. mit Hilfe der Projektionsradiographie, CT, MRT, Ultraschall, ggf. Szintigraphie).

In den jeweiligen Hauptkapiteln findet sich zunächst eine Darstellung der Normalanatomie und ihrer wesentlichen Varianten – bezogen auf die einzelnen Darstellungsmodalitäten; dann folgt ein Kapitel über die systematische Bildanalyse. Die Kapitel über die einzelnen Krankheitsentitäten (Fehlbildungen, traumatische und entzündliche Veränderungen, Tumoren und sonstige Störungen) sind einheitlich nach folgenden Themen aufgebaut:

- pathologisch-anatomische Grundlagen (zum Verständnis der radiologischen Befunde),
- klinische Symptomatik,
- charakteristische radiologische Symptome und ihre Differentialdiagnose.
- Jedes Kapitel schließt mit Empfehlungen zur Untersuchungsstrategie und zusammenfassenden Merksätzen.

Der rote Faden, der sich durch das gesamte Werk zieht, ist die *synoptische Betrachtungsweise* von klinischen und mit Hilfe der Radiologie erkennbaren pathologisch-anatomischen und funktionellen Veränderungen. Eine dem Patienten nützliche Diagnostik kann im Übrigen nur aus der Fusion von technischer Entwicklung und einem angepassten medizinischen Wissen um das Wesen und die Vielfalt von Krankheiten gelingen.

Im Frühjahr 2001

Für die Herausgeber und Autoren
J. Freyschmidt, Bremen

Vorwort

Die Untersuchung der Thoraxorgane und insbesondere der Lunge ist aufgrund des hohen Objektkontrasts seit jeher eine Domäne der Röntgendiagnostik. Daran hat sich über die Jahrzehnte hinweg wenig geändert. Insofern hat es im Gegensatz zu anderen Gebieten der Röntgendiagnostik in der Thoraxradiologie keine so dramatischen Umwälzungen gegeben, wenngleich sich auch hier durch die Einführung der Computertomographie ein Wandel vollzogen hat. Früher waren die Thoraxübersichtsaufnahmen, die Durchleuchtungsuntersuchung und gegebenenfalls die Verwischungstomographie die Grundpfeiler der Röntgendiagnostik. Heute ist die Computertomographie neben der Projektionsradiographie das zweite Standbein der radiologischen Thoraxdiagnostik. Die Computertomographie kommt dabei nicht nur als komplementäres Verfahren zur Abklärung fraglicher Befunde, die bei der Eingangsdiagnostik – den Übersichtsaufnahmen – erhoben wurden, in Betracht, sondern auch als primärdiagnostisches Verfahren bei Fragestellungen, die mit der Projektionsradiographie gar nicht oder nur unzulänglich zu beantworten sind. Exemplarische Beispiele dafür sind der Nachweis eines vermuteten Lungenemphysems oder Lungengerüstprozesses einschließlich der quantitativen und qualitativen Einschätzung derselben, die Suche nach Lungenmetastasen und die Lungenemboliediagnostik. Mit modernen CT-Scannern ist nicht nur eine hohe Orts- und Dichteauflösung gewährleistet, sondern durch die kurzen Scanzeiten in begrenztem Umfang auch eine Funktionsbeurteilung. Die Sensitivität im Nachweis morphologischer und funktioneller Störungen hat sich durch die neuen Techniken, die Magnetresonanztomographie eingeschlossen, erheblich verbessert. Für die Spezifität gilt dies jedoch nicht in gleichem Maße. Nach wie vor ist der Radiologe deswegen in vielen Fällen auf anamnestische und klinische Informationen angewiesen, um die erhobenen Befunde korrekt interpretieren zu können. Diese Anforderung spiegelt sich in der Gestaltung der einzelnen Kapitel wider.

Der „Thoraxband" ist in gewohnter Weise systematisch nach Krankheitsentitäten gegliedert, ergänzt um Beiträge zur Röntgenanatomie, zur Untersuchungstechnik, zu pädiatrischen Aspekten und zur Interventionsradiologie. Fundierte Kenntnisse in der Anatomie und Pathomorphologie sind nach wie vor Grundlage für die Radiologie als einem in erster Linie morphologischen Untersuchungsverfahren. Der Beitrag zur Untersuchungstechnik trägt der zunehmenden Bedeutung digitaler Techniken für computerunterstützte Diagnoseverfahren Rechnung, derjenige zur Interventionsradiologie dem Trend zu minimal-invasiven Diagnose- und Behandlungsverfahren. Die Kapitel handeln – dem Charakter eines Handbuchs entsprechend – die Themen einerseits umfassend ab, andererseits konzentrieren sie sich auf das Wesentliche und setzen Schwerpunkte. Pathologisch-anatomische und klinische Informationen sind in dem jeweils notwendigen Umfang berücksichtigt. Dort wo es aufgrund komplexer Zusammenhänge sinnvoll ist, werden Empfehlungen zur diagnostischen Strategie gegeben. Ein wichtiges Anliegen der Autoren war es, den aktuellen Wissensstand der Thoraxradiologie im klinischen Kontext zu vermitteln.

Prof. Dr. M. Galanski

Autorenverzeichnis

Bankier, Alexander, Prof. Dr. med.
Abteilung für Radiodiagnostik/Konservativfächer, Allgemeines Krankenhaus Wien, Währinger Gürtel 18 – 20, A-1090 Wien; Harvard Medical School, MRI Research, BIDMC East Campus, Ansin – 234, 330 Brookline Avenue, Boston/MA 02215, USA

Diederich, Stefan, PD Dr. med.
Institut für Diagnostische und Interventionelle Radiologie sowie Nuklearmedizin Marien-Hospital, Rochusstr. 2, 40479 Düsseldorf

Galanski, Michael, Prof. Dr. med.
Medizinische Hochschule Hannover, Abt. Diagnostische Radiologie, Carl-Neuberg-Str. 1, 30625 Hannover

Görich, Johannes, Prof. Dr. med.
Radiologisches Zentrum, Alte Waibstatter Str. 2 A, 74889 Sinsheim

Helmke, Knut, Prof. Dr. med.
Universitätsklinikum Hamburg-Eppendorf, Klinik und Poliklinik für Kinder- und Jugendmedizin, Abt. für Pädiatrische Radiologie, Martinistr. 52, 20246 Hamburg

Hering, Kurt Georg, Dr. med.
Chefarzt der Radiologischen Klinik, Knappschaftskrankenhaus, Wieckesweg 27, 44309 Dortmund

Herold, Christian J., Prof. Dr. med.
Allgemeines Krankenhaus der Stadt Wien, Universitätsklinik für Radiodiagnostik, Klin. Abteilung Radiologie für Konservative Fächer, Währinger Gürtel 18–20, 1090 Wien, Österreich

Huppert, Peter, PD Dr. med.
Klinikum Darmstadt, Institut für Strahlendiagnostik und Nuklearmedizin, Grafenstr. 9, 64283 Darmstadt

Jacobi, Volkmar, Prof. Dr. med.
Johann-Wolfgang-Goethe-Universität, Diagnostische Radiologie, Theodor-Stern-Kai 7, 60590 Frankfurt

Kauczor, Hans-Ulrich, Prof. Dr. med.
Abt. für onkologische Diagnostik und Therapie Deutsches Krebsforschungszentrum Im Neuenheimer Feld 280 69120 Heidelberg

Krug, Barbara, Prof. Dr. med.
Institut und Poliklinik für Radiologische Diagnostik der Universität zu Köln, Josef-Stelzmann-Str. 9, 50924 Köln

Lörcher, Ulrich, PD Dr. med.
Fachbereich Radiologie, Dt. Klinik für Diagnostik, Aukammallee 33, 65191 Wiesbaden

Oppermann, Hans-Conrad, PD Dr. med.
Klinikum der Christian-Albrechts-Universität Kiel, Klinik für Radiologische Diagnostik, Pädiatrische Radiologie und Sonographie, Schwanenweg 20, 24105 Kiel

Prokop, Mathias, Prof. Dr. med.
University Medical Center Utrecht Department of Radiology Heidelberglaan 100 3508 GA Utrecht, Niederlande

Roßdeutscher, Reinhard, Dr. med.
Röntgenabteilung Johanniter-Krankenhaus im Fläming Südstr. 20–28 14929 Treuenbrietzen

Schaefer-Prokop, Cornelia, Prof. Dr. med.
Allgemeines Krankenhaus der Stadt Wien, Universitätsklinik für Radiodiagnostik, Klin. Abteilung Radiologie für Konservative Fächer, Währinger Gürtel 18–20, 1090 Wien, Österreich

Schöpf, Uwe Joseph, Dr. med.
Division of Cardiovascular Imaging
Department of Radiology
Brigham and Women's Hospital
Harvard Medical School
75 Francis Street, Boston, MA 02115, USA

Schulte, Oliver, Dr. med.
Institut und Poliklinik
für Radiologische Diagnostik
der Universität zu Köln
Josef-Stelzmann-Str. 9, 50924 Köln

Tuengerthal, Siegfried, PD Dr. med.
Chefarzt der Röntgenabteilung,
Krankenhaus Rohrbach, Amalienstr. 5,
69126 Heidelberg

Vock, Peter, Prof. Dr. med.
Inselspital, Institut für Diagnostische Radiologie
der Universität Bern, 3010 Bern, Schweiz

Untersuchungstechnik 1

M. Prokop

Die Thoraxdiagnostik ist eines der wichtigsten Einsatzgebiete der Radiologie, auf dem bis zu 50% aller radiologischen Leistungen erbracht werden, sofern man die Ultraschalldiagnostik aus dieser Betrachtung ausklammert. Bereits vor 1900 wurden die ersten Thoraxröntgenaufnahmen angefertigt, da aufgrund der hohen Absorptionsunterschiede zwischen lufthaltigem Lungenparenchym und pulmonalen Weichgewebsstrukturen eine Diagnostik ausgezeichnet möglich war.

Auch heute noch ist die Thoraxübersichtsaufnahme das primäre bildgebende Verfahren für die Beurteilung vieler pulmonaler Erkrankungen. Allerdings hat die Thoraxübersichtsaufnahme für die Beurteilung des Herzens, der großen Gefäße, des Mediastinums und der Bronchien an Bedeutung verloren, sie wurde durch Schnittbildverfahren wie Computertomographie (CT), Magnetresonanztomographie (MRT) und Echokardiographie abgelöst. Bronchographie und Verwischungstomographie kommen heute praktisch nicht mehr zum Einsatz.

Derzeit stellt die CT die Methode der Wahl für die weiterführende Diagnostik einer Vielzahl thorakaler Erkrankungen dar. Durch die rasche technische Weiterentwicklung hat die CT im Vergleich zum Konkurrenzverfahren MRT wieder an Boden gewonnen, insbesondere erlaubt die Multislice-CT eine nahezu isotrope Volumenabtastung mit gleichzeitiger Darstellung von pulmonalen wie mediastinalen Strukturen. Die CT ist aufgrund ihrer hohen Ortsauflösung das konkurrenzlos überlegene Verfahren zur morphologischen Beurteilung des Lungenparenchyms. Gerade bei Aufnahmen im Thoraxbereich erlaubt die moderne CT-Detektortechnologie eine weitreichende Dosisreduktion.

Mit der CT-Angiographie liegt ein exzellentes Verfahren vor, das die konventionelle Angiographie oder digitale Subtraktionsangiographie für die Mehrzahl der Indikationen im Brustraum abgelöst hat. Eine Katheterangiographie wird derzeit in der Regel nur noch dann durchgeführt, wenn sehr kleine Gefäße (Bronchialarterien, Spinalarterien) darzustellen sind oder in der gleichen Sitzung Interventionen geplant sind.

Die MRT besitzt gegenüber der CT die Vorteil, dass keinerlei Strahlenexposition entsteht, der Gewebekontrast ist höher als in der CT und beliebige Schnittebenen einsetzbar sind. Wenn die letzten beiden Vorteile auch durch die Einführung der Multislice-CT keine Bedeutung mehr haben, so ergeben sich im Vergleich zu älteren CT-Verfahren für die MRT jedoch Vorteile bei der Darstellung der oberen Thoraxapertur, der Thoraxwand und des Diaphragmas. Die MR-Angiographie steht in direkter Konkurrenz zur CT-Angiographie und kann diese in vielen Fällen gleichwertig ersetzen, im Hinblick auf die

Strahlenexposition ist ihr Einsatz insbesondere bei jüngeren Patienten oder häufigen Verlaufskontrollen sinnvoll. Nachteile der MR-Verfahren bestehen in der noch beschränkten Ortsauflösung und Suszeptibilitätseffekten der intrathorakalen Luft, die eine Beurteilung des lufthaltigen Lungenparenchyms derzeit noch einschränken. Hierbei und bei funktionellen Darstellungen besteht jedoch ein erhebliches Weiterentwicklungspotential der MRT.

Die Sonographie ist aufgrund der fehlenden Beurteilung des lufthaltigen Lungenparenchyms in ihrer Bedeutung für die Thoraxdiagnostik eingeschränkt. Die sonographische Thoraxdiagnostik beschränkt sich daher im Wesentlichen auf die Thoraxwand und nicht belüftete wandständige Lungenareale, das Zwerchfell, das Sternum sowie pleurale Flüssigkeitsansammlungen. Für die Mediastinaldiagnostik hat sich die Sonographie nicht durchsetzen können. In der Herzdiagnostik ist die Echokardiographie dagegen das Standardverfahren. Die transösophageale Echokardiographie spielt eine wichtige Rolle bei der Diagnostik der akuten Aortendissektion sowie kardialer Erkrankungen, die transthorakal nicht ausreichend beurteilbar sind.

Die Bedeutung der Szintigraphie beschränkte sich bis vor Kurzem auf den Nachweis von Lungenembolien mit Hilfe von Ventilations- und Perfusionsscans. Die Relevanz dieser Verfahren ist jedoch gegenüber der von CT- und MR-Angiographie rückläufig. Dem gegenüber nimmt die Bedeutung der Positronen-Emissions-Tomographie (PET) für das Staging des Bronchialkarzinoms zu und ist für viele Fragestellungen der CT und MRT überlegen.

Sämtliche Verfahren unterliegen einem raschen technischen Fortschritt, so dass sich das Indikationsspektrum im Verlauf stark verändert hat und auch in Zukunft eine rasche Entwicklung zu erwarten ist.

1.1 Projektionsradiographie

Die Röntgenuntersuchung des Thorax stellt weiterhin das Standardverfahren für die Beurteilung eines weiten Erkrankungsspektrums dar. Projektionsradiographien stellen bis zu 80% aller Thoraxuntersuchungen, und übertreffen somit die Anzahl der Schnittbilduntersuchungen um ein Vielfaches. Die Röntgenaufnahme in p.-a.-Projektion ist einfach, bedingt eine geringe Strahlenexposition und erlaubt den Ausschluss vieler unmittelbar therapiebedürftiger Erkrankungen. Für die Projektionsradiographie bestehen seit vielen Jahren Qualitätsanforderungen und Leitlinien, die eine Vereinheitlichung und Qualitätssicherung dieser Aufnahmetechniken bewirken. Sie werden im Folgenden zusammen mit den Einstellungs- und Aufnahmetechniken diskutiert.

Grenzen des Verfahrens werden mit zunehmender Verfeinerung der Schnittbilddiagnostik immer klarer: Durch Überlagerungseffekte können in Lunge oder Skelettstrukturen kleine Herde trotz hoher Ortsauflösung des Verfahrens übersehen oder falsch zugeordnet werden, die schlechte Dichteauflösung macht eine Beurteilung der mediastinalen Weichteile und der Thoraxwand unmöglich.

Zusätzlich zu diesen grundsätzlichen Einschränkungen ergeben sich für die konventionelle Folien-Film-Radiographie des Thorax weitere Probleme, die vorwiegend auf den großen Absorptionsunterschieden zwischen Lungenregionen und Mediastinum beruhen. Diese überschreiten bei vielen Patienten den Dynamikumfang des Folien-Film-Systems und führen dazu, dass Regionen mit hoher Absorption wie das Mediastinum unzureichend dargestellt werden und dass bereits bei leichter Über- oder Unterbelichtung Darstellungsprobleme auftreten. Bei beiden Problemen können digitale Radiographiesysteme Abhilfe schaffen und die Bildqualität deutlich verbessern.

1.1.1 Einstelltechniken

Posterior-anteriore Thoraxaufnahme

Die Aufnahme des Thorax p.-a. ist die häufigste Röntgenaufnahme. Sie stellt die Basisuntersuchung für eine radiologische Diagnostik des Thorax dar.

Für die p.-a.-Aufnahme des Thorax wird der Patient mit der Brust zum Wandstativ positioniert, wobei auf eine orthograde nichtrotierte Stellung geachtet werden muss. Bei der Aufnahme sollten sich die Dornfortsätze der oberen BWS genau symmetrisch zwischen die proximalen Enden der Claviculae projizieren. Um eine Überlagerung der Lunge durch die Scapulae zu vermeiden, muss die Schulter nach vorne ans Stativ gedrückt und die Scapulae innenrotiert werden, was am besten dadurch erreicht wird, dass der Patient mit den Handrücken die Hüfte berührt. Die Aufnahme sollte in maximaler Inspiration angefertigt werden (ca. 90% der totalen Lungenkapazität).

Um die Bewegungsunschärfe durch Herzpulsation zu reduzieren, muss eine sehr kurze Expositionszeit (<20 ms für die p.-a.-Aufnahme, <40 ms für die seitliche Aufnahme) gewählt werden. Zur Reduktion von Verzerrungen durch die Zentralprojektion wird ein Fokus-Film-Abstand von 150–200 cm (in der Regel 180 cm) empfohlen (s. Tabelle 1.1).

Um die Lungenstrukturen besser darzustellen und den Einfluss der überlagernden Knochen zu reduzie-

Tabelle 1.1. Aufnahmetechnische Leitlinien

	Posterior-anteriorer Strahlengang	Lateraler Strahlengang
Aufnahmeart	Rasterwandstativ	Rasterwandstativ
Aufnahmespannung	125 kV (110–150)	125 kV (110–150)
Brennfleckgröße	≤1,3 mm	≤1,3 mm
Fokus-Film-Abstand	180 (150–200) cm	180 (150–200) cm
Belichtungsautomatik	Seitliches Messfeld	Mittleres Messfeld
Expositionszeit	<20 ms	<40 ms
Streustrahlenraster	12/40 (8/40)	12/40 (8/40)
Empfindlichkeitsklasse	200 (100–400)	200 (400)

ren, wird eine Hochvolttechnik (110–150 kV, in der Regel 125 kV Röhrenspannung) eingesetzt. Weitere Vorteile dieser Technik sind die bessere Abbildung des Mediastinums und der retrokardialen Lungenanteile sowie eine verringerte Strahlenexposition. Hauptsächlicher Nachteil ist der schlechtere Nachweis von Verkalkungen.

Die Aufnahme erfolgt an einem Rasterwandstativ mit beweglichem Raster (Bucky-Technik) zur Reduktion der Streustrahlung. Das Schachtverhältnis des Rasters sollte mindestens 10:1, besser 12:1 betragen (ACR Standard 1997). Als Alternative kann ein Luftspalt („air gap") von mindestens 15 cm zwischen Patient und Detektor eingesetzt werden, was in der Regel bei Einsatz der Folien-Film-Radiographie mit einem größeren Fokus-Film-Abstand (bis 4 m) kombiniert wird, um Vergrößerungseffekte zu vermeiden. Vorteil der Air-gap-Technik ist die geringere Strahlenbelastung des Patienten (Trout 1975). Der Nachteil liegt in einer schlechteren Streustrahlenunterdrückung im Mediastinum. Eine optimale Lungenaufnahme zeigt eine mittlere optische Dichte (OD) von 1,6–1,9 über der Lunge.

Laterale Thoraxaufnahme

Die seitliche Aufnahme des Thorax wird routinemäßig zusammen mit der p.-a.-Aufnahme angefertigt. Lediglich bei jungen Patienten oder wiederholten Verlaufskontrollen und unauffälligem Vorbefund kann darauf verzichtet werden.

Der Patient wird exakt seitlich positioniert und gebeten, die Arme nach ventral über den Kopf zu erheben. Üblicherweise ist an vor allem für Thoraxaufnahmen reservierte Plätzen an passender Stelle ein Bügel angebracht, um das Einnehmen dieser Position zu erleichtern. Die Expositionstechnik wird in der Regel identisch zur der für die p.-a.-Aufnahme gewählt.

Die Strahlenexposition liegt etwa um den Faktor 2–4 über der einer p.-a.-Thoraxaufnahme, da die Strahlenabsorption im seitlichen Strahlengang deutlich höher ist.

Liegendaufnahme

Eine Liegendaufnahme der Lunge ist bei bettlägerigen Patienten erforderlich, die nicht aufstehen oder sich zumindest außerhalb des Betts aufsetzen können.

Einsatzbereiche der Liegendaufnahme
- Indikationen zu täglichen Aufnahmen auf Intensivstation
  - akute kardiale und/oder pulmonale Probleme
  - mechanische Ventilation
  - liegender Swan-Ganz-Katheter
- Keine Indikation
  - Intensivtherapie bei stabiler kardialer Situation
  - extrathorakale Erkrankungen
- Indikation bei Bedarf
  - nach endotrachealer Intubation
  - nach Anlegen eines zentralvenösen Katheters
  - nach Legen einer Pleuradrainage
  - nach Positionierung einer intraaortalen Ballonpumpe

Je nach Lagerungs- und Kooperationsfähigkeit der Patienten wird eine Aufnahme in halbsitzender oder liegender Position mit 1 bzw. 1,25 m Fokus-Film-Abstand durchgeführt. Ohne Raster empfiehlt sich hierfür eine Röhrenspannung von 80–100 kV, um die Streustrahlung zu minimieren und dennoch eine ausreichende Penetration des Mediastinums zu erhalten (Abb. 1.1 a). Eine optimal exponierte Bettlungenaufnahme besitzt eine mittlere optische Dichte von 1,4–1,7 über der Lunge (ACR 1997).

Die Bildqualität wird erheblich verbessert, wenn man ein zusätzliches Raster (6:1, 8:1 oder 10:1) einsetzt (Abb. 1.1 b). Dieses Raster ist entweder integraler Bestandteil einer Rasterkassette oder liegt als „Rastertunnel" vor, in den die Röntgenkassette eingeschoben wird. Die Röhrenspannung sollte erhöht werden (110–130 kV), um die durch Einsatz des Rasters erhöhte Strahlenexposition wieder zu kompensieren. Rasteraufnahmen werden nur an ca. 10–15% aller Krankenhäuser durchgeführt, da der Zeitbedarf größer ist und eine genauere Zentrierung vorgenommen werden muss, um Rastereffekte zu vermeiden.

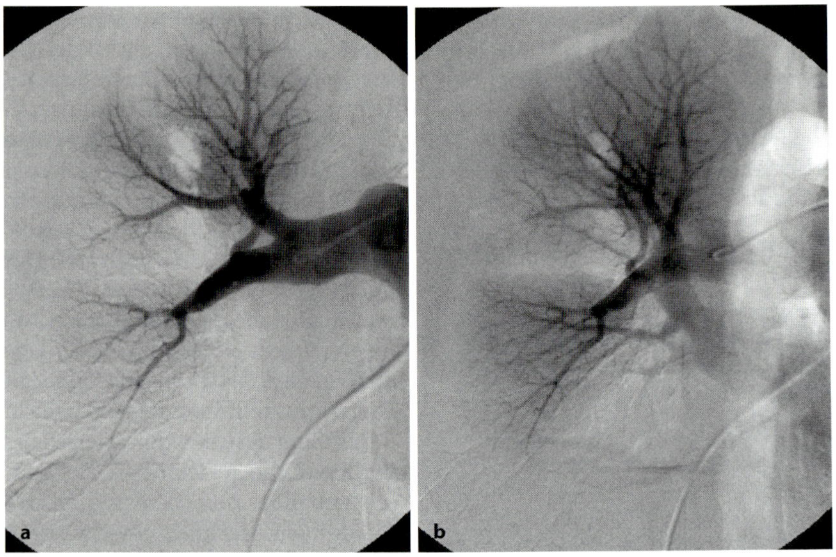

Abb. 1.9 a, b. Selektive Pulmonalis-DSA bei chronischer thromboembolischer pulmonaler Hypertension mit multiplen Perfusionsdefekten in der Lungenperipherie und Verschluss der Unterlappengefäße. Vergleich von Aufnahmen in der arteriellen (**a**) und der venösen Phase (**b**)

Tabelle 1.3. Angiographische Techniken (Richtwerte, ggf. individuelle Variationen nötig)

Gefäßregion	Kathetertyp	Katheterposition	Projektion	KM	Flussrate	Bildrate
Aorta thoracalis	5F-Pigtail	Distal der Koronarostien	30–45° LAO, AP	20 ml	12 ml/s	2/s
A. pulmonalis	5–6F-Pigtail	Hauptstamm	AP	30 ml	10 ml/s	2/s
		Rechte/linke A. pulmonalis	LAO/RAO	20 ml	8 ml/s	2/s
Bronchialarterien	2–3F Koaxial	Abgang A. bronchialis	AP	3–10 ml	Handinjektion	2–3/s

1.3 Computertomographie

Die Computertomographie (CT) ist das sensitivste bildgebende Verfahren zur Untersuchung des Lungenparenchyms und des Mediastinums. Sie wird eingesetzt bei unklaren Befunden auf Thoraxröntgenaufnahmen, bei Diskrepanz zwischen klinischem Befund und Röntgenbild, beim Tumorstaging und zum Nachweis okkulter Infektionen oder diffuser interstitieller Strukturveränderungen.

Die CT-Angiographie (CTA) hat die Katheterangiographie für die Diagnose der akuten Pulmonalembolie oder aortaler Erkrankungen ersetzt, steht jedoch zunehmend in Konkurrenz zur MR-Angiographie (MRA). Die CTA hat sich zur Methode der Wahl für den Nachweis der Pulmonalembolie entwickelt, wobei die Ventilations-Perfusions-Szintigraphie ihre Rolle bei Patienten ohne vorbestehende Lungenerkrankungen (bzw. bei normalem Thoraxröntgenbild) behält (Goodman 2000).

Durch Einführung der Mehrzeilen-CT (Multislice- oder Multidetektor-CT) hat sich die Computertomographie in den letzten Jahren endgültig von einem axialen Querschnittsverfahren zu einem nahezu isotropen 3D-Verfahren entwickelt. Dabei hat die Leistungsfähigkeit der Scanner hinsichtlich Geschwindigkeit und Ortsauflösung in den letzen 10 Jahren um mehr als das 30-fache zugenommen.

1.3.1 Grundlegende Betrachtungen

Für die Mehrzahl der Fragestellungen können die wichtigsten *Akquisitions-* und *Rekonstruktionsparameter* folgendermaßen zusammengefasst werden (Prokop 2002):

- inkrementelle CT (n ×) SC/TF,
- Einzeilen-Spiral-CT SC/TF/RI und
- Mehrzeilen-Spiral-CT n × SC/TF; SW/RI.[1]

[1] *SC* Schichtkollimation, *SW* Schichtweite, *TF* Tischvorschub, *RI* Rekonstruktionsinkrement, *n* Anzahl der aktiven Detektorzeilen bei Mehrschichtscannern.

Für die Einzeilen-CT eignet sich dabei ein Zahlentripel, das die wichtigsten Parameter zusammenfasst, für die Mehrzeilen-CT ist dagegen eine Trennung von Akquisitions- und Rekonstruktionsparametern sinnvoll, da ein Datensatz mehrere Male auf verschiedene Weise rekonstruiert werden kann.

Merke ! Bei der Mehrzeilen-CT kann es durch die unterschiedliche Definition des *Pitch* zu Unklarheiten kommen, die durch Verwendung der obigen Notation vermieden werden können. Nach der internationalen Definition (IEC) entspricht der Pitch P dem Verhältnis zwischen Tischvorschub (TF) und Gesamtbreite der aktiven Detektorelemente (n × SC): $P = TF/(n \times SC)$, während viele Hersteller (GE, Siemens, Toshiba) den sog. *Volumen-Pitch P** (= TF/SC) auf ihrer Benutzeroberfläche angeben.

Der auf der Benutzeroberfläche moderner CT-Scanner angegebene *CT-Dosisindex ($CTDI_{vol}$)* erlaubt den direkten Dosisvergleich zwischen unterschiedlichen Scanprotokollen. Wird der gesamte Thorax erfasst, so kann die *Effektivdosis E* (und damit das Strahlenrisiko) folgendermaßen abgeschätzt werden (Prokop 2001):

- für Frauen $E = 0{,}5 \times CTDI_{vol}$,
- für Männer $E = 0{,}4 \times CTDI_{vol}$.

1.3.2 Standard-CT

Eine Standard-CT des Thorax erfordert keine Kontrastmittel (KM)-Applikation, wenn es sich lediglich um eine Fragestellung im Bereich der Lungen handelt. Im Zweifel und bei mediastinalen Fragestellungen ist dagegen eine KM-Gabe sinnvoll. Hierfür reichen 50–70 ml KM und eine Flussrate von 2 ml/s in der Regel aus. Durch Einsatz eines NaCl-Bolus und einer kaudokranialen Scanrichtung werden Bildqualität und Artefaktverhalten verbessert (Hopper 1997).

Die Untersuchung erfolgt im Endinspirium. Hinsichtlich der Scanparameter eignet sich ein 5/10/5- oder 5/8/4-Protokoll für Einzeilen- und ein 4 × 2,5/15-Protokoll für 4-Zeilen-Scanner. Bei Letzteren erfolgt dann die Rekonstruktion von 5–7 mm dicken Schichten alle 4–5 mm (SW/RI = 5–7/4–5). Eine getrennte Bildrekonstruktion für die Lungen- (HR-Faltungskern) und Weichteildarstellung (glättender Faltungskern) sollte erfolgen (Hopper 1996). Alternativ kann auch ein glättender Displayfilter zur Weichteildarstellung eingesetzt werden.

Als Expositionsparameter bieten sich 120 kV an und ein mAs-Wert, der so gewählt werden sollte, dass der auf der Scannerkonsole angegebene Volumen-CT-Dosisindex ($CTDI_{vol}$) bei „Standardpatienten“ 5 mGy nicht überschreitet. Bei schlanken Individuen und Kindern kann dieser Wert deutlich reduziert werden. Insbesondere bei KM-Untersuchungen aufgrund benigner Erkrankungen sollte bei dieser Patientengruppe der Einsatz von 80–100 kV Röhrenspannung erwogen werden (höherer Gefäßkontrast, geringere Strahlendosis). Bei adipösen Patienten muss dagegen die Dosis ggf. auf bis zu 15 mGy erhöht werden. Grundsätzlich gilt, dass der im Thorax benötigte $CTDI_{vol}$ etwa halb so groß ist wie die für eine Abdomenuntersuchung. Hierbei ist jedoch zu berücksichtigen, dass dann die Bildqualität in den mit dargestellten Oberbauchanschnitten jedoch reduziert ist.

1.3.3 Tumorstaging

Für das Staging maligner Mediastinaltumore oder eines Bronchialkarzinoms kann das oben beschriebene Standardprotokoll mit KM eingesetzt werden, wenn es sich um Verlaufskontrollen unter Chemotherapie oder um bekannte nichtresektable Tumoren handelt. Soll dagegen die Resektabilität eines Tumors geklärt werden, sind höher auflösende Techniken und die Injektion von 70–100 ml KM mit 3 ml/s sinnvoll.

Bei der Einzeilen-CT können dünnere Schichten (3/5/2- oder 2/4/2-Protokoll) eingesetzt werden, wenn primär lediglich die Region des Tumors inklusive der Hili untersucht wird und anschließend der Rest des Thorax in einer zweiten Atemphase entweder mit denselben Parametern oder mit dickeren Schichten erfasst wird. Mit 4-Zeilen-Scannern kann in der Regel der gesamte Thorax mit Schichtdicken von 4 × 1–1,25 mm und einem Tischvorschub von 6–8 mm erfasst werden. Für eine optimale Tumorbeurteilung empfiehlt sich dann die Rekonstruktion von 5 mm dicken axialen Schichten alle 3–4 mm und die Rekonstruktion eines „sekundären Rohdatensatzes“ aus 1,25 mm dünnen Schichten mit 0,7 mm Rekonstruktionsintervall (Prokop 2001). Aus diesem sekundären Rohdatensatz werden dann koronale und sagittale Schichten über den Hilus und den Tumor rekonstruiert, um die lokale Lymphknotensituation sowie die Invasion mediastinaler Strukturen besser beurteilen zu können (vgl. Abb. 1.14). Als Schichtdicken für diese MPR („multiplanar reformation“) bieten sich 3–4 mm für das Mediastinum und 1,5–2 mm für die Lungen an.

Da bei dieser Fragestellung die Strahlendosis eine untergeordnete Rolle spielt, können 120 kV und ein $CTDI_{vol}$ von 10–20 mGy eingesetzt werden, wobei die Dosis bei adipösen Patienten ggf. weiter erhöht werden muss.

1.3.4
CT des Tracheobronchialsystems

Eine KM-Gabe ist nicht nötig, sofern keine Tumorinvasion oder Gefäßimpressionen beurteilt werden sollen. Für die Beurteilung des zentralen Tracheobronchialsystems werden dieselben Scanparameter eingesetzt wie für das Tumorstaging. Sowohl für Einzeilen- wie für Mehrzeilen-Scanner erfolgt dann die Rekonstruktion koronaler MPR, die doppelt schräg so an die Neigung der Trachea und des rechten und linken Hauptbronchus angepasst werden, dass diese möglichst in einer Ebene zur Darstellung kommen. Durch Erhöhung der MPR-Dicke auf etwa 10 mm lässt sich eine hervorragende Übersicht über das zentrale Tracheobronchialsystem erhalten. Eine Bildrekonstruktion im Standardfaltungskern ist in der Regel einer Bildrekonstruktion in einem HR-Faltungskern vorzuziehen. Für 3D-Darstellungen des Tracheobronchialsystems eignen sich 3D-Oberflächenrekonstruktionen („shaded surface display", SSD), Maximum-Intensitäts-Projektionene (MIP) oder Volumendarstellungsverfahren („volume rendering technique", VRT). Weitere 3D-Darstellungsmöglichkeiten sind die TTP („tissue-transition-projection"), die eine semitransparente Abbildung der Trachealwand ermöglicht, der „Ausguss" des Tracheobronchialsystems durch geeignete Editierverfahren („region-growing") und die virtuelle Bronchoskopie (Remy-Jardin 1998), bei der Bilder erzeugt werden, die den Blickwinkel der Bronchoskopie simulieren (Vining 1996; Hopper 1999). Hierfür werden die innere Oberflächen der Bronchien zunächst durch geeignete Schwellenwertintervalle (SSD >-200 HE für das zentrale, >-500 HE für das periphere Bronchialsystem) oder Parametereinstellungen (VRT) definiert. Der endoskopische Effekt entsteht dadurch, dass bei der Darstellung (SSD oder VRT) eine Zentralprojektion eingesetzt wird („perspective rendering"), die zur perspektivischen Verzerrung von Objekten führt und „endoskopische" Blickwinkel erlaubt. Obgleich sich mit der virtuellen Bronchoskopie eindrucksvolle Bilder erzeugen lassen, ist der klinische Nutzen derzeit sehr limitiert.

Ist die Fragestellung auf das Tracheobronchialsystem fokussiert und sind die Weichteile von sekundärem Interesse, so kann bei 120 kV ein $CTDI_{vol}$ von 3–5 mGy eingesetzt werden, anderenfalls gilt das für die Standard-CT bzw. das Turmorstaging Gesagte (Abschn. 1.3.2 und 1.3.3). Eine virtuelle Bronchoskopie ist sogar mit extrem niedriger Dosis ($CTDI_{vol}$ <0,6 mGy, E <0,3 mSv) möglich (Abb. 1.10).

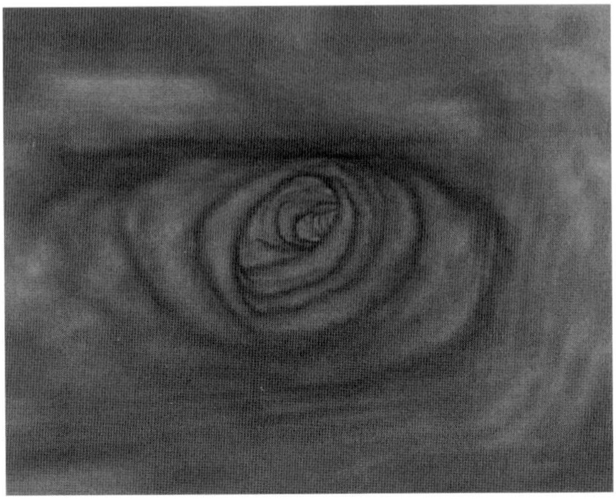

Abb. 1.10. Virtuelle Bronchoskopie aus einem Ultra-low-dose-multislice-Datensatz (4 × 1 mm Schichtdicke, 80 kV, 20 mAs_{eff}, ca. 0,3 mSv)

1.3.5
HR-CT

Die hochauflösende CT („high-resolution CT", HR-CT) des Lungenparenchyms ist lediglich bei diffusen Lungenprozessen (interstitielle Erkrankung, Emphysem), nicht aber bei fokalen Lungenerkrankungen (z. B. Suche nach einem infektiösem Fokus) indiziert. Sie zeichnet sich durch Einsatz dünner Schichten (typischerweise 1–2 mm) und einer inkrementellen diskontinuierlichen Schichtung (Tischvorschub 10–15 mm) aus. Die Bildrekonstruktion erfolgt lediglich mit hochauflösendem Faltungskern.

Die Standarduntersuchung der Lunge erfolgt im Endinspirium. Bei bestimmten Fragestellungen (wie Air trapping, Emphysem, Differenzierung eines Mosaikmusters des Lungenparenchyms) sind Aufnahmen in Endexpirium indiziert. Für diese Expirationsscans kann der Tischvorschub verdoppelt werden, es sei denn, subtile Veränderungen sollen nachgewiesen werden. Aufnahmen in Bauchlage sind dann sinnvoll, wenn sich auf den HR-CT-Bildern posterobasale subpleurale Verdichtungen finden, bei denen eine Differenzierung zwischen hypostatischen Veränderungen und fibrosierenden Prozessen nicht sicher möglich ist. Auf hierfür genügen wenige (2–4) selektive Schichten in den verdächtigen Regionen.

Mehrzeilen-HR-CT-Untersuchungen der gesamten Lunge sind möglich, wobei 1–1,25 mm Schichtkollimation und ein Pitch ≥1,5 (4-Zeilen-Scanner: $P^* = 6$) eingesetzt werden können. Aus überlappend rekonstruierten sekundären Rohdatensätzen mit SW/RI = 1,25/0,7 lassen sich dann auch koronale und sagittale Reformationen mit 1–2 mm Schichtdicke berechnen, jedoch ist zu berücksichtigen, dass

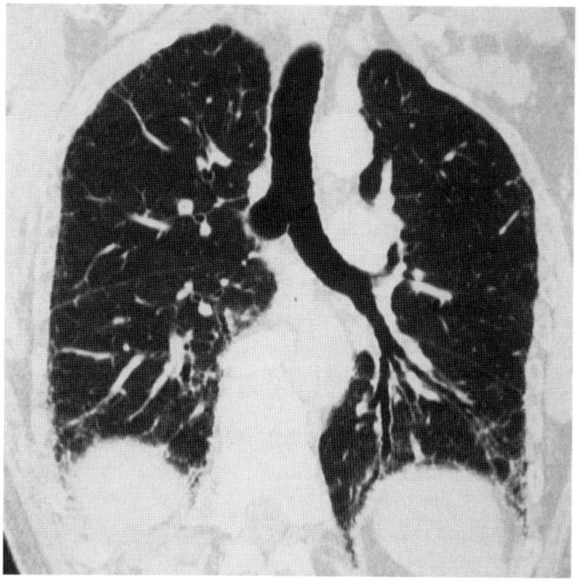

Abb. 1.11. Koronale Reformation von 1,5 mm Dicke aus einem Multislice-HR-CT-Datensatz (4 × 1 mm Schichtkollimation, 6 mm Tischvorschub, 120 kV, 80 mAs_{eff}, ca. 5 mSv). Man beachte die basale und subpleurale Verteilung der Fibrose

die Strahlenexposition dann um den Faktor 5–10 über der einer konventionellen HR-CT-Untersuchung liegt (Abb. 1.11).

Für die HR-CT muss die Dosis (CTDI) gegenüber einer Standard-CT-Untersuchung erhöht werden, da eine optimale Qualität auch der dünnen Schichten erreicht werden muss. Der CTDI sollte hierfür um 10 mGy liegen, wobei die Patientendosis dadurch deutlich geringer (etwa um den Faktor 5) als bei der Standard-CT ausfällt, dass eine diskontinuierliche Schichtung mit 10–15 mm Tischvorschub erfolgt. Wird jedoch ein Mehrzeilen-Scanner eingesetzt, der nicht über einen Einschicht-Modus verfügt, so erhöht sich die Dosis um die Anzahl der gleichzeitig erfassten 1–1,25 mm-Schichten. Insbesondere bei 16-Zeilen-Scannern ist der Einsatz eines Einschicht-Modus zwingend erforderlich, wenn keine massive Dosiserhöhung in Kauf genommen werden soll.

1.3.6 CT-Angiographie der Pulmonalarterien

Für die Darstellung der Pulmonalarterien ist eine möglichst hohe und homogene Kontrastierung bei möglichst dünnen Schichtdicken erforderlich. Gleichzeitig muss berücksichtigt werden, ob der Patient dyspnoisch ist oder ob die erforderliche Apnoephase (30 s bei der Einzeilen-CT) eingehalten werden kann. Daraus ergibt sich folgendes Vorgehen:

In der Regel werden 120–150 ml KM mit einer Flussgeschwindigkeit von 3–4 ml/s injiziert und ein festes Startdelay von 20 s eingesetzt. Lediglich bei bekannter Rechtsherzinsuffizienz sollte eine individuelle Anpassung des Startdelay vorgenommen werden.

Bei kooperationsfähigen Patienten ohne Dyspnoe wird die dünnstmögliche Schichtdicke eingesetzt und die Untersuchung in Inspiration durchgeführt. Bei 1 s-Einzeilen-Scannern erfordert dies ein 3/5/2-Protokoll, bei 0,75 s-Einzeilen-Scannern kann ein 2/4/2-Protokoll verwendet werden, während bei 4-Zeilen-Scannern 4 × 1–1,25 mm Kollimation und ein Pitch von 1,5–2 ($P^* = 6-8$) genutzt wird (Remy-Jardin 1997). Dadurch wird die Beurteilung kleiner subsegmentaler und peripherer Arterien optimiert. Der Scanbereich kann auf die Region vom tiefer stehenden Hemidiaphragma bis oberhalb des Aortenbogens (ca. 12–15 cm) beschränkt werden, um kürzere Scanzeiten einhalten zu können und die Strahlendosis zu reduzieren. Die Ausweitung des Scanbereichs auf die ganze Lunge hat lediglich bei Aufnahmen mit 4-Zeilen-Scannern Sinn: Aufgrund der verbesserten Ortsauflösung können auch kleine kraniale und kaudale Gefäße beurteilt werden.

Bei unkooperativen oder dyspnoischen Patienten sollte auf ein Atemkommando verzichtet werden, da der Versuch des Atemstillstandes unweigerlich nur zu vermehrten Atemartefakten führt. Statt dessen ist eine flache Atmung sinnvoll. Lediglich bei Mehrzeilen-Scannern kann versucht werden, durch Verkürzung der Scanzeit auf 4–5 s (z.B. 4 × 2,5 mm Kollimation) und Untersuchung nur des oben beschriebenen zentralen Thoraxabschnitts die Untersuchung in Atemstillstand durchzuführen.

Die Auswertung erfolgt in der Regel anhand der axialen Bilder. Zusätzliche MPR oder Dünnschicht-MIP sind nur in Ausnahmefällen erforderlich (unklare Befunde, Demonstrationszwecke; Rubin 1999). Diskutiert werden neue Darstellungsmethoden wie die Paddle-wheel-Rekonstruktion, bei der 16–20 Dünnschicht-MIP von 1–2 cm in einem Winkelbereich von 180° um eine horizontale Achse durch die Pulmonalishauptstämme erzeugt werden (Simon 2001). Dadurch lassen sich periphere Gefäße besser verfolgen als bei axialen Schichten, die Beurteilung intraluminaler Thromben ist jedoch nur eingeschränkt möglich, und eine gemeinsame Achse für die rechte und linke Seite ist in der Regel nicht vorhanden. Farbkarten der Lungendichte erlauben einen sensitiven Nachweis von Dichtedifferenzen, z.B. im Rahmen einer Mosaikperfusion. Allerdings können sie durch andere Prozesse, die die Lungendichte verändern, verfälscht werden (Wildberger 2001).

Die Strahlendosis kann dadurch gesenkt werden, dass eine Röhrenspannung von 80–100 kV eingesetzt wird (Abb. 1.12). Dies führt zu einer erheblichen Ver-

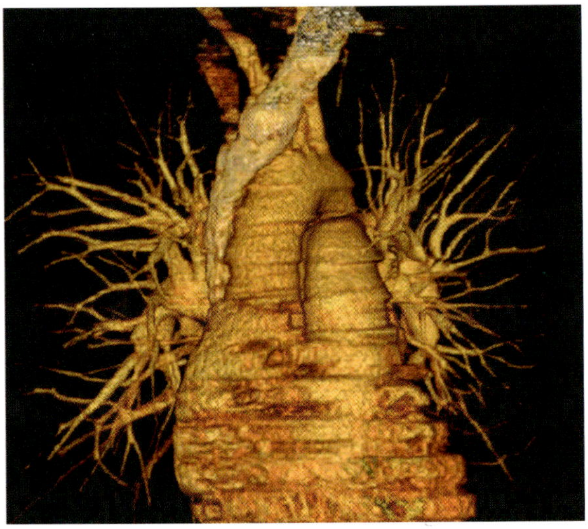

Abb. 1.12. Low-dose-CTA der Pulmonalgefäße bei chronisch thromboembolischer pulmonaler Hypertension (4 × 1 mm Schichtkollimation, 8 mm Tischvorschub, 80 kV, 80 mAs_{eff}, 1,2 mSv). Beachte die – trotz reduzierter Dosis – hervorragende Darstellung kleiner Details der Pulmonalgefäße auf dieser VRT-Darstellung

besserung der Gefäßkontrastierung aufgrund der höheren Strahlenabsorption bei niedriger Strahlungsenergie, so dass ein vermehrtes Bildrauschen in Kauf genommen werden kann (Prokop 2002). Gleichzeitig wird aufgrund des höheren Kontrastes die Beurteilung kleiner peripherer Gefäße besonders bei der Einzeilen-CT verbessert. Mit dieser Technik sollte der $CTDI_{vol}$ maximal 3 mGy betragen. Bei sehr adipösen Patienten ist jedoch eine höhere Röntgenspannung (120 kV) vorzuziehen, da sonst das Bildrauschen zu stark ansteigt.

1.3.7 CT-Angiographie der Aorta

Auch die CT-Angiographie (CTA) der Aorta basiert auf einer optimalen Gefäßkontrastierung, die erforderliche Ortsauflösung hängt jedoch von der klinischen Fragestellung ab.

In der Regel werden 120–150 ml KM mit einer Flussgeschwindigkeit von 3–4 ml/s injiziert, eine individuelle Bestimmung des Startdelay wird mittels Testbolus oder Bolustriggerung in der Aorta ascendens vorgenommen (Rubin 1997). Durch biphasische Injektion lässt sich ein gleichmäßigerer Gefäßkontrast erreichen (Fleischmann 2000), was jedoch für die thorakale Aorta wenig Bedeutung besitzt.

CAVE ! Ein fixes Startdelay von 20–25 s ist bei der Mehrzahl der Patienten möglich, sollte jedoch bei Notfallpatienten und bei Patienten mit bekannter Aorten- oder Herzinsuffizienz vermieden werden, da bei diesen deutlich längere Kreislaufzeiten auftreten können.

Die Nachinjektion eines NaCl-Bolus verbessert die Beurteilung der supraaortalen Äste, reduziert Hochkontrastartefakte und erhöht die Kontrastmittelausbeute (Hopper 1997).

Mit der Einzeilen-CT empfiehlt sich ein 3/5/2 Protokoll, wobei die Untersuchung an der Herzbasis beginnt und ca. 2–3 cm oberhalb des Aortenbogens endet. Soll gleichzeitig auch die abdominelle Aorta untersucht werden (multiple Aneurysmen oder Aortendissektion), wird ein 5/10/3-Protokoll erforderlich. Bei der Mehrzeilen-CT kann ein 4 × 2,5/6-Protokoll (rekonstruiert mit SW/RI = 3/1,5) eingesetzt werden, wenn thorakale und abdominelle Aorta untersucht werden sollen oder wenn lediglich ein thorakales Aneurysma erfasst werden muss. Sobald jedoch eine optimale Beurteilung der Seitenäste (supraaortale Gefäße, Bronchialarterien, Oberbauchgefäße) erforderlich ist, sollte eine dünnere Schichtkollimation von 1–1,25 mm und ein Pitch von 1,5–2 (P* = 6–8) eingesetzt werden.

Die Auswertung basiert auf axialen Schichten sowie auf an den Verlauf der Aorta angepassten parasagittalen und koronalen MPR. Für eine übersichtliche Darstellung des Gefäßverlaufs empfiehlt sich eine VRT-Darstellung des Thorax. Häufig genügt es, lediglich die linke Thoraxhälfte bis zur Aorta zu entfernen, um einen gute Darstellung der Gefäßanatomie zu erhalten (Abb. 1.13).

Auch für die Darstellung der thorakalen Aorta kann eine reduzierte Röhrenspannung (80–100 kV) ein-

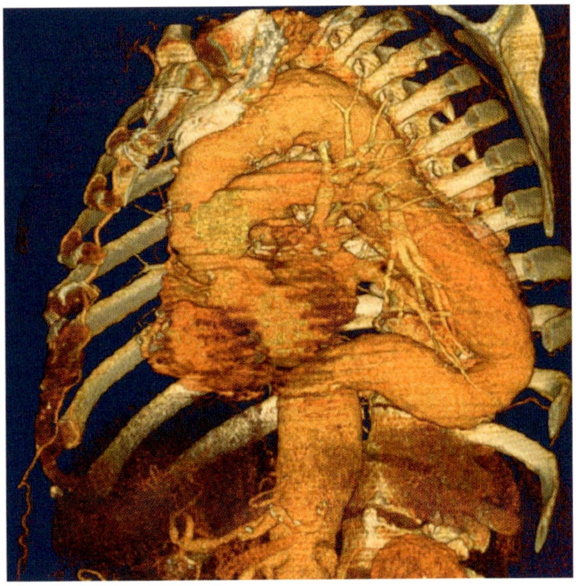

Abb. 1.13. Multislice-CT-Angiographie der thorakalen Aorta (4 × 2,5 mm Schichtkollimation, 15 mm Tischvorschub) vor geplanter Stentimplantation. Die VRT-Darstellung gibt einen guten Überblick über das erhebliche Kinking der Aorta

gesetzt werden, sofern es sich um einen schlanken Patienten handelt. Bei adipösen Patienten stört das erhöhte Bildrauschen stärker als bei den Pulmonalarterien, zumal die Qualität der 3D-Darstellungen leidet. Hier sind 120 kV mehr zu empfehlen. Der $CTDI_{vol}$ sollte bei Standardpatienten bei ca. 5 mGy liegen, bei adipöseren Patienten deutlich höher (10–15 mGy).

1.3.8
Low-dose-CT

Die Low-dose-CT des Thorax dient für das Screening asymptomatischer Individuen zur Früherkennung des Bronchialkarzinoms (Henschke 1999; Patz 2000; Diederich 1999). Derartige Untersuchungen können erfolgreich bereits mit Einzeilen-Scannern durchgeführt werden (5/10/5-Protokoll), jedoch muss jeder erkannte Herd mit dünnen Schichten (1/2/1-Protokoll) nachuntersucht werden. Die Mehrzeilen-CT hat demgegenüber den Vorteil, dass primär dünne Schichten zur Datenerfassung eingesetzt werden (4 × 1–1,25; P = 1,5–2) und jeder gefundene Herd automatisch auch mit dünnen Schichten dargestellt ist. Zusätzlich erlaubt der nahezu isotrope Datensatz der Mehrzeilen-CT den Einsatz automatisierter Detektionsprogramme („computer aided diagnosis", CAD), die eine Verbesserung der Rundherd-Ausbeute ermöglichen.

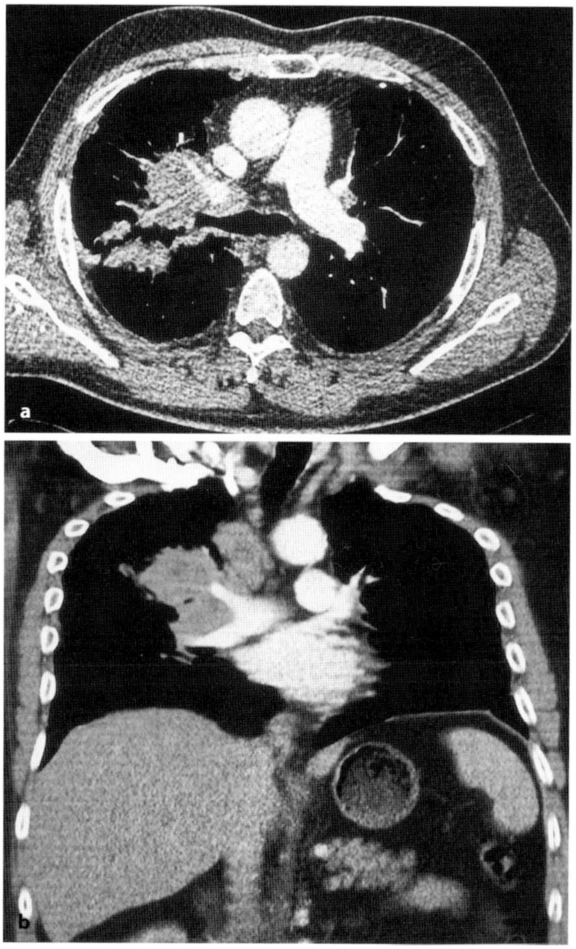

Abb. 1.14a, b. Low-dose-multislice-CT bei Bronchialkarzinom (4 × 1 mm Schichtkollimation, 8 mm Tischvorschub, 120 kV, 20 mAs, ca. 1,2 mSv). Nach Rekonstruktion eines sekundären Rohdatensatzes von 1,25 mm dicken Schichten (**a**) im Abstand von 0,7 mm wurde eine 5 mm dicke koronale MPR (**b**) berechnet. Man beachte die deutliche Reduktion des Bildrauschens trotz Low-dose-Technik (120 kV, 20 mAs_{eff})

Wird ein Rundherd gefunden, so erfolgt bei den meisten derzeitigen Studienprogrammen eine Feinnadelbiopsie, sofern der Herd über 1 cm im Durchmesser misst. Bei Rundherden mit kleinerem Durchmesser erfolgt eine kurzfristige Verlaufskontrolle (3 bis 6 Monate) und die Bestimmung des Rundherdvolumens. auch hierfür eigenen sich am besten automatische Auswerteprogramme.

Low-dose-CTs sollten bei Standardpatienten einen $CTDI_{vol}$ von 2,5 mGy nicht überschreiten (Abb. 1.14). Bei Einsatz einer 80 kV-Technik sind selbst Werte unter 1 mGy möglich. Bei adipösen Individuen kann eine Dosiserhöhung auf bis zu 4 mGy notwendig werden.

1.4
Magnetresonanztomographie

Die Magnetresonanztomographie (MRT) besitzt in der Diagnostik thorakaler Erkrankungen im Vergleich zur CT eine nachgeordnete Rolle (Mayo 2000). Dies liegt vor allem an den Problemen der Bildgebung im Bereich des Lungenparenchyms, die durch Bewegungsartefakte (Herzpulsation und Atmung), Suszeptibilitätseffekte und die inhärent niedrige Signalgebung (geringe Protonendichte) normalen Lungenparenchyms erschwert ist.

Im Bereich von Mediastinum und Thoraxwand kann die MRT dagegen eine hohe Bildqualität erreichen, insbesondere bei koronaler und sagittaler Schnittführung. Die erlaubt eine verbesserte Beurteilung der oberen Thoraxapertur und der longitudinalen Ausdehnung mediastinaler Strukturen. Die MRT wird daher vorwiegend bei Fragestellungen im Bereich von Thoraxwand, Thoraxapex oder Mediastinum eingesetzt, wenn die verfügbare CT-Technik entweder unter zu geringer Gewebedifferenzierung oder unter Partialvolumeneffekten leidet, oder wenn Kontraindikationen für die Gabe jodhaltiger Kontrastmittel vorliegen.

Indikationen zu MR-Aufnahmen im Bereich des Thorax

- Anerkannte Routineindikationen
  - Evaluierung des Mediastinums und vaskulärer Strukturen bei Patienten mit Kontraindikationen für die Applikationen jodhaltiger Kontrastmittel
  - Diagnostik kongenitaler Aortenerkrankungen
  - Staging des Pancoast-Tumors
  - Bildgebung der Thoraxwand und des Plexus brachialis
  - Staging des Bronchialkarzinoms bei Verdacht auf Thoraxwand- oder Mediastinalinfiltration
  - Evaluierung von Tumoren im hinteren Mediastinum (z. B. Neurinome)
  - Verlaufskontrolle bei Lymphomen
- In Entwicklung befindliche Indikationen (Auswahl)
  - MRA bei Pulmonalembolie
  - Ventilations- und Perfusionsbildgebung des Lungenparenchyms

Die MR-Angiographie (MRA) stellt ein etabliertes Verfahren zur Beurteilung der thorakalen Aorta und der supraaortalen Arterien dar, das alternativ zur CTA eingesetzt werden kann und zusammen mit der CTA invasive angiographische Techniken fast vollständig verdrängt hat. Für die Diagnostik der Lungenembolie hat sie sich jedoch noch nicht gegen die CTA durchsetzen können. Vorteile der MRA sind die Beurteilung der Funktion der Aortenklappe bei Erkrankungen der thorakalen Aorta und die Quantifizierbarkeit des Blutflusses sowie die fehlende Strahlenexposition, insbesondere bei jungen Patienten.

Weitere Indikationen – wie die Darstellung des Lungenparenchyms oder die Bildgebung von Ventilation, Perfusion und Diffusion – sind derzeitig weitgehend auf Forschungsinstitutionen beschränkt.

1.4.1 Grundlegende Betrachtungen

Die MRT-Bildgebung des Thorax ist besonders anfällig für Bewegungsartefakte, die sowohl durch Atmung (Thoraxwandbewegung) als von Pulsationen des Herzens und der Gefäße herrühren. Daher sind kurze Messzeiten sowie dezidierte Techniken zur Artefaktreduktion von großer Bedeutung. Die Darstellung des Lungenparenchyms wird durch starke Suszeptibilitätseffekte und durch die geringe Protonendichte erschwert.

Die Wahl der *Spule* hängt von der Indikation ab, insbesondere von der anatomischen Lokalisation der Pathologie. In der Mehrheit der Untersuchungen ist der gesamte Thorax mit einer Körperspule darzustellen. Alternativ können Body-phased-array-Spulen eingesetzt werden, was zusätzlich die Möglichkeit einer Reduktion der Aufnahmezeit oder der Verbesserung des Signal-zu-Rausch-Verhaltens ermöglicht. Bei Läsionen der Thoraxwand sollte eine Oberflächenspule eingesetzt werden, um die Erkennbarkeit von Details zu verbessern. Bei paravertebralen Tumoren können Wirbelsäulenspulen eingesetzt werden, ebenso für Tumore des hinteren Mediastinums.

Die *Schichtorientierung* richtet sich nach der anatomischen Position der Läsion, normalerweise werden transversale und koronale Schichten erzeugt. Für spezielle Indikationen, z. B. für die Darstellung des Plexus brachialis können doppelt angulierte Schichten senkrecht oder parallel zu den Plexusfasern sinnvoll sein.

Die *Basis* einer Thorax-MRT-Untersuchung bilden T1-gewichtete Spin-Echo-Sequenzen vor und nach i.v.-Applikation von Gadolinium sowie T2-gewichtete Fast-Spin-Echo Sequenzen.

Grundsätzlich sollten zur Verbesserung der Bildqualität Fluss-, Pulsations- und Atemartefakte unterdrückt werden, es sei denn, die untersuchte Region liegt ausreichend weit kranial und ist davon nicht betroffen (z. B. obere Thoraxapertur). Zur Unterdrückung von Flussartefakten sollten kraniale und kaudale Sättigungspulse eingesetzt werden, wobei deren Effektivität in der Umgebung des Herzens aufgrund der komplexen Flussrichtungen nur mäßig ist.

Eine *Unterdrückung von Pulsationsartefakten* ist möglich durch Gating-Techniken, die die Datenakquisition der Herzfrequenz anpassen, wobei jeweils eine (bei Turbo-Spin-Echo-Techniken mehrere) Linien des K-Raums während einer bestimmten Phase im RR-Intervall erfasst wird (Haddad 1995). Die Synchronisation kann über EKG oder Pulsoximetrie erfolgen, wobei letztere weniger genau, aber in der Praxis robuster ist, es sei denn, es liegt die Möglichkeit vor, ein Vektor-EKG abzuleiten.

Die effektivste *Unterdrückung von Atemartefakten* ist durch schnelle (Gradientenecho-)Sequenzen in Atemstillstand möglich („fast low angle shot", FLASH, „half Fourier acquired single shot turbo spin echo" HASTE), die deutlich weniger als 30 s für die Datenakquisition benötigen (Knopp 1994). Für nicht in Atemstillstand durchführbare Sequenzen ist eine respiratorische Kompensation erforderlich: Hierfür sollte der Patient nur oberflächlich und regelmäßig atmen, um die Bewegungen der Thoraxwand zu reduzieren. Zur Verfügung stehen verschiedene Techniken, so das Gating in Expiration mittels eines Gürtels (Leutner 1999), Navigatortechniken, die die Position des Diaphragmas berücksichtigen (Schmidt 1997) und Änderungen der Phasenkodierungsschritte (ROPE, PEAR), um Auswirkungen der Bewegung der vorderen Thoraxwand zu reduzieren (Bailes 1985).

1.4.2 Standardtechniken

Standardtechniken werden zum Staging des Bronchialkarzinoms, zur Untersuchung von Thoraxwandprozessen oder mediastinalen Raumforderungen eingesetzt. Sie bestehen aus T1-gewichteten Spin-Echo(SE)-Sequenzen (üblicherweise in axialer und/oder koronaler Schnittführung) und koronalen, ggf. auch axialen T2-gewichteten Turbo-Spin-Echo-(TSE)-Sequenzen. Sagittale Schnitte sind lediglich bei Prozessen der oberen Thoraxapertur oder bei Beteiligung der Wirbelsäule oder des Spinalkanals hilfreich. Insbesondere die T2-gewichteten Sequenzen verbessern den Nachweis einer Turmorausdehnung in die Halsweichteile und die Differenzierung zwischen Muskel und Tumor.

Mittels T2-Bildgebung ist die MRT in der Lage, zwischen zystischen und soliden Strukturen zu unterscheiden. Außerdem kann versucht werden, auf der Basis unterschiedlicher T2-Relaxationszeiten zwischen Fibrose und Tumor zu differenzieren (Yankelevitz 1994; Skioya 1997). Die Fibrose zeigt typischerweise ein niedriges Signal gegenüber signalreichem, neoplastischen Strukturen. Proteinreiche Flüssigkeiten und paramagnetische Substanzen (Gadolinium oder Blut) haben einen hohen T1-Kontrast (verkürzte T1-Relaxationszeit) bei variablem Verhalten in T2.

Mit Ausnahme von Blutungen, fetthaltigen, zystischen und möglicherweise fibrotischen Strukturen bietet die MRT ohne Kontrastmittel allerdings kaum Möglichkeiten der Differenzierung zwischen malignen und benignen Prozessen. Eine Ausnahme bildet das „white lung sign" in T2-gewichteten Bildern, das für das Vorliegen eines muzinösen bronchioloalveolären Karzinoms innerhalb eines konsolidierten Lungenareals spricht (Gaeta 2001). Differentialdiagnostisch kann es auch bei Patienten mit obstruierender Pneumonie gefunden werden, so dass es zwar als sehr sensitiv, aber nicht als spezifisch für ein muzinöses bronchioloalveoläres Karzinom gilt. Konsolidierungen anderer Genese wie Atelektasen, Karzinome anderer Histologie, Pneumonien, Infarkte oder BOOP (Bronchiolitis obliterans mit organisierender Pneumonie) zeigen keine starke Signalgebung in T2.

Eine intravenöse Kontrastmittelgabe ist in der Regel nicht erforderlich. Ausnahmen bilden Fragestellungen, bei denen zwischen Narbe und Tumorrezidiven unterschieden werden soll oder bei denen mit Hilfe einer dynamischen Sequenz aus der Durchblutung auf die Malignität eines Prozesses geschlossen werden soll. Aufgrund der höheren Sensitivität für Kontrastmittel eignen sich hierfür besonders T1-gewichtete fettunterdrückte Sequenzen.

Staging des Bronchialkarzinoms

In der MRT lassen sich mediastinale und hiläre Strukturen auch ohne Gabe intravenöser Kontrastmittel voneinander abgrenzen. Die multiplanare Bildgebung (koronal, sagittal oder parasagittal) erlaubt eine gute Beurteilung grenzflächennaher Prozesse, insbesondere im Lungenapex, im aorto-pulmonalen Fenster und in den supradiaphragmalen Regionen (Abb. 1.15). Nachteile gegenüber der CT sind neben dem höheren Zeitaufwand und den höheren Kosten die schlechtere Ortsauflösung und die hohe Anfälligkeit gegenüber Artefakten durch Atem- und Pulsationsbewegungen.

Liegen Kontraindikationen für die Gabe von KM vor, kann die MRT bei Verdacht auf einen Hilustumor eingesetzt werden, da Blutgefäße ein niedriges und Lymphknoten ein intermediäres Signal haben, wobei eine Signalüberlappung durch Gefäße mit langsamem Fluss auftritt.

Merke ! Die Differenzierung zwischen obstruierendem zentralen Tumor und poststenotischer Atelektase gelingt in der MRT leichter als in der CT aufgrund eines höheren Signals der

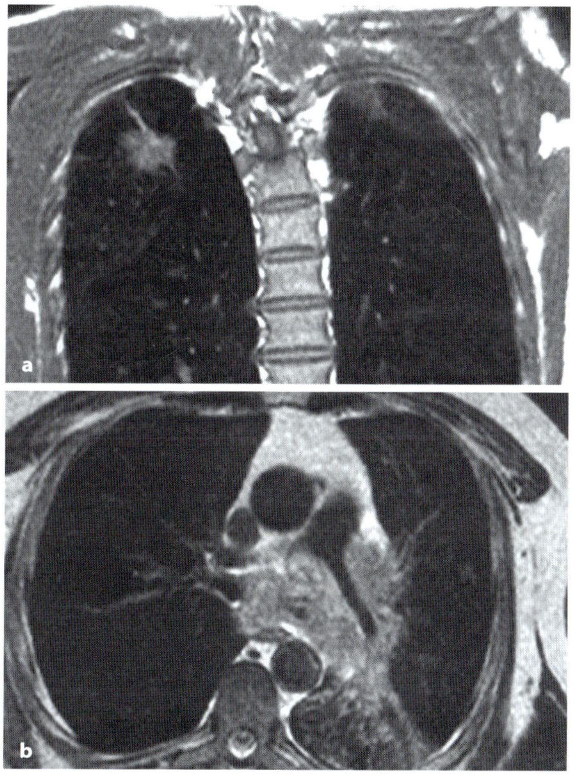

Abb. 1.15 a, b. Vergleich verschiedener MR-Sequenzen bei Bronchialkarzinomen. Koronale TSE-Sequenz eines Primärherdes (**a**). Axiale UTSE-Sequenz bei Ummauerung der linken A. pulmonalis und Verschluss des Unterlappenbronchus (**b**). (Mit freundlicher Genehmigung von P. Landwehr, Hannover)

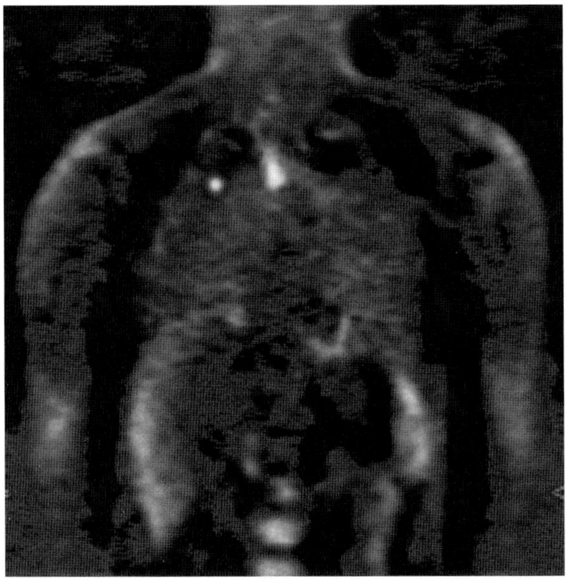

Abb. 1.20. PET des Thorax bei einem Patienten mit Oberlappenläsion und fraglich pathologischen Lymphknoten im CT. Die PET zeigt die Mehranreicherung des pulmonalen Primum und eine stark speichernde mediastinale Lymphknotenmetastase bei Bronchialkarzinom

zeilen-Spiral-CT, was ermöglicht, unmittelbar vor oder nach der PET-Untersuchung einen CT-Datensatz zu erfassen. Dies erlaubt einerseits, eine Absoptionskorrektur für die PET durchzuführen und dadurch die Scandauer deutlich zu verkürzen, andererseits, die morphologische Zuordnung eines Herdes durch direkte Korrelation von PET und CT-Datensatz zu verbessern. Bei Untersuchungen im Bereich des Thorax ist dabei problematisch, dass die PET-Untersuchung während kontinuierlicher Atmung erfolgt, die CT dagegen in Atemstillstand. Dies erschwert die exakte Zuordnung kleiner pulmonaler Herde. In der Praxis ist dies jedoch selten relevant, da nur in Ausnahmefällen multiple, sich unterschiedlich verhaltende Herde vorliegen.

Üblicherweise wird ^{18}FDG (Fluordesoxyglukose), ein Glukoseanalogon, als Radiopharmakon eingesetzt, das ähnlich wie Glukose in den Zellstoffwechsel eingebracht wird. Das mit dem Protonenstrahler ^{18}F markierte FDG reichert sich in der Zelle nach Phosphorylisation als FDG-6-Phosphat an, da diese Substanz anders als Glukose-6-Phosphat nicht weiter abgebaut werden kann. Auf diese Weise lassen sich alle Prozesse mit erhöhtem Glukosestoffwechsel sensitiv erfassen, quantifizieren und räumlich zuordnen.

Einsatzbereiche der PET umfassen die Differenzierung von benignen und malignen Rundherden, das N- und M-Staging nichtkleinzelliger Bronchialkarzinome (Abb. 1.20), das Lymphomstaging und die Rezidivdiagnostik bei Lymphomen und Bronchialkarzinomen (Differenzierung Narbe/Tumor). Die Ergebnisse der PET sind gerade bei der Differenzierung der Tumorstadien T3 versus T4 und M1 und bei der Differenzierung zwischen normalen und tumorhaltigen mediastinalen Lymphknoten sowohl der CT als auch der MRT überlegen.

Literatur

Alderson PO, Doppmann JL, Diamond SS et al. (1978) Ventilation-perfusion lung imaging and selective pulmonary angiography in dogs with experimental pulmonary emboli. J Nucl Med 19: 164

American College of Radiology (1997) ACR Standard for the performance of pediatric and adult chest radiography. Standards: American College of Radiology. Reston/VA, 27

Amundsen TG, Kvaerness J, Jones RA et al. (1997) Pulmonary embolism: detection with MR perfusion imaging of the lung – a feasibility study. Radiology 203: 181–185

Arakawa S, Itoh W, Kohda K, Suzuki T (1999) Novel computed radiography system with improved image quality by detection of emissions from both sides of an imaging plate. SPIE Medical Imaging, poster presentation

Bailes (1985) Respiratory ordered phase encoding (ROPE): a method for reducing respiratory motion artifacts in MR imaging. J Comput Assist Tomogr 9: 835–838

Bergin C, Glover G, Pauly J (1991) Lung parenchyma: magnetic susceptibility in MR imaging. Radiology 180: 845–848

Bergin CJ, Glover GM, Pauly JM (1993) magnetic resonance imaging of the lung parenchyma. J Thorac Imag 8: 12–17

Berthezene Y, Vexler V, Clement O, Muhler A, Moseley ME, Brasch RC (1992) Contrast-enhanced MR imaging of the lung: assessments of ventilation and perfusion. Radiology 183 (3): 667–672

Berthezene Y, Howearth NR, Revel D (1998) Pulmonary arteriovenous fistula: detection with magnetic resonance imaging. Eur Radiol 8: 1403–1404

Betch B, Hansmann J, Berndt R, Richter G, Kauffmann GW (1998) Diagnostik pulmonaler Erkrankungen mit transthorakaler Sonographie. Radiologe 38: 364–369

Bundesärztekammer (1995) Leitlinien der Bundesärztekammer zur Qualitätssicherung in der Röntgendiagnostik, Qualitätskriterien röntgendiagnostischer Untersuchungen, überarbeitete und ergänzte Fassung gemäß Beschluß des Vorstandes der Bundesärztekammer vom 21. April 1995. Dtsch Arztebl 34/35: A2272- A2285

Chotas HG, Dobbins JT, Ravin CE (1999) Principles of digital radiography with large area electronically readable detectors. Radiology 210: 595–599

Chotas HG, Floyd Jr CE, Ravin CE (1995) Technical evaluation of a digital chest radiography system that uses a selenium detector. Radiology 195: 264–270

Difazio MC, MacMahon H, Xu XW et al. (1997) Digital chest radiography: effect of temporal subtraction images on detection accuracy. Radiology 202: 447–452

Dorffner R, Eibenberger K, Youssefzadeh S et al. (1998) Wertigkeit der Sonographie auf der Intensivstation zur Diagnostik der Zwerchfellparesen. RöFo 169: 274–277

Fleischmann D, Rubin GD, Bankier AA et al. (2000) Improved uniformity of aortic enhancement with customized contrast medium injection protocols at CT angiography. Radiology 214: 363–371

Floyd CE, Baker JA, Chotas AG et al. (1995) Selenium based digital radiography of the chest: "radiologists" preference compared with film-screen radiographs. AJR Am J Radiol 165(6): 1353–1358

Floyd CE, Warp RJ, Dobbins JT et al. (2001) Imaging characteristics of an amorphous silicon-flat-panel detector for digital chest radiography. Radiology 218: 683–688
Ghaye B, Shapiro D, Mastora J et al. (2001) Peripheral pulmonary arteries: how far in the lung does multi-detector row spiral CT allow analysis? Radiology 219: 629–636
Grenier P, Maurice F, Musset D et al. (1986) Bronchiectasis: assessment by thin section CT. Radiology 161: 95
Grist TM, Korosec FR, Peters DC et al. (1998) Steady state and dynamic MR angiography with MS 325: initial experience in humans. Radiology 207: 539–544
Haddad JL, Rofsky NM, Ambrosino NM et al. (1995) T2weighted MR imaging of the chest. Comparison of ECG triggered conventional and turbo-spin-echo and non-triggered turbo spin-echo sequences. J Magn Reson Imaging 5.325–329
Hatabu H, Chen Q, Stock KW, Gefter W, Itoh H (1999) Fast magnetic imaging of the lung. Eur J Radiol 29: 114–132
Hoffmann U, Schima W, Herold C (1999) Pulmonary magnetic resonance angiography (review article). Europ Radiol 9(9): 1745–1754
Holland AE, Goldfarb JW, Edelman RR (1998) Diaphragmatic and cardiac motion during suspended breathing: preliminary experience and implications for breath-hold MR imaging. Radiology 209: 483–489
Hopper KD, Kasales CJ, Mahraj R et al. (1996) Routine use of a higher order interpolator and bone algorithm in thoracic CT. AJR Am J Radiol 167: 947–949
Hopper KD (1999) CT Bronchoscopy. Seminars in Ultrasound, CT, and MRI 20(1): 10–15
Hopper KD, Mosher TJ, Kasales CJ et al. (1997) Thoracic spiral CT: delivery of contrast material pushed with injectible saline solution in a power injector. Radiology 205: 269–271
Ikezoe J, Kohno N, Kido S et al. (1995) Interpretation of subtle interstitial chest abnormalities: conventional radiography versus high resolution storage phosphor radiography. A preliminary study. J Digit Imaging 8 (Suppl 1) 31–36
Kamm KF (1992) The quality of digital X-ray images. Medica Mundi 38: 111–116
Kauczor HU, Kreitner KF (1999) MRI of the pulmonary parenchyma (review article). Europ Radiol 9(9): 1755–1764
Kelsey CA, Lane RG, Moseley RD et al. (1986) Chest radiographs obtained with shaped filters. Evaluation by observer performance tests. Radiology 159: 653
Kersjes W, Hildebrandt G, Cagil H et al. (1999) Differentiation of alveolitis and pulmonary fibrosis in rabbits with magnetic resonance imaging after intrabronchial administration of bleomycin. Invest Radiol 34: 13–21
Kido S, Ikezoe J, Naito H et al. (1995) Clinical evaluation of clinical nodules with single exposure dual energy subtraction chest radiography with an interative noise reduction algorithm Radiology 194: 407–412
Landwehr P, Schulte O, Lackner K (1999) MR imaging of the chest: mediastinum and chest wall (review article). Euro Radiol 9(9): 1737–1744
Leutner C, Gieseke J, Lutterbey G et al. (1999) MRT versus CT in der Diagnostik von Pneumonien: Evaluation einer T2 gewichteten ultraschnellen Turbo Spin Echo Sequenz (UTSE). RöFo 170: 449–456
Lucidarme O, Coche E, Cluzel P et al. (1998) Expiratory CT scans for chronic airway disease: correlation with pulmonary function test results. AJR Am J Radiol 170: 301–307
Lutterbey G, Gieseke J, Sommert T et al. (1996) Ein neuer Ansatz in der Magnetresonanztomographie der Lunge mit einer ultrakurzen Turbo-spin-echo Sequenz (UTSE). RöFo 164: 388–393
Mai VM, Bankier AA, Pottumarthi V et al. (2001) MR ventilation perfusion imaging of human lung using oxygen-enhanced and arterial spin labeling techniques J Magn Reson Imag 14: 574–579
Maki DD, Siegelman ES, Roberts DA, Baum RA, Gefter WB (2001) Pulmonary arteriovenous malformations: three-dimensional gadolinium enhanced MR angiography – initial experience. Radiology 219: 243–246
Marchal G, Bogaert J (1998) Non-invasive imaging of great vessels of the chest. Review article. Europ Radiol 8: 1099–1105
Mayo J, MacKay A, Müller N. (1992) MR imaging of the lungs: value of short TE spin echo pulse sequences. AJR Am J Radiol 159: 951–956
Mayo JR (1994) Magnetic resonance imaging of the chest: where we stand. Radiol Clin North Am 32: 795
Meaney JFM, Weg JG, Cheneveret TL et al. (1999) Diagnosis of pulmonary embolism with magnetic resonance angiography. N Engl J Med 336: 1422–1427
Miro SPM, Leung AN, Rubin GD et al. (2001) Digital storage phosphor chest radiography: an ROC study of the effect of 2 K versus 4 K matrix size on observer performance. Radiology 218: 527–532
Morishita J, MacMahon H, Doi K et al. Evaluation of an asymmetric screen film system for chest radiography. Med Phys 21: 1769–1775
Neitzel U (1998) Systeme für die digitale Röntgenbildgebung. In: Ewen K (Hrsg) Moderne Bildgebung. Referenzreihe Radiologische Diagnostik. Thieme, Stuttgart New York, S 127–136
Noll DC, Genovese CR, Vazquez AL et al. (1998) Evaluation of respiratory artifact correction techniques in multishot spiral functional MRI using reveiver operator characteristic analyses. Magn Reson Med 40: 633–639
Nolte-Ernsting C, Adam G, Bächer A et al. (1998) Experimentelle Erprobung superparamagnetischer Eisenoxidnanopartikel für die MR-Pulmonalisangiographie. RöFo 168: 508–513
Patz EF, Goodman PV, Bepler G (2000) Screening for lung cancer. N Engl J Med 343: 1627–1633
Persliden J, Fransson SG (1995) AMBER chest radiography and patient dose measurements. Acta Radiol 36: 641–643
Prince MR, Grist TM, Debatin JF (1999) 3D contrast MR angiography. Springer, Berlin Heidelberg New York Tokyo
Prokop M (2001) Dosisoptimierung in der thorakalen Computertomographie. Radiologe 41: 269–278
Prokop M, Schaefer C, Galanski M (1992) Prinzip und Anwendung des Zwei-Spektren-Verfahrens in der digitalen Radiographie. Radiologica Diagnostica 33(5): 302–310
Prokop M, Schaefer C, Oestmann JW, Galanski M (1993) Improved parameters for unsharp mask filtering of digital chest radiographs. Radiology 87: 521–526
Prokop M, Schaefer-Prokop CM (1997) Digital image processing. Eur Radiology (Suppl 3): 73–82
Prokop M (2002) Strahlendosis und Bildqualität in der Computertomographie. Röntgenfortschr 174 (5): 631-666
Raptopoulos V, Boisille PM (2001) Multi-detector row spiral CT pulmonary angiography: comparison with single detector row spiral CT. Radiology 221: 606–613
Remy-Jardin M, Remy J, Artaud D, Deschildre F, Duhamel A (1997) Peripheral pulmonary arteries: Optimization of the spiral CT acquisition protocol. Radiology 204: 157–163
Remy-Jardin M, Remy J, Artaud D, Fribourg M, Naili A (1998) Tracheobronchial tree: assessment with volume rendering – technical aspects. Radiology 208: 393–398
Roberts DA, Rizi RR, Lipson DA et al. (2001) Dynamic observation of pulmonary perfusion using continuous arterial spin-labeling in a pig model. J Magn Reson Imag 14: 175–180
Rubin GD (1997) Helical CT angiography of the thoracic spine. J Thorac Imag 12: 128
Rubin GD, Shiau MC, Schmidt AJ et al. (1999) Computed tomographic angiography: historical perspective and new state-of-the-art using multi detector-row helical computed tomography. J Comp Assist Tomogr 23(suppl. 1): 83–90

Schaefer-Prokop C, Eisenhuber E, Fuchsjäger M et al. (2001) Aktuelle Entwicklungen auf dem Gebiet der digitalen Thoraxradiographie. Radiologe 41: 230–239
Schaefer-Prokop C, Prokop M, Schmidt A et al. (1996) Comparison of selenium radiography to storage phosphor and conventional radiography in the detection of simulated chest lesions. Radiology 201: 45–50
Schaefer-Prokop CM, Prokop M (1997) Storage phosphor radiography. Eur Radiology 7 (S3): S58-S65
Schmidt M, Yang G, Keegan J et al. (1997) Non-breath-hold lung magnetic resonance imaging with real time navigation. MAGMA 5: 123–128
Seow, A Kaazerooni EA, Cascade PN et al. (1996) Comparison of upright inspiratory and expiratory chest radiographs for detecting pneumothoraces. AJR Am J Radiol 166: 313
Shioya S, Tsuji C, Kurita D et al. (199) Early damage to lung tissue after irradiation detected by the magnetic resonance T2 relaxation time. Radiat Res 148: 359–364
Simon M, Boisille PM, Choi JR et al. (2001) Paddle-wheel CT display of pulmonary arteries and other lung structures: a new imaging approach. AJR Am J Radiol 177: 195–198
Strotzer M, Gmeinwieser JK, Volk M et al. (1998) Detection of simulated chest lesions with normal and reduced radiation dose: comparison of conventional screen/film radiography and a flat panel x-ray detector based on amorphous silicon. Invest Radiol 33: 98–103
Trout ED, Kelley JP, Larsen VL (1975) A comparison of an air gap and a grid in roentgenography of the chest. AJR Am J Radiol 124: 404–411
Uffmann M, Prokop M (2001) Multislice der Lunge. Technik und klinische Anwendungen. Radiologe 41: 240–247
Vining DJ, Lin K, Choplin RH, Haponik E (1996) Virtual bronchoscopy, relationships of virtual reality endobronchial simulations to actual bronchosopic findings. Chest 109(2): 549–553
Vlasbloem H, Schultze Kool LJ (1988) AMBER: a scanning multiple beam equalization system for chest radiography. Radiology 169: 29–34
Wandtke JC, Plewes DB (1989) Comparison of scanning equalization and conventional chest radiography. Radiology 172: 641–645
Wildberger JE, Niethammer MU, Klotz E et al. (2001) Multislice CT for visualization of pulmonary embolism using perfusion weighted color maps. RöFo 173: 289–294
Yankelevitz D, Reeves A, Kostis et al. (2000) Small pulmonary nodules: volumetrically determined growth rates based on CT evaluation. Radiology 217: 251–256

Anatomische Grundlagen 2

R. Rossdeutscher

Das Kapitel stellt in einer Beschreibung der systematischen und z.T. der topographischen Anatomie der Atmungsorgane zunächst das Lungenparenchym und die Atemwege im makroskopischen und mikroskopischen Aufbau vor. Es folgt eine Darstellung der Hilusanatomie und der im Hilus verlaufenden Gefäße, des Lymphsystems und der Innervation von Lungenparenchym und Atemwegen (Abschn. 2.1).

Die Röntgenanatomie, d.h. die Abbildung aller dargestellten Strukturen im Projektionsbild („Thoraxübersichtsaufnahme") in zwei Ebenen schließt sich an, einschließlich der veränderten Abbildung bei Abweichungen von den Standardprojektionen (2.2).

Danach wird die Anatomie der Lunge, der Hili, der Thoraxwand mit Pleura und orientierend auch die Anatomie des Mediastinums im Schnittbild aufgezeigt (2.3). Abschließend wird die Beziehung der Schnittbilder zu den Projektionsbildern dargestellt (2.3.6).

2.1 Makroskopische und mikroskopische Anatomie

2.1.1 Lungen und Lungenparenchym

Die Lunge füllt den größten Teil der Thoraxhöhle aus. Sie liegt darin mit je einem Lungenflügel beiderseits der Mediastinalorgane. Das Lungenparenchym ist weitgehend von der Pleura visceralis umkleidet. Die außerhalb der Lunge liegende Thoraxwand, welche die Lunge und das Mediastinum umhüllt und als stabile, aber bewegliche Begrenzung schützt, setzt sich aus der Kutis und Subkutis, den äußeren Muskeln der Thoraxwand, Bindegewebe, Fettgewebe, dem knöchernen und knorpeligen Gerüst und mehreren Schichten Interkostalmuskulatur zusammen, mit in den verschiedenen Wandschichten liegenden Arterien und Venen, Nervenbahnen, Lymphbahnen und -knoten. Nach innen zur Lunge hin begrenzen Fascia endothoracica und Pleura parietalis die Thoraxwand. Diese Pleura parietalis hat unmittelbaren Kontakt zur Pleura visceralis des Lungengewebes. Das knöcherne Gerüst mit seinen gelenkigen und knorpeligen Verbindungen besteht aus den 12 Wirbeln der Brustwirbelsäule, den 12 Rippenpaaren und dem aus drei Teilen (Manubrium, Corpus, Processus xiphoideus) zusammengesetzten Sternum, das über Knorpelbrücken mit den vorderen Enden der zehn oberen Rippen in Verbindung steht. Die einzelnen Rippen verlaufen von oben dorsomedial bogenförmig nach unten ventromedial; die oberen Rippen steigen von ihren paravertebralen Gelenkansätzen zunächst noch in kurzem Bogen nach oben an, bevor sie schräg abwärts ziehen. Die obere Thoraxapertur stellt, dem schrägen Verlauf der Rippen folgend, also eine geneigte Ebene dar.

Knapp oberhalb der ersten Rippe ventral setzt beiderseits am Manubrium sterni das mediale Ende der Klavikula am Sternoklavikulargelenk an; die Klavikula verläuft über dem ventralen Anteil der ersten Rippe nach lateral, zum Akromion der Skapula. Skapula und Klavikula bilden die knöchernen Teile des

Schultergürtels, der mit der Skapula und seiner Muskulatur den oberen Teil des Thorax vor allem nach dorsal bzw. lateral umgibt.

Beide Lungenflügel haben zusammen ein Gewicht von 500–1000 g (Hasleton u. Curry 1996). Die Lungenflügel dehnen sich oben von der ersten Rippe nach unten bis zum Zwerchfell aus, das tief vor der LWS mit dem Crus diaphragmatis ansetzt und sich individuell verschieden nach oben wölbt. Bei tiefer Inspiration tritt die Wölbung soweit herunter, dass der paravertebrale Ansatz der zehnten Rippe in der Thoraxübersichtsaufnahme frei sichtbar wird. Lateral und in der Zirkumferenz setzt das Zwerchfell in Höhe der unteren Rippen an der Wand an. In der Mittellinie erreicht die Lunge vorne die Sternumhinterfläche, seitlich der Mittellinie hängt die Ausdehnung nach vorn und hinten von der Wölbung der Rippen ab.

Beide Lungenflügel stehen mit dem Mediastinum durch die Hili bzw. Lungenwurzeln in Verbindung. Darin liegen die Hauptbronchien und die begleitenden, aus dem Pulmonalishauptstamm entspringenden Pulmonalarterien sowie die zum linken Vorhof zurückführenden oberen und unteren Lungenvenen. Ebenfalls in den Lungenwurzeln verlaufen die viel feineren, aus der Aorta variabel entspringenden Bronchialarterien, ferner Lymphbahnen, Nerven und Bindegewebszüge. Lymphknoten umgeben die Bronchial- und Gefäßstrukturen der Lungenwurzeln.

Auf beiden Seiten besteht eine Pleuraduplikatur vom Hilus bis zum Zwerchfell oder frei darüber endend, das Ligamentum pulmonale (Rabinowitz u. Wolf 1966). Sonst ist die Lunge medial vom Mediastinum getrennt durch ihren Überzug, die Pleura visceralis. Der pleurale Überzug der Lunge folgt als Interlobärsepten der Unterteilung beider Lungenflügel in ihre Lappen. Diese Interlobärsepten (Fissuren, Lappenspalten) verlaufen von der Lungenoberfläche bis in die Nähe der Lungenwurzeln. Der Pleuraraum liegt also außerhalb der Lungenflügel, umgibt dort vollständig – mit Ausnahme der Pleuraumschläge an den Hili – das Lungengewebe und dehnt sich in den Interlobärsepten bis in Hilusnähe aus. Normalerweise ist dieser Pleuraraum einer Thoraxhälfte nicht unterteilt, sodass sich Flüssigkeit innerhalb dieses Pleuraraumes frei bewegen kann. Die normale Flüssigkeitsmenge im Pleuraspalt beträgt etwa 1–20 ml (Yamada 1933), mit einem Gleichgewicht von Filtration und Absorption (Milne u. Pistolesi 1993). Das viszerale Pleurablatt der Lunge legt sich unmittelbar dem parietalen Pleurablatt der Thoraxwand an, die Blätter gleiten bei der Atembewegung aneinander; im Pleuraraum herrscht ein niedriger Unterdruck von etwa – 0,5 kPa.

2.1.2 Lobärer und segmentaler Aufbau

Der *rechte Lungenflügel* ist durch das schräg von kraniodorsal nach ventrokaudal laufende Hauptseptum (großer Lappenspalt) unterteilt in den dorsokaudal liegenden Unterlappen und die davor liegenden Ober- und Mittellappen, die voneinander getrennt sind durch das Nebenseptum (kleiner Lappenspalt) mit annähernd horizontalem Verlauf. Links trennt das Hauptseptum in ähnlicher Weise den Unterlappen vom Oberlappen, der die Segmente der Lingula analog zum Mittellappen der rechten Seite ohne eine weitere septale Trennung einschließt. Varianten der Septen werden auf beiden Seiten beobachtet (s. Kap. 3, Normvarianten). Das Hauptseptum ist fast symmetrisch und hat jeweils eine geschwungene Form, ähnlich einem Propellerflügel: es liegt im Oberfeld lateral weiter hinten als medial und im Unterfeld lateral weiter vorn, der Außenrand des Hauptseptums verläuft also in kraniokaudaler Richtung von dorsal nach ventral. Kraniodorsal beginnt es etwa in Höhe der fünften Rippe, kaudal endet es etwa 3 cm hinter der Thoraxwand nahe dem vorderen Herz-Zwerchfell-Winkel (Sinus phrenicocostalis). Das Nebenseptum der rechten Seite zieht vom Hilus bis etwa zur sechsten Rippe lateral und ventral. Die Septen sind weniger als 1 mm dick (Felson 1998).

Auf beiden Seiten gliedert sich die Lunge in 10 Segmente, die jeweils mit ihren Bronchien als bronchopulmonales Segment eine Einheit bilden (Kramer u. Glass 1932). Die einzelnen Segmente haben eine stumpfe Kegelform, deren Spitze zum Hilus und deren Basis zur Lungenoberfläche gerichtet ist (Abb. 2.1).

Im rechten Lungenflügel reicht der Oberlappen dorsal vom Apex bis etwa zum vierten Interkostalraum oder der fünften Rippe, ventral bis zum kleinen Lappenspalt.

Das *apikale Oberlappensegment* (S1) nimmt bis zur Spitze das obere Drittel ein, dorsal schließt sich bis zum oberen Anteil des Hauptseptums das *dorsale Oberlappensegment* (S2) an, ventral an S1 das *anteriore Oberlappensegment* (S3) bis zum Nebenseptum.

Der ventral nach unten anschließende Mittellappen reicht vom Nebenseptum bis zur Basis, seine seitliche Begrenzung zieht nach kaudomedial, nicht zum lateralen Randwinkel. Er besteht aus dem *lateralen Mittellappensegment* (S4) und dem *medialen Mittellappensegment* (S5), das Kontakt zum rechten Herzrand bzw. rechten Atrium hat.

Der kaudodorsal des Hauptseptums gelegene Unterlappen liegt dorsal zu zwei Dritteln der hinteren Thoraxwand an und kaudal dem Zwerchfell auf. Der Oberrand des Unterlappens und seines apikalen Segmentes reicht am Ansatz des Hauptseptums bis etwa zum vierten bis fünften Interkostalraum. In halber

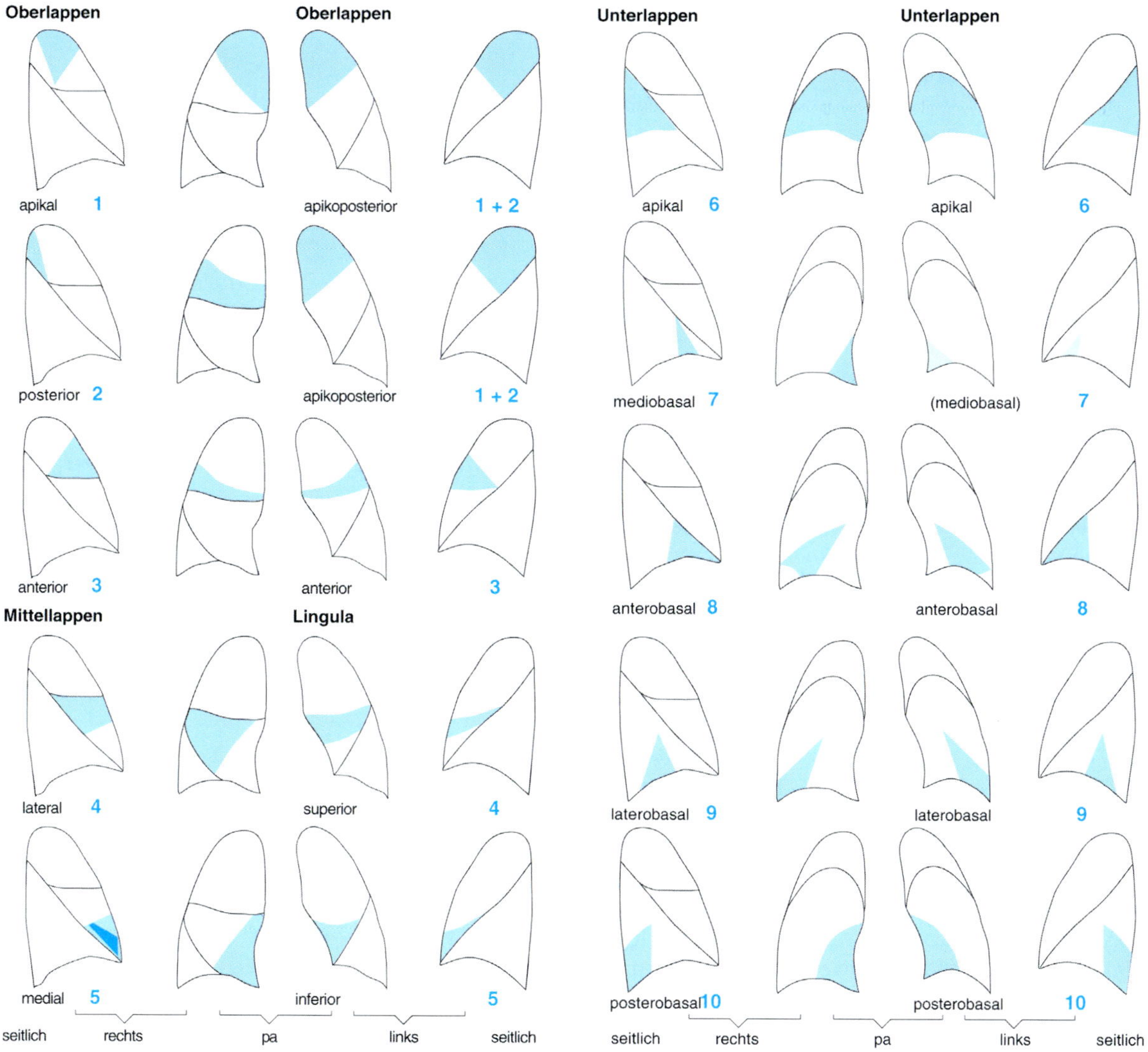

Abb. 2.1. Lungensegmente. Lappen und Segmente des rechten und linken Lungenflügels, die Ziffern geben die Segmente an. (Mod. nach Bittner u. Roßdeutscher 1996)

Höhe trennt sich die Unterlappenspitze, das *apikale Unterlappensegment* (S6), von der darunter liegenden Etage der vier basalen Unterlappensegmente (S7 - S10). Segment 6 hat eine dreieckig-pyramidale Form. Die Segmente 7 bis 10 liegen in dieser Reihenfolge halbbogenförmig angeordnet von medioventral nach mediodorsal: Das *mediobasale Segment* (S7) liegt hinter dem medialen Mittellappensegment dem rechten Atrium an, es ist das einzige Segment, das nur die mediale Lungenoberfläche, nicht die äußere Lungenoberfläche bildet. Ventrolateral schließt sich das *anterobasale Unterlappensegment* (S8) an, hinter diesem das *laterobasale Unterlappensegment* (S9), über dem dorsolateralen Zwerchfell-Rippen-Winkel gelegen, danach liegt entlang des dorsalen Randwinkels bis paravertebral das *posterobasale Unterlappensegment* (S10).

Die Segmentaufzweigung *des linken Lungenflügels* ist teils ähnlich, teils abweichend von der der rechten Seite. Der linke Oberlappen (obere drei Segmente und zwei Lingulasegmente), vor dem Hauptseptum, reicht dorsal vom Apex bis etwa zur dritten bis Rippe an das Hauptseptum. Ventrolateral reicht er etwa bis zur sechsten oder siebten Rippe. Seine ventrale Grenze zieht dann ähnlich wie auf der rechten Seite nach medial auf den Herzrand bzw. den vorderen Herz-Zwerchfell-Winkel zu. Das *apikale Oberlappensegment* (S1) und das *posteriore Oberlappensegment* (S2) haben meist einen gemeinsamen Bronchusabgang mit nachfolgender Aufzweigung, weshalb sie als *apikoposteriores Oberlappensegment* (S1 + 2) bezeichnet werden; es reicht vom dorsalen Ansatz des Hauptseptums über den Apex nach vorn. Ventral schließt sich wie auf der rechten Seite das *anteriore*

Oberlappensegment (S3) an, das bis etwa zur fünften Rippe reicht. Ohne septale Trennung folgen nach vorn und unten das *obere Lingulasegment* (S4) und das *untere Lingulasegment* (S5).

Der linke Unterlappen reicht dorsal etwas weiter nach kranial als der rechte, bis zum dritten Interkostalraum, nach kaudal wie rechts bis zum Zwerchfell. Seine Aufteilung erfolgt wie rechts etwa in Höhe des siebten Interkostalraumes in zwei Etagen. Kranial liegt das *apikale Unterlappensegment* (S6). Die Unterlappenbasis teilt sich in gleicher Weise wie auf der rechten Seite auf. Sie ist in ihrem Volumen allerdings ventral durch das mehr links liegende Herz kleiner. In dieser Position befinden sich das in Literatur kontrovers bezeichnete *mediobasale Unterlappensegment* (S7). Während Netter (1982) es nicht nennt, kommt es bei Boyden (1955) anhand der Bronchialaufzweigung vor, wird auch so von Felson (1998) übernommen. Kováts u. Zsebök (1953) führen es auf, weisen darauf hin, dass es laut Boyden (1949) in 87% aus einem gemeinsamen Stamm mit dem Bronchus basalis anterior des *anterobasalen Unterlappensegmentes* (S8) entsteht. Es wird auch als schwer vom anterobasalen Segment (S8) trennbar bezeichnet (Kramer u. Glass 1932; Brock 1954). Fraser et al. (1988) bezweifeln seine separate Existenz mit eigenem Bronchus, sprechen von einem anteromedialen Bronchus, und Kaiser (1989) gibt an, er fehle. Stender (1988) betrachtet die Segmente 7 und 8 als eine Einheit. In den Nomina anatomica (Feneis 1998) wird das Segmentum basale mediale (S7) getrennt aufgeführt, als ein zuweilen vom vorderen Basalsegment (S8) abtrennbarer Teil. In der pneumologischen, bronchoskopischen (Oho o. J.) oder thoraxchirurgischen Praxis (Kaiser 1989) hat die getrennte Betrachtung des Segmentes 7 keine wesentliche Bedeutung. Die kontroverse Auffassung über das Segment 7 ist zugleich eine über den zugehörigen Segmentbronchus B7. Das linke *anterobasale Unterlappensegment* (S8) reicht nach lateral wie das rechte, auch die Fortsetzung durch das *laterobasale Unterlappensegment* (S9) und das *posterobasale Unterlappensegment* (S10) bis zum Mediastinum paravertebral entspricht der rechten Seite.

Boyden (1949, 1955) und mit ihm Felson (1973, 1998) nennen – abweichend von der Internationalen Nomenklatur – im Oberlappen das anteriore Segment S2 und den zugehörigen Bronchus B2, das posteriore Segment S3 mit Bronchus B3, deshalb das apikoposteriore Segment links S1+3 bzw. B1+3. Esser (1951) gibt eine detaillierte Darstellung der Nomenklaturen. Der Aufbau der Lunge in der Zuordnung von Bronchien und Parenchymeinheiten stellt sich kurzgefasst so dar wie in Tabelle 2.1.

Tabelle 2.1. Relation von Parenchym zu Bronchien. (Nach Stender u. Schermuly 1969 sowie Fleischner Society 1984)

Hauptbronchus	Lungenflügel
Lappenbronchus	Lappen
Segmentbronchus	Segment
Subsegmentbronchus	Subsegment
Lobularbronchus	(Sekundärer) Lobulus
Bronchiolus terminalis/alveolaris	Azinus
Ductus alveolaris	(Primärer) Lobulus

2.1.3 Mikroskopische Anatomie des Lungenparenchyms

Der Luftraum der Lunge gliedert sich nach den Kriterien der Bronchusfunktion auch in drei Zonen:

1) die konduktive Zone der luftführenden Bronchien und Bronchiolen,
2) eine Übergangszone der Bronchioli respiratorii, die sowohl der Luftleitung dienen als auch durch Alveolarknospen am Gasaustausch teilnehmen (s. unten),
3) die terminale respiratorische Zone mit den Azini, Ductus alveolares und Alveolen (Abb. 2.2).

Die funktionelle Einheit der Lunge ist der sekundäre Lobulus (Miller 1947). Er stellt den kleinsten von Bindegewebssepten umgebenen Parenchymanteil dar und misst 1–2,5 cm im Durchmesser. In den sekundären Lobulus liegt der Bronchiolus lobularis mit 1,2–1,5 mm Durchmesser. Dessen Verzweigungen, die Bronchioli terminales, führen in die nächsten Untereinheiten des sekundären Lobulus, in die Azini,

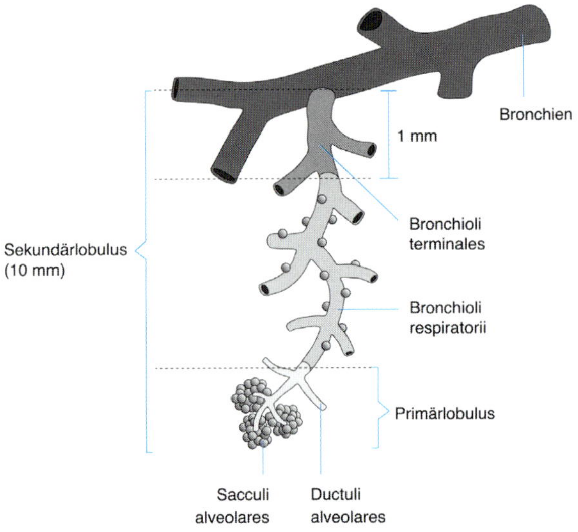

Abb. 2.2. Sekundärer Lobulus im mikroskopischen Aufbau. Einheiten des sekundären Lobulus. (Mod. nach Bittner u. Roßdeutscher 1996)

wovon 3–5 (Fleischner Society 1984), nach anderen Angaben 8–16 (Stender u. Schermuly 1969) in jedem sekundären Lobulus liegen. Diese Azini haben eine Größe von etwa 4–8 mm und enthalten respiratorische Bronchiolen, Ductus alveolares, Sacculi alveolares und ungefähr 400 Alveolen.

Die Untereinheit distal des Bronchiolus respiratorius ist der primäre Lobulus, er enthält die Sacculi alveolares von 0,7–1,1 mm Durchmesser mit den Alveolen von 0,1–0,3 mm Durchmesser. Da der primäre Lobulus röntgenologisch nicht mehr isoliert erkennbar ist, stellt der azinäre Schatten von 4–8 mm Größe die kleinste Einheit der alveolären pathologischen Muster dar und ist darum breiter als kleinste interstitielle lineare oder noduläre Schatten.

Die Alveolen als kleinste Einheit werden ausgekleidet vom Alveolarepithel, das zu 93–96% aus Pneumozyten vom Typ I besteht (membranöse Pneumozyten), die mit flachen Zytoplasmaausläufern als sehr dünne Schicht (0,5–1,5 µm) der Basalmembran aufliegen. Die zahlenmäßig geringeren Pneumozyten vom Typ II (granuläre Pneumozyten) sind dicker, haben reparative Funktion und bilden das Surfactant, mit dem die alveoläre Oberfläche zur Minderung der Oberflächenspannung beschichtet ist, wodurch ein Alveolarkollaps verhindert wird. Im Alveolarlumen liegen wandständige Alveolarmakrophagen. Hinter der Basalmembran liegt das Interstitium, das ein Mukopolysaccharidgel enthält, darin Makrophagen, kapilläre Perizyten, Myofibroblasten, Mastzellen, gelegentlich Lymphozyten, vereinzelt Nervenrezeptoren, Kollagen und elastische Fasern (Hasleton u. Curry 1996). Im Interstitium zwischen den Alveolen liegen die Kapillaren, die abschnittsweise ohne zwischengelagertes interstitielles Material unmittelbar an der Basalmembran heranreichen, so dass der Gasaustausch nur über eine 0,1–1 µm kurze Diffusionsstrecke erfolgt. Die Pneumozyten bilden eine lückenlose Aleveolaroberfläche, mit engen Verbindungen untereinander („tight junctions"; Hasleton 1996; Morgenroth 1986). Ein Erwachsener hat etwa 300×10^6 Alveolen. Sie haben zusammen eine Alveolaroberfläche von 70–80 m^2, davon bis zu 90% kapillarisiert für Gasaustausch. Diese Oberfläche entspricht der Fläche eines Badmintonfeldes (s. Abschn. 2.1.5).

Benachbarte Alveolen stehen untereinander durch 5–15 µm große Öffnungen, die Kohn'schen Poren in Verbindung. Jeder Alveolus hat 13–21 solcher Poren von 7–19 µm Breite. Ähnliche Verbindungen existieren auch als Lambert-Kanäle zwischen den Ductus bzw. Sacculi alveolares und den respiratorischen Bronchioli (Hasleton u. Curry 1996). Die Kurzschlüsse erlauben eine Kollateralventilation innerhalb des Lungenlappens, bei unvollständigen Septen auch von Lappen zu Lappen.

2.1.4 Lungengerüst

Der Aufbau der Lunge wird unterstützt durch das bindegewebige Lungengerüst, das Interstitium. Das Bindegewebe ist ubiquitär und wird in drei Kompartimente unterteilt:

1) Das periphere interstitielle Kompartiment; es besteht aus dem subpleuralen Bindegewebe und den peripheren Interlobularsepten, welche die einzelnen Lobuli im Lungenmantel voneinander trennen; in ihnen liegen die peripheren Venen und Lymphbahnen;
2) Das axiale interstitielle Kompartiment; es verläuft als Hüllscheide mit den bronchovaskulären Bündeln vom Hilus aus in das Lungenparenchym und in die Läppchenzentren; im axialen interstitiellen Kompartiment verlaufen Lymphbahnen nach zentral;
3) Das parenchymatöse interstitielle Kompartiment; es stabilisiert das Innere der Lobuli zwischen den Azini und steht zentral mit dem axialen, thoraxwandnah mit dem peripheren Kompartiment in Verbindung.

Pathologische Prozesse könne sich entlang des Interstitiums ausbreiten, Flüssigkeiten oder Faser- oder Zelleinlagerungen können es verbreitern und damit röntgenologisch sichtbar werden lassen.

2.1.5 Tracheobronchialsystem

Trachea

Die Trachea beginnt etwa in Höhe des sechsten bis siebten Halswirbels unterhalb der Glottis des Kehlkopfes und verläuft im Mediastinum vor der Wirbelsäule und dem Ösophagus nach kaudal bis etwa zum sechsten Thorakalwirbel mit insgesamt 15–20 Knorpelspangen. Die oberen sechs Knorpelspangen liegen im Hals bis zum Jugulum, die folgenden bis zur Karina intrathorakal. Bei Halsstreckung erhöht sich der zervikale Anteil auf die Hälfte der Trachea, bei starker Beugung liegt fast die ganze Trachea intrathorakal. Ihre normale Länge beträgt 10–12 cm (Graumann 1972), die weiteste Spanne wird mit 9–15 cm (Rauber u. Kopsch 1941) angegeben. Ihr normaler Durchmesser beträgt beim Erwachsenen sagittal und koronal 27 mm bzw. 25 mm bei Männern, 23 mm bzw. 21 mm bei Frauen. Die unteren Normgrenzwerte sind in beiden Durchmessern beim Mann 13 mm, bei der Frau 10 mm (Stark 1991). Hufeisenförmige Knorpelspangen bilden die ventrale und die laterale Wand, der Paries membranaceus die dorsale Wand. Der Quer-

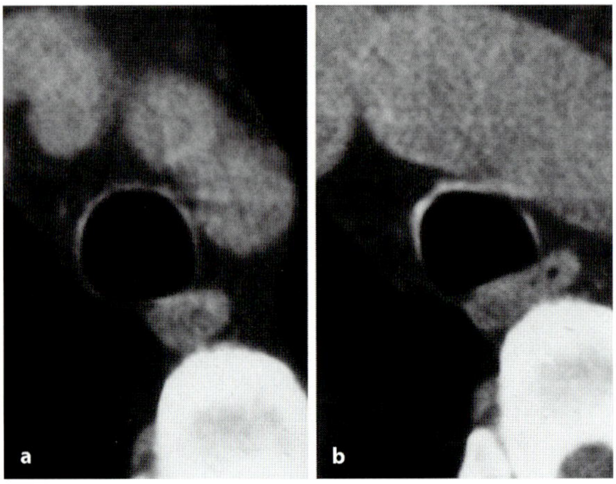

Abb. 2.3 a, b. Trachea im Querschnitt. **a** Inspiration, **b** Exspiration, axiale CT. In der Inspiration rundet sich der Querschnitt, in der Exspiration flacht der Paries membranaceus der Trachea dorsal ab

Tabelle 2.2. Internationale Nomenklatur der Bronchien. (Nach Stender u. Schermuly 1969, London 1949/50)

Bronchien der rechten Lunge		
ROB	Bronchi lobi superioris dextri	
B 1	Bronchus apicalis	R. apicalis R. anterior
B 2	Bronchus posterior	R. apicalis R. lateralis
B 3	Bronchus anterior	R. lateralis R. anterior
RMB	Bronchi lobi medii dextri	
B 4	Bronchus lateralis	R. posterior R. anterior
B 5	Bronchus medialis	R. superior R. inferior
RUB	Bronchi lobi inferioris dextri	
B6	Bronchus apicalis (superior)	R. medialis R. superior R. lateralis
B 7	Bronchus basalis medialis (cardiacus)	R. anterior R. posterior
B 8	Bronchus basalis anterior	R. lateralis R. basalis
B 9	Bronchus basalis lateralis	R. lateralis R. basalis
B 10	Bronchus basalis posterior	R. laterobasalis R. mediobasalis
Bronchien der linken Lunge		
LOB	Bronchi lobi superioris sinistri	
B 1	Bronchus apicalis	R. apicalis R. anterior
B 2	Bronchus posterior	R. apicalis R. lateralis
B 3	Bronchus anterior	R. lateralis R. anterior
	Bronchus lingularis	
B 4	Bronchus lingularis superior	R. posterior R. anterior
B 5	Bronchus lingularis inferior	R. superior R. inferior
LUB	Bronchi lobi inferioris sinistri	
B6	Bronchus apicalis (superior)	R. medialis R. superior R. lateralis
B 7	Bronchus basalis medialis	R. anterolateralis R. posterolateralis
B 8	Bronchus basalis anterior	R. lateralis R. basalis
B 9	Bronchus basalis lateralis	R. lateralis R. basalis
B 10	Bronchus basalis posterior	R. laterobasalis R. mediobasalis

schnitt ist meist C-förmig, auch U-förmig; andere Formen sind seltener. Als pathologisch anzusehen sind sehr schmale Formen mit einem Trachealindex – Verhältnis des koronalen zum sagittalen Durchmesser – unter 0,6 (sog. Säbelscheidentrachea) und sehr flache Formen mit einem Trachealindex über 1,0 (sog. diskoide Trachea). Bei Inspiration rundet sich die Rückseite und damit die gesamte Zirkumferenz de Trachea normalerweise, bei Exspiration flacht der dorsale Paries membranaceus ab (Abb. 2.3).

Die Trachealknorpelspangen werden an der Rückseite durch die glatte Muskulatur des Paries membranaceus ausgespannt und beide sind in die elastische Tunica fibrocartilaginea eingebettet. Nach außen schließt eine Tunica adventitia ab, die eine Verschiebeschicht zur Nachbarschaft, v.a. den Ösophagus darstellt. Nach innen schließt sich an die Tunica fibrocartilaginea die Tunica mucosa an mit Lamina propria und Epithel, darin Glandulae tracheales in der Propria und Becherzellen im respiratorischen Epithel; beide gemeinsam produzieren den trachealen Schleimfilm.

Bronchien

Nach etwa 10–12 cm Länge – alle nachfolgenden Längenangaben zu den Luftwegen sind Durchschnittswerte – teilt sich die Trachea unter einem Winkel von 55–70° (bei Kindern 70–80°) in die beiden Hauptbronchien. Der linke ist etwa 5 cm (4–7 cm), der rechte 3 cm lang. Die Verzweigung der Lappen- und Segmentbronchien folgt der Aufteilung der Lungenflügel in Lappen, Segmente und Subsegmente. Die Bronchien und ihre Verzweigungen laufen jeweils zusammen mit den Pulmonalarterien als „bronchovaskuläres Bündel" zentral in die Lappen und in die abhängigen kleineren Einheiten des Lungenparenchyms (Abb. 2.4, 2.5).

Rechts geht aus dem laterokaudal verlaufenden Hauptbronchus nach etwa 3 cm der Oberlappenbronchus nach lateral ab. Dieser zweigt sich nach 1 cm in einen apikalen (B1), einen posterioren (B2, nach apikodorsal) und einen anterioren (B3) Segmentbronchus auf. Nach dem Oberlappenabgang setzt sich ohne Richtungsänderung der Hauptbronchus 2–3 cm lang als Zwischenbronchus fort. Der dann

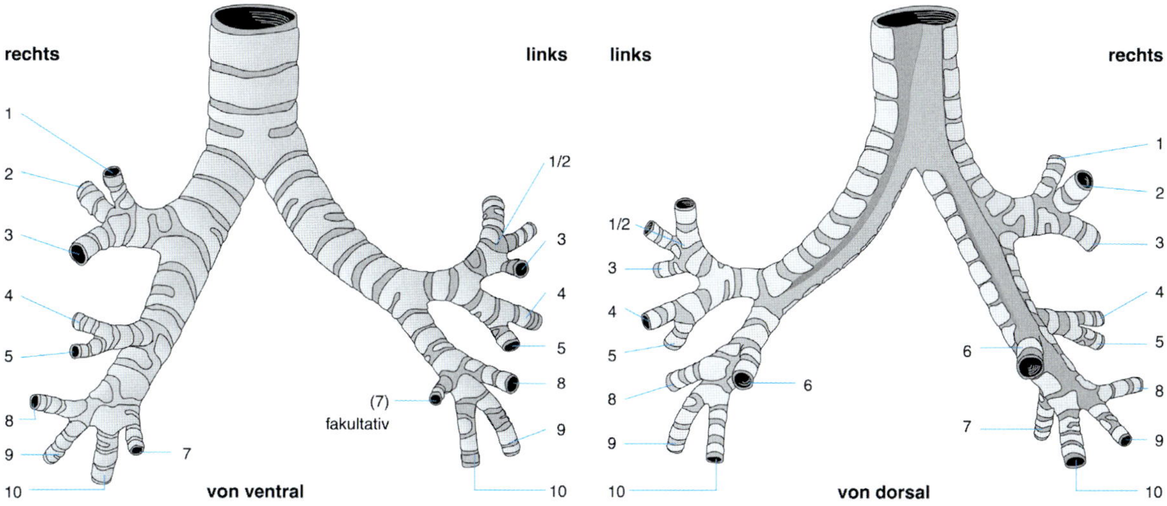

Abb. 2.4. Bronchussegmente. Bronchialbaum und -segmente von ventral und dorsal. Die Ziffern geben die Segmentabgänge an. (Mod. nach Bittner u. Roßdeutscher 1996)

Abb. 2.5 a, b. Bronchialbaum rechts und links seitlich (schematisch). Die Ziffern geben die Nummern der Segment an. **a** Rechts seitlich, **b** links seitlich (Mod. nach Oho)

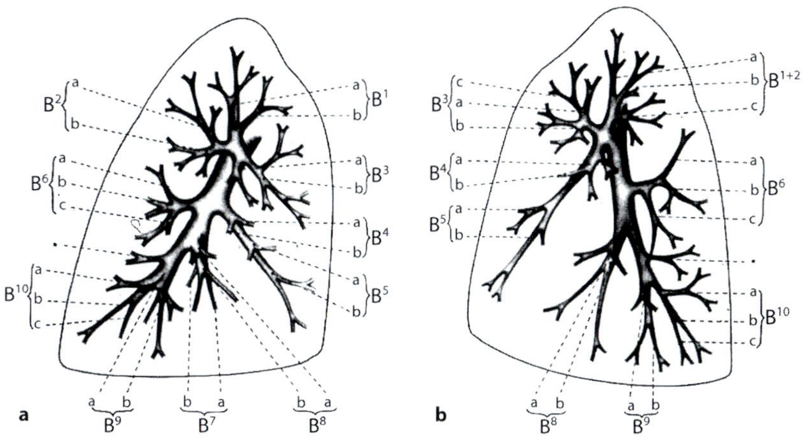

nach ventrolateral abgehende Mittellappenbronchus verzweigt sich unmittelbar in ein laterales (S4) und mediales (S5) Segment. In gleicher Höhe geht nach dorsal der Bronchus zur Unterlappenspitze ab (B6), der sich als einziger in drei (statt wie die anderen in zwei) Subsegmente verzweigt. In Fortsetzung des Zwischenbronchus nach diesen Abgängen folgt der kurze Unterlappenbasisbronchus, der sich von medioventral über lateral nach mediodorsal in die vier Basissegmente aufteilt (B7 bis B10).

Links teilt sich der Hauptbronchus nach etwa 5 cm auf. Nach lateral geht der Oberlappenbronchus ab. Daraus entspringen die Bronchien nach apikal (B1) und dorsal (B2) zu 80 % gemeinsam als apikodorsales Oberlappensegment (B1 + 2), zu 20 % getrennt. Nach ventral geht das anteriore Oberlappensegment ab (B3). Von dieser Aufteilung in die Oberlappensegmente 1–3 zieht nach ventrolateral der Lingulabronchus und verzweigt sich nach 0,3–1 cm Länge in das obere (B4) und untere (B5) Lingulasegment. Aus dem Hauptbronchus geht der Unterlappenbronchus steil nach kaudal ab, an seinem Ursprung führt nach dorsal das apikale Unterlappensegment (B6) mit seiner Subsegment-Trifurkation wie auf der rechten Seite; der nach unten ziehende Unterlappenbasisbronchus teilt sich nach 1 cm in die Basissegmente B8 bis B10 (bzw. B7 bis B10).

Die Verzweigung der Bronchien, seit dem 19. Jahrhundert (Aeby 1880) systematisch studiert, wurde seitdem durch verschiedene, differente Einteilungen erfasst; die Klassifikation von 1949/50 mit je 10 von Lappenbronchien ausgehenden Segmentbronchien beiderseits erreichte weitgehende Einigung. Diese Nomenklatur wurde ungeachtet nachfolgender Einwände anderer Autoren 1955 auf dem Internationalen Anatomenkongress bestätigt. Dennoch ist trotz dieser anerkannten Grundstruktur im Einzelfall eine hohe Variabilität zu beobachten, wie z. B. der Abgang der Subsegmentbronchien eines Segmentes direkt aus dem übergeordneten Lappenbronchus ohne zwischengeschalteten Segmentbronchus. Die Abgangsorte und Verlaufsrichtungen können ebenso variieren; die Abgangswinkel unterliegen auch der Atembewegung der Lunge insgesamt bzw. der Segmente relativ zueinander. In Tabelle 2.2 ist die grundsätzliche Einteilung der Bronchien in Segmente und Subsegmente nach der Internationalen Nomenklatur zusammengestellt.

Mit jeder Atemexkursion kommt es an den Bronchien zu Winkelbewegungen, zu longitudinalen Bewegungen und zu Kaliberänderungen. Der Durchmesser aller Bronchien reduziert sich bei der Exspiration und nimmt bei Inspiration wieder zu. Die exspiratorische Reduktion des Bronchusdurchmessers gemessen in Höhe des Haupt- bis Unterlappensegmentbronchus beträgt rechtsseitig zwischen 10 und 35 %, linksseitig zwischen 16 und 28 % (Dengel u. Schildge 1996). Sie ist in der Peripherie ausgeprägter. Durchschnittswerte der Kaliber sind in Tabelle 2.3 nach Ergebnissen von Dengel u. Schildge (1996) aufgeführt, ähnliche Werte ermittelte Fraser (1961).

Unterhalb der Ebene der Segment- und Subsegmentbronchien geht die anisotome (asymmetrisch) dichotome Verzweigung der Bronchien – jede Teilung erfolgt in zwei Untereinheiten – in etwa sieben Teilungsgenerationen weiter, über die Bronchioli lobulares (1,2–2,5 mm Durchmesser) zu den Bronchioli terminales mit 6–15 Generationen, die noch ausschließlich luftleitende Funktion haben und Durchmesser von etwa 1–1,5 mm. Von hier an, nach Eintritt in die sekundären Lobuli, erfolgen die Teilungen nicht mehr dichotom, sondern mit jeweils mehr Tochtereinheiten. Die nächsten Generationen sind respiratorische Bronchioli erster bis dritter Ordnung, die mit Alveolarknospen auch am Gasaustausch teilnehmen. Hier nimmt der Querschnitt der Atemwege plötzlich stark zu (s. Tabelle 2.4), der laminäre Luftstrom verlangsamt sich. Aus den res-

Tabelle 2.3. Bronchuskaliber in In- und Exspiration. (Durchschnittswerte nach Dengel u. Schildge 1996)

Seite	Bronchus	Inspiration [mm]	Exspiration [mm]
Rechts	Hauptbronchus	13,8	12,4
	OL-Bronchus	8,5	7,6
	Bronchus intermedius	10,0	8,0
	ML-Bronchus	5,5	4,2
	UL-Bronchus	7,5	5,9
	UL-Segmentbrochus	4,6	2,9
Links	Hauptbronchus	11,4	9,3
	OL-Bronchus	7,7	6,3
	Lingulabronchus	5,2	4,2
	UL-Bronchus	8,4	6,0
	UL-Segmentbronchus	5,2	3,8

Tabelle 2.4. Bronchien und Bronchialaufzweigungen. (Nach Groskin 1993)

Struktur	Generation ab			Zahl	Durchmesser der Einzelstruktur [cm]	Gesamter Querschnitt [cm²]
	Trachea	Segmentbronchus	Terminaler Bronchus			
Trachea	0			1	2,5	5
Hauptbronchus	1			2	0,11–0,19	3,2
Lappenbronchien	2–3			5	0,45–0,135	2,7
Segmentbronchien	3–6			19	0,45–0,65	3,2
Subsegmentbronchien	4	1		38	0,3–0,6	6,6
Bonchien	7	2–6		Variabel	Variabel	Variabel
Terminale Bronchien		3–7		1000	0,1	7,9
Bronchiolen		5–14		Variabel	Variabel	Variabel
Terminale Bronchiolen		6–15	0	35 000	0,065	116
Respiratorische Bronchiolen			1–8	Variabel	Variabel	Variabel
Terminale Respiratorische Bronchiolen			2–9	630 000	0,045	1000
Alveolarduktus und -säcke			4–12	14×10^6	0,04	0,171
Alveolen				300×10^6	0,025–0,03	0,7

piratorischen Bronchiolen verzweigen sich je etwa 2–11 Ductus alveolares, die so zahlreich mit Alveolen und Öffnungen zu den Sacculi alveolares übersät sind, dass nahezu keine duktale Wandstruktur mehr verbleibt.

Die großen Bronchien bestehen aus Knorpelspangen und sind aufgebaut wie die Trachea. In den Bronchi lobares und segmentales ist Knorpel in unregelmäßiger Plättchenform eingelagert, der Paries membranaceus besteht nicht mehr, die Stabilität der Luftwege wird durch die Tunica fibrocartilaginea bewirkt. Statt des Paries membranaceus liegt der Tunica fibrocartilaginea innen jetzt eine Tunica muscularis an, die das Kaliber durch Muskeltonus bestimmt. In den kleinen Bronchialästen geht der hyaline Knorpel in elastischen Knorpel über. Die Bronchiolen sind ohne Knorpel und Tunica fibrocartilaginea, aber mit Tunica muscularis ausgestatten, die im Bereich der Bronchioli respiratorii endet. Das respiratorische Epithel setzt sich von der Trachea aus bis zu den Bronchiolen fort (Graumann 1972; Groskin 1993).

Nach makroskopischen Gesichtspunkten kann die Lunge von innen nach außen in drei Zonen gegliedert werden:

- Die innere oder hiläre Zone („Lungenwurzel"), die aus Lappenbronchien, großen Gefäßen, Lymphknoten, Nerven und Bindegewebe besteht.
- Die intermediäre oder medulläre Zone („Lungenkern"), aus Bronchien und Gefäßen der zweiten bis vierten Generation. Zwischen ihnen liegen, wo immer möglich, Lobuli von Lungengewebe. Diese werden von schmalen Ästen direkt aus Segmentbronchien versorgt, die oft hiluswärts gerichtet sind, um diese Läppchen zu erreichen (Hasleton u. Curry 1996).
- Die äußere oder kortikale Zone („Lungenmantel"), aus peripheren Ästen des Bronchialbaumes, die in gut entwickelten Läppchen enden, wovon die meisten als mehrseitige (meist vierseitige) Pyramiden geformt sind.

Da sich die äußere Zone entlang der Lappenspalten bis nach zentral erstreckt, also die einzelnen Lappen als kortikomedulläre Einheiten aufgebaut sind, überlagern sich in der Projektionsradiographie medulläre und kortikale Zonen. Für die Analyse von Parenchymveränderungen in der HR-CT spielt diese kortikomedulläre Gliederung eine Rolle aufgrund typischer Verteilungsmuster mancher Erkrankungen.

2.1.6 Hilusstrukturen und Gefäße

Der anatomische Begriff „Hilus" beschreibt eine Einsenkung in dem Teil eines Organs, in den Gefäße und Nerven eintreten. Im radiologischen Sinn, angewandt auf die Lunge, bezeichnet er den zusammengesetzten Schatten an der Lungenwurzel beider Seiten, der aus den Bronchien, Arterien und Venen, Lymphknoten, Nerven, Bronchialgefäßen und angrenzendem Gewebe besteht (Fleischner Society 1984).

Pulmonalarterien

Die Lunge besitzt zwei Kreisläufe, den Bronchial- und den Pulmonalkreislauf. Der Bronchialkreislauf (Vasa privata) hat nutritive Funktion. Er ist im gesunden Zustand im Röntgennativbild nicht erkennbar. Dagegen bildet der Pulmonalkreislauf (Vasa publica), der den Gasaustausch ermöglicht, zusammen mit den Interlobärsepten die eigentlich sichtbare Lungenstruktur in der Übersichtsaufnahme der normalen Lunge, gemeinsam mit den.

Der links vor und etwas oberhalb der Aorta entspringende Stamm der A. pulmonalis (Abb. 2.6 a) läuft in flachem Bogen an der linken Aortenwand entlang nach oben und teilt sich nach einem etwa 4 cm leicht nach links und kraniodorsal gerichteten Verlauf in eine linke und rechte Pulmonalarterie (Zdansky 1962).

Die rechte Pulmonalarterie verläuft überwiegend extraperikardial unter dem Aortenbogen, annähernd waagerecht nach medial und weiter nach rechts, vor dem Hauptbronchus zur rechten Lungenwurzel, gibt zunächst noch intramediastinal den Truncus anterior ab, der den rechten Oberlappen versorgt, indem er an die Oberseite des Oberlappenbronchus zieht und sich in eine Pars superior (mit den Ästen A1 und A2) und eine Pars inferior (A3) verzweigt. Der Hauptast der rechten Pulmonalarterie erreicht den rechten Hilus dorsal der V. cava superior und vor dem rechten Oberlappenbronchus. Ventral überkreuzt die V. pulmonalis superior die Arterie am Eintritt in das Lungenparenchym, danach gibt die Arterie einen variablen Ast zum posterioren Oberlappen (A2asc) ab. Zwischen dem Abgang des Truncus anterior und der Aufzweigung der Unterlappenarterien heißt das Gefäß A. (pulmonalis) intermedia dextra oder Pars interlobaris. Die Mittellappenarterie (mit den Ästen A4 und A5) entspringt in Höhe der Kreuzung der beiden rechten Lappenspalten an der Vorderseite dieses Abschnitts, die Unterlappenspitzenarterie (A6) in gleicher Höhe dorsal; danach erfolgt die Aufzweigung in die Unterlappenbasisarterien (A7 bis A10).

Die linke Pulmonalarterie ist an ihrem Austritt aus dem Perikard durch eine perikardiale Umschlagsfalte

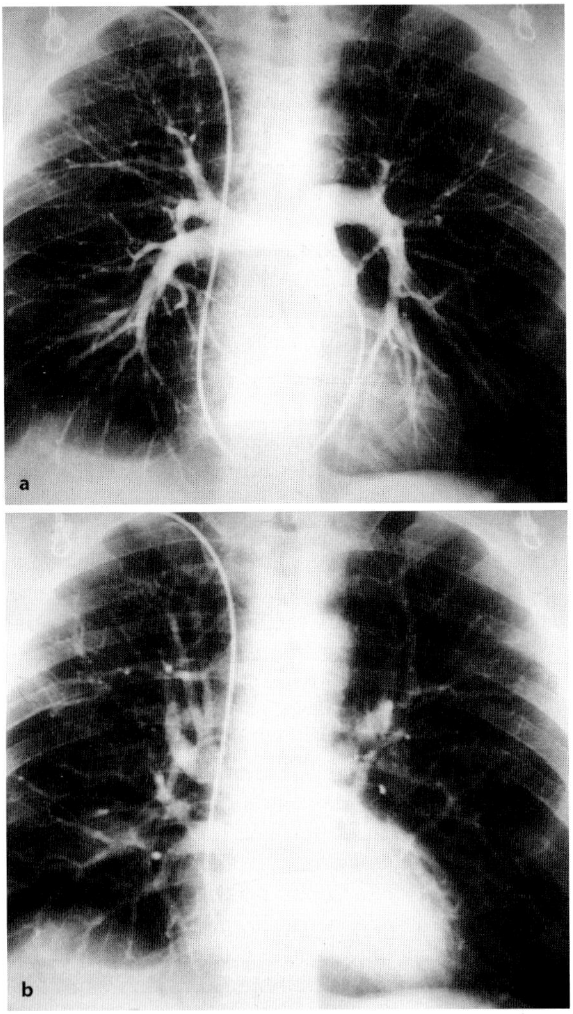

Abb. 2.6 a, b. Pulmonalkreislauf. Pulmolnalisangiographie mit arterieller (**a**) und venöser (**b**) Phase

(„Marshall-Falte") mit der oberen Lungenvene und durch einen Narbenstrang (Ligamentum ateriosum Botalli, Rest des obliterierten Ductus Botalli) mit der Aorta verbunden. Dann überkreuzt sie den linken Hauptbronchus nach dorsal, umläuft den Oberlappenbronchus und tritt von dorsal in den Lappenspalt ein. Die Versorgung des Oberlappens ist sehr variabel. Meist entspringt der apikale Oberlappenast (A1, evtl. als A1 + 2) vom höchsten Punkt der linken Pulmonalarterie, der anteriore Oberlappenast (A3) ventralseitig und der posteriore Oberlappenast (A2) noch vor dem Eintritt der linken Pulmonalarterie in den Lappenspalt, die nachfolgend als A. (pulmonalis) intermedia sinistra oder Pars interlobaris bezeichnet wird. Aus dieser entspringt nach dorsal die Unterlappenspitzenarterie (A6) und nach ventral die Lingulaarterie (mit A4 und A5). Die nachfolgende Pars basalis verzweigt sich dann in die Unterlappenbasisarterien (A8 bis A10, bzw. A7 bis A10; Kaiser 1989; Feneis 1998).

Nach Stender u. Schermuly (1969) erscheint es sinnvoll, die Segmentarterien als solche zu bezeichnen und deren Verzweigungen als Rami zu benennen, beides in Analogie zum Aufbau des Bronchialbaumes, in Übereinstimmung mit Boyden (1955) und Esser (1951), in Widerspruch zur Pariser anatomischen Nomenklatur (Woerdemann 1957; Feneis 1998), welche die segmentalen Arterien als Rami bezeichnet.

Der Durchmesser der Arterien beträgt 28 (26–30) mm im Truncus pulmonalis, 16 (14–18) mm in der rechten Pulmonalhauptarterie und 17 (14–20) mm in der linken Pulmonalhauptarterie, 5 mm in der basalen Peripherie 2 cm von der Pleura entfernt (Lee et al. 1999), jeweils gemessen in der CT, also im Liegen. Für die Interlobararterie wird als Normwert, gemessen auf der p.-a.-Übersichtsaufnahme, ein Durchmesser von 11 – 12 mm angegeben bei einer Spannbreite von 9–16 mm (Schermuly et al. 1969; Armstrong 1997).

Pulmonalvenen

Die *Lungenvenen* (Abb. 2.6b) verlaufen intersegmental und drainieren deswegen meist mehrere Segmente zum Hilus. Beiderseits findet sich je eine obere und untere Vene. Rechts liegt die obere Vene kaudoventral der Oberlappenarterie. Sie entsteht aus vier Zuflussgebieten, bei denen es sich von kranial nach kaudal um das apikale Oberlappensegment (S1), das posteriore Oberlappensegment (S2), das anteriore Oberlappensegment (S3) und den Mittellappen (S4 und S5) handelt. Die untere Lungenvene mündet kaudodorsal der oberen Vene in den linken Vorhof. Sie hat zwei Hauptzuflüsse, von denen der kraniale die Unterlappenspitze drainiert, der kaudale durch den Zusammenfluss von V. basalis superior (aus S8 und S9) und V. basalis inferior (aus S7, S9 und S10) gebildet wird.

Linksseitig liegen beide Lungenvenen kaudoventral der Pulmonalarterie. Die obere Vene mit drei Zuflüssen drainiert von kranial nach kaudal das apikoposteriore Oberlappensegment (S1+2), das anteriore Oberlappensegment (S3) und die Lingula (S4 und S5). Die untere Vene führt in einem oberen Ast Blut aus der Unterlappenspitze (S6) und in einem größeren Stamm (V. basalis communis) Blut aus der Unterlappenbasis, und zwar über einen oberen Ast für die Segmente 8 und 9, und einen unteren Ast für S10 (Feneis 1998; Kaiser 1989).

Arterien und Venen unterscheiden sich in der Verzweigungsform. Die Arterien haben eine dichotome Aufteilung in jeweils etwa gleich starke Äste, die Venen sind monopodisch oder razemös gebaut, also mit schmaleren Zuflüssen auf einen kaliberstärkeren Stamm hin.

Tabelle 2.5. Lungenperfusion. Lungenperfusion in aufrechter Körperhaltung und Inspiration. (Nach Banzer et al. 1982)

Region I, Obergeschoss	$P_{alv} > P_{art} > P_{ven}$ Kapillaren kollabiert, keine wesentliche Perfusion
Region II, Mittelgeschoss	$P_{art} > P_{alv} > P_{ven}$ In kaudaler Richtung zunehmende Perfusion
Region III, Untergeschoss	$< P_{art} > P_{ven} > P_{alv}$ Relativ stärkste Perfusion, zusätzlich hydrostatischer Druck

Die Verteilung des Blutflusses wird vor allem durch die Schwerkraft bestimmt. Der pulmonale Gefäßwiderstand ist niedrig, der intravasale onkotische Druck etwa 25 mmHg. In aufrechter Position ist der Fluss basal viel größer als apikal (Tabelle 2.5). Beim Erwachsenen besteht ein normales Druckgefälle von 22 mm Hg von Apex zu Basis, die „Kaudalisation“ (Chen 1983).

Das normale Querschnittsverhältnis der Gefäße zwischen Apex und Basis beträgt etwa 0,6–0,8 : 1 (Milne 1980). Beim Liegenden sind die Durchmesser der Segmentarterien im oberen und unteren Drittel gleich, beim Aufrechten im Verhältnis 1 : 3, das Verhältnis der Querschnitte etwa 1 : 9 und das der Lumina etwa 1:30 (Simon 1997).

Die Aufspaltung der kleinen Pulmonalarterien in ein *kapilläres Netz* von Stromkapillaren und Netzkapillaren erfolgt erst an den Alveolen der Bronchi respiratorii und distal davon. Aus dem venösen Schenkel des kapillären Netzwerkes wird das Blut gesammelt zu den interlobulär verlaufenden kleinen Venen.

Ein barorezeptives System führt über den sog. Euler-Liljestrand-Reflex zu einer Vasokonstriktion minderbelüfteter Areale, um diese für den Gasaustausch wertlosen Bezirke aus dem Lungenkreislauf auszuschalten und damit einer Hypoxämie vorzubeugen (Euler u. Liljestrand 1947; Flohr et al. 1968).

Bronchialarterien

Die *Bronchialarterien*, die in der Bronchushinterwand verlaufen, entspringen zu 87% (Bonnel et al. 1982) der Vorderseite der Aorta in Höhe des vierten bis sechsten Thorakalwirbels, sonst dem Aortenbogen oder einer Interkostalarterie. In der häufigsten Variante (40%) liegen links zwei Bronchialarterien und rechts eine Bronchialarterie vor (meist aus einer Interkostalarterie bzw. als Truncus intercostobronchialis; Luzsa 1972; Abb. 2.7). Insgesamt sind bis zu sechs einzelne Gefäßabgänge möglich. Die Abgangsvarianten sind zahlreich (z. B. gemeinsame Abgänge für rechte und linke Bronchialarterien, Zuflüsse aus der A. subclavia und ihren Ästen; Bonnel et al. 1982). Am Bronchus verlaufen die Bronchialarterien zunächst in der Hinterwand, dann spiralförmig. Sie sind bis zum Bronchiolus terminalis zu verfolgen, wo sie in einen arteriellen Plexus übergehen. Die Bronchialvenen bilden ebenfalls Plexus, verlaufen in der Bronchuswand und münden in die Pulmonalvenen (Luzsa 1972) oder nach anderen Angaben (Netter 1982) über das Azygos-Hemiazygos-System in den rechten Vorhof. Die viszerale Pleura wird aus kleinen Ästen der A. pulmonalis versorgt (Luzsa 1972).

Pulmonal- und Bronchialarterien stehen über das Kapillarnetz der Bronchioli respiratorii miteinander in Verbindung. Im Normalzustand sind diese Kurzschlüsse gesperrt.

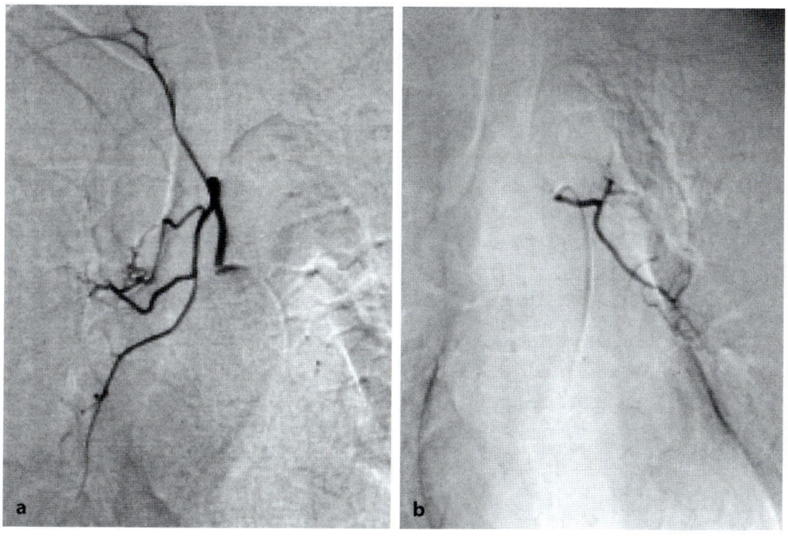

Abb. 2.7 a, b. Bronchialarterien. Selektive Bronchialarteriographie. **a** Rechte Bronchialarterie mit Truncus intercostobronchialis, **b** linke Bronchialarterie

Die Lungen können gedanklich in drei übereinander liegende Etagen, das Ober-, Mittel- und Untergeschoss gegliedert werden; der Bereich oberhalb der Klavikulaebene kann evtl. als gesonderter Raum (Spitzenfeld) betrachtet werden (Saupe 1943). Diese Unterteilung ist einerseits gebräuchlich bei der Analyse der Durchblutungsverhältnisse (Perfusionsumverteilung; Simon 1985; Milne u. Pistolesi 1993; Banzer et al. 1982), andererseits hilfreich bei der Beschreibung und Zuordnung typischer Verteilungsmuster mancher Parenchymerkrankungen. Allerdings lässt diese willkürliche Gliederung anhand projektionsradiographischer Bilder eine genaue Zuordnung auf anatomischer Basis nicht zu (Esser 1951).

2.1.7 Lymphsystem

Jedes Lungensegment hat seine eigene Lymphdrainage. Das Lymphsystem gliedert sich in zwei verschiedene Netzwerke. Das tiefe oder zentrale Netzwerk beginnt im Bindegewebe der terminalen Bronchiolen und begleitet die zentral innerhalb der Lungensegmente verlaufenden Bronchien und Arterien. Besonders im Gebiet des Tracheobronchialbaumes liegt ein dichtes lymphatisches Netzwerk in der bronchialen Mukosa und Submukosa. Die regionalen Lymphknoten dieses tiefen Netzwerkes sind die bronchopulmonalen Lymphknoten. Sie liegen in den Aufzweigungen des Tracheobronchialbaumes. Das zweite, oberflächliche oder periphere lymphatische Netzwerk beginnt in der Subserosa und begleitet die intersegmentalen und interlobären Venen im Bindegewebe. Seine regionalen Lymphknoten sind die oberen und unteren tracheobronchialen Lymphknoten (Richter u. Feyerabend 1991). Beide Netzwerke kommunizieren pleuranah miteinander, wo Lymphe vom tiefen zum oberflächlichen System abfließt (Hasleton u. Curry 1996).

Die Oberlappen (mit Ausnahme der Lingula) drainieren zu den oberen tracheobronchialen Lymphknoten. Auf der rechten Seite drainieren der Mittellappen und der lateroventrale Teil des Unterlappens in die bronchopulmonalen Lymphknoten, die zwischen Mittel- und Unterlappenbronchus liegen. Auf der linken Seite drainieren die Lingula und die lateralen Anteile des Unterlappens in die bronchopulmonalen Lymphknoten, die hier zwischen Ober- und Unterlappenbronchus liegen. Die medialen und dorsalen Anteile beider Unterlappen drainieren zu den unteren paratrachealen Lymphknoten. Die Lymphe der basalen, dem Diaphragma zugewandten Lungenoberfläche wird zu Lymphknoten im Ligamentum pulmonale abgeleitet, die mit subdiaphragmalen Lymphknoten kommunizieren. Außerdem drainieren die Unterlappen in paraösophageale Lymphknoten.

Es kommen auch zwei inkonstante Drainagewege vor: Insbesondere im Bereich der Oberlappen kann das oberflächliche System direkt in die mediastinalen Lymphknoten drainieren, was in 22 % der rechten Lungensegmente und in 25 % der linken Lungensegmente der Fall ist (Hasleton u. Curry 1996). Dabei kann der obere Anteil der rechten Oberlappens in die Lymphknoten am Azygosbogen drainieren, derjenige des linken Oberlappens zu den Lymphknoten zwischen Aorta und linker Pulmonalarterie, den sog. Knoten des Ligamentum arteriosum Botalli (Richter u. Feyerabend 1991).

Die bronchopulmonalen Lymphknoten ihrerseits drainieren direkt oder über die tracheobronchialen Lymphknoten zu paratrachealen Lymphknoten.

Die Lymphdrainage beider Lungenflügel erfolgt ipsilateral hiluswärts, aber eine Kreuzung zur Gegenseite ist möglich, etwa vom linken Unterlappen über untere tracheobronchiale und subkarinale Lymphknoten zur rechten Seite (Richter u. Feyerabend 1991), seltener auch von rechts nach links (Vock 1995).

Eine direkte Drainage kann in kleiner Zahl in kontralaterale Lymphknoten erfolgen, v. a. von basal. Seltener ist die direkte Drainage von rechts basal in den Ductus thoracicus (Riquet et al. 1989), die eine systemische hämatogene Metastasierung ohne lokale Lymphknotenmetastasen erklärt. Bei Kindern können Lymphbahnen des Unterlappens durch den Hiatus oesophageus zu zöliakalen Knoten drainieren (Hasleton u. Curry 1996).

Unterhalb der Größe erkennbarer Lymphbahnen gelangt Lymphflüssigkeit aus dem alveolären Interstitium in periarterielle, periarteriolare und peribronchiale Räume und zu den distal etwa an der ersten Generation der respiratorischen Bronchiolen erkennbaren Lymphwegen des tiefen Systems (Hasleton u. Curry 1996); der exakte Transportmechanismus ist unbekannt. Das oberflächliche lymphatische Netzwerk wird an der Lungenoberfläche erkennbar, am deutlichsten im Bereich der Unterlappen, wo es die Lobuli begrenzt. Die Verdickung dieser Septen durch Ödem und Erweiterung der septalen Lymphbahnen manifestiert sich in Form der Kerley-A- und Kerley-B-Linien (Hasleton u. Curry 1996).

Die Einteilung der regionären Lymphknoten der Lunge folgt der TNM-Klassifikation durch die UICC bzw. AJCC (Sobin 1997; Mountain u. Dressler 1997; Mountain 1997) oder der Klassifikation der American Thoracic Society (ATS). Die Einteilung in die einzelnen Gruppen zeigt Tabelle 2.6 mit Abb. 2.8, dabei gibt die ATS-Klassifikation genaue Grenzen für deren Positionen an.

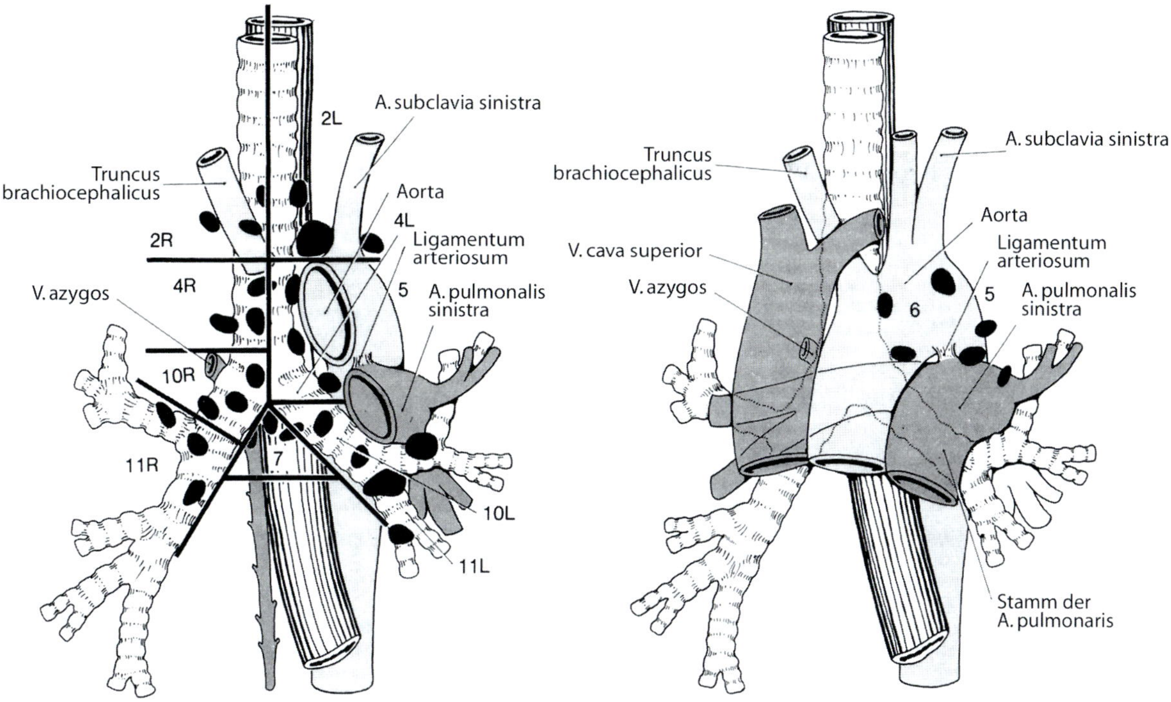

Abb. 2.8. Regionale Lymphknotenstationen der Lunge (ATS-Klassifikation). Die Ziffern bezeichnen die Lymphknotenstationen (vgl. Tab. 2.6): *2 R/L* Paratracheale LK (Lymphknoten), *4 R/L* obere paratracheale LK, *5* aortopulmonale LK, *6* anteriore mediastinale LK, *7* subkarinale LK, *10 R* rechte tracheobronchiale LK, *10 L* linke peribronchiale LK, *11 R/L* intrapulmonale LK. (Mod. nach Richter u. Feyerabend 1991)

Tabelle 2.6. Thorakale Lymphknotenstationen. (Klassifikation des American Joint Commitee on Cancer-UICC 1996, nach Cymbalista et al. 1999; als Modifikation der älteren Klassifikation der American Thoracic Society, nach Tisi et al. 1983)

X	Supraklavikuläre LK[a] N2-LK[b]	(ATS-Klassifikation) Alle N2-LK (Gruppen 1–9) liegen innerhalb der mediastinalen Pleura
1R/1L	Höchste mediastinale LK rechts/links	LK rechts bzw. links von der Mittellinie der Trachea, jeweils oberhalb des Oberrandes der V. brachiocephalica sinistra (gemessen in der Mittellinie vor der Trachea)
2R/2L	Rechte/linke obere paratracheale LK	LK rechts bzw. links von der Mittellinie der Trachea, anschließend an die untere Grenze der Gruppe 1, bis zum Scheitelpunkt des Aortenbogens
3 A	Prävaskuläre LK	(zuvor in Gruppe 2, 4, oder 6 der ATS-Klassifikation)
3B	Retroösophageale LK	(zuvor in Gruppe 8 der ATS-Klassifikation)
4R	Rechte untere paratracheale LK	LK rechts von der Mittellinie der Trachea, zwischen einer horizontalen Linie tangential zum Aortenbogenscheitel, und einer Linie durch den rechten Hauptbronchus in Höhe des Oberrandesdes rechten Oberlappenbronchus (zuvor 4R und 10R der ATS-Klassifikation)
4L	Linke untere paratracheale LK	LK links von der Mittellinie der Trachea, zwischen Scheitelpunkt des Aortenbogens und Höhe einer Linie durch den linken Hauptbronchus in Höhe des Oberrandes des linken Oberlappenbronchus (zuvor 4L und 10L der ATS-Klassifikation)
5	Subaortale LK	Subaortale LK, lateral des Ligamentum arteriosum, der Aorta oder der linken Pulmonalarterie proximal ihres ersten Astes
6	Anteriore mediastinale LK	LK anterior und lateral der aufsteigenden Aorta oder des Truncus brachiocephalicus

[a] LK: Lymphknoten.
[b] Die Einordnung in N1 bzw. N2 gilt für den ipsilateralen Primärtumor.

Tabelle 2.6 (Fortsetzung)

7	Subkarinale LK	LK unterhalb der Hauptkarina, nicht in Kontakt mit den Unterlappenbronchien oder -arterien in der Lunge
8	Paraösophageale LK	LK an der Wand des Ösophagus, links oder rechts der Mittellinie, mit Ausschluss der subkarinalen LK (Gruppe 7)
9R/L	LK des rechten oder linken Ligamentum pulmonale N1-LK[b]	LK im rechten oder linken Ligamentum pulmonale, einschließlich der LK in Hinterwand und unterem Abschnitt der unteren Lungenvene Alle N1-LK (Gruppen 10–14) liegen distal der mediastinale Pleura und innerhalb der viszeralen Pleura
10R/L	Hiläre LK	Proximale lobäre LK und rechts auch die LK am Bronchus intermedius (radiologische Hilusvergrößerung kann durch LK der Gruppen 10 und 11 entstehen, die ehemalige Gruppe 10 der ATS-Klassifikation ist jetzt in Gruppe 4 enthalten)
11R/L	Interlobäre LK	LK zwischen den Lappenbronchien (zuvor in Gruppe 11 der ATS-Klassifikation)
12R/L	Lobäre LK	LK an den distalen Lappenbronchien (zuvor in Gruppe 11 der ATS-Klassifikation)
13R/L	Segmentäre LK	LK an den Segmentbronchien (zuvor in Gruppe 11 der ATS-Klassifikation)
14R/L	Subsegmentale LK Supradiaphragmale LK	LK um die subsegmentalen Bronchien Parakardiale LK mit maximal 2 cm Abstand vom Diaphragma (ehemals Gruppe 14 der ATS-Klassifikation)

2.1.8 Innervation der Lungen und der Atemwege

Die Innervation geschieht über das autonome (vegetative) Nervensystem. Drei Komponenten sind daran beteiligt:

- Afferente autonome Fasern: Sie kommen aus Dehnungsrezeptoren der Alveolen, aus Rezeptoren in Bronchien und Bronchiolen, Trachea und Larynx („Irritationsrezeptoren") und verlaufen über den N. vagus. Afferente Fasern kommen von Chemorezeptoren in Glomus caroticum und aorticum und von Pressorezeptoren des Aortenbogens und Karotissinus. Die Fasern aus aus dem Aortenbogen und Glomus aorticum verlaufen im N. vagus, die anderen im N. glossopharyngeus.
- Efferente Vagusfasern: Sie ziehen zur glatten Muskulatur und zu den Drüsen des Tracheobronchialbaums und bewirken die Kontraktion der glatten Muskulatur (Bronchuskonstriktion), die Drüsensekretion und eine Vasodilatation.
- Efferente Sympathikusfasern: Sie bewirken eine Bronchusdilatation, eine Vasokonstriktion und hemmen die Drüsensekretion (Netter 1972).

2.2 Röntgenanatomie im Projektionsbild

2.2.1 Sagittalbild

Die Analyse der Thoraxaufnahme erfordert ein systematisches Vorgehen, das jeder Untersucher zwar individuell gestalten kann, aber konsequent einhalten sollte, um Befunde und Details nicht zu übersehen. Das Befundungsschema kann sich an der nachfolgenden Beschreibung der normalen Anatomie im Projektionsbild orientieren (Abb. 2.9). Zu Beginn steht die Überprüfung der Patientendaten und Aufnahmedaten, die Plausibilität der Daten anhand von Alter, Geschlecht und Voraufnahmen.

Extrapumonale und extrathorakale Strukturen

Die Brustwirbelsäule ist im p.-a.-Bild in Abhängigkeit von der Statur des Patienten und der Aufnahmequalität mehr oder weniger deutlich zu sehen. Erkennbar sind die Paravertebrallinien und meist nur schemenhaft die Wirbelkörper mit Bogenwurzeln, Dornfortsatzreihe und etwaigen lateralen Randanbauten. Im Seitbild lassen sich die Wirbelkörper mit Abschlussplatten, Vorder- und Rückflächen besser abgrenzen, die Bogenwurzeln, die kleinen Wirbelgelenke und die Dornfortsätze nur mit Einschränkung. Die Transparenz der Wirbelsäule soll im Seitbild von der kranialen Weichteilüberlagerung des Schultergürtels nach kaudal zunehmen.

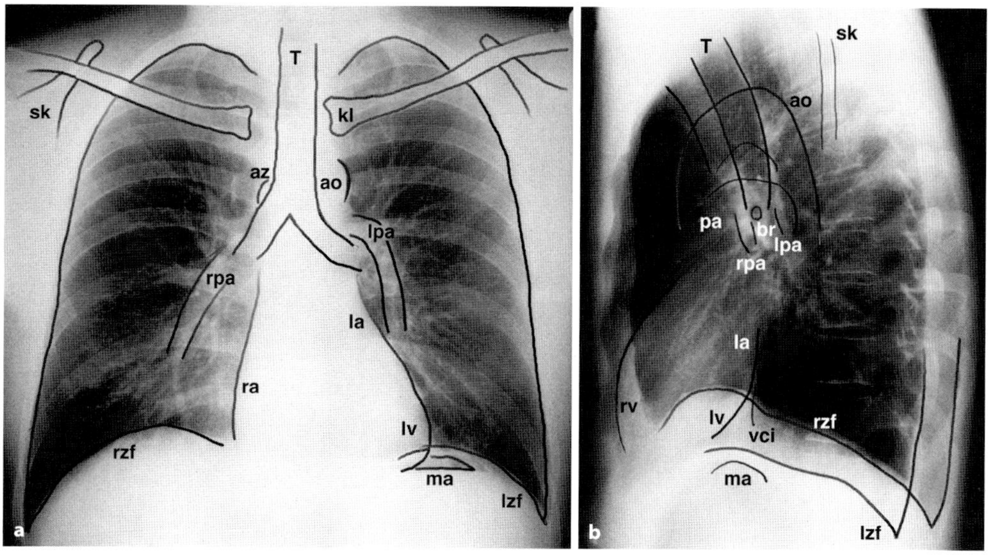

Abb. 2.9 a, b. Thoraxübersicht p.-a. und seitlich. *T* Trachea, *sk* Skapula, *kl* Klavikula, *la*/*ra* linkes/rechtes Atrium, *lv*/*rv* linker/rechter Ventrikel, *ao* Aorta, *az* V. azygos, *vcs* V. cava superior, *vci* V. cava inferior, *pa* Pulmonalarterienhauptstamm, *lpa*/*rpa* linke/rechte Pulmonalarterie, *lzf*/*rzf* linke/rechte Zwerchfellhälfte, *ma* Magenblase

Die zwölf Rippenpaare sind symmetrisch ausgebildet, sie verlaufen in der oberen Thoraxhälfte zunächst vom Wirbel nach lateral ansteigend bis zur hinteren Medioklavikularlinie, dann bogenförmig nach lateral und ventral abwärts; ventromedial ist ein erneuter Anstieg zu den Knorpel-Knochen-Grenzen möglich. Lateral überschneiden sich die Konturen des Ober- und Unterrandes. Mit Ausnahme der ersten und der zwölften Rippe haben die dorsalen Rippenabschnitte am Unterrand eine Verdünnung durch den Sulkus für das Gefäß-Nerven-Bündel mit konsekutiv kaum oder nur zart abgrenzbarer Kortikalis. Der ventrale Knochen-Knorpel-Übergang kann in der ersten Rippe eine deutliche Vorwölbung nach kaudal zeigen, häufig mit Verkalkungen. In den nachfolgenden Rippen wird die von der Knochen-Knorpel-Grenze nach medial ausgehende Verkalkung sichtbar, beim Mann eher gabelförmig am Ober- und Unterrand, bei der Frau eher zentral zungenförmig, mit möglicher Fortsetzung in rundlichen Verkalkungsinseln (Navani et al. 1970).

Der erste Rippenknorpel setzt unterhalb des Sternoklavikulargelenks am Manubrium sterni an, die zweite Rippe in Höhe der Synchondrosis sterni zwischen Manubrium und Corpus sterni (Abb. 2.10). Das Corpus sterni ist im p.-a.-Bild kaum zu sehen, das Manubrium kann als vorgewölbte Verschattung den Mediastinalrand überlagern. Im Seitbild sind Vorder- und Rückfläche von Manubrium und Corpus sterni glatt begrenzt erkennbar, auch die Synchondrosis, die beim Jüngeren transparent, oder bei Sklerosierung des Älteren dicht erscheint. Das zu diesem Übergang ziehende Rippenpaar ist das zweite

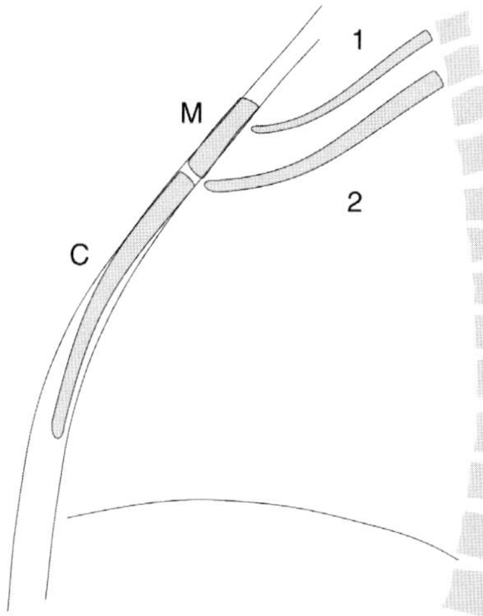

Abb. 2.10. Obere Rippen und vordere Thoraxwand seitlich (schematisch). *1*, *2* Rippe 1 bzw. 2, *M* Manubrium sterni, *C* Corpus sterni

Rippenpaar (Kurihara et al. 1999), eine Unterscheidung der linken und rechten Rippen im Seitbild erfolgt anhand der relativen Vergrößerung der filmfernen Seite. Für das Abzählen der unteren Rippen im Seitbild ist die Bestimmung der zwölften Rippe als unterster Rippenbogen sinnvoll.

Der kraniale Übergang der BWS in die HWS ist p.-a. besser zu erkennen als der thorakolumbale Übergang, wie auch die unteren Rippenpaare oft durch die Oberbauchorgane überlagert sind. Im a.-p.-Strahlengang werden die Wirbelabschlussplatten der unteren HWS (und der oberen BWS) konturiert dargestellt, im p.-a.-Strahlengang werden die Massae laterales mit den Gelenkfacetten schärfer abgebildet (Kattan u. Wiot 1973).

Vom Manubrium sterni verläuft beiderseits die Klavikula flach geschwungen nach lateral, steigt leicht an zum Akromion der Skapula. Die Schulterblätter sollten durch Vorwärtsdrehung der Arme bei der p.-a.-Aufnahme aus den Lungenfeldern herausgedreht werden, was bei Liegendaufnahmen in der Regel unmöglich ist. Im Seitbild werden die Schulterblätter als zweifache Kontur des Margo-lateralis-Vorderrandes oder als vierfache Kontur des Vorder- und Hinterrandes sichtbar, etwa parallel zur BWS oder Trachea. Dorsal kann die Spina scapulae eine etwa waagerechte Kontur bilden. Die konstitutionsabhängigen äußeren Wandweichteile werden auf Symmetrie (im Rahmen der Armhaltung und orthograden Einstellung) geprüft; mit Einschränkung ist im Hartstrahlbild eine Differenzierung der Muskeln durch ihre Fettlamellen möglich, besser ist in beiden Ebenen die Dicke der subkutanen Fettschicht sichtbar. Oberarme und Schultergelenke sind möglicherweise am Bildrand sichtbar (zu Thoraxwand und Pleura s. auch Kap. 17).

Diaphragma

Die Zwerchfellhälften begrenzen als nach oben gewölbte Kontur die lufthaltige Lunge nach basal. Lateral bilden sie mit der Thoraxwand einen spitzen Winkel, den Recessus costodipharagmaticus. Im p.-a.-Bild kann der dorsale Randwinkel als flach kaudal gewölbte Kontur durch die Verschattung der Oberbauchorgane hindurch erkannt werden, mit darüber verlaufenden Gefäßkonturen im basalen Lungenparenchym. Die Schärfe der Zwerchfellkontur hängt von der Konstitution des Patienten ab: Wie das Seitbild zeigt, kann der paramediastinale Ansatz am Ligamentum pulmonale spitz sein und eine parakardiale Unschärfe im p.-a.-Bild hervorrufen (eher beim leptosomen Typ) oder – beim Pykniker – flach gerundet sein (der anschauliche Vergleich mit einem gotischen Spitzbogen bzw. romanischen Rundbogen liegt nahe). Jede Zwerchfellhälfte kann einen Bogen, durch Buckel auch mehrere Bögen beschreiben. Paravertebral lässt das Zwerchfell bei guter Inspiration den Ansatz der zehnten Rippe an der Wirbelsäule frei erkennen.

Im Seitbild ist die Höhe des Zwerchfells kein sicheres Indiz für die Seitenzuordnung, da die Position projektionsbedingt (links oder rechts anliegende Aufnahme) sein kann. Sicherere Kriterien sind die Magenblase unter der linken Zwerchfellkuppel oder die Tatsache, dass diese von dorsal her nur bis an die Herzkontur zu verfolgen ist. Die Identifikation der Zwerchfellhälften im Seitbild erleichtert die Seitenzuordnung der hinteren Randwinkel und der dorsalen Rippen (zu Zwerchfell s. auch Kap. 18).

Mediastinum und zentrale Luftwege

Im Mediastinum bildet das Herz in der Hartstrahlaufnahme einen komplexen Schatten gemeinsam mit den großen Gefäßen. Ohne Kontrastmittelgabe ist im Übersichtsbild eine weitere Differenzierung nur durch Konturveränderungen des Herzrandes möglich.

Rechts sind randbildend von oben nach unten:

- die V. cava superior als vertikale Kontur von der Klavikula abwärts, mit möglicher idiopathischer Vorwölbung in Höhe des mittleren Thoraxdrittels (Keats 1996),
- in Höhe des rechten Tracheobronchialwinkels die orthograd dargestellte V. azygos als umschriebene kleinbogige Kontur mit flachem Ansatz aus dem rechten Paratrachealstreifen,
- in gleicher Höhe des mittleren Drittels die aszendierende Aorta (oft nicht randbildend, sie wird dies deutlicher mit zunehmendem Alter) und
- der rechte Vorhof als flache Wölbung, darunter inkonstant die vertikale Kontur der V. cava inferior.

Links randbildend sind von oben nach unten:

- A. und V. subclavia sinistra,
- der halbrunde Schatten der Aorta im hinteren Teil des Arkus, mit zunehmendem Alter stärker vorgewölbt,
- die A. pulmonalis bzw. das sog. Pulmonalissegment (die der Aorta anliegende rechtsseitige Wand des Truncus pulmonalis ist in keiner Ebene randbildend),
- daran anschließend die linke Vorhofkontur (meist als flach gebogene Einbuchtung, „Herztaille") und
- die runde Wölbung des linken Ventrikels (der rechte Ventrikel ist p.-a. nicht randbildend).

Das Herz bildet sich zu etwa einem Drittel rechts, zu zwei Dritteln links der Mittellinie ab. Sein Querdurchmesser auf Ventrikelhöhe soll nicht die Hälfte des maximalen inneren Thoraxquerdurchmessers überschreiten. Auf der Liegendaufnahme wird dieses Maß überschritten durch den a.-p.-Strahlengang, die ungünstigeren Abstandsverhältnisse mit projektionsbedingt breiterer Abbildung des Mediastinums, durch den Zwerchfellhochstand und die Stauchung von Herz und Mediastinum.

Im Seitbild sind von kranial nach kaudal ventral randbildend:

- evtl. die V. cava superior,
- die Aorta ascendens,
- Truncus und Conus pulmonalis (je nach Zwerchfellposition mehr gestreckt oder gekrümmt), und
- der rechte Ventrikel, er liegt dem Sternum bis zu einem Drittel, maximal zur Hälfte an (Voegeli 1990), das Perikard kann hier durch benachbartes mediastinales und vorderes epikardiales Fett als feine Linie sichtbar sein.

Dorsal randbildend sind von kranial nach kaudal:

- der Aortenbogen, wenn er elongiert ist und am Ober- und/oder Unterrand eine kurze waagerechte Kontur mit dem Lungenparenchym bildet (vgl. p.-a.-Bild), er ist ohne Elongation (z.B. beim Jugendlichen) kaum konturiert; weiter kaudal treten zentral die Schatten der Pulmonalarterien hervor (s. unten),
- der linke Vorhof in der oberen Hälfte des Herzschattens, mit den Mündungen der Pulmonalvenen von dorsal,
- der linke Ventrikel in der unteren Hälfte des Herzschattens und
- eine kurze senkrechte Kontur der V. cava inferior oberhalb des Zwerchfells (der rechte Vorhof ist im Seitbild nicht randbildend). Die V. cava liegt also oben ventral im Mediastinalschatten, unten dorsal am Herzhinterrand.

Die V. azygos verläuft fast parallel zum Aortenbogen und mündet in die V. cava superior in einer Spanne von 2 cm oberhalb bis 1 cm unterhalb der Karina; im Seitbild gelegentlich, eher noch in RAO-Projektion ist sie als ovaler Schatten hinter der Trachealhinterwand zu finden (Austin 1985).

Im Band „Kardiovaskuläres System" dieser Reihe werden Einzelheiten zur radiologischen Darstellung von Herz und Gefäßen detaillierter dargestellt.

Der Ösophagus ist im Sagittalbild in der Regel nicht sichtbar (ausgenommen abschnittsweise Luftfüllung). In seitlicher Projektion bildet er zusammen mit der Tracheahinterrand bis zur Bifurkationshöhe einen bis zu 3–4 mm breiten Weichteilstreifen (Putman et al. 1976; Bachman u. Teixidor 1975). Unterhalb des linken Hemidiaphragma ist die Magenblase erkennbar. Ihre Distanz zur Lungenbasis kann Hinweis auf eine subpulmonale Raumforderung (z.B. Pleuraerguss) sein, normalerweise beträgt der Abstand weniger als 5 mm. Eine Kranialverlagerung der Magenblase tritt bei Hernien auf. Das Mediastinum wird ausführlicher behandelt in Kap. 16.

Das Mediastinum grenzt sich zur Lunge in charakteristischer Weise durch seine Grenzflächen, die mediastinalen Umschlagsfalten oder pleuromediastinalen Linien ab (Abb. 2.11). Sie sind sichtbar, wo sie annähernd orthograd getroffen werden. Ihre Verlagerung ist Hinweis auf eine Mediastinalverlagerung oder Mediastinalprozesse, ihre Unschärfe oder Auslöschung Hinweis auf benachbarte Lungenprozesse.

Dorsal und ventral liegt je eine Y-förmige Pleuraumschlagsfalte, an der sich die Lungenflügel dicht annähern. Die dorsale läuft von den oberen Rippen beider Seiten zusammen zum Oberrand des Aortenbogens (Apex-Arkus-Bogen) etwa in Höhe des dritten thorakalen Intervertebralsegmentes. Die vordere (Subklavia-Herz-Bogen) beginnt tiefer, in Höhe der Sternoklavikulargelenke und vereinigt sich links retrosternal vor dem Herzschatten. Am Wirbelsäulenrand liegt beiderseits die Paravertebrallinie, am rechten Trachealrand die Paratracheallinie; der paratracheale Weichteilstreifen sollte 2 mm, maximal 4 mm breit sein. In der mittleren Mediastinalebene liegt links die das „aortopulmonale Fenster" (Nische zwischen Aortenbogen und Pulmonalarterie im Mediastinum links) abschließende aortopulmonale Mediastinallinie, die variable Formen aufweisen kann (Blank u. Castellino 1972; Armstrong 1997). Kaudal liegt beiderseits die Herzkontur, welche die mediastinalen Umschlagsfalten ergänzt. Rechts retrokardial und prävertebral zieht in flachem, oft leicht S-förmig geschwungenen Verlauf die azygoösophageale Linie abwärts; hier liegt Lungenparenchym des S6 und der medialen Unterlappenbasis an V. azygos und Ösophagus. Linksseitig verläuft die Paraaortallinie gestreckt oder geschwungen abwärts mit Kontakt zu S6 und S10.

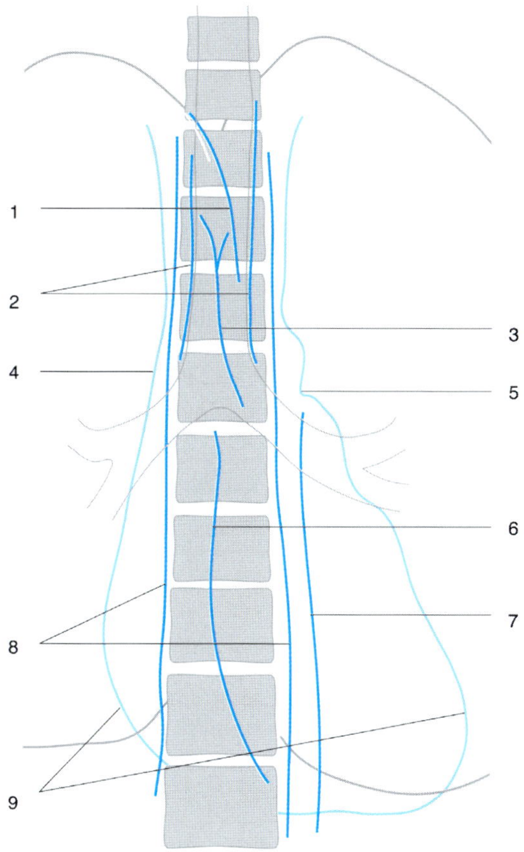

Abb. 2.11. Mediastinale Umschlagsfalten und Grenzlinien im p.-a.-Bild. *1* Hintere Pleuragrenzlinie, *2* Paratracheallinien, *3* vordere Pleuragrenzlinie, *4* paravenöse Linie, *5* Aortopulmonales Fenster, *6* Paraösophageallinien, *7* Paraaortallinie, *8* Paraspinallinien, *9* Parakardiallinien. (Mod. nach Bittner u. Roßdeutscher 1996)

Eine leichte Unschärfe der mediastinalen Konturen am Herz-Zwerchfell-Winkel beiderseits ist zu tolerieren, da dort dreieckige Fettbürzel am Perikard anliegen, die dorsal schräg konturiert sind; eine weitere Unschärfe kann neben dem Apex und in Nähe des rechten Hilus vorkommen.

Im Bindegewebe oder Fettgewebe des Mediastinums werden von einzelnen Autoren „mediastinale Räume" beschrieben (Armstrong 1995), in denen Lymphknoten liegen, die an der Lymphdrainage aus der Lunge beteiligt sind. Manche dieser Räume sind als Streifen in der Projektionsaufnahme sichtbar, andere nur als Kontur oder gar nicht. Diese Räume sind nicht durch Septen o.ä. begrenzt. Im einzelnen werden genannt:

- Der *prätracheale Raum*, der Lymphknoten (Gruppe 6 der ATS-Klassifikation), den Thymus und den vorderen Anteil der perikardialen Umschlagsfalte enthält.
- Das *aortopulmonale Fenster*, darin liegen Lymphknoten der Gruppe 5, manchmal ist das Ligamentum arteriosum infolge Verkalkung in konventioneller Tomographie auch als Weichteilstreifen in fetthaltiger Umgebung erkennbar. Der linke N. laryngeus recurrens zieht im Bogen unter der Aorta durch diesen Raum (Heitzman 1977; Ravin 1985).
- Der *retroaortale* bzw. *prätracheale Raum*, er ist dreieckig begrenzt von Trachea dorsal, V. cava oder V. brachiocephalica rechts vorn und Aorta links vorn und hat keine konturbildende Grenze zur Lunge. Er ist durch Mediastinoskopie einsehbar. In ihm liegen Lymphknoten der Gruppen 10, 4 und 2; hier liegt auch der perikardiale Rezessus, der nativ nicht von der Umgebung zu unterscheiden ist.
- Der *Subkarinalraum*, der sich dem retroaortalen bzw. prätrachealen Raum anschließt, in ihm liegen die Lymphknoten der Gruppe 7.
- Der *paratracheale Raum*, der dem paratrachealen Streifen entspricht, er steht rechts mit dem prätrachealen Raum in Verbindung.

Eine detaillierte Analyse und Darstellung dieser Räume findet sich bei Heitzman (1977).

Die Trachea ist auf der Thoraxübersicht und seitlich in Hartstrahltechnik als senkrechtes, schräg nach hinten absteigendes Aufhellungsband sichtbar vom Kehlkopf bis zur Bifurkation in Höhe des fünften oder sechsten BWK, nachfolgend der steiler absteigende rechte und der flacher absteigende linke Hauptbronchus, der Zwischenbronchus und einzelne Lappenbronchien. Im Seitbild ist ihr Vorderrand durch die Knorpelspangen kleinwellig konturiert, der Hinterrand ist glatt. Der angrenzende Retrotrachealstreifen sollte 3–4 mm Breite nicht überschreiten (s. oben). Die orthograd getroffene ovale Aufhellung des rechten Oberlappenbronchus liegt höher und weiter ventral als die des linken. Von den kleineren Bronchien sind durch a.-p.-Orientierung die anterioren Oberlappenbronchien fast immer, die apikalen Unterlappenbronchien oft am Abgang als dünnwandige Ringschatten zu sehen.

Hili

Die Hili stellen komplexe Schatten aus arteriellen und venösen Gefäßen mit daran- oder dazwischenliegenden aufhellenden Luftbändern des zentralen Bronchialsystem dar (Abb. 2.12). Sie treten aus dem Mediastinalschatten in mittlerer Höhe hervor, in Höhe des Pulmonalsegmentes. In 95–97% ist der linke Hilus höher als der rechte, in 3% gleich hoch wie dieser (Haertel 1978; Felson 1973, 1998). Dies liegt an der höheren Lage der über dem subarteriellen Bronchus kreuzenden linken Pulmonalarterie, im Vergleich zur kaudaleren Position rechtsseitig vor dem eparteriellen Bronchus.

Im normalen Thoraxbild werden die Hilusschatten fast nur von den zentralen Gefäßen hervorgerufen. Normale Lymphknoten werden nicht schattengebend sichtbar, und die Bronchialwände tragen kaum zum Hilusschatten bei. Der Durchmesser der Pulmonalarterien wird in Höhe der proximalen Unterlappenarterie vor ihrer Aufzweigung in die Segmentarterien gemessen und beträgt normalerweise 9–16 mm (Armstrong 1997), die Messung ist rechts einfacher als links.

Die rechte Pulmonalarterie vor den großen Bronchien kann zusammen mit der oberen Lungenvene, die ihr unmittelbar benachbart ist, einen dichten zentralen Schatten verursachen. Links liegt zwischen diesen beiden Gefäßen der Hauptbronchus, darum ist der zentrale Schatten weniger dicht (Armstrong 1997).

Im Seitbild ist der rechte Oberlappenabgang in 10%, der linke in 50% gut zu sehen (Austin 1985).

Die Hinterwand des rechten Hauptbronchus mit seiner Aufzweigung in den rechten Oberlappenbronchus und den Zwischenbronchus ist in 50% gut sichtbar als dünner weichteildichter Streifen im Seitbild, meist in Projektion auf den ovalären Ringschatten des linken Oberlappenbronchusabganges (Austin 1985). Die Hinterwand des linken Hauptbronchus und seiner Aufzweigungen ist kaum abgrenzbar, da die proximale Unterlappenarterie unmittelbar anliegt.

Die Hinterwand des linken Unterlappenbronchus kann zwischen Unterlappenarterie und absteigender Aorta ausnahmsweise erkennbar sein, meist ist dies nur in der CT möglich (Armstrong 1997; Webb u. Gamsu 1983).

In den Bronchusaufzweigungen zwischen Mittellappen- und Unterlappenbronchus rechts, bzw. Ober-

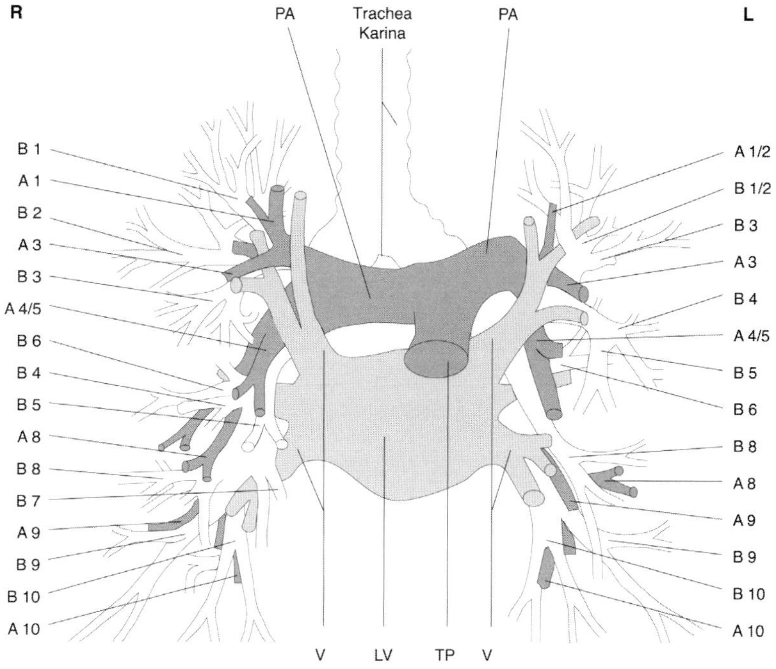

Abb. 2.12. Bronchovaskuläre Verzweigungen. *A 1–10* Segmentarterien, *B 1–10* Segmentbronchien, *LV* linker Vorhof, *PA* Pulmonalarterie, *TP* Truncus pulmonalis, *V* Oberlappen-/Unterlappenvene. (Mod. nach Bittner u. Roßdeutscher 1996)

lappen- und Unterlappenbronchus links verläuft kein größeres Lungengefäß derart, dass es im Seitbild orthograd getroffen würde. Deshalb sind Rundschatten über 1 cm Größe in dieser Projektion nicht mehr durch Gefäße allein bedingt (Armstrong 1997; Park et al. 1991).

Die Lungenvenen sind beidseits gleich: Die obere Pulmonalvene liegt als anteriore Struktur im oberen bis mittleren Hilus. Rechts ist sie zentral durch ihre Nachbarschaft zur absteigenden Pulmonalarterie getrennt von den zentralen Bronchien, links durch ihre Nachbarschaft zum Bronchialbaum getrennt von der Pulmonalarterie.

Beide unteren Lungenvenen ziehen unterhalb des Niveaus der Unterlappenarterienaufzweigung schräg aufwärts nach vorne zum linken Vorhof, sie liegen im Seitbild hinter der Ebene der linken Unterlappenbronchien, die linke oft leicht hinter der rechten. Die Venen können in beiden Aufnahmen und Schrägpositionen als orthograde oder schräg-orthograde Schatten zu sehen sein und dann Raumforderungen vortäuschen; unter Valsalva-Manöver werden sie schmaler (Austin 1985).

Lungenfelder

Im p.-a.-Bild ist bei 56 % aller normalen Thoraxbilder das Nebenseptum zwischen Hilus und etwa sechsten Rippe lateral zu sehen (Felson 1998). Die Hauptsepten sind nur im Seitbild relativ konstant sichtbar, im p.-a.-Bild bei geschwungenen Verlauf allenfalls kurzstreckig. Auch im Seitbild sind die Hauptsepten wegen ihrer geschwungenen Form oft nur anteilig, jeweils im kraniokaudalen Abschnitt konturbildend (Armstrong 1995), sodass umschriebene Strukturen in unmittelbarer Nähe des Hauptseptums oft nicht sicher dem dem Ober- oder Unterlappen zugeordnet werden können (Proto 1985). Flächenhafte Verschattungen mit direktem Kontakt zum Interlobärspalt hingegen sind gut zuzuordnen.

Andere Anteile des Lungengerüstes sind im Thoraxbild des Gesunden nicht zu erkennen. Der schräg abfallende Verlauf des Hauptseptums bedingt, dass rechts der Oberlappen und links S3 und die Lingula weiter nach kaudal reichen als die jeweilige Unterlappenspitze (S6) nach kranial reicht, sodass sich diese Lungenabschnitte in der p.-a.-Projektion überlagern (Abb. 2.13), was die Lokalisation pathologischer Prozesse ohne zusätzliche Seitenaufnahme erschweren kann. Im Bereich der basalen Unterlappenabschnitte überlagern sich im p.-a.-Bild S7 und S10 medial, S8 und S9 lateral, im Seitbild S7 und S8 ventral (hinter dem Hauptseptum), S9 und S10 dorsal.

Kontrastgebende Strukturen der Lunge sind fast ausschließlich die Gefäße, die bis auf 1–2 cm an die Thoraxwand heranreichen. Arterien und Venen sind in der Lungenperipherie kaum voneinander zu unterscheiden. An den zentralen Gefäßstämmen ist aufgrund des Gefäßverlaufs eine gewissen Differenzierung möglich. Arterien laufen auf die zentralen Pulmonalarterienabgänge zu, Venen orientieren sich auf den linken Vorhof. In den Oberfeldern verlaufen die Lappen- und Segmentarterien medial der Venen,

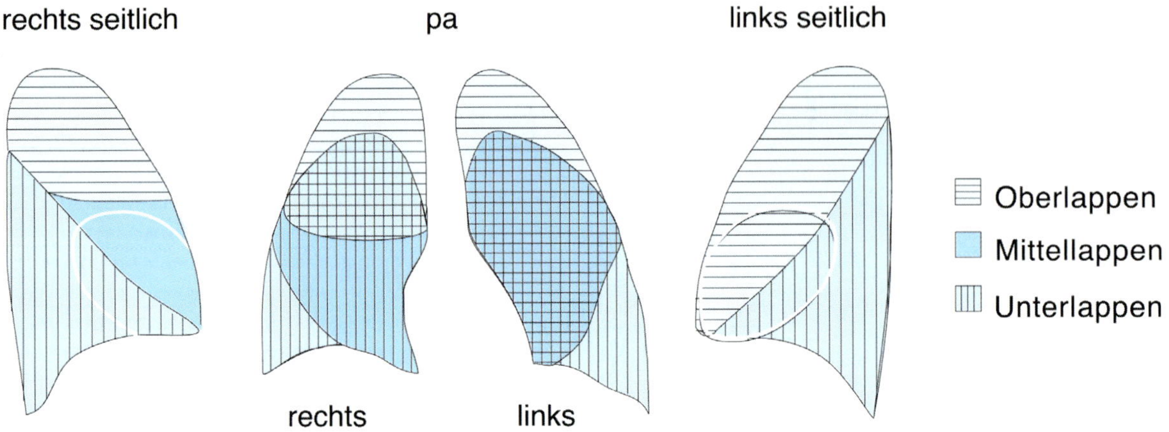

Abb. 2.13. Die Lungenlappen und ihre Summation im Projektionsbild. (Mod. nach Bittner u. Roßdeutscher 1996)

welche einen steileren Verlauf und mit dem linken Vorhof einen tiefer liegenden Zielpunkt haben. In den Unterfeldern weisen die Arterien einen steiler nach unten gerichteten Verlauf; die Venen verlaufen hier flacher zum linken Atrium. Im unteren Drittel des Projektionsbildes kommt es so zur Überkreuzung von Arterien und Venen.

Aufgrund der schwerkraftabhängigen Blutverteilung in den Lungenflügeln und dem apikobasalen Druckgefälle besteht eine Kaudalisation des Flusses.

Die Summe der Gefäßquerschnitte in aufrechter Haltung steht von Lungenunterfeld zu Lungenoberfeld im Verhältnis von 3:1. Bei Liegendposition des Patienten ist das hydrostatische Gefälle umgelagert, und die Perfusion nimmt im oberen Drittel relativ zu, die Differenz von Apex zu Basis nimmt ab. Druckänderungen pathologischer Ursache können eine solche Umverteilung auch im Stehen hervorrufen, mit Kranialisation des Blutvolumens aus der normalen Kaudalisation.

Verschiedene Messungen an segmentalen oder kleineren Gefäßen werden von Armstrong (1995) genannt:

Der orthograd sichtbare Durchmesser von Bronchus und Arterie im anterioren Oberlappensegment sei gleich groß, etwa 4–5 mm; nach Woodring (1991) ist das Verhältnis von Arterie zu Bronchus im oberen Drittel 0,85 (SD 0,15), im unteren Drittel 1,34 (SD 0,15); Gefäße in Höhe des ersten vorderen Interkostalraumes sollen 3 mm im Querschnitt nicht überschreiten (Jefferson u. Rees 1973).

2.2.2 Seitbild

Das Aussehen zahlreicher Strukturen im Seitbild ist bereits beschrieben. Ventral ist der Retrosternalraum als Aufhellung durch Luft beiderseits des Subklavia-Herz-Bogens sichtbar, seine Tiefe und Transparenz hängen von Thoraxform, Blähung der Lunge und Herzgröße ab. Beim Erwachsenen sollte die Transparenz bis zum Kontakt des Herzens zwei Drittel der Sternumlänge von oben her betragen. Im Kindesalter ist der Retrosternalraum durch den Thymus verschattet. Der Retrokardialraum lässt die Kontur und Größe von linkem Vorhof und Ventrikel und die V. cava inferior erkennen (s. oben), je nach Elongation (und Wandverkalkung) die Kontur der Aorta descendens, sowie die Wirbelsäule (s. oben).

2.2.3 Sonstige Projektion

Hier seien die Schrägprojektionen erwähnt, die heute selten als Übersichtsaufnahmen eingesetzt werden, eher bei Durchleuchtungsuntersuchungen vorkommen. In der RAO-Projektion verbreitert sich der Herzschatten durch die Ansicht der langen Achse, die von rechts dorsal nach links ventral verläuft. In der LAO-Projektion verschmälert er sich dementsprechend.

Die Breite der oberen Mediastinalgefäße (Aorta mit supraaortalen Abgängen, V. cava superior), der sog. „vascular pedicle" (u.a. Milne 1993), nimmt wegen der rechts ventralen Lage der V. cava superior und der links-dorsalen des hinteren Aortenbogens in der RAO-Projektion ab, in der LAO-Projektion zu.

Kippungen des Zentralstrahls können beabsichtigt sein, beispielsweise bei der Lordoseaufnahme oder in der Durchleuchtung. Sie kommen aber auch unbeabsichtigt bei Liegendaufnahmen oder ausgeprägter Kyphose der BWS vor. Bei Kyphoseprojektion werden die anterioren Strukturen gegenüber den posterioren tiefer abgebildet, was die Lagebeurteilung zentralvenöser Katheter erschwert (Abb. 2.14).

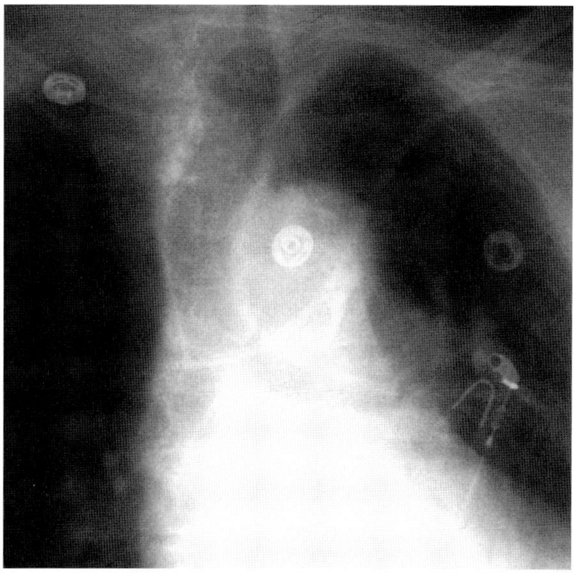

Abb. 2.14. Kyphoseprojektion. Aufnahme einer kyphotischen Patientin im Liegen; dabei projiziert sich die ventrale V. brachiochephalica sinistra mit Katheter kaudal im Verhältnis zum dorsalen Aortenbogen

2.3 Röntgenanatomie im Schnittbild

Die Computertomographie (CT) und die Magnetresonanztomographie (MRT) sind die in der Thoraxdiagnostik am häufigsten eingesetzten Schnittbildverfahren.

Die CT erlaubt primär nur transversale Schnittbilder quer zur Körperlängsachse. Mit der Spiral-CT-Technik sind heute auch sekundär reformatierte Schnittbilder mit ausreichender Qualität in beliebigen Ebenen zu rekonstruieren, sodass die primäre koronale Schnittführung bei dem in einer großen Gantryöffnung sitzenden Patienten keine Berechtigung mehr hat.

Die MRT erlaubt Schnittführungen in jeder beliebigen, frei wählbaren Ebene. Sie ist darin der Computertomographie überlegen (Abb. 2.15, 2.16). Die Schnittführung im Ultraschall kann sich an den drei Standardebenen orientieren oder situationsbedingt andere Orientierungen und Kippungen der Bildebene vornehmen. Die folgende Darstellung wird v. a. die axiale Schnittführung zeigen.

2.3.1 Extrapulmonale Strukturen

Die Brustwirbel lassen sich am besten im Zusammenhang mit den Rippen einzeln bestimmen. Aber im oberen Drittel, besonders bei stärkerer Kyphose, sind die Wirbelabschlussplatten schräg gekippt gegenüber der CT-Schnittebene, sodass die schräg einstrahlende Bandscheibenebene der Differenzierung dient.

Die Rippen verlaufen von ihrem Gelenkansatz zunächst nach oben, erst ab der dorsalen Medioklavikularlinie wieder abwärts; deshalb werden sie medial und lateral in tieferen Schichten erfasst als in der Medioklavikularlinie. Dieselbe Rippe kann so unterhalb einer Schicht ihrer höchsten Abbildung in den nachfolgenden Schichten zweifach abschnittsweise abgebildet sein, was unübersichtlich ist und zu Irrtümern bei der Zählung führen kann, zumindest in der oberen Thoraxhälfte. Wegen des schrägen Verlaufs der Rippen durch die Einzelschicht erscheint die Kortikalis nicht geschlossen, sondern als ovaler Anschnitt mit offenem Markraum. Die Rippenköpfchen können durch anschnittbedingte Teilvolumeneffekte Destruktionen vortäuschen (Wegener 1992).

Das Sternum ist gut zu beurteilen, gleiches gilt für die Sternoklavikulargelenke und die Innenfläche der Thoraxwand. Die äußeren Wandschichten lassen bei genügend Fettgewebsinterposition Details der Muskulatur erkennen, sowohl in der zylinderförmigen Wand einschließlich des subskapulären Raumes als auch in Axilla und Schultergürtel.

2.3.2 Pleura

Die aneinanderliegenden parietalen und viszeralen Pleurablätter stellen sich in der CT als eine gemeinsame Linie dar, eine Trennung ist nur durch dazwischen liegende Flüssigkeiten oder Luft gegeben. Zwischen den Interkostalmuskeln, der Fascia endothoracica und der Pleura parietalis liegendes Fett (als extra- oder subpleurales Fett bezeichnet) kann bei hoher Auflösung in engen Schichten differenziert werden. In diesem Fett verlaufende kleine Venen werden besonders paravertebral sichtbar, unter den Rippen liegen jeweils Gefäß-Nerven-Bündel. Besser als in der CT sind diese Strukturen in der hochauflösenden MRT abzugrenzen (Bittner u. Felix 1998). Retrosternale Muskulatur bildet eine sichtbare Grenzfläche in der CT, dagegen sind die Pleurastrukturen der Thoraxkuppel und des Diaphragma nicht in der axialen CT sichtbar; sie sind wiederum durch sagittale oder koronare Schnittführung in der MRT gut zu erfassen.

Von der viszeralen Pleura sind im der CT normalerweise nur die Abschnitte zu erkennen, die beiderseits von Lungenparenchym umgeben sind, also die Septen. Die Hauptsepten sind mit ihrem propellerflügelartigen Verlauf in aufeinanderfolgenden Schichten nur bei enger Schichtkollimation (1–2 mm) und

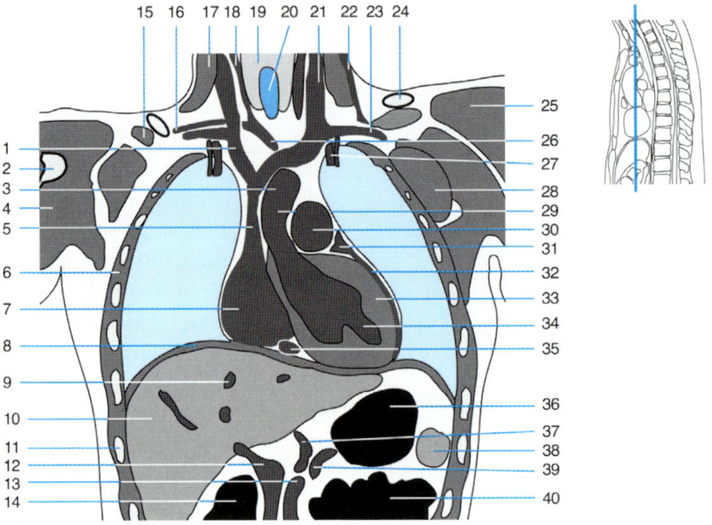

a

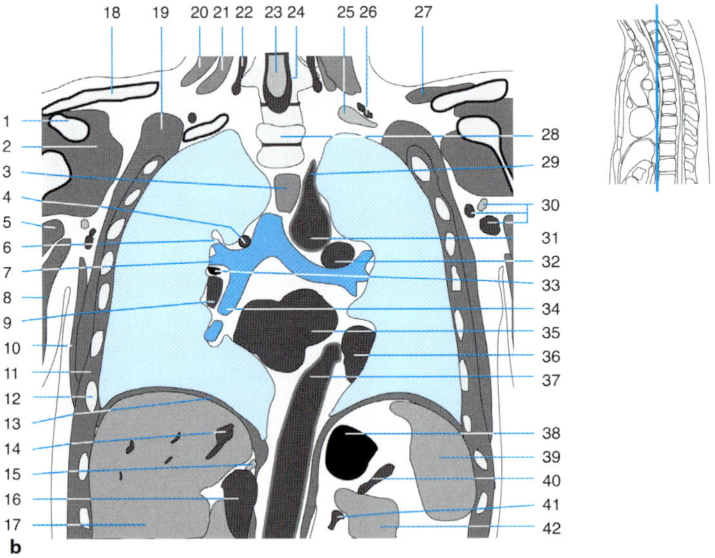

b

Abb. 2.15 a, b. Thorax koronal (ventral und dorsal). (Mod. nach Bittner u. Roßdeutscher 1996). **a** Ventral. *1* Rechte V. brachiocephalica, *2* Processus coracoideus scapulae, *3* Arcus aortae, *4* M. pectoralis major/M. biceps brachii/M. coracobrachialis, *5* V. cava superior, *6* Interkostalmuskulatur, *7* rechter Vorhof, *8* Diaphragma, *9* V. hepatica, *10* Leber, *11* Rippe, *12* V. portae, *13* A. mesenterica sup., *14* rechte Kolonflexur, *15* M. omohyoideus, *16* rechte A. subclavia, *17* M. sternocleidomastoideus, *18* rechte A. carotis communis, *19* Schilddrüse, *20* Trachea, *21* linke V. jugularis int., *22* linke V. jugularis ext., *23* linke V. subclavia, *24* Clavicula, *25* M. deltoideus, *26* Truncus brachiocephalicus, *27* A./V. thoracica (mammaria) interna, *28* M. pectoralis minor, *29* Aorta ascendens, *30* Truncus pulmonalis, *31* linker Recessus pericardialis superior („Herzohr"), *32* Perikardspalt, *33* Myokard, *34* linker Ventrikel, *35* Sinus coronarius, *36* Magenfundus, *37* Truncus coeliacus, *38* Milz, *39* A. lienalis, *40* Jejunum/linke Kolonflexur. **b** Dorsal. *1* Skapula, *2* M. subscapularis, *3* Ösophagus, *4* V. azygos, *5* M. coracobrachialis, *6* OL-Bronchus, *7* ML-Bronchus, *8* M. biceps brachii, *9* rechte A. pulmonalis, *10* M. latissimus dorsi, *11* Interkostalmuskulatur, *12* Rippe, *13* Diaphragma, *14* V. hepatica, *15* rechte Gl. suprarenalis, *16* V. cava inferior, *17* Leber, *18* Clavicula, *19* Mm. rhomboidei/M. serratus anterior, *20* M. sternocleidomastoideus, *21* M. scalenus med., *22* A. vertebralis, *23* Zervikales Myelon, *24* Duralsack, *25* Plexus brachialis, *26* A. und V. cervicalis superficialis, *27* M. deltoideus, *28* BWK 1, *29* linke A. subclavia, *30* A./V. axillaris/N. medianus, *31* Arcus aortae, *32* Truncus pulmonalis, *33* V. pulmonalis, *34* rechter UL-Bronchus, *35* linker Vorhof, *36* linker Ventrikel (Anschnitt), *37* Aorta abdominalis, *38* Magenfundus, *39* Milz, *40* V. lienalis, *41* linke V. renalis, *42* linke Niere

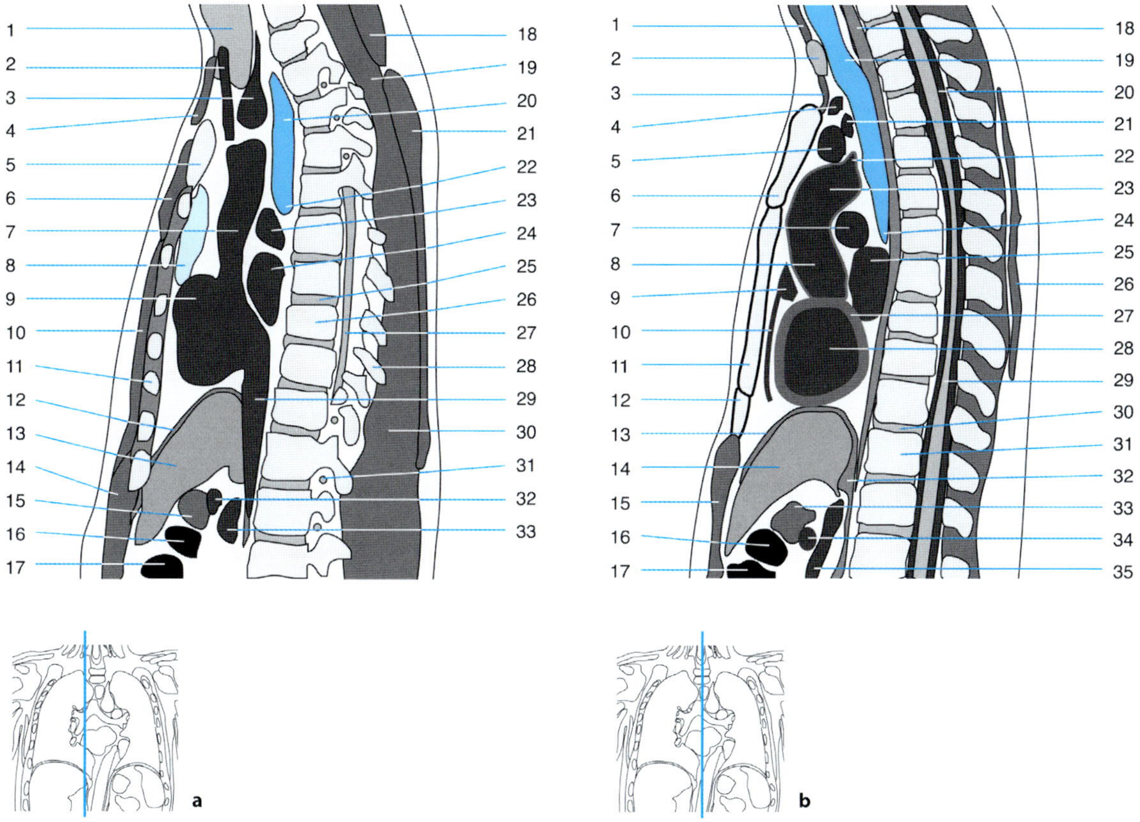

Abb. 2.16 a, b. Thorax sagittal (rechts paramedian und median). (Mod. nach Bittner u. Roßdeutscher 1996). **a** Rechts paramedian. *1* Rechter SD-Lappen, *2* rechte V. jugularis interna, *3* Truncus brachiocephalicus/A. carotis communis, *4* M. sternocleidomastoideus, *5* Manubrium/Sternoclaviculargelenk, *6* Pars clavicularis des M. pectoralis major, *7* V. cava superior, *8* rechte Lunge (Anschnitt), *9* rechter Vorhof, *10* Pars sternocostalis des M. pectoralis major, *11* Rippenknorpel, *12* Diaphragma, *13* Leber, *14* M. rectus abdominis, *15* Pankreas, *16* Pylorus/Bulbus duodeni, *17* Colon transversum, *18* M. splenius capitis/cervicis, *19* M. semispinalis capitis, *20* Trachea, *21* M. trapezius, *22* rechter Hauptbronchus, *23* rechte A. pulmonalis, *24* linker Vorhof, *25* Bandscheibe, *26* Wirbelkörper, *27* Myelon (Anschnitt), *28* Processus spinosus, *29* V. cava inferior, *30* M. erector spinae, *31* Nervenwurzel, *32* V. lienalis, *33* V. mesenterica superior. **b** Median. *1* Cartilago cricoidea, *2* Isthmus der SD, *3* M. sternohyoideus, *4* Arcus venosus iuguli, *5* linke V. brachiocephalica, *6* Manubrium sterni, *7* rechte A. pulmonalis, *8* Aorta ascendens, *9* Recessus pericardialis anterior superior, *10* Perikardspalt, *11* Corpus sterni, *12* Xiphoid, *13* Diaphragma, *14* Leber, *15* M. rectus abdominis, *16* Pylorusregion, *17* Colon transversum, *18* Ösophagus, *19* Trachea, *20* Duralsack, *21* Truncus brachiocephalicus, *22* Abgang der linken A. carotis communis, *23* Arcus aortae, *24* Carina, *25* linker Vorhof, *26* M. trapezius, *27* Myokard, *28* rechter Ventrikel, *29* Myelon, *30* BS, *31* WK, *32* Crus diaphragmalis, *33* Pankreas, *34* V. lienalis, *35* A. mesenterica superior

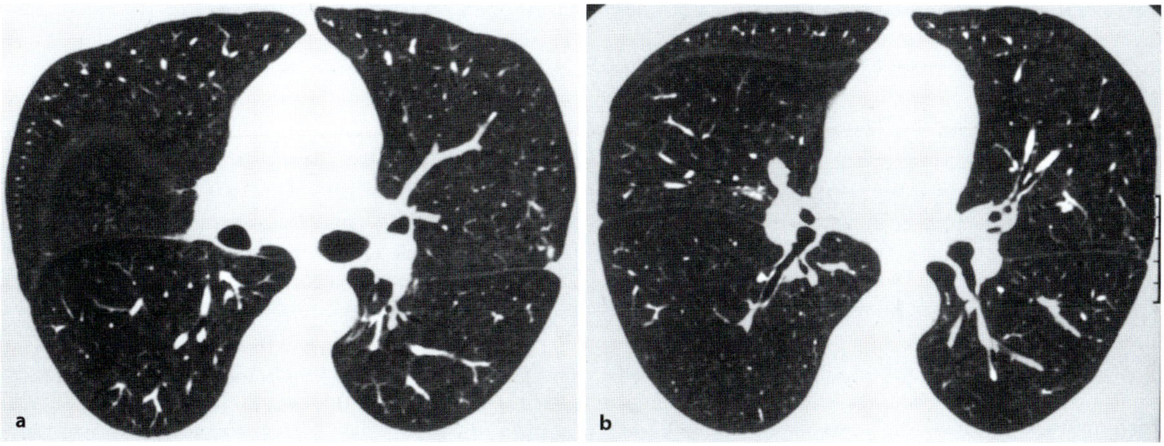

Abb. 2.17 a, b. Nebenseptum in der CT. **a** halbbogenförmiger kranialer Anschnitt des Nebenseptums. **b** Weiter kaudal liegt das Nebenseptum ventral, davor noch ein schmaler Streifen des anterioren Oberlappensegmentes (S3)

in der Lungenfenster-Einstellung direkt sichtbar. Andernfalls lassen sie sich nur durch eine strukturarme Zone lokalisieren, die durch die im Bereich des Lappenspaltes nebeneinander liegenden gefäßarmen subpleuralen Ober- und Unterlappenabschnitte bedingt ist. In ähnlicher Weise ist das horizontal und damit etwa parallel zur Schichtebene laufende Nebenseptum als gefäßarme Zone zu identifizieren, bei dünnen Schichten gelegentlich auch schleierartige Linie oder Trübung. Dabei ist der Anschnitt des Nebenseptums oft bogenförmig (Abb. 2.17).

Das Ligamentum pulmonale zieht als feiner Streifen am unteren Mediastinalrand hinter dem Hauptseptum in der Nähe des Ösophagus in die Lungenfelder hinein bis zum Hemidiaphragma oder kürzer; es wird links (67%) häufiger als rechts (37%)sichtbar, seltener (27%) beiderseits zugleich (Rost u. Proto 1983). Weiter ventral liegt der N. phrenicus, der als 1–3 mm messende runde Struktur am Perikard nach unten zieht und mit einer fissurähnlichen Linie in die Lungenfelder einstrahlen kann, bevor er dorsal des Hauptseptums nach lateral zum Diaphragma läuft (Naidich et al. 1999).

2.3.3 Mediastinum

Das Mediastinum ist, anders als in der Projektionsradiographie, bei der nur die Konturen zur Beurteilung herangezogen werden können, in Schnittbildverfahren ideal zu erfassen (Abb. 2.18). Detailliert wird es in Kap. 16 behandelt, hier folgt eine orientierende anatomische Darstellung.

Die Unterteilung des Mediastinums erfolgt mit Berücksichtigung typischer Tumorlokalisationen; es wird ein vorderes, mittleres und hinteres Mediastinum unterschieden, dabei sind die Grenzen dazwischen bei einzelnen Autoren verschieden definiert; zusätzlich wird von manchen Autoren noch ein oberes (vorderes) Mediastinum abgeteilt (z.B. Herlitzka u. Gale 1958). Das vordere Mediastinum liegt ventral des Perikards, der Aorta ascendens und der V. cava superior und enthält den Thymus. Das mittlere Mediastinum enthält das Herz mit den großen Gefäßen und die zentralen Luftwege mit Übergang zu den Lungenhili. Im hinteren Mediastinum befinden sich Ösophagus, Aorta descendens, das Azygos-Hemiazygos-System und der Ductus thoracicus (Schaefer-Prokop u. Galanski 1998). Die großen Gefäße mit überwiegend axialem Verlauf strukturieren das Mediastinum gemeinsam mit den Luftwegen und erlauben eine Orientierung an ihrem Verlauf. Die Trachea zieht durch die obere Thoraxapertur nach kaudal bis etwa in Höhe des sechsten Thorakalwirbels, benachbart durch die Pleura mediastinalis beiderseits, mit einem bis 4 mm breiten Weichteilsaum (aus Trachealwand und angrenzendem Gewebe) zwischen der intratrachealen und intrapulmonalen Luft. In der oberen Apertur oder knapp darüber liegt die Schilddrüse hufeisenförmig vor der Trachea. Vor der Wirbelsäule und dem Ösophagus teilt sich die Trachea in beide Hauptbronchien beiderseits nach lateral zum Lungenhilus hin.

Der schräg von rechts vorn nach links hinten ziehende Aortenbogen ist eine leicht fassbare Gefäßstruktur, deren supraaortale, axial verlaufende Abgänge erkennbar sind: Der Truncus brachiocephalicus, erster Ast des Aortenbogens, entspringt rechts vorn, teilt sich mit variablem Verlauf in die rechte A. subclavia und A. carotis. Die linke A. carotis verläuft axial aus dem Thorax nach oben, die linke A. subclavia als letzter Ast des Aortenbogens nach ebenfalls axialem Ursprung bogenförmig in der linken Thoraxkuppel nach retroklavikulär. Retrograd ist die Aorta ascendens bis zur Aortenklappe (zentral im Herzquerschnitt) zurückzuverfolgen, und antegrad die Aorta descendens schräg vor der Wirbelsäule mit individuell variabler Elongation. Die oberen Venen, also die Zusammenflüsse der Vv. jugulares mit den Vv. subclaviae zu den V. brachiocephalicae, liegen im zervikothorakalen Übergang ventral der Arterien. Die rechte V. brachiocephalica verläuft axial nach unten, die linke kreuzt schräg über die Mittellinie; beide bilden die V. cava superior, die an der Aorta ascendens vorbei nach schräg hinter diese zieht, dann ventrolateral der Trachea zum rechten Atrium läuft. Von unten zieht die V. cava inferior jedoch als dorsale Gefäßstruktur in das rechte Atrium (Abb. 2.19).

Die Herzkammern sind im axialen Bild durch Hauptseptum und Klappenebene der Segelklappen wie durch ein schräg stehendes Andreaskreuz voneinander getrennt, und aus dem ventral gelegenen rechten Ventrikel steigt die Ausflussbahn mit dem Truncus pulmonalis links an der Aorta ascendens nach oben und hinten. Knapp vor der Trachealbifurkation und den Hauptbronchien teilt sich der Truncus pulmonalis in beide Pulmonalarterien. Die rechte zieht hinter der Aorta ascendens bogenförmig zur Lunge, hinter der V. cava superior und der oberen Lungenvene, aber vor dem rechten Hauptbronchus, verzweigt sich dann parallel zu den Bronchien. Die linke Pulmonalarterie verläuft etwas höher, sie kreuzt über den linken Hauptbronchus und die davor liegende obere Lungenvene nach dorsal, um dort den Oberlappenast abzugeben und mit der Pars interlobaris hinter den begleitenden Bronchien abwärts zum Unterlappen zu ziehen, bzw. ihre weiteren Äste abzugeben. Vor der unteren Hälfte der Brustwirbelsäule zieht rechts die V. azygos nach kranial, um am rechten Mediastinalrand im Bogen über den rechten Hauptbronchus zur Hinterwand der V. cava superior

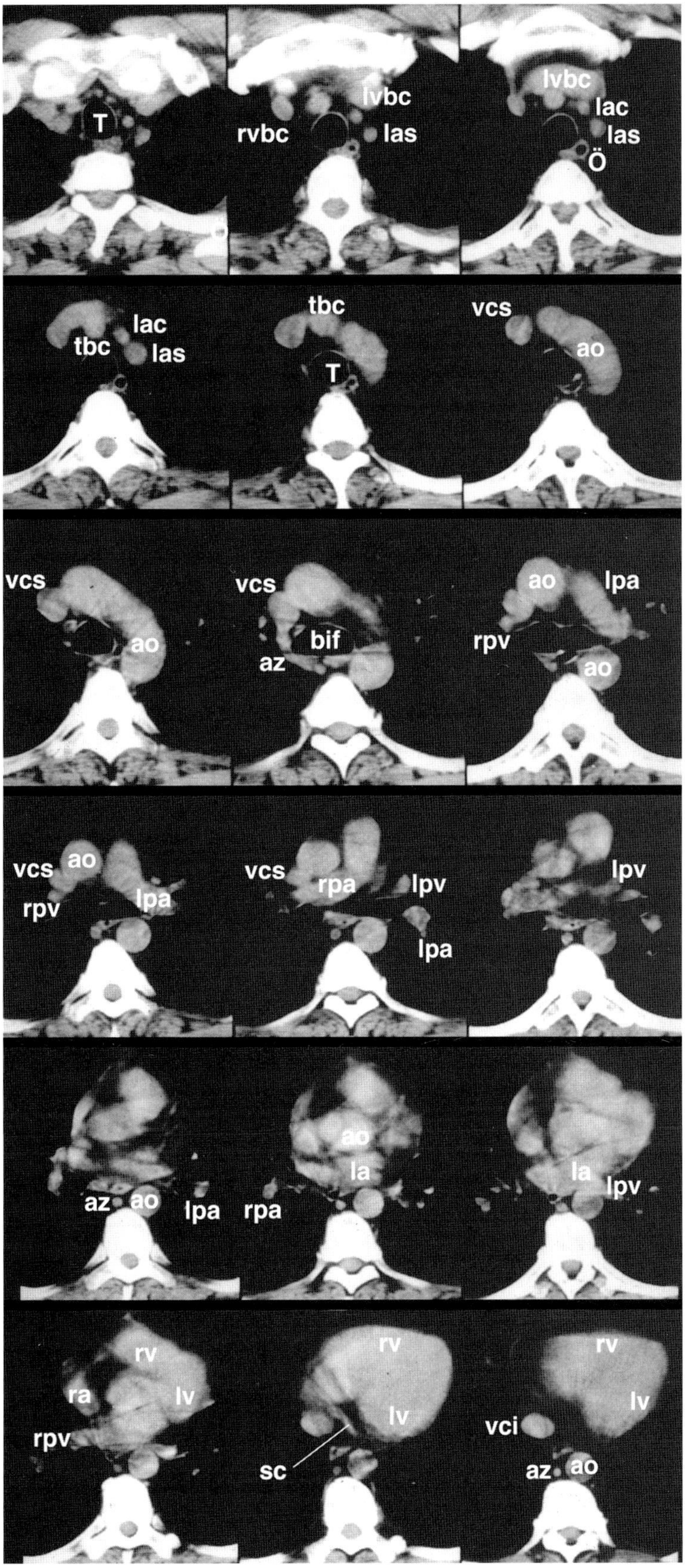

Abb. 2.18.
Mediastinum im Querschnitt (CT). *T* Trachea, *Ö* Ösophagus, *ao* Aorta, *tbc* Truncus brachiocaphalicus, *lac* linke A. carotis communis, *las* linke A. subclavia, *lvbc*/*rvbc* linke/rechte V. brachiocephalica, *vcs* V. cava superior, *vci* V. cava inferior, *az* V. azygos, *lpa*/*rpa* linke/rechte Pulmonalarterie, *lpv*/*rpv* linke/rechte Pulmonalvene (obere und untere Vene), *la*/*ra* linkes/rechtes Atrium, *lv*/*rv* linker/rechter Ventrikel

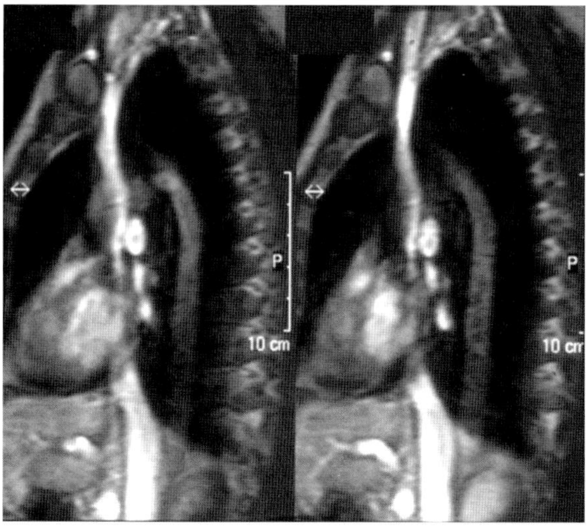

Abb. 2.19. Verlauf der V. cava superior und inferior im Mediastinum

zu verlaufen und dort einzumünden. Evtl. ist etwa zwei Wirbelkörper tiefer prävertebral der Zufluss der V. hemiazygos von links sichtbar.

Der Ösophagus verläuft als bis 1 cm dicker, runder Weichteilschatten im hinteren Mediastinum vor der Wirbelsäule, er kann Luft abschnittsweise oder langstreckig enthalten, sodass seine Wanddicke beurteilt werden kann.

Im vorderen Mediastinum liegt im dreieckigen oder breiteren präaortalen Fettgewebe der Thymus, der im Erwachsenenalter noch immer als solide oder faserige Weichteilstruktur erhalten bleiben kann (Day u. Gedgaudas-McClees 1984).

Die meisten normalen mediastinalen Lymphknoten stellen kleine 0,3 – 0,6 cm große runde oder ovale Weichteilstrukturen dar, auch mit zentraler Aufhellung durch Fettgewebe. Die wichtigsten Lymphknotengruppen liegen in den o. g. „mediastinalen Räumen“ rechts prätracheal (Gruppe 4R und 2R), in der Umgebung der Trachealbifurkation (Gruppe 4R, 4L) und subkarinal (Gruppe 7) sowie links im aortopulmonalen Fenster (Gruppe 5). Weiter werden Lymphknoten sichtbar im vorderen Mediastinum (parasternale Lymphknoten der Mammaria-interna-Gruppe hinter den Rippenknorpeln) und die retrosternalen Lymphknoten prävaskulär (Gruppe 6). Einziges radiologisches Kriterium für Normalität einzelner Lymphknoten ist der Durchmesser in der kurzen Achse; als noch normale Achsenlängen gelten bis 7 mm bei Gruppe 2R/L, bis 15 mm bei Gruppe 7 und bis 10 mm bei den übrigen.

Prätracheal und retroaortal befindet sich in Höhe der unteren Trachea ein Rezessus bzw. eine obere Umschlagsfalte des Perikards, die sehr prominent ist und nicht mit einem Lymphknoten verwechselt werden sollte; sie schmiegt sich konkav dicht an die Aortenhinterwand an und ist so von rundum konvexen Lymphknoten gut zu unterscheiden.

Die bereits beschriebenen mediastinalen Umschlagsfalten sind in der axialen Darstellung senkrecht zur Schnittebene und deshalb scharf konturiert, sie sind den genannten Mediastinalstrukturen leicht zuzuordnen.

2.3.4 Hili

Die Hili, Komplexe aus Bronchien, zentralen Lungengefäßen und Lymphgewebe sind im axialen Schnittbild gut zu analysieren (Abb. 2.20).

Der Verlauf der Pulmonalarterien im Mediastinum wurde oben beschrieben.

Im *rechten Hilus* zweigt sich der horizontal abgehende Oberlappenbronchus in Form einer Trifurkation in die 3 Oberlappensegmentbronchien auf. B1 lässt sich als Ringschatten nach kranial verfolgen, B3 verläuft in der Schichtebene nach ventral, B2 ist in seinem schräg nach apikodorsal gerichteten Verlauf weniger gut sichtbar. Der Truncus anterior der rechten Pulmonalarterie liegt meist medial des B1, der hintere Anteil der oberen Pulmonalvene lateral davon.

Dorsal der dünnen Hinterwand von Haupt- und Oberlappenbronchus liegt Lungenparenchym im azygoösophagealen Rezessus, ebenso wie hinter dem Zwischenbronchus, der sich als Ringfigur darstellt. Von ihm geht nach ventrolateral der Mittellappenbronchus mit seiner Segmentverzweigung ab, in gleicher Höhe oder etwas tiefer nach dorsal der apikale Unterlappensegmentbronchus B6.

Der Unterlappenbasisbronchus vor seiner Verzweigung liegt ventromedial der Arterie und Vene, nur B7 läuft ventromedial der Arterie. Die Verzweigung der Basisbronchien kann anhand des gemeinsamen Verlaufes mit den Arterien in die Lungensegmente bestimmt werden.

Der Truncus anterior der rechten Pulmonalarterie bildet vor dem Oberlappenbronchusabgang eine runde oder ovalen Gefäßstruktur, deren a.-p.-Durchmesser etwa dem des rechten Hauptbronchus entspricht (in $^{2}/_{3}$ der Fälle gleich oder schmaler, in $^{1}/_{3}$ dicker). Lateral davon liegt oft Weichteilgewebe aus Lymphknoten und Fett, 0,3 cm bis maximal 1,5 cm dick.

Die Interlobararterie steigt erst anterolateral, dann lateral des Bronchus intermedius ab, selten gleich lateral davon. Dann durchläuft sie als Rundstruktur den Winkel zwischen Mittellappenbronchusabgang und B6-Abgang.

Der Abgang von A6 bildet eine Kommaform mit der Interlobararterie. Danach ist diese wieder eine

Rundstruktur, bis die Basisaufteilung der Arterien im Querschnitt gelappt erscheinen kann.

Die Venenanatomie ist sehr variabel. Üblicherweise entsteht die obere Lungenvene aus anterioren und posterioren Zuflüssen. Der posteriore Zufluss liegt als Rundstruktur zwischen B2 und B3, lateral des B1; der anteriore Zufluss liegt vor dem Truncus anterior und posterolateral der V. cava superior. In die aus beiden Zuflüssen entstandene obere Lungenvene kommen Venen vom Mittellappen hinzu oder Venen ventral des Mittellappenbronchus (Heitzman 1977, 1989). Als seltene Variante kann ein posteriorer Ast der Oberlappenvene hinter dem Zwischenbronchus verlaufen und die Wand verdickt erscheinen lassen.

Im linken Hilus geht der Oberlappenbronchus tiefer ab als auf der rechten Seite. Er liegt (bei 0,8–1 cm Schichtdicke) meist in gleicher Höhe wie der waagerecht verlaufende distale Hauptbronchus. Fast immer (86%; Webb u. Gamsu 1983) liegt Lungengewebe der maximal 2 mm dicken dorsalen Wand des Hauptbronchus und des proximalen Unterlappenbronchus an.

In 75% der Fälle teilt sich der Oberlappenbronchus in eine obere Gruppe und eine Lingulagruppe, dann geht B3 aus dem oberen Teil bzw. aus B1 + 2 hervor; in 25% liegt eine Trifurkation aus B3, B1 + 2 und Lingula vor. B1 ist immer orthograd sichtbar, der dorsale Zufluss der oberen Lungenvene ist in 50% als runde Struktur lateral davon zu sehen. Wie auf der rechten Seite ist B3 fast immer, B2 seltener zu erkennen.

Der Abgang des Lingulabronchus ist am leichtesten durch eine leistenförmige kleine Karina im Oberlappenbronchuslumen zu erkennen.

In gleicher Höhe oder etwas tiefer geht aus dem zentralen Unterlappenbronchus der Segmentbronchus B6 ab. Die Unterlappenbasisbronchien liegen – wie auf der rechten Seite – ventral der Arterien und Venen, ihre Verzweigung ist auch ähnlich wie dort.

Die Oberlappenäste der linken Pulmonalarterie können einzeln oder als Gruppen aus ihr entspringen, ihre Äste liegen medial der zugehörigen Bronchien. Die Interlobararterie zeigt mit dem A6-Abgang eine kommaförmige Konfiguration, dann steigt sie als Rundstruktur zwischen Lingulabronchus und B6 ab bis zur Basisaufzweigung, die ebenfalls wie rechts gelappt erscheinen kann.

Die obere Lungenvene links besteht wie auf der Gegenseite aus einem vorderen und hinteren Zufluss. Der hintere ist oft lateral des B1 zu sehen, der zentrale Teil der Vene liegt vor der linken Pulmonalarterie und medial von B3, weiter kaudal bei ihrem Eintritt in das linke Atrium liegt sie vor dem Lingulabronchusabgang (Heitzman 1977; Naidich et al. 1999).

Mit Hilfe hochauflösender Spiraltechnik können in der CT bis zu 93% aller Segmentarterien und 61% aller Subsegmentarterien identifiziert werden (Remy-Jardin et al. 1997).

Die im Hilus zwischen den Gefäßen und Bronchien liegenden Lymphknoten haben gegenüber dem Lungenparenchym zu 95–97% eine konkave oder geradlinige Kontur (Shimoyama et al. 1997).

2.3.5 Das Lungenparenchym

Die Unterteilung in die Lappen und Segmente orientiert sich auch in der CT an den zentralen Aufzweigungen von Bronchien und Arterien und an den oben beschriebenen Septen (s. Abschn. 2.3.2). Die Feinstruktur der Lunge lässt sich mit hochauflösender Technik („high resolution", HR) darstellen.

Die von 0,1 mm dickem Bindegewebe umgebenen sekundären Lobuli stellen Polygonalfelder von 1–2,5 cm Größe dar. Die in den Lobulus hineinführende Arterie misst 1 mm im Durchmesser, der gleichkalibrige begleitende Bronchiolus hat einen Wandstärke von 0,15 mm. Im Azinus haben Arteriole und Bronchiolus 0,5 mm Dicke, der Bronchiolus hat eine Wandstärke von 0,05–0,1 mm. Die Venen in den Interlobularsepten haben einen Durchmesser von 0,5 mm.

Da die HR-CT Strukturen bis 0,1–0,2 mm Dicke auflösen kann, falls sie mit voller Länge axial durch eine dünne Schicht (1–2 mm) ziehen, jedoch nicht bei schichtparallelem Verlauf, sind von diesen Strukturen die Septen peripher sichtbar (die Arterien z.T. bis in den Azinus hinein und damit noch 0,5–1 cm von der Pleura entfernt, die Venen noch 1–2 cm von der Pleura entfernt). Die zentral in den Lobuli liegenden Arterien sind 1–2,5 cm voneinander entfernt erkennbar; in ähnlicher Distanz sind die Venen in den Septen voneinander entfernt. Die Bronchien sind wegen ihrer niedrigen Wandstärke nur noch etwa 3 cm von der Pleura entfernt sichtbar (Webb et al. 1992). Werden Strukturen darüber hinaus erkennbar, liegt eine pathologische Veränderung vor (z.B. Flüssigkeits- oder Zelleinlagerung in oder an den Strukturen). Verstärkungen der sublobulären oder subazinären Strukturen wird nicht mehr als lineare Verstärkung, sondern als milchglasartiger Schleier („ground glass") wahrgenommen.

2.3.6 Korrelation von Schnitt- und Projektionsbild

Meist ist die Zuordnung von anatomischen und pathologischen Strukturen zwischen den beiden Abbildungsverfahren unkompliziert. Aber bei der Zuordnung kleiner intrapulmonaler Strukturen (Rundherde etc.) zu anderen Orientierungspunkten, auch

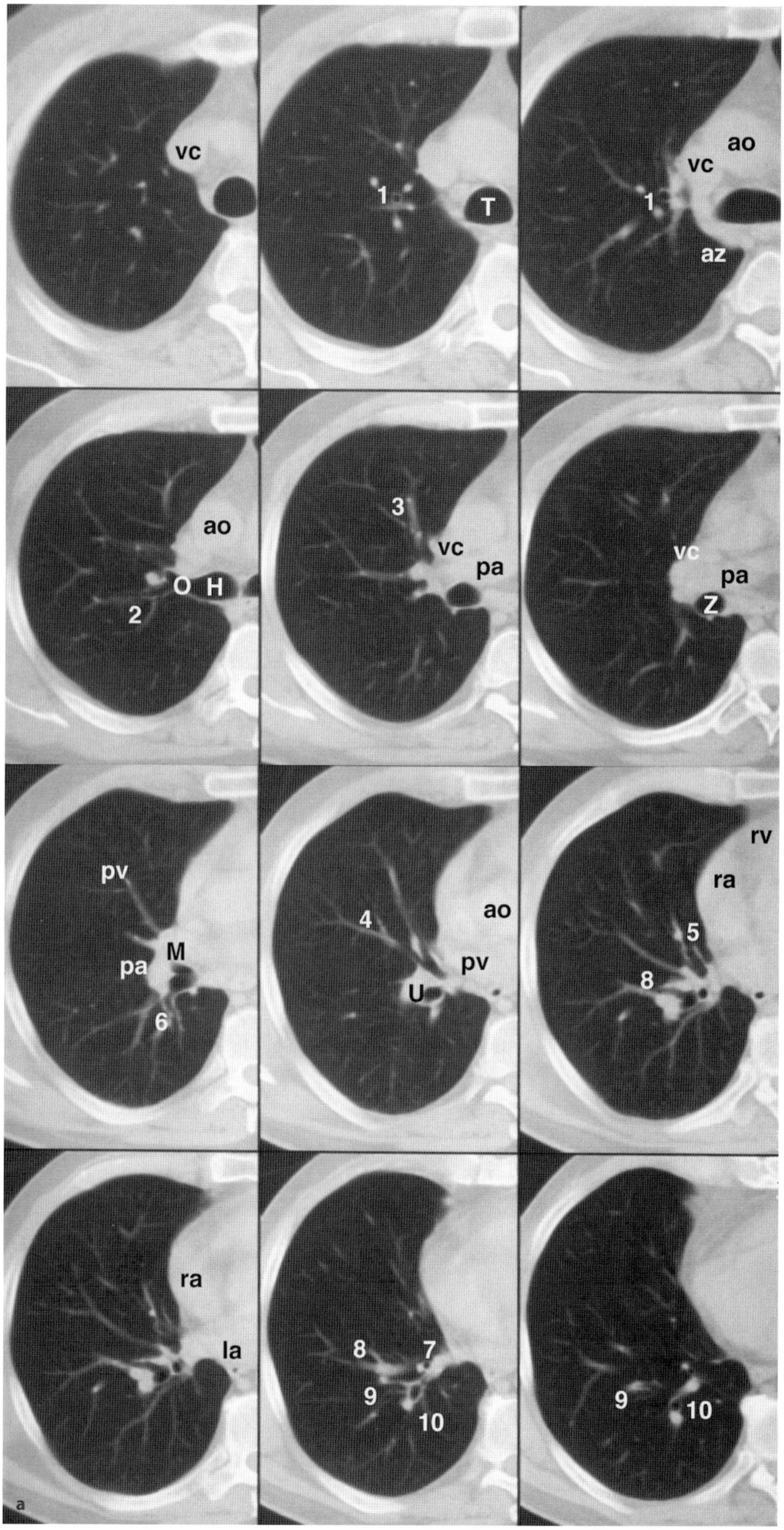

Abb. 2.20 a, b. Rechter und linker Hilus in der CT. **a** Rechter Hilus

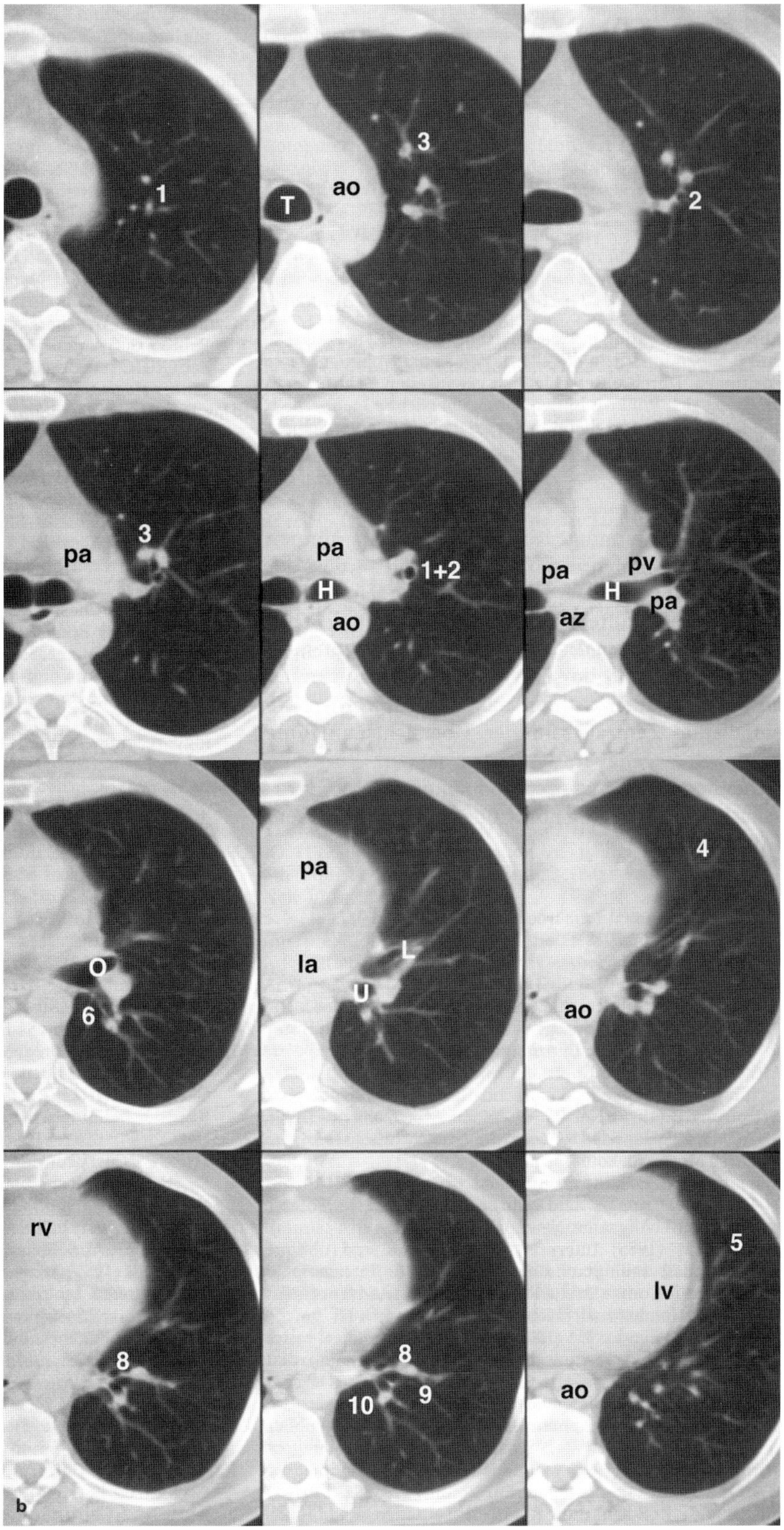

Abb. 2.20 b linker Hilus, jeweils zeilenweise von kranial nach kaudal. *T* Trachea, *H* Hauptbronchus, *O* Oberlappenbronchus, *Z* Zwischenbronchus, *M* Mittellappenbronchus, *L* Lingulabronchus, *U* Unterlappenbronchus, *1-10* Segmentbronchien/-arterien 1–10; *ao* Aorta, *az* V. azygos, *la* linkes Atrium, *lv* linker Ventrikel, *pa* Pulmonalarterie, *pv* Pulmonalvene, *ra* rechtes Atrium, *rv* rechter Ventrikel

Normvarianten

3

R. Rossdeutscher

Die Normvarianten als nicht pathologische Abweichung vom Normalfall betreffen im Röntgenbild des Thorax Veränderungen des Skeletts und der sonstigen Thoraxwand, der Gefäße, des Bronchialsystems, des Lungenparenchyms und der Pleura. Außer diesen echten anatomischen Varianten werden vermeintliche Varianten infolge ungewohnter Erscheinung von anatomisch normalen Strukturen vorgestellt. Eine echte Variante einer Struktur kann die Veränderung einer anderen anatomische Struktur vortäuschen. Aufnahmetechnische Bedingungen oder technische Fehler können Varianten oder pathologische Zustände vortäuschen.

So sind folgende Varianten möglich:

- **Echte Formvarianten, anatomische Abweichungen ohne Krankheitswert, z.B. Rippenbrücken,**
- **ungewohnte Erscheinung normaler anatomischer Strukturen, die bei mangelnder Erfahrung oder Kenntnis fehlgedeutet werden, z.B. dilatierte Gefäße, die Tumorverdacht erwecken,**
- **Veränderung einer Struktur, die im Röntgenbild Veränderungen einer anderen Struktur vortäuscht, z.B. eine Muskelhypoplasie in der Thoraxwand, die eine Überblähung oder Minderdurchblutung des Lungenparenchyms vortäuscht, und**
- **technisch bedingt normabweichende Darstellung von Strukturen, z.B. Hautfalten, die als Pneumothorax gewertet werden.**

3.1 Echte Formvarianten

Zunächst sollen die echten Formvarianten an Skelett, Gefäßen, Bronchialsystem, Lungenparenchym und Pleura vorgestellt werden.

3.1.1 Skelettvarianten

Am Thoraxskelett treten häufig Varianten der Rippen auf, die ohne pathologische Bedeutung sind. Hierzu zählen:

- Gabelrippen,
- knöcherne Rippenbrücken mit oder ohne Gelenkbildungen,
- Rippenfusionen,
- ganz oder teilweise fehlende Rippen („Minusvariante“) (Abb. 3.1), oder im Gegensatz dazu
- überzählige Rippen („Plusvariante“) und
- intrathorakale Rippen.

Die Gabelrippen stellen weder klinisch noch radiologisch ein Problem dar, falls nicht die Lücke zwischen den gegabelten vorderen Rippenenden für eine zystische Aufhellung in der Lunge gehalten wird. In der CT können Gabelrippen leicht unerkannt bleiben.

Knöcherne angeborene Rippenbrücken kommen meist zwischen den oberen Rippen vor (Abb. 3.2), sie können unregelmäßige Verschattungen hervorrufen, die als tumoröse oder entzündliche Oberlappenprozesse angesehen werden; durch Zielaufnahmen oder Durchleuchtung lässt sich die Veränderung meist sicher als Rippenanomalie erkennen. Nach einem Trauma können Brückenbildungen neu auftreten, aber meist an tieferen Rippen.

Verschmelzungen von Rippen können in komplexen Segmentationsstörungen auftreten, z.B. in Kombination mit Blockwirbeln (Klippel-Feil-Syndrom der HWS bis BWS), Schulterblatthochstand mit Deformation (Sprengel-Dysplasie) und akzessorischem Os omohyoideum.

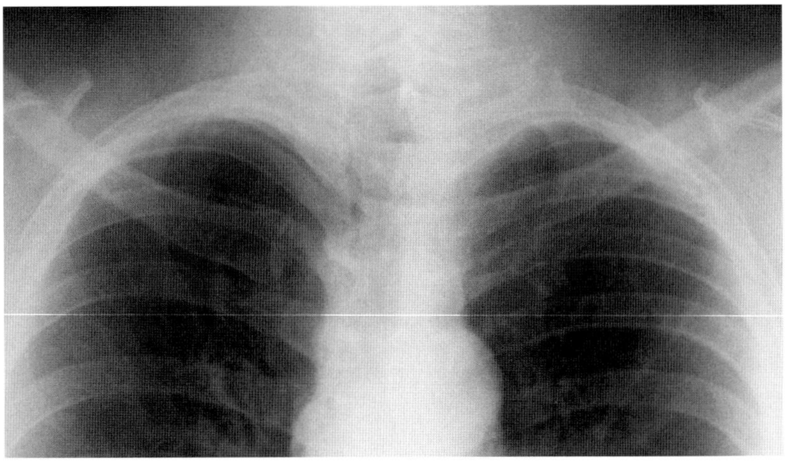

Abb. 3.1.
Hypoplasie der 1. Rippe rechts. Der knöcherne Bogen dieser Rippe ist kürzer und schmaler als die 1. Rippe der linken Seite

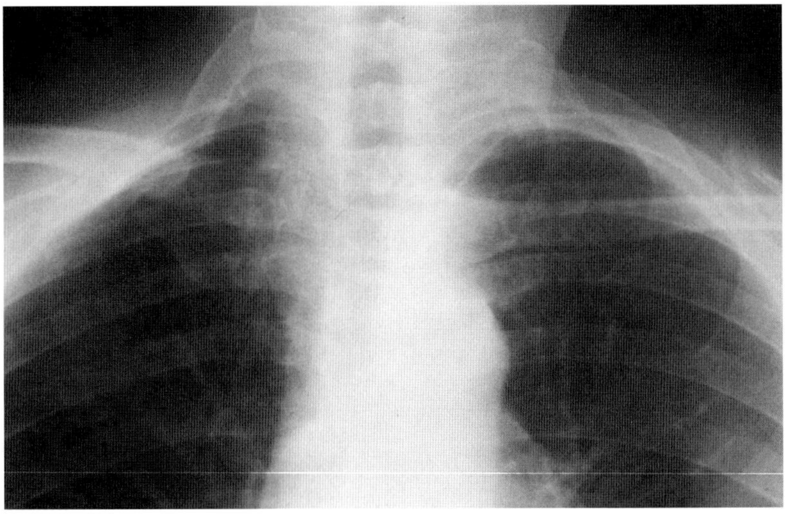

Abb. 3.2.
Knöcherne Rippenbrücke zwischen der 1. und 2. Rippe rechts. Verdickung durch die Verbindung mit der 2. Rippe hinter der Klavikula

Die Srb-Anomalie ist eine Unterentwicklung der 1. Rippe. Dabei kann ein ventrales Rudiment der ersten Rippe in üblicher Höhe am Manubrium ansetzen oder als oberste Rippe die 2. Rippe an der Synchondrosis sterni. Verschmelzungen des Rudimentes der ersten Rippe mit der 2. Rippe zählt Zimmer (1982) zum Syndrom dazu. Als begleitende Veränderung von oberen Rippenhypoplasien werden kraniale Lungenhernien genannt (Langenbruch 1988).

Fehlende oder unterentwickelte untere Rippen(paare) werden auf Thoraxübersichtsaufnahmen in der Regel nicht erkannt, eher bei Untersuchungen der Wirbelsäule, wodurch die Zählung der Wirbel unklar werden kann. Gelenkig verbundene Querfortsätze der oberen LWK, also am thorakolumbalen Übergang, haben Ähnlichkeit mit hypoplastischen unteren Rippen.

Überzählige Rippen werden auch an den Übergangszonen beobachtet, als verlängerte zervikale Querfortsätze bis zu stärkeren Halsrippen der unteren HWS; hierbei sind auch Kompressionssyndrome von Gefäßen und Nerven zu beobachten. Intrathorakale Rippen (nach innen gerichtete kleine Rippen) sind Raritäten.

Veränderungen am Sternum sind durch unvollständige Fusion der parallelen Reihe von Knochenkernen bedingt. Es resultieren Spaltbildungen und Segmentationen, oder als geringster Defekt eine kleine runde Knochenlücke im Corpus sterni, das Lochsternum (Abb. 3.3). Zimmer (1982) zeigt eine Fülle von Skelettvarianten auch in der Thoraxwand.

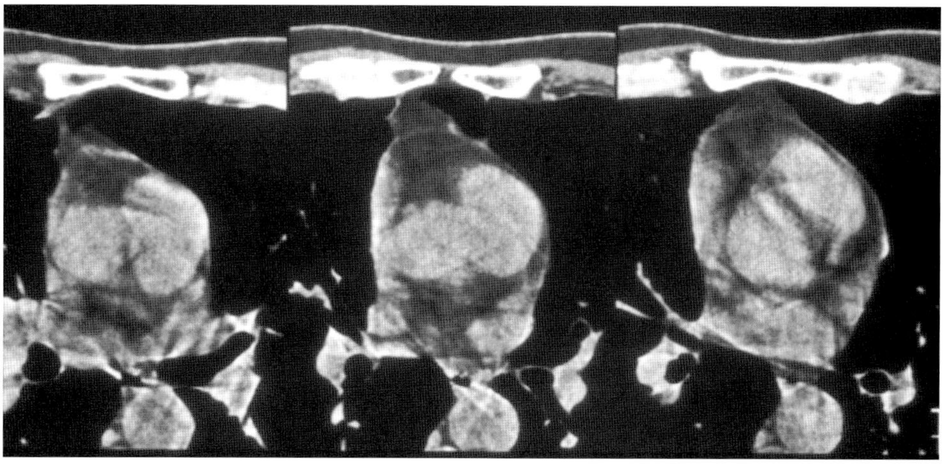

Abb. 3.3. Lochsternum. Ausschnitte der vorderen Thoraxwand aus drei fortlaufenden axialen CT-Schichten. Kortikal begrenzte kleine Lücke im Korpus sterni (*mittleres Bild*), Verdünnung des Sternum in der Umgebung. Der Defekt ist mit Bindegewebe und Fettgewebe gefüllt

3.1.2 Gefäßvarianten

Zu den echten Gefäßveränderungen zählen Anomalien der großen Gefäße im Mediastinum, wie Aortenbogenanomalien, rechtsseitiger Aortenbogen oder doppelseitiger Aortenbogen, ferner Abgangsanomalien der supraaortalen Äste einschließlich einer aberrierenden rechten A. subclavia als letztem Ast aus dem Aortenbogen (A. lusoria) oder spiegelbildliche Anomalien; diese Gefäßanomalien können die Luftwege einengen.

Varianten der großen Venen sind die persistierende linke obere Hohlvene und das Azygos-Kontinuitätssyndrom. Die linke obere Hohlvene kann als akzessorisches Gefäß oder anstelle einer normalen rechten V. cava vorliegen. Sie bildet eine langgestreckte Kontur am linken oberen Mediastinalrand mit variabler Mündung. Luzsa (1972) gibt sechs Mündungstypen an.

Beim Azygos-Kontinuitätssyndrom erfolgt der venöse Rückstrom aus der unteren Körperhälfte wegen einer Kontinuitätsunterbrechung der V. cava inferior über die erweiterte V. azygos. Hierbei kann im Röntgenbild die retrokardiale Kontur der V. cava über dem Zwerchfell fehlen.

Die nach rechts aberrierende linke Pulmonalarterie („pulmonary sling") mit Schlingenbildung um die Trachea und retrotrachealem Verlauf zurück nach links zwischen Trachea und Ösophagus kann Obstruktionen an diesen beiden Strukturen hervorrufen.

Eine obere Interkostalvene kann am Aortenbogen im Sagittalbild einen kleinen halbrunden Konturvorsprung hervorrufen („aortic nipple").

Die Variabilität der Hilusgefäße (Semisch et al. 1958) ist in Kap. 2 bereits kurz dargestellt worden. Für die Arterien des rechten Oberlappens nennt Luzsa (1972) 9, für die des Mittellappens 4 und für die des rechten Unterlappens 8 Formen, für den linken Oberlappen 12 und den linken Unterlappen 6 Gefäßabgangsvarianten. Ähnlich viele Varianten führt er auch für die Venenmündungen an. Weitere pulmonalvenöse Anomalien sind der meist rechtsseitige Varixknoten (Grainger 1997), retrobronchiale rechtsseitige Oberlappenvenen (s. Kap. 2) und ein Zufluss der Mittellappenvenen zur unteren Lungenvene (Yamashita 1978; Sugimoto et al. 1998).

Eine nach abdominal aberrierende, in die V. cava inferior mündende Lungenvene (Scimitar-Vene) gehört zu den echten Fehlbildungen, auch kombiniert mit Lungenhypoplasie; sie wird von manchen Autoren in den Komplex der Sequestration und anderer Malformationen eingeordnet (Kirkpatrick et al. 1988)

Die Abgangsvarianten der Bronchialarterien sind in Kap. 2 beschrieben, Luzsa (1972) zeigt neun Varianten nach Cauldwell et al. (1948).

3.1.3 Bronchialbaum, Lungenparenchym, Pleura

Die isomeren Fehlbildungen des Bronchialbaumes mit Situs inversus oder bilateral rechtsseitig bzw. linksseitig geformten Bronchialbäumen („mirror image") gehen über einfache Varianten hinaus. Sie sind häufig mit einer Polysplenie, Asplenie oder weiteren Anomalien, z.B. mit angeborenen Herzfehlern kombiniert (Daves 1981).

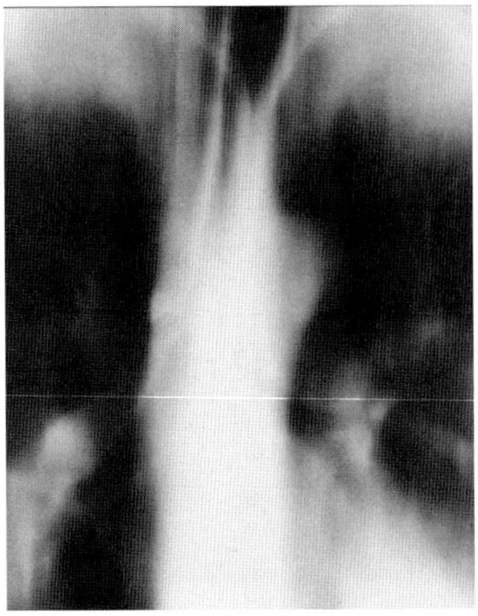

Abb. 3.4. Unmittelbar vor der Trachealbifurkation geht ein zusätzlicher Bronchus zum rechten Oberlappen aus der Trachea ab (lineare Tomographie a.-p.)

Zu den Abgangsvarianten des Bronchialsystems gehören u.a. der Trachealbronchus (Abb. 3.4). Er kann als blindes Divertikel enden, als überzähliger Bronchus neben der normalen bronchialen Oberlappentrifurkation vorkommen, als apikaler Oberlappensegmentbronchus separat aus der Trachea abgehen (mit Bifurkation der Segmente 2 und 3 in normaler Position) oder als trachealer Bronchus den gesamten Oberlappen versorgen, wobei ein normal gelegener Oberlappenabgang fehlt (Stark 1991; Kuhn 1985).

Echte Varianten sind ferner die bronchialen Aufzweigungsvarianten im Hilus, etwa im linken Oberlappen, und akzessorische hiläre Bronchien wie der subapikale (subsuperiore) Unterlappenbronchus, der sich in der Bronchographie gut darstellt, aber auch in der CT zu sehen ist. Er wird in den Nomina anatomica als gelegentlich auftretender Bronchus aufgeführt, nach anderen Mitteilungen mit überraschend häufigem Vorkommen bis zu 61% belegt (Boyden, n. Stender u. Schermuly 1969).

Die Septen zwischen den Lungenlappen können unvollständig ausgebildet sein, sodass echte Parenchymbrücken bestehen, die eine direkte Ausdehnung pathologischer Prozesse, aber auch eine lappenüberschreitende Kollateralventilation ermöglichen. Bei Lappenresektionen entlang dieser Grenze werden diese Brücken scharf durchtrennt, der verbliebene Lappen muss operativ verschlossen werden.

Überzählige Septen werden im konventionellen Projektionsbild (Abb. 3.5) ebenso wie in der CT angetroffen. Bekannt ist der Lobus venae azygos, bei dem die extrapleurale V. azygos den rechten Oberlappen einschnürt, sodass dort 4 Pleurablätter aneinander liegen und die Vene in der Nähe des rechten Tracheobronchialwinkels eine tropfenförmige Verbreiterung dieses Spaltes verursacht. Die Pleuraduplikatur ist auch in der CT als paramediastinaler Bogen zu sehen (Abb. 3.6), in den das Gefäß von der Wirbelsäule bis zur V. cava superior eingebettet ist. Das medial von der Pleuraduplikatur liegende Lungenparenchym wird dabei von der Oberlappenarterie normal versorgt. Als Rarität ist die Kombination eines Lobus venae azygos mit einem Azygos-Kontinuitätssyndrom beschrieben (Shah 1989; Abb. 3.7). Ein solcher akzessorischer Spalt kann auch links apikal auftreten (Takasugi u. Goodwin 1989).

Ein relativ häufiges, sowohl im Übersichtsbild wie in der CT gut sichtbares akzessorisches Septum trennt den Lobus cardiacus ventral vom rechten Unterlappen (Abb. 3.8). Das untere akzessorische Sep-

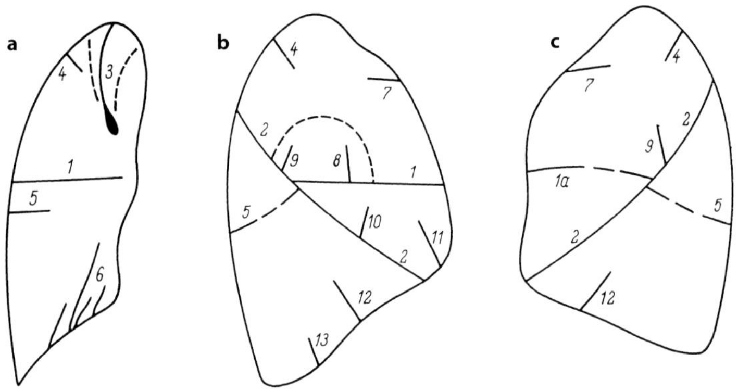

Abb. 3.5 a–c. Schematische Darstellung der akzessorischen Spalte der rechten und linken Lungenseite. **a, b** rechte Seite. **c** linke Seite. *1* kleiner Lappenspalt rechts; *1a* kleiner Lappenspalt links; *2* großer Lappenspalt; *3* Spalt bei Lobus venae azygos; *4* Spalt zwischen S1 und S2; *5* Spalt zwischen S6 und den basalen Segmenten (Lobus posterior); *6* Spalt zwischen S7 und den angrenzenden basalen Segmenten (Lobus inferior); *7* Spalt zwischen S1 und S3; *8* und *9* Spalt zwischen S2 und S3; *10* Spalt zwischen S4a und S10; *11* Spalt zwischen S4 und S5; *12* Spalt zwischen S8 und S9; *13* Spalt zwischen S9 und S10. Gestrichelte Linie bei *8*, *9* Spalt beim Lobus axillaris. (Nach Stender u. Schermuly 1969)

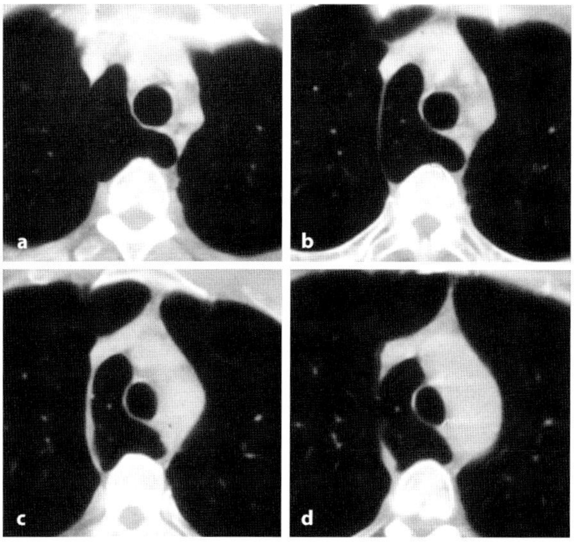

Abb. 3.6 a–d. Vier fortlaufende axiale CT-Schichten (Ausschnitt aus dem oberen Mediastinum). Bogige Pleuraduplikatur des Lobus venae azygos als dünne Linie (*obere Reihe*) und mit Verdickung durch die darin liegende V. azygos (*untere Reihe*), die von der Wirbelsäule nach vorne zur V. cava superior – höher als im Normalfall – durch das Lungenparenchym läuft

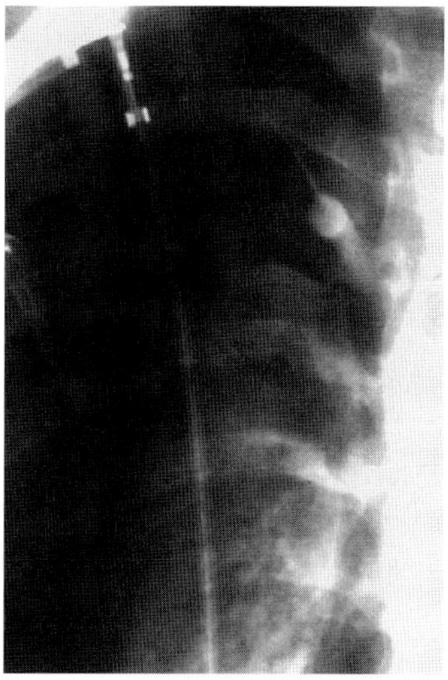

Abb. 3.7. Lobus venae azygos und Pneumothorax. Im rechten Hemithorax ist die Lunge teilweise kollabiert. Dadurch tritt der Bogen der V. azygos isoliert am rechten Mediastinalrand hervor. Der Azygosspalt ist neben dem Gefäß durch den Pneumothorax stumpf verbreitert

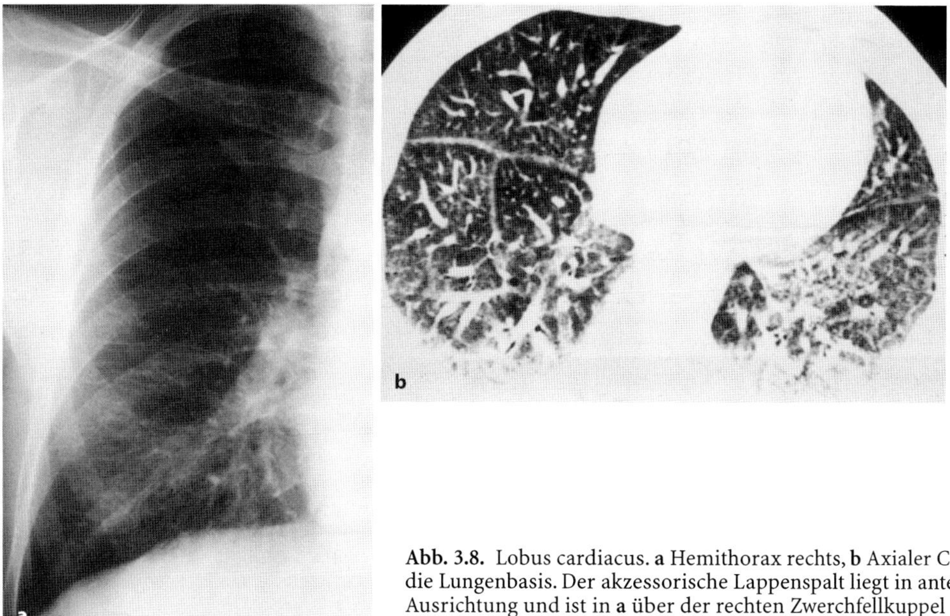

Abb. 3.8. Lobus cardiacus. **a** Hemithorax rechts, **b** Axialer CT-Schnitt durch die Lungenbasis. Der akzessorische Lappenspalt liegt in anterio-posteriorer Ausrichtung und ist in **a** über der rechten Zwerchfellkuppel als schräge Fissur erkennbar, in **b** als Abzweig hinter dem Hauptseptum rechts

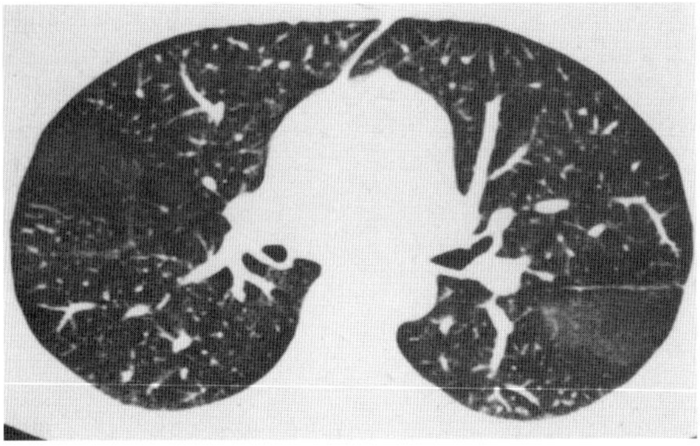

Abb. 3.9. Akzessorisches unteres Septum (Lobus posterior). Axialer CT-Schnitt durch das untere Thoraxdrittel. Während rechts das normale Nebenseptum parallel zur Schichtebene als gefäßarme Zone und schleierartige Verdichtung sichtbar ist, wird auf der linken Seite das akzessorische Septum als ebensolche Verdichtung und gefäßarme Zone hinter dem Hauptseptum erkennbar

tum trennt links oder rechts die Unterlappenspitze von der Basis, es stellt sich in der CT in ähnlicher Weise wie das Nebenseptum dar und liegt hinter dem Hauptseptum (Abb. 3.9) Die Häufigkeit des unteren akzessorischen Septums wird mit je 5% angegeben, die für das Azygossegment mit 0,5% (Haertel 1978), nach unseren Beobachtungen ist die Azygosfissur jedoch die häufigste akzessorische Pleuraduplikatur.

3.2 Ungewohnte Erscheinungsformen normaler Strukturen

3.2.1 Skelett und Thoraxwand

Formabweichungen des Thorax, insbesondere des Sternum, führen zu Änderungen des Sagittaldurchmessers. Bei der „Kielbrust" mit vorgewölbtem Sternum ist der Thoraxtiefendurchmesser verlängert, bei der „Trichterbrust" mit nach innen gezogenem Sternum vermindert. Durch die Kompression und Lageänderung des Herzens erscheint die Herzsilhouette im p.-a.-Bild verbreitert und am rechten Rand unscharf konturiert (Abb. 3.10).

In beiden Ebenen kann eine Pleuralinie auffällig erscheinen und eine Raumforderung der Thoraxwandweichteile bzw. der mediastinalen Weichteile vortäuschen. Im Seitbild gilt dies für die Pleura an den brachiozephalen Gefäßen dorsal des Sternum, im Sagittalbild für die pleurale Umschlagsfalte am Mediastinum dorsal (paravertebral) oder auch ventral (paravaskulär). Ursache ist meist eine Fetteinlagerung (Keats 1995), die von Habitus, Ernährungszustand und eventueller Kortisonmedikation abhängt.

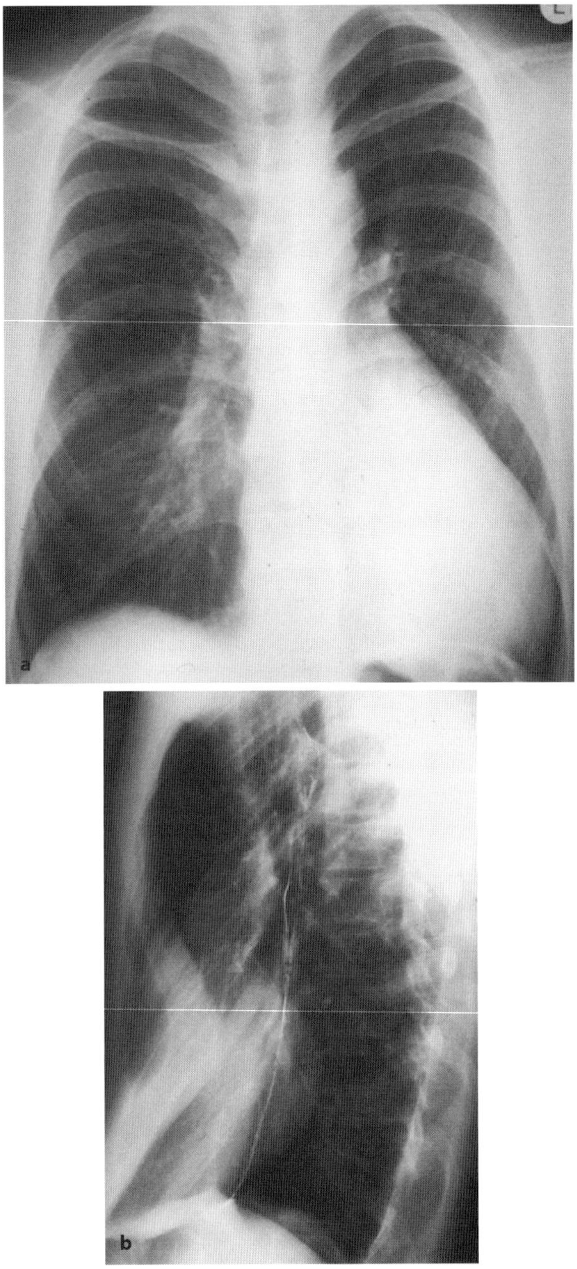

Abb. 3.10 a, b. Trichterbrust, Thoraxübersicht. **a** posteroanterior, **b** seitlich. Die Rippen laufen ventral steil nach unten (**a**), die Sternumkontur tritt weit hinter die ventralen Rippenkonturen zurück (**b**), das Herz wird nach dorsal verdrängt (**b**) und im Querdurchmesser verbreitert (**a**)

Dies betrifft auch das subpleurale Fettgewebe der Thoraxwand, das ebenso wenig mit Pleuraplaques verwechselt werden darf wie die im subpleuralen Fettgewebe verlaufenden paravertebralen Venen (im axialen CT-Bild).

Sehr oft ist unter der 2. Rippe ein „Begleitschatten" des subpleuralen Weichgewebes als schleierartiger, durch Fettgehalt transparenter Saum mit feiner dichterer Pleuralinie zur Lunge hin sichtbar, sodass der Unerfahrene einen Pneumothorax diagnostiziert. Die linke A. subclavia bildet oft oberhalb des Aortenbogens an der 2. oder 3. Rippe dorsomedial einen Begleitschatten (u. a. Saupe 1943; Keats 1995).

3.2.2 Zwerchfell, Zwerchfellrandwinkel

Zwerchfellbuckel sind eine normale Erscheinung, ebenso wie umschriebenes Fettgewebe im kardiophrenischen Winkel beiderseits des Herzens häufig ist, ohne dass hier eine echte Fettgeschwulst vorliegen muss. Allerdings liegen Lipome und Perikardzysten ebenfalls oft an dieser Stelle. Durch Zwerchfellbuckel kann die Magenblase vom Lungenparenchym distanziert erscheinen. Die sternale Zwerchfellinsertion kann ein waagerechtes Schattenband bilden.

Der Randwinkel ist bei jungen Erwachsenen oft durch einen basolateralen Rippenbegleitschatten entlang der Wand über dem Zwerchfell überlagert, hervorgerufen durch Muskelansatz des Zwerchfells oder etwas physiologische Flüssigkeit im Pleuraraum (Keats 1995).

3.2.3 Mediastinum, Mediastinalkonturen

Der linke Herzvorhof kann im Sagittalbild eine Kontur hinter dem rechten Atrium bilden.

Die linksseitige pleurale Umschlagsfalte entlang der großen mediastinalen Gefäße (aortopulmonaler Streifen) ist variabel und muss von mediastinalen Lymphomen unterschieden werden (Blank u. Castellino 1972; Keats 1972).

Luft im Ösophagus bildet oft eine oder zwei zusätzliche kraniokaudal verlaufende Konturen im Mediastinalschatten.

3.3 Vortäuschung pathologischer Veränderungen durch andere Strukturen

3.3.1 Skelett und Thoraxwand

Eine Reihe von Täuschungsmöglichkeiten im Lungenbild sind durch die Thoraxwand selbst gegeben. Nachfolgend sind die häufigsten Befunde, die zu Fehlinterpretationen führen können, aufgeführt.

- Eine Hyperplasie der Rippenknorpelansätze täuscht an der 1. Rippe durch die physiologische Knorpelverkalkung im Projektionsbild einen pulmonalen Herdschatten vor bzw. bei isolierter Beurteilung einer einzelnen Schicht in der CT einen intrapulmonalen Herd (Abb. 3.11).
- Die starke Krümmung der ersten Rippe kann einen Hohlraum im apikalen Lungenparenchym vortäuschen („Pseudokaverne“).
- Im Seitbild wird die Spina scapulae als eine fibrotische Narbe oder Streifenatelektase der Lunge

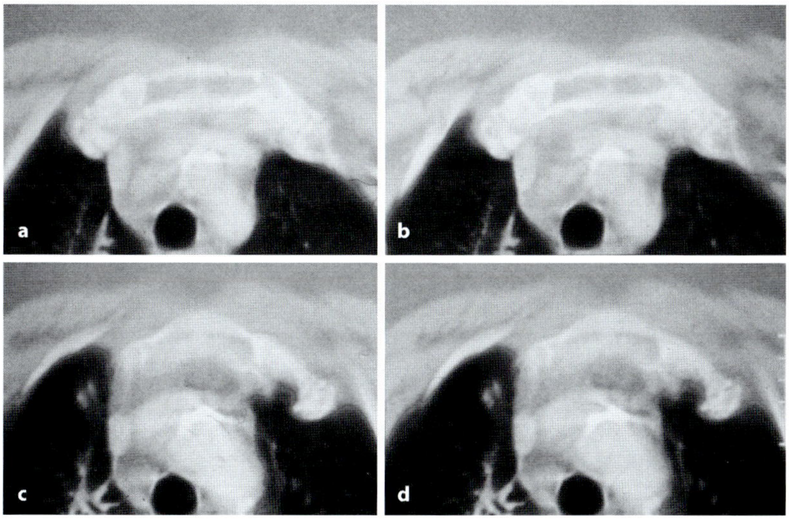

Abb. 3.11 a–d. Pseudotumor der oberen Rippenknorpel. Obere und untere Reihe: Ausschnitte aus fortlaufenden axialen CT-Schichten des oberen vorderen Thorax. Die kaudale Vorwölbung der Knochen-Knorpel-Grenze der 1. Rippe rechts tritt im Querschnitt als von Lungengewebe umgebener, vermeintlich isolierter Herd neben dem Mediastinum hervor (*untere Reihe*); auf der linken Seite ist der Zusammenhang mit knöcherner und knorpeliger Rippe noch gut erkennbar

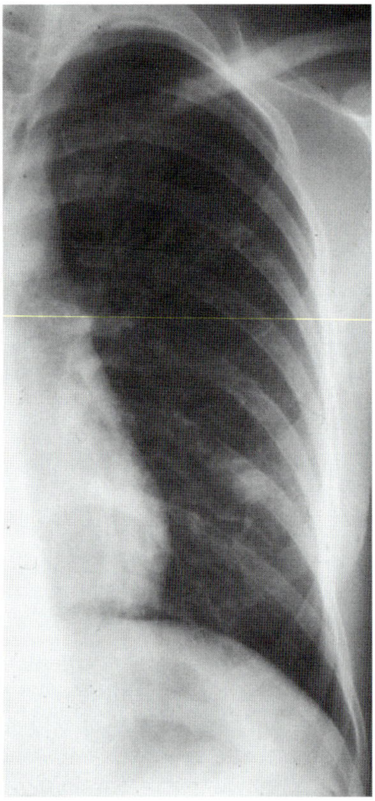

Abb. 3.12. Die vor der 4. Rippe ventral liegende Mamille einer schlanken jungen Frau täuscht einen intrapulmonalen Rundherd vor

oder als Flüssigkeitsspiegel in einer Kaverne, einem Abszess oder anderen pulmonalen Hohlraum fehlgedeutet.

- Sowohl der Processus transversus eines Brustwirbels als auch der laterale Rand des Manubrium sterni können Raumforderungen am Mediastinalrand („Lymphom“) oder im paramediastinalen Lungenparenchym vorspiegeln.
- Die Hypoplasie oder Aplasie des M. pectoralis (Poland-Syndrom) führt bei einseitigem Auftreten zu einer Transparenzdifferenz der Thoraxhälften, die Irrtümer über eine seitendifferente Perfusion oder Ventilation der Lungen auslösen können. Ähnliches gilt für einen asymmetrischem Mammaschatten.
- Ein kleiner Mammaschatten im Seitbild kann den retrosternalen Raum überlagern, ohne die ventrale Thoraxkontur zu überschreiten und kann so eine vordere mediastinale Raumforderung vortäuschen (Keats 1976).
- Mamillenschatten können noduläre Raumforderungen der Lunge vortäuschen (Abb. 3.12).
- Ein tiefes Jugulum mit scharfen Konturen kann eine Luftansammlung im oberen Mediastinum vortäuschen und für ein Ösophagusdivertikel gehalten werden (Kattan 1984).
- Weichteile der Axilla, axilläre Hautfalten nach Ablatio mammae oder Weichteile eines Armstumpfes können im Seitbild einen Tumor vortäuschen (Keats 1995).

3.3.2 Gefäße und Lungenparenchym

Folgende Verwechselungen sind möglich:

- Eine starke Schwingung der Aorta descendens lässt im Seitbild in den orthograden Abschnitten Pseudotumoren erscheinen, die für Neoplasien der Lunge gehalten werden (Keats 1995).
- Die rechte Pulmonalarterie wird im p.-a.-Bild durch den posterior gerichteten Verlauf orthograd erfasst und täuscht damit eine Raumforderung vor (Heitzman 1988).
- Der Zusammenfluss der linken Pulmonalvenen kann die Bronchien der linken Lunge nach kraniodorsal verlagern und selbst den Charakter eines Tumors annehmen (Keats 1995), auch als „venöser Pseudotumor des linken Hilus“ (Fraser 1988) bezeichnet.
- Die Summation zweier bogig verlaufender Lungengefäße, Arterien oder Venen, verursacht eine Ringfigur im Projektionsbild und täuscht so eine Bulla oder einen anderen Hohlraum im Lungenparenchym vor (Keats 1995).
- Eine echte Bulla des Lungenparenchyms kann bei peripherer subpleuraler Lage einem Pneumothorax ähneln (Keats 1995). Bei komplexen gekammerten Pneumothoraces infolge eines bullösen Emphysems ist tatsächlich bisweilen eine Unterscheidung septierter Pneumothoraxkammern von Emphysemblasen auch in der Computertomographie unmöglich.

3.3.3 Technische Fehler

Zu den häufigeren technischen Fehlern bei der Röntgenuntersuchung, die eine Pathologie vorspiegeln können, gehören dichte Haare, Zöpfe oder Haarschmuck (Kattan 1984), die alle in Überlagerung mit der Lunge dem wenig Erfahrenen einen unklaren umschriebenen oder diffusen Lungenbefund vortäuschen.

Hautfalten entstehen meist beim Unterschieben der Kassette unter den Thorax des liegenden Patienten. Der Verlauf der Falte ist jedoch meist atypisch für eine Pleuralinie, insbesondere dann, wenn der

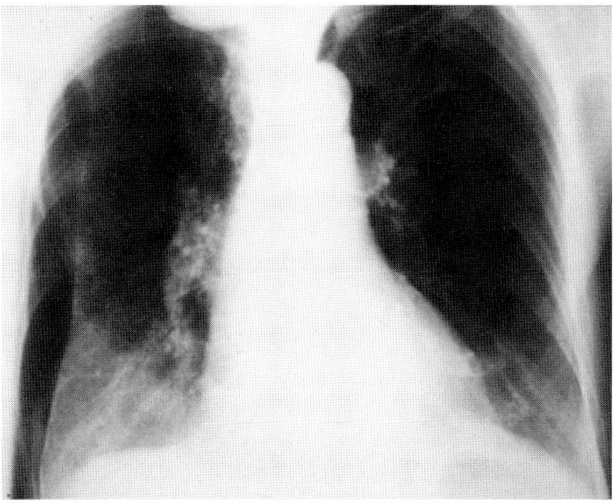

Abb. 3.13. Die Hautfalte rechts war fehlerhafter Anlass für eine Pleuradrainage. Die Linie läuft zwar im unteren und mittleren Thoraxdrittel parallel zur Thoraxwand, biegt aber im oberen Drittel nach lateral ab und kreuzt die Wandkontur fast rechtwinklig; dies ist atypisch für einen Pneumothorax

Linienschatten die Thoraxwand überschreitet oder annähernd rechtwinklig zu ihr verläuft. Dennoch kommen Verwechslungen vor (Abb. 3.13).

Aufnahmen am liegenden Patienten (Bettaufnahmen unter Intensivbedingungen) sind oft nicht exakt sagittal projiziert. Durch Linksdrehung wird die Herzfigur, durch Rechtsdrehung der mediastinale Gefäßschatten verbreitert dargestellt (Austin 1985).

Auch kann bei gedrehten Aufnahmen die Transparenz der beiden Lungenflügel trotz seitengleicher Belüftung deutlich differieren (Kattan 1984).

Bei älteren Patienten überlagert bisweilen - auch begünstigt durch vermehrte Kyphose - das Kinn das obere Mediastinum, sodass dessen Breite nicht sicher zu erkennen ist (Kattan 1984).

Literatur

Austin JHM (1985) Interpretation of lateral and oblique plain chest radiographs. In: Thorax. 17th International Diagnostic Course Davos. Foundation for the Advancement of Education in Medical Radiology, Zürich, pp 4–7

Blank N, Castellino RA (1972) Patterns of pleural reflections of the left superior mediastinum: normal anatomy and distortions produced by adenopathy. Radiology 102: 585–589

Cauldwell EW, Siekert RG, Lininger RE, Ansson BJ (1948) The bronchial arteries. An anatomic study of 150 human cadavers. Surg Gynec Obstretr 86: 395

Daves ML (1981) Cardiac roentgenology. Year Book Medical, Chicago

Fraser RG, Paré JAP, Paré P, Fraser RS, Genereux GP (1988) Diagnosis of diseases of the chest. Saunders, Philadelphia

Grainger RG (1997) Congenital heart disease: other congenital heart lesions. In: Grainger RG, Allison DA (eds) Grainger and Allisons's Diagnostic Radiology. Churchill-Livingstone, New York, pp 715–730

Heitzman ER (1988) The mediastinum. Springer, Berlin Heidelberg New York Tokyo

Kattan KR (1984) Some telltales and pitfalls in chest radiology. In: Kattan KR (eds) Nonpulmonary aspects in chest radiology. Radiol Clin North Amer 22: 467–486

Keats TE (1972) The aortic-pulmonary mediastinal stripe. Amer J Roentgenol 116: 107

Keats TE (1976) Mammary anterior mediastinal pseudotumor. J Canad Assoc Radiol 27: 262

Keats TE (1995) Normal variants that may simulate disease. In: Armstrong P, Wilson AG, Dee P, Hansell DM (eds) Imaging of diseases of the chest. Mosby, St. Louis, pp 48–57

Keats TE (1996) Atlas of normal variants that may simulate disease. Mosby, St. Louis

Kirkpatrick JA jr, Fellows KE, Griscom NT (1988) Sequestration, adenomatoid malformation, bronchogenic cyst, Scimitar syndrome: A spectrum? Int Pediatr 3: 294–297

Kuhn JP (1985) The thorax. In: Silverman FN (ed) Caffey's pediatric X-ray diagnosis: An integrated imaging approach. Year Book Medical, Chicago, pp 1081–1350

Langenbruch K (1988) Thoraxwandveränderungen. In: Frommhold W, Dihlmann W, Stender HS, Thurn P (Hrsg) Radiologische Diagnostik in Klinik und Praxis. Bd I, Teil 2: Lunge, Pleura, Thoraxwand. Thieme, Stuttgart New York, S 977–994

Luzsa G (1972) Röntgenanatomie des Gefäßsystems. Johann Ambrosius Barth/Akadémiai Kiadó, Frankfurt/M Budapest

Saupe E (1943) Die Röntgenbildanalyse. Thieme, Leipzig

Semisch R, Gessner J, Kölling HL, Wittig HH (1958) Atlas der selektiven Lungenangiographie. Gustav Fischer, Jena

Shah Y (1989) Case of the season: Azygos lobe and azygos continuation of the inferior v. cava. Sem Roentgenol 24: 5–6

Stark P (1991) Radiology of the trachea. Thieme, Stuttgart New York

Stender HS, Schermuly W (1969) Röntgenanatomie der Lunge. In: Diethelm L et al. (Hrsg) Röntgendiagnostik der oberen Speise- und Atemwege, der Atemorgane und des Mediastinums. Springer, Berlin Heidelberg New York Tokyo (Handbuch der medizinischen Radiologie, Bd IX/1).

Sugimoto S, Izumyama O, Yamashita A, Baba M, Hasegawa T (1998) Anatomy of inferior pulmonary vein should be clarified in lower lobectomy. Ann Thorac Surg 66: 1799–1800

Takasugi JE, Goodwin JD (1989) Left azygos lobe. Radiology 171: 133

Yamashita H (1978) Variations in the pulmonary segments and the bronchovascular trees. In: Yamashita H (ed) Roentgenologic anatomy of the lung. Igaku-shoin, Tokyo

Zimmer EA (1982) Grenzen des Normalen und Anfänge des Pathologischen im Röntgenbild des Skeletts. Thieme, Stuttgart New York

Systematik der Bildanalyse/Bildmuster 4

H.-U. Kauczor

Die Bildanalyse der Thoraxübersichtsaufnahme und der Computertomographie erfolgt systematisch: 1. Visuelle Kontrolle der Bildqualität. 2. Morphologische Analyse von innen nach außen oder von außen nach innen bzw. Weichteilfenster und Lungenfenster: Vorhandensein normaler anatomischer Strukturen und Verhältnisse sowie Erkennen von Abweichungen. 3. Zusammenfassen der Einzelbefunde zu Bildmustern, die auf anatomisch-pathologischen Substraten beruhen. 4. Interpretation der Bildmuster in Kenntnis der klinischen Befunde. Daraus ergeben sich Diagnose, differentialdiagnostische Überlegungen und abschließende Bewertung.

Die Bildmuster in der Thoraxradiologie lassen sich am besten nach der vorherrschenden Art der *Transparenzänderung* (Transparenzerhöhung, Transparenzminderung), einer möglichen *Strukturänderung* (Gerüstdestruktion) und nach dem *morphologischen Erscheinungsbild*, z.B. flächenhaft (alveolär, interstitiell) oder umschrieben (nodulär, retikulär, retikulonodulär), generalisiert oder fokal einteilen.

Eine Transparenzerhöhung ist durch eine Zunahme des intrathorakalen Luftgehalts definiert. Sie kann mit oder ohne Gefäßzeichnung, generalisiert oder umschrieben auftreten. Flächenhafte Transparenzminderungen werden als Verschattungen bezeichnet. Sie sind durch einen generalisierten Verlust an luftgefüllten Räumen bedingt. Verschattungen können azinär (milchglasartige Dichteanhebung in der CT), interstitiell oder homogen sein. Die Atelektase ist eine homogene Verschattung mit Volumenverlust der Lunge. Es gibt vier verschiedene Formen: Resorptions-, Kompressions-, Adhäsions- und Kontraktionsatelektasen. Eine fokale Transparenzminderung kann durch solitäre oder multiple Rundherde, Raumforderungen oder mikronoduläre Verdichtungen hervorgerufen werden. Eigenständige Befundmuster umfassen Verkalkungen, Ringschatten, retikuläre und lineare Verschattungsmuster sowie Honigwaben. Die CT ist das Verfahren der Wahl zur Beurteilung der großen und kleinen Atemwege sowie einer Gerüstdestruktion mit Zerstörung von Alveolen, Bronchien, Gefäßarchitektur und Interstitium wie sie bei vielen fortgeschrittenen Lungenerkrankungen auftreten kann.

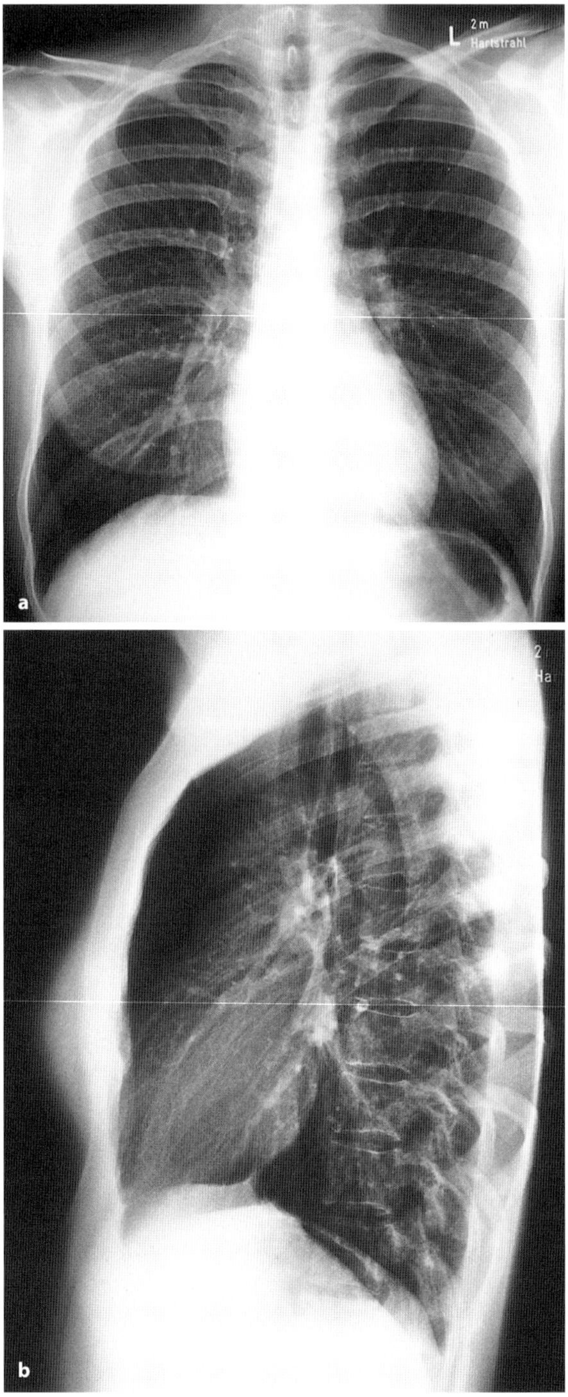

Abb. 4.1 a, b. Normale Thoraxübersichtsaufnahme in zwei Ebenen

4.1 Bildanalyse

4.1.1 Thoraxübersichtsaufnahme

Vor der eigentlichen Befundung einer Thoraxübersichtsaufnahme muss die Qualität der Aufnahme visuell kontrolliert werden. Dazu gehört die Überprüfung der Identität (Name, Geburtsdatum, Untersuchungsdatum, Name des Instituts) auf Vorhandensein, Vollständigkeit und Plausibilität. Die Qualitätskontrolle der Aufnahme beinhaltet außerdem die Belichtung, die vollständige Erfassung des Thorax und die achsengerechte Abbildung im posteroanterioren oder lateralen Strahlengang.

Die Befundung von Thoraxübersichtsaufnahmen erfolgt in drei Schritten, sie sollte stets nach einem festgelegten, systematischen Schema erfolgen. Diese Systematik umfasst das Durchmustern aller erkennbaren Strukturen in einer standardisierten Reihenfolge. Dabei können zwei verschiedene Vorgehensweisen empfohlen werden: von innen nach außen (Herz – Mediastinum – Lunge – Rippen/Thoraxwand) oder umgekehrt von außen nach innen. Ein Schema zur systematischen Analyse der Thoraxübersicht ist in Tabelle 4.1 angegeben. Dabei wird zunächst das Vorhandensein normaler anatomischer Strukturen und Verhältnisse geprüft (Abb. 4.1).

Bei Abweichungen von der normalen Anatomie ist die Erkennung von Normvarianten, Verkleinerung oder Vergrößerung der einzelnen Strukturen oder Organe wichtig. Des weiteren werden die vom Normalbefund abweichenden Bildmerkmale, Strukturen und Muster festgehalten. Es werden die Veränderungen des Lungengerüsts und die Bildmerkmale von solitären, multiplen und disseminierten Veränderungen benannt. Für die radiologischen Auffälligkeiten werden in diesem Abschnitt der Befundung Begriffe verwendet, die sich auf die Anatomie und die radiologische Morphologie für die Normalanatomie und für pathologische Veränderungen beziehen (Fleischner 1984; Friedman 1983). Größe, Form, Kontur, Dichte und Lokalisation sowie die Verteilung und Streuung der Veränderungen werden analysiert und nach morphologischen Kriterien benannt.

Im nächsten Schritt werden die Einzelbeobachtungen zu komplexen Bildmustern zusammengefasst. Die Bildmuster basieren grundsätzlich auf der radiologischen Morphologie. Die Verwendung der Bildmuster stellt aber gleichzeitig schon den zweiten Schritt der Befundung dar. Mit Hilfe dieser Muster werden die radiologisch-morphologischen Befunde den anatomisch-pathologischen Substraten zugeordnet. Diese Zuordnung der Auffälligkeiten zu bestimmten pathophysiologischen Vorgängen oder

Tabelle 4.1. Systematische Analyse der Thoraxübersichtsaufnahme

p.-a.-Aufnahme	
Herz	Lage, Größe, Konfiguration
Mediastinum	Trachea, Karina, Aorta, Pulmonalissegment, V. cava, V. azygos
Lunge	Durchmustern des Parenchyms von oben nach unten und von zentral nach peripher, jeweils für die rechte und die linke Lunge Beachten der Gefäßzeichnung: Vergleich oben – unten; rechts – links Überprüfung sämtlicher Konturen auf Unschärfe oder Verstreichen Abgrenzung von Herz, Mediastinum und Zwerchfell Besonderes Augenmerk haben die kritischen Regionen verdient: hinter dem Herzen, hinter den Hili, hinter dem Zwerchfell und die Lungenspitzen
Knochen	Rippen, Schlüsselbeine, Schulterblatt, Humerus, Brustwirbelkörper
Weichteile	Brustschatten, Axilla und dargestellte Halsabschnitte, Abdomen (Luftverteilung, Schatten, Verkalkungen)
Fremdkörper	Katheter, Schrittmacher, Drainage usw.
Seitaufnahme	
Herz	Größe, Konfiguration
Mediastinum	Trachea, Aorta, rechte und linke Pulmonalarterie
Lunge	Retrosternalraum, Retrokardialraum, Zuordnung der Zwerchfellhälften, hinterer kostophrenischer Rezessus
Knochen	Sternum, Brustwirbelkörper

pathologischen Entitäten gelingt mit Hilfe der Bildmuster wesentlich leichter. Für das Verständnis der Bildmuster sind umfangreiche Kenntnisse der Normalanatomie, der Pathophysiologie und der Pathologie unabdingbar, zusammen mit diesen helfen die Bildmuster bei der Erkennung von primär vaskulären, pulmonalen oder pleuralen Prozessen, aber auch bei der Unterscheidung von kardialen Erkrankungen. Im dritten Schritt der Befunderstellung werden klinische Befunde in die Interpretation und Bewertung der Bildmuster aufgenommen. Es schließen sich Diagnose, differentialdiagnostische Betrachtungen und eine abschließende Beurteilung an. Die entsprechenden Kenntnisse werden in den folgenden Kapiteln dargelegt.

4.1.2 Computertomographie

Schnittbildverfahren mit überlagerungsfreier Darstellung der Lunge haben gegenüber der Thoraxübersichtsaufnahme erhebliche Vorteile für die Beurteilung pulmonaler Veränderungen im Rahmen von Lungenerkrankungen. In den letzten Jahren hat sich insbesondere die Computertomographie (CT), unter Verwendung der Spiraltechnik (Spiral-CT), der hochauflösenden Technik (HR-CT) und der Multislice-CT (MSCT), als Verfahren der Wahl zur Beurteilung des Lungenparenchyms etabliert (Mayo et al. 1987; Müller 1991).

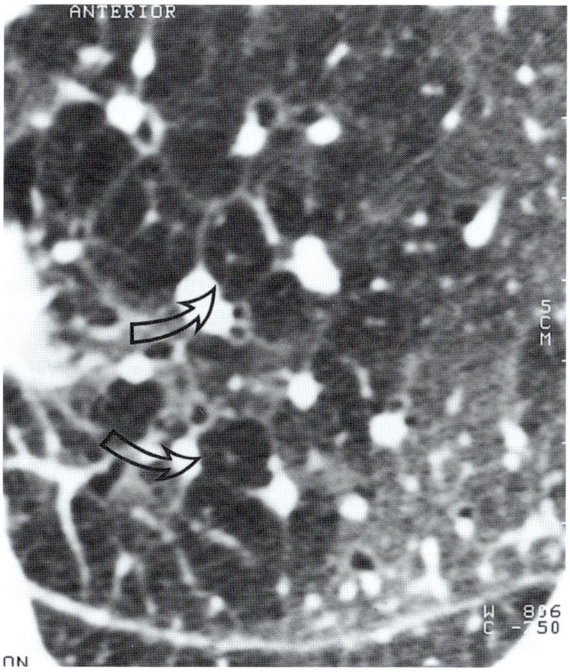

Abb. 4.2. CT, Ausschnittsvergrößerung: aufgrund unterschiedlicher Dichte sind die Lobuli gut abgrenzbar (*Pfeile*)

Die systematische Analyse computertomographischer Aufnahmen der Lunge wird am besten in Analogie zur Thoraxübersichtsaufnahme vorgenommen. Sie beginnt mit der Beurteilung des Mediastinums im Weichteilfenster im Hinblick auf Normalanatomie, Normvarianten und pathologische Veränderungen, einschließlich sichtbarer Verdichtungen in der Lunge. Mit der gleichen Fenstereinstellung sollten auch Thoraxwand, Brust, Axilla sowie die mit abgebildeten Anteile von Abdomen und Hals beurteilt werden. Im zweiten Schritt erfolgt die Durchmusterung des Parenchyms im Lungenfenster. Hierbei steht die Erkennung des normalen Lungengerüsts mit Tracheobronchialbaum, Gefäßbaum, Lungenlappen und Lobuli im Vordergrund (Abb. 4.2). Darauf aufbauend können pathologische Veränderungen erkannt, zugeordnet, benannt und erklärt werden. Auch hierbei können die Einzelbefunde zu Mustern zusammengefasst werden, um einen leichteren Weg zur Diagnose zu finden.

4.1.3 Terminologie

Die Terminologie zur Beschreibung der verschiedenen pulmonalen Bildmuster hat eine lange Tradition. Sie verwendet einerseits radiologisch-technische Begriffe, wie z.B. Transparenzerhöhung oder Dichtezunahme. Andererseits wurden bildliche Termini geprägt, die leicht eine Vorstellung vom morphologischen Aspekt der Veränderungen vermitteln, z.B. tafelbergartig oder mercedessternartig. Am weitesten vorangetrieben wurde die Terminologie für die standardisierte Erfassung von Pneumokoniosen mit Hilfe der Klassifikation der International Labour Organisation (ILO). Diese Klassifikation erlaubt, Schweregrad und Ausmaß im interindividuellen Vergleich, aber auch im intraindividuellen Langzeitverlauf gut zu beurteilen. Neben dieser international anerkannten Terminologie werden aber auch viele spontane, intuitive Wortschöpfungen benutzt. Diese mögen zwar anschaulich sein, sind aber häufig nicht reproduzierbar und haben oft nur einen lokalen Verbreitungsgrad. In der jüngsten Zeit haben sich, insbesondere auf dem Gebiet der CT, zahlreiche Anglizismen eingebürgert. Grundsätzlich stehen für die Beschreibung vieler Befunde mehrere, weitgehend synonyme Begriffe zur Verfügung, deren Anzahl weit über das notwendige Maß hinausgeht. Dabei sind die Begriffe aus der konventionellen Thoraxdiagnostik nur teilweise auf die CT übertragbar. Die bessere Detailerkennbarkeit der Normalanatomie und pathologischer Veränderungen erfordert ein neues Verständnis der Begriffe oder die Bildung neuer Termini (Kauczor et al. 1996). In den folgenden Abschnitten werden die grundlegenden Bildmuster jeweils für die Thoraxübersichtsaufnahme und die CT gemeinsam betrachtet. Weiterreichende Details werden für konventionelle Aufnahmen und HR-CT getrennt dargestellt.

4.2 Bildmuster

Trotz der vielen verschiedenen Erkrankungen steht der Lunge nur eine beschränkte Anzahl von Reaktionsmöglichkeiten zur Verfügung. Die radiologischen Bildmuster geben die makroskopischen Folgen der Lungenerkrankungen wider. Die Zahl der unterschiedlichen Bildmuster ist dementsprechend durch die Reaktionsmöglichkeiten der Lunge limitiert. Die exakte Analyse von Bildmerkmalen nach Größe, Zahl, Morphologie, Lokalisation und Verteilung ist die Voraussetzung für die Erfassung und Verwendung von Bildmustern. Die Bildmuster in der Thoraxradiologie lassen sich am besten nach der vorherrschenden Art der *Transparenzänderung* (Transparenzerhöhung, Transparenzminderung), einer möglichen *Strukturänderung* (Gerüstdestruktion) und nach dem *morphologischen Erscheinungsbild* (z.B. Rundherd) einteilen.

Transparenz/Dichte der Lunge
Während eines Atemstillstands in tiefer Inspiration zeigt die Lunge eines Lungengesunden eine homogene Transparenz. Diese ist als Normalbefund anzusehen (Abb. 4.1). Die normale Transparenz der Lunge wird durch die Röntgendichte bestimmt. Die spezifische Dichte des Lungenparenchyms (normal 0,3 g/ml) und damit auch die Röntgendichte der Lunge wird weitgehend von vier Faktoren bestimmt: *Luft, Blut, Bindegewebe und Flüssigkeit.* Die Luft determiniert dabei wesentlich die normale Lungendichte, sie macht knapp $^2/_3$ der Dichte aus. Das Blut in Pulmonalarterien und Lungenvenen trägt zu knapp einem Sechstel zur Lungendichte bei. Ein weiteres knappes Sechstel macht Flüssigkeit aus. Dabei ist es unerheblich, ob sich die Flüssigkeit interstitiell, alveolär oder intrazellulär befindet. Das Bindegewebe des Lungengerüsts macht nur ca. 5% der normalen Dichte aus. Aufgrund dieses geringen Anteils ist das Interstitium der gesunden Lunge auf der Übersichtsaufnahme nicht zu erkennen. Die individuelle Variabilität einer normalen homogenen Transparenz ist jedoch hoch. Hierbei sind insbesondere extrapulmonale Einflüsse auf die Transparenz (Adipositas, Mammaschatten) zu beachten.

Struktur des Lungengerüsts
Das normale Lungengerüst besteht aus den bronchovaskulären Bündeln mit den Pulmonalarterien,

Bronchien und dem sie umgebenden Bindegewebe, den interlobulären und interlobären Septen mit den Lungenvenen und den Lymphgefäßen, der Basalmembran der Alveolen und dem subpleuralen Bindegewebe. Mit der anatomischen Einteilung in Lappen, Segmente und Lobuli weist die Lunge einen klar vorgegebenen und regelmäßigen Aufbau ihres Gerüsts auf. Dieser spiegelt sich in der normalen Übersichtsaufnahme (Abb. 4.1) und der normalen gleichmäßigen Darstellung des Lungenparenchyms in der CT wider. Hiervon müssen pathologische Veränderungen unterschieden werden. Die Übersichtsaufnahme wird häufig eingesetzt, um einen allgemeinen Überblick über Lunge, Herz und Kreislauf zu bekommen bzw. um entsprechende Erkrankungen auszuschließen. Man muss sich jedoch der beschränkten Sensitivität der Übersichtsaufnahme bewusst sein. Pathologische Veränderungen sind meist schon fortgeschritten, wenn sie auf der Übersichtsaufnahme erkennbar werden. So ist der Schweregrad einer irreversiblen pathologischen Veränderung, z. B. einer Lungenfibrose, und die damit verbundene funktionelle Einschränkung von der Destruktion des Lungengerüsts abhängig. Ist das Lungengerüst bei der Lungenfibrose noch erhalten, wird die funktionelle Einschränkung eher gering sein. Die *Gerüstdestruktion* kennzeichnet eine ausgeprägte Schädigung der Lunge mit einem irreversiblen Umbau. Die Gerüstdestruktion stellt häufig das Endstadium interstitieller Lungenerkrankungen dar. Sie kann mit deutlichen funktionellen Einschränkungen einhergehen. Im Gegensatz zur Übersichtsaufnahme ist das normale Lungengerüst mit der CT gut darstellbar. Pathologische Veränderungen lassen sich mit der CT daher frühzeitig ausmachen und können den einzelnen Strukturen des Lungengerüsts exakt zugeordnet werden. Diese Kompartimentierung der Lunge ist eine wesentliche Hilfestellung bei der Diagnosefindung. Das Ausmaß einer irreversiblen Gerüstdestruktion lässt sich mit der CT besser erfassen als mit der Übersichtsaufnahme.

Morphologisches Erscheinungsbild

Neben der Dichte eines intrapulmonalen Prozesses spielt das morphologische Erscheinungsbild für die Erkennung von Bildmustern eine zentrale Rolle. Veränderungen können flächenhaft oder umschrieben zur Darstellung kommen. Die flächenhaften Veränderungen können als vorwiegend alveoläre oder vorwiegend interstitielle Prozesse erkannt werden. Umschriebene Veränderungen sind entweder nodulär, retikulär, oder es lassen sich sowohl noduläre als auch retikuläre Veränderungen feststellen (retikulonodulär). Die Verteilung der Veränderungen kann generalisiert oder fokal sein.

Merke ! Die Verwendung von Bildmustern erfordert die exakte Analyse von Bildmerkmalen nach Größe, Zahl, Morphologie, Lokalisation und Verteilung. Die Bildmuster werden nach der vorherrschenden *Transparenzänderung* (Transparenzerhöhung, Transparenzminderung), einer möglichen *Strukturänderung* (Gerüstdestruktion) und nach dem *morphologischen Erscheinungsbild*, z. B. flächenhaft (alveolär, interstitiell) oder umschrieben (nodulär, retikulär, retikulonodulär), generalisiert oder fokal eingeteilt.

4.3 Muster mit Transparenzerhöhung

Während eines Atemstillstands in tiefer Inspiration zeigt die gesunde Lunge eine gleichmäßige Transparenz, die als Normalbefund anzusehen ist. Eine pathologisch erhöhte Transparenz kann einseitig oder beidseitig, lokal oder generalisiert auftreten. Wird eine Transparenzerhöhung sichtbar, können die Ursachen intra- oder extrapulmonal liegen. Bei intrapulmonalen Ursachen ist die Transparenzerhöhung durch eine verminderte Dichte des Lungenparenchyms bedingt. Eine Verringerung der Lungendichte resultiert primär aus einem relativ höheren Luftgehalt der Lunge. Dabei sind fast immer die Alveolarräume erweitert. Meist ist gleichzeitig der Anteil des Bindegewebes reduziert. Dies geht häufig mit einer Rarefizierung des Gefäßbaums oder einem Verlust der Gefäßzeichnung und konsekutiv mit einer deutlichen Abnahme des Blutgehalts einher.

4.3.1 Bilaterale Transparenzerhöhung mit erhaltener Gefäßzeichnung

Eine beidseitige Erhöhung der Transparenz findet man bei Erkrankungen, die beide Lungen gleichermaßen betreffen. Sie lässt sich bereits bei einem erhöhten Luftgehalt in einer ansonsten normalen Lunge beobachten (Überblähung). Ein solcher erhöhter Luftgehalt kann bei exspiratorischer Obstruktion im Rahmen eines akuten Asthmaanfalls entstehen (Volumen pulmonum auctum). Die Transparenzerhöhung ist dabei typischerweise homogen, nach erfolgreicher Behandlung des Anfalls ist diese Überblähung reversibel. Doch nicht nur eine akut auftretende exspiratorische Obstruktion führt zu einer Überblähung der Lunge. Auch organisch bedingte Stenosen der Trachea führen zu einer beidseitigen Überblähung der nachgeschalteten Lungenabschnitte. Da die Inspiration weniger stark behindert wird als die Exspiration, kann es durch einen Ventilmechanismus bei einem frühzeitigen exspiratorischen Verschluss zur Überblähung kommen. Je nach Lokalisation der Atemwegsobstruktion kann die Transparenzerhöhung auch fokal auftreten. Sie kann dann auf eine Lunge, einen Lappen bzw. ein oder mehrere Segmente beschränkt sein. Eine mehr oder weniger generalisierte Transparenzerhöhung entsteht auch bei der chronischen Bronchitis und der chronisch obstruktiven Atemwegserkrankung („chronic obstructive pulmonary disease", COPD). Solange noch keine Destruktion des Lungengerüsts vorliegt, führt die exspiratorische Obstruktion zu einer erhöhten Transparenz. In diesem Fall ist die erhöhte Transparenz reversibel. Gleichzeitig sind meist schon Auffälligkeiten der Atemwege und eine vermehrte peribronchiale Zeichnung festzustellen (s. dort). Bei fortschreitender Erkrankung führt die COPD häufig zu einer irreversiblen Überblähung und damit Transparenzerhöhung der Lunge. Diese geht mit einer zunehmenden emphysematösen Destruktion des Lungenparenchyms einher.

4.3.2 Emphysem

Das Emphysem ist histologisch als konstante, also irreversible, abnorme Erweiterung der Alveolarräume distal der terminalen Bronchiolen definiert (Snider et al. 1985). Es geht mit der Zerstörung des Interstitiums innerhalb des Lobulus und der perilobulären Septen einher, ohne dass es zu einer vermehrten Bildung von Bindegewebe kommt.

Thoraxübersichtsaufnahme

Die Thoraxübersichtsaufnahme lässt ein Emphysem nur anhand indirekter Zeichen der Überblähung vermuten (Laws u. Heard 1962):

Zeichen der Lungenüberblähung auf der Übersichtsaufnahme

- Größenzunahme der Lungen
  - Größenzunahme des Thorax in allen drei Raumrichtungen
  - Retrosternalraum > 2,5 cm
  - Verbreiterung der Zwischenrippenräume
- Auswirkungen auf des Zwerchfell
  - Tiefstand (unterhalb der 6. Rippe ventral)
  - Abflachung bzw. Inversion
  - Sternodiaphragmaler Winkel > 90° (Seitaufnahme)
  - Kostodiaphragmaler Winkel > 40° (p.-a.-Aufnahme)
- Zunahme des Luftgehalts
  - Homogene oder inhomogene Transparenzzunahme
  - Verlagerung des Lappenspalts durch lokalisierte Überblähung (Bulla)
  - Verminderte Gefäßzeichnung
  - Zeichen der pulmonal-arteriellen Hypertonie

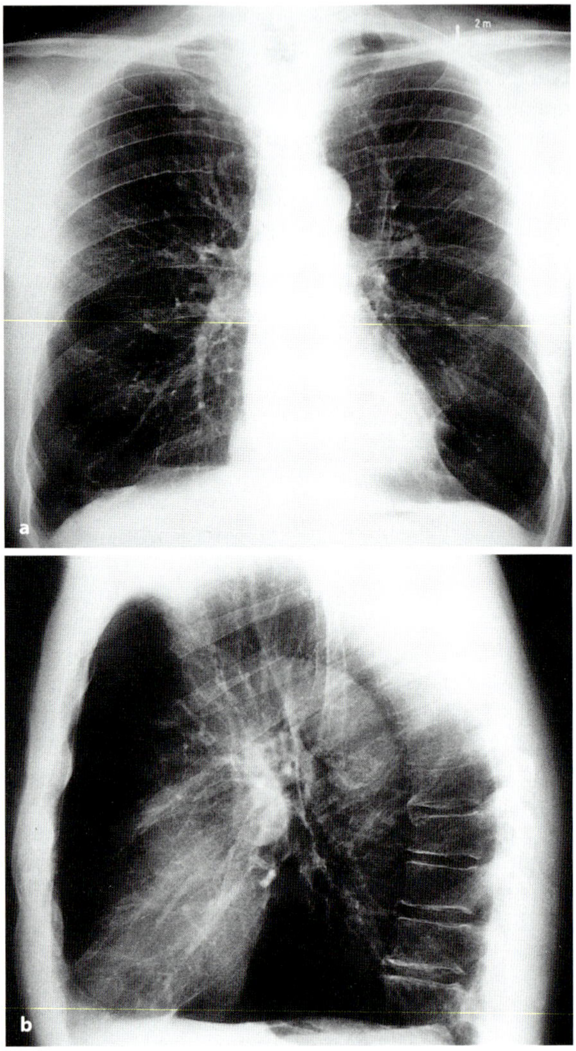

Abb. 4.3 a, b. Thoraxübersichtsaufnahme in zwei Ebenen mit Zeichen der Lungenüberblähung: erweiterter Retrosternalraum, abgeflachtes Zwerchfell

Darüber hinaus wurden mehrere Messgrößen zur konkreten Erfassung der Lungenüberblähung entwickelt (Lohela et al. 1984; Sutinen et al. 1965). Die Überblähung äußert sich zunächst in einer Größenzunahme der Lunge. Sie kann in allen drei Raumebenen sichtbar werden (Abb. 4.3; Thurlbeck u. Simon 1978).

Die Größenzunahme und die damit verbundene Transparenzzunahme lassen sich auf der Seitaufnahme gut erkennen, insbesondere an der Erweiterung des Retrosternalraums (Abb. 4.3). Während normalerweise das Fettgewebe im vorderen Mediastinum und der Thymusrest direkten Kontakt zur Sternumrückfläche haben, drängen sich beim Emphysem die Oberlappen in diesen Raum, bis die Pleurablätter der Oberlappen aneinandergrenzen. Da die Weite des Retrosternalraums ein Maß für die Größenzunahme des anteroposterioren Durchmessers der Lunge ist, wird sie für die quantitative Erfassung der Überblähung eingesetzt. Der Retrosternalraum wird auf der Seitaufnahme 3 cm kaudal des Angulus sterni als Distanz zwischen Sternumrückfläche und Vorderseite der Aorta ascendens gemessen. Ab 2,5 cm gilt er als vergrößert und damit als Hinweis auf ein Emphysem. In der CT kann die Weite des Abstands zwischen Sternum und Aorta ascendens ebenfalls leicht gemessen werden, um Patienten mit Lungenüberblähung zu identifizieren (Hagen u. Kolbenstvedt 1993). Die Beurteilung der Größenzunahme der Lunge im Rechts-links-Durchmesser beruht allein auf dem subjektiven Eindruck. Als Kriterium kann die Erweiterung der Zwischenrippenräume gelten. Die überblähte Lunge wölbt sich in die Zwischenrippenräume vor (Abb. 4.3), diese Vorwölbungen sind manchmal auf der Seitaufnahme gut zu erkennen. Durch dieses Vorwölben werden die Rippen auseinandergedrängt, die Zwischenrippenräume erscheinen erweitert. Messwerte zur Quantifizierung dieses Kriteriums existieren jedoch nicht. Die Größenzunahme im Rechts-links-Durchmesser beeinflusst allerdings die Beurteilung der Herzgröße mit Hilfe des kardiothorakalen Verhältnisses (CT-Quotient). Ein vergrößertes Herz in einem vergrößerten Thorax wird dann als normal groß beurteilt. Finden sich Zeichen der Lungenüberblähung, müssen andere Kriterien zur Beurteilung einer Herzvergrößerung, wie Konfiguration oder absolute Größe herangezogen werden.

Die Größenzunahme der Lunge in der kraniokaudalen Ausdehnung lässt sich auf den Übersichtsaufnahme am besten beurteilen. Hier macht man sich die Auswirkungen auf das Zwerchfell zunutze. Die Überblähung führt durch Volumenzunahme und erhöhten Druck zu einem Tiefstand des Zwerchfells. Normalerweise steht das Zwerchfell in Höhe des ventralen Anteils der 6. Rippe. Beim Zwerchfelltiefstand geht die Kuppelform verloren, es kommt zur Abflachung des Zwerchfells. Bei weiter fortschreitender Überblähung wird das Zwerchfell weiter nach kaudal gedrückt. Da die Insertionspunkte des Zwerchfells fixiert sind, reagiert das Zwerchfell mit einer Inversion. Es nimmt eine konkave Konfiguration an und wölbt sich nach kaudal gegen das Abdomen vor. Die Konfigurationsänderungen des Zwerchfells können über die Winkel an den Insertionspunkten erfasst werden. Mit der Messung des sternodiaphragmalen und des kostodiaphragmalen Winkels werden so Abflachung oder Inversion des Zwerchfells quantitativ vergleichbar (Abb. 4.3, 4.4). Dabei wird der sternodiaphragmale Winkel auf der Seitaufnahme gemessen. Bis 90° gilt er als normal. Ist er größer, liegt eine Überblähung vor. Der kostodiaphragmale Winkel wird auf der p.-a.-Aufnahme gemessen; ein Winkel über 40° gilt als Hinweis auf eine Lungenüberblähung.

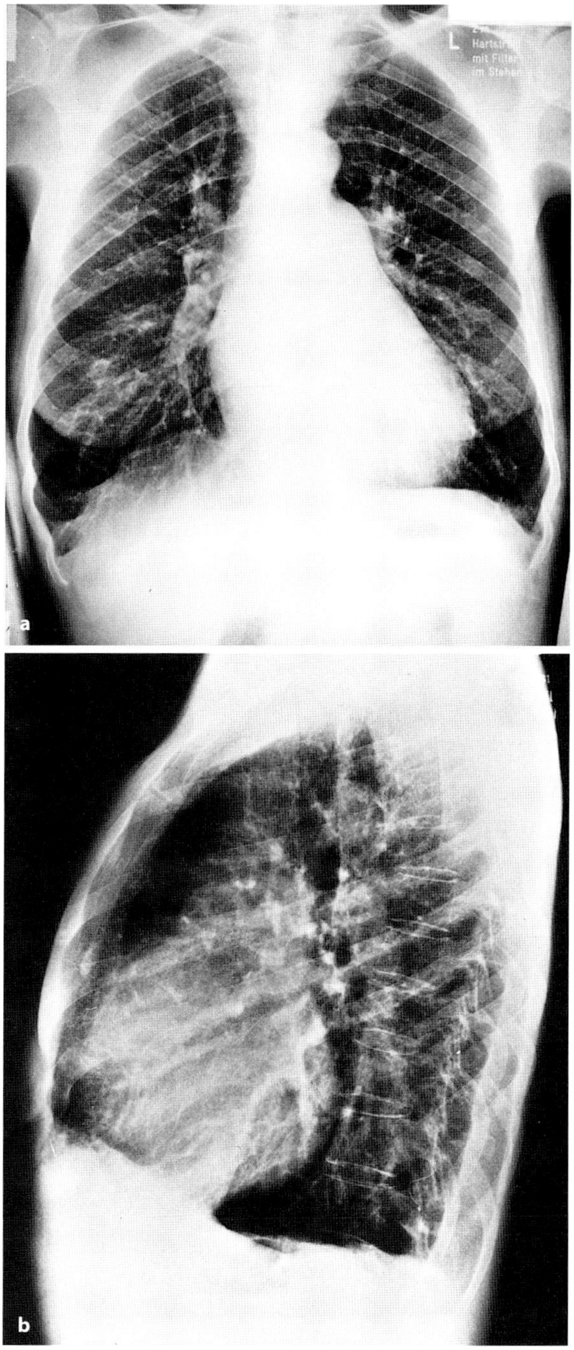

Abb. 4.4 a, b. Thoraxübersichtsaufnahme in zwei Ebenen mit Zeichen der Lungenüberblähung (Inversion des Zwerchfells) und der pulmonal-arteriellen Hypertonie: prominentes Pulmonalissegment, Kalibersprung

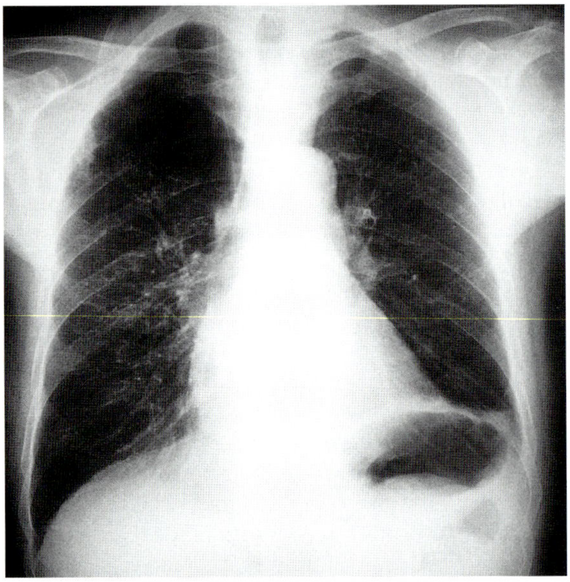

Abb. 4.5. Thoraxübersichtsaufnahme mit inhomogener Transparenzzunahme im rechten Oberlappen bei Bulla

Transparenzzunahme. Die Transparenzzunahme beim Lungenemphysem kann homogen (Abb. 4.3) oder inhomogen (Abb. 4.5) imponieren. Die homogene Transparenzzunahme ist ohne die anderen Zeichen der Überblähung nur sehr eingeschränkt als Hinweis auf ein Emphysem zu benutzen. Dies liegt in der großen Variabilität der normalen Transparenz und der vielen möglichen Einflussfaktoren begründet. Ein inhomogenes Erscheinungsbild kann viel einfacher für die Diagnose einer Überblähung im Rahmen eines Emphysems eingesetzt werden, denn das inhomogene Muster wird durch die unterschiedlich starke Ausprägung der emphysematösen Destruktion hervorgerufen. Dabei können komplett destruierte Lungenabschnitte direkt neben weitgehend normalem Parenchym lokalisiert sein. Insbesondere die Ausbildung großer Emphysemblasen oder Bullae führt auf der Übersichtsaufnahme und auch in der CT zu einem inhomogenen Erscheinungsbild (Abb. 4.5, 4.6). Die unterschiedlich starke Beteiligung einzelner Lungenabschnitte kann auch zur Verlagerung der Lappenspalten führen. Dabei wölbt der stärker überblähte Lappen den Lappenspalt gegen den weniger stark überblähten Lappen vor. Funktionstüchtiges Parenchym wird so komprimiert. Diese Kompression kann so ausgeprägt sein, dass die Ventilation und der Gasaustausch in den komprimierten Bereichen deutlich reduziert wird. Es kann bis zur Entstehung einer kleinen streifigen Verschattung (Plattenatelektase) oder zu einer flächenhaften Transparenzminderung im Sinne einer Kompressionsatelektase führen.

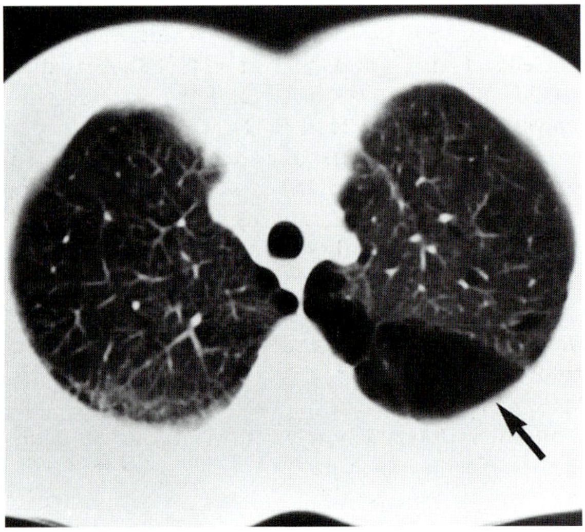

Abb. 4.6. Große Bullae links apikal (*Pfeil*)

Gefäßrarefizierung. Die emphysematöse Destruktion des Lungengerüsts führt auch zu einem Verlust an pulmonalen Gefäßen. Auf der Übersichtsaufnahme äußert sich dies in einer Rarefizierung der Gefäßzeichnung, die insbesondere in der Peripherie auffällig ist. Die Abstände zwischen den gut erkennbaren Gefäßen werden größer. Die Gefäße selbst sind sehr zart, häufig lassen sie sich nicht mehr bis in die Peripherie verfolgen. Die Gefäßrarefizierung und der verminderte Blutgehalt in der Lunge verstärken die Transparenzzunahme durch den hohen Luftgehalt noch weiter. Bei einer homogenen Lungenüberblähung wird auch die Gefäßrarefizierung homogen sein. Entsprechend ist bei der inhomogenen Transparenzzunahme auch die Rarefizierung der Gefäßzeichnung inhomogen. Eine inhomogene Verteilung des emphysematösen Umbaus kann dabei auch zur Verlagerung oder Verdrängung der Gefäße führen. Die Gefäße verlaufen dann unregelmäßig oder bogenförmig in die Peripherie. Der zunehmende Verlust der pulmonalen Gefäße führt im fortgeschrittenen Stadium des Emphysems zu einer signifikanten Reduktion des Gefäßquerschnitts. Der Gefäßverlust hat deutliche Konsequenzen auf die Hämodynamik. Es kommt zu einer sekundären pulmonal-arteriellen Hypertonie.

Pulmonal-arterielle Hypertonie. Die pulmonale Hypertonie tritt in seltenen Fällen als primäre vaskuläre Erkrankung der Lunge in Erscheinung, wesentlich häufiger ist sie jedoch sekundär Komplikation anderer Lungenerkrankungen. Ursachen sind Destruktionen des Lungengerüsts wie beim Emphysem oder der Fibrose oder weitreichende Verlegungen der Pulmonalarterien wie bei der chronisch rezidivierenden Lungenembolie oder einer Vaskulitis. Immer besteht eine erhebliche Reduktion des Gesamtgefäßquerschnittes in der Peripherie. Die geänderten hämodynamischen Bedingungen führen zu deutlichen Veränderungen an den radiologisch sichtbaren Pulmonalarterien:

Zeichen der pulmonal-arteriellen Hypertonie auf der Übersichtsaufnahme

- Dilatation des Truncus pulmonalis (> 4,5 cm lateral der Karina)
- Dilatation der zentralen Pulmonalarterien (> 1,8 cm)
- Abrupter Kalibersprung auf der Ebene der Lappen- oder Segmentarterien
- Gefäßamputation

So kommt es durch die Druckerhöhung zu einer auffälligen Dilatation des Truncus pulmonalis und der zentralen Pulmonalarterien. Die Übersichtsaufnahme zeigt ein prominentes Pulmonalissegment (Abb. 4.4). Der Truncus pulmonalis wird von der Mittellinie des Thorax bzw. der Karina bis zur links lateralen Außenkontur gemessen, ab einer Größe von 4,5 cm gilt er als dilatiert (Hinweis auf eine pulmonal-arterielle Hypertonie). Die Dilatation des Truncus pulmonalis führt zugleich zu einer Verschmälerung des Retrosternalraums. Als weiteres Maß wird auf der Übersichtsaufnahme der Durchmesser des Ramus descendens der rechten Pulmonalarterie an der Kreuzungsstelle mit der rechten Oberlappenvene bzw. mit dem rechten Oberlappenbronchus gemessen. Durchmesser von 1,8 cm oder mehr gelten als Hinweis auf eine pulmonal-arterielle Hypertonie (Schmidt et al. 1996). Die Pulmonalarterien lassen sich in der CT deutlich besser ausmessen als auf der Übersichtsaufnahme. Die Obergrenze für den direkt im transversalen Schnittbild gemessenen Durchmesser des Truncus pulmonalis direkt proximal der Aufteilung beträgt 2,8 cm. Die Obergrenze für den Durchmesser der linken bzw. rechten Pulmonalarterie liegt bei 1,6 cm (Schmidt et al. 1996). Eine direkte Korrelation zwischen Gefäßdurchmesser und pulmonal-arteriellem Druck besteht allerdings nicht (Schmidt et al. 1996). Ein weiteres wichtiges Kriterien für die pulmonal-arterielle Hypertonie sind abrupte Änderungen der Gefäßdurchmesser. Typisch sind diese Kalibersprünge am Übergang der zentralen Pulmonalarterie zur Lappenarterie oder von der Lappenarterie zur Segmentarterie. (Abb. 4.4) Hier erfolgt der Übergang von den Gefäßen, die durch den hohen Druck dilatiert werden, auf die Gefäßebene, die durch die Destruktion des Parenchyms in Mitleidenschaft gezogen wurde. Auf dieser Gefäßebene findet die entscheidenden Reduktion des Gesamtgefäßquerschnittes statt, die für die pulmonal-arterielle Hypertonie ursächlich verantwortlich ist.

Computertomographie

Insgesamt geben die Thoraxübersichtsaufnahme und ihre quantitativen Maße nur indirekte Hinweise auf das Vorliegen eines Emphysems. Eine direkte Darstellung der abnormen Erweiterung des Alveolarraums ist nicht möglich. Im Gegensatz dazu können der Alveolarraum und seine abnormen Erweiterungen mit der CT direkt abgebildet werden. Das Emphysem führt durch den erhöhtem Luftgehalt und durch den Verlust an Lungengerüst zu einer Dichteminderung. Die Erkennung einer Dichteminderung ist einfach, wenn sie inhomogen ist und gegenüber weniger stark betroffenen Lungenabschnitten kontrastiert, wie dies beim zentrilobulären Emphysem der Fall ist. Die emphysematösen Gebiete verminderter Dichte zeigen dabei keine sichtbare Begrenzung oder Wand gegenüber dem dichteren Parenchym. Dies ist ein wichtiges Kriterium zur Abgrenzung des Emphysems von anderen Mustern mit luftgefüllten Hohlräumen. Die Dichteminderung kann allerdings auch generalisiert auftreten, wie beim panlobulären Emphysem. Sie ist dann – wie die homogene Transparenzzunahme auf der Übersichtsaufnahme – bei der visuellen Betrachtung schwer zu erkennen. Neben der visuellen Beurteilung der Dichte in der CT ist eine Quantifizierung mittels Dichtemessung möglich. Die Dichtemessung erfolgt entweder lokal mittels einer „region of interest“ (ROI) oder über die gesamte Lunge nach Segmentierung. Mit der Dichtemessung kann das Problem der visuellen Einschätzung bei homogener Dichteminderung überwunden werden. In vielen Arbeiten mit pathologisch anatomischer Korrelation und auch mit Vergleich zur Lungenfunktionsprüfung wurde untersucht, welche Dichtebereiche in der CT emphysematös durchsetztes und zerstörtes Lungenparenchym am besten repräsentieren und vom normalen Lungenparenchym unterscheiden. Es wurden verschiedene obere Schwellenwerte angegeben, –900 H.E., –910 H.E. (Archer et al. 1993; Kinsella et al. 1990; Müller et al. 1988) und auch –950 H.E. (Gevenois et al. 1992). Der untere Schwellenwert liegt bei –1024 H.E. Der Dichtebereich, der durch diese Schwellenwerte definiert wird, kann einerseits zur Bestimmung des Flächenanteils des Emphysems an der Gesamtlunge (Emphysemindex) eingesetzt werden, andererseits können mittels einer Dichtemaske die emphysematösen Lungenabschnitte selektiv sichtbar gemacht und räumlich zugeordnet werden. Trotz der unterschiedlichen Schwellenwerte konnte gezeigt werden, dass die CT ein sehr hohes Maß an Übereinstimmung mit pathologisch anatomischen Untersuchungen aufweist. Sie ist dabei der Übersichtsaufnahme im Nachweis geringgradiger emphysematöser Veränderungen weit überlegen (Klein et al. 1992). Gleichzeitig muss festgestellt werden, dass kleinste, histologisch bereits nachweisbare emphysematöse Veränderungen, die unterhalb des Auflösungsvermögens der CT liegen, naturgemäß der Darstellung mit der CT entgehen (Miller et al. 1989). Die Beurteilung der Dichteminderung erfasst jedoch nur eine Folge des Emphysems. Die CT ist darüber hinaus auch in der Lage, die Auswirkungen auf das Gefäßsystem abzubilden. Bei geringer Ausprägung des Emphysems bleibt die Gefäßarchitektur der Lunge normal, bei fortschreitender Erkrankung kommt es zur Gefäßrarefizierung. Die Gefäßarmut in der Peripherie kann in der HR-CT leicht erfasst werden (Spouge et al. 1993). Auch Änderungen des Verlaufs der pulmonalen Gefäße durch lokale Überblähungen oder Bullae lassen sich eindeutig abbilden. Im Gegensatz zur Übersichtsaufnahme kann die CT die unterschiedlichen, makroskopisch und mikroskopisch definierten Formen des Emphysem differenzieren.

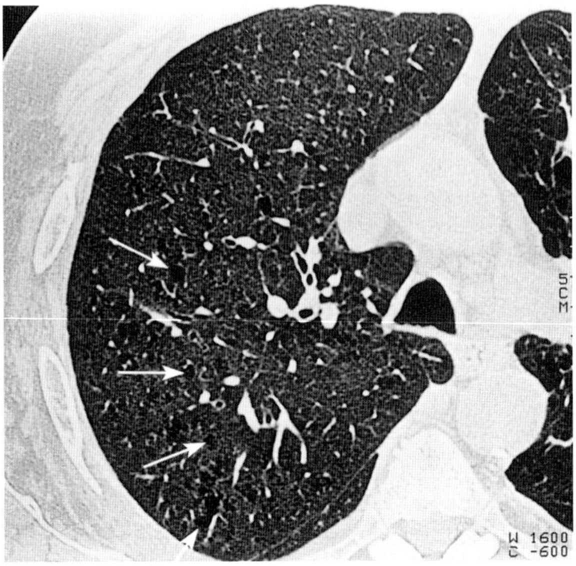

Abb. 4.7. Zentrilobuläres Emphysem: Areale erniedrigter Dichte ohne erkennbare Wand (*Pfeile*), ohne Gerüstdestruktion

Zentrilobuläres Emphysem

Durch eine chronisch destruktive Bronchiolitis kommt es zu einer Zerstörung und Dilatation der respiratorischen Bronchiolen im proximalen Azinus. Die Erweiterung dieser Lufträume wird als zentrilobuläres Emphysem bezeichnet. Es ist klassischerweise eng mit Nikotinabusus und der chronisch obstruktiven Bronchitis assoziiert. Im weiteren Verlauf kommt es zu einer von den zentralen Anteilen des Lobulus nach peripher fortschreitenden, zunächst partiellen (Abb. 4.7), später vollständigen (Abb. 4.8) Destruktion der Lufträume. Es entsteht das Bild des destruierenden Emphysems.

Die Veränderungen sind typischerweise in den Oberlappen betont und gehen frühzeitig mit einer Obstruktion der Atemwege einher. Da die Thoraxübersichtsaufnahme die Zeichen der Lungenüberblähung erst im fortgeschrittenen Stadium zeigt, bleiben die Frühformen des zentrilobulären Emphysems unerkannt. Im Gegensatz dazu kann das zentrilobuläre Emphysem als Areal verminderter Dichte in den zentralen Anteilen der Lobuli mit der CT frühzeitig nachgewiesen werden (Abb. 4.7). Es kommen nebeneinander emphysematöse Areale und normales Lungenparenchym zur Darstellung. Grenzlamellen oder Wandstrukturen finden sich nicht. Die Struktur des normalen Lungengerüsts bleibt zunächst erhalten. Die Vergleiche von In-vivo- und In-vitro-CT-Untersuchungen mit der histologischen Beurteilung von Lungenpräparaten haben gezeigt, dass die CT das zentrilobuläre Emphysem mit hoher Zuverlässigkeit nachweisen kann (signifikante Korrelationen, Pearson-Koeffizient *in vitro* bis zu r = 0,91; Foster et al. 1993, 1986; Hruban et al. 1987).

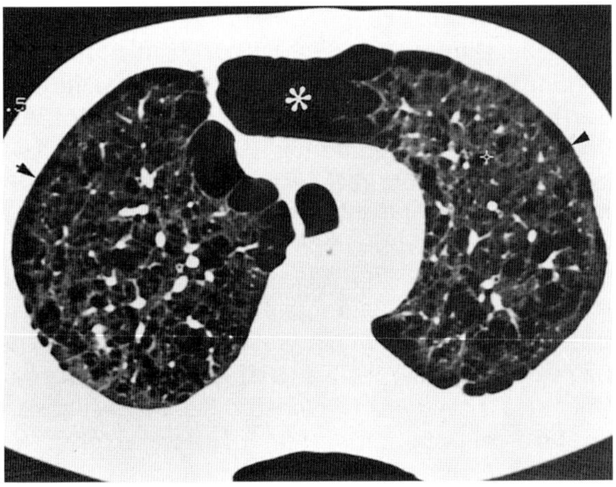

Abb. 4.8. Zentrilobuläres und paraseptales (*Pfeile*) Emphysem mit Bullae (*Stern*) und Gerüstdestruktion

Panlobuläres Emphysem

Das panlobuläre Emphysem betrifft relativ gleichmäßig alle Anteile des Lobulus. Es ist typischerweise in den basalen Lungenabschnitten betont und hat eine geringe, spät auftretende obstruktive Komponente. Klassische Beispiele für das panlobuläre Emphysem sind das senile Emphysem und das Emphysem im Rahmen eines α1-Antitrypsinmangels (Guest u. Hansell 1992). In der Thoraxübersichtsaufnahme kommt es zu einer relativ homogenen Transparenzzunahme mit den klassischen Zeichen der Überblähung, denen bei der Diagnostik eine wesentlich größere Bedeutung zukommt als der schwer fassbaren Transparenzzunahme. Zusätzlich ist die Ge-

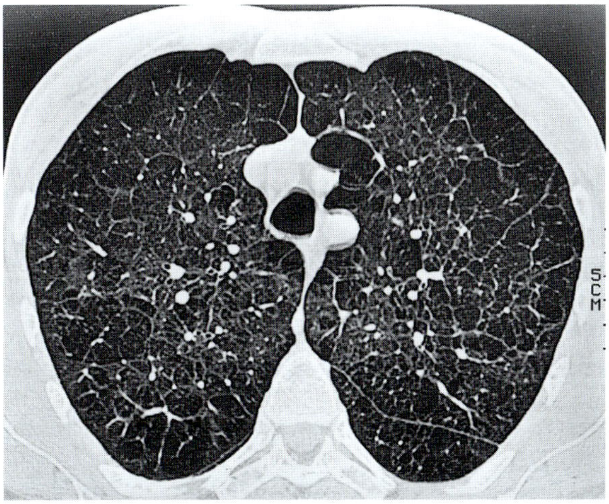

Abb. 4.9. Panlobuläres Emphysem mit Gerüstdestruktion

fäßarmut ein wegweisendes Zeichen. In der HR-CT zeigt sich das panlobuläre Emphysem als eine homogene Dichteminderung des gesamten Lobulus (Abb. 4.9), meist sogar ganzer Segmente oder Lappen. Aufgrund der Homogenität kann ein gering ausgeprägtes panlobuläres Emphysem bei der rein visuellen Befundung leicht übersehen werden (Spouge et al. 1993). Die Dichtemessung mit Werten < −900 oder −950 H.E. und die Gefäßrarefizierung weisen dann das Emphysem nach. Die Dichtemessung kann auch zur Verlaufsbeurteilung der Erkrankung ohne oder mit Therapie eingesetzt werden.

Paraseptales Emphysem

Beim paraseptalen Emphysem handelt es sich um eine Sonderform des panlobulären Emphysems. Dabei werden die an die viszerale Pleura oder an die Interlobulärsepten grenzenden peripheren Lobuli befallen, die anderen Lungenabschnitte sind normal. Da sich das paraseptale Emphysem nur subpleural manifestiert, führt es nicht zu einer Überblähung der gesamten Lunge. Es lässt sich daher nicht auf der Übersichtsaufnahme nachweisen. Im Gegensatz dazu zeigt die CT die betroffenen Lobuli mit erniedrigter Dichte deutlich, da sie einen starken Kontrast gegenüber dem normalen angrenzenden Parenchym bilden. Die Lobuli mit erniedrigter Dichte lassen sich typischerweise peripher subpleural, insbesondere an den Ventral- und Dorsalseiten der Oberlappen (Abb. 4.8) und an der Dorsalseite der Unterlappen nachweisen. Das paraseptale Emphysem respektiert die Grenzen der normalen Lobuli; die normalen interlobulären Septen sind deutlich sichtbar. Eine weiterreichende Destruktion des Lungengerüsts besteht nicht. Aufgrund der peripheren subpleuralen Lage der überblähten Lobuli besteht ein erhöhtes Pneumothoraxrisiko.

Merke ! Das Emphysem ist histologisch definiert. Die Thoraxübersichtsaufnahme zeigt die Zeichen der Überblähung, insbesondere Transparenzzunahme, Gefäßrarefizierung, pulmonalarterielle Hypertonie, während die Computertomographie die emphysematösen Veränderungen direkt abbilden kann. Sie erlaubt die morphologische Klassifizierung in zentrilobuläres, panlobuläres und paraseptales Emphysem sowie die Quantifizierung mittels Densitometrie.

4.3.3
Einseitige oder umschriebene Transparenzerhöhung mit erhaltener Gefäßzeichnung

Die pathophysiologischen und pathologischen Grundlagen der einseitigen oder umschriebenen Transparenzerhöhung gleichen denen der beidseitigen Transparenzerhöhung. Die unterschiedlichen Ursachen bedingen jedoch, dass die Transparenzerhöhung nur einseitig oder regional entsteht. Die einseitig helle Lunge ist ein typisches radiologisches Bild mit einer großen Zahl von Differentialdiagnosen, z.B. zentraler Tumor, Schleimverlegung, Fremdkörper, Lungenembolie, Swyer-James-Syndrom (Tabelle 4.2). Die Transparenzerhöhung entsteht fast immer durch die Kombination aus vermehrtem Luftgehalt

Tabelle 4.2. Muster der einseitig hellen Lunge

Technik	Dezentrierte Röhre, asymmetrische Lagerung des Patienten
Patient	Körperhaltung: Skoliose Asymmetrische Weichteilschatten: Zustand nach Ablatio Asymmetrische Muskulatur: Hemiplegie, Muskelatrophie
Pleura	Pneumothorax
Lungenerkrankungen	
Ventilation	Große Atemwege: Fremdkörper, zentrale Raumforderung, Schleimverlegung Kleine Atemwege: Bronchiolitis obliterans (Swyer-James Syndrom) Parenchym: unilaterales Emphysem, Bullae, kompensatorische Überblähung
Perfusion	Kongenital: Pulmonalisatresie, hypoplastische Lunge Erworben: akute Lungenembolie, chronische Lungenembolie, Tumorbefall der Pulmonalarterie, entzündliche Stenose (fibrosierende Mediastinitis)

und vermindertem Blutgehalt der betroffenen Lunge. Der verminderte Blutgehalt ist meistens mit einer Rarefizierung der Gefäßzeichnung vergesellschaftet. Die Gefäßzeichnung ist aber im Gegensatz zu den luftgefüllten Hohlräumen noch vorhanden.

Merke ! Die umschriebene Transparenzerhöhung mit erhaltener Gefäßzeichnung ist ein Muster, das meist durch eine Kombination aus vermehrtem Luftgehalt und vermindertem Blutgehalt der betroffenen Region hervorgerufen wird. Der verminderte Blutgehalt ist häufig mit einer rarefizierten, aber noch vorhandenen Gefäßzeichnung assoziiert. Ursachen sind zentrale Obstruktionen der Atemwege (Tumoren, Schleimverlegungen, Fremdkörper, Bronchomalazie) oder der Pulmonalarterien (Embolie, Aplasie, Hypoplasie), kompensatorische Überblähungen, Narbenemphysem.

Atemwegsobstruktion

Eine nur während der Exspiration wirksame Atemwegsobstruktion führt über einen Ventilmechanismus zu einer Überblähung der nachgeschalteten Lungenabschnitte („Air trapping"). Ist die Obstruktion in einem Hauptbronchus oder einem Lappenbronchus lokalisiert, kommt es zur einseitigen oder lobären, gut abgrenzbaren Transparenzerhöhung. Man registriert dabei bereits auf der Übersichtsaufnahme die meist recht deutlichen Transparenzunterschiede zwischen den beiden Lungen bzw. zwischen dem betroffenen und dem nicht betroffenen Lappen. Der Kontrast und damit die Erkennbarkeit kann durch Aufnahmen, die in Exspiration angefertigt werden, noch verstärkt werden. Die Tatsache, dass eine exspiratorische Atemwegsobstruktion vorliegt, wird hierbei offensichtlich. Bei zunehmender Überblähung kann es zur Kompressionsatelektase der angrenzenden Lungenabschnitte kommen. Bei behinderter Ventilation wird die Perfusion der überblähten Lungenabschnitte reflektorisch gedrosselt (hypoxische Vasokonstriktion). Konsekutiv nimmt der Blutgehalt des betroffenen Lungenabschnitts ab, was zu einer weiteren Transparenzzunahme führt. Je nach Lokalisation der exspiratorisch wirksamen zentralen Atemwegsobstruktion wird die Transparenzerhöhung einseitig, auf einen Lungenlappen oder auf ein oder mehrere Segmente beschränkt sein.

Mögliche Ursachen der zentralen Atemwegsobstruktion und der einseitig hellen Lunge sind:

1) zentrale Tumoren, die meist den Hauptbronchus oder den Bronchus intermedius verlegen,
2) Schleimverlegungen („mucoid impaction"), die meist ein Segment oder einen Lappen betreffen,
3) Fremdkörper, die sich typischerweise im rechten Unterlappen befinden, und
4) ein Kollaps der Atemwege durch entzündliche Veränderungen (Bronchomalazie) oder einen lokalen Complianceverlust.

Zur vierten Gruppe gehören auch Sonderformen der einseitig hellen Lunge und einer umschriebenen Transparenzerhöhung. Das Swyer-James-Syndrom beruht auf einer postviralen Entwicklungsstörung des Bronchialbaums mit nachfolgender chronischer Atemwegsobstruktion. Eine weitere Sonderform der einseitig hellen Lunge durch Atemwegsobstruktion ist das lobäre Emphysem beim Säugling. Typischerweise ist der rechte Oberlappenbronchus betroffen. Durch einen Ventilmechanismus entsteht eine zunehmende Überblähung des nachgeschalteten Lappens mit Kompressionsatelektase der angrenzenden Lungenabschnitte.

Auf der Übersichtsaufnahme führen Überblähung und Blutarmut zum Bild der einseitig hellen Lunge. Dieser Eindruck kann durch Aufnahmen in Exspiration noch verstärkt werden. Die Ursache einer zentralen Atemwegsobstruktion kann manchmal bereits auf der Übersichtsaufnahme erkannt werden. So kann ein Tumor als hiläre Raumforderung abgegrenzt werden, ein intrabronchialer Fremdkörper kann evtl. aufgrund seines hohen Kontrasts identifiziert werden. In den meisten Fällen ist allerdings eine CT zur Abklärung indiziert. Sie ist in der Lage, die Ursache und die unterschiedlichen Anteile von Ventilations- und Perfusionsstörung an der Entstehung der einseitigen Transparenzzunahme zu klären (Hansen et al. 1996). Die CT kann die zentrale Ursache der Atemwegsobstruktion fast immer direkt darstellen.

Neben zentralen Atemwegsobstruktionen können auch Verlegungen peripherer Atemwege zu einer Überblähung der nachgeschalteten Lungenabschnitte („Air trapping") führen. Häufige Ursachen einer peripheren Atemwegsobstruktion und einer fokalen Transparenzzunahme sind:

1) exspiratorischer Kollaps der Atemwege durch chronisch entzündliche Veränderungen und lokalen Complianceverlust,
2) Schleimverlegung, z. B. bei Mukoviszidose und
3) periphere Malignome (Bronchialkarzinom, Metastasen).

Ein peripheres Air trapping ist auf der Übersichtsaufnahme nur schwer als lokale Transparenzzunahme zu erkennen. Hier kann eine Aufnahme in Exspiration, die den Kontrast durch den höheren relativen Luftgehalt des betroffenen Lungenabschnittes im Vergleich zu den benachbarten Lungenabschnitten noch erhöht, einen erheblichen diagnostischen Zugewinn bringen. Die CT ist generell sehr gut geeignet, auch kleine Areale mit Air trapping als lokale Dichteminderung abzubilden (Abb. 4.10), wobei auch hier die Aussagekraft für die Diagnostik von peripheren Atemwegsobstruktion durch Anfertigung der Aufnahmen in Exspiration noch erhöht werden kann.

Verminderte Perfusion

Für eine einseitige oder umschriebene Transparenzerhöhung der Lunge kann neben einem primär vermehrter Luftgehalt auch eine einseitig oder regional verminderte Perfusion allein verantwortlich sein. Der große Einfluss der Perfusion auf die Transparenz besteht darin, dass das Blut ein Sechstel der normalen Lungendichte ausmacht. So können auch kleine Änderungen schon die Transparenz auf der Übersichtsaufnahme signifikant beeinflussen. Bei einer Abnahme des Blutgehalts kommt es zu einer relativen Vermehrung des Luftgehalt in den betroffenen Lungenabschnitten.

Lungenembolie

Die Veränderungen auf der Thoraxübersichtsaufnahme bei akuter Lungenembolie sind unspezifisch. Die partielle oder totale Verlegung der pulmonalarteriellen Strombahn durch thromboembolisches Material führt zu einer Minderperfusion (Oligämie) der nachgeschalteten Lungenabschnitte. Aufgrund des verminderten Blutgehalts und des relativ erhöhten Luftgehaltes erscheinen die betroffenen Lungenabschnitte mit erhöhter Transparenz (Westermark-Zeichen). Die betroffene Pulmonalarterie kann außerdem eine plötzliche Änderung ihres Kalibers aufweisen (Gefäßabbruch, Hilusamputation). Außerdem ist die betroffene Pulmonalarterie durch den höheren Kontrast zur Umgebung schärfer konturiert. Das Westermark-Zeichen findet sich jedoch nur bei 20% der Fälle mit akuter Lungenembolie (Stein et al. 1991). Aufgrund der umfangreichen Differentialdiagnose der einseitig hellen Lunge sollte auf jeden Fall eine weitere Abklärung, z.B. mit der kontrastverstärkten Spiral-CT, angeschlossen werden. Bei der chronisch rezidivierenden Lungenembolie (chronisch thromboembolische pulmonale Hypertonie) lassen sich die aufgrund thromboembolischer Verschlüsse minderperfundierten Lungenabschnitte noch deutlicher von den kompensatorisch hyperperfundierten Abschnitten unterscheiden. Es findet sich ein scharf begrenztes fleckiges Muster von benachbarten Arealen erhöhter und verminderter Transparenz (Mosaikperfusion). Diese Dichteunterschiede lassen sich auf der Übersichtsaufnahme nur schwer erkennen, mit der CT hingegen eindeutig nachweisen. Dabei werden Areale mit erhöhter Dichte von kräftigen, noch offenen Pulmonalarterienästen versorgt, während in die Areale verminderter Dichte nur schmalkalibrige und verschlossene Gefäße ziehen (Abb. 4.11; Schwickert et al. 1995).

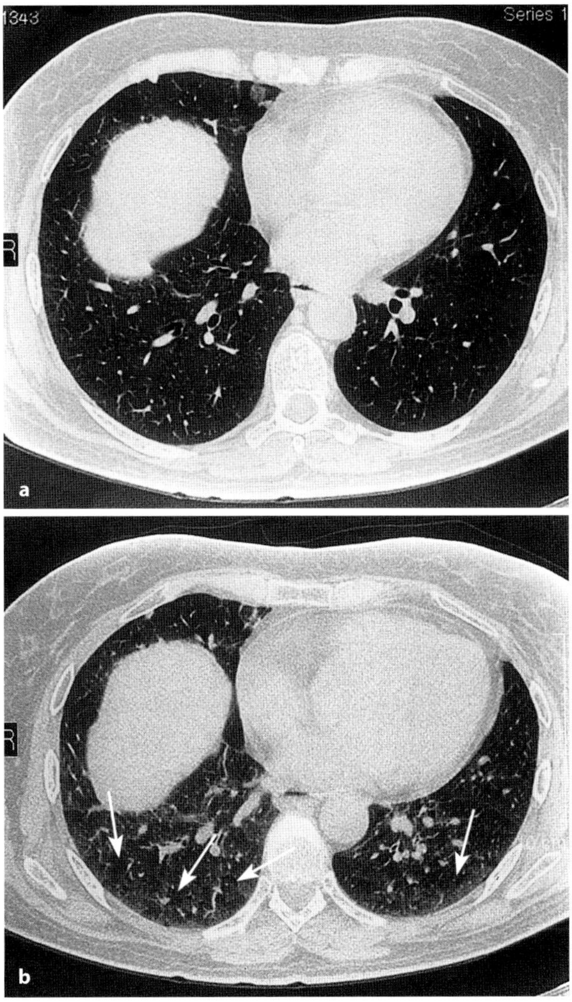

Abb. 4.10 a, b. CT. **a** Inspiration, **b** Exspiration. In Exspiration sind zahlreiche Lobuli ohne einen physiologischen Dichteanstieg zu erkennen: Air trapping (*Pfeile*)

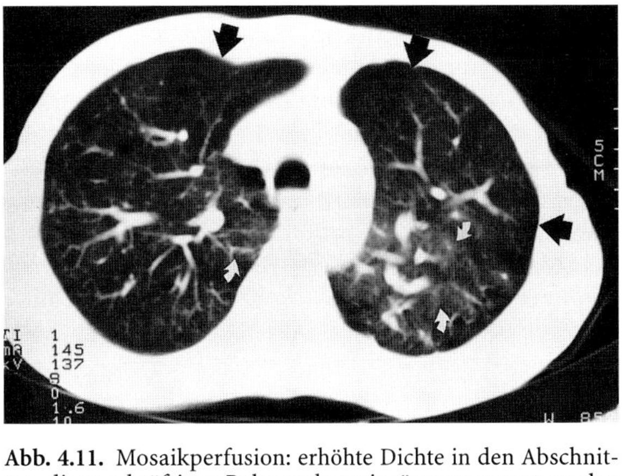

Abb. 4.11. Mosaikperfusion: erhöhte Dichte in den Abschnitten, die von kräftigen Pulmonalarterienästen versorgt werden (*weiße Pfeile*), geringe Dichte in Abschnitten, die nur von schwachkalibrigen bzw. verschlossenen Pulmonalarterienästen erreicht werden (*schwarze Pfeile*)

Aplasie oder Hypoplasie der Pulmonalarterie

Bei der Aplasie oder Hypoplasie liegt eine angeborene, selten auch frühkindlich erworbene Minderanlage der Pulmonalarterie vor. Das Ausmaß ist sehr unterschiedlich, es reicht von der Hypoplasie einer Segmentarterie bis zur Beteiligung des Truncus und des gesamten Gefäßbaums. Folge ist eine mehr oder weniger ausgeprägte Minderperfusion der betroffenen Seite. Die Übersichtsaufnahme zeigt neben einer einseitig hellen Lunge mit kleinem Hilus, eine Verkleinerung des Hemithorax mit Mediastinalverlagerung und Zwerchfellhochstand. Bei Aufnahmen in Exspiration findet sich – anders als beim Swyer-James-Syndrom – kein Air trapping.

Kompensatorische Überblähung

Eine Transparenzerhöhung kann auch als Folge einer Transparenzminderung an anderer Stelle entstehen. Bei Vorliegen einer Atelektase, die definitionsgemäß mit einem Volumenverlust einhergeht, wird der freiwerdende Raum von den noch belüfteten Lungenabschnitten ausgefüllt. Da sich der Gewebeanteil dieses Lungenabschnittes nicht ändert, wird der Luftanteil erhöht (kompensatorische Überblähung). Der betroffenen Lungenabschnitt zeigt sich mit erhöhter Transparenz. Das gleiche Phänomen tritt auch in der verbliebenen Lunge nach Pneumonektomie oder Lobektomie oder bei einer postentzündlich bedingten Verkleinerung der kontralateralen Lunge auf (Abb. 4.12).
Bei der kompensatorischen Überblähung kommt es nicht zur Destruktion des normalen Lungengerüsts.

Narbenemphysem

Beim Narbenemphysem (paracicatriciales Emphysem) entsteht die Transparenzerhöhung ähnlich wie bei der kompensatorischen Überblähung. Ihm liegen intrapulmonale Narbenstränge, die nach einer Entzündung oder im Rahmen einer Fibrose oder Pneumokoniose entstehen, zugrunde. Definitionsgemäß liegt eine Gerüstdestruktion vor. In der direkten Umgebung der Narbenstränge sind die Lobuli fixiert. Die Compliance der Lunge ist in diesem Bereich deutlich gestört, die Lunge ist steifer und die Exspiration ist erschwert. Daraus resultiert eine konstante Überblähung der betroffenen Lobuli. Durch eine weitere lokale Destruktion des normalen Lungengerüsts entsteht das Narbenemphysem. Es zeigt sich als Areal erhöhter Transparenz, das von einzelnen Narbensträngen umgeben oder durchzogen ist. Ein ausgedehntes Narbenemphysem (z.B. bei progressiver massiver Fibrose im Rahmen einer Silikose) ist bereits auf der Übersichtsaufnahme gut zu erkennen, in der CT ist das Ausmaß der Veränderungen in jedem Fall besser zu beurteilen. Gleichzeitig werden kleine Narben mit benachbarten emphysematösen Arealen oft als Zufallsbefund nachgewiesen.

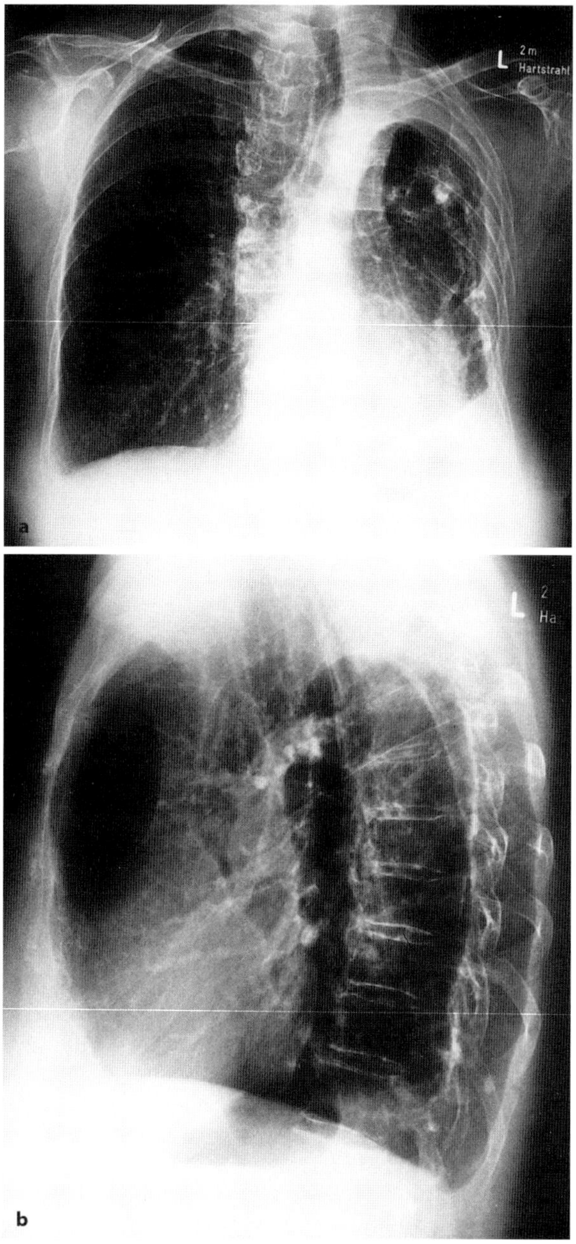

Abb. 4.12 a, b. Kompensatorische Überblähung der rechten Lunge bei deutlicher Schwielenbildung und Verkleinerung des Hemithorax links nach Tuberkulose

4.3.4 Transparenzerhöhung mit Verlust der Gefäßzeichnung

Luftgefüllte Hohlräume entstehen im Rahmen verschiedener Grunderkrankungen. Sie sind durch einen kompletten Verlust des normalen Lungengerüsts charakterisiert. Der betroffene Bereich wird nicht durch Gewebe ersetzt, sondern es bleibt ein einfacher luftgefüllter Hohlraum bestehen. Diese Hohlräume zeigen sich schon auf der Übersichtsaufnahme als lokalisierte Transparenzerhöhung ohne Gefäßzeichnung. Die luftgefüllten Hohlräume unterscheiden sich je nach Entstehung durch ihre Größe, die Anzahl der Hohlräume und die Dicke der sie umgebenden Wand. Eine genaue Charakterisierung ist anhand der Übersichtsaufnahme nur eingeschränkt möglich. So können luftgefüllte Hohlräume mit dicken und evtl. unregelmäßig konturierten Wandungen, wie bei einer Kaverne, gut auf der Übersichtsaufnahme erkannt werden. Sie imponieren dann als luftgefüllte Rundherde oder Ringschatten (s. dort). Für die Charakterisierung der luftgefüllten Hohlräume ist die CT hilfreich, zusätzliche Differenzierungskriterien können besser analysiert werden. Die luftgefüllten Hohlräume werden jedoch nicht nur nach ihrer Morphologie bezeichnet. Für die korrekte Nomenklatur ist zusätzlich die Grunderkrankung, in deren Rahmen der luftgefüllte Hohlraum entstanden ist, zu beachten.

Bullae

Bullae treten bei verschiedenen Emphysemformen auf (Abb. 4.6, 4.8). Sie sind Ausdruck der Gerüstdestruktion und sollen durch ein Konfluieren emphysematös überblähter Sekundärlobuli entstehen. Die Bullae sind daher meist deutlich größer als normale Lobuli (> 1 cm). Sie nehmen nur eingeschränkt oder gar nicht an der Ventilation teil. Ihre Wand ist mit einer Dicke < 1 mm sehr zart (Klein et al. 1992) und auf der Übersichtsaufnahme meist nicht erkennbar. Die Bulla selbst kann sich jedoch aufgrund der höheren Transparenz gegen das normale Lungenparenchym abheben. Auch in der CT ist die Wand einer Bulla häufig nicht erkennbar, hier ist sie jedoch aufgrund der geringen Dichte mit hoher Wahrscheinlichkeit abgrenzbar (Schurawitzki 1992). Aufgrund der dünnen Wand weisen Bullae ein erhöhtes Pneumothoraxrisiko auf.

Zysten

Luftgefüllte Zysten sind nicht mit einem Emphysem assoziiert (Abb. 4.13). Sie treten meist multipel auf, sind unterschiedlich groß, gegenüber der Umgebung scharf abgegrenzt und besitzen nur eine sehr dünne, weniger als 3 mm messende epitheliale oder fibröse Wand (Klein et al. 1992). Die Wand kann auf der Übersichtsaufnahme erkennbar sein, in der CT ist sie immer zu identifizieren. Zysten können ohne Zusammenhang mit einer anderen Erkrankung spontan auftreten. Abgesehen von der Zystenbildung besteht keine weitere Gerüstdestruktion. Zysten können auch das Leitsymptom bestimmter Lungenerkrankungen sein, dazu gehören u. a. die Lymphangioleiomyomatose (Akkermann u. Eberhardt 1992) und die Histiozytose X (Lörcher et al. 1991). Bei der Lymphangio-

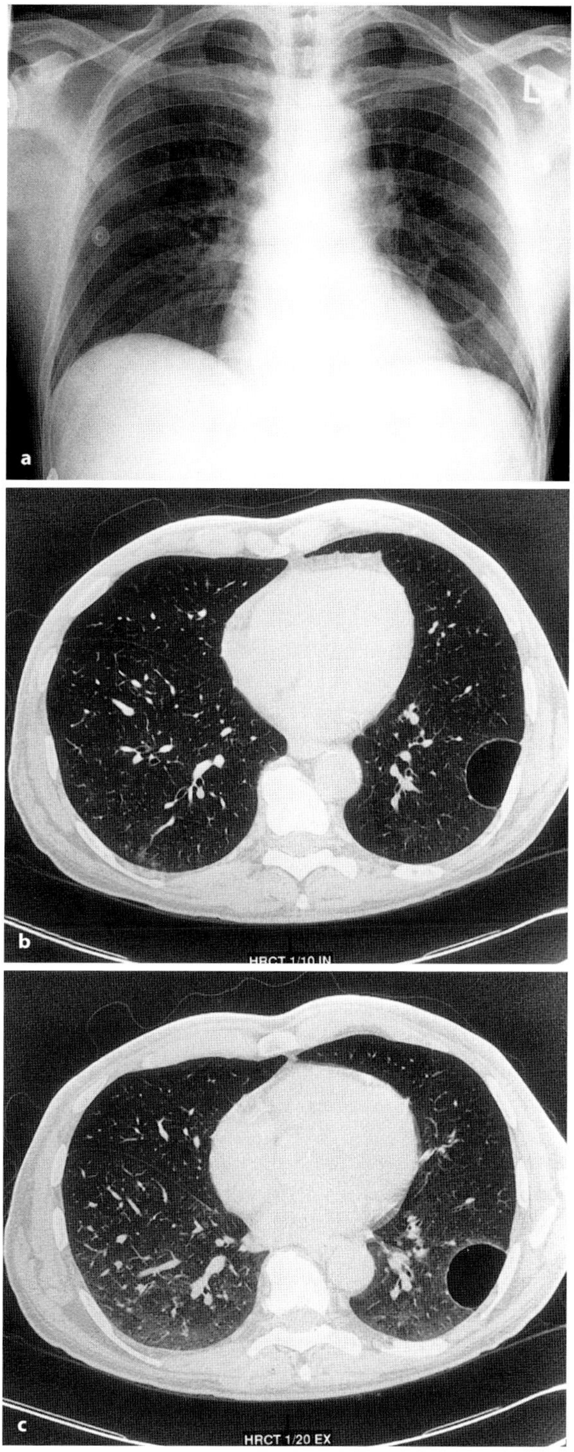

Abb. 4.13 a–c. Zyste im linken Unterlappen mit zarter Wand. Übersichtsaufnahme (**a**) und CT (**b, c**). Die CT in Exspiration (**c**) zeigt, dass die Zyste nicht an der Ventilation teilnimmt

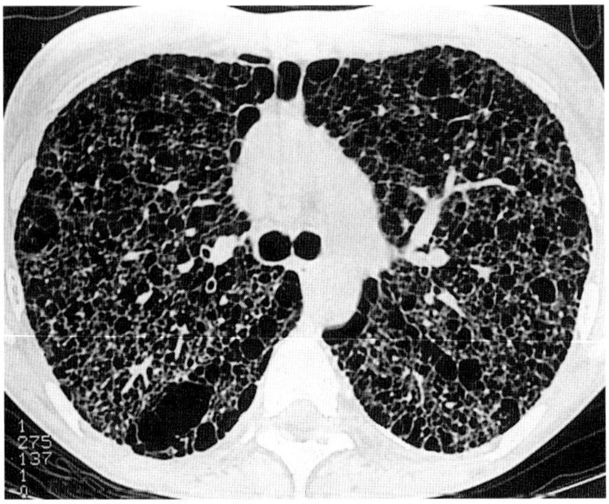

Abb. 4.14. Komplette Durchsetzung der Lunge mit Zysten bei der Lymphangioleiomyomatose

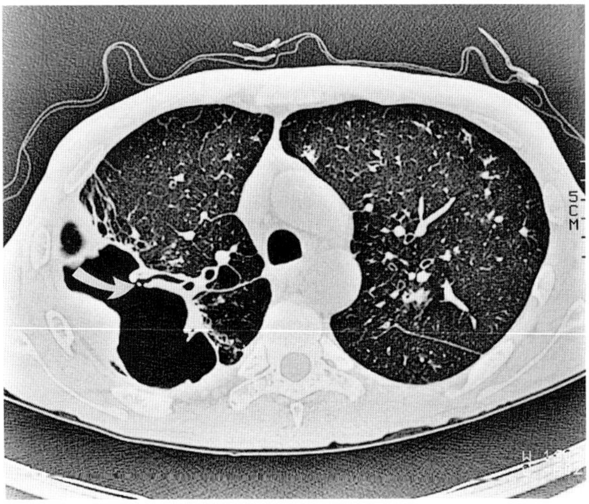

Abb. 4.15. Tuberkulöse Kaverne mit Bronchusanschluss rechts apikal (*Pfeil*)

leiomyomatose kommt es zu einer kompletten Durchsetzung der Lungen mit Zysten (Abb. 4.14; Haubold-Reuter et al. 1995). Bei der Histiozytose X werden hingegen bevorzugt die Ober- und Mittelfelder befallen. Die Zysten sind bei diesen Erkrankungen das bestimmende Element bei der Destruktion des Lungenparenchyms. Aufgrund der geringen Zystenwanddicke sind beide Erkrankungen mit einem erhöhten Pneumothoraxrisiko assoziiert. Neben luftgefüllten Zysten gibt es auch Zysten mit flüssigem, semisolidem oder solidem Inhalt. Diese fallen auf der Übersichtsaufnahme als Rundherd oder als Ringschatten auf. Eine Differenzierung des Zysteninhalts gelingt in begrenztem Umfang mit der CT oder MRT.

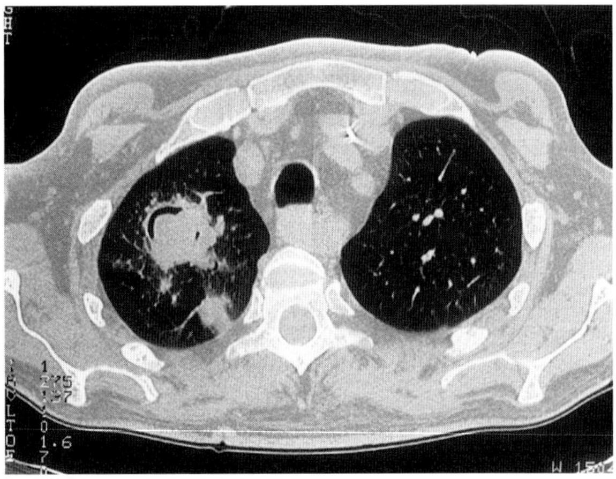

Abb. 4.16. Luftsichelzeichen bei einschmelzender Aspergillusinfektion

Kavernen

Bei Kavernen handelt es sich entweder um entzündliche Einschmelzungen (z.B. Tuberkulose, Aspergillus) oder um nekrotisch zerfallende Tumoren (Hering et al. 1994; Jacobi et al. 1995). Kavernen zeigen deutlich sichtbare, meist mehr als 3 mm durchmessende Wände (Webb et al. 1988). Sie sind typischerweise nach außen und innen unregelmäßig konturiert. Per se führen sie nicht zu einer weiterreichenden Destruktion des Lungengerüsts. Der Bronchusanschluss einer Kaverne lässt sich auf der Übersichtsaufnahme nur selten erkennen, in der CT ist er bei dünner Schichtdicke praktisch immer nachweisbar (Abb. 4.15).

Kavernen weisen häufig das sog. Luftsichelzeichen auf. Das Luftsichelzeichen beschreibt eine sichelförmige Luftansammlung innerhalb eines verdichteten Lungenabschnitts. Dabei trennt die sichelförmige Luftansammlung die äußere Wand der Kaverne von ihrem rundlichen oder unregelmäßig begrenzten Inhalt (Austin et al. 1996). Das Luftsichelzeichen findet sich typischerweise bei einschmelzenden Entzündungen, die Anschluss an das Bronchialsystem gewinnen (Abb. 4.16). Es tritt daher häufig in der mittleren Phase von Aspergillus-Infektionen auf (Blum et al. 1994).

Kavernen können teilweise flüssigkeitsgefüllt sein. Sie weisen dann einen schwerkraftabhängigen Luft-Flüssigkeits-Spiegel auf. Durch Lagewechsel kann dieser Flüssigkeitsspiegel radiologisch bewiesen und gleichzeitig geklärt werden, ob der Flüssigkeitsspiegel intrapulmonal oder intrapleural lokalisiert ist. Innerhalb des Hohlraums können auch schattengebende solide oder liquide Strukturen zur Abbildung kommen. Ursachen sind zerfallende Tumoren, Blutungen, Echinokokkuszysten und Myzetome. Myzetome entstehen durch sekundäre Besiedlung einer Kaverne mit Anschluss an das Bronchialsystem durch

Keime, insbesondere mit denen der Spezies Aspergillus, typisch ist dann der Nachweis eines Pilzballs, der innerhalb der Kaverne lageverschieblich sein kann.

Honigwaben

Das Honigwabenmuster („honeycombing") besteht charakteristischerweise aus einer Vielzahl von irregulär konfigurierten luftgefüllten Hohlräumen. Da es das irreversible Endstadium der Lungengerüstdestruktion, insbesondere bei Lungenfibrosen, kennzeichnet, liegt ein Muster mit vorherrschender Transparenzminderung vor. Das Honigwabenmuster wird daher in Abschn. 4.5.3 besprochen.

Pneumothorax

Der Pneumothorax kann als luftgefüllter intrathorakaler Hohlraum begriffen werden. Er entsteht durch Eintritt von Luft in den Pleuraspalt. Je nach Pathomechanismus und Ausdehnung kommt es zu unterschiedlichen Bildmustern. Typischerweise zeigt sich der Pneumothorax als Raum mit fehlender Lungenzeichnung in der Nähe der Thoraxwand. Er wird durch die feine Linie der orthograd getroffenen Pleura visceralis begrenzt. Gleichzeitig besteht ein Volumenverlust der betroffenen Lunge, der mit einer mehr oder weniger deutlichen Transparenzminderung einhergeht. Die Verteilung der Luft im Pleuraspalt wird durch die Schwerkraft und somit durch die Lagerung bzw. die Position des Patienten bedingt. Kleine Pneumothoraces zeigen sich daher als Spitzenpneumothorax oder als Mantelpneumothorax. Ein massiver Pneumothorax füllt fast den gesamten Hemithorax aus und geht mit einer kompletten Atelektase der betroffenen Lunge einher. Bei einem Ventilmechanismus am Eintrittsort der Luft in den Pleuraspalt kommt es zu einem Spannungspneumothorax. Er führt wegen der ständigen Volumenzunahme zur Kompression der übrigen pulmonalen und mediastinalen Strukturen und zur Verlagerung des Mediastinums auf die nicht betroffene Seite. Kompression und Verlagerung der mediastinalen Strukturen stellen eine lebensbedrohliche Situation dar, die eine sofortige Entlastung des Spannungspneumothorax erforderlich macht. Das Erscheinungsbild mit Verlagerung der übrigen pulmonalen und mediastinalen Strukturen zur nichtbetroffenen Seite ist sozusagen das Spiegelbild des Musters der Atelektase. Von der Atelektase – und somit vom Volumenverlust – aus betrachtet kommt es zur Verlagerung der übrigen Strukturen zur betroffenen Seite hin.

Andere luftgefüllte Hohlräume

Intrapulmonale luftgefüllte Hohlräume können durch Luftansammlungen im Mediastinum vorgetäuscht werden. Am häufigsten geschieht dies durch Luftansammlungen im Gastrointestinaltrakt. Hiatushernien führen zur einer typischen Luftansammlung mit Luft-Flüssigkeits-Spiegel im hinteren Mediastinum retrokardial. Meist ist durch die klassische Lokalisation die Diagnose auf Anhieb möglich, durch orale Kontrastmittelgabe kann die Diagnose gesichert werden. Das gleiche Vorgehen gilt für Ösophagusdilatationen (z.B. im Rahmen einer Achalasie) und bei Divertikeln des Ösophagus. Diese lassen sich typisch lokalisiert im zervikothorakalen Übergang (Zenker-Divertikel) oder in Höhe der Trachealbifurkation (Traktionsdivertikel) als luftgefüllter Hohlraum nachweisen. Bei Zustand nach Ösophagusresektion mit Magenhochzug oder Interposition von Dünn- oder

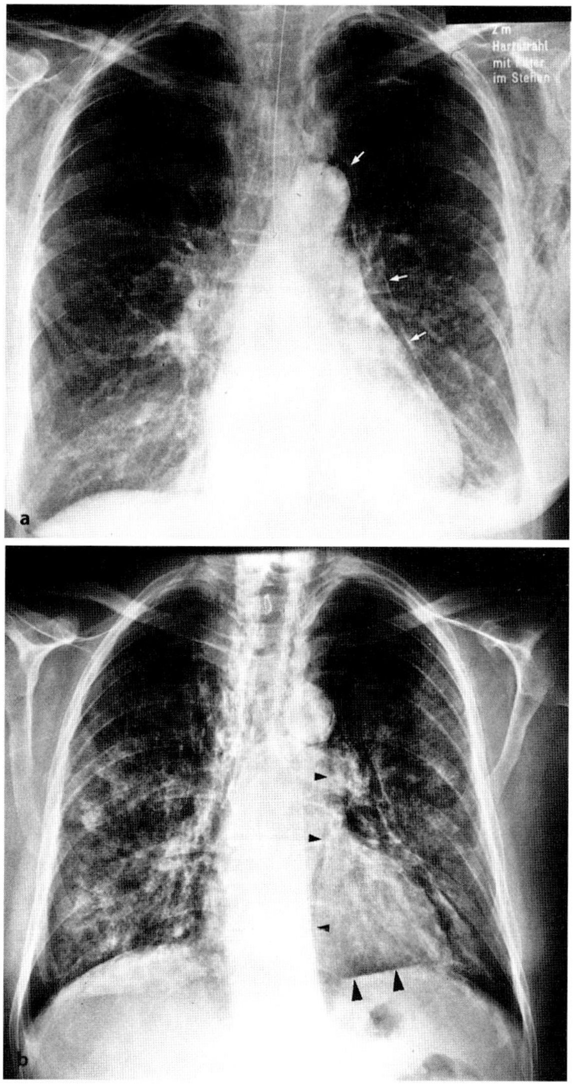

Abb. 4.17 a, b. Pneumomediastinum. **a** Doppelkontur am Aortenbogen und entlang der Herzsilhouette (*Pfeile*). **b** Kontinuierliche Luftlamelle über dem linken Zwerchfell (*große Pfeilspitzen*) und entlang der Aorta descendens (*kleine Pfeilspitzen*)

Dickdarm im ehemaligen Ösophagusbett findet sich ebenfalls ein langgestreckter luftgefüllter Hohlraum im hinteren Mediastinum, bei retrosternalem Hochzug entsprechend im vorderem Mediastinum. Etwas schwieriger ist die sichere Diagnose einer Zwerchfellhernie oder einer parasternalen Hernie. Auch hier wird der luftgefüllte Hohlraum durch verlagerte Darmschlingen verursacht. Der Nachweis der typischen Faltenstruktur ist beweisend. Im Zweifelsfall bringen Aufnahmen nach oraler Kontrastmittelgabe auch hier die Klärung.

Ansammlungen freier Luft im Mediastinum (Pneumomediastinum) sind selten. Hauptursachen sind: Trauma, Ösophagusruptur, Bronchusruptur, iatrogene Läsionen (Zustand nach Operation, Beatmung), Infektionen, Keuchhusten, Asthma, Pneumonitis, Lungenfibrose oder Tumoren.

Die typische Röntgenzeichen umfassen: deutliche Abgrenzbarkeit bzw. Doppelkontur der mediastinalen Pleura am Aortenbogen und entlang der Herzsilhouette, kontinuierliche Luftlamelle über dem linken oder dem gesamten Zwerchfell, V-förmige Aufhellung am Konfluenz der V. brachiocephalicae und ringförmige Aufhellungen an den supraaortalen Arterien (Abb. 4.17).

Noch seltener ist das Pneumoperikard, das postoperativ oder nach Trauma beobachtet werden kann. Durch die Luftansammlung wird das Perikard kontrastreich abgrenzbar. Die typische Verteilung um das Herz macht diese Diagnose einfach.

4.3.5 Transparenzerhöhung durch extrapulmonale Ursachen

Es gibt viele extrapulmonale Ursachen für eine Transparenzerhöhung. Sie können entweder durch den Patienten oder durch technische Gegebenheiten bedingt sein. Thoraxasymmetrien gehören zu den wichtigsten patientenbedingten Faktoren: Die Transparenzerhöhung kann dabei durch die Körperhaltung (z. B. Skoliose) oder durch eine unterschiedliche Ausbildung der Muskulatur (besonders des M. pectoralis, z. B. bei Hemiplegie) bzw. der Weichteile (z. B. Z. n. Ablatio mammae) bedingt sein. Technische Ursachen müssen bereits bei der anfänglicher visuellen Qualitätskontrolle erkannt werden, z. B. die inkorrekte Positionierung des Patienten oder eine Dezentrierung der Röhre.

4.4 Muster mit flächenhafter Transparenzminderung (Verschattung)

Flächenhafte Transparenzminderungen sind durch einen generalisierten Verlust an luftgefüllten Räumen bedingt. Diese Räume werden durch Transsudate, Exsudate, Desquamationen und Proliferationen gefüllt. Mögliche Ursachen reichen von entzündlichen oder kardiovaskulären Veränderungen über Tumoren bis zur Einlagerung von Fremdstoffen und Missbildungen. Diese Lungenerkrankungen führen oft zu ausgedehnten Veränderungen. Sie befallen entweder definierte große Lungenabschnitte wie Lappen, Segmente, Subsegmente, den Lungenkern oder disseminiert die gesamte Lunge. Die Dichte der Verschattungen ist einerseits abhängig vom Ausmaß der Verdrängung der Luft aus dem Alveolarraum und andererseits von den Strukturen, die dann den normalerweise luftgefüllten Raum ausfüllen oder ersetzen. Das Spektrum reicht von der flauen Verschattung, bei der die Lungengerüststruktur noch erkennbar ist, über zunächst fokale, später konfluierende Infiltrationen bis zur homogenen Verschattung (Konsolidierung) bzw. zur Atelektase, bei denen die Röntgendichte des konsolidierten Lungenparenchyms der von Weichteilgewebe entspricht. Die flächenhafte Transparenzminderung kann generalisiert oder fokal, solitär oder multipel auftreten. Dementsprechend sind die Verschattungen homogen wie bei der Lobärpneumonie oder inhomogen wie bei der Bronchopneumonie. Inhomogene flächenhafte Verschattungen entstehen oft durch Konfluieren von multiplen fleckförmigen Veränderungen. Flächenhafte Transparenzminderungen können ihren Ursprung entweder im Alveolarraum oder im Interstitium nehmen. Auch wenn meist beide Kompartimente beteiligt sind, wird das radiologisch morphologische Bildmuster von der führenden Komponente bestimmt. Aus diesem Grund wird ein überwiegend azinäres oder alveoläres Muster von einem überwiegend interstitiellen Muster unterschieden.

4.4.1 Azinäre Verschattung

Azinäre Verschattungsmuster sind definiert als Ansammlung von rundlichen, unscharf begrenzten, diskreten oder vereinzelt konfluierenden intrapulmonalen Verdichtungen (Abb. 4.18–4.20). Der einzelne strukturarme Verdichtungsbereich misst im Durchmesser zwischen 4 und 8 mm. Er soll durch einen konsolidierten oder flüssigkeitsgefüllten Azinus hervorgerufen werden. Ein azinäres Verschattungsmuster kann durch intrinsische oder extrinsische Veränderungen entstehen.

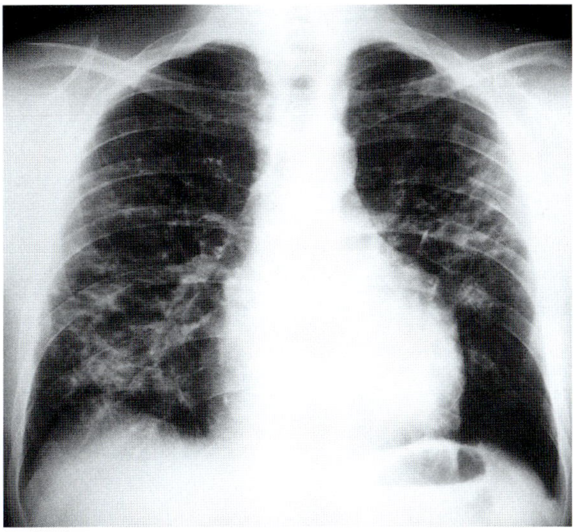

Abb. 4.18. Azinäres, partiell konfluierendes Verschattungsmuster bei Bronchopneumonie

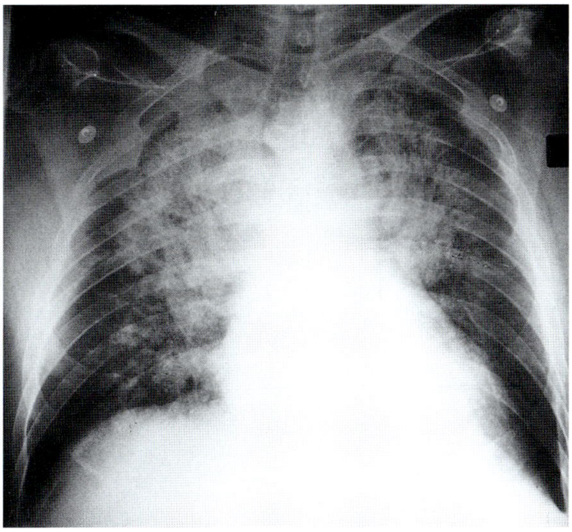

Abb. 4.20. Azinäres Verschattungsmuster mit positivem Pneumobronchogramm

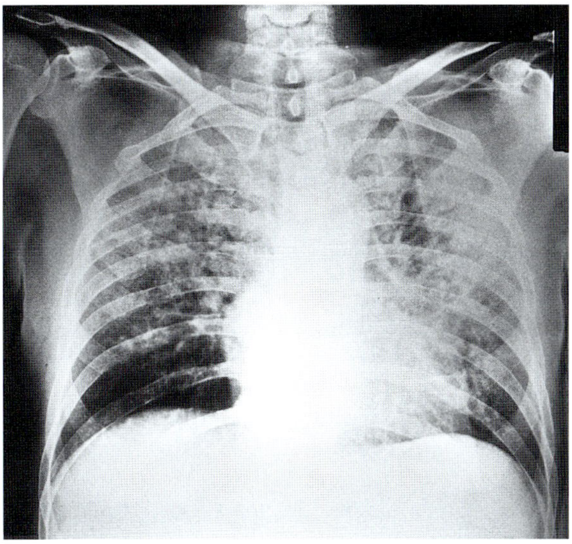

Abb. 4.19. Azinäres Verschattungsmuster mit positivem Pneumobronchogramm bei Pneumonie

Bei den *intrinsischen* Ursachen des azinären Verschattungsmusters wird die Luft im Alveolarraum partiell durch Flüssigkeit (Transsudat) oder zelluläre Bestandteile (Exsudat) verdrängt.

Veränderungen mit einer Größenzunahme des Interstitiums führen zu einer Mitbeteiligung der distalen Lufträume und werden als *extrinsische* Ursachen bezeichnet. Beide Mechanismen können unabhängig voneinander auftreten. Häufig liegen jedoch beide Mechanismen gleichzeitig vor. Die vorherrschende Komponente bestimmt dann das radiologische Bild.

Charakteristika des azinären Verschattungsmusters

- Kleine noduläre Verschattungen (meist < 8 mm)
- Unscharfe Begrenzung
- Konfluieren der Herde
- Flächige amorphe Verschattung
- Segmentale oder lobäre Verteilung
- Verschattung des Lungenkerns
- Positives Pneumobronchogramm
- Positives Pneumobronchiologramm
- Positives Pneumoalveologramm
- Schnelle Änderungen der Form über die Zeit
- Kein Volumenverlust

Eine Gerüstdestruktion besteht beim azinären Verschattungsmuster definitionsgemäß nicht. Die normalen Lungengerüststrukturen sind, so lange die Dichte nicht zu stark angestiegen ist, weiterhin erkennbar. Die Dichte der azinären Verschattung wird von der Ausdehnung des Infiltrates, dem Anteil der verdrängten Luft und dem Ausmaß der Exsudation (Flüssigkeit und Zellen) im Alveolarraum bestimmt. Durch das Nebeneinander von verschatteten und nicht verschatteten Azini entsteht in der Summation zunächst meist eine flaue, wolkige, milchglasartige Transparenzminderung.

Ein vorherrschendes azinäres Verschattungsmuster legt die anatomische Lokalisation der Infiltration fest. Es gibt jedoch keine Hinweise auf die zugrundeliegende Erkrankung. Die möglichen Differentialdiagnosen einer azinären Verschattung sind zahlreich. Sie sind in Tabelle 4.3 zusammengestellt.

Tabelle 4.3. Ursachen des azinären Verschattungsmusters bzw. einer homogenen Verschattung

Alveoläres Ödem	Hydrostatisch: Herzinsuffizienz, Überwässerung, Niereninsuffizienz Hyperpermeabilität: ARDS, hyaline Membranen des Neugeborenen
Entzündung	Lobärpneumonie Bronchopneumonie Akute Alveolitis als Frühform einer fibrosierenden Alveolitis
Blutung und Vaskulitis	Trauma, Kontusion, Lungenblutung M. Wegener, Goodpasture-Syndrom
Chronisch infiltrative Lungenerkrankungen	Bronchiolitis obliterans mit organisierender Pneumonie Alveolarproteinose Eosinophile Pneumonie
Tumoren	Bronchioloalveoläres Karzinom Pulmonale Lymphommanifestation
Aspiration	Lipidpneumonie Aspiration von Blut oder Flüssigkeit

Konfluierende azinäre Verschattungen

Azinäre Verschattungen sind durch multiple konfluierende kleine Infiltrate im Alveolarraum bedingt (Abb. 4.18, 4.19). Die Luft in den distalen Luftwegen wird teilweise oder komplett durch Flüssigkeit oder zelluläre Bestandteile verdrängt. Viele der gefüllten Azini und terminalen Atemwege kommunizieren über die Kohn-Poren. Über diese Kollateralverbindungen kann sich insbesondere Flüssigkeit rasch in die angrenzenden Lufträume ausbreiten. Daher konfluieren die einzelnen azinären Verschattungen. Es sind jedoch selten alle Lungenabschnitte gleichermaßen betroffen, vielmehr findet sich ein unregelmäßiges Ineinandergreifen von komplett gefüllten, partiell gefüllten und normalen Alveolarbereichen. Dies führt zu einer flächigen, unregelmäßigen und je nach Ausprägung mehr oder weniger homogenen Verschattung. Typischerweise ist die Begrenzung der konfluierenden azinären Verschattungen gegenüber dem angrenzenden Alveolen unscharf. Es entstehen grobfleckige Verschattungen mit unscharfen Randstrukturen. Die Bronchien bleiben luftgefüllt (positives Pneumobronchogramm).

Verteilungscharakteristik

Erkrankungen, die mit azinären Verschattungen einhergehen, respektieren nicht die Grenzen der Lungensegmente. Gerade beim Lungenödem ist das Fehlen einer segmentalen Verteilung nicht unerwartet. Das Lungenödem manifestiert sich typischerweise als schmetterlingsartige Verschattung bestehend aus unscharf begrenzten und verschwommenen Verdichtungen, die sich bilateral symmetrisch parahilär in den zentralen Abschnitten beider Lungen ausbreitet. Auch bei umschriebenen azinären Erkrankungen in der Lungenperipherie, z. B. einer Pneumokokkenpneumonie, kommt es über die Kohn-Poren zur Ausbreitung über die Segmentgrenzen hinweg (Abb. 4.19, 4.20). Im Gegensatz dazu zeigen Erkrankungen, die sich über die Pulmonalarterien oder den Tracheobronchialbaum ausbreiten, eine segmentale Verteilung der konfluierenden Verschattungen in einem keilförmigen Lungenabschnitt. Dabei zeigt die Spitze des Keils zum Hilus, während die Basis des Keils der Pleuragrenze entspricht. Typische Beispiele sind Lungeninfarkte und die Aspiration von Flüssigkeiten. Bei beiden sind ein oder mehrere Segmente betroffen. Die resultierenden azinären Verschattungen respektieren jedoch Segmentgrenzen.

Abgrenzbarkeit

Azinäre Verschattungsmuster sind im Allgemeinen schlecht abgrenzbar. Dieses Kriterium ist Folge der unregelmäßigen Füllung der einzelnen Azini und der Konfluenz der einzelnen Verschattungen. Mit der Thoraxübersichtsaufnahme kann also keine scharfe Grenze zwischen betroffenen und nicht betroffenen Azini abgebildet werden. Eindrücklichstes Beispiel dafür ist die schmetterlingsartige Verschattung beim akuten Lungenödem, die aus bilateral symmetrischen, unscharf begrenzten und verschwommenen Verdichtungen parahilär in den zentralen Lungenabschnitten besteht. Durch die Kombination aus azinärem und interstitiellem Verschattungsmuster verschwimmen die Grenzen zwischen betroffenen und nicht betroffenen Kompartimenten vollständig. In anderen Fällen mit einer relativ strikten zentrifugalen Ausbreitung sind die segmentalen Verschattungen recht gut abgrenzbar.

Pneumobronchogramm

Das azinäre Verschattungsmuster mit Füllung der peripheren Lufträume führt zu einem weiteren wichtigen Zeichen, dem Pneumobronchogramm (Abb. 4.19, 4.20). Für die Entstehung des Pneumobronchogramms müssen zwei Voraussetzungen erfüllt sein:

1) Der Bronchus muss luftgefüllt sein. Er darf also nicht wie bei einer Obturationsatelektase zentral verschlossen sein.
2) Das umgebende Parenchym muss einen deutlich reduzierten Luftgehalt haben oder komplett luftleer sein.

Das positive Pneumobronchogramm beweist einerseits die Durchgängigkeit der zentralen Bronchien, andererseits belegt es die intrapulmonale Lokalisation der Verschattung. Das positive Pneumobronchogramm ist ein typisches Röntgenzeichen der pneumonischen azinären Verschattung oder Konsolidierung. Es gehört dagegen nicht zum Bild der Atelektase. Gerade bei der häufigsten Form der Atelektase, der Obturationsatelektase, sind die zentralen Atemwege verlegt. Es findet sich also ein negatives Pneumobronchogramm. Bei den anderen Formen der Atelektase (Kompressionsatelektase, Adhäsionsatelektase und Kontraktionsatelektase) sind die zentralen Atemwege primär nicht betroffen und bleiben häufig luftgefüllt. Hier kann ein positives Pneumobronchogramm beobachtet werden.

Pneumobronchiologramm, Pneumoalveologramm
Da Flüssigkeit und Zellen bei der azinären Verschattung den Alveolarraum nur partiell ausfüllen, lässt sich ein Pneumoalveologramm erkennen. Das Pneumoalveologramm bezeichnet nicht infiltrierte und evtl. kompensatorisch überblähte Alveolen, die zwischen verschatteten Alveolen liegen. Sie werden dabei durch ihre normale Transparenz mit einem negativen Kontrast zur Umgebung sichtbar und zeigen sich als kleine, oft lineare Areale mit weitgehend normaler Transparenz in einer azinären Verschattung. Neben der unvollständigen Füllung der Alveolen sind auch die Bronchiolen nur partiell gefüllt und können als Pneumobronchiologramm sichtbar werden. Ein Pneumoalveologramm lässt sich häufig in der Ausbreitungs- und in der Rückbildungsphase einer azinären Verschattung beobachten. In der Hauptphase eines Infiltrates ist die Verschattung so ausgeprägt, das der verbliebene geringe Luftgehalt oft nicht mehr erkennbar ist. Breitet sich eine azinäre Verschattung in einer emphysematös destruierten Lunge aus, lässt sich ein Pneumoalveologramm mit sehr hohem Kontrast feststellen. Dies wird durch die großen Lobuli und ihren großen Luftgehalt verursacht. Pneumobronchiologramm und Pneumoalveologramm haben daher den gleichen Stellenwert wie der Nachweis eines positiven Pneumobronchogramms für die Diagnose einer azinären Verschattung.

Zeitverlauf
Die Geschwindigkeit, mit der eine azinäre Verschattung entsteht oder sich wieder zurückbildet, ist von großer Bedeutung für die Ursachenabklärung. Rein azinäre Verschattungen führen nicht zur Gerüstdestruktion. Sie können sich vollständig zurückbilden.

Ödeme, Blutungen oder allergische Reaktionen führen schnell zur Entstehung einer azinären Verschattung, die sich ebenso schnell – innerhalb von Stunden oder wenigen Tagen – zurückbilden kann.

Besteht die azinäre Verschattung über längere Zeit (Wochen oder Monate) liegt ihr normalerweise ein Infekt, eine Aspiration, eine Tumormanifestation oder eine idiopathische Veränderunge (z.B. eine Alveolarproteinose oder eine Bronchiolitis obliterans mit organisierender Pneumonie) zugrunde. Infektionen sprechen im allgemeinen auf eine gezielte Therapie an. Malignome, aber auch bakterielle Infektionen, z.B. mit opportunistischen Keimen, können langsam progredient in Erscheinung treten. Zusätzlich zur azinären Verschattung lassen sich dann noch weitere Veränderungen im Lungenparenchym beobachten.

Volumen
Bei der azinären Verschattung kann der betroffene Lungenabschnitt je nach Ursache ein weitgehend konstantes oder vergrößertes Volumen aufweisen. Dies ist leicht verständlich: die Luft in den Azini ist durch ein ungefähr gleich großes Volumen an Flüssigkeit oder Gewebe ersetzt. Durch ein massives Austreten von Flüssigkeit oder Zellen in den Alveolarraum kann das Volumen des betroffenen Lungenabschnittes sogar zunehmen. Eine Volumenzunahme kann z.B. durch Verlagerung des Lappenspalts auf der Übersichtsaufnahme offensichtlich werden. Da ein positives Pneumobronchogramm besteht, ergibt sich keine Notwendigkeit für einen Kollaps. Daher ist ein Volumenverlust ungewöhnlich.

Geht eine azinäre Verschattung mit einem Volumenverlust einher, deutet das auf andere, gleichzeitig vorliegende Prozesse hin. So soll beim Lungeninfarkt ein Surfactant-Verlust Ursache des Volumenverlusts sein, es besteht definitionsgemäß eine Atelektase. Bei fortschreitender Verdrängung der Luft aus den Azini durch Flüssigkeit bzw. Zellen oder Resorption der Luft nimmt die Dichte im betroffenen Lungenabschnitt zu. Es bildet sich eine homogene Verschattung (Konsolidierung) oder in seltenen Fällen eine Atelektase (s. Abschn. 4.4.3).

4.4.2 Konsolidierung/homogene Verschattung

Bei der homogenen Verschattung (Konsolidierung) wird die Luft im Alveolarraum weitgehend durch Flüssigkeit (Transsudat) oder zelluläre Bestandteile (Exsudat) verdrängt. Das Korrelat für die homogene Verschattung findet sich also im Alveolarraum. Die

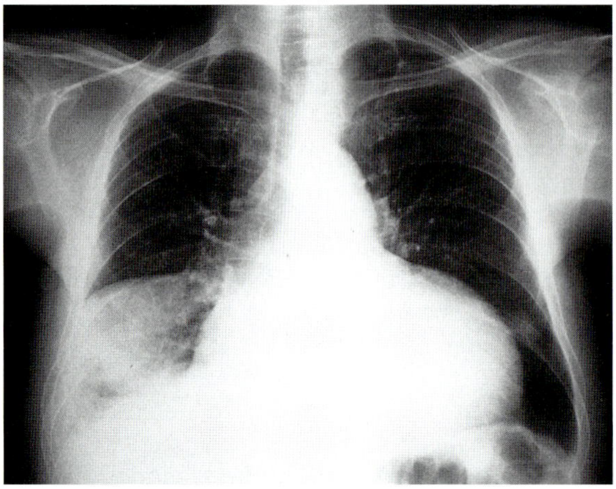

Abb. 4.21. Homogene Verschattung (Konsolidierung) bei Infarktpneumonie im lateralen Mittellappensegment

resultierende Dichte wird von der Ausdehnung des Infiltrates, dem Ausmaß der Exsudation (Flüssigkeit und Zellen) im Alveolarraum und der begleitenden entzündlichen Reaktion im Interstitium bestimmt. Es handelt sich also um die fortgeschrittene Form der azinären Verschattung. Die normalen Gerüststrukturen sind innerhalb der Konsolidierung auf der Übersichtsaufnahme nicht mehr auszumachen (Abb. 4.21).

Die komplette Verdrängung der alveolären Luft aus einem Subsegment, Segment oder Lappen durch zelluläre Infiltrate und/oder Flüssigkeit führt zu einer auf der Übersichtsaufnahme gut erkennbaren und scharf abgrenzbaren homogenen Verschattung. Mit Aufnahmen in zwei Ebenen ist fast immer eine gute anatomische Lokalisation der Verschattung möglich. Zusätzlich achtet man auf das *Silhouettenzeichen*, das für die Lokalisationsdiagnostik hilfreich sein kann. Man versteht darunter Veränderungen der Kontur und der Abgrenzbarkeit von Mediastinum, Herz und Zwerchfell auf der einen Seite von pathologische Verschattungen der Lunge auf der anderen Seite. Liegen normale Strukturen (Herz, Mediastinum) und pathologische Verschattungen durch belüftete Lunge getrennt neben- oder hintereinander, so bleiben die normalen Konturen erhalten und abgrenzbar. Dieses Phänomen wird als positives Silhouettenzeichen bezeichnet. Grenzen normale Strukturen (Herz, Mediastinum) und pathologische Verschattungen direkt aneinander werden die normalen Konturen ausgelöscht (negatives Silhouettenzeichen).

Entzündliche Infiltrate, insbesondere hervorgerufen durch eine bakterielle Pneumonie, sind typische Ursachen für homogene Verschattungen. Andere Ursachen umfassen Kontusion, Bronchiolitis obliterans mit organisierender Pneumonie oder ein bronchioloalveoläres Karzinom (Tabelle 4.3).

Je nach Ausdehnung des Infiltrates ist das betroffene Segment oder der betroffene Lappen partiell oder komplett verschattet (Lobärpneumonie). Da die Gerüststrukturen innerhalb der homogenen Verschattung nicht abgrenzbar sind, kann eine etwaige Destruktion allenfalls nach Rückbildung beurteilt werden. Homogene Verschattungen müssen von Atelektasen abgegrenzt werden. Entscheidend ist dabei das Volumen der Verschattung. Durch die Auffüllung des Alveolarraums mit Flüssigkeit oder Zellen zeigt die Konsolidierung entweder ein unverändertes Volumen des betroffenen Lungenabschnittes oder eine Volumenzunahme. Atelektasen hingegen gehen definitionsgemäß mit einer Volumenminderung einher. Ein weiteres Kriterium für die Unterscheidung ist die Sichtbarkeit der Bronchien. Bei der homogenen Verschattung (Konsolidierung) bleiben die Bronchien luftgefüllt und sind bis in die Peripherie erkennbar (positives Pneumobronchogramm). Im Gegensatz dazu sind bei der klassischen Resorptionsatelektase die Bronchien verlegt und luftleer (negatives Pneumobronchogramm).

4.4.3 Atelektase

Bei der Atelektase wird die Luft im Alveolarraum des betroffenen Lungenabschnitts teilweise oder vollständig resorbiert. Die Atelektase ist daher als Volumenverlust der Lunge definiert. Es gibt direkte und indirekte radiologische Zeichen der Atelektase:

Radiologische Zeichen der Atelektase
- Verlagerung der Lappenspalten
- lokale Transparenzminderung
- Zwerchfellhochstand
- Verlagerung des Mediastinums
- Verlagerung der hilären Strukturen
- fehlende Abgrenzbarkeit der A. intermedia bei Unterlappenatelektase
- kompensatorische Überblähung
- Verkleinerung der Zwischenrippenräume
- negatives Pneumobronchogramm (nur bei Resorptionsatelektase)

Einziges direktes Zeichen ist die Verlagerung der Lappenspalten, da es direkt den Volumenverlust des betroffenen Lungenabschnittes anzeigt. Das wichtigste indirekte Zeichen ist die Transparenzminderung der Atelektase, die durch den verminderten Luftgehalt bedingt wird. Andere indirekte Kriterien der Atelektase sind Folge des Volumenverlusts bzw. der Kompensationsmechanismen. Dazu zählen der Zwerchfellhochstand, die Verlagerung des Mediastinums, die kompensatorische Überblähung anderer Lungenabschnitte, die Verlagerung der Hilusstrukturen, die Verkleinerung der Zwischenrippenräume und das fehlende positive Pneumobronchogramm. Die Verlagerung der intrathorakalen Strukturen erfolgt grundsätzlich in Richtung auf die Atelektase (Verlagerung zur betroffenen Seite). Der Beitrag des jeweiligen Kompensationsmechanismus kann nicht vorhergesagt werden. Die Ausprägung der Befunde wird jedoch hauptsächlich von der anatomischen Lokalisation der Atelektase bestimmt. Dabei zeigen sich zwei Grundprinzipien:

1 Zwerchfellhochstand und Verlagerung des Mediastinums sind in räumlicher Nähe zur Atelektase besonders ausgeprägt. Eine Unterlappenatelektase führt also zu einem Hochstand der dorsalen Zwerchfellpartien und zu einer Verlagerung des kaudalen Anteile des Mediastinums. Eine Oberlappenatelektase wird in erster Linie zu einer Verlagerung des oberen Mediastinums führen, während der Zwerchfellhochstand im Hintergrund steht.
2 Bei einer akuten Atelektase überwiegen Zwerchfellhochstand und Mediastinalverlagerung. Besteht die Atelektase länger, zeigt sich die kompensatorische Überblähung immer deutlicher.

Direkte und indirekte Zeichen der Atelektase

Verlagerung der Lappenspalten

Folge des Volumenverlusts ist die Verlagerung der Lappenspalten zum atelektatischen Lungenabschnitt hin. Die Verlagerung der Lappenspalten ist ein sehr zuverlässiges und leicht erkennbares direktes Zeichen der Atelektase. Die Volumenminderung geht zugleich mit einer Einziehung (Konkavität) der Ränder des betroffenen Bereiches einher. Für die Atelektase jedes Lappens und für den entsprechenden Volumenverlust sind Lage und Konfiguration der verlagerten Lappenspalten vorhersagbar.

Transparenzminderung

Die Dichtezunahme ist definitionsgemäß kein obligates Kriterium für eine Atelektase. Dennoch ist die lokale Transparenzminderung ein häufiges und wichtigstes indirektes Zeichen der Atelektase. Sie wird durch die Luftleere des betroffenen Lungenabschnittes verursacht. Das Volumen und die Dichte des luftleeren Lappens oder Segmentes ist nicht nur von der Ordnung des betroffenen Bronchus abhängig, sondern auch von der Menge an sequestriertem Blut und Flüssigkeit sowie den verbliebenen Lungengerüststrukturen innerhalb der Atelektase. Die Begrenzung der dichten Atelektase ist scharf.

Zwerchfellhochstand

Der Zwerchfellhochstand ist in erster Linie ein Zeichen für eine Atelektase des Unterlappens bzw. des Mittellappens oder der Lingula. Bei der Unterlappenatelektase betrifft der Hochstand hauptsächlich die dorsalen Zwerchfellabschnitte. Bei einer Atelektase des Mittellappens oder der Lingula stehen bevorzugt die ventralen Zwerchfellabschnitte hoch. Das Ausmaß des Zwerchfellhochstand ist jedoch weniger stark ausgeprägt als bei der Unterlappenatelektase, da der Volumenverlust geringer ist. Zur Beurteilung eines Zwerchfellhochstands muss der normale Spielraum des Zwerchfellstandes in Betracht gezogen werden, auch muss der mögliche Einfluss von abdominellen Erkrankungen auf die Position des Zwerchfells berücksichtigt werden.

Mediastinalverlagerung

Das normale Mediastinum ist beweglich und reagiert schnell auf Änderungen der Druckverhältnisse zwischen den beiden Thoraxhälften. Vorderes und mittleres Mediastinum sind besonders mobil, während sich das hintere Mediastinum nur schwer verlagern kann. Besonders auffällig ist die Verlagerung des oberen Mediastinums bei einer Oberlappenatelektase. Dabei orientiert man sich am einfachsten an der Position der normalerweise mittelständigen Trachea. Eine Verlagerung des unteren Mediastinums und des Herzens bei einer Atelektase des rechten Unterlappen ist wegen der großen Normvariabilität der Herzsilhouette deutlich schwerer zu beurteilen. Die Mediastinalverlagerung erfolgt stets zur betroffenen Seite hin.

Verlagerung der Hilusstrukturen

Gemeinsam mit dem Mediastinum werden die hilären Strukturen zur Atelektase hin verzogen. Die Verlagerung der Hili entwickelt sich langsam, daher ist sie bei chronischen Atelektasen ausgeprägter als bei einer akuten Atelektase. Die Verlagerung der hilären Strukturen ist bei Atelektasen des Oberlappens deutlicher als bei denen des Unterlappens. Die Kranialverziehung der hilären Strukturen ist somit ein guter Hinweis auf eine Oberlappenatelektase. Die Kaudalverziehung eines Hilus bei einer Unterlappenatelektase ist schwerer beurteilbar. Wenn die normale, etwas höhere Position des linke Hilus verloren geht und beide Hili gleich hoch stehen, ist das ein Hinweis auf eine Atelektase des linken Unterlappens.

Hilfreich für die Erkennung einer Hilusverziehung ist insbesondere auch die Seitaufnahme. Bei einer Oberlappenatelektase ist der Abgang des Oberlappenbronchus nach ventral, bei einer Unterlappenatelektase der Unterlappenbronchus nach dorsal verlagert. Zur Verlagerung der hilären Strukturen gehört auch ihre Sichtbarkeit. Ein wichtiges Zeichen für die Erkennung einer Unterlappenatelektase, insbesondere links, ist der Verlust der Abgrenzbarkeit der A. intermedia. Da der Luftgehalt der angrenzenden Lunge verloren geht, geht auch der Kontrast zwischen Lunge und Arterie verloren, die Arterie wird maskiert. Die fehlende Erkennbarkeit hilft bei der Unterscheidung zwischen Atelektase und Pleuraerguss, bei dem die A. intermedia abgrenzbar bleibt.

Veränderungen der Thoraxwand

Die Verschmälerung der Zwischenrippenräume zeigt ein verkleinertes Volumen des jeweiligen Hemithorax an.

CAVE ! Allerdings ist dieses Zeichen, das am ehesten bei einer chronischen Atelektase zu beobachten ist, wenig zuverlässig, da es für andere Einflussfaktoren anfällig ist. Schon eine geringe Skoliose oder eine leichte verdrehte Aufnahmeposition beeinflussen die Weite der Zwischenrippenräume.

Negatives Pneumobronchogramm

Dieses Zeichen gilt nur für eine Resorptionsatelektase. Bei Obstruktion eines zentralen Bronchus sind auch die distalen Bronchien luftleer und damit innerhalb der Atelektase nicht mehr sichtbar. Es findet sich ein negatives Pneumobronchogramm. Dies ist das wichtigste Zeichen zur Unterscheidung zwischen einer Atelektase, z.B. bei einem zentralen Bronchialkarzinom, und einer Konsolidierung, z.B. bei einer ausgeprägten Lobärpneumonie. Andere als Resorptionsatelektasen können mit einem positiven Pneumobronchogramm einhergehen.

Kompensatorische Überblähung

Die kompensatorische Überblähung der nicht betroffenen Lungenabschnitte ist ein wichtiges und zuverlässiges indirektes Zeichen der Atelektase, allerdings kein Frühsymptom. In der akuten Phase einer Atelektase sind der Zwerchfellhochstand und die Mediastinalverlagerung diagnostisch wichtiger. Wenn die Atelektase länger besteht, wird die Überblähung offensichtlich, während sich Zwerchfellhochstand und Mediastinalverlagerung zurückbilden. Das radiologische Korrelat der lokalen Überblähung, die Transparenzzunahme, kann diskret sein. Einfacher ist der Nachweis der Rarefizierung der Gefäßzeichnung, die sich insbesondere im Seitenvergleich feststellen lässt. Die CT ist wesentlich sensitiver im Nachweis von diskreten Dichteunterschieden als die Übersichtsaufnahme. Gleichzeitig kann die CT die größeren Abstände zwischen den pulmonalen Gefäßen besser darstellen.

Bei einer kleinen Atelektase betrifft die kompensatorische Überblähung nur die angrenzenden Lungenabschnitte. Bei einer großen Lappenatelektase oder einer Totalatelektase wird auch die kontralaterale Lunge am Mechanismus der kompensatorischen Überblähung teilhaben. Sie kann sich dann in Form einer vorderen und/oder hinteren Lungenherniation ausbreiten und so den durch die Atelektase frei gewordenen Raum ausfüllen. Die vordere Herniation ist auf der Übersichtsaufnahme leicht zu erkennen. Eine hintere Herniation kann dem Nachweis auf konventionellen Aufnahme entgehen, dann bringt die CT abschließende Klärung.

Formen der Atelektase

Es gibt vier verschiedene Formen der Atelektase:

1. Resorptionsatelektase, auch Obstruktions- oder Obturationsatelektase,
2. Kompressionsatelektase,
3. Adhäsionsatelektase, einschließlich Plattenatelektase,
4. Kontraktionsatelektase, einschließlich Rundatelektase.

Den verschiedenen Formen liegen unterschiedliche Entstehungsmechanismen zugrunde. Daher unterscheidet sich auch das radiologische Bild der verschiedenen Formen der Atelektase. Je nach Ursache und Form der Atelektase sind die Atemwege innerhalb der Atelektase kollabiert bzw. verlegt oder auch luftgefüllt.

Resorptionsatelektase

Am häufigsten ist eine zentrale Obstruktion der Atemwege Ursache einer Atelektase. Aus diesem Grund spricht man von *Obstruktions-* oder *Obturationsatelektase*. Typischerweise findet sich hier ein negatives Pneumobronchogramm. In den peripheren Lungenabschnitten wird zunächst der Sauerstoff aus den Alveolen vom Kapillarblut aufgenommen, gleichzeitig werden Kohlendioxid und Stickstoff in den Alveolen akkumuliert. Aufgrund der fehlenden Ventilation in den der Obstruktion nachgeschalteten Lungenabschnitten steigt der Partialdruck dieser beiden Gase kontinuierlich an. Übersteigt er den jeweiligen Partialdruck im Kapillarblut, werden Kohlendioxid und Stickstoff wieder resorbiert. Aus diesem Grund wird diese Form der Atelektase auch *Resorptionsatelektase* genannt. Die Resorption von Kohlendioxid und Stickstoff führt zu einem weiteren Volumenverlust der Atelektase. In ansonsten gesunden Parenchymabschnitten dauert die komplette Resorption der Luft zwischen 18 und 24 Stunden.

Bei einer Resorptionsatelektase besteht immer ein direkter Kausalzusammenhang zwischen einer anatomisch klar begrenzten peripheren Atelektase und einer zentralen Obstruktion. Je nach anatomischer Lokalisation des bronchusobstruierenden Prozesses ergeben sich charakteristische radiologische Muster

(s. „Radiologische Darstellung der Atelektasen"). Die Kenntnis dieser Verschattungsmuster ist für die genaue Diagnose und die weiteren Maßnahmen entscheidend.

Merke ! Die Ursache der zu einer Resorptionsatelektase führenden Obstruktion muss immer abgeklärt werden.

Kompressionsatelektase
Eine Kompression der Lunge von außen führt zur Kompressionsatelektase. Andere Begriffe für diese Form der Atelektase sind *Relaxationsatelektase* oder *passive Atelektase*. Die Kompression kann durch einen Pneumothorax, einen Pleuraerguss oder einen Zwerchfellhochstand bedingt sein. Durch Kompression von außen wird die Luft aus dem Alveolarraum gedrückt. Gerade beim Pneumothorax findet sich ein kompletter Kollaps der Lunge mit einem massiven Volumenverlust. Die Luftwege nehmen zwar an Größe ab, bleiben aber grundsätzlich luftgefüllt. Es findet sich also ein positives Pneumobronchogramm. Lässt sich dies nicht nachweisen, muss der Verdacht auf eine Obstruktion der zentralen Bronchien gestellt werden. Bei Kompression durch einen Pleuraerguss oder eine Raumforderung zeigt sich konsekutiv eine fokale Atelektase. Bei Tumoren, Zysten oder Bullae ist die begleitende Kompressionsatelektase sehr zart, auf der Übersichtsaufnahme lässt sie sich nicht von der Raumforderung unterscheiden.

Adhäsionsatelektase
Die Adhäsionsatelektase bezeichnet einen alveolären Kollaps bei durchgängigen Luftwegen. Sie ist damit die klassische Form der nichtobstruktiven Atelektase mit Nachweis eines positiven Pneumobronchogramms. Die Adhäsionsatelektase tritt bei Surfactant-Mangel oder im Rahmen einer radiogenen Pneumonitis auf. Die Ursache scheint ein absoluter Surfactant-Mangel oder eine Inaktivierung von Surfactant zu sein.

Plattenatelektase
Eine Plattenatelektase kann als subsegmentale Adhäsionsatelektase angesehen werden. Große Plattenatelektasen haben eine maximale Breite von 1 cm und eine nachvollziehbare Beziehung zur Segmentarchitektur der Lunge. Ein auslösender Bronchusverschluss als Hinweis für eine zugrundeliegende Resorptionsatelektase lässt sich nicht gemeinhin nachweisen. Vielmehr dürfte der Kollaps durch einen Surfactant-Verlust bedingt ist. Als Ursache ist häufig eine Lungenembolie anzunehmen (s. unten). Feine Plattenatelektasen sind sehr schmale streifige Verschattungen. Sie haben eine Dicke zwischen 1 und 3 mm und eine Länge von mehreren Zentimetern. Sie verlaufen meist horizontal und zeigen keine Beziehung zur Lungenarchitektur. Da auch hier kein Bronchusverschluss als auslösender Faktor darstellbar ist, handelt es sich am ehesten um eine Adhäsionsatelektase. Feine Plattenatelektasen treten oft in Situationen auf, die mit verminderter Zwerchfellbeweglichkeit einhergehen, z.B. nach abdominellen Operationen oder nach einer Lungenembolie. Kommt es durch einen Zwerchfellhochstand zu einer Kompression, kann die Plattenatelektase auch als Kompressionsatelektase begriffen werden.

Lungeninfarkt
Nicht alle Lungenembolien führen zwangsläufig zu einem Lungeninfarkt. In den meisten Fällen (ca. 90%) ist die Lungenperipherie über Äste der Bronchialarterien ausreichend arteriell versorgt, ohne dass ein nennenswerter Gasaustausch stattfindet. Für die Entstehung eines Lungeninfarkts ist außerdem von Bedeutung, ob und wie schnell das pulmonalarterielle Gefäßbett rekanalisiert wird. Die Ausbildung von Lungeninfarkten wird durch präexistente Lungenparenchymerkrankungen, besonders durch eine kardiale Insuffizienz mit Dekompensation und pulmonalvenöser Stauung begünstigt.

Lungeninfarkte sind entsprechend der bevorzugten Verteilung pulmonaler Embolien hauptsächlich in den basalen Lungenabschnitten lokalisiert. In der Frühphase des Infarktes zeigen sich azinäre Verschattungen oder homogene Verdichtungen. Diese sind in den peripheren Lungenabschnitten lokalisiert und häufig keilförmig konfiguriert (Coche et al. 1998). Später kommt es zum Volumenverlust, die betroffenen Areale schrumpfen, es entsteht das Bild der Adhäsionsatelektase. Aus der keilförmigen Konfiguration wird später häufig ein rundliche pleuraständige homogene Verdichtung („Hampton hump"). Bei einer Superinfektion eines Lungeninfarkts kommt es zu einer Volumenzunahme. Es entsteht eine rundliche homogene Verdichtung, die Zeichen der Einschmelzung und Lufteinschlüsse aufweisen kann.

Kontraktionsatelektase
Kontraktionsatelektasen können durch intrapulmonale Narbenbildungen oder Fibrosierungen verursacht werden. Es handelt sich also um eine nichtobstruktive Atelektase. Die häufigsten Ursachen sind chronische Infektionen, besonders postspezifische Veränderungen. Die fortschreitende Destruktion des Parenchyms und der Ersatz durch fibrotisches Gewebe führt zum Volumenverlust. Dabei werden die peripheren Bronchien und Bronchiolen zerstört, so dass in der Peripherie eine Resorptionsatelektase entsteht. Durch die Fibrosestränge erweitern sich die proximalen Bronchien im Sinne von Traktionsbronchiektasen. Neben dem Volumenverlust zeigt die

Übersichtsaufnahme eine inhomogene Transparenzminderung mit erweiterten und wandverdickten Bronchien einschließlich eines positives Pneumobronchogramms.

Rundatelektase

Eine Sonderform der Kontraktionsatelektase ist die Rundatelektase. Sie zeigt sich auf der Übersichtsaufnahme als eine weitgehend homogene, mehr oder weniger scharf begrenzte rundliche Verschattung und stellt eine Differentialdiagnose zum solitären Rundherd dar. Die Rundatelektase hat einen Durchmesser von bis zu 7 cm und Kontakt zur Pleura. Überwiegend kommt sie in den basalen Unterlappensegmenten vor. Die Rundatelektase ist charakterisiert durch einen bogenförmig konvergierenden Verlauf bronchovaskulärer Bündel, die in die Atelektase ziehen. Der dadurch einstehende Bildeindruck wird als *Kometenschweif* beschrieben. Das angrenzende Parenchym zeigt eine deutlich erhöhte Transparenz durch Überblähung und verminderte Perfusion. In der CT kann die Rundatelektase sehr unterschiedliche Erscheinungsformen annehmen. Typisch ist ein 4–7 cm großer Rundherd, der im Unterlappen subpleural lokalisiert ist. Die peripheren Anteile des Rundherdes weisen die größte Dichte auf, während in den zentralen, auf den Hilus gerichteten Abschnitten ein Pneumobronchogramm erkennbar ist.

Deutlicher als in der Übersichtsaufnahme zeigt sich in der CT der typische kometenschweifartige Verlauf der bronchovaskulären Bündel. Nach Kontrastmittelgabe lässt sich die versorgende Pulmonalarterie eindeutig mit hohem Kontrast im atelektatischen Gewebe ausmachen („CT angiogram sign"). Dieser Befund ist differentialdiagnostisch wertvoll. Die der Rundatelektase benachbarte Pleura ist stets verdickt (O'Donovan et al. 1997). Es können sogar pleurale Invaginationen und subpleurales Fettgewebe in der Rundatelektase nachgewiesen werden. Diese zeigen sich als hypodense Strukturen, die gegenüber Einschmelzungen abgegrenzt werden müssen. Die Pathogenese der Rundatelektase ist unklar, sie entsteht wahrscheinlich durch fibrinöse Verklebung eines atelektatischen Lungenareals an der Pleura. Wenn sich die Ursache der Atelektase, z. B. der Pleuraerguss, zurückbildet, ist der betroffene Lungenanteil aufgrund der Verklebung fixiert und kann nicht in seine ursprüngliche Position zurückkehren. Angrenzende verschiebliche Lungenanteile hingegen kehren soweit als möglich in die ursprüngliche Position zurück. Die unterschiedliche Beweglichkeit der Lungenabschnitte führt zu einer Kreisbewegung um den fixierten Anteil. Es resultiert das Bild der Rundatelektase. Neben einem Pleuraerguss können auch fibrotische Veränderungen, z.B. bei Asbestose, Ursache einer Rundatelektase sein.

Radiologische Darstellung der Atelektasen

Das radiologische Erscheinungsbild der Atelektasen wird von verschiedenen Faktoren bestimmt. Dazu gehören: andere Lungenerkrankungen, Pleuraschwielen, Pleuraerguss, Pneumothorax sowie Veränderungen der Thoraxwand und des Mediastinums. Das Ausmaß des Volumenverlusts der Atelektase wird hauptsächlich von der Menge an Flüssigkeit und Zellen bestimmt, die im betroffenen Lungenabschnitt verbleiben. Ist der Pleuraraum unauffällig, gelten einige Grundregeln für das Erscheinungsbild der Lappenatelektasen. Dabei bleibt der Kontakt zwischen viszeraler und parietaler Pleura so lange wie möglich erhalten. Dies gilt insbesondere für einen konvexförmigen Kontakt und den Kontakt zur mediastinalen Pleura. Der pleurale Kontakt begrenzt die mögliche Verziehung der Atelektase zum Hilus hin. Die Form der Atelektase wird also durch die zentrale Fixierung am Hilus und den pleuralen Kontakt vorgegeben. Die Form wird außerdem von den Gerüststrukturen des Lungenparenchyms einschließlich Bronchien, Arterien und Venen, bestimmt. Diese können sehr eng beieinander liegen. Eine Verkürzung ist jedoch kaum möglich. Aus der normalen pyramidenartigen Form der Lappen und Segmente entsteht bei der Atelektase durch Volumenverlust der Pyramide und Annäherung der Oberflächen ein flaches Dreieck, das am Hilus und an der Pleura fixiert ist.

Totalatelektase

Eine Totalatelektase der Lunge führt zu auffälligsten Veränderungen auf der Übersichtsaufnahme. Es findet sich ein ipsilateraler Zwerchfellhochstand. Der Hemithorax erscheint verkleinert. Das Mediastinum ist aufgrund der großen Druckdifferenz zwischen den beiden Thoraxhälften massiv verlagert. Die kontralaterale Lunge zeigt eine deutliche kompensatorische Überblähung. Überblähung und Verlagerung betreffen die ventralen und dorsalen Lungenabschnitte unterschiedlich.

Auf der Seitaufnahme findet sich durch die Überblähung und das auf die betroffene Seite verlagerte Mediastinum/Herz eine erhöhte Transparenz im Retrosternalraum. Die dorsalen Lungenabschnitte zeigen auf der Seitaufnahme eine verminderte Transparenz, da sich hier die Atelektase und das verlagerte Mediastinum/Herz übereinander projizieren und keine nennenswerte Überblähung stattfinden kann.

Lappenatelektase

Aufgrund der unterschiedlichen Anatomie der Lappenspalten unterscheiden sich die Muster der Oberlappenatelektasen rechts und links. Die Mittellappenatelektase gibt ein typisches radiologisches Muster auf der rechten Seite. Das Bild der Unterlappenatelektase zeigt keine wesentlichen Unterschiede zwischen rechts und links. Zusätzlich wird die radiologische Darstellung von Kombinationsatelektasen der rechten Lunge kurz erwähnt.

■ **Atelektase des rechten Oberlappens.** Bei der Atelektase des rechten Oberlappens kommt es einerseits zu einer Annäherung des oberen Abschnitts des großen Lappenspalts, der nach vorne gezogen wird, andererseits zu einer Kranialverziehung des kleinen Lappenspalts. Beide Lappenspalten sind in Richtung auf die Atelektase gebogen. Bei großem Volumenverlust liegt der atelektatische Oberlappen dem oberen Mediastinum komplett an. Er kann dann nur noch als eine geringe Verbreiterung des oberen Mediastinums auf der Übersichtsaufnahme erkannt werden, auf der Seitaufnahme imponiert er als dreieckige Verdichtung, die vom Hilus zum dorsalen Aspekt des Apex zieht.

■ **Atelektase des linken Oberlappens.** Durch das Fehlen des kleinen Lappenspalts stellt sich eine Atelektase des linken Oberlappens anders dar als eine Atelektase des rechten Oberlappens. Links führt die Atelektase zu einer Verlagerung des steil verlaufenden Lappenspalts nach ventral. Dies kann auf der Seitaufnahme besonders gut nachgewiesen werden. Bei großem Volumenverlust wird der Lappenspalt sehr weit nach ventral und medial verzogen. Auf der Seitaufnahme ist dann nur noch eine streifenförmige, parallel verlaufende Verdichtung an der vorderen Thoraxwand zu erkennen. Durch den direkten Kontakt zum vorderen Mediastinum ist die Herzkontur nicht mehr abgrenzbar. Im Gegensatz zur Atelektase des rechten Oberlappens findet sich im Retrosternalraum eine Transparenzminderung anstatt einer Transparenzzunahme. Durch die Verlagerung des atelektatischen Oberlappens nach ventral wird das apikale Oberlappensegment nach kaudal verzogen. Die Lungenspitze wird dann vom apikalen Unterlappensegment gebildet, das kompensatorisch überbläht ist und sich nach kranial ausdehnt. Die Verlagerung des Mediastinums auf die betroffene Seite ist normalerweise auf der linken Seite ausgeprägter als rechts. Dies wird mit dem größeren Volumen des linken Oberlappens begründet. Bei einer deutlichen kompensatorischen Überblähung der rechten Lunge mit Hernierung nach links kann es zu einer Verdrängung des atelektatischen linken Oberlappens von der vorderen Brustwand kommen. In diesem Fall stellt sich der Retrosternalraum ausnahmsweise strahlentransparent, es zeigt sich eine scharfe Abgrenzung zwischen überblähter rechter Lunge und atelektatischem linken Oberlappen.

■ **Mittellappenatelektase.** Die Erkennung einer Mittellappenatelektase ist auf einer Seitaufnahme sehr einfach, während sie auf der p.-a.-Aufnahme schwierig sein kann. Mit zunehmendem Volumenverlust nähern sich der kleine Lappenspalt und die untere Hälfte des großen Lappenspalts immer weiter an, bis sie fast direkt aufeinander liegen. Es bildet sich ein flaches Dreieck mit einer Dicke von einigen Millimetern, das vom Hilus bis zur ventrolateralen Thoraxwand reicht. Es ist auf der Seitaufnahme sehr gut zu erkennen. Auf der p.-a.-Aufnahme ist der durch die Mittellappenatelektase bedingte Dichteanstieg wegen ihres schrägen kraniokaudalen Verlaufs meist nur schwer erkennbar. Da die Mittellappenatelektase dem rechten Herzrand anliegt, kommt es hier zu einer Auslöschung der Kontur (*negatives Silhouettenzeichen*). Das typische Bild der Mittellappenatelektase mit dreieckiger Konfiguration und Kontakt zum Herz muss von einer interlobären Ergussansammlung unterschieden werden. Ein Pleuraerguss im Interlobium zeigt eine spindelförmige Konfiguration mit horizontaler Orientierung im Verlauf des kleinen Lappenspalts und grenzt nur mit einer zipfeligen Ausziehungen an das Herz.

In der CT ergibt sich ein typisches Bild für die Mittellappenatelektase. Die Verdichtung ist dreieckig zwischen Hilus und ventrolateraler Thoraxwand gelegen. Durch fortschreitenden Volumenverlust kann der ventrale Anteil von der Thoraxwand zurückgezogen werden. In den entstehenden Raum wölbt sich dann der kompensatorisch überblähte Oberlappen hinein.

Der Mittellappenbronchus ist durch seine anatomischen Gegebenheiten besonders anfällig für Verlegungen und Stenosierungen. Stenosierungen werden häufig durch vergrößerte hiläre Lymphknoten verursacht, die den Bronchusabgang komprimieren. Die Gründe für eine Verlegung des Mittellappenbronchus sind zahlreich, daher spricht man auch vom Mittellappensyndrom.

■ **Unterlappenatelektase.** Das Bild der Unterlappenatelektase wird durch die unterschiedlichen Zugkräfte auf den kranialen und den kaudalen Anteil des großen Lappenspalts bestimmt. Dabei verlagert sich zunächst der kraniale Abschnitt nach kaudal. Er ist dabei auf der Seitaufnahme und der p.-a.-Aufnahme in einer nach kaudal verlaufenden Position zu erkennen. Bei zunehmendem Volumenverlust bewegt sich der kaudale Abschnitt des Lappenspalts mehr und mehr nach dorsal. Die Atelektase kommt dann im dorsalen kostophrenischen Rezessus paravertebral zu liegen. Die endgültige Konfiguration wird durch die Ausbildung des Ligamentum pulmonale bestimmt: Ist es komplett ausgebildet, zeigt sich die Unterlappenatelektase als Dreieck, das vom Hilus, dem hinteren unteren Mediastinum anliegend bis zum Zwerchfell zieht. Ist das Ligamentum pulmonale inkomplett, fehlt die Fixierung am Zwerchfell, sodass sich die Atelektase zum Hilus hin zusammenziehen kann und eine abgerundete Position einnimmt.

■ **Unterlappen- und Mittellappenatelektase rechts.** Bei dieser gemeinsamen Atelektase werden großer und kleiner Lappenspalt nach kaudal und dorsal verzogen. Dadurch entsteht eine flächenhafte Transparenzminderung, die den gesamten dorsokaudalen Teil des Hemithorax einnimmt. Die Abgrenzung des Zwerchfells geht komplett verloren. Das Erscheinungsbild muss also sorgfältig von einem Pleuraerguss abgegrenzt werden.

■ **Oberlappen- und Mittellappenatelektase rechts.** Diese Kombination ist wegen der großen räumlichen Distanz zwischen dem Abgang des Oberlappenbronchus und dem des Mittellappenbronchus sehr selten. Wegen der räumlichen Distanz muss an unterschiedliche Ursachen für jede der beiden Lappenatelektasen gedacht werden. Ein nicht kompletter kleiner Lappenspalt kann bei einer Verlegung des Oberlappenbronchus eine andere Ursache für diese Form der Kombinationsatelektase sein.

4.4.4 Interstitielle Verschattungsmuster

Das Stützgewebe der Lunge wird von zwei Kompartimenten gebildet. Das axiale Interstitium besteht aus dem Bindegewebe, das Bronchien, Arterien, Venen und die Pleura umgibt, sowie aus den interlobulären Septen. In den interlobulären Septen verlaufen Lymphgefäße und Venen nach zentral oder nach pleural, Lymphgefäße verlaufen aber auch entlang der Pulmonalarterien nach zentral zum Hilus. Hilusnah verlaufen im peribronchialen Bindegewebe auch die Bronchialarterien und die Bronchialvenen. Die Wände der Alveolen und Azini gehören mit ihren bindegewebigen Strukturen zum parenchymalen Interstitium. Die Alveolen sind fest in das elastische Fasersystem der Lunge mit den zentroaxialen und peripher-septal-pleuralen Fasern eingebunden. Das Fasersystem bestimmt die Elastizität und die Dehnbarkeit (Compliance) der Lunge.

Bei den interstitiellen Mustern liegt die Ursache der Verschattung hauptsächlich im axialen Interstitium und nicht im Alveolarraum. Ursache ist eine vermehrte Einlagerung von Flüssigkeit (z. B. bei pulmonalvenöser Stauung) oder Zellen in das axiale Interstitium, das Blutgefäße und Bronchien umgibt. Das parenchymale Interstitium ist erst später betroffen mit Einlagerung von Flüssigkeit und Verdickung der Alveolenwände. Die Dichte der interstitiellen Verschattung ist meistens homogen, aber im Vergleich zur azinären Verschattung gering. Interstitielle Verdichtungen sind häufig perihilär und in den zentralen Anteilen der Lungenlappen betont (Abb. 4.22, 4.23) bedingt durch das im Vergleich zur Peripherie größere Volumen des perihilären axialen Interstitiums.

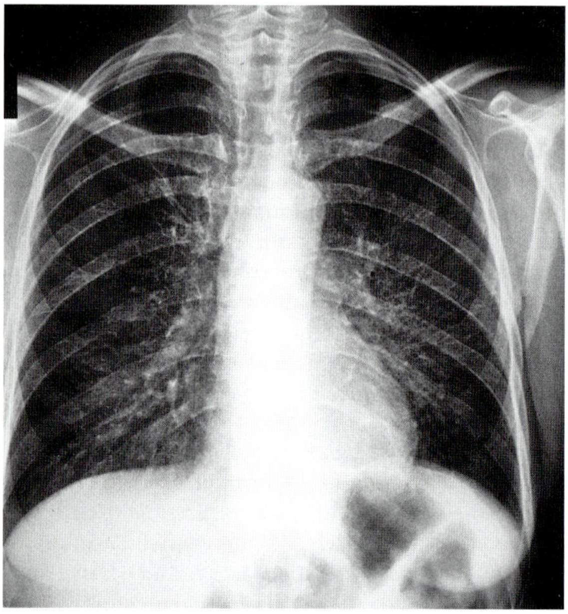

Abb. 4.22. Interstitielles Verschattungsmuster bei atypischer Pneumonie (Pneumocystis carinii)

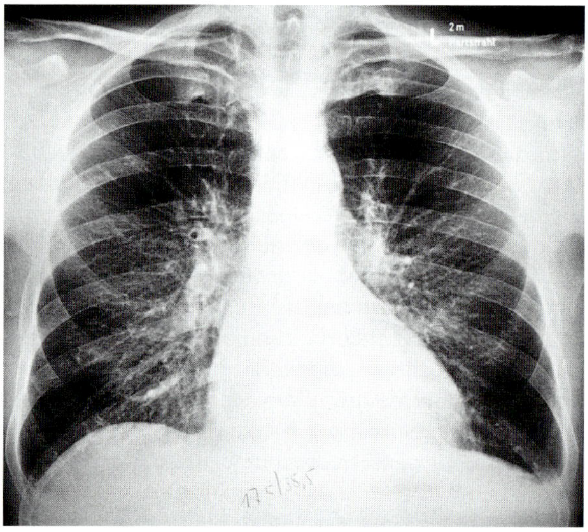

Abb. 4.23. Interstitielles Verschattungsmuster bei pulmonalvenöser Stauung

Charakteristika des interstitiellen Verschattungsmusters

- retikuläre Zeichnungsvermehrung
- Verdickung der interlobulären Septen (Kerley-B-Linien)
- peribronchiale und perivaskuläre Verdichtungen
- unscharfe perihiläre Verschattungen
- subpleurale Verdichtungen
- Honigwabenmuster
- Gerüstdestruktion

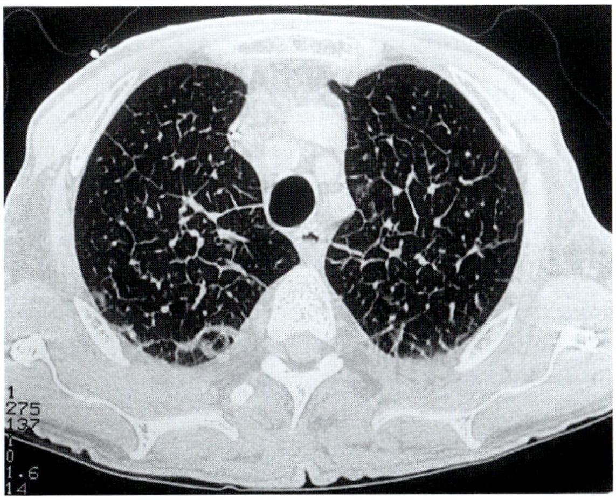

Abb. 4.24. Vermehrte Erkennbarkeit verdickter interlobulärer Septen bei Überwässerung

Die deutliche Zunahme des interstitiellen Bindegewebes im Bereich des Hilus ist durch das Zusammenlaufen des periarteriellen und des perivenösen Bindegewebes bedingt. Dadurch kann sich perihilär wesentlich mehr Flüssigkeit im Interstitium einlagern. Das Einstrahlen des Bindegewebes von peripher folgt der Lappenanatomie, die anatomischen Gegebenheiten sind auch für die typische perihiläre Verteilung der meisten interstitiellen Verschattungen verantwortlich. Die flächige interstitielle Verschattung ist häufig mit streifigen Verdichtungen vergesellschaftet. Diese lassen sich nur eingeschränkt innerhalb der zentralen Verschattung erkennen. Am Übergang in die Peripherie treten die streifigen Verdichtungen deutlicher hervor, da sie hier mit dem nicht oder nur gering beteiligten Alveolarraum kontrastieren. Diese streifigen interstitiellen Verdichtungen, die auf verdickten interlobulären Septen beruhen, verlaufen gestreckter als die Gefäße, sind schmaler und in ihrem Verzweigungswinkel spitzer. Je nach Ursache besteht eine Koinzidenz mit verdickten bronchovaskulären Bündeln. Diese führen auf der Übersichtsaufnahme zu einer verbreiterten Darstellung der Pulmonalarterien mit unscharfen und verschwommenen Gefäßkonturen. Gleichzeitig finden sich Verdickungen der Bronchuswände, die bei orthograder Projektion als Manschette oder als „bronchial cuffing" erkennbar werden. Die CT weist die Verbreiterung der bronchovaskulären Bündel oder die Verdickung der Bronchialwände direkt nach.

Die vermehrte Einlagerung von Flüssigkeit in der Lunge geht auch mit einer vermehrten Füllung bzw. einem Stau der Lungenvenen und der Lymphwege, die beide in den interlobulären Septen verlaufen, einher. Die interlobulären Septen sind vermehrt und verdickt sichtbar (Abb. 4.24).

Der Füllungszustand der Venen lässt sich auf der Übersichtsaufnahme besonders gut am Durchmesser der Oberlappenvene ausmachen, der normalerweise nicht größer sein sollte als der Durchmesser der Oberlappenarterie. Die CT kann den Durchmesser der Venen auch in der Lungenperipherie sicher demonstrieren. Die gestauten Lymphwege lassen sie sich als verdickte interlobuläre Septen in der Peripherie erkennen. Im Bereich von Unter- und Mittellappen verlaufen diese Septen fast horizontal und werden als bis zu 1 mm dicke und ca. 1 cm lange Kerley-B-Linien auf der Übersichtsaufnahme in der Peripherie, am besten im Recessus phrenicocostalis erkennbar. Im Oberlappen sind diese Septen auf den Hilus gerichtet (Kerley-A-Linien). Sie sind schmal, bis zu 5 cm lang und zentral erkennbar. Leichter gelingt der direkte Nachweis verdickter interlobulärer Septen und die Abgrenzung von anderen Strukturen in der CT. Eine generalisierte Verdickung der interlobulären Septen führt zu einem netzartigen Bild, bei dem die Grenzen der Lobuli deutlich erkennbar sind. Die Verdickungen sind gleichmäßig ausgebildet, allenfalls unter dem Einfluss der Schwerkraft dorsobasal geringfügig stärker ausgeprägt. Die Kreuzungsstellen der Septen und die hier verlaufenden Venen können zu einer lokalen Auftreibung führen. Diese muss von nodulären Verdichtungen mit perilobulärer Lokalisation, wie sie bei der Lymphangiose auffällt, unterschieden werden.

Das interstitielle Verschattungsmuster wird besonders häufig durch eine interstitielle Flüssigkeitseinlagerung im Rahmen einer pulmonalvenösen Stauung bei kardiovaskulären Erkrankungen hervorgerufen. Bei den kardiovaskulären Erkrankungen wird die Verteilung der Flüssigkeit vom Volumen des Interstitiums und von der Schwerkraft bestimmt. Die Kerley-B-Linien finden sich in den basalen und dorsalen Lungenabschnitten.

Daneben tritt das interstitielle Verschattungsmuster bei akuten interstitiellen Pneumonien (atypische Pneumonien) auf. Diese Pneumonien laufen im Frühstadium wahrscheinlich fast ausschließlich interstitiell ab. Im Gegensatz zu den kardiovaskulären Ursachen ist das Verteilungsmuster bei den interstitiellen Pneumonien von der Schwerkraft und der Hämodynamik unabhängig. Statt dessen bestimmen erkrankungsspezifische Bevorzugungen einzelner Lungenabschnitte das Bild. Mit Fortschreiten der Pneumonie kommt es zunehmend zur alveolären Exsudation, so dass ein gemischtes alveolär-interstitielles Muster, später ein vorherrschend azinäres Verschattungsmuster entsteht. Darüber hinaus tritt das interstitielle Verschattungsmuster häufig in der akut entzündlichen Phase von Lungengerüsterkrankungen auf. Aus der interstitiellen Infiltration kommt es durch zunehmende Fibrosierung mit vermehrter Kollagenfaserbildung zu einem retikulären Muster.

4.4.5
Muster mit flächenhafter Dichtezunahme im CT

Milchglasartige Dichteanhebungen

In der CT beschreibt die milchglasartige Dichteanhebung eine geringe flächige (nicht runde) Dichteanhebung, die zu einem „trüben" oder „wolkigen" Aussehen des Parenchyms führt (Engeler et al. 1993). Diese Dichteanhebung ist so diskret, dass sie auf der Übersichtsaufnahme oft nicht wahrgenommen werden kann. Sie wird sogar häufig nur in der HR-CT sicher erkannt, da in der Spiral-CT mit größeren Schichtdicken andere Veränderungen wegen des Partialvolumeneffektes nicht differenziert werden können (Remy-Jardin et al. 1993). Die milchglasartige Dichteanhebung kann homogen sein oder auf einzelne Lobuli, Segmente oder Lappen beschränkt (Abb. 4.25, 4.26). Der regelhafte Aufbau des Lungengerüstes wird durch sie nicht beeinflusst. Das Lungengerüst mit Pulmonalarterien, Lungenvenen und interlobuläre Septen bleibt somit erhalten. Diese Abgrenzbarkeit ist das wichtigste Unterscheidungskriterium gegenüber einer homogenen Verdichtung des Lungenparenchyms.

Die Intensität der milchglasartigen Dichteanhebung lässt sich visuell in drei Kategorien einteilen: Als geringgradig wird ein Dichteanstieg zwischen 100 und 200 H.E., als mittelgradig ein Anstieg zwischen 200 und 400 H.E. und als hochgradig eine Dichtezunahme von mehr als 400 H.E. angesehen. Die Ausdehnung kann nach der betroffenen Fläche in der jeweiligen CT-Schicht in vier Klassen eingeteilt werden: < 25 %, 25 – < 50 %, 50 – 75 % und > 75 %. Die Ursachen und Pathomechanismen für die Entstehung einer milchglasartigen Dichteanhebung sind vielfältig. Der Befund ist zwar sehr sensitiv hinsichtlich physiologischer oder pathologischer Verschiebungen in Interstitium und Alveolen, allerdings wenig spezifisch, wenn es darum geht, die Ursachen zu benennen (s. unten). Die milchglasartige Dichteanhebung ist in den meisten Fällen durch eine simultane Einlagerung von Flüssigkeit und Zellen in das axiale Interstitium und in die Alveolen bedingt. In einigen Fällen liegen rein interstitielle, seltener rein alveoläre Veränderungen vor (Remy-Jardin et al. 1993; Roos et al. 1993). Diese beiden Komponenten sind in der Lungenperipherie mit der HR-CT aufgrund der beschränkten räumlichen Auflösung nicht zu differenzieren. Obwohl die CT deutliche Vorteile gegenüber der Übersichtsaufnahme aufweist, kann auch sie keine sichere Unterscheidung zwischen azinärer und interstitieller Verschattung treffen.

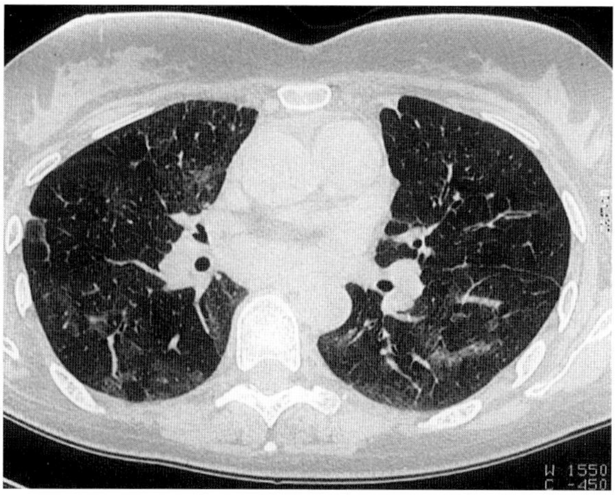

Abb. 4.25. Milchglasartige Dichteanhebung bei Pneumocystis carinii Pneumonie

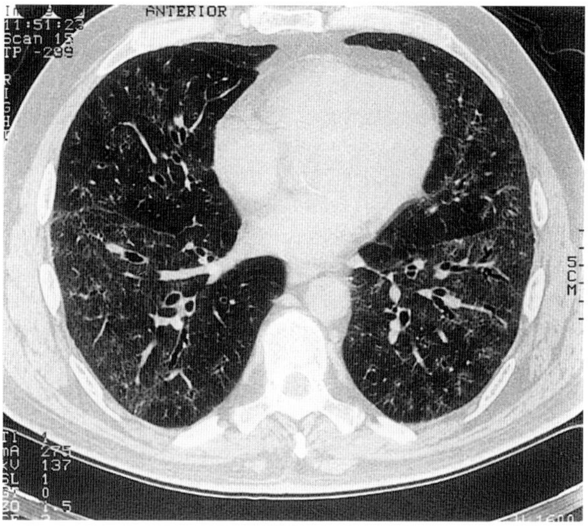

Abb. 4.26. Milchglasartige Dichteanhebung bei Lungenfibrose im Rahmen einer systemischen Kollagenose

Ursachen einer milchglasartigen Dichteanhebung in der CT

- Alveolarproteinose
- akute Abstoßung nach Lungentransplantation
- akutes Lungenversagen (ARDS)
- Blutung
- Bronchiolitis obliterans mit organisierender Pneumonie
- bronchoalveoläre Lavage
- Bronchiolitis assoziierte interstitielle Lungenerkrankungen
- Pneumonie, z. B. Pneumocystis carinii, Cytomegalie-Virus
- eosinophile Pneumonie
- fibrosierende Alveolitis, idiopathische Lungenfibrose
- bronchioloalveoläres Karzinom
- Lymphommanifestation
- medikamententoxische Reaktionen
- exogen allergische Alveolitis
- Ödem
- granulomatöse Erkrankungen (Sarkoidose)

Bei chronisch interstitiellen Lungenerkrankungen kennzeichnen milchglasartige Dichteanhebungen die Areale entzündlicher Infiltration. Sie sind bei einigen Erkrankungen potentiell reversibel und können als ergänzender Hinweis auf eine erfolgversprechende Behandlungsindikation benutzt werden (Müller et al. 1987). Bei anderen Erkrankungen, wie der Sarkoidose, korreliert das Ausmaß der milchglasartigen Dichteanhebung jedoch nicht mit dem klinischen Verlauf und den Lungenfunktionsparametern (Remy-Jardin et al. 1994). Zusätzliche Befunde, insbesondere Hinweise auf eine Gerüstdestruktion, z. B. Traktionsbronchiektasen, können wichtige Hinweise zur Irreversibilität einer milchglasartigen Dichteanhebung geben (Abb. 4.26).

Das gleichzeitige Auftreten einer milchglasartigen Dichteanhebung und einer generalisierten Verdickung der interlobulären Septen wird „crazy-paving-sign" genannt (Johkoh et al. 1999). Das sich verzweigende Netzwerk streifiger Verdichtungen bildet dabei geometrische Strukturen mit polygonaler, dreieckiger oder quadratischer Form, die den Grenzen der Lobuli entsprechen. Die milchglasartige Dichteanhebung wird durch eine partielle Füllung des Alveolarraums hervorgerufen, während die ödematös verdickten Septen durch Einlagerung von Proteinen und Zellen bedingt sind. Das Zeichen wurde zunächst als Hinweis auf eine Alveolarproteinose beschrieben (Collins u. Stern 1997; Pitton et al. 1995), es kommt aber auch beim ARDS, bei der idiopathischen Lungenfibrose, der Lipidpneumonie und der medikamentoxischen Pneumonitis vor (Johkoh et al. 1999).

Eine andere Ursache der milchglasartigen Dichteanhebung ist die Zunahme des Blutgehaltes im peripheren Kapillarbett, die entweder durch eine relative pulmonal-arterielle Hyperperfusion oder eine pulmonalvenöse Stauung bedingt ist. Bei der pulmonalarteriellen Hyperperfusion zeigt sich typischerweise ein unregelmäßiges, landkartenartiges Muster mit subsegmentaler Verteilung (*Mosaikperfusion*; Schwickert et al. 1995), während bei der pulmonalvenösen Stauung die abhängigen Lungenabschnitte dorsal und kaudal vermehrt und homogen betroffen sind. Als weitere Ursachen einer milchglasartigen Dichteanhebung kommen differentialdiagnostisch eine unzureichende Inspirationstiefe (alveoläre Hypoventilation), ein fehlender Atemstillstand (Respirationsartefakte) oder Artefakte in der Lingula durch Pulsationen des linken Ventrikels in Betracht. In den posterioren Lungenabschnitten können Areale mit lageabhängig erhöhter Dichte beobachtet werden. Zur Unterscheidung sind Aufnahmen in Bauchlage indiziert.

Homogene Verdichtungen

In der CT beschreibt die homogene Verdichtung eine flächige, nicht runde Dichteanhebung eines umschriebenen Lungenvolumens ohne Gerüstdestruktion. Durch Austritt von Flüssigkeit und Zellen wird die alveoläre Luft komplett verdrängt. Die Dichtezunahme der Konsolidierung ist – im Gegensatz zur milchglasartigen Dichteanhebung – so hoch, dass Gefäße und Bronchuswände nicht mehr abgrenzbar sind (Abb. 4.27, 4.28). Da im betroffenen Bereich kein Gasaustausch mehr stattfinden kann, sind homogene Verdichtungen häufig symptomatisch und führen zu Beeinträchtigungen der Lungenfunktion (Aberle 1993; Kohno et al. 1993).

Sie kommen im Rahmen verschiedener Erkrankungen vor, z. B. beim Lungenödem, bei infektiös und nichtinfektiös entzündlichen Prozessen und bei Tumoren. Bei bakteriellen Entzündungen ist auch in der CT häufig ein positives Pneumobronchogramm nachweisbar (Abb. 4.27; Remy-Jardin et al. 1993).

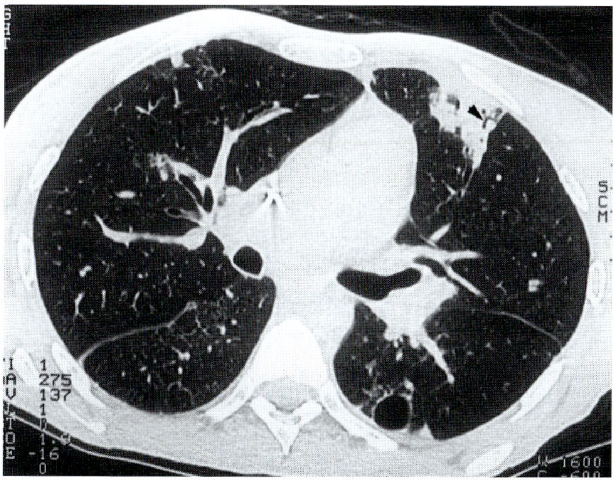

Abb. 4.27. Homogene Verdichtung im linken Oberlappen mit positiven Pneumobronchogramm (*Pfeilspitze*) bei Tuberkulose

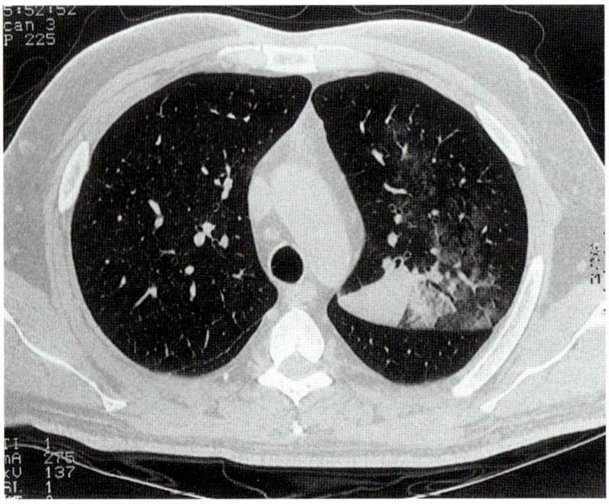

Abb. 4.28. Homogene keilförmige Verdichtung mit Beziehung zu einem Pulmonalarterienast („infarct-like lesion") und umgebenden milchglasartigen Dichteanhebungen bei Aspergillusinfektion

Homogene Verdichtungen, die durch eine aerogene Infektion verursacht werden zeigen eine typische Lagebeziehung zu einem Bronchus. Sie breiten sich meist flächig um den Bronchus, selten keilförmig in die Peripherie aus. Analog lässt sich bei hämatogen bedingten homogenen Verdichtungen, z.B. Lungeninfarkt, eine Lagebeziehung zu einem Pulmonalarterienast darstellen. Solche Verdichtungen werden auch als „infarct-like lesions" bezeichnet (Abb. 4.28). Auch bei Erkrankungen, die zu einer Invasion der Pulmonalarterien führen, kommt in der CT ein eindeutiger räumlicher Zusammenhang zwischen einem Pulmonalarterienast und der dazugehörigen keilförmigen homogenen Verdichtung zur Darstellung. Aus diesem Grund spricht man auch von einer angiotropen Verdichtung.

Homogene Konsolidierungen werden meist von kräftigen Gefäßen durchzogen. Diese Gefäße zeigen in der kontrastverstärkten Computertomographie einen deutlichen Dichteanstieg. Für den starken Kontrast zwischen Gefäß und homogener Verschattung wurde der Begriff des „CT angiogram sign" geprägt. Dabei lässt sich in der CT das eintretende, kräftig kontrastierte und sich teilende Gefäß in einer homogenen Konsolidierung mit geringer Dichte (z.B. Eiter, Einschmelzung) sehr deutlich abgrenzen. Das „CT angiogram sign" wurde primär als Zeichen für ein bronchioloalveoläres Karzinom beschrieben. Es lässt sich jedoch auch bei Pneumonien, beim Lungenödem, Resorptionsatelektasen, Rundatelektasen, Lymphombefall und Metastasen von Tumoren des Gastrointestinaltraktes beobachten (Maldonado 1999).

Merke ! Eine flächenhafte Dichtezunahme kann in der CT als milchglasartige Dichteanhebung, wolkiges Aussehen des Parenchyms bei Abgrenzbarkeit der erhaltenen Gerüststrukturen, oder als homogene Verdichtung imponieren, wobei die Gefäße und die Bronchialwände nicht mehr abgrenzbar sind. Ursachen sind sowohl alveoläre als auch interstitielle Einlagerungen von Flüssigkeit und Zellen. Die Veränderungen sind meistens reversibel.

4.4.6 Transparenzminderung durch extrapulmonale Ursachen

Extrapulmonale Ursachen für eine Transparenzminderung können durch den Patienten oder die Aufnahmetechnik bedingt sein. Zu den patientenbedingten Ursachen zählen Prozesse des Pleuraraums und der Thoraxwand.

Pleuraerguss

Ein Pleuraerguss führt zu einer homogenen Verschattung auf der Thoraxübersicht. Eine Unterscheidung zwischen Transsudat und Exsudat anhand der Dichte ist weder auf der Übersichtsaufnahme noch mittels CT möglich. Die Verteilung von Flüssigkeit im Pleuraspalt wird neben den Eigenschaften der Ergussflüssigkeit selbst von der Schwerkraft sowie von den mechanischen Zugkräften der Thoraxwand und der Lungen bestimmt. Bei frei auslaufendem Pleuraerguss sammelt sich die Flüssigkeit zunächst basal und führt zur Verschleierung des kostodiaphragmalen Rezessus. Ein positiver Nachweis des Pleuraergusses ist auf der p.-a.-Aufnahme erst bei einem Ergussvolumen von ca. 300 ml möglich. Da der tiefste Punkt des Rezessus dorsal liegt, ist die Seitaufnahme sensitiver für den Nachweis eines kleinen Pleuraergusses (ab 100 ml), hier sind die dorsalen Anteile des Rezessus gut einsehbar. Bei größeren Mengen sammelt sich der Erguss über dem Zwerchfell und steigt dann als homogene Verdichtung konkav entlang der Thoraxwand nach kranial. Es entsteht das typische Bild der Ellis-Damoiseau-Linie.

In Abhängigkeit von der Größe des Ergusses kommt es zu einer mehr oder weniger großen Kompressionsatelektase der angrenzenden Lungenabschnitte. Es finden sich die typischen Zeichen des Volumenverlusts. Bestehen Zweifel, ob es sich um einen Erguss oder eine Schwarte handelt, kann eine Ergussaufnahme oder die Sonographie Klärung bringen. Die Aufnahme in Seitenlage bei horizontalem Strahlengang (Lagerung auf der betroffenen

Seite, sog. Dekubitusaufnahme) beweist den Erguss durch seine Lageverschieblichkeit. Besteht eine Verklebung der Pleurablätter, kommt es zur Kammerung des Pleuraergusses. Gekammerte Ergussanteile zeigen sich als umschriebene pleuraständige Verdichtungen, die sich konvex nach medial vorwölben. Ein gekammerter Pleuraerguss im Interlobärspalt führt zu einer flächenhaften homogenen, oft spindelförmigen Verdichtung. Er muss von anderen homogenen Verschattungen und Rundherden unterscheiden werden. Da ein Pleuraerguss im Interlobärspalt unter adäquater Therapie sehr schnell resorbiert werden kann, spricht man auch vom „vanishing tumor".

Ein Pleuraempyem zeigt sich auch als ein gekammerter Pleuraerguss. Eine rundliche oder ovale, pleuraständige Raumforderung wölbt sich gegen das Lungenparenchym vor. Das Empyem hat eine homogene Dichte. In Einzelfällen lassen sich Lufteinschlüsse ausmachen, die den Verdacht auf ein Empyem erhärten.

Thoraxwandprozesse

Von der Thoraxwand ausgehende Prozesse können ebenfalls Ursache einer flächenhaften Transparenzminderung sein. Eine homogene Verschattung wird bei Frauen durch die Überlagerung der Mamma hervorgerufen. Sie ist durch Verfolgen des Mammaschattens über die laterale Begrenzung der Lunge hinaus eindeutig zu identifizieren. Auch bei Männern kann eine Gynäkomastie, z. B. im Rahmen einer Leberzirrhose, zu einer homogenen extrapulmonal lokalisierten Verschattung führen. Mögliche weitere Ursachen sind Tumoren der Brustwand entweder ausgehend von den Rippen (Metastasen, Plasmozytom, Ewing-Sarkom) oder von den Weichteilen (Lipom), Entzündungen (Osteomyelitis der Rippen, Aktinomykose) und posttraumatische Veränderungen (z. B. Hämatom nach Rippenfraktur). Die Unterscheidung von intrapulmonalen Ursachen einer Transparenzminderung ist leicht, wenn sich die Konturen der Verschattung über die Lungengrenzen hinaus verfolgen lassen. Die Konturen imponieren besonders scharf, wenn die ursächliche Struktur selbst randbildend wird.

Artefakte

Artefakte, die mit einer auffällig starken Transparenzminderung einhergehen, können verschiedene technische Ursachen haben, z. B. gedrehte Stellung oder Lagerung des Patienten, Dezentrierung der Röhre oder Fehlbelichtung. Die technischen Ursachen sind leicht klassifizierbar, wenn sie nicht der allgemeinen Qualität und dem Schwärzungsgrad des Films an anderen Stellen entsprechen.

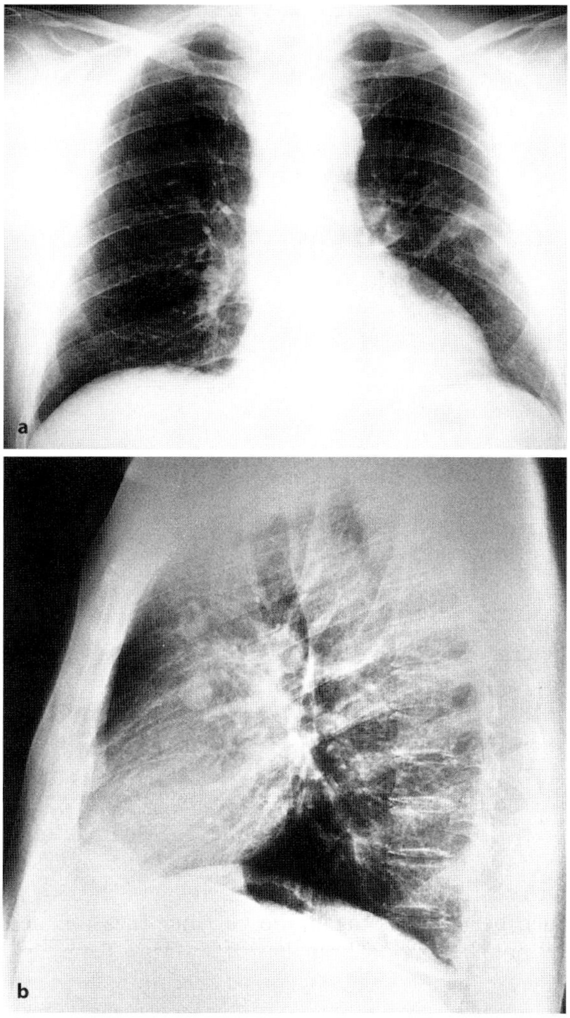

Abb. 4.29 a, b. Unscharf abgrenzbare Rundherde bei M. Wegener

4.5 Muster mit fokaler Transparenzminderung

Definition/Nomenklatur

Rundherde sind homogene noduläre Verschattungen mit zumeist relativ gut abgrenzbare Konturen (Abb. 4.29). Im Gegensatz zu disseminierten Fleckschatten sind Rundherde weniger zahlreich und größer. Im Vergleich zu flächenhaften Verschattungen sind sie homogener, runder und besser abgrenzbar. Rundherde sind das morphologische Bild sehr unterschiedlicher Erkrankungen: Tumoren, Granulome, Rundinfiltrate, alte Infarkte, Hämatome etc. Die Differentialdiagnose ist komplex. Zunächst muss geklärt werden, ob der auf der Übersichtsaufnahme erkennbare Rundherd tatsächlich intrapulmonal liegt und nicht durch pleurale oder ossäre Veränderungen vorgetäuscht wird. Der zweite Schritt besteht darin festzustellen, ob es sich um einen solitären Rundherd oder um multiple Rundherde handelt. Zur Klärung dieser beiden Fragen hat sich die CT als Verfahren der Wahl etabliert (Kauczor et al. 1994). Die transversalen Schnittbilder und die überlagerungsfreie Darstellung erlauben auch die Beurteilung der Lungenabschnitte, die mit der Übersichtsaufnahme nur eingeschränkt einsehbar sind (Recessus costodiaphragmaticus, retrokardial, paravertebral, paramediastinal).

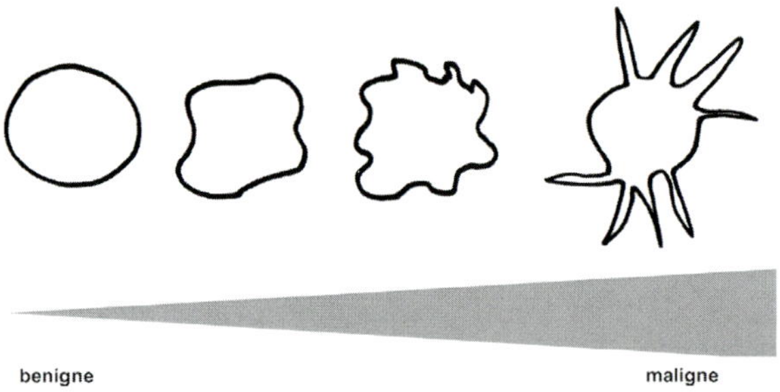

Abb. 4.30. Unterschiedliche Formen von Rundherden und mögliche Hinweise auf die Dignität

4.5.1 Solitärer Rundherd

Solitäre Lungenrundherde stellen eine häufige klinische Herausforderung dar. Ein solitärer Rundherd ist definiert als röntgendichter Herd, der von normal belüfteter Lunge umgeben ist. Er ist kugelförmig (rund) oder ellipsoid (oval) konfiguriert, weist umschriebene Ränder auf und misst zwischen 1 und 6 cm. Eine unregelmäßige Begrenzung, streifige oder sternförmige Ausläufer sind möglich. Bei Patienten mit einem asymptomatischen solitären Rundherd muss entschieden werden, ob der Herd maligne ist und reseziert werden muss oder ob der Herd benigne ist und eine Verlaufskontrolle ausreicht. Trotz zahlreicher Veröffentlichungen gibt es keine eindeutigen radiologischen Differenzierungskriterien.

Zahlreiche Parameter werden zur Dignitätsbeurteilung von Rundherden herangezogen. Dazu gehören zunächst patientenbezogene Angaben. Ein Alter unter 35 Jahren, weibliches Geschlecht, bekannte Tuberkuloseexposition oder eine fehlende Raucheranamnese sprechen für einen gutartigen Rundherd. Im Gegensatz dazu sind Alter über 35 Jahren, männliches Geschlecht und eine Raucheranamnese mit malignen Rundherden assoziiert. Für einen malignomsuspekten Befund sprechen auch thorakale Symptome und natürlich ein bekannter Primärtumor. Weitere Hinweise auf die Dignität eines Rundherdes können morphologische Befunde geben:

Charakteristika des nodulären Verschattungsmusters
- Noduläre Verdichtungen: 1–10 mm groß
- Form: rund, oval, unregelmäßig, retikulonodulär
- Art: locker und unscharf (azinär) oder dicht und unscharf (interstitiell)
- Streudichte: nodulär, retikulonodulär, milchglasartige Dichte

Größe

Je größer ein Rundherd, desto größer ist die Wahrscheinlichkeit der Malignität. Rundherde mit einem Durchmesser <3 cm sind überwiegend benigne, Rundherde >3 cm überwiegend maligne.

Kontur

Ein Rundherd kann scharf oder unscharf, glatt oder lobuliert begrenzt sein. Scharfe, gleichförmige oder auch lobulierte Konturen finden sich bei gutartigen Tumoren, Granulomen und Metastasen. Unscharfe Konturen mit irregulärer Begrenzung sprechen in erster Linie für ein Bronchialkarzinom (Abb. 4.30). Bronchialkarzinome zeigen häufig strahlige Ausläufer im Tumorrandbereich, sog. „Tumorfüßchen" oder Spiculae (Gamroth et al. 1988; Zwirewich et al. 1991). Die Corona radiata beschreibt multiple strahlenförmige Ausläufer des Rundherdes. Sie kann unterschiedliche Ursachen haben: tumoröse Invasion des angrenzenden Gewebes (Tumorfüßchen), aber auch narbige Reaktionen bei chronisch entzündlichen Prozessen, z.B. Pneumokoniosen. Ein anderer malignomverdächtiger morphologischer Befund ist das Nabelzeichen oder die Rigler-Kerbe, die eine Einziehung an der Eintrittsstelle von Gefäßen in den Rundherd bezeichnet.

Pleura

Auch die Beziehung eines Rundherdes zur Pleura wird zu Beurteilung der Dignität herangezogen. Als Pleurafinger wird eine vom Rundherd ausgehende streifige Verdichtung des angrenzenden interlobulären Septums bezeichnet, die typischerweise auf die naheliegende Pleura ausgerichtet ist. Er soll für ein malignes Geschehen sprechen. Dabei soll der Pleurafinger durch eine maligne Invasion der lokalen Lymphgefäße in dem interlobulären Septum hervorgerufen werden. Im Gegensatz dazu bezeichnet ein Pleurazipfel eine narbige Ausziehung eines benignen Rundherds, die sich nicht an die regelhafte Gerüststruktur hält. Er stellt also eine narbige intralobuläre oder translobuläre Verdichtung dar. Pleurazipfel gehen zumeist von subpleural gelegenen postentzündlichen Rundherden, z.B. Tuberkulomen, aus und ziehen zur benachbarten Pleura.

Dichte

Die Dichte eines Rundherdes, insbesondere der Nachweis von Verkalkungen, ist ein wichtiges Kriterium zur Beurteilung der Dignität eines Rundherdes. Deutliche Verkalkungen mit Dichtewerten von mehr als 150 oder 164 H.E. legen die Diagnose eines gutartigen Rundherds nahe (König et al. 1984; Siegelman et al. 1986, 1980). Das Vorliegen von Verkalkungen schließt allerdings einen malignen Tumor nicht komplett aus. In Einzelfällen können primäre Bronchialkarzinome, aber auch Metastasen von osteogenen Sarkomen, Chondrosarkomen bzw. Ovarial-, Mamma-, Kolon- oder Schilddrüsenkarzinomen verkalken. Sie sind dann nicht mehr mit Hilfe der Dichtemessung von benignen Rundherden zu differenzieren (Gamroth et al. 1988; Maile et al. 1982).

Neben der reinen Dichtemessung kann auch das Muster der Verkalkungen zur Dignitätsbeurteilung herangezogen werden. Ein dichter, verkalkter zentraler Nidus spricht für einen gutartigen Herd. Multiple punktförmige Verkalkungsherde, sog. Schießscheiben-Verkalkungen, finden sich besonders häufig als Folge einer Histoplasmose. Schollige, popcornartige Verkalkungen zeigen sich häufig in Hamartomen. Je größer das Hamartom, desto häufiger finden sich Kalkeinlagerungen. Konzentrische Verkalkungsschichten in den äußeren Abschnitten des Rundherds finden sich oft in anderen Granulomen oder in Tuberkulomen. Außer dem visuellen oder densitometrischen Nachweis von Verkalkungen kann auch der Nachweis von Fetteinlagerungen einen wichtigen Beitrag zur Differentialdiagnose eines Rundherdes leisten. Fett findet sich charakteristischerweise in Hamartomen, während maligne Rundherde kein Fettgewebe enthalten (Siegelman et al. 1986).

Dignität

Generell muss die Unterscheidung zwischen benignen und malignen Rundherden anhand der Thoraxübersichtsaufnahme als unsicher betrachtet werden. Dies gilt in gewissem Umfang auf für die CT. Selbst bei ausgefeilter Untersuchungsstrategie unter Einbeziehung aller Kriterien liegt die Sensitivität bei maximal 85% und die Spezifität bei 78% (Seemann et al. 1996). Neben der definitiven bioptischen Klärung werden gelegentlich Verlaufskontrollen zur Dignitätsabschätzung vorgenommen. Zum Ausschluss eines Malignoms ist allerdings ein langer Zeitraum von zwei Jahren für die Verlaufsbeurteilung anzusetzen. Dieser lange Zeitraum ist erforderlich, da Bronchialkarzinome teilweise ein sehr langsames Wachstum mit langen Tumorverdoppelungszeiten aufweisen. Ein Vergleich mit entsprechend alten Voraufnahmen ist daher zur Dignitätsbeurteilung günstiger, ein mögliches Größenwachstum kann so retrospektiv festgestellt werden. Allerdings können auch gutartige Rundherde eine Größenzunahme aufweisen. Für Verlaufskontrollen sollte stets das Verfahren eingesetzt werden, mit dem der Rundherd gut abgrenzbar und eine mögliche Größenzunahme sicher zu dokumentieren ist.

4.5.2 Multiple Rundherde und makronoduläre Verdichtungen

Viele Lungenerkrankungen weisen multiple intrapulmonale noduläre Verdichtungen und somit ein vorwiegend noduläres Muster auf. Ein entscheidendes Kriterium zur weiteren Differenzierung multipler intrapulmonaler Rundherde ist ihre Größe. Dabei können grob zwei Größenkategorien unterschieden werden: Rundherde und sog. grobfleckige noduläre Verdichtungen mit einem Durchmesser >5 mm und mikronoduläre (feinfleckige oder miliare) Verdichtungen mit einem Durchmesser bis zu 5 mm.

Bei multiplen Rundherden handelt es sich entweder um benigne Herde (Granulome) oder maligne Absiedlungen (Metastasen). Mit zunehmender Anzahl und Größe der Rundherde werden Metastasen wahrscheinlicher (Chang et al. 1979). *Lungenmetastasen* treten im allgemeinen multipel und beidseits auf. Dabei findet sich eine Bevorzugung der peripheren (subpleuralen) sowie mittleren und kaudalen Lungenabschnitte. Die Lungenmetastasen sind kugelförmig und unterschiedlich groß. Metastasen mit einem Durchmesser >2 cm sind häufiger polyzyklisch konfiguriert und unregelmäßig begrenzt (Friedmann et al. 1986), sie entstehen überwiegend im Rahmen einer hämatogenen Metastasierung im Sinne von Tumorembolien. Die Lagebeziehung eines Rundherdes zur versorgenden Pulmonalarterie bzw. drainierenden Pulmonalvene, die in der CT sichtbar ist, verstärkt daher den Verdacht auf eine Metastasierung (Meziane et al. 1988). Lungenmetastasen zeigen typische lokale Muster der Tumorausbreitung. Diese Infiltrationen sind auf der Übersichtsaufnahme erst in fortgeschrittenem Stadium erkennbar. Mittels der CT ist es allerdings schon frühzeitig möglich, die lokale Tumorausbreitung zu detektieren und die Art der Infiltration zu charakterisieren. Metastasen wachsen dabei in die Kapillaren oder in Pulmonalarterienäste ein und führen zu einer prästenotischer Erweiterung der Gefäße. Proximal kommt es zu einem Aufstau des Blutes, der nicht darstellbar ist. Distal wird die Perfusion beeinträchtigt, es kommt zur Hypoperfusion. Diese kann in der CT als Areal mit erniedrigter Dichte erkannt werden. Die Infiltration der Lymphgefäße führt über die Verlegung der Lymphgefäße zu einem interstitiellen Ödem. Konsekutiv kommt es zu einer fibroblastischer Reaktion im Interstitium (Meziane et al. 1988; Ren et al. 1989). Gleichzeitig bilden sich kleine Tumornester im Sinne

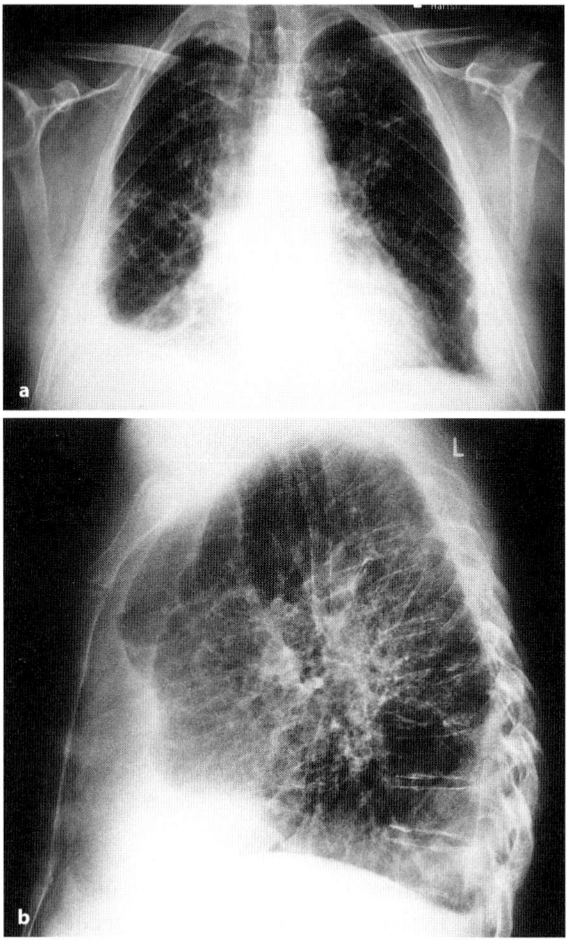

Abb. 4.31 a, b. Multiple intrapulmonale Rundherde und retikuläre Zeichnungsvermehrung bei Lymphangiosis

einer lokalen *Lymphangiose* (Abb. 4.31). Das computertomographische Korrelat sind irregulär verdickte interlobuläre Septen mit multiplen mikronodulären, perlschnurartigen Auftreibungen („beaded septum sign"). Diese mikronodulären und streifigen Verdickungen konnten an Lungenpräparaten bei 69% der Metastasen, nicht hingegen bei gutartigen Rundherden nachgewiesen werden (Ren et al. 1989). Diese Veränderungen finden sich noch deutlicher bei Erkrankungen, die sich primär in den Lymphgefäßen manifestieren, z.B. bei der Lymphangiosis carcinomatosa (Munk et al. 1988), aber auch bei der Sarkoidose. Steht der Befall der Lymphwege im Vordergrund ergibt sich daraus ein primär retikuläres oder gemischtes retikulonoduläres Muster.

Ein zusätzliches Kriterium zur Differenzierung und Dignitätsbeurteilung intrapulmonaler Rundherde ist das *Halo-Zeichen*. Damit wird eine geringe, wenige Millimeter breite Dichteanhebung um den Rundherd bezeichnet. Der Halo ist auf der Übersichtsaufnahme wegen seiner geringer Größe und der nur geringen Transparenzminderung üblicherweise nicht zu erkennen, in der CT hingegen lässt er sich gut nachweisen. Er stellt durch die milchglasartige Dichteanhebung den fließenden Übergang von der nodulären Verdichtung zum umgebenden normalen Lungengewebe dar (Roos et al. 1993). Der Halo gilt als typisches Zeichen akut entzündlicher oder hämorrhagischer Veränderungen, wie sie z.B. bei der invasiven Aspergillose oder auch eingebluteten Metastasen auftreten (Abb. 4.28; Primack et al. 1994).

Entzündliche *Rundinfiltrate*, z.B. im Rahmen septischer Embolien, treten ebenfalls multipel auf. Sie sind fast immer unscharf begrenzt. Im Verlauf der Entzündung können in diesen Herden zentrale Einschmelzungen stattfinden. Es lassen sich dann kleine Lufteinschlüsse oder auch ein Luftsichelzeichen beobachten. Der Nachweis dieser Veränderungen ist auf der Übersichtsaufnahme schwierig, mit der CT jedoch einfach möglich. Entzündliche Rundinfiltrate können durch hämatogene Streuung oder durch eine aerogene Infektion entstehen. Bei einer hämatogenen Streuung sind die Herde zufällig über die gesamte Lunge verteilt. Die CT kann zusätzlich die Lagebeziehung des Herdes zu einem Pulmonalarterienast nachweisen. Die Herde entwickeln sich im Interstitium und erzeugen ein noduläres Muster. Eine Unterscheidung zwischen einer hämatogenen Infektion und einer Metastasierung aufgrund des nodulären Musters und der Lokalisation ist nicht möglich. Bei aerogenen Infektionen oder Inhalation von Fremdstoffen weisen die Herde eine Bevorzugung der kaudalen oder der kranialen Lungenabschnitte auf. Die noduläre Verdichtungen können dann sowohl im Interstitium als auch im Alveolarraum lokalisiert sein.

4.5.3 Mikronoduläre Verdichtungen

Mikronoduläre Verdichtungen sind multiple Rundherde < 5 mm. Sie bilden sich in umschriebenen Abschnitten der Alveolarsepten. Dort führen die Granulome zu rundlichen Auftreibungen, die in der CT sichtbar sind. Es handelt sich also definitionsgemäß um ein interstitiell lokalisiertes Muster. Wenn die einzelnen interstitiellen mikronodulären Verdichtungen an Größe zunehmen, werden sie auch auf der Übersichtsaufnahme sichtbar. In diesem Stadium sind sie jedoch nicht mehr ausschließlich auf das Interstitium beschränkt, sie infiltrieren oder komprimieren zumindest die angrenzenden Alveolen. Darüber hinaus können sie in die Alveolen penetrieren und konfluieren. Durch die Summation bzw. Superposition solcher mikronodulärer Verdichtungen entsteht auf der Übersichtsaufnahme ein miliares noduläres Muster, das einer azinären Verschattung relativ ähnlich sieht. Im Gegensatz zur azinären Verschattung sind die interstitiellen Mikronoduli auf der Übersichtsaufnahme jedoch deutlich dichter und schärfer abgrenzbar. Sie sind auch deutlich kleiner und die Konfluenz ist weniger ausgeprägt als bei azinären Verschattungsmustern.

Mikronoduläre Verdichtungen entstehen bevorzugt bei granulomatösen Lungenerkrankungen. Dazu gehören die Sarkoidose, die hämatogene Streuung granulomatöser Entzündungen(z. B. Miliartuberkulose) und Pneumokoniosen wie die Silikose und die Anthrakose. Andere Ursachen sind selten. Größe, Verteilung (Streuung) und Kontur der Mikronoduli werden zur weiteren Klassifikation herangezogen. So weisen die Noduli im Rahmen von granulomatösen Erkrankungen zumeist eine einheitliche Größe auf. Maligne Noduli sind häufig nicht so zahlreich und zeigen eine unregelmäßigere Verteilung. Miliare Rundherde, die die Lunge gleichmäßig durchsetzen, sind charakteristisch für eine hämatogene Streuung. Dabei gelten sie als ein typisches Zeichen für eine Miliartuberkulose. Mikronoduläre Verdichtungen auf der Übersichtsaufnahme mit einer peribronchialen Verteilung sind Zeichen einer aerogenen Entzündung. Eine Differenzierung der Ursache muss in Zusammenschau mit anderen Befunden erfolgen.

4.6 Eigenständige Befundmuster

4.6.1 Verkalkungen

Pulmonale Verkalkungen bilden sich in chronischen Entzündungsherden, in organisierten Nekrosearealen und in Metastasen sowie bei Störungen des Kalzium-Phosphat-Stoffwechsels. Verkalkungen im Lungenparenchym sind häufig mit verkalkten hilären oder mediastinalen Lymphknoten und pleuralen Verkalkungen vergesellschaftet. Zur Klassifikation müssen die folgenden Kriterien beachtet werden: Zahl, Lokalisation, Form, Verteilung und Ausmaß der Verkalkungen.

Wie bei der Dignitätsbeurteilung des solitären Rundherdes ist das Muster der Verkalkungen (körnig, schollig, amorph) für die diagnostische Zuordnung wichtig (s. Abschn. 4.5.5). Darüber hinaus sind Umgebungsbefunde von Bedeutung (Pleuraschwiele, diffuse Fibrose, fokale progressive massive Fibrose, tumoröse Raumforderung).

Broncholithiasis

Eine Broncholithiasis entsteht, wenn ein verkalkter Lymphknoten oder ein verkalkter Rundherd Anschluss an das Bronchialsystem gewinnt und das Material nicht abgehustet wird. Es können dann bis zu 2 cm große Verkalkungen als Broncholithen im Bronchus verbleiben. Sie sind auf der Übersichtsaufnahme zu erkennen. Die Identifizierung der intrabronchialen Lage ist manchmal schwierig. Der Kontrast der Verkalkung im Vergleich zum perihilären Gewebe wird evtl. durch eine zarte umgebende Luftansammlung noch gesteigert. Die Broncholithiasis kann zur Bronchusobstruktion mit konsekutiver Atelektase oder zur poststenotischen Infektion.

Eierschalenverkalkungen

Bei Befall der Lymphknoten im Rahmen granulomatöser Entzündungen finden sich oft diffuse Verkalkungen. In einigen Fällen ordnen sich die Verkalkungen ringförmig in der Peripherie des Lymphknotens an. Es entsteht das Bild der Eierschalenverkalkung, wie es auch in intrapulmonalen Rundherden beobachtet werden kann. Dies gilt als recht typisch für die Silikose, ist aber auch bei der Amyloidose und der Sarkoidose zu finden (Gross et al. 1980).

Vaskuläre Verkalkungen

Alte, organisierte Thromben in den Pulmonalarterien, z. B. bei chronischer Lungenembolie, können in bis zu 10% der Fälle Verkalkungen aufweisen (Schwickert et al. 1993). Aufgrund der Lokalisation können diese Verkalkungen leicht der Pulmonalarterie zugeordnet werden. Wandverkalkungen der Pulmonalarterien sind selten, kommen jedoch bei schwerer sekundärer pulmonal-arterieller Hypertonie und bei Aneurysmen der Pulmonalarterie vor. Verkalkungen in den Lungenvenen sind eine Rarität.

Parenchymverkalkungen

Verkalkungen nach Infektionen

Miliare Rundherde, die im Rahmen granulomatöser Entzündungen entstehen (Histoplasmose, Kokzidiomykose), können im Laufe der Zeit verkalken. Sie erscheinen als kleinste disseminierte Kalkherde. Bei einer Miliartuberkulose hingegen sind Verkalkungen extrem selten. Andererseits sind Verkalkungen anderer Manifestationsformen der Tuberkulose sehr häufig und typisch. Ein tuberkulöser Primärherd zeigt üblicherweise diffuse oder zentral geschichtete Verkalkungen. Dieser Primärherd ist überwiegend im Oberlappen lokalisiert. Gleichzeitig findet sich oft ein verkalkter hilärer Lymphknoten (Primärkomplex). Darüber hinaus weisen Tuberkulome, die in Folge eines Assmann-Frühinfiltrats in der Lungenspitze entstehen, kräftige zentrale und/oder periphere Verkalkungen auf. Andere Mikroorganismen, deren Residuen zu multiplen intrapulmonalen Verkalkungen führen können, sind Varizellen (Triebel u.

Kaulbach 1990), Echinokokken, Schistosomen und Paragonimus (Henk et al. 1996).

Pneumokoniosen
Pulmonale Verkalkungen sind ein typisches Merkmal der Silikose. 5–10% der silikotischen Rundherde verkalken. In der ILO-Klassifikation der Pneumokoniosen ist dafür ein eigenes Symbol (cn) vorgesehen (Bohlig et al. 1981). Ein strenger Zusammenhang zwischen Parenchymverkalkungen und Verkalkungen der hilären und mediastinalen Lymphknoten (Eierschalenverkalkungen) findet sich jedoch nicht.

Pulmonale Verknöcherungen
Idiopathische Verknöcherungen in der Lunge sind selten. Sie zeigen sich als zarte, verzweigte streifige Verdichtungen, die üblicherweise nur einen bestimmten Abschnitt der Lunge betreffen. Trotz der hohen Dichte des eingelagerten Kalziums sind die Verknöcherungen auf der Übersichtsaufnahme schwer zu erkennen, da die Strukturen sehr klein sind. Verknöcherte Rundherde finden sich manchmal im Rahmen einer rheumatisch bedingen Mitralklappenstenose. Die verkalkten Rundherde sind auf der Übersichtsaufnahme einfach zu identifizieren, eine Unterscheidung zwischen Verkalkung und Verknöcherung ist jedoch nur schwer möglich. Die Pathogenese ist unklar. Wahrscheinlich entstehen sie durch pulmonale Einblutungen mit nachfolgender Hämosiderose.

Alveoläre Mikrolithiasis
Bei der familiär gehäuft auftretenden alveolären Mikrolithiasis werden Kalzium-Phosphat-Kristalle in den Alveolen gefunden. Auf der Übersichtsaufnahme zeigen sich disseminierte azinäre und mikronoduläre Verschattungen. Die Verkalkungen sind jedoch so diskret, dass eine genaue Durchmusterung der Aufnahmen erforderlich ist, um den Kalk zu erkennen und die Diagnose zu stellen. Aufgrund der Dichte der kalkhaltigen pulmonalen Infiltrate weist die Pleura einen negativen Kontrast auf: Sie erscheint dunkel (Balikian et al. 1968). In der CT erscheinen die interlobulären Septen verdickt und verkalkt. Dieses Bild wird allerdings durch die Akkumulation von Mikrolithen in der Peripherie des Lobulus verursacht, nicht durch Verkalkungen der interlobulären Septen (Cluzel et al. 1991).

Metabolische Verkalkungen
Störungen des Kalzium-Phosphat-Stoffwechsels können zu Kalkablagerungen im Lungenparenchym führen (Hyperparathyreoidismus, Plasmozytom, Niereninsuffizienz, D-Hypervitaminose, übermäßige intravenöse Kalziumgabe). Sie sind histologisch einfach in den Alveolarsepten nachweisbar. Das Ausmaß der Kalkablagerungen ist meistens gering, und die einzelne Ablagerung sehr klein. Aus diesen Gründen sind die Verkalkungen auf der Übersichtsaufnahme nur schwer als retikuläres Muster erkennbar. Große Verkalkungsherde imponieren als Konsolidierungsareal. Die Verkalkungen bevorzugen die Oberlappen, da hier das alkalische Milieu aufgrund des höheren Ventilations-Perfusions-Verhältnisses die Ablagerung begünstigt (Henk et al. 1996).

Pleurale Verkalkungen
Pleurale Verkalkungen bilden sich häufig nach Organisation eines Pleuraergusses, nach einem Empyem oder einem Hämatothorax. Der Kalk wird auf der Innenseite der verdickten Pleura eingelagert. Er lässt sich auf der Übersichtsaufnahme einfach als pleurale Struktur zwischen Parenchym und Thoraxwand erkennen. Pleurale Verkalkungen entstehen auch im Rahmen von Pneumokoniosen, insbesondere bei der Asbestose. Die Verkalkungen sind bevorzugt auf der Zwerchfellkuppel, aber auch in der lateralen Pleura und im Bereich des Perikards lokalisiert. Sie finden sich in den tafelbergartigen Plaques der parietalen Pleura.

4.6.2 Ringschatten

Ringschatten können als Rundherd oder als luftgefüllter Hohlraum aufgefasst werden. Typischerweise entstehen Ringschatten aus pathologisch verdichtetem Gewebe. Kommt es im Zentrum der Verdichtung zur Nekrose und gewinnt diese Anschluss an das Bronchialsystem, können Teile des nekrotischen Gewebes abgehustet werden. Es verbleibt ein Ringschatten auf der Übersichtsaufnahme. Es kann sich dabei um eine Kaverne, einen Lungenabszess, ein nekrotisch zerfallendes Bronchialkarzinom oder eine Metastase handeln. Die Anamnese und die klinische Symptomatik sind hier wegweisend.

In zweiter Linie kann auch eine geringfügige Verdichtung des Lungenparenchyms in direkter Nachbarschaft einer pathologischen Transparenzzunahme, z. B. Bulla oder Lungenzyste, als Ringschatten auf der Übersichtsaufnahme imponieren. Als Kriterium zur Differenzierung des Ringschattens kann ein evtl. vorhandener Flüssigkeitsspiegel herangezogen werden. Die ausführliche Beschreibung der luftgefüllte Hohlräume, die Ringschatten ausbilden können, findet sich in Abschn. 4.3.3.

4.6.3
Retikuläre und lineare Verschattungsmuster

Übersichtsaufnahme
Die normale Lungenzeichnung ist vorwiegend streifig, da sie das normale Gefäßsystem mit Pulmonalarterien und Lungenvenen sowie die Bronchialwände widerspiegelt. Retikuläre Verschattungsmuster entstehen entweder durch eine vermehrte Sichtbarkeit der normalen streifigen Gerüststrukturen oder durch das Auftreten neuer bandförmiger Verdichtungen:

Charakteristika des retikulären Verschattungsmusters
- Feinmaschiges retikuläres Netzwerk mit kurzen streifigen Veränderungen
- Verdickung der interlobulären Septen (Kerley-B-Linien)
- Grobmaschiges retikuläres Netzwerk
- Fibrosestränge, Parenchymbänder
- Subpleurale Bogenlinien
- Honigwabenmuster
- Traktionsbronchiektasen
- Gerüstdestruktion

Bei einem erhöhten Blutgehalt und einer Dilatation der Gefäße werden diese vermehrt sichtbar, was zu einer Verstärkung der streifigen Zeichnung führt. Diese kann sowohl durch die Pulmonalarterien (Links-rechts-Shunt), als auch durch die Lungenvenen (venöse Stauung) hervorgerufen werden. Normale interlobuläre Septen können durch emphysematöse Veränderungen in der Umgebung (paraseptales Emphysem) deutlicher hervortreten. Sie imponieren dann wie Kerley-B-Linien oder können eine Lymphangiose imitieren (Zompatori et al. 1993). Wenn akut entzündliche interstitielle Prozesse oder eine chronische Stauung in eine Fibrose übergehen, ändert sich das Erscheinungsbild. Aus einem unscharfen, überwiegend interstitiellen Verschattungsmuster wird dann ein scharf begrenztes, überwiegend retikuläres Verschattungsmuster.

Linienschatten sind streifige oder bandförmige Verdichtungen, die sich im Gegensatz zur Gefäßzeichnung schärfer konturiert abheben. Sie werden durch orthograd getroffene Pleuraspalten, Plattenatelektasen, verdickte Interlobulärsepten (Kerley-Linien) und verdickte Bronchialwände („tram lines") hervorgerufen.

Das retikuläre Muster ist – unabhängig von ihrer Ätiologie – das typische Erscheinungsbild der Lungenfibrose. Die retikulären Verschattungen können in ein fein-, mittel- und grobmaschiges retikuläres Muster eingeteilt werden. Das feinmaschige retikuläre Muster mit kurzen streifigen Veränderungen und einem Durchmesser <2 mm kann sich diffus über alle Lappen erstrecken, aber auch bestimmte Lungenabschnitte bevorzugen. Es entsteht durch die Überlagerung von zahlreichen verdickten interlobulären Septen (z. B. Kerley-B-Linien) in den ventralen und dorsalen Lungenabschnitten. Diese Netzzeichnung soll durch einen Stau der pleuralen Lymphabflusswege bedingt sein. Sie ist aber wahrscheinlich Ausdruck eines schweren generalisierten interlobulären Ödems und nicht eines selektiven Befalls der Lymphabflusswege. Ursache für das feinmaschige retikuläre Muster ist die interstitielle Fibrose. Diese Netzzeichnung ist daher ein typisches Zeichen der chronisch infiltrativen Lungenerkrankungen. Bei der interstitiellen Fibrose mit einem feinmaschigen retikulären Muster ist das Ausmaß der Gerüstdestruktion noch gering.

Prominente, 5–10 mm dicke und lange, sich verzweigende Veränderungen lassen das retikuläre Muster grobmaschiger erscheinen. Sie werden als Zeichen einer fortgeschrittenen Fibrose angesehen. Je grobmaschiger das retikuläre Muster ist, desto schwerwiegender ist die Gerüstdestruktion der Lunge. Im Endzustand der Fibrose geht das grobmaschige retikuläre Muster in das Honigwabenmuster (s. Abschn. 4.5.3) über.

Retikuläre Verschattung treten häufig gemeinsam mit mikronodulären Verdichtungen auf. Durch diese Kombination entsteht das retikulonoduläre Muster. Die mikronodulären Verdichtungen sind dabei einerseits durch die nodulären Veränderungen im Lungenparenchym selbst bedingt. Andererseits wird dieser Eindruck durch sich überkreuzende Streifenschatten auf der Übersichtsaufnahme und orthograd getroffenen retikuläre Verdichtungen noch verstärkt.

Computertomographie
Mit der CT können die unterschiedlichen Komponenten von retikulären Verschattungsmustern unterschieden werden. Verdickte interlobuläre Septen stellen sich als vermehrte perilobuläre Strukturen dar (Abb. 4.24). Sie können durch ein Ödem, durch zelluläre Infiltration oder Fibrose bedingt sein. Die Kontur kann glatt, irregulär oder nodulär sein (Kang et al. 1996). Bei glatter Kontur handelt es sich meistens um eine interstitielle Flüssigkeitseinlagerung (Ödem). Eine seltene Ursache ist die Alveolarproteinose. Bei ihr tritt die Verdickung der interlobulären Septen gleichzeitig mit einer milchglasartigen Dichteanhebung auf. Es entsteht das typische „crazy paving" Zeichen (Johkoh et al. 1999).

Irreguläre Verdickungen der interlobulären Septen treten bei der Lungenfibrose auf (idiopathische Fibrose, fibrosierende Alveolitis, Kollagenosen, Asbestose). Die subpleuralen und basalen Lungenabschnitte werden bevorzugt befallen. Die Verdickung wird durch Fibrosierung der interlobulären Septen oder der Peripherie der Lobuli in direkter Nach-

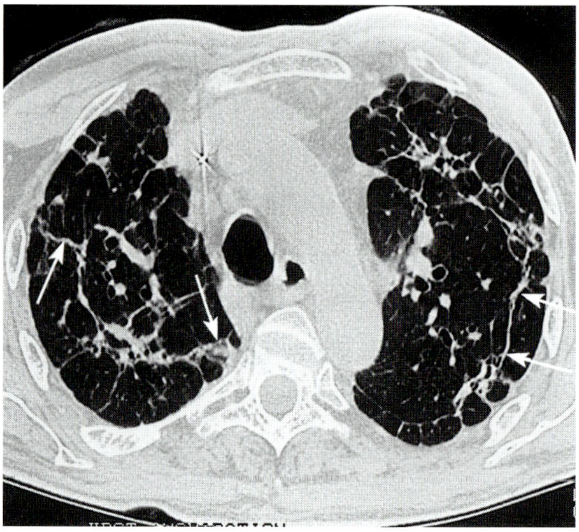

Abb. 4.32. Translobuläre Linien (*Pfeile*) und Gerüstdestruktion bei medikamententoxischer Fibrose

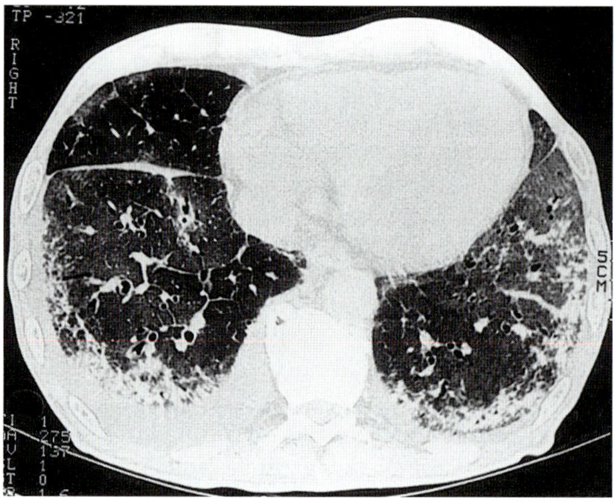

Abb. 4.33. Retikuläres Muster mit translobulären Linien und Traktionsbronchiektasen

barschaft zu den Septen verursacht (Nishimura et al. 1992). Die irregulär verdickten Septen sind fast immer mit intra- bzw. translobulären Verdichtungen vergesellschaftet. Mit Fortschreiten der Fibrosierung und der Gerüstdestruktion bestimmen die translobulären Linien zunehmend das Muster (Abb. 4.32). Zusätzlich kommt es zur Ausbildung eines Honigwabenmusters und von Traktionsbronchiektasen (Abb. 4.33).

Noduläre Verdickungen der interlobulären Septen entsprechen dem retikulonodulären Muster der Übersichtsaufnahme. Mit der CT kann das Verschattungsmuster in verdickte interlobuläre Septen einerseits und mikronoduläre Auftreibungen andererseits aufgetrennt werden. Die nodulären Auftreibungen werden durch eine tumoröse Infiltration der Septen verursacht (Munk et al. 1988). Wichtige Ursachen sind die Lymphangiosis carcinomatosa, das Kaposi-Sarkom, Lymphome und die Sarkoidose. Diese Erkrankungen befallen die Lymphwege generell und zeigen einen perilymphatischen Verteilungstyp. Die mikronodulären Veränderungen sind deshalb nicht auf die interlobulären Septen beschränkt, sondern finden sich auch entlang der bronchovaskulären Bündel und der Pleura. Dieser Verteilungstyp ist insbesondere für die Sarkoidose typisch (Abb. 4.34; Müller et al. 1989; Nishimura et al. 1993).

Eine Prominenz der zentrilobulären Gefäße und ebenso die Abgrenzbarkeit der normalerweise nicht erkennbaren begleitenden Bronchiolen führt zu zentrilobulär lokalisierten, nodulären Verdichtungen.

Wenn die Strukturen des intralobulären Interstitiums verdickt sind, werden feine streifige Dichteanhebungen, die intralobulären Linien, sichtbar. Beim Befall großer Abschnitte des Parenchyms entsteht ein feines retikuläres Muster. Die Linien ziehen dabei anscheinend willkürlich quer durch das Parenchym, ohne die normalen Strukturen des Lobulus zu respektieren. Sie lassen sich klar von den normalen interlobulären Septen, den bronchovaskulären Bündeln und nodulären Verdichtungen differenzieren. Um dieser Eigenschaft besser gerecht zu werden und diese Linien terminologisch einfacher von den interlobulären Septen zu unterscheiden, wurde der Begriff der translobulären Linien geprägt (Kauczor et al. 1996). Bei fortschreitender Erkrankung werden die translobulären Linien irregulär mit einer unregelmäßigen Dicke zwischen 1 und 3 mm (Abb. 4.32). Teilweise bilden sich breite Parenchymbänder mit einer Dicke von mehreren Millimetern und einer Länge von bis zu 5 cm. Sie sind ein Hinweis für fokale Schwerpunkte der Fibrosierung. Eine Sonderform der translobulären streifigen Verdichtung sind die subpleuralen Bogenlinien. Sie bezeichnen dünne bogenförmige Verdichtungen, die mit einem Durchmesser von einigen Millimetern im Abstand von ca. 1 cm parallel zur Pleura verlaufen (Abb. 4.35). Sie sind unspezifisch und können bei Atelektasen, Ödem, Fibrose, Asbestose oder Entzündungen beobachtet werden.

Merke ! Retikuläre Verschattungen werden entweder durch eine verstärkte Gefäßzeichnung oder durch das Auftreten neuer bandförmiger Verdichtungen, z. B. bei der Lungenfibrose, hervorgerufen. Retikuläre Verschattungen sind häufig mit Mikronoduli assoziiert, es entsteht ein retikulonoduläres Muster. Die CT ist in der Lage die verschiedenen Komponenten retikulärer Verschattungen, z. B. inter- und trans- bzw. intralobuläre Linien, zu unterscheiden.

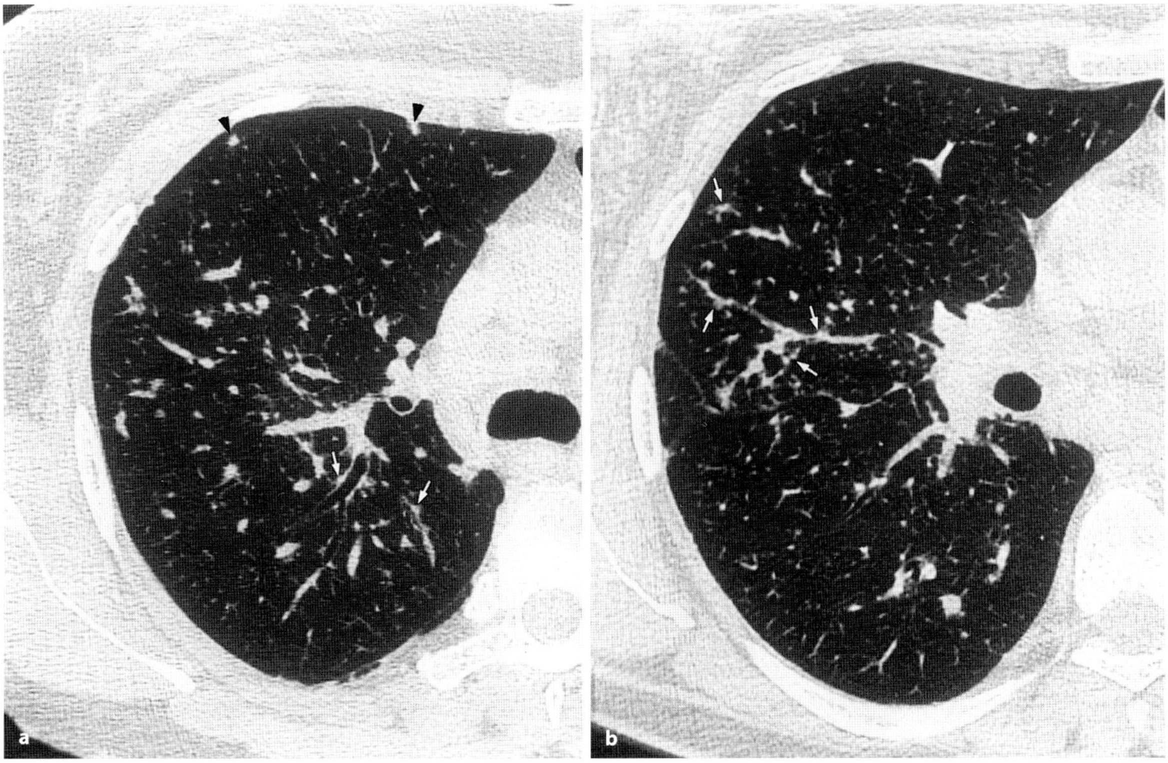

Abb. 4.34 a, b. Perilymphatisch verteilte mikronoduläre Auftreibungen (*Pfeile*) bei Sarkoidose

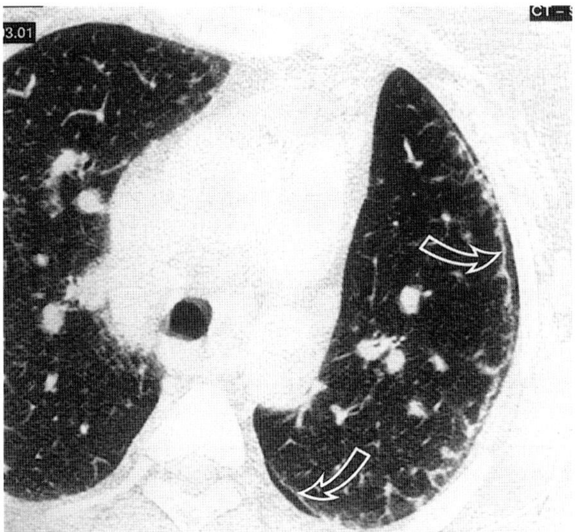

Abb. 4.35. Subpleurale Bogenlinien (*Pfeile*) bei Lungenfibrose

Narbenstränge

Der bindegewebige Ersatz irreversibel geschädigten Parenchyms führt zu narbigen Veränderungen. Sie entstehen durch Organisation von Exsudaten (nach Pneumonie oder nach Lungeninfarkt) durch Bildung von Granulationsgewebe und durch zunehmende Fibrosierung. Die Narbenstränge zeigen sich als irregulär verlaufende lineare intra- bzw. translobuläre Verdichtungen. Diese respektieren die normale Anatomie der Lobuli nicht und führen somit zur Gerüstdestruktion. In der Folge kommt es zur Verziehung und Rarefizierung von Gefäßen, zur Verziehung der Hilusstrukturen, des Mediastinums, des Zwerchfells und der Thoraxwand. Häufige Begleitbefunde sind Pleuraverdickungen und Pleuraschwielen sowie eine kompensatorische Überblähung der angrenzenden verzogenen Lungenabschnitte im Sinne eines vikariierenden Emphysems. Auf der Übersichtsaufnahme wird das Bild hauptsächlich durch die Lokalisation der narbigen Veränderungen bestimmt. In der Lungenperipherie bilden sich Parenchymbänder mit einer Dicke von mehreren Millimetern und einer Länge von bis zu 5 cm. Sie weisen auf fokale Fibrosierungen hin und gehen mit Pleuraverdickungen und kleinen Emphysembullae einher. In den zentralen Lungenabschnitten breiten sich die narbigen Veränderungen entlang der bronchovaskulären Strukturen aus.

Atemwege

Auf der Thoraxübersichtsaufnahme lassen sich die Bronchien bis zur 4. Generation erkennen. Orthograd getroffene Bronchien können auch noch weiter in der Peripherie erkennbar sein. Die HR-CT erlaubt die Darstellung normaler Bronchien bis zur 8. Generation. Erkrankungen der Atemwege, z.B. im Rahmen einer chronischen Bronchitis, einer COPD oder von Bronchiektasen, führen zu Verdickungen der Bronchialwand und nachfolgend zu einer irreversiblen Erweiterung des Bronchuslumens (Bronchiektasie). Dadurch werden auch weiter peripher gelegene Bronchien erkennbar. Das gilt sowohl für die Übersichtsaufnahme als auch für die CT. Neben der Wandverdickung kommt es zu entzündlichen Reaktionen im peribronchialen Bindegewebe durch Einwandern von Entzündungszellen, Bildung von kollagenem Bindegewebe und Einlagern von Flüssigkeit (Ödem). Dadurch entsteht ein noch größerer Kontrast zwischen den luftgefüllten Atemwegen und der Umgebung. Die Verdickung des peribronchialen Bindegewebes selbst ist auch auf Übersichtsaufnahmen erkennbar. Diese peribronchialen Verdickungen müssen von bronchopneumonischen Infiltraten bei einer akuten Exazerbation einer chronischen Bronchitis abgegrenzt werden.

Pathologisch veränderte Bronchien lassen sich dann als tubuläre Strukturen bis in die Peripherie erkennen. Dabei verlaufen zwei streifige Verdichtungen parallel oder gering konvergierend in die Peripherie. Sie folgen streng der bronchovaskulären Anatomie und verzweigen sich entsprechend. Da die Bronchien parallel zu den Pulmonalarterien verlaufen, können sie auch als einzelne Linie, die parallel einer Pulmonalarterie folgt, identifiziert werden. Häufigstes Korrelat dieser tubulären Strukturen sind Bronchiektasen, bei denen die Bronchialwände mindestens 1 mm dick sind und annähernd parallel verlaufen. Der Abstand zwischen den Bronchialwandkonturen spiegelt das Bronchuslumen und somit das Ausmaß der Bronchusdilatation wider. Das entstehende Muster (parallel verlaufende verdickte Bronchialwände bei dilatiertem Bronchuslumen) wird auf der Übersichtsaufnahme als *Eisenbahnschienenphänomen* („tram lines“) bezeichnet. Es beschreibt einerseits die Veränderungen bei Bronchiektasen in einem frühen Stadium, andererseits finden sich diese Veränderungen bei der chronischen Bronchitis, die mit Bronchuswandverdickungen und Bronchusdilatationen einhergeht. Besonders deutlich wird das Eisenbahnschienenphänomen im rechten Unter- und Mittellappen (Abb. 4.36).

Bronchiektasen können in einer zylindrischen, sakkulären oder zystischen Form auftreten. Die zylindrischen Bronchiektasen lassen sich anhand des Eisenbahnschienenphänomens als fortgeschrittenes Stadium der Bronchusdilatation erkennen. Die sakkulären und zystischen Bronchiektasen führen auf der Übersichtsaufnahme zu multiplen zystischen luftgefüllten Hohlräumen mit Ringschatten. Bronchiektasen sind in fortgeschrittenem Stadium oft mit Atelektasen vergesellschaftet. Sie zeigen sich als zusammengeballte tubuläre Verdichtungen, die nur durch wenig lufthaltiges Parenchym voneinander getrennt sind. Das Muster aus Bronchiektasen, streifiger Zeichnungsvermehrung und homogener Verdichtung mit positivem Pneumobronchogramm wird dann durch verdickte Bronchialwände, peribronchiale Fibrose und Atelektase hervorgerufen. Große Bronchiektasen sind oft schleimgefüllt. Es lassen sich dann schwerkraftabhängig Luft-Flüssigkeitsspiegel erkennen. Zusätzlich werden aus dem tubulären Muster homogen streifige und unregelmäßige begrenzte Verdichtungen. Schleimverlegte Bronchiektasen stellen sich als breite streifige Verschattungen dar. Wenn Verzweigungen betroffen sind, finden sich Y- oder V-förmige Verdichtungen oder – bei längerstreckigen Veränderungen – geweihartige Formationen.

Computertomographie der Atemwege

In der CT lassen sich Bronchusdilatationen, Bronchiektasen und Bronchuswandverdickungen wesentlich einfacher erkennen und genauer ausmessen als auf der Übersichtsaufnahme. Die CT hat die Bronchographie zur Beurteilung des Tracheobronchialbaums und des Durchmessers der Atemwege vollständig verdrängt (Grenier et al. 1986). Zur Diagnostik wird der Durchmesser des Bronchuslumens mit dem Durchmesser der begleitenden Pulmonalarterie verglichen (bronchoarterielles Verhältnis). Ist der Durchmesser des Bronchuslumens größer als die begleitende Arterie liegt eine pathologische Bronchusdilatation vor (Abb. 4.36 c,d; Kang et al. 1995). Die Bronchuswanddicke kann in der CT direkt gemessen werden. Die normale Wanddicke eines segmentalen Bronchus beträgt zwischen 0,92 und 1,12 mm (Kim et al. 1997). Der Bildeindruck des gemeinsamen Auftretens von Bronchusdilatation und angrenzender normal weiter Pulmonalarterie führt zum *Siegelring-zeichen.* Dabei bildet der Bronchus die Ringstruktur, während die Pulmonalarterie als kleine rundliche weichteildichte Struktur das Siegel darstellen soll (Müller-Leisse et al. 1994). Das Siegelring-Zeichen ist typisch für Bronchiektasen. Es kann aber auch bei einem multifokalen bronchioloalveolären Karzinom oder bei einer Metastase eines Adenokarzinoms auftreten.

Bronchiektasen, die im Rahmen von Lungenfibrosen auftreten, werden als Traktionsbronchiektasen bezeichnet (Abb. 4.37). Hierbei handelt es sich um unregelmäßige Bronchuserweiterungen, die in Verbin-

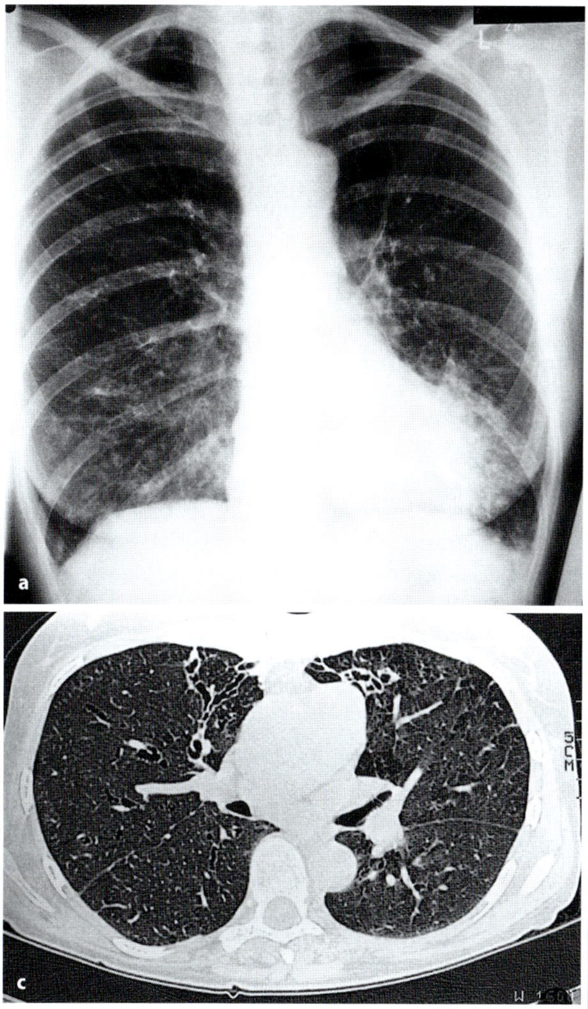

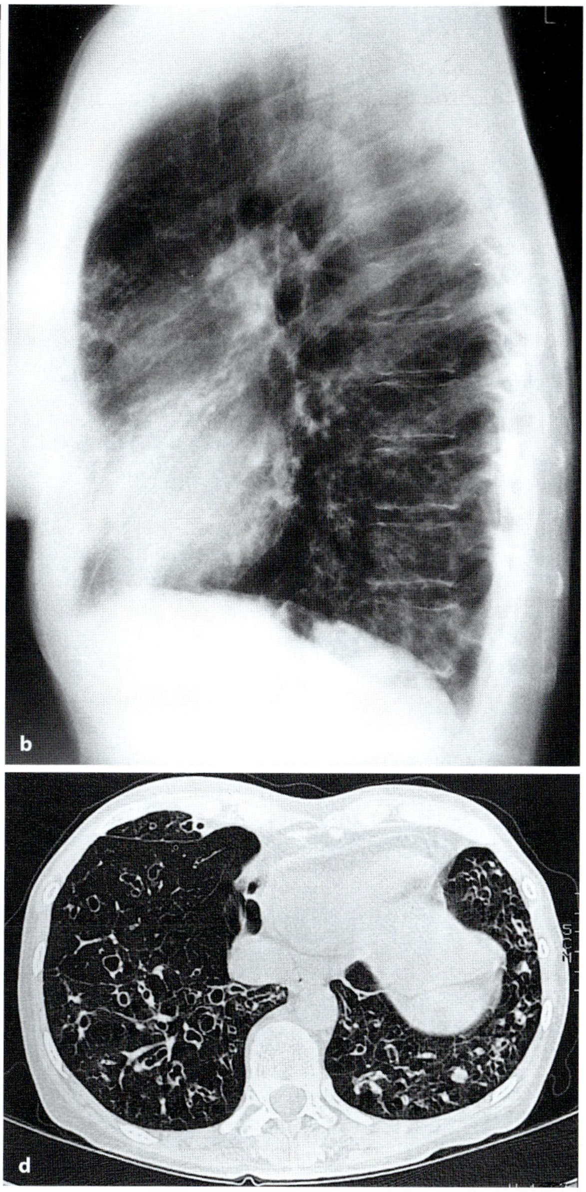

Abb. 4.36 a – d. Bronchiektasen bei chronisch obstruktiver Atemwegserkrankung. Übersichtsaufnahmen (**a**, **b**), CT (**c**, **d**) mit auffälligen Bronchusdilatationen und Bronchuswandverdickungen

dung mit angrenzenden generalisierten oder streifenförmigen Verdichtungen, auftreten. Der Complianceverlust des umgebenden fibrotischen Lungenparenchyms führt zu einer Erweiterung des Bronchuslumens. In dieser Situation besteht fast immer eine restriktive Ventilationsstörung, in Einzelfällen lässt sich eine kombinierte Ventilationsstörung beobachten.

Die Bronchiolen sind normalerweise in der CT nicht erkennbar. Bei einer Bronchiolitis mit Verdickung der Wand und Füllung des Lumens mit weichteildichten Strukturen können die kleinen Atemwege computertomographisch sichtbar werden. Sie zeigen sich als zarte, verzweigte, V-förmige oder mercedessternartige Verdichtungen in der Lungenperipherie. Das Exsudat in den dilatierten Bronchiolen führt auch zum typischen Baumknospen- oder Blütenbaumzeichen („tree-in-bud“). Dabei lässt sich eine noduläre Dilatation der sich verzweigenden zentrilobulären Strukturen des Lobulus, die an einen knospenden Baum oder einen Zweig mit Blüten erinnert, erkennen.

Merke ! Die Atemwege lassen sich mit der CT deutlich besser darstellen als auf der Übersichtsaufnahme, daher ist sie das Verfahren der Wahl zur Beurteilung von Bronchuslumen, Wanddicke und zur Diagnostik von Bronchiektasen (Siegelringzeichen). Traktionsbronchiektasen, die im Rahmen von Fibrosen auftreten, sind ein CT-Kriterium der Gerüstdestruktion.

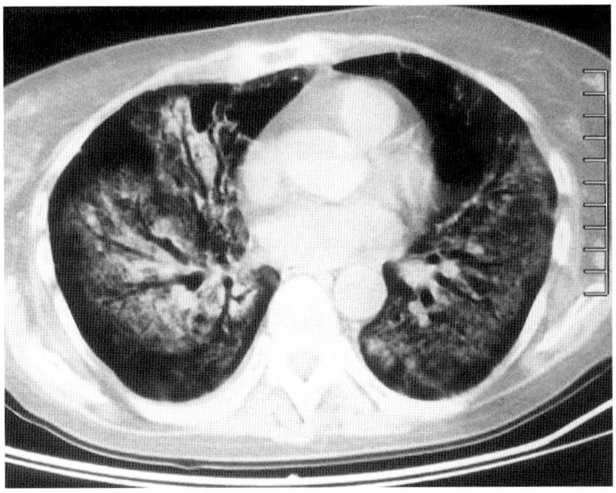

Abb. 4.37. Traktionsbronchiektasen bei Lungenfibrose

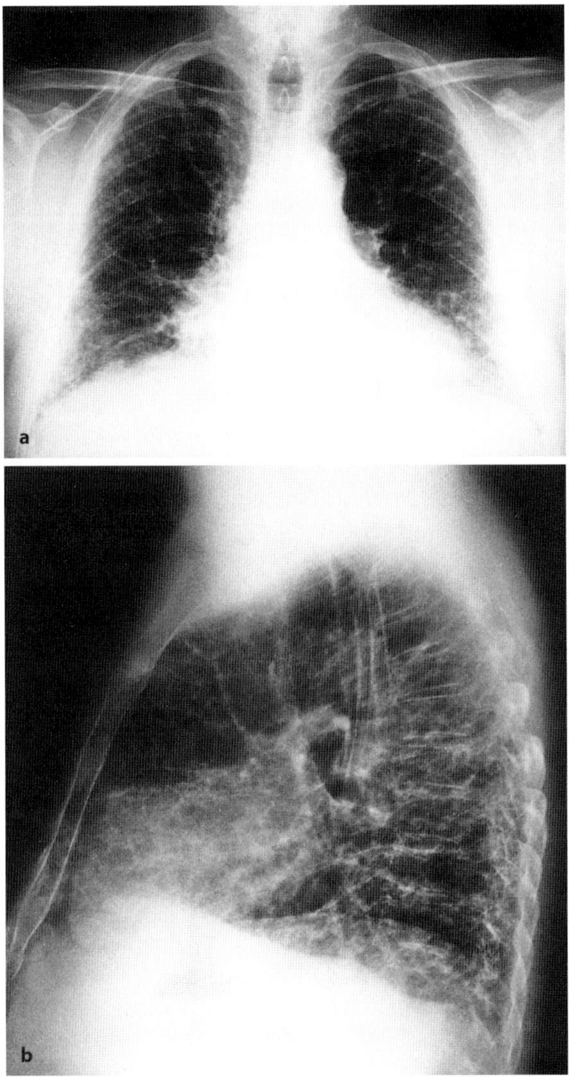

Abb. 4.38 a, b. Honigwabenmuster in der Übersichtsaufnahme bei idiopathischer Lungenfibrose

4.6.4 Honigwabenmuster

Das Honigwabenmuster entsteht durch das Nebeneinander von einem grobmaschigen retikulären Muster und vielen irregulären luftgefüllten Hohlräumen, den Honigwaben, die durch unregelmäßig dicke Wände und gleichzeitig vorliegende translobuläre Linien voneinander getrennt sind. Entsprechend dem bevorzugten Befallsmuster der Grunderkrankung sind entweder alle Lungenbereiche oder besonders die subpleuralen, die apikalen oder die basalen Lungenabschnitte betroffen (Abb. 4.38). Das Muster ist charakteristisch für das irreversible Endstadium der Gerüstdestruktion bei allen Formen der Lungenfibrose („end-stage lung"). Idiopathische Lungenfibrose, Kollagenosen (z.B. rheumatoide Arthritis, Sklerodermie), Asbestose, eosinophile Pneumonie, Lymphangioleiomyomatose und Sarkoidose können zu einem Honigwabenmuster führen.

Im Allgemeinen sind die Honigwaben von bronchiolärem Epithel ausgekleidet. Die Honigwaben scheinen sich also aus massiv dilatierten terminalen und respiratorischen Bronchiolen zu entwickeln. Ursache dafür sollen konstriktive Veränderungen an den Bronchiolen sein, die zur Überblähung und peripheren Destruktion im Sinne eines obstruktiven Emphysems führen. Die einzelnen Honigwaben weisen intraindividuell eine recht gleichförmige Größe auf. Sie sind rund bis oval und messen meistens zwischen 0,3 und 1,0 cm (Abb. 4.39), können aber bis zu 2,5 cm groß werden.

Die Honigwaben sind von deutlich sichtbaren, meist mehr als 3 mm messenden Wänden umgeben und voneinander getrennt (Webb et al. 1988). Die Wände bestehen aus Bindegewebe mit oder ohne Areale chronischer Entzündung. Sie sind mit einem

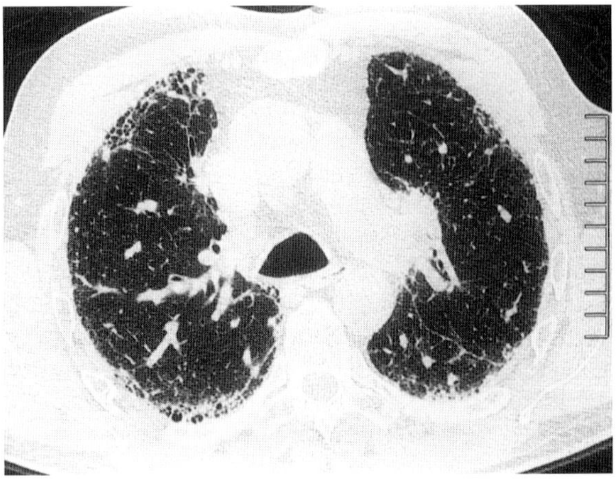

Abb. 4.39. Honigwabenmuster in der CT bei idiopathischer Lungenfibrose

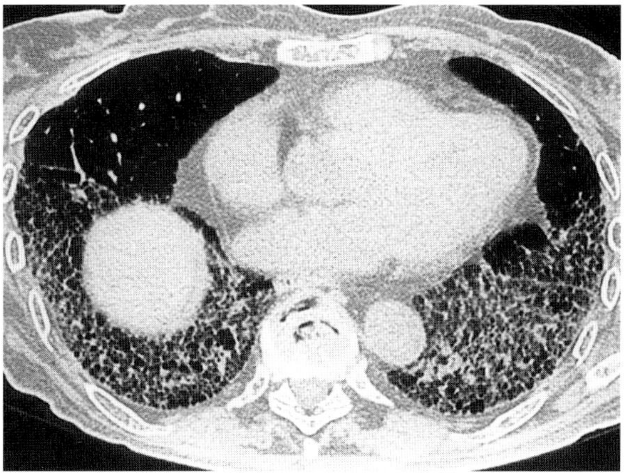

Abb. 4.40. Massive Gerüstdestruktion mit Honigwabenmuster bei Lungenfibrose

Netzwerk aus translobulären Linien vergesellschaftet. Eine konkrete Unterscheidung von Wand des luftgefüllten Hohlraums und Dicke der intralobulären Fibrosestränge ist auch mit der CT häufig nicht möglich (Abb. 4.40). Die Honigwaben treten in traubenförmigen Gruppen auf. Die Verteilung innerhalb der Lunge reicht von einer einzelnen Lokalisation bis zu einer fast vollständigen Beteiligung beider Lungen (Abb. 4.39, 4.40). Häufig zeigt sich eine fleckige Verteilung. Das Honigwabenmuster kann mit unterschiedlichen Lungenvolumina einhergehen. Tritt es im Rahmen einer Fibrose auf, ist das Lungenvolumen erniedrigt und die Inspirationslage schlecht. Besteht eine obstruktive Atemwegserkrankung, ist das Honigwabenmuster mit einem erhöhten Lungenvolumen vergesellschaftet.

Die Differentialdiagnose des Honigwabenmusters ist wichtig und umfangreich. Durch die Überlagerung vieler lokalisierter Transparenzänderungen ist es oft schwierig festzustellen, ob die Transparenzminderung oder die Transparenzzunahme die eigentliche Läsion darstellt. So ist die Unterscheidung zwischen einem Honigwabenmuster bei Fibrose von multiplen Rundherden bei einer interstitiellen granulomatösen Erkrankung schwierig. Ähnlich problematisch kann die Unterscheidung zwischen Honigwaben und einem positiven Pneumoalveologramm sein. Dabei wird der Pneumoalveologramm häufig unregelmäßig aussehen. Findet sich in einem Honigwabenmuster noch ein alveoläres Exsudat, wird das Erscheinungsbild noch ähnlicher und die Differenzierung noch problematischer. Im Gegensatz dazu ist die Unterscheidung zwischen Honigwaben und anderen luftgefüllten Hohlräumen vergleichsweise einfach: Größe, Wanddicke sowie die Variabilität zwischen den einzelnen Hohlräumen und angrenzenden Verdichtungen ermöglichen hier die Differenzierung.

4.6.5 Gerüstdestruktion

Viele Lungenerkrankungen führen zu einer Destruktion des Lungengerüstes. Dabei werden die Alveolen, die Bronchien, die Gefäßarchitektur und das Interstitium zerstört, die Pleura wird als Grenze respektiert. Die Gerüstdestruktion lässt sich durch die Aufhebung der normalen anatomischen Darstellung von Lappen, Segmenten und Sekundärlobuli und dem gleichzeitigen Auftauchen von streifigen, retikulären oder nodulären Verdichtungen und luftgefüllten Hohlräumen ausmachen. Eine differentialdiagnostische Zuordnung aufgrund des Nachweises einer Gerüstdestruktion ist nicht möglich. Drei Grundmechanismen der Gerüstdestruktion können unterschieden werden:

1) entzündliche Infiltrationen und ihre Folgen,
2) Destruktionen mit einer Zunahme an Gewebe (Fibrose) und
3) Destruktionen mit einer Abnahme an Gewebe (Emphysem).

Entzündliche Infiltrationen breiten sich im Frühstadium im normalen Lungengerüst aus und zeigen sich als azinäres Verschattungsmuster. Bei zunehmender Infiltration und homogener Verschattung lässt sich das Lungengerüst nicht mehr abgrenzen. Es ist also nicht möglich, eine beginnende Destruktion festzustellen. Rundinfiltrate sind meist unscharf begrenzt und oft von einer alveolären Verschattung, einem sog. Halo, umgeben. Sichere Zeichen einer Gerüstdestruktion in homogenen Verdichtungen oder Rundinfiltraten sind Einschmelzungen mit einem Luft-Flüssigkeits-Spiegel oder einem Luftsichelzeichen. Die Gerüstdestruktion läuft aber rein lokal ab. Als Residuum findet sich häufig eine gereinigte luftgefüllte Kaverne mit relativ dünner Wand und Bronchusanschluss. Narbenstränge nach einer Pneumonie, die durch das Parenchym ziehen, sind Ausdruck der Gerüstdestruktion. Diese Narben können zu einer Verziehung von Mediastinum, Hilus oder Lappenspalten führen.

Fibrosierende Lungenerkrankungen führen zu einem retikulären Muster und später zur Ausbildung von Honigwaben. Diese stellen die gemeinsame Endstrecke der interstitiellen Erkrankungen dar. Grobmaschige retikuläre Veränderungen und Honigwaben sind Abbild der weitreichenden irreversiblen Gerüstdestruktion („end-stage lung"). Der Complianceverlust im fibrotischen Parenchym führt zu einer konsekutiven Erweiterung der Bronchien. Die so entstehenden Traktionsbronchiektasen sind ein wichtiges zusätzliches Kriterium der Destruktion (Abb. 4.41).

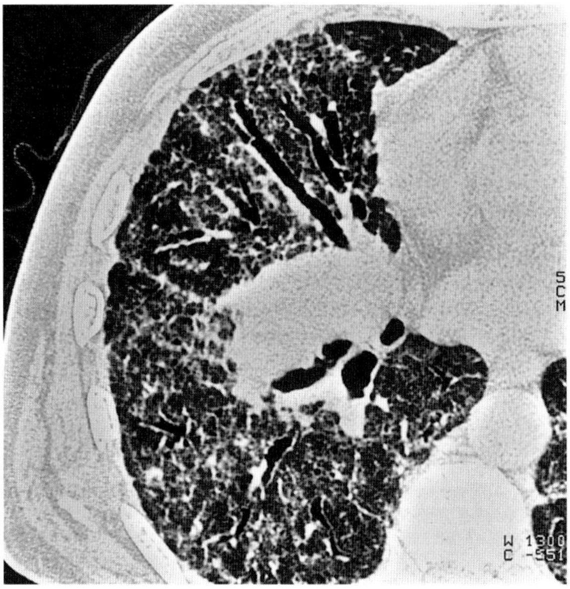

Abb. 4.41. Gerüstdestruktion mit Traktionsbronchiektasen bei Lungenfibrose

Beim Lungenemphysem gehen große Teile des normalen Lungenparenchyms irreversibel verloren, die normale Architektur der Lufträume wird zerstört. Parallel entstehen im Rahmen rezidivierender Entzündungen Narbenstränge, die zu einer weiteren Destruktion des Parenchyms führen.

4.6.6 Begleitschatten

Eine Vielzahl streifiger Verschattungen wird durch extrapulmonale Strukturen hervorgerufen. Sie zeigen sich typischerweise als feine Linien ohne Verzweigung, die keinen Zusammenhang mit den Lungengerüststrukturen aufweisen. Sie sind glatt begrenzt, regelmäßig und gehen oft über die normale Lungenkontur hinaus. Sie sind am häufigsten in der Nähe der Brustwand lokalisiert. Hierzu gehören Begleitschatten der seitlichen Brustwand, verursacht durch epipleurales Fettgewebe, der ersten Rippe und des Schlüsselbeins.

Literatur

Aberle DR (1993) HRCT in acute diffuse lung disease. J Thorac Imag 8: 200–212

Akkermann DM, Eberhardt K (1992) Lymphangioleiomyomatose. Akt Radiol 2: 370–372

Archer DC, Coblentz CL, de Kemp RA, Nahmias C, Norman G (1993) Automated in vivo quantification of emphysema. Radiology 188: 835–838

Austin JHM, Müller NL, Friedman PJ, Hansell DM, Naidich DP, Remy-Jardin M, Webb WR, Zerhouni EA (1996) Glossary of terms for CT of the lungs: recommendations of the nomenclature committee of the Fleischner Society. Radiology 200: 327–331

Balikian J, Fuleihan F, Nucho C (1968) Pulmonary alveolar microlithiasis: report of five cases with special reference to roentgen manifestations. Am J Roentgenol 103: 509–518

Blum U, Windfuhr M, Buitrago-Tellez C, Stoever B, Kreisel W, Lindemann A, Herbst EW, Langer M (1994) Radiologische Differentialdiagnose des entzündlichen pulmonalen Rundinfiltrates bei immungeschwächten Patienten. Fortschr Röntgenstr 161: 292–299

Bohlig H, Hain E, Valentin H, Woitowitz H-J (1981) Die Weiterentwicklung der Internationalen Staublungenklassifikation und ihre Konsequenzen für die arbeitsmedizinischen Vorsorgeuntersuchungen staubgefährdeter Arbeitnehmer (ILO 1980/Bundesrepublik). Prax Pneumol 35: 1134–1139

Chang AE, Schaner EG, Conkle DM, Flye MW, Doppman JL, Rosenberg SA (1979) Evaluation of computed tomography in the detection of pulmonary metastases: a prospective study. Cancer 43: 913–916

Cluzel P, Grenier P, Bernadac P, Laurent F, Picard J (1991) Pulmonary alveolar microlithiasis: CT findings. J Comput Assist Tomogr 15: 938–942

Coche E, Müller N, Kim K-I, Wiggs B, Mayo J (1998) Acute pulmonary embolism: ancillary findings at spiral CT. Radiology 207: 753–758

Collins J, Stern E (1997) Ground-glass opacity at CT: The ABCs. AJR 169: 355–367

Engeler CE, Tashjian JH, Trenkner SW, Walsh JW (1993) Ground-glass opacity of the lung parenchyma: a guide to analysis with high-resolution CT. AJR 160: 249–251

Fleischner S (1984) Glossary of terms for thoracic radiology: recommendations of the nomenclature committee of the Fleischner society. AJR 143: 509–517

Foster WL Jr, Pratt PC, Roggli VL, Godwin JD, Halvorsen RA Jr, Putman CE (1986) Centrilobular emphysema: CT-pathologic correlation. Radiology 159: 27–32

Foster WL Jr, Gimenez EI, Roubidoux MA, Sherrier RH, Shannon RH, Roggli VL, Pratt PC (1993) The emphysemas: radiologic-pathologic correlations. Radiographics 13: 311–328

Friedman PJ (1983) Radiologic reporting: the hierarchy of terms. AJR 140: 402–403

Friedmann G, Bohndorf K, Krüger J (1986) Radiology of pulmonary metastases: comparison of imaging techniques with operative findings. Thorac Cardiovasc Surg 34: 120–124

Gamroth A, van Kaick G, Görich J, Probst G, Eichberger D, Beyer-Enke S, Tuengerthal S (1988) Die Beurteilung intrapulmonaler Rundherde mit Hilfe der Dünnschichtcomputertomographie. Fortschr Röntgenstr 148: 21–27

Gevenois PA, Vuyst PD, Littani M, Zanen J, Franquen P de, Yernault JC, Struyven J (1992). CT Quantification of Pulmonary Emphysema – correlation with Pulmonary Function Tests: Preliminary results on 15 Patients. Advances in CT II. R. Felix and M. Langer. Springer, Berlin Heidelberg New York Tokyo, pp 3–7

Grenier P, Maurice F, Musset D, Menu Y, Nahum H (1986) Bronchiectasis: assessment by thin-section CT. Radiology 161: 95–99

Gross B, Schneider H, Proto A (1980) Eggshell calcification of lymph nodes: an update. AJR 135: 1265–1268

Guest PJ, Hansell DM (1992) High resolution computed tomography (HRCT) in emphysema associated with alpha-1-antitrypsin deficiency. Clin Radiol 45: 260–266

Hagen G, Kolbenstvedt A (1993) CT measurement of mediastinal anterior junction line in emphysema patients. Acta Radiol 34: 194–195

Hansen M, Kauczor H-U, Pascher EW, Mildenberger P (1996) Swyer-James-Syndrom: Darstellung mit der hochauflösenden Coumputertomographie. Fortschr Röntgenstr 165: 499–501

Haubold-Reuter B, Lübbering J, Schmidt (1995) High-Resolution-CT bei Früh- und Spätform einer Lymphangioleiomyomatose. Akt Radiol 5: 59–62

Henk CB, Liskutin J, Fleischmann D, Mostbeck GH (1996) Der Kalk in der Lunge oder: Es muss nicht immer die Tuberkulose sein. Radiologe 36: 534–542

Hering KG, Tuengerthal S, Kraus T, Wiebe V, Wegener HO, Raab W, Bohlig H (1994) CT-Untersuchung und standardisierte Befundung bei berufsbedingten Lungen- und Pleuraveränderungen in Anlehnung an die ILO-Staublungen-Klassifikation von 1980. Röntgenpraxis 47: 262–269

Hruban RH, Meziane MA, Zerhouni EA, Khouri NF, Fishman EK, Wheeler PS, Dumler JS, Hutchins GM (1987) High resolution computed tomography of inflation-fixed lungs: pathologic-radiologic correlation of centrilobular emphysema. Am Rev Respir Dis 136: 935–940

Jacobi V, Kirchner J, Thalhammer A (1995) Pulmonale Komplikationen bei HIV-positiven Patienten mit fortgeschrittenem Immundefekt (weniger als 200 Helferzellen). Röntgenpraxis 48: 283–288

Johkoh T, Itoh H, Müller N, Ichikado K, Nakamura H, Ikezoe J, Akira M, Nagareda T (1999) Crazy-paving appearance at thin-section CT: spectrum of disease and pathologic findings. Radiology 211: 155–160

Kang E-Y, Grenier P, Laurent F, Müller NL (1996) Interlobular septal thickening: patterns at high-resolution computed tomography. J Thorac Imag 11: 260–264

Kang EY, Miller RR, Müller NL (1995) Bronchiectasis: comparison of preoperative thin-section CT and pathologic findings in resected specimens. Radiology 195: 649–654

Kauczor H-U, Hansen M, Schweden F, Strunk H, Mildenberger P, Thelen M (1994) Computertomographie in der Diagnostik von Lungenmetastasen: Verbesserung durch Einsatz der Spiraltechnik. Radiologe 34: 569–575

Kauczor H-U, Heussel C-P, Mildenberger P, Thelen M (1996) Was heißt wie? Ansatz und Glossar zu Befundung und Verständnis in der HRCT der Lunge. Fortschr Röntgenstr 165: 428–437

Kim J, Müller N, Park C, Lynch D, Newman L, Grenier P, Herold C (1997) Bronchoarterial ratio at thin section CT: comparison between high altitude and sea level. J Comput Assist Tomogr 21: 306–311

Kinsella M, Müller NL, Abboud RT, Morrison NJ, DyBuncio A (1990) Quantification of emphysema by computed tomography using a density mask program and correlation with pulmonary function tests. Chest 97: 315–321

Klein JS, Gamsu G, Webb WR, Golden JA, Müller NL (1992) High-resolution CT diagnosis of emphysema in symptomatic patients with normal chest radiographs and isolated low diffusing capacity. Radiology 182: 817–821

Kohno N, Ikezoe J, Johkoh T, Takeuchi N, Tomiyama N, Kido S, Kondoh H, Arisawa J, Kozuka T (1993) Focal organizing pneumonia: CT appearance. Radiology 189: 119–123

König R, Steinbächer M, Kaick Gv, Feussner W, Schaaf J (1984) Computertomographische und röntgenologische Beurteilung solitärer Lungenrundherde. Fortschr Röntgenstr 140: 651–656

Laws JW, Heard BE (1962) Emphysema and the chest film: a retrospective radiological and pathological study. Br J Radiol 35: 750–761

Lohela P, Sutinen S, Pääkkö P, Lahti R, Tienaru J (1984) Diagnosis of emphysema on chest radiographs. Fortschr Röntgenstr 141: 395–402

Lörcher U, Peters J, Keul HG, Schröter U (1991) Histiocytosis X der Lunge. Fortschr Röntgenstr 155: 379–381

Maile CW, Rodan BA, Godwin JD, Chen JTT, Ravin CE (1982) Calcifications in pulmonary nodules. Br J Radiol 55: 108–113

Maldonado R (1999) The CT angiogram sign. Radiology 210: 323–324

Mayo JR, Webb WR, Gould R, Stein MG, Bass I, Gamsu G, Goldberg HI (1987) High-resolution CT of the lungs: an optimal approach. Radiology 163: 507–510

Meziane M, Hruban R, Zerhouni E, Wheeler P, Khouri N, Fishman E, Hutchins G, Siegelman S (1988) High-resolution CT of the lung parenchyma with pathologic correlation. Radiographics 8: 27–54

Miller RR, Müller NL, Vedal S, Morrison NJ, Staples CA (1989) Limitations of computed tomography in the assessment of emphysema. Am Rev Respir Dis 139: 980–983

Müller N, Kullnig P, Miller R (1989) The CT findings of pulmonary sarcoidosis: analysis of 25 patients. AJR 152: 1179–1182

Müller NL (1991) Clinical value of high-resolution CT in chronic diffuse lung disease. AJR 157: 1163–1170

Müller NL, Staples CA, Miller RR, Vedal S, Thurlbeck WM, Ostrow DN (1987) Disease activity in idiopathic pulmonary fibrosis: CT and pathologic correlation. Radiology 165: 731–734

Müller NL, Staples CA, Miller RR, Abboud RT (1988) „Density mask": an objective method to quantitate emphysema using computed tomography. Chest 94: 782–787

Müller-Leisse C, Bussmann A, Mayer O, Genth E, Günther RW (1994) Hochauflösende Computertomographie der Lunge (HRCT) bei Kollagenosen: eine prospektive Untersuchung an 73 Patienten. Fortschr Röntgenstr 161: 12–18

Munk PL, Müller NL, Miller RR, Ostrow DN (1988) Pulmonary lymphangitic carcinomatosis: CT and pathologic findings. Radiology 166: 705–709

Nishimura K, Kitaichi M, Izumi T, Nagai S, Kanaoka M, Itoh H (1992) Usual interstitial pneumonia: histologic correlation with high-resolution CT. Radiology 182: 337–342

Nishimura K, Itoh H, Kitaichi M, Nagai S, Izumi T (1993) Pulmonary sarcoidosis: correlation of CT and histopathologic findings. Radiology 189: 105–109

O'Donovan P, Schenk M, Lim K, Obuchowski N, Stoller J (1997) Evaluation of the reliability of computed tomographic criteria used in the diagnosis of round atelectasis. J Thorac Imag 12: 54–58

Pitton MB, Schweden F, Wilhelm K, Wengler-Becker U, Thelen M (1995) Computertomographisches Bild der pulmonalen Alveolarproteinose. Akt Radiol 5: 63–66

Primack SL, Hartman TE, Lee KS, Müller NL (1994) Pulmonary nodules and the CT halo sign. Radiology 190: 513–515

Remy-Jardin M, Giraud F, Remy J, Wattinne L, Wallaert B, Duhamel A (1994) Pulmonary sarcoidosis: role of CT in the evaluation of disease activity and functional impairment and in prognosis assessment. Radiology 191: 675–680

Remy-Jardin M, Remy J, Giraud F, Wattinne L, Gosselin B (1993) Computed tomography assessment of ground glass opacity: semiology and significance. J Thorac Imag 8: 249–264

Ren H, Hruban RH, Kuhlman JE, Fishman EK, Wheeler PS, Zerhouni EA, Hutchins GM (1989) Computed tomography of inflation-fixed lungs: the beaded septum sign of pulmonary metastases. J Comput Assist Tomogr 13: 411–416

Roos N, Diederich S, Fahrenkamp A, Puskas Z, Lenzen H, Wiesmann J, Holst D, Lunkenheimer PP, Peters PE (1993) Postmortale hochauflösende Computertomographie der Lunge. Radiologe 33: 113–123

Schmidt H, Kauczor H-U, Schild H, Renner C, Kirchhoff E, Lang P, Iversen S, Thelen M (1996) Pulmonary hypertension in patients with chronic pulmonary thromboembolism: chest radiograph and CT evaluation before and after surgery. Eur Radiol 6: 817–825

Schurawitzki H (1992) Hochauflösende Computertomographie (HR-CT) der Lunge vor Transplantation. Fortschr Röntgenstr 157: 21–25
Schwickert H, Schweden F, Schild H, Düber C, Iversen S (1993) Darstellung der chronisch rezidivierenden Lungenembolie mit der Spiral-CT. Fortschr Röntgenstr 158: 308–313
Schwickert HC, Kauczor H-U, Piepenburg R, Schweden F, Schild HH, Iversen S, Thelen M (1995) CT im Vergleich mit SPECT bei chronisch rezidivierender Lungenembolie: Hyperdensien als Zeichen pulmonal-arterieller Hyperperfusion? Fortschr Röntgenstr 162: 199–203
Seemann MD, Beinert T, Spelsberg F, Obst B, Dienemann H, Fink U, Kohz P, Reiser M (1996) Differenzierung von solitären Lungenrundherden durch die hochauflösende Computertomographie. Radiologe 36: 579–585
Siegelman S, Khouri-NF N, Scott W, Leo F, Hamper U, Fishman E, Zerhouni E (1986) Pulmonary hamartoma: CT findings. Radiology 160: 313–317
Siegelman SS, Khouri NF, Leo FP, Fishman EK, Braverman RM, Zerhouni EA (1986) Solitary pulmonary nodules: CT assessment. Radiology 160: 307–312
Siegelman SS, Zerhouni EA, Leo FP, Khouri NF, Stitik FP (1980) CT of the solitary pulmonary nodule. Am J Roentgenol 135: 1–13
Snider GL, Kleinerman J, Thurlbeck WA, Bengali ZH (1985) The definition of emphysema. Am Rev Respir Dis 132: 182–185
Spouge D, Mayo JR, Cardoso W, Müller NL (1993) Panacinar emphysema: CT and pathologic findings. J Comput Assist T 17: 710–713
Stein P, Terrin M, Holes C, Palevsky H, Saltzman H, Thompson B, Weg J (1991) Clinical, laboratory, roentgenographic and electrocardiographic findings in patients with acute pulmonary and no preexisting cardiac or pulmonary disease. Chest 100: 598–603
Sutinen S, Christoforidis AJ, Klugh GA, Pratt PC (1965) Roentgenologic criteria for the recognition of nonsymptomatic pulmonary emphysema. Am Rev Resp Dis 91: 69–76
Thurlbeck WM, Simon G (1978) Radiographic appearance of the chest in emphysema. Am Rev Respir Dis 130: 429–440
Triebel H-J, Kaulbach C (1990) Disseminierte Lungenverkalkungen nach Varizellenpneumonie. Fortschr. Röntgenstr. 153: 337–338
Webb WR, Stein MG, Finkbeiner WE, Im JG, Lynch D, Gamsu G (1988) Normal and diseased isolated lungs: High-resolution CT. Radiology 166: 81–87
Zompatori M, Rimondi MR, Gavelli G, Canini R (1993) Paraseptal emphysema mimicking unilateral lymphangitic carcinomatosis: CT findings. J Comput Assist Tomogr 17: 810–812
Zwirewich CV, Vedal S, Miller RR, Müller NL (1991) Solitary pulmonary nodule: high-resolution CT and radiologic-pathologic correlation. Radiology 179: 469–476

Fehlbildungen

5

H.C. Oppermann

Fehlbildungen des Respirationstraktes und der Lungen manifestieren sich klinisch oft schon im Neugeborenenalter. In Abhängigkeit von der Komplexität und dem Ausprägungsgrad der Anomalien kann sich im Einzellfall akut eine bedrohliche respiratorische Insuffizienz entwickeln. Deswegen kommt der schnellen und gezielten Diagnostik dieser Fehlbildungen eine große Bedeutung zu.

Im vorliegenden Kapitel, das sich in 15 Abschnitte untergliedert, werden die morphologischen diagnostischen Kriterien der wesentlichen Formen des breiten Spektrums der Anomalien des Tracheobronchialbaums und der Lungen erörtert. Übereinstimmend werden in jedem Abschnitt Definition, Ätiologie und Pathogenese unter Berücksichtigung der fetalen Lungenentwicklung sowie die klinische Symptomatologie und vornehmlich die Röntgenmorphologie der Fehlbildungen beschrieben. Besonders detailliert werden die für die einzelnen Anomalien charakteristischen und richtungweisenden Merkmale im Thoraxnativbild erörtert, im Einzelfall sind schematische Darstellungen zum besseren Verständnis angefügt. Bei komplexen Anomalien wird die sinnvolle Reihenfolge weiterführender bildgebender Methoden erläutert.

5.1 Fehlbildungen des Tracheobronchialbaums

5.1.1 Tracheaagenesie

Definition

Unter einer Tracheaagenesie ist ein komplettes oder nahezu komplettes Fehlen der Trachea zu verstehen. Diese Anomalie ist eine äußerst seltene Fehlbildung, die zu einer extremen neonatalen Atemnot führt und in aller Regel mit dem Leben nicht vereinbar ist. Die Erstbeschreibung der Tracheaagenesie geht auf Payne zurück (1900). Bis zum Jahre 2000 waren nur 86 Patienten mit einer Tracheaagenesie veröffentlicht (Veenendaal et al. 2000). Manschot et al. geben für die Tracheaagenesie eine Inzidenz von weniger als 1:50000 an. Es besteht eine Prävalenz des männlichen Geschlechts gegenüber dem weiblichen im Verhältnis von 2:1 (Manschot et al. 1994).

Klassifikation

Nach Floyd lassen sich drei Typen der Tracheaagenesie voneinander unterscheiden (Floyd et al. 1962) Die häufigste Formvariante der Tracheaagenesie ist der Typ II, er kommt in etwa 60% aller Fälle vor. Hierbei besteht eine Agenesie der gesamten Trachea, die beiden normal ausgebildeten Stammbronchien kommunizieren median in Höhe der Carina und stehen über eine gemeinsame Fistel mit dem Ösophagus in Verbindung. Beim Typ I ist der proximale Teil der Trachea agenetisch, der distale, normale Tracheaanteil weist eine Fistelverbindung zum Ösophagus auf. Typ III ist charakterisiert durch eine komplette Tracheaagenesie, die hierbei normal ausgebildeten Stammbronchien münden separat in den Ösophagus (Abb. 5.1).

Sehr häufig ist die Tracheaagenesie mit anderen komplexen Fehlbildungen assoziiert, vornehmlich mit Anomalien des kardiovaskulären Systems, des Gastrointestinaltraktes, des Respirationstraktes und des Urogenitaltraktes, manchmal besteht das Bild der VACTERL-Assoziation („vertebral anomalies, anal atresia, cardiac defect, tracheo-esophageal fistula,

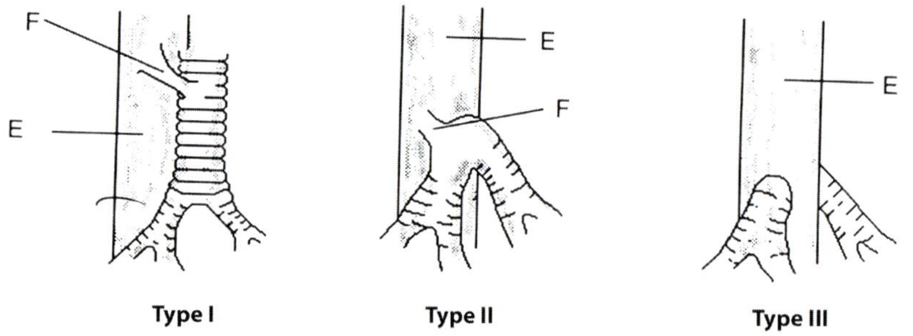

Abb. 5.1.
Typeneinteilung der Tracheaagenesie. (Nach Floyd 1962)

renal anomalies, limb anomalies"). Die Lungen sind bei einer Tracheaagenesie nahezu immer normal ausgebildet (Altmann et al. 1972; Devenis u. Otis 1957; Joshi 1969; Milstein et al. 1985; Rovira et al. 1989; Schiffmann et al. 1991; Wang et al. 1993).

Pathologisch-anatomische Grundlagen
Ein definitiver ätiologischer Faktor für die Tracheaagenesie ist nicht bekannt. Anamnestisch besteht oft ein Polyhydramnion. Die Entstehung der Tracheaagenesie erklärt sich aus der Komplexität der Entwicklung des Respirationstraktes. Dieser bildet sich zwischen dem 21. und 24. Tag der Fetalzeit als median und ventral gelegenes Divertikel des proximalen Vorderdarmes, wobei gleichzeitig eine Furche in der inneren Vorderdarmoberfläche gebildet wird. Nach schnellem Longitudinalwachstums des Vorderdarms beginnt im Alter von 25 bis 27 Tagen die Entwicklung des tracheoösophagealen Septums, hierbei separieren laterale Leisten die Trachealrinne vom übrigen Vorderdarm. Dieser Separationsmechanismus läuft von kaudal nach kranial ab und ist im Alter von 32 bis 34 Tagen abgeschlossen (Smith 1957; Streeter 1942, 1945).

Für die Entstehung der Tracheaagenesie werden diskutiert eine fehlerhafte Bildung des tracheoösophagealen Septums, ein übermäßig schnelles Wachstum, Elongation des Vorderdarms wie auch ein epitheliales Überwachstum mit konsekutiver Okklusion. Somit ist die wesentliche pathologisch-anatomische Grundlage der Tracheaagenesie zweifellos die Folge einer Interaktion zwischen der Trennung des Vorderdarms in Trachea und Ösophagus einerseits und der schnellen Elongation dieser Strukturen andererseits (Effmann et al. 1975; Hopkins 1972).

Klinische Symptomatik
Neugeborene mit einer Tracheaagenesie haben eine extreme Atemnot. Bei einer ausreichenden Fistelverbindung zwischen Ösophagus und distalem Trachealstumpf oder Bronchialsystem lässt sich vorübergehend eine geringe Oxygenierung über einen intraösophageal positionierten Tubus erreichen. Art und Ausprägungsgrad assoziierter Fehlbildungen im kardiovaskulären System wie auch im Gastrointestinal- und/oder Urogenitaltrakt limitieren zudem die Prognose dieser Kinder. Letztendlich ist ein Kind mit einer Tracheaagenesie so gut wie nie überlebensfähig.

Radiologische Symptomatik
Die *röntgenologischen* Hauptcharakteristika der Tracheaagenesie im Thoraxnativbild sind eine homogene Verschattung meistens beider Lungen bei fehlender Tracheadarstellung und Nachweis eines Luftbronchogramms. Bei ausreichender Belüftung der Lungen über Fistelverbindungen zwischen Ösophagus und distalem Trachealstumpf oder Bronchialsystem können die Lungen eine normale Transparenz aufweisen (Abb. 5.2 a–c). In diesem Fall sind die ersten auf eine Tracheaagenesie hinweisenden Röntgensymptome nach Intubation das Überlappen des Nasotrachealtubus mit der Magensonde im a.-p.-Strahlengang sowie der Tiefstand der Carina. Diese liegt im Neugeborenenalter im Normalfall im Niveau des dritten Thorakalwirbels. Eine detaillierte Evaluierung des Ausmaßes der Tracheaagenesie und ihrer Formvarianten ist mittels Spiral-CT möglich (Pumberger et al. 2000).

Merke ! Röntgenzeichen für die Tracheaagenesie sind die fehlende Darstellung der Trachea, ein Carinatiefstand und ein Luftbronchogramm bei homogener Verschattung beider Lungen.

5.1.2 Tracheobronchomegalie (Mounier-Kuhn-Syndrom)

Definition
Die Tracheobronchomegalie ist definiert als eine erhebliche Dilatation der Trachea und der Stammbronchien während der Inspirationsphase. Diese Anomalie gilt als äußerst seltene Variante tracheobronchialer Fehlbildungen (Bateson u. Woo-Ming 1973; Engle et al. 1987; Gay u. Dee 1984; Griscom 1991; Haro et al. 2000; Hunter et al. 1975; Karsh u. Mahboubi 1989; Katz et al. 1962; Landing 1979).

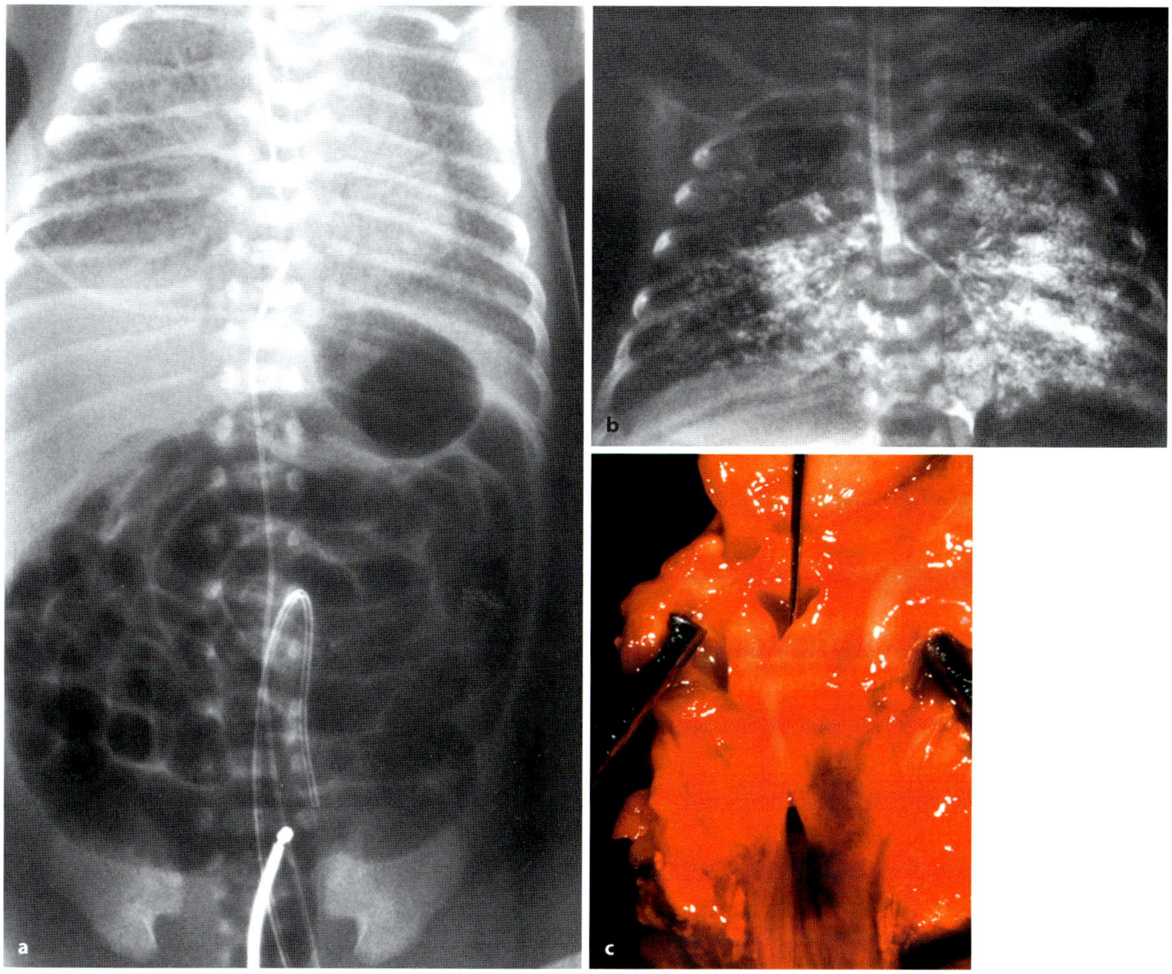

Abb. 5.2 a–c. Tracheaagenesie. Frühgeborenes (28. SSW) mit Tracheaagenesie Typ III nach Floyd. Idiopathisches Atemnotsyndrom Stadium II. **a** Trachealtubus intraösophageal positioniert. **b** KM-Darstellung der separat in den Ösophagus einmündenden Bronchien. **c** Obduktionsbefund: Komplette Tracheaagenesie, ventrale Ansicht. Am oberen Bildrand Epiglottis sichtbar

Pathologisch-anatomische Grundlagen

Für die Entwicklung einer Tracheobronchomegalie ist keine einheitliche Ätiologie bekannt. Diese Strukturanomalie des Tracheobronchialsystems ist der Folgezustand einer Minderentwicklung von elastischem Gewebe und Mangel an Knorpelgewebe analog zum Williams-Campbell-Syndrom. Prinzipiell wird diese anatomische Fehlkonstruktion als eine kongenitale Anomalie betrachtet. Andererseits wird auch eine periphere, nekrotisierende Bronchiolitis als Vorläufer der Tracheobronchomegalie vermutet. Der Pathomechanismus besteht darin, dass der Luftstrom in die Bronchiolen vermindert bzw. blockiert ist, was zwangsläufig zu einer Erweiterung der vorgeschalteten Bronchien und der Trachea führt (Mitchell u. Burgy 1975; Roditi u. Weir 1994; Williams et al. 1972, Woodring et al. 1991). Auch infolge einer Langzeitbeatmung nach Intubation kann sich eine Tracheobronchomegalie entwickeln (Zupancic u. Primozic 1995). Weiterhin ist eine Tracheobronchomegalie als Komplikation einer zystischen Fibrose oder einer diffusen pulmonalen Fibrose bekannt. Über das Vorkommen einer Tracheobronchomegalie im Rahmen eines Brachmann-de-Lange-Syndroms wird von Grunebaum et al. (1996) berichtet.

Klinische Symptomatik

Klinisch kann die Tracheobronchomegalie über lange Zeit stumm bleiben. Häufiger manifestiert sich die Tracheobronchomegalie in Form eines unproduktiven Hustens und/oder durch rezidivierende pulmonale Infektionen. Haro et al. berichten über einen exzeptionellen Fall einer Tracheobronchomegalie, die klinisch primär durch eine Hämoptyse und ein Aspergillom unauffällig wurde (Haro 2000).

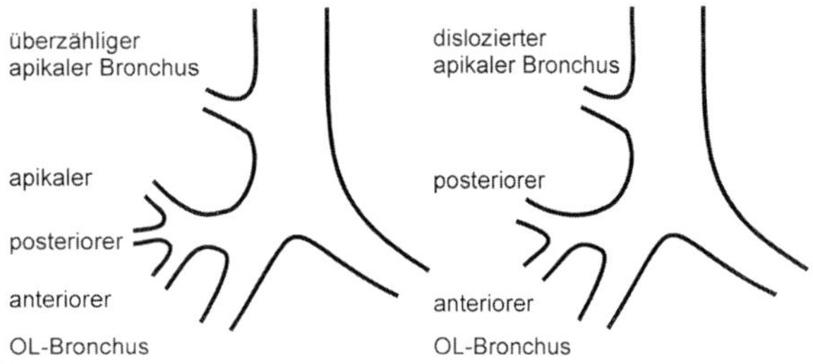

a

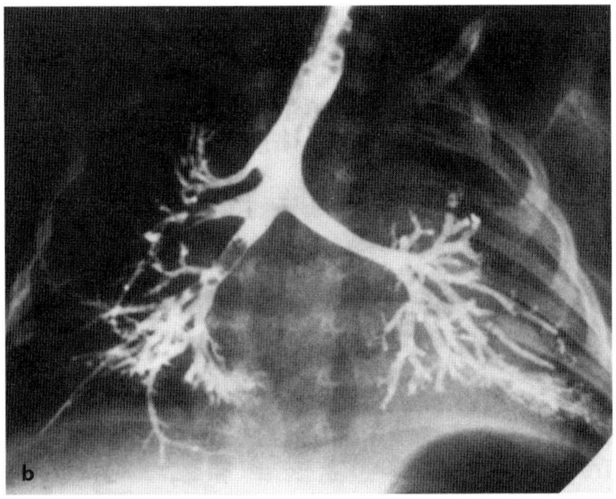
b

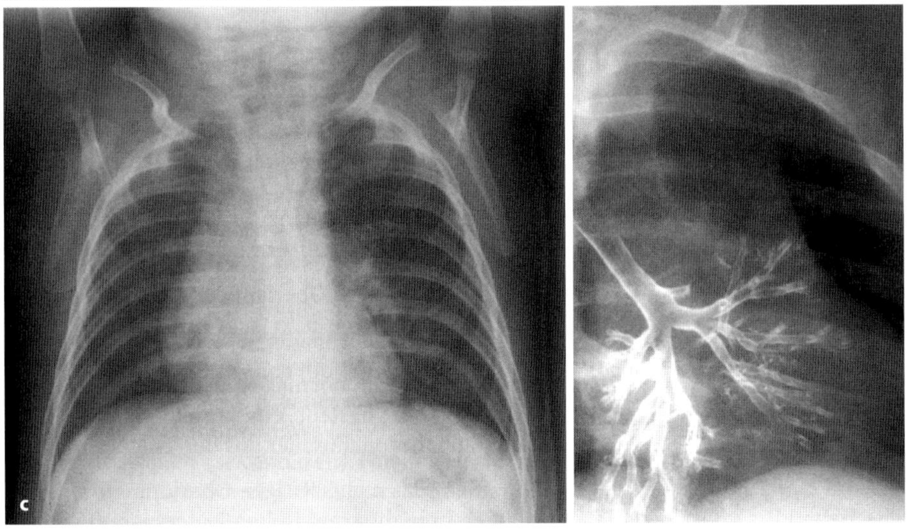
c

Abb. 5.5 a–c. Trachealbronchus. **a** Typeneinteilung. Nach McLaughlin et al. 1985). **b** Tracheobronchographie bei 6 Wochen altem Säugling mit rechtsseitigem Trachealbronchus. **c** Linksseitiger Trachealbronchus mit diskretem obstruktivem Oberlappenemphysem

Pathologisch-anatomische Grundlagen

Die Entwicklung eines Trachealbronchus ist unter den tracheobronchialen Fehlbildungen als ausgesprochen seltene Form anzusehen. Da der Trachealbronchus beim Schwein und anderen paarigen Huftieren normalerweise direkt aus der Trachea abgeht, ist diese Fehlbildung beim Menschen als atavistische Anomalie zu interpretieren (Atwell 1967; Forster-Carter 1946; Holinger et al. 1952; Taybi 1967).

Klinische Symptomatik

In vielen Fällen bleibt der Trachealbronchus asymptomatisch und wird zufällig bei einer Bronchoskopie festgestellt. Er kann aber auch durch rezidivierende Pneumonien oder persistierende Atelektasen auf sich auffallen, vor allem nach größeren Operationen, wenn der Beatmungstubus bei eigentlich korrekter Position den Abgang des Trachealbronchus verlegt. Bei Neugeborenen kann der erste Hinweis auf das Vorliegen eines Trachealbronchus eine zirkumskripte Tracheastenose sein.

Radiologische Symptomatik
Der Befund imponiert durch einen rezidivierenden umschriebenen Infektionsherd, evtl. mit Bronchiektasenbildung, oder als persistierende Atelektase. Im Einzelfall kann sich der rechts gelegene Trachealbronchus auch nur als bandförmige, meist etwas bogig verlaufende Verdichtung zeigen. Bei linksseitiger Lokalisation findet sich sehr häufig ein obstruktives Oberlappenemphysem, mutmaßlich in Folge der Kompression des atypischen Bronchus durch die linksseitige A. pulmonalis (Abb. 5.5 c). Prinzipiell sollten persistierende Oberlappenveränderungen – besonders rekurrierende zirkumskripte Pneumonien – oder ein persistierendes unerklärliches „air trapping" an die Möglichkeit eines Trachealbronchus denken lassen, dies gilt insbesondere für Kinder mit einem Down-Syndrom (Holinger et al. 1952; Remy et al. 1977; Ritsema 1983; Siegel et al. 1979). Zur Verifizierung der Diagnose sind heute eine hochauflösende Computertomographie der Lungen mit dreidimensionaler Rekonstruktion und/oder virtueller Bronchoskopie oder das MRT die bildgebenden Methoden der Wahl (Brody et al. 1991; Lam et al. 2000).

Merke ! Der Trachealbronchus ist eine seltene – atavistische – Anomalie mit 3 Varianten. Prädilektionsort ist der rechte Oberlappen, Hinweise sind eine persistierende rechtsseitige Oberlappenatelektase, ein unklares Air trapping und rezidivierende Pneumonien im rechten Oberlappen. Selten findet sich eine bandförmige Oberlappenverdichtung rechts.

5.1.5 Bronchialatresie

Definition Die Bronchialatresie ist eine äußerst seltene Entwicklungsstörung segmentaler Bronchusäste. In der Regel ist hiervon nur ein Bronchus betroffen. Dieser weist proximal keine Verbindung zum vorgeschalteten Bronchus auf. Sein distaler Anteil ist meistens dilatiert und mit Flüssigkeit und/oder Schleim gefüllt.

Pathologisch-anatomische Grundlagen
Die segmentalen Luftwegsäste werden in der fünften Fetalwoche angelegt. Eine Fehlentwicklung einer dieser Äste kann zu einer Bronchialatresie führen, weniger wahrscheinlich ist ein intrauteriner ischämischer Insult bzw. eine zirkumskripte Minderdurchblutung während der Fetalzeit als Ursache für die Entstehung einer Bronchialatresie.

Meistens ist nur ein Segmentbronchus von dieser Fehlentwicklung betroffen, am häufigsten der apikoposteriore Oberlappenbronchus links. Die Bronchialatresie ist häufig mit anderen tracheobronchialen bzw. pulmonalen Fehlbildungen assoziiert, insbesondere ist das gleichzeitige Vorkommen mit einer bronchogenen Zyste bekannt, darüber hinaus auch die Assoziation mit einer intralobären Sequestration und/oder einer zystisch-adenomatoiden Lungenmalformation (Haller et al. 1980; Remy et al. 1973).

Klinische Symptomatik
Die Bronchialatresie manifestiert sich nur selten im Neugeborenenalter.

Radiologische Symptomatik
Im Röntgenbild präsentiert sie sich primär als umschriebene Verschattungszone, nahezu immer im linken Oberlappen. Die Verschattungszone ist das Korrelat einer umschriebenen, verzögerten Resorption fetaler Lungenflüssigkeit hinter dem atretischen Bronchusabschnitt. Durch zunehmende Belüftung über die Kohn-Poren und Lambert-Kanäle wird der Verschattungsbezirk zunehmend transparent. Distal des atretischen Abschnittes kann der Bronchus dilatiert sein und sich mit Flüssigkeit und/oder Schleim füllen, wobei der letztere eingedickt sein kann („mucoid impaction" bzw. Mukozele; Miyahara et al. 1999).

Somit stellt sich im Kleinkindes-, Kindes- und Erwachsenenalter die Bronchialatresie entweder als zirkumskriptes Emphysem mit oder ohne Hiluskompression und Kompressionsatelektase des angrenzenden Lungenkompartimentes oder lediglich als runde bzw. tropfenförmige Verdichtungsfigur dar (Genereux 1971; Oppermann et al. 1982; Salzer 1980; Schuster et al. 1978; Talner et al. 1970; Abb. 5.6).

Neben dem Thoraxnativbild ist heute die Computertomographie der Lungen in hochauflösender Technik bildgebende Methode der Wahl; eine Bronchographie ist heute zur Diagnosestellung nicht mehr erforderlich (Cohen et al. 1980).

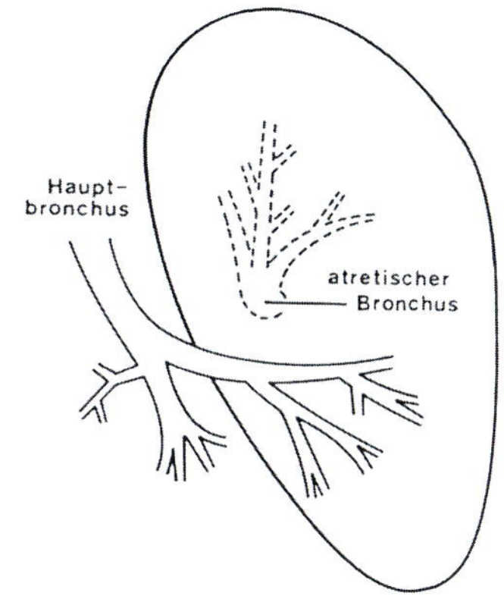

Abb. 5.6. Bronchialatresie. (Schema aus Oppermann 1982)

Merke Röntgenologisches Korrelat der Bronchialatresie ist eine zirkumskripte Verschattungszone, die im Verlauf eine Tendenz zu vermehrter Transparenz infolge fortschreitender Belüftung über Kohn-Poren und Lambert-Kanäle zeigt. Eine Mukozele im präatretischen Bronchussegment ist oft erstes Hinweiszeichen.

5.1.6 Bridging-Bronchus

Definition

Der Bridging-Bronchus ist definiert als ein Bronchus, der seinen Ursprung von der Medialseite des linken Stammbronchus nimmt, das untere Mediastinum distal des normalen Carinaniveaus nach rechts kreuzt und hier den Mittellappen- und Unterlappenbronchus rechts versorgt. Auch diese Anomalie ist sehr selten, in der Literatur sind jeweils nur Einzelfälle beschrieben (Gonzales-Crussi et al. 1976; Starshak et al. 1981; Stokes et al. 1997).

Pathologisch-anatomische Grundlagen

Ein fehlerhafter Ablauf der komplizierten Entwicklung des Tracheobronchialsystems mit pathologisch protrahierter anatomischer Kontinuität der Primitivanlage von rechter und linker Lunge liegt der Entstehung des Bridging-Bronchus zugrunde (Gonzales-Crussi et al. 1976; Heiss 1919; Reid 1967). Bei 80% der Patienten mit dieser Anomalie bestehen gleichzeitig eine linksseitig aberrierende Pulmonalarterie („pulmonary sling syndrome“) und in aller Regel auch eine Tracheastenose (Berdon et al. 1984; Medina-Escobedo u. Lopez-Corella 1992; Wells et al. 1988, 1990). – Darüber hinaus können noch zusätzliche Fehlbildungen bestehen, u. a. Wirbelanomalien, Hufeisenniere und Analatresie (Gonzales-Crussi et al. 1976; Starshak et al. 1981).

Klinische Symptomatik

Die klinische Symptomatik beim Bridging-Bronchus wird vornehmlich durch die assoziierte Tracheastenose und die linksseitig aberrierende Pulmonalarterie bestimmt (Wells et al. 1988).

Radiologische Symptomatik

Im Röntgennativbild des Thorax gibt sich der Bridging-Bronchus bei gut exponierten Aufnahmen u. a. durch einen vorgetäuschten Tiefstand der Carina in Höhe von Th5/6 zu erkennen („low lying inverted T-shaped pseudocarina“; Berdon et al. 1984; Wells et al. 1990). Der rechte Stammbronchus, der nur den rechten Oberlappen versorgt, kann dann leicht als Trachealbronchus fehlinterpretiert werden. Im rechten Unterfeld sieht man eine breite sichelförmige

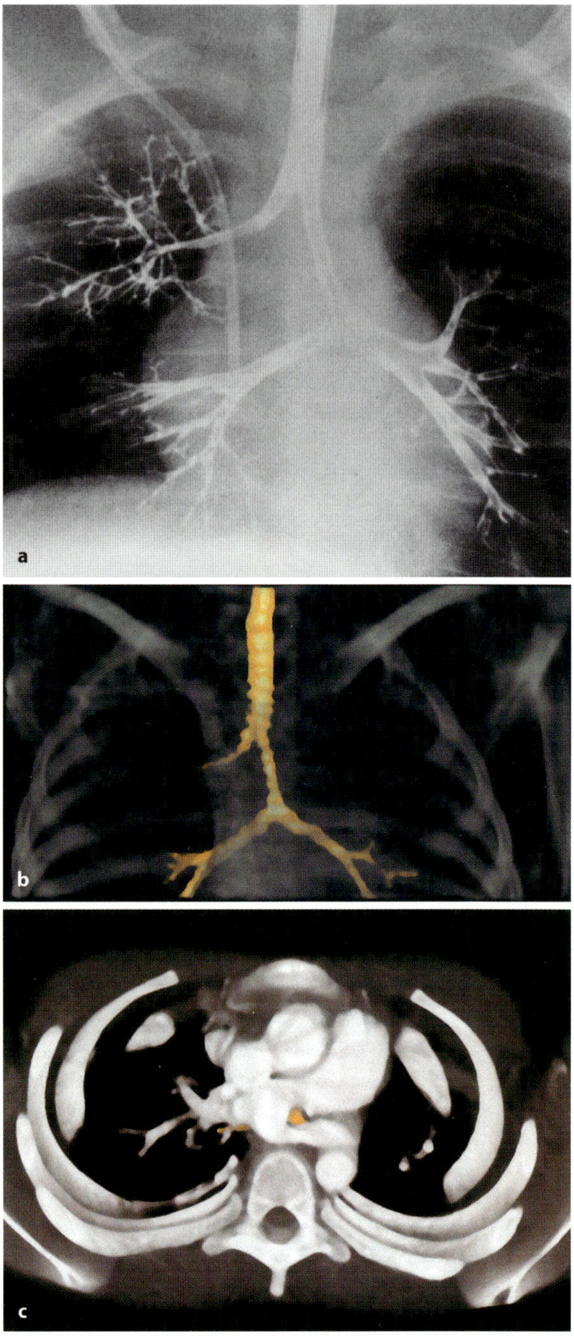

Abb. 5.7 a–c. Bridging-Bronchus. **a** Tracheobronchographie bei einem 6 Monate alten Säugling. Tief stehende Trachealbifurkation (Pseudocarina) in Kombination mit einer aberrierenden Pulmonalisschlinge vom Typ II a nach Wells (Aufnahme von Dr. I. Gaßner, Innsbruck). **b, c** 13-jähriger Junge mit Bridging-Bronchus der Trachea (Typ III b der Tracheastenose) mit aberrierender linksseitiger Pulmonalisschlinge. Rekonstruktion aus CT-Daten

Verschattungszone, die mit der rechten Herzkontur einen umschriebenen Aufhellungsbezirk einschließt, welcher eine zystische Lungenfehlbildung vortäuschen kann (Abb. 5.7 a).

Der direkte Nachweis eines Bridging-Bronchus gelingt am besten mittels Tracheobronchographie. Darüber hinaus ist diese Anomalie auch durch ein Spiral-CT mit dreidimensionaler Rekonstruktion zu verifizieren (Abb. 5.7b, c; Stokes et al. 1997).

CAVE ! Der extrem seltene Bridging-Bronchus ist fast immer mit einer Tracheastenose und einer linksseitig aberrierenden Pulmonalarterie assoziiert. Die Fehlbildung täuscht im Röntgenbild einen Tiefstand der Carina vor („Pseudocarina“), der rechte Stammbronchus kann als Trachealbronchus fehlinterpretiert werden.

5.2 Fehlbildungen der Lungen

5.2.1 Hufeisenlunge

Definition

Die Hufeisenlunge ist eine Lungenmalformation, bei der ein Teil des linken Unterlappens ektop hinter dem Herzen lokalisiert ist und mit dem rechten Unterlappen verbunden ist. Zugleich bestehen eine hypoplastische rechte Lunge und eine Dextroversio cordis. Diese Anomalie gehört in den Formenkreis des hypogenetischen Syndroms der rechten Lunge (Figa et al. 1993; Frank et al. 1986; Freedom et al. 1986; Hawass et al. 1990). In einer Einzelbeobachtung wurde die Assoziation zwischen einer bilateralen intralobären pulmonalen Sequestration mit einer Hufeisenlunge beschrieben (Cerruti et al. 1993; Dupuis et al. 1994).

Pathologisch-anatomische Grundlagen

Der Hufeisenlunge liegt eine umschriebene, auf den linken Unterlappen fokussierte Entwicklungsstörung in Verbindung mit einer rechtsseitigen Lungenhypoplasie zugrunde. Assoziierte vaskuläre Malformationen der arteriellen Lungenversorgung und des venösen Abstromgebietes können vorkommen, z.B. das Scimitar-Syndrom (Dupuis et al. 1994; Hassberg et al. 1992; Silverman u. Kuhn 1993).

Klinische Symptomatik

Die klinische Symptomatik der Hufeisenlunge ist variabel. Der Befund kann lange Zeit symptomlos bleiben, kann sich aber auch in Form pulmonaler Infektionen innerhalb des ersten Lebensjahres präsentieren (Dupuis et al. 1994; Figa et al. 1993; Takeda et al. 1990).

Radiologische Symptomatik

Röntgenmorphologisch imponiert ein kleiner rechter Hemithorax mit vermehrter Röntgendichte (Abb. 5.8). Die entscheidende bildgebende Methode zur Befundverifizierung ist eine pulmonale Angiographie, welche den abnormen arteriellen Schenkel von der rechten Lunge zum ektopen Anteil des linken Unterlappens darstellt. Es ist zu erwarten, dass zukünftig auch mittels der CT- oder MR-Angiographie die atypische Gefäßsituation nachzuweisen ist (Takahashi et al. 1997).

Merke ! Die Hufeisenlunge ist eine extrem seltene, klinisch lange Zeit stumme Entwicklungsanomalie des linken Unterlappens, der dorsokardial mit dem rechten Unterlappen fusioniert ist. Assoziiert sind eine rechtsseitige Lungenhypoplasie und eine Dextroversio cordis. Röntgenologisch findet sich ein kleiner, röntgendichter rechtsseitiger Hemithorax.

5.2.2 Bronchogene Zyste

Definition

Die bronchogene Zyste ist die häufigste solitäre zystische Lungenmalformation. Zusammen mit dem kongenitalen lobären Emphysem, der zystisch-adenomatoiden Lungenmalformation, der pulmonalen Sequestration, der hypogenetischen Lunge und der arteriovenösen Lungenmalformation wird die bronchogene Zyste dem „Sequestrationsspektrum“ zugeordnet. 85% der bronchogenen Zysten sind mediastinal lokalisiert, 15% intrapulmonal. Letztere finden sich vorzugsweise in den Unterlappen (Heithoff et al. 1975; Rodgers et al. 1986).

Pathologisch-anatomische Grundlagen

Die bronchogene Zyste entsteht in der 4. bis 6. Fetalwoche durch eine Wachstumsstörung der Lungenknospe und/oder der ihr benachbarten Mesenchymzellen (Coran u. Drongoski 1994; Haddon u. Bowen 1991; Maier 1948).

In Abhängigkeit vom Zeitpunkt der Wachstumsstörung entwickeln sich bronchogene Zysten entweder im Niveau von Carina oder im Hilusbereich (paratracheale Zysten, Carinazysten, Hiluszysten, paraösophageale Zysten) oder in der Peripherie. Äußerst selten sind die bronchogenen Zysten extrathorakal – subkutan – oder abdominal („dumbbell bronchogenic cyst“) lokalisiert (Amendola et al. 1982; Fraga et al. 1971).

Die intrapulmonal gelegenen Zysten entstehen zu einem früheren Zeitpunkt als die mediastinalen. Die erstgenannten weisen eine Verbindung zum Tracheo-

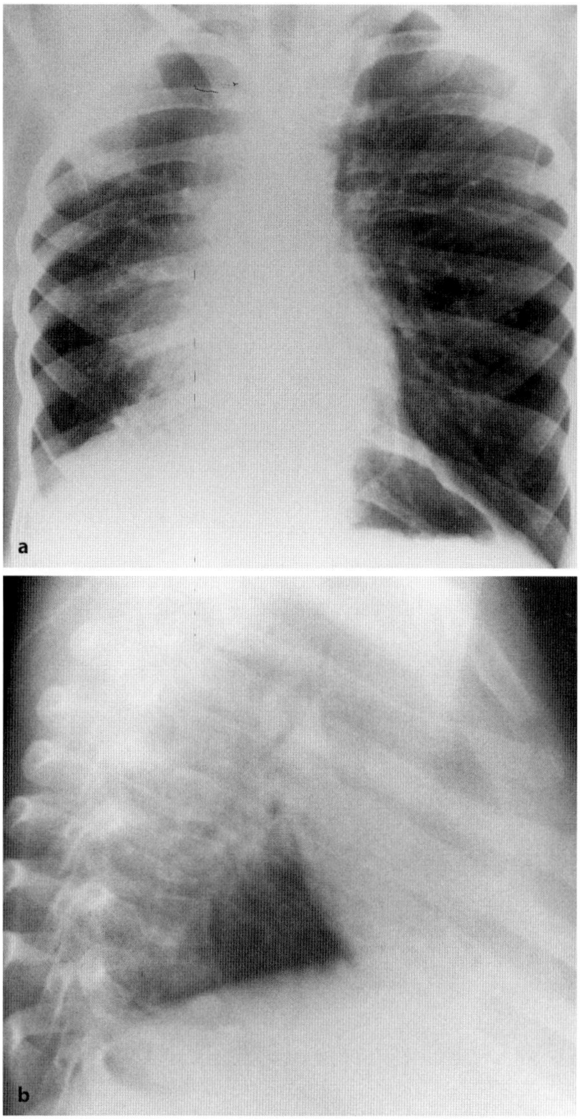

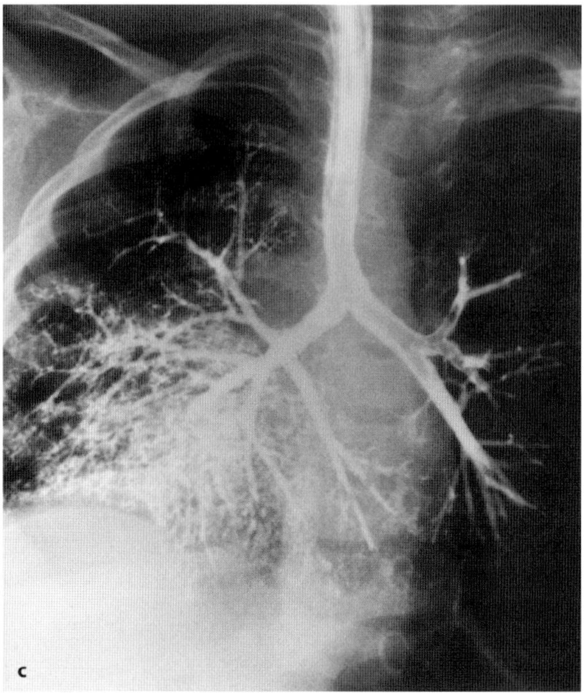

Abb. 5.8 a–c. Hufeisenlunge bei einem 11-jährigen Mädchen: Die Thoraxübersicht (**a**) zeigt eine Hypoplasie der rechten Lunge mit Dextrokardie. Die links der Herzkontur erkennbare Verdichtungslinie entspricht der pleuralen Kontaktfläche zwischen rechter und linker Lunge. Auf der rechts anliegenden Seitaufnahme (**b**) wird die pleurale Kontaktfläche dorsobasal sichtbar. Die Bronchographie (**c**) zeigt die Kreuzung des rechten Unterlappens nach links (Aufnahme von Prof. Dr. Ch. Fliegel, Basel)

bronchialsystem auf, etwa 66% von ihnen sind belüftet (Opsahl u. Berman 1962; Ramenofsky et al. 1979; Silverman u. Kuhn 1993).

Im Ausnahmefall können bronchogene Zysten auch im Ösophagus *intramural* lokalisiert sein; sie verursachen dann vornehmlich eine Dysphagie (Kollias et al. 1998).

Auch das gleichzeitige Vorkommen bronchogener Zysten mit einer Ösophagusduplikatur wurde beschrieben. Diese Form assoziierter Fehlbildungen ist leicht durch einen embryologisch gemeinsamen Ursprung beider Formationen aus dem Vorderdarm erklärbar (Nobuhara et al. 1997).

Klinische Symptomatik

Die klinischen Symptome einer bronchogenen Zyste hängen prinzipiell von ihrer Lokalisation und Größe ab. Atemnot, in- und/oder exspiratorischer Stridor, evtl. auch Schluckbeschwerden sind wichtige Hinweiszeichen. Fehldiagnosen wie obstruktive Bronchitis werden nicht selten gestellt. In Einzelfällen kann eine Infektion der bronchogenen Zyste erstmalig zu ihrer klinischen Manifestation führen (Al-Bassam et al. 1999; Shah et al. 1999).

Radiologische Symptomatik

Die Röntgenmorphologie ist sehr variabel. Oft finden sich nur indirekte Zeichen für eine mediastinale bzw. intrapulmonale Raumforderung, so in der Postnatalzeit und frühen Säuglingsperiode eine verzögerte Resorption fetaler Lungenflüssigkeit durch Kompression eines Hauptbronchus, ein fokales Air trapping bei partieller Bronchusobstruktion, eine Atelektase bei kompletter Bronchusobstruktion sowie eine Kom-

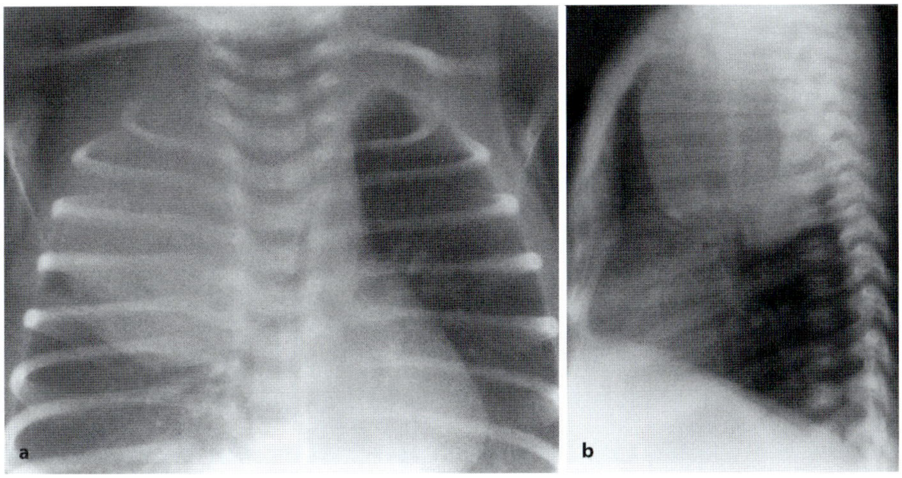

Abb. 5.9 a, b. Ausgedehnte rundliche weichteildichte Verschattungsformation entsprechend einer bronchogenen Zyste im rechten oberen Hemithorax mit großbogiger Tracheaimpression bei einem 6 Wochen alten Säugling

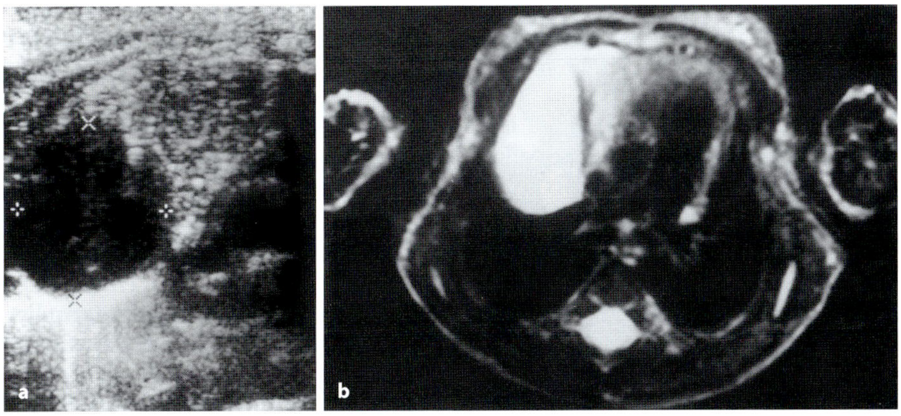

Abb. 5.10 a, b. Bronchogene Zyste bei 4 Wochen altem Knaben mit Stridor und unauffälligem Thoraxnativbild. **a** Sonogramm im Transversalschnitt von ventral: große rundliche echoarme Formation rechts paratracheal. **b** MRT im Transversalschnitt, T2-gewichtet: große signalintense Raumforderung im rechten Hemithorax

pression und evtl. Verlagerung der Trachea – meistens von dorsal nach ventral – und eine Ösophagusimpression von ventral (Eraklins et al. 1969; Hoeffel et al. 1994; Oppermann u. Willich 1978; Oppermann et al. 1982).

Direkt stellen sich die bronchogenen Zysten im Thoraxnativbild als runde oder ovaläre Formation dar, entweder flüssigkeitsgefüllt und somit weichteildicht oder luftgefüllt (Abb. 5.9 a, b). Da die Zystenwand sehr dünn ist, ändert sich ihre Form in Abhängigkeit von der Atemphase (Oppermann et al. 1982; Suen et al. 1993).

Als bildgebende Methode zum Nachweis einer bronchogenen Zyste bietet sich neben dem Thoraxnativbild – am besten in Kombination mit einem Ösophagogramm – bei thoraxwandnah gelegenen Zysten die Mediastinalsonographie von suprasternal aus an, am besten unter Einschluss der Farbdopplersonographie (Abb. 5.10 a, b). Bei einer entsprechenden Größe der bronchogenen Zyste und topographisch günstiger Lokalisation lässt sich diese schon fetal sonographisch nachweisen (Hernandez 1987; Reece et al. 1987; Young et al. 1989).

Neben der Spiral-CT (Abb. 5.11 a–c, 5.12) als weitergehende diagnostische Methode ist heute auch die Kernspintomographie zum Nachweis einer bronchogenen Zyste und ihrer Lokalisation geeignet (vgl. Abb. 5.10 b; Kanemitsu et al. 1999; Maier 1948; Sugita et al. 1999).

Merke ! Die bronchogene Zyste ist die häufigste Form zystischer Lungenmalformationen. Sie stellt sich, meist luftgefüllt, als rundes oder ovaläres Areal dar, das im Thoraxübersichtsbild

Oppermann u. Wille 1977; Oppermann et al. 1982). Boylan et al. (1978) berichten auch über ein familiäres Vorkommen der Lungenhypoplasie.

Pathologisch-anatomische Grundlagen
Eine einheitliche Ätiologie für die Lungenhypoplasie ist nicht bekannt. Das Ausmaß der Hypoplasie hängt vom jeweiligen Zeitpunkt der intrauterinen Entwicklungsstörung ab (Askenazi u. Perlman 1979; Emery u. Mithal 1960). Die einseitige Lungenhypoplasie tritt besonders häufig in Kombination mit einer kongenitalen Zwerchfellhernie auf. Hierbei reflektiert das Ausmaß der Lungenhypoplasie zugleich den Zeitpunkt der Herniation in utero. Je geringer die Anzahl der Bronchialäste, Gefäßäste und Alveolen ist, um so früher muss der begleitende Zwerchfelldefekt entstanden sein (Areechon u. Reid 1963; Berdon et al. 1968; Kitagawa et al. 1972; Wiseman u. McPherson 1977).

Die bilaterale Lungenhypoplasie wird nach Swischuk et al. in eine *primäre* und *sekundäre* Form unterteilt. Als Ursache für die *primäre* bilaterale Lungenhypoplasie werden vornehmlich eine fetale Hypoxie sowie eine verminderte Prolinsynthese bei einer gleichzeitigen Nierenfehlbildung diskutiert (Avery u. Fletcher 1981; Hislop et al. 1979; Langer u. Kaufmann 1986; Swischuk et al. 1979). Eine einseitige Zwerchfellherniation mit Lungenhypoplasie geht oft auch mit einer Lungenhypoplasie der kontralateralen Seite einher.

Für die *sekundäre* bilaterale Lungenhypoplasie gibt Swischuk drei komplexe Pathomechanismen an:

- extrathorakale Kompression der Lungen,
- thorakale Kompression der Lungen und
- intrathorakale Kompression der Lungen.

Die extrathorakale Kompression der Lungen entsteht besonders bei einem Oligohydramnion in Kombination mit Nierenfehlentwicklungen (Potter-Syndrom), aber auch durch ein Oligohydramnion per se oder durch eine chronische Zwerchfellelevation aufgrund eines intraabdominellen Tumors, eines Aszites oder eines membranösen Zwerchfelldefektes.

Die thorakale Kompression ist ein Folgezustand von Thoraxdysplasien, z. B. im Rahmen einer asphyxierenden Thoraxdysplasie, bei einer Achondroplasie oder Achondrogenesie, zudem auch bei neuromuskulären Erkrankungen wie z. B. bei der myotonen Dystrophie oder Myasthenie.

Intrathorakal wird die Lungenkompression induziert durch eine Zwerchfellaplasie oder Zwerchfellhernie, eine Zwerchfellparese, zudem auch durch einen kongenitalen Chylothorax, Hydrothorax oder intrathorakale Tumoren (Castillo et al. 1987; Goldstein u. Reid 1980; Oppermann et al. 1982; Perlman u. Levin 1974; Swischuk et al. 1979).

Hypoplastische Lungen sind histomorphologisch charakterisiert durch eine verminderte Bronchiolen-, Alveolen- und Arteriolenzahl, zudem sind die Alveolen der hypoplastischen Lungen sehr unreif. Aufgrund des Wachstumsstillstandes der Bronchialzweige enthalten diese nahe der Pleuraoberfläche Knorpel, sie liegen übermäßig dicht aneinander gebündelt. Die Arteriolen hypoplastischer Lungen weisen oft eine Mediaverdickung auf, mutmaßlich ein wesentlicher Faktor für die Entwicklung einer persistierenden fetalen Zirkulation (Berdon et al. 1968; Pena u. Shokeri 1974).

Eine Sonderform der bilateralen Lungenhypoplasie stellt die sog. alveolo-kapilläre Dysgenesie dar. Bei dieser sind nur die terminalen Bronchiolen entwickelt. Aufgrund der fehlenden Gefäßäste ist keine funktionsfähige Oxygenierung möglich. Diese äußerst seltene Anomalie ist nicht mit dem Leben vereinbar (Newman u. Yunis 1990).

Klinische Symptomatik
Die klinische Symptomatik bei einer primären Lungenhypoplasie hängt vor allem von dem Unreifegrad der fehlentwickelten Lunge ab, zudem auch davon, ob eine uni- oder bilaterale Manifestation dieser Anomalie vorliegt. Prinzipiell neigen hypoplastische Lungen aufgrund ihrer verminderten Compliance spontan, besonders aber unter mechanischer Ventilation zur Entwicklung von Barotraumen. Hierbei ist die Prognose dann besonders schlecht, wenn bei einer einseitigen Lungenhypoplasie in Kombination mit einer Zwerchfellhernie das Barotrauma auf der kontralateralen Seite auftritt (Fliegel u. Kaufmann 1972). Als Sekundärphänomen entwickelt sich im Rahmen einer Lungenhypoplasie eine pulmonale Hypertonie, die letztendlich zu einem Links-rechts-Shunt führt (Naeye et al. 1976).

Radiologische Symptomatik
Röntgenmorphologisch imponiert im Thoraxnativbild eine einseitig hypoplastische Lunge bei einem entsprechenden Ausprägungsgrad durch einen kleineren Hemithorax, die pulmonale Gefäßzeichnung ist vermindert. Oft werden diese Röntgensymptome erst in der zeitlichen Sequenz von Thoraxverlaufsaufnahmen beim Neugeborenen offensichtlich.

Im seitlichen Strahlengang imponiert die Lungenhypoplasie in Form einer bandförmigen retrosternalen Verdichtung, welche histomorphologisch das Korrelat von Fett und Bindegewebe anstelle des normalen Lungengewebes darstellt (Abb. 5.14 a, b; Cremin u. Bass 1975).

Bei der bilateralen Lungenhypoplasie finden sich analoge Röntgensymptome in beiden Thoraxhälften, zusätzlich imponieren bei extrathorakaler bzw. thorakaler Kompression Rippenveränderungen in Form

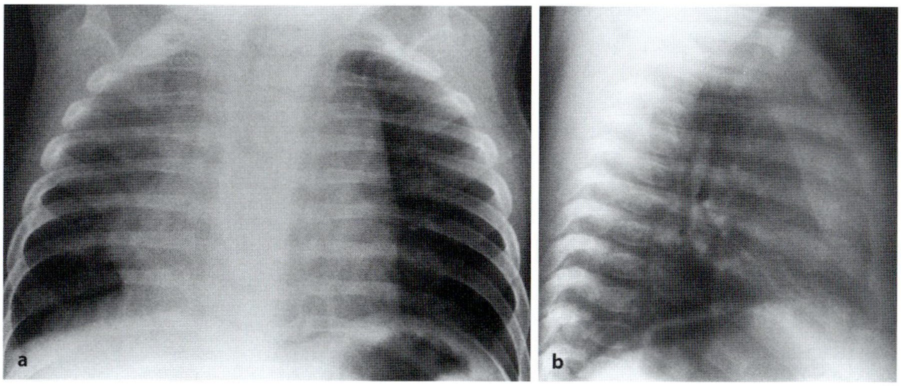

Abb. 5.14 a, b. Lungenhypoplasie rechts bei einem 3 Monate alten Knaben. Der rechte Hemithorax ist deutlich kleiner als der linke. Die im Seitenbild gut sichtbare bandförmige Verschattungsformation retrosternal entspricht Fett und Bindegewebe, welches an die Stelle von Lungengewebe getreten ist

graziler, deformierter oder zu kurzer Rippen. Bei einer intrathorakalen Lungenkompression gelten ggf. exzessive Pleuraergüsse als erstes Hinweissymptom auf das Vorliegen einer Lungenhypoplasie.

Merke ! Die Lungenhypoplasie kann primärer oder sekundärer Natur, uni- oder bilateral sein. Röntgenologisches Leitsymptom ist der kleine Hemithorax mit reduzierter Gefäßzeichnung und Neigung zum Spontanpneumothorax infolge verminderter Compliance. Die Seitaufnahme zeigt eine bandförmige retrosternale Verdichtung.

5.2.5 Lungenagenesie und Lungenaplasie

Definition

Die Lungenagenesie ist definiert als das totale Fehlen einer oder beider Lungen. Bei der Lungenaplasie ist nur rudimentäres, funktionsloses Lungengewebe angelegt. Lungenagenesie und -aplasie sind seltene pulmonale Malformationen. Sie können einseitig und beidseitig auftreten, eine Seitenprädilektion besteht nicht (Avery et al. 1981; Booth u. Berry 1967; Kläber et al. 2000; Ryland u. Reid 1971; Safa u. Dilmen 1989).

Pathologisch-anatomische Grundlagen

Die Ätiologie von Lungenagenesie und -aplasie in uni- oder bilateraler Form ist bis heute nicht definitiv geklärt. Als eine wesentliche Ursache werden Perfusionsstörungen in der organogenetischen Phase der Fetalzeit vermutet (Boyden 1955; Emery u. Mithal 1960; Mardini u. Nyhan 1985; Reid 1977).

Eine Lungenagenesie und/oder -aplasie geht immer mit einer Agenesie bzw. Aplasie des pulmonalen Gefäßbettes einher. Begleitende, komplexe Herz- und Gefäßfehlbildungen, vornehmlich bei rechtsseitiger Manifestation sind häufig. Es wird vermutet, dass bei einer rechtsseitigen Agenesie das „kinking“ der großen Arterien und Venen ausgeprägter ist als links (Harrison u. Hendren 1975; McCormick u. Kuhns 1979; Oyamada et al. 1953). Abgesehen von den assoziierten kardiovaskulären Fehlbildungen kommen ösophagotracheale Anomalien, Nierenfehlbildungen, Rippenanomalien und spinale Malformationen vor (Avery et al. 1981; Boyden 1955; Buse u. Morris 1972; Oppermann et al. 1982; Osborne et al. 1989; Yaghmai 1970).

Klinische Symptomatik

Eine pulmonale Agenesie oder Aplasie kann sich schon in den ersten Lebensstunden in Form einer erheblichen respiratorischen Insuffizienz manifestieren. Bei einigen Neugeborenen mit einer Lungenagenesie oder -aplasie ist die klinische Symptomatik unerklärlicherweise nur sehr blande. Die lobäre Agenesie oder Aplasie ist prinzipiell häufiger als die totale unilaterale. Sie manifestiert sich rechts häufiger als links und betrifft dann vornehmlich den Ober- und Mittellappen (Felson 1972). Das Vorliegen einer kompletten bilateralen Lungenagenesie ist mit dem Leben nicht vereinbar (Buse u. Morris 1972, Claireaux u. Ferreira 1958, Markowitz et al. 1987).

Radiologische Symptomatik

Im Thoraxnativbild imponiert eine unilaterale Lungenagenesie oder -aplasie als relativ dichte, homogene, weichteildichte Verschattung mit Verlagerung des Mediastinums zur betroffenen Seite (Brereton u. Richwood 1983). Die gesunde Lunge ist in der Regel kompensatorisch überbläht und herniert in Abhängigkeit vom Ausmaß der Überblähung über das vordere obere Mediastinum zur betroffenen Seite (Abb. 5.15 a, b). Da zu der agenetischen bzw. aplastischen Lunge kein Blut fließt, erscheint die pulmonale Gefäßzeichnung in der gesunden Lunge infolge des vermehrten Herzminutenvolumens verstärkt.

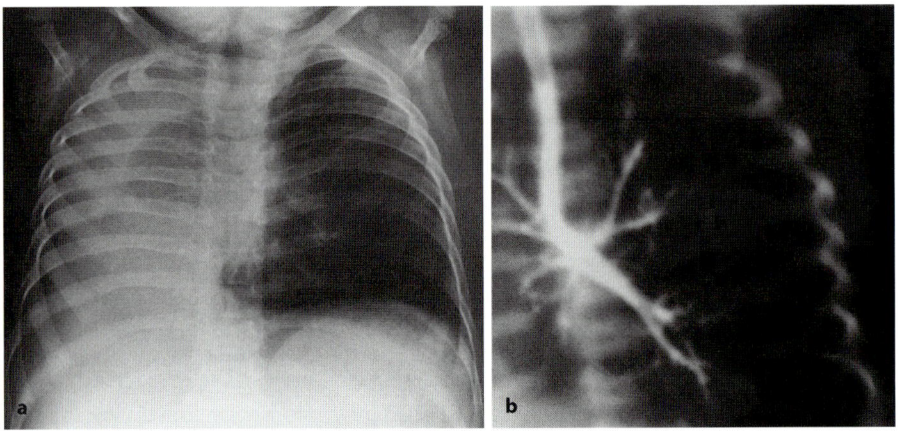

Abb. 5.15 a, b. Lungenaplasie rechts. **a** Röntgennativbild, 16 Monate altes Kind: Verlagerung von Herz- und Gefäßband in den rechten Hemithorax, Herniation der linken Lunge nach rechts. **b** Bronchographie bei 4 Wochen altem Säugling

Der Hemithorax der agenetischen bzw. aplastischen Lunge kann verkleinert sein; dieses Symptom ist aber keine conditio sine qua non (Daves u. Walsh 1970; Yaghmai 1970). Besteht nur eine lobäre Agenesie oder Aplasie der Lunge, weist der betroffene Hemithorax im sagittalen Strahlengang noch eine geringe Strahlentransparenz auf.

Eine Unterscheidung zwischen einer Lungenagenesie und einer Lungenaplasie aus dem Nativbild des Thorax ist nicht möglich. Diese Differenzierung gelingt nur mittels Spiral-CT mit dreidimensionaler Rekonstruktion, MRT oder – wie früher üblich – mit einer Tracheobronchographie. Eine Lungenperfusionsszintigraphie erscheint nur im Ausnahmefall sinnvoll (Argent u. Cremin 1992; Oppermann et al. 1982; Pendarvis u. Swischuk 1969).

Merke ! Lungenagenesie und Lungenaplasie sind im Thoraxbild nicht voneinander zu unterscheiden. Die lobäre Lungenagenesie/-aplasie ist häufiger als die totale unilaterale. Wichtigstes Röntgenzeichen ist eine relativ dichte, homogene Verschattung mit Mediastinalshift zur kranken Seite, vorzugsweise nach rechts.

5.2.6 Kongenitales lobäres Emphysem (CLE)

Definition

Das kongenitale lobäre Emphysem ist definiert als eine pathologische Überdehnung eines Lungenlappens. Nur selten sind zwei oder mehrere Lungenlappen betroffen, extrem selten ist die gleichzeitige Manifestation dieser Anomalie in beiden Unterlappen.

In ca. 41 % ist das kongenitale lobäre Emphysem im linken Oberlappen lokalisiert, in 34 % im Mittellappen und in 21 % im rechten Oberlappen (Cremin u. Movsowitz 1987; Hendren u. McKee 1966; Hugosson et al. 1995; Oppermann et al. 1982).

Pathologisch-anatomische Grundlagen

Die Ursachen für die Entstehung eines kongenitalen lobären Emphysems sind multifaktoriell. Am häufigsten liegt dem kongenitalen lobären Emphysem eine endogene oder exogene Bronchusobstruktion zugrunde. Diese kann bedingt sein durch eine segmentale Bronchialknorpelhypoplasie, eine kongenitale Bronchusstenose, einen intraluminalen Schleimpfropf, kardiovaskuläre Malformationen und/oder mediastinale Raumforderungen (Binstadt et al. 1977; Campbell 1969; Gordon u. Dempsey 1990; Leape et al. 1970; Wadsworth u. McAlister 1995; Sulayman et al. 1975; Talbert u. Haller 1967).

Eine Sonderform des kongenitalen lobären Emphysems ist das polyalveoläre Emphysem. Dieses unterscheidet sich röntgenmorphologisch nicht von den vorgenannten Formen und ist nur histomorphologisch zu diagnostizieren (Hislop u. Reid 1970; Tapper et al. 1980).

Äußerst selten ist das kongenitale lobäre Emphysem Resultat einer verminderten Alveolarzahl oder einer primären Alveolardysplasie. Sekundär kann sich das kongenitale lobäre Emphysem im Rahmen einer bronchopulmonalen Dysplasie durch endobronchiales Granulationsgewebe mit resultierender Bronchusobturation entwickeln (Cooney et al. 1977; Oppermann et al. 1982; Silverman u. Kuhn 1993).

Klinische Symptomatik

In Abhängigkeit von Ursache und Lokalisation des kongenitalen lobären Emphysems ist sein klinisches Bild sehr variabel. Schon im Neugeborenenalter kann eine hochgradige respiratorische Insuffizienz mit Tachydyspnoe, knörksender Atmung, Husten und sternalen Einziehungen imponieren. Über dem hyperexpandierten Lungenlappen ist das Atemgeräusch abgeschwächt.

Durch eine – meist viral bedingte – Infektion zu einem späteren Zeitpunkt kann die Symptomatik des Emphysems verstärkt werden (Newman u. Yunis 1995).

Einige Patienten mit einem kongenitalen lobären Emphysem können über lange Zeit asymptomatisch bleiben. Auch sind spontane Remissionen möglich, deshalb dürften therapeutische Maßnahmen beim kongenitalen lobären Emphysem nur individuell getroffen werden (Roghair 1972; Shannon et al. 1977).

Radiologische Symptomatik

Röntgenmorphologisch stellt sich das kongenitale lobäre Emphysem in Form einer Überblähung des betroffenen Lungenlappens mit entsprechend vermehrter Strahlentransparenz und verminderter Gefäßzeichnung dar (Abb. 5.16). Der dem Emphysem angrenzende Lungenlappen ist kompressionsbedingt atelektatisch – meistens betrifft dies den linken Unterlappen. Bei starkem Ausprägungsgrad herniert das kongenitale lobäre Emphysem über das Mediastinum zur Gegenseite, in der Regel über das vordere, obere Mediastinum von rechts nach links (Avery u. Fletcher 1974; Campbell 1969; Monin et al. 1070; DeLuca et al. 1973).

Bei einigen Patienten kann sich das kongenitale lobäre Emphysem zunächst als flächenhafte Verschattung, evtl. sogar tumorähnlich im Thoraxnativbild darstellen. Bedingt durch die bereits in der frühen Fetalperiode entstandene Bronchusobstruktion sammelt sich die fetale Lungenflüssigkeit proximal der Obstruktion an. Erst mit progredienter Resorption der fetalen Lungenflüssigkeit innerhalb von einigen Tagen kristallisiert sich dann röntgenmorphologisch das klassische Bild des kongenitalen lobären Emphysems heraus (Corbett u. Washington 1971; Fagan u. Swischuk 1972; Griscom et al. 1969; Oppermann et al. 1982).

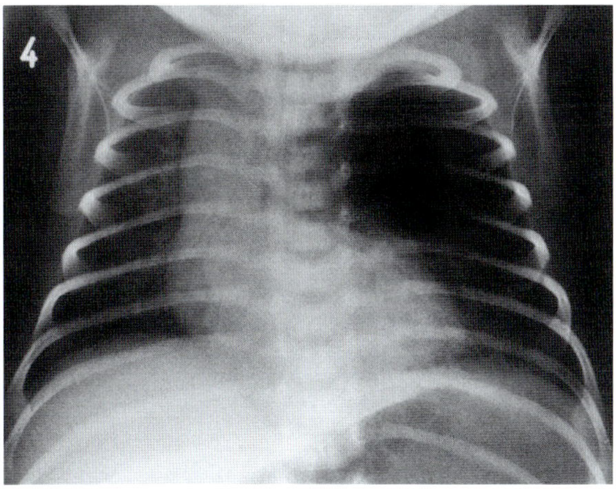

Abb. 5.16. Kongenitales lobäres Emphysem bei 6 Wochen altem Säugling: erhebliche Transparenzerhöhung im linken Hemithorax als Ausdruck der Überblähung des linken Oberlappens und Herniation desselben zur Gegenseite

Es wird vermutet, dass die Flüssigkeitsresorption vornehmlich über die pulmonalen Lymphgefäße und -venen erfolgt. Für diese Annahme spricht u.a. der histomorphologische Nachweis dilatierter Lymphgefäße – vermutlich bedingt durch die Kompression derselben durch das kongenitale lobäre Emphysem (Allen et al. 1966; Fagan u. Swischuk 1972; Floyd et al. 1963; Hitch et al. 1973).

Im Ausnahmefall kann sich das kongenitale lobäre Emphysem primär als Pneumothorax präsentieren, sodass die eigentliche Diagnose zunächst leicht übersehen und verschleppt werden kann. Manche dieser Patienten haben gleichzeitig ein pulmonales interstitielles Emphysem.

Prinzipiell ist die Diagnose eines kongenitalen lobären Emphysems in nahezu allen Fällen bereits im Thoraxnativbild zu stellen. Damit sind weiterführende bildgebende Methoden wie Spiral-CT, Lungenperfusionsszintigraphie und/oder eine Bronchographie als obsolet zu betrachten.

Merke ! Hyperluzidität vornehmlich des linken Oberlappens mit Kompressionsatelektase des linken Unterlappens müssen an ein CLE denken lassen, das sich in aller Regel in der Neugeborenenperiode manifestiert. Die Ursachen sind multifaktoriell. Als röntgenmorphologische Ausnahme ist die Vortäuschung eines weichteildichten Tumors durch Retention fetaler Lungenflüssigkeit innerhalb des Emphysems in den ersten Lebenstagen zu beachten.

5.2.7 Kongenital zystisch-adenomatoide Lungenmalformation (CCAM)

Definition

Die kongenitale zystisch-adenomatoide Lungenmalformation (CCAM) ist eine seltene Formvariante zystischer Lungenanomalien, ihre Morphologie ist sehr variabel. Beluffi et al. berichteten in einem Reviewartikel über 421 Patienten mit einer CCAM (1989). Erstmalig wurde diese Anomalie von Stoerk 1897 beschrieben, der einen im normalen Lungengewebe eingebetteten tumorösen Komplex von Zysten, die mit Respirations- und Plattenepithel ausgekleidet waren, beobachtete. Die fehlgebildeten Strukturelemente haben zystischen oder soliden Charakter

(Avitabile et al. 1984, Madewell et al. 1975). In ca. 98% tritt diese Anomalie nur einseitig auf. Sie betrifft bei 95% nur einen Lungenlappen, vorzugsweise (ca. 55%) einen Unterlappen (Spence et al. 1995). Manchmal ist auch eine Lunge in toto betroffen, äußerst selten besteht eine bilaterale Manifestation (Craig et al. 1956; Merenstein 1969; Oppermann et al. 1983; Sane u. Girdany 1972; Stoerk 1897; Wille u. Wurster 1974).

Klassifikation

Morphologisch lassen sich nach der Klassifizierung von Stocker et al. (1977) drei Typen der zystisch-adenomatoiden Lungenmalformation unterscheiden.

- Typ I ist charakterisiert durch solitäre oder mehrere, unterschiedlich große Zysten mit einem Durchmesser von einem Zentimeter oder mehr. Dieser Typ kommt in etwa 50% aller Patienten vor und hat die günstigste Prognose.
- Beim Typ II (Intermediärtyp) finden sich multiple, nahezu uniforme dünnwandige Zysten mit einem Durchmesser von weniger als einem Zentimeter. Von dieser Formvariante sind etwa 40% der Patienten betroffen.
- Der Typ III kommt in nur ca. 10% aller Fälle von CCAM vor. Dieser ist gekennzeichnet durch eine solide, tumoröse weichteildichte Masse, die aus bronchiolenähnlichem Gewebe ohne alveoläre Differenzierung und kleineren Zysten besteht (Madewell et al. 1975; Spence et al. 1995; Stocker et al. 1977).

Pathologisch-anatomische Grundlagen

Ein spezifischer ätiologischer Faktor für die Entstehung einer CCAM ist nicht bekannt. Etwa 25% der Patienten mit einer kongenital-zystisch-adenomatoiden Lungenmalformation haben in ihrer Anamnese ein Polyhydramnion; bei ca. 33% der Patienten sind Anasarka vorhanden, die vermutlich durch eine venöse Abflussbehinderung infolge der zystisch-tumorösen Raumforderung entstehen. Assoziiert findet sich dann nahezu immer eine Lungenhypoplasie, welche die Prognose quoad vitam erheblich limitiert (Aslam et al. 1970; Ch'in u. Tang 1949; Merenstein 1969; Neilson 1991).

Der zystisch-adenomatoiden Lungenmalformation liegt eine gestörte Kanalisation des Lungenmesenchyms und eine defekte Verbindung mit dem endodermalen Lungenanteil zugrunde. Hierbei bleibt die Ausbildung der normalen Bronchioli respiratorii aus, anstelle dessen kommt es zur Zystenbildung und Proliferation adenomatoiden Gewebes von unterschiedlichem Ausprägungsgrad. Die arterielle Versorgung der malformierten Lungenareale erfolgt über die Pulmonalarterien oder auch über Systemarterien der Aorta. Diese Tatsache belegt aus pathologisch-anatomischer Sicht den „Brückenschlag" der CCAM zur bronchopulmonalen Sequestration (Bale 1979; Buntain 1974; Kravitz 1994; Kwittken u. Reiner 1962; Silverman u. Kuhn 1993; Swischuk 1997).

Einige Autoren betrachten die zystisch-adenomatoide Lungenmalformation als eine Hamartie (Dijk u. Wagenvoort 1973). In die gleiche Richtung weisen Beobachtungen über die sekundäre Entwicklung bronchioloalveolärer Karzinome oder von Rhabdomyosarkomen in einem zystisch-adenomatoiden Lungengewebe. Somit ist diese Fehlbildung als eine potentiell maligne bzw. semimaligne Malformation anzusehen (Granata et al. 1998).

Klinische Symptomatik

Die Diagnosestellung der CCAM ist schon pränatal möglich (Donn et al. 1981; Fine et al. 1988). Nach Diwan et al. (1983) ist die Symptomtrias Hydramnion, fetale Anasarka und der Nachweis eines zystischen oder soliden intrathorakalen Tumors beim Foeten dringend verdächtig auf das Vorliegen einer zystisch-adenomatoiden Malformation.

Manchmal decken pränatale sonographische Kontrollen auch eine Regression der Malformation in utero auf (Cacciari et al. 1997; Diwan et al. 1983; Donn et al. 1981; Fine et al. 1988; Graham et al. 1982; Hilpert u. Pretonus 1989; Neilson et al. 1991).

In Abhängigkeit vom Typ der Malformation kann pränatal im Einzelfall die differentialdiagnostische Abgrenzung der CCAM gegenüber einer bronchogenen Zyste, einem kongenitalen Lobäremphysem, einer kongenitalen Zwerchfellhernie (Bochdalek-Hernie) oder gegen eine andere solide intrathorakale Raumforderung schwierig sein.

In den allermeisten Fällen manifestiert sich die CCAM bereits perinatal und führt in Abhängigkeit vom Typ bzw. Ausmaß der Malformation frühzeitig zu einer respiratorischen Insuffizienz des Neugeborenen (Al-Bassam et al. 1999). Nur in Ausnahmefällen werden Patienten mit einer CCAM bereits tot geboren. In diesem Fall bestehen in der Regel ein Hydrops fetalis bzw. Anasarka und eine nahezu immer assoziierte Lungenhypoplasie, welche postnatal aufgrund ihrer verminderten Compliance zur Pneumothoraxentstehung neigt, besonders unter mechanischer Ventilation (Gaisie et al. 1983; Horcher et al. 1979; Oppermann et al. 1983; Shapiro u. Evans 1975). Eine weitere gefürchtete Komplikation der CCAM ist die Entwicklung einer pulmonalen Hypertonie (Cacciari et al. 1997; Schwartz u. Ramachandran 1997).

Patienten mit einem Typ II der CCAM zeigen oft erst innerhalb der ersten Lebensmonate bis -jahre Symptome, in der Regel in Form einer pulmonalen Infektion (Hulnick et al. 1984; Heij et al. 1990). Eine

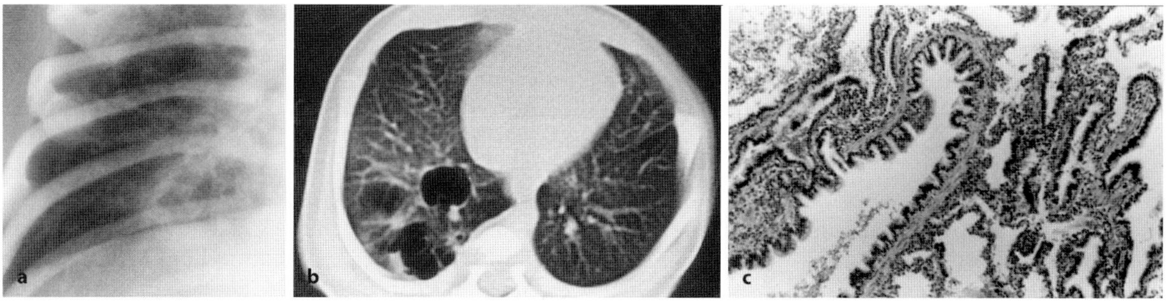

Abb. 5.17 a–c. Zystisch-adenomatoide Lungenmalformation (CCAM) Typ I bei einem 3 Tage alten reifen Neugeborenen. **a** Thoraxdetaildarstellung: Nachweis mehrerer zystoider Formationen im rechten Unterfeld. **b** HR-CT. Die zystischen Strukturen im rechten Lungenunterlappen sind eindrucksvoller sichtbar als im Röntgennativbild. **c** Histologisches Präparat: HE-Färbung, 40fache Vergrößerung: größere Zysten mit dicker trabekulierter Wand, ausgekleidet von respiratorischem Epithel mit schleimbildenden Zellen (Histologisches Bild von Prof. Dr. D. Harms, Kiel)

sekundäre Infektion der Zysten im Neugeborenenalter ist äußerst selten.

In einem von Miller (1980) publizierten Reviewartikel über 159 Patienten mit einer CCAM lag der Zeitpunkt der Erstmanifestation bei 62% im ersten Lebensmonat, bei 24% innerhalb der ersten fünf Lebensjahre. Einzelfälle dieser Malformation wurden auch im Erwachsenenalter beobachtet.

Radiologische Symptomatik

Die *Röntgenmorphologie* der CCAM im Thoraxnativbild wird bestimmt vom Typ und Ausprägungsgrad der CCAM.

Beim Neugeborenen imponieren im Röntgenbild die zystischen Alterationen – bedingt durch Füllung derselben mit Flüssigkeit – zunächst oft als eine homogene, weichteildichte Verschattungszone. Erst im weiteren Verlauf stellt sich die Fehlbildung mit zunehmender Flüssigkeitsresorption und Belüftung der malformierten Lungenanteile über die Kohn-Poren benachbarter Lungenabschnitte in Form multipler, unterschiedlich großer oder als solitäre Zysten dar (Typ I; Abb. 5.17 a–c, 5.18; Oppermann et al. 1983; Tucker et al. 1977; Wexler u. Dapena 1978).

Im Einzelfall ist die CCAM vom Typ I differentialdiagnostisch im Nativbild nur schwer von einem kongenitalen lobären Emphysem abzugrenzen, besonders dann, wenn die Solitärzyste groß und sehr dünnwandig ist. Hier kann es unter Umständen auch zu einer Verwechslung mit einem Pneumothorax kommen. Das kongenitale Lobäremphysem hat in aller Regel eine dünnere Wand als die Zysten der CCAM.

Mit der Spiral-CT lassen sich die zystischen Areale der CCAM im Vergleich zum Nativbild wesentlich präziser darstellen (Mata et al. 1990; Hartenberg u. Buhr 1983). Auch mittels der Magnetresonanztomographie sind die Zysten in ihrer Morphologie und Ausdehnung gut zu erfassen.

Beim Typ II dominieren relativ uniforme Zysten mit einem Durchmesser von weniger als einem Zentimeter.

Der Typ III stellt sich von Beginn an als solide, weichteildichte Raumforderung dar, die ipsilaterale Zwerchfellhälfte steht tief, häufig besteht eine Verschiebung des Herzens und des Mediastinums zur Gegenseite.

Bei allen drei genannten Typen der CCAM können die zystisch malformierten Areale eine Größenzunahme aufweisen und dann – wenn der klinische Verlauf nicht berücksichtigt wird – zur Verwechslung mit Pneumatozelen nach mechanischer Ventilation oder im Rahmen einer Staphylokokkenpneumonie

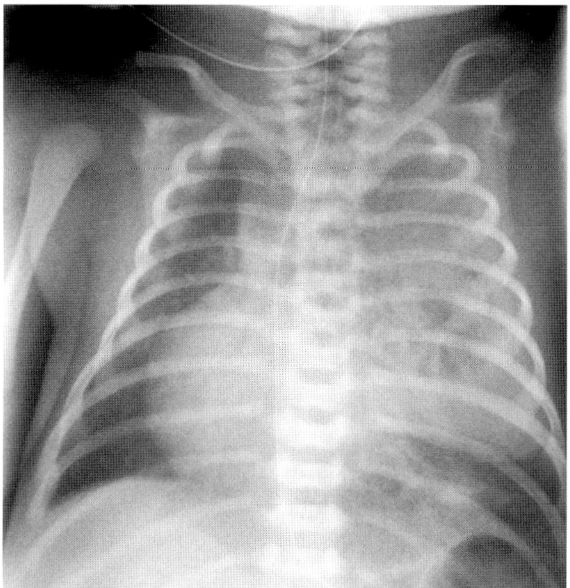

Abb. 5.18. Zystisch-adenomatoide Malformation Typ I des gesamten linken Oberlappens bei einem männlichen Neugeborenen

Anlass geben. Die Differentialdiagnose zu einer kongenitalen Zwerchfellhernie (Bochdalek-Hernie) sollte postnatal keine Schwierigkeiten bereiten, da bei der letzteren ein pathologisches abdominelles Belüftungsmuster vorliegt.

Merke ! Führender Befund bei einer CCAM sind multiple, weitaus seltener solitäre, unterschiedlich große zystische Lungenareale ohne vorausgehende mechanische Ventilation oder einen entzündlichen Lungenprozess. Manifestationszeitraum sind die ersten Lebenswochen.

5.2.8 Bronchopulmonale Sequestration (BPS)

Definition

Die bronchopulmonale Sequestration ist ein von der normalen Lunge abgetrennter Bezirk, der aus bronchialen und alveolären Strukturelementen besteht. Diese haben in der Regel keinen Anschluss an das normale Bronchialsystem (Felson 1972; Leithiser et al. 1986; Oppermann et al. 1983; Panicek et al. 1987; Savic et al. 1979). Die mit der Pleura der normalen Lunge umkleidete Gewebsformation wird als *intralobäre* Sequestration bezeichnet, die *extralobäre* Variante liegt außerhalb der normalen Pleura (Synonyme: akzessorischer Lungenlappen, akzessorische Lunge; Bliek u. Mullholland 1971; Cockayne u. Gladstone 1917; Davidson 1956; Felson 1972).

Pathologisch-anatomische Grundlagen

Die *intra- und extralobäre* Sequestration sind der komplexen Gruppe der bronchopulmonalen Vorderdarmmalformationen zuzuordnen. Ein einheitliches ätiologisches Konzept für diese pulmonale Fehlbildungsvariante existiert nicht. In der Literatur werden etwa 40 Hypothesen für diese Entwicklungsanomalie diskutiert (Felson 1972, 1988; Gerle et al. 1968; Heithoff et al. 1975; Panicek et al. 1987; Sade et al. 1974; Savic et al. 1979; Shrikanth et al. 1992).

Die arterielle Gefäßversorgung beider Formen der pulmonalen Sequestration erfolgt über systemische, vornehmlich infradiaphragmale Aortenäste. Ihre venöse Drainage verläuft bei der *intralobären* Sequestration über die Pulmonalvenen, systemischen Venen oder die V. portae. Bei der *extralobären* Sequestration erfolgt der venöse Abstrom über systemische Venen oder die V. portae (Felson 1972; Oppermann u. Wille 1977; Ranniger u. Valvassori 1964).

Klassifikation

Heute ist eine Unterscheidung zwischen *intralobärer* und *extralobärer* pulmonaler Sequestration weitgehend verlassen worden. Beide Formen werden als Variante der bronchopulmonalen Vorderdarmmalformationen angesehen, zumal mit der Sequestration oft eine gastroenterale Fehlbildung assoziiert ist (Davidson 1956; Gerle et al. 1968; Jamieson u. Fisher 1993; Hruban et al. 1989; Lane et al. 1971; Leithiser et al. 1986; O'Connell u. Kelleher 1979; Sade et al. 1974; Shrikanth et al. 1992).

John et al. (1989) unterteilen die pulmonale Sequestration in drei Varianten:

- die pulmonal-parenchymatöse Form,
- die pulmonal-arterielle Form und
- die parenchymatös-arterielle Sequestration (sog. „klassische Form" der pulmonalen Sequestration).

Klinische Symptomatik

Die bronchopulmonale Sequestration manifestiert sich manchmal bereits in der Neugeborenenperiode (Bliek u. Mullholland 1971; Laurin u. Hagerstrand 1999; Takeda et al. 1999).

Intra- und extralobäre Sequestrationen unterscheiden sich sowohl durch ihre Lokalisation als auch durch ihre klinischen Symptome. Etwa 66 % aller *intralobären* Sequestrationen liegen links paravertebral, ca. 33 % rechts paravertebral im Niveau des Zwerchfellschenkels. Wesentlich seltener kommen *intralobären* Sequestrationen in den Oberlappen vor, extrem selten besteht eine bilaterale Lokalisation.

Die *extralobäre* Sequestration ist zu ca. 90 % unmittelbar dem linken Zwerchfellschenkel benachbart oder – seltener – subdiaphragmal lokalisiert. Auch sie kommt in der Regel nur einseitig vor (Black et al. 1993; Felson 1972; Hoeffel u. Bernhard 1986; John et al. 1989; Yagi et al. 1982).

Erstes klinisches Symptom für eine *intralobäre* Sequestration ist meist eine pulmonale Infektion, seltener ist sie Zufallsbefund auf der Thoraxnativaufnahme. Besteht eine Verbindung der *intralobären* Sequestration zum normalen Tracheobronchialsystem, können Hämoptysen der erste Hinweis auf diese pulmonale Malformation sein (O'Connell u. Kelleher 1979; Oppermann et al. 1983; Takeda et al. 1999).

Die *extralobäre* Sequestration ist meist ein asymptomatischer Zufallsbefund. 30 % dieser Malformation sind mit einer ipsilateralen Zwerchfellhernie assoziiert. In Ausnahmefällen kann sich auf dem Boden einer *extralobären* Sequestration ein hämodynamisch relevanter Links-rechts-Shunt entwickeln. In einer Einzelbeobachtung fand sich in Assoziation mit einer *extralobären* Sequestration ein Hydrothorax als Folge einer Torsion der Sequestration, welche die venöse und lymphatische Drainage obstruiert hatte (Hernanz-Schulman et al. 1991).

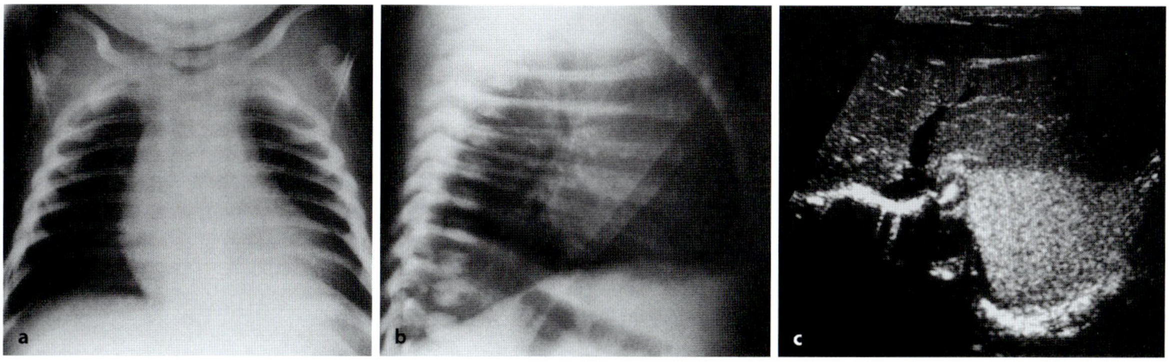

Abb. 5.19 a–c. Intralobäre bronchopulmonale Sequestration. **a, b** Röntgenbild a.-p. und seitlich: Verschattungsformation links retrokardial. **c** Sonogramm, Sagittalschnitt von ventral: Als echoreiche Formation erkennt man das atypische Gefäß mit Verlauf in Richtung auf den linken Leberlappen. (Prof. B. Stöver, Berlin)

Radiologische Symptomatik

Im Thoraxnativbild stellt sich die pulmonale Sequestration in aller Regel als ovale, runde oder dreieckförmige weichteildichte Verschattung dar. Sie ist meistens medio-dorso-basal lokalisiert, links häufiger als rechts (Abb. 5.19 a–c). Im Ausnahmefall kann es zur Kalzifikation der *intraloboären* Sequestration kommen (Craig et al. 1988). Zystische Veränderungen innerhalb der Sequestration machen die Unterscheidung von einer zystisch-adenomatoiden Lungenmalformation manchmal schwierig (Benya et al. 1993).

Bei subdiaphragmaler Lokalisation (*extralobäre Form*) demarkiert sich die Sequestration als halbmondförmige paravertebrale Weichteilformation ähnlich dem spindelförmigen paravertebralen Weichteilschatten beim Neuroblastom (Eklöf-Zeichen, Abb. 5.20). Im Einzelfall kann die differentialdiagnostische Abgrenzung zu einem Neuroblastom Schwierigkeiten bereiten.

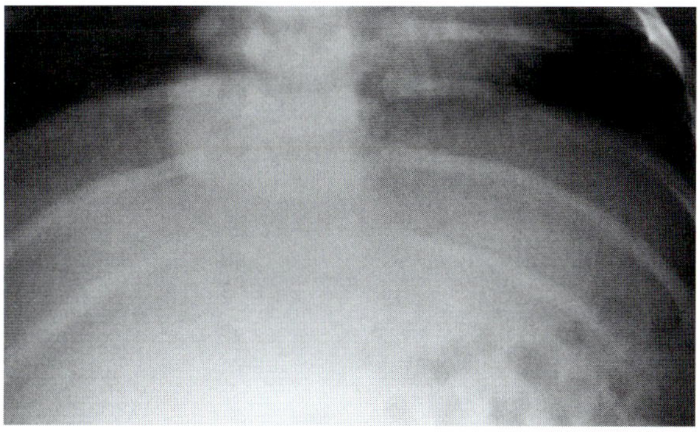

Abb. 5.20. Extralobäre bronchoplumonale Sequestration bei einem 3 Wochen alten männlichen Säugling (Eklöf-Zeichen: paraspinale spindelförmige Weichteilformation rechts als Korrelat der extralobären bronchopulmonalen Sequestration)

Eine bronchoösophageale Verbindung der Sequestration oder eine Verbindung zum Magen ist mittels Ösophagogramm leicht nachzuweisen bzw. auszuschließen. Seltene Begleitbefunde einer pulmonalen Sequestration sind ein Pleuraerguss oder eine Blutung, letztere entweder innerhalb der Sequestration oder von ihr ausgehend (Boyer et al. 1996; Laurin et al. 1980; Lucaya et al. 1984; Choplin et al. 1980).

Im Einzelfall kann innerhalb der pulmonalen Sequestration ein arteriovenöser Shunt auftreten und als Primärsymptom in Form einer Herzdekompensation imponieren (Choplin u. Siegel 1980; Fliegel et al. 1979). Eine Sonderform der pulmonalen Sequestration ist die totale unilaterale Sequestration, hierbei ist die betroffene Lunge total kollabiert, die gegenseitige Lunge kompensatorisch überbläht (Bates 1968).

Beweisend für das Vorliegen einer pulmonalen Sequestration ist der Nachweis der systemischen Gefäßversorgung. Dies ist heute nichtinvasiv mit der Farbdopplersonographie, der MR- oder CT-Angiographie problemlos möglich (Abb. 5.21 a, b; Doyle 1992; Felker u. Tonkin 1990; Hernanz-Schulman et al. 1991; Ikezoe et al. 1990; Newman 1990; Pessar 1988).

Merke ! Die Detektion einer BPS erfolgt meist erstmals im Rahmen einer pulmonalen Infektion. Unterschieden werden intra- und extralobäre Formen. Typischer Röntgenbefund ist eine ovaläre, runde oder trianguläre Verschattungszone, vorzugsweise links medio-dorso-basal (Ausnahmelokalisation bei extralobärer Form: subdiaphragmal). Beweisend ist der Nachweis der systemischen Gefäßversorgung.

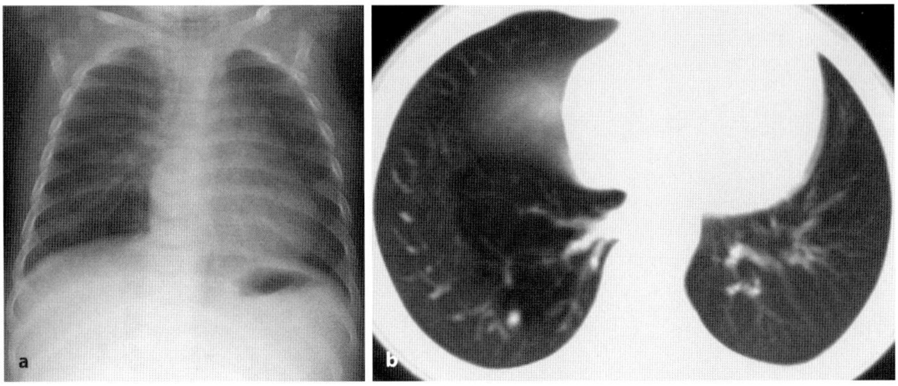

Abb. 5.21 a, b. „Emphysematöses" Bild eines Lungensequesters im rechten Unterlappen (6 Monate alter männlicher Säugling). **a** Die Thoraxübersichtsaufnahmen zeigen eine rechts parakardiale Aufhellung. **b** Das CT zeigt den „emphysematösen" Sequester und zugleich auch die kräftige Gefäßversorgung aus der Aorta eindrucksvoller

5.2.9 Kongenitale pulmonale Lymphangiektasie

Definition

Die pulmonale Lymphangiektasie gehört zum Formenkreis der Lymphgefäßmalformationen, die sich nach Noonan in drei verschiedene Varianten unterteilen lassen (Felman et al.1972; Noonan et al. 1970).

Klassifikation

Typ I entspricht einer generalisierten Lymphangiektasie. Typ II ist charakterisiert durch die Assoziation der pulmonalen Lymphangiektasie mit Herz- und Gefäßfehlbildungen; vornehmlich bestehen hierbei gleichzeitig ein hypoplastisches Linksherzsyndrom, eine totale Lungenvenenfehlmündung vom Typ III (subdiaphragmaler Typ) und evtl. eine Pulmonalvenenatresie.

Der Typ III der Lymphangiektasie ist eine auf die Lunge beschränkte Differenzierungsstörung der Lymphgefäße. Generell ist das Vorkommen der pulmonalen Lymphangiektasie sehr selten (Fronstin et al. 1967; O'Hara u. Libshitz 1968; Oppermann et al. 1982).

Pathologisch-anatomische Grundlagen

Ein einheitlicher ätiologischer Faktor der Lymphangiektasie ist bis heute nicht bekannt. Nach histomorphologischen Untersuchungen von Laurence (1955, 1959) liegt der Fehlbildung ein Stillstand der Lymphgefäßentwicklung während der frühen Embryonalzeit zugrunde mit konsekutiver Dilatation und Obstruktion. Die manchmal zystisch deformierten Lymphgefäße durchziehen das Lungenparenchym und den Pleuraraum (Laurence 1959).

Die isolierte pulmonale Lymphangiektasie ist bei Patienten mit Noonan-Syndrom bekannt. Extrem selten kommt die Assoziation einer Lymphangiektasie mit einem Chylothorax vor (Baltaxe et al. 1975; Hernandez et al. 1980; Lanning et al. 1978). Von Scott-Emuakpor et al. wurde 1981 das familiäre Auftreten einer pulmonalen Lymphangiektasie beschrieben, Auch über das gleichzeitige Vorkommen einer primär pulmonalen Lymphangiektasie mit einem familiären Non-immun-Hydrops wurde berichtet (Scott-Emuakpor et al. 1981; Njolstad et al. 1998).

Klinische Symptomatik

In der Regel führt die isolierte pulmonale Lymphangiektasie unmittelbar perinatal oder wenig später zu einer progredienten respiratorischen Insuffizienz, die aufgrund der vorgegebenen pathologisch-anatomischen Grundstruktur therapeutisch kaum beeinflussbar ist, sodass die meisten Patienten noch in der Neugeborenenphase sterben (Ekelund et al. 1966; Felman et al. 1972; Fronstin et al. 1967; Schmidt-Redemann et al. 1980). Von 32 Patienten mit isolierter pulmonaler Lymphangiektasie, die Fronstin et al. (1967) retrospektiv untersuchten, waren 21 bereits innerhalb der ersten 48 Lebensstunden gestorben; ein Kind überlebte bis zum fünften Lebensjahr. Die pulmonale Lymphangiektasie kann auch mit einer Pleuraergussbildung (auch in Form eines Chylothorax) einhergehen, wobei sich sehr schnell eine respiratorische Insuffizienz entwickelt (Distefano et al. 1996; Hunter u. Becroft 1984). Folge einer pulmonalen Lymphangiektasie kann auch eine pulmonale Hypertension sein.

Radiologische Symptomatik

Im Thoraxnativbild sind die röntgenmorphologischen Charakteristika der pulmonalen Lymphangiektasie grob retikuläre, meist disseminierte Verdichtungen der Lungensepten mit erheblicher Verbreiterung des Lungeninterstitiums (Abb. 5.22). Darüber hinaus finden sich als Korrelat kollabierter Alveolen noduläre

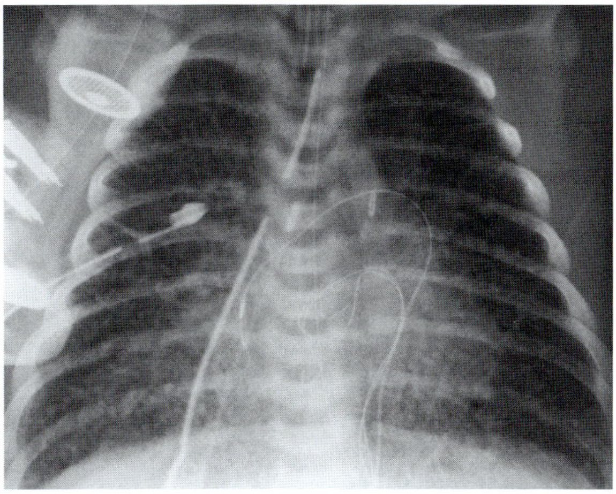

Abb. 5.22. Kongenitale pulmonale Lymphangiektasie bei einem 3 Wochen alten männlichen Neugeborenen mit hypoplastischem Linksherzsyndrom. Grob retikulonoduläres diffuses Verdichtungsmuster beider Lungen

Verdichtungen, welche von einer zystoiden Aufhellungszone umgeben sind, sie spiegeln die überdehnten Bronchioli terminales und Ductuli alveolares wider. Meist sind beide Lungen erheblich überbläht. Herzgröße und -form sind abhängig von der Art der assoziierten Herz- und Gefäßfehlbildung (Brown u. Reidberg 1967). Selten betrifft die pulmonale Lymphangiektasie nur einen Lungenlappen (Rettwitz-Volk et al. 1999) und imponiert dann als unilaterale hyperluzide Lunge (Verlaat et al. 1994). Neuerdings liegen auch Erfahrungen über das morphologische Bild der Lymphangiektasie im HRCT vor, die diagnostische Aussagekraft der CT ist höher als die des Röntgennativbildes (Copley et al. 2000).

Differentialdiagnose

Wichtigste Differentialdiagnose sind im Thoraxnativbild eine totale Lungenvenenfehlbildung vom Typ III (subdiaphragmal) und – bei entsprechender Anamnese – eine bronchopulmonale Dysplasie im Stadium III sowie eine perinatale interstitielle Pneumonie. Im Nativbild kann eine diffuse pulmonale Angiomatose ausnahmsweise eine pulmonale Lymphangiektasie imitieren (Holden u. Alexander 1970).

Merke ! Röntgenologisch zeigt sich bei der pulmonalen Lymphangiektasie meist bilateral eine generalisierte grob retikuläre Zeichnungsvermehrung des Interstitiums mit Lungenüberblähung, eine unilobäre Manifestation ist selten. Die Klinik wird von einer perinatal progredienten, therapeutisch kaum beeinflussbaren respiratorischen Insuffizienz beherrscht.

Literatur

Al-Bassam A, Al-Rabeeah A, AI-Nassar S et al. (1999) Congenital cystic disease of the lung in infants and children (experience with 57 cases). Eur J Pediatr Surg 9: 364

Allen RP, Taylor RL, Requiam CW (1966) Congenital emphysema with dilated septal lymphatics. Radiology 86: 929

Altmann RP, Randolph JG, Shearin RB (1972) Tracheal agenesis: recognition and management. J Pediatr Surg 7: 11

Amendola MA, Shirazi KK, Brooks J et al. (1982) Transdiaphragmatic bronchopulmonary foregut anomaly: „dumbbell“ bronchogenic cyst. AJR 138: 1165

Areechon W, Reid L (1963) Hypoplasia of lung with congenital diaphragmatic hernia. Br Med J 1: 230

Argent AC, Cremin BJ (1992) Computed tomography in agenesis of the lung in infants. British J Radiol 65: 221

Askenazi SS, Perlman M (1979) Pulmonary hypoplasia: lung weight and radial alveolar count as a criteria of diagnosis. Arch Dis Child 54: 614

Aslam PA et al. (1970) Congenital cystic adenomatoid malformation with anasarca. JAMA 212: 622

Atwell SW (1967) Major anomalies of the tracheobronchial tree with a list of minor anomalies. Dis Chest 52: 611

Avery MA, Fletcher BA (1974) The lung and its disorders in the newborn infants. Saunders, Philadelphia, p 125

Avery ME, Fletcher BD, Williams RGC (1981) The lung and its disorders in the newborn infant. 4th edn, Saunders, Philadelphia

Avitabile AM, Greco MA, Hulnick DH et al. (1984) Congenital cystic adenomatoid malformation of the lung in adults. Am J Surg Pathol 8: 193

Bale PM (1979) Congenital cystic malformation of the lung. A form of congenital bronchiolar („adenomatoid“) malformation. Am J Clin Pathol 71: 411

Baltaxe HA, Lee JG, Ehlers KH et al. (1975) Pulmonary lymphangiectasia demonstrated by lymphangiography in two patients with Noonan's syndrome. Radiology 115: 149

Bates M (1968) Total unilateral pulmonary sequestration. Thorax 23: 311

Bateson EM, Woo-Ming M (1973) Tracheobronchomegaly. Clin Radiol 24: 354

Beau A, Prevot J, Azambourg JP (1969) Acute respiratory distress and bronchogenic cyst in the newborn infant. Ann Chir Infant l0: 495

Beluffi G, Brokensha C, Kozlowski K et al. (1989) Congenital cystic adenomatoid malformation of the lung. Presentation of 16 cases. Röfo 150: 523

Benjamin B, Pitkin J, Cohen D (1981) Congenital tracheal stenosis. Ann Otol Rhinol Laryngol 90: 364

Benya EC, Bulas DI, Selby DM et al. (1993) Cystic sonographic appearance of extralobar pulmonary sequestration. Pediatr Radiol 23: 605

Berdon WE, Baker DH (1972) Vascular anomalies and the infant lung: rings, slings and other things. Seminars Roentgenol 7: 39

Berdon WE, Baker DH, Amoury R (1968) The role of pulmonary hypoplasia in the prognosis of newborn infants with diaphragmatic hernia and eventration. AJR 103: 415

Berdon WE, Baker DH, Wung JT et al. (1984) Complete cartilage ring tracheal stenosis associated with anomalous left pulmonary artery: the ring-sling complex. Radiology 152: 57

Binstadt DH, Williams EJ, Jarvis (N (1977) Bronchial stenosis and segmental emphysema in a neonate. J Can Ass Radiol 28: 297

Black MD, Bass J, Martin DJ et al. (1991) Intraabdominal pulmonary sequestration. J Pediatr Surg 26: 1381

Bliek AJ, Mullholland DJ (1971) Extralobar lung sequestration associated with fatal neonatal respiration distress. Thorax 26: 125
Booth JB, Berry CL (1967) Unilateral pulmonary agenesis. Arch Dis Childh 42: 361
Boothroyd AE, Carty H, Arnold R (1995) Shoe, scimitar or sequestration: a shifting spectrum. Pediatr Radiol 25: 652
Boyden EA (1955) Developmental anomalies of the lungs. Am J Surg 89: 79
Boyden EA (1972) The structure of compressed lungs in congenital diaphragmatic hernia. Am J Anat 134: 497
Boyer J, Dozor A, Brudnicki A et al. (1996) Extralobar pulmonary sequestration masquerading as a congenital pleural effusion. Pediatrics 97: 115
Boylan P, Howe A, Gearty J et al. (1978) Familial pulmonary hypoplasia. Brit J Pediatr Surg 13: 179
Brasch RC, Gould RG, Godding CA et al. (1987) Upper airway obstruction in infants and children: Evaluation with ultrafast CT. Radiology 165: 459
Brereton RJ, Rickwood AMK (1983) Esophageal atresia with pulmonary agenesis. J Pediatr Surg 118, No 5
Brody AS, Kuhn jr, Seidel FG et al. (1991) Airway evaluation in children with use of ultrafast CT: Pitfalls and recommendations. Radiology 178: 181
Brown MD, Reidborg HE (1967) Congenital lymphangiectasis. Am J Dis Child 114: 654
Buntain WL (1974) Lobar emphysema, cystic adenomatoid malformation, pulmonary sequestration and bronchogenic cyst in infancy and childhood. J Pediatr Surg 9: 85
Buse de PJ, Morris G (1972) Bilateral pulmonary agenesia, oesophageal atresia and the first arch syndrome. Thorax 28: 256
Cacciari A, Ceccarelli PL. Pilu GL et al. (1997) A series of 17 cases of congenital adenomatoid cystic malformation of the lung: management and outcome. Eur J Pediat Surg 7: 84
Caffey J (1953) On the natural regression of pulmonary cysts during early infancy. Pediatrics 11: 48
Campbell PE (1969) Congenital lobar emphysema. Aust Paediat J 5: 226
Capitanio MA, Ramos R, Kirkpatrick JA (1971) Pulmonary sling. Roentgen observations. AJR 112: 28
Castillo R, Devoe L, Falls G et al. (1987) Pleural effusions and pulmonary hypoplasia. Am J Obstet Gynecol 157: 1252
Cerruti MM, Marmolejos F, Cacciarelli T (1993) Bilateral intralobar pulmonary sequestration with horseshoe lung. Ann Thorac Surg 55: 509
Ch'in KY, Tana MY (1949) Congenital adenomatoid malformation of one lobe of lung with general anasarca. Arch Pathol 48: 221
Choplin RH, Siegel MJ (1980) Pulmonary sequestration: 6 unusual presentations. AJR 134: 696
Claireaux AE, Ferreira HP (1958) Bilateral pulmonary agenesis. Arch Dis Child 33: 364
Cockayne EA, Gladstone RJ (1917) Case of accessory lungs associated with hernia through congenital defect of diaphragm. J Anat 52: 64
Cohen AM, Solomin EH, Alfidi RJ (1980) Computed tomography in bronchial atresia. AJR Am J Radiol 135: 1097
Cooney DR, Menke JA, Allen JE (1977) Acquired lobar emhysema; a complication of respiratory distress in premature infants. J Pediatr Surg 12: 897
Cope R, Campbell JR, Wall M (1986) Bilateral tracheal bronchi. J Pediatr Surg 21: 443
Copley SJ, Coren M, Nicholson AG et al. (2000) Diagnostic accuracy of thin-section CT and chest radiography of pediatric interstitial lung disease. AJR 174: 549
Coran AG. Drongowski R (1994) Congenital cystic disease of the tracheobronchial tree in infants and children. Arch Surg 129: 521
Corbett DP, Washington JE (1971) Respiratory obstruction in the newborn and excess pulmonary fluid. AJR 112: 18
Craig JM, Kirkpatrick JA, Neuhauser EBD (1956) Congenital cystic adenomatoid malformation of the lung in infants AJR 76: 516
Craig L, Coblentz MD, Chen JT et al. (1988) Calcified intralobar pulmonary sequestration. J Canad Ass Radiol 39: 290
Cremin BJ, Bass EM (1975) Retrosternal density: a sign of pulmonary hypoplasia. Pediatr Radiol 3: 145
Cremin BJ, Movsowitz H (1971) Lobar emphysema in infants. Br J Radiol 44: 692
Culiner MM (1968) Intralobar bronchial cystic disease: The sequestration complex and cystic bronchiectasis. Dis Chest 53: 462
Daves ML, Walsh JA (1970) Minihemithorax. AJR 109: 528
Davidson JS (1956) Case of congenital oesophageal diverticulum, lower accessory lobe, and oesophagobronchial fistula. Br J Surg 43: 417
DeLuca FG, Wesselhoeft CW, Frates R (1973) Congenital lobar ernphysema documented by serial roentgenograms. J Pediatr 82: 859
Devenis AM, Otis RID (1957) Tracheal atresia associated with tracheoesophageal fistula. J Thorax Surg 34: 405
Devine P, Bhan I, Feingold M et al. (1984) Completely cartilaginous trachea in a child with Crouzon syndrome. Am J Dis Child 138: 40
Dijk C van, Wagenvoort CA (1973) The various types of congenital adenomatoid malformation of the lung. J Pathol 110: 131
Distefano G, Rodono A, Betta P et al. (1996) Congenital pulmonary lymphangiectasia with chylothorax. Different evolution of 2 cases with severe neonatal respiratory distress. Pediatr Med Chir 18: 519
Diwan RV, Brennan JN. Philipson EH (1983) Ultrasonic prenatal diagnosis of type III congenital cystic adenomatoid malformation of lung. J Clin Ultrasound 11: 218
Donn SM, Martin JN jr, Whaite SJ (1981) Antenatal ultrasound findings in cystic adenomatoid malformation. Pediatr Radiol 10: 180
Doyle AJ (1992) Case report. Demonstration of blood supply to pulmonary sequestration by MR-angiography. AJR 158: 989
Dupuis C, Vaksmann G, Remy-Jardin M et al. (1994) Horseshoe lung and scimitar syndrome in an asymptomatic child. Eur Heart J 15: 1008
Dupuis U, Remy J, Remy-Jardin M et al. (1994) The horseshoe lung: six new cases. Pediatr Pulmonol 17: 124
Effman EL, Spackman TJ, Berdo WE et al. (1975) Tracheal agenesis. AJR 125: 767
Ekelund H, Palmstierna Si Östberg G (1966) Congenital pulmonary lymphangiectasis. Acta Pediatr Scand 55: 121
Emery JL, Mithal A (1960) The number of alveoli in the terminal respiratory unit of man during late intrauterine life and childhood. Arch Dis Child 35: 544
Engle WA, Xohen MID, McAlister WH et al. (1987) Neonatal tracheobronchomegaly. Am J Perinatol 4: 81
Eraklis AJ, Griscom NT, McGovern JB (1969) Bronchogenic cysts of the mediastinum in infancy. N Engl J Med 20: 115O
Fagan CJ, Swischuk LE (1972) The opaque lung in lobar emphysema. AJR 114: 300
Felker RE, Tonkin ILD (1990) Imaging of pulmonary sequestration. AJR 154: 241
Felman AH, Rhatigan RM, Pierson KK (1972) Pulmonary lymphangiectasia: observations in 17 patients and proposed classification. AJR 116: 548
Felson B (1972) Pulmonary agenesis and related anomalies. Semin Roentgenol 7: 17
Felson B (1972) The many faces of pulmonary sequestration. Semin Roentgenol 7: 3

Felson B (1988) Pulmonary sequestration revisted. Med Radiography Photography 64: 1
Figa FH, Yoo SJ, Burrows PE et al. (1993) Horseshoe lung: a case report with unusual bronchial and pleural anomalies and a proposed new classification. Pediatr Radiol 23: 44
Fine C, Adzick NS, Doubilet PM (1988) Decreasing size of a congenital cyst adenomatoid malformation in utero. J Ultrasound Med 7: 405
Fliegel CP, Kaufmann HJ (1972) Problems caused by pneumothorax in congenital diaphragmatic hernia. Ann Radiol 15: 159
Fliegel CP, Rutishauser M, Gradel E. (1979) Pulmonary sequestrations with large blood flow, simulating and complicating congenital heart disease. Ann Radiol 22: 228
Floyd J, Campbell DC, Dominy DE (1962) Agenesis of trachea. Am Rev Respir Dis 86: 557
Floyd FW, Repici AJ, Gibson ET et al. (1963) Bilateral congenital lobar emphysema surgically correct. Pediatrics 31: 87
Forster-Carter AF (1946) Bronchopulmonary abnormalities. Br J Tuberc 40: 111
Fraga S, Helwig EB, Rosen SH (1971) Bronchogenic cysts in the skin and subcutaneous tissue. Am J Clin Pathol 56: 230
Frank JL, Poole CA, Rosas G (1986) Horseshoe lung: clinical, pathologic features and a new plain film finding. AJR 146: 217
Freedom RM, Burrows PE, Moes CAF (1986) Horseshoe lung: report of five new cases. AJR Am J Radiol 146: 211
Fronstin MH, Hooper GS, Besse BE et al. (1967) Congenital pulmonary cystic lymphangiectasis. Am J Dis Child 114: 330
Gaisie G, Oh KS (1983) Spontaneous pneumothorax in cystic adenomatoid malformation. Pediatr Radiol 13: 281
Gay S, Dee P (1984) Tracheobronchomegaly – the Mounier-Kuhn syndrome. Br J Radiol 57: 640
Genereux GP (1971) Bronchial atresia: a rare cause of unilateral lung hypertranslucency. J Can Assoc Radiol 22: 71
Gerle RD, Jaretzki A, Ashley CA et al. (1968) Congenital bronchopulmonary foregut malformation. Pulmonary sequestrations communicating with the intestinal tract. N Engl J Med 278: 1413
Goldstein JD, Reid LM (1980) Pulmonary hypoplasia resulting from phrenic nerve agenesis and diaphragmatic amyoplasia. J Pediatr 97: 282
Gonzalez-Crussi F, Padilla LM, Miller JK et al. (1976) Bridging bronchus. Am J Dis Child 130: 1015
Gordon I, Dempsey JE (1990) Infantile lobar emphysema in association with congenital heart disease. Clin Radiol 41: 48
Graham D, Winn K, Dex W et al. (1982) Prenatal diagnosis of cystic adenomatoid malformation of the lung. J Ultrasound Med 1: 9
Granata C, Gambini C, Balducci T et al. (1998) Bronchioloalveolar carcinoma arising in congenital cystic adenomatoid malformation in a child. Pediatr Pulmonol 25: 62
Griscom NT (1991) CT measurement of the tracheal lumen in children and adolescents. AJR 156: 371
Griscom NT, Harris GBC, Wohl MED et al. (1969) Fluid-filled lung due to airway obstruction in the newborn. Pediatrics 43: 383
Grunebaum M, Kornreich L, Horev G et al. (1996) Tracheomegaly in Brachmann-de Lange syndrome. Pediatr Radiol 26: 184
Gwinn JL, Lee FA (1970) Congenital pulmonary cysts. Am J Dis Child 119: 341
Haddon MJ, Bowen A (1991) Bronchopulmonary and neurenteric forms of foregut anomalies. Imaging for diagnosis and management. Radiol Clin North Am 29: 241
Haller AJ, Tepas JJ, White JJ et al. (1980) The natural historv of bronchial atresia. J Thorac Cardio Vasc Surg 79: 868
Haro M, Vizcaya M, Jimenez Lopez J et al. (2000) Tracheobronchomegaly: an exceptional predisposing factor for pulmonary aspergillomas and massive hemoptysis. Arch Bronchopneumol 36: 103
Harrison MR, Hendren WH (1975) Agenesis of the lung complicated by vascular compression and bronchomalacia. J Pediatr Surg 10: No 5
Hartenberg MA, Brewer WH (1983) Cystic adenomatoid malformation of the lung: identification by sonography. AJR Am J Radiol 140: 693
Hassberg D, Steil E, Sieverding L et al. (1992) Kombination von Scimitar Syndrom und Hufeisenlunge. Ein seltener aber typischer Befund. Klin Pädiatr 204: 434
Hawass ND, Badawi MG, Al Muzrakchi AM et al. (1990) Horseshoe lung: differential diagnosis. Pediatr Radiol 20: 580
Hegenbarth R, Hardt H von der, Zimmermann H (1980) Zur röntgenologischen Differentialdiagnose der einseitigen Lungenüberblähung im Neugeborenen- und Säuglingsalter. Röntgenblätter 33: 539
Heij HA, Ekkelkamp S, Vos A (1990) Diagnosis of congenital cystic adenomatoid malformation of the lung in newborn infants and children. Thorax 45: 122
Heiss R (1919) Zur Entwicklung und Anatomie der menschlichen Lunge. Arch Anat Physiol (Anat Abt) 1
Heithoff KB, Sane SM, Williams HJ et al. (1975) Bronchopulmonary foregut malformations: A unifying etiological concept. AJR 126: 46
Hendren H, Mekee DM (1966) Lobar emphysema of infancy. J Pediatr Surg 1: 24
Hernandez J, Stern AM, Rosenthal A (1980) Pulmonary lymphangiectasis in Noonan syndrome. AJR Am J Radiol 134: 75
Hernandez RJ (1987) Role of CT in the evaluation of children with foregut cyst. Pediatr Radiol 17: 265
Hernandez RJ, Tucker GF (1987) Congenital tracheal stenosis: role of CT and high kV films. Pediatr Radiol 17: 192
Hernanz-Schulman J, Stein SM, Neblett WW et al. (1991) Pulmonary sequestration: diagnosis with color Doppler sonography and a new theory of associated hydrothorax. Radiology 180: 817
Heymer A (1963) Klinik der zystischen Lungenerkrankungen. Langenbecks Arch Klin Chir 304: 348
Hilpert PL, Pretonus DH (1989) The thorax. In: Nyberg DA, Mahony BS, Pretonus DH (eds) Diagnostic ultrasound of fetal anomalies. Mosby, St. Louis, p 262
Hirsch W, Loewenthal M, Swirshy S (1954) Congenital stridor and malformation of the trachea. Ann Paediatr 182: 1
Hislop A, Hey E, Reid L (1979) The lungs in congenital bilateral renal agenesis and dysplasia. Arch Dis Child 54: 32
Hislop A, Reid L (1970) New pathologic findings in emphysema of childhood. Polyalveolar lobe with emphysema. Thorax 25: 682
Hitch DC, Minor GR, Mitchell AR et al. (1973) Dilated lymphatics in congenital lobar emphysema. J Thorax Cardiovasc Surg 66: 127
Hoeffel J-C, Bernard C (1986) Pulmonary sequestration of the upper lobe in children. Radiology 160: 513
Hoeffel JC, Didier F, Marx D et al. (1994) L'imagerie des kystes bronchogeniques chez l'enfant. Ann Radiol 37: 417
Holden KR, Alexander F (1970) Diffuse neonatal hemangiomatosis. Pediatrics 46: 411
Holinger PH, Johnston KC, Parchet VN et al. (1952) Congenital malformations of the trachea, bronchi and lung. Ann Otol Rhinol Laryngol 61: 1159
Hopkinson JM (1972) Congenital absence of the trachea. J Pathol 107: 63
Horcher E, Helmer F, Felsenreich G (1979) Kongenitale zystische Adenomatose beim Neugeborenen: Vortäuschung einer Zwerchfellhernie. Z Kinderchir 26: 197
Hruban RH, Shumway SJ, Orel SB et al. (1989) Congenital bronchopulmonary foregut malformations. Intralobar and extralobar pulmonary sequestrations communicating with the foregut. Am J Clin Pathol 91: 403

Gründe für einen chronischen Husten, z.B. Tuberkulose, Lungenneoplasien oder chronische Lungenstauung, müssen ausgeschlossen sein. Bei einem relativ kleinen Anteil der Patienten mit chronischer Bronchitis tritt eine permanente, nie voll reversible Atemwegsobstruktion hinzu. Dann handelt es sich um die chronisch obstruktive Bronchitis, welche häufig mit dem Emphysem kombiniert ist (COPD).

Aus prognostischen und therapeutischen Gründen muss das Mischbild der COPD strikt vom Asthma bronchiale (einer entzündlichen Atemwegserkrankung mit variabler Bronchusobstruktion und bronchialer Hyperreagibilität) abgegrenzt werden.

Epidemiologische und ätiologische Grundlagen

Heutzutage ist das Emphysem weltweit anzutreffen. In den sehr häufigen milden Formen wird es bei 50–70% der Autopsien beschrieben. Die höchste Prävalenz wird bei 70-Jährigen angegeben, mit einer 2- bis 3fachen Bevorzugung von Männern. Die COPD ist weltweit die vierthäufigste Todesursache. Ein weiterer Anstieg der Prävalenz und der Mortalität wurde für die nächsten 20 Jahre vorausgesagt (Thurlbeck 1984; Murray u. Lopez 1996).

Den peripheren Atemwegen kommt pathophysiologisch bei der Entstehung der Atemwegsobstruktion beim Emphysem und bei der COPD eine besondere Bedeutung zu. Sie besitzen den größten Anteil am Gesamtquerschnitt des Bronchialbaumsystems. Der Übergangsbereich zwischen Bronchialsystem und Alveolarsystem ist außerordentlich anpassungsfähig und kann die Lumenweite während In- und Exspiration deutlich verändern. Diese Übergangszone ist besonders vulnerabel und an einer Vielzahl von primären Erkrankungen des bronchoalveolären Systems beteiligt. Die Pathogenese ist komplex. Unterschiedliche Mechanismen, die genetisch, durch Umweltfaktoren, konstitutionell oder entzündlich-reaktiv bedingt sein können, erscheinen bedeutend.

Ein Ungleichgewicht zwischen schädigenden und protektiven Faktoren, z.B. körpereigenen und aus Bakterien stammenden Proteasen und inhalativ aufgenommenen bzw. freigesetzten Oxidanzien einerseits und Antiproteasen und Antioxidanzien andererseits, führt zu einem typischen, durch entzündliche Mediatoren vermittelten anatomischen Umbau des Lungenparenchyms („remodelling"; Janoff 1985). Das Proteasen-Antiproteasen-Konzept besagt, dass die beim Gesunden im Blut im Überschuss zirkulierenden Antiproteasen freigesetzte Proteasen neutralisieren. Die Proteasen sind hauptsächlich elastin- und kollagenspaltende Enzyme, die von Bakterien oder – im Rahmen der Abwehrmechanismen – von Granulozyten freigesetzt werden. Die Selbstverdauung der Lunge wird durch die Antiproteasen verhindert. Ist die Konzentration der Antiproteasen im Blut auf unter 25% der Norm reduziert, kommt es zur Schädigung der Gasaustauschfläche (Alveolarfläche). Die elastischen Rückstellkräfte der Lunge gehen verloren und es entsteht eine exspiratorische Flusslimitierung („schlaffe Lunge"), nicht ganz korrekt auch Obstruktion genannt. Bekanntestes Beispiel für den hereditären Antiproteasenmangel ist das Lungenemphysem infolge α_1-Antitrypsinmangels.

Weitere prädisponierende genetische Faktoren finden sich sowohl in Veränderungen des Wandaufbaus als auch in der Sekretzusammensetzung, wie sie bei der Cutis laxa, der Osteogenesis imperfecta, dem Marfan-Syndrom und dem familiären Emphysem angetroffen werden (Snider 1998; Weissler 1987; Gorecka 1984; Flenley et al. 1986; Wewers 1989).

Als wichtigster ätiologischer Faktor ist die durch inhalative Noxen hervorgerufene chronische Entzündung der Atemwege mit begleitender Dyskrinie anzusehen. Die mit großem Abstand häufigste inhalative Noxe ist in der industrialisierten Welt das inhalative Zigarettenrauchen, an zweiter Stelle steht die berufliche Schadstoffexposition mit Cadmiumchlorid, Stickstoffoxiden oder Phosgenen. In der Dritten Welt kann Holzverfeuerung in Wohnräumen eine häufige Ursache sein. (Gorecka 1984; Niewoehner u. Hoidal 1983; Kimmel u. Diamond 1984).

Pathologisch-anatomische Grundlagen

Die pathologisch-anatomische Klassifikation des Emphysems basiert auf der Lokalisation der Veränderungen bezogen auf den Azinus. Die Zerstörung von Alveolarwänden ist eine notwendige Voraussetzung für die Diagnose des irreversiblen Emphysems und zur Abgrenzung desselben von reversiblen und kompensatorischen Überblähungen (Cosio u. Majo 1995; Hayes et al. 1975; Nazari 1998; Thurlbeck 1970, 1983; Abb. 6.1).

Bei ausgeprägten Emphysemformen ist eine pathologisch-anatomische Zuordnung meist nicht mehr möglich. Während die Klassifikation der Emphysemformen von der mikroskopischen Lokalisation der Veränderungen abhängt, lassen sich makroskopisch und radiologisch diese Veränderungen in fokal, multifokal und diffus sowie in unterschiedliche Regionen (apikal und basal betont) unterteilen.

Unter pathologisch-anatomischen Aspekten werden folgende Typen unterschieden:

■ **Panazinäres Emphysem.** Bei dieser Form ist der gesamte Azinus von der Dilatation und Destruktion betroffen. Es ist nicht mehr möglich, Alveolen und Alveolargänge zu differenzieren. Die Kohn-Poren sind erweitert, zwischen den Alveolen zeigen sich ausgeprägte Fensterungen (Abb. 6.1c). Bei zunehmender Destruktion verbleiben lediglich dünne Septen, die die Blutgefäße umgeben, im Endstadium entsteht das

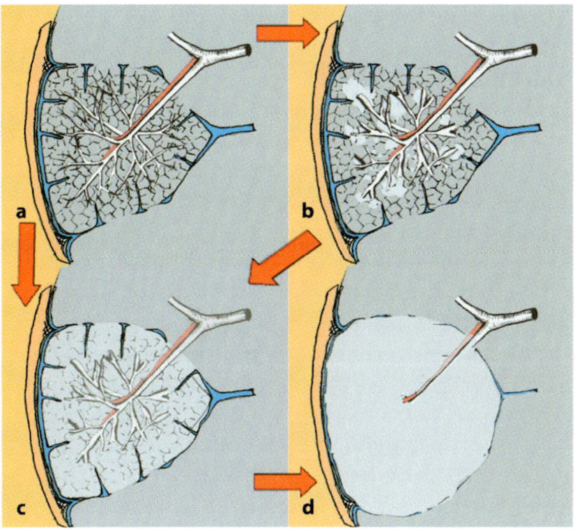

Abb. 6.1 a–d. Schematische Darstellung der unterschiedlichen Emphysemformen. **a** Normaler sekundärer Lobulus mit unauffälligem Lungenparenchym. **b** Zentrilobuläres Emphysem mit Aufhellungen, die vorwiegend durch Aufweitungen der Bronchioli respiratorii bedingt sind. Veränderungen der Alveolarräume können in späteren Stadien hinzukommen. Ein Übergang in ein panlobuläres Emphysem ist möglich. **c** Panlobuläres Emphysem: die Aufhellungen betreffen den gesamten Lobulus. Die Alveolarsepten sind zum großen Teil zerstört. Die zentrale Arterie und die peripheren Venen erscheinen schmaler. Die Begrenzungen wölben sich nach außen vor als Zeichen der Überblähung. Bei ausgeprägtem Befund kann das Bild des leeren Lobulus entstehen. **d** Das Bild des leeren Lobulus zeigt innerhalb des Lobulus lediglich die zentrale Arterie. Ist auch sie nicht mehr abgrenzbar, spricht man von einer Bulla

Bild des „leeren Lobulus" (Abb. 6.1 d). Charakteristischerweise wird es bei der Emphysemform der Nichtraucher, bei α_1-Antitrypsinmangel, beim Swyer-James-Syndrom und auch bei AIDS angetroffen. Es kann aber auch kombiniert mit dem zentriazinären Emphysem der Raucher vorkommen (Hayes et al. 1975; Cupo et al. 1981; Diaz et al. 1992; Ohri et al. 1993).

Zentriazinäres Emphysem. Es wird häufig auch als zentrilobuläres Emphysem bezeichnet und ist charakterisiert durch die mehr lokalisierte Form der Destruktion und Dilatation, insbesondere der zentral verlaufenden respiratorischen und ggf. der terminalen Bronchiolen mit ihren Alveolen (Abb. 6.1 a). Die Veränderungen finden sich bevorzugt in den apikalen Anteilen der Ober- und Unterlappen. Es ist streng assoziiert mit Zigarettenrauchen und der chronischen Bronchitis. Die begleitenden entzündlichen Veränderungen der kleinen Luftwege führen zu entzündlichen Wandinfiltrationen und Umbauvorgängen („remodelling"), die ihrerseits Stenosen, Distorsionen und Destruktionen hervorrufen (Ohri et al. 1993). Die „focal dust"-Form stellt eine Sonderform des zentriazinären Emphysems dar, bei der die Veränderungen über die gesamte Lunge verteilt sind (Alvarez-Fernandez 1979).

Periazinäres/paraseptales Emphysem. Das periazinäre Emphysem zeigt seine emphysematösen Veränderungen vorwiegend neben den großen Septen, subpleural oder entlang der bronchovaskulären Bündel. Die Lufträume im paraseptalen Emphysem konfluieren häufig zu größeren bullösen Veränderungen. Eine Atemwegsobstruktion lässt sich in der Regel nicht nachweisen (Blot u. Patri 1991).

Narbenemphysem. Das Narbenemphysem, auch vikariierendes Emphysem genannt, findet sich in Nachbarschaft zu narbigen, postentzündlichen Veränderungen, es hat meist keine klinische Bedeutung. Klinisch relevanter hingegen ist die dem Emphysem zugrundeliegende interstitielle Lungenerkrankung, wie z.B. im Endstadium der Sarkoidose (Thurlbeck 1984; Zar u. Cole 1995).

Klinische Symptomatik

Das Emphysem gehört zu der Gruppe der chronisch-obstruktiven Lungenerkrankungen (COPD). Der Begriff „chronisch-obstruktive Lungenerkrankung" COPD ist definitionsgemäß auf die Mischbilder aus chronisch obstruktiver Bronchitis und Emphysem beschränkt. Abzugrenzen sind weitere obstruktive Atemwegserkrankungen wie das Asthma, die Bronchiektasienkrankheit, die zystische Fibrose, die familiäre Dysautonomie (Riley-Day-Syndrom), Erkrankung der exokrinen Drüsen und ihrem autonomen Nervensystem, die eine abnorme Sekretion bedingen und klinisch als obstruktive Erkrankung imponieren (Cosio u. Majo 1995; Martinez 1998; Gelb et al. 1996). Als Raritäten sind obstruktive Erkrankungen durch Verlegung der zentralen Luftwege durch multiple Papillome, Granulome (Sarkoidose), Amyloidablagerungen oder auch Fremdkörper anzusehen (Zalesky 1976; Buist 1991).

Die einzelnen obstruktiven Atemwegserkrankungen lassen sich klinisch oft schwer differenzieren. Es gibt Überlappungen selbst bei den häufigen Erkrankungen wie zwischen Asthma bronchiale, COPD und Emphysem. Als gemeinsame Charakteristika können eine Hypersekretion und Obstruktion bestehen.

Klinisch bleiben die COPD und das Emphysem lange asymptomatisch, später finden sich exspiratorisches Pfeifen und Brummen, manchmal diffuse Rasselgeräusche, eine verlängerte Exspiration sowie ein u.U. stark vermindertes Atemgeräusch, sodass selbst die schwerste Obstruktion nicht zu hören ist und daher übersehen werden kann („silent lung").

Patienten mit deutlichem Emphysem können bei normaler täglicher Arbeit asymptomatisch sein. Ausgeprägtere Emphysemformen fallen durch Belastungsdyspnoe und unproduktiven Husten auf. Mit Ausnahme des paraseptalen Emphysems hängt der klinische Beschwerdegrad von der Ausprägung des Emphysems und nicht von der histopathologischen Emphysemform (panazinär, zentrilobulär) ab.

Das Emphysem geht meist mit dem klinischen Bild des „pink puffer" einher (Dyspnoe, Fassthorax, nichtproduktiver Husten, normale Blutgase in Ruhe). Es gibt jedoch deutliche Überlappungen mit dem Bild des „blue bloater", welches typischerweise mit der chronisch obstruktiven Bronchitis assoziiert ist. Letztere haben produktiven Husten, Übergewicht, Episoden der Verschlechterung mit Infektionen und Bronchospasmus und ausgeprägte Blutgasveränderungen (Hypoxie und Hyperkapnie) und tendieren dazu, eine pulmonale Hypertonie und ein Cor pulmonale zu entwickeln (Scherrer u. Fame 1969; Flenley 1990). Die Lungenfunktionstests spiegeln die drei histopathologischen Hauptveränderungen wider (Robins 1983).

Die Obstruktion der kleinen Luftwege, bedingt durch eine entzündliche Schwellung und den Umbau sowie Stabilitätsverlust der Wände, führt zu einer Verringerung des forcierten exspiratorischen Volumens in der ersten Sekunde (FEV 1) bzw. des „peak flow".

Der Verlust der Lungendehnbarkeit (Compliance), hervorgerufen durch die Abnahme an elastischen Fasern, führt zu einer Verminderung des transbronchialen Druckes, der treibenden Kraft der Exspiration. Durch die Überblähung der Lungen kann sich die Thoraxwand verformen und die statischen Lungenvolumina ändern. Das Residualvolumen (RV), die funktionelle Residualkapazität (FRC) und die totale Lungenkapazität (TLC) sind erhöht.

Die Reduktion der alveolaren Gasaustauschfläche spiegelt sich in einer Reduktion der Diffusionskapazität (DCO) wider. Zusätzlich ist die Atemarbeit durch die Obstruktion erhöht und es kann sich eine Hypoxämie entwickeln (anfangs nur unter Belastung: respiratorische Partialinsuffizienz). In späteren Stadien nimmt auch die Elimination von Kohlendioxid ab, sodass eine Hyperkapnie entsteht (respiratorische Globalinsuffizienz).

Zusätzlich zur Atemwegsobstruktion der kleinen Luftwege kann beim Emphysematiker, insbesondere in der Exspiration bei relativer Verringerung des Lungenvolumens eine Obstruktion der zentralen Atemwege vorhanden sein. Selbst die großen Luftwege können durch den hohen transmuralen Druck bei mehr oder weniger forcierter Exspiration kollabieren. Dieser Zustand wird als Tracheobronchomalazie bezeichnet (Perruchoud et al. 1978).

Radiologische Diagnostik

Projektionsradiographie

Das Röntgenübersichtsbild ist lange Zeit unauffällig, sodass bei asymptomatischen Patienten die Diagnose nur durch Lungenfunktionstests gestellt werden konnte. Bei fortgeschrittenen Krankheitsbildern lassen sich auch bei asymptomatischen Patienten eindeutige Zeichen eines Lungenemphysems nachweisen, sodass gerade bei der chronisch obstruktiven Lungenerkrankung eine enge Korrelation zwischen Klinik, Röntgenbefund und Funktionstests zur optimalen Führung des Patienten notwendig ist (Hansell 2000).

Von der Röntgenübersichtsaufnahme lassen sich traditionell zwei Emphysemmuster differenzieren, die annähernd mit den unterschiedlichen klinischen, funktionellen und anatomischen Bildern korrelieren. Es kommen jedoch häufig Misch- und Übergangsformen vor.

Das von Simon beschriebene Emphysem zeichnet sich aus durch ein vaskuläres Defizit in der Lungenperipherie und – bedingt durch Überblähung – erhöhte Lungentransparenz. Das Zwerchfell ist abgeflacht und steht tief. Das Herz ist klein und tropfenförmig, der Thorax fassförmig deformiert. Diese gefäßarme Form ist seltener und entspricht klinisch eher dem Bild des „pink puffer" (schlanke Patienten mit großem Thorax). Pathomorphologisch findet man panlobuläre Veränderungen, es zeigen sich keine Shunts (Abb. 6.2; Simon 1964).

Thurlbeck beschreibt dagegen eine andere Emphysemform mit unterschiedlichem radiologischen Muster. Die Lungenzeichnung ist betont und die Lungenarterien sind weitgestellt. Das Bild ähnelt dem der „dirty chest" des chronischen Bronchitikers. Eine pulmonal-arterielle Hypertonie ist häufig, teilweise assoziiert mit einem Cor pulmonale. Das häufigere Bild mit vermehrter Zeichnung findet man bei normal gebauten Patienten oft assoziiert mit chronischer Bronchitis und pulmonal-arterieller Hypertonie. Pathomorphologisch finden sich zentrilobuläre Veränderungen und Shunts, sodass bei ausgeprägtem Krankheitsbild eine Zyanose vorliegt. Klinisch werden sie als „blue bloater" bezeichnet (Abb. 6.3; Thurlbeck 1970).

Eine Vielzahl von Studien hat sich mit der Korrelation von radiologischen Emphysemzeichen und Lungenfunktionstests beschäftigt. Unterschiedliche Zeichen wurden mit Lungenfunktionsparametern korreliert (z.B. die Länge der rechten Lunge und die Höhe des rechten Diaphragmas mit der FEV 1). Pratt kommt zu dem Schluss, dass die Thoraxübersichtsaufnahme zwar das Emphysem, nicht aber die Atemwegsobstruktion darstellt (Pratt u. Klugh 1967).

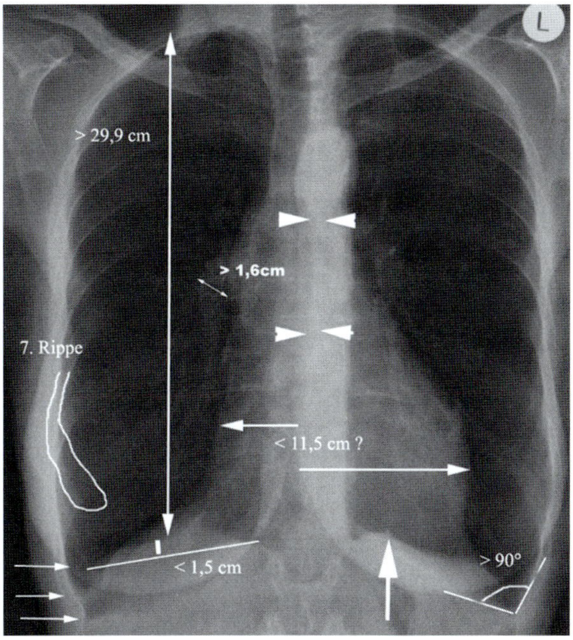

Abb. 6.2. Thoraxübersichtsaufnahme mit deutlicher Hypertransparenz und Überblähung sowie Gefäßrarefizierung bei ausgeprägtem Emphysem, auch wenn der Herzdurchmesser über 11,5 cm beträgt. Weiterhin ist eine Inspirationstiefe mit kraniokaudalem Durchmesser der rechten Lunge größer 29,9 cm und einen Zwerchfellstand deutlich unterhalb der 7 Rippe dokumentiert. Die Zwerchfellhälften sind abgeflacht, der höchste Punkt des rechten Zwerchfells liegt weniger als 1,5 cm oberhalb der Verbindungslinie des kostophrenischen und vertebrophrenischen Winkels. Zusätzlich zeigen sich multiple Zwerchfellinsertionen (*Pfeile*). Der kostophrenische Winkel beträgt über 90°. Als zusätzliches Zeichen eines Emphysems kommt die hintere Umschlagsfalte unterhalb des Aortenbogens zur Darstellung, und im Bereich des Herzschattens eine diskrete Pleuraausziehung im Sinne eines Tenting (*dicker Pfeil*)

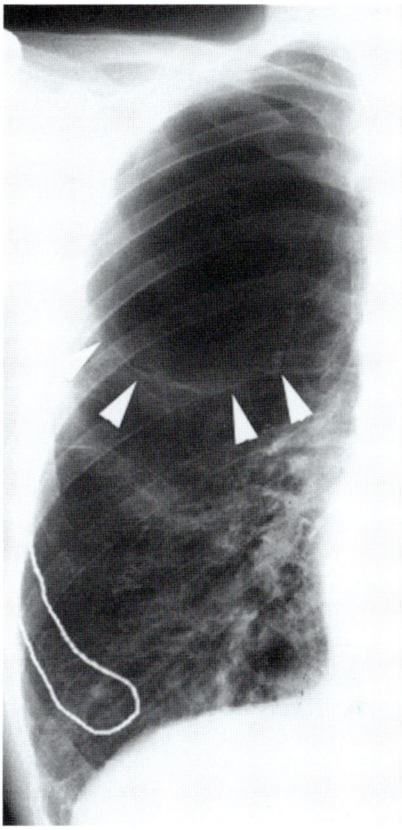

Abb. 6.3. Emphysemform nach Thurlbeck mit vermehrter Zeichnung insbesondere basal und peribronchial. Die Zeichen der Überblähung sind nicht ausgeprägt. Im Vergleich zur 7. Rippe zeigt sich kein Zwerchfelltiefstand. Der kostophrenische Winkel ist nicht aufgespreizt. Im Oberfeld lassen sich keine Gefäße abgrenzen, dagegen findet sich eine haarförmige, nach kaudal konvexbegrenzte Verdichtungslinie (*Pfeilspitzen*), die eine 10 cm große Bulla begrenzt

Es existieren eine Vielzahl von Emphysemzeichen, die sich in vier Gruppen einteilen lassen:

- direkte Emphysemzeichen,
- vermehrte pulmonale Zeichnung,
- Gefäßveränderungen und
- Überblähungszeichen.

Anhand der genannten und im Folgenden genauer besprochenen Zeichen kann die Thoraxübersichtsaufnahme zuverlässig schwere Emphysemformen erkennen bzw. ausschließen. Moderate Formen werden in 50% erkannt, milde Formen können nur selten erkannt und auf gar keinen Fall ausgeschlossen werden. Fasst man alle Emphysemformen zusammen, zeigt sich mit 50–80% eine geringe Sensitivität der Thoraxübersichtsaufnahme. Dagegen ist die Spezifität mit 95–100% bei niedrigen falsch positiven Raten sehr hoch. Als zuverlässigste Zeichen sind die Zeichen der Überblähung und Gefäßveränderungen anzusehen, wobei letztere deutlich größere Interobserver und Intraobserver-Variationen aufweisen (Thurlbeck u. Simon 1978; Fraser u. Pare 1990; Hansell in Armstrong 2000).

Sie können isoliert oder in jeder beliebigen Kombination auftreten. Ihre Spezifität ist sehr unterschiedlich, sodass das Vorliegen mehrerer Zeichen die Verdachtsdiagnose erhärtet.

Merke ! Während die Diagnose in der Thoraxübersichtsaufnahme durch indirekte Emphysemzeichen gestellt wird, kann die Computertomographie Areale mit erhöhtem Luftgehalt direkt und überlagerungsfrei darstellen und quantifizieren, sodass selbst frühe Emphysemformen bei noch normalen Lungenfunktionstests nachgewiesen werden können.

Die verschiedenen Zeichen sind nicht sehr spezifisch, was bei der Interpretation berücksichtigt werden muss. So müssen direkte Emphysemzeichen im Sinne des Nachweises bullöser Veränderungen nicht im Zusammenhang mit einem klinisch relevanten Emphysem stehen. Eine vermehrte pulmonale Zeichnung ist nicht ohne weiteres von der einer chronischen Bronchitis abzugrenzen, die mit oder ohne Emphysem auftreten kann. Die Zeichen einer Gefäßveränderung, meist als Gefäßrarefizierung beschrieben, sind zwar diagnostisch zusammen mit den Zeichen der Überblähung am wichtigsten, jedoch sehr subjektiv und weisen eine große Inter- und Intraobserver-Varianz auf (20–30%).

■ **Überblähungszeichen.** Überblähungszeichen sind Zwerchfelltiefstand, Zwerchfellabflachung, ein vergrößerter kraniokaudaler Lungendurchmesser, die Aufspreizung des kostophrenischen Winkels, „tenting" ohne Volumenminderung, ein vergrößerter Zwischenrippenabstand, die Säbelscheidentrachea, das „Emphysemherz", eine sichtbare hintere, infraaortale, pleurale Umschlagsfalte (Curtis u. Fisher 1998) und ein erweiterter Retrosternalraum.

Zwerchfelltiefstand. Von einem Zwerchfelltiefstand ist auszugehen, wenn die rechte Zwerchfellhälfte in der Medioklavikularlinie unterhalb des vorderen Endes der 7. Rippe liegt (Lennon u. Simon 1965). Bei gesunden jungen Patienten kann bei guter Kooperation das Zwerchfell allerdings genauso tief stehen, ohne dass eine Überblähung vorliegt. Je schwerer das Emphysem, desto ausgeprägter ist der Tiefstand. Bei ausgeprägtem Emphysem ist eine Inversion der Zwerchfellwölbung möglich (Abb. 6.2).

Zwerchfellabflachung. Wenn im sagittalen Strahlengang der höchste Punkt des Zwerchfells weniger als 1,5 cm über der Verbindungslinie zwischen kostophrenischem und vertebrophrenischem Winkel liegt ist von einer Ablachung der Zwerchfellwölbung auszugehen. (Abb. 6.4). Die rechte Zwerchfellhälfte kann besser beurteilt werden, da sie nicht vom Herzschatten überlagert ist. Die Kombination von Zwerchfelltiefstand und Abflachung ist das entscheidende diagnostische Kriterium für die Emphysemdiagnose mit dem höchsten prädiktiven Wert in der Thoraxübersichtsaufnahme. Nicklaus et al. fanden diese Kombination bei 94% mit schwerem, 76% mit moderatem und 21% mit mildem Emphysem mit einer falsch positiven Rate von 4% (Nicklaus et al. 1966). Eine analoge Bewertung ist in der Seitaufnahme möglich, wenn der höchste Punkt der rechten Zwerchfellhälfte weniger als 2,7 cm oberhalb der Verbindungslinie des anterioren und posterioren kostophrenischen Winkel steht. Mit diesem Zeichen können 80% der moderaten und schweren Emphysemformen erkannt werden.

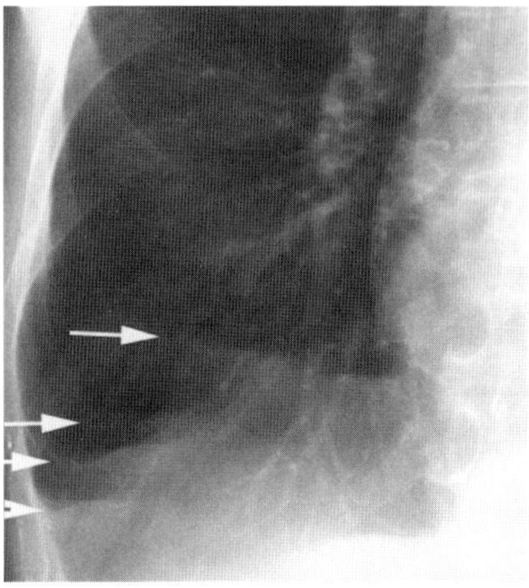

Abb. 6.4. Ausgeprägtes Emphysem mit abgeflachtem, teils invertiertem Zwerchfell, sodass das Zwerchfell die Atemtätigkeit nicht mehr unterstützen kann. Der kostophrenische Winkel ist aufgehoben, statt dessen kommen multiple großwinkelige Zwerchfellinsertionen zur Darstellung. Trotz der ausgeprägten Form verlaufen die Gefäße nicht gestreckt, sondern sind insbesondere im parakardialem Abschnitt betont und teilweise geschlängelt, sodass von einer Mischform ausgegangen werden muss

Vergrößerter kraniokaudaler Lungendurchmesser. Wenn dieser, gemessen von dem höchsten Punkt des rechten Zwerchfells bis zum Tuberkel der ersten Rippe ≥ 30 cm ist, kann von einem Emphysem ausgegangen werden (Abb. 6.2; Reich et al. 1985). Hiermit werden 70% der Patienten mit obstruktiven Lungenfunktionstests mit einer falsch positiven Rate von 5% erkannt (Hansell 2000).

Aufspreizung des kostophrenischen Winkels. Ein Winkel über 90° ist ein sehr spezifisches Zeichen mit allerdings geringer Sensitivität. Bei ausgeprägtem Emphysem lassen sich im kostophrenischem Winkel mehrere abgeflachte Zwerchfellinsertionen abgrenzen (Abb. 6.3, 6.4).

„Tenting" ohne Volumenminderung. Dabei ist die verdickte viszerale Pleura diaphragmatica mit Septen zwischen bullösen oder überblähten Arealen verbunden und kann sich nicht nach unten verlagern (Abb. 6.5).

Säbelscheidentrachea. Die intrathorakal gelegene Trachea ist bei normaler Weite der extrathorakalen Trachea im Querdurchmesser langstreckig eingeengt.

Emphysemherz. Von einem Emphysemherz spricht man bei einem infolge Lungenüberblähung pendelndem tropfenförmigen Herz mit einem Transversaldurchmesser unter 11,5 cm (Simon 1964).

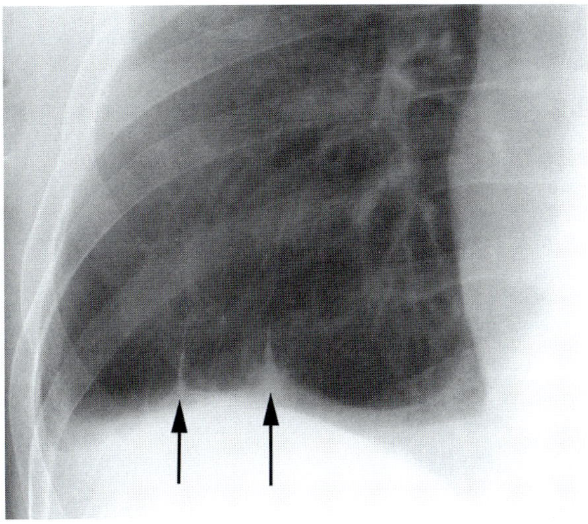

Abb. 6.5. Schweres Emphysem mit Abflachung des Zwerchfells und zeltförmig der Pleura aufsitzenden Verdichtungen zwischen überblähten Arealen, Tenting

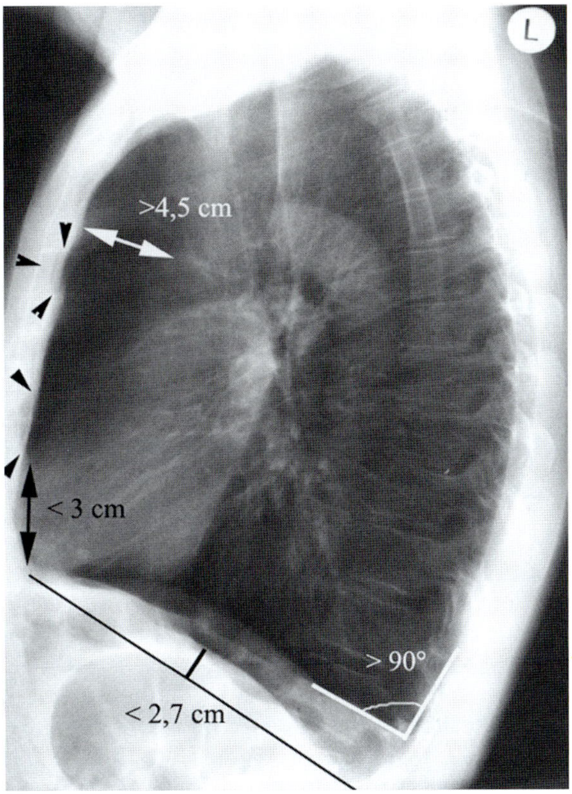

Abb. 6.6. Seitliche Aufnahme bei ausgeprägtem Emphysem. Als typisches Zeichen findet man eine Abflachung des Zwerchfells. Der höchste Punkt des rechten Zwerchfells ist von der Verbindungslinie zwischen anteriorem und posteriorem kostophrenischem Winkel weniger als 2,7 cm entfernt. Beide kostophrenischen Winkel sind über 90° aufgespreizt. Die retrosternale Anlagefläche beträgt weniger als 3 cm, der Retrosternalraum zwischen Hinterwand des Manubrium sterni und der Aorta beträgt mehr als 4,5 cm. Als zusätzliches Zeichen findet sich eine Vorwölbung des Lungenparenchyms im ventralen Interkostalraum (*schwarze Pfeilspitzen*)

Erweiterter Retrosternalraum. Er wird in der lateralen Thoraxaufnahme, zwischen ventraler Begrenzung der Aorta ascendens und posteriorer Begrenzung des Sternums 3 cm unterhalb des Manubrium sterni gemessen. Pathologische Grenzwerte werden mit 2,5 cm (Nicklaus et al. 1966) bis 4,5 cm (Simon et al. 1973) angegeben. Bei 4,5 cm ist die Spezifität mit 95% sehr hoch, die Sensitivität jedoch gering. Zusätzlich ist beim ausgeprägten Emphysem der Retrosternalraum nach kaudal bis auf 3 cm oberhalb des Zwerchfells ausgedehnt. Des Weiteren kann ein schweres, lange Zeit bestehendes Emphysem zu Deformierung (Vorwölbung) des Sternums und der Thoraxform (Fass-, Glockenthorax) sowie zu einer verstärkten Kyphose führen (Abb. 6.6).

■ **Gefäßzeichen.** Gefäßzeichen sind für die Diagnose des Emphysems ähnlich zuverlässig wie die Zeichen der Überblähung (Nicklaus et al. 1966; Simon et al. 1973; Simon 1969; Musk 1983). Diagnostisch verwertbar sind

- Gefäßrarefizierung in Anzahl und Größendurchmesser, besonders in den mittleren und äußeren Lungenabschnitten und
- Gefäßverziehungen mit gestrecktem Verlauf und mit vergrößerten Aufzweigungswinkeln,

Gefäßrarefizierung. Hypertransparente Areale sind bedingt durch eine Überblähung der Lobuli, Subsegmente, Segmente, Lappen oder des gesamten Lungenflügels. Sie lassen sich gut abgrenzen, wenn sie lokalisiert auftreten, da ein Vergleich mit gesundem Lungenparenchym möglich ist. Bei diffuser Verteilung und diskreter Ausprägung ist die Verifizierung schwierig. Die arteriellen Aufzweigungen sind vermindert (Abb. 6.2).

Zeichen der pulmonal-arteriellen Hypertonie. Die zentrale Pulmonalarterie ist verbreitert. Bei einem Durchmesser der rechten Pulmonalarterie von > 1,6 cm in Höhe des rechten Intermediärbronchus ist eine pulmonalarterielle Hypertonie wahrscheinlich. Häufig mit auftretende Kalibersprünge in der Peripherie untermauern die Diagnose (s. unten).

■ **Direkte Emphysemzeichen.** Bullae sind die einzigen direkten Emphysemzeichen, die auf der Thoraxübersicht nachgewiesen werden können. Beim generalisierten Emphysem sind sie häufig anzutreffen und fallen durch eine avaskuläre Region mit haarlinienartiger scharfer Randbegrenzung auf (Abb. 6.3). Fehlt die Randbegrenzung, lassen sie sich durch Gefäßver-

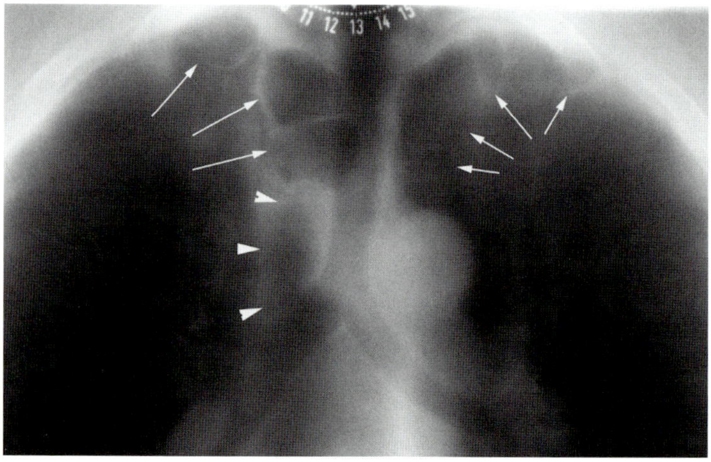

Abb. 6.7.
Konventionelle Schichtaufnahme der Lungenoberfelder. Darstellung multipler Bullae in beiden Lungenspitzen und paramediastinal (*Pfeile*). Bullae, die nicht direkt in der Schicht liegen, werden unscharf dargestellt (*Pfeilspitzen*)

lagerung oder Aufspreizung einer Gefäßaufzweigung abgrenzen. Sie sind definitionsgemäß über 1 cm groß und mit dem Bronchialbaum verbunden. Die Luft kann in die Bulla eintreten, tritt jedoch nur sehr langsam wieder aus. Sie führen klinisch meist nicht zu einer relevanten Erhöhung des Luftraums. Die Übersichtsaufnahme hat bei einer Größe von 1–2 cm eine falsch-negative Rate von 41 % (Sherman et al. 1987). Beim paraseptalen Emphysem sind sie bevorzugt subpleural in den Oberfeldern und paramediastinal in einer sonst normalen Lunge zu finden (Abb. 6.7). Es können jedoch auch Riesenbullae entstehen, die zu dem Bild der „vanishing lung" führen.

Eine Zeichnungsvermehrung wurde von Thurlbeck bei zahlreichen autoptisch gesicherten Emphysemen beschrieben (Abb. 6.3; Thurlbeck et al. 1970). Pathologisch-anatomisch werden unterschiedliche Ursachen für die vermehrte Zeichnung verantwortlich gemacht. Sie kann durch eine Zunahme von Zahl und Größe der kleinen Gefäßen hervorgerufen werden, auch ein interstitielles Ödem, zelluläre Infiltrationen und Vernarbungen werden diskutiert (Burrows et al. 1966; Milne u. Bass 1969; Reid 1966). Eine ausschließliche Beziehung zu einer bestimmten pathologisch-anatomischen Form existiert nicht, auch wenn die Zeichnungsvermehrung bevorzugt beim zentrilobulären Emphysem vorkommt (Thurlbeck et al. 1970). Viel häufiger als beim gefäßarmen Typ findet sich eine pulmonale Hypertonie und ein Cor pulmonale. Die Überblähung ist bei diesen Patienten nicht sehr ausgeprägt, sodass ohne dieses Zeichen ein großer Teil der Emphyseme übersehen würde. Mischformen werden häufig beschrieben (Abb. 6.8).

■ **Pulmonale Hypertonie.** Bei lang bestehendem Emphysem kann es zu einer pulmonalen Hypertonie und im weiteren Verlauf zu einem Cor pulmonale kommen. Eine pulmonal-arterielle Drucksteigerung führt zu einer Erweiterung der zentralen und einer Verengung der peripheren Pulmonalarterien. Der Durchmesser der rechten absteigenden Pulmonalarterie in Höhe des Bronchus intermedius hat sich als Maß zum Abschätzen einer pulmonalen Hypertonie bewährt: Beim Mann soll der Wert nicht über 16 mm und bei der Frau nicht über 15 mm betragen. Ein Wert über 18 mm wird als sicher pathologisch angenommen. Unabhängig von der Ursache einer pulmonalen Hypertonie entwickelt sich im Krankheitsverlauf ein Kalibersprung, der beim Emphysematiker mit vermehrter Zeichnung meist weiter in der Peripherie abzugrenzen ist. Durch die chronische Druckbelastung im kleinen Kreislauf führt die pulmonale Hypertonie zu einer Rechtsherzbelastung und zu einem Cor pulmonale. Schon vor dem Entstehen eines Cor pulmonale ändert sich beim Emphysematiker die Herzkonfiguration. Durch den Zwerchfelltiefstand und die vergrößerten intrathorakale Volumina erscheint die Herzlängsachse gestreckt und die Herzgröße wirkt hierdurch kleiner und schmäler. Durch die pulmonale und systemische Minderperfusion entsteht eine Atrophie des Myokards.

Das Anfangsstadium eines Cor pulmonale ist schwierig zu erkennen, denn durch das Emphysem ist der Retrosternalraum vergrößert und deshalb sind die Größe des rechten Ventrikels und die Anhebung der pulmonalen Ausflussbahn in der streng seitlichen Projektion nicht zu erfassen, sodass die Frühdiagnostik meist durch eine Echokardiographie erfolgt. Das Cor pulmonale kann mit Hilfe der Nativdiagnostik in 4 Stadien eingeteilt werden.

- Stadium I:
  kleines schlankes Herz, dilatierter Conus pulmonalis (oft nur in der Boxerstellung-LAO zu erkennen). Eine konzentrische Hypertrophie des rechten Ventrikels führt nicht zu einer Formveränderung der Herzkontur.

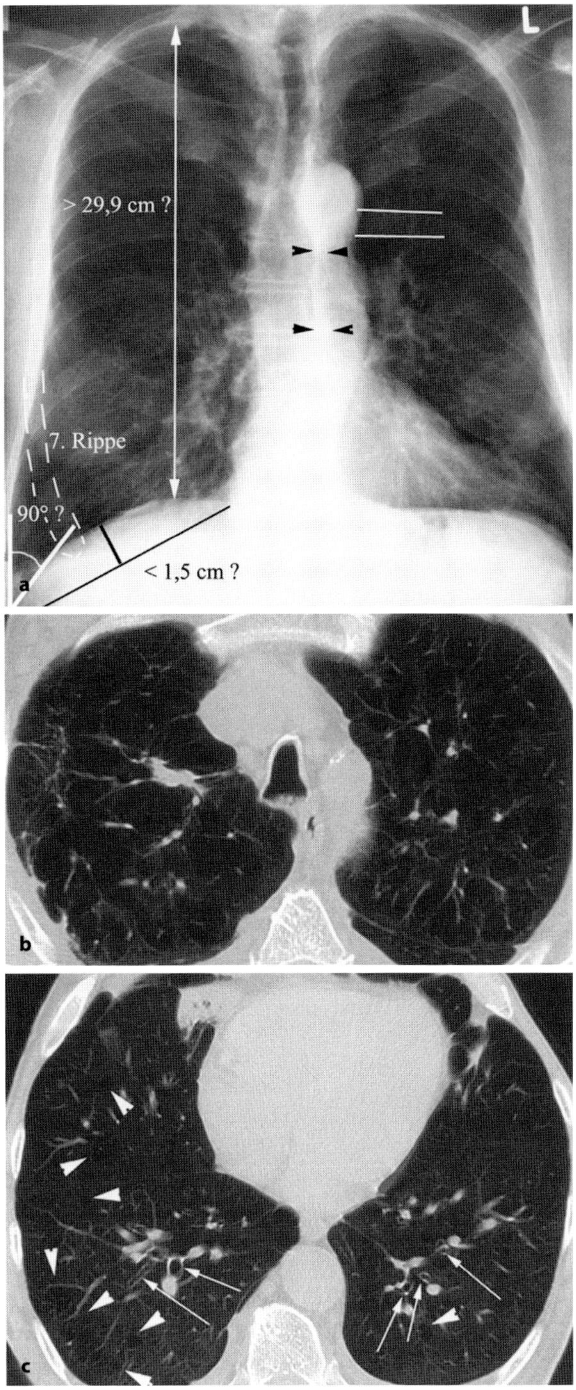

Abb. 6.8 a–c.
Die Thoraxübersichtsaufnahme (**a**) zeigt zunächst keine klassischen Zeichen des Emphysems. Der Thoraxlängendurchmesser beträgt weniger als 29,9 cm, der höchste Punkt des rechten Zwerchfells liegt oberhalb des ventralen Endes der 7. Rippe, zusätzlich ist der am weitesten distanzierte Punkt von der Verbindungslinie zwischen dem kostophrenischen und vertebrophrenischen Winkel mehr als 1,5 cm entfernt. Trotzdem zeigt sich eine Überblähung im Bereich der Oberfelder mit schmalen Gefäßen und horizontal verlaufenden dorsalen Rippenanteilen, was ein Emphysem vermuten lässt. Zusätzlich kommt die hintere pleurale Umschlagslinie (*schwarze Pfeilspitzen*) unterhalb des Aortenbogens als Zeichen eines ausgeprägten Emphysems zur Darstellung. Im Zusammenhang mit der betonten basalen Zeichnung, sowie den unscharfen geschlängelt verlaufenden Gefäßen spricht dies für eine Mischformen des von Simon beschriebenen hypovaskulären Emphysems und dem von Thurlbeck beschriebenen Emphysem mit betonter Zeichnung. Die Computertomographie bestätigt ein ausgeprägtes panlobuläres Emphysem in den Oberfeldern (**b**) sowie die Zeichen einer COLD mit kräftigen Pulmonalgefäßen und verdickten Bronchialwänden. In den basalen Abschnitten sind eher Zeichen eines zentrilobulären Emphysems abgrenzbar (**c**)

- Stadium II:
  Vorwölbung des Pulmonalissegmentes in der p. a.-Projektion, Verlängerung und Anhebung der pulmonalen Ausflussbahn (seitliche Projektion). Die Herzgröße erscheint trotz allem noch normal, da das linke Herz nicht vergrößert ist.
- Stadium III:
  Neben der Hypertrophie kommt es zu einer Dilatation der rechten Herzkammer mit hieraus resultierender Drehung nach links (die Rotation fehlt bei ausgeprägtem Zwerchfelltiefstand, sodass die Herzgröße in der p.-a.-Projektion normal erscheinen kann). Die rechte Herzkammer wird links randbildend, sodass in der p.-a.-Projektion der Eindruck einer Linksherzverbreiterung entsteht.
- Stadium IV:
  Durch eine relative Trikuspidalklappeninsuffizienz kommt es zu einer Vergrößerung auch des rechten Vorhofes als Zeichen der manifesten Rechtsherzinsuffizienz. Das Herz erscheint jetzt auch rechts verbreitert, ein präkardialer Aufstau lässt sich anhand einer breiten V. cava superior und einer weiten V. azygos erkennen.

Bronchographie

Beim generalisierten Emphysem ist die Bronchographie im allgemeinen unauffällig. Lediglich bei sehr ausgeprägten Fällen ist eine Rarefizierung der feinen Bronchialaufzweigungen darzustellen, die im Zusammenhang mit einer ausgeprägten Obstruktion zu einer Verschmälerung des Bronchuskalibers führen kann und den Eindruck eines entlaubten Baumes hervorruft. Ein Einsatz der Bronchographie beim Emphysem ist heute nicht mehr gerechtfertigt, da die Computertomographie diagnostisch aussagekräftigere Zeichen liefert.

Computertomographie

Im Gegensatz zur Übersichtsaufnahme kann die HR-CT Emphysemareale direkt aufzeigen, sodass direkte Emphysemzeichen auch schon beim asymptomatischen Patienten mit normaler Lungenfunktion gefunden werden können und nicht auf die indirekten Zeichen der Thoraxübersichtsaufnahme zurückgegriffen werden muss (Fraser u. Pare 1990; Hansell in Armstrong 2000).

Die Lungendichte, gemessen in Hounsfieldeinheiten (H.E.), hängt von Luftgehalt, Gewebeanteil, interstitieller Flüssigkeit und dem Blutgehalt in den Gefäßen ab. Beim gesunden Patienten weist das Lungengewebe bei tiefer Inspiration Dichtewerte zwischen -770 und -875 H.E. auf. Bei Aufnahmen in Rückenlage verlagern sich interstitielle Flüssigkeiten durch die Schwerkraft bedingt in die dorsalen Lungenpartien, sodass die entsprechenden Dichtewerte in diesen Regionen um 20-70 H.E. größer sind als in ventral gelegenen Lungenabschnitten.

Beim Emphysem finden sich Areale abnormer Dichteminderung, welche sich deutlich vom umgebenden normalen Lungenparenchym abgrenzen lassen. Die Areale können sehr klein und unscharf begrenzt sein oder auch einen ganzen Lungenlappen bzw. die gesamte Lunge einnehmen. Für den Nachweis eines Emphysems werden unterschiedliche Grenzwerte angegeben. Die Grenzwerte sollten jedoch von CT-Gerät zu CT-Gerät überprüft werden, da es doch deutliche Abweichungen geben kann (Gould et al. 1988; Kinsella et al. 1990). Das größte Hindernis der Reproduzierbarkeit ist die wechselnde inspiratorische Lage des Patienten. Die empfohlenen Grenzwerte schwanken zwischen -910 ($r = 0{,}94$) und -950 (Mishima et al. 1997; Watanuki et al. 1994; Stern u. Frank 1994).

Eine enge Fenstereinstellung (Fensterbreite -600 bis -800 H.E.; Zentrum bei -800) verbessert die Visualisierung der emphysematösen Areale.

Die Computertomographie ist weitaus sensitiver und ähnlich spezifisch wie die Thoraxübersichtsaufnahme beim Erkennen eines Emphysems. Seit 1982 wird die CT zur Erkennung, Charakterisierung und zur Bestimmung des Schweregrades eingesetzt (Goddard et al. 1982). Unter Verwendung der HR-CT-Technik können die unterschiedlichen Formen in den milden und moderaten Erkrankungen unterschieden werden. Lungenfunktionstest mit Zeichen der Obstruktion korrelieren jedoch nur schlecht mit der anatomischen Ausdehnung des Emphysems. Das Emphysem kann bis zu 30% des Lungenparenchyms betreffen, ohne dass spirographisch ein auffälliger Befund zu verifizieren ist. Das bedeutet, dass die CT als einziges nichtinvasives Verfahren selbst klinisch inapparente Emphysemformen sicher nachweisen kann.

Die pathologisch-anatomische Unterteilung in vier Untergruppen lässt sich in der HR-CT anhand der morphologischen Verteilung der dichtegeminderten Areale nachvollziehen. Computertomographisch ist jedoch der einzelne Azinus nicht abgrenzbar, da in der Regel keine abgrenzenden septalen Strukturen nachgewiesen werden können, sodass radiologisch die Veränderungen auf den sekundären Lobulus übertragen werden.

Das zentrilobuläre Emphysem der Raucher findet sich bevorzugt in den Oberfeldern und stellt sich in der HR-CT als multiple kleine, dichtegeminderte,

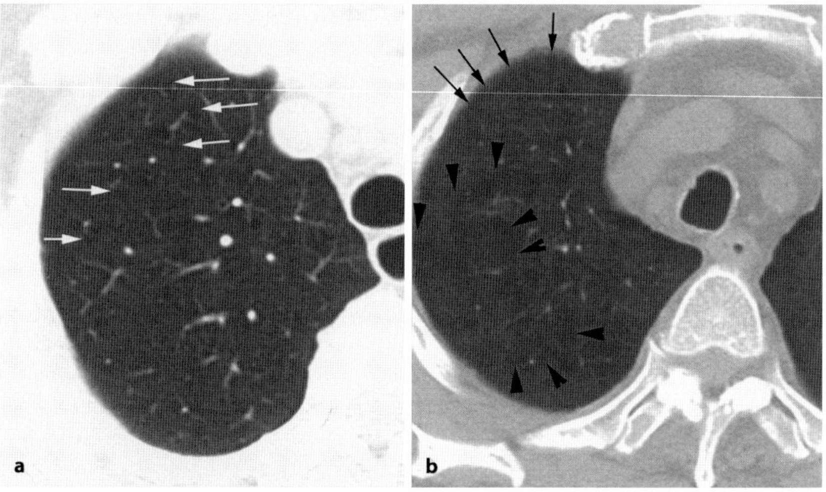

Abb. 6.9 a, b. Zentrilobuläres Emphysem mit multiplen, kleinen, rundlichen Dichteminderungen (1-3 mm) die keine Randbegrenzung aufweisen (*weiße Pfeile*; **a**). Die Lokalisation ist zentrilobulär, selbst periphere Dichteminderungen haben keinen direkten Kontakt zur Pleura (*schwarze Pfeile*). Die Dichteminderungen können konfluieren (*schwarze Pfeilspitzen*) und den gesamten Lobulus einnehmen (**b**)

schlecht abgrenzbare Areale in direkter Nachbarschaft zur zentralen Arterie des sekundären Lobulus dar. Eine haarlinienförmige Wand, wie sie bei kleinen zystischen Veränderung der LAM oder bei bullösen Veränderungen gefunden wird, lässt sich nicht abgrenzen. Das umgebende Lungenparenchym zeigt normale Dichtewerte (Abb. 6.9a). Bei zunehmender Erkrankung konfluieren die Herde, bei einer Größe von 2 mm sind sie meist rund-oval und besser demarkiert, bei weiterem Fortschreiten wird der gesamte Lobulus betroffen und es kommt zusätzlich zu Gefäßveränderungen (Abb. 6.9b). Das zentrale Gefäß wird kleiner im Durchmesser, aber die interstitiellen Strukturen sind noch abgrenzbar. Es besteht eine sehr gute Korrelation zwischen den Befunden der HR-CT und den histopathologischen (r = 0,85), auch wenn sehr frühe, klinisch nicht relevante Emphysemformen teils nicht erkannt werden. Im fortgeschrittenen Stadium ist eine Unterscheidung zum panlobulären Emphysem nicht mehr möglich.

Das panlobuläre Emphysem findet sich bevorzugt in den Unter- und Mittelfeldern, die Lungenparenchymveränderungen sind viel homogener als in der vorhergehenden Form. Es führt zu Veränderungen im gesamten sekundären Lobulus mit unterschiedlich ausgeprägter Dichteminderung. Die Pulmonalgefäße der betroffenen Areale erscheinen schmaler und von der Anzahl vermindert. Milde Formen sind schwierig zu erkennen, da die Veränderungen innerhalb des Lobulus sehr homogen zur Darstellung gelangen (Miller et al. 1989). Diskrete Dichteminderungen relativ zum normalen Lungenparenchym lassen sich erst bei angepasster Fenstereinstellung (enge Fensterbreite) abgrenzen. Die zentrale Arterie wird punktförmig, der Bronchiolus ist in der Regel nicht verdickt und die peripheren Sammelvenen in den Kreuzungsbereichen der Begrenzungssepten werden komprimiert. Bei geeigneter Fenstertechnik zeigt sich eine sehr gute Korrelation zwischen der HR-CT und der anatomisch-pathologischen Ausdehnung (r = 0,96; Abb. 6.10).

Das paraseptale Emphysem zeigt seine Veränderungen in subpleural gelegenen peripheren Lobuli und führt zu meist multiplen nebeneinander liegenden subpleuralen Bullae, die als gut begrenzte dichtegeminderte Areale mit haarlinienartiger Kontur dokumentiert werden können. Die häufigsten Lokalisationen sind subpleural, im Recessus azygoösophageale und entlang der Gefäßbündel. Eine Kombination mit dem zentrilobulären Emphysem wird häufig beschrieben. Kommt es isoliert vor, lassen sich – anders als bei den oben besprochenen Emphysemtypen – sogar milde Formen leicht nachweisen. Anfangs sind zentrale Strukturen der sekundären Lobuli noch abgrenzbar, meist sind mehrere nebeneinander liegende sekundäre Lobuli betroffen.

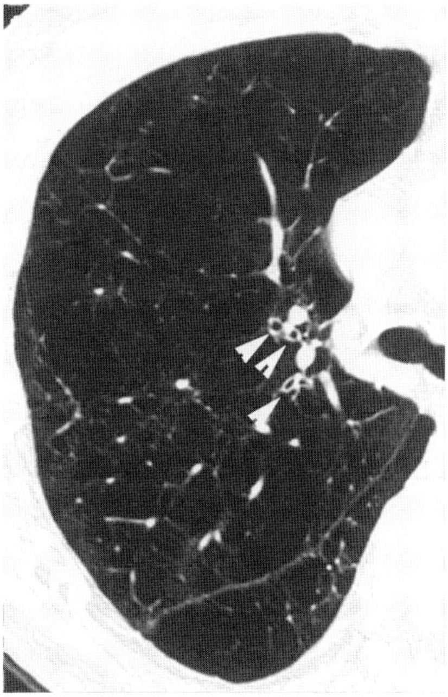

Abb. 6.10. Ausgeprägtes panlobuläres Emphysem mit diffuser Dichteminderung sowohl im Oberlappen als auch im apikalen Unterlappensegment. Zusätzlich zeigen sich verdickte Bronchialwände (*Pfeilspitzen*) als Zeichen einer COLD

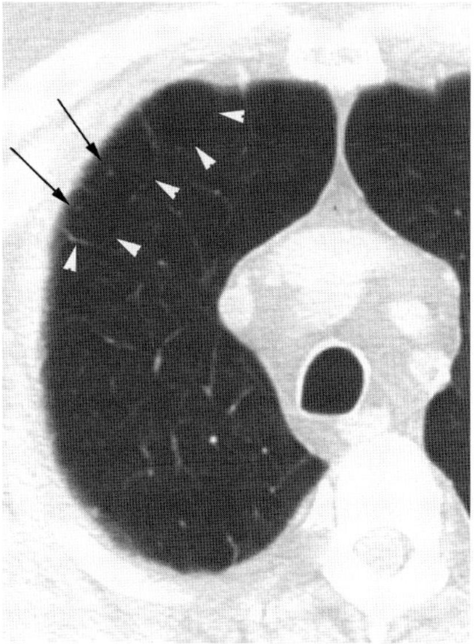

Abb. 6.11. Paraseptales Emphysem mit dem Bild des leeren Lobulus (*Pfeilspitzen*). Lediglich zentral kommt noch die zentrilobuläre *Arterie (schwarze Pfeile)* zur Darstellung

Im fortgeschrittenen Stadium lösen sich die zentralen Strukturen auf, sodass der Eindruck von mehreren nebeneinander liegenden subpleuralen Bullae entsteht (Abb. 6.11).

Das bullöse Emphysem ist keine eigenständige Erkrankung, der Begriff wird eher rein deskriptiv genutzt bei Patienten, bei denen bullöse Veränderungen im Vordergrund stehen. Die emphysematösen Veränderungen sind meist lokalisierter bzw. einige Lobuli sind stärker vom Emphysem betroffen und weisen den Aspekt einer Bulla auf. Sie sind rund, scharf begrenzt, dünnwandig und weisen keine Binnenstrukturen auf. Gefäße lassen sich in einer Bulla nicht mehr nachweisen. Benachbarte Gefäße erscheinen verlagert, sind ausgezogen und die Aufzweigungswinkel sind vergrößert. Große Bullae können das angrenzende Lungengewebe komprimieren.

Eine Quantifizierung des Emphysems wurde von radiologischer Seite immer wieder versucht, konnte sich aber klinisch nicht durchsetzen. Selbst bei gutachterlichen Tätigkeiten wird keine radiologische Quantifizierung gefordert. Der Grad der Einschränkung wird dagegen anhand von klinischen Parametern und Lungenfunktionstests bestimmt. Die Entwicklung eines quantitativen Emphysemscores ist aber sowohl epidemiologisch als auch intraindividuell für Verlaufsstudien wichtig. Die beschriebenen Emphysemzeichen sind Grundlage für eine visuelle Quantifizierung. Die rein visuelle Auswertung führt aber zu großen Intra- und Interobserver-Abweichungen, sodass standardmäßig durchgeführte Untersuchungen mit Flächen- oder Volumenbestimmungen der emphysematösen Areale (unter 910–950 H. E.) wünschenswert sind (Bankier et al. 1999). Anhand der Arbeiten von Bergin (1986) und Goddard (1982) teilt Bankier die Schweregrade des Emphysems in Gruppen von 0–4 ein. In der Gruppe 0 sind keine emphysematösen Areale abgrenzbar, in der Gruppe 1 weniger als 25%, in der Gruppe 2 25–50%, die Gruppe 3 entspricht veränderten Arealen von 50–75% und die Gruppe 4 Veränderungen von mehr als 75% des Lungenparenchyms bei allen Emphysemformen.

Für eine quantitative Auswertung ist eine standardisierte Untersuchungstechnik unabdingbar. Während sich die technischen Parameter leicht standardisieren lassen, führt die vom Patienten abhängige Inspirationstiefe während der einzelnen Aufnahme zu erheblichen Dichteschwankungen. Aus diesem Grund wurde eine spirographisch gesteuerte hochauflösende computertomographische Untersuchung eingeführt. Hierdurch ist eine immer gleichbleibende Inspirationstiefe gewährleistet. Einen besonderen Stellenwert in der meist unter Studienbedingungen durchgeführten Emphysemdiagnostik liegt in der Nachbearbeitung. Anhand der Einzelbilder oder des gesamten Volumendatensatzes kann eine Quantifizierung des Emphysems volumetrisch erfasst oder mit dem High-light-Verfahren bildmorphologisch vorgenommen werden.

Zusätzlich lässt sich anhand der Einzelbilder ein Histogramm des Lungenparenchyms erstellen. Die Dichtewertkurven zeigen jeweils einen typischen Verlauf für einen erhöhten Luft- oder einen erhöhten Weichteilgehalt des Lungenparenchyms. Beim Emphysematiker sind die Histogrammkurven deutlich erniedrigt und nach links verschoben.

Nuklearmedizin

Die kombinierte Ventilations-Perfusions-Szintigraphie hat sich nicht nur bei der Diagnostik der akuten Lungenembolie mit Nachweis von „mismatches" (fehlende Perfusion bei erhaltener Ventilation) sondern auch vor thoraxchirurgischen Eingriffen mit geplanter Resektion bei vorgeschädigten Lungenparenchym („chronic obstructive lung disease", COLD) klinisch etabliert. Anhand der präoperativen Szintigraphien wird durch eine Quantifizierung der Lungenperfusion von Lungenflügel oder Quadranten die postoperative Funktion der verbleibenden Lunge (FEV 1) näherungsweise errechnet. Hierbei kommt der Perfusionsszintigraphie bei der Abschätzung der postoperativen Einsekundenkapazität die größere Bedeutung zu (Wernly et al. 1980).

Die Ventilationsszintigraphie kann mit unterschiedlichen Tracern durchgeführt werden (Xenon 133, Xenon 127, Krypton-81 m, Technetium-99 m). Es können inspiratorische Ventilationsdefekte, expiratorische Ventilationsstörungen im Sinne eines „air trapping" dargestellt, räumlich zugeordnet und quantifiziert werden. Alternativ können auch mit Technetium-99 m markierte Partikel als Aerosol verabreicht werden. Der Nachteil liegt in der geringen räumlichen und zeitlichen Auflösung (2–3 Minuten pro Aufnahme). Die räumliche Auflösung kann durch Verwendung der SPECT- Aufnahmen (Schichtaufnahmen mit einer Schichtdicke von etwa 15 mm) im Vergleich zu den planaren Summationsaufnahmen in sechs Ebenen deutlich verbessert werden. Eine weitere Verbesserung der Auflösung lässt sich mit der Positronenemmisionstomographie (PET) mit seltenen Isotopen kurzer Halbwertszeit (^{13}N, ^{15}O, ^{19}Ne, ^{11}C) erreichen. Die Schichtdicke beträgt hierbei 10 mm, die zeitliche Auflösung ca. 30 Sekunden (Schuster 1998).

Für die Diagnostik der COPD und des Lungenemphysems spielen nuklearmedizinische Verfahren keine Rolle, obwohl die Perfusionsszintigraphie und die Ventilationsszintigraphie bei der COPD pathologische Veränderungen zeigen. Die Veränderungen sind eher von differentialdiagnostischen Wert. Es finden sich fleckige Defekte, die über das gesamte Lungenparenchym verteilt sind. Die Defekte in der Perfusion und Ventilation korrespondieren in ihrer Lokalisation, auch wenn teilweise die Perfusionsdefekte kleiner sind als die Ventilationsdefekte. Der Ventilationsdefekt führt zu einer Hypoxie, die eine Vasokonstriktion und somit einen entsprechenden Perfusionsdefekt bewirkt (falls dieser reflektorische

Mechanismus gestört ist, kann es auch beim Emphysem zum Mismatch von Perfusion und Ventilation kommen). In der Dynamik zeigt sich eine langsames „wash-in" und ein verzögertes „wash-out". Zusätzlich findet sich beim Emphysem eine zentralbetonte Anreicherung (Satoh et al. 1998).

Nach Satoh soll die Szintigraphie der Computertomographie insbesondere beim Nachweis eines panlobulären Emphysems, welches im CT wegen des homogenen Befalls oft nur schwer zu diagnostizieren ist, überlegen sein. Diese Ergebnisse basieren allerdings auf einem sehr kleinen Kollektiv (Satoh et al. 1998).

Kernspintomographie

Während die morphologische Darstellung des Lungenparenchyms weitgehend durch die CT beherrscht wird, wurden nuklearmedizinische Verfahren lange Zeit für die funktionelle Darstellung als Methode der Wahl angesehen. In den letzten Jahren häufen sich jedoch Veröffentlichungen, die der MRT eine verbesserte anatomische Bildgebung zuweisen, jedoch spielt die morphologische MR-tomographische Darstellung bezüglich der Emphysemdiagnostik keine Rolle. Zur verbesserten morphologischen Darstellung werden schnelle Sequenzen (z.B. CISS-2D-Sequenzen) eingesetzt. Hier bieten Niederfeldgeräte den Vorteil einer längeren T2*-Zeit im Lungenparenchym mit entsprechend besserer Auflösung im Vergleich zu Hochfeldgeräten (Abolmaali et al. 2001). Die neuesten Veröffentlichungen zur der funktionellen Bildgebung sind vielversprechend; eine abschließende Wertung ist derzeit noch nicht möglich.

Über die Standardbildgebung hinaus können mit Atemanhaltetechniken Lungenvolumina wie die totale Lungenkapazität oder das Residualvolumen bestimmt werden. Auch wenn in der MRT die totale Lungenkapazität unterschätzt und das Residualvolumen überschätzt wird, korrelieren die Werte gut mit den Lungenfunktionstests (Gierada et al. 1998). Ein Vergleich von computertomographisch und kernspintomographisch bestimmten Lungenvolumina zeigt eine hohe Übereinstimmung. Mittels schneller Bildgebung kann im MRT darüber hinaus die Thoraxwandbewegung quantifiziert werden. Beim Gesunden ist die Throraxwandbewegung apikal ausgeprägter als basal; beim Emphysematiker ist die Bewegung reduziert und der Unterschied zwischen apikalen und basalen Anteilen aufgehoben (Suga et al. 1999).

Kontrastmittel als Aerosol (Gd-DTPA) wurde erstmals 1992 von Berthezene eingesetzt; es führte nur zu einer inhomogenen Signalanhebung. Erst durch den Zusatz von osmotisch aktivem Mannitol und einer oberflächenaktiven Substanz konnte eine homogene Verteilung mit ausreichender Signalanhebung erreicht werden (Berthezene et al. 1992; Haage et al. 2000).

Ein interessanter Ansatz ist die Bildgebung unter 100%iger Sauerstoffatmung, bei der der T1-Effekt des O_2-gesättigten Blutes ausgenutzt wird und eine Signalanhebung von 15% zu erzielen ist. Zur Anwendung kommen dabei Inversion-recovery-Sequenzen (Carr u. Purcell 1954), wobei abhängig von der Inversionszeit ein eher ventilations- oder perfusionsgewichtetes Bild entsteht, was die Berechnung von Ventilations-Perfusions-Quotienten erlaubt.

Hyperpolarisierte Edelgase (^{3}He, ^{129}Xe) lassen sich im Gegensatz zu Sauerstoff direkt als Kontrastmittel zur Dokumentation der Ventilation verwenden. Zum Einsatz kommt vorzugsweise ^{3}He mit dem besseren gyromagnetischen Verhältnis gegenüber ^{129}Xe und ohne den beim Xenongas ausgeprägten anästhetischen Effekt, welcher eine Studienplanung deutlich erschwert. Nachteilig ist jedoch die geringe Verfügbarkeit von ^{3}He. Zur Anwendung kommen Atemanhaltetechniken, die in weniger als 10 s die ganze Lunge in koronarer Schnittebene darstellen können. Die räumliche Auflösung ist mit $2{,}5 \times 2{,}5 \times 10$ mm derjenigen nuklearmedizinischer Verfahren überlegen. Wenngleich die klinischen Erfahrungen noch gering sind und sich auf kleine Patientengruppen beschränken, konnten unterschiedlich ausgeprägte Ventilationsstörungen bei Rauchern (Guenther et al. 2000), COLD (Kauczor et al. 1998; de Lange et al. 1999), zystischer Fibrose (Kauczor et al. 1997; Donnelly et al. 1999), Asthma (Altes et al. 2001), Lungenembolie (Viallon et al. 2000) und Fibrose (McAdams et al. 1999) dargestellt werden. Interessant ist der Einsatz bei transplantierten Patienten zum Nachweis einer Bronchiolitis obliterans (McAdams et al. 1999). Hier zeigte die ^{3}He-MRT eine höhere Sensitivität als Szintigraphie und CT (McAdams et al. 1999; Kauczor et al. 2000).

Anhand unterschiedlicher Brown-Bewegungskoeffizienten in Flüssigkeiten und Gasen lassen sich diffusionsgewichtete Aufnahmen erstellen, insbesondere zum Nachweis eines Emphysems (Chen et al. 2000; Brookeman et al. 1999; Kauczor u. Markstaller 1998).

Untersuchungsstrategie

Schwere Emphysemformen lassen sich mit einer guten Sensitivität und Spezifität schon in der Thoraxübersichtaufnahme nachweisen. Bei weniger ausgeprägten Formen und bei speziellen Fragestellungen ist der Nachweis nur computertomographisch möglich. Inwieweit der Einsatz computertomographischer Verfahren zum Nachweis von frühesten Veränderungen notwendig ist, hängt von der klinischen Relevanz ab und muss im Einzelfall entschieden werden (Muller 1993). Wenngleich sich parenchymatöse Lungenveränderungen in Standardtechnik bei größeren Schichtdicken problemlos nachweisen lassen, sollte jedoch auch in diesen Fällen mit einem hochauflösenden Algorithmus gearbeitet werden. Untersuchungen mit unterschiedlichen Schichtdicken von 1–10 mm haben gezeigt, dass die HR-CT in Dünnschichttechnik den herkömmlichen Verfahren sowohl in der Detektion als auch in der Zuordnung überlegen sind. Trotz allem werden milde Emphysemformen auch mit der HR-CT unterschätzt (Miller et al. 1989). Bis zu Schichtdicken von 3 mm wird die räumliche Auflösung im Vergleich zu Standardschichtdicken nicht wesentlich verbessert, sodass heute für spezielle Fragestellungen eine HR-CT mit einer Schichtdicke mit maximal 1,5 mm empfohlen wird. Die optimalen Untersuchungsparameter wurden von unterschiedlichen Autoren beschrieben (Webb 1989; Miller et al. 1989). Die Standarduntersuchung sollte immer die gesamte Lunge lückenlos darstellen. Die HR-CT sollte von der Lungenspitze bis zur Basis in einem Schichtabstand von 10–20 cm in 1 mm dicken Schichten durchgeführt werden. Bei speziellen Fragestellungen kann aus strahlenhygienischen Gründen auf die Standarduntersuchung verzichtet werden. Zur besseren Reproduzierbarkeit sollten bei Untersuchungen im Rahmen von Studien die sog. Spiro-CT durchgeführt werden.

Eine größere klinische Relevanz bei Patienten mit schwerem Emphysem hat die CT vor operativen Maßnahmen im Sinne einer Volumenreduktion oder tumorbedingte Lungenteilresektion. Der Einsatz der HR-Technik ist hierbei in der Regel nicht notwendig. Es müssen besondere Fragestellungen beantwortet werden. Durch eine Volumenreduktion soll eine Verbesserung der elastischen Umformbarkeit der Lunge erreicht werden. Das Diaphragma soll höher treten, um somit bei der Atembewegung wieder unterstützend mithelfen zu können (Nazari 1998). Der Erfolg dieser operativen Maßnahmen hängt von einer sorgfältigen Patientenauswahl ab. Die Selektionskriterien sind zwar in den einzelnen Zentren unterschiedlich, eine heterogene Verteilung des Emphysems mit operativer Entfernung der am stärksten betroffenen Lungenareale verspricht jedoch die besten Erfolge. Die Aufgabe der Radiologie ist zum einen, die Lokalisation und Verteilung der am stärksten ausgeprägten Areale darzustellen, zum anderen, relative Kontraindikationen wie diffuse pleurale Erkrankungen, ausgeprägte parenchymale Narben, Bronchiektasen, maligne pulmonale Veränderungen oder aufgeweitete Pulmonalarterien mit Verdacht auf pulmonale Hypertonie nachzuweisen.

Nuklearmedizinische Untersuchungen sind nur bei besonderen funktionellen Fragestellungen indiziert, z.B. zur präoperativen Planung. Inwieweit die funktionellen kernspintomographischen Untersuchungen die nuklearmedizinischen Verfahren ablösen können und als Routineverfahren eingesetzt werden können, ist noch nicht endgültig geklärt.

Differentialdiagnose

Eine Differenzierung der verschiedenen Emphysemformen (zentrilobulär, panlobulär etc.) ist meist ohne klinische Relevanz. Anhand des Verteilungsmusters, des Patientenalters und fehlenden Risikofaktoren sollten die Patienten mit einem genetisch bedingten Emphysem wie einem α_1-Antiproteasenmangel erkannt und einer entsprechenden Substitutionstherapie zugeführt werden. Das Emphysem bei α_1-Antiproteasenmangel kommt als panlobuläres Emphysem zur Darstellung und entspricht von der Übersichtsaufnahme dem gefäßarmen Simon-Emphysemtyp mit einem atypischen Verteilungsmuster. Während die Oberfelder nur gering betroffen sind, nimmt das Emphysem nach kaudal zu und hat in den basalen Abschnitten die stärkste Ausprägung (Abb. 6.12).

Die Differentialdiagnose des Emphysems muss sich sowohl auf das klinische Erscheinungsbild mit den Hauptsymptomen Dyspnoe und mit mehr oder weniger ausgeprägter Hypersekretion und Obstruktion als auch auf die einzelnen Röntgenzeichen beziehen.

Eine Differenzierung zwischen Emphysem, Asthma, chronischer Bronchitis und Bronchiektasenkrankheit ist in der Regel nicht möglich, da sie sehr häufig kombiniert vorkommen. Werden die Emphysemzeichen von Bronchiektasen und/oder ausgeprägten Bronchialwandverdickungen überlagert sollte an eine Erkrankung der exogenen Drüsen und ihres autonomen Nervensystems, eine zystische Fibrose und eine familiäre Dysautonomie (Riley-Day-Syndrom) gedacht werden.

Je nachdem, ob die Computertomographie kleine hypodense Areale, eine diffuse Dichteminderung des Lungenparenchyms oder zystisch-bullöse Veränderungen zeigt, müssen andere differentialdiagnostische Überlegungen angestellt werden.

Generalisierte Dichteminderungen („Emphysemformen")

Für eine „diffuse" Dichteminderung kommen sämtliche Erkrankungen, die zu einer passageren Überblähung der Lunge führen können, in Betracht. Dabei müssen akute und chronische Obstruktionen der oberen und zentralen Luftwege, die radiologisch die Zeichen einer Überblähung aufweisen können, ebenso abgegrenzt werden wie seltene Krankheitsbilder der unteren Luftwege, die klinisch das Bild der peripheren Obstruktion oder eines Status asthmaticus aufweisen.

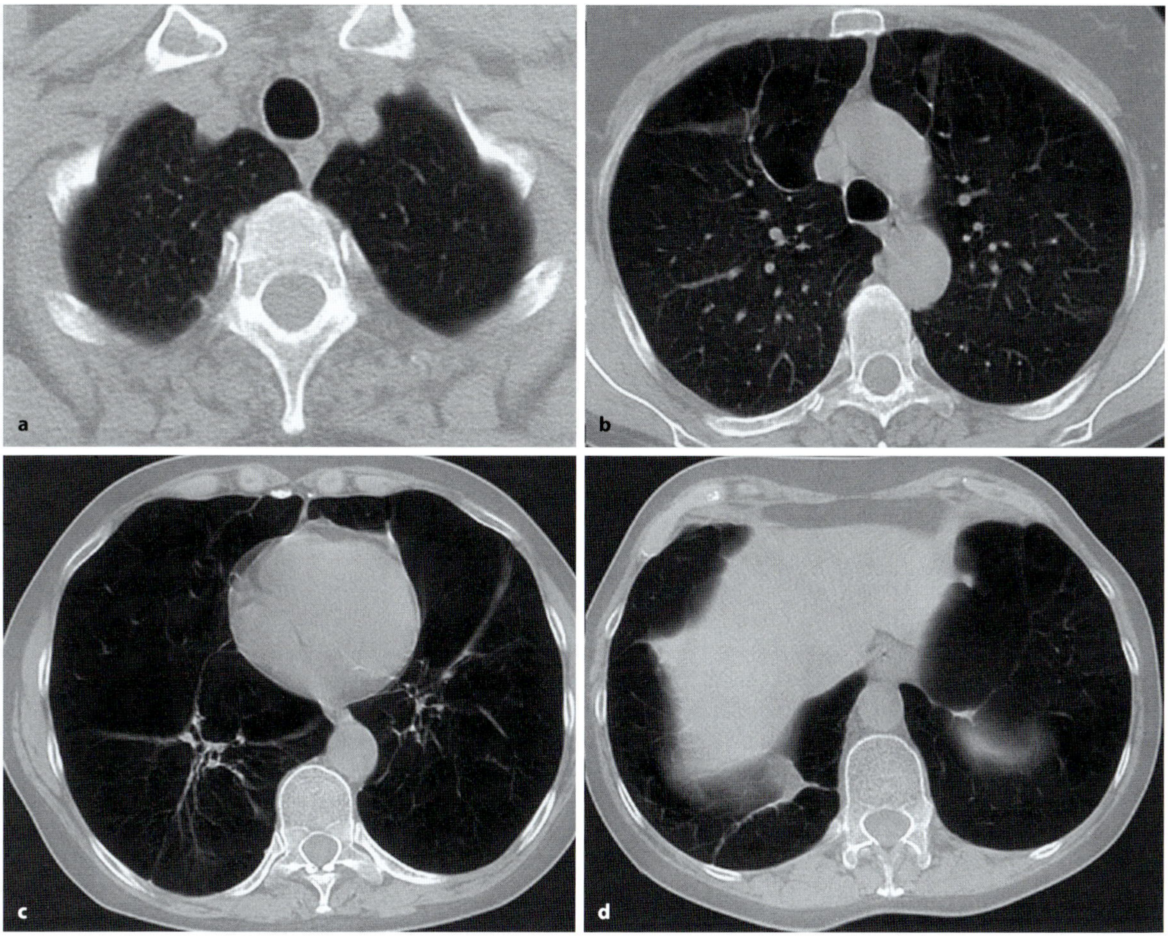

Abb. 6.12 a–d. Ausgeprägtes, basal betontes panlobuläres Emphysem spricht für das Vorliegen eines α_1-Antitrypsinmangels

Akute Obstruktion der oberen Luftwege. Sie ist klinisch meist anhand der Kardinalsymptome – akute Dyspnoe, Erstickungsanfälle mit mehr oder minder ausgeprägtem Stridor – gut zu differenzieren. Eine Obstruktion der oberen Luftwege kann auf jeder Ebene (von der Nase bzw. dem Mund bis zur Carina) entstehen. Häufige und typische Ursache der Obstruktion sind Infekte der oberen Luftwege, beispielsweise eine akute Pharyngitis oder Tonsillitis mit retropharyngealem Abszess (β-hämolytische Streptokokken, seltener Adeno- oder Coxsackieviren), eine akute Laryngotracheitis (Krupp durch Parainfluenza- oder RS-Viren mit charakteristischer subglottischer Einengung) oder eine akute Epiglottitis (Hämophilus influenzae, seltener Staphylococcos aureus oder Streptococcus pneumoniae). Das radiologische Bild führt je nach Infektlokalisation oder des Begleitödems zu einer Schwellung der Epiglottis, der aryepiglottischen Falten, der Uvula oder der prävertebralen Weichteile. Hypopharynx und Oropharynx sind aufgeweitet, die Valeculae sind obliteriert. Die Computertomographie ist in der Regel nicht indiziert.

Chronische Obstruktion der oberen Luftwege. Im Gegensatz zu den akuten Formen wird das klinische Bild der chronischen Stenose der oberen Luftwege häufig als Asthma oder als chronisch obstruktive Lungenerkrankung fehlinterpretiert. Immer wenn klinisch eine Dyspnoe im Vordergrund steht, sollten Stenosen der oberen Luftwege ausgeschlossen werden. Die Dyspnoe tritt häufig erst unter Belastung oder in bestimmten Körperpositionen auf, besteht meist schon über längere Zeit, ist ausgeprägt auch inspiratorisch zu hören und typischerweise therapierefraktär.

Die intermittierende nächtliche Hypopharynxobstruktion (obstruktive Schlafapnoe) ist die häufigste Form. Andere mögliche Ursachen sind eine Hypertrophie der Tonsillen, Adenoide, eine Makroglossie, Gesichtsschädeldeformitäten, eine Stimmbandparalyse, ein Pseudoasthma („vocal cord dysfunction", VCD), Trachealstenosen nach Langzeitintubation, Tracheomalazien oder Trachealtumore. Die Hypertrophie der Tonsillen lässt sich schon auf seitlichen Übersichtsaufnahmen der Kopf-Hals-Region als charakteristische, scharf begrenzte, elliptische Weichteilformation nachweisen, die sich vom weichen Gaumen aus in den Hypopharynx ausdehnt. Häufig ist eine Hypertrophie der nasopharyngealen Adenoide assoziiert.

■ **Zentrale Obstruktion.** Eine zentrale Obstruktion, bedingt durch einen intraluminal wachsenden Tumor, eine Infiltration oder Kompression von außen oder eine Tracheomalazie kann zur Überblähung beider Lungen unterschiedlichen Schweregrades führen und das klinische Bild eines Asthmas oder COPD vortäuschen. Selbst eine konstante Einengung der Trachea ist auf der Übersichtsaufnahme häufig nicht oder nur schlecht abgrenzbar. Hierbei haben die Seitaufnahme und Durchleuchtungsuntersuchungen besondere Bedeutung. Häufig ist zur exakten Abgrenzung die Computertomographie notwendig.

Die Tracheomalazie ist charakterisiert durch eine erhöhte Verformbarkeit der Trachealwand bedingt durch eine Schädigung oder Zerstörung der knorpeligen Anteile (Abb. 6.13). Beim Emphysem wird sie häufig als Epiphänomen (Säbelscheidentrachea) angetroffen und betrifft die intrathorakal gelegene Trachea. Kongenitale Formen sind selten. Lokalisierte Formen sprechen eher für eine postentzündliche oder posttraumatische Genese. Häufigste Ursache ist hierbei die Schädigung der Trachealwand bzw. des Trachealknorpels durch Langzeitintubation mit aufgedehnten Fixierungsballon (Cuff). Mit den heute verfügbaren Niederdruckcuffs ist das Problem rückläufig.

Auf statischen Aufnahmen ist die Tracheomalazie meist nicht abgrenzbar, deshalb sollte bei Verdacht auf eine Tracheomalazie eine Durchleuchtung mit Belastungsmanövern durchgeführt werden. Eine Änderung des transmuralen Druckgradienten führt zu einer Verformung der Trachea. Der Druck der extrathorakalen Trachea entspricht dem atmosphärischen Druck, der der intrathorakal gelegenen Trachea dem im Pleuraraum. Statische Manöver wie Inspirations- und Expirationsaufnahmen weisen lediglich einen kleinen Druckgradienten (25 cm H_2O) auf, während sich bei dynamischen Manövern wie Husten, Niesen, forcierter In- und Expiration, Valsalva- und Müllermanöver (i-Phonation während der Inspiration) größere Druckgradienten aufbauen, die Verformbarkeit der Trachea kann besser dargestellt werden. Die Trachea wird im sagittalen, lateralen und obliquen Strahlengang untersucht. Kaliberschwankungen über 50% sprechen für das Vorliegen einer Tracheomalazie. In der Computertomographie zeigt die normale, intrathorakal gelegene Trachea eine leicht ovale Form mit etwas größerem Quer- als Sagittaldurchmesser. Die Fläche der Trachea in In- und Expiration sowie unter forcierten Manövern kann mit Hilfe der CT exakt bestimmt werden. Stern et al. konnten zeigen, dass sich unter forcierter In- und Expiration die Tracheaquerschnittfläche um 35% ändert. Die Standardabweichungen lagen mit 18% relativ hoch, sodass er eine 70%ige Flächenänderung als Indikator für eine Tracheomalazie vorschlägt (Stern et al. 1993).

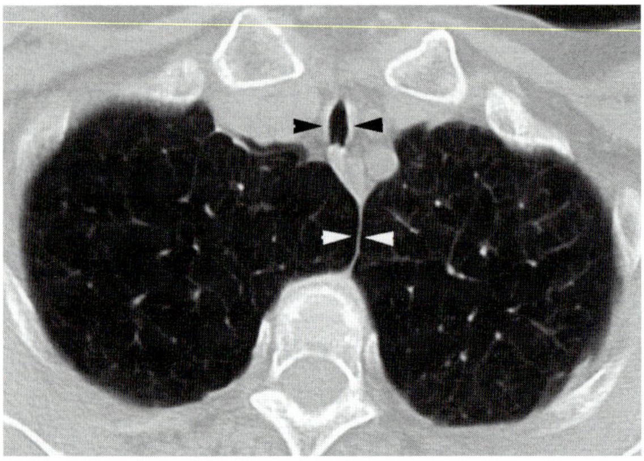

Abb. 6.13. Mischbild eines zentrilobulären und panlobulären Emphysems mit breiter Anlagefläche der pleuralen Umschlagsfalten (*weiße Pfeilspitzen*). Deutlich verkleinerter Querdurchmesser der Trachea bei erhaltenem Längsdurchmesser im Sinne einer Tracheomalazie („Säbelscheidentrachea")

Für den Nachweis eines endotracheal oder endobronchial wachsenden Tumors ist eine tomographische Untersuchung (CT oder MRT) erforderlich. Der Befund ist meist schon in axialer Schnittführung gut abgrenzbar, die koronare Darstellung liefert jedoch einen besseren Überblick und erleichtert die Therapieplanung.

■ **Periphere Obstruktion.** Periphere Obstruktionen können durch Asthma oder auch durch eine der sehr seltenen peripheren obstruktiven Lungenerkrankungen mit Verlegung der Luftwege durch multiple Papillome, Granulome (Sarkoidose) oder Amyloidablagerungen bedingt sein. Sie können sowohl das klinische Erscheinungsbild des Emphysems imitieren als auch radiologische Veränderungen der chronisch obstruktiven Lungenerkrankung aufweisen. Die Überblähung ist meist nicht lokalisiert und differentialdiagnostisch wenig hilfreich. An eine Schleimhautsarkoidose oder Amyloidablagerungen sollte immer dann gedacht werden, wenn die Bronchialwände außergewöhnlich verdickt erscheinen und alle Lungenabschnitte gleichmäßig ohne Betonung der Unterfelder betreffen.

Lokalisierte Dichteminderungen („Emphysemformen")

Sie betreffen einzelne Subsegmente, Segmente oder auch einen ganzen Lungenflügel und können durch anatomische und physiologische Besonderheiten vorgetäuscht werden. Transparenzunterschiede auf der Thoraxübersicht werden durch angeborene oder erworbene Brustwandanomalien (Skoliose, Fehlen des M. pectoralis oder Mammaschattens etc.) verursacht. Eine Minderung der normalen Lungenzeichnung kann sowohl durch eine Vermehrung des Luftgehaltes als auch durch eine Verminderung der Durchblutung wie z. B. bei der Lungenembolie (Westermark-Zeichen) bedingt sein. Zusätzlich ist die Aufnahmetechnik (Belichtung, Einstellung) zu berücksichtigen. Unscharf begrenzte hypodense Areale können aber auch bei anderen Lungenparenchymerkrankungen angetroffen werden.

■ **Einseitig helle Lunge.** Eine einseitige Transparenzminderung bei einem lokalisierten Emphysem muss von der pulmonal-arteriellen Hypoplasie, dem Swyer-James-Syndrom und der endobronchialen Obstruktion abgegrenzt werden. Das Swyer-James-Syndrom zeigt zwar ebenfalls eine vermehrte Strahlentransparenz meist einer ganzen Lunge, welche jedoch durch eine zusätzliche Volumenminderung des betroffenen Lappens - bei Zustand nach stattgehabter Bronchiolitis im Kindesalter bedingt - gekennzeichnet ist, sodass zusätzlich Zeichen von Bronchiektasen, Teilatelektasen und eine pulmonalarteriellen Hypoplasie nachweisbar sind.

Eine endobronchial bedingte Obstruktion kann durch eine tumoröse Genese oder durch einen Fremdkörper bzw. das hieraus resultierendem Granulom verursacht sein. Der betroffene Bronchus ist eingeengt, es resultiert eine einseitige reversible Lungenüberblähung. In der Thoraxübersichtsaufnahme ist das sog. paradoxe Hilus-Zeichen abgrenzbar (trotz zentralen Tumors erscheint der Hilus im Seitenvergleich kleiner). Computertomographisch lässt sich der Tumor als polypöse, in den Bronchus hineinragende Vorwölbung auch schon ohne Kontrastmittelgabe gut abgrenzen.

■ **Kleinflächige Aufhellungen.** Kleinflächige hypodense Areale müssen sowohl vom Mosaikmuster (s. Abschn. 6.3) als auch von dichtegeminderten Arealen anderer Lungenerkrankungen abgegrenzt werden. Bei ausgeprägter Lungenfibrose ist die Elastizität so vermindert, dass insbesondere in den subpleuralen Abschnitten erhebliche Scherkräfte wirken, die zu einem Einreißen des Lungenparenchyms führen. In der Computertomographie lässt sich neben dem „honey-combing" ein subpleurales Emphysem mit dicken Septen nachweisen (Abb. 6.14; Kirchner et al. 1997).

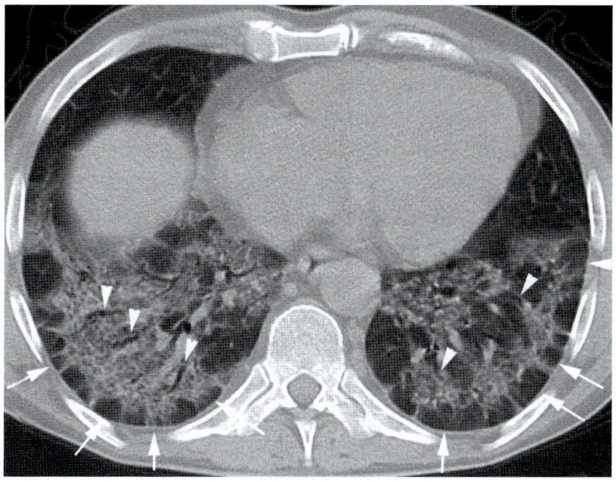

Abb. 6.14. Die CT in den basalen Lungenabschnitten bei ausgeprägter Lungenfibrose zeigt einen kompletten Umbau des Lungenparenchyms, mit dem Bild eines „honey combing". Durch die Fibrose und die daraus resultierende Volumenminderung sind Traktionsbronchiektasen entstanden. Zusätzlich hat sich subpleural, durch Scherkräfte ein Emphysem ausgebildet

Zystisch-bullöse Veränderungen

Wichtig ist die Abgrenzung bullöser Veränderungen im Rahmen eines Emphysems von anderen zystischen Lungenerkrankungen. Zysten können in der Lunge solitär und multipel auftreten. Nach ihrer Pathogenese werden sie in postpneumonische Zysten, Pneumatozelen, traumatische Zysten, Zysten im Rahmen von Histiozytose X, LAM, Echinokokkose und Emphysemblasen unterteilt. Mögliche Komplikationen sind Ruptur, Superinfektion oder Kompression des umgebenden Lungengewebes. Kommen sie multipel vor, ist der Übergang zum generalisierten bullösen Emphysem und zur Wabenlunge fließend.

Das bullöse Emphysem tritt häufiger in den Lungenspitzen und in peripheren Lungenabschnitten auf. Große, einzelne Bullae lassen sich differentialdiagnostisch nicht von angeborenen oder erworbenen Lungenzysten anderer Genese differenzieren.

■ **Postpneumonische und -traumatische Lungenzysten.** Postpneumonische Lungenzysten entstehen durch Einschmelzung von Lungengewebe. Gewinnt die Abszesshöhle Anschluss an das Bronchialsystem, kann sie nach Abheilung der entzündlichen Infiltrate fibrös umgewandelt werden und als mehr oder weniger dickwandige Lungenzyste persistieren. Postpneumonische Zysten können sich im Verlauf vergrößern, wenn Obstruktionen im Bereich des Drainagebronchus auftreten. Im Einzelfall lässt sich die postpneumonische Zyste vom bullösen Emphysem durch die Wanddicke und perizystischen fibrotischem Gewebe abgrenzen.

6.2 Bronchiektasen

Definition Bronchiektasen sind definiert durch eine irreversible Erweiterung besonders der mittleren und kleinen Bronchien, die gewöhnlich von entzündlichen Vorgängen in der Bronchuswand und des umliegenden Gewebes begleitet werden (Reid 1950). Sie treten regional oder diffus auf und müssen von vorübergehenden Dilatationen der Bronchien im Rahmen von pulmonalen Infekten abgegrenzt werden, die nach Abklingen der akuten Entzündung komplett reversibel sind (Hartmann et al. 1994; Aronchick u. Miller 1993).

Ätiologische und pathologisch-anatomische Grundlagen

Die Pathogenese der Bronchiektasen ist sehr komplex, es wird eine Vielzahl von Ursachen diskutiert. Am wichtigsten erscheint die Bronchialwandschwäche und ein erhöhter transmuraler Druck. Die Bronchialwandschwäche ist meist Folge einer entzündlichen Wanddestruktionen. Ursachen können chronische, rekurrierende oder einmalige entzündliche Veränderungen sein. Frühkindlich erworbene Bronchiektasen sind in aller Regel durch pulmonale Infektionen insbesondere viraler Genese mit begleitender Bronchiolitis entstanden, während im Erwachsenenalter häufiger bakterielle, aber auch pilzbedingte (Tuberkulose, nichttuberkulöse Mykobakterien, Aspergillus) Infektionen für die Entwicklung von Bronchiektasen verantwortlich sind. Durch inzwischen weit verbreitete Impfungen gegen Infektionskrankheiten wie Masern und Pertussis und frühzeitige Antibiotikabehandlung pulmonaler Infekte ist die Inzidenz von Bronchiektasen rückläufig (Coleman et al. 1995), sodass heute genetische Dispositionen wie die Mukoviszidose, das „immotile cilia syndrome" oder schwere Immundefekte bei der Bronchiektasenkrankheit einen höheren Stellenwert haben.

Als seltenere Gründe für die Entstehung von Bronchiektasen werden die allergische bronchopulmonale Aspergillose, Aspiration von säurehaltigem Mageninhalt, Inhalation toxischer Gase sowie sekundäre Bronchiektasen bei ausgeprägtem interstitiellen Lungenfibrosen (Traktionsbronchiektasen) oder sog. Obstruktionsbronchiektasen bei stenosierenden endobronchialen Tumoren oder Fremdkörpern genannt. Gründe für Bronchiektasen sind in der folgenden Tabelle 6.1 aufgelistet.

Vom morphologischen Erscheinungsbild unterteilt Reid drei Bronchiektasie-Typen: zylindrische, variköse und sakkuläre (Reid 1950; Abb. 6.18).

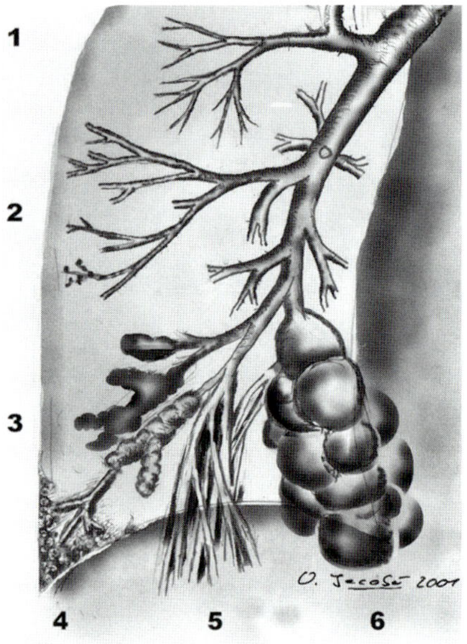

Abb. 6.18. Formen und Variationen von Bronchiektasen. In dieser Skizze sind die unterschiedlichen Erscheinungsformen von Bronchiektasen zusammengefasst. Die einzelnen Formen sind nicht krankheitsspezifisch, sondern hängen meist vom Schweregrad und der Bestehensdauer ab. Übergänge in schwerere Formen sind möglich. *1* zeigt den normalen Bronchialbaum mit seinen Aufzweigungen und seinen Verjüngungen zur Peripherie. In der gesunden Lunge lassen sich selbst im CT im peripheren Drittel keine Bronchien nachweisen. *2* stellt das typische Bild von zylindrischen Bronchiektasen dar. Die Verjüngung zur Peripherie fehlt, die Bronchien lassen sich bis in den Subpleuralraum abgrenzen. Die Bronchialwand kann verdickt sein oder das Lumen mit Schleim gefüllt sein, sodass subpleurale, sich aufzweigende Strukturen entstehen. Falls hier noch kleinknotige Verdichtungen hinzukommen, führt dies zum computertomographischen Bild des Tree-in-bud-Zeichens. Auf dieser Ebene ist es korrekter, von Bronchiolektasien zu sprechen. *3* zeigt die ausgeprägtere variköse Form der Bronchiektasen mit zirkulären, fibrotisch bedingten Einschnürungen. Sie sind luft- oder schleimgefüllt, der Übergang zum normalen Bronchus ist meist abrupt. Sie können an ihrer charakteristischen Aufzweigungen erkannt werden. *4* schematisierte Bronchiektasen, die im Rahmen einer fibrosierenden Erkrankung auftreten können, sei es eine idiopathische Lungenfibrose oder auch nach destruierenden, stark schrumpfenden entzündliche Prozessen. Die Bronchiektasen entstehen durch die zunehmende interstitielle Schrumpfung und werden deshalb Traktionsbronchiektasen genannt. Je nach Schweregrad können zylindrische, variköse oder auch sackförmige Bronchiektasen entstehen. *5* zeigt zylindrische Bronchiektasen mit deutlicher Bündelung, die durch einen ausgeprägten Parenchymverlust und peribronchiale Fibrose bedingt ist. Diese Form entsteht meist nach flächigen pneumonischen Infiltraten. *6* Die sackförmigen Bronchiektasen sind die ausgeprägteste Form. Hierbei lassen sich typischerweise mehrere Zentimeter große, ballonförmig aufgetrieben zystische Strukturen abgrenzen. Die Veränderungen reichen typischerweise von zentral bis subpleural und betreffen ein gesamtes Segment oder auch einen gesamten Lappen. Bei neu aufgetretenen auf ein Lungensegment begrenzten zystischen Bronchiektasen muss an eine erworbene Bronchusstenose gedacht werden und ein Fremdkörpergranulom oder endobronchialer Tumor ausgeschlossen werden

Tabelle 6.1. Ursachen für Bronchiektasen

Kongenital	Knorpelschwäche (Mitchell 1975; Watanabe 1987; Wayne 1976; Williams 1972) Zystische Fibrose (Rural-Shapiro 1998; Pin 2000; Grum 1992; Stur 1970; Romano 1998; Pignatti 1995; Norman 1978; Mason 1999)
Postinfektiös	Pneumonie in der Kindheit; Masern; Keuchhusten (Doesel 1969; Fernald 1978; Fritz 1971; Galambos 1986; Khanna 1976; Lewinston 1984; Annobil 1996; Saynajakangas 1998) Mykoplasmen (Gay 1969; Goudie 1983; Halal 1977; Kohn 1971; Ventura 1967; Whyte 1984) Tuberkulose (Krukowska 1979; Mukhopadhya 1976; Niemirowska 1974; Pigorini 1965; Roknic 1965; Tan 1999; Shin 1989) Swyer-James Syndrom (Ghossain 1997)
Obstruktiv	Tumor (Caralps 1971; Charpin 1997) Lymphknoten (inklusive Mittellappensyndrom) Broncholith (Yaita 1984) Fremdkörper (Denney 1968; Kurklu 1973; Mansour 1998; Gugliantini 1976; Mazumdar 1967; Schaaf 1973) Bronchusstenose (Charpin 1997; Woywodt 2000)
Inhalation und Aspiration	Ammoniak (Hoeffler 1982; Kass 1972) Riley-Day Syndrom (Pinsky 1977; Maneke 1971) Aspiration von Mageninhalt (Annobil 1996; Gravel 1967) Heroin-Überdosis (Banner 1976; 1979; Schachter 1973; Warnock 1972)
Immunologisch	Primäre ziliäre Dyskinesie (Vanderhoeft 2000; Kartagener 1972; Ito 1966; Thijssens 1999) Primär erhöhte humorale oder zelluläre Immunantwort Infantile X-chromosomale Agammaglobulinämie (Bruton's disease; Wang 1999; Lischner 1977; Verger 1972) Verschiedene Immundefekte (Wang 1999; Canati 1988; Gugler 1966) Selektiver Immunglobulinmangel Good's Syndrom (Fox 1992) Wiskott-Aldrich Syndrom (Wang 1999; Canati 1988; Gugler 1966) Louis-Bar Syndrom (Halasz 1966) Chediak-Higashi Syndrom HIV-assoziiert (Jacobi 1995, 1995a; Holmes 1992, 1995; McGuinness 1993; Verghese 1994; Izquierdo Patron 1995; Khare 1999; Monteverde 1999) Lungentransplantation (Gayrard 1972; Yousem 1990; Tamm 1995; Sarris 1994) Entzündliche Darmerkrankungen (Charfi 1999; Gibb 1987; Jrad 1995; Turktas 2001; Zenone 1993)
Allergisch	Allergische bronchopulmonale Aspergillose (Goodman 1975; Mitchell 2000; Panchal 1994; McCarthy 1968; Lemarie 1986; Bahous 1985; Hart 1976)
Fibrotisch	Endstadium von Lungenfibrosen (Schaaf 2000; Westcott 1986; Akira 1990; 1999; Battaglia 1990; Ichikado 1997; Nishiyama 2000; Kozuka 2001) Strahlenfibrose (Hwang 2000)
Fehlbildungen	Tracheo-Bronchomegalie (Mounier-Kuhn-Syndrom; Lichtenstein 1970; Bass 1974; Doyle 1989; Joshi 1995; Benesch 2000) α_1-Antitrypsinmangel (Cuvelier 2000; Kauczor 1995; King 1996; Al-Kassimi 1966; Roig Figueroa 1995; Scott 1977) Obstruktive Azospermie (Lau 1986; Alton 1987; Hakim 1993) Rheumatoide Erkrankungen; Sjögren-Syndrom (Robinson 1994) Ehlers-Danlos-Syndrom Marfan-Syndrom (Teoh 1977; Foster 1980) Yellow-nail-Syndrom (Zefras 1966; Somorin 1978; Awerbuch 1976) Kryptogen

- Zylindrische Bronchiektasen sind unter den erworbenen Formen am häufigsten, finden sich in der 6. bis 10. Teilungsgeneration, häufig doppelseitig und in den dorsobasalen Segmenten. Die Anzahl der Bronchialaufzweigungen ist normal. Die bronchiektatische Aufweitung ist meist diskret und endet abrupt. Die Verjüngung zu Peripherie fehlt.
- Variköse Bronchiektasen weisen eine charakteristische perlschnurartige Form mit abwechselnden Aufweitungen und lokalen narbigen Engstellen auf. Die Ektasie ist stärker und deutlicher als bei den zylindrischen Formen, die peribronchialen Veränderungen sind ausgeprägter.
- Zystische oder sakkuläre Bronchiektasen stellen die ausgeprägteste Form dar. Die Luftwege sind ballonförmig aufgetrieben. Sie können in allen Lungenabschnitten vorkommen und sind teilweise mit Bronchusstenosen vergesellschaftet. Die Anzahl der Bronchialaufzweigungen ist deutlich reduziert und beschränkt sich meist nur auf die 4. und 5. Generation.

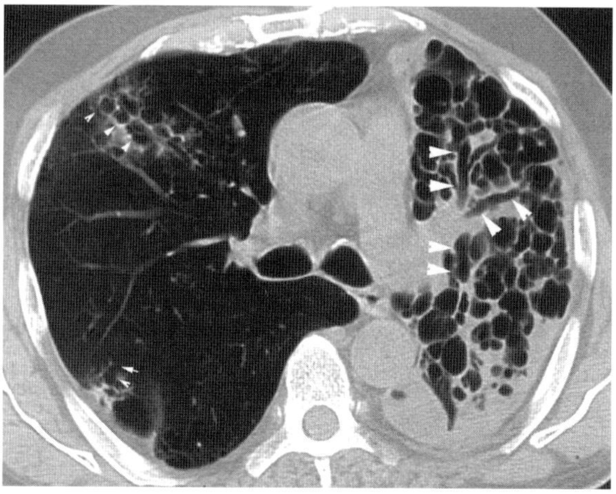

Abb. 6.19. Volumenminderung der linken Lunge bei bronchiektatisch bedingter Wabenlunge. Die zentralen Bronchien sind zylindrisch (*dicke Pfeilspitze*) aufgeweitet und gehen abrupt in zystische Bronchiektasen über. Kleinere variköse Bronchiektasen lassen sich im rechten apikalen Unterlappen- und im rechten anterioren Oberlappensegment nachweisen (*dünne Pfeilspitze*)

Die frühere Einteilung in angeborene und erworbene Bronchiektasen erscheint heute weniger sinnvoll, da die meisten der als angeborene Formen bezeichneten Erkrankungen eher durch frühkindliche Infektionen hervorgerufen werden. Im einzelnen kann eine Hemmungsmissbildung (mangelhafte Sprossung des Bronchialbaumes und fehlende Ausbildung von Bronchiolen oder Alveolen) von frühkindlichen erworbenen Bronchiektasen nicht unterschieden werden, da beide zum morphologischen Bild von blind endenden Bronchien mit sackförmigen Aufweitungen führen.

Bei den schwersten Formen der Bronchiektasie kann es zu einer bronchiektatischen Wabenlunge kommen (Abb. 6.19).

Histopathologisch lassen sich lymphofollikuläre, hypertrophische und atrophische Bronchiektasen abgrenzen. Bei akut entzündlichen Veränderungen findet man eine mehr oder weniger ausgeprägte zelluläre Infiltration. Bei chronischen Verläufen zeigt sich eine Zähnelung der Bronchialwand mit transversalen Falten, die hauptsächlich durch eine Hypertrophie und Hyperplasie der Schleimdrüsen hervorgerufen wird. Die Bronchialwände sind verdickt und durch chronisches Granulationsgewebe infiltriert. Die Brochialarterien erscheinen hypertrophiert. Das Flimmerepithel ist weitgehend durch squamöses Epithel bzw. durch metaplastische Areale ersetzt. Die Mukosa kann zusätzlich Ulzerationen aufweisen. Die Bronchien sind durch fibrosiertes Gewebe umgeben, das angrenzende Lungenparenchym kann ebenfalls entzündliche Veränderungen aufweisen. Durch diese entzündlichen Veränderungen wird die Wandstabilität so verändert, dass es in den Folgestadien entweder zu einer Bronchomalazie oder bei ausgedehnter peribronchialer Fibrosierung zu einer irreversiblen Ektasie kommen kann.

Klinische Symptomatik

Das klinische Bild von Patienten mit Bronchiektasen ist meist sehr unspezifisch. Maulvolle, dreischichtige Expektorationen sind heutzutage nicht mehr die Regel und stellen allenfalls Spätsymptome dar. Die Menge des Sputums hängt hierbei vom Grad der Aufweitung, der Infektion und der Schleimretention ab (Cole et al. 1993; Malhotra et al. 1973).

Milde Bronchiektasen sind oft klinisch asymptomatisch. Rezidivierende bronchopulmonale Infekte mit und ohne Auswurf oder rezidivierende Hämoptysen werden zwar häufig von den Patienten mit Bronchiektasen beschrieben, erlauben aber keine spezifische Diagnose (Smith u. Flower 1996). Laborchemische Untersuchungen und Lungenfunktionstests ergeben keine diagnosesichernden Befunde, sodass schon seit jeher bildgebende Verfahren zur Diagnosestellung herangezogen wurden. Unabhängig von der Ätiologie neigen Bronchiektasen zu einem progredienten Verlauf. Die Stase des Bronchialsekrets innerhalb der Bronchiektase führt schnell zu einem Circulus vitiosus mit rezidivierenden, später chronischen Superinfektionenen, zunehmender Dilatation und progredienter Verschlechterung der mukoziliären Clearance (Cole et al. 1993; Malhotra et al. 1973).

Neben den rezidivierenden Exazerbationen der Bronchitiden treten gehäuft Pneumonien auf. Die häufigsten Keime sind: H. influenzae und – in fortgeschrittenen Stadien – P. aeruginosa. Oft kommen auch Mischkulturen mit gramnegativen Problemkeimen (z. B. Proteus, Klebsiellen, E. coli, aber auch Aspergillen) vor. Selbst mit einer aggressiven gezielten Antibiotikatherapie gelingt es häufig nicht, auch nur vorübergehend Keimfreiheit zu erzielen.

Der chronische Infektionsherd prädisponiert für Septikämien und hämatogene Abszesse. Bei fortschreitender Destruktion des Lungenparenchyms treten Belastungs- und Ruhedyspnoe sowie Zeichen eines Cor pulmonale in den Vordergrund. Sehr stark ausgeprägte diffuse Bronchiektasen sind selten und kommen insbesondere bei Patienten mit reduziertem Immunstatus vor. Bei diesen Patienten lassen sich die klinischen Beschwerden häufig bis in die Kindheit zurück verfolgen (Coman et al. 1982; Goldsmith et al. 1996).

Im Weiteren sollen einzelne Syndrome, die häufig im Krankheitsverlauf durch zunehmende Bronchiektasen auffallen, erörtert werden.

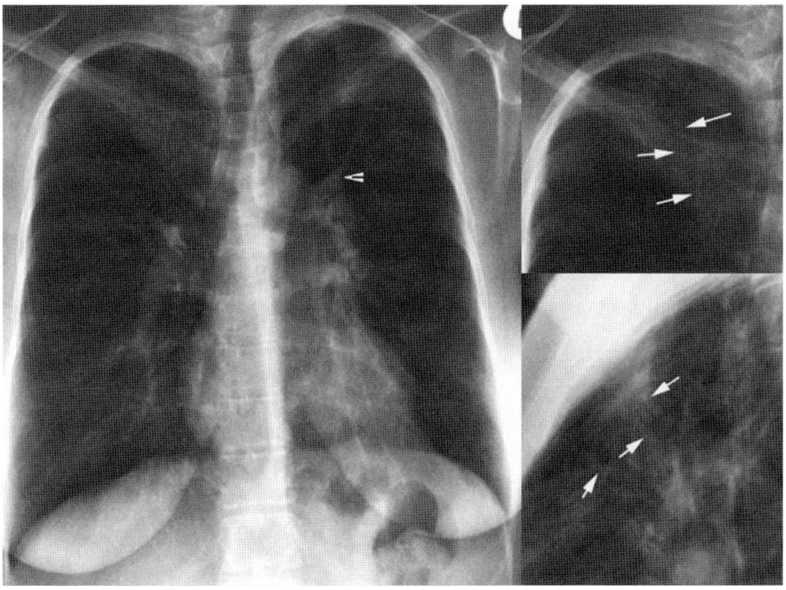

Abb. 6.20. Thoraxübersichtsaufnahme bei bekannter Mukoviszidose. Verziehung des linken Hilus (*Pfeilspitze*) nach kranial, sowie vermehrte lineare Zeichnung in den Unterfeldern. Bronchiektatische Veränderungen sind nur schwer abzugrenzen und kommen in den Detailaufnahmen im rechten Oberfeld als rundliche bzw. lineare Verdichtungsstrukturen (*Pfeile*) zur Darstellung. Die Lungenperipherie erscheint überbläht

6.2.1 Mukoviszidose (zystische Fibrose)

Die Mukoviszidose (vgl. Kap. 15.5.5) ist eine autosomal-rezessive Erkrankung mit einer Inzidenz von 25 pro 1000 Einwohner der Bundesrepublik Deutschland, die durch ausgeprägte Bronchiektasen im Bereich der gesamten Lunge charakterisiert ist und im weiteren Krankheitsverlauf über einen progredienten Parenchymverlust zu einer respiratorischen Insuffizienz und zum Tode führt. Sie wird durch einen Defekt im CFTR-Gen, das einen Chloridkanal codiert, hervorgerufen und führt zu Sekretveränderungen unterschiedlicher Drüsen. Die klinischen Symptome sind charakterisiert durch Sekretretentionen im Drüsengewebe verschiedener Organe und eine vermehrte Schweißneigung. Dies kann im Nasenrachenbereich zur Ausbildung von Polypen und rezidivierenden Sinusitiden führen. Im Abdomen kann die zystische Fibrose zu Sekretverlusten im Dünn- und Dickdarm und konsekutiven Durchfällen führen, bei Neugeborenen jedoch aufgrund zähen Mekoniums zum Auftreten eines Ileus. In den Gallenwegen kann es aufgrund einer hohen Viskosität der produzierten Galle zur Ausbildung von Gallensteinen sowie rezidivierenden Cholangitiden kommen, die zur Ausbildung einer Leberzirrhose führen kann. Bei männlichen Patienten kann es durch Veränderungen im Ductus deferens und den Vesiculae seminales zu einer Azoospermie kommen.

Im Bereich der Lunge kommt es durch Dyskrinie zur Schleimretention und einer Keim-Besiedlung. Im Verlauf der Krankheit kommt es meist zu einer chronischen Besiedlung mit P. aeruginosa. Die hieraus entstehenden Bronchiektasen betreffen meist die gesamte Lunge mit Bevorzugung der Mittel- und Oberfelder und sind durch rezidivierende Infekte bzw. durch die chronische Infektion rasch progredient. Durch die systematisch durchgeführten Antibiotikatherapien konnte die Prognose der Patienten deutlich verbessert werden, sodass die Patienten das Erwachsenenalter erreichen (Abb. 6.20).

6.2.2 Ziliares Dyskinesie-Syndrom (CDS, „immotile cilia syndrome")

Das ziliare Dyskinesie-Syndrom (CDS) ist einer der spezifischen Gründe für die Entwicklung von Bronchiektasen, die jedoch im Vergleich zur Mukoviszidose nicht so ausgeprägt sind. (Eine Vielzahl von genetischen Defekten ist verantwortlich für eine gestörte ziliäre Struktur und führt zu ziliären Funktionsbeeinträchtigungen und einer Reduktion der mukoziliären Clearance.) Die unzureichende Clearance ist assoziiert mit rezidivierenden Infekten der unteren und oberen Atemwege und führt zur Ausbildung von Bronchiektasen. Häufig ist eine defizitäre Chemotaxis der neutrophilen Granulozyten assoziiert, die ebenfalls eine Bronchiektasenbildung begünstigt (Guerrant et al. 1978; Bonneau et al. 1993). Das Kartagener-Syndrom (Situs inversus, Sinusitis, Bronchiektasen) ist ein Untertyp der CDS und etwa 50% der Patienten mit CDS weisen ein Kartagener-Syndrom auf. Es handelt sich um einen autosomal rezessiven Erbgang ohne Geschlechtsbevorzugung. Die Prävalenz liegt bei 1:20000. Die ziliäre Funktion

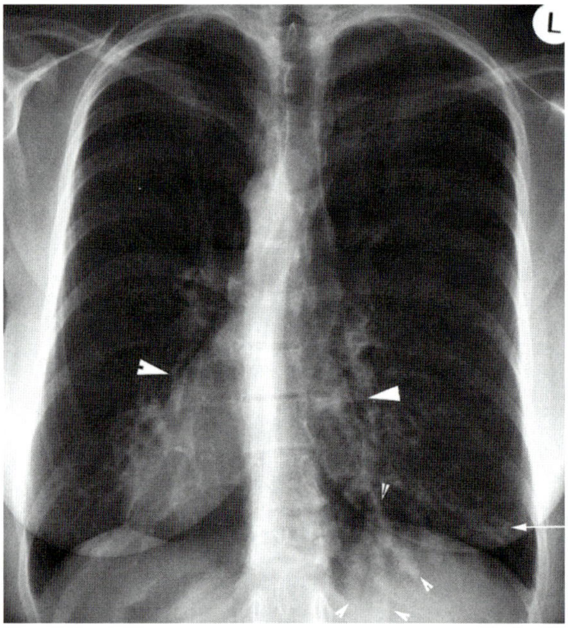

Abb. 6.21. Kartagener-Syndrom mit kompletten Situs inversus und dem Bild von ausgeprägten Bronchiektasen in beiden Unterlappen, die als parallele Verdichtungslinien (Bahngleis- oder Bahnschienenzeichen, *dicke Pfeilspitzen*) zur Darstellung kommen. Im linken Unterlappen lateral zeigt sich innerhalb der varikösen Bronchiektase eine Spiegelbildung (*Pfeil*), im linken Zwerchfellschatten („linken Mittellappen") kommen drei Bronchiektasen schleimgefüllt als ca. 4 cm lange und 1 cm breite lineare Verdichtungsstrukturen zur Darstellung (*dünne Pfeilspitzen*)

ist generell gestört, sodass die männlichen Erkrankten infertil sind. Die Fertilität der weiblichen Erkrankten ist in der Regel nicht verändert. Eine respiratorische Symptomatik tritt meist spät auf, kann aber bis in die Kindheit zurückverfolgt werden. Die Symptome sind die der Bronchitis, Rhinitis und Sinusitis, seltener auch die der Otitis. Bronchiektasen treten im Adoleszenten- und Jugendlichenalter auf und sind mit rekurrierenden Infekten vergesellschaftet. Die Prognose ist gut, die Krankheit führt in der Regel nicht zu einer geringeren Lebenserwartung. Bronchiektasen lassen sich bevorzugt im Mittellappen und der Lingula nachweisen (Vanderhoeft 2000; Tolusakow et al. 1981; Abb. 6.21).

6.2.3 Tracheobronchomegalie Mounier-Kuhn

Bei der Tracheobronchomegalie Mounier-Kuhn ist das gesamte Tracheobronchialsystem dilatiert. Die Trachea ist auf über 3 cm aufgeweitet. Trachea und Bronchien können durch eine Aussackung der muskulomembranösen Anteile zwischen den Knorpelspangen wellig konturiert sein. Die Erkrankung ist familiär gehäuft und scheint mit Bindegewebserkrankungen wie Cutis laxa oder das Ehlers-Danlos-Syndrom assoziiert zu sein (s. auch Abschn. 5.1.2; Woodring et al. 1991).

Radiologische Symptomatik

Anamnese, klinischer lungenfunktionsanalytischer und laborchemischer Befund liefern keine eindeutigen Kriterien. Die eindeutige Diagnose von Bronchiektasen wird mittels bildgebender Verfahren gestellt. Die Thoraxübersichtsaufnahme ist ein wenig belastendes Verfahren, welches als Basisuntersuchung oder als Verlaufsuntersuchung bzw. bei Verdacht auf Exazerbation eingesetzt wird. Die Computertomographie, insbesondere unter Einsatz der hochauflösenden Methoden, hat die Bronchographie weitgehend verdrängt und ist heute Methode der Wahl.

Merke ! Der (CT-)radiologische Nachweis von Bronchiektasen muss nicht mit dem klinischen Bild einer Bronchiektasenkrankheit einhergehen. Die Bronchographie ist von der HR-CT als diagnostische Methode der Wahl abgelöst worden. Ausgeprägte zylindrische, variköse und zystische Bronchiektasen können leicht differenziert werden.

Die Bronchographie wurde über lange Zeit als Goldstandard zur Abklärung von Bronchiektasen angesehen. Nachteile des Verfahrens ist seine Invasivität mit Einbringen eines Katheters, Sedierung des Patienten und die Kontraindikation bei fortgeschrittenem Krankheitsbild sowie der fehlende Nachweis pathologischer Veränderungen distal obstruierender Veränderungen (Abb. 6.22).

Die Magnetresonanztomographie kann zwar bei Verlaufkontrollen z. B. bei Mukoviszidosepatienten eingesetzt werden, ist aber zur Primärdiagnostik nicht geeignet, da zum jetzigen Zeitpunkt die Darstellung der normalen und pathologischen bronchialen Morphologie nicht ausreicht (Abb. 6.23; Posselt et al. 2001; Carr et al. 1995). Die Inhalationsszintigraphie mit einem radioaktiv markiertem Aerosol und einer Partikelgröße von 2 μm zeigt bei Bronchiektasen eine verstärkte Ablagerung in den großen Bronchien, was auf ausgeprägte Turbulenzen in den obstruierten Luftwegen zurückzuführen ist. Die Veränderungen der mukoziliären Clearance spiegelt sich in einem verlangsamten, nach oral gerichteten Transport wieder (Lourenco et al. 1972).

Ein sicherer radiologischer Nachweis in der Thoraxübersichtsaufname ist nur bei ausgeprägten Krankheitsbild zu führen. Die klassische Beschreibung der Bronchiektasen in der Thoraxübersichtsaufname stammt von Gudbjerg (Gudbjerg 1995). Geringere Ausprägungen bleiben unentdeckt oder

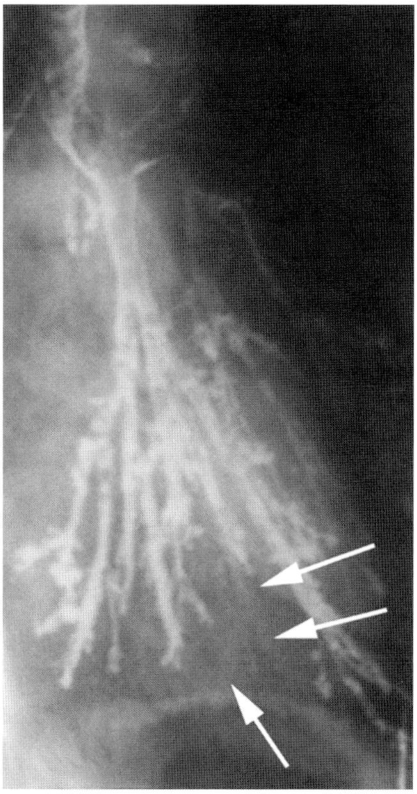

Abb. 6.22. Die Bronchographie des linken Unterlappens zeigt diffuse zylindrische Bronchiektasen mit fehlender Verjüngung der Bronchien zur Peripherie. Schleimgefüllte Bronchiektasen (*Pfeile*) lassen sich nicht kontrastieren

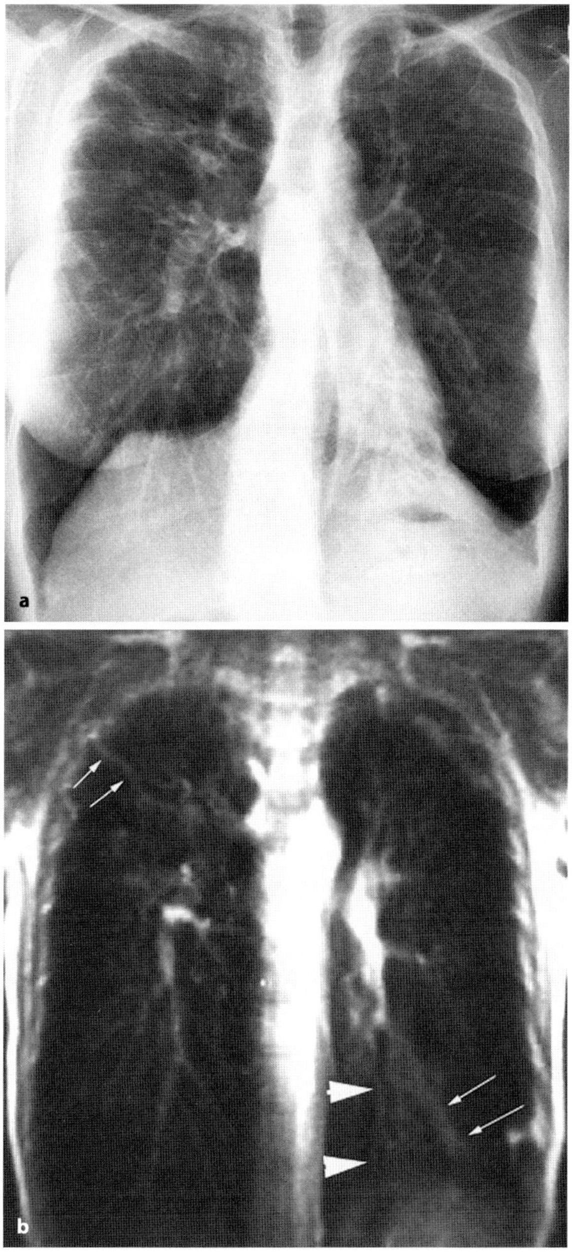

Abb. 6.23 a, b. Bronchiektasen bei Mukoviszidose. **a** Thoraxübersichtsaufnahme, **b** MRT. Die CISS 2d-Sequenz („constructive interference with steady state precession") zeigt eine mit Luft gefüllte Bronchiektase im Herzschatten als signalarme, bandförmige Struktur (*Pfeilspitzen*) und schleimgefüllte Bronchiektasen als periphere Aufhellungsbänder (*Pfeile*). Normale Bronchien kommen nicht zur Darstellung

führen zu unspezifischen Zeichen (Bick et al. 1990; Diederich et al. 1996; Grenier et al. 1986; Kauczor et al. 1995). Die Sensitivität der Thoraxübersichtsaufnahme wird sehr unterschiedlich angegeben und ist im Wesentlichen von der Ausprägung und dem Patientenkollektiv abhängig. Gudbjerg beschreibt bei 112 Patienten mit Bronchiektasen nur in 7,1% eine unauffällige Übersichtsaufnahme, andererseits war eine eindeutige diagnostische Zuordnung nur in der Minderheit der Fälle möglich. Die Sensitivität der Übersichtsaufnahme wird im allgemeinen als zu gering angesehen, sodass sie nicht als Suchmethode herangezogen werden sollte.

Als typische Befunde in der Übersichtsaufnahme werden verdickte Bronchialwände, die sich als dünne einzelne oder parallel verlaufende Verschattungslinien abgrenzen, beschrieben. Dieser Befund ist als Gleiszeichen beschrieben („tram lines"). Orthograd getroffen stellen sich die Bronchiektasen als ringförmige, mit Luft gefüllte Verschattungsformationen dar. Sie haben einen Durchmesser von 5–20 mm. Sind die Bronchiektasen komplett mit Schleim gefüllt, entstehen Rundherde, bei nicht kompletter Füllung Spiegelbildungen, die von Abszessen abgegrenzt werden müssen. Sind die mit Schleim gefüllten Bronchiektasen im langen Verlauf dargestellt, zweigen sich bandförmige Verschattungen mit einer Breite von 5–10 mm und mehreren cm Länge auf. Sie zeigen jeweils in Richtung Hilus und teilen sich zur Peripherie hin V- oder Y-förmig auf (Gudbjerg 1995; Moilanen 1985; Abb. 6.24).

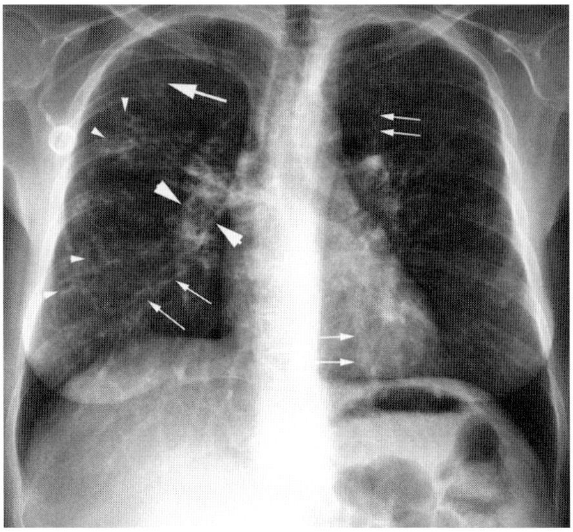

Abb. 6.24. Seit Jahren bestehende zystische Fibrose mit schwersten bronchiektatischen Veränderungen in allen Lungenabschnitten (Ringstrukturen, *dünne Pfeilspitzen*, Bahngleis-/Bahnschienenzeichen, *dünne Pfeile*). Zusätzlich kommen kleinfleckige Infiltrate zur Darstellung, die einer Bronchiolitis entsprechen. Rechts apikal täuscht eine schleimgefüllte Bronchiektase einen Rundherd vor (*dicker Pfeil*). Weiterhin sind verdickte zentrale Pulmonalgefäße (*dicke Pfeilspitzen*) mit Kalibersprüngen zur Peripherie als Zeichen einer pulmonalen Hypertonie abgrenzbar

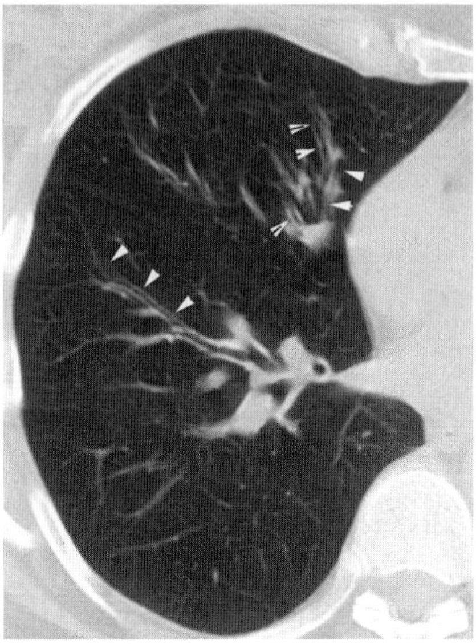

Abb. 6.25. Diskrete zylindrische Bronchiektasen, die an der fehlenden Verjüngung zur Peripherie erkannt werden können (*Pfeilspitzen*). Die verdickte Bronchialwand ist durch eine gesicherte Schleimhautsarkoidose bedingt

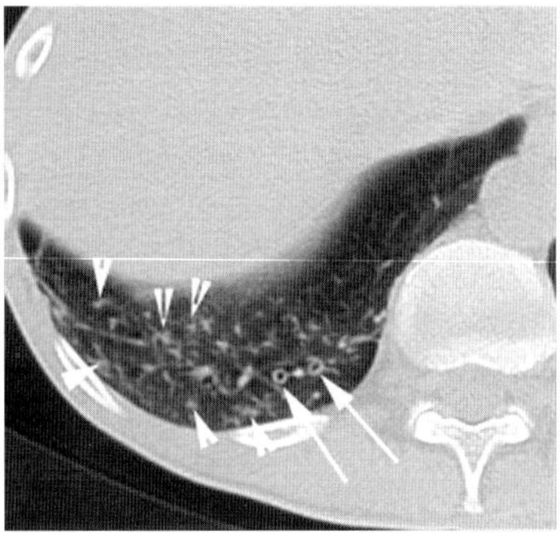

Abb. 6.26. Darstellung peripherer Bronchien (*Pfeile*) im Querschnitt mit verdickter Wand. Die Bronchialdurchmesser sind größer als der ihrer Begleitarterie im Sinne von zylindrische Bronchiektasen. Zusätzlich finden sich kleinkotige zentrilobuläre Veränderungen (*Pfeilspitzen*) im Sinne einer Bronchiolitis

Zusätzlich lassen sich unspezifische Begleitzeichen dokumentieren, die häufig auch bei anderen Lungenparenchymerkrankungen angetroffen werden und somit diagnostisch nicht wegweisend sind. Im Einzelnen handelt es sich um eine vaskuläre Zeichnungbetonung und eine peribronchiale Fibrose mit oftmals einer dystelektatischen Komponente, die zu einer Verziehung der Interlobärspalten führt oder durch eine Gefäßbündelung auffällt (Woodring 1994). In den generalisierten Formen wie bei der Mukoviszidose und der ziliären Dyskinesie ist das Lungenparenchym deutlich überbläht. Fleckige und flächige Verdichtungen sowie Zeichen der Sekretretention sprechen für eine Exazerbation. Bei langanhaltendem chronischem Verlauf lassen sich zusätzlich die Zeichen einer pulmonalen Hypertonie oder eines Cor pulmonale nachweisen (Abb. 6.24).

HR-CT Zeichen sind abhängig vom morphologischen Typ der Bronchiektasen und der Orientierung der Schnittebene zum getroffenen Bronchus. Auch wenn die Differenzierung der morphologischen Typen keine wesentliche klinische Relevanz aufweist, müssen die radiologischen Zeichen der unterschiedlichen Bronchiektasentypen (zylindrische, variköse und zystische bzw. sakkuläre) zur Diagnosestellung erkannt werden.

Zylindrische Bronchiektasen sind unter den erworbenen Formen am häufigsten. Eine Erweiterung des Bronchiallumens ist leicht erkennbar, wenn der Bronchus in der Schnittebene verläuft (Abb. 6.25). Läuft der Bronchus nicht in der Schnittebene, erscheint er oval oder rund und die Größe kann mit der begleitenden Arterie verglichen werden, die im Normalfall gleich groß erscheint (Abb. 6.26).

Bei diesem Vergleich ist jedoch darauf zu achten, dass der Bronchus nicht im Bifurkationsbereich gemessen wird (es sollte der kleinste Bronchusdurchmesser gemessen werden) und die Begleitarterie darf nicht pathologisch aufgeweitet (Volumenbelastung)

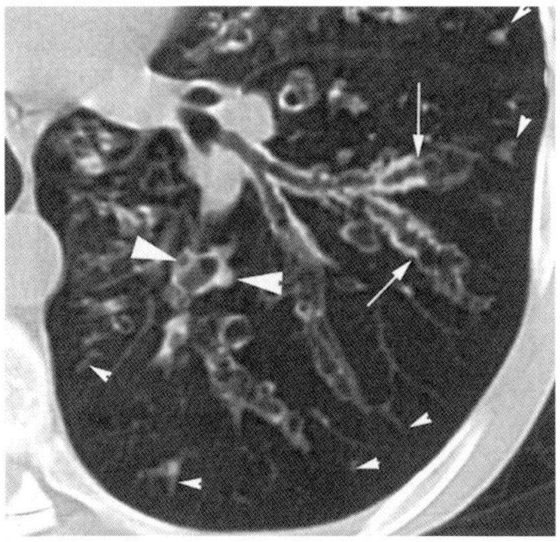

Abb. 6.27. Bekannte Mukoviszidose mit multiplen varikösen Bronchiektasen, die im Längsschnitt deutliche Einschnürungen (*Pfeile*) aufweisen und im Querschnitt zusammen mit der Begleitarterie zu einem Siegelringzeichen (*dicke Pfeilspitzen*) führen. In den subpleuralen Abschnitten kommen lineare und sich Y-förmig aufzweigende Verdichtungen (*dünne Pfeilspitzen*) zur Darstellung, die schleimgefüllten Bronchiektasen entsprechen

oder eingeengt (Oligämie) sein. Wenn der Bronchus pathologisch aufgeweitet ist, entsteht zusammen mit der Arterie das sog. Siegelringzeichen. Die Aufweitung kann jedoch sehr diskret sein, sodass die Diagnose häufig nur durch eine fehlende Verjüngung der Bronchien zur Peripherie oder den Nachweis von Bronchien in den peripheren Lungenabschnitten gestellt wird (Abb. 6.18: *1*). In den äußeren subpleural gelegenen Lungenabschnitten (ca. 3 cm) lässt sich beim Gesunden kein Bronchus nachweisen. Am besten lassen sich diese computertomographischen Zeichen abgrenzen, wenn der Bronchus in der Schnittebene verläuft. Die Bronchien behalten ihre glatte und geradlinige Außenkontur. Die bronchiektatische Aufweitung endet abrupt. Verdickte Bronchialwände sind eine häufige Begleiterscheinung, aber keine Bedingung für die Diagnosestellung. Eine verdickte Bronchialwand findet man häufig auch ohne Bronchiektasen. Zusätzlich können die distalen Luftwege Zeichen einer Bronchiolitis mit kleinknotigen (1–2 mm) zentrilobulären Verdichtungen aufweisen.

Variköse Bronchiektasen nehmen eine Mittelstellung zwischen zylindrischen und zystischen Bronchiektasen ein. Der variköse Charakter wird durch sich abwechselnde Aufweitungen und lokale Engstellen hervorgerufen (Abb. 6.18: *3*). Die Konturen im Längsschnitt sind irregulär mit perlschnurartigen Einengungen. Die Obstruktion der kleinen Luftwege ist stärker ausgeprägt (Hartman et al. 1994; Moilanen 1985; Reiff et al. 1995; Phillips et al. 1986; Muller et al. 1984; Mootoosamy et al. 1985; Lynch et al. 1999; Joharjy et al. 1987; Abb. 6.27).

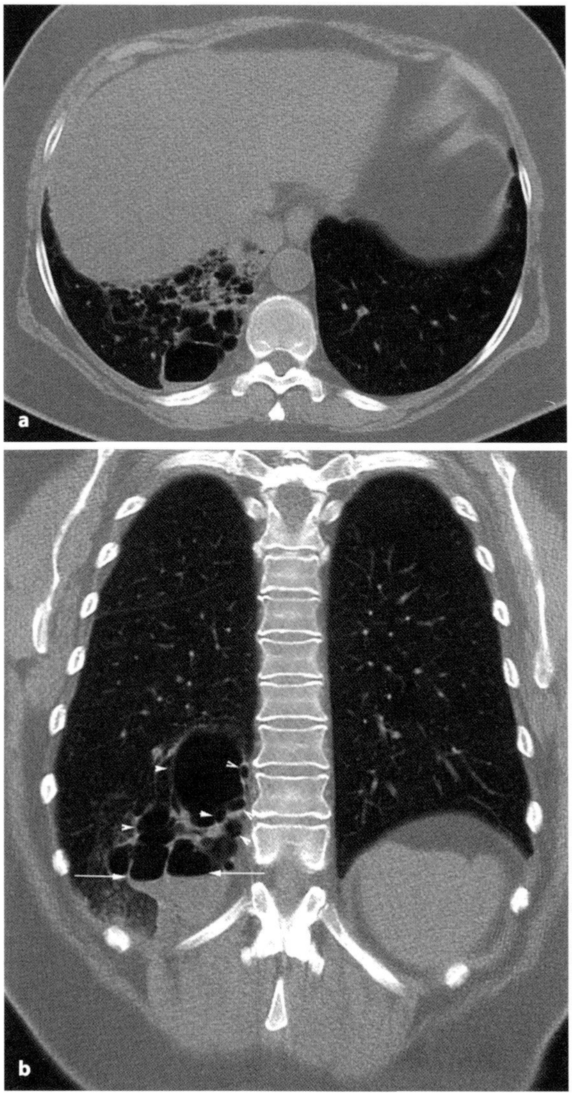

Abb. 6.28 a, b. Zystische Bronchiektasen. **a** Axiale, **b** koronare Darstellung zystischer Bronchiektasen. Multiple zystische Strukturen unterschiedlicher Größe mit dünner Wand (*Pfeilspitzen*) im Bereich der medialen Segmente des rechten Unterlappens im Sinne von zystischen Bronchiektasen. Die Spiegelbildungen (*Pfeile*) sprechen für eine begleitende Entzündung. Die koronare Darstellung zeigt das die Zysten zum Hilus gerichtet sind und einem segmentalem Umbau entsprechen

Zystische oder sakkuläre Bronchiektasen sind die ausgeprägteste Form (Abb. 6.18: *6*). Die Luftwege sind ballonförmig aufgetrieben. Sie können in allen Lungenabschnitten vorkommen und sind teilweise mit Bronchusstenosen vergesellschaftet. Die einzelnen Bronchien sind als solche nicht mehr eindeutig abzugrenzen, sondern imponieren eher als multiple zystische Raumforderungen. Die Zysten sind segmental angeordnet, nehmen zur Peripherie hin zu und reichen vom Hilus bis in den subpleuralen Bereich (Abb. 6.28).

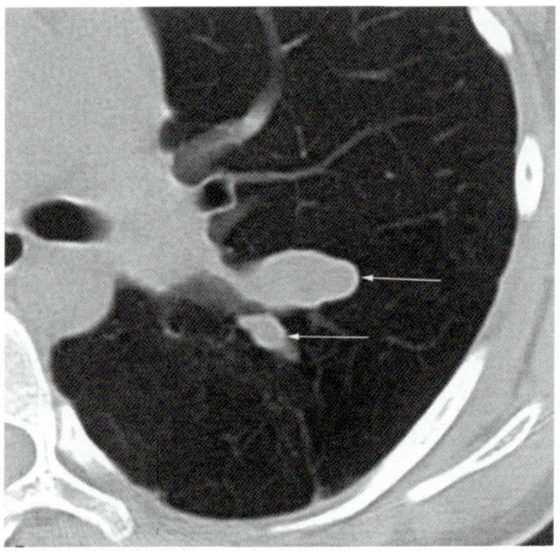

Abb. 6.29. Isolierte zwei nebeneinanderliegende rundlich, ovale Raumforderungen (*Pfeile*), die einer sich aufzweigenden Mukozele entsprechen

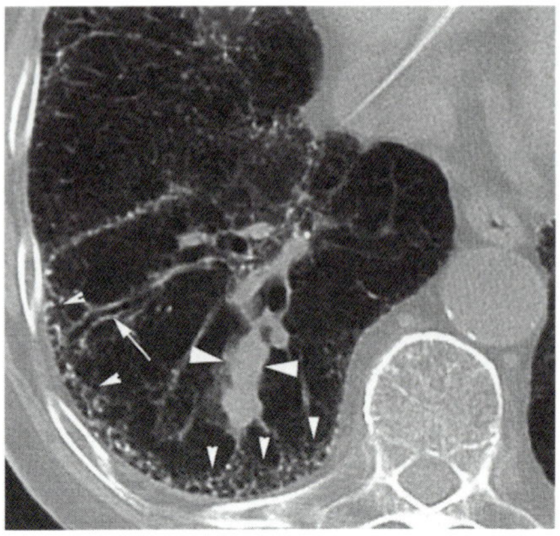

Abb. 6.30. Lungenfibrose mit peripher betonter wabigen Umbau (*dünne Pfeilspitzen*). Durch den schrumpfenden Prozess bedingte zylindrische Bronchiektase (*Pfeil*) und variköse Mukozele (*dicke Pfeilspitzen*)

Weitgehend unabhängig vom morphologischen Typ der Bronchiektasen verändert eine Sekretretention im Sinne einer gefüllten Bronchiektase (Mukozele; Abb. 6.29, 6.13) den radiologischen Aspekt. Orthograd getroffen kommen sie als Rundherde und im Längsschnitt als Y- oder V-förmige Verschattungsformationen dar. Der Inhalt einer Mukozele kann unterschiedliche Dichtewerte aufweisen, bei langem Bestehen können sogar Verkalkungen abgegrenzt werden. Nach Kontrastmittelgabe weist der Inhalt keine Anreicherung auf. Als Zeichen einer Exazerbation werden eine verdickte Bronchialwand sowie Flüssigkeitsspiegel in den erweiterten Bronchien angesehen bzw. peribronchiale Verdichtungen oder flächige Infiltrate (Abb. 6.28).

Traktionsbronchiektasen sind nicht durch eine Pathologie im Bereich der Bronchialwand bedingt. Ihre Ursache liegt in einem schrumpfenden Lungenparenchymprozess. Im Rahmen einer diffusen Lungenerkrankung, wie bei einer Lungenfibrose ist der Prozess im Laufe von Jahren progredient (Abb. 6.18: *4*). Radiologisch überwiegen die Zeichen der Fibrose oft mit kleinwabigem, peripherem Umbau (Abb. 6.30). Auch lokalisierte Prozesse wie pneumonische Infiltrate können zu einer Lungenparenchymzerstörung und konsekutiver narbiger Schrumpfung führen. Das narbig veränderte Lungenparenchym ist an einer vermehrten peribronchialen Weichteilkomponente oder an einer Bündelung des bronchovaskulären Strukturen zu erkennen (Abb. 6.18: *5*; Abb. 6.31).

Diagnostische Strategie

Die Thoraxübersichtsaufnahme weist zwar ausgeprägte Bronchiektasen nach, ist aber als Suchmethode nicht geeignet.

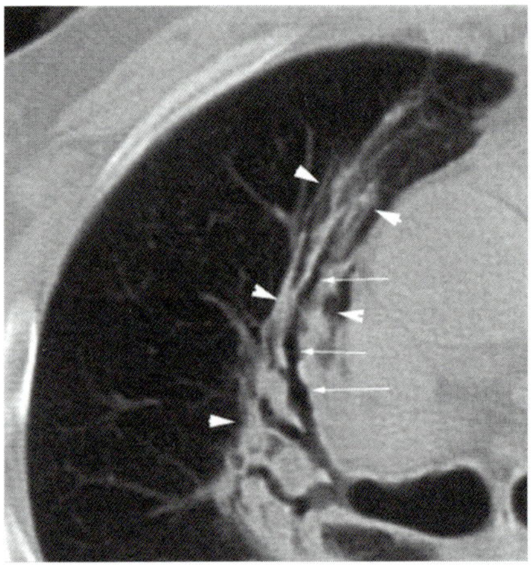

Abb. 6.31. Zustand nach Radiatio. Irreguläre Aufweitung der Bronchien (*Pfeile*) mit deutlicher Volumenminderung des verdichteten fibrotischen Lungenparenchyms, die sich als Bündelung (*Pfeilspitzen*) der bronchovasculären Strukturen darstellt

Merke ! Die Thoraxübersichtsaufnahme kann ausgeprägte Formen nachweisen; sie ist nicht als Suchmethode, wohl aber zu Verlaufskontrollen geeignet.

Bei Verdacht auf Bronchiektasen bzw. zu ihrem Ausschluss bei unklaren Hämoptysen wird heute die Computertomographie eingesetzt. Die Sensitivität und Spezifität im Nachweis von Bronchiektasen ist stark von der Ausprägung und vom Untersuchungsprotokoll abhängig. Bei dicken Schichten (8–10 mm) ist eine Sensitivität zwischen 60–80% mit einer Spezifität von 90–100% zu erzielen (Phillips et al. 1986; Mootoosamy et al. 1985; Cooke et al. 1987; Munro et al. 1988; Silverman u. Godwin 1987). Als Methode der Wahl ist die HR-CT mit 1–2 mm dicken Schichten anzusehen. Hierbei steigt die Sensitivität auf über 95% mit einer Spezifität von 93–100% an (Joharjy et al. 1987; Grenier et al. 1990). Der beste Kompromiss zwischen Dosis, Untersuchungszeit und diagnostischer Sicherheit bei diskontinuierlicher Schnittführung sind 1,5 mm dicke Schichten von der Lungenspitze bis zu Basis bei einem Schichtabstand von 10 mm. Eine intravenöse Kontrasmittelgabe ist zum Nachweis von Bronchiektasen nicht notwendig (Cole et al. 1993; Smith u. Flower 1996; McGuinness et al. 1993).

Differentialdiagnostik

Die Diagnose von Bronchiektasen beruht auf dem Nachweis einer Bronchusdilatation. Normalwerte für die Weite eines Bronchus existieren nicht, sodass ein Vergleich zur normalerweise gleich großen Begleitarterie entscheidend für die Diagnose ist. Lynch (1999) konnte zeigen, dass bei Gesunden geringe Dilatationen in 26% auftreten. Auch andere Autoren konnten eine erhebliche Variabilität der Bronchusweiten nachweisen. Problematisch wird der Vergleich bei Patienten mit einer Zunahme der Perfusion wie bei der pulmonal-arteriellen Hypertonie oder Volumenbelastung bei Shunt- oder Mitralvitien. Bei diesen Patienten besteht die Gefahr, die Anzahl der Bronchiektasen zu unterschätzen. Dagegen kann eine Oligämie mit Engstellung der Gefäße zu einer Überinterpretation von Bronchiektasen führen (Woodring 1991). Aus obengenannten Gründen ist es notwendig, dass die Diagnose durch weitere Kriterien untermauert wird. Von einigen Autoren wird die „fehlende Verjüngung" der Bronchien als wichtigstes Diagnosekriterium angesehen (Lynch et al. 1999). Ein weiteres wichtiges Zeichen ist der Nachweis von Bronchien im peripheren Drittel der Lunge (Abb. 6.27).

Merke ! Bei diskreten Bronchiektasen reicht der alleinige Vergleich der Weite des Bronchus mit seiner Begleitarterie zur Diagnosestellung nicht aus. Zusätzliche Zeichen sind die fehlende Verjüngung der Bronchien zur Peripherie sowie der Nachweis von bronchialen Strukturen in den subpleural gelegenen Lungenparenchym.

Bewegungsartefakte durch Atmung oder Pulsation von Herz und größeren Gefäßen können sowohl zu falsch negativen aber auch zu falsch positiven Befunden führen. Im Bereich der parakardialen Lingula können Bronchiektasen vorgetäuscht werden. Die Gefäße ändern während eines Scans ihre Lage durch die Herzpulsation und werden somit doppelt dargestellt (Tarver et al. 1988).

Zentrale lokalisierte Bronchiektasen mit teilweise divertikelartigem Charakter und abruptem Übergang zu normal erscheinenden Bronchien sollten an eine allergische bronchopulmonale Aspergillose denken lassen. Sie entstehen durch eine hyperergе immunologische Reaktion, meist begleitet von einer ausgeprägten Mukoidimpaktation (Goodman 1975; Mitchell et al. 2000; Panchal et al. 1994; McCarthy 1968; Lemarie et al. 1986). Diese Differentialdiagnose ist von klinischer Relevanz, da eine Kortikosteroidtherapie ein Fortschreiten der Schädigung der Bronchialwand unterbrechen kann.

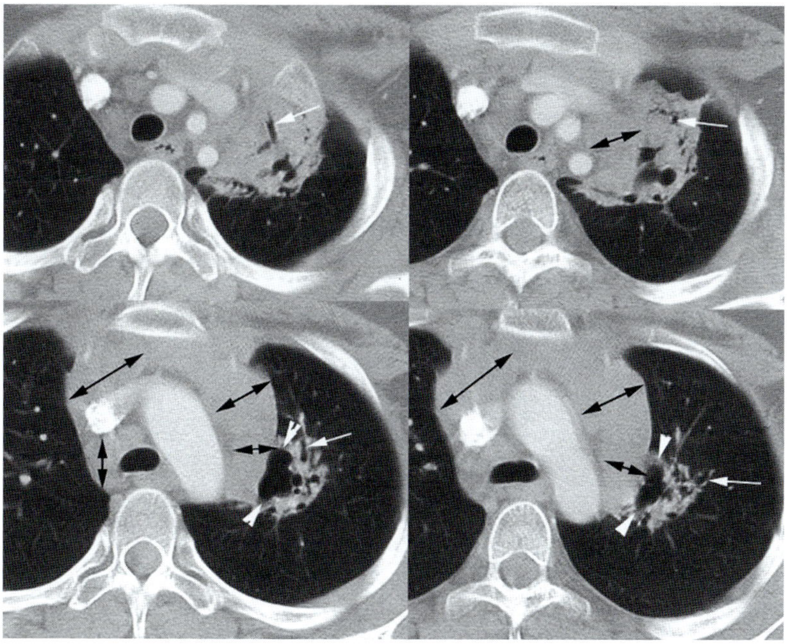

Abb. 6.32. Flächige Verdichtung im anterioren Oberlappen links mit positivem Bronchopneumogramm. Die Bronchien kommen ektatisch (*Pfeile*) mit teils sackförmigen Aufweitungen (*Pfeilspitzen*) zur Darstellung. Obstruktionsbronchiektasen mit Retentionspneumonie, durch großes mediastinales und hiläres Lymphom (*schwarze Pfeile*) bedingt

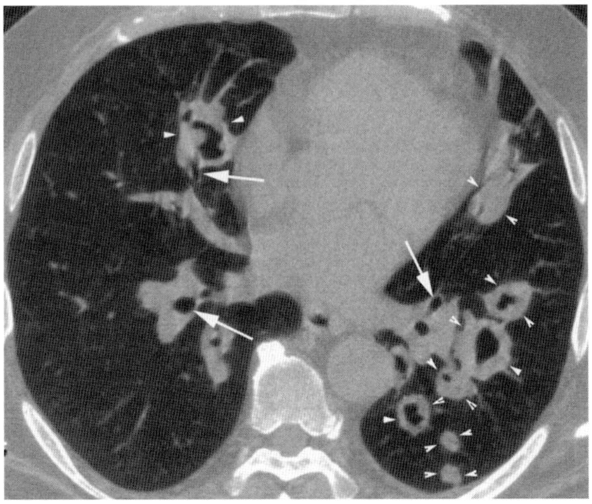

Abb. 6.33. Multiple Ringstrukturen (*Pfeilspitzen*) mit zentralem Lufteinschluss und unregelmäßig bis auf 6 mm verdickte Wand. Eine Begleitarterie ist nicht mit Sicherheit abzugrenzen. Die zentralen Bronchien (*Pfeile*) kommen unauffällig zur Darstellung. Bei dem Patienten lag eine bekannte Wegener-Granulomatose vor

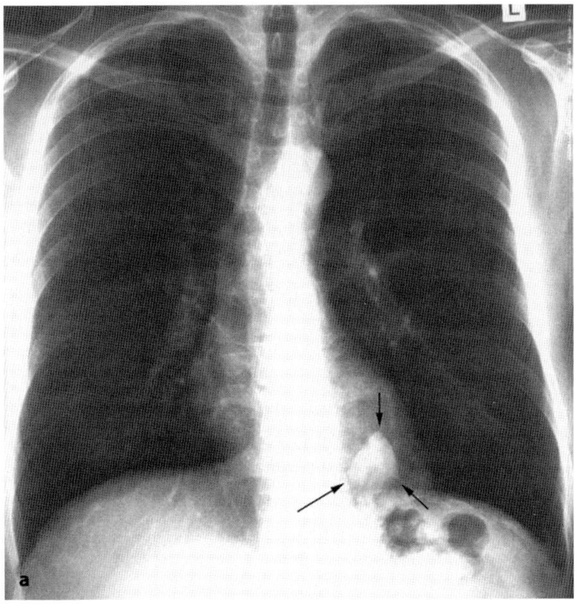

Abb. 6.34 a–e. Mukozele. **a** Thoraxübersichtsaufnahme: unklare dreieckförmige Verschattung (*schwarze Pfeile*) in Projektion auf den Herzschatten

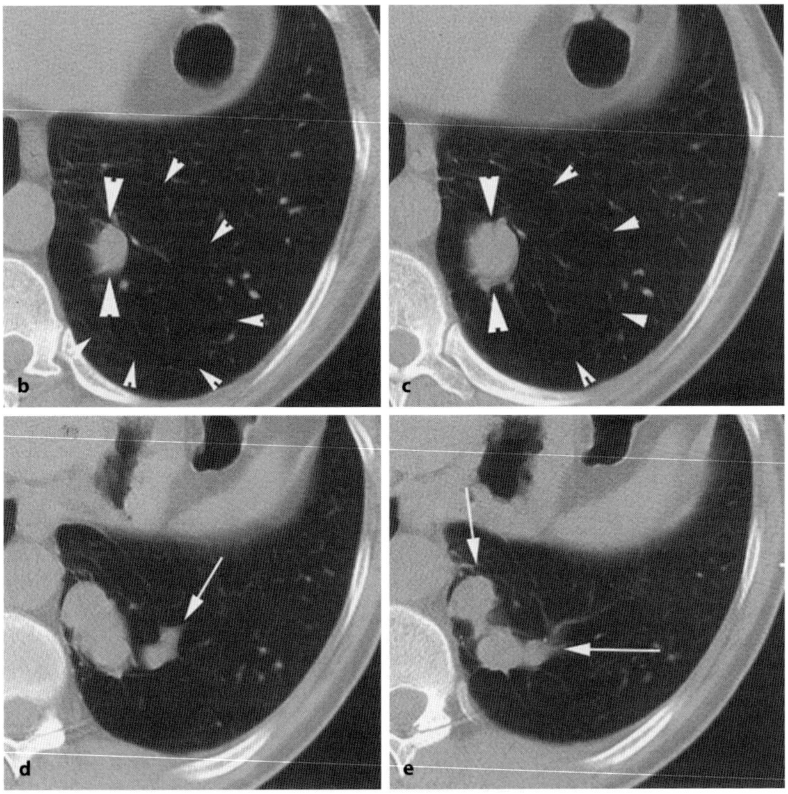

Abb. 6.34 b–e. b, c Die CT dokumentiert eine rundliche Raumforderung (*dicke Pfeilspitzen*) mit ausgeprägter segmentaler Überblähung (*dünne Pfeilspitzen*). **d, e** In den kaudalen Schichten zweigt sich die Raumforderung handschuhförmig auf (*Pfeile*), sodass die Diagnose einer Mukozele gestellt werden konnte

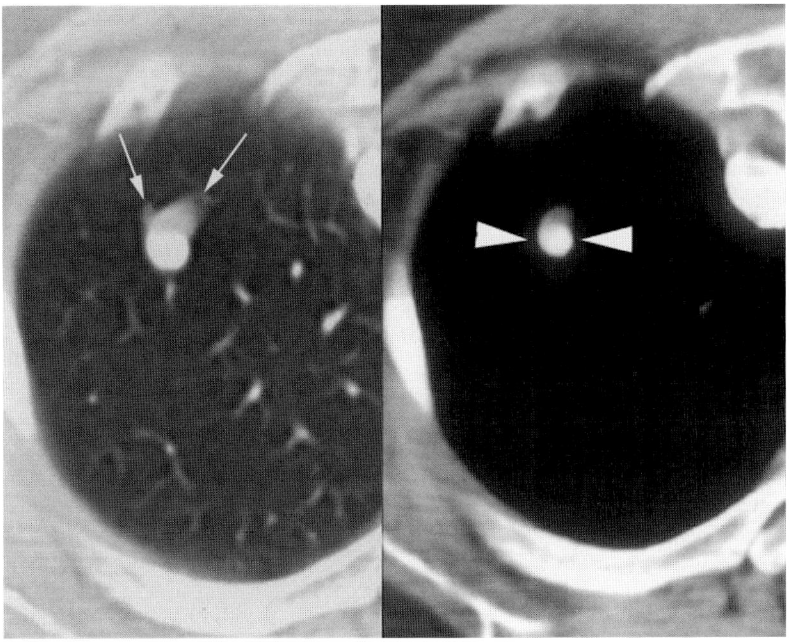

Abb. 6.35. Ähnlich wie bei der schleimgefüllten Bronchiektase kommt eine sich in der Peripherie aufzweigende (*Pfeile*) Struktur zur Darstellung. Nach Kontrastmittelgabe zeigt sich jedoch eine massive Anreicherung (*Pfeilspitzen*), sodass die Diagnose einer arteriovenösen Malformation gestellt werden konnte

Zystische Bronchiektasen verändern ihre Größe bei In- und Expiration, Zysten bei Emphysem, LAM und Histiozytose hingegen nicht (Marti-Bonmati et al. 1991). Die sorgfältige Analyse der zystischen Läsionen von einer Schicht zur anderen, ihre Beziehung zu den zentralen Luftwegen und den peripher gelegenen sekundären Lobuli erlaubt die Diagnose einer zystischen Bronchiektase (Marti-Bonmati et al. 1991; Culiner 1968; Kartagener u. Spoendlin 1972).

Neben der Detektion von Bronchiektasen haben radiologische Verfahren die Aufgabe, die Ursache von sekundären Bronchiektasen darzustellen, die durch endobronchiale Tumoren wie Karzinoide (Osborn et al. 1991; Canessa et al. 1997; Dewan et al. 2000; Klinke et al. 1990), Fremdkörper (Denney et al. 1968; Kurklu et al. 1973; Mansour et al. 1998; Stoker et al. 1980) komprimierende Lymphknoten oder narbige Lungenparenchymveränderungen hervorgerufen sein können (Cole et al. 1993; Abb. 6.32).

Zystische Bronchiektasen mit Sekretspiegeln (Abb. 6.28) müssen von einschmelzenden Prozessen abgegrenzt werden. Diagnostisch wegweisend ist die Dicke der Bronchuswand (Abb. 6.33): Selbst wenn die Bronchialwand im Rahmen einer Bronchitis verdickt ist, wird sie kaum eine Dicke von 1 mm überschreiten. Zum anderen ist die Wanddicke bei einer Bronchitis homogen und bei Abszessen unregelmäßig. Eine eindeutige Anreicherung von Kontrastmittel lässt sich in der Regel nur bei einschmelzenden Prozessen abgrenzen.

Mukozelen führen in der Thoraxübersichtsaufnahme zu unklaren pulmonalen Verdichtungen, in der Computertomographie erscheinen sie als glatt begrenzte Raumforderungen, die gegenüber einem tumorösen Geschehen abgegrenzt werden müssen. Diagnostisch wegweisend ist die sich aufzweigende Struktur der Mukozele. Oft sind diese Aufzweigungen nur in der Zusammenschau mehrerer aufeinander folgender Schichten zu erkennen (Abb. 6.34). Ähnliche Aufzweigungen finden sich nur bei den arteriovenösen Fisteln, bei denen die Aufzweigungen meist zum Hilus und nicht – wie bei der Mukozele – zur Peripherie gerichtet sind (Abb. 6.35).

6.3 Bronchiolitis

Definition

Die Bronchiolitis ist eine nichtspezifische entzündliche Erkrankung, die vorwiegend die kleinen Luftwege betrifft (vgl. Kap. 15.4.8; Myers u. Colby 1993). Das Krankheitsbild ist weder von der klinischen Symptomatik, vom histopathologischen Befund noch vom radiologischen Bild her einheitlich, sodass unterschiedliche Krankheitsbilder differenziert werden müssen.

Pathologisch-anatomische Grundlagen

Der Tracheobronchialbaum setzt sich aus Bronchien mit einem Knorpelgerüst und den peripheren Aufzweigungen ohne Knorpelgerüst zusammen (Morgenroth 1986). Letztere werden als Bronchiolen bezeichnet und können in nichtrespiratorische (ab der 8. Teilungsgeneration) und respiratorische (ab der 20. Teilungsgeneration) unterteilt werden. In der Wand der nichtrespiratorischen Bronchioli fehlen neben dem Knorpelgerüst die peribronchialen Drüsen. Die Sekretbildung wird vom Schleimhautepithel (Becherzellen) übernommen. In den respiratorischen Bronchioli tritt eine weitere Strukturänderung auf. Becherzellen lassen sich nicht abgrenzen, dagegen finden sich zilientragende und nicht zilientragende Zellen. Letztere werden als Clarazellen bezeichnet und sind für die Sekretion verantwortlich. Die terminalen Bronchiolen erweitern sich bei Inspiration und kollabieren in der endexspiratorischen Phase, sodass die Stabilitätsverhältnisse der Bronchioluswände (elastische Fasern, Kollagen-Fasern, Muskelschicht) von wesentlicher Bedeutung für die Ventilation der angrenzenden Alveolen sind.

Als kleine Luftwege werden in der Regel Aufzweigungen des Bronchialbaumes bezeichnet, die einen Durchmesser von <1 mm haben. Der zentrilobuläre Bronchiolus hat einen Durchmesser von 0,5–0,7 mm, er teilt sich innerhalb des sekundären Lobulus in mehrere Bronchioli terminales auf. Der Bronchiolus terminalis hat einen Durchmesser von 0,3 mm und versorgt einen Azinus. Weitere Aufteilungen innerhalb des Azinus versorgen über die Bronchioli alveolares und Ductuli alveolares ca. 200 Alveolen. Die Alveole hat einen Durchmesser von 0,2 mm und kommuniziert über Querverbindungen (sog. Kohn-Poren) mit benachbarten Alveolen. Diese bilden sich jedoch erst im Erwachsenenalter aus. Ausgeprägte Verbindungen durch Destruktion der Alveolarwände und hieraus bedingte Kollateralbelüftung findet man beim Emphysem (Colby 1998; Fernandez et al. 1994; Morgenroth 1991).

Für entzündliche Veränderungen im Bereich der kleinen Luftwege werden unterschiedliche Noxen verantwortlich gemacht. Neben Inhalationstraumen, entzündlichen und postentzündlichen Ursachen werden mit Medikamenteneinnahme assoziierte Formen beschrieben. Eine häufige Assoziation findet sich mit einem Zustand nach Transplantationen, weitere Assoziationen bestehen mit einer Vielzahl anderer Erkrankungen, die in Fallberichten beschrieben worden sind (Tabelle 6.2).

Histopathologisch können unterschiedliche Reaktionsmuster gefunden werden, die oft auch nebeneinander und in unterschiedlich starker Ausprägung angetroffen werden, sodass eine Zuordnung zu einzelnen Noxen meist nicht gelingt, auch wenn einige Reaktionsmuster für bestimmte ursächliche Noxen typisch erscheinen. So verursachen z. B. korpuskuläre Teilchen mit einer Größe von 5–200 µm sowohl eine Bronchitis als auch eine Bronchiolitis, aber nur selten eine Alveolitis. Gase, Aerosole oder Teilchen kleiner als 5 µm passieren problemlos die größeren Luftwege und führen typischerweise zu einer Entzündung der Bronchiolen und Alveolen (Fernandez et al. 1994; Morgenroth 1989; Mormile u. Ciappi 1997). Virale Infektionen gehen mit einer hauptsächlich lymphozytären, bakterielle Infektionen mit einer granulozytären Infiltration einher. Endogene Noxen wirken zunächst auf Endothelzellen und führen zu einem interstitiellen Ödem und im späteren Stadium über eine Hypoxie zu Epithelschädigungen, die als unspezifische Entzündung erscheint. Der Entzündungsprozess kann sich verselbständigen und zu überschießenden fibroblastischen oder proliferativen Gewebsreaktionen führen. Morgenroth postuliert, dass Übergänge zwischen den einzelnen Formen möglich sind (Colby 1998; Popper 2000; Tabelle 6.3).

Klinisch von Bedeutung ist, inwieweit die Veränderungen von einem noch aktiv entzündlichen Prozess oder einer weitgehend abgeschlossenen und irreversiblen Fibrosierung verursacht sind.

In der Regel führen entzündliche Veränderungen im Bereich der Bronchioli zu einer Verdickung der Bronchiolarwand mit konsekutiver Einengung, die für die klinische Symptomatik verantwortlich ist.

Während die akuten Entzündungsformen durch eine zelluläre Infiltration der Bronchioluswand mit Granulozyten, Lymphozyten, teilweise mit Granulombildung, charakterisiert ist, finden sich bei den chronischen Verlaufsformen Metaplasien, lymphfollikuläre und muskuläre Hyperplasien oder die Muskelschicht ist durch Bindegewebe ersetzt.

Bei einer überschießenden proliferativen Form sprosst das subepitheliale Bindegewebe polypös über das Granulationsgewebe hinaus und engt so die Bronchioluslichtung zusätzlich ein. Es handelt sich hierbei um die Bronchiolitis obliterans. Die Einengung lässt zwar zunächst noch Luft in den sekundären Lobulus eindringen, während der Exspiration kann die Luft jedoch nicht entweichen, sodass es zu einem Air trapping kommt. Obwohl diese Zeichen der Obstruktion auch bei der frühen proliferierenden Form der Bronchiolitis obliterans histopathologisch und in der Computertomographie zu finden sind, überwiegen klinisch und in den Lungenfunktionstests die Zeichen der Restriktion, da es sehr früh zu einem kompletten Verschluss des Bronchiolus kommt. Ist der Bronchiolus zentrolobulare verschlossen, kommt es zu nachgeschalteten Atelektasen, wenn eine nicht ausreichende Umgehungsbelüftung über Kohn-Poren (Kinder) vorliegt. Bei der Bronchiolitis obliterans findet sich ein bevorzugter Befall im Bereich der Bronchioli terminales. Im Sonderfall können einzelne polypös wachsende Knospen in die Bronchiolen hineinragen und sich per continuitatem

Tabelle 6.2. Mit Bronchiolitis assoziierte klinische Syndrome

Inhalationstrauma	Toxische Gase Phosgen; N_20; Nitrosegase (Cantera Maortua 1991) Organische und anorganische Stäube (Gross 1966; Wright 1993; Reijula 1991) Rauch, auch Zigarettenrauch (Wright 1993; Ettinger 1989; Perrin-Fayolle 1995)
Virale Ursachen	RS-Virus (Schaik 2000; Attree 1988; Boeck 1996; Patel 1995) Adenovirus oder Rhinovirus (Murtagh 1997; Nicolai 1990) Influenza oder Parainfluenza (Nicolai 1990; Fete 1996; Gardner 1968) Mumps oder Masern (Casas Maldonado 1997; Wiersbitzty 1990; Wiebicke 1990; Kumar 1988) Varizellen Zytomegalie (Keenan 1995) HIV (Sanito 1995; Diaz 1997; Jacobi 1995)
Andere infektiöse Ursachen	Mycoplasma pneumoniae (Andersen 1998; Leong 1997; Chan 1999; Park 1990) Legionella pneumophila (Andrade 1998) Serratia marcescens; H. influenzae (Andrade 1998; Barnett 1987; Elderkin 1965) Bordetella pertussis (Stark 1993) Streptococcus (Barnett 1987; Mayock 1993) Nocardia asteroides (Camp 1987) Pneumocystis carinii (Stark 1993)
Assoziiert mit Immun- und Autoimmunreaktionen	Knochenmarktransplantation: Graft-versus-Host-Disease Akute und chronische Abstoßungsreaktion/Lungentransplantation (Epler 1988; Crawford 1993; Breuer 1993; Baron 1998; Alam 1996; Paradis 1993; Quabeck 1994; Robbins 1992) Rheumatoide Arthritis (Kelly 1993; Kinoshita 1992; Schlesinger 1998) Sjögren-Syndrom (Fishback 1996; Imasaki 1996; Wells 1993) Systemischer Lupus erythematodes (Godeau 1992; Miller 1992; Orens 1994) Polymyositis (Imasaki 1996; Kobayashi 1994; Takahashi 1998) Dermatomyositis (Imasaki 1996; Kobayashi 1994; Epler 1995) Medikamentenassoziierte Reaktion auf Penicillamin (Yam 1993; Boehler 1996; Cottin 1996)
Als histologische Begleitreaktion	Hypersensitivitätspneumonitis (Dalphin 2000) Colitis ulcerosa (Baron 1998; Mahajan 1997; Taguchi 1999) Chronische eosinophile Pneumonie (Popper 2000; Welliver 2000) Strahlen- oder Aspirationspneumonitis (Epler 1995; Fijter 1999) Maligne Histiozytose (Colby 1981; Soler 1995) ARDS (Iwanaga 2000; Perez de Llano 1998) Vasculitis (z. B. Wegener-Granulomatose; Arias Martinez 2000; Erkan 1999) Chronische Thyreoiditis (Schlesinger 1998)

Tabelle 6.3. Verschiedene Formen der Bronchiolitis

Bezeichung	Histologischer Typ	Diagnosen (Beispiele)	Lungenfunktion	Prognose
Akute Bronchiolitis	Intramural entzündlich, zelluläre Infiltration	RS-Virus (Kinder), inhalative Intoxikation, Gase	Restriktiv	Gut oder wechselnd
Bronchiolitis obliterans	Obliterativ (Bindegewebsknospe) meist zusammen mit organisierender Pneumonie: Operation	Idiopathische Operation, Operation bei rheumatoider Arthritis, Operation bei akuter Transplantatabstoßung	Restriktiv	Gut
Konstriktive Bronchiolitis	Konstriktiv (intrabronchioläre Fibrose)	Bei chronischer Transplantatabstoßung, inhalative Intoxikation (Spätreaktreaktion)	Obstruktiv	Schlecht
Respiratorische Bronchiolitis	Intraluminale Makrophagen mit braunem Pigment	RB-ILD, Kondensatbroncho-pneumopathie)	Leicht restrikitv	Gut
Lymphozytäre Bronchiolitis, follikuläre Bronchiolitis	Lymphozytäre intra- und extramurale Infiltration	Akute Bronchiolitis (häufig), chronisch: Sjögren-Syndrom, rheumatoide Arthritis, bei PBC mit Lungenbeteiligung, Frühstadien: Abstoßung	Verschieden	Wechselnd
Diffuse Panbronchiolitis	Intramurale zelluläre Infiltration: Schaumzellen; Histiozyten; Bronchiektasie	Diffuse Panbronchiolitis mit chronischer Sinusitis und Bronchiektasie (Japan)	Obstruktiv; in Spätstadien gemischt	Schlecht

über die Bronchioli alveolares bis in die Alveolen ausbreiten. In dieser Form, die von einer proliferierenden Bronchiolitis obliterans ausgeht, ist kein Alveolarzellschaden abzugrenzen. Jedoch werden auch Formen beschrieben, bei denen sich der Epithelschaden insbesondere im Bereich der Alveolen befindet und das überschießende Granulationsgewebe den kompletten Alveolarraum ausfüllt. Der morphologische Aspekt ähnelt in beiden Fällen einer chronischen Pneumonie, sodass man von einer karnifizierenden Pneumonie oder einer Bronchiolitis Obliterans with Organizing Pneumonia (BOOP, auch „cryptogenic organizing pneumonia", COP) spricht.

Bei überschießenden fibrosierenden Reaktionen wird das Lumen konzentrisch eingeengt und es entsteht das Bild einer konstriktiven Bronchiolitis mit schwerer irreversibler obstruktiver Ventilationsstörung. In dieser Form sind die pathologischen Veränderungen vorwiegend subepithelial und in der Muskelschicht anzutreffen, während das Epithel nur diskrete Veränderungen aufweist. Sie kann beispielsweise durch chronische Abstoßungsreaktionen nach Herz/Lungentransplantation, Graft-versus-host-Disease nach Knochenmarkstransplantation oder rheumatoider Arthritis hervorgerufen werden (Popper 2000).

Die histopathologischen Veränderungen einzelner Sonderformen werden in den folgenden Abschnitten beschrieben.

Klinische Symptomatik

Zur Bronchiolitis gehören so unterschiedliche klinische Entitäten, dass sich eine einheitliche klinische Symptomatik nur schwer charakterisieren lässt. Die zu den einzelnen Krankheitsbildern gehörende klinische Symptomatik soll unter den Sonderformen näher erläutert werden.

Klinisches Kardinalsymptom der Bronchiolitis ist eine Atemnot, die in der Thoraxübersichtsaufnahme kein adäquates Korrelat findet.

Klinisch kann die Bronchiolitis als akute, subakute oder chronische Form auftreten. Häufig findet sich eine Bronchiolitis im Rahmen eines (bakteriellen) pneumonischen Infiltrates. Auf der Übersichtsaufnahme ist ein lobäres Infiltrat abgrenzbar, welches jedoch das Ausmaß der Atemnot nicht erklärt. In solchen Fällen ist an eine Begleitbronchiolitis zu denken, die in der Übersichtsaufnahme nicht erkennbar ist und mit der Therapie der Grunderkrankung abklingt.

6.3.1 Akute Form der Bronchiolitis

Die akuten Formen der Bronchiolitiden im frühen Kindesalter sind nahezu alle durch eine Virusinfektion mit dem Respiratory-syncytial-Virus (RSV), Parainfluenzaviren Typ I und II, Adenoviren, Influenzaviren A und B oder durch Mykoplasma pneumoniae hervorgerufen. Virusinfektionen verlaufen in der Regel akut. Ein jährliches epidemieartiges Auftreten der RSV-Infektionen führt zu Erkrankungen der Ohren und des Respirationstraktes (Krupp, Bronchitis, Bronchiolitis) und kann mit einer Pneumonie einhergehen. Bei 6% der Patienten mit RSV-Infektion wird eine Bronchiolitis nachgewiesen. Bei der Geburt ist die Zahl der Atemwege bis zur 15. Generation genauso entwickelt wie beim Erwachsenen. Die Ausbildung der peripheren Atemwege nimmt aber erst nach dem 5. Lebensjahr deutlich zu. In den ersten Lebensjahren sind die peripheren Anteile sehr eng und deshalb sehr anfällig für entzündliche Prozesse. Erschwerend kommt hinzu, dass die kollaterale Belüftung über Kohn-Poren noch nicht genügend ausgebildet ist, sodass herdförmige Atelektasen als Folge der Bronchiolitis entstehen. Ein Bronchospasmus spielt in den ersten drei Lebensjahren noch keine Rolle, da die Muskelschicht noch nicht komplett ausgebildet ist. Dagegen scheint eher die Zusammensetzung des Bronchialsekrets für die Entstehung der bronchialen Obstruktion verantwortlich zu sein. Vereinzelt gehen die akuten Bronchiolitiden in einen chronisch obstruktiven Prozess (hier meist Adenovirus) mit der Ausbildung einer Bronchiolitis obliterans über, die im Extremfall zu einem Swyer-James-McLeod-Syndrom führen können, Viral ausgelöste Bronchiolitiden bei älteren Kindern und Erwachsenen sind selten.

6.3.2 Chronische Form der Bronchiolitis

Die chronisch verlaufenden Bronchiolitiden beginnen in der Regel 2 bis 8 Wochen nach einem auslösendem Ereignis schleichend und weisen histopathologische Zeichen einer überschießenden proliferativen oder konstriktiven Reaktion auf. Die klinischen Befunde variieren je nach auslösender Ursache und können in der Lungenfunktionsuntersuchung eine Obstruktion oder eine Restriktion aufweisen. Der Schweregrad der Erkrankung ist neben der primären Noxe vom Alter, von Begleiterkrankungen und etwaigen Therapiemaßnahmen abhängig.

Die in der Lungenfunktionsanalytik obstruktiven Formen können durch irreversible Narbenbildung, intrabronchioläre Fibrose und Distorsion, die zur

Einengung geführt hat, bedingt sein. Klinisch sind sie charakterisiert durch progressiv zunehmende Dyspnoe und nicht-produktiven Husten ohne signifikantes Giemen. Auskultatorisch hört man Rasselgeräusche und inspiratorische Öffnungsgeräusche, die auch als „squeaks" bezeichnet werden. Die Lungenfunktionstests zeigen Zeichen der Obstruktion mit normalem alveolärem Gasaustausch. Gefesselte Luft (Air trapping) spiegelt sich in einer erniedrigten Vitalkapazität (VC) und einem erhöhten Residualvolumen (RV) wieder.

Die restriktiven Formen der Bronchiolitis führen zu einem Verschluss der Bronchiolen (hauptsächlich proliferative BO). Die nachgeschalteten Alveolen nehmen nicht mehr am Gasaustauch teil, weil die Kollateralbelüftung nicht ausreicht. Sie werden atelektatisch oder durch exzessives Proliferationsgewebe mit zunehmendem bindegewebigen Umbau verlegt (BOOP). Klinisch manifestieren sie sich durch unproduktivem Husten, der meist 3 Wochen bis 3 Monate anhält und spontan abheilen kann.

Im Gegensatz zu den oben genannten chronischen Verlaufsformen, die in der Regel sekundär auftreten (vgl. Tabelle 6.3), tritt die BOOP in 80% idiopathisch auf. Eine BOOP wird als Epiphänomen bei einer Vielzahl von Erkrankungen beschrieben. Klinisch beginnt die BOOP als subakute grippeähnliche Erkrankung mit Husten (90%), Auswurf und Gewichtsabnahme (50%). Das Fieber ist nur mäßig ausgeprägt. Typischerweise zeigt sich klinisch und radiologisch kein Ansprechen auf eine Therapie mit Antibiotika. Je nach befallenen Lungenabschnitten weisen die Patienten eine mehr oder weniger ausgeprägte Dyspnoe (80%) auf. Der Auskultationsbefund zeigt feine, trockene Rasselgeräusche in 70–90% der Fälle. Die Blutsenkungsgeschwindigkeit ist deutlich erhöht. Lungenfunktionstests zeigen eine Restriktion mit einem Diffusionsdefekt und ggf. eine Hypoxämie. In der bronchoalveoläre Lavage finden sich unspezifische Zeichen mit vermehrten Lymphozyten. Bei 80% der Patienten bestehen die klinischen Symptome zum Zeitpunkt der stationären Aufnahme schon über 1–6 Monate. Mehr als 80% sprechen auf Kortikosteroidtherapie an (Alasaly et al. 1995; Costabel et al. 1995; Flowers et al. 1992). Wegen einer hohen Rezidivrate sind lange Erhaltungstherapien notwendig. Neben dieser günstigen Verlaufsform werden auch fulminante lebensbedrohliche Formen in 3–13% der Fälle beschrieben (Costabel et al. 1995; Nizami et al. 1995; Izumi 1992).

Radiologische Symptomatik

Die histopathologische Einteilung der Bronchiolitiden in konstriktive und proliferative Formen stimmt nicht mit der klinisch-lungenfunktionsanalytischen Klassifizierung in obstruktive und restriktive Formen überein. Eine Zuordnung zu den verantwortlichen Noxen ist mit diesen Unterteilungen nicht möglich und bedarf einer ausgiebigen Anamnese. Aus diesem Grund ist es auch nicht sinnvoll, bestimmte Röntgenzeichen einzelnen Noxen zuzuordnen. Alle Zeichen können einzeln oder kombiniert auftreten und sind für die verschiedenen Formen unspezifisch. Deshalb werden im weiteren zunächst die allgemeinen direkten und indirekten Zeichen eines entzündlichen Prozesses im Bereich der kleinen Luftwege für die Röntgenübersichtsaufnahme und für die HR-CT erläutert. Im Anschluss werden die Besonderheiten der einzelnen Formen hervorgehoben.

Projektionsradiographie

Für die Röntgenübersichtsaufnahme wird eine begrenzte Anzahl von Röntgenzeichen für die Bronchiolitis beschrieben. Sie sind einerseits durch eine Wandverdickung, andererseits durch den Grad der Lumeneinengung mit resultierendem Air trapping bei Teilverschluss oder dystelektatischen Veränderungen bei Verschluss der Bronchioluslichtung bedingt.

Ein Normalbefund in der Thoraxübersichtsaufnahme schließt eine Bronchiolitis nicht aus. Bei entsprechendem klinischem Erscheinungsbild mit Dyspnoe (insbesondere bei Zustand nach Inhalation toxischer Gase, Transplantation, rheumatoider Arthritis sowie postinfektiös) muss an eine Bronchiolitis gedacht und ggf. eine Computertomographie durchgeführt werden.

Merke ! Die Thoraxübersichtsaufname kann bei der Bronchiolitis normal sein oder eine vermehrte retikulonoduläre Zeichnung aufweisen. Die klinisch imponierende Dyspnoe spiegelt sich bei der obstruktiven Form in einer Überblähung und Hypovaskularisation und bei der restriktiven Form in dystelektatischen linearen Verdichtungen wider. Bronchiektatische Veränderungen und Konsolidierungen sind nicht typisch für eine BO und sprechen für das Vorliegen einer begleitenden Infektion oder eine BOOP.

Eine Bronchioluswandinfiltration und -verdickung spiegelt sich im Summationsbild als unspezifische retikulonoduläre Zeichnungsvermehrung wider (Abb. 6.36a). Als Zeichen der Obstruktion bedingt durch die Einengung der Bronchiolen lässt sich eine Überblähung mit Zwerchfelltiefstand und eine Hypovaskularisation dokumentieren. Isolierte Überblähungen einzelner sekundärer Lobuli können 2–3 cm große Bullae vortäuschen, meist sind sie jedoch vom umgebenden Lungenparenchym und von Weichteilverdichtungen der Thoraxwand so überlagert, dass sie nur schwer abgrenzbar sind.

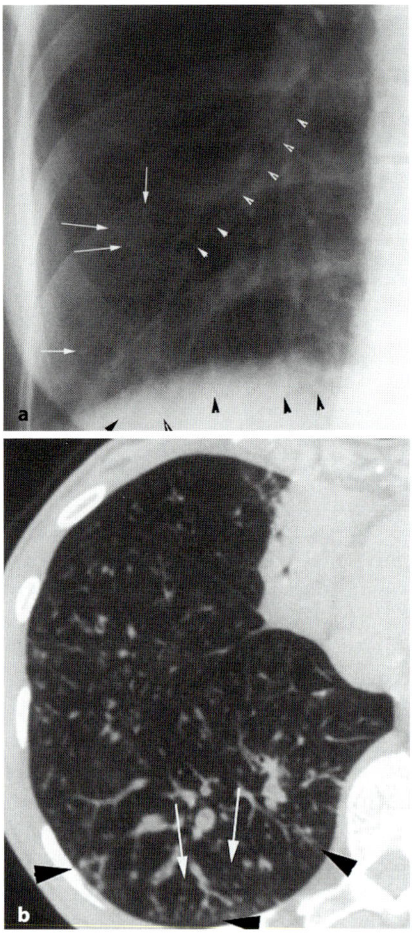

Abb. 6.36 a, b. Die Thoraxübersichtsaufnahme (a) im Detail zeigt neben einer Bronchiektase (*Pfeilspitzen*) lediglich eine diskrete basal betonte knotige Zeichnungsvermehrung (*weiße Pfeile*) sowie diskrete lineare Strukturen die in den Zwerchfellschatten eintauchen (*schwarze Pfeilspitzen*). Die CT (b) dokumentiert in den zentralen Abschnitten orthograd getroffene verdickte Bronchialwände (*Pfeile*), sowie in der Lungenperipherie sich aufzweigende Strukturen, die keinen Gefäßen mehr entsprechen können und aufgeweiteten, mit Schleim gefüllten Bronchiolektasen zuzuordnen sind. Kleinknotige Auftreibungen (*schwarze Pfeilspitzen*) vollenden das typische Tree-in-bud-Zeichen. In den ventralen Abschnitten überwiegen die zentrilobulären Knoten ohne Bronchiolektasien

Bronchiektatische Veränderungen sind ein Zeichen für eine Mitbeteiligung der größeren Luftwege und werden häufiger nach Lungentransplantation, viralen und bakteriellen Infektionen und nach Inhalationstraumata angetroffen.

Lineare Verdichtungen, die entweder dem Verlauf des bronchvaskulären Bündels folgen und weitgehend senkrecht zur Pleura verlaufen oder pleuraparallel angeordnet sind, entsprechen Plattendystelektasen und sind durch einen kompletten Verschluss der Bronchioluslichtung hervorgerufen. Sie werden bevorzugt bei den proliferativen Formen gefunden.

Konsolidierungen sind kein typisches Röntgenzeichen für eine konstriktive oder proliferative Bronchiolitis, können aber ein Hinweis für den auslösenden Faktor im Sinne einer Infektion sein. Persistierende Konsolidierungen können einem postinfektiösem Kollaps oder aber auch einer organisierenden (karnifizierenden) Pneumonie entsprechen.

Die BOOP sollte nicht mit anderen Formen der BO verwechselt werden. Radiologisch wegweisend sind fleckige meist bilaterale Verdichtungen ohne segmentale Anordnung, die die normalen Lungengrenzen nicht respektieren. Sie können in allen Lungenabschnitten vorkommen, zeigen aber eine Prävalenz in den Unterlappen. Die Verdichtungen können auch nur einen milchglasartigen Aspekt haben. Meist findet sich ein positives Bronchopneumogramm. Die Konsolidierungen liegen nahezu immer peripher mit breitbasigem Kontakt zur Pleura.

Computertomographie

Zum Verständnis der computertomographischen Zeichen der Bronchiolitiden ist die Kenntnis der Schnittbildanatomie des sekundären Lobulus unabdingbar. Die kleinste, von Miller und Heitzman beschriebene funktionelle Lungeneinheit, die von bindegewebigen Septen umgeben ist, wird als sekundärer Lobulus bezeichnet und hat eine Ausdehnung von 0,5–2,5 cm. In der Computertomographie werden sekundäre Lobuli durch die interlobulären Septen, die die venösen Sammelvenen und Lymphabflussbahnen enthalten, abgrenzbar. Sie sind nicht in allen Lungenabschnitten gleich gut ausgebildet und lassen sich unter normalen Bedingungen am besten in den basalen und lateralen Bereichen des Unterlappens sowie den juxtamediastinalen Bereichen des Ober- und Mittellappens nachvollziehen. Die zentralen Strukturen des sekundären Lobulus sind die zentrilobuläre Arterie und Bronchiole. Die Arterie ist etwa einen cm lang und hat einen Durchmesser von 0,5–0,7 mm, sodass sie im HR-CT regelmäßig dargestellt werden kann. Die parallel der Arterie verlaufende Bronchiole hat einen ähnlichen Durchmesser, jedoch nur eine Wanddicke von 0,15 mm und liegt somit unter der Auflösungsgrenze der HR-CT. Die zentrilobuläre Bronchiole teilt sich zusätzlich innerhalb des sekundären Lobulus in mehrere Bronchioli terminales auf (3–5), die jeweils einen Azinus versorgen.

Merke ! Die HR-CT stellt die Veränderungen detaillierter dar. Die Einengung der Bronchiolen selbst ist nicht nachweisbar, aber die daraus resultierende Hypovaskularisation und periphere Gefäßrarefizierung erscheint durch lobuläre Überblähungen bedingt zu sein, die sich mit Arealen erhöhter Dichte abwechseln und zu dem Bild eines

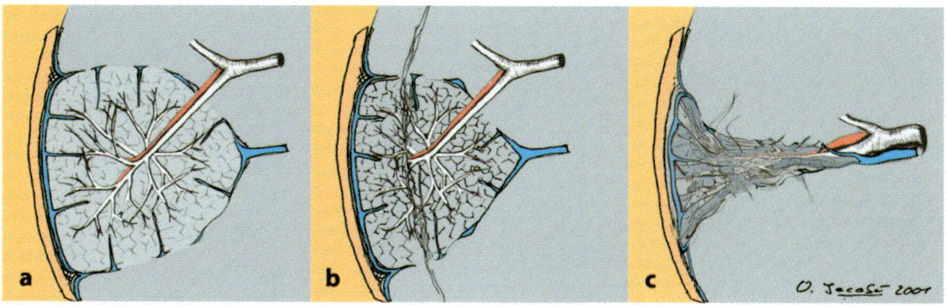

Abb. 6.37 a–c. Entzündliche Veränderungen des zentrilobulären Bronchiolus. **a** Ein inkompletter Verschluss führt zu einer Überblähung des nachgeschalteten Lobulus. In der Computertomographie erscheint der befallene Lobulus dichtegemindert und die Randbegrenzungen wölben sich nach außen vor. Das Bild eines Mosaikmusters entsteht, wenn die einzelnen Lobuli befallen bzw. nicht befallen sind. Dieses Zeichen wird insbesondere bei der chronisch verlaufenden konstriktiven Bronchiolitis gefunden, wird jedoch auch bei der akuten Form der exogen allergischen Alveolitis angetroffen. **b** Bei einem kompletten Verschluss entweder durch einen ausgeprägteren konstriktiven Prozess oder durch polypös infiltrierendes Granulationsgewebe entstehen bei ausreichender Kollateralbelüftung über Kohn-Poren lediglich Dystelektasen im Bereich des sekundären Lobulus, die als parallel zur Pleura verlaufende Linien abzugrenzen sind. **c** Ein kompletter Verschluss ohne Kollateralbelüftung führt zu einer Atelektase des sekundären Lobulus

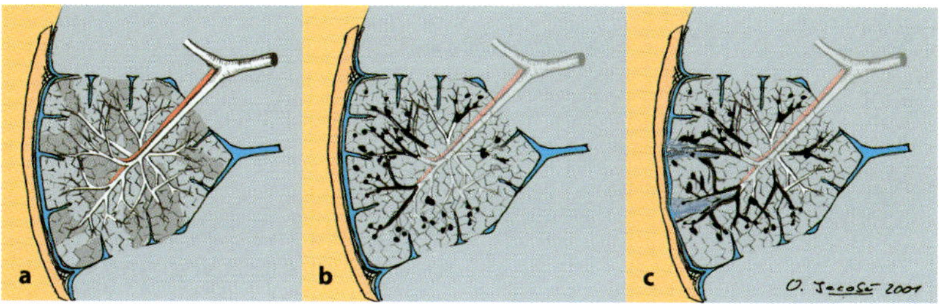

Abb. 6.38 a–c. Entzündliche Veränderungen im Bereich der peripheren Aufzweigungen. **a** Bei inkomplettem Verschluss entsteht ein intralobuläres Mosaikmuster. **b** Bei komplettem Verschluss kommen multiple, zentrilobuläre Knoten mit kleinen sternförmigen Ausziehungen zur Darstellung. Zusammen mit schleimgefüllten Bronchiolen entsteht das Bild des „tree in bud". Trotz des kompletten Verschlusses kommt es in der Regel zu keiner Atelektase, da innerhalb des sekundären Lobulus eine ausreichende Kollateralbelüftung über Kohn-Poren besteht. **c** Bei kompletten Verschluss ohne ausreichende Kollateralbelüftung lassen sich kleine Dystelektasen innerhalb der sekundären Lobuli abgrenzen

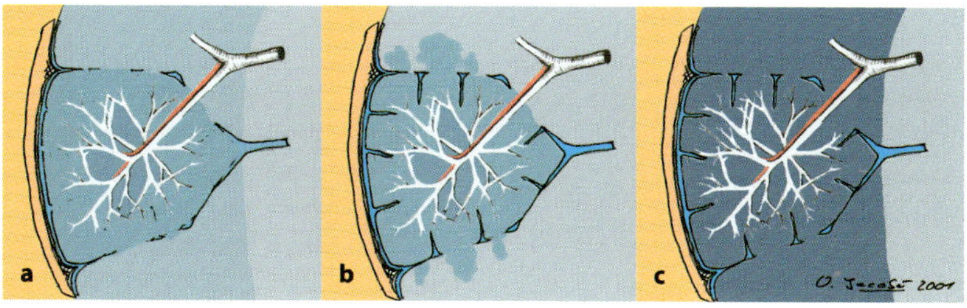

Abb. 6.39 a–c. Entzündliche Veränderungen des Alveolarraumes. **a** Bei nicht vollständig ausgefüllten Alveolen zeigt sich eine milchglasartige Verdichtung, innerhalb derer sich Gefäße noch abgrenzen lassen. **b** Der entzündliche Prozess breitet sich über Kohn-Poren in benachbarte sekundäre Lobuli aus. **c** Bei vollständig mit Granulationsgewebe ausgefüllten Alveolen nimmt die Infiltration eine Weichteildichte an, so dass Gefäße nicht mehr abgrenzbar sind. Dieses Bild wird vorwiegend bei der BOOP angetroffen. Charakteristischerweise kommen bei der BOOP selbst die kleinsten die intralobulären Bronchiolusaufzweigungen luftgefüllt und offen zur Darstellung

Mosaikmusters führen. Bei Verschluss der Bronchiolen entstehen Teilatelektasen oder Atelektasen des sekundären Lobulus, die sich als irreguläre lineare Verdichtungen senkrecht zur Pleura oder pleuraparallel darstellen. Weiter in der Peripherie gelegene Entzündungen im Bereich der Bronchioli respiratorii führen zu kleinen zentrilobulären, sich sternförmig aufzweigenden Verdichtungen, die als „tree-in-bud" bezeichnet werden und als einziges direktes Zeichen der Bronchiolitis angesehen werden.

Die radiologischen Zeichen für das Vorliegen einer Bronchiolitis, wie sie in den akuten, chronischen, überschießend proliferativen oder konstriktiven For-

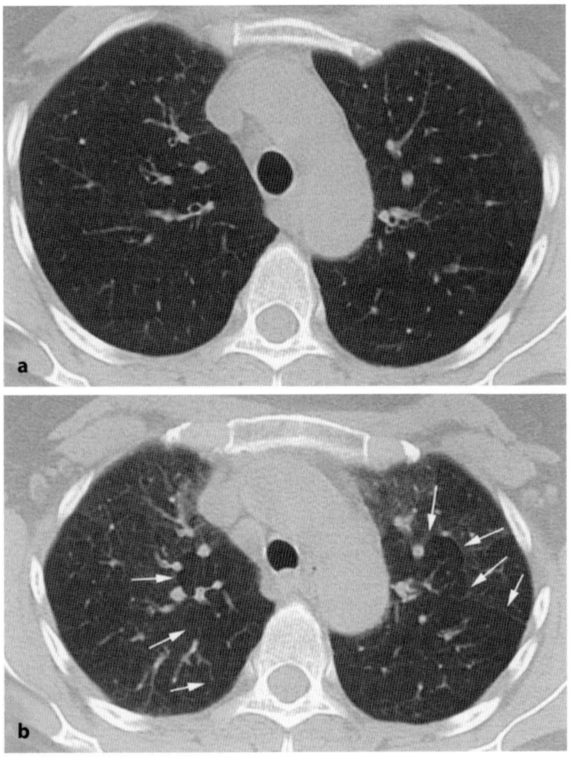

Abb. 6.40 a, b. Computertomographie in Inspiration (a) zeigt ein nahezu homogenes Lungenparenchym. Erst die Aufnahmen in Expiration (b) verdeutlichen die ausgeprägte konstriktive Bronchiolitis (*Pfeile*)

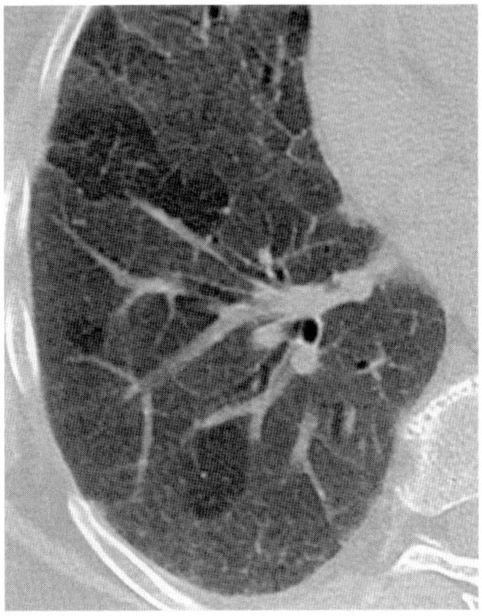

Abb. 6.41. Zustand nach einseitiger Lungentransplantation. Deutlich dichtegeminderte Areale, die jeweils einen kompletten sekundären Lobulus betreffen bei chronischer konstriktiver Abstoßungsreaktion

men oder auch in den Sonderformen der Bronchiolitiden vorkommen können, hängen weniger von der histopathologischen Form, sondern eher von der Lokalisation der entzündlichen Veränderungen in Bezug auf den sekundären Lobulus und vom Grad der Einengung ab. So können Befunde, die vorwiegend den zentralen Bronchiolus betreffen von solchen differenziert werden, die die intralobulären Aufzweigungen (Bronchioli terminales) oder die Ductuli alveolares und den Alveolarraum selbst betreffen. Die unterschiedlichen Zeichen sind in den Abb. 6.37–6.39 zusammengefasst.

Entzündliche Veränderungen in Höhe des zentrilobulären Bronchiolus führen zu einer Bronchialwandverdickung. Kommt es hierbei lediglich zu einer Einengung und keinem Verschluss, wird sich ein Ventilmechanismus darstellen, sodass der sekundäre Lobulus überbläht, hypodens und mit abgerundeten Interlobularsepten erscheint (Abb. 6.37a). Durch das Nebeneinander von befallenen und nicht befallenen sekundären Lobuli entsteht im CT das Bild eines Mosaikmusters. Bei tiefer Inspiration kann sich ein nahezu normales Lungenparenchym zeigen und die Dichteunterschiede kommen erst in der Exspirationsaufnahme zur Darstellung (Abb. 6.40). Dieses CT-Zeichen wird bei der konstriktiven Bronchiolitis bei einer chronischen Abstoßungsreaktionen (Abb. 6.41) gefunden, es kann aber unterschiedliche Ursachen haben. Das Mosaikmuster wird ebenfalls im akuten Stadium der exogen allergischen Alveolitis angetroffen, seltener in den akut entzündlich, proliferative Formen, wenn kein kompletter Verschluss der Bronchiolen vorliegt (Teel et al. 1996; Franquet u. Stern 1999; Essadki u. Grenier 1999; Zompatori et al. 1997; Webb 1994).

Kommt es zu einem kompletten Verschluss entweder durch einen ausgeprägteren konstriktiven Prozess oder durch polypös infiltrierendes Granulationsgewebe, führt dies zu einem Kollaps des nachgeschalteten sekundären Lobulus, der als keilförmige, der Pleura aufsitzende Verdichtung (Atelektase) zur Darstellung kommt (Abb. 6.42; Abb. 6.37c). Bei ausreichender Kollateralbelüftung über Kohn-Poren entstehen lediglich Dystelektasen im Bereich des sekundären Lobulus, die als pleura-parallele Linien darstellen (Abb. 6.37b). Häufig breiten sie sich in benachbarte sekundäre Lobuli aus und erreichen eine Ausdehnung von 2–8 cm. Kommt es zu einer Sekretretention bzw. Infiltration des Granulationsgewebes in den Alveolarräumen, überwiegt der raumfordernde Charakter und eine Volumenminderung lässt sich nicht mehr nachweisen.

Entzündliche Veränderungen im Bereich der peripheren Aufzweigungen des zentralen Bronchiolus des sekundären Lobulus, den eigentlichen terminalen Bronchioli, führen bei inkompletten Verschluss zu einem intralobulären Mosaikmuster (Abb. 6.38a).

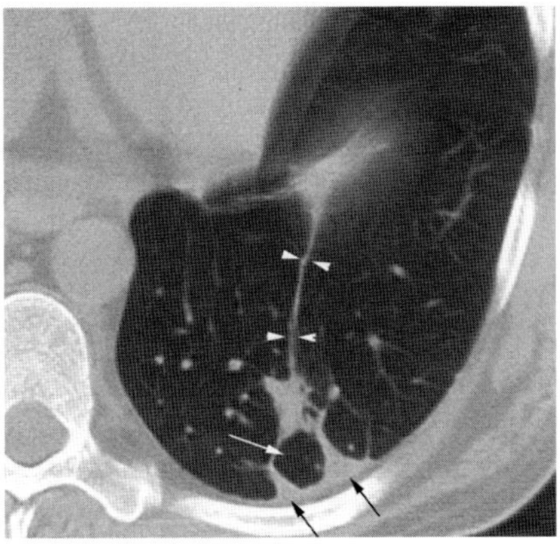

Abb. 6.42. Bei konstriktiver Bronchiolitis zeigt sich zwischen zwei atelektatischen sekundären Lobuli (*schwarze Pfeile*) ein nicht betroffennner sekundärer Lobulus (*weißer Pfeil*). Die angrenzenden Lobuli sind zur Atelektase verzogen. Zusätzlich kommt eine lineare Verdichtung (*Pfeilspitzen*) zur Darstellung, die ebenfalls einer Plattenatelektase entspricht

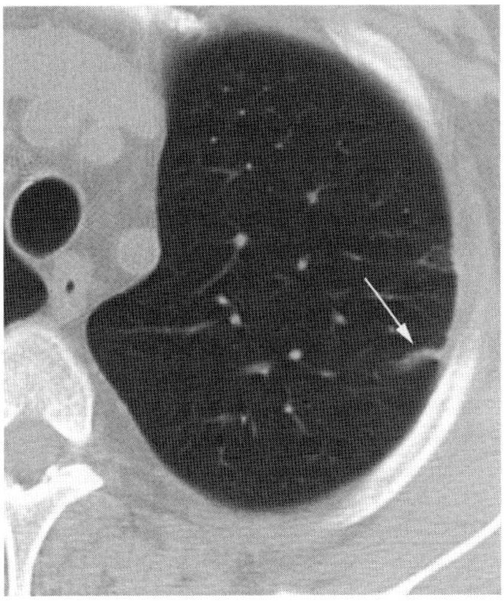

Abb. 6.43. Dystelektase (*Pfeil*) innerhalb eines sekundären Lobulus bei bekannter BOOP

Bei kompletten Verschluss kommen multiple, zentrilobuläre Knoten mit kleinen sternförmigen Ausziehungen (Knospen; Abb. 6.38) zu Darstellung. Sind die Bronchioluswände stark verdickt oder ist das Lumen mit Schleim gefüllt, kommt im CT eine verzweigte Struktur zur Darstellung. Beide Zeichen können isoliert vorkommen. Sind sie kombiniert, ähnelt das Erscheinungsbild einem Baum in Knospung (Tree-in-bud-Zeichen; Abb. 6.38b). Trotz des kompletten Verschlusses kommt es in der Regel zu keiner Atelektase, da eine ausreichende Kollateralbelüftung über Kohn-Poren besteht. Bei unzureichender Kollateralbelüftung entstehen kleine Dystelektasen (Abb. 6.43; Abb. 6.38c), oder pleuraparalelle Verdichtungslinien (Abb. 6.37b; Essadki u. Grenier 1999; Zompatori et al. 1997; Webb 1994; Wells 1998).

Bei bevorzugtem Befall des Alveolarraumes und der Ductuli alveolares führt dies zu homogenen Verdichtungen der betroffenen Lobuli. Bei nicht vollständig ausgefüllten Alveolen zeigt sich eine milchglasartige Verdichtung (Abb. 6.39a) die sich über die Kohn-Poren in benachbarte sekundäre Lobuli ausbreitet (Abb. 6.39b). Die Verdichtungen können einzeln oder multipel auftreten (Abb. 6.44). Sind die Alveolen mit überschießendem Granulationsgewebe ausgefüllt, nehmen sie eine Weichteildichte an (Abb. 6.39c). Charakteristischerweise kommen die intralobulären Bronchiolusaufzweigungen luftgefüllt zu Darstellung. Die Verdichtungen haben einen breitbasigen Kontakt zur Pleura. Der Pleuraspalt wird nicht überschritten. Die sonstigen anatomischen Grenzen werden nicht respektiert, sodass sich der Prozess per continuitatem über die Kohn'schen Poren meist über mehrere Lungensegmente ausdehnt. Die Segmente sind nicht bis zum Hilus befallen, sondern

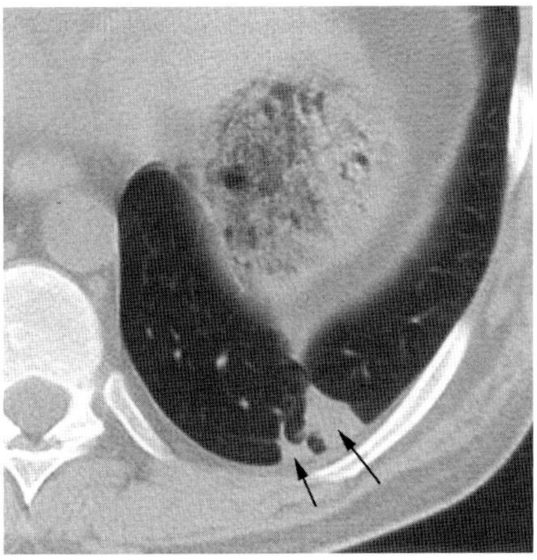

Abb. 6.44. Komplette Verdichtung zweier nebeneinander gelegener sekundärer Lobuli ohne wesentliche Zeichen einer Atelektase (*schwarze Pfeile*) bei BOOP. (Gleicher Patient wie in Abb. 6.43)

die Verdichtungen zeigen eine Betonung der peripheren Abschnitte, mit abruptem Übergang zum normalen zentralgelegenen Lungenparenchym. Dieses Bild spricht gegen ein pneumonisches Infiltrat und wird als typisch für eine Bronchiolitis obliterans mit organisierender Pneumonie angesehen (Abb. 6.45).

Als typisches, aber nicht pathognomonisches Zeichen der konstriktiven Bronchiolitis wird das Mosaik-Muster des Lungenparenchyms angesehen (Myers u. Colby 1993; Sweatman et al. 1990). Regionale Inhomogenitäten des Lungenparenchyms mit sich abwechselnden Zonen erhöhter und verminderter Parenchymdichte können sich sowohl auf gesamte Lobuli oder auch auf die intralobulären Strukturen beziehen. Das Mosaikmuster ist zum einen

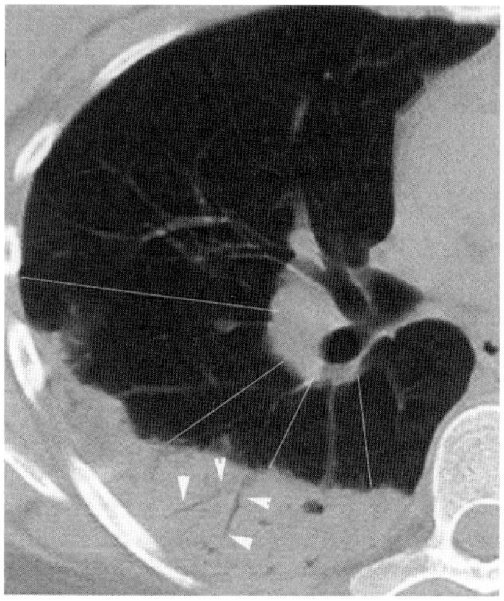

Abb. 6.45. Die peripheren, subpleural gelegenen Infiltrate, die die anatomischen Grenzen zwischen den einzelnen Unterlappensegmenten (*weiße Linien*) nicht respektieren und der abrupte Übergang innerhalb der Segmente zum nicht betroffenen Lungenparenchym sprechen gegen das Vorliegen eines pneumonischen Infiltrates. Das Verteilungsmuster und die Darstellung selbst kleinster luftgefüllter Bronchioli (*Pfeilspitzen*) sind charakteristisch für eine BOOP

durch unterschiedliche Belüftung mit mehr oder weniger gefesselter Luft (Abb. 6.40), zum anderen durch eine reflektorische Umverteilung der Blutzirkulation bedingt. Schlecht belüftete Areale werden reflektorisch schlechter durchblutet, sodass nicht unbedingt ein Air trapping mit runden Außenkonturen nachweisbar sein muss (Abb. 6.41; Essadki u. Grenier 1999; Zompatori et al. 1997; Webb 1994; Wells 1998).

6.3.3 Sonderformen

Auch wenn die oben erwähnten computertomographischen Zeichen prinzipiell bei jeder Form einer Bronchiolitis einzeln oder kombiniert auftreten können, finden sich einige Zeichen gehäuft bei bestimmten klinischen und histopathologischen Sonderformen. Im Weiteren soll auf die häufigsten Sonderformen und ihre radiologischen Besonderheiten eingegegangen werden.

Akute Bronchiolitis (infektiöse Bronchiolitis)

Die akute Bronchiolitis kommt bei Kleinkindern unter 2 Jahren mit einem Altersgipfel zwischen dem 3. und 6. Lebensmonat im Rahmen einer RS-Virusinfektion häufig vor. Bei Erwachsenen treten die akuten Formen der Bronchiolitis fast nur im Zuge einer Allgemeininfektion auf und weisen häufig zusätzlich Zeichen der akuten Bronchitis und Pneumonie auf. Im späteren Kindesalter und im Erwachsenenalter ist sie typischerweise bakteriell bedingt; sie ist auch klassisches Begleitphänomen einer bronchogen gestreuten Tuberkulose, atypischer Mykobakteriosen und auch anderer pulmonaler Erreger. So führen Pneumokokken- und Hämophilus influenzae-Infektionen bei $^{2}/_{3}$ der HIV-positiven Patienten zu bronchiolitischen Veränderungen mit zentrilobulären Noduli, Tree-in-bud-Zeichen und einem mehr oder weniger ausgeprägten Mosaikmuster (Jacobi et al. 1995). Klinisch steht die Dyspnoe im Vordergrund. Radiologisch gehen sie meist mit den Zeichen der Überblähung und des Mosaikmusters einher.

Panbronchiolitis

Die Panbronchiolitis ist eine progredient verlaufende Erkrankung, die hauptsächlich in Japan beschrieben wird und durch eine zunehmende Ateminsuffizienz zum Tode führt. Außerhalb Japans ist sie eine absolute Rarität. Neben den pulmonalen Zeichen finden sich Zeichen einer Sinusitis und in fortgeschrittenen Fällen eine charakteristische Bronchiektasie proximal der befallenen Bronchiolen.

Die Symptomatik beginnt zwischen dem 20. und 50. Lebensjahr. Es zeigt sich eine Häufung bei Männern. In einigen Fällen konnte auch eine familiäre Häufung und eine Assoziation mit dem HLA B54 Leukozytenantigen festgestellt werden. Neben Husten und Sputum zeigt sich eine progressive Obstruktion.

Das radiologische Bild entspricht dem einer ausgeprägten, generalisierten Bronchiolitis mit zentrilobulären, sich verzweigenden Knoten und dem als typisch für akute infektiöse Veränderungen zugeschriebenen Tree-in-bud-Zeichen. Die Veränderungen sind basal betont, die peripheren Lungenabschnitte häufig im Sinne eines Air trapping überbläht. Im längeren Krankheitsverlauf bilden sich ausgedehnte Bronchiektasen aus. Selten lassen sich auch sehr kleine Ringstrukturen in der Peripherie des sekundäre Lobulus nachweisen, die Bronchiolektasien entsprechen (Izumi 1992; Sugiyama 1993).

Die Langzeittherapie mit Erythromycin (als antientzündliche Substanz, nicht als Antibiotikum) bessert die akute Symptomatik. Inwieweit die schlechte Prognose, bedingt durch die zunehmende respiratorischer Insuffizienz (42 % Fünfjahresüberlebenszeit und 25 % Zehnjahresüberlebenszeit) geändert wird, ist noch nicht eindeutig erwiesen (Koyama u. Geddes 1997; Kudoh 1998).

Bronchiolitis obliterans (BO)

In der Literatur herrscht Verwirrung, da unter dem Namen der Bronchiolitis obliterans häufig zwei unterschiedliche klinische Erscheinungsbilder subsumiert werden, die eine unterschiedliche klinische und auch radiologische Symptomatik aufweisen. Es handelt sich um die proliferative Bronchiolitis obliterans und die konstriktive Bronchiolitis. Auch wenn sie nebeneinander bestehen können, ist aus therapeutischer Sicht eine Differenzierung erforderlich, da die erstere meist gut auf Steroide anspricht, die letztere hingegen einen irreversiblen Befund darstellt. Nach Morgenroth ist ein Übergang der proliferativen zur konstriktiven Form möglich. Die Hauptrisikofaktoren für das Entstehen einer konstriktiven Bronchiolitis sind: hohes Alter, chronische Graft-versus-host-Reaktion und Immunsuppression mit Methotrexat.

■ **Bronchiolitis obliterans.** Für die Bronchiolitis obliterans (BO, proliferative Bronchiolitis) wurde eine Vielzahl von klinischen Syndromen beschrieben (Tabelle 6.4, 6.5).

Die Inhalation von Stickoxiden führt zunächst zu einer akuten Symptomatik und 2 bis 6 Wochen später tritt bei wenigen exponierten Patienten aufgrund eines diffusen Alveolarschadens eine Befundverschlechterung mit Dyspnoe auf (niedrige Prävalenz), die sich unter Kortisontherapie klinisch gut zurückbildet (Silo-Füller-Krankheit). Ein ähnlicher Verlauf wird bei Virusinfektionen beschrieben. RS- und Adenoviren werden als häufigste Gründe einer infektiösen Ursache für eine BO angesehen. Aber auch nicht-virale Infektionen können in eine BO übergehen (Legionella pneumophila, Mycoplasma pneumoniae u. a.). Infektiöse Ursachen werden häufiger bei Kindern angetroffen und der Verlauf der BO ist in der Regel schwerer als bei Erwachsenen.

Die BO nach Transplantationen ist durch immunologisch induzierte Alveolar- und Bronchiolarschäden des Epithels verursacht. Sie hat eine Inzidenz von

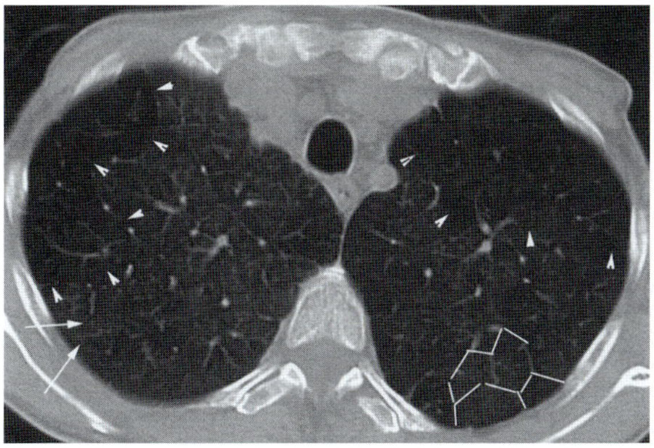

Abb. 6.46. In der in Inspiration durchgeführten Computertomographie zeigt sich ein Nebeneinander von bronchiolitischen Zeichen mit überblähten Arealen (*Pfeilspitzen*) im Wechsel mit dichteangehobenen, milchglasartigen sekundären Lobuli (*Linien*), sodass ein Mosaikmuster entsteht. Vereinzelt lassen sich zentrilobulär kleinknotige Veränderungen (*Pfeile*) nachweisen. Bei dem Patienten konnte eine exogen allergische Alveolitis gesichert werden

25–50% und manifestiert sich zwischen dem 9. und 15. Monat nach Transplantation, insbesondere nach rekurrierenden Abstoßungsreaktionen und CMV-Pneumonitiden. Eine Erhöhung der Immunsuppression führt in der Regel zur klinische Besserung. Rezidive sind jedoch häufig. Die BO wird auch als Spätkomplikation (500 Tage) nach Knochenmarktransplantation mit einer Inzidenz von 10% gesehen.

Das radiologische Bild hängt vom Grad der Einengung und von den betroffenen Bronchiolen ab. Häufig findet man ein Nebeneinander der bronchiolitischen Zeichen mit Überblähung, Mosaikmuster und zentrilobulären Noduli (Abb. 6.46). Ein Über-

Tabelle 6.4. Mit einer proliferativen Bronchiolitis und BOOP assoziierte klinische Syndrome

Idiopathisch	Idiopathische BOOP; neue Terminologie COP
Assoziiert mit Autoimmunerkrankungen	Rheumatoide Arthritis, Polymyositis, Dermatomyositis
Assoziiert mit Transplantationen (Frühabstoßung)	Knochenmark, Herz und Lunge, Lunge
Organisierende akute Infektion	Mycoplasma pneumoniae, Legionella pneumophila, Influenza, Zytomegalie, HIV, Pneumocystis carinii
Medikamente	L-Tryptophan, Busulfan, Kokain (freie Base)
Begleitreaktion bei diversen Erkrankungen:	s. Tabelle 6.1

Tabelle 6.5. Klinische Syndrome; mit den histologischen Zeichen der konstriktiven Bronchiolitis assoziiert

Inhalation von Stäuben oder Giften (Auftreten nach 2–4 Wochen; Spätstadium)	Mineralstäube (Asbest; Silikate; Eisenoxide; Aluminiumoxide; Talk; Kohle); NO_2; Schwefeldioxid; Ammoniak; Chlor; Phosgen
Medikamentenreaktionen	Gold; D-Penicillamin
Infektionen	Virale Mykoplasmen
Chronische Abstoßung	Herz-Lungen-, Lungen- und Knochenmarksempfängern (Graft-versus-host-Disease)

wiegen der Dystelektasen führt zum klinischen Bild einer Restriktion. Die klinische Syndrome, die mit proliferativer Bronchiolitis und BOOP assoziiert sind, sind in Tabelle 6.4 zusammengestellt.

■ **Konstriktive Bronchiolitis.** Die konstriktiven Formen sind relativ selten, nehmen aber im Rahmen von Transplantationspatienten (Herz, Lunge, Knochenmark) einen besonderen Stellenwert ein, da sie zu den chronischen Abstoßungsreaktionen gehören, irreversibel und medikamentös nicht beeinflussbar sind.

Im klinischen Kontext, z. B. nach Lungentransplantation, erreicht ein in computertomographischen Inspirationsaufnahmen abgrenzbares Mosaikmuster eine Sensitivität von 40% und eine Spezifität von 78% für das Vorliegen einer konstriktiven Bronchiolitis (Abb. 6.41). Für CT-Aufnahmen in Exspiration (Abb. 6.40) kann die Sensitivität auf 80% und die Spezifität auf 94% erhöht werden (Worthy et al. 1997). Dagegen erscheinen Bronchiolodilatationen und erkennbare Broncholarwandverdickungen erst späte Veränderungen zu sein und häufiger bei Erkrankungen bei kompromittiertem Immunsystem sowie bei Veränderungen im Rahmen einer rheumatoiden Arthritis aufzutreten (Cortet et al. 1995). Die klinischen Symptome, die mit den histologischen Zeichen der konstriktiven Bronchiolitis assoziiert sind, sind in Tabelle 6.5 dargestellt.

Follikuläre Bronchiolitis

Die follikuläre Bronchiolitis hat einen charakteristischen histopathologischen Befund mit einer lymphoid follikulären Hyperplasie der Bronchialwände, die die Luftwege von außen komprimieren. Diese Form wird am häufigsten bei der rheumatoiden Arthritis, dem Sjögren-Syndrom und bei familiären Immundefekten beschrieben. Bei den mit einer rheumatoiden Arthritis assoziierten Formen ist die Prognose meist schlecht. Der Tod durch respiratorische Insuffizienz tritt 5–18 Monate nach Auftreten der Erstsymptome auf (Geddes et al. 1977). Penicillaminmedikation wird als Kofaktor für den schnell progredienten Verlauf diskutiert (Wolfe et al. 1983). Radiologisch stellt sich die follikuläre Bronchiolitis ähnlich wie die konstriktive Form dar, sodass in den Befunden ein Mosaikmuster und Air trapping überwiegen.

Swyer-James-McLeod-Syndrom

Das Swyer-James-McLeod-Syndrom ist eine Form der konstriktiven Bronchiolitis obliterans. (Abb. 6.47). Das Krankheitsbild wurde zuerst in den frühen 50er-Jahren als einseitiges oder zumindest lobäres Lungenemphysem beschrieben. Computertomographisch zeigte sich jedoch, dass beide Lungen betroffen sein können und weitere Veränderungen neben den emphysematös aufgetriebenen Lungenabschnitten abzugrenzen sind. Das Lungengewebe ist hypoplastisch, inklusive der Pulmonalarterie und ihrer Aufzweigungen.

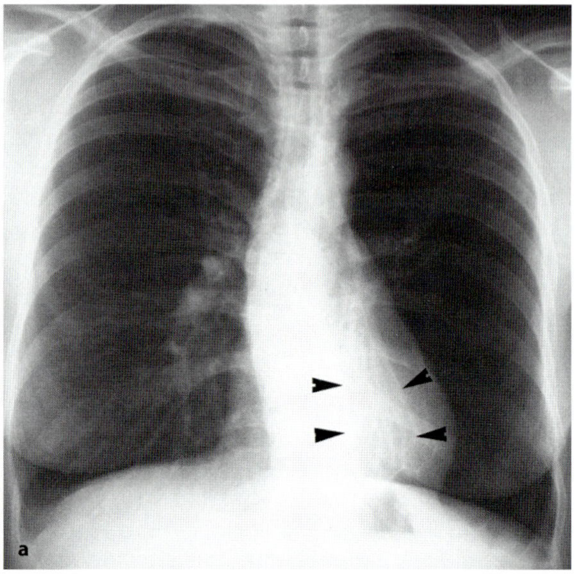

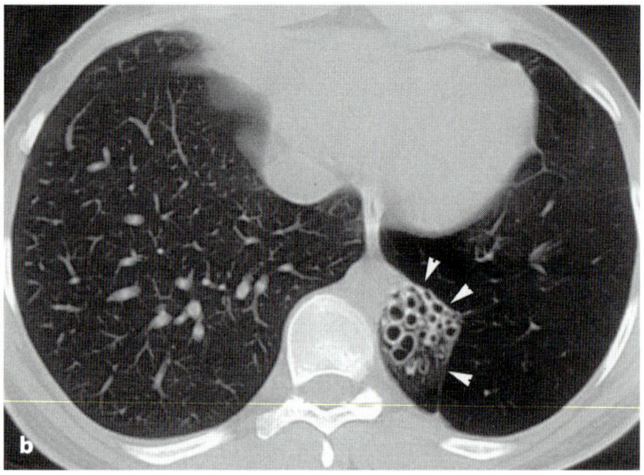

Abb. 6.47 a, b. Die Thoraxübersichtsaufnahme (**a**) dokumentiert eine einseitig transparente Lunge bei Zustand nach Bronchiolitis in der Kindheit. Im Seitenvergleich kleiner linker Hilus bei hypoplastischer linker Pulmonalarterie und konsekutiver Hyperämie der rechten Lunge. Im Herzschatten lassen sich gebündelte Strukturen mit fraglichen Bronchiektasen (*schwarze Pfeilspitzen*) abgrenzen. Die CT (**b**) zeigt den kompletten linken Lungenunterlappen bronchiektatisch umgebaut und Volumen gemindert (*weiße Pfeilspitzen*), neben einer ausgeprägten Überblähung des linken Oberlappens als Zeichen einer konstriktiven Bronchiolitis bei Swyer-James-McLeod-Syndrom. Obwohl der linke UL komplett atelektatisch verändert ist, zeigt sich in der Übersichtsaufnahme keine Volumenminderung

Die Veränderungen folgen einer akuten viralen Infektion innerhalb der ersten acht Lebensjahre, bevor sich die Lunge komplett entwickelt hat. Als auslösendes Agens werden Adenoviren, Masernviren, Mycoplasma pneumoniae, Tuberkulose, Pertussis sowie nichtinfektiöse Gründe wie Fremdkörperaspiration und Radiatio angesehen. Die Patienten sind typischerweise asymptomatisch und fallen oft erst durch den auffälligen Röntgenbefund auf. Die Lungenfunktionstest zeigen eine reduzierte Vitalkapazität, Zeichen der Obstruktion und eine reduzierte Diffusionskapazität. Die Lungenszintigraphie weist eine verminderte Perfusion und eine unregelmäßige Ventilation mit verzögertem Wash-out als Zeichen des Air trapping auf.

Auf der Thoraxübersicht (Abb. 6.47a) dominieren die einseitig helle Lunge mit verminderter Perfusion und zusätzlicher Überblähung. Der Blutfluss in der gesunden Lunge ist erhöht, der Hilus der betroffenen Lunge wegen der hypoplastischen Pulmonalarterie klein, wobei das Lungenvolumen der befallenen Lunge nicht verändert erscheint. Das Air trapping der befallenen Lunge kann sowohl in der Übersichtsaufnahme wie im CT mit In- und Exspirationsaufnahmen nachgewiesen werden.

Die CT (Abb. 6.47b) zeigt meist ein gemischtes Bild mit überblähten und nicht überblähten Arealen. Meist ist die Überblähung jedoch so ausgeprägt, dass ein Mosaikmuster nicht mehr zur Darstellung kommt. Neben den Zeichen der Überblähung findet sich in anderen Lungensegmenten ein bronchiektatischer Umbau mit gebündelten Bronchien in kollabierten, vernarbten Lungenabschnitten. Die Veränderungen lassen meist die Abgrenzung gegenüber der kongenitalen hypoplastischen Lunge und der pulmonal-arteriellen Hypoplasie zu.

Small airways disease („adult bronchiolitis")

Der Begriff wurde 1968 von Hogg eingeführt und umfasst die chronischen entzündlichen Veränderungen insbesondere bei Rauchern mit Zeichen der Atemwegsobstruktion (Hogg et al. 1968). Macklem verwendet den Begriff für die Atemwegsobstruktion ohne Zeichen eines Emphysems oder einer chronischen Bronchitis. Histopathologisch werden Fibrosierungen in der Wand der terminalen Bronchioli und Alveolargänge gefunden. Radiologisch sind die Veränderungen so diskret und unspezifisch, dass meist keine Diagnose getroffen werden kann. Auch lungenfunktionsanalytisch lassen sich die Veränderungen nur schwer erfassen (Macklem 1972).

Respiratorische Bronchiolitis (RB)

Die respiratorische Bronchiolitis (RB) bezeichnet ein klinisch-pathologisches Syndrom, welches bevorzugt bei starken Zigarettenrauchern und beruflich schadstoffexponierten Personen beobachtet wird. Der histopathologische Befund ist charakteristisch und besteht in vermehrten pigmentierten Makrophagen in den respiratorischen Bronchiolen, nebst interstitieller Verdickung der Bronchiolenwand. Respiratorische Bronchiolitis oder Raucherbronchiolitis ist ein fast obligater Befund bei Rauchern bei der Autopsie.

Respiratorische Bronchiolitis mit interstitieller Lungenerkrankung (RB-ILD), Kondensatbronchopneumopathie

Falls die respiratorische Bronchiolitis auch die Alveolen und Alveolargänge erfasst und vorwiegend mononukleäre und fibröse Infiltrate aufweist, welche sich von den Luftwegen in die Alveolarwände fortsetzen, entsteht die RB-ILD, die in der deutschsprachigen Literatur pathologisch-anatomisch korrekt auch als Kondensatbronchopneumopathie bezeichnet wird (Aubry et al. 2000; Myers 1994; Poletti u. Kitaichi 2000).

Das klinische Erscheinungsbild variiert stark und reicht von symptomarmen Verläufen bis hin zu unproduktivem Husten und einer Dyspnoe unterschiedlichen Schweregrades mit endexspiratorischen Krepitationen. Die Klinik ist oft von einer chronischen Bronchitis überlagert.

Die Übersichtsaufnahme ist unspezifisch. Häufig finden sich lediglich Zeichen einer chronischen Bronchitis mit vermehrter retikulonodulärer Zeichnung insbesondere in den dorsobasalen Abschnitten. Teilweise lassen sich basale Dystelektasen nachweisen. Das computertomographische Bild ist ebenfalls uncharakteristisch. Die meisten Autoren beschreiben unscharf begrenzte parenchymale Mikronoduli mit einem Durchmesser von 2–3 mm, die die oberen Zonen bevorzugen. Als zusätzliches Röntgenzeichen werden milchglasartige Verdichtungen sowie inter- und intralobuläre Verdickungen als Zeichen einer Fibrosierung angegeben (Mormile u. Ciappi 1997; Wells 1998; Worthy u. Muller 1998; Lynch 1993). Bei Nikotinkarenz ist eine spontane Rückbildung möglich, gutes Ansprechen auf Kortikosteroide und gute Prognose zeichnen diese Entität aus. Das Krankheitsbild ist von der DIP („desquamative interstitial pneumonitis") allenfalls dadurch zu unterscheiden, dass die Veränderungen bei RB-ILD zentrilobulär und fleckig verteilt, bei der DIP hingegen disseminiert sind.

BOOP (Neue Terminologie: Cryptogenic organizing Pneumonia COP, proliferative Bronchiolitis)

Die BOOP sollte nicht mit anderen Formen der BO verwechselt werden. Sie kann als

- idiopathische BOOP (klinisch eine antibiotikaresistente Pneumonie),
- im Rahmen anderer Erkrankungen (z.B. mit der rheumatoiden Arthritis assoziiert, s. Tabelle 6.2)
- oder als histologische Begleitreaktion, die am Rande von Tumoren, im Rahmen der chronischen eosinophilen Pneumonie etc. (s. Tabelle 6.2, 6.4)

auftreten.

Für die ersten beiden Formen radiologisch wegweisend sind fleckige Verdichtungen ohne segmentale Anordnung. Sie können in allen Lungenabschnitten vorkommen, zeigen aber eine Prävalenz für die Unterlappen. Wenn die Alveolarräume nicht komplett ausgefüllt sind, können die Verdichtungen auch einen nur milchglasartigen Aspekt haben. Meist findet sich ein positives Bronchopneumogramm. Selten werden Einschmelzungen und zusätzliche unscharf begrenzte Knoten zwischen 1–10 mm und ein Pleuraerguss gefunden. Einige Autoren beschreiben zusätzlich die Zeichen einer Bronchiolitis obliterans mit zentrilobulären kleinknotigen Veränderungen und subpleuralen Linien (vgl. Abschn. 15.4.8 und 17.7).

Die Konsolidierungen haben nahezu immer einen breitbasigen Kontakt zur Pleura. Die Verschattungen können multifokal, bilateral, unterlappenbetont sein. Solitäre Herde (meist im rechten Oberlappen subpleural, medial) werden häufiger operativ entfernt, da die Unterscheidung von einem malignen Rundherd nicht sicher möglich ist, zumal sich BOOP-typische histologische Veränderungen („BOOP Reaktion“) häufig in der Nachbarschaft eines Tumors finden.

Selten können bei der BOOP diffuse Infiltrate auftreten, die von einer diffusen Fibrose kaum zu unterscheiden sind (Teel et al. 1996; Takahashi et al. 2000; Poletti et al. 1999; Lamont et al. 1998; Nagai u. Izumi 1996). Häufig finden sich wandernde Infiltrate, die sich auch ohne Therapie auflösen können, in der Regel aber unter Kortisontherapie schneller und besser ansprechen und sich in Tagen oder Wochen auflösen. Die histologische Diagnose kann selten transbronchial gestellt werden, da so nicht genügend Bronchiolen mit der charakteristischen Knospenbildung erfasst werden können. Bei radiologischem Verdacht ist eine CT-gesteuerte transthorakale Punktion anzustreben.

Differentialdiagnostik

Die Thoraxübersichtsaufname kann bei einer Bronchiolitis unauffällig sein oder unspezifische radiologische Zeichen aufweisen. Differentialdiagnostische Erwägungen sind praktisch immer an die Computertomographie gebunden.

Die Diagnose einer Bronchiolitis im Rahmen eines viralen Infektes kann in der Regel klinisch gestellt werden und erfordert keine weiterführenden Untersuchungen.

Bronchiolitiden, die neben bakteriellen flächigen Infiltraten oder Einschmelzungen zu finden sind, werden häufig nicht explizit als Bronchiolitis bezeichnet, sondern als pneumonisches Infiltrat evtl. mit kleinfleckigen Begleitreaktionen subsummiert (Abb. 6.48). Therapeutische Konsequenzen ergeben sich daraus nicht, da die Bronchiolitis wie das Infiltrat auf eine Antibiotikatherapie anspricht; es lässt sich lediglich die klinische Symptomatik bei diskrepantem klinischen und radiologischen Befund – ausgeprägte Dyspnoe bei nur geringem Infiltrat – besser erklären.

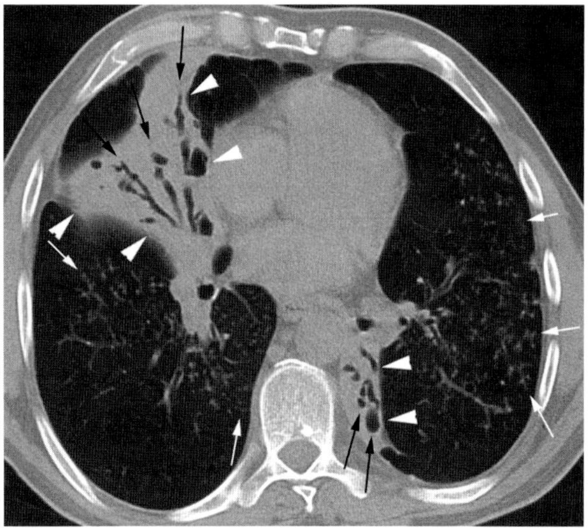

Abb. 6.48. Neben den pneumonischen Infiltraten im Mittellappen und apikalen Unterlappensegment (*weiße Pfeilspitzen*) mit positivem Bronchopneumogramm und bronchiektatischen Aufweitungen (*schwarze Pfeile*) finden sich in den übrigen Lungenabschnitten kleinknotige Veränderungen, die zusammen mit schleimgefüllten Bronchioli (*weiße Pfeile*) das typische Bild einer begleitenden akuten infektiösen Bronchiolitis bildet

■ **Kleinknotige, zentrilobuläre Verdichtungen.** Fehlt das typische pneumonische Infiltrat und findet man lediglich kleinknotige Veränderungen (atypische Verlaufsformen bakterieller Pneumonien z.B. bei HIV-positiven Patienten; Abb. 6.49) müssen diese differentialdiagnostisch von anderen kleinknotigen Herdbefunden, beispielsweise einer Miliartuberkulose, einer Sarkoidose oder einer Metastasierung, abgegrenzt werden. Die kleinknotigen, zentrilobulären Verdichtungen, die als „tree in bud“ bezeichnet werden, stellen das einzige Direktzeichen einer Bronchiolitis dar. Beim klassischen Tree-in-bud-Zeichen mit den mukoidgefüllten, sich aufzweigenden Bronchiolen besteht kein differentialdiagnostisches Problem (Abb. 6.50b). Fehlen verzweigte Strukturen, lässt sich die Differentialdiagnose dennoch anhand der zentrilobulären Verteilung ohne Kontakt zur Pleura oder interlobulären Septen stellen (Abb. 6.50b). Dies ist typisch für das Vorliegen einer Bronchiolitis (Abb. 6.49; Jacobi et al. 1995).

Kleinknotige Veränderungen, wie man sie bei der Sarkoidose, Silikose, Anthrakose oder Lymphangiose findet, sind typischerweise perilymphatisch angeordnet (Abb. 6.51). Sie finden sich zwar auch peribronchovaskulär, typisch ist jedoch die subpleurale

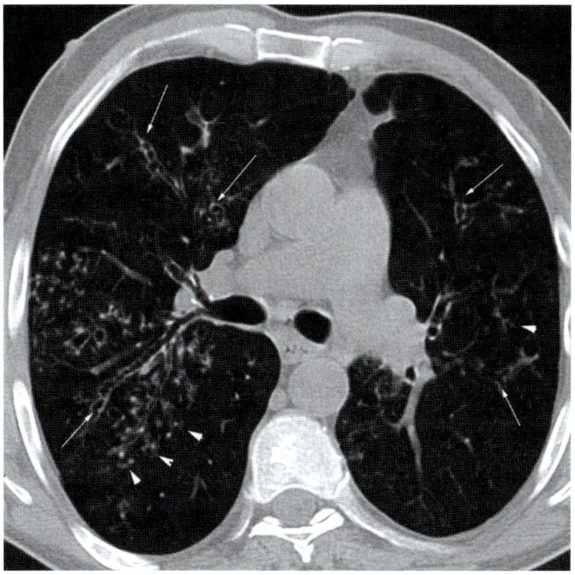

Abb. 6.49. HIV-positiver Patient mit Fieber und Atemnot. Ein flächiges pneumonisches Infiltrat ist nicht abzugrenzen. Es zeigt sich auch keine milchglasartige Verschattung im Sinne einer PcP. Stattdessen finden sich multiple kleinknotige, zentrilobuläre Verdichtungen, teils mit aufzweigenden Strukturen im Sinne eines Tree-in-bud-Zeichen (*Pfeilspitzen*), welches als charakteristisch für eine akute infektiöse Bronchiolits angesehen wird. Zusätzlich lassen sich zylindrische und variköse Bronchiektasen abgrenzen (*Pfeile*)

und septale Anordnung (Abb. 6.50c). Metastatische oder miliare Streuherde zeigen eine uniforme Verteilung ohne Zeichen eines Prädilektionsortes (Abb. 6.50a, 6.52). Die bronchiolitischen Knoten sind zum anderen nicht so scharf begrenzt wie Granulome oder Metastasen; da sie meist in kleinsten bronchiolären Aufzweigungen liegen, lassen sich oft sternförmige Ausläufer abgrenzen. Als klinisch wegweisend ist eine Dyspnoe anzusehen, die selbst bei nur segmentalen Bronchiolitiden vorliegt. Granulomatöse Veränderungen hingegen und interstitielle Metastasen sind klinisch meist inapparent.

Die chronischen Verlaufsformen der Bronchiolitis sind selten, nehmen aber in bestimmten Patientengruppen (z.B. bei transplantierten Patienten) einen besonderen Stellenwert ein. Hier ist eine Differenzierung zwischen den proliferativen und den konstriktiven Formen von besonderer Bedeutung, da sich die proliferativen Veränderungen unter Therapie bessern, die konstriktiven Formen hingegen progredient sind und zu einer respiratorischen Insuffizienz und zum Tode führen. Eine Differenzierung zwischen konstriktiver Bronchiolitis und den proliferativen Formen gelingt häufig mit der Computertomographie. Die proliferative Form kann zwar im Frühstadium (die Bronchioli sind noch nicht komplett verschlossen) die radiologischen Zeichen der Obstruktion (Air trapping) und Perfusionsumverteilung (Mosaikmuster) aufweisen, es überwiegen jedoch die restriktiven Zeichen mit multiplen kleinsten Dystelektasen innerhalb der sekundären Lobuli, die als lineare Verschattungen zur Darstellung kommen. Während die konstriktive Bronchiolitis eine normale Lungenübersichtsaufnahme aufweisen kann, lassen sich bei der proliferativen Form die linearen Strukturen und ein interstitielles Verschattungsmuster nachweisen.

■ **Air trapping.** Das Air trapping ist ein typischer Befund der konstriktiven Bronchiolitis obliterans. Es kann aber auch bei anderen Formen der Bronchiolitis auf Ebene des zentrilobulären Bronchiolus gefunden werden. Klassischerweise ist es bei der akuten Form der exogen allergischen Alveolitis zu finden (Abb. 6.46). Differentialdiagnostisch führend ist das Nebeneinander von Lobuli mit Air trapping und solchen mit einem alveolären Verschattungsmuster (wolkige oder homogene milchglasartige Trübung). Die Abgrenzung zu einem ausgeprägtem panlobulären Emphysem gelingt meist CT-morphologisch anhand des umgebenden Gewebes oder anhand einer fehlenden Dichteanhebung in den Exspira-

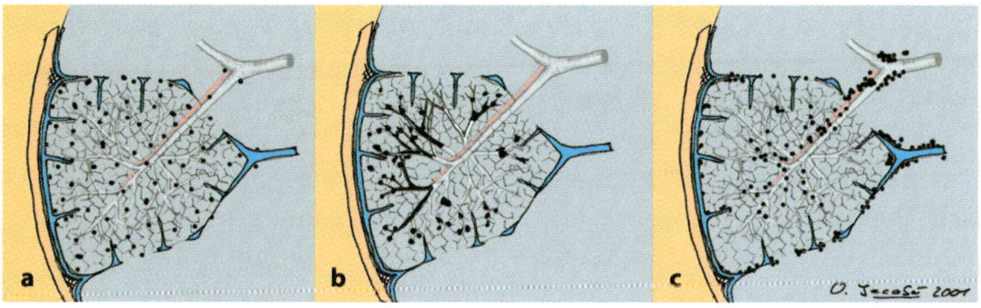

Abb. 6.50. Differentialdiagnose kleinknotiger Veränderungen. **a** Miliares Verteilungsmuster ohne Prädilektionsstellen, wie man es bei der Miliartuberkulose oder bei hämatogenen Absiedlungen, seien sie septisch oder metastatisch, findet. **b** Bronchiolitische Verteilung im Zentrum der sekundären Lobuli. Die Knoten liegen nicht subpleural oder septal. Wenn zusätzlich die Bronchiolen mit Schleim gefüllt sind, entsteht das charakteristische Bild des „tree in bud". **c** Perilymphatisches Verteilungsmuster mit bevorzugter Lokalisation der Knoten in der Peripherie (subpleural und septal) sowie entlang des bronchovaskulären Bündels. Diese Verteilung ist typisch für die Sarkoidose, die Silikose, die Anthrakose oder die Lymphangiosis carcinomatosa

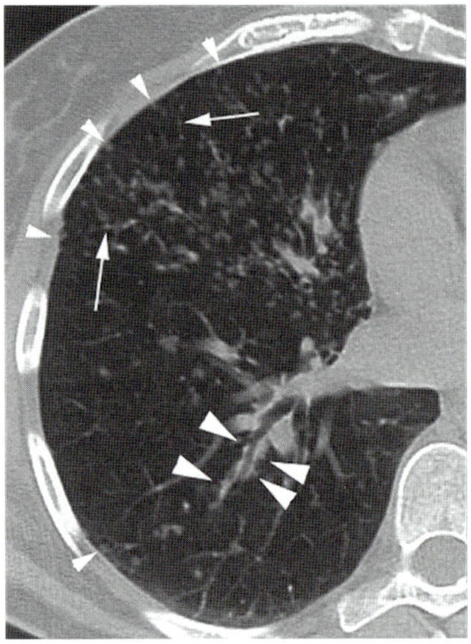

Abb. 6.51. Die Computertomographie zeigt kleinknotige Veränderungen insbesondere peribronchial (*dicke Pfeilspitzen*), subpleural (*dünne Pfeilspitzen*) und septal (*Pfeile*). Diese Anordnung entspricht dem Bereich der Lymphabflusswege. In der bronchoalveolären Lavage konnte die Diagnose einer Sarkoidose gestellt werden

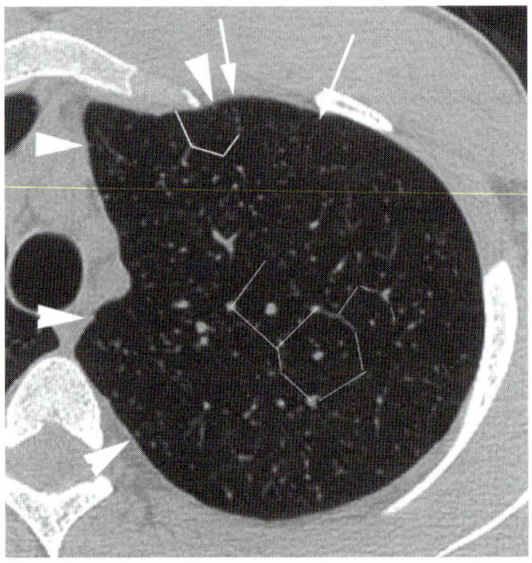

Abb. 6.52. Die Verteilung der kleinknotigen Veränderungen subpleural (*Pfeilspitzen*), in den Interlobulärsepten (*Pfeile*) und innerhalb des sekundären Lobulus sprechen für eine hämatogene Aussaat. Bei der diffusen Verteilung der kleinknotigen Herde konnte eine Miliartuberkulose gesichert werden

tionsaufnahmen. Bullae können ein Air trapping vortäuschen, lassen sich aber im CT leicht durch das Fehlen zentrilobulärer Strukturen identifizieren.

Klinisch stehen die Allgemeinsymptome wie bei einer Pneumonie (Fieber, Nachtschweiß, Abgeschlagenheit) sowie eine mehr oder weniger ausgeprägte Dyspnoe im Vordergrund. Andere Erkrankungen, die mit einer Dyspnoe bei weitgehend unauffälliger Thoraxübersicht einhergehen können, sind die Lungenembolie und die exogen allergische Alveolitis.

Zum Nachweis der Lungenembolie (ohne Infarktpneumonie) wird heute in der Regel eine kontrastmittelunterstützte CT durchgeführt. Lässt sich kein zentraler Thrombus nachweisen, ist das radiologische Bild nur schwer von einer BO abzugrenzen, da eine nur peripher lokalisierte Lungenembolie zu einem ausgeprägten Mosaikmuster führen kann. Das Mosaikmuster ist in diesen Fällen jedoch von einer unterschiedlichen Durchblutung abhängig und eine Überblähung lässt sich nicht nachweisen. Der klinische Befund ist häufig hilfreich. Oft ist eine Beinvenenthrombose bekannt. Die Dyspnoe setzt im Gegensatz zur BO akut ein und ist von einer Schmerzsymptomatik begleitet.

■ **Mosaikmuster.** Das Mosaikmuster ist nicht pathognomonisch für eine konstriktive Bronchiolitis. Es kann durch regionale Änderungen der Perfusion bei vaskulären Erkrankungen, bei Erkrankungen der Luftwege mit reflektorischer hypoxischer Vasokonstriktion oder durch eine fleckige Verteilung milchglasartiger Infiltrationen im Wechsel mit normalem Lungenparenchym bei entzündlichen Lungenerkrankungen (PcP) hervorgerufen sein (Abb. 6.53; Jacobi et al. 1995). Die ätiologische Differenzierung einer erhöhten Dichte ist manchmal Anhand der Gefäßdurchmesser möglich. Bei infektiös bedingten milchglasartigen Verdichtungen sind die Gefäßdurchmesser in den Zonen erhöhter und verminderter Dichte gleich. Bei Erkrankungen der Gefäße oder der Luftwege sind die Anzahl und das Kaliber der Gefäße in den Zonen verminderter Dichte geringer.

Um eine vaskuläre Genese von einer Erkrankung der Luftwege abzugrenzen, sind Aufnahmen in Exspiration notwendig. Exspirationsaufnahmen verstärken hypodense Zonen, die durch Air trapping hervorgerufen werden, haben aber keinen Effekt auf Zonen, die minderperfundiert sind. Zusätzlich findet man bei der Bronchiolitis häufig eine Wandverdickung größerer Bronchien, sowie Bronchiektasen und Bronchioloektasien. Dagegen findet man bei der chronischen Lungenembolie oder der primären pulmonalen Hypertension eine Erweiterung der zentralen Pulmonalgefäße.

■ **Periphere Konsolidierungen.** Flächige oder fleckige peripher liegende Konsolidierungen, wie sie bei der BOOP angetroffen werden, müssen in erster Linie von pneumonischen Infiltraten abgegrenzt werden. Klinisch ist dies meist nicht möglich. Die Thoraxübersichtsaufnahme weist zwar die Verdichtungen nach, zur Differentialdiagnose muss jedoch eine CT durchgeführt werden. Während die BOOP (Abb. 6.54) anatomische Grenzen meist nicht respektiert und sich über mehrere Lungensegmente in der Lungenperipherie ausbreitet, aber zentral Richtung Hilus

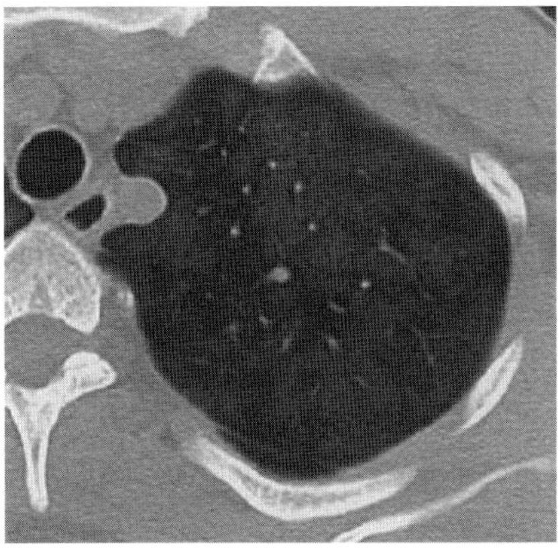

Abb. 6.53. Milchglasartige Verdichtungen mehrerer sekundärer Lobuli mit peripherer Aussparung, sodass ein Mosaikmuster vorgetäuscht wird. Bei dem HIV-positiven Patienten konnte eine Pneumocystis-carinii-Pneumonie gesichert werden

einen abrupten Übergang zu gesunden Lungengewebe zeigt, betrifft das pneumonische Infiltrat meist das gesamte Lungensegment bis in direkte Hilusnähe. Die Konsolidierung ist häufig aufgelockert und es lässt sich zusätzlich eine Bronchialwandverdickung abgrenzen.

Therapeutisch entscheidend ist die Differentialdiagnose Lungenembolie mit Infarktpneumonie, die sich im Gegensatz zur BOOP glatt begrenzt darstellt und die Segmentgrenzen respektiert. Ähnliche Verdichtungen können bei der Infarktpneumonie und bei der invasiven pulmonalen Aspergillose gefunden werden. Normalerweise ist zur Diagnostik einer BOOP eine Kontrastmittelgabe nicht erforderlich, sie erleichtert jedoch bei Nachweis von thrombotischen Material in den Pulmonalarterien die Differentialdiagnose zur Infarktpneumonie. Lässt sich kein zentraler Embolus nachweisen, gelingt die Differentialdiagnose anhand der Morphologie. Die Infarktpneumonie respektiert die anatomischen Grenzen, geht also nicht per continuitatem in Nachbarsegmente über und hat häufig einen dreieckförmigen Aspekt. Dasselbe morphologische Bild kann eine invasive pulmonale Aspergillose (IPA) aufweisen. Die IPA wird in der Regel nur bei Patienten mit ausgeprägtem Immundefekt angetroffen

Die Differentialdiagnose der BOOP umfasst die ebenfalls mit peripheren, subpleuralen Infiltraten einhergehende akute eosinophile Pneumonie (Löffler) und den Lungeninfarkt. Differentialdiagnostisch kann eine Eosinophilie über die bronchoalveoläre Lavage nachgewiesen werden, in der bis zu 40% Eosinophile nachgewiesen werden können.

■ **Einseitig helle Lunge.** Eine einseitig helle Lunge ist nicht pathognomonisch für das Swyer-James-Syndrom, sondern kann auch durch eine Pulmonalhypoplasie bedingt sein. Differentialdiagnostisch sollte jedoch auch an einen endobronchialen Tumor gedacht werden, der über einen Ventilmechanismus zu einer akuten Überblähung führt und reflektorisch oder durch Infiltration bedingt eine Minderbelüftung der Lunge verursacht, sodass der Hilus zunächst

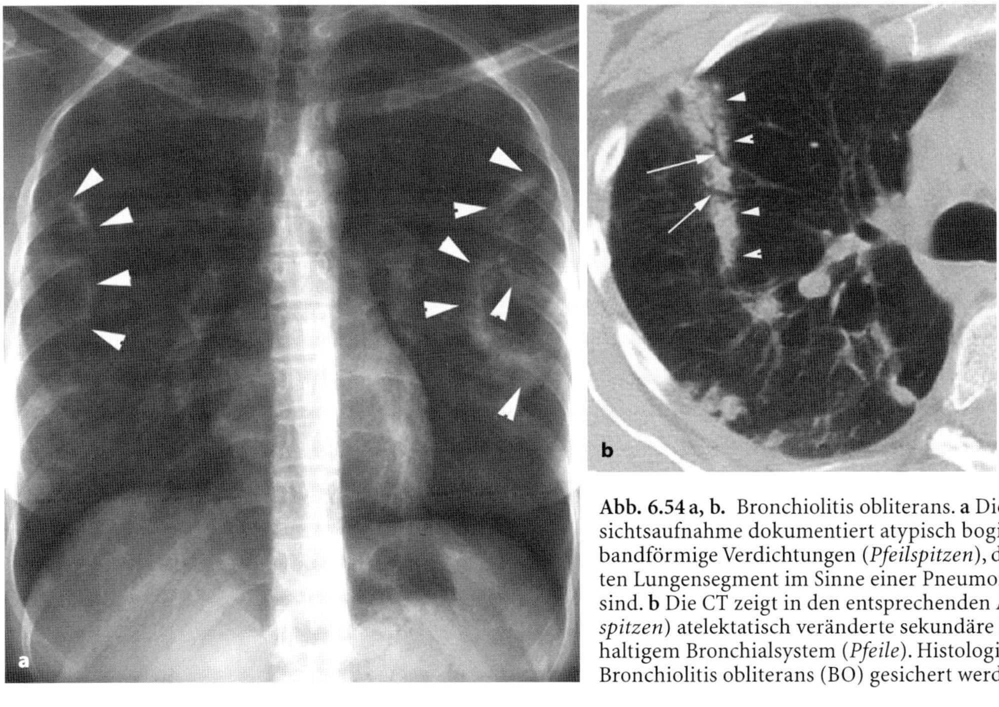

Abb. 6.54 a, b. Bronchiolitis obliterans. **a** Die Thoraxübersichtsaufnahme dokumentiert atypisch bogig verlaufende bandförmige Verdichtungen (*Pfeilspitzen*), die keinem isolierten Lungensegment im Sinne einer Pneumonie zuzuordnen sind. **b** Die CT zeigt in den entsprechenden Arealen (*Pfeilspitzen*) atelektatisch veränderte sekundäre Lobuli mit lufthaltigem Bronchialsystem (*Pfeile*). Histologisch konnte eine Bronchiolitis obliterans (BO) gesichert werden

sogar verkleinert erscheint bei ausgeprägter Überblähung der betroffenen Lunge. Dieses Zeichen wurde von Oeser 1969 als paradoxes Hiluszeichen beschrieben (Oeser et al. 1969).

Danksagung
Herrn Dr. Christoph Schick (Mitarbeiter des Institutes für Diagnostische u. Interventielle Radiologie, Zentrum der Radiologie, Klinikum der J. W. Goethe Universität Frankfurt/Main) danken wir für die Unterstützung bei Korrekturen und Überarbeitungen der Texte und des Bildmaterials.

Literatur

Abolmaali N, Schmitt J, Krauss S et al. (2001) MR-Imaging of lung parenchyma at 0.2 T: Preliminary results. European Radiology 11: 167
Akira M (1999) Computed tomography and pathologic findings in fulminant forms of idiopathic interstitial pneumonia. J Thorac Imaging 14(2): 76–84
Akira M, Yamamoto S, Yokoyama K et al. (1990) Asbestosis: high-resolution CT-pathologic correlation. Radiology 176(2): 389–394
Alasaly K, Muller N, Ostrow DN, Champion P, FitzGerald JM (1995) Cryptogenic organizing pneumonia. A report of 25 cases and a review of the literature. Medicine (Baltimore) 74(4): 201–211
Al-Kassimi F (1996) Bronchiectasis and homozygous (P1ZZ) alpha 1-antitrypsin deficiency. Thorax 51(2): 228
Altes TA, Powers PL, Knight-Scott J et al. (2001) Hyperpolarized 3He MR lung ventilation imaging in asthmatics: preliminary findings. J Magn Reson Imaging 13(3): 378–384
Alton EW, Hay JG, Munro C, Geddes DM (1987) Measurement of nasal potential difference in adult cystic fibrosis, Young's syndrome, and bronchiectasis. Thorax 42(10): 815–817
Alvarez-Fernandez E (1979) The role of fibrosis in the small airways in centrilobular emphysema. Bronchopneumologie 29(2): 124–133
Andersen P (1998) Pathogenesis of lower respiratory tract infections due to Chlamydia, Mycoplasma, Legionella and viruses. Thorax 53(4): 302–307
Andrade MA, Hoberman A, Glustein J, Paradise JL, Wald ER (1998) Acute otitis media in children with bronchiolitis. Pediatrics 101(4 Pt 1): 617–619
Annobil SH, Morad NA, Kameswaran M, el Tahir MI, Adzaku F (1996) Bronchiectasis due to lipid aspiration in childhood: clinical and pathological correlates. Ann Trop Paediatr 16(1): 19–25
Arias Martinez N, Barbado Hernandez FJ, Linares P et al. (2000) [Bronchiolitis obliterans organizing pneumonia associated with cutaneous vasculitis]. Rev Clin Esp 200(3): 177–179
Attree O, Tourangeau F, De Saint-Maur G et al. (1988) [Bronchiolitis caused by respiratory syncytial virus in very young infants and transmitted maternal antibodies]. Arch Fr Pediatr 45(10): 791–793
Aubry MC, Wright JL, Myers JL (2000) The pathology of smoking-related lung diseases. Clin Chest Med 21(1): 11–35, vii
Awerbuch MS (1976) The yellow nail syndrome, bronchiectasis and Raynaud's disease – a relationship. Med J Aust 2(22): 829–830
Bahous J, Malo JL, Paquin R, Cartier A, Vyas P, Longbottom JL (1985) Allergic bronchopulmonary aspergillosis and sensitization to Aspergillus fumigatus in chronic bronchiectasis in adults. Clin Allergy 15(6): 571–579
Bankier AA, De Maertelaer V, Keyzer C, Gevenois PA (1999) Pulmonary emphysema: subjective visual grading versus objective quantification with macroscopic morphometry and thin-section CT densitometry. Radiology 211(3): 851–858
Banner AS, Muthuswamy P, Shah RS, Rodriguez J, Saksena FS, Addington WW (1976) Bronchiectasis following heroin-induced pulmonary edema. Rapid clearing of pulmonary infiltrates. Chest 69(4): 552–555
Banner AS, Rodriguez J, Sunderrajan EV, Agarwal MK, Addington WW (1979) Bronchiectasis: a cause of pulmonary symptoms in heroin addicts. Respiration 37(4): 232–237
Barnett TB, Knowles MR (1987) Diffuse bacterial bronchiolitis with bronchiolar pneumonia in adults. South Med J 80(1): 10–15
Baron FA, Hermanne JP, Dowlati A et al. (1998) Bronchiolitis obliterans organizing pneumonia and ulcerative colitis after allogeneic bone marrow transplantation. Bone Marrow Transplant 21(9): 951–954
Bass EM (1974) Tracheobronchomegaly: the Mounier-Kuhn syndrome. S Afr Med J 48(40): 1718–1720
Benesch M, Eber E, Pfleger A, Zach MS (2000) Recurrent lower respiratory tract infections in a 14-year-old boy with tracheobronchomegaly (Mounier-Kuhn syndrome). Pediatr Pulmonol 29(6): 476–479
Bergin C, Muller N, Nichols DM et al. (1986) The diagnosis of emphysema. A computed tomographic-pathologic correlation. Am Rev Respir Dis 133(4): 541–546
Berthezene Y, Vexler V, Clement O, Muhler A, Moseley ME, Brasch RC (1992) Contrast-enhanced MR imaging of the lung: assessments of ventilation and perfusion. Radiology 183(3): 667–672
Bick U, Schulze-Everding A, Roos N, Krings W, Lengerke HJ von (1990) Changes in the lungs in mucoviscidosis. Feasibility and advantages of different imaging techniques. Radiologe 30(12): 598–605
Blot F, Patri B (1991) [Para-septal emphysema]. Rev Mal Respir 8(1): 121–123
Boeck KD (1996) Respiratory syncytial virus bronchiolitis: clinical aspects and epidemiology. Monaldi Arch Chest Dis 51(3): 210–213
Boehler A, Vogt P, Speich R, Weder W, Russi EW (1996) Bronchiolitis obliterans in a patient with localized scleroderma treated with D-penicillamine. Eur Respir J 9(6): 1317–1319
Bonneau D, Raymond F, Kremer C, Klossek JM, Kaplan J, Patte F (1993) Usher syndrome type I associated with bronchiectasis and immotile nasal cilia in two brothers. J Med Genet 30(3): 253–254
Breuer R, Lossos IS, Berkman N, Or R (1993) Pulmonary complications of bone marrow transplantation. Respir Med 87(8): 571–579
Brookeman J, Mugler III J, Knight-Scott J, Munger T, de Lange E, Bogorad P (1999) Studies of 3He diffusion coefficient in the human lung: age-related distribution patterns. Eur Radiol 9: B21
Buist RJ (1991) An unusual cause of obstructive emphysema. Anaesthesia 46(4): 283–284
Burrows B, Fletcher CM, Heard BE, Jones NL, Wootliff JS (1966) The emphysematous and bronchial types of chronic airways obstruction. A clinicopathological study of patients in London and Chicago. Lancet 1(7442): 830–835
Camp M, Mehta JB, Whitson M (1987) Bronchiolitis obliterans and Nocardia asteroides infection of the lung. Chest 92(6): 1107–1108
Canessa PA, Santini D, Zanelli M, Capecchi V (1997) Pulmonary tumourlets and microcarcinoids in bronchiectasis. Monaldi Arch Chest Dis 52(2): 138–139

Cantani A, Ferrara M (1988) The lung and primary immunodeficiency. Allergol Immunopathol (Madr) 16(6): 429–437
Cantera Maortua JM, Martin Moreno S, Subhi Ahmad I, Torres Nieto MA (1991) [Bronchiolitis obliterans with organizing pneumonia. Secondary to chlorine gas inhalation?]. Rev Clin Esp 188(4): 217–218
Caralps D (1971) [Endobronchial lipoma. Atelectasis. Bronchiectasis. Suppuration]. Prensa Med Argent 58(6): 285–288
Carr DH, Oades P, Trotman-Dickenson B, Mohiaddin R, Wells AU, Bush A (1995) Magnetic resonance scanning in cystic fibrosis: comparison with computed tomography. Clin Radiol 50(2): 84–89
Carr H, Purcell E (1954) Effect of diffusion on free precession in nuclear magnetic resonance experiments. Phys Rev 94: 630–638
Casas Maldonado F, Gallardo Medina M, Franco Campos MA, Conde Valero A, Perez Chica G, Cruz Molina JM (1997) [Bronchiolitis obliterans with organized pneumonia associated with measles virus]. Arch Broncopneumol 33(10): 541–544
Chan ED, Kalayanamit T, Lynch DA et al. (1999) Mycoplasma pneumoniae-associated bronchiolitis causing severe restrictive lung disease in adults: report of three cases and literature review. Chest 115(4): 1188–1194
Charfi MR, Dougui MH, Bazar Bazar N, Boubaker S, Zbiba M, Belalgia MS (1999) [Bronchiectasis in a patient with ulcerative colitis]. Rev Mal Respir 16(5): 846–848
Charpin D, Jullian H, Garbe L, Cau P, Fuentes P, Vervloet D (1997) [Severe bronchial stenosis with upstream bronchiectasis in an arc welder: causal relation or epiphenomenon?]. Rev Mal Respir 14(2): 137–139
Chen XJ, Hedlund LW, Moller HE, Chawla MS, Maronpot RR, Johnson GA (2000) Detection of emphysema in rat lungs by using magnetic resonance measurements of 3He diffusion. Proc Natl Acad Sci USA 97(21): 11478–11481
Colby TV (1998) Bronchiolitis. Pathologic considerations. Am J Clin Pathol 109(1): 101–109
Colby TV, Carrington CB, Mark GJ (1981) Pulmonary involvement of malignant histiocytosis: a clinicopathologic spectrum. Am J Surg Pathol 5(1): 61–73
Coleman LT, Kramer SS, Markowitz RI, Kravitz RM (1995) Bronchiectasis in children. J Thorac Imaging 10(4): 268–279
Coman C, Scurei A, Micu V, Coman BC, Dimitriu M, Zara D (1982) [Clinical aspects of bronchiectasis in children. Current concepts of its surgical treatment]. Rev Pediatr Obstet Ginecol Pediatr 31(1): 73–78
Cooke JC, Currie DC, Morgan AD et al. (1987) Role of computed tomography in diagnosis of bronchiectasis. Thorax 42(4): 272–277
Cortet B, Flipo RM, Remy-Jardin M et al. (1995) Use of high resolution computed tomography of the lungs in patients with rheumatoid arthritis. Ann Rheum Dis 54(10): 815–819
Cosio MG, Majo J (1995) Overview of the pathology of emphysema in humans. Chest Surg Clin N Am 5(4): 603–621
Costabel U, Guzman J, Teschler H (1995) Bronchiolitis obliterans with organising pneumonia: outcome. Thorax 50 Suppl 1: S59-64
Cottin V, Cordier JF (1996) [Iatrogenic drug-induced bronchospasm, cough, and bronchiolitis. Etiologic and physiopathologic aspects]. Rev Mal Respir 13(4): 339–360
Crawford SW, Clark JG (1993) Bronchiolitis associated with bone marrow transplantation. Clin Chest Med 14(4): 741–749
Culiner MM (1968) Intralobar bronchial cystic disease, the „sequestration complex" and cystic bronchiectasis. Dis Chest 53(4): 462–469
Cupo LN, Pyeritz RE, Olson JL, McPhee SJ, Hutchins GM, McKusick VA (1981) Ehlers-Danlos syndrome with abnormal collagen fibrils, sinus of Valsalva aneurysms, myocardial infarction, panacinar emphysema and cerebral heterotopias. Am J Med 71(6): 1051–1058
Curtis BR, Fisher MS (1998) Posterior inferior junction line and left pleuroesophageal stripe: their association with emphysema. J Thorac Imaging 13(3): 184–187
Cuvelier A, Muir JF, Hellot MF et al. (2000) Distribution of alpha(1)-antitrypsin alleles in patients with bronchiectasis. Chest 117(2): 415–419
Dalphin JC (2000) [Diffuse infiltrative lung diseases due to allergy and iatrogenic causes]. Rev Prat 50(17): 1894–1900
Denney MK, Berkas EM, Snider TH, Nedwicki EG (1968) Foreign body bronchiectasis. Dis Chest 53(5): 613–616
Dewan M, Malatani TS, Osinowo O, al-Nour M, Zahrani ME (2000) Carcinoid tumourlets associated with diffuse bronchiectasis and intralobar sequestration. J R Soc Health 120(3): 192–195
Diaz F, Collazos J, Martinez E, Mayo J (1997) Bronchiolitis obliterans in a patient with HIV infection. Respir Med 91(3): 171–173
Diaz PT, Clanton TL, Pacht ER (1992) Emphysema-like pulmonary disease associated with human immunodeficiency virus infection. Ann Intern Med 116(2): 124–128
Diederich S, Jurriaans E, Flower CD (1996) Interobserver variation in the diagnosis of bronchiectasis on high-resolution computed tomography. Eur Radiol 6(6): 801–806
Donnelly LF, MacFall JR, McAdams HP et al. (1999) Cystic fibrosis: combined hyperpolarized 3He-enhanced and conventional proton MR imaging in the lung-preliminary observations. Radiology 212(3): 885–889
Doyle AJ (1989) Demonstration on computed tomography of tracheomalacia in tracheobronchomegaly (Mounier-Kuhn syndrome). Br J Radiol 62(734): 176–177
Elderkin FM, Gardner PS, Turk DC, White AC (1965) Aetiology and management of bronchiolitis and pneumonia in childhood. Br Med J 5464: 722–727
Epler GR (1995) Bronchiolitis obliterans organizing pneumonia. Semin Respir Infect 10(2): 65–77
Epler GR (1988) Bronchiolitis obliterans and airways obstruction associated with graft-versus-host disease. Clin Chest Med 9(4): 551–556
Erkan F (1999) Pulmonary involvement in Behcet disease. Curr Opin Pulm Med 5(5): 314–318
Ernst H, Herxheimer H, Koppenhagen K, Nieding G von (1970) [Diagnosis of destructive lung emphysema by perfusion scintigraphy]. Acta Allergol 25(5): 404–422
Essadki O, Chartrand-Lefebvre C, Finet JF, Grenier P (1998) [Cystic pulmonary metastasis simulating a diagnosis of histiocytosis X]. J Radiol 79(9): 886–888
Essadki O, Grenier P (1999) [Bronchiolitis: computed tomographic findings]. J Radiol 80(1): 17–24
Ettinger NA, Albin RJ (1989) A review of the respiratory effects of smoking cocaine. Am J Med 87(6): 664–668
Fernandez Frances J, Vazquez Mezquita M, May Priego M (1994) [Diseases of the small airways]. Rev Clin Esp 194(4): 300–305
Fete TJ, Noyes B (1996) Common (but not always considered) viral infections of the lower respiratory tract. Pediatr Ann 25(10): 577–584
Fijter WM de, Roumen RM, Lybeert ML, de Munck DR, Luiten EJ (1999) [Pulmonary damage after radiotherapy for breast cancer]. Ned Tijdschr Geneeskd 143(16): 833–836
Fishback N, Koss M (1996) Update on lymphoid interstitial pneumonitis. Curr Opin Pulm Med 2(5): 429–433
Flenley DC (1990) Diagnosis and follow-up of emphysema. Eur Respir J Suppl 9: 5s-8s
Flenley DC, Downing I, Greening AP (1986) The pathogenesis of emphysema. Bull Eur Physiopathol Respir 22(1): 245s–252s
Flowers JR, Clunie G, Burke M, Constant O (1992) Bronchiolitis obliterans organizing pneumonia: the clinical and radiological features of seven cases and a review of the literature. Clin Radiol 45(6): 371–377

Foster ME, Foster DR (1980) Bronchiectasis and Marfan's syndrome. Postgrad Med J 56(660): 718–719
Fox MA, Lynch DA, Make BJ (1992) Thymoma with hypogammaglobulinemia (Good's syndrome): an unusual cause of bronchiectasis. AJR Am J Roentgenol 158(6): 1229–1230
Franquet T, Stern EJ (1999): Bronchiolar inflammatory diseases: high-resolution CT findings with histologic correlation. Eur Radiol 9(7): 1290–1303
Fraser R, Pare J (1990) Diseases of the airways. In: Fraser RS, Paré JAP et al. (eds) Synopsis of diseases of the chest. Saunders, Philadelphia, pp 1996–2221
Fritz W, Schober KL, Thiemann HH, Sitka U (1971) [Bronchiectasis in childhood. Patient material - characteristics of therapy - results of follow-up examinations]. Thoraxchir Vask Chir 19(3): 161–170
Galambos T, Loos T (1986) [Bronchiectasis in childhood]. Orv Hetil 127(30): 1817–1818, 1821–1823
Gardner PS (1986) Virus infections and respiratory disease of childhood. Arch Dis Child 43(232): 629–645
Gay FW (1969) Association of a Mycoplasma-like agent with chronic pneumonia and bronchiectasis in the rat. J Bacteriol 97(1): 441–444
Gayrard P, Noirclerc M, Lebreuil G, Orehek J (1972) [Bronchography in the surgery of pulmonary transplantation. Homograft]. Poumon Coeur 28(8): 405–411
Geddes DM, Corrin B, Brewerton DA, Davies RJ, Turner-Warwick M (1977) Progressive airway obliteration in adults and its association with rheumatoid disease. Q J Med 46(184): 427–444
Gelb AF, Hogg JC, Muller NL et al. (1996) Contribution of emphysema and small airways in COPD. Chest 109(2): 353–359
Ghossain MA, Achkar A, Buy JN, Rochemaure J, Vadrot D (1997) Swyer-James syndrome documented by spiral CT angiography and high resolution inspiratory and expiratory CT: an accurate single modality exploration. J Comput Assist Tomogr 21(4): 616–618
Gibb WR, Dhillon DP, Zilkha KJ, Cole PJ (1987) Bronchiectasis with ulcerative colitis and myelopathy. Thorax 42(2): 155–156
Gierada DS, Hakimian S, Slone RM, Yusen RD (1998) MR analysis of lung volume and thoracic dimensions in patients with emphysema before and after lung volume reduction surgery. AJR Am J Roentgenol 170(3): 707–714
Gilday DL, James AE (1972) Perfusion lung scan patterns in patients with pulmonary embolism, emphysema and pulmonary edema. CRC Crit Rev Radiol Sci 3(3): 321–361
Goddard PR, Nicholson EM, Laszlo G, Watt I (1982) Computed tomography in pulmonary emphysema. Clin Radiol 33(4): 379–387
Godeau B, Menkes CJ (1992) [Bronchiolitis obliterans and systemic diseases]. Ann Med Interne 143(4): 257–260
Goldsmith DJ, Roberts IS, Short CD, Mallick NP (1996) Complete clinical remission and subsequent relapse of bronchiectasis-related (AA) amyloid induced nephrotic syndrome. Nephron 74(3): 572–576
Goodman DH (1975) Bronchiectasis in allergic aspergillosis BEAP syndrome. Ariz Med 32(2): 91–93
Gorecka D (1984) [Cigarette smoking and the etiopathogenesis of pulmonary emphysema]. Pneumonol Pol 52(7): 353–357
Goudie BM, Kerr MR, Johnson RN (1983) Mycoplasma pneumonia complicated by bronchiectasis. J Infect 7(2): 151–152
Gould GA, MacNee W, McLean A et al. (1988) CT measurements of lung density in life can quantitate distal airspace enlargement - an essential defining feature of human emphysema. Am Rev Respir Dis 137(2): 380–392
Gravel JA, Richard M (1967) [Bronchiectasis due to aspiration of grass heads (timothy grass)]. Laval Med 38(2): 170–171
Grenier P, Lenoir S, Brauner M (1990) Computed tomographic assessment of bronchiectasis. Semin Ultrasound CT MR 11(5): 430–441
Grenier P, Maurice F, Musset D, Menu Y, Nahum H (1986) Bronchiectasis: assessment by thin-section CT. Radiology 161(1): 95–99
Gross P, Brieger H (1966) Silicotic bronchiolitis obliterans. Arch Environ Health 12(1): 5–9
Grum CM, Lynch JP 3rd (1992) Chest radiographic findings in cystic fibrosis. Semin Respir Infect 7(3): 193–209
Gudbjerg C (1995) Roentgenologic diagnosis of bronchiectasis. An analysis of 112 cases. Acta Radiol 43: 209
Guenther D, Eberle B, Hast J et al. (2000) (3)He MRI in healthy volunteers: preliminary correlation with smoking history and lung volumes. NMR Biomed 13(4): 182–189
Guerrant JL, Douty T, Tegtmeyer C, Jahrsdoerfer RA (1978) Bronchiectasis in the immotile-cilia syndrome. N Engl J Med 298(5): 282
Gugler E, Barandun S (1966) [The pulmonary manifestations of the antibody deficiency syndrome]. J Fr Med Chir Thorac 20(2): 201–205
Gugliantini P, Fariello G (1976) [2 cases of bronchiectasis caused by an undiagnosed endobronchial foreign body]. Radiol Med (Torino) 62(4): 255–264
Guzeev IM (1968) [The treatment of bronchiectasis in patients with pulmonary tuberculosis]. Vrach Delo 4: 40–43
Haage P, Adam G, Misselwitz B et al. (2000) [Aerosolized gadolinium-DTPA for demonstration of pulmonary ventilation in magnetic resonance tomography]. Rofo Fortschr Geb Rontgenstr Neuen Bildgeb Verfahr 172(4): 323–328
Hakim AS, Sheth SG, Mahe S, Mehta PJ, Soneji SL (1993) Young's syndrome - a rare cause of bronchiectasis. J Assoc Physicians India 41(8): 525–526
Halal F, Brochu P, Delage G, Lamarre A, Rivard G (1977) Severe disseminated lung disease and bronchiectasis probably due to Mycoplasma pneumoniae. Can Med Assoc J 117(9): 1055–1056
Halasz P (1966) Ataxia-telangiectasia (Louis-Bar syndrome). Confin Neurol 28(1): 50–62
Hansell D (2000) Diseases of the airways. In: Armstrong P, Wilson R, Dee P et al. (eds) Imaging of the diseases of the chest. Mosby, London, pp 893–948
Hart RJ, Patterson R, Sommers H (1976) Hyperimmunoglobulinemia E in a child with allergic bronchopulmonary aspergillosis and bronchiectasis. J Pediatr 89(1): 38–41
Hartman TE, Primack SL, Lee KS, Swensen SJ, Muller NL (1994) CT of bronchial and bronchiolar diseases. Radiographics 14(5): 991–1003
Hayes JA, Korthy A, Snider GL (1975) The pathology of elastase-induced panacinar emphysema in hamsters. J Pathol 117(1): 1–14
Hoeffler HB, Schweppe HI, Greenberg SD (1982) Bronchiectasis following pulmonary ammonia burn. Arch Pathol Lab Med 106(13): 686–687
Hogg JC, Macklem PT, Thurlbeck WM (1968) Site and nature of airway obstruction in chronic obstructive lung disease. N Engl J Med 278(25): 1355–1360
Holmes AH, Pelton S, Steinbach S, Luzzi GA (1995) HIV related bronchiectasis. Thorax 50(11): 1227
Holmes AH, Trotman-Dickenson B, Edwards A, Peto T, Luzzi GA (1992) Bronchiectasis in HIV disease. Q J Med 85(307–308): 875–882
Hwang JH, Lee KS, Song KS et al. (2000) Extensive acute lung injury following limited thoracic irradiation: radiologic findings in three patients. J Korean Med Sci 15(6): 712–717
Ichikado K, Johkoh T, Ikezoe J et al. (1997) Acute interstitial pneumonia: high-resolution CT findings correlated with pathology. AJR Am J Roentgenol 168(2): 333–338

Imasaki T, Yoshii A, Tanaka S, Ogura T, Ishikawa A, Takahashi T (1996) Polymyositis and Sjögren's syndrome associated with bronchiolitis obliterans organizing pneumonia. Intern Med 35(3): 231–235

Ito K, Niwa T, Matsuoka T, Segawa K, Matsui E (1966) [Case of Kartagener syndrome and clinical study of the development of bronchiectasis]. Naika 17(3): 561–566

Iwanaga T, Hirota T, Ikeda T (2000) Air leak syndrome as one of the manifestations of bronchiolitis obliterans organizing pneumonia. Intern Med 39(2): 163–165

Izquierdo Patron M, Villena Garrido MV (1995) [Bronchiectasis associated with human immunodeficiency virus infection]. Arch Bronconeumol 1995; 31(4): 181–183

Izumi T (1992) [Japanese clinical statistical data of patients with diffuse panbronchiolitis]. Nippon Rinsho 50 Suppl: 386–294

Jacobi V, Kirchner J, Thalhammer A (1995) [Pulmonary complications in HIV-positive patients with minimal immune deficiency]. Roentgenpraxis 48(9): 254–258

Jacobi V, Kirchner J, Thalhammer A (1995) [Pulmonary complications in HIV-positive patients with advanced immune deficiency (less than 200 helper cells)]. Roentgenpraxis 48(10): 283–288

Janoff A (1985) Elastases and emphysema. Current assessment of the protease-antiprotease hypothesis. Am Rev Respir Dis 132(2): 417–433

Joharjy IA, Bashi SA, Adbullah AK (1987) Value of medium-thickness CT in the diagnosis of bronchiectasis. AJR Am J Roentgenol 149(6): 1133–1137

Joshi JM (1995) Mounier Kuhn syndrome (tracheobronchomegaly) – CT diagnosis. J Assoc Physicians India 43(8): 567–568

Jrad IB, Bouacha H, Cherif F, Azzabi S, Baccar MA, Filali A (1995) [Bronchiectasis in hemorrhagic rectocolitis. Apropos of a case]. Rev Pneumol Clin 51(5): 288–290

Kaneko Y, Kuwano K, Kunitake R, Kawasaki M, Hagimoto N, Hara N (2000) B7-1, B7-2 and class II MHC molecules in idiopathic pulmonary fibrosis and bronchiolitis obliterans-organizing pneumonia. Eur Respir J 15(1): 49–55

Kartagener M, Spoendlin H (1972) [Hypolasia of the right lung with cystic bronchiectasis and dextroversio cordis. (Differential diagnosis of the Kartagener syndrome)]. Pneumonologie 148(1): 1–6

Kass I, Zamel N, Dobry CA, Holzer M (1972) Bronchiectasis following ammonia burns of the respiratory tract. A review of two cases. Chest 62(3): 282–285

Kauczor H, Surkau R, Roberts T (1998) MRI using hyperpolarized noble gases. Eur Radiol 8(5): 820–827

Kauczor HU, Eberle B, Lill J (2000) Funktionelle Strategien zur Untersuchung der Ventilation bei einseitig Lungentransplantierten mittels He-3 MRT. Fortschr Röntgenstr 172: 16

Kauczor HU, Ebert M, Kreitner KF et al. (1997) [The helium-3 MRT of pulmonary ventilation: the initial clinical applications]. Rofo Fortschr Geb Roentgenstr Neuen Bildgeb Verfahr 166(3): 192–198

Kauczor HU, Heussel CP, Thelen M (1999) Update on diagnostic strategies of pulmonary embolism. Eur Radiol 9(2): 262–275

Kauczor HU, Hoffmann A, Mehdikhani H, Schunk K, Schlegel J, Mildenberger P (1995) [Bronchiectasis and infection incidence in alpha 1-antitrypsin deficiency. The value of high-resolution computed tomography]. Rofo Fortschr Geb Roentgenstr Neuen Bildgeb Verfahr 163(5): 378–382

Kauczor HU, Markstaller K (1998) [Magnetic resonance tomography with inhalation of polarized noble gases: new perspectives in functional imaging diagnosis of emphysema]. Pneumologie 52(10): 563–567

Keenan RJ, Zeevi A (1995) Immunologic consequences of transplantation. Chest Surg Clin N Am 5(1): 107–120

Kelly CA (1993) Rheumatoid arthritis: classical rheumatoid lung disease. Baillieres Clin Rheumatol 7(1): 1–16

Khanna KK, Sivakami M, Puri RK (1976) Bronchiectasis in childhood. Ind J Pediatr 43(345): 306–312

Khare MD, Sharland M (1999) Pulmonary manifestations of pediatric HIV infection. Ind J Pediatr 66(6): 895–904

Kimmel EC, Diamond L (1984) The role of nicotine in the pathogenesis of pulmonary emphysema. Am Rev Respir Dis 129(1): 112–117

King MA, Stone JA, Diaz PT, Mueller CF, Becker WJ, Gadek JE (1996) Alpha 1-antitrypsin deficiency: evaluation of bronchiectasis with CT. Radiology 199(1): 137–141

Kinoshita M, Higashi T, Tanaka C, Tokunaga N, Ichikawa Y, Oizumi K (1992) Follicular bronchiolitis associated with rheumatoid arthritis. Intern Med 31(5): 674–647

Kinsella M, Muller NL, Abboud RT, Morrison NJ, DyBuncio A (1990) Quantitation of emphysema by computed tomography using a „density mask" program and correlation with pulmonary function tests. Chest 97(2): 315–321

Kirchner J, Stein A, Viel K et al. (1999) Pulmonary lymphangioleiomyomatosis: high-resolution CT findings. Eur Radiol 9(1): 49–54

Kirchner J, Stein A, Viel K, Jacobi V (1997) [Hamman-Rich syndrome in a goldsmith]. Aktuelle Radiol 7(6): 321–323

Klinke F, Bosse U, Hofler H (1990) [The tumorlet carcinoid in bronchiectasis-changed lungs. An example of a multifocal, endocrine tumor]. Pneumologie 44 Suppl 1: 607–609

Kobayashi S, Yamamoto S, Hirose S (1994) [Pulmonary involvements in dermatomyositis and polymyositis]. Ryoikibetsu Shokogun Shirizu 4: 598–600

Kohn DF (1971) Bronchiectasis in rats infected with Mycoplasma pulmonis: an electron microscopy study. Lab Anim Sci 21(6): 856–861

Koyama H, Geddes DM (1997) Erythromycin and diffuse panbronchiolitis. Thorax 52(10): 915–918

Kozuka T, Johkoh T, Honda O et al. (2001) Pulmonary involvement in mixed connective tissue disease: high- resolution CT findings in 41 patients. J Thorac Imaging 16(2): 94–98

Krukowska H, Meisner J (1979) [Comparison of the course and prognosis in bronchiectasis caused by tuberculosis and of other etiology]. Pediatr Pol 54(11): 1299–1302

Kudoh S (1998) Erythromycin treatment in diffuse panbronchiolitis. Curr Opin Pulm Med 4(2): 116–121

Kumar L, Singh M, Mandal AK, Singhi PD, Bushnurmath SR (1988) Bronchiolitis obliterans following measles. Ind Pediatr 25(12): 1201–1205

Kurklu EU, Williams MA, Le Roux BT (1973) Bronchiectasis consequent upon foreign body retention. Thorax 28(5): 601–602

Lamont J, Verbeken E, Verschakelen J, Demedts M (1998) Bronchiolitis obliterans organising pneumonia. A report of 11 cases and a review of the literature. Acta Clin Belg 53(5): 328–336

Lange EE de, Mugler JP, Brookeman JR et al. (1999) Lung air spaces: MR imaging evaluation with hyperpolarized 3He gas. Radiology 210(3): 851–857

Lau KY, Lieberman J (1986) Young's syndrome. An association between male sterility and bronchiectasis. West J Med 144(6): 744–746

Lemarie E, Lemaire B, Saudeau D, Lavandier M, Renoux M, Renoux G (1986) Disseminated aspergillosis in a patient with bronchiectasis. A 15-month clinical and immunological follow-up. Respiration 49(3): 235–240

Lennon EA, Simon G (1965) The height of the diaphragm in the chest radiograph of normal adults. Br J Radiol 38(456): 937–943

Leong MA, Nachajon R, Ruchelli E, Allen JL (1997) Bronchitis obliterans due to Mycoplasma pneumonia. Pediatr Pulmonol 23(5): 375–381

Lewiston NJ (1984) Bronchiectasis in childhood. Pediatr Clin North Am 31(4): 865–878
Lichtenstein AO, Maximov AP (1979) [Diagnosis of Mounier-Kuhn syndrome]. Radiol Diagn 11(2): 171–176
Lischner HW, Huang NN (1977) Respiratory complications of primary hypogammaglobulinemia. Pediatr Ann 6(8): 514–525
Loffler R, Muller CJ, Peller M et al. (2000) Optimization and evaluation of the signal intensity change in multisection oxygen-enhanced MR lung imaging. Magn Reson Med 43(6): 860–866
Lourenco RV, Loddenkemper R, Carton RW (1972) Patterns of distribution and clearance of aerosols in patients with bronchiectasis. Am Rev Respir Dis 106(6): 857–866
Lynch DA, Newell J, Hale V et al. (1999) Correlation of CT findings with clinical evaluations in 261 patients with symptomatic bronchiectasis. AJR Am J Roentgenol 173(1): 53–58
Lynch DA (1993) Imaging of small airways diseases. Clin Chest Med 14(4): 623–634
Macklem PT (1972) Obstruction in small airways–a challenge to medicine. Am J Med 52(6): 721–724
Mahajan L, Kay M, Wyllie R, Steffen R, Goldfarb J (1997) Ulcerative colitis presenting with bronchiolitis obliterans organizing pneumonia in a pediatric patient. Am J Gastroenterol 92(11): 2123–2124
Malhotra OP, Pande JN, Guleria JS (1973) Clinical profile in bronchiectasis (analysis of cases seen at AIIMS from 1966–71). J Assoc Physicians India 21(5): 414–421
Maneke M (1971) [Thorax deformity and vegetative instability]. Dtsch Med Wochenschr 96(18): 806–807
Mansour Y, Beck R, Danino J, Bentur L (1998) Resolution of severe bronchiectasis after removal of long-standing retained foreign body. Pediatr Pulmonol 25(2): 130–132
Marti-Bonmati L, Catala FJ, Ruiz Perales F: Computed tomography differentiation between cystic bronchiectasis and bullae. J Thorac Imaging 1991; 7(1): 83–85
Martinez FJ (1998) Diagnosing chronic obstructive pulmonary disease. The importance of differentiating asthma, emphysema, and chronic bronchitis. Postgrad Med 103(4): 112–117, 121–122, 125
Mason AC, Nakielna BE (1999) Newly diagnosed cystic fibrosis in adults: pattern and distribution of bronchiectasis in 12 cases. Clin Radiol 54(8): 507–512
Mayock DE, O'Rourke PP, Kapur RP (1993) Bronchiolitis obliterans: a complication of group B streptococcal disease treated with extracorporeal membrane oxygenation. Pediatrics 92(1): 157–160
Mazumdar PR, Sharma VN (1967) Case report: non-opaque foreign body bronchiectasis. Ind J Chest Dis 9(1): 61–63
McAdams HP, Palmer SM, Donnelly LF, Charles HC, Tapson VF, MacFall JR (1999) Hyperpolarized 3He-enhanced MR imaging of lung transplant recipients: preliminary results. AJR Am J Roentgenol 173(4): 955–959
McCarthy DS (1968) Bronchiectasis in allergic bronchopulmonary aspergillosis. Proc R Soc Med 61(5): 503–506
McGuinness G, Naidich DP, Garay S, Leitman BS, McCauley DI (1993) AIDS associated bronchiectasis: CT features. J Comput Assist Tomogr 17(2): 260–266
McGuinness G, Naidich DP, Leitman BS, McCauley DI (1993) Bronchiectasis: CT evaluation. AJR Am J Roentgenol 160(2): 253–259
Meier-Sydow J, Amthor M, Hugel E et al. (1977) [Bronchial obstruction in fibrosing pneumopathies. Chronic evolutive form of bronchiolitis with interstitial pneumonia (Liebow) and idiopathic progressive peribronchial fibrosis of chronic development]. Bronchopneumologie 27(2): 137–147
Miller ML (1992) Treatment of systemic lupus erythematosus. Curr Opin Rheumatol 4(5): 693–699
Miller RR, Muller NL, Vedal S, Morrison NJ, Staples CA (1989) Limitations of computed tomography in the assessment of emphysema. Am Rev Respir Dis 139(4): 980–983
Milne EN, Bass H (1969) The roentgenologic diagnosis of early chronic obstructive pulmonary disease. J Can Assoc Radiol 20(1): 3–15
Mishima M, Oku Y, Kawakami K et al. (1997) Quantitative assessment of the spatial distribution of low attenuation areas on X-ray CT using texture analysis in patients with chronic pulmonary emphysema. Front Med Biol Eng 8(1): 19–34
Mitchell RE, Bury RG (1975) Congenital bronchiectasis due to deficiency of bronchial cartilage (Williams-Campbell syndrome): a case report. J Pediatr 87(2): 230–234
Mitchell TA, Hamilos DL, Lynch DA, Newell JD (2000) Distribution and severity of bronchiectasis in allergic bronchopulmonary aspergillosis (ABPA). J Asthma 37(1): 65–72
Moilanen A (1985) [Diagnosis of bronchiectasis by full chest x-ray]. Roentgenpraxis 38(4): 135–138
Monteverde A, Gonzalez A, Fernandez A, Del Valle E, Micele C, Laplume H (1999) [Bronchiectasia in HIV-positive patients]. Medicina 59(1): 67–70
Mootoosamy IM, Reznek RH, Osman J, Rees RS, Green M (1985) Assessment of bronchiectasis by computed tomography. Thorax 40(12): 920–924
Morgenroth K (1986) [Morphology of the bronchial system]. Prax Klin Pneumol 40(3): 77–85
Morgenroth K (1989) [Morphology of the small airways]. Wien Med Wochenschr Suppl 104: 8–14
Morgenroth K (1991) [Pathological anatomy in obstructive respiratory tract diseases]. Pneumologie 45(6): 384–388
Mormile F, Ciappi G (1997) Airway disease: anatomopathologic patterns and functional correlations. Rays 22(1): 107–126
Mukhopadhya CC (1976) Bronchiectasis in respiratory tuberculosis. Ind J Chest Dis 18(1): 13–24
Muller NL (1993) CT diagnosis of emphysema. It may be accurate, but is it relevant? Chest 103(2): 329–330
Muller NL, Bergin CJ, Ostrow DN, Nichols DM (1984) Role of computed tomography in the recognition of bronchiectasis. AJR Am J Roentgenol 143(5): 971–976
Munro NC, Currie DC, Cooke JC, Kerr IH, Strickland B, Cole PJ (1988) Value of medium-thickness CT in the diagnosis of bronchiectasis. AJR Am J Roentgenol 151(2): 411
Murray C, Lopez A (1996) The global burden of disease: A comprehensive assessment of mortality and disability from diseases. Injuries and risk factors in 1990 an projected to 2020. Harvard University Press, Cambridge
Murtagh P, Kajon A (1997) Chronic pulmonary sequelae of adenovirus infection. Pediatr Pulmonol Suppl 16: 150–151
Musk AW (1983) Relation of pulmonary vessel size to transfer factor in subjects with airflow obstruction. AJR Am J Roentgenol 141(5): 915–918
Myers J (1994) Respiratory bronchiolitis-associated interstitial lung disease. In: Epler GR (ed) Diseases of the bronchioles. Raven, New York, pp 297–305
Myers JL, Colby TV (1993) Pathologic manifestations of bronchiolitis, constrictive bronchiolitis, cryptogenic organizing pneumonia, and diffuse panbronchiolitis. Clin Chest Med 14(4): 611–622
Nagai S, Izumi T (1996) Bronchiolitis obliterans with organizing pneumonia. Curr Opin Pulm Med 2(5): 419–423
Naidich DP, Marshall CH, Gribbin C, Arams RS, McCauley DI (1990) Low-dose CT of the lungs: preliminary observations. Radiology 175(3): 729–731
Nazari S (1998) [Physiopathology of pulmonary emphysema. Analysis of structural changes in the pulmonary architecture and therapeutic implications]. Minerva Chir 53(4): 261–275

Nazari S (1998) [The surgical physiopathology of essential pulmonary emphysema and volume-reduction intervention]. Minerva Chir 53(11): 899–918

Nicklaus TM, Stowell DW, Christiansen WR, Renzetti AD jr (1966) The accuracy of the roentgenologic diagnosis of chronic pulmonary emphysema. Am Rev Respir Dis 93(6): 889–899

Nicolai T, Pohl A (1990) Acute viral bronchiolitis in infancy: epidemiology and management. Lung 168(Suppl): 396–405

Niewoehner DE, Hoidal JR (1983) Cigarette smoke-elastase interactions in the pathogenesis of emphysema. Chest 83(5 Suppl): 62S-63 S

Nishiyama O, Kondoh Y, Taniguchi H et al. (2000) Serial high resolution CT findings in nonspecific interstitial pneumonia/fibrosis. J Comput Assist Tomogr 24(1): 41–46

Nizami IY, Kissner DG, Visscher DW, Dubaybo BA: Idiopathic bronchiolitis obliterans with organizing pneumonia. An acute and life-threatening syndrome. Chest 1995; 108(1): 271–277

Norman AP (1978) Bronchiectasis and cystic fibrosis. Br Med J 1(6121): 1217

Oeser H, Ernst H, Gerstenberg E (1969) [„Paradoxical hilar sign“ in central bronchial carcinoma]. Fortschr Geb Rontgenstr Nuklearmed 110(2): 205–208

Ohri SK, Rutty G, Fountain SW (1993) Acquired segmental emphysema: the enlarging spectrum of Swyer-James/Macleod's syndrome. Ann Thorac Surg 1993; 56(1): 120–124

Okuyama Y, Minami Y, Abe S, Osaki Y, Murao M (1984) [A case of generalized bronchiectasis probably due to cartilage deficiency (Williams-Campbell syndrome) in an adult]. Kokyu To Junkan 32(8): 849–854

Orens JB, Martinez FJ, Lynch JP (1994) Pleuropulmonary manifestations of systemic lupus erythematosus. Rheum Dis Clin North Am 20(1): 159–193

Osborn AG et al. (1991) Image interpretation session. Bronchial carcinoid tumor of the left lower lobe with postobstructive bronchiectasis. Radiographics 11(1): 134–136

Panchal N, Pant C, Bhagat R, Shah A (1994) Central bronchiectasis in allergic bronchopulmonary aspergillosis: comparative evaluation of computed tomography of the thorax with bronchography. Eur Respir J 7(7): 1290–1293

Paradis I, Yousem S, Griffith B (1993) Airway obstruction and bronchiolitis obliterans after lung transplantation. Clin Chest Med 14(4): 751–763

Park SH, Choe GY, Kim CW, Chi JG, Sung SH (1990) Inflammatory pseudotumor of the lung in a child with mycoplasma pneumonia. J Korean Med Sci 5(4): 213–223

Patel JA, Deka K, Ogra PL (1995) Respiratory syncytial virus infection: clinical presentation and management. Ind J Pediatr 62(1): 25–32

Pauwels RA, Buist AS, Calverley PM, Jenkins CR, Hurd SS (2001) Global strategy for the diagnosis, management, and prevention of chronic obstructive pulmonary disease. NHLBI/WHO Global Initiative for Chronic Obstructive Lung Disease (GOLD) workshop summary. Am J Respir Crit Care Med 163(5): 1256–1276

Perez de Llano LA, Soilan JL, Garcia Pais MJ, Mata I, Moreda M, Laserna B (1998) Idiopathic bronchiolitis obliterans with organizing pneumonia presenting with adult respiratory distress syndrome. Respir Med 92(6): 884–886

Perrin-Fayolle M (1995) [Bronchiolitis obliterans in adults]. Presse Med 24(7): 362–365

Perruchoud VA, Keller R, Ragaz A, Kopp C, Herzog H (1978) [Spirometry, respiratory mechanics and pulmonary gas exchange in pulmonary emphysema]. Wien Med Wochenschr 128(10): 288–290

Peyrol S, Cordier JF, Grimaud JA (1990) Intra-alveolar fibrosis of idiopathic bronchiolitis obliterans-organizing pneumonia. Cell-matrix patterns. Am J Pathol 137(1): 155–170

Phillips MS, Williams MP, Flower CD (1986) How useful is computed tomography in the diagnosis and assessment of bronchiectasis? Clin Radiol 37(4): 321–325

Pignatti PF, Bombieri C, Marigo C, Benetazzo M, Luisetti M (1995) Increased incidence of cystic fibrosis gene mutations in adults with disseminated bronchiectasis. Hum Mol Genet 4(4): 635–639

Pigorini L, Spina G (1965) [Bronchiectasis in the sequelae of productive-hematogenic pulmonary tuberculosis treated with chemioantibiotics]. Bronches 15(4): 370–374

Pin I, Grenet D, Scheid P, Domblides P, Stern M, Hubert D (2000) [Specific aspects and care of lung involvement in adults with cystic fibrosis]. Rev Mal Respir 17(3 Pt 2): 758–778

Pinsky L (1977) Ventilatory disturbance in Riley-Day syndrome. N Engl J Med 296(9): 516

Poletti V, Kitaichi M (2000) Facts and controversies in the classification of idiopathic interstitial pneumonias. Sarcoidosis Vasc Diffuse Lung Dis 17(3): 229–238

Poletti V, Zompatori M, Cancellieri A (1999) Clinical spectrum of adult chronic bronchiolitis. Sarcoidosis Vasc Diffuse Lung Dis 16(2): 183–196

Popper HbH (2000) Bronchiolitis, an update. Virchows Arch 437(5): 471–481

Posselt HG, Abolmaali N, Deimling M, Vogl T, Schmidt H (2001) MR-imaging of lung parenchyma at 0.2 Tesla – preliminary results in cystic fibrosis (CF). J Cystic Fibrosis 0: 94

Pratt PC, Klugh GA (1967) Chronic expiratory air-flow obstruction – cause or effect of centrilobular emphysema? Dis Chest 52(3): 342–349

Quabeck K (1994) The lung as a critical organ in marrow transplantation. Bone Marrow Transplant 14(Suppl 4): 19–28

Reich SB, Weinshelbaum A, Yee J (1985) Correlation of radiographic measurements and pulmonary function tests in chronic obstructive pulmonary disease. AJR Am J Roentgenol 144(4): 695–699

Reid L (1950) Reduction in bronchial subdivisions in bronchiektasis. Thorax 5: 233–247

Reid L (1966) The pathology of emphysema. Postgrad Med 39(4): 367–373

Reiff DB, Wells AU, Carr DH, Cole PJ, Hansell DM (1995) CT findings in bronchiectasis: limited value in distinguishing between idiopathic and specific types. AJR Am J Roentgenol 165(2): 261–267

Reijula K, Paakko P, Kerttula R, Taikina-Aho O, Tuuponen T, Hassi J (1991) Bronchiolitis in a patient with talcosis. Br J Ind Med 48(2): 140–142

Robbins RA, Floreani AA, Buchalter SE, Spurzem JR, Sisson JH, Rennard SI (1992) Pulmonary complications of transplantation. Annu Rev Med 43: 425–435

Robins AG (1983) Pathophysiology of emphysema. Clin Chest Med 4(3): 413–420

Robinson DA, Meyer CF (1994) Primary Sjögren's syndrome associated with recurrent sinopulmonary infections and bronchiectasis. J Allergy Clin Immunol 94(2 Pt 1): 263–264

Roig Figueroa V, Herrero Perez A, Castrodeza Sanz R (1995) [Bronchiectasis and alpha 1-antitrypsin deficiency]. Arch Bronconeumol 31(8): 429

Roknic B, Pesic V (1965) [Bronchiectasis following primary tuberculosis in children]. Tuberkuloza 17(3): 206–211

Romano L, Padoan R, Romano C (1998) Disseminated bronchiectasis and cystic fibrosis gene mutations. Eur Respir J 12(4): 998–999

Ruzal-Shapiro C (1998) Cystic fibrosis. An overview. Radiol Clin North Am 36(1): 143–161

Sanito NJ, Morley TF, Condoluci DV (1995) Bronchiolitis obliterans organizing pneumonia in an AIDS patient. Eur Respir J 8(6): 1021–1024

Sarris GE, Smith JA, Shumway NE et al. (1994) Long-term results of combined heart-lung transplantation: the Stanford experience. J Heart Lung Transplant 13(6): 940–949

Satoh K, Takahashi K, Kobayashi T, Yamamoto Y, Nishiyama Y, Tanabe M (1998) The usefulness of 99mTc-Technegas scintigraphy for diagnosing pulmonary impairment caused by pulmonary emphysema. Acta Med Okayama 52(2): 97–103

Saynajakangas O, Keistinen T, Tuuponen T, Kivela SL (1998) The course of childhood bronchiectasis: a case report and considerations of hospital use. Int J Circumpolar Health 57(4): 276–279

Schaaf B, Wieghorst A, Aries SP, Dalhoff K, Braun J (2000) Neutrophil inflammation and activation in bronchiectasis: comparison with pneumonia and idiopathic pulmonary fibrosis. Respiration 67(1): 52–59

Schaaf JT, Snider GL (1973) Bronchiectasis, suppurative lung disease and respiratory failure after removal of an intrabronchial foreign body. A case report with a 26-year follow-up. Respiration 30(1): 95–103

Schachter EN, Basta W (1973) Bronchiectasis following heroin overdose. A report of two cases. Chest 63(3): 363–366

Scherrer M, Fame C (1969) [The „pink puffer" (type A) and the „blue bloater" (type B). Contribution to the subject of „chronic bronchitis"]. Helv Med Acta Suppl 49: 61–65

Schlesinger C, Meyer CA, Veeraraghavan S, Koss MN (1998) Constrictive (obliterative) bronchiolitis: diagnosis, etiology, and a critical review of the literature. Ann Diagn Pathol 2(5): 321–334

Schuster DP (1998) The evaluation of lung function with PET. Semin Nucl Med 28(4): 341–351

Scott JH, Anderson CL, Shankar PS, Stavrides A (1997) Alpha1-antitrypsin deficiency with diffuse bronchiectasis and cirrhosis of the liver. Chest 71(4): 535–538

Sheikh S, Madiraju K, Steiner P, Rao M (1997) Bronchiectasis in pediatric AIDS. Chest 112(5): 1202–1207

Sherman CB, Hudson LD, Pierson DJ (1987) Severe precocious emphysema in intravenous methylphenidate (Ritalin) abusers. Chest 92(6): 1085–1087

Shin MS, Ho KJ (1989) Computed tomography of bronchiectasis in association with tuberculosis. Clin Imaging 13(1): 36–43

Silverman PM, Godwin JD (1987) CT/bronchographic correlations in bronchiectasis. J Comput Assist Tomogr 11(1): 52–56

Simon G (1964) Radiology and emphysema. Clin Radiol 15: 293–336

Simon G, Pride NB, Jones NL, Raimondi AC (1973) Relation between abnormalities in the chest radiograph and changes in pulmonary function in chronic bronchitis and emphysema. Thorax 28(1): 15–23

Smith IE, Flower CD (1996) Review article: imaging in bronchiectasis. Br J Radiol 69(823): 589–593

Snider GL (1994) Pathogenesis and terminology of emphysema. Am J Respir Crit Care Med 149(5): 1382–1383

Soler P, Tazi A, Hance AJ (1995) Pulmonary Langerhans cell granulomatosis. Curr Opin Pulm Med 1(5): 406–416

Somorin AO, Adesugba AJ (1978) The yellow nail syndrome associated with sinusitis, bronchiectasis and transitory lymphoedema in a Nigerian patient. Clin Exp Dermatol 3(1): 31–33

Stark JM (1993) Lung infections in children. Curr Opin Pediatr 5(3): 273–280

Steiner P, McKinnon GC, Romanowski B, Goehde SC, Hany T, Debatin JF (1997) Contrast-enhanced, ultrafast 3D pulmonary MR angiography in a single breath-hold: initial assessment of imaging performance. J Magn Reson Imaging 7(1): 177–182

Stern EJ, Frank MS (1994) CT of the lung in patients with pulmonary emphysema: diagnosis, quantification, and correlation with pathologic and physiologic findings. AJR Am J Roentgenol 162(4): 791–798

Stern EJ, Graham CM, Webb WR, Gamsu G (1993) Normal trachea during forced expiration: dynamic CT measurements. Radiology 187(1): 27–31

Stoker JA, Smith VS (1980) Foreign-body bronchiectasis: an unusual clinical presentation. J Am Osteopath Assoc 79(6): 409–411

Stur O (1970) [Bronchiectasis in mucoviscidosis (cystic fibrosis)]. Pneumonologie 143(2): 174–175

Suga K, Tsukuda T, Awaya H et al. (1999) Impaired respiratory mechanics in pulmonary emphysema: evaluation with dynamic breathing MRI. J Magn Reson Imaging 10(4): 510–520

Sugiyama Y (1993) Diffuse panbronchiolitis. Clin Chest Med 14(4): 765–772

Sweatman MC, Millar AB, Strickland B, Turner-Warwick M (1990) Computed tomography in adult obliterative bronchiolitis. Clin Radiol 41(2): 116–119

Taguchi O (1999) [Pulmonary involvement in ulcerative colitis]. Nippon Rinsho 57(11): 2546–2548

Takahashi H, Matsumoto T, Abe T et al. (1998) [A case of polymyositis with anti-Jo-1 antibody preceded by BOOP]. Nihon Rinsho Meneki Gakkai Kaishi 21(2): 87–94

Takahashi M, Murata K, Takazakura R et al. (2000) Bronchiolar disease: spectrum and radiological findings. Eur J Radiol 35(1): 15–29

Tamm M, Bolliger C, Soler M, Perruchoud AP (1995) [Lung transplantation]. Schweiz Med Wochenschr 125(22): 1092–1102

Tan YK, Lee AS, Khoo KL, Ong SY, Wong SY, Ong YY (1999) Rapid mycobacterial tuberculosis detection in bronchoalveolar lavage samples by polymerase chain reaction in patients with upper lobe infiltrates and bronchiectasis. Ann Acad Med Singapore 28(2): 205–208

Tarver RD, Conces DJ Jr, Godwin JD (1988) Motion artifacts on CT simulate bronchiectasis. AJR Am J Roentgenol 151(6): 1117–1119

Teel GS, Engeler CE, Tashijian JH, duCret RP (1996) Imaging of small airways disease. Radiographics 16(1): 27–41

Teoh PC (1977) Bronchiectasis and spontaneous pneumothorax in Marfan's syndrome. Chest 72(5): 672–673

Thijssens K, Schil P van, Brande F van den, Stappaerts I, Eyskens E (1999) Left middle lobe resection for bronchiectasis in Kartagener's syndrome. Acta Chir Belg 99(5): 260–262

Thurlbeck WM (1970) Present concepts of the pathology and pathogenesis of pulmonary emphysema. Pathol Microbiol 35(1): 130–133

Thurlbeck WM (1983) Overview of the pathology of pulmonary emphysema in the human. Clin Chest Med 4(3): 337–350

Thurlbeck WM (1984) The pathobiology and epidemiology of human emphysema. J Toxicol Environ Health 13(2–3): 323–343

Thurlbeck WM, Dunnill MS, Hartung W, Heard BE, Heppleston AG, Ryder RC (1970) A comparison of three methods of measuring emphysema. Hum Pathol 1(2): 215–226

Thurlbeck WM, Simon G (1978) Radiographic appearance of the chest in emphysema. AJR Am J Roentgenol 130(3): 429–440

Tolusakow WL, Boikow GA, Lewaschow JN, Schirjaewa KF, Kartawowa WA (1981) [Bronchiectasis in patients with situs inversus viscerum (Kartagener syndrome; author's transl)]. Z Erkr Atmungsorgane 156(2): 167–175

Turktas I, Bostanci I, Altuntas B (2001) Rapidly progressive bronchiectasis complicating ulcerative colitis in a child. Turk J Pediatr 43(2): 151–154

Schaik SM van, Welliver RC, Kimpen JL (2000) Novel pathways in the pathogenesis of respiratory syncytial virus disease. Pediatr Pulmonol 30(2): 131–138

Vanderhoeft PJ (2000) Left middle lobe resection for bronchiectasis in Kartagener's syndrome. Acta Chir Belg 100(5): 234

Ventura J, Domaradzki M (1967) Role of mycoplasma infection in the development of experimental bronchiectasis in the rat. J Pathol Bacteriol 93(1): 342–248

Verger P, Guillard JM, Mingasson F, Cixous P, Laigle JL (1972) [Congenital agammaglobulinemia (Bruton's disease) apropos of some further cases]. Arch Fr Pediatr 29(4): 450

Verghese A, al-Samman M, Nabhan D, Naylor AD, Rivera M (1994) Bacterial bronchitis and bronchiectasis in human immunodeficiency virus infection. Arch Intern Med 154(18): 2086–2091

Viallon M, Berthezene Y, Decorps M et al. (2000) Laser-polarized (3)He as a probe for dynamic regional measurements of lung perfusion and ventilation using magnetic resonance imaging. Magn Reson Med 44(1): 1–4

Voog L, Mansson T (1986) [Pulmonary edema and obliterative bronchiolitis as symptoms of silage gas poisoning]. Lakartidningen 83(45): 3816–3817

Wang LH, Tsai MJ, Huang MT, Lin SC, Chiang BL (1990) Autoimmune manifestations in patients with primary immunodeficiency. Acta Paediatr Taiwan 40(4): 243–249

Warnock ML, Ghahremani GG, Rattenborg C, Ginsberg M, Valenzuela J (1972) Pulmonary complication of heroin intoxication. Aspiration pneumonia and diffuse bronchiectasis. Jama 219(8): 1051–1053

Watanabe Y, Nishiyama Y, Kanayama H, Enomoto K, Kato K, Takeichi M (1987) Congenital bronchiectasis due to cartilage deficiency: CT demonstration. J Comput Assist Tomogr 11(4): 701–703

Watanuki Y, Suzuki S, Nishikawa M, Miyashita A, Okubo T (1994) Correlation of quantitative CT with selective alveolobronchogram and pulmonary function tests in emphysema. Chest 106(3): 806–813

Wayne KS, Taussig LM (1976) Probable familial congenital bronchiectasis due to cartilage deficiency (Williams-Campbell syndrome). Am Rev Respir Dis 114(1): 15–22

Webb WR (1989) High-resolution CT of the lung parenchyma. Radiol Clin North Am 27(6): 1085–1097

Webb WR (1994) High-resolution computed tomography of obstructive lung disease. Radiol Clin North Am 32(4): 745–757

Weissler JC (1987) Pulmonary emphysema: current concepts of pathogenesis. Am J Med Sci 293(2): 125–138

Welliver RC (2000) Immunology of respiratory syncytial virus infection: eosinophils, cytokines, chemokines and asthma. Pediatr Infect Dis J 19(8): 780–783; discussion 784–785; 811–813

Wells AU (1998) Computed tomographic imaging of bronchiolar disorders. Curr Opin Pulm Med 4(2): 85–92

Wells AU, du Bois RM (1993) Bronchiolitis in association with connective tissue disorders. Clin Chest Med 14(4): 655–666

Wernly JA, DeMeester TR, Kirchner PT, Myerowitz PD, Oxford DE, Golomb HM (1980) Clinical value of quantitative ventilation-perfusion lung scans in the surgical management of bronchogenic carcinoma. J Thorac Cardiovasc Surg 80(4): 535–543

Westcott JL, Cole SR (1986) Traction bronchiectasis in end-stage pulmonary fibrosis. Radiology 161(3): 665–669

Wewers M (1989) Pathogenesis of emphysema. Assessment of basic science concepts through clinical investigation. Chest 95(1): 190–195

Whyte KF, Williams GR (1984) Bronchiectasis after mycoplasma pneumonia. Thorax 39(5): 390–391

Wiebicke W, Seidenberg J (1990) [Obliterating bronchiolitis following measles]. Pneumologie 44(10): 1220–1222

Wiersbitzty S, Ballke EH, Bruns R, Niendorf A, Schneeweiss B (1990) [Pediatric vaccination advice: Prophylactic vaccination against pertussis, measles and influenza in children with a prolonged RS-virus infection (recurrent or chronic obstructive bronchitis/prolonged bronchiolitis)]. Kinderärztl Prax 58(11): 603–604

Williams HE, Landau LI, Phelan PD (1972) Generalized bronchiectasis due to extensive deficiency of bronchial cartilage. Arch Dis Child 47(253): 423–428

Wolfe F, Schurle DR, Lin JJ et al. (1983) Upper and lower airway disease in penicillamine treated patients with rheumatoid arthritis. J Rheumatol 10(3): 406–410

Woodring JH (1991) Pulmonary artery-bronchus ratios in patients with normal lungs, pulmonary vascular plethora, and congestive heart failure. Radiology 179(1): 115–122

Woodring JH (1994) Improved plain film criteria for the diagnosis of bronchiectasis. J Ky Med Assoc 92(1): 8–13

Woodring JH, Howard RS 2nd, Rehm SR (1991) Congenital tracheobronchomegaly (Mounier-Kuhn syndrome): a report of 10 cases and review of the literature. J Thorac Imaging 6(2): 1–10

Worthy SA, Muller NL (1998) Small airway diseases. Radiol Clin North Am 36(1): 163–173

Worthy SA, Muller NL, Hartman TE, Swensen SJ, Padley SP, Hansell DM (1997) Mosaic attenuation pattern on thin-section CT scans of the lung: differentiation among infiltrative lung, airway, and vascular diseases as a cause. Radiology 205(2): 465–470

Woywodt A, Goebel U (2000) Bronchial stenosis and extensive bronchiectasis due to Wegener's granulomatosis. Nephron 85(4): 366–367

Wright JL (1993) Inhalational lung injury causing bronchiolitis. Clin Chest Med 14(4): 635–644

Yaita A, Tatsuda Y, Nakamura T (1984) [A case of broncholithiasis associated with bronchiectasis]. Kyobu Geka 37(9 Suppl): 666–668

Yam LY, Wong R (1993) Bronchiolitis obliterans and rheumatoid arthritis. Report of a case in a Chinese patient on d-penicillamine and review of the literature. Ann Acad Med Singapore 22(3): 365–368

Yousem SA, Dauber JH, Griffith BP (1990) Bronchial cartilage alterations in lung transplantation. Chest 98(5): 1121–1124

Zalewski Z (1976) [Obturation emphysema in a case of a foreign body left in the left upper lobe bronchus]. Otolaryngol Pol 30(3): 317–320

Zar HJ, Cole RP (1995) Bullous emphysema occurring in pulmonary sarcoidosis. Respiration 62(5): 290–293

Zefras AJ (1966) Yellow nail syndrome with bilateral bronchiectasis. Proc R Soc Med 59(5): 448

Zenone T, Heyraud JD, Gontier C (1993) [Bronchiectasis following colectomy for hemorrhagic rectocolitis]. Rev Med Interne 14(5): 326–327

Zompatori M, Poletti V, Rimondi MR, Battaglia M, Carvelli P, Maraldi F (1997) Imaging of small airways disease, with emphasis on high resolution computed tomography. Monaldi Arch Chest Dis 52(3): 242–248

Pneumonien 7

S. TUENGERTHAL

Im vorliegenden Kapitel, das sich in acht übergeordnete Abschnitte untergliedert, wird zunächst Grundlegendes hinsichtlich Ätiologie, Pathophysiologie und radiologischer Symptomatik zum komplexen Krankheitsbild der Pneumonie erläutert und zusammengefasst. Danach wird systematisch die Terminologie radiologischer Befundmuster erläutert, die Rolle radiologischer Verfahren in Primär- und Verlaufsdiagnostik typischer und sog. atypischer Pneumonien wird beschrieben. Anschließend werden für alle Pneumonie-Erregergruppen neben wesentlichen Einzelheiten zu Mikrobiologie, Pathologie, Epidemiologie und klinischen Manifestationen die morphologischen Kriterien der Darstellung in der Projektionsradiographie wie in den verschiedenen Schnittbildverfahren beschrieben. Die sinnvolle Reihenfolge weiterführender Diagnostik bei komplexen und/oder chronifizierenden Verläufen wird besprochen.

7.1 Allgemeine Grundlagen

■ **Definition.** Der Begriff Pneumonie umfasst die Gesamtheit entzündlicher Reaktionen der Lunge auf exogene oder endogene Noxen. Entzündungsreaktionen der Lunge werden durch zahlreiche sehr unterschiedliche Substanzen verursacht, dabei kann die entzündliche Reaktion der Lunge fokal oder generalisiert erfolgen.

■ **Ätiologie.** Pneumonien werden meist eingeteilt nach dem Grundprinzip der Ätiologie. Dabei werden Erreger-assoziierte (durch Bakterien, Viren, Pilze, Protozoen und Parasiten) unterschieden von nicht-Erreger-assoziierten Pneumonien durch

- exogene Noxen, z.B.
  - physikalische (z.B. ionisierende Strahlung, Temperatur),
  - chemische (z.B. Reizgase, O_3, alveolartoxische Substanzen, Medikamente, fibrogene Stäube),
  - hyperergisch wirkende Substanzen (Pollen, Eiweiße etc.) und

- endogene Noxen wie
  - immunologisch oder toxisch wirkende Proteine oder Botenstoffe (z. B. immunologisch wirksame Proteine wie C-reaktives-Protein).

7.1.1 Pathophysiologie des Entzündungsprozesses

Die gesunde Lunge antwortet auf Noxen mit einer Vielzahl, bis heute nur zum Teil bekannten humoral und zellulär vermittelten körpereigenen Abwehrreaktionen. Dabei kommt es zur Aktivierung von komplexen, häufig in Kaskaden ablaufenden Prozessen, bei denen zahlreiche sehr unterschiedlich strukturierte Stoffe (biogene Mediatorstoffe) freigesetzt werden. Die Reaktionen können akut, subakut oder chronisch ablaufen. Die Wirkung der in der Lunge freigesetzten Mediatorstoffe kann fokal sein oder die gesamte Lunge betreffen. Auch die verschiedenen Kompartimente der Lunge, wie Alveolen, Interstitium und Gefäße können betroffen sein. Biogene Mediatorstoffe führen unter anderem zu einer Steigerung der Kapillarpermeabilität und damit zu einem perivaskulären interstitiellen Ödem. Die Gesamtheit der entzündlichen Reaktionen des Lungenparenchyms, die korrekter als Pneumonitis bezeichnet werden, entstehen somit formalpathologisch gesehen durch Reaktionen des Organismus auf

- Eiweißstrukturen der Erregeroberfläche, die eine Immunreaktion auslösen,
- von Erregern freigesetzte toxische Substanzen und
- auf körpereigene Mediatorstoffe, die bei einer Entzündungsreaktion freigesetzt werden.

Infektionsvorgang. Voraussetzung für das Entstehen und die Ausbreitung einer Pneumonie ist die Adhärenz pneumotroper Keime im Lungenparenchym, ihre Kolonisation und Invasion sowie die Toxinproduktion und die Ausschaltung der körpereigenen Infektabwehr.

Das *Adhärenzphänomen* beruht auf einer für jeden Erreger charakteristischen Eiweißstruktur der Oberfläche oder Kapsel. Häufig sind es die bakterieneigenen Toxine, die die Alveolardeckzellen schädigen, so dass es zur Adhärenz des Erregers kommt. Andere Mechanismen sind Schädigungen der Alveolarmembran durch vorausgegangene Virusinfekte oder sonstige Lungen- oder Allgemeinerkrankungen (z. B. Stoffwechselerkrankungen wie Diabetes mellitus). Die Adhärenz des Bakteriums an der Alveolaroberfläche wird als Voraussetzung für die intraalveoläre Vermehrung der Erreger angesehen. Sie eröffnet die Möglichkeit, die pulmonale Oberfläche zu durchbrechen und in das tiefere bronchovaskuläre Kompartiment einzudringen.

Ursächlich für die Pneumonitis ist die immunologische Reaktion oder die Toxinwirkung des Erregers. Die wichtigsten an der Entzündungsreaktion beteiligten Mechanismen sind in der nachfolgenden Übersicht zusammengefasst (Morgenroth et al. 1983).

An der Entzündungsreaktion beteiligte Mechanismen
- Spezifische Abwehr
  - Immunglobuline (insbesondere IgA und IgG)
  - Spezifische reagible T-Lymphozyten
  - Effektorsysteme des Immunsystems (Komplement-Properdin-System)
  - Alveolarmakrophagen
- Unspezifische Abwehr
  - Surfactant
  - Unspezifische Mediatoren der Entzündung
  - Polymorphkernige Granulozyten
  - Unspezifische bakterizide und bakteriostatische Serumbestandteile

Für die Lunge sind folgende Besonderheiten im Entzündungsablauf zu beachten. Die Erregerausbreitung, die humoralen und zellulären Entzündungsvorgänge finden in den meisten Organen im Interstitium statt. Bei der Lunge ist das Interstitium lediglich ein virtueller Raum, da Alveolarmembran und Kapillarmembran zum Teil verschmolzen sind. Der Entzündungsprozess findet daher primär nicht im Interstitium, sondern in der Alveole statt. Die toxinbedingte Steigerung der Kapillarpermeabilität verursacht eine Diffusion von Flüssigkeit und Eiweiß in den Alveolarraum. Entzündungszellen migrieren aktiv aus den Kapillaren in den Alveolarraum. Bei einer akuten pulmonalen Entzündung sind in kurzer Zeit die Alveolen mit Ödem, Erythrozyten und Entzündungszellen prall gefüllt. Nur bei wenigen Erregern, beispielsweise Pneumocystis carinii oder bei Viren sind primär Interstitium und Kapillargefäße betroffen. Auch bei subakutem oder chronischem Verlauf ist das Interstitium stets an der Entzündungsreaktion beteiligt. Daraus ergibt sich die gebräuchliche formalpathologische Einteilung der Pneumonien.

7.1.2 Formale Pathologie

Alveoläre Pneumonie

Der Begriff alveoläre Pneumonie bezeichnet die vorwiegende oder ausschließliche Beteiligung des respiratorischen Raums der Lunge (Alveolarraum einschließlich Ductus alveolares und Bronchioli terminales) am Entzündungsprozess. Aufgrund der dif-

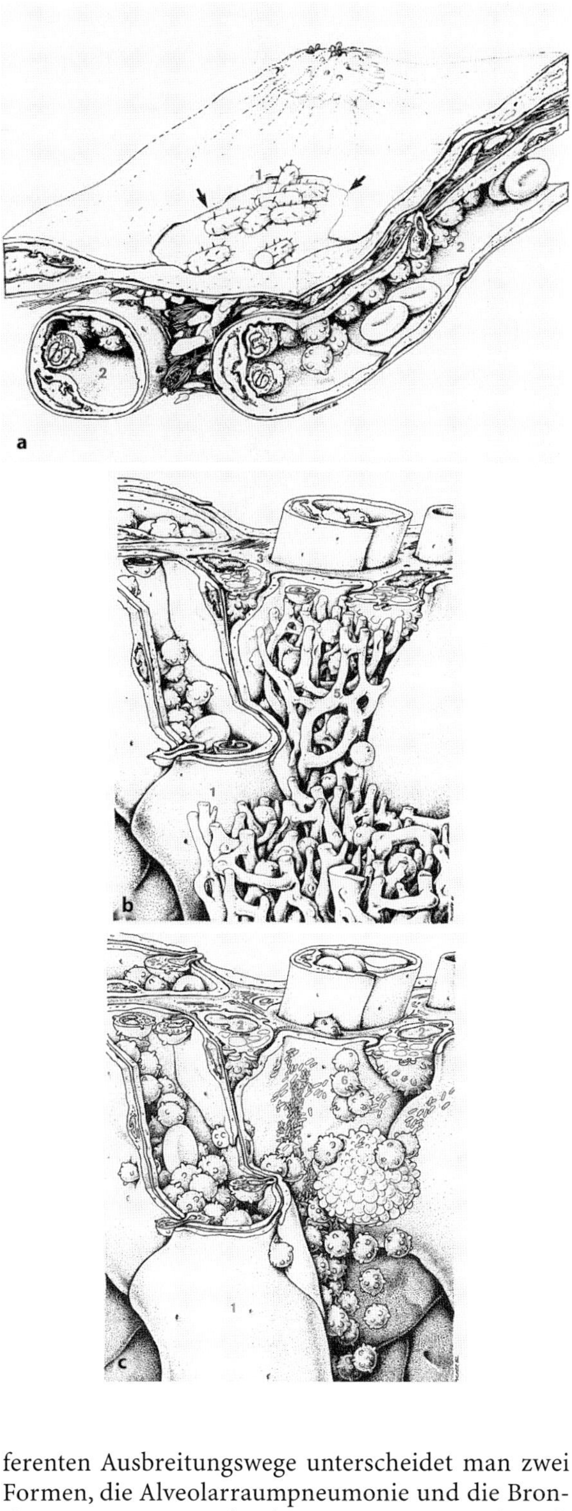

Abb. 7.1 a–c.
Bakterielle Pneumonie. **a** Schematische Darstellung der bakteriellen Besiedlung einer Alveolarzelle. *1* Im Bereich eines Surfactantdefektes (!) haben sich Bakterien angesiedelt. *2* In den Blutgefäßen kommt es bereits zur Ansammlung von Granulozyten mit beginnender Auswanderung (Aus Morgenroth 1983). **b** Stadium der roten Hepatisation: dreidimensionale Rekonstruktion des Lungengewebes mit Fibrinausscheidung in das Alveolarlumen dazwischen zahlreiche Erythrozyten. *1* Pneumozyt I, *2* Pneumozyt II, *3* Interstitium mit Alveolarkapillaren, *4* Leukozytenemigration in das Alveolarlumen, *5* Fibringerüst im Alveolarraum. (Aus Morgenroth 1983) **c** Stadium der grauen Hepatisation: Nach einer Dauer von 5–6 Tagen schließt sich das Stadium der Lyse an. Die eingewanderten Leukozyten sind aufgrund ihrer enzymatischen Ausstattung in der Lage, das Fibrin des alveolären Exsudats aufzulösen. Das verflüssigte Exsudat wird über das Bronchialsystem als trüber Auswurf abgegeben oder über das Lymphsystem resorbiert. *1* Pneumozyt I, *2* Pneumozyt II. (Aus Morgenroth 1983)

ferenten Ausbreitungswege unterscheidet man zwei Formen, die Alveolarraumpneumonie und die Bronchopneumonie. Die Alveolarraumpneumonie, die sich zunächst an anatomischen septalen Grenzen orientiert, ist im englischen Sprachraum korrekt mit dem Begriff „airspace filling pneumonia" belegt. Im deutschen Sprachraum wird sie nicht ganz zutreffend als segmentale oder lobäre Pneumonie bezeichnet, sind doch die anatomischen Grenzen häufig nicht durch die Lappenspalten, sondern durch die Septen der pulmonalen Lobuli vorgegeben. Die Bronchopneumonie folgt einer bronchokanalikulären Ausbreitung und hält keine anatomischen Grenzen ein.

Alveolarraumpneumonie

Hierbei kommt es zur Erregerinvasion über Defekte in der alveolären Schutzschicht, der Surfactantoberfläche (Abb. 7.1 a). Es folgt eine Durchtränkung der Lunge mit eiweißreicher Flüssigkeit, die massenhaft Bakterien enthält. Bei normaler Abwehrlage setzt nach einigen Stunden die humorale Erregerabwehr ein. Humorale Mediatorstoffe veranlassen auf chemotaktischem Weg das Einwandern von mononukleären Entzündungszellen. Die durch Bakterientoxine geschädigten Granulozyten, Lymphozyten, Mastzellen und Plasmazellen setzen ihrerseits zahlreiche unterschiedliche Mediatorstoffe frei, die erneut Reaktionskaskaden auslösen können (Komplement-, Properdin-, Surfactant-System). Aufgrund der besonderen anatomischen Grundstruktur der Lunge verbleibt nur ein geringer Teil der Ödemflüssigkeit im (rudimentären) Interstitium. Das eiweiß- und bakterienreiche Ödem tritt rasch in den Alveolarraum über, die Entzündungszellen migrieren aus dem Interstitium in den Alveolarraum, die Aleveolarluft wird resorbiert, und es kommt zu einer Konsolidierung des Lungenparenchyms. Durch die toxische Schädigung der Kapillaren werden zugleich zahlreiche Erythrozyten in die Alveolen ausgeschwemmt, wodurch die Lungenschnittfläche bei einer akuten Pneumonie satt rotbraun ist (Stadium der roten Hepatisation; Abb. 7.1 b). Nach einigen Tagen werden

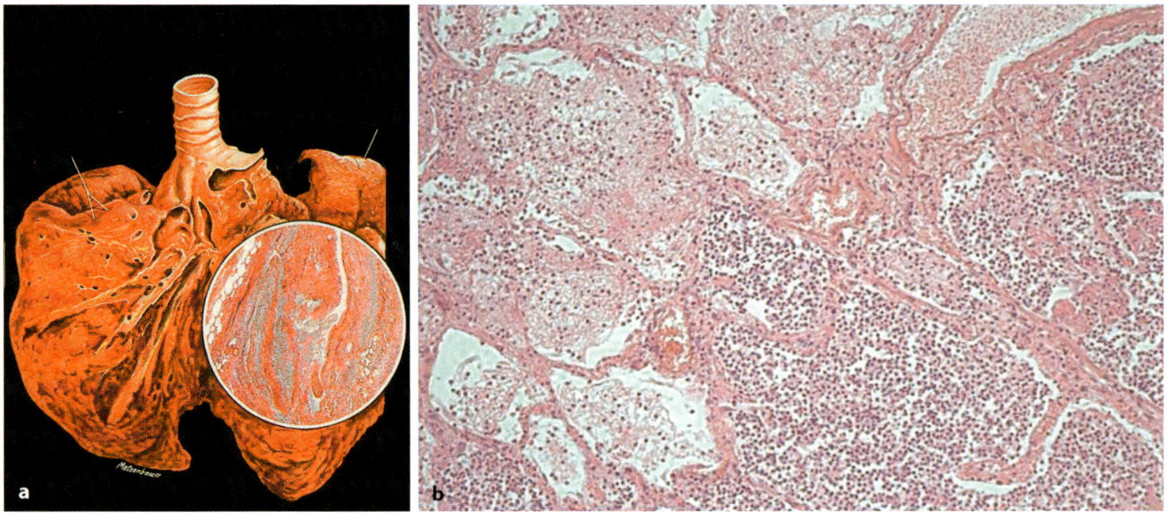

Abb. 7.2 a, b. Akute fibrinös-eitrige Bronchitis. **a** Schnitt durch einen mittelstarken Bronchus. Die Bronchiallichtung ist mit fibrinösem leukozytenreichem Schleim gefüllt. Unregelmäßige Belüftung des Lungenparenchyms als Vorläufer der Bronchopneumonie. (Aus Morgenroth 1983) **b** Akute Bronchopneumonie (Prof. Amthor, Rothenburg/Wümme, Pathologisches Institut). Granulozytäre Infiltration der peribronchialen Alveolen. Das alveoläre Interstitium ist nicht betroffen

die Erythrozyten „abgeräumt". Es kommt zur Gerinnung von eiweißhaltigen Serumbestandteilen und zum Untergang der Entzündungszellen in den Alveolen. Die Schnittfläche wird schmutzig graubraun (Stadium der grauen Hepatisation; Abb. 7.1c). Die betroffenen Lungenabschnitte sind in beiden Stadien luftleer, volumenvermehrt und weichteilschwer. Die betroffenen Lungenareale sind zwar perfundiert, aber nicht ventiliert. Sind mehrere Lungenareale befallen, kommt es nicht zuletzt wegen des Shuntvolumens durch nicht oxigeniertes Blut zu einer Hypoxie. Die respiratorischen Bronchiolen und Bronchien sind zunächst lufthaltig, können aber im Verlauf der Erkrankung durch Schleim und eingedicktes Sekret verstopfen. Häufigste Erreger dieser Pneumonieform sind Streptococcus pneumoniae und Haemophilus influenzae.

Bronchopneumonie

Bei der Bronchopneumonie entwickelt sich die pulmonale Infektion vorwiegend entlang dem bronchovaskulären Bündel. Voraussetzung für das Entstehen einer Bronchopneumonie ist die Adhärenz der Erreger auf der Bronchialschleimhaut. Dies ist nur bei vorausgeganger Schädigung möglich, da die Bronchialschleimhaut physiologischerweise von bakterizidem Mukus überzogen ist. Bei präexistenten Bronchialerkrankungen oder nach einer Virusinfektion (vorwiegend RNS- oder Adenoviren) können pneumotrope (auch fakultativ pneumotrope Keime) anwachsen und sich per continuitatem entlang der Luftwege bis in die Bronchioli respiratorii und die Alveolen ausbreiten. Bronchopneumonien werden durch eine Vielzahl meist sehr virulenter Erreger ausgelöst. Die Auffüllung der Bronchien mit Schleim und Zelltrümmern führt zum klinischen Bild der purulenten Bronchitis (Abb. 7.2). Frühzeitig kommt es zur Verlegung der kleinen Luftwege, von der nicht nur die Bronchioli respiratorii, sondern – in unterschiedlichem Ausmaß – auch die terminalen Bronchiolen, die Ductus alveolares und die Alveolen betroffen sind.

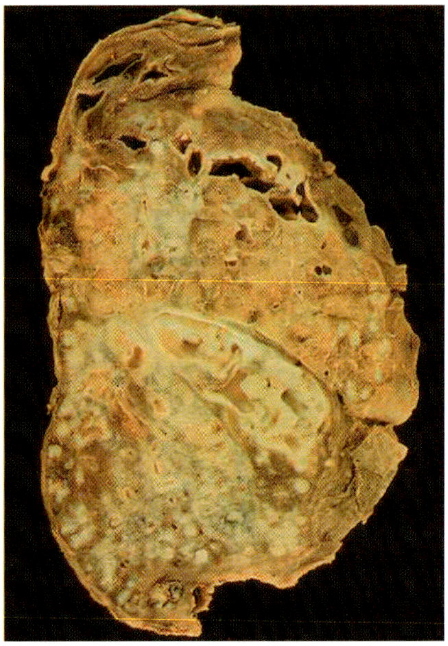

Abb. 7.3. Bronchiektasen. Teils zylindrische, teils sackförmige Bronchiektasen im makroskopischen Bild eines Lungenschnittes. (Aus Morgenroth 1983)

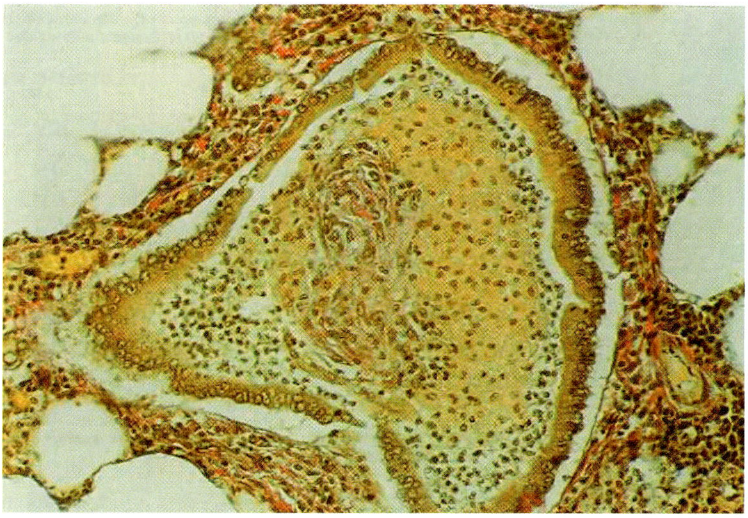

Abb. 7.4.
BOOP/Bronchiolitis obliterans. Das Epithel ist durch eine Ödemansammlung zwischen Epithel und Basalmembran von der Wand abgehoben. Im Lumen des Bronchiolus leukozytenhaltiges Exsudat und pfropfartig angeordnetes, in das Lumen vorgewachsenes Granulationsgewebe. (Aus Morgenroth 1983)

Die Erregertoxine und die zelltoxischen biogenen Mediatorstoffe, die beim Untergang mononukleärer Zellen freigesetzt werden, führen zu Nekrosen in der Bronchialschleimhaut, den peripheren Luftwegen, den Alveolen und im Interstitium um die Alveolen. Im Gegensatz zur Alveolarraumpneumonie kommt es bei der Abheilung der Bronchopneumonie stets zur Defektheilung mit bindegewebigem Umbau, der sowohl die Alveolen wie das Interstitium und die Luftwege betrifft. Die peripheren Bronchien können im Narbenstadium obliterieren. Dabei wird das nachgeschaltete Lungengewebe atelektatisch oder – bei Belüftung über Cohn-Poren – emphysematös überbläht. Pathologisch-anatomisch findet sich im akuten Stadium ein Nebeneinander von pneumonisch infiltrierten, belüfteten und überblähten Arealen. Die Lunge ist volumenneutral oder dystelektatisch.

Betrifft die Entzündung zahlreiche Lobuli eines Segmentes oder Lappens, findet sich ein überwiegend alveoläres Füllungsbild. Die Bronchopneumonie ist dann kaum von einer alveolären Pneumonie zu unterscheiden. Typische Folgezustände der rezidivierenden Bronchopneumonie sind die deformierende Bronchopathie oder Bronchiektasie mit umgebender pulmonaler Narbenbildung (Abb. 7.3).

Aufgrund des Entzündungsreizes kann es zum Einsprossen von Fibroblasten in das Bronchiallumen und später in das Alveolarlumen mit nachfolgender bindegewebiger Obliteration des betroffenen Lungenabschnittes kommen. Eine obliterierende Bronchiolitis mit organisierender Pneumonie wird als BOOP bezeichnet (Abb. 7.4; Abschn. 7.1.5).

Interstitielle Pneumonie

Bei der interstitiellen Pneumonie ist zunächst (ausschließlich oder überwiegend) das Interstitium betroffen. Sie wird typischerweise durch Viren oder Pneumoncystis carinii hervorgerufen. Bei der Pneumoncystis-carinii-Pneumonie (PCP) liegen die Erreger im Interstitium und sind von eiweißreicher Flüssigkeit und Entzündungszellen umgeben. Das Interstitium ist so verdickt, dass es den Gasaustausch behindert. In der Frühphase sind die Alveolardeckzellen kubisch deformiert, die Pneumozyten II behalten zunächst ihre Funktion (Abb. 7.5). Die Alveole wird von einer hyalinen Membran ausgekleidet, bleibt aber zunächst belüftet, da die Surfactantproduktion erst in fortgeschrittenen Stadien zum Er-

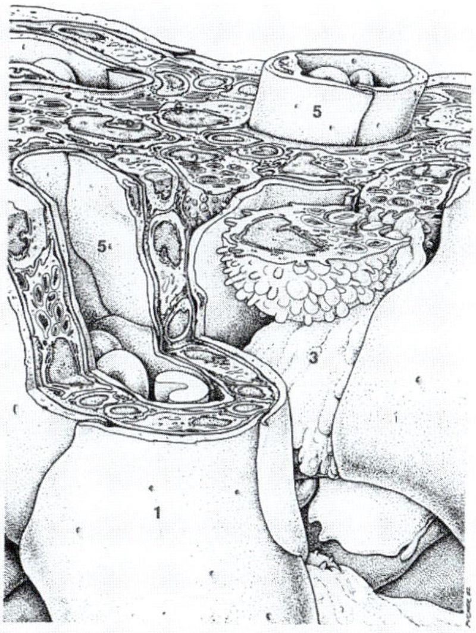

Abb. 7.5. Akute interstitielle Pneumonie. *1* Pneumozyt I, *2* Pneumozyt II, *3* zusammen gelagertes Surfactantmaterial im Alveolarraum, *4* Phagozytose durch einen Makrophagen, *5* alveoläre Kapillaren, *6* interstitielles Infiltrat aus Lymphozyten, Plasmazellen und Makrophagen, beginnende Neubildung kollagener Fasern. (Aus Morgenroth 1983)

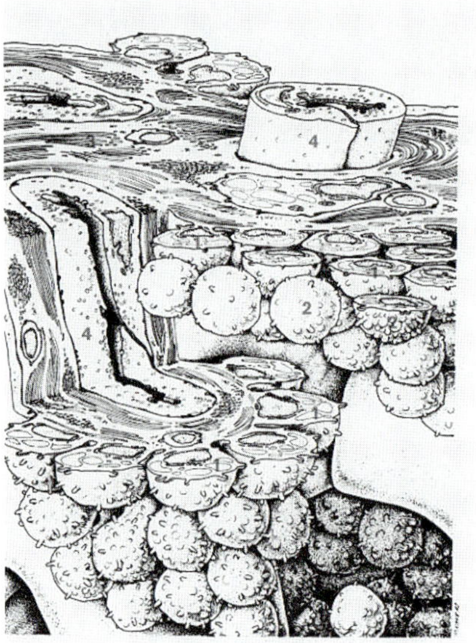

Abb. 7.6. Fortgeschrittene Lungenfibrose, Endzustand einer interstitiellen Pneumonie. *1* Pneumozyten II kubische Transformation des Alevolarepithels, *2* Makrophagenansammlung im Alveolarlumen, *3* interstitielle grobe Kollagenfaserbündel, *4* Kapillarkollaps mit ausgeprägter Endothelverbreiterung. (Aus Morgenroth 1983)

liegen kommt. Kommt es bei ausgeprägter akuter interstitieller Pneumonie zur Auffüllung des Alveolarraums, ist die Abgrenzung gegen eine Alveolarraumpneumonie nur noch histologisch möglich. Bei subakutem oder chronischen Verlauf reichern sich Lymphozyten im Interstitium an. Die zytotoxische Aktivität der freigesetzten Kinine führt zur Fibrose und bei Fortschreiten der Erkrankung zur sekundären pulmonalen Hypertonie (Abb. 7.6).

Mischformen

Mischformen bzw. Überlappungen (teils erreger-, teils stadienabhängig) von alveolärer und bronchopneumonischer Pneumonie einerseits, alveolärer und interstitieller Pneumonie andererseits sind häufig. Reinformen der einen oder anderen Manifestation sind eher selten. Dementsprechend ist es oftmals weder histopathologisch noch röntgenmorphologisch möglich, eine genaue Differenzierung vorzunehmen.

Merke ! Pneumonien entwickeln sich im Alveolarraum (alveoläre Pneumonie) oder im Interstitium der Lunge (interstitielle Pneumonien). Mischformen sind häufig. Merkmale der Alveolarraumpneumonie sind anatomisch geordnete, azinäre, lobuläre, multilobuläre, subsegmentale, segmentale oder lobäre Verschattungen. Zu den azinären Prozessen zählen darüber hinaus auch ungeordnete bronchopneumonische Infiltrate.

Erreger alveolärer Pneumonien sind in erster Linie Bakterien oder Pilze. Interstitielle Pneumonien werden typischerweise durch Viren hervorgerufen. Prototyp einer interstitiellen Pneumonie ist die Pneumocystis-carinii-Pneumonie, eine typische gemischtförmige Pneumonie ist die Mykoplasmen-Pneumonie.

7.1.3 Infektionswege

Aerogen – bronchogen

Das Lungengewebe ist über den Tracheobronchialbaum ständig toxischen Substanzen und infektiösen Keimen ausgesetzt. Inhalierte Partikel und toxische Fremdstoffe mit einem Durchmesser >5 μm erreichen die Alveolarregion nicht, sondern lagern sich im Tracheobronchialbaum ab. Bei intakter Schleimhaut treffen sie auf einen bakteriziden Schleimfilm, der mit der mukoziliaren Clearance kontinuierlich oralwärts transportiert und expektoriert wird, so werden die Partikel „unschädlich" gemacht. Dieser Abwehrmechanismus ist sehr effektiv: Die Alveolen sind im Normalfall steril, obwohl ständiger Kontakt zur kontaminierten Außenwelt besteht. Die meisten Erreger sind zu groß, um nach Tröpfcheninfektion in ausreichender Zahl aerogen in die Alveolarregion verschleppt zu werden. Erregerkondensate durch eingetrocknete Tröpfchen („Droplets" oder „Nucleoli") hingegen erreichen die ungeschützten Ductus alveolares und die Alveolen. Virulente Erreger finden hier geeignete Anwachsbedingungen, können sich rasch vermehren und in das benachbarte Parenchym vordringen.

Tracheobronchial deszendierend

Eine tracheobronchiale Erregerausbreitung kann auch dadurch erfolgen, dass Keime des Nasen-Rachen-Raums per continuitatem deszendieren. Dabei ist der Übergang zwischen aerogener Erregerausbreitung und Aspiration keimhaltigen Materials, die insbesondere bei älteren Menschen mit eingeschränkter mukoziliarer Clearance eine Rolle spielt, fließend. Darüber hinaus ist nach Perforation eines bakteriell besiedelten Lymphknotens die tracheobronchiale Erregerausbreitung in das periphere oder zentrale Bronchialsystem möglich (Tuberkulose, atypische Mykobakteriosen, Pilzinfektionen, gelegentlich auch Parasitosen, z.B. bei der Echinokokkose, vgl. Abschn. 7.8.2).

Aspiration

Im Hinblick auf die Pathogenese sind drei Gruppen von aspirierten Fremdstoffen zu unterscheiden (Ferlintz 1974):

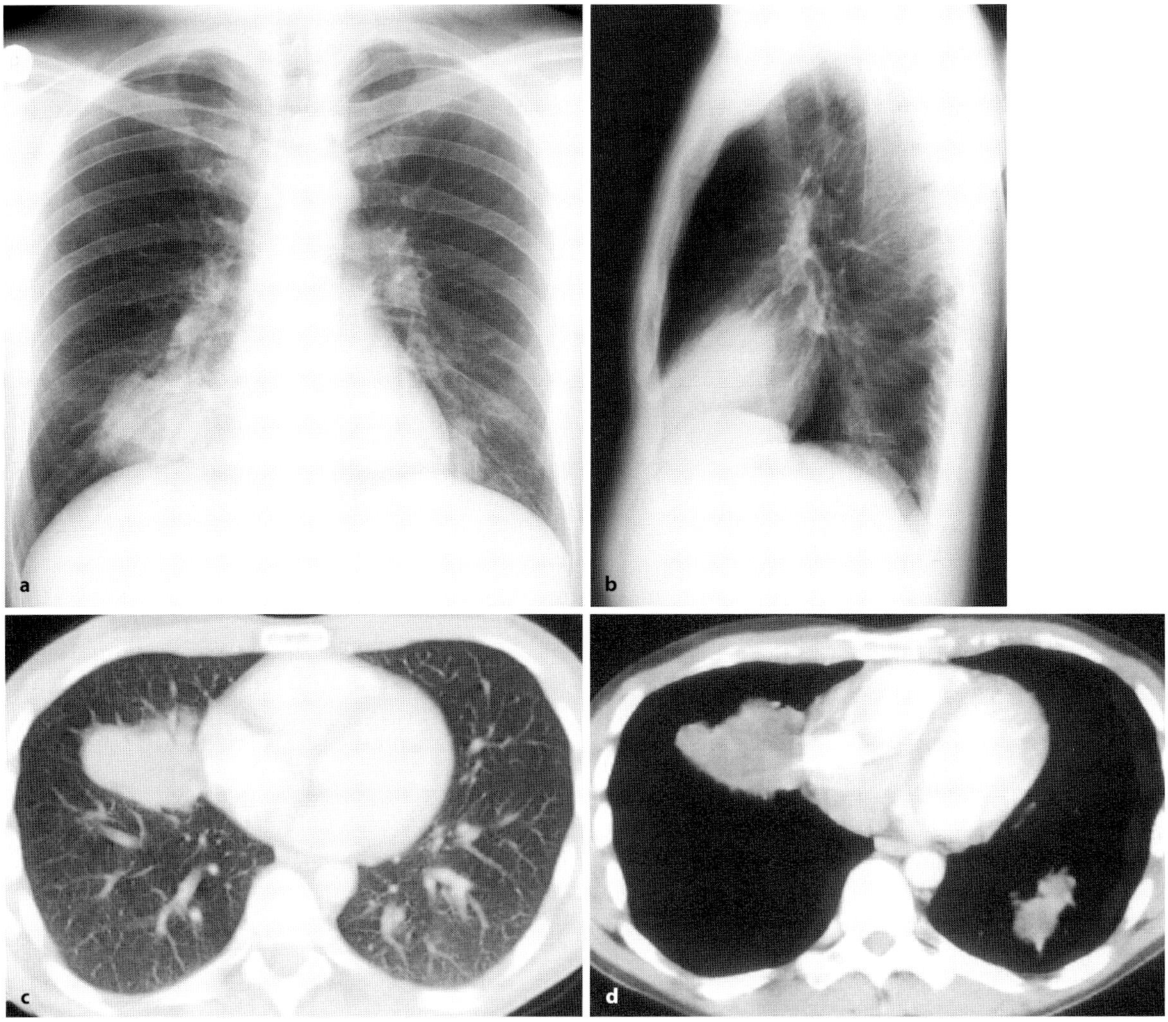

Abb. 7.7 a–d. Toxische Lipidpneumonie nach versehentlicher Aspiration von Petroleum. 46-jähriger Feuerspeier. **a, b** Röntgenaufnahme: Dichte, annähernd dreieckige, alveoläre Verschattung im Mittellappen sowie mehrere rundliche bis zu 3 cm große Verschattungen in S10 der linken Lunge. **c, d** In der CT rechtsseitige parakardiale alveoläre Verschattung mit Dichtewerten von -11 HE

- toxisch wirkende,
- durch Erreger kontaminierte und
- den Bronchialbaum obturierende Fremdsubstanzen.

Bei der Aspiration *toxischer Substanzen* kommt es primär zu einer Schädigung der Bronchialwand, selten auch direkt zur Alveolarwandschädigung. Diese ermöglicht nicht nur den Eintritt pneumotroper Erreger, sondern auch die Ansiedlung ubiquitär vorkommender, fakultativ pneumotroper oder atypischer Erreger. Ein typisches Beispiel ist die in Abb. 7.7 dokumentierte Lipidpneumonie nach Petroleumaspiration.

Bei der Aspiration von *mit Erregern kontaminierten Flüssigkeiten* ist die primär hohe Konzentration der Erreger für das Entstehen einer Pneumonie verantwortlich. Die körpereigenen Abwehrmechanismen werden „überspielt", es kann zu einer fulminanten Pneumonie kommen (vgl. Abschn. 7.2.2; Abb. 7.46, 7.47).

Die Kombination von *toxischen und bakteriell kontaminierten Flüssigkeiten* ist besonders bedrohlich. Hierbei wird die primäre Abwehrbarriere durch die toxische Substanz geschädigt, durch die Schleimhautläsionen können die Erreger rasch in das pulmonale Bindegewebe eindringen und sich dort vermehren. Ein typisches Beispiel ist die ösophageale Refluxkrankheit. Diese häufig ältere Patienten betreffende Bronchopneumonie wird durch fakultativ pneumotrope Bakterien hervorgerufen, die normalerweise den Magen-Darm-Trakt besiedeln (vgl. Abschn. 7.2.1).

Die Aspiration *obturierender Fremdstoffe* führt zur Atelektase und zur sekundären poststenotischen Pneumonie. In diesem Falle werden in der Regel obligat pneumotrope, nur selten fakultativ pneumotrope Pneumonieerreger angetroffen.

Hämatogen

Voraussetzung für eine hämatogene Infektion ist die Bakteriämie in Form einer akuten Sepsis oder einer chronischen Bakteriämie. Die Lunge ist primäres Kapillarfilter, in dem pneumotrope und fakultativ pneumotrope Erreger ausreichende „Nistbedingungen" für eine Vermehrung finden. Typische Foci für hämatogen-metastatische Pneumonien sind primäre pulmonale Infekte, die phlegmonöse Tonsillitis, die Endokarditis und akute Phlegmonen. Zwei Infektionswege, die u.U. auch kombiniert vorkommen, sind möglich:

■ **Miliare Infiltrate.** Mit dem Blutstrom verteilte Erreger verursachen aufgrund ihrer Toxinwirkung eine zirkumskripte Schädigung des Endothels, über die es zu vielen kleinen Lungeninfiltraten kommt. Dies wird aufgrund der hirsekornähnlichen Größe der Infiltrate (milium, Kolbenhirse) als miliare Aussaat bezeichnet (Abb. 7.8). Miliare Infiltrate bzw. Verschattungsmuster sind typisch für die hämatogene Streuung bei der Tuberkulose (Abschn. 7.3.1), sie werden aber auch bei Infektionen mit anderen Erregern, wie Mykoplasmen (Abschn. 7.5.1), Viren (Abschn. 7.4.2) und Pneumocystis carinii gefunden (Abschn. 7.6.4).

■ **Pneumonie nach septischer Lungenembolie.** Werden infizierte Thromben in das pulmonale Stromgebiet abgeschwemmt, kommt es zu einer lokalen septischen Pneumonie, die nicht unbedingt eine Infarktpneumonie sein muss. Das betroffene perivaskuläre Lungengewebe wird per continuitatem von den im Thrombus befindlichen, meist nur fakultativ pneumotropen Erregern besiedelt (Abb. 7.9). Pneumonien durch infizierte Thromben führen oft über rundliche, rasch nekrotisierende Infiltrate zum Lungenabszess oder einer Lungengangrän. Typische Quellen für primär infizierte Infarktpneumonien sind chronische Ulzera bei Varikose, posttraumatische Thrombosen bei offenen Frakturen und andere akute bakterielle Infekte im Einzugsgebiet des Cava-Kreislaufs. Infizierte Infarktpneumonien verursachen häufig komplizierende Befunde wie Kavernen (Anschluss an das Bronchialsystem), Hämoptysen (Anschluss an das zuführende Gefäß), Pleuraempyeme oder einen Pyopneumothorax (Anschluss an den Pleuraraum).

Lungeninfarkte mit ischämischer Parenchymnekrose können sekundär bakteriell besiedelt werden, zumeist durch die typischen pneumotropen Erreger (superinfizierte Infarktpneumonie). Typisches pathomorphologisches Substrat ist ein keilförmiges oder rundherdartiges Infiltrat mit Einschmelzungen (Abb. 7.9, 7.10).

Lymphogen

Pilze und andere vorwiegend fakultativ pneumotrope Erreger können sich entlang anatomisch präformierter Lymphspalten in der Lunge ausbreiten oder wie bei der Tuberkulose die Lymphbahnen besiedeln und über den Ductus thoracicus zur akuten oder chronischen Septikämie führen (Abb. 7.11).

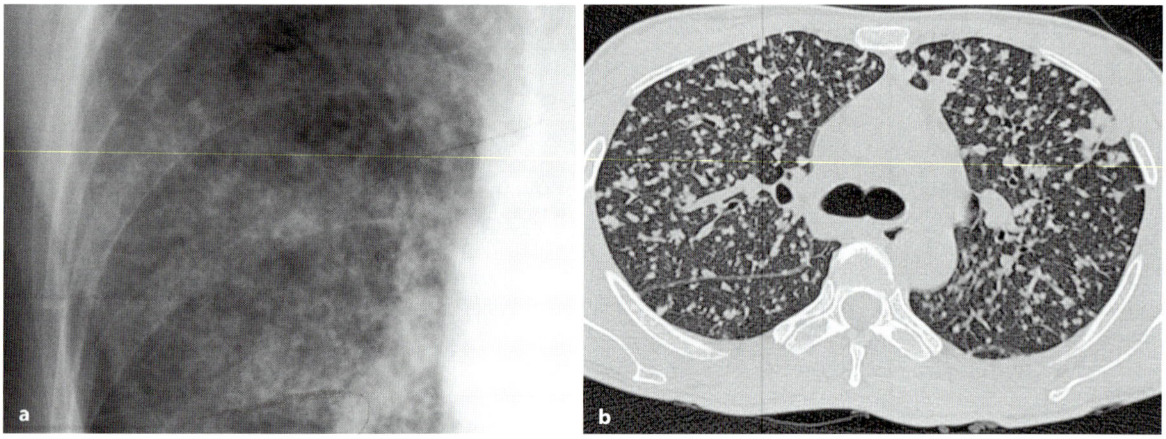

Abb. 7.8 a, b. Miliariformes Verschattungsmuster. Disseminierte, mikronoduläre im Lungenmantel auch konfluierende azinäre Verschattungen, meist zentroazinär in zufälligen Verteilung gelegen

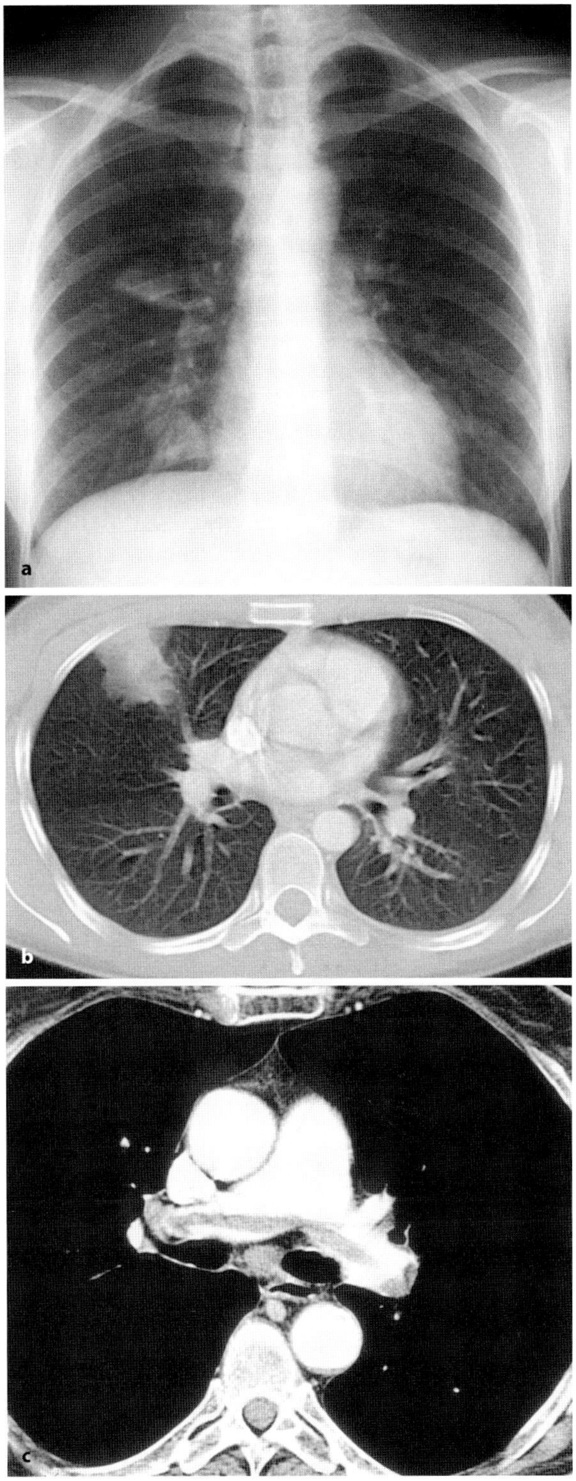

Abb. 7.9 a – c. Alveoläres Verschattungsmuster, anatomisch geordnet, volumenvermehrt, pleuraständig. **a** Rechts in den Segmenten S3 und S10 scharf begrenzte alveoläre, anatomisch geordnete, volumenvermehrte pleuraständige Verschattungen. **b** Keilförmige subpleurale Infarktpneumonie im rechten Mittellappen. **c** Angio-CT: 6 cm langer, 1 cm dicker bandförmiger Füllungsdefekt in der Bifurkation der rechten und linken Pulmonalarterie

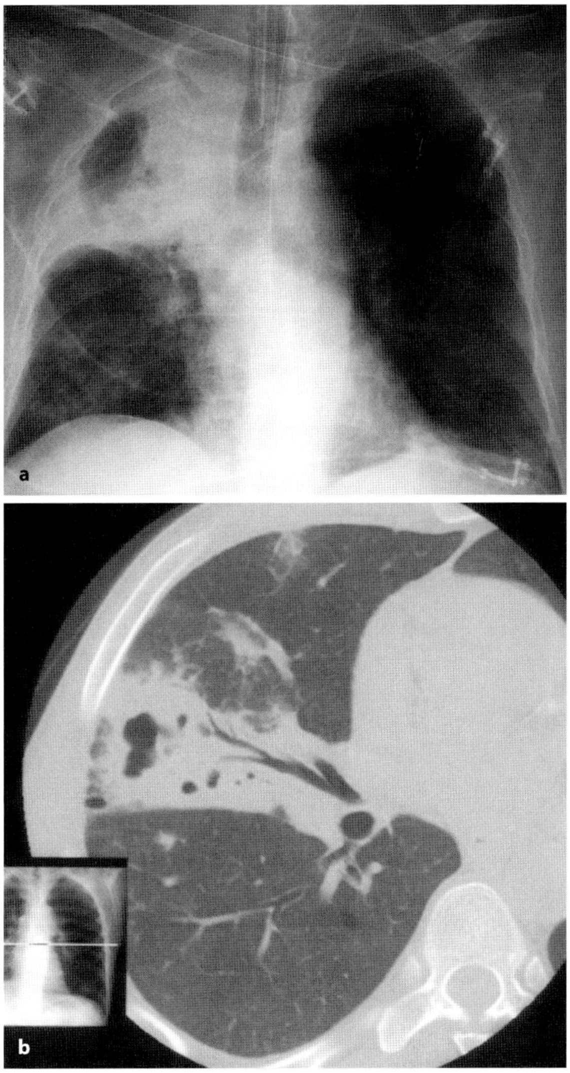

Abb. 7.10 a, b. Hohlraumbildung/Nekrosen. **a** Lungengangrän bei Klebsiellen-Pneumonie: große irregulär begrenzte Hohlraumbildung im pneumonisch infiltrierten, konsolidierten Oberlappen. **b** Lungenabszess nach Pneumokokken-Pneumonie: 1,5 cm große Höhle im konsolidierten Segment S5 des Mittellappens mit positivem Bronchopneumogramm

Andere Infektionswege

Eine seltene Form der Erregerausbreitung ist die per continuitatem aus dem Mediastinum in die angrenzenden Lungenabschnitte. Voraussetzung ist eine ventrale Mediastinitis, wie sie beim Senkungsabszess aus der Halsregion vorkommen kann. Häufiger ist die transpleurale Erregerausbreitung. Normalerweise ist die Pleura eine wirksame Keimbarriere und nur selten findet sich beim primären Pleuraempyem eine sekundäre Pneumonie. Bei chronischen Lungenerkrankungen kann die Pleura jedoch für Keime leichter durchlässig werden, so dass sich Pneumonien im Lungenmantel ausbilden können (vgl. Abb. 7.88, 7.92).

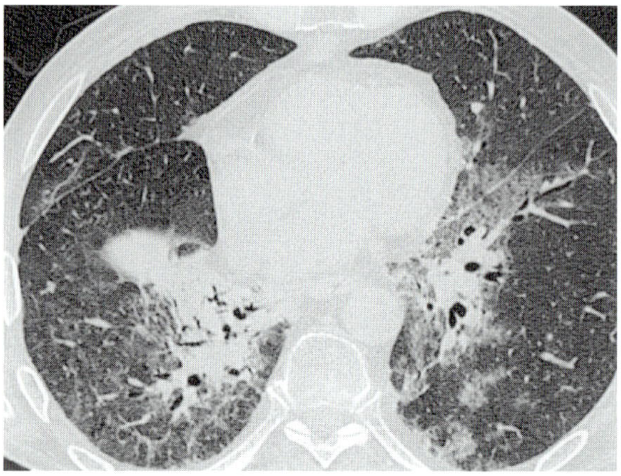

Abb. 7.11. Lymphogene Erregerausbreitung. Im Lungenmantel peribronchovaskulär verdickte interlobuläre Septen. Milchglasartige Eintrübung. Verdickte und nicht mehr abgrenzbare vaskuläre Strukturen. Im linken Unterlappen lobuläre und azinäre, dichte, unscharf begrenzte Infiltrate entlang der bronchovaskulären Bündel mit Auslöschung der Gefäßkonturen und der Bronchialwände. Anamnestisch seit 3 Wochen schwerer pulmonaler Infekt mit beatmungspflichtiger Hypoxie, Kachexie, Soorstomatitis und Pharyngitis, Erstdiagnose einer HIV-Infektion vor 4 Jahren. Diagnose: Pneumocystis-carinii-Pneumonie, gesichert durch bronchoalveoläre Lavage

Risikofaktoren

Einige der wichtigsten Faktoren für die Ansiedlung und Ausbreitung inhalierter Erreger im Lungengewebe sind in der nachfolgenden Übersicht zusammengestellt.

Risikofaktoren durch Beeinträchtigung der humoralen oder zellvermittelten Abwehr

- Kompromittierung der humoralen Abwehr und Makrophagendefekte
- Asplenie
- Maligne Lymphome
- Makrophagendefekte (z.B. chronisch granulomatöse Erkrankungen wie M. Crohn)
- Neutropenie < 500 Zellen μl^{-1}
- Komplementdefekte
- Kompromittierung der zellulären Abwehr
- Medikamentöse Immunsuppression (einschließlich hochdosierter Steroidtherapie)
- Aids
- Zustand nach Organtransplantation

Der Verlauf einer Pneumonie sowie Art und Häufigkeit von Komplikationen werden durch die Abwehrlage beeinflusst. Für Diagnose, Therapie und Prognose sind Informationen über Schweregrad und Ursache einer Abwehrschwäche von entscheidender Bedeutung und unentbehrlich.

7.1.4 Radiologische Verfahren

Thoraxübersichtsaufnahme

Bei klinischem Verdacht auf eine Pneumonie wird derzeit und wohl auch zukünftig die Thoraxübersichtsaufnahme als primäres diagnostisches Verfahren eingesetzt. Dieses Vorgehen hat vor allem logistische Vorteile, die Thoraxübersichtsaufnahme ist für den Patienten wenig belastend und kann als Bettaufnahme auch beim schwer kranken Patienten angefertigt werden.

Computertomographie

■ **Indikationen.** Besteht bei Patienten der Verdacht auf komplizierende, therapierelevante Komplikationen, ist eine CT-Untersuchung indiziert, da sie im Nachweis beginnender Infiltrate weitaus sensitiver ist als die Projektionsradiographie. Dies gilt in besonderem Maße für immunkompromittierte Patienten, bei diesem Risikokollektiv ist die Indikation besonders dann gegeben, wenn die Thoraxübersicht bei neutropenischem Fieber unauffällig ist, und im Hinblick auf eine effiziente Therapie der Verlauf nicht abgewartet werden darf. Unter Umständen ist CT-morphologisch auch eine Eingrenzung des Erregerspektrums möglich.

Die Computertomographie wird darüber hinaus auch für die Diagnostik und das Staging atypischer Pneumonien, der Miliartuberkulose und die Detektion komplizierender Befunde (Pilzinfektionen, Bronchiektasen u.a.) eingesetzt. Weitere Indikationen sind komplexe und unklare Befunde auf den Thoraxübersichtsaufnahmen, insbesondere die anatomische Zuordnung und Differenzierung von Verschattungen (pulmonale Konsolidierung, Atelektase, Pleuraerguss, Pleuraempyem) sowie eine Reihe von Verdachtsdiagnosen, die mittels Projektionsradiographie erfahrungsgemäß nicht oder nur unzureichend abzuklären sind. Dazu zählen Infarktpneumonien, das Pulmonalvenenverschluss-Syndrom, die toxische Lungengangrän, fokale pulmonale Nekrosen einschließlich des Lungenabszesses, Kavernenbildungen und Pneumatozelen, die Abklärung von Hämoptysen und vaskuläre Erkrankungen. Die CT-Untersuchungstechnik muss dabei der Fragestellung angepasst werden.

Magnetresonanztomographie

Die Magnetresonanztomographie (MRT) ist der Computertomographie in der detaillierten Darstellung des lufthaltigen Parenchyms unterlegen. Von großem Vorteil ist die Sensitivität der MRT in der Differenzierung verschiedener weichteildichter Strukturen und der Detektion flüssigkeitshaltiger Areale.

Geschädigtes Parenchym mit vermehrtem Wasser- und Zellgehalt ist durch Änderungen in der Protonendichte charakterisiert. In neueren Studien konnte gezeigt werden, dass bei opportunistischen Pneumonien typische CT-Befunde wie Kavitationen, Luftsicheln, Zysten und retikuläre Infiltrationen mit der MRT äquivalent dargestellt werden können. Auch milchglasartige Trübungen pneumonischer Frühveränderungen lassen sich nachweisen, wobei allerdings die Validierung der MRT gegenüber der HR(High-resolution)-CT noch aussteht. Bei nekrotisierenden Pneumonien und Abszessbildungen zeigt die MRT bessere Ergebnisse als die CT.

Merke ! Infektionswege der Pneumonien sind die aerogen-bronchogene Inhalation, die Aspiration, die hämatogene Aussaat, die lymphogene Erregerausbreitung und die Ausbreitung per continuitatem aus Mediastinum oder Brustwand. Risikokonstellationen beeinflussen Ansiedlung und Ausbreitung der Pneumonieerreger.

7.1.5 Radiologische Befundmuster

Ziel der Röntgenbildanalyse ist es, die Verdachtsdiagnose einer Pneumonie zu bestätigen oder auszuschließen, ggf. auch den Verlauf zu überwachen und darüber hinaus eine Eingrenzung des Erregerspektrums vorzunehmen, um eine möglichst gezielte Therapie einleiten zu können. Wenngleich die Eingrenzung auf einen bestimmten Erreger selten gelingt, ist die Röntgenmorphologie eines Infiltrates einschließlich der Begleitbefunde unter Berücksichtigung anamnestischer, klinischer, epidemiologischer Parameter und von Erfahrungswerten für das therapeutische Vorgehen durchaus hilfreich.

Unverzichtbare klinische Informationen sind Angaben zur Symptomatik (Dyspnoe, Husten, Temperaturverlauf, Kreislaufsituation), die Konstellation bestimmter serologischer Befunde (BSG, Ausmaß und Verlauf der Leukozytose, LDH und CRP) Blutgase paO_2, pCO_2 Lungenfunktionsparameter, Angaben zur Entstehungsweise (ambulant oder nosokomial) und zu Risikofaktoren (konsumierende Grunderkrankung, Immunlage u.a.).

Der Röntgendiagnostik kommt eine wesentliche Rolle in der Primärdiagnostik zu. Die Differenzierung zwischen alveolärem und interstitiellem Verschattungsmuster kann richtungweisend sein. Ein alveoläres Verschattungsmuster spricht für eine bakterielle Genese der Pneumonie, ein interstitielles Bild hingegen muss eher an eine Viruspneumonie oder eine Pneumoncystis-carinii-Infektion denken lassen.

Grundsätzlich gilt, dass bei der Beschreibung der Bildmorphologie stets eine einheitliche Nomenklatur verwendet werden sollte. Eine Systematik radiologischer Befundmuster gibt die nachfolgende Übersicht wieder.

Terminologie der radiomorphologischen Befundmuster bei Pneumonien

Verschattungstyp	
Alveoläres Füllungsbild, anatomisch geordnet	Zentroazinär Panazinär Lobulär Segmental Lobär Ganzer Lungenflügel
Alveoläres Füllungsbild, anatomisch ungeordnet	„Diffus" alveolär, sich an keine anatomische Ordnung haltend Rundliche Fleckschatten
Interstitielle Verschattungen	Milchglasartig (ohne Eigenstruktur) Milchglasartig mit landkartenartigen Dichteunterschieden Noduläre Verschattungen (granulär, Einzelherd <1,5 mm; nodulär 3–10 mm; mikronodulär [„miliar"], 1,5–3 mm)
Gemischt alveolär/interstitiell	
Anzahl der Verschattungen	
Monolokulär, multilokulär, disseminiert, panpulmonal, oligofokal, multifokal	
Anordung der Infiltration	
Mit erkennbarem anatomischen Bezug	Peribronchiolär, perivaskulär, subpleural, ringförmig
Mit regionalem Bezug	Lungenmantel, Lungenkern, perihilär, apikal, Mittelfeld, Mittellappen, Lingula, basal, ventral, dorsal
Begrenzung der Verschattung	
Scharf, unscharf, unscharf begrenzt mit „Halo", konfluierend, nicht begrenzt	

Verschattungstyp

Im Folgenden werden typische morphologische Befunde, die für die Diagnose und Differenzierung von Pneumonien von besonderer Bedeutung sind, mit Nomenklatur und Erscheinungsbild exemplarisch besprochen.

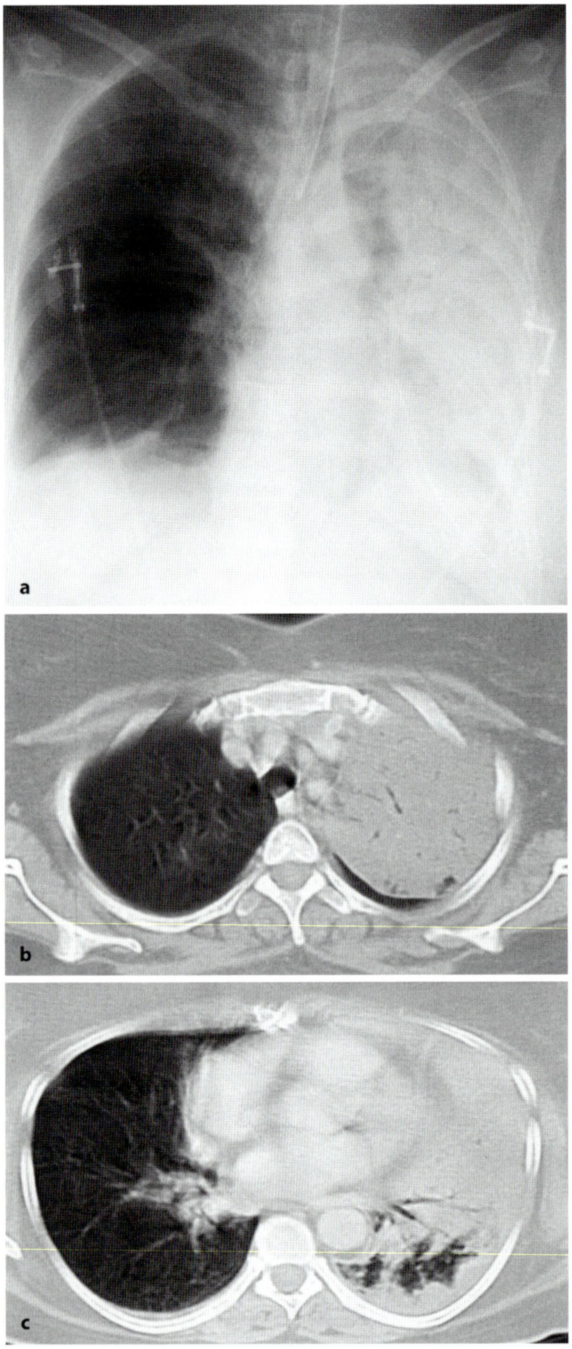

Abb. 7.12 a–c. Lobärpneumonie (alveoläre Verschattung). Homogene alveoläre Verschattung (Konsolidierung), abschnittsweise mit positivem Bronchopneumogramm

Alveoläre Verschattungen

■ **Anatomisch geordnete alveoläre Verschattungen.** Bei der akuten alveolären Pneumonie handelt es sich (entsprechend dem zugrunde liegenden pathologisch-anatomischen Substrat der roten und grauen Hepatisation) um anatomisch begrenzte Verschattungen. Segmentale und lobäre Verschattungen sowie Verschattungen der gesamten Lunge sind meist homogen (Abb. 7.12). Bei ausgedehnteren Infiltraten in segmentaler oder lobärer Anordnung sind im Stadium der roten Hepatisation die lufthaltigen Bronchien bereits auf der Thoraxaufnahme im Sinne eines positiven Bronchopneumogramms abgrenzbar (Abb. 7.13, 7.14).

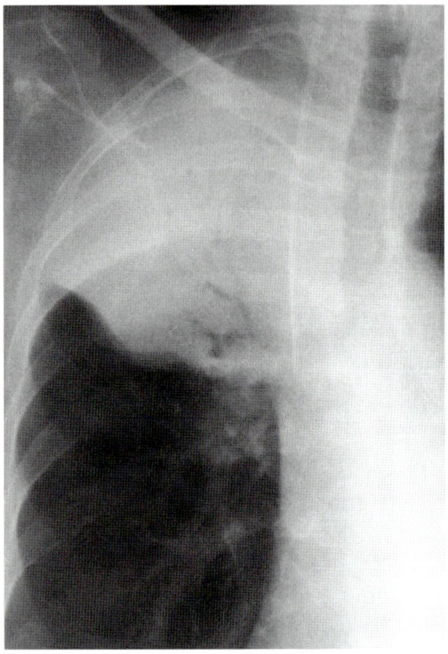

Abb. 7.13. Bronchopneumogramm bei Pneumokokken-Pneumonie. Anatomisch geordnete, volumenvermehrte Verschattung der Lungensegmente S1 und S2 mit positivem Bronchopneumogramm

Inhomogene Verschattungsmuster entsprechen multiplen, disseminiert angeordneten alveolären, azinären oder lobulären Infiltraten. Wenn die infiltrierten Lungenabschnitte vorwiegend entlang der Bronchien lokalisiert sind, wird dieses Verschattungsmuster als „bronchopneumonisch" bezeichnet (Abb. 7.14).

Von differentialdiagnostischem Interesse ist die Differenzierung zwischen einer parenchymatösen volumenvermehrten Anschoppung (vgl. Abb. 7.12), einer volumenneutralen Verschattung wie bei der subsegmentaler Infarktpneumonie (vgl. Abb. 7.14) und einer volumenverminderten poststenotischen Infiltration (Abb. 7.15, vgl. Abb. 7.59). Differentialdiagnostisch bedeutsam ist darüber hinaus, ob die alveoläre Verschattung durch anatomische Septen scharf oder unscharf begrenzt ist oder ob sie gar einen Halo aufweist (Abb. 7.16).

■ **„Bronchopneumonische" alveoläre Verschattungen.** Multiple kleinere, unscharf begrenzte, konfluierende und damit nicht anatomisch begrenzte Verschattun-

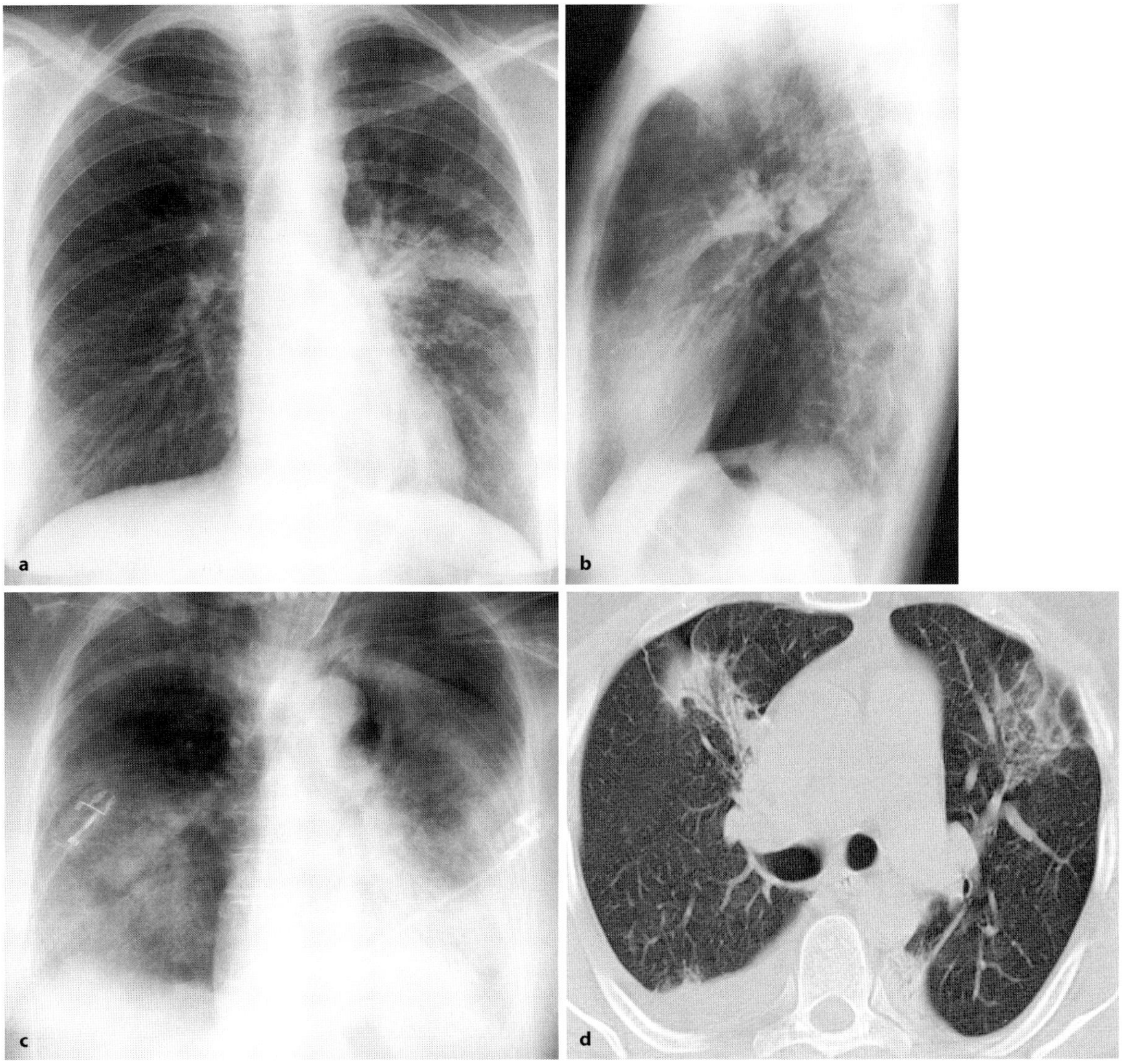

Abb. 7.14 a–d. Bronchopneumonisches alveoläres Verschattungsmuster. **a, b** Im linken Oberlappen (Segmente S2 und S3) unscharf begrenzte, teils lobuläre, teils nicht anatomisch begrenzte und meist unscharfe volumenneutrale Verschattungen bei unkompliziert verlaufender Bronchopneumonie. **c** Ausgedehnte, rasch progrediente Infiltrate in beiden Lungen, links retrokardial konfluierend mit Bronchopneumogramm. **d** CT bei bronchopneumonischer Form einer neutropenischen Pilzpneumonie: rechts dystelektastische alveoläre Verschattung mit Bronchopneumogramm und kleinem Pneumothorax nach transbronchialer Biopsie, links volumenneutrale, peribronchiale, lobulär begrenzte Infiltration, Pleuraerguss beidseits

gen entsprechen dem bronchopneumonischen Bild. Vielfach handelt es sich um multifokale, bilaterale Infiltrate, die bevorzugt die dorsalen Unterlappenabschnitte (Segmente 6 und 10) betreffen. Bei ausgedehnten und schweren Entzündungen können aber auch ganze Lungenlappen betroffen sein. Die Randbegrenzungen sind typischerweise unregelmäßig; Segment- und Lappengrenzen werden nicht respektiert. Neben den Verschattungen finden sich häufig fokale Überblähungen, wodurch die Verschattung inhomogen erscheint. Bronchopneumonien erstrecken sich typischerweise entlang der bronchovaskulären Bündel (Abb. 7.14). Da volumenvermehrende Infiltrate, dystelektatische Areale und fokale Überblähungen nebeneinander vorliegen, erscheinen Bronchopneumonien volumenneutral oder – bei Überwiegen der atelektatischen Veränderungen – volumengemindert. Weitere typische Befunde sind eine Verdickung und unscharfe Begrenzung der Bronchialwand und der begleitenden Lungenarterie. Gelegentlich lassen sich diese Veränderungen auf der Thoraxaufnahme erkennen.

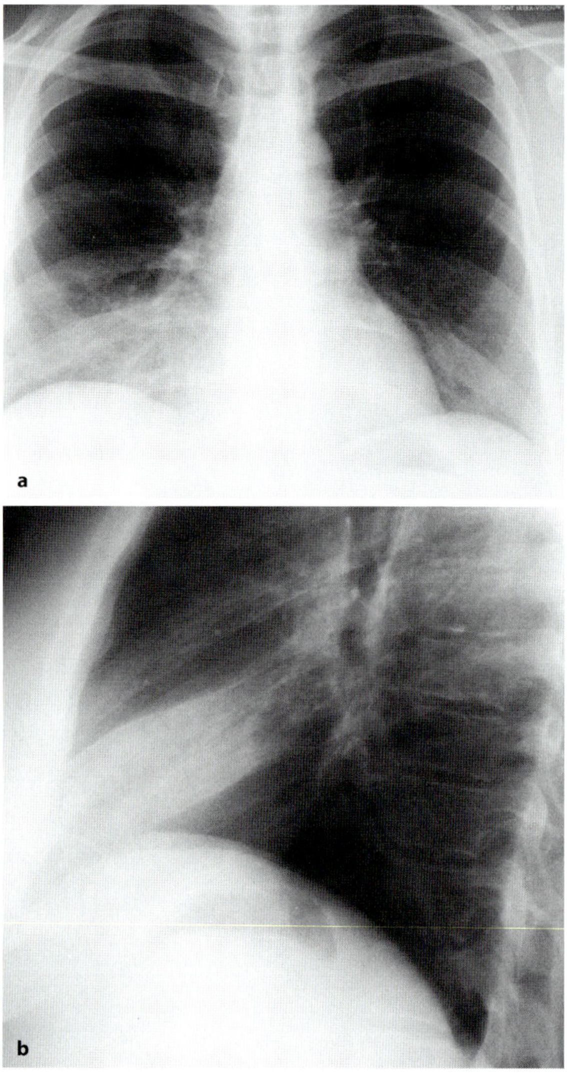

Abb. 7.15 a, b. Mittellappen-Pneumonie bei Lymphknotentuberkulose mit Bronchusstenose. Alveoläres Verschattungsmuster mit anatomisch geordneter, volumengeminderter Infiltration (vgl. auch Abb. 7.59)

Merke ! Ausgedehnte konfluierende, nicht anatomisch begrenzte Verschattungen und pulmonale Konsolidierungen sind Kennzeichen einer schweren Pneumonie mit schlechter Prognose.

Sonderformen sind die Bronchiolitis obliterans mit organisierender Pneumonie (BOOP), die durch peribronchiale Infiltrate mit Obturation der bronchiolären Lumina gekennzeichnet ist (Abb. 7.17), und die Rundherdpneumonie, eine spezielle differentialdiagnostische Entität (Abb. 7.18).

Interstitielle Verschattung

Das interstitielle Verschattungsmuster variiert je nach Stadium der Erkrankung. Im akuten Stadium

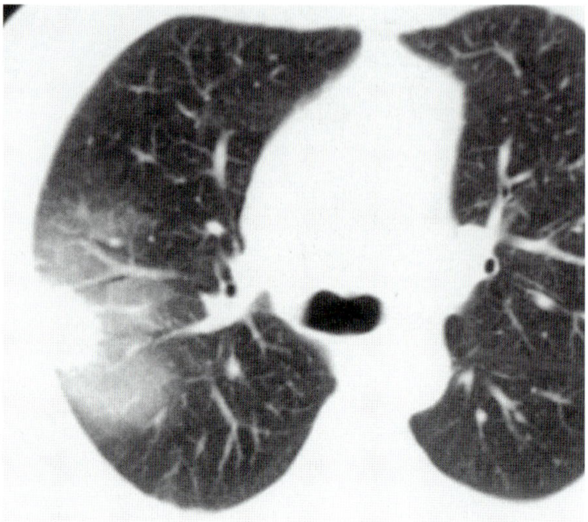

Abb. 7.16. Halo-Phänomen bei Candida-Pneumonie. Computertomographisch subpleural im Segment S2 des rechten Oberlappens gelegene alveoläre Verschattung mit knapp 2 cm breitem Halo, in Form einer unscharf begrenzten milchglasartigen (interstitiellen) Verdichtung des umgebenden Lungenparenchyms (s. Abschn. 7.6.3)

ist die milchglasartige Trübung mit mehr oder weniger deutlich durchscheinenden Gefäßschatten wichtigstes Zeichen (Abb. 7.19). Mit der HR-CT lassen sich im frühen Stadium unscharf begrenzte, meist zentroazinär gelegene Mikronoduli, im subakuten Stadium verdichtete intra- und interlobuläre Septumlinien abgrenzen (Abb. 7.19, 7.20). Im chronischen Stadium finden sich außer den verdickten Septumlinien Destruktionen des Lungenparenchyms mit narbigen Bronchiektasen, intralobulären Mikronoduli und wabigen Veränderungen („honeycombing“; Abb. 7.21). Eine fleckig inhomogene Lungendichte, die sich auf Exspirationaufnahmen deutlicher manifestiert, ist Ausdruck einer Beteiligung der kleinen Bronchien. Bei interstititellen Pneumonien wie bei einer Viruspneumie kann das interstititelle Verschattungsmuster über mehrere Monate persistieren, ohne dass ein narbiger Umbau eintritt.

Auf der Thoraxübersichtsaufnahme sind die genannten Veränderungen oft nur unzureichend abgrenzbar. Bei unklaren Befunden und Verdacht auf eine atypische bzw. interstitielle Pneumonie ist eine CT- bzw. HR-CT-Aufnahme zu fordern, insbesondere für die Verlaufsbeurteilung. Liegen die genannten typischen Zeichen vor, lässt sich die Diagnose mit hoher Sicherheit stellen und es ergeben sich Hinweise für die Aktivität der interstitiellen Erkrankung.

Morphologische Charakteristika

Neben der Entscheidung, ob es sich um einen alveolären oder einen interstitiellen Verschattungstyp

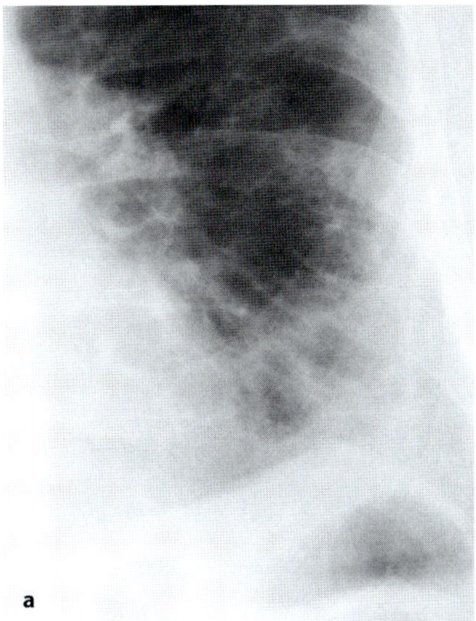

a

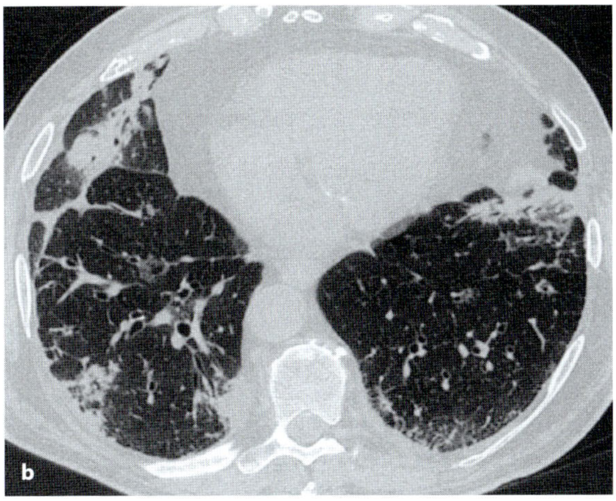

b

Abb. 7.17 a, b. Bronchopneumonische Verschattungen mit BOOP bei Viruspneumonie. **a** Detailaufnahme: konfluierende unregelmäßig geformte Herdchen und streifige Verschattungen basal im Lungenmantel. **b** HR-CT: teilweise pleuraständige alveoläre Verschattungen, verdickte interlobuläre Septen, Parenchymbänder mit Beziehung zu den bronchovaskulären Bündeln; benachbart überblähte Areale; Zeichen der Parenchymdistorsion

handelt, ist es erforderlich, die weiteren morphologischen Charakteristika der Verschattung systematisch zu analysieren.

Verteilungsmuster

Neben dem Verschattungstyp sind auch Anzahl und anatomische Zuordnung der Infiltrate in der Lunge sowie pulmonale und extrapulmonale Begleitbefunde bei der Eingrenzung des Erregerspektrums und für die Beurteilung der Prognose und Verlauf zu beachten. So erfolgt die Einschätzung des Schweregrades einer Pneumonie anhand der Anzahl der betroffenen Segmente. Thoraxübersichtsaufnahmen erlauben nur eine grobe Einschätzung der anatomischen

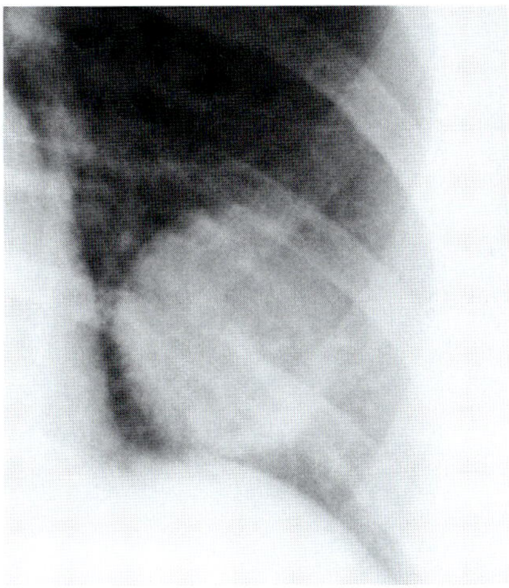

Abb. 7.18. Rundherdpneumonie (mitigierte Masern). Scharf begrenzte Verschattung in Segment 10 links bei akut aufgetretenem Fieber mit Kontinua um 40 °C (negativer Auskultationsbefund). Die Masern-Infektion wurde wegen einer Infektion in der Umgebung des Patienten vermutet und serologisch nachgewiesen

Lokalisation und der Verteilung. Konkrete und detaillierte Aussagen sind nur mit Hilfe der CT möglich.

Pneumonien durch manche Erreger zeigen keine charakteristische Ausbreitung und Röntgenmorphologie, andere verlaufen vorwiegend einseitig, doppelseitig, monolokulär, multilokulär oder disseminiert.

Begleitbefunde

Begleitbefunde im radiologischen Befundmuster, die im Folgenden besprochen werden, lassen sich einteilen in pulmonale und extrapulmonale Befunde.

■ **Pulmonale Befunde.** Für das Auftreten von Komplikationen, ihre Art und Ausprägung sind einerseits der Erregertyp, andererseits die Abwehrlage und das spezielle Risikoprofil des Patienten verantwortlich. Komplizierende pulmonale Begleitbefunde wie Hämorrhagien, Nekrosen oder Höhlenbildungen bis zur Lungengangrän sind prognostisch ungünstige Zeichen. Die Analyse insbesondere von Kavernen hinsichtlich ihrer Lage, Zahl und Größe sowie der Wandung ist differentialdiagnostisch von Bedeutung, ohne dass im Einzelfall immer eine konkrete Aussage über die Ätiologie möglich ist (Abb. 7.22). Dickwandige Kavernen sind häufig bei Pilzpneumonien (Aspergillus) zu finden, dünnwandige sind meist Zeichen der beginnenden Abheilung der Pneumonie. Gekammerte Kavernen wie Raupenkavernen sind typisch für die Tuberkulose, schließen jedoch andere Erreger nicht aus. Multiple Höhlenbildungen sprechen für Anaerobier oder Erreger, die lytische Toxine freisetzen (u.a. Staphylokokken) oder

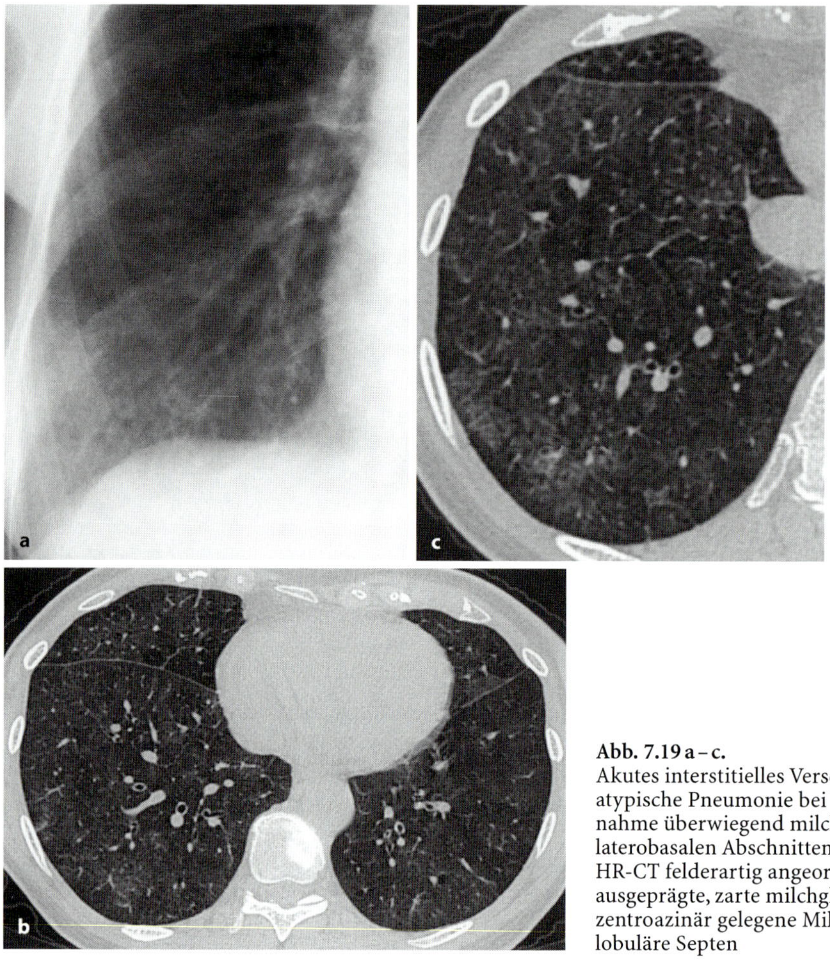

Abb. 7.19 a – c.
Akutes interstitielles Verschattungsmuster (vermutlich atypische Pneumonie bei Virusinfekt). **a** In der Detailaufnahme überwiegend milchglasartige Verdichtungen in den laterobasalen Abschnitten des rechten Unterfeldes. **b, c** In der HR-CT felderartig angeordnet und regional unterschiedlich ausgeprägte, zarte milchglasartige Trübungen, zusätzlich zentroazinär gelegene Mikronoduli und akzentuierte interlobuläre Septen

das Lungeninterstitium destruieren (Pneumocystis carinii). Eine Sonderform der entzündlichen Kaverne ist die Blähkaverne, die vor Einführung der antituberkulösen Medikamente eine häufige, lebensbedrohende Komplikation war, heute aber nur noch selten zu beobachten ist. Die Differentialdiagnose rundlicher Raumforderungen mit kleinen Einschmelzungen beinhaltet bei uncharakteristischer Klinik in erster Linie das Bronchialkarzinom.

Zu den pulmonalen Komplikationen zählen auch pleuropulmonale Fisteln mit einem (Sero- oder Pyo-)-Pneumothorax sowie spontane und iatrogene pleurokutane Fisteln (Tuberkulose, Aktinomykose) (Abb. 7.23).

■ **Extrapulmonale Befunde.** Häufigster extrapulmonaler Begleitbefund einer bakteriellen Pneumonie ist der parapneumonische Erguss. Bei Pilz- oder Virusinfektionen sind Ergüsse selten. Normalerweise ist die Pleura eine wirksame Barriere gegen die Erregerausbreitung, und der Erguss ist ein steriles Exsudat. Gekammerte Ergussbildungen mit oder ohne Kapselenhancement im Computertomogramm sprechen für ein entzündliches Geschehen. Die Verdachtsdiagnose muss jedoch durch laborchemische und mikrobiologische Untersuchungen gesichert werden. Schwartenbildungen sind ein häufiger Folgezustand infizierter Pleuragüsse. Eine großflächige Pleuritis calcarea spricht für eine postuberkulöse Pleuritis (Abb. 7.24). Entzündliche Brustwand- oder Mediastinalinfiltrationen sind seltene Komplikationen (chronisch-invasive Aspergillose, vgl. Abschn. 7.6.1; Abb. 7.25, 7.87).

Pneumonien sind nur selten Ausgangspunkt einer hämatogenen Sepsis, weitaus häufiger gehen septische Streuherde von der Gallenblase oder den Nieren aus.

Zeitlicher Ablauf der pulmonalen Verschattungen und der Begleitbefunde

Man unterscheidet je nach Krankheitsverlauf foudroyante, akute, subakute, subchronische und chronische Pneumonien. Pneumonien durch grampositive Kokken und gramnegative Stäbchen verlaufen häufig akut, das Vollbild kann sich bei

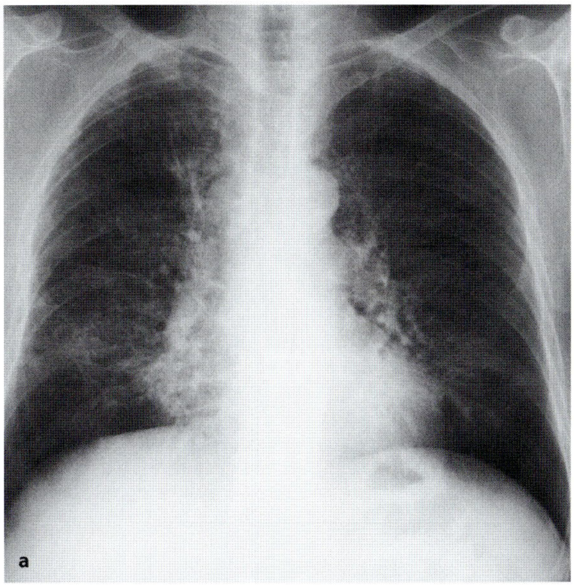

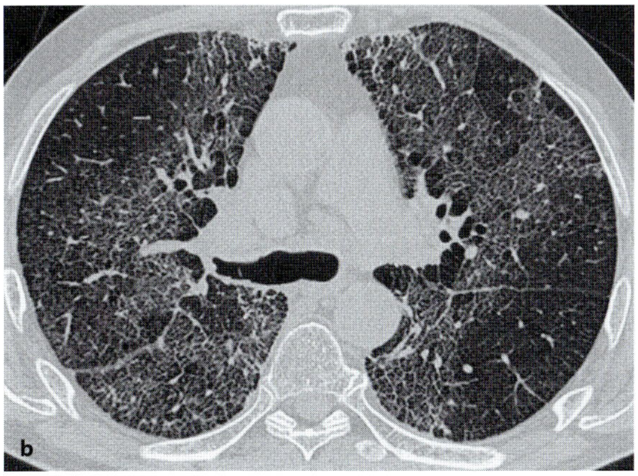

Abb. 7.20 a, b. Subakutes interstitielles Verschattungsmuster Subakut verlaufende atypische Pneumonie vom Typ einer NSIP (non specific interstitial pneumonia), keine DIP (desquamative interstitial pneumonia), da keine alveolären Verschattungen, keine UIP (usual interstitial pneumonia), da keine wabenartigen Destruktionen. **a** Thoraxübersicht: überwiegend milchglasartige, z. T. alveoläre Infiltrate. **b** HR-CT: Milchglasartige Dichteanhebung mit „crazy-paving". Regional unterschiedlich ausgeprägte, netzförmige Lungenparenchymverdichtung beidseits. Das Verschattungsmuster ist bestimmt durch verdickte intra- und interlobuläre Septen. Kein „honey-combing"

foudroyantem Verlauf innerhalb weniger Stunden entwickeln (Abb. 7.26, 7.27) und insbesondere bei Patienten mit Risikofaktoren (Diabetes mellitus, Abwehrschwäche) rasch zum Tode führen.

Protrahierte Verläufe finden sich bei Risikopatienten (Mukoviszidose) und bei bestimmten Erregern (z. B. Pseudomonas). Der Übergang in eine akute Pneumonie ist dabei jederzeit möglich (Abb. 7.28). Eine Befundkonstanz über längere Zeiträume findet sich bei der chronisch karnifizierenden Pneumonie.

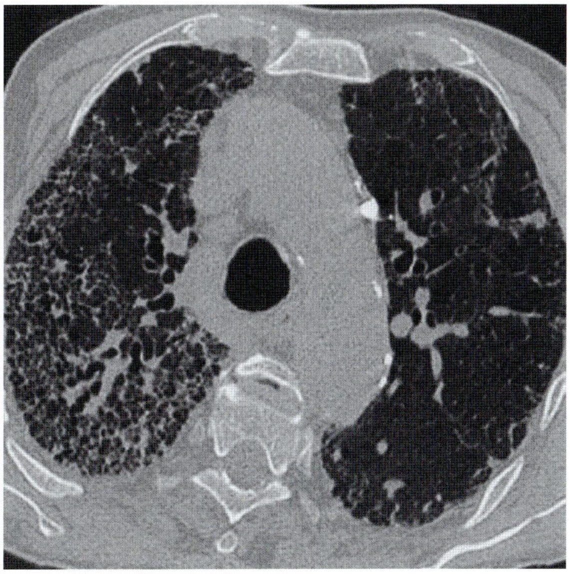

Abb. 7.21. Chronisches interstitielles Verschattungsmuster. Fibrosierende Alveolitis bei COPD und vorausgegangener Anaerobier-Pneumonie. Computertomographisch im rechten Oberfeld Strukturverdichtung durch verdickte inter- und intralobäre Septen und zahllose septale Mikronoduli, verdickte Bronchialwände bei irregulären, teils perlschnurartigen Traktionsbronchiektasen, Zähnelung der Pleurakontur; Lungenparenchymdistorsion mit Aufweitung der Trachea

Chronische Verläufe sind bei den „low-grower" der nichttuberkulösen Mykobakterien wie M. Kansasii oder M. Xenopii häufig (vgl. Abschn. 7.3.2; Abb. 7.29), es kommt zwar zum Stillstand, nicht aber zur Ausheilung des Entzündungsprozesses. Das Tuberkulom, das jahrelang unverändert sein kann, entspricht dieser Definition. Der zeitliche Ablauf einer Infektion kann in manchen Fällen bei der Erregereingrenzung hilfreich sein.

Merke ! Eine einheitliche und standardisierte Nomenklatur bei der Beschreibung pulmonaler Verschattungen, welche die Grundmuster alveolärer und interstitieller Prozesse berücksichtigt und anatomische Verteilung, Randbegrenzung und Kontur des oder der betroffenen Areale analysiert, ist essentiell für die Befundung und Grundlage der Differentialdiagnose pulmonaler Verschattungen. Sie erlaubt eine Einteilung des Schweregrades und der Prognose der Pneumonie. Ziel einer derart standardisierten radiologischen Befundung ist die Einengung des Erregerspektrums und ein effektives peritherapeutisches Monitoring der Pneumonie, damit möglichst rasch eine gezielte antibiotische Therapie eingeleitet werden kann, zumal bei ca. 50% der Pneumonien kein Erreger ermittelt wird.

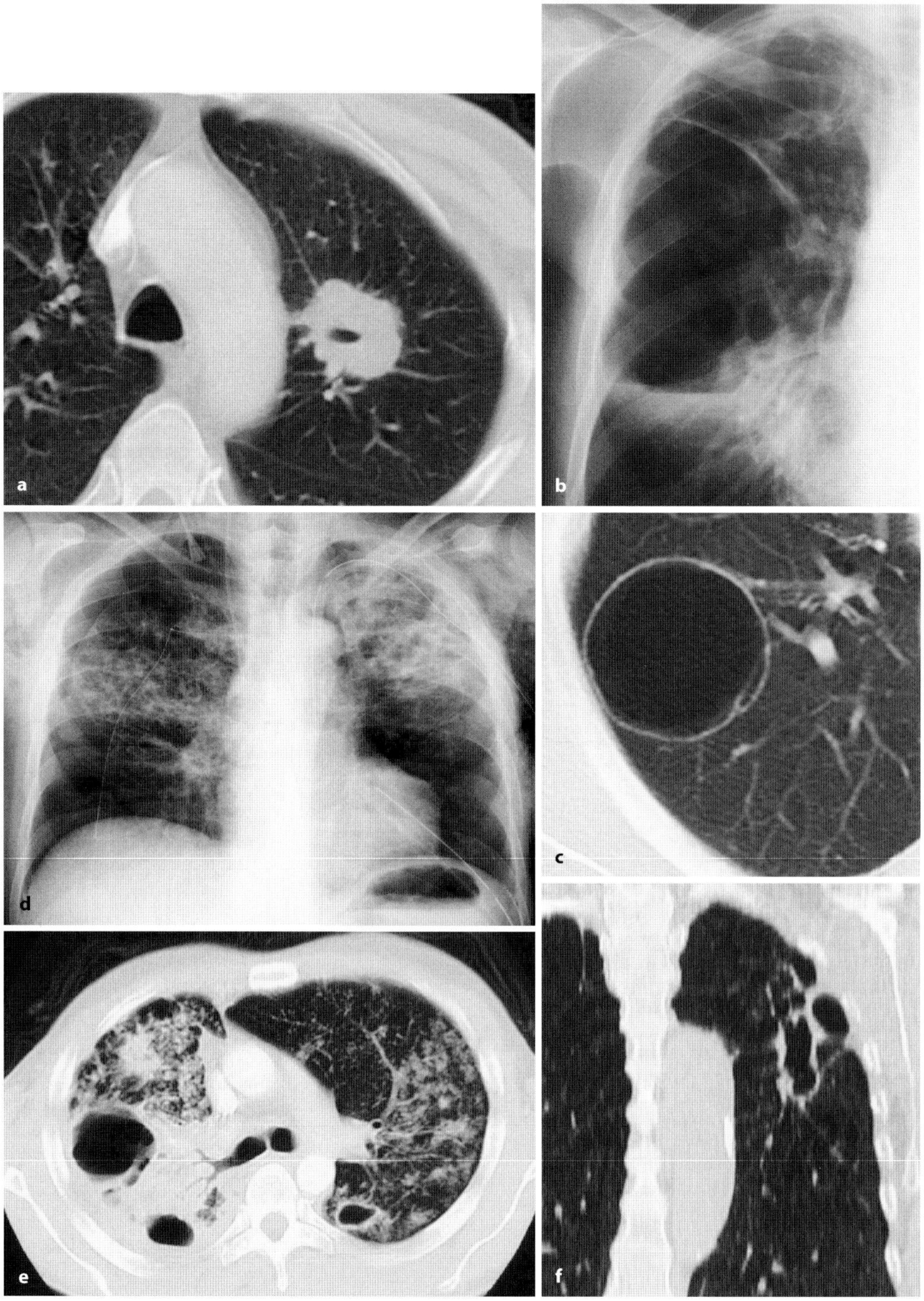

Abb. 7.22 a–f. Kavitäten (fokale Lungendestruktion). **a** Dickwandige, solitäre Kaverne bei Tuberkulose (M. tuberculosae var. bovis). **b** Blähkaverne bei Bronchustuberkulose. **c** Dünnwandige Lungenzyste nach Pneumonie. **d** Multiple dünnwandige Lungenzysten nach Pneumoncystis-carinii-Infektion. **e** Konfluierende phthitische Kavernen bei grobkavernöser tuberkulöser Pneumonie. **f** Raupenkaverne bei MOTT-Infektion

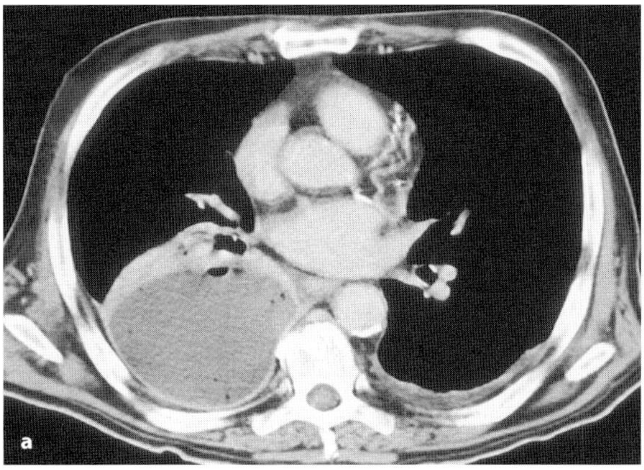

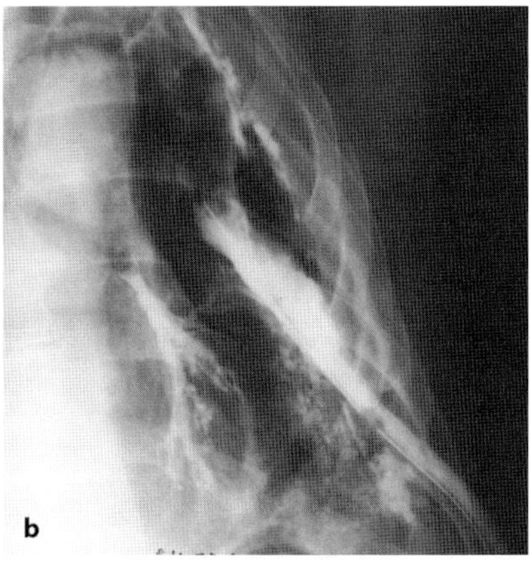

Abb. 7.23 a, b. Extrapulmonale Begleitbefunde: Empyem, bronchopulmonale Fistel. **a** Parapneumonisches Empyem bei abszedierender Pneumonie (kein Erregernachweis). Verstärktes Kontrastmittel-Enhancement in der pleuralen Abszessmembran, kleiner sympathischer Begleitpleuraerguss links. **b** Pleuropulmonale Fistel bei chronischem Pleuraempyem nach phthitischer Lungentuberkulose. Resthöhlendarstellung mit Kontrastierung der linksseitigen Bronchiallumina

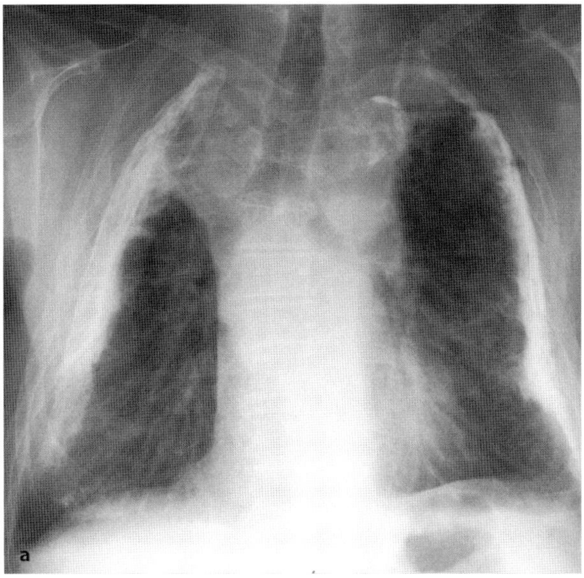

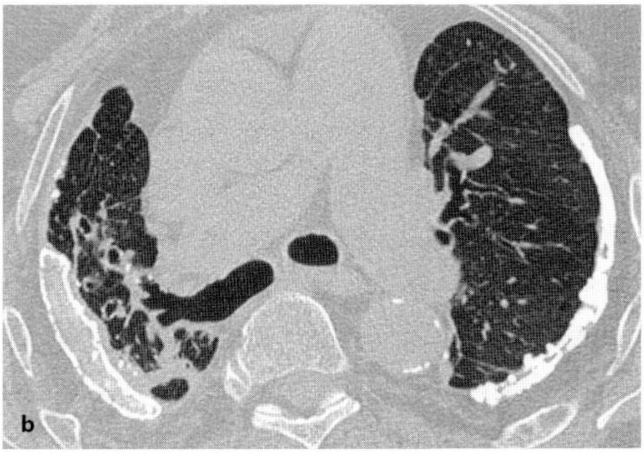

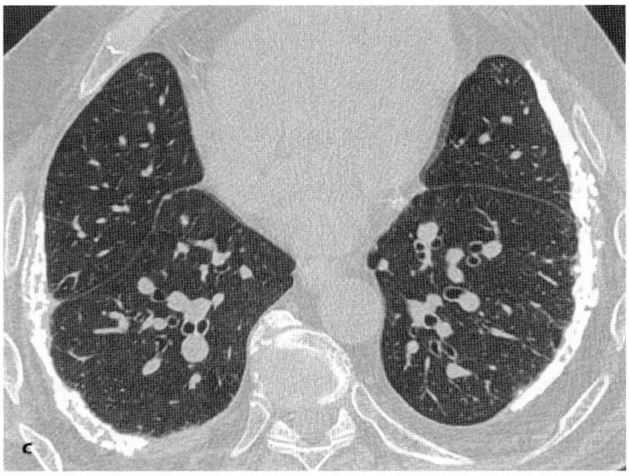

Abb. 7.24 a–c.
Ausgeprägte Pleuritis calcarea als Folgezustand einer in der Kindheit durchgemachten chronischen posttuberkulösen Sepsis bei Bronchustuberkulose des rechten Oberlappens. **a** Thoraxübersicht: bilaterale mantelförmige Pleuraverkalkungen. **b, c** HR-CT: Schrumpfung beider Oberlappen mit zikatriformem Emphysem. Bis zu 1 cm dicke mantelförmige Pleuraverkalkung

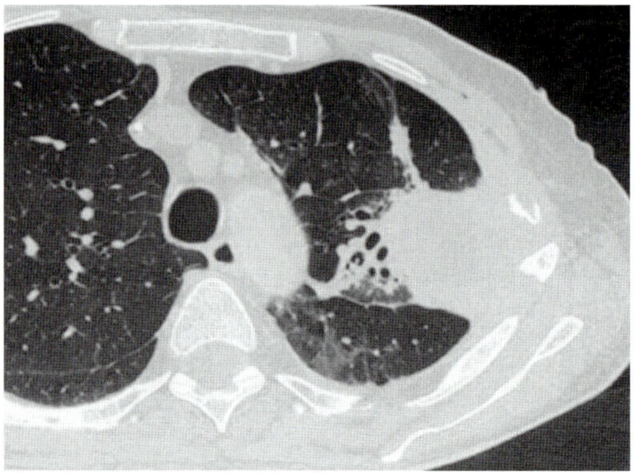

Abb. 7.25. Mykotische Osteomyelitis bei chronisch destruktiver Aspergillose (vgl. Abschn. 7.6.1 und Abb. 7.88)

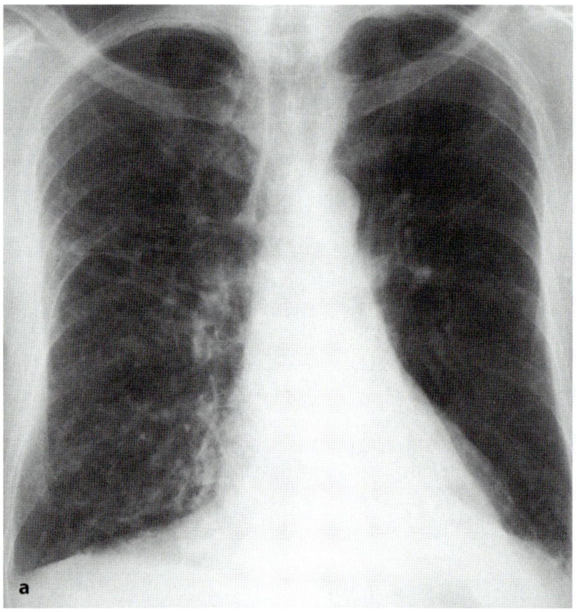

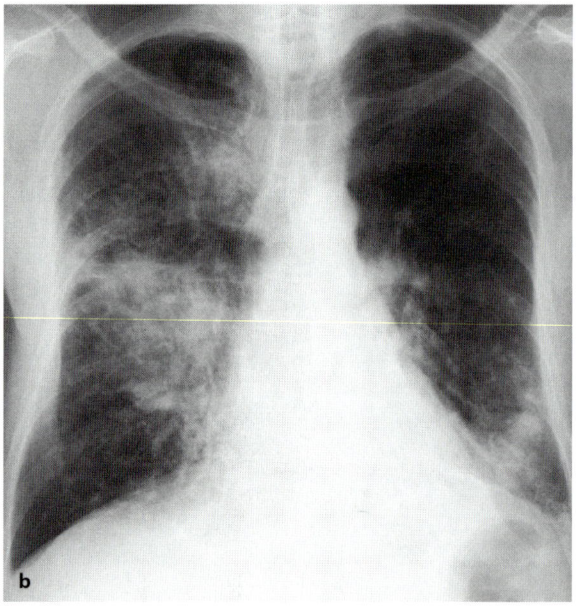

Abb. 7.26 a, b. Foudroyanter Verlauf einer Pneumonie. **a** Diese Aufnahme wurde 6 Stunden nach Auftreten von neutropenischem Fieber bei einem Patienten mit Bronchialkarzinom angefertigt. Sie zeigt eine tumorbedingte Unterlappenatelektase links und eine etwas vermehrte bronchovaskuläre Zeichnung rechts, Verdacht auf beginnende kleinfleckige Infiltrate beidseits basal. **b** Nach weiteren 6 Stunden multifokale, nicht anatomisch geordnete, unscharf begrenzte alveoläre Verschattungen. Exitus im septischen Multiorganversagen

Zusammenfassung

Die Verdachtsdiagnose erregerassoziierte Pneumonie wird gestellt bei:

- Fieber ≥38,5 °C oder Körpertemperatur <36,5 °C,
- purulentem Auswurf/Trachealsekret,
- physikalischen Zeichen der Konsolidierung,
- Leukozytose >10.0000 oder Leukopenie <4000,
- deutlicher Erhöhung des CRP und
- Nachweis eines kompatiblen Erregers.

Die Sicherung der klinischen Verdachtsdiagnose Pneumonie erfolgt durch den Nachweis einer pulmonalen Verschattung mit einem bildgebenden Verfahren, wenn zusätzlich mindestens zwei der oben aufgeführten Parameter nachweisbar sind. Zur primären Diagnose einer Pneumonie sind die Thoraxübersichtsaufnahme, die Liegendaufnahme und die Computertomographie routinemäßig angewandte diagnostische Verfahren. Hiermit gelingt es, nicht nur anatomische Anordnung, Form, Ausdehnung, Ausbreitungsgeschwindigkeit und Rückbildung pulmonaler Infiltrate sondern auch komplizierende pulmonale und pleurale sowie thorakale und extrathorakale Befunde zu erkennen. Die aufgeführten bildgebenden Verfahren sind auch unentbehrlich zur Eingrenzung der Differentialdiagnose pulmonaler Verschattungen.

In der Pneumoniediagnostik hat die Magnetresonanztomographie (MRT) trotz beachtlicher Aufnahmequalität dank kurzer Aufnahmesequenzen bis heute geringe Bedeutung, denn sie ist bei schwerer Pneumonie wegen der begleitenden Dyspnoe häufig nicht praktikabel. Der thorakale Ultraschall ist ein sensibles, häufig unterschätztes Verfahren zum Nachweis pleuraler Komplikationen und zur Differenzierung subpleural gelegener pulmonaler Konsolidierungen. Die nuklearmedizinischen Verfahren Perfusions- und Ventilationsszintigraphie sind zur Differenzierung primärer und sekundärer Pneumonien sowie zum Nachweis von Lungenabszess und -gangrän nur ausnahmsweise indiziert.

Unter Berücksichtigung von

- Anamnese
  (ambulant erworbene, „community acquired pneumonia“, CAP, oder nosokomiale, d. h. im Krankenhaus erworbene Pneumonie, „hospital acquired pneumonia“, HAP),

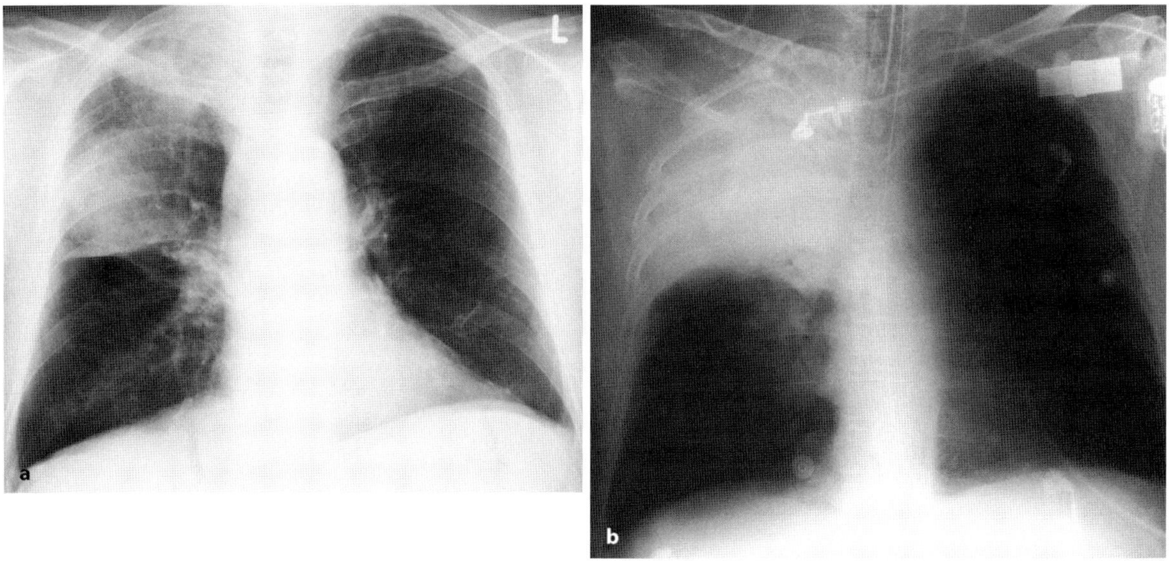

Abb. 7.27 a, b. Akuter Verlauf einer Lobärpneumonie (Klebsiellen-Pneumonie). **a** Die erste Aufnahme zeigt unscharf begrenzte teils alveoläre, teils milchglasartige Infiltrate im rechten Lungenoberlapen. **b** Die Kontrollaufnahme 2 Tage später zeigt eine Konsolidierung des volumenvermehrten rechten Oberlappens bei homogem alveolären Verschattungsmuster

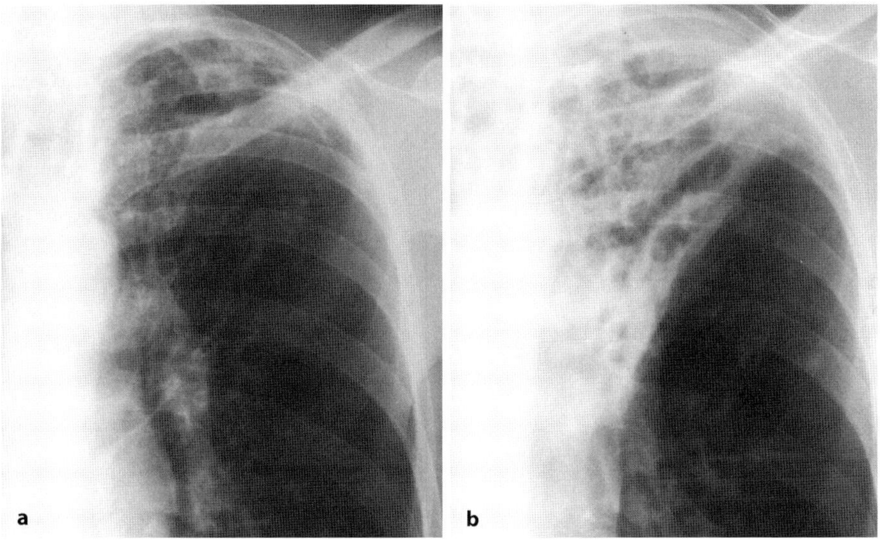

Abb. 7.28 a, b. Protrahierter Verlauf einer Pneumonie bei vorgeschädigter Lunge (Mukoviszidose). **a** Zystisch-wabige Veränderungen und kleinherdige peribronchiektatische Verschattungen im linken Oberfeld (Pseudomonas aeruginosa und Burkholderia Spezies). **b** Bei stationärer Neuaufnahme der 22-jährigen Frau wegen persistierender subfebriler Temperaturen und fötidem Auswurf finden sich neu aufgetretene alveoläre Verschattungen im geschrumpften linken Oberlappen. Im Infiltrationsgebiet sind die deformierten und zylindrisch aufgeweiteten Bronchiektasen abgrenzbar (vermutlich Mischinfektionen durch die nachgewiesenen Anaerobier)

- klinischen Befunden (z. B. Fieber, Dyspnoe),
- Lungenfunktion,
- Blutgasanalyse,
- Laborparametern (Entzündungszeichen, insbesondere Zahl und Art der Leukozyten),
- einer angeborenen oder erworbenen humoralen oder zellulären Immunkompromittierung,

ist die radiologische Befundkonstellation ein unentbehrlicher Faktor für die Abschätzung der Prognose.

Form, Ausbreitung und Entwicklungsgeschwindigkeit der pulmonalen Verschattung sowie der Nachweis komplizierender Befunde sind Hinweise dafür, ob es sich um eine Erkrankung mit eingeschränkter Prognose handelt, die eine stationäre

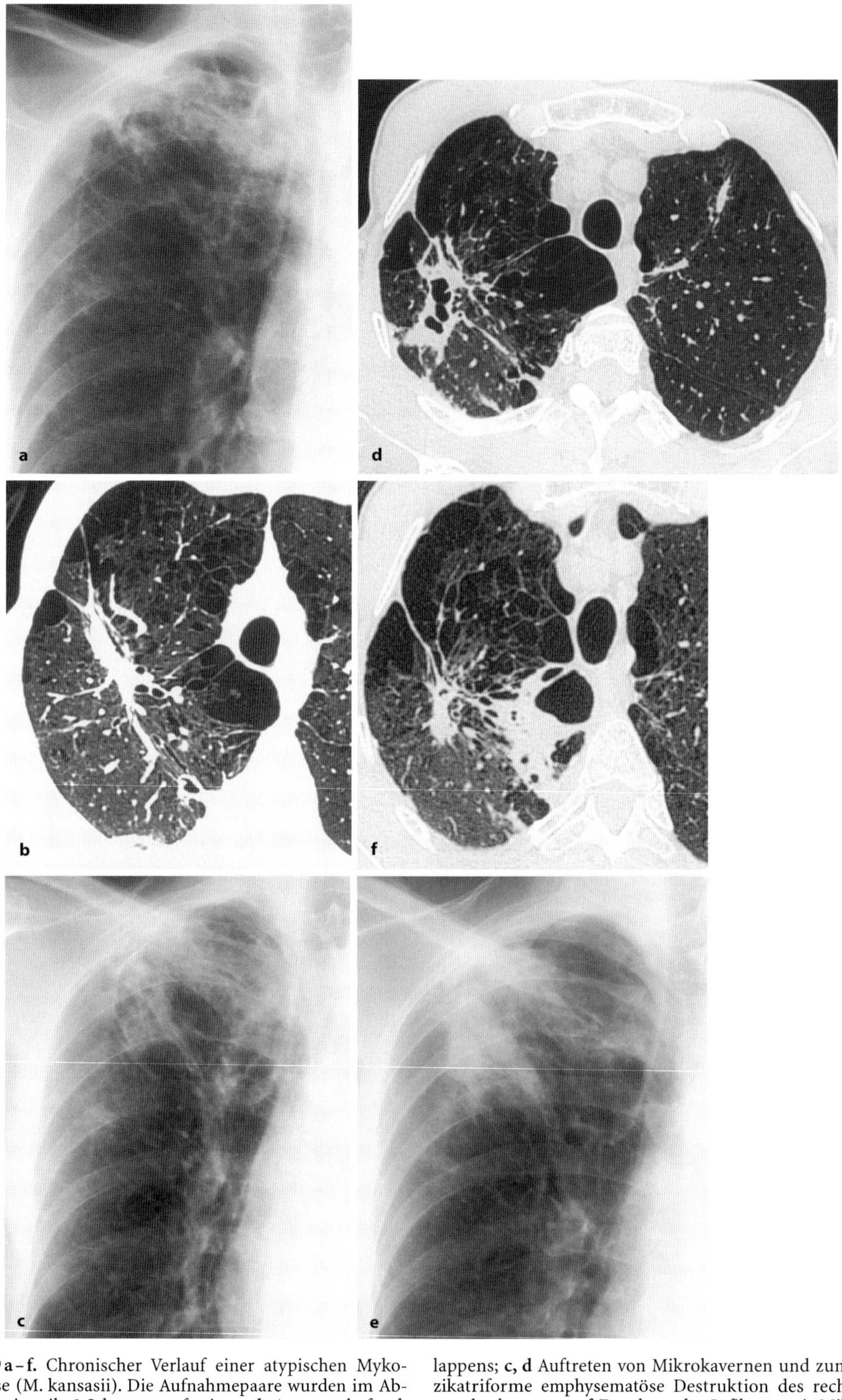

Abb. 7.29 a–f. Chronischer Verlauf einer atypischen Mykobakteriose (M. kansasii). Die Aufnahmepaare wurden im Abstand von jeweils 2 Jahren angefertigt. **a, b** Ausgangsbefund: knotige Verschattungen in S1 und 2 des rechten Lungenoberlappens; **c, d** Auftreten von Mikrokavernen und zunehmende zikatriforme emphysematöse Destruktion des rechten Lungenoberlappens; **e, f** Zunahme der Infiltrate mit Mikrokavernen und weiter zunehmende Lungendestruktion

Behandlung erfordert, oder ob eine ambulante Betreuung zu verantworten ist.

Wird die klinische Diagnose einer schweren Pneumonie gestellt (Tachypnoe, schwere respiratorische Globalinsuffizienz, Hyperkapnie mit pH <7,3, Vigilanzminderung und rascher klinischer-radiologischer Progress) ist das Ziel ärztlichen Handelns die möglichst rasche Einleitung einer effektiven Antibiotikatherapie. Radiomorphologische Parameter sind hilfreich und vielfach unentbehrlich zur Erregereingrenzung, weil

- ein bakteriologischer Erregernachweis in 50% nicht gelingt,
- durch Kolonisation des Oropharynx und der Bronchien oft nicht zwischen nachgewiesenem Erreger und infektiösem Agens unterschieden werden kann,
- von der Materialgewinnung bis zur Kultur mindestens 4 Stunden vergehen und
- serologische Untersuchungen durch Immunentwicklung erst nach Tagen zu verwerten sind.

Ein sofortiger Therapiebeginn ist ein entscheidender prognostischer Faktor. Unter Berücksichtigung klinischer Befunde und der lokalen epidemiologischen Situation erlauben röntgenmorphologischen Befundkonstellationen Hinweise auf eine Erregerkonstellation.

Zur Differenzierung der radiologischen Befunde werden unterschieden

- alveoläre Konsolidierungen:
  - mit oder ohne anatomische Anordnung und Begrenzung
  - mit oder ohne positives Bronchopneumogramm
- bronchopneumonische Befundmuster:
  - rundherdartig, konfluierend, in ihrer anatomischen Anordnung perihilär im Lungenkern, im Lungenmantel subpleural
- überwiegend interstitielle Befundmuster:
  - milchglasartige Anhebung der Lungendichte, verdickte intrapulmonale Septen, „crazy paving pattern" etc.
- gemischtförmige interstitielle und alveoläre Befundmuster

In den nachfolgenden Abschnitten, 7.2 bis 7.8, werden die Pneumonien nach Erregergruppen geordnet behandelt. Die Abschnitte sind – soweit möglich und sinnvoll – einheitlich gegliedert.

Die synoptischen Tabellen (7.1, 7.6, 7.7, 7.9) sollen eine rasche Information ermöglichen und geben Auskunft über die wichtigsten klinischen Konstellationen:

- Häufigkeit der Erregerkonstellation
- Einteilung in typische Peumonieerreger, fakultativ pneumotrope und opportunistische Erreger
- Infektionswege
- Ort des Infektionserwerbes
- überwiegend betroffene Altersgruppen
- wichtige Risikokonstellationen
- Beginn und Verlauf
- daraus folgend die Einteilung in vermutlich ambulante oder stationäre Therapie
- Mortalität

sowie die radiologischen Kriterien:

- Verschattungstyp
- mit der HR-CT zu differenzierende intrapulmonale Lokalisation
- Anordnung der Verschattungen in der Lunge
- Verbreitungstyp
- Vergrößerung hilärer und/oder mediastinaler Lymphknoten
- komplizierende pulmonale Befunde
- pleurale Befunde

Zusätzlich sind die häufigsten extrapulmonalen Erkrankungen durch typische und durch fakultativ pneumotrope Erreger aufgeführt.

7.2 Bakterielle Pneumonien

Tabelle 7.1 (s. separate Anlage) gibt einen Überblick über Bakterien, die Pneumonien verursachen.

7.2.1 Aerobier

Grampositive Kokken

Streptococcus-pneumoniae-Pneumonie

Mikrobiologische, pathologische und ätiologische Grundlagen. Streptococcus pneumoniae kommt bei bis zu 30% der Bevölkerung als saprophytärer Keim im Nasen-Rachen-Raum vor, noch häufiger bei Kindergartenkindern und bei Personen mit chronisch obstruktiver Lungenerkrankung („chronic obstructive pulmonary disease", COPD) oder Asthma. Streptococcus pneumoniae ist mit über 100 Varianten der häufigste Erreger einer schweren Pneumonie (40% aller isolierten Keime bei Pneumonien). Der kulturelle Nachweis gelingt nur in 45% der Fälle. Bei vorausgegangener Antibiotikatherapie ist er in der Regel negativ. Die Erregerdiagnose wird in vitro durch die Katalase-Reaktion gesichert, die aber erst nach 10–11 Tagen positiv wird und damit für die Erregerdiagnose einer neu aufgetretenen Pneumonie nicht in Betracht kommt, hoch sensitiv ist der DNA-Nachweis durch die Polymerasekettenreaktion.

Streptococcus pneumoniae weist eine hohe Pneumotropie auf („attack rate" 1–5/1000/Jahr). Die Virulenz beruht auf der Fähigkeit, sich über Makromoleküle (Adhäsine) an die Lungenoberfläche zu binden. Freigesetzte Zytokine können die Zelloberfläche der Pneumozyten I oder II schädigen und die Entzündungsreaktion in Gang bringen. Es entwickelt sich rasch ein fibrinreiches intraalveoläres Ödem, das sich über große Areale ausbreitet und mit einer Volumenvermehrung einhergeht. Der betroffene Parenchymabschnitt ist luftleer. Einströmende Erythrozyten führen zum Bild der roten Hepatisation.

Geschwindigkeit, Ausmaß und Verlauf der Pneumonie hängen von der Interaktion zwischen Erreger und Organismus ab. Die polysaccharidhaltige Kapsel der Streptokokken hat keine inflammatorische Wirkung. Sie schützt das Bakterium vor Phagozytose. Erst mit der Bildung von Kapselantikörpern ist der Organismus in der Lage, den Erreger wirksam zu bekämpfen. Bakterientoxine setzen Komplementreaktionen in Gang. Die Zelltrümmer werden durch Makrophagen abgeräumt. Im weiteren Verlauf kommt es im konsolidierten Areal zur Lyse der Fibrinsubstanzen, zur Resorption und schließlich zur Wiederbelüftung mit einer Restitutio ad integrum.

■ **Klinische Symptomatik.** Die Infektion wird meist ambulant erworben, aber auch nosokomial. Sie erfolgt durch Tröpfcheninfektion, meist deszendierend von einem infizierten Fokus im kolonisierten Nasen-Rachen-Raum aus; seltener ist die hämatogene Entstehung. Als Risikofaktoren gelten höheres Lebensalter, konsumierende Vorerkrankungen (alkoholtoxische Leberzirrhose, Niereninsuffizienz, Tumorleiden, vor allem malignes Lymphom und chronisch lymphatische Leukämie, Drogenabusus, Zustand nach Splenektomie und eine angeborene oder erworbene Immuninkompetenz, z.B. Sichelzellanämie, IgG-Mangel, Hypogammaglobulinämie, Aids, längerfristige immunsuppressive Therapie).

Die Erkrankung beginnt akut mit hohem Fieber, Schüttelfrost, Husten und meist geringem, im Verlauf rostbraun erscheinendem oder blutig tingiertem Auswurf. Charakteristisch ist ein intensiver Pleuraschmerz. Auskultatorisch findet sich ein abgeschwächtes oder verschärftes Atemgeräusch mit Bronchialatmen, Bronchophonie, perkutorisch eine Dämpfung. Laborchemisch stehen Leukozytose (> 20.000/µl) und Hypoxie bei erniedrigtem pCO_2 im Vordergrund. Eine Leukopenie findet sich nur bei moribunden Patienten.

CAVE ! Bei alten Patienten und bei Patienten mit eingeschränkter Abwehrlage sind die klinischen Befunde gelegentlich nur geringgradig!

Bei normaler Abwehrlage und adäquater Therapie kommt es rasch zur Rückbildung der klinischen und radiologischen Befunde. Bei Vorliegen von Risikofaktoren kann die Rückbildung verzögert sein, der Übergang in eine chronische Verlaufsform mit fokalen Narbenbildungen ist möglich.

In 15–40% der Fälle zeigt die Streptokokken-Pneumonie einen foudroyanten Verlauf, der eine intensivmedizinische Behandlung erfordert. Als klinisches Zeichen der unzureichenden Blutoxigenierung ist die Zyanose besonders auffällig. Ursächlich wird eine toxische Lähmung der glatten Muskulatur der Arteriolen angenommen, so dass es zu einem hohen Shuntvolumen von nichtoxigeniertem Blut kommt.

Beim schweren Verlauf kommt es zum progredienten, u.U. irreversiblen Schock. Die Mortalität liegt bei fehlenden Risikofaktoren unter 1%. Bei Einbeziehung von Risikogruppen erhöht sie sich je nach Studie auf bis zu 38%. „ALPS-Patienten“ (Alkohol, Leukopenie, Sepsis) mit Bakteriämie weisen eine hohe Mortalität auf.

■ **Komplikationen.** Die septische Streuung mit Beteiligung anderer Organe (ZNS, Herz, Nieren) ist häufig. Arthritische Beschwerden, disseminierte intravasale Gerinnung, Ikterus und Rhabdomyolyse werden auf eine immunologische Reaktion auf das Kapselantigen zurückgeführt.

■ **Radiologische Symptomatik.** Die Pneumonie beginnt typischerweise als alveoläre Konsolidierung in der Lungenperipherie und breitet sich in die Umgebung und hiluswärts aus. Die pleurale Kontaktfläche ist zumindest anfangs nicht obligat. Das Vollbild der Erkrankung ist durch eine subpleurale homogene Verschattung mit positivem Bronchopneumogramm und Volumenvermehrung charakterisiert. In der Regel liegt eine unilaterale, mono- oder multisegmentale Manifestation vor, seltener eine lobäre (Abb. 7.30a, b). Betroffen ist meist der Lungenunterlappen oder das zweite Oberlappensegment. Lymphknotenvergrößerungen gehören nicht zum typischen Bild. Unkomplizierte parapneumonische Pleuraergüsse kommen insbesondere im Zuge einer Bakteriämie vor.

Bei schwerem Verlauf ist eine bilaterale Lungenbeteiligung möglich; dabei werden häufiger auch bronchopneumonische Verschattungsmuster beobachtet (Abb. 7.30c, d). Bei Kindern sind Rundherdpneumonien durch Streptococcus pneumoniae beschrieben (Abb. 7.30e). Im Regelfall kommt es binnen weniger Wochen zur vollständigen Rückbildung der pneumonischen Infiltrate. Nach zwei Wochen ist bereits in der Hälfte der Fälle mit einer Rückbildung der Röntgenbefunde zu rechnen, nach vier Wochen in über 60%. Komplikationen wie Lungenabszess oder Pleuraempyem sind selten (< 10%).

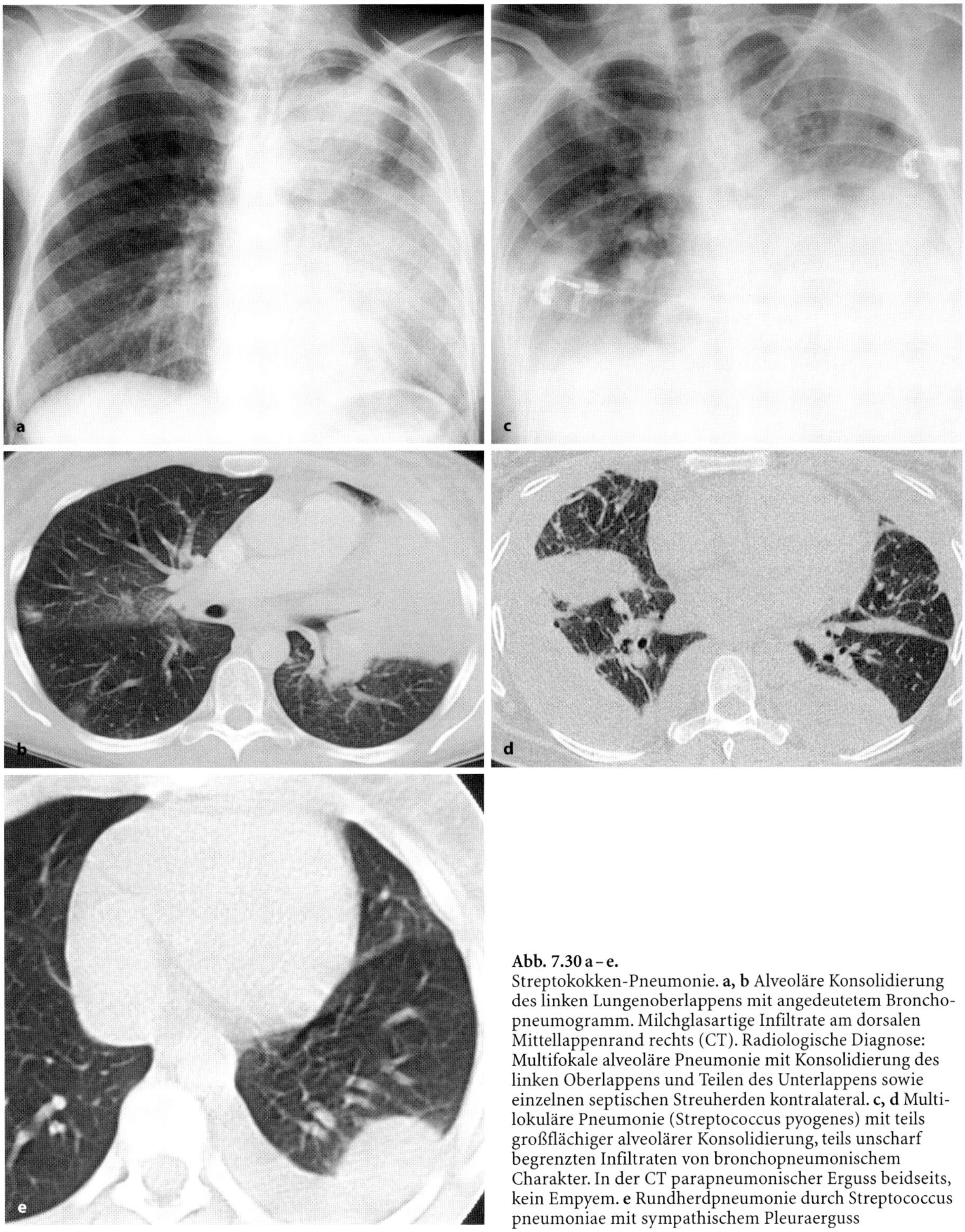

Abb. 7.30 a – e.
Streptokokken-Pneumonie. **a, b** Alveoläre Konsolidierung des linken Lungenoberlappens mit angedeutetem Bronchopneumogramm. Milchglasartige Infiltrate am dorsalen Mittellappenrand rechts (CT). Radiologische Diagnose: Multifokale alveoläre Pneumonie mit Konsolidierung des linken Oberlappens und Teilen des Unterlappens sowie einzelnen septischen Streuherden kontralateral. **c, d** Multilokuläre Pneumonie (Streptococcus pyogenes) mit teils großflächiger alveolärer Konsolidierung, teils unscharf begrenzten Infiltraten von bronchopneumonischem Charakter. In der CT parapneumonischer Erguss beidseits, kein Empyem. **e** Rundherdpneumonie durch Streptococcus pneumoniae mit sympathischem Pleuraerguss

Streptococcus-pyogenes-Pneumonie

■ **Mikrobiologische, pathologische und ätiologische Grundlagen.** Der β-hämolysierende Streptococcus pyogenes ist ein typischer, heute aber seltener Pneumonieerreger. Die Infektion erfolgt aerogen, meist nosokomial, ambulant nur nach Vorerkrankungen (Masern, Röteln, Pertussis, Influenza).

■ **Klinische Symptomatik.** Die Pneumonie beginnt akut mit Fieber und – im Gegensatz zur Pneumokokken-Pneumonie – mit Husten und purulentem, häufig blutig tingiertem Auswurf. Der Auskultationsbefund ergibt ausgeprägte Rasselgeräusche ohne Bronchophonie. Der Verlauf ist foudroyant, ohne Antibiotika häufig septisch und mit einer hohen Mortalität durch die Toxikämie belastet. Nach überstandener Pneumonie finden sich häufig narbige Pleuralschwielen, bei Kindern Bronchiektasen. Eine typische nichtpulmonale Komplikation ist die Glomerulonephritis.

■ **Radiologische Symptomatik.** Röntgenologisch finden sich multilokuläre, auch bilaterale alveoläre Infiltrate in herdförmiger lobulärer oder auch segmentaler Verteilung (Abb. 7.31). Die Infiltrate sind tendenziell volumengemindert. Lungenabszesse sind seltener als bei der Staphylokokken-Pneumonie. Fast immer kommt es zu einem Pleuraerguss, der ohne adäquate Antibiose in ein Empyem übergehen kann.

Pneumonie durch vergrünende Streptokokken

■ **Mikrobiologische, pathologische und ätiologische Grundlagen.** Pneumonien durch die übrigen β-hämolysierenden Streptokokken der serologischen Gruppe B, wie Streptococcus agalactiae oder Streptococcus faecalis sind selten. Sie besiedeln die oberen Atemwege, bei Schwangeren den Genitaltrakt, als fakultativ pneumotrope Erreger sind sie seltene Pneumonieerreger bei Neugeborenen. Als nosokomiale Keime betreffen sie heute im Sinne einer opportunistischen Pneumonie zunehmend alte Personen, Diabetiker und Immunkompromittierte.

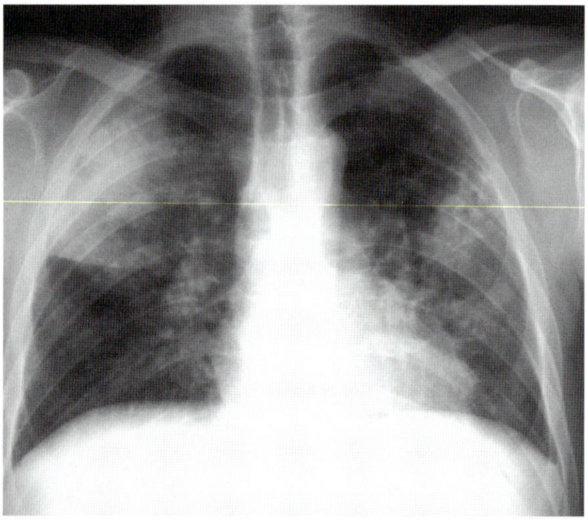

Abb. 7.31. Pneumonie durch β-hämolysierende Streptokokken (nosokomial). Bilaterale flächige, peripher betonte Verschattungen in den Lungenmittel- und Oberfeldern sowie dystelektastische Infiltration des linken Unterlappens bei einem 63-jährigen Diabetiker mit Gangrän im linken Unterschenkel

Staphylococcus-aureus-Pneumonie

■ **Mikrobiologische, pathologische und ätiologische Grundlagen.** Staphylococcus aureus ist ein grampositiver, nicht beweglicher und nicht sporenbildender Keim, der zytotoxische und zytolytische Enzyme produziert und häufig zur intravasalen Thrombose führt. ***Staphylococcus aureus ist der häufigste nosokomiale Pneumonieerreger.***

Die Infektion kann aerogen (Tröpfcheninfektion), durch tracheobronchiale Aspiration oder hämatogen erfolgen. Bei tracheobronchialer Aspiration befallen die Erreger in erster Linie die terminalen Bronchiolen und Ductus alveolares, wodurch konfluierende Mikroabszesse entstehen. Zur hämatogenen Streuung kommt es bei einer Sepsis über andere Infektionen (Tonsillitis, Tracheitis, Endokarditis, infizierte Dauerkatheter oder Dialyse-Shunts, i.v.-Drogen). Auch bei vaskulärer Erregerausbreitung entstehen Mikroabszesse und infizierte Infarktpneumonien.

■ **Klinische Symptomatik.** Die ambulant erworbene Pneumonie beginnt (bei Kindern meist 10 bis 14 Tage nach einer Influenza-Infektion) akut mit Pleuraschmerzen, Fieber, Schüttelfrost, produktivem purulentem, oft blutig tingiertem Auswurf und gelegentlich einem scharlachartigem Ausschlag. Bei schwerem foudroyantem Verlauf kommt es rasch zur Schocksymptomatik mit Kreislaufdepression. Bei nosokomialer Infektion werden Beginn und Verlauf durch die Grunderkrankung überlagert.

Es werden drei Verlaufsformen mit unterschiedlicher Prognose beobachtet, eine fulminante septische, eine akute purulente und eine chronische. Die fulminante Form tritt besonders nach Virusinfektionen (Influenza-Virus) auf und endet unter rascher klinischer Verschlechterung in bis zu 80% binnen Stunden oder weniger Tage letal. Überlebt der Patient das foudroyante Stadium, entwickeln sich regelhaft Pleuraergüsse und Lungenabszesse, die meist Anschluss an das Bronchialsystem finden. In 10–30% penetrieren die Abszesse die Pleura, es entsteht ein konsekutiver Pyopneumothorax. Bei akutem oder subakutem Verlauf sind die bronchopneumonische und die hämatogen-septische Form zu unterscheiden. Die Prognose ist ernst; bei der akuten septischen Form der Staphylokokken-Pneumonie versterben je

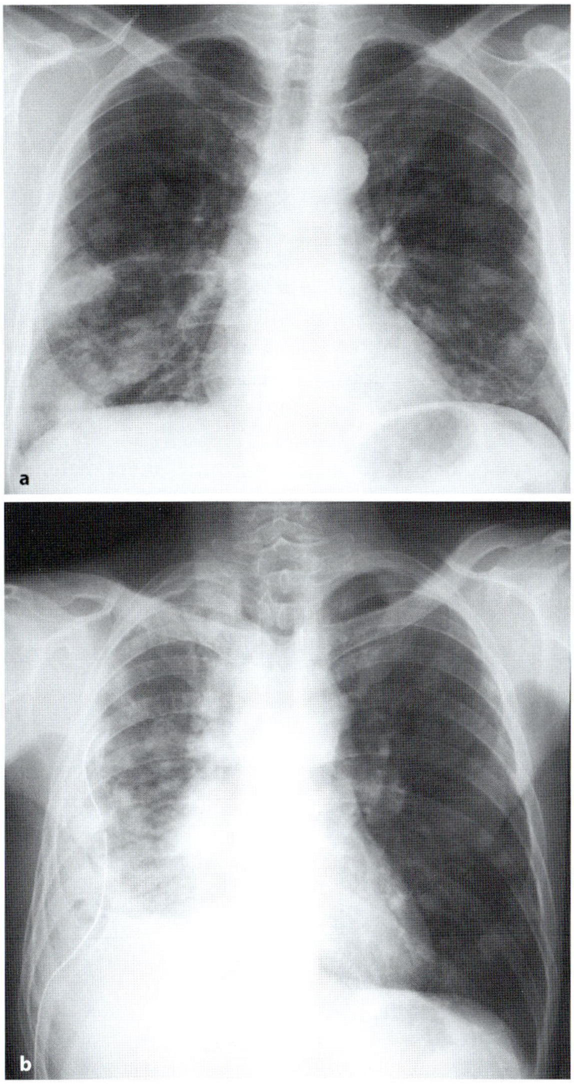

Abb. 7.32 a, b. Pneumonie durch Staphylococcus aureus. a Septische Staphylokokken-Pneumonie bei 47-jährigem alkoholkranken Diabetiker. In der Röntgenaufnahme beidseits zumeist rundliche, bis 3 cm große, teils gut abgegrenzte, teils konfluierende Herde. b Septikämische Staphylokokken-Pneumonie mit komplizierendem Pleuraempyem. Röntgenologisch multifokale 1,5–2,5 cm große, zum Teil abszedierende Rundherde in beiden Lungen. Drainiertes Pleuraempyem

nach vorbestehendem Risikoprofil 30–70% der Erkrankten. Bei der chronischen Form entwickelt sich innerhalb von Wochen bis Monaten eine Fibrose um die ehemaligen Abszesse. Es handelt sich um eine überschießende desmale Reaktion auf die fortbestehenden Erregertoxine. Im Zuge der Chronifizierung finden sich häufig sackförmige oder zylindrische periphere Bronchiektasen. Die chronische Entzündung verursacht auch eine Hypertrophie der Bronchialarterien, die für die gefürchteten massiven Hämoptysen verantwortlich gemacht wird.

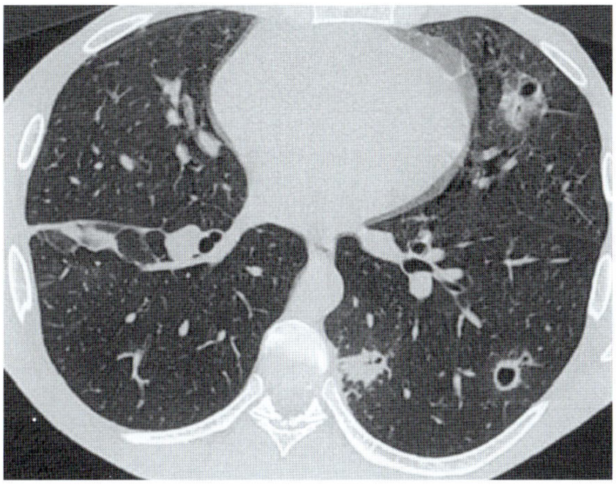

Abb. 7.33. Pneumonie durch Staphylokokken. CT-Thorax bei einem 24-jährigen drogenabhängigen Mann (HIV-negativ). Im linken Unterlappen in S10 ein unscharf begrenzter, 2 cm großer subpleural gelegener Rundherd mit Pleurakontakt, eine weitere ringförmige unscharf begrenzte Verschattung in S4 mit kleiner exzentrisch gelegener Höhlenbildung und eine scharf begrenzte Ringfigur in S10. Rechtsseitig in Lungensegment S6 am Lappenspalt ein pulmonaler Narbenstrang. Die Befunde sind vereinbar mit rezidivierenden frischen Infiltraten, abszedierenden Herden und auch abgeheilten Pneumonieherden nach wiederholter Staphylokokkensepsis durch intravenöse Applikation verunreinigter Drogen

Komplikationen. Komplikationen der Staphylococcus-aureus-Pneumonie sind Sepsis mit florider Endocarditis lenta, ubiquitäre Abszessbildung besonders häufig im Gehirn und den Nieren und – bei der chronischen Form – die Amyloidose.

Radiologische Symptomatik. Staphylokokken-Pneumonien manifestieren sich meist multilokulär. Ein ipsilateraler Befall mehrerer Lappen liegt in mehr als 50% der Fälle vor, eine bilaterale Ausbreitung in einem Drittel der Fälle, ein unilobärer Befall nur in 36% (Abb. 7.32–7.34).

Bei foudroyantem Verlauf kommt es binnen weniger Stunden zu ausgedehnten hilifugalen, unscharf begrenzten alveolären Verschattungen, die häufig in den Unterfeldern beginnen und rasch große Parenchymteile erfassen. Die Veränderungen können einseitig beginnen, sind aber nach kurzer Zeit bilateral nachweisbar. Werden die ersten 24 Stunden überlebt, sind Einschmelzungen häufig. Nach Abheilen der pneumonischen Episode können sich die Kavitäten zu dünnwandigen Pneumatozelen umwandeln, u. U. mit komplizierendem Pneumothorax.

Die akut-purulente bronchopneumonische Form geht mit zunächst mehr fleckigen alveolären Verschattungen einher, die bald zu homogenen, meist segmental angeordneten alveolären Infiltraten konfluieren. Typisch ist das Nebeneinander von fleckigen Infiltraten, segmentalen Verschattungen und seg-

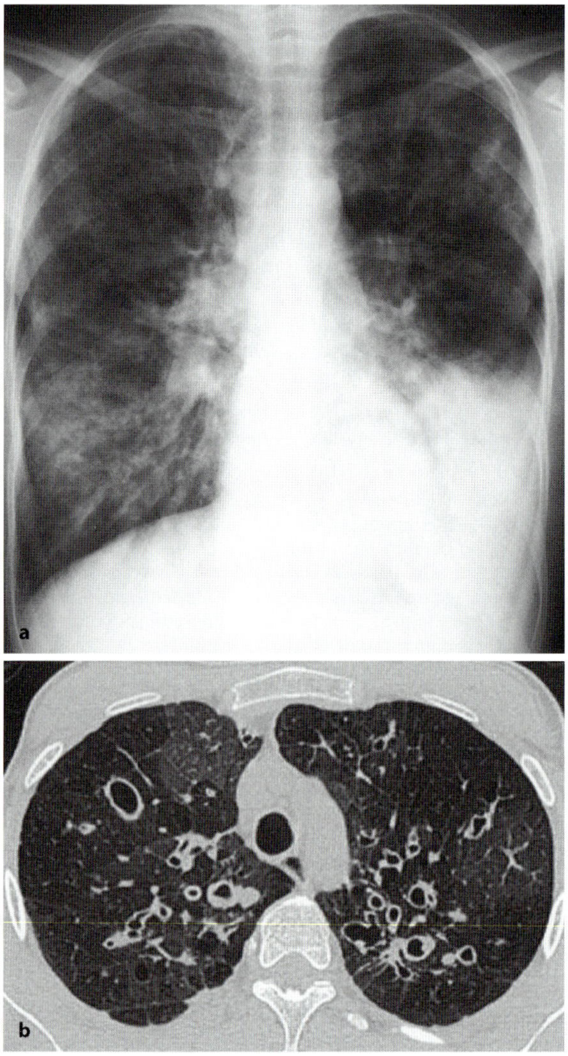

Abb. 7.34 a, b. Pneumonie durch Staphylokokken (chronische Form). Bei Mukoviszidose akute septikämische Staphylokokken-Pneumonie vor mehreren Jahren. **a** Thoraxübersicht: dichtes alveoläres Infiltrat des volumengeminderten linken Lungenunterlappens mit vikariierender Überblähung des linken Lungenoberlappens. Rechts ausgeprägte peribronchiektatische Infiltrate im Unterlappen. **b** CT: variköse und sackförmige Bronchiektasen mit typischem Siegelring-Zeichen. Im Lungenmantel im Oberlappen rechts in S3, links im Segment S2 lobulär begrenzte milchglasartige Lungendichteerhöhungen. Dies sind Areale vermehrter Lungenperfusion, „Reperfusion“ bei ausgedehnter Lungendestruktion durch die Bronchiektasenerkrankung und rezidivierende septische Lungenembolien in zahlreichen Lungenabschnitten

mentalem Kollaps. Vorrangig sind die Unterlappen betroffen.

Bei primär septischem Verlauf finden sich meist 1–3 cm große, selten noch größere Rundherde in unterschiedlicher Anzahl und Verteilung, die zunächst häufig scharf abgegrenzt sind und im Verlauf konfluieren. In der CT stellen sich die Herde meist glatt konturiert, zentral hypodens dar, zeigen teilweise auch ein Halo-Phänomen. Nach >24 Stunden können die Herde zu Ringschatten einschmelzen, in denen nicht selten Flüssigkeitsspiegel nachweisbar sind. Im weiterem Verlauf wandeln sich die Herde in dünnwandige, u. U. septierte Zysten um oder können vollständig verschwinden.

Chronisch verlaufende Staphylokokken-Pneumonien zeigen meist bilaterale, in den Unterlappen betonte, indurierende Infiltrationen mit Ausbildung einer Lungenfibrose und zylindrischen und sackförmigen Bronchiektasen. Ein Fibrothorax ist möglich. Thorakale Lymphknotenvergrößerungen sind häufig, ebenso Pleuraergüsse (30–50%). Häufigste Komplikation ist der Lungenabszess (15–30%), bei Bronchusanschluss die Kaverne. Im Kindesalter entstehen im Heilungsverlauf pulmonaler Abszesse dünnwandige Pneumatozelen, die rupturieren und durch „air trapping“ zum Pneumothorax führen können. Bei Erwachsenen stellt die Abszessperforation mit nachfolgendem Pyopneumothorax (10–30%) eine bedrohliche Komplikation dar.

Gramnegative Kokken

Die wichtigsten Erreger der Familie der Neisserien sind Branhamella catarrhalis (früher Neisseria catarrhalis) und Neisseria meningitidis. Die übrigen Neisserien, N. cincerea, N. gonorroae, N. sicca, N. mucosa, N. cinceria u. a. wurden in Einzelfällen als fakultative, opportunistische Pneumonieerreger bei Immunkompromittierten isoliert.

Branhamella (Neisseria) catarrhalis

■ Mikrobiologische, pathologische und ätiologische Grundlagen. Branhamella catarrhalis, ein β-Lactamase produzierender, intrazellulärer Diplokokkus, ist ein fast regelmäßiger Bewohner der Mundhöhle. Er ist fakultativ pneumotrop und zunehmend für opportunistische Pneumonien bei Risikopatienten (COPD, Steroidtherapie, Immunglobulinmangelsyndrome, Immuninkompetenz anderer Genese) verantwortlich. Die Übertragung erfolgt aerogen.

■ Klinische Symptomatik. Die Pneumonie zeigt in den meisten Fällen einen milden Verlauf und ist antibiotisch effektiv zu behandeln.

■ Radiologische Symptomatik. Die Thoraxaufnahme entspricht dem einer Bronchopneumonie bei in der Regel unilateralen Veränderungen (Abb. 7.35).

Neisseria meningitidis

■ Mikrobiologische, pathologische und ätiologische Grundlagen. Neisseria meningitidis ist fakultativ pneumotrop. Meist handelt es sich um Einzelfälle. Die Infektion erfolgt aerogen, ambulant oder noso-

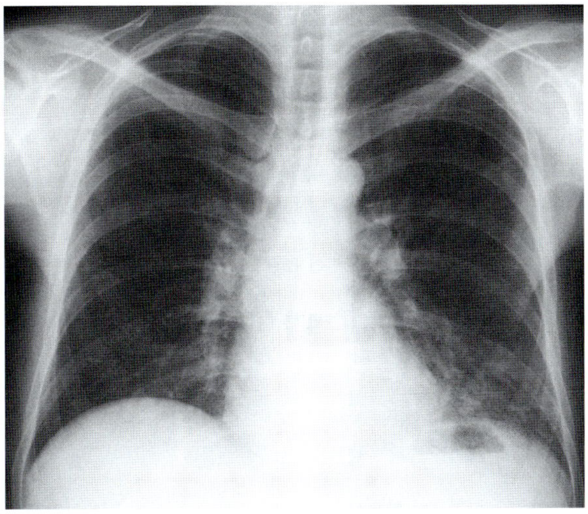

Abb. 7.35. Pneumonie durch Moxarella (Branhamella catarrhalis. Die Thoraxübersichtsaufnahme des 64-jährigen Mannes, der wegen COPD seit Jahren wiederholt mit oralen und systemischen Kortikoiden therapiert wurde, zeigt mäßig dichte konfluierende Infiltrate vom bronchopneumonischen Typ im linken Unterfeld

komial. Betroffen sind vorwiegend ältere Patienten. Eine vorangegangene Infektion mit einem Adeno- oder Influenza-Virus prädisponiert.

■ **Klinische Symptomatik.** Das klinische Bild entspricht dem einer Bronchopneumonie mit langsam ansteigendem Fieber. Typische Komplikation ist die Meningitis.

■ **Radiologische Symptomatik.** Der Verschattungstyp entspricht dem einer Bronchopneumonie.

Grampositive Stäbchen

Bacillus anthracis

■ **Mikrobiologische, pathologische und ätiologische Grundlagen.** Bacillus anthracis, ein sporenbildendes Stäbchen aus der Familie der Bacillaceae ist zwar ein typischer, aber extrem seltener Pneumonieerreger. Die Infektion erfolgt durch Inhalation von sporenhaltigem Staub oder Aerosolen (z.B. beim Schlachten). Gefährdet sind auch Arbeiter in Rüstungsbetrieben mit biologischen Kampfmitteln. Nach dem 11. September 2001 wurden vereinzelte terroristische Anschläge mit Bacillus anthracis verübt, im Internet wurden Röntgenaufnahmen von mehreren Patienten mit einer Anthrax-Pneumonie veröffentlicht.

■ **Klinische Symptomatik.** Beginn und Verlauf der Pneumonie sind akut, foudroyant. Die Mortalität durch toxisches Herz-Kreislauf-Versagen beträgt ohne eine sofortige adäquate Therapie fast 100%, Therapieoptionen sind Penicillin, Tetrazyklin, Erythromycin, Chloramphenicol und Ciprofloxacin.

■ **Radiologische Symptomatik.** Röntgenologisch manifestiert sich die Pneumonie durch ein perihilär beginnendes, sich rasch über beide Lungen ausdehnendes hämorrhagisches Ödem.

Corynebakterien

Corynebacterium diphtheriae ist ein häufiger, den Nasen-Rachen-Raum besiedelnder Keim, der für die früher häufige, lebensbedrohliche Diphtherie verantwortlich ist.

Pneumonien durch Corynebakterien kommen heute nur noch vereinzelt vor, nahezu ausschließlich bei immunsupprimierten Patienten nach Knochenmarkstransplantation. Bei dieser Risikogruppe sollen 10% der opportunistischen Pneumonien durch Corynebakterien verursacht werden (verschiedene Keime, auch Rhodococcus equi und Tropheryma whipplei). Das Röntgenbild entspricht dem einer konfluierenden Bronchopneumonie ohne anatomischen Bezug, die bei prädisponierender Grunderkrankung foudroyant verlaufen kann.

Listeria-monocytogenes-Pneumonie

■ **Mikrobiologische, pathologische und ätiologische Grundlagen.** Listeria monocytogenes ist ein fakultativ intrazelluläres, kurzes bewegliches Stäbchen, das im Boden, Wasser und bei Haustieren weit verbreitet ist. Gelegentlich kommt es als saprophytärer Keim im Nasen-Rachen-Raum und Genitalbereich vor. Es ist ein seltener, fakultativer Pneumonieerreger, der ambulant akquiriert wird.

Betroffen sind in erster Linie Neugeborene nach Infektion im Geburtskanal. Im Erwachsenenalter sind sporadische Listerien-Infektionen durch Weichkäse aus nichtpasteurisierter Milch möglich. Primärmanifestation ist dabei in der Regel eine Gastroenteritis. Bei einer Bakteriämie kann es im Zuge der hämatogenen Ausbreitung zur Lungenbeteiligung kommen. Gefährdet sind vor allem ältere Menschen mit schweren Grunderkrankungen und Immunschwäche.

■ **Klinische Symptomatik.** Die Erkrankung beginnt akut als Gastroenteritis. Bei hämatogener Streuung steht die septikämische Meningitis im Vordergrund, die das Krankheitsbild und die Mortalität bestimmt.

■ **Radiologische Symptomatik.** Nur 10% der Infizierten erkranken an einer Bronchopneumonie ohne besondere Charakteristika. Ein Progress zum ARDS ist möglich.

Sonstige grampositive Stäbchen

Die übrigen Erreger dieser Gruppe (Bacillus cereus, B. subtilis, B. sphaericus) sind nur fakultativ pneumotrop. Pneumonien werden nur in Einzelfällen bei Immunkompromittierten berichtet. Das Röntgenbild entspricht dem einer Bronchopneumonie, die oft mit zahlreichen kleineren Abszessen vergesellschaftet ist und von einem sanguinösen oder serosanguinösen Pleuraerguss begleitet wird, der in fibrinöse Pleuritis übergehen kann.

Gramnegative Stäbchen

■ **Mikrobiologische, pathologische und ätiologische Grundlagen.** Gramnegative Stäbchen sind für ca. 25% der nosokomialen Pneumonien und für mehr als 50% der nach Beatmung auftretenden Pneumonien verantwortlich. Darüber hinaus sind sie bei Risikogruppen als Erreger ambulant erworbener Pneumonien von Bedeutung, da sie aufgrund ihrer aggressiven Toxine destruierende Lungenerkrankungen mit pulmonalen und pleuralen Komplikationen wie Bronchiektasen, Lungenabszessen oder Pyothorax hervorrufen können.

Die meisten Keime dieser Gruppe sind als Flagellaten beweglich. Einige Arten haben eine Kapsel mit spezifischer, komplexer Antigenstruktur. Alle Arten können Endotoxine bilden. Gramnegative Stäbchen können in Enterobactericeae, Non-Enterobacteriaceae mit Zuckerverwertung (Fermenter) und Non-Enterobacteriaceae ohne Zuckerverwertung (Non-Fermenter) eingeteilt werden (Tabelle 7.2).

Klebsiellen-Pneumonie (Friedländer-Pneumonie)

■ **Mikrobiologische, pathologische und ätiologische Grundlagen.** Klebsiella pneumoniae ist der häufigste und wichtigste Keim (kapseltragend, nicht beweglich). Er ist ubiquitär im Boden und Gewässern verbreitet und häufig Bestandteil der Mund- und Rachenflora (Tonsillen). Eine gewisse Bedeutung hat auch K. rhinoscleromatis. Andere Erreger (K. ozaenae, K. ornitolytica, K. planticola, K. terrigena, K. oxytoca) sind seltener und sind als fakultativ pneumotrope Erreger lediglich in Einzelfällen bei Immuninkompetenten Auslöser einer Pneumonie. Sie verursachen in der Regel andere Krankheitsbilder wie eine chronische Nasen-Rachen-Destruktion (K. rhinoscleromatis). K. ozaenae ist ein häufiger Keim bei zystischer Fibrose.

Tabelle 7.2. Gramnegative Stäbchen

Enterobacteriaceae	Klebsiellen, Enterobacter Serratiae, Morganellen, Escherichia coli, Yersinia pestis, Proteus, Salmonella
Non-Enterobacteriaceae	
Fermenter	Aeromonas, Pasteurella
Non-Fermenter	Stentotrophomonas, Acinebacter, Alcaligenes, Burkholderia, Chrysobacterium, Pseudomonas aeruginosa

Klebsiella pneumoniae ist ein typischer Pneumonieerreger bei entsprechender Risikokonstellation (Alkoholabusus, Diabetes mellitus, COPD, konsumierende Grunderkrankungen, Immuninsuffizienz). Typische Infektionswege sind die Aspiration oraler Sekrete (>50%) und die hämatogene Ausbreitung bei Sepsis.

■ **Klinische Symptomatik.** Die Klebsiellen-Pneumonie beginnt akut mit atemabhängigem Schmerz, Zyanose, mäßigem Fieber und ausgeprägter Hypotonie. Der Auswurf ist anfangs gelatinös, glasig, blutig tingiert, später grünlich eitrig. Eine Leukopenie ist ein prognostisch ungünstiges Zeichen. Frühzeitig droht ein kardiorespiratorischer Schock. Die Pneumonie breitet sich rasch zentrifugal aus.

Der Verlauf hängt wesentlich von der Abwehrlage ab. Bei normaler Neutrophilenzahl findet sich eine hämorrhagisch-nekrotisierende Bronchopneumonie, bei Neutropenie häufiger eine hämorrhagisch-nekrotisierende Lobärpneumonie. Bei schwerem Verlauf lässt sich in 25% eine Bakteriämie nachweisen. Der Übergang in eine chronische Entzündung mit Lungenfibrose und Bronchiektasenbildung ist möglich. Typische und häufige Komplikationen sind das Empyem, die Perikarditis, Meningitis, Gastroenteritits und eine nichteitrige Polyarthritis. In etwa 25% der Fälle mit septischem Schock kommt es zu akutem Nierenversagen und disseminierter intravasaler Koagulopathie.

■ **Radiologische Symptomatik.** Die Pneumonie beginnt häufig mit Bronchopneumonie-ähnlichen Infiltraten, die rasch zu großflächigen, homogenen volumenvermehrten lobären Verschattungen konfluieren. Die Veränderungen sind meist unilateral rechtsseitig, wobei die Segmente S2 und S6 vorzugsweise betroffen sind. Pleuraergüsse und -empyeme sind häufig (Abb. 7.36, vgl. auch Abb. 7.27), Lymphknotenschwellungen selten. Werden die ersten Tage überlebt, entwickeln sich auf dem Boden von Gefäßverschlüssen Infarktpneumonien mit ausgedehnten Nekrosen und dickwandigen Abszessen bis hin zur Lungengangrän (ca. 50% aller Lungengangräne sind durch Klebsiellen verursacht).

Enterobacter aerogenes und Serratia marcescens

Die Spezies Enterobacter aerogenes und Serratia marcescens sind den Klebsiellen sehr ähnliche, begeißelte gramnegative Stäbchen, die sich nur mit speziellen bakteriologischen Nachweisverfahren differenzieren lassen. Sie können bei älteren Personen

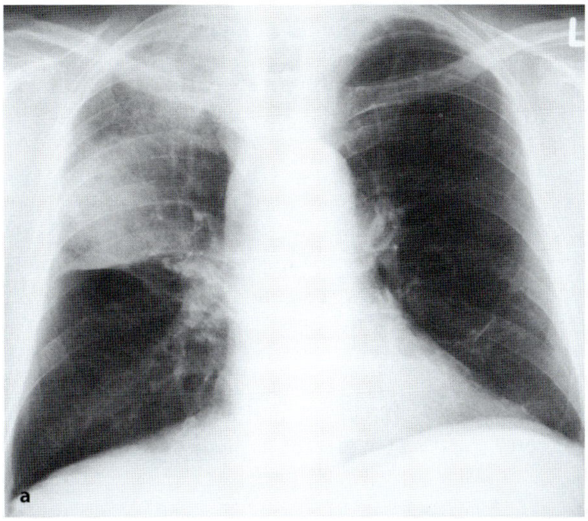

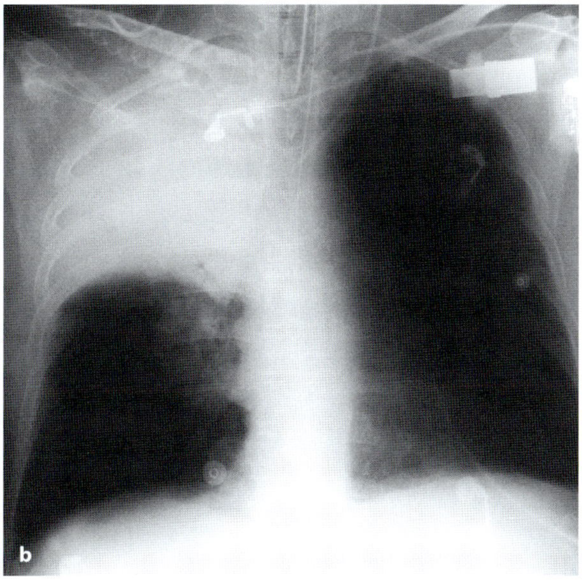

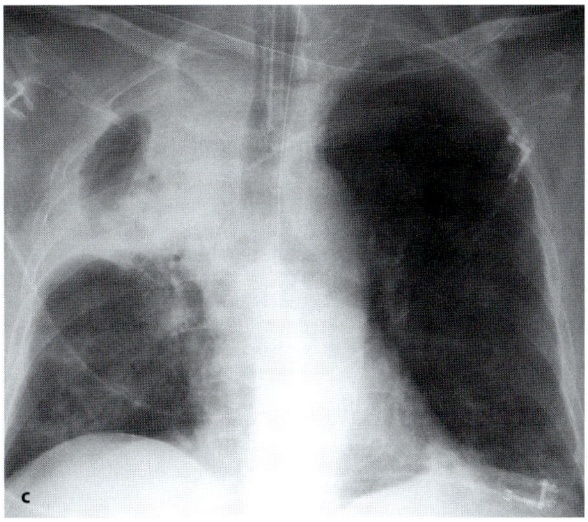

Abb. 7.36 a–c.
Pneumonie durch Klebsiella pneumoniae (vgl. Abb. 7.27). Perakut verlaufende Lobärpneumonie mit Gangrän des rechten Lungenoberlappens. Der 59-jährige wohnsitzlose Alkoholkranke erkrankte akut mit Fieber (38 °C), zunehmender Atemnot, atemabhängiger Pleurodynie und schwerem grippeähnlichem Krankheitsgefühl. **a** Röntgenologisch fanden sich bei der stationären Aufnahme teils anatomisch begrenzte, teils unscharfe überwiegend alveoläre Verschattungen im rechten Oberlappen. **b** Die 24 Stunden später angefertigte Bettaufnahme (Intubation wegen respiratorischer Globalinsuffizienz und zunehmender Herz-Kreislauf-Depression) zeigt den typischen Befund einer Lobärpneumonie mit Konsolidierung des gesamten rechten Oberlappens. **c** 24 Stunden später ist bereits eine große Zerfallshöhle nachweisbar. Der Patient verstarb weitere 12 Stunden später an toxisch bedingtem Herz-Kreislauf-Versagen

mit einem Risikoprofil für gramnegative Keime meist nosokomial ein der Klebsiellen-Pneumonie ähnliches, jedoch weniger schweres Krankheitsbild auslösen (Abb. 7.37).

Escherichia-coli-Pneumonie

■ **Mikrobiologische, pathologische und ätiologische Grundlagen.** E. coli mit seinen etwa 160 Stämmen ist üblicher Bewohner des Darmtraktes, bei Antibiotikatherapie ist er ein häufiger Bewohner des Nasen-Rachen-Raums. Der fakultativ pneumotrope Keim ist zwar relativ selten Pneumonieerreger, immerhin aber für bis zu 10% der nosokomialen Pneumonien verantwortlich. Die Infektion erfolgt durch Tröpfcheninfektion oder Aspiration von kontaminierten Sekret aus dem Nasen-Rachen-Raum.

■ **Klinische Symptomatik.** Die Pneumonie beginnt akut mit Schüttelfrost, Husten, Dyspnoe und pleuritischem Schmerz. Der Auswurf ist gelblich, nur selten blutig. Typische Begleitsymptome sind Schwindel und gastrointestinale Beschwerden (Erbrechen, Übelkeit, Bauchschmerz, Dysphagie, Diarrhoe). Charakteristisch ist eine im frühen Stadium der Erkrankung nachweisbare metabolische Azidose. Häufiger als bei der Klebsiellen-Pneumonie ist eine Leukozytose. Eine verminderte Granulozytenzahl ist ein prognostisch ungünstiges Zeichen. Die Pneumonie kann fulminant verlaufen und rasch zum Tode führen.

■ **Radiologische Symptomatik.** Meist manifestiert sich die Pneumonie unter dem Bild einer Bronchopneumonie mit multilokulären alveolären Infiltraten entlang der bronchovaskulären Bündel. Bei schweren Verlaufsformen kann es zur Konsolidierung größerer Lungenabschnitte bis zur lobären Verschattung kommen, fast immer sind beide Unterlappen betroffen.

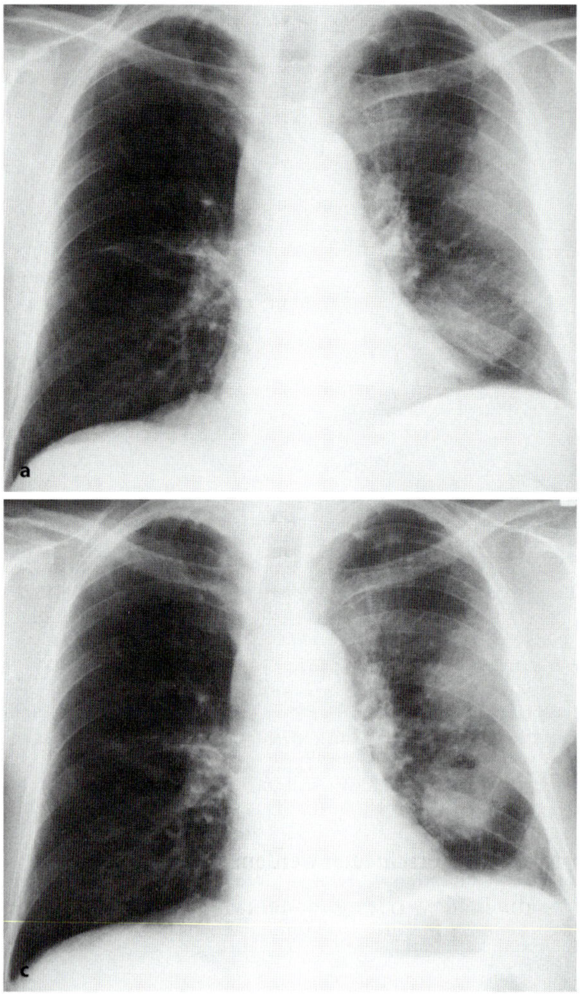

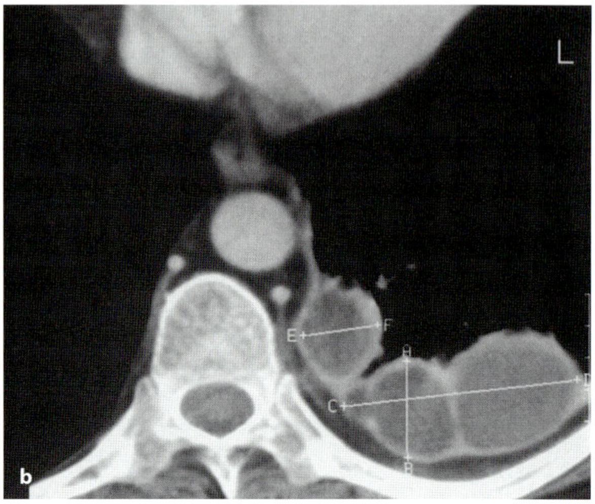

Abb. 7.37 a–c.
Pneumonie durch Enterobacter aerogenes. 68-jähriger, schwer kranker Dialysepatient (Nephrektomie wegen Nierenzellkarzinom) mit Pleurodynie und Dyspnoe. Drei Wochen nach Krankheitsbeginn Exitus letalis in progredientem Multiorganversagen. **a** Röntgenologisch septische, mehrherdige, später konfluierende Pneumonie. Die primäre Aufnahme zeigt im linken Oberlappen unscharf begrenzte Verschattungen sowie eine 5 cm große tumorartige unscharf konturierte Verschattung in Segment 10 des Unterlappens. **b** In der CT Nachweis von Nekrosen im Lungenmantel mit deutlichem Randenhancement, noch ohne Lufteinschlüsse. **c** Die Kontrolle 48 Stunden später dokumentiert einen Lufteinschluss des Herdes im Segment 10 als Zeichen der Bronchuseröffnung durch die abszedierende Pneumonie

Thorakale Lymphknotenvergrößerungen sind ungewöhnlich, Pleuraergüsse im Verlauf der Erkrankung häufig. Einschmelzungen sind seltener als bei Klebsiellen-Pneumonie (Abb. 7.38).

Salmonellen-Pneumonie

▪ **Mikrobiologische, pathologische und ätiologische Grundlagen.** Salmonella typhi (sonstige Spezies: S. paratyphi, S. choleraesuis, S. typhimurium) ist ein seltener Pneumonieerreger. Weniger als 1 % der Erkrankten entwickeln eine Lungenbeteiligung. Die Infektion erfolgt durch Aspiration infizierten Materials oder vaskulär-hämatogen im Zuge einer Bakteriämie bei gastrointestinaler Erkrankung. Eine transdiaphragmale Erregerpenetration ist in Einzelfällen beschrieben.

▪ **Klinische Symptomatik.** Die Pneumonie geht mit Fieber, Pleuraschmerz und meist unproduktivem, nur gelegentlich purulent produktivem Husten einher. Im Vordergrund steht immer die gastrointestinale Infektion. Typische Komplikationen sind der Leberabszess und die Milzruptur.

▪ **Radiologische Symptomatik.** Bei Aspiration finden sich alveoläre Verschattungen in Form einer Segmentpneumonie, bei septischem Verlauf miliariforme Fleckschatten. Einschmelzungen, Pleuraergüsse und -empyeme sind häufig, Lymphknotenschwellungen nicht üblich.

Proteus- und Morganella-Pneumonien

Mikrobiologische, pathologische und ätiologische Grundlagen. Proteus und Morganellen sind in der Natur weit verbreitete Organismen. Sie lassen sich aus dem Stuhl gesunder Menschen züchten. Proteus mirabilis ist der wichtigste Vertreter dieser Gruppe. Sonstige Spezies wie Proteus vulgaris und Morganella Morganii sind weniger häufig humanpathogen. Die Erreger werden fäkal-oral durch Schmierinfek-

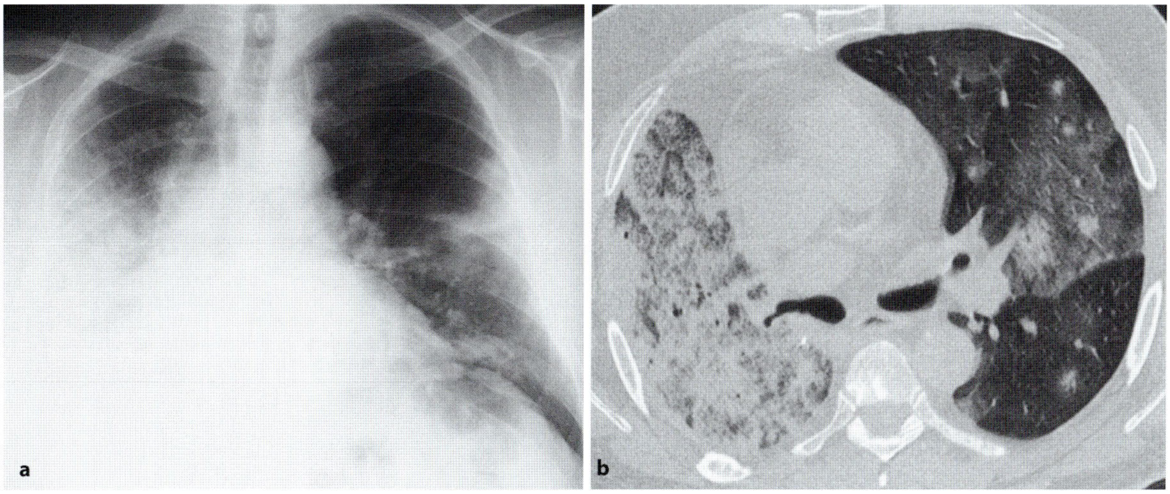

Abb. 7.38 a, b. Pneumonie durch E. coli. 60-jähriger Mann in einem Pflegeheim. Zwei Tage nach Gastroenteritis mit Durchfall und Erbrechen erneutes Fieber, therapieresistenter Husten, wässrig trüber, blutig tingierter Auswurf. **a** In der Röntgenaufnahme des Thorax dichte Verschattung des rechten Hemithorax (Mittel- und Untergeschoss) durch pulmonale Infiltrate und begleitenden Pleuraerguss. **b** Das HR-CT zeigt linksseitig peribronchial angeordnete alveoläre Infiltrate, die teilweise als rundliche, unscharf begrenzte Herdchen imponieren neben multisegmentalen milchglasartigen Eintrübungen, die die subpleuralen Lobuli zum Teil aussparen (fokales Air trapping?) Rechts sehr dichte konfluierende alveoläre Verschattungen umgeben von dichten gemischt interstitiell-alveolären Verschattungen mit „crazy-paving-pattern". Keine Einschmelzungen. Radiologisch spricht der Befund für eine bilaterale, links fraglich septische Pneumonie. Trotz der ungewöhnlichen Röntgenmorphologie ist keine Erregereingrenzung möglich. Der gastrointestinale Infekt wies auf eine Infektion aus der Gruppe der Bacteriaceae hin. Der mikrobiologische Nachweis durch Blutkultur gelingt meist nicht

tion übertragen. Fast immer handelt es sich um nosokomiale Pneumonien. Am häufigsten betroffen sind Patienten mit Bronchiektasie, zystischer Fibrose oder nach Tracheotomie.

■ **Klinische Symptomatik.** Die Erkrankung beginnt meist schleichend mit mehrwöchigem Krankheitsgefühl. Es kommt dann zur Aggravation mit purulentem Auswurf, mäßigem Fieber und mäßiger Leukozytose. Nach einigen Tagen verschlechtert sich das Krankheitsbild abrupt mit Husten und hohem Fieber. Die Mortalität ist hoch.

■ **Radiologische Symptomatik.** Das Röntgenbild zeigt häufig segmentale oder lobäre Verschattungen, seltener nichtsegmentale Infiltrate. Bevorzugt betroffen sind die aspirationsgefährdeten Segmente 2 und 6. Bei schwerem Verlauf sind multilokuläre und bilaterale Manifestationen möglich. Abszesse mit Höhlenbildungen wie bei der Staphylokokken-Pneumonie sind häufig (Abb. 7.39). Lymphknotenschwellungen fehlen meist.

Yersinia-pestis-Pneumonie

■ **Mikrobiologische, pathologische und ätiologische Grundlagen.** Die Yersinia-pestis-Infektion, eine Anthropozoonose, die durch infizierte Nagetiere übertragen wird, kommt allenfalls noch sporadisch in wenigen Arealen der unterentwickelten Welt vor. Hinsichtlich der Pneumotropie können drei Verlaufsformen unterschieden werden:

- die Beulen- oder Bubonenpest (häufigste Form, in 5–20% entwickelt sich eine sekundäre Lungenpest),
- die primär pneumonische Pest und
- die primär septikämische Pest.

Die primär pneumonische Form wird bei hoher Kontagiosität von Mensch zu Mensch übertragen.

■ **Klinische Symptomatik.** Die Pneumonie beginnt akut mit Husten und blutigem Auswurf bei geringer oder mäßiger Leukozytose. Der Verlauf ist foudroyant. Es kommt rasch zu ausgedehnten alveolären Nekrosen. Sonstige typische Komplikationen sind massive Ekchymosen (schwarze Bubonenpest). Bei Generalisation der Infektion kommt es unter dem Bild des toxischen Lungenödems binnen weniger Stunden zum Exitus. Ohne effiziente Antibiose endet die Infektion meist innerhalb von 2–4 Tagen letal. Unter sofortiger adäquater Therapie liegt die Mortalität bei etwa 10%.

■ **Radiologische Symptomatik.** Das Bild der Lungenpest ist gekennzeichnet durch massive bilaterale hämorrhagische Ödeme, die perihilär beginnen, sich rasch über beide Lungen ausbreiten und diese vollständig verschatten. Abszedierungen mit Höhlen-

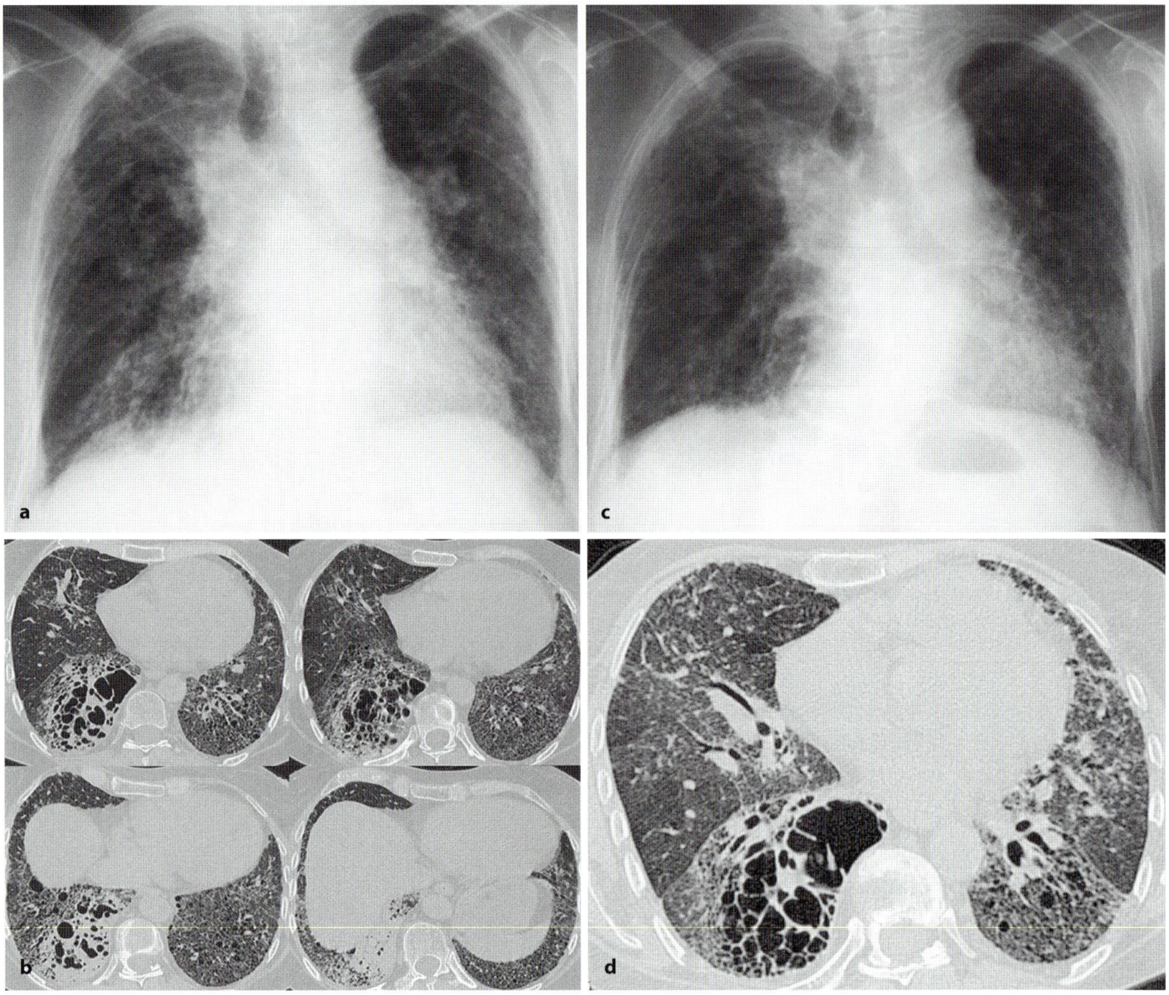

Abb. 7.39 a–d. Pneumonie durch Proteus oder Morganellen. **a, b** Thoraxaufnahme und HR-CT bei stationärer Aufnahme. **c, d** Thoraxaufnahme und HR-CT 3 Monate vor der jetzigen Erkrankung. Thoraxaufnahme und HR-CT einer 53-jährigen, immunkompetenten Frau, die seit mehreren Jahren an einer zunehmenden restriktiven Lungenerkrankung leidet, zeigen eine ausgedehnte parakardial unscharf begrenzte Verschattung. Die HR-CT dokumentiert ein alveoläres Füllungsbild im destruierten Segment 10 des rechten Lungenunterlappens, sowie eine milchglasartige Lungendichteanhebung links. Die 3 Monate vor der Untersuchung angefertigten Aufnahmen dokumentieren die ausgeprägte Lungendestruktion beider Lungen, zu diesem Zeitpunkt noch keine pneumonischen Infiltrate. Aus der pulmonalen Vorerkrankung ergeben sich folgende Erregerkonstellationen: in erster Linie Proteus, Morganellen und Anaerobier

bildungen sind möglich. Für die Beulenpest typisch sind große hiläre und mediastinale Lymphome.

Bei der primär septischen Form (< 10%) stehen meningeale und zerebrale Symptome meist im Vordergrund; eine Adenopathie und Pneumonie können fehlen.

Non-Enterobacteriaceae (Fermenter)

Pasteurella multocida

▪ **Mikrobiologische, pathologische und ätiologische Grundlagen.** Pasteurella multocida (nicht bewegliches Stäbchen) ist ein häufiger tierpathogener, selten menschenpathogener Keim. Er kommt als Pneumonieerreger nur bei vorbestehenden chronischen Lungenerkrankungen (zystische Fibrose, Bronchiektasen anderer Genese, COPD) vor.

▪ **Klinische Symptomatik.** Die Pneumonie entwickelt sich meist nach vorangegangener akuter Bronchitis unter dem Bild einer Bronchopneumonie und verläuft subakut. In einem 2002 in der Thoraxklinik Heidelberg gesicherten Fall findet sich eine ungewöhnliche klinische Konstellation und differente Röntgenmorphologie. Es handelt sich um eine Pasteurella-multocida-Infektion bei einem bisher lungengesunden Landwirt. Ein stärkeres Krankheitsgefühl und auffällige Laborbefunde bestanden nicht, jedoch Fieber bis 40 °C. Trotz

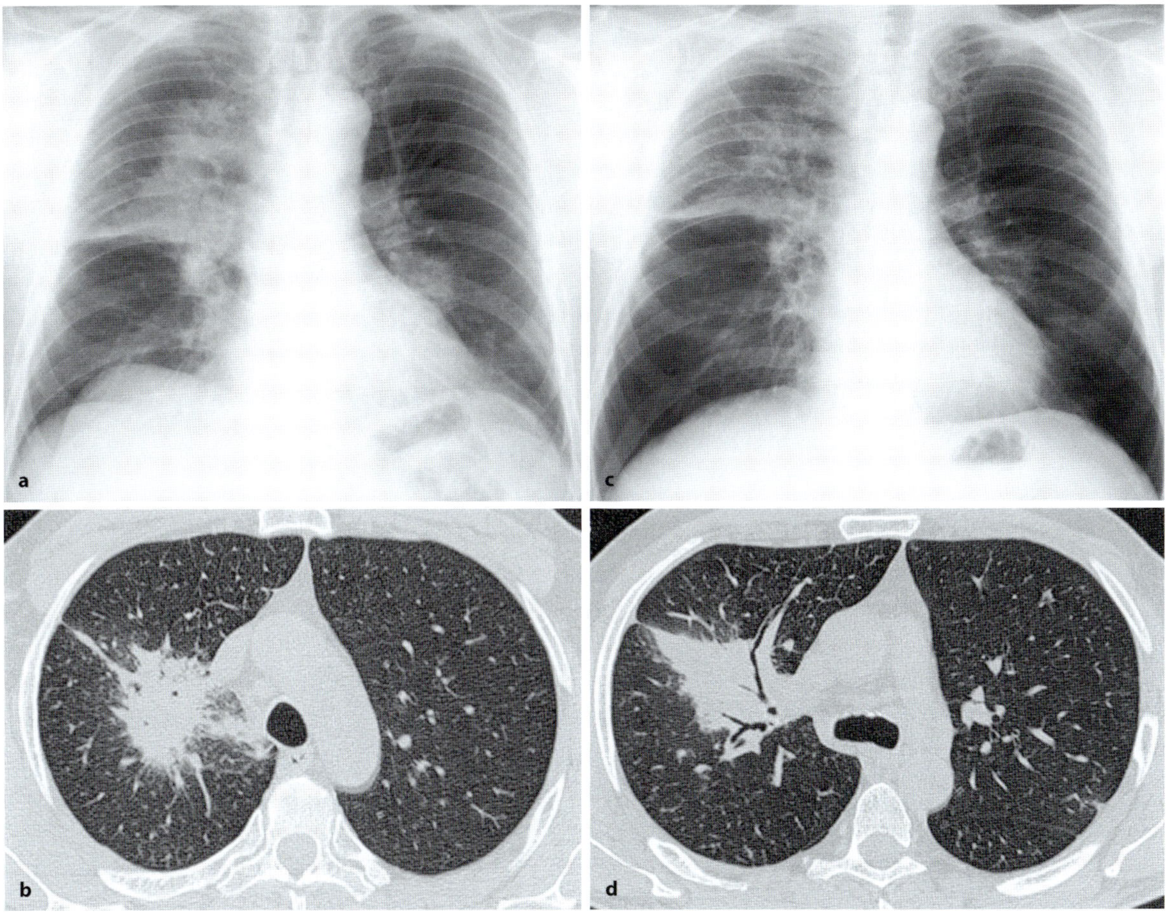

Abb. 7.40 a–d. Pneumonie durch Pasteurella multocida. 52-jähriger Viehzüchter mit grippeartiger Symptomatik und Fieber bis 40 °C. Wenige Wochen zuvor waren einige Tiere an Pasteurella erkrankt und verendet. **a** Auf der Thoraxübersichtsaufnahme 10 × 8 cm große nicht anatomisch angeordnete tumorartige Verschattung im rechten Oberlappen; zusätzliches rundliches Infiltrat subpleural im Segment 6 des linken Unterlappens. **b** Einen Monat nach antibiotischer Therapie in der HR-CT unscharf begrenzte Konsolidierung mit deutlicher Corona radiata ohne Bronchusabbruch. **c, d** Die späteren Kontrollen zeigen eine nur geringe Verkleinerung des Infiltrates, das jetzt aber schärfer konturiert ist und ein Luftbronchogramm aufweist. Durch die Anamnese war die Diagnose einer Pneumonie durch Pasteurella multocida nach Ausschluss eines Tumorleidens einfach zu stellen

Antibiose ergab sich über den Beobachtungszeitraum von zwei Monaten keine Befundänderung.

■ **Radiologische Symptomatik.** Die Röntgenmorphologie ist unspezifisch, sie gleicht der einer Bronchopneumonie durch andere Erreger. In dem erwähnten selbst beobachteten Fall zeigte die Übersichtsaufnahme eine größere Konsolidierung im rechten Oberlappen und weitere unscharf begrenzte solide Herde in anderen Lungenlappen (Abb. 7.40).

Non-Enterobacteriaceae (Non-Fermenter)

Burkholderia

Die Familie umfasst humanpathologische Spezies mit fakultativer Pneumotropie (B. pseudomallei, B. mallei, B. cepacia, B. gladioli). Es handelt sich um seltene endemische oder opportunistische Pneumonieerreger. Die übrigen Burkholderia-Spezies sind fakultativ pneumotrop bei Personen mit Erkrankungen der Atemwege und bei immunkompromittierten Personen.

■ **Mikrobiologische, pathologische und ätiologische Grundlagen.** *B. pseudomallei* ist Erreger der tropischen Melioidose (Südostasien und tropisches Australien). Zur Infektion kommt es durch Ingestion kontaminierter Nahrungsmittel oder hämatogen über Hautverletzungen bei verunreinigtem Wasser (Verseuchung mit Tierexkrementen). Die Pneumonie verläuft häufig leichter und klinisch inapparent, da serologisch ein hoher Durchseuchungsgrad der

Bevölkerung vorliegt. Schwere, septisch verlaufende und u. U. letal endende Pneumonien kommen jedoch vor (Einzelfälle auch in Europa und den USA). Leber- und Milzabszesse sind häufig.

B. mallei hatte früher Bedeutung als Erreger der Rotzkrankheit beim Pferd mit zoo-anthropogener Übertragung bei Pferdehaltern (Tröpfcheninfektion über Pferdesekrete). Primärmanifestation beim Menschen sind häufig die Gesichtshaut und die regionären Lymphknoten. Als Komplikation kann es zu Bakteriämie mit konsekutiver, häufig fulminanter und meist abszedierender Pneumonie kommen.

B. cepacia und *B. gladioli* sind als antibiotikaresistente Pneumoniekeime bei zystischer Fibrose und Bronchiektasie gefürchtet. Sie kommen auch als komplizierende Superinfektion einer antibiotikaresistenten Pneumonie bei immunkompromittierten Transplantatempfängern (besonders nach Lungentransplantatation) in Betracht (kontaminierte Vernebler).

Radiologische Symptomatik. *B. pseudomallei* (Melioidose-Pneumonie) führt zu disseminierten, nodulären, 3–15 mm großen Herdschatten in beiden Lungen, bei akutem Verlauf auch zu segmentalen oder lobären alveolären Verschattungen. Die Infiltrate können auf einen Lappen beschränkt sein oder beide Lungen befallen. Im Verlauf vergrößern sich die nodulären Herde und schmelzen ein.

Pneumonien durch *B. mallei* manifestieren sich röntgenologisch unter dem Bild einer akut verlaufenden abszedierenden Pneumonie mit Pleuraempyem und typischerweise vergrößerten Lymphknoten.

Die Röntgenmorphologie der Pneumonie durch *B. cepacia* und *B. gladioli* entspricht einer gelegentlich foudroyant verlaufenden peribronchiektatischen Bronchopneumonie und ist geprägt durch die pulmonale Grundkrankheit. Bei Transplantierten mit gesunder Lunge kommt es zu septikämischen kleinen Fleckschatten, die rasch in ausgedehnte pneumonische Infiltrate übergehen (Cepacia-Syndrom; Abb. 7.41).

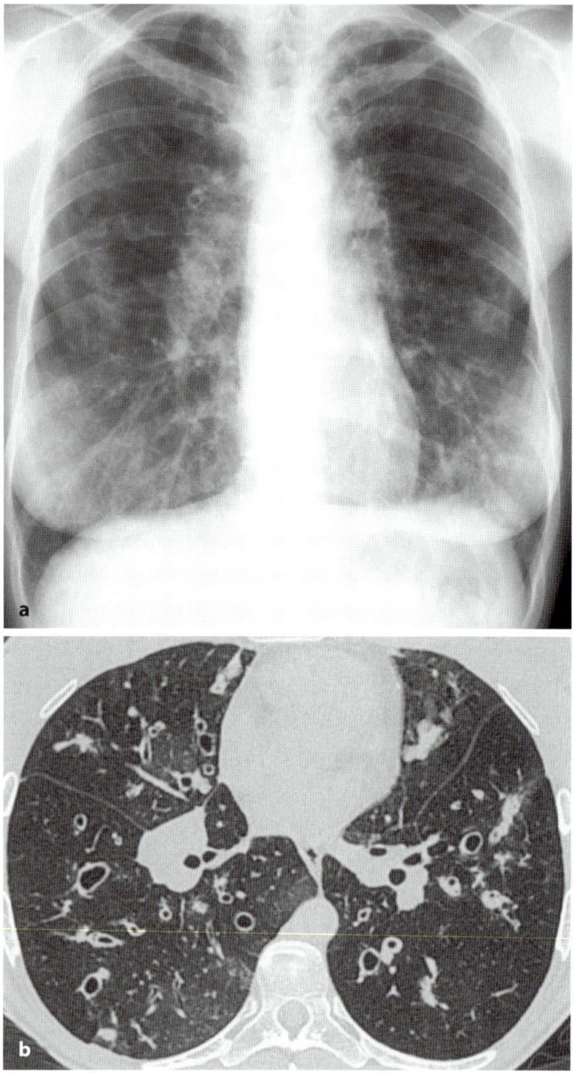

Abb. 7.41 a, b. Pneumonie durch Non-Enterobacteriaceae (Burkholderia Spezies). 28-jährige Patientin mit zystischer Fibrose in bisher nur gering eingeschränktem Allgemein- und Ernährungszustand. Vielfache i.v.-Antibiose bedingt durch die Grunderkrankung. Bei der Kontrolluntersuchung klagte die Patientin über vermehrten Auswurf und subfebrile Temperaturen. **a** Typisches Bild eines überblähten Thorax mit zahllosen dünnwandigen Zysten und zylindrischen Bronchiektasen. Zeichen der pulmonalarteriellen Hypertonie. **b** In der HR-CT verdickte Bronchialwände und zylindrische Bronchiektasen. Einzelne herdförmige peribronchiektatische Infiltrate. In beiden Lungen milchglasartige Infiltrate, betont subpleural (rechter Unterlappen) und peribronchovaskulär. Mikrobiologisch wurde Burkholderia cepacia isoliert. Die Eingrenzung des Erregerspektrums ist durch die vorbestehende Mukoviszidose möglich. Die Diagnose einer Burkholderia-Pneumonie im Frühstadium ist nur mikrobiologisch möglich

Pseudomonas-Pneumonien

Mikrobiologische, pathologische und ätiologische Grundlagen. Pseudomonas aeruginosa (fakultativ aerob, polar begeißelt) ist ein ubiquitär in der Umwelt vorkommender Keim und ein häufiger Darmbewohner und Hautkeim des Gesunden. Er ist ein typischer und häufiger nosokomialer Erreger. Etwa 18% aller nosokomialen Pneumonien gehen auf ihn zurück. P. aeruginosa ist zugleich häufigster Erreger letal verlaufender nosokomialer Pneumonien. Die Übertragung erfolgt durch Inhalation, die Erreger kommen fast überall im Krankenhaus vor. Häufige Kontaminationsstätten sind Bad, Duschen und Toiletten. Nach Kolonisation der oberen Atemwege kommt

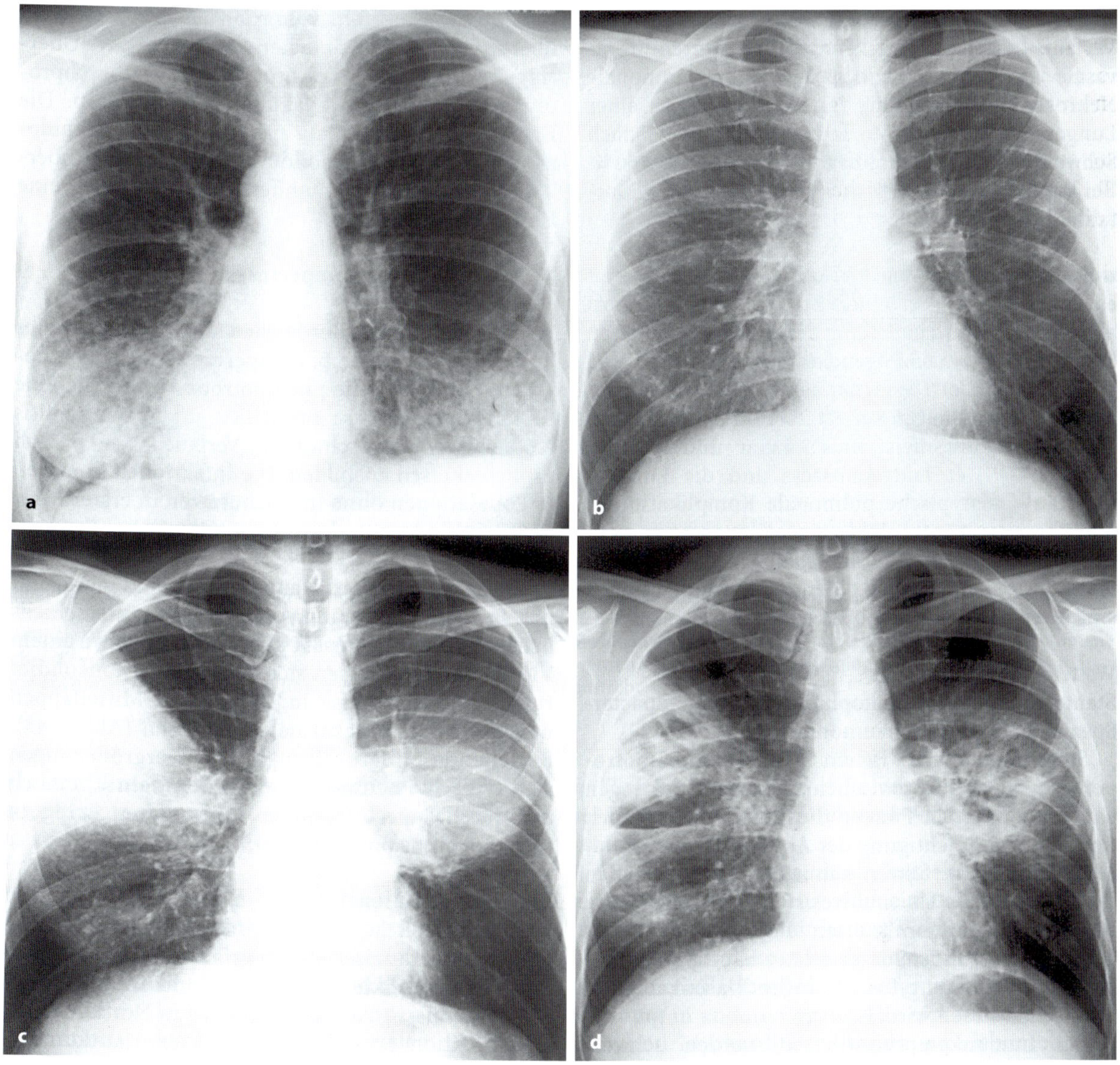

Abb. 7.42 a–d. Pneumonien durch Pseudomonas. **a** Thoraxaufnahme einer 42-jährigen Patientin mit Kartagener-Syndrom (Situs inversus, Ziliendefekt mit chronischem sinubronchialem Syndrom), sie zeigt neben dem Situs inversus basal dichte rechtsseitig betonte bronchopneumonieartige Infiltrate mit lobulären alveolären Konsolidierungen im Mittel- und Unterlappen. Eine Eingrenzung des Erregersprektrums war durch den grünlichen, fötiden Auswurf bei der vorbestehenden Bronchiektasenerkrankung und wiederholter Antibiotikatherapie möglich. **b–d** Akuter Verlauf einer schweren Pneumonie durch Pseudomonas aeruginosa bei einem 68-jährigen Mann nach Chemotherapie und akutem neutropenischem Fieber. Die Thoraxübersicht bei Aufnahme zeigt keine alveolären Infiltrate (**b**). 24 Stunden später (**c**) bilaterale, annähernd dreieckige, nicht anatomisch geordnete hilifugale alveoläre Konsolidierungen. Weitere 24 Stunden später (**d**) beidseits mehrkammerige Höhlenbildungen in den Infiltraten als Zeichen der schweren gangränösen Pneumonie. Der Patient verstarb nach 4 Tagen im septischen, toxischen Herz-Kreislauf-Versagen

es zur Aspiration der Erreger. Die Adhärenz an der respiratorischen Oberfläche wird durch bakterieneigene Fimbrien, die eine hohe Affinität zu geschädigten Alveolarzellen haben, begünstigt. P. aeruginosa produziert stark toxische Enzyme und Fermente (Elastasen, Proteasen, Hämolysine und Zytotoxine), die die mukoziliäre Funktion und die Phagozytose der Makrophagen beeinträchtigen.

▪ **Klinische Symptomatik.** Die Pseudomonas-Pneumonie ist ein akutes schweres Krankheitsbild mit Fieber, ausgeprägter Dyspnoe und produktivem Husten (schleimiger, gelb-grünlicher Auswurf). Typisch ist eine Bradykardie. Eine Leukozytose entwickelt sich erst nach einigen Tagen, ansteigend auf >20.000/µl. Eine Neutropenie ist nicht selten und zugleich ein prognostisch schlechtes Zeichen.

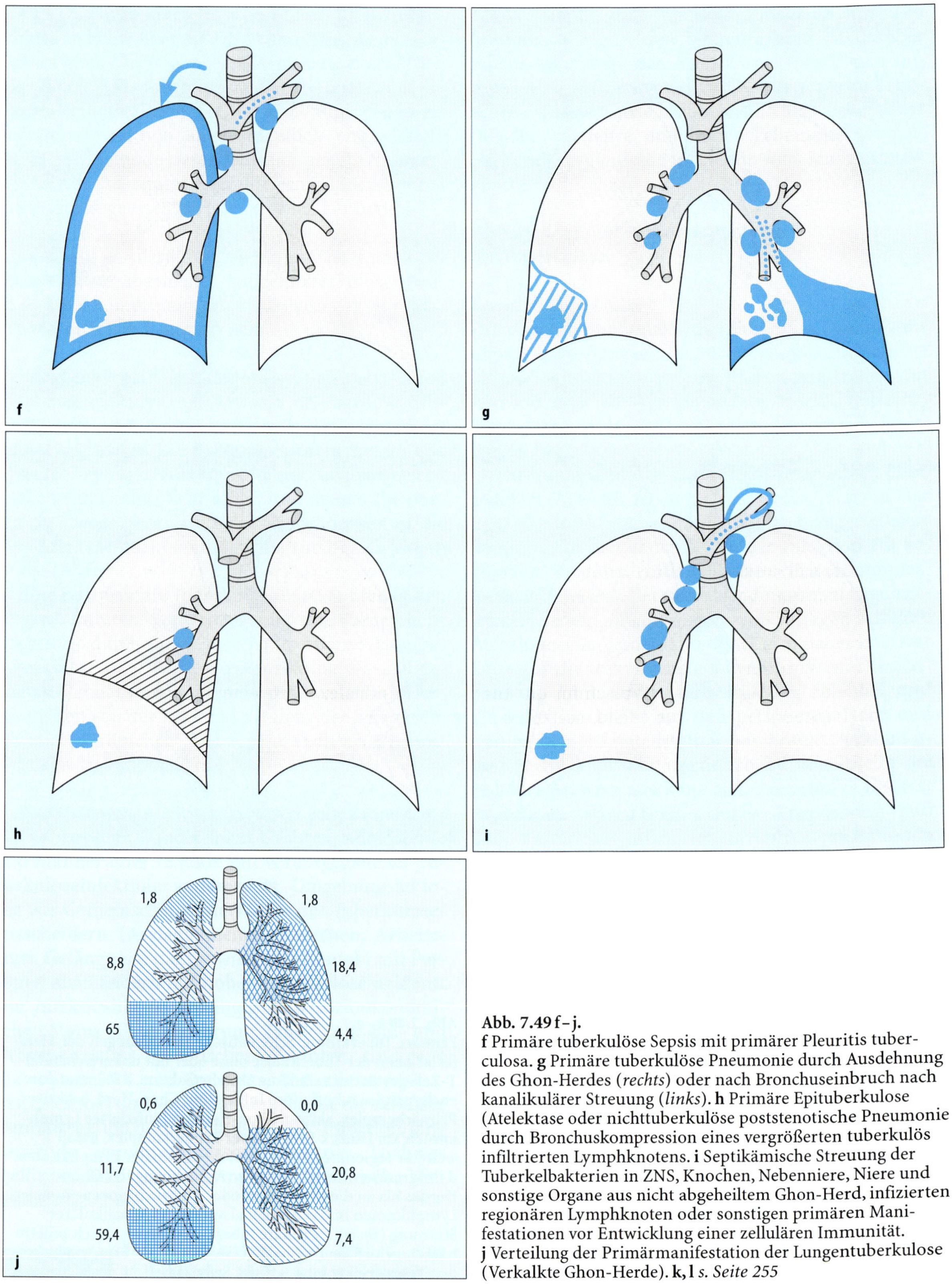

Abb. 7.49 f–j.
f Primäre tuberkulöse Sepsis mit primärer Pleuritis tuberculosa. **g** Primäre tuberkulöse Pneumonie durch Ausdehnung des Ghon-Herdes (*rechts*) oder nach Bronchuseinbruch nach kanalikulärer Streuung (*links*). **h** Primäre Epituberkulose (Atelektase oder nichttuberkulöse poststenotische Pneumonie durch Bronchuskompression eines vergrößerten tuberkulös infiltrierten Lymphknotens. **i** Septikämische Streuung der Tuberkelbakterien in ZNS, Knochen, Nebenniere, Niere und sonstige Organe aus nicht abgeheiltem Ghon-Herd, infizierten regionären Lymphknoten oder sonstigen primären Manifestationen vor Entwicklung einer zellulären Immunität.
j Verteilung der Primärmanifestation der Lungentuberkulose (Verkalkte Ghon-Herde). **k, l** *s. Seite 255*

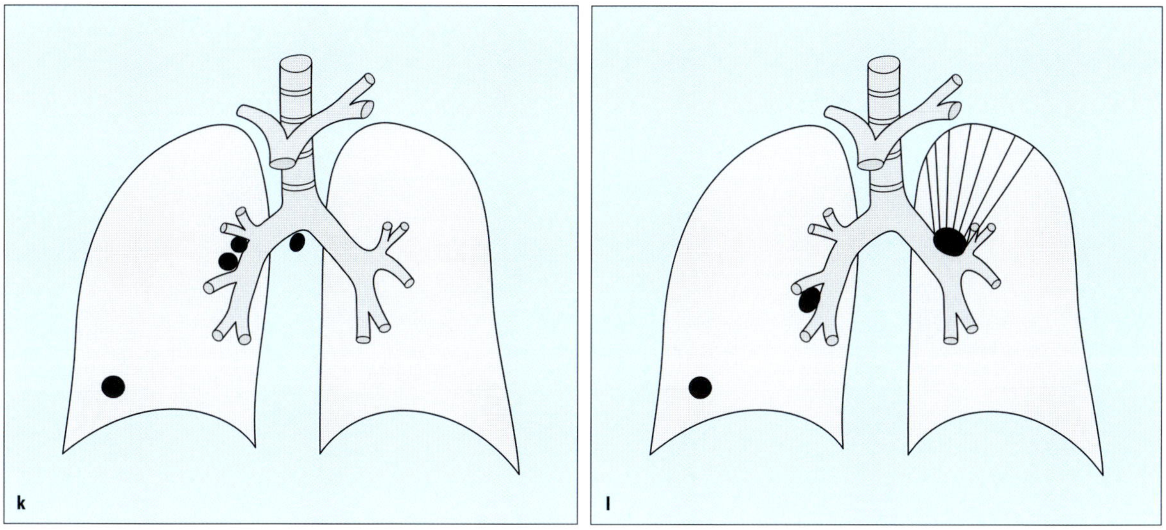

Abb. 7.49 k, l. k Abheilung der Primärtuberkulose, verkalkter Ranke-Komplex (*schwarze Punkte*) abgeheilte oder inaktive Tuberkulosemanifestationen. **l** Durch narbige Schrumpfung eines abheilenden Lymphknoten im linken Hilus Schrumpfung und Bronchiektasenbildung im linken Oberlappen

Pathomorphologisch manifestiert sich die zellulär gebundene Abwehr durch das spezifische epitheloidzellige Granulom mit einem ringartigem zellreichen Entzündungswall aus Epitheloidzellen, mehrkernigen Riesenzellen vom Langerhanstyp, Makrophagen, Lymphozyten und Plasmazellen. Typisch für das tuberkulöse Granulom ist die zentrale Nekrose, die wegen der grauweißen bröckeligen Schnittfläche auch als „verkäsende Nekrose" bezeichnet wird. Im frischen Granulom sind gelegentlich die säurefesten Stäbchen nachweisbar. Verringert sich die entzündliche Aktivität der Tuberkelbakterien, schwindet auch die Zahl der Entzündungszellen, es entwickelt sich allmählich eine bindegewebige Kapsel um das Granulom. Einzelne abgekapselte Herde werden als Tuberkulome bezeichnet und entsprechen im Makropräparat derben, meist verkalkten Herden. Bei Persistenz des Erregers kommt es durch den chronischen Entzündungsreiz zu Verkalkungen, die zentral im Granulom liegen, aber auch punkt- oder schalenförmig angeordnet sein können. Die Konfluenz vieler Herde führt zu grobscholligen Verkalkungen.

Postprimäre Lungentuberkulose

Die folgende Aufstellung und die Skizzen (Abb. 7.50–7.53) geben einen Überblick über die Manifestationsformen der postprimären Tuberkulose.

- Manifestationen und Ätiologie der postprimären Tuberkulose
  - Infektion
  - Reaktivierung eines Primärkomplexes
  - Lymphogene Ausbreitung, postprimäre Lymphadenitis
  - Hämatogene Spätstreuung
  - Neuinfektion oder Reaktivierung des Primärkomplexes
  - Extrapulmonale Organstreuungen (Urogenital- oder Skeletttuberkulose)
  - Residualexsudate einer Pleuritis exsudativa
- Formen
  - Miliartuberkulose (akut/septisch, subakut/chronisch)
  - Grobknotige hämatogene Lungenstreuung
  - Simon-Spitzenherde
  - Solitäre Lungenmetastase (Rundherd)
  - Tuberkulöse herdförmige Pneumonie
  - Lungenphthise (galoppierende Schwindsucht)
  - Landouzy-Sepsis
  - Bronchogene kanalikuläre Streuung
- Komplizierende Befunde
  - Bronchuskaverne, Bronchusokklusion
  - Kavernenentwicklung
  - Pulmonales Narbenstadium
  - Fokaler Narbenherd
  - Narbenareal
  - Lungenzirrhose,
  - Gereinigte Kaverne,
  - Bronchiektasie,
  - Irreguläres, fokales und vikariierendes Emphysem
- Pleura
  - Parapneumonischer steriler Pleuraerguss
  - Pleuritis exsudativa tuberculosae
  - Pleurales Narbenstadium
  - Pleurafibrose, Pleuraverkalkung
  - Deformierter Fibrothorax

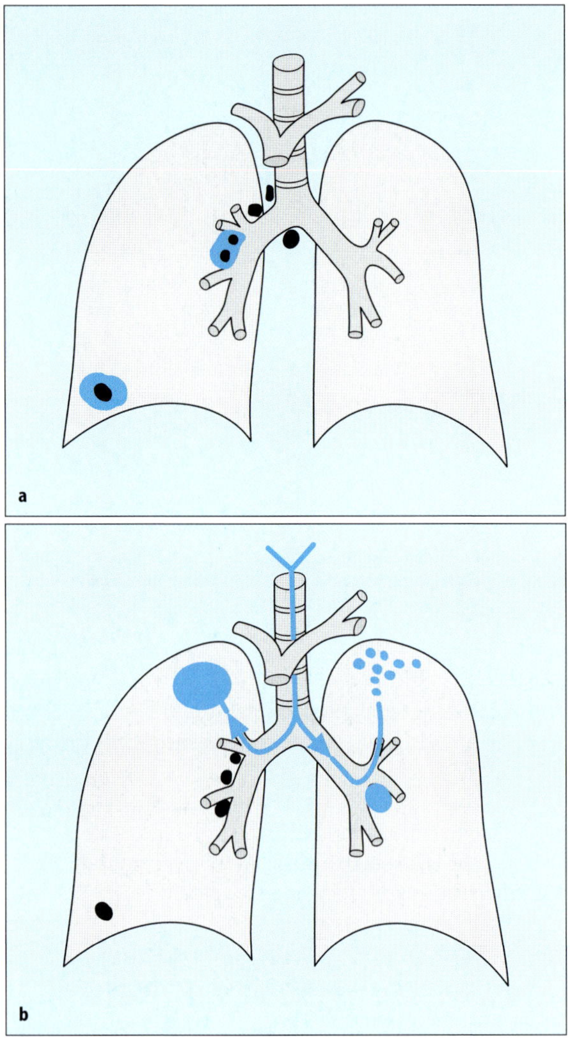

Abb. 7.50 a, b. Postprimäre Lungentuberkulose (typische, d.h. „spezifische" Infektionswege und Varianten des Verlaufs). **a** Postprimäre Reaktivierung des Ghon-Herdes und/oder der primär betroffenen regionalen Lymphknoten, **b** aerogene Reinfektion

- Typische Komplikationen
  - Hämoptysen
  - Empyem
  - Pneumothorax
  - Atypischer Verlauf der Tuberkulose bei HIV-Infektion

Nach einer primären Tuberkulose besteht theoretisch ein lebenslanger Schutz des Organismus gegen eine Reinfektion. Bei kompromittierter humoraler oder zellulärer Abwehr kann es allerdings zur Reinfektion kommen. Eine derartige Reinfektion oder Reaktivierung wird als postprimäre Tuberkulose bezeichnet.

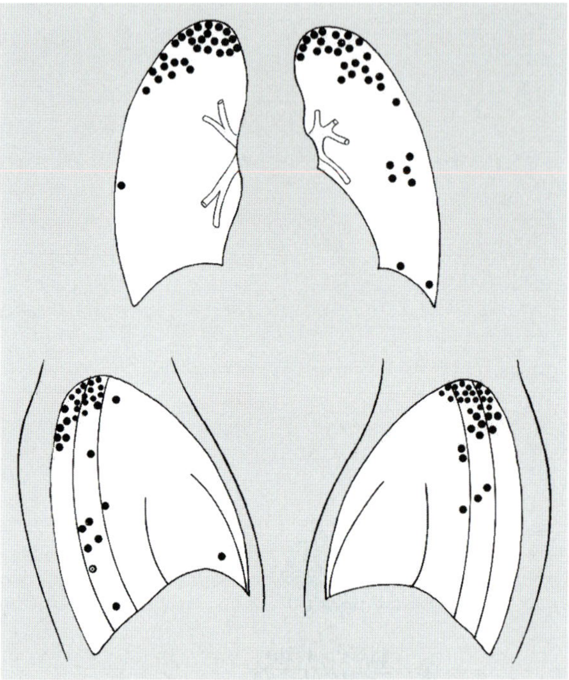

Abb. 7.51. Verteilung der postprimären Frühinfiltrate. (Abbildung aus Schinz 1988)

Die Lokalisation der Neuinfektion oder des reaktivierten Tuberkuloseherdes bestimmt den Ausbreitungstyp und den Verlauf der postprimären Lungentuberkulose. Aus Gründen der Übersichtlichkeit ist es sinnvoll, die Ausbreitungwege im Einzelnen zu beschreiben, obwohl bei einer Reaktivierung alle Ausbreitungswege gleichzeitig beschritten werden können.

Infektion aus einem reaktivierten Primärkomplex. Die postprimäre parenchymatöse Reinfektion der primären Läsion kann bei noch vorhandener zellulärer Abwehr auf das Lungenparenchym und die regionalen Lymphknoten beschränkt bleiben. Wenn die Herde in diesem Stadium abheilen und verkalken, lassen sie sich Jahre später als Zufallsbefunde im Röntgenbild nachweisen. Bei unzureichender Abwehrlage kommt es zur weiteren Ausdehnung. Der zunächst kleine Herd wächst und kann per continuitatem weitere Parenchymabschnitte der Lunge befallen. Bei hochgradig eingeschränkter Abwehr kann sich in kurzer Zeit eine käsige Pneumonie um den Primärkomplex entwickeln.

Lymphogene Ausbreitung, spezifische Lymphadenitis. Bei Reaktivierung oder Neuinfektion der Lunge werden vitale Mykobakterien zu den regionalen Lymphknoten transportiert, wo sie eine fokale Lymphadenitis hervorrufen. Analog der primären Tuberkulose

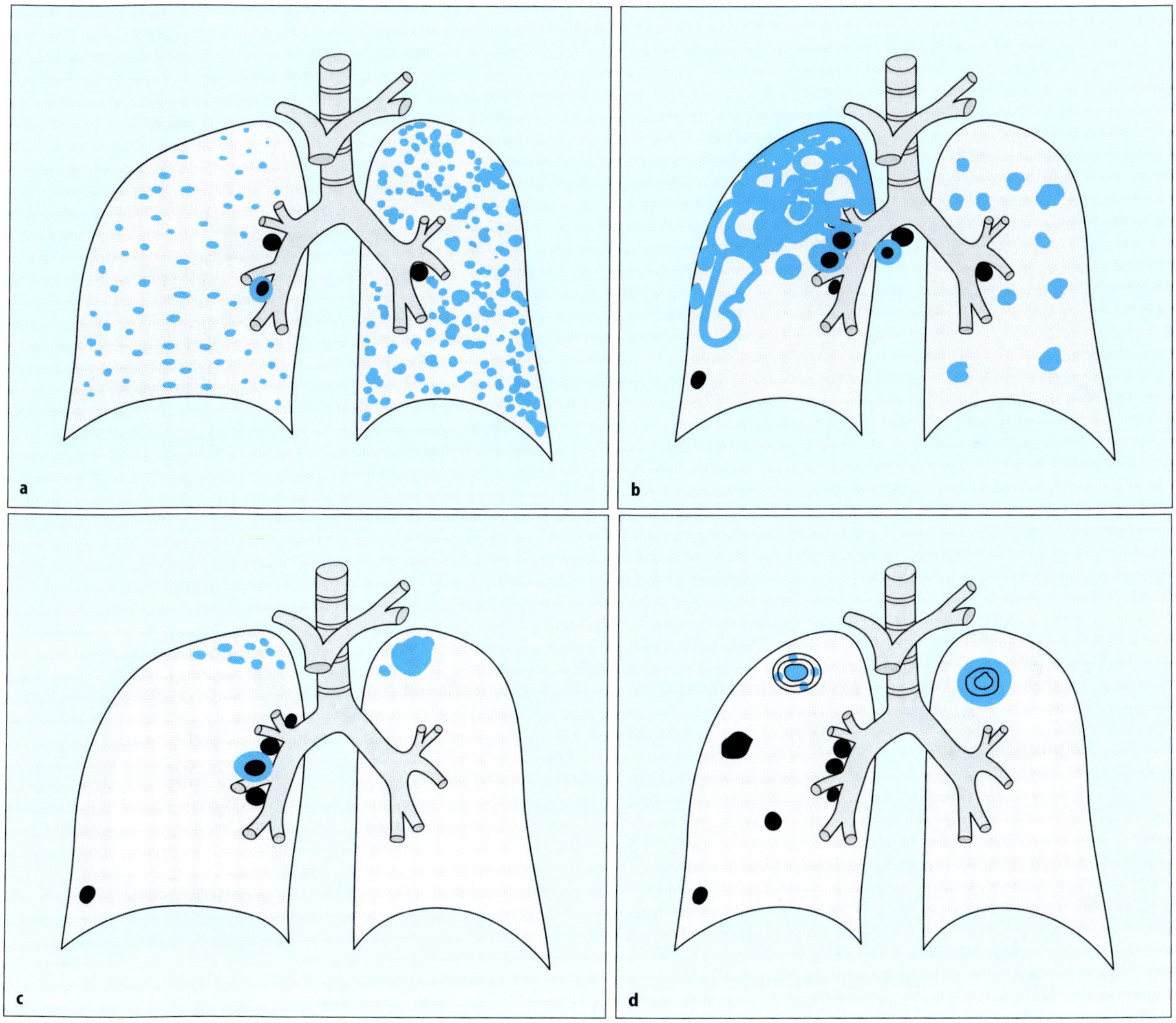

Abb. 7.52 a–d. Schematische Darstellung der hämatogenen pulmonalen Verlaufsformen der postprimären Tuberkulose. **a** Feinmiliare Streuung (*rechts*), hypermiliare Streuung (*links*). **b** Grobknotige Lungenstreuung (*links*); postprimäre Pneumonie mit grobkavernösem Lungenzerfall (*rechts*). **c** Simon-Spitzenherde (*rechts*), Assmann-Frühinfiltrat (*links*). **d** Singulärer spezifischer Herd: aktives Tuberkulom (*links*); ruhendes schalenförmig abgeheiltes Tuberkulom (*rechts*) mit zentral vermehrungsfähigen Tuberkelbakterien (schwarze Schale, blauer Kern), abgeheiltes schalenförmiges Tuberkulom (*schwarz*), zusätzlich abgeheilter Ranke-Komplex mit Ghon-Herd und regionalen Lymphknoten (*schwarz*)

werden regionale oder nachgeschaltete Lymphknotenstationen infiziert. Bei schlechter Abwehrlage kommt es über die befallenen Lymphknoten zur Keimverschleppung in den Ductus thoracicus und zur Septikämie. Die chronische Septikämie ist Voraussetzung für die weitere Ausdehnung der Lungentuberkulose.

Bei Schwarzafrikanern und Ostasiaten entwickelt sich häufiger als bei Personen der weißen Rasse eine progressive postprimäre hiläre und mediastinale Lymphknotentuberkulose, die Ausgangspunkt für eine weitere lymphogene oder hämatogene Ausbreitung sein kann.

Typische Komplikationen der hilären oder mediastinalen Lymphadenitis sind die Bronchusperforation mit Ausbildung einer Bronchuskaverne und die Infiltration der zentralen Pulmonalgefäße mit letalen Hämoptysen. Eine seltene, aber lebensbedrohliche Komplikation ist die tuberkulöse Mediastinitis, gelegentlich mit komplizierendem Chylothorax.

■ **Hämatogene Aussaat.** Nach Zahl und Größe der hämatogenen Lungenherde können folgende Streuungstypen unterschieden werden (Abb. 7.52):

- akute Miliartuberkulose
- subakute und chronische Miliartuberkulose

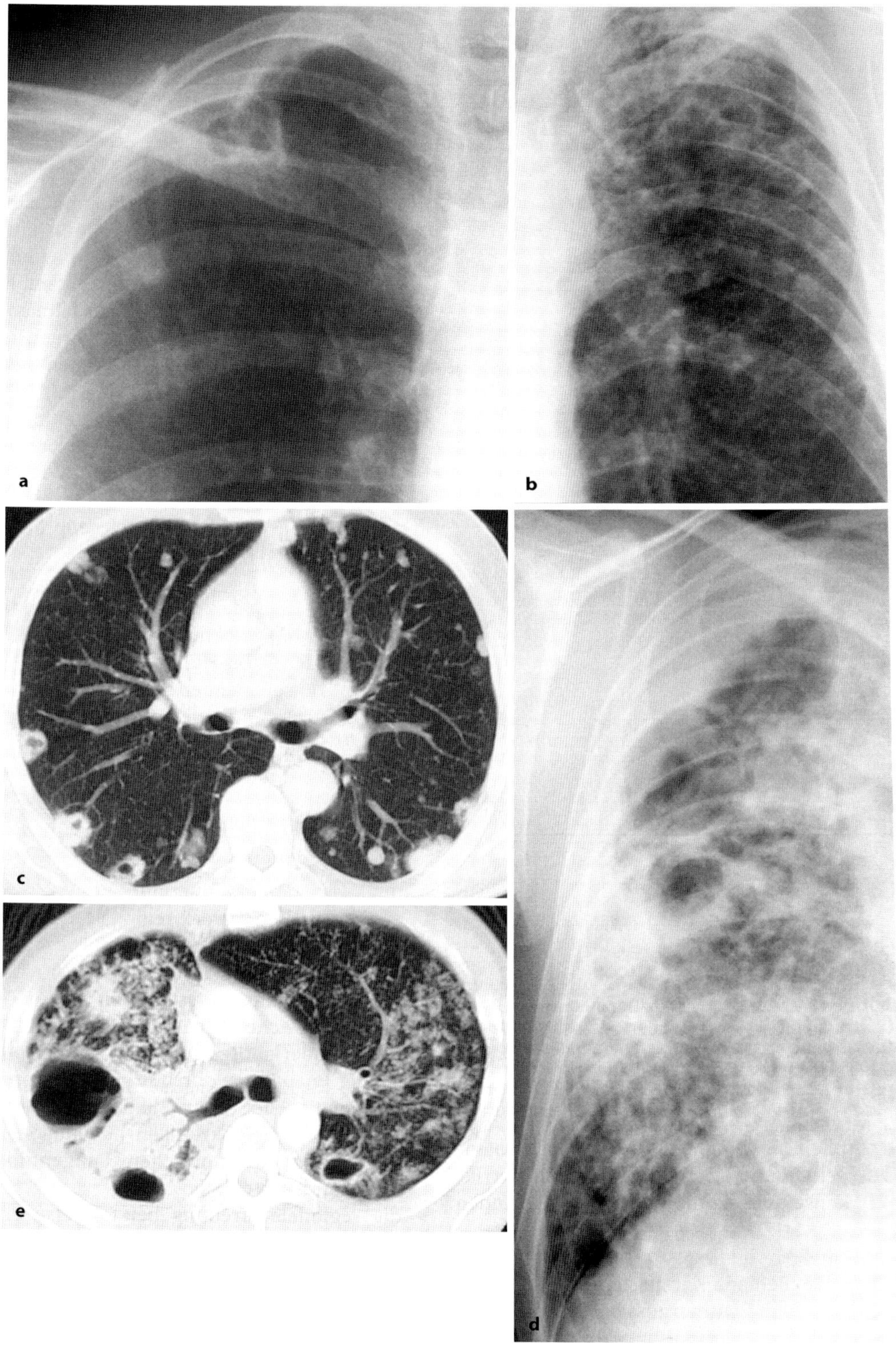

Abb. 7.66 a–e. Komplizierende Befunde der Lungentuberkulose: Kavernen. **a** Spitzenkaverne aus progressivem Assmann-Frühinfiltrat. **b** Mikrokavernen in Simon-Spitzenherden. **c** multiple subpleural gelegene 1–3 cm große dickwandige periphere Kavernen bei atypischer Tuberkulose (M. Calmette-Guérin; 66-jähriger Patient. Blasenspülung mit einer Suspension mit M. Calmette-Guérin wegen Blasenpapillomatose). **d** grobkavernöse phthitische Lungentuberkulose. **e** grobkavernöse phthitische Lungentuberkulose bei septikämischer beidseitiger spezifischer Pneumonie (gleicher Patient Abb. 7.66 d). **f, g** *s. Seite 273*

7.5 Pneumonien durch Erreger mit Eigenschaften von Bakterien, Viren und Pilzen

7.5.1 Mykoplasmen-Pneumonie

Mikrobiologische, pathologische und ätiologische Grundlagen. Mykoplasmen sind Bakterien ohne Zellwand. Mycoplasma pneumoniae ist für die meisten Infektionen verantwortlich. Andere Keime wie M. hominis, M. fermentans und M. genitalium sind von nachrangiger Bedeutung.

Mykoplasmen sind häufige Erreger ambulant erworbener Pneumonien. Etwa 10–15% der Bevölkerung haben eine Mykoplasmen-Infektion durchgemacht, von denen ca. 20% symptomlos verlaufen. Epidemische Infektionen treten vorzugsweise in den Herbst- und frühen Wintermonaten auf. Der Erreger kann nach überstandener Erkrankung über mehrere Wochen im Rachenraum persistieren und eine Quelle für Reinfektionen und Kontamination darstellen.

Die Infektion erfolgt aerogen durch Tröpfcheninfektion. Überwiegend betroffen sind Kinder, Jugendliche und junge Erwachsene (5–25 Jahre); nur etwa 20% der Pneumonien treten nach dem 40. Lebensjahr auf. Ein Risikoprofil besteht nicht.

Klinische Symptomatik. Nach einer Inkubationszeit von 1–3 Wochen kann die Pneumonie akut oder subakut beginnen. Der akute Beginn ist gekennzeichnet durch hohes Fieber, Kopfschmerzen, Krankheitsgefühl, Tachypnoe und anfallsweisen, anfänglich nichtproduktiven hartnäckigen Husten, der nach einer Woche in produktiven Husten mit purulentem Sputum übergeht. Zusätzliche Symptome sind nicht atemabhängiger thorakaler Schmerz, Myalgien, Arthralgien und gastrointestinale Symptome. In etwa 50% beherrschen Begleitsymptome wie Rhinitis oder Pharyngitis das klinische Bild. Eine verzögerte Rückbildung der Symptome ist häufig.

Bei subakutem Beginn kommt es zu Lethargie, uncharakteristischem Krankheitsgefühl ohne Fieber, Husten oder myalgiforme Beschwerden. Blutgasanalytisch besteht eine Hypoxie.

Der Krankheitsverlauf ist überwiegend benigne, nur selten schwerer bis hin zum ARDS. Die Mykoplasmen-Pneumonie kann mit einer Reihe von Komplikationen einhergehen. Zwei bis 4 Wochen nach Beginn der Erkrankung können Myokarditis und Perikarditis auftreten. Bei 5% der Erkrankten treten neurologische Symptome auf, die eine beträchtliche Morbidität haben können und die sich nur teilweise und verzögert zurückbilden. Hämatologische Komplikationen wie intravasale Hämagglutination, Hämolyse, thrombozytopenische Purpura, Venenthrombosen mit nachfolgenden Lungenembolien sind

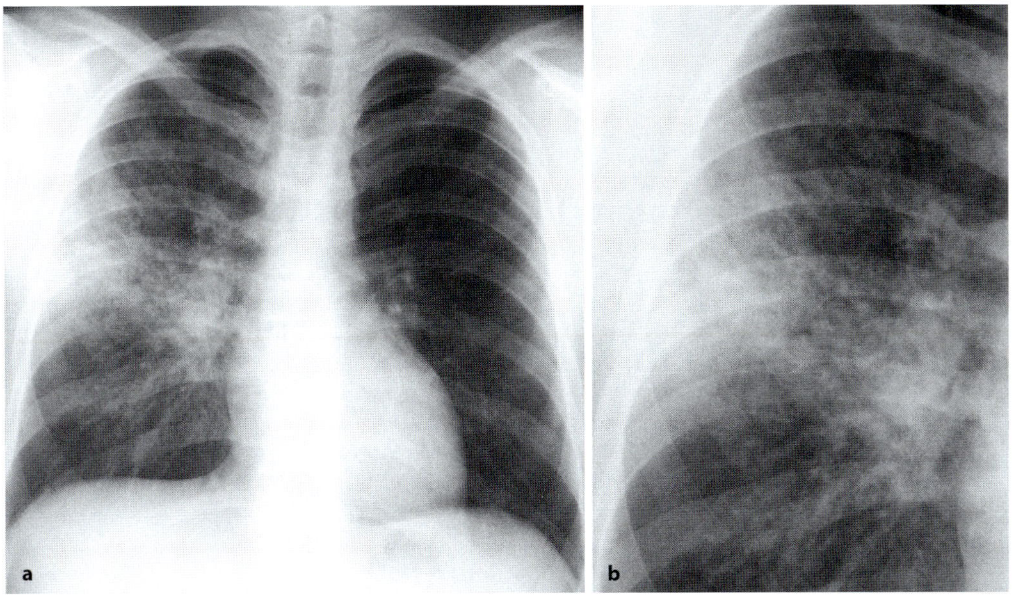

Abb. 7.81 a, b. Pneumonie durch Mykoplasmen (bronchopneumonische Form). Im rechten Mittelfeld teils noduläre, teils flächenhaft konfluierende überwiegend azinäre Verschattungen; betonte, unscharf begrenzte Bronchialwände. Durch Titeranstieg konnte eine Mykoplasmen-Pneumonie gesichert werden. Komplikationsloser, aber protrahierter Verlauf mit quälendem Husten über 3 Wochen

Ausdruck einer durch den Erreger ausgelösten Autoimmunreaktion. Seltener sind Arthritis oder Hautbeteiligung (makulopapulöses Exanthem, Erythema nodosum, Erythema multiforme).

■ **Radiologische Symptomatik.** Beim akuten Verlauf zeigt sich initial häufig eine interstitielle, feinretikuläre Zeichnungsvermehrung, die im Verlauf in ein gemischtes interstitiell-alveoläres und schließlich in ein vorherrschend alveoläres Bild mit segmentalen bis lobären Verschattungen und positivem Bronchopneumogramm übergeht (Abb. 7.81). Die subakute Verlaufsform zeigt persistierende interstitielle Veränderungen mit linearen (Kerley B-Linien) und retikulonodulären Verschattungen. Die Infiltrate betreffen meist die Unterlappen und sind häufig bilateral.

Thorakale Lymphknotenvergrößerungen sind beim Erwachsenen selten, bei Kindern häufiger (30%).

7.5.2 Chlamydien-Pneumonie

Chlamydiaceae stehen in der Taxonomie zwischen Bakterien und Viren. Es sind Erreger, die eine Zellwand besitzen, aber obligat intrazellulär wachsen. Die bedeutendsten fakultativ humanpathogenen Stämme sind C. trachomatis, C. pneumoniae und C. psittaci.

Chlamydia trachomatis

■ **Mikrobiologische, pathologische und ätiologische Grundlagen.** Der Erreger verursacht meist nichtpneumotrope Erkrankungen mit Befall der Augen (Konjunktivitis) oder des Genitale (Lymphogranuloma venereum). Pneumonien treten nur im Säuglingsalter bei Infektion der Mutter auf. Eine Übertragung ist möglich durch infektiöses Augensekret (Schmierinfektion, Insekten), durch sexuellen Kontakt und perinatal.

■ **Klinische Symptomatik.** Die Lungenaffektion manifestiert sich akut mit Stakkatohusten und Tachypnoe bei häufig simultaner Konjunktivitis.

■ **Radiologische Symptomatik.** Röntgenologisch finden sich bilateral disseminierte interstitielle und alveoläre Infiltrate, u.U. mit Zeichen der fokalen Überblähung und Atelektasen.

Chlamydia pneumoniae

■ **Mikrobiologische, pathologische und ätiologische Grundlagen.** 50% der Erwachsenen weisen Antikörper auf. Die Inzidenz der Chlamydien-Pneumonie liegt bei 5–10%. Die Übertragung erfolgt ambulant durch Tröpfcheninfektion von Mensch zu Mensch. Ein über Monate verzögerter Infektionsbeginn ist beschrieben. Überwiegend sind Schulkinder und ältere Personen betroffen. Risikogruppen sind nicht bekannt.

■ **Klinische Symptomatik.** Führende Symptome sind Pharyngitis und Laryngitis, nichtproduktiver Husten und grippeähnliche Symptome, die über etwa 2 Wochen anhalten. Fieber fehlt. Bei zystischer Fibrose und älteren Personen mit COPD ist der Krankheitsverlauf ausgeprägter mit den Zeichen einer akuten Pneumonie. Nach abgelaufener Pneumonie kann sich ein hyperreagibles Bronchialsystem entwickeln.

■ **Radiologische Symptomatik.** Die Thoraxaufnahme zeigt alveoläre subsegmentale Verschattungen (meist als Moninfiltrat in einem Lungenlappen) ohne bevorzugte Lokalisation. Ausgeprägte lobäre Konsolidierungen sind selten. Lymphknotenschwellungen, pulmonale oder pleurale Komplikationen fehlen (Abb. 7.82).

Chlaymidia psittaci

■ **Mikrobiologische, pathologische und ätiologische Grundlagen.** Die Übertragung erfolgt durch Inhalation von Staub infizierter Vögel wie Papageien, Wellensittichen, Enten, Truthähnen (daher der Name „Papageienkrankheit" oder „Ornithose"), es können aber auch andere Tierspezies befallen sein. Arbeiter in Flügelzuchtbetrieben stellen eine Risikogruppe dar. Eine Altersprädilektion besteht nicht.

■ **Klinische Symptomatik.** Die Erkrankung beginnt nach einer Inkubationszeit von 6 bis 20 Tagen. Das Krankheitsgeschehen ist außerordentlich variabel. Es reicht von klinisch inapparenten Infektionen über milde bis zu foudroyanten Verlaufsformen.

Bei der häufigeren milden Variante können neben allgemeinem Krankheitsgefühl, trockenem Husten, Appetitlosigkeit, Übelkeit und Erbrechen mäßiges Fieber und pneumonische Symptome bestehen. Typische Begleitbefunde sind Pharyngitis und Polyarthritis. Die Leukozyten sind normal oder nur gering erhöht. Der Splenomegalie kommt differentialdiagnostisch große Bedeutung zu. Ein Erythema nodosum ist möglich.

Bei akutem Beginn ist ein rascher, sogar ein foudroyanter Verlauf möglich. Die Patienten sind schwer krank mit hohen Fieberkontinua und versterben an akuter respiratorischer Insuffizienz. Histologisch findet sich in diesen Fällen eine disseminierte intravasale Gerinnung.

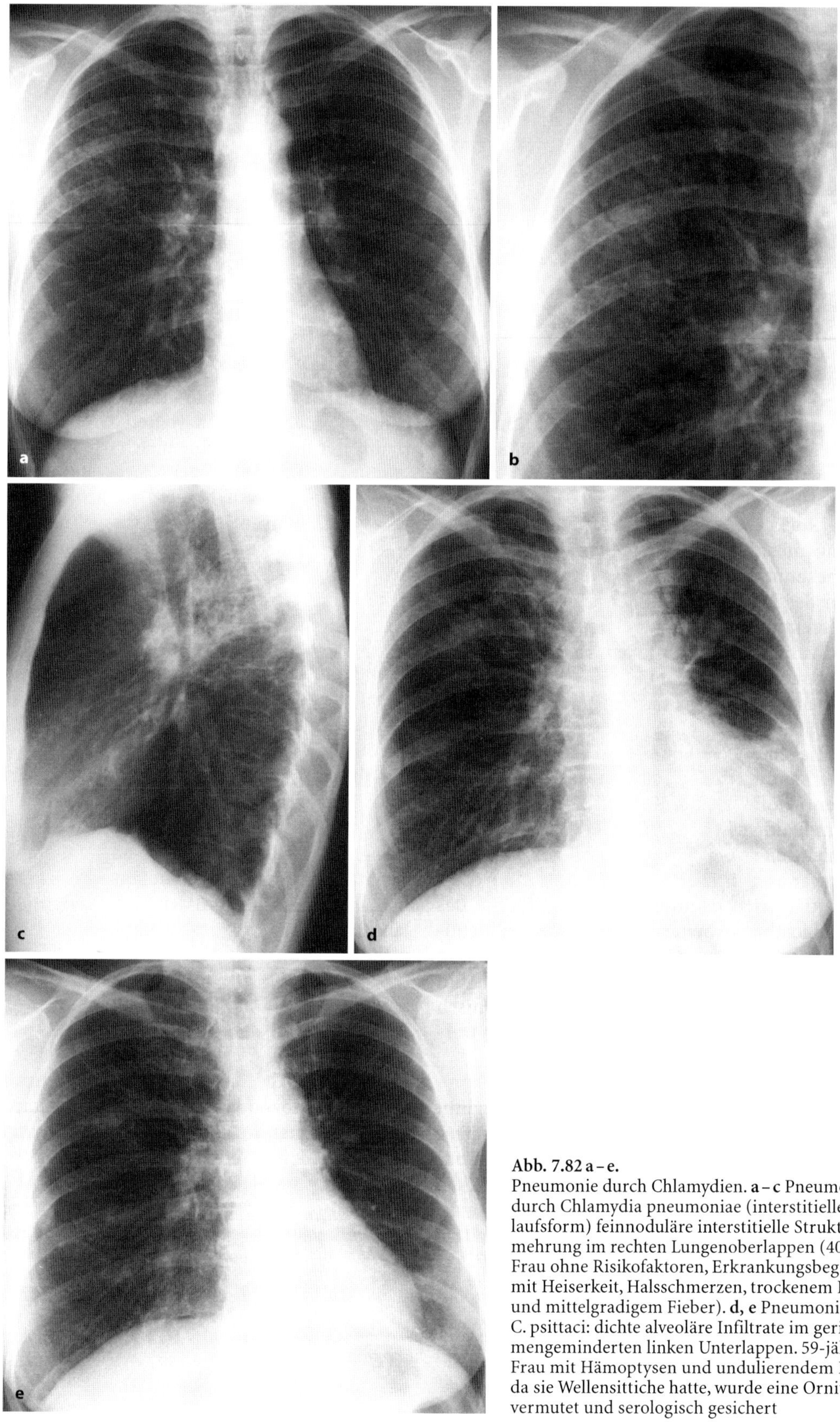

Abb. 7.82 a–e.
Pneumonie durch Chlamydien. **a–c** Pneumonie durch Chlamydia pneumoniae (interstitielle Verlaufsform) feinnoduläre interstitielle Strukturvermehrung im rechten Lungenoberlappen (40-jährige Frau ohne Risikofaktoren, Erkrankungsbeginn mit Heiserkeit, Halsschmerzen, trockenem Husten und mittelgradigem Fieber). **d, e** Pneumonie durch C. psittaci: dichte alveoläre Infiltrate im gering volumengeminderten linken Unterlappen. 59-jährige Frau mit Hämoptysen und undulierendem Fieber; da sie Wellensittiche hatte, wurde eine Ornithose vermutet und serologisch gesichert

immer im Bereich der Lungenoberfelder lokalisiert sind. Meist handelt es sich um einzelne oder wenige Infiltrate ein- oder doppelseitig.

Die ABPA führt zu soliden bandförmigen, sich nach peripher verjüngenden und sich ggf. verzweigenden Strukturen, die mit endobronchialen mukoiden Impaktionen korrelieren. Rundherdartige Läsionen sind seltener. Die Veränderungen weisen keine Vorzugslokalisation auf. Sie sind meist, aber nicht ausschließlich unilokulär, einseitig (Abb. 7.89).

7.6.2 Pulmonale Aktinomykose

■ **Mikrobiologische, pathologische und ätiologische Grundlagen.** Actinomyces israeli ist der häufigste fakultativ pneumotrope Erreger, gelegentlich auch A. bovis. Die übrigen Spezies sind überwiegend tierpathogen und nur in Einzelfällen bei Immunkompromittierten Pneumonieerreger. Actinomyces israeli ist ein ubiquitär vorkommender anaerober Keim, der normaler-

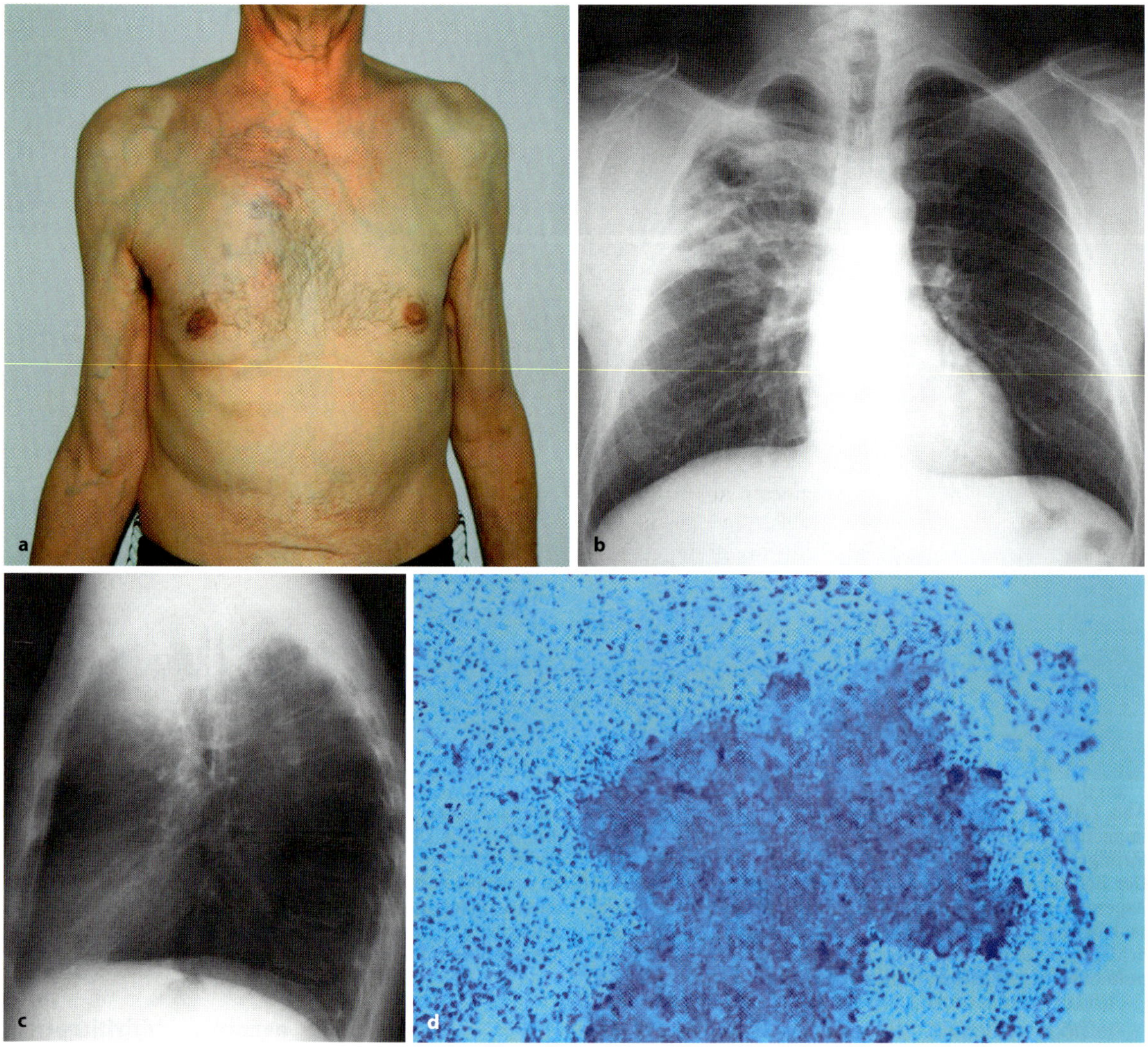

Abb. 7.90 a–d. Pneumonie durch Aktinomykose bei humoraler Abwehrschwäche. **a** 71-jähriger Alkoholkranker mit weitgehend schmerzloser, livide verfärbter, gefäßinjizierter Schwellung der rechten ventralen Thoraxwand. **b, c** Uncharakteristische teilweise konfluierende inhomogene Infiltrate im rechten Lungenoberlappen. Im Seitbild bis zu 7 cm breite retrosternale Verschattung. **d** Granulozytäres Infiltrat mit typischen Drusenbildungen

weise im Oropharynx, häufig in Tonsillarkrypten und bei unzureichender Mundhygiene vermehrt in kariösen Zähnen und Zahntaschen vorkommt. Im Gewebe aggregiert er zu schwefelgelben Drusen, „sulfur granula". Die Infektion erfolgt vom Oropharynx aus über eine Kolonisation der Trachealbaums oder über eine Aspiration. Seltene Infektionswege sind die Aspiration kontaminierten Fremdmaterials (Hühnerknochen u.a.), die hämatogene Ausbreitung im Zuge orofazialer Eingriffe, die Keimverschleppung über den hepatischen Kreislauf und die direkte transpleurale oder transdiaphragmale Keiminvasion.

Eine Altersprädilektion besteht nicht. Häufiger betroffen sind Personen mit unzureichender Mundhygiene in Kombination mit anderen Risikofaktoren wie Alkoholabusus, Diabetes mellitus, Unterernährung oder Immunkompromittierung.

Pathomorphologisch ist die Aktinomykose durch eine Vielzahl kleiner intrapulmonaler Abszesse, die über Lymphspalten miteinander in Verbindung stehen gekennzeichnet. Die Abszesse sind von einem granulomatösen Randwall mit gelegentlich nachweisbaren Riesenzellen umgeben (vgl. Abb. 7.90).

Klinische Symptomatik. Die Klinik ist initial geprägt durch anhaltende meist geringgradige Temperaturerhöhungen und einen trockenen unproduktiven Husten. Fortgeschrittene Erkrankungsstadien zeigen einen vermehrten oft blutig tingierten Auswurf. Gelegentlich kann es zu lebensbedrohlichen Hämoptysen kommen. Diagnostisch führend sind hellgelbliche punktförmige Beimengungen (Sulfurgranula).

Bei frühzeitiger Diagnose und wirksamer Antibiose ist eine Rückbildung möglich. Bei fehlender Diagnose ist der Verlauf chronisch progredient und die Grenzflächen zu den Nachbarregionen werden durchbrochen. Pleuraempyeme, Fistelbildungen in der Thoraxwand oder eine Mediastinitis mit bronchoösophagealer Fistelung sind typische Komplikationen, die immer an eine Aktinomykose denken lassen sollten.

Radiologische Symptomatik. Röntgenologisch imponiert die pulmonale Aktinomykose als alveoläre, häufig tumorartige Verschattung von unterschiedlicher Größe ohne eindeutigen anatomischen Bezug (Abb. 7.90, 7.91). Die gelegentlich nachweisbare Einrollung der Lungengefäße kann eine Rundatelektase vortäuschen. Die Infiltrate liegen meist im Lungen-

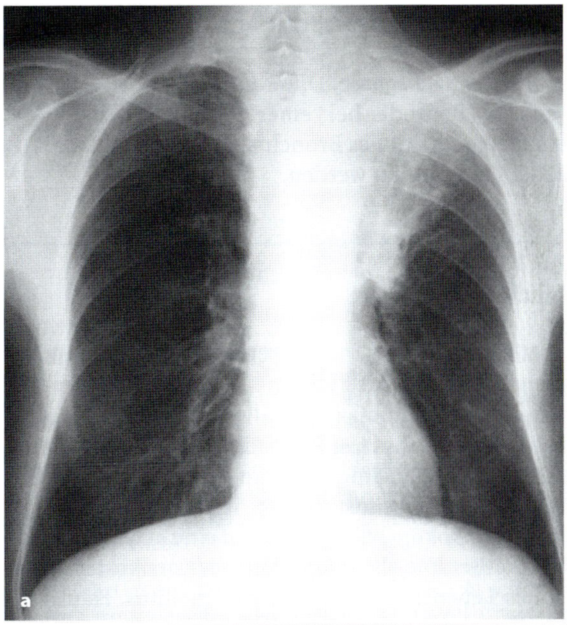

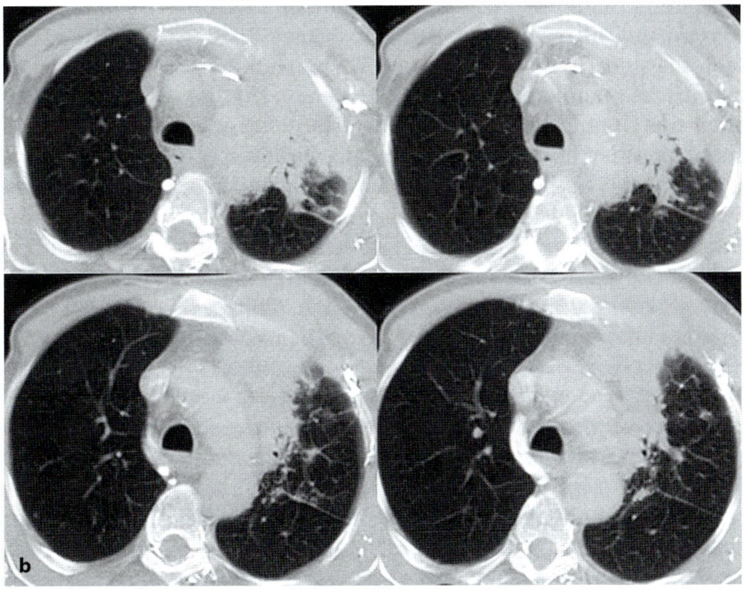

Abb. 7.91 a, b.
Tumorartige Pneumonie durch Actinomyces israeli. **a** Dichte Verschattung des linken paramediastinalen Lungenoberlappens mit Hilusbeziehung. **b** In der CT lässt sich die tumorähnliche Infiltration des linken Oberlappens gegenüber dem Mediastinum, der ventralen Thoraxwand und den Hilusgefäßen nicht abgrenzen. Abbruch des Oberlappenbronchus. Radiologische Verdachtsdiagnose: Bronchialkarzinom des linken Oberlappens (Stadium UICC IIIb). Nach wiederholter Tumorzell-negativer Bronchoskopie transthorakale Biopsie zur Klärung der Diagnose: im entzündlich destruierten Lungengewebe konnten Aktinomycesdrusen nachgewiesen und Actinomyces israeli angezüchtet werden

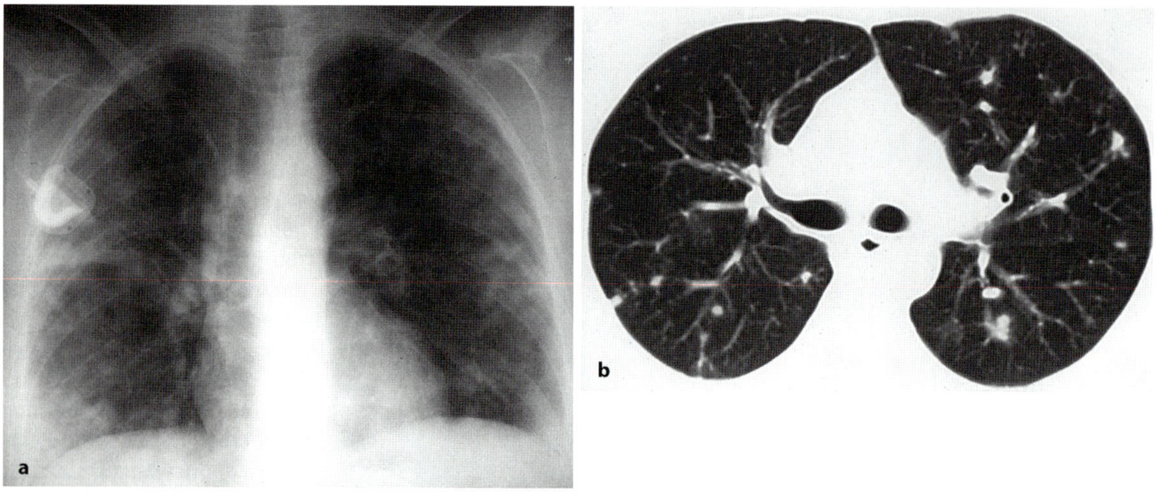

Abb. 7.93 a, b. Nosokomiale septische Pneumonie durch Candida albicans. a Beidseits vorwiegend im Lungenmantel unscharf begrenzte noduläre Verschattungen, umgeben von milchglasartigen Infiltraten. b Die CT Kontrolle mehrere Tage nach antimykotischer Therapie zeigt eine deutliche Verkleinerung der Infiltrate und eine vollständige Rückbildung der auf der Voraufnahme nachweisbaren perifokalen milchglasartigen Verschattungen

Mittelfelder, später auch die Unterfelder. Lymphknotenvergrößerungen gehören nicht zum Bild der PCP.

Nach Abheilen der Infektion verbleiben in 5–35% der Fälle dünnwandige Zysten mit einem Durchmesser von 1–10 cm, die bevorzugt in den Oberlappen liegen. Diese Lungenzysten sind bei rezidivierenden Pneumonien differentialdiagnostisch wichtige Befunde.

7.6.5 Kryptokokkose

Mikrobiologische, pathologische und ätiologische Grundlagen. Häufigster Erreger einer Pneumonie in dieser Spezies ist Cyptococcus neoformans. Andere Erreger kommen nur ausnahmsweise in Betracht. Eine Kryptokokkus-Pneumonie ist auch bei Immunkompromittierten (Aids, Transplantatempfänger) ausgesprochen selten. Die Infektion wird durch Tauben übertragen und erfolgt aerogen.

Klinische Symptomatik. Die Pneumonie verläuft initial meist symptomlos und wird häufig nicht registriert. Auch der weitere Verlauf ist blande und geht mit subfebrilen Temperaturen, Husten und schleimigem, selten blutigem Auswurf einher. Bei primär disseminierter Form (Aids) wurde in Einzelfällen ein fulminanter Verlauf mit ARDS beschrieben. Ohne Therapie endet die disseminierte Kryptokokkose Wochen oder Monate nach der initialen Pneumonie letal. Unter adäquater antimykotischer Therapie kommt es zur Abheilung mit verkalkten Granulomen ähnlich den Tuberkulomen.

Typische Komplikationen bzw. Begleitbefunde sind ein Befall des ZNS und parenchymatöser Organe (Leber Niere, Pankreas), Osteolysen und akneiforme Hautveränderungen.

Radiologische Symptomatik. Röntgenologisch werden drei Befundkonstellationen beobachtet. Bei immunkompetenten Patienten werden singuläre oder multiple, disseminiert, vorzugsweise subpleural angeordnete 0,5–5 cm große Noduli beobachtet (Abb. 7.95), bei Aids-Patienten konfluierende segmentale und nichtsegmentale alveoläre Infiltrate, die meist nur einen Lungenlappen betreffen, oder auch perihilär angeordnete interstitielle noduläre oder retikulonoduläre bis miliariforme Verschattungsmuster. Kavernen sind im Vergleich zu anderen Pilzinfektionen selten (10–15%). Lymphome kommen gelegentlich vor, pleurale Reaktionen sind ungewöhnlich.

7.6.6 Nocardia-Pneumonie

Mikrobiologische, pathologische und ätiologische Grundlagen. Nocardia asteroides ist der häufigste Keim dieser Gruppe in Industrieländern, gefolgt von N. brasiliensis. Andere Erreger sind nur als Einzelfälle beschrieben. Nokardien sind normale Bodenkeime, im Nasen-Rachen-Raum gesunder Personen können sie als Saprophyten nachgewiesen werden. Sie sind gering pneumotrop und kommen für opportunistische Pneumonien nur selten in Betracht. Die Infektion erfolgt aerogen. Risikogruppen sind

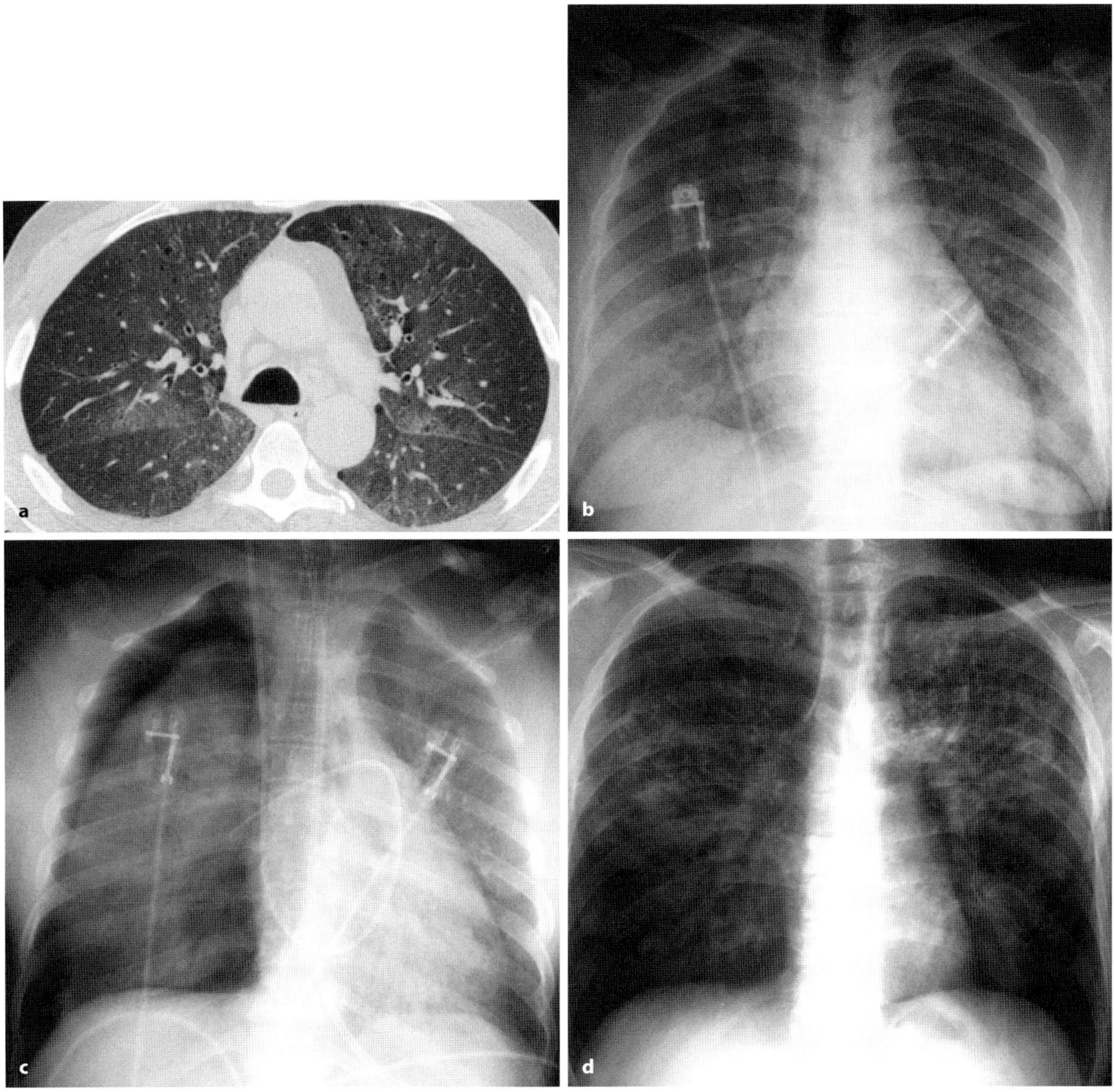

Abb. 7.94 a–d. Pneumonie durch Pneumoncystis carinii bei Aids. **a** Die initiale Thoraxaufnahme (keine Abbildung) wurde als unauffällig befundet. In der CT deutliche milchglasartige und granuläre Eintrübung aller Lungenfelder, betont an den Interlobien; verdickte Bronchialwände; betonte inter- und intralobuläre Septen links dorsal subpleural; vereinzelt kleinere dünnwandige Zysten. **b** Die 2 Tage später angefertigte Thoraxaufnahme zeigt eine milchglasartige, basal auch granulär strukturierte Dichteminderung der Lungen, vorzugsweise im Lungenmantel der Mittel- und Unterfelder. Intubation wegen respiratorischer Globalinsuffizienz. **c** Die am Folgetag wegen akuter Verschlechterung der Lungenfunktion angefertigte Kontrollaufnahme zeigt eine zunehmende Verdichtung beider Lungen wie bei einem ARDS. Der rechtsseitige Spannungspneumothorax dokumentiert die Versteifung der nicht kollapsfähigen Lunge. **d** Multiple Lungenzysten in beiden Oberlappen nach abgelaufener schwerer Pneumoncystis-carinii-Pneumonie. Zusätzlich interstitielle milchglasartige Verdichtungen durch das verdickte Interstitium

Transplantatempfänger, Patienten mit Leukämien, malignen Lymphomen, Alveolarproteinose, chronisch granulomatösen Erkrankungen und Patienten, die hoch dosiert mit Kortikosteroiden und/oder Methotrexat behandelt wurden. Aids-Kranke gehören dagegen nicht zum gefährdeten Personenkreis.

■ **Klinische Symptomatik.** Die Erkrankung beginnt subakut bis chronisch mit Husten, purulentem Auswurf, Pleuraschmerz und Nachtschweiß. Der Verlauf ist häufig chronisch, kann aber bei Schwerkranken mit eingeschränkter Abwehr auch foudroyant sein. Häufig ist das klinische Bild durch bakterielle Begleitinfektionen oder die Grundkrankheit

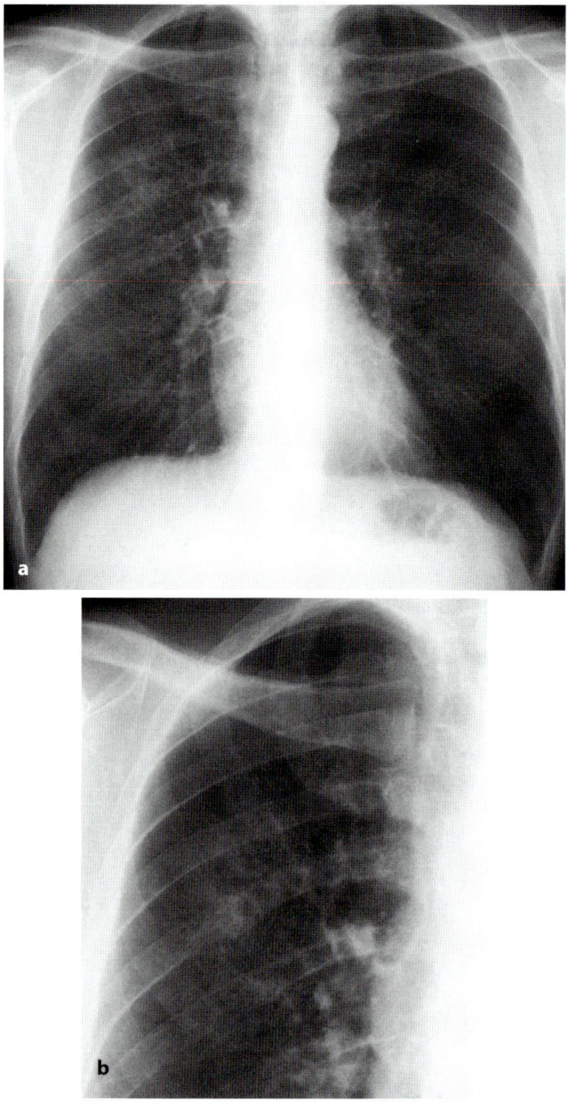

Abb. 7.95 a, b. Pneumonie durch Cryptococcus neoformans. Umschriebene retikulonoduläre Strukturvermehrung im rechten Oberfeld bei einem 46-jährigen Aids-Patienten. Zunächst Verdacht auf atypische Tuberkulose. Die transbronchiale Biopsie ergab den überraschenden Befund einer Kryptokokken-Pneumonie, für die die retikulonoduläre Morphologie atypisch ist. Bei der akuten Kryptokokken-Pneumonie bei HIV-negativen Patienten finden sich häufiger alveoläre, meist multilokuläre segmentale oder noduläre Infiltrate

überlagert. Die Mortalität nicht behandelter Erkrankungen ist hoch und wird mit 45–80% angegeben.

Mögliche Komplikationen sind Empyeme, eine pleurale und perikardiale Infiltration per continuitatem und pleurokutane Fisteln. Eine obere Einflussstauung durch Thrombosierung der V. cava bei mediastinaler Infiltration ist selten. Eine typische extrapulmonale Komplikation ist der Befall des ZNS.

▪ **Radiologische Symptomatik.** Röntgenmorphologisches Korrelat der Nokardien-Pneumonie ist ein flächenhaftes alveoläres Infiltrat mit unterschiedlich scharfer Begrenzung und ohne anatomischen Bezug (Abb. 7.96). Einzelne Rundherdinfiltrate sind seltener, multilokuläre und bilaterale Befunde sind möglich. Dickwandige Kavernen, meist ohne Myzetom, sind häufig (Abb. 7.97). Ein seltener, aber eindrucksvoller Befund der Nokardiose ist die Broncholithiasis.

7.6.7 Mukormykose (Zygomykose)

▪ **Mikrobiologische, pathologische und ätiologische Grundlagen.** In diese Gruppe fallen zahlreiche Spezies, von denen als pneumotrope Erreger Rhicopus Spezies und Mucor Spezies von Bedeutung sind. Die Pneumotropie ist gering, opportunistische Pneumonien sind demzufolge selten.

Die Infektion erfolgt aerogen durch Inhalation oder hämatogen bei rhinozerebralem Befall. Eine primäre pulmonale Manifestation wird fast nur bei Patienten mit Leukämien oder malignen Lymphhomen und bei Transplantatempfängern beobachtet.

▪ **Klinische Symptomatik.** Die Pneumonie beginnt subakut mit Fieber, Thoraxschmerz und blutig tingiertem Sputum. Die Mortalität ist hoch. Sie beträgt etwa 65% bei alleiniger pulmonaler Manifestation, 95% bei disseminierter Erkrankung. Die rhinozerebrale Mukormykose ist eine schwerwiegende Manifestation mit foudroyantem letalen Verlauf. Eine seltene pulmonale Komplikation ist die Invasion in die A. pulmonalis mit konsekutiver tödlicher pulmonaler Massenblutung.

▪ **Radiologische Symptomatik.** Radiologisch können zwei recht typische Manifestationsformen unterschieden werden, zum einen keilförmige alveoläre Konsolidierungen nach Lungeninfarkt (häufigerer Befund), zum anderen sich rasch vergrößernde Rundherdinfiltrate (bis 5 cm), die in der CT neben einem Halo-Zeichen eine vogelnestartige Binnenstruktur („bird's nest") aufgrund der Lufteinschlüsse zwischen den Hyphen im Nekrosebezirk und ein Luftsichelzeichen am Rand der Infiltration zeigen (Abb. 7.98). Die Befunde können multipel und bilateral sowie kombiniert vorliegen. Thorakale Lymphknotenvergrößerungen sind selten.

Mögliche pulmonale Komplikationen sind Mikroabszesse bis zu großen Kavernen, die Ausbildung eines Aneurysmas der A. pulmonalis oder einer Lungenventhrombose, ein Trachea- oder Bronchusverschluss durch Pilzrasen oder auf dem Boden

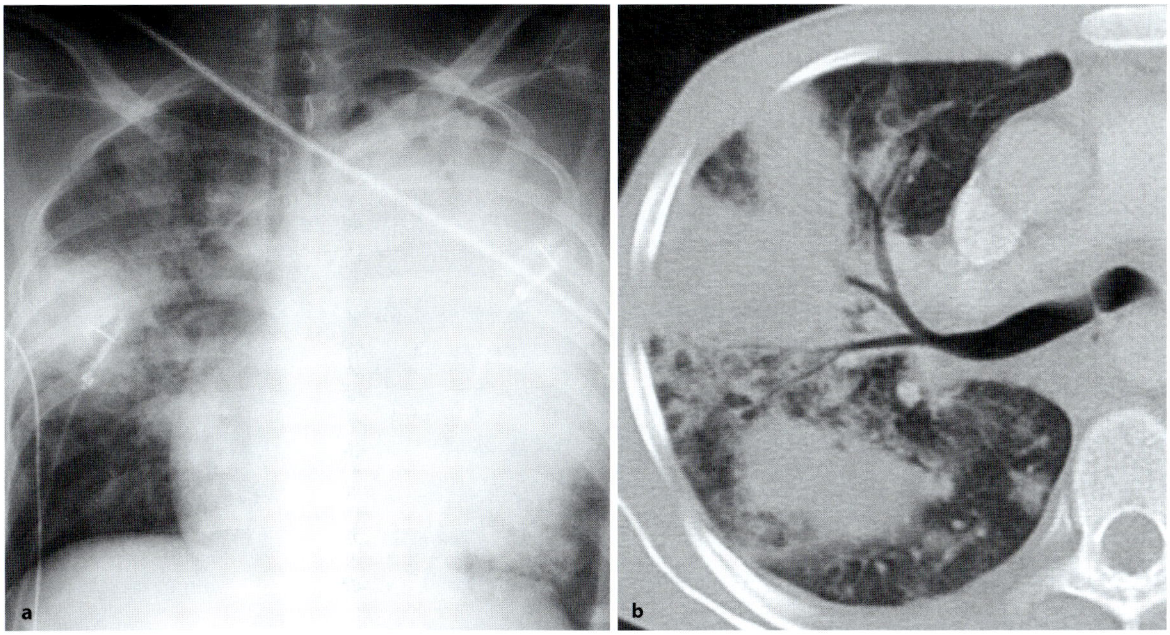

Abb. 7.96 a, b. Septische Pneumonie durch Nocardia asteroides bei septischer Granulomatose. Klinisch foudroyante Pneumonie bei einem 23-jährigen Mann mit chronischer kindlicher Granulomatose und wiederholten schweren Pneumonien im Kindesalter (angeborene Phagozyteninsuffizienz, Hiob-Syndrom). **a** Bilaterale großflächige volumenvermehrende alveoläre Pneumonie. **b** In der CT fanden sich neben den ausgedehnten pulmonalen Konsolidierungen großflächige milchglasartige Verschattungen unterschiedlich große rundliche Satellitenherde. Der Patient verstarb binnen weniger Tage im Multiorganversagen. Mikroskopisch konnte eine Nokardiose gesichert werden. Die angeborene Phagozyteninsuffizienz mit herabgesetzter zellulärer und humoraler Abwehr verursachte den foudroyanten letalen Verlauf. Typische Pneumonierreger bei einer derartigen Abwehrschwäche sind außer Nokardien, Staphylococcus aureus, Staphylococcus epidermidis, die gramnegativen Bakterien E. coli, Klebsiella pneumoniae, Serratiae, Proteus, Salmonellen und Pilze wie Aspergillus und Candida. Bei einer Pilzinfektion versterben die Patienten auch bei sofortiger adäquater Therapie rasch, da die Abwehr gegen Pilze in besonderem Maße von der Phagozytoseleistung abhängig ist

einer durch die Pilzinfiltration verursachten Tracheomalazie. Mögliche pleurale Komplikationen sind Pleuraegüsse oder -empyeme, bronchopleurale Fisteln und eine obere Einflussstauung aufgrund einer Mediastinalinfiltration.

Merke ! Die Aspergillose ist die weltweit häufigste Pilzerkrankung. Mehrere Verlaufsformen werden unterschieden, die akute angioinvasive pneumonische Form, die chronisch nekrotisierende Pneumonitis, das Aspergillom und die ABPA mit Asthma. Bei immunkompromittierten Personen mit Phagozytosestörung der Makrophagen ist die Aspergillus-Infektion stets eine lebensbedrohliche Erkrankung häufig mit pneumonischer Konsolidierung durch Lungeninfarzierung.

Die pulmonale Aktinomykose ist eine seltene Erkrankung mit häufig tumorartiger Röntgenmorphologie. Eine typische Fehldiagnose bei pulmonaler Aktinomykose mit Thoraxwandinfiltration ist das Bronchialkarzinom.

Die Candida-Pneumonie ist selten, sie betrifft fast ausschließlich immunkompromitterte Patienten

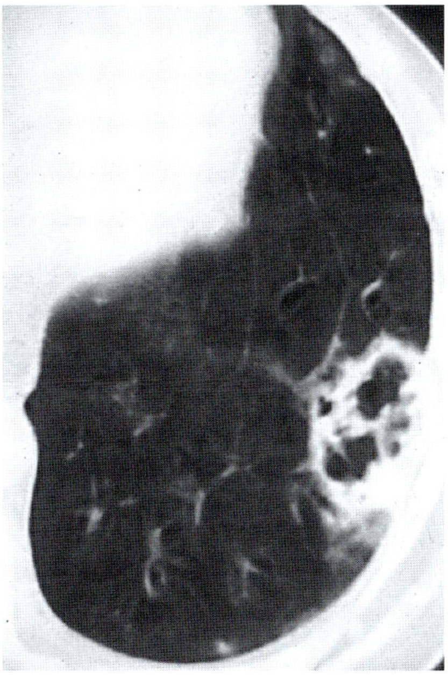

Abb. 7.97. Umschriebener kavernöser Lungenabszess nach unilokulärer Nocardia-Pneumonie

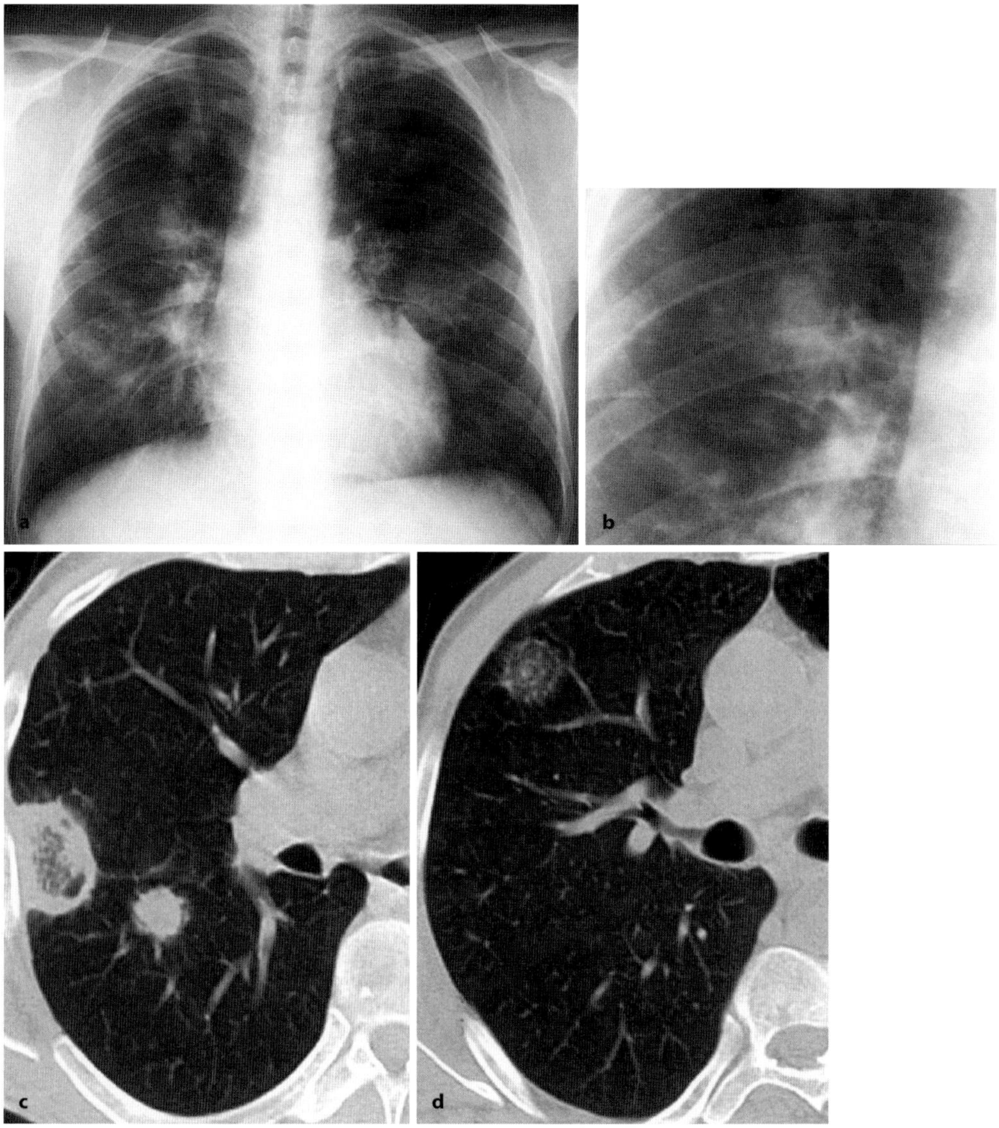

Abb. 7.98 a–d. Mukormykose. **a, b** Multiple unscharf begrenzte Infiltrate in beiden Lungen. **c, d** HR-CT: multiple teils konsolidierte bis zu 3 cm große Verschattungen mit unscharfem Rand und Halo-Zeichen, zusätzlich auch zentral aufgelockerte Herde mit Lufteinschlüssen in der Peripherie (in der englischsprachigen Literatur als „bird's nest" bezeichnet)

nach Chemotherapie oder Organtransplantationen. Charakteristisches Röntgenzeichen ist analog zu anderen angioinvasiven Pilzpneumonien der perifokale Halo um das Infiltrat. Die Diagnose Candida-Pneumonie wird zu häufig gestellt, da die Candidakolonisation des Bronchialbaumes häufig ist.

Die Pneumocystis-carinii-Pneumonie ist nach Sulfonamid-Prophylaxe der HIV-Patienten eine seltenere opportunistische Pneumonie. Typische Komplikation der rezidivierenden PCP-Infektion ist der Pneumothorax durch Perforation von Lungenzysten. Diagnostisch richtungsweisendes Frühzeichen ist der Zwerchfellhochstand in der Thoraxaufnahme, im CT eine feingranuläre Strukturvermehrung. Rezidivierende Pneumonien zeigen zentroazinäre, auch irreguläre Lungenzysten.

Die Kryptokokkose ist eine schwere, stets lebensbedrohliche Pilzpneumonie bei immunkompromittierten Patienten mit uncharakteristischer Röntgenmorphologie.

Die Nokardiose ist eine seltene Pneumonie des zellulär Immunkompromittierten mit eingeschränkter Prognose.

Die Mukormykose ist eine wichtige, meist nosokomiale Pneumonie des Immunkompromittierten nach Transplantation mit ernster Prognose. Typischer CT-morphologischer Befund ist das „bird's nest sign".

7.7 Pneumonie durch außereuropäische pneumotrope Pilze

Im folgenden Abschnitt sind in Amerika und Afrika endemisch vorkommende pneumotrope Mykosen aufgeführt, die vorwiegend nichtimmunkompromittierte Personen betreffen. Sie sind dennoch insofern von Bedeutung, als Reisende aus Endemiegebieten aufgrund der Inkubationszeit von 1–6 Wochen erst in Deutschland an einer solchen Pneumonie oder ihren Komplikationen erkranken können. Vielfach reisen aber auch bereits Erkrankte nach Europa ein. Bei ihnen bereiten Pilzpneumonien wegen des subakuten oder chronischen Verlaufs und der Ähnlichkeit zur Tuberkulose mitunter erhebliche differentialdiagnostische Probleme.

7.7.1 Kokkzidiomykose

■ **Mikrobiologische, pathologische und ätiologische Grundlagen.** Häufigster Pneumonieerreger ist der dimorphe Pilz Coccidioides immitis. Es handelt sich um natürliche in Nord- und Südamerika endemisch vorkommende Bodenkeime, die trotz ihrer Pneumotropie nur selten Pneumonieerreger sind. Die Infektion erfolgt durch Inhalation von Sporen, bei akuter disseminierter Form auch über eine hämatogene Streuung. Die Inkubationszeit beträgt 1–4 Wochen.

■ **Klinische Symptomatik.** Die Infektion verläuft klinisch meist stumm. In Endemiegebieten lässt sich auch bei Neubürgern bereits nach einem Jahr in ca. 25% eine Serokonversion nachweisen. Die Kokkzidiomykose ist daher bei Reisen in die Endemiegebiete nicht zu vernachlässigen.

Kommt es zu einer klinisch apparenten Pneumonie, können drei Verlaufsformen unterschieden werden: eine primär limitierte nichtpersistierende oder persistierende Form mit singulärem oder multiplen Herden, eine chronisch progressive Form und eine akute pneumonische, disseminierte Form.

Bei der primär limitierten, persistierenden und nichtpersistierenden Form kommt es in 60–80% der Infizierten zur Serokonversion ohne klinische Symptome. Wenn Beschwerden auftreten, sind sie geringgradig und unspezifisch (Fieber und unproduktiver Husten) und erinnern an eine banale Erkältung. Bei zusätzlichen Symptomen wie Cephalgie, Thoraxschmerz, Arthralgien, gelegentlich auch einem Erythema nodosum wird diese Form als „valley fever" bezeichnet. Die klinischen Symptome bilden sich in beiden Fällen binnen 6 Wochen vollständig zurück. Anders verhalten sich die radiologischen Befunde.

Die chronisch progressive, nekrotisierende Erkrankung entwickelt sich als komplizierender Verlauf entweder im Anschluss an die primäre persistierende Pneumonie oder nach einem Intervall als Exazerbation. Der Verlauf ist meist chronisch. Typische Symptome bei fortgeschrittener Erkrankung sind Husten, Gewichtsverlust, Fieber, Hämoptysen, Thoraxschmerzen und Dyspnoe.

Die akute disseminierte Form der Kokkzidiomykose wird in Einzelfällen vor allem bei Immuninkompetenten und bei diabetischer Ketoazidose beobachtet. Die Klinik ist gekennzeichnet durch einen raschen und schweren Verlauf mit Hämoptysen und purulentem Auswurf.

Eine Komplikation der Kokkzidien-Pneumonie ist die Generalisierung mit Befall weitgehend aller Organe. Der ZNS-Befall (30–50%) ist häufig letal. Kutane Manifestationen betreffen häufig die Nasolabialfalte. Eine spezifische Osteomyelitis der Brustwirbelsäule findet sich in 10–50% der Fälle. Die Mortalität der disseminierten pulmonalen und viszeralen Kokkzidiomykose ist hoch, bei den anderen Verlaufsformen gering oder fehlend. 85% aller Todesfälle betreffen immunkompromittierte Patienten.

■ **Radiologische Symptomatik.** Bei der primär limitierten, nichtpersistierenden Kokkzidiomykose entwickeln sich in der Lunge zunächst unscharf begrenzte Infiltrate. Im weiteren Verlauf entsteht eine fokale Nekrose mit granulozytärem Randwall und nachfolgend ein singulärer Herd oder auch multiple scharf begrenzt Granulome. Der röntgenologische Befund ist meist ein Zufallsbefund. Die alveolären Infiltrate bilden sich ebenso wie die klinischen Symptome binnen einiger Wochen vollständig zurück.

Bei der persistierenden pulmonalen Kokkzidiomykose entwickelt sich aus einem relativ kleinen alveolären Infiltrat ein mehr oder weniger scharf begrenzter solitärer Rundherd im Sinne eines Granuloms, das bei unkompliziertem Verlauf nach etwa einem Jahr verkalken kann. Möglich sind auch multiple Herdbildungen, wobei die Kombination von solider oder wie gesprenkelt wirkender alveolärer Konsolidierung in einer Region und scharf begrenzten Rundherden in einer anderen Lokalisation als typisch für diese Form der Kokkzidiomykose gilt.

Die chronisch progressive Kokkzidiomykose ist gekennzeichnet durch Infiltrate mit dickwandigen Kavernen, die meist keinen anatomischen Bezug haben, gelegentlich aber auch eine segmentale oder lobäre Lokalisation aufweisen können.

Die disseminierte pulmonale Kokkzidiomykose geht entweder mit ausgedehnten, u. U. große Teile der Lungen betreffenden und gelegentlich einschmelzenden dichten alveolären Infiltraten oder in Einzelfällen – insbesondere bei extrapulmonaler Dissemination – mit miliariformen Herden einher.

Bei den unkomplizierten persistierenden Formen sind häufiger die Unterlappen betroffen, bei der chronisch progressiven Form eher die Oberlappen und bei der disseminierten Form alle Lungenabschnitte. Eine Lymphknotenbeteiligung ist mit 10–20% zwar nicht häufig, kann aber einziges radiologisches Korrelat der pulmonalen Erkrankung sein. Mediastinale Lymphome sollen gelegentlich auf die bevorstehende pulmonale Generalisation hinweisen. Ein Pleuraerguss wird in 20% der Fälle beobachtet. Die chronisch progressive Form kann in grobe Fibrosierungen mit Schrumpfung und Ausbildung meist dickwandiger Kavernen übergehen, was leicht zur Verwechslung mit einer reaktivierten Lungentuberkulose führen kann.

7.7.2 Pneumonie durch Histoplasmen

Mikrobiologische, pathologische und ätiologische Grundlagen. Häufigster Erreger der Histoplasmose (>90%) ist Histoplasma capsulatum, ein in Nordamerika endemischer Pilz in stickstoffreichen Böden und infizierten Tieren (hohe Konzentrationen in den Exkrementen von Tauben und Fledermäusen). In Endemiegebieten ist der Durchseuchungsgrad der Bevölkerung hoch (Serokonversion 70–80%).

Histoplasma capsulatum ist ein typischer Pneumonieerreger auch beim Immunkompetenten.

Die Infektion erfolgt in der Regel ambulant, aerogen und tracheobronchial deszendierend. Endogene Reinfektionen sind häufig. Eine Altersprädilektion oder ein Risikoprofil bestehen nicht. Allerdings kommt es bei Immunkompromittierten (nach Chemo- oder Steroidtherapie) zu schwereren Krankheitsverläufen.

Pathomorphologisch findet sich eine unspezifische Entzündungsreaktion (Neutrophile, Makrophagen), der eine lymphozytär vermittelte Immunreaktion folgt. Begleitet wird dies von einer Granulombildung mit Nekrotisierung und fibrotischer Reaktion, die von einer Primärtuberkulose nicht zu unterscheiden ist. Hiläre und mediastinale Lymphknotenschwellungen sind ausgeprägter als bei der Primärtuberkulose und häufiger mit Epiphänomenen (Mittellappenatelektase, poststenotische Pneumonie) vergesellschaftet.

In wenigen Fällen kommt es zur chronisch progredienten Erkrankung (chronische primäre Histoplasmose), die sich zumeist in den Lungenoberlappen mit ausgedehnter Fibrosierung, Nekrosen- und Kavernenbildung sowie mediastinalen Lymphknotenschwellungen manifestiert. Die Erkrankung ist der postprimären Tuberkulose ähnlich, aber im Verlauf nicht so destruktiv. Nekrobiotische Verkalkungen im Lungenparenchym oder den Lymphknoten treten in etwa zwei Drittel der Fälle auf. Pleuraergüsse oder -empyeme werden aufgrund der ausgedehnten Fibrosierungen mit Verklebung der Pleuraspalten nicht beobachtet.

Klinische Symptomatik. Sehr häufig (95–98%) läuft die Infektion symptomlos ab (bei 10–20% rundliche Herdchen auf der Thoraxaufnahme nachweisbar).

Die akute (primäre) Histoplasmose geht nach einer Inkubationszeit von 1–2 Wochen mit Fieber, Cephalgie, Husten, retrosternalem Druckgefühl, seltener Appetitlosigkeit und Schwindel einher. Bei Kindern findet sich gelegentlich ein Erythema nodosum oder multiforme. Bei erhaltener zellgebundener Immunkompetenz heilt die Erkrankung meist mit Granulomen in den betroffenen Organen rasch ab.

Bei der primär chronischen Histoplasmose wird das klinische Bild von allgemeinem Krankheitsgefühl, Gewichtsverlust, thorakalem Druckgefühl und chronischem Husten (gelegentlich mit Expektoration von Kaverneninhalt) bestimmt. Bei einer Mediastinalbeteiligung (chronisch fibrosierende Mediastinitis) kann es zur oberen Einflussstauung kommen. Auch eine Trachea- und Ösophagusbeteiligung (Kompression oder Fistelbildung) sind beschrieben.

Bei der disseminierten Histoplasmose wird aus prognostischen Gründen zwischen einer akuten, subakuten und chronischen disseminierten (sekundären) Histoplasmose unterschieden.

Die akute disseminierte Histoplasmose, bei der praktisch alle Organe befallen sind, verläuft akut bis foudroyant und innerhalb von wenigen Wochen letal. Meist lassen sich frühere Infektionen nachweisen. Kritisch wird das Krankheitsbild durch eine zunehmende Einschränkung von Leber- und Nierenfunktion, durch das vollständige Fehlen der lymphozytären Abwehr und durch Addison-Krisen. In den betroffenen Organen lassen sich massenhaft Pilzhyphen nachweisen. Die körpereigene Abwehr kommt zum Erliegen. Das klinisch-laborchemische Bild ist geprägt durch Fieberkontinua, massive Hepato- und Splenomegalie, Leuko- und Thrombozytopenie sowie die Zeichen der Leber- und Niereninsuffizienz. Diese Form der letalen akuten disseminierten Histoplamose ist bei immunkompetenten Erwachsenen sehr selten. Sie wird vor allem bei Säuglingen und Kleinkindern sowie bei immunkopromittierten Erwachsenen beobachtet.

Die subakute disseminierte Form betrifft Kinder und Erwachsene. Die Klinik ist milder und verläuft über Monate. Im Vergleich zur akuten Form sind die Anämie, Neutropenie und Thrombozytopenie und das Fieber weniger ausgeprägt. Die subakute Verlaufsform ist aber häufiger durch eine Meningitis, fokale Enzephalitis und/oder Endokarditis kompliziert.

Die chronische disseminierte Form betrifft nur Erwachsene, meist HIV-Patienten. Der klinische Befund ist häufig gering, der Verlauf geht über Monate oder Jahre, und die Diagnose wird gelegentlich zufällig bei der Abklärung oropharyngealer Abszesse oder Fisteln gestellt. Eine Laryngitis und Ösophagitis sind relativ häufig.

■ **Radiologische Symptomatik.** Das Histoplasmom stellt sich als scharf begrenzter 0,3–3 cm großer Nodulus/Nodus mit zentraler schießscheibenartiger, scholliger oder durchgehend homogener Verkalkung dar. Meist handelt es sich um einen Solitärherd, der gelegentlich von Satellitenherden begleitet ist. Selten findet man in einer Lunge mehr als 5 Herde. Im Gegensatz zur postprimären Tuberkulose sind Histoplasmome meist im Unterlappen gelegen. Sie können sich auch noch Jahre nach der Erstinfektion vergrößern und zur Verwechslung mit einem reaktivierten Tuberkulom oder einem Bronchialkarzinom Anlass geben. In den USA verursachen Histoplasmome nach asymptomatischer Infektion gelegentlich Schwierigkeiten bei der Abgrenzung zu anderen, ggf. malignen Rundherden.

Bei der akuten primären Histoplasmose ist das Röntgenbild meist negativ. Pneumonische Infiltrate stellen sich als meist unscharf begrenzte alveoläre Verschattungen (1–5 cm im Durchmesser) dar. Bei schwerem Verlauf kommt es zu ausgedehnten Infiltraten in gelegentlich wechselnder Lokalisation. Auch ein atypischer hyperergeer Verlauf mit miliariformen Fleckschatten wurde beschrieben. Die chronische Histoplasmose ist gekennzeichnet durch alveoläre Verdichtungen, grobe Narbenzüge und eine Schrumpfungstendenz. Meist sind beide Oberlappen betroffen. Lymphknotenvergrößerungen, die häufig noch während der Erkrankung grobschollig verkalken, sind nahezu regelmäßig nachweisbar.

Mögliche Komplikationen sind neben Ergussbildungen, pleuralen und/oder perikardialen Verkalkungen die Ausbildung von Kavernen, Bronchiektasen und Fisteln (pleuropulmonal, bronchoösophageal, pleuromediastinal, pleuroösophageal).

Die disseminierte Histoplasmose (akut, subakut oder chronisch) zeigt interstitiell-miliariforme und unterschiedlich große, auch konfluierende alveoläre Verschattungen über beiden Lungen mit Betonung der Oberfelder. Thorakale Lymphknotenvergrößerungen, Oberlappenkavernen (ähnlich wie bei der Tuberkulose) und pleurale Komplikationen wie bei der chronischen Histoplamose sind häufig.

7.7.3 Nordamerikanische Blastomykose

■ **Mikrobiologische, pathologische und ätiologische Grundlagen.** Blastomyces dermatitidis, ein dimorpher Bodenpilz, der endemisch in Afrika und ganz Amerika vorkommt, ist der Erreger der nordamerikanischen Blastomykose. Der Durchseuchungsgrad ist in den betroffenen Gebieten hoch. Die Pneumotropie ist gering, urogenitale und kutane Infektionen sind häufiger. Die Infektion erfolgt durch Inhalation von Sporen. Ein typisches Risikoprofil besteht nicht. Wie bei allen opportunistischen Keimen sind Patienten mit zellulärer Immuninsuffizienz stärker gefährdet.

■ **Klinische Symptomatik.** Die Primärinfektion verläuft meist symptomlos, gelegentlich mit milden Allgemeinsymptomen wie bei einer banalen Erkältung. Akute und foudroyante Verlaufsformen mit Fieber, Husten, Auswurf und atemabhängigem pleuritischem Schmerz sind selten, können aber in ein ARDS übergehen. Selten ist auch eine komplizierende fibrosierende Mediastinitis. Generalisierte Infektionen zeigen eine Beteiligung von Haut, Skelettsystem (am häufigsten Wirbelsäule) und Nieren sowie bei Männern auch der Genitalorgane.

■ **Radiologische Symptomatik.** Röntgenologisch finden sich in einem hohen Prozentsatz (80%) singuläre oder vereinzelte, auch konfluierende alveoläre Verschattungen in peribronchialer Lokalisation mit positivem Luftbronchogramm, ähnlich dem Bild einer Bronchopneumonie. Initial sind die Unterfelder, später alle Lungenabschnitte betroffen. Bei disseminierter Erkrankung ist ein miliares Bild möglich. Thorakale Lymphknotenvergrößerungen fehlen meist. Die pulmonalen Komplikationen sind denen anderer pulmonaler Mykosen vergleichbar. Pleuraergüsse sind selten, Verkalkungen Raritäten.

7.7.4 Südamerikanische Blastomykose

■ **Mikrobiologische, pathologische und ätiologische Grundlagen.** Hauptsächlicher Erreger der südamerikanischen Blastomykose ist Paracoccidoidosis brasiliense, ein endemischer Bodenpilz in den tropischen und subtropischen Regionen Mittel- und Südamerikas. Er ist ein typischer Pneumonieerreger und opportunistischer Keim. Die Infektion erfolgt ambulant durch Inhalation von Sporen, seltener deszendierend von einer oropharyngealen Manifestation ausgehend. Betroffen sind Personen mittleren Alters ohne eindeutiges Risikoprofil. Immunkompromittierte zeigen eine höhere Inzidenz und einen schwereren Krankheitsverlauf.

Tabelle 7.9. Parasitosen. (Aus Ferlintz 1974)

Pathologie/Radiologie	Parasiten
Flüchtige Lungeninfiltrate	Nematoden, Dirofilariasis, Paragonimiasis
Mit Bluteosinophilie	Schistosomiasis (akute Form)
Rundherde, Zysten, Abszesse	Echinokkokose, Strongyloidiasis, Paragonimiasis, Dirofilariasis
Pleuraerguss	Paragonimiasis, Echinokokkose, Trichinose
Lungenödem	Malaria, Babesiose, massive Trichinose, Strongyloidiasis, Larva migrans visceralis (selten)
Hämoptysen	Echinokokkose, Paragonimiasis, Strongyloidiasis, Ascaridiasis
Pulmonale Hypertonie	Schistosomiasis

■ **Klinische Symptomatik.** Die Mehrzahl der Infekte verläuft inapparent oder mit milden respiratorischen Beschwerden. Bei vorbestehender Erkrankung des Oropharynx oder bei Risikokonstellationen kann es zur manifesten Pneumonie mit meist chronischem Verlauf kommen. Septische Krankheitsbilder mit foudroyantem letalem Verlauf kommen bei immunkompromittierten Patienten vor. Wie bei anderen Mykosen ist eine Dissemination mit Multiorganbeteiligung möglich. Typische Komplikationen sind eine skrofulöse zervikale Lymphadenopathie, ein ulzeröser Hautbefall, Infiltrationen und Destruktionen der Nasennebenhöhlen und des Oropharynx.

■ **Radiologische Symptomatik.** Die Befunde sind prinzipiell von anderen Pilzpneumonien nicht zu unterscheiden. Es finden sich wechselnde alveoläre Infiltrate (bis zu 3 cm) und wenig dichte, unscharf begrenzte Rundherde mit einem Halo-Phänomen in der CT. Bei akuter progredienter Pneumonie sind großflächige alveoläre Konsolidierungen möglich. Ein bilateraler Lungenbefall und thorakale Lymphome sind häufig, pleurale Komplikationen eher selten.

Merke ! Außereuropäische Pilzpneumonien betreffen meist nicht immunkompromittierte Personen. Sie haben eine uncharakteristische Röntgensymptomatik. In den USA ist die Histoplasmose eine weit verbreitete Erkrankung (Serokonversion 70–80%). Akute Pneumonien mit nodulärer Fleckschattenbildung werden aber selten beobachtet. Charakteristisch für die klinisch meist inapparent abgelaufene Histoplasmen-Pneumonie sind verkalkte Granulome, die mit tuberkulösen Streuherden verwechselt werden können.

7.8 Lungenbefall bei Parasiten

Für die Differentialdiagnose der Parasitosen ist es sinnvoll, zwischen Protozoen und Helminthen zu unterscheiden, da Pathogenese und klinischer Verlauf unterschiedlich sind (Tabelle 7.9., s. separate Anlage). Ursache für Parasitosen sind vielfach unhygienische Verhältnisse. Für alle Parasitosen gilt, dass der Krankheitsverlauf bei immungeschwächten Patienten schwerwiegender ist.

7.8.1 Lungenbefall bei Protozoen

Amöben-Pneumonie

■ **Parasitologische und ätiopathologische Grundlagen.** Einziger humanpathogener Keim ist Entamoeba histolytica. Er kommt in tropischen und subtropischen Ländern ubiquitär vor und ist fakultativ pneumotrop. Die pulmonale Amöbiasis geht in bis zu 75% über eine Zwerchfellpenetration von einem Amöbenabszess der Leber aus. Selten werden Trophozoiten über den Plexus haemorrhoidalis unter Umgehung des Portalkreislaufes direkt in die Lunge verschleppt.

■ **Klinische Symptomatik.** Die Amöbenruhr beginnt als akute gastrointestinale Erkrankung mit hohem Fieber, Gewichtsverlust und Oberbauchschmerzen. Eine typische Komplikation ist der Leberabszess. Rupturiert dieser transdiaphragmal, kommt es zu einem oft atemabhängigen in die rechte Schulter fortgeleiteten Thoraxschmerz. Blutig tingierter Auswurf ist ein mögliches Begleitsymptom. Die Mortalität ist in Entwicklungsländern hoch, in Deutschland auf Einzelfälle beschränkt.

■ **Radiologische Symptomatik.** Frühestes Röntgenzeichen ist der Zwerchfellhochstand. Der Lungenabszess stellt sich aufgrund der transdiaphragmalen Fortleitung aus der Leber typischerweise im rechten Lungenunter- oder Mittellappen als mehr oder weniger scharf begrenztes Verschattungsareal dar. Rasch kommt es zur Einschmelzung, bei Bronchusanschluss auch zu Spiegelbildungen (Abb. 7.99).

Malaria

■ **Parasitologische und ätiopathologische Grundlagen.** Zur Familie der Plasmodien gehören diverse Erreger, klinische Bilder und charakteristische Fieber-

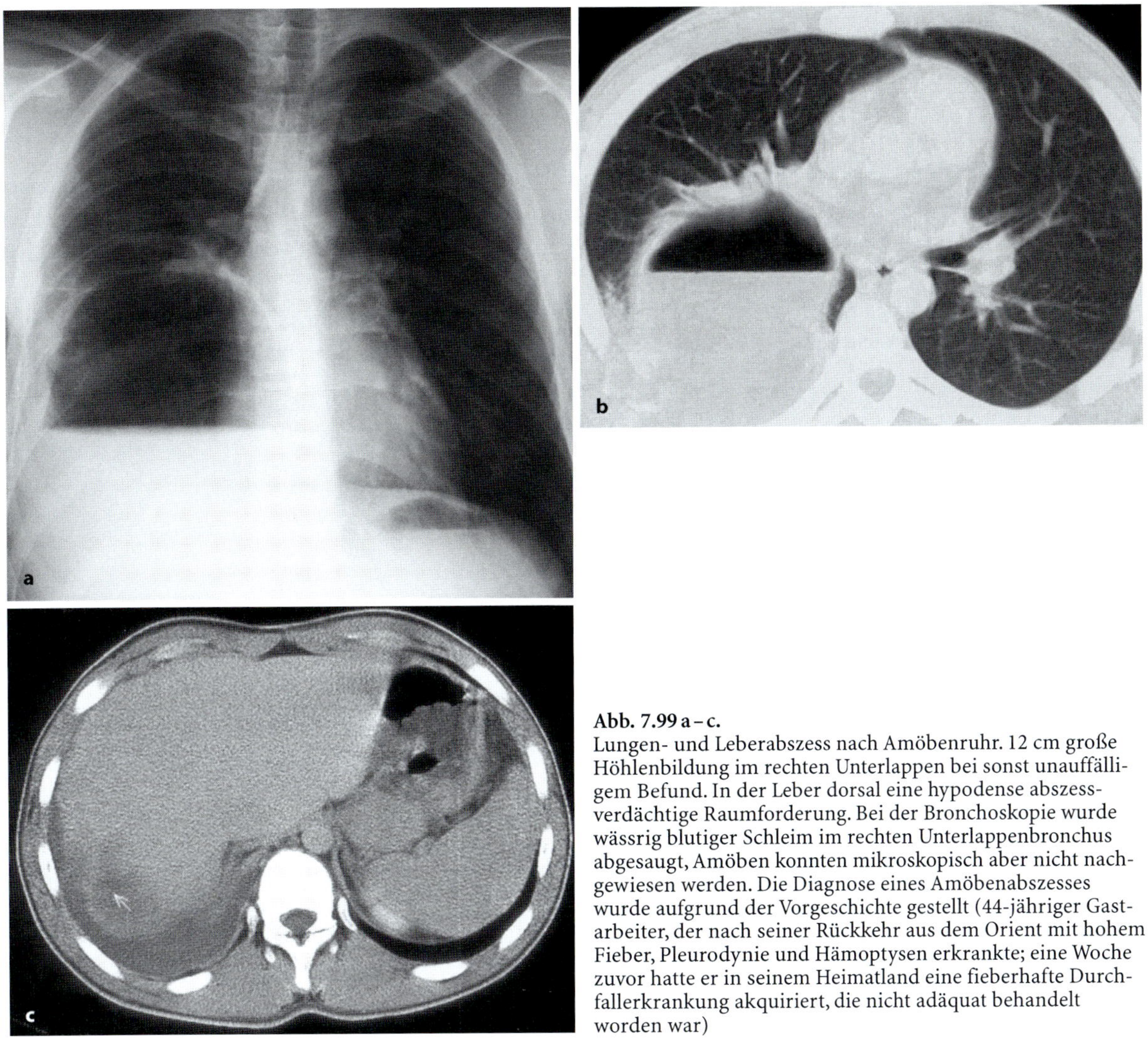

Abb. 7.99 a–c.
Lungen- und Leberabszess nach Amöbenruhr. 12 cm große Höhlenbildung im rechten Unterlappen bei sonst unauffälligem Befund. In der Leber dorsal eine hypodense abszessverdächtige Raumforderung. Bei der Bronchoskopie wurde wässrig blutiger Schleim im rechten Unterlappenbronchus abgesaugt, Amöben konnten mikroskopisch aber nicht nachgewiesen werden. Die Diagnose eines Amöbenabszesses wurde aufgrund der Vorgeschichte gestellt (44-jähriger Gastarbeiter, der nach seiner Rückkehr aus dem Orient mit hohem Fieber, Pleurodynie und Hämoptysen erkrankte; eine Woche zuvor hatte er in seinem Heimatland eine fieberhafte Durchfallerkrankung akquiriert, die nicht adäquat behandelt worden war)

verläufe der von ihnen hervorgerufenen Krankheiten sind unterschiedlich. Die wichtigsten sind Plasmodium falciparium (Malaria tropica), P. vivax, P. ovale (Malaria tertiana) und P. malariae (Malaria quartana).

■ **Klinische Symptomatik.** Das klinische Bild ist gekennzeichnet durch hohes, undulierendes Fieber, Schüttelfrost, Kopf- und Muskelschmerzen. Bei hochgradiger Parasitämie kommt es in etwa einem Drittel der Fälle zu einer Lungenbeteiligung, die innerhalb weniger Tage zu einem Atemnotsyndrom führen kann. Symptome sind trockener Husten und eine ausgeprägte respiratorische Insuffizienz. Die pulmonale Manifestation darf dabei nicht als Folge einer begleitenden Nierensinsuffizienz angesehen werden. Sie entspricht einem toxischen Lungenödem und muss entsprechend behandelt werden.

■ **Radiologische Symptomatik.** Die Röntgensymptomatik ist in Abhängigkeit vom Krankheitsverlauf und komplizierenden Faktoren sehr variabel. Die Befunde reichen von interstitiellen und alveolären Infiltraten über ein transientes Lungenödem bis zum Vollbild eines Atemnotsyndroms.

Toxoplasmen-Pneumonie

■ **Parasitologische und ätiopathologische Grundlagen.** Die Toxoplasmose ist weltweit verbreitet. In Europa sind viele Vogelarten und Haustiere befallen. Toxoplasma gondii ist fakultativ pneumotrop. Die Infektion erfolgt durch Ingestion von kontaminiertem rohem Fleisch. Die Erreger gelangen in die Blutbahn und disseminieren hämatogen. Bei normaler Abwehrlage manifestiert sich die Infektion als Lymphknotentoxoplasmose. Eine Pneumonie entsteht nur bei Immunkompromittierten im Rahmen einer disseminierten Toxoplasmose. So entwickeln beispielsweise 10–30% der Aids-Patienten mit disseminierter Toxoplasmose eine Pneumonie.

■ **Klinische Symptomatik.** Bei Immunkompetenten verläuft die Infektion in der Regel subklinisch. Bei Immunkompromittierten kommt es zur manifesten Erkrankung mit disseminiertem Organbefall. Die Toxoplasmose beginnt akut mit Bewusstseinsstörungen, Krampfanfällen, Atemnot und trockenem Husten. Die Lungenbeteiligung verläuft als interstitielle Pneumonie. Komplikationen der disseminierten Toxoplamose sind die Meningoenzephalitis, Enzephalomyelitis und multiple Abszessbildungen. Unbehandelt beträgt die Mortalität an die 100%.

■ **Radiologische Symptomatik.** Die pulmonale Beteiligung manifestiert sich röntgenologisch primär als interstitielle Pneumonie mit einer bilateralen, perihilär beginnenden milchglasartigen Eintrübung, die im weiteren Verlauf zunehmend in ein gemischt interstitiell-alveoläres oder überwiegend alveoläres Verschattungsmuster übergeht. Bilaterale Hiluslymphome sind häufig, Pleurareaktionen selten.

7.8.2 Lungenbefall bei Helminthen

Wurmbedingte Pneumonien und Lungeninfiltrate manifestieren sich typischerweise als meist flüchtige eosinophile Infiltrate (Abb. 7.100). Sie kommen bei einigen Wurminfektionen häufig, bei anderen mit überwiegend extrapulmonalen Manifestationen nur selten vor.

Askaridiasis

■ **Parasitologische und ätiopathologische Grundlagen.** Die Übertragung von Ascaris lumbricoides erfolgt fäkal-oral durch Ingestion von mit Wurmeiern kontaminierten Nahrungsmitteln. Die Askaridiasis ist bei unzureichenden hygienischen Verhältnissen eine häufige Erkrankung. Auch in Deutschland ist sie aufgrund biologischer Anbaumethoden mit Fäkaliendüngung über den Verzehr von rohem Gemüse und Salat wieder vermehrt zu beobachten. Nach transhepatischer Passage werden die Würmer in die Lunge verschleppt.

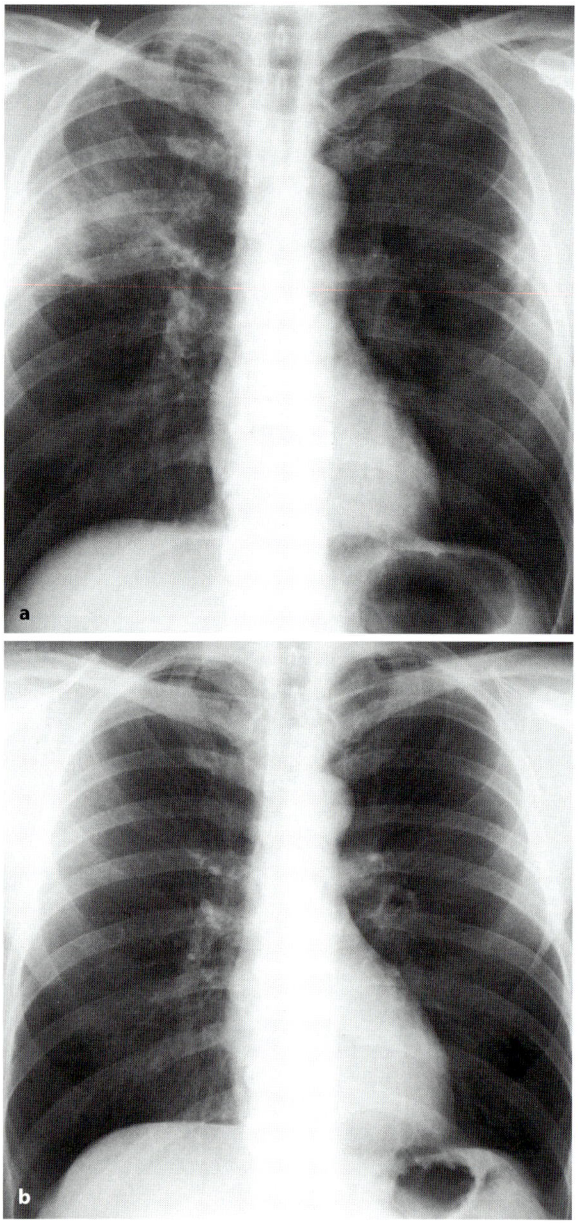

Abb. 7.100 a, b. Flüchtige eosinophile Infiltrate bei Ascaris lumbricoides. **a** Multilokuläre ausgedehnte teils alveoläre, teils milchglasartige Verschattungen in beiden Lungen. Bluteosinophilie von 12%; massenhaft Askariden im Stuhl. **b** Nach Durchführung einer Therapie mit Mebendazol vollständige Rückbildung der Infiltrate und Rückgang der Eosinophilie

■ **Klinische Symptomatik.** Der Krankheitsbeginn ist symptomlos. Unspezifische Minimalbefunde sind leichtes Fieber, trockener Husten und retrosternale Schmerzen. Nur bei massivem Lungenbefall kommt es zu Dyspnoe und Hämoptysen. Eine periphere Bluteosinophilie ist die Regel. In 15% der Fälle ist ein makulopapulöses Exanthem nachweisbar. Bei adäquater Therapie kommt es zur Restitutio ad integrum.

■ **Radiologische Symptomatik.** Typischer Befund sind – wie bei vielen Helminthosen – flüchtige und wandernde Infiltrate, die sich als einige Zentimeter große, unscharfe und weniger dichte Verschattungen darstellen (Löffler-Infiltrate; vgl. Abb. 7.100) mit der Tendenz zur Koaleszenz. Die Infiltrate verschwinden meist nach 10–14 Tagen spontan, können aber im Verlauf der Erkrankung wiederholt und an anderer Stelle auftreten. Lymphknotenschwellungen, pleurale oder pulmonale Komplikationen sind nicht üblich.

Ankylostomiasis

Parasitologische und ätiopathologische Grundlagen. Die verschiedenen pneumotropen Spezies dieser Gruppe (Ancylostoma duodenale, Necator americanus) kommen häufiger in tropischen und subtropischen Regionen, aber auch in den Mittelmeerländern vor. Die Infektion erfolgt durch transkutane Penetration der filiariformen Larven beim Barfußlaufen und gelangen über die Blutbahn in die Lungenkapillaren. Dort penetrieren sie die Alveolen und gelangen über die Atemwege in den Pharynx, werden verschluckt, erreichen im Dünndarm ihr Endstadium als Wurm und werden mit dem Stuhl ausgeschieden. Eine Reinfektion über die Darmparasiten findet nicht statt.

Klinische Symptomatik. Bei der Parasitenpassage durch die Lunge entsteht die Pneumonie, die mit trockenem Husten einhergeht. Bei hoher Larvenzahl können Dyspnoe, Hämoptysen und thorakale Schmerzen auftreten. Das Blutbild zeigt eine Eosinophilie und mikrozytäre Anämie. Üblicherweise kommt es zur Restitutio ad integrum.

Radiologische Symptomatik. Der Verschattungstyp mit flüchtigen wandernden alveolären Infiltraten entspricht dem der Askariden.

Strongyloidiasis

Parasitologische und ätiopathologische Grundlagen. Die Strongyloidiasis ist seltener als die Askaridiasis und Ankylostomiasis. Die Übertragung von Strongyloides stercoralis geschieht wie bei den Hakenwürmern durch Hautpenetration der Larven mit hämatogenem Transport in die Lungen. Im Darm kann eine Autoinfektion stattfinden, denn die Wurmeier wandeln sich wieder zu filiariformen Larven um, die einen erneuten Infektionszyklus auslösen können.

Klinische Symptomatik. Abdominelle Beschwerden mit schmerzhaften Diarrhöen, Übelkeit und Erbrechen stehen im Vordergrund. In schweren Fällen treten im Zuge der pulmonalen Passage Husten und Hämoptysen auf. Bei Immunkompromittierten kann es zum tödlichen Verlauf kommen, da die Larven hämatogen in Gehirn, Leber, Lunge und Haut gestreut werden. Die Dissemination wird meist von bakteriellen Superinfektionen in diesen Organen begleitet.

Radiologische Symptomatik. Die Passage der Parasiten verursacht wie die der Hakenwurmparasiten flüchtige pulmonale Infiltrate. Bei bakterieller Superinfektion kommt es zu bilateralen pneumonischen Infiltraten mit Mikroabszessen und einem Lungenödem.

Toxocara-Lungeninfiltrate

Parasitologische und ätiopathologische Grundlagen. Die Parasiten Toxacara canis beim Hund und Toxacara cati bei der Katze sind weltweit verbreitet, am häufigsten in subtropischen Ländern. Von der Parasitose werden überwiegend Kinder durch Tierkontakt oder durch Ingestion von mit Wurmeiern kontaminierter Erde (Geophagie) befallen.

Klinische Symptomatik. Das Krankheitsbild wird als „Larva migrans visceralis" bezeichnet und führt zu Fieber, Muskelschmerzen, Husten mit asthmoider Bronchitis und einer ausgeprägten Hypereosinophilie. Pneumonien sind selten.

Radiologische Symptomatik. Der Röntgenbefund zeigt flüchtige peribronchiale oder pneumonische Infiltrate, die ausnahmsweise über Wochen oder Monate persistieren können.

Filariasis

Parasitologische und ätiopathologische Grundlagen. Die tropische Eosinophilie (pulmonale Filariasis) wird durch Wuchereria bancrofti, einen endemisch in Nordafrika, Indien und Südostasien vorkommenden Parasiten hervorgerufen. Die Übertragung erfolgt durch Mücken.

Klinische Symptomatik. Die meisten Patienten sind asymptomatisch. Nach einer Inkubationszeit von 8 Monaten kommt es zu Husten, zähschleimigem Auswurf und Atemnot. Das klinische Bild kann dem bei Asthma bronchiale gleichen. Aufgrund der Laborbefunde (ausgeprägte Leukozytose mit Eosinophilie) stellt sich die Differentialdiagnose zum Churg-Strauss-Syndrom, der Wegener-Granulomatose und der allergischen pulmonalen Aspergillose.

Radiologische Symptomatik. Röntgenologisch findet sich eine interstitielle Pneumonie mit nodulär-retikulären Verschattungen vor allem in den Unterfeldern. Auch bronchopneumonische Infiltrate mit konfluierenden Herden wurden beschrieben.

Dirofilariasis

Parasitologische und ätiopathologische Grundlagen. Dirofilaria imitis ist ein humanpathogener Parasit. Diese in Nordamerika, aber auch in Mittelmeerregionen vorkommenden Nematoden werden durch

Mückenstiche vom Hund auf den Menschen übertragen.

■ **Klinische Symptomatik.** Eine Dirofilariasis ist sehr selten. Die Klinik ist meist symptomlos. Ausnahmsweise können Husten und Fieber bestehen.

■ **Radiologische Symptomatik.** Lungeninfiltrate (rundherdartig bis zu 2 cm) sind immer ein seltener Zufallsbefund.

Bilharziose (Schistosomiasis)

■ **Parasitologische und ätiopathologische Grundlagen.** Schistosomen kommen endemisch nur in tropischen Gewässern vor, vor allem in Zentral- und Südafrika (S. hämatobium und S. mansoni) und in Südamerika (S. mansoni). Zwischenwirt ist die Wasserschnecke, die die Zerkarien in das Wasser ausscheidet. Deren Larven können die Haut penetrieren und auf hämatogenem Weg in Leber und Lunge verschleppt werden, wo sie zu reifen Shistosomulae auswachsen. Später gelangen sie in das Mesenterialvenengeflecht (S. mansoni) bzw. in das Vesikalvenengeflecht (S. hämatobium) und legen in diesen Gefäßterritorien Eier ab, die durch Verschleppung in die Leber und in die Lunge gelangen.

■ **Klinische Symptomatik.** In der frühen Phase der Erkrankung bestehen Fieber, Diarrhöen und Arthralgien. Typische Laborbefunde sind eine Eosinophilie bei Leukozytose und spezifisches IgE. In der chronischen Phase kommt es bei Lungenbefall zu Husten und Atemnot sowie zu einer Hypoxämie aufgrund okklusionsbedingter Shunts im pulmonalen und portalen Kreislauf. Darunter kann sich eine pulmonal-arterielle Hypertonie entwickeln.

Typische Befunde sind Bilharziome (Ansammlung von Eiern in der Harnblase) mit Hämaturie und blutig tingierte Diarrhöen durch den Befall der Rektumschleimhaut.

■ **Radiologische Symptomatik.** Während der Lungenpassage kommt es zu Löffler-Infiltraten. Durch die Migration der Eier im pulmonalen Gefäßbett zeigt die Mehrzahl der Patienten mit pulmonaler Schistosomiasis ein retikulonoduläres Verschattungsmuster. Daneben kommen einzelne gut abgrenzbare Granulome vor. Die Okklusion von Lungengefäßen führt zu multilokulären Infarktpneumonien. Die auffälligsten Befunde der kardiopulmonalen Schistosomiasis sind bereits in der Frühphase der Erkrankung prominente Oberlappengefäße infolge der Gefäßokklusionen, die durch die Eier bedingt sind. In den chronischen Stadien führt die ständige Belastung durch die Eiablage zu einer obliterierenden und nekrotisierenden Arteriolitis mit dystelektatischen Mikroinfiltraten und zunehmender Fibrose. Meist finden sich zu diesem Zeitpunkt auch Zeichen der pulmonalarteriellen Hypertonie mit Cor pulmonale. Pulmonale Bilharziome sind selten. Sie stellen sich als solitäre Rundherde dar, die über länger Zeiträume persistieren können.

Echinokokkose

■ **Parasitologische und ätiopathologische Grundlagen.** Echinococcus multilocularis (Fuchsbandwurm) und E. granulosus (Hundebandwurm) sind weltweit verbreitet. Die Übertragung erfolgt durch den Verzehr kontaminierter Nahrungsmittel. Die Larven penetrieren die Duodenalwand und werden hämatogen über den Pfortaderkreislauf in die Leber verschleppt. Bei 15–30% gelangen die Erreger in die Lungenkapillaren und verursachen einen Lungenbefall. Bei 5% passieren die Larven die Lunge und können verschiedene Organe befallen (Herzmuskel, sonstige Muskulatur, ZNS).

■ **Klinische Symptomatik.** Die pulmonale Echinokokkose ist symptomarm, große Zysten führen zu Verdrängungserscheinungen. Bei Brochusanschluss kommt es zu Husten mit Atemnot. Allergische Reaktionen von einer Urtikaria bis zum allergischen Schock sind möglich. Eine Infektion mit E. multilocularis weist eine hohe Mortalität (>90%) auf, eine chirurgische Sanierung gelingt meist nicht. Der E. granulosus hat eine bessere Prognose (Möglichkeit einer effektiven chirurgischen Intervention, Mortalität um 7%).

■ **Radiologische Symptomatik.** Bei typischer Befundkonstellation ist eine Differenzierung zwischen beiden Formen der pulmonalen Echinokokkose möglich.

Bei einer Infektion mit dem E. granulosus finden sich auf der Thoraxaufnahme einzelne oder multiple pulmonale Rundherde von homogener Dichte und glatter Begrenzung. Stippchenförmige Verkalkungen sind selten. Die umgebenden Lungengefäße werden durch die Raumforderung verlagert. In der CT und MRT sind die Herde als einzelne (ggf. auch als ein Konglomerat mehrerer) Zysten zu erkennen. Bei Anschluss an das Bronchialsystem entstehen dünn- und glattwandige Zysten, häufig mit einem Flüssigkeitsspiegel. Die Größe der Zysten variiert beträchtlich von weniger als 1 cm bis zu Riesenzysten, die den gesamten Hemithorax ausfüllen können. Ein pathognomonisches Röntgenzeichen der pulmonalen Echinokokkose ist das Seerosenzeichen („water-lily-sign"). Dabei wird die in der Zyste schwimmende, von der Wand abgelöste Echinokokkusmembran sichtbar (Abb. 7.101).

Bei einer Infektion mit dem E. multilocularis finden sich keine größeren Einzelzysten. Charakte-

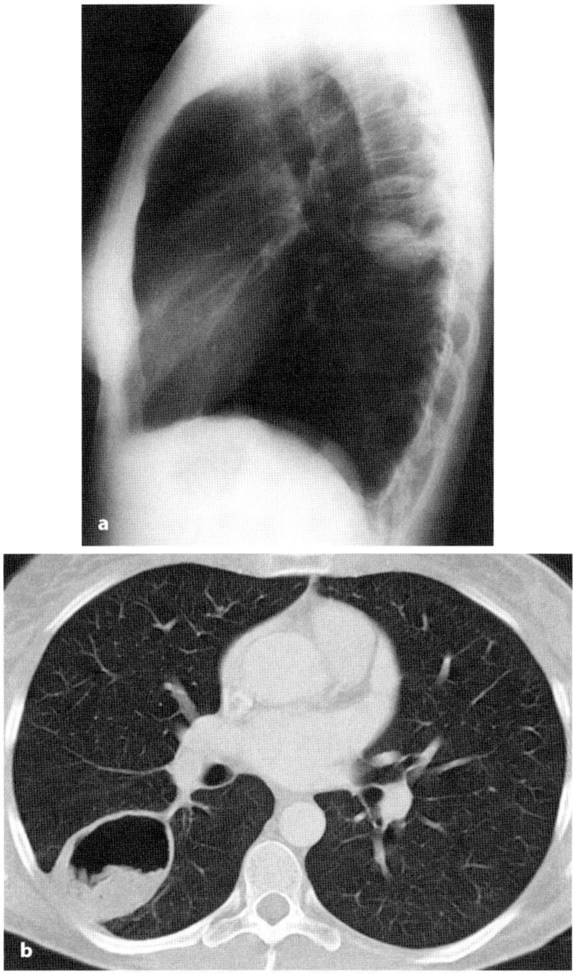

Abb. 7.101 a, b. Pulmonale Echinokokkose durch E. granularis. Die 27-jährige, vom Balkan kommende Frau litt seit 2 Jahren unter rezidivierenden therapieresistenten Asthmaanfällen und unklaren Thoraxschmerzen. Im peripheren Blutbild Eosinophilie, 18%. **a** Solitäre, glatt begrenzte zystische Raumforderung mit glatter, 1–2 mm dicker Wand im Segment 6 des rechten Unterlappens; basal abgesetzt ein elliptisch geformter Inhaltskörper. **b** In der CT Nachweis von kleinen Luftbläschen in dem Inhaltskörper. Am Boden der Zyste ein flacher Flüssigkeitsspiegel

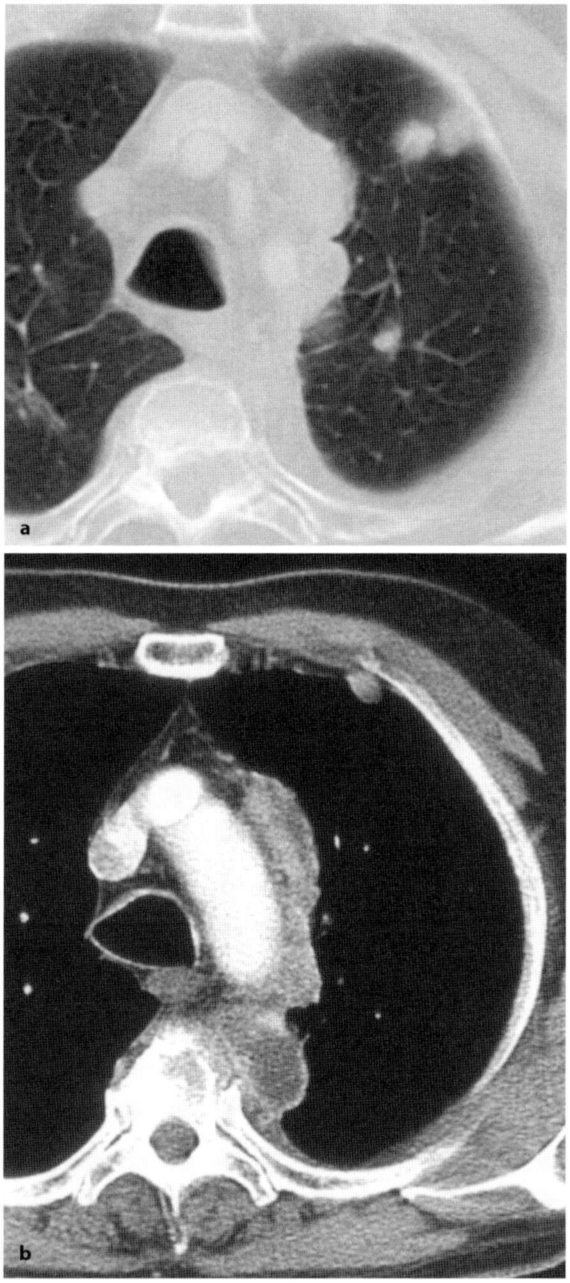

Abb. 7.102 a, b. Pulmonaler und mediastinaler pseudotumoröser Befall durch E. multilocularis. Die CT wurde zur Abklärung unklarer pulmonaler Rundherde durchgeführt. Die Schnittbilder zeigen glatt konturierte pulmonale Rundherde ohne Pleurareaktion (**a**), daneben paraaortale und paravertebrale, teils weichteiläquivalente, teils zystische Raumforderungen ohne Verkalkungen (**b**)

ristisch ist der polygonale, solide imponierende Konglomerattumor, der mit einem Malignom verwechselt werden kann. In der CT und der MRT lässt sich die Zusammensetzung aus meist unterschiedlich großen, häufig dickwandigen Zysten erkennen. Die Echinokokkustumoren infiltrieren nicht selten in das Mediastinum und die Thoraxwand. Sie können Trachea und große Gefäße komprimieren oder destruieren. Bevorzugte Lokalisationen sind auch beim E. multilocularis die Unterfelder. Häufiger als bei einer Infektion mit E. granularis findet sich ein bilateraler und multilokulärer pulmonaler und pleuraler Befund (Abb. 7.102).

Paragonimiasis

■ **Parasitologische und ätiopathologische Grundlagen.** Die für den Menschen pathogenen Metazerkarien der Trematoden (Lungenegel) penetrieren nach Verzehr von rohem Krabbenfleisch die Darmwand und treten in die freie Bauchhöhle über. Zu einem Befall von Pleura und Lungen kommt es nach Penetration des Zwerchfells.

■ **Klinische Symptomatik.** Pulmonale Symptome beginnen nach ungefähr drei Monaten und ähneln einer chronischen Bronchitis. Hinzu treten leichtes Fieber, trockener Husten, Pleuraschmerzen und Hämoptysen. Bei chronischer Erkrankung wird rezidivierend gold- bis rostbrauner Auswurf expektoriert, bei dem es sich um mit Blut vermischte Parasiteneier handelt.

■ **Radiologische Symptomatik.** Beim Lungenbefall durch die Metazerkarien entstehen wandernde eosinophile Infiltrate, die bei der blanden Klinik meist nicht diganostiziert werden. Charakteristisch für den Lungenbefall sind Rundherde und bis zu 4 cm große ringförmige Verschattungen mit dünner, unscharfer Wand, vorwiegend in den Mittel- und Unterfeldern. Zusätzlich können alveoläre Verschattungen von bronchopneumonischem Charakter auftreten. Bei chronischem Verlauf entwickelt sich eine grobe retikulonoduläre Fibrose mit Bronchiektasen. Beim Durchwandern des Zwerchfells kommt es in 60 % der Fälle zu bilateralen Pleuraergüssen, die bei chronischem Verlauf persistieren können.

Trichinose

■ **Parasitologische und ätiopathologische Grundlagen.** Trichinella spiralis wird durch den Genuss von infiziertem rohem Schweinefleisch übertragen. Die Trichinose ist in Ländern mit funktionierendem veterinärmedizinischen Kontrollsystem sehr selten, in unterentwickelten Ländern häufiger. Die Pneumotropie ist gering; nur in 6% der Fälle ist eine pulmonale Beteiligung nachweisbar.

■ **Klinische Symptomatik.** Der Lungenbefall geht mit trockenem Husten einher, bei massivem Befall mit schleimigem Auswurf. Atemnot ist Ausdruck eines Lungenödems bei Herzinsuffizienz infolge eines kardialen Parasitenbefalls. Thorakale Schmerzen und Störungen der Atemmechanik sind bei Befall der Zwerchfellmuskulatur möglich.

■ **Radiologische Symptomatik.** Die Thoraxaufnahme zeigt bei pulmonaler Manifestation flüchtige Infiltrate wie bei der Ascaridiasis. Ein Lungenödem ist ganz überwiegend Folge einer Beteiligung des Herzmuskels.

Merke ! Protozoenbefall der Lungen ist in den Industrieländern eine Rarität. Am häufigsten ist die Echinokokkose (E. granularis, E. multilocularis). Bei Patienten aus landwirtschaftlich dominierten Regionen können flüchtige eosinophile Infiltrate der Lunge auf Helminthenbefall oder eine Trichinose hinweisen. Pulmonale Amöbenabszesse sind zu diagnostizieren durch entsprechende Anamnese (Tropenaufenthalt) und entsprechende gastrointestinale Symptomatik. Malaria führt zum toxischem Lungenödem, Pneumonien bei Malariapatienten entstehen durch Superinfektionen.

Literatur

Aafedt BC, Halvorsen RA Jr, Tylen U, Hertz M (1990) Cytomegalovirus pneumonia: computed tomography finding. Can Assoc Radiol J 41: 276–280

Abbasi S, Cheney PJ (1995) Pulmonary manifestations of cat-scratch disease; a case report and review of the literature. Pediatr Infect Dis J 14: 547–548

Akbar DH (2001) Bacterial pneumonia: comparison between diabetics and non diabetics. Acta Diabetol 38: 77–82

Alkrinawi S, Reed MH, Pasterkamp H (1995) Pulmonary blastomycosis in children: findings on chest radiographs. AJR Am J Roentgenol 165: 651–654

Aquino SL, Dunagan DP, Chiles C, Haponik EF (1998) Herpes simplex virus 1 pneumonia: patterns on CT scans an conventional chest radiographs. J Comput Assist Tomogr 22: 795–800

Arbona GA, Tarver RD, Conces DJ Jr (2000) Angioinvasive pulmonary aspergillosis. Semin Respir Infect 15: 178–182

Argyro E, Voloudaki MD, Diamantis P (2000) Q fever pneumonia: CT findings. Radiology 215: 880–883

Bakshi NA, Volk EE (2001) Pulmonary mucormycosis diagnosed bei fine needle aspiration cytology. A case report. Acta Cytol 45: 411–414

Balloul E, Couderc LJ, Molina JM et al. (1997) Pulmonary cryptococcosis during HIV infection. 15 cases. Rev Mal Respir 14: 365–370

Baron AD, Hollander H (1993) Pseudomonas aeruginiosa bronchopulmonary infection in human immunodeficiency virus disease. Am Rev Respir Dis 148: 992–996

Bartlett JG (1993) Anaerobic bacterial infections of the lung and pleural space. Clin Infect Dis 16: 248–255

Beasley MB, Franks TJ, Galvin JR et al. (2002) Arch Pathol Lab Med 126: 1064–1070

Bielawski B C, Harrington D, Joseph E (2001) A solitary pulmonary nodule with zoonotic implications. Chest 119: 1250–1252

Boiselle PM, Crans CA Jr, Kaplan MA (1999) The changing face of Pneumocystis carinii pneumonia in AI patients. AJR Am J Roentgenol 172: 1301–1309

Bresson-Hadni S, Vuitton DA (2001) Echinococcoses. Rev Prat 51: 2091–2098

Broderick LS, Conces DF Jr, Tarver RD et al. (1996) Pulmonary aspergillosis: a spectrum of disease. Crit Rev Diagn Imaging 37: 491–531

Brown MJ, Worthy SA, Flint JD, Muller NL (1998) Invasive aspergillosis in the immunocompromised host: utilit computed tomography and bronchoalveolar lavage. Clin Radiol 53: 255–257

Bryce EA, Smith JA, Tweeddale M, Andruschak BJ, Maxwell MR (1993) Dissemination of Bacillus cereus in an intensive care unit. Infect Control Hosp Epidemiol 14: 459–462

Caillot D, Couaillier JF, Bernard A et al. (2001) Increasing volume and changing characteristics of invasive pulmonary aspergillosis on sequential thoracic computed tomography scans in patients with neutropenia. J Clin Oncol 19: 253–259
Cannon JW (2002) Necrotizing clostridial pneumonia: a case report and review of the literature. Mil Med 167: 85–86
Carlisle LK (1999) Bilateral spontaneous pneumothorax associated with Mycoplasma pneumoniae infection. Clin Pediatr (Philadelphia) 38: 301–304
Chang CC, Chung CL, Huang CL, Wang FC (2001) Legionnaires' disease in a patient with rheumatoid arthritis. J Microbiol Immunol Infect 34: 76–78
Chang CC, Chung CLK, Huang CL et al. (2001) Legionnaires disease in a patient with rheumatoid arthritis. J Microbiol Immunol Infect 34: 76–78
Chang FY (1998) Multilobar consolidation with abscess formation caused by Legionella pneumophila: an unusual chest radiographic presentation. J Microbiol Immunol Infect 31: 200–202
Cheon JE, Im JG, Kim MY et al. (1998) Thoracic actinomycosis: CT findings. Radiology 209: 229–233
Cleri DJ, Vernaleo JR, Lombardi LJ et al. (1997) Plague pneumonia disease caused by Yersinia pestis. Semin Respir Infect 12: 12–23
Collins DM, Dillard TA, Grathwohl KM et al. (1999) Bronchial mucormycosis with progressive air trapping. Mayo Clin Proc 74: 698–701
Corbett EL, Hay M, Churchyard GJ et al. (1999) Mycobacterium kansasii and M. scrofulaceum isolates from HIV-negative South African gold miners: incidence, clinical significance and radiology. Int J Tuberc Lung Dis 3: 501–507
Cortes G, Alvarez D, Saus C, Alberti S (2002) Role of lung epithelial cells in defense against Klebsiella pneumoniae pneumonia. Infect Immun 70: 1075–1080
Cosentini R, Blasi F, Raccanelli R et al. (1996) Severe community-acquired pneumonia: a possible role for Chlamydia pneumoniae. Respiration 63: 61–65
Crans CA Jr, Boiselle PM (1999) Imaging features of Pneumocystis carinii pneumonia. Crit Rev Diagn Imaging 40: 251–284
Denning DW (2001) Chronic forms of pulmonary aspergillosis. Clin Microbiol Infect 7: 25–31
Dicpinigaitis PV, Levy DE, Gnass RD et al. (1995) Pneumonia due to Staphylococcus aureus in a patient with Aids: review of incidence and report of an atypical roentgenographic presentation. South Med J 88: 586–590
Diederich S, Roos N, Holst D et al. (1992) Legionnaires' disease in intensive care patients. Results of film thoracic radiography. Radiologe 32: 530–535
Dissel van JT, Kullberg BJ, Berg van den PC, Steenbergen van JE (2001) Anthrax due to deliberate infection. Ned Tijdschr Geneeskd 145: 2364–2365
Dupuis G, Petite J, Peter O et al. (1987) An important outbreak of human Q fever in a Swiss alpine valley. Int J Epidemiol 16: 282–287
Ebihara T, Sasaki, H (2002) Image in clinical medicine. Bronchiectasis with Mycobacteri avium complex infection. N Engl J Med 346: 1372
Ebnother M, Schoenenberger RA, Perruchoud AP et al. (2001) Severe bronchiolitis in acute Mycoplasma pneumoniae infection. Virchows Arch 439: 818–822
Endo S, Murayama F, Yamaguchi T et al. (2002) Surgical considerations for pulmonary actinomycosis. Ann Thorac Surg 74: 185–190
Ernst A, Gordon FD, Hayek J et al. (1998) Lung abcess complicating Legionella micdadei pneumonia in adult liver transplant recipient: case report and review. Transplantation 65: 130–134
Ewig S, Paar WD, Pakos E et al. (1998) Nosocomial ventilator-associated pneumonias caused by Aspergillus fumigatus in non-immunosuppressed, non-neutropenic patients. Pneumologie 52: 85–90
Falsey AR, Walsh EE, Hayden FG (2002) Rhinovirus and coronavirus infection-associated hospitalization among older adults. J Infect Dis 185: 1338–1341
Faul JL, Hoang K, Schmoker J et al. (1999). Constrictive pericarditis due to coccidiomycosis. Ann Thorac Surg 68: 1407–1409
Ferlintz R (1974) Lungen und Bronchialerkrankungen. Thieme, Stuttgart, S 356
Fishman JE, Batt HD (1996) Cytomegalovirus pneumonia manifesting as a focal mass in acquired immunodeficiency syndrome. South Med J 89: 1121–1122
Flickinger FW, Sathyanarayana, White JE et al. (1993) Cryptococcal pneumonia occurring as an infiltrative mass simulating carcinoma in an immunocompetent host: plain film CT, and MRI findings. M South Med J 86: 450–452
Foucault C, Barrau K, Brouqui P, Raoult D (2002) Bartonella quintana bacteremia among homeless people. Clin Infect Dis 35: 684–689
Franquet T, Muller NL, Gimenez A et al. (2001) Spectrum of pulmonary aspergillosis: histologic, clinical, and radiologic findings. Radiographics 21: 825–837
Franquet T, Serrano F, Gimenez A et al. (2002) Necrotizing aspergillosis of large airways: CT findings in eight patients. J Comput Assist Tomogr 26: 342–345
Funari M, Kavakama J, Shikanai-Yasuda MA et al. (1999) Chronic pulmonary paracoccidioidomycosis (South America blastomycosis): high-resolution CT findings in 41 patients. AJR Am J Roentgenol 173: 59–64
Garcia-Garai N, Gutierrez-Macias A, Tirapu-Puyal JM, Martinez-C JM (1999) Out of hospital pneumonia by Morganella morganii. Enferm Infecc Microbiol Clin 17: 251–252
Garcia-Montero M, Rodriguez-Garcia JL, Calvo P et al. (1995) Pneumonia caused by Listeria monocytogenes. Respiration 62: 107–109
Germaud P, Caillet S, Caillon J et al. (1999) Community-acquired pneumonia caused by Staphylococcus aureus in non-HIV infected adult patients. Rev Pneumol Clin 55: 83–87
Giron J, Poey C, Fajadet P et al. (1998) CT-guided percutaneous treatment of inoperable pulmonary aspergillomas: a study of 40 cases. Eur J Radiol 28: 235–242
Giuigay J, Cuguilliere A, Miltgen J et al. (1998) American pulmonary histoplasmosis caused by Histoplasma capsulatum. Rev Pneumol Clin 54: 311–320
Gottstein B, Reichen J (2002) Hydatid lung disease (echinococcosis/hydatidosis). Clin Chest Med 23: 397–408
Gotway MB, Dawn SK, Caoili EM et al. (2002) The radiologic spectrum of pulmonary Aspergillus infections. J Comput Assist Tomogr 26: 159–173
Govind Mukundan, Fishman EK (2000) Pulmonary and hepatic actinomycosis: atypical radiologic findings of an uncommon infection. Clinic Imaging 24: 78–80
Greenberg SB (2002) Respiratory viral infections in adults. Curr Opin Pulm Med 8: 201–208
Greene JN, Herndon P, Nadler JP, Sandin RL (1993) Case report: Yersinia enterocolitica necrotizing pneumonia in immunocompromised patient. Am J Med Sci 305: 171–173
Gris P, Vincke G, Delmez JP, Dierckx JP (1989) Neisseria sicca pneumonia and bronchiectasis. Eur Respir J 2: 685–687
Hauggaard A, Ellis M, Ekelund L (2002) Early chest radiography and CT in the diagnosis, management and outcome of invasive pulmonary aspergillosis. Acta Radiol 43: 292–298
Hodina M, Hanquinet S, Cotting J et al. (2002) Imaging of cavitary necrosis in complicated childhood pneumonia. Eur Radiol 12: 391–396

Huang L, Stansell J, Osmond D et al. (1999) Performance of an algorithm to detect Pneumocystis carinii pneumonia in symptomatic HIV-infected persons. Pulmonar complications of HIV infection study group. Chest 115: 1025–1032

Ichikado K, Suga M, Muller NL et al. (2002) Acute interstitial pneumonia: comparison of high-resolution computed tomography findings between survivors and nonsurvivors. Am J Respir Crit Care Med 165: 1465–1466

Inglesby TV, Dennis DT, Henderson DA et al. (2000) Plague as a biological weapon: medical and public health management. Working Group on Civilian Biodefense. JAMA 283: 2281–2290

Ison MG, Hayden FG (2002) Viral infections in immunocompromised patients: what's new with respiratory viruses? Curr Opin Infect Dis 15: 355–367

Iwahara T, Ichiyama S, Nada T et al. (1994) Clinical and epidemiologic investigations of nosocomial pulmonary infections caused by methicillin-resistant Staphylococcus aureus. Chest 105: 826–831

Kadivar MR, Kajbaf TZ, Karimi A, Alborzi A (2000) Childhood visceral leishmaniasis complicated by bacterial infections. East Mediterr Health J 6: 879–883

Kaiser L, Couchb RB, Galassoc GJ (1999) First international symposium on influenza and other respiratory viruses. Antiviral Res 42: 149–175

Kang EY, Patz EF Jr, Muller NL (1996) Cytomegalovirus pneumonia in transplant patients: CT findings. J Comput Assist Tomog 20: 295–299

Kato T, Usami I, Morita H et al. (2002) Chronic necrotizing pulmonary aspergillosis in pneumoconi clinical and radiologic findings in 10 patients. Chest 121: 118–127

Kauffman CA, Hedderwick S (1997) Opportunistic fungal infections: filamentous fungi and cryptococcosis. Geriatrics 52: 40–42, 47–49

Keane J, Gochuico B, Kasznica JM, Kornfeld H (1998) Usual interstitial pneumonitis responsive to corticosteroids following varicella pneumonia. Chest 113: 249–251

Ketai LH, Kelsey CA, Jordan K et al. (1998) Distinguishing hantavirus pulmonary syndrome from acute respiratory distress syndrome by chest rediography: are the different radiographic manifestations of increased alveolar permeability? J Thorac Imaging 13: 172–177

Kilani T, El Hammami S (2002) Pulmonary hydatid and other lung parasitic infections. Curr Opin Pulm Med 8: 218–223

Kim CK, Chung CY, Kim JS et al. (2000) Late abnormal findings on high-resolution computed tomography after Mycoplasma pneumonia. Pediatrics 105: 372–378

Kim HY, Song KS, Goo JM et al. (2001) Thoracic sequelae and complications of tuberculosis. Radiographics 21: 839–858

Kim JS, Ryu CW, Lee SI et al. (1999) High-resolution CT findings of varicella-zoster pneumonia. AJR Am J Roentgenol 172: 113–116

Kim MJ, Lee KS, Kim J et al. (2001) Crescent sign in invasive pulmonary aspergillosis: frequency related CT and clinical factors. J Comput Assist Tomogr 25: 305–310

Klotz F, Hovette P, Mbaye PS et al. (1998) Pulmonary manifestations of schistosomiasis. Rev Pneumol Clin 54: 353–358

Ko JP, Kim DH, Shepard JA (2002) Pulmonary aspergillosis in an immunocompetent patient. J Thorac Imaging 17: 70–73

L'Her P, Vaylet F, Hovette P (1998) Pulmonary parasitoses. General aspects. Rev Pneumol Clin 54: 321–328

Lambertucci JR (2002) Pulmonary nodules on CT scan of the Lungs in acute schistosomiasis. Br J Radiol 75: 491

Laumen F (1970) Coccidioidomycosis or pulmonary tuberculosis. Prax Pneumol 24: 374–382

Lerolle N, Zahar JR, Duboc V et al. (2002) Pneumonia involving Legionella pneumophila and Listeria monocytogenes in an immunocompromised patient: An Unu coinfection. Respiration 69: 359–361

Lesobre V, Azarian R, Gagnadoux F et al. (1999) Mycoplasma pneumoniae pneumopathy. 10 cases. Presse Med 28: 59–66

Liu PY, Lau YJ, Hu BS et al. (1994) Use of PCR to study epidemiology of Serratio marcescens isolates in nosocomial infection. J Clin Microbiol 32: 1935–1938

Lodenkämper R, Sagebiehl D, Meyer C et al. (2000) Die Tuberkulosesituatation in Deutschland 1998. Pneumologie 54: 324–332

Maeno Y, Sando Y, Ubukata M et al. (2000) Pulmonary nocardiosis during immunosuppressive therapy for idiopathic pulmonary fibrosis. Respirology 5: 393–395

Manfredi R, Nanetti A, Ferri M, Chiodo F (2000) Clinical and microbiological survey of Serratio marcescens infection during HIV disease. Eur J Clin Microbiol Infect Dis 19: 248–253

Manfredi R, Nanetti A, Valentini R, Chiodo F (2000) Moraxella catarrhalis pneumonia during HIV disease. J Chemother 12: 406–411

Mardus P, LeGrand JL, Chardon H, Garrigues B (1998) Enterobacter aerogenes pneumopathy treated by a cefepime sulbactam-gentamicin combination. Presse Med 27: 804–805

Marrie J (1995) Coxiella burnetii (Q Fever) pneumonia. Clin Infect Dis 21 (Suppl): S253–264

Marrie TJ (1992) Bacteriemic pneumococcal pneumonia: a continuously evolving disease. J Infect 24: 247–255

Martino R, Gomez L, Pericas R et al. (2000) Bacteraemia caused by non-glucose-fermenting gramnegative bacilli and aeromonas species in patients with haematologic malignancies and solid tumours. Eur J Clin Microbiol Infect Dis 19: 320-323

Masood A, Bensadoun ES (2002) A 62-years-old man with multiple pulmonary nodular opacities. Radiology 121: 982–984

Matar LD, McAdams HP, Palmer SM et al. (1999) Respiratory viral infections in lung transplant recipients: radiologic findings with clinical correlation. Radiology 213: 735–742

Maycher B, O'Connor R, Long R (2000) Computed tomographic abnormalities in Mycobacterium avium complex lung disease include the mosaic pattern of reduced attenuation. Can Assoc Radiol J 51: 93–102

Mbaye PS, Koffi N, Camara P et al. (1998) Pleuropulmonary manifestations of amebiasis. Rev Pneumol Clin 54: 346–352

McGuinnes G, Scholes JV, Garay SM et al. (1994) Cytomegalovirus pneumonitis: spectrum of parenchymal CT findings with pathologic correlation in 21 Aids patients. Radiology 192: 451–459

Mina B, Dym JP, Kuepper F et al. (2002) Fatal inhalational anthrax with unknown source of exposure 61-year-old woman in New York City. JAMA 287: 858–862

Murata H, Yoshimoto H, Masuo M et al. (2001) Fulminant pneumonia due to Aeromonas hydrophila in a man with chronic renal failure and liver cirrhosis. Intern Med 40: 118–123

Nenoff P, Kellermann S, Borte G et al. (2000) Pulmonary nocardiosis with cutaneous involvement mimicking metastasizing lung carcinoma in a patient with chronic myelogenous leukaemia. Eur J Dermatol 10: 47–51

Neurath M, Benzing A, Knolle P et al. (1993) Acute respiratory failure in tropical malaria during pregnancy. Successful treatment using extracorporeal CO_2 elimination. Dtsch Med Wschr 118: 1060–1066

Odev K, Caliskan U, Emlik D et al. (2002) Pneumomediastinum and pneumopericardium due to intracavitary aspergilloma: an unusual complication of fungal pneumonia. Pediatr Radiol 32: 143–145

Oikonomou A, Hansell DM (2002) Organizing pneumonia: the many morphological faces. Eur Radiol 12: 1486–1496

Oudiz R, Mahaisavariya P, Peng SK et al. (1995) Disseminated coccidioidomycosis with rapid progression to effusive-constrictive pericarditis. J Am So Echocardiogr 8: 947–952

Pampiglione S, Rivasi F, Angeli G et al. (2001) Dirofilariasis due to Dirofilaria repens in Italy, an emergent zoonosis: report of 60 new cases. Histopathology 38: 344–354

Panwalker AP, Trager GM (1983) Necrotizing pneumonia and empyema caused by Bacillus cereus and Clostridium bifermentans. Am Rev Respir Dis 128: 333–334

Paytubi C, Negredo E, Ferrer S et al. (2001) Varicella pneumonia in the adult. Study of 9 cases. Ann Med Interna 18: 312–316

Penn CC, Klotz SA (1997) Anthrax pneumonia. Semin Respir Infect 12: 28–30

Pieron R, Lesobre B, Mafart Y et al. (1976) Pulmonary, pleural and pericardial manifestations of rickettsiosis. Poumon Coeur 32: 161–167

Pijl JW van der, Binkhuysen FH, Alberts C (1993) Mediastinal lymphadenopathy and Mycoplasma pneumonia atypical presentation? AJR Am J Roentgenolog 160: 893–894

Pin I, Grenet D, Scsheid P et al. (2000) Specific aspects and care of lung involvement in adults with cystic fibrosis. Rev Mal Respir 17: 758–778

Polverosi R, Zanellato E, Zanlungo P (1997) Slow-resolution pneumonia: radiologic and tomodensitomet features. Radiol Med (Torino) 93: 520–526

Prosanne O, Chalaoui J, Sylvestre J, Lefebvre R (1984) Small nodular pattern in the lungs due to opportunistic toxoplasmosis. J Can Assoc Radiol 35: 186–188

Pu FS (1989) X-ray manifestations of trichinosis on chest radiograph (analysis of 15 cases). Zhonghua Fan She Xue Za Zhi 23: 21–22

Ramos G, Orduna A, Garcia-Yuste M (2001) Hydatid cyst of the lung: diagnosis and treatment. World J Surg 25: 46–57

Reittner P, Muller NL, Heyneman L et al. (2000) Myoplasma pneumoniae pneumonia: radiographic and high resolution CT features in 28 patients. AJR Am J Roentgenol 174: 37–41

Rice RP, Loda F (1966) A roentgenographic analysis of respiratory syncytial virus pneumonia in infants. Radiology 87: 1021–1027

Rodriguez B, Marenco S, Orihel TC (2002) Human pulmonary dirofilariasis in El Salvador. Parasite 9: 195–196

Ruiz M, Ewig S, Marcos MA et al. (1999) Etiology of community-acquired pneumonia: impact of age, comorbidity, and severity. Am J Respir Crit Care Med 160: 397–405

Sanford JP (1983) Landmark perspective: tularemia. JAMA 250; 3225–3226

Sarosi GA, Parker JD, Doto IL, Tosh FE (1970) Chronic pulmonary coccidioidomycosis. N Eng J Med 283: 325–329

Sazon DA, Hoo GW, Santiago S (1998) Hemoptysis as the sole presentation of Pasteurella multocida infection. South Med J 91: 484–486

Schaller KF, Fischer H, Krauss F, Rieth H (1970) Coccidiomycosis in German. Differential diagnosis of histoplasmosis and tuberculosis. Mykosen 13: 215–217

Schreiner GE (1996) Hanta ist coming. Artif Organs 20: 451–454

Schwartz E, Rozenman J, Perelman M (2000) Pulmonary manifestations of early schistosome infection nonimmune travelers. Am J Med 109: 718–722

Schwarz E (2002) Pulmonary schistosomiasis. Clin Chest Med 23: 433–443

Shah RM, Wechsler R, Salazar AM, Spirn PW (2002) Spectrum of CT findings in nosocomial Pseudomonas aeruginosa pneumonia. J Thorac Imaging 17: 53–57

Simsir A, Oldach D, Forest G, Henry M (2001) Rhodococcus equi and cytomegalovirus pneumonia in a renal transplant patient: diagnosis by fine-needle aspiration biopsy. Diagn Cytopathol 24: 129–131

Simsir A, Oldach D, Forest G, Henry M Rhodococcus equi and cytomegalovirus pneumonia in a renal transplant patient: diagnosis by fine-needle aspiration biopsy. Diagnost Cytopathol 24: 129–131Gueteau N, Darras A, Croxo C, Mulliez P (1991) Bilateral Torulopsis glabrata pneumonia. Rev Pneumol Clin 47: 137–139

Sliman R, Rehm S, Shlaes DM (1987) Serious infections caused by Bacillus species. Medicine (Baltimore) 66: 218–223

Snydman DR, Jacobus NV; McDermott LA et al. (2002) National survey on the susceptibility of Bacteroides Fragilis group: report and analysis of trends for 1997–2000. Clin Infect Dis 35: 126–134

Srinath L, Ahkee S, Huang A et al. (1994) Acute miliary blastomycosis in an Aids patient. J Ky Med Assoc 92: 450–452

Starr, JC, Che H, Montgomery J (1995) Cryptococcal pneumonia simulating chronic eosinophilic pneumonia. South Med J 88: 845–846

Strauss, R, Mueller A, Wehler M et al. (2001) Pseudomembranous tracheobronchitis due to Bacillus cereus. Clin Infect Dis 33: E39–41

Subhash HS, Christopher DJ, Roy A, Cherian AM (2001) Pulmonary nocardiosis in human immunodeficiency virus infection: a tuberculosis mimic. J Postgrad Med 47: 30–32

Sundar K, Rosado-Santos H, Reimer L et al. (2001) Unusual presentation of thoracic Pneumocystis carinii infection in a patient with acquired immunodeficiency syndrome. Clin Infect Dis 32: 498–501

Szyper-Kravitz M, Lang R, Manor Y, Lahav M (2001) Early invasive pulmonary aspergillosis in a leukemia patient linked to aspergillus contaminated marijuana smoking. Leuk Lymphoma 14: 1433–1437

Tanaka H, Koba H, Honma S et al. (1996) Relationships between radiological pattern and cell-mediate immune response in Mycoplasma pneumoniae pneumonia. Eur Respir J 9: 669–672

Tastepe AI, Ulasan NG, Liman ST et al. (1998) Thoracic actinomycosis. Eur J Cardiothorac Sur 14: 578–583

Thomas CF Jr, Limper AH (1998) Pneumocystis pneumonia: clinical presentation and diagnosis patients with and wit out acquired immune deficiency syndrome. Sem Respir Infect 13: 289–295

Tutor JD, Schoumacher RA, Chesney PJ (2000) Chylothorax associated with histoplasmosis in a child. Pediatr Infect Dis J 19: 262–263

Umans U, Golding RP, Duraku S, Manoliu RA (2001) Herpes simplex virus 1 pneumonia: conventional chest radiograph pattern. Eur Radiol 11: 990–994

Vestweber JG, Klemm RD, Leipold HW et al. (1990) Clinical and pathologic studies of experimentally induces Pasteurella haemolytica pneumonia in calves. Am J Vet Res 51: 1792–1798

Vikerfors T, Grandien M, Olcen P (1987) Respiratory syncytial virus infections in adults. Am Rev Respir Dis 136: 561–564

Viterbo V, Midiri M, Stellacci G et al. (2000) Acquired immunodeficiency syndrome and pulmonary Mycobacterium xenopi infection. Role of computerized tomography. Radiol Med (Torino) 99: 443–448

Voloudaki AE, Kofteridis DP, Tritou IN et al. (2000) Q fever pneumonia: CT findings. z 215: 880–883

Waldman AD, Day JH, Shaw P, Bryceson AD (2001) Subacute pulmonary granulomatous schistosomiasis: high resolution CT appearances – another cause of the halo sign. Br J Radiol 74: 1052–1055

Walker DH, Crawford CG, Cain BG (1980) Rickettsial infection of the pulmonary microcirculation: the basis für interstitial pneumonitis in Rocky Mountain spotted fever. Hum Pathol 11: 263–272

Wanahita A, Goldsmith EA, Musher DM (2002) Conditions associated with leukocytosis in a tertiary care hospital, with particular attention to the role of infection caused by Clostridium difficile. Clin Infect Dis 34: 1585–1392

Wiesman IM, Podbielski FJ, Hernan MJ et al. (1999) Thoracic blastomycosis and empyema. JSLS 3: 75–78

Wiesman IM, Podbielski FJ, Hernan MJ et al. (1999) Thoracic blastomycosis and empyema 3: 75–78
Winer-Muram HAT, Jennings SG, Wunderink RG et al. (1995) Ventilator-associated Pseudomonas aeruginosa pneumonia: radiographic findings. Radiology 195: 247–252
Wittram C, Weisbrod GL (2002) Mycobacterium avium complex lung disease in immunocompetent patients: radiography-CT correlation. Br J Radiol 75: 340–344
Won HJ, Lee KS, Cheon JE et al. (1998) Invasive pulmonary aspergillosis: prediction at thin-section in patients with neutropenia – a prospective study. Radiology 208: 777–782
Won HJ, Lee KS, Cheon JE et al. (1998) Invasive pulmonary aspergillosis: prediction at thin-section in patients with neutropenia – a prospective study 208: 777–782
Yabuuchi H, Murayama S, Murakami J et al. (2002) Correlation of immunologic status with high-resolution CT a distributions of pulmonary tuberculosis. Acta Radiol 43: 44–47

Weiterführende Literatur

American Thoracic Society (1995) Hospital-acquired pneumonia in adults: Diagnosis, assessment of severity, initial antimicrobial therapy, and preventative strategies. Am J Respir Crit Care Med 153: 1711–1725
American Thoracic Society (2001) Guidelines for the management of adults with community-acquired pneumonia. Am J Respir Crit Care Med 163: 1730–1754
Austin, JH, Müller N, Friedmann PJ et al. (1996) Glossary of terms for CT of the lungs. Recommendations of the nomenclature committee of the Fleischner Society. Radiology 200: 327–331
Austrian R, Gold J (1994) Pneumococcal bacteriemia with empirical reference to bacteriemic pneumococcal pneumonia. Ann Intern Med 60: 765
Bartlett JG, Dowell SF, Mandel LA et al. (2000) Practice guidelines for the management of community-acquired pneumonia in adults. Guidelines from the Infectious Disease Society of America. Clin Infect Dis 31: 347–382
Biehl F, Cerny A (2002) Bakterielle Pneumonien. Internist 43: 375–397
Blaha H (1976) Die Lungentuberkulose im Röntgenbild. Springer, Berlin Heidelberg New York
Brown PD, Stephen AL (1998) Community acquired pneumonia. Lancet 352: 1295–1302
Eitzen E, Pavlin J, Cieslak T et al. (1998) Medical management of biological casualties handbook, 3rd edn. US Army Medical Research Institute of Infectious Diseases, Fort Dertrick. pp 15–21, 40–51
Estes RJ, Meduri GU (1995) The pathogenesis of ventilator-associated pneumonia. Mechanism of bacterial transcolonization and airway inoculation. Intensive Care Med 21: 365–383
Fein AM (1999) Pneumonia in the elderly: Overview of diagnostic and therapeutic approaches. Clin Infect Dis 28: 726–729
Fine MJ, Auble TE, Yealy DM et al. (1997) A prediction rule to identify low-risk patients with community-acquired pneumonia. N Engl J Med 336: 243–250
Fine MJ, Smith MA, Carson CA et al. (1996) Prognosis and outcome of patients with community acquired pneumonia. JAMA 275: 13–142
Tuddenham WJ (1984) Glossary of terms for thoracic radiology: recommendations of the nomenclature committee of the Fleischner Society. Amer J Radiol 143: 509–517
Francioli P, Chastre J, Langer M et al. (1997) Ventilator-associated pneumonia – understanding epidemiology and pathogenesis to guide prevention and empiric therapy. Clin Microb Infect 3 (Suppl): 61–73
Fraser RS, Muller NL, Colman N, Pare PD (1999) Fraser and Pare's diagnosis of diseases of the chest. 4th edn. Vol II part V pp 695–1066
Henderson DA (1999) The looming threat of bioterrorism. Science 283: 1279
Infection Study Group (1993) Pulmonary Complication of HIV design of a prospective study of the pulmonary complications of human immunodefiency virus infection. J Clin Epidemiol 46: 497
Konietzko N, Loddenkemper R (1999) Tuberkulose. Thieme, Stuttgart New York
Lange S (1996) Radiologische Diagnostik der Lungenerkrankungen. Thieme, Stuttgart
Leeper KV (1996) Severe community-acquired pneumonia. Sem Resp Inf 11: 96–108
Loddenkemper R et al. (1998) Die Tuberkulosesituation in Deutschland. Pneumologie 54: 324–332
Lode H, Erbes R, Geerde-Fenge H et al. (2000) Nosokomiale Pneumonie. Epidemiologie, Pathogenese und Diagnostik. Internist 41: 1170–1179
Mandell D, Bennett SM (2000) Principles and practice of infectious diseases, 5th edn. Churchill Livingstone
Marrie TJ (1990) Epidemiology of community-acquired pneumonia in the elderly. Semin Respir Infect 5: 260–268
Mayhall CG (1997) Nosocomial pneumonia: diagnosis and prevention. Infect Dis Clin North Am 11: 427–457
Morgenroth K, Herzog H, Opferkuch W (1983) Pneumonie. Pharmazeutische Verlagsgesellschaft PVG
Ravago TS, Mosniam J, Alem F (2000) Evaluation of community acquired pneumonia guidelines. J Medical Systems 24: 289–296
Rello J. Quinta E, Ausina V et al. (1993) A three-year study of severe community-acquired pneumonia with emphasis on outcome. Chest 103: 232–235
Schinz (1988) Radiologische Diagnostik in Klinik und Praxis; Bd 1, Teil 2: Lunge, Pleura, Thoraxwand. Thieme, Stuttgart New York
Schneller W (2000) Die Stellung der primären tuberkulösen Nekrose (Tendeloo) im Vermehrungszyklus des Mycobakterium tuberculosis. Pneumologie 54: 333–334
Stout JE, Yu VL (1997) Legionellosis. N Engl J Med 337: 682–387
Vincent JL, Bihari DJ, Suter PM et al. (1995) The prevalence of nosocomial infection in intensive care units in Europe. Results of the European Prevalence of Infection in Intensive Care (EPIC) Study. EPIC International Advisory Committee. JAMA 247: 639–644
Woodhead M (1998) Community-acquired pneumonia guidelines – an international comparation. View from Europe. Chest 113: 183–187

Neoplasien

8

S. Diederich

Benigne Tumoren der Lunge sind sehr selten und lassen sich in der Regel nur histologisch diagnostizieren. Dagegen kommen Pseudotumoren häufiger vor und können zumindest teilweise aufgrund ihrer typischen radiologischen Befunde nichtinvasiv diagnostiziert werden. Häufigster primärer maligner Lungentumor ist das Bronchialkarzinom. Die radiologische Diagnostik spielt eine entscheidende Rolle in Früherkennung, Diagnose und Staging. Lungenmetastasen und Lungenmanifestationen maligner Lymphome stellen die häufigsten sekundären malignen Lungentumoren dar. Die Lymphangiosis carcinomatosa lässt sich anhand ihrer oft nahezu pathognomonischen Befunde in der hochauflösenden Computertomographie häufig von anderen infiltrativen Lungenerkrankungen differenzieren. Bei Diagnose solitärer oder multipler Lungenrundherde erlauben radiologische Verfahren oft die Klassifizierung in benigne oder maligne Herde. Vielfach ist jedoch eine histologische Klärung unvermeidlich.

8.1 Benigne Tumoren

Benigne Tumoren und Pseudotumoren der Lunge sind gegenüber malignen Lungentumoren (v.a. Bronchialkarzinom) sehr selten. Sie machen weniger als 5% aller Lungentumoren aus.

8.1.1 Echte Neoplasien

Echte benigne Neoplasien der Lunge und des Bronchialsystems sind seltener als Pseudotumoren.

Papillom

Es tritt entweder als solitärer Tumor auf oder es liegen multiple endobronchiale, seltener endotracheale polypoide Läsionen vor. Solitäre Läsionen finden sich bevorzugt bei Rauchern mittleren Alters und sind nicht selten mit einem Bronchialkarzinom assoziiert. Multiple Papillome treten im Rahmen der sog. laryngotracheobronchialen Papillomatose auf. Hierbei handelt es sich um eine Erkrankung junger Kinder (< 5 Jahre), möglicherweise auf dem Boden einer Infektion mit einem humanem Papillomavirus. Die Papillome bilden sich in der Regel mit Erreichen der Pubertät zurück. Eine Beteiligung des Tracheobronchialbaums kommt nur bei 5%, ein Befall des Lungenparenchyms nur in 1% der Patienten vor. Pulmonale Papillome zeigen sich in Form zentrilobulärer weichteildichter Rundherde, teilweise mit Einschmelzungen (Kramer et al. 1985). Auch bei HIV-infizierten Patienten finden sich multiple Papillome.

Leiomyom

Das Leiomyom ist ein sehr seltener Tumor. 1978 wurden 51 Fälle zusammengefasst (Orlowski et al. 1978). Das Verhältnis von betroffenen Frauen zu Männern betrug 2:1: Etwa die Hälfte der Läsionen war endobronchial lokalisiert, in diesen Fällen fanden sich Symptome bronchialer Obstruktion (Husten, Auswurf). Die intrapulmonal gelegenen Läsionen sind asymptomatische 2–8 cm große Rundherde ohne Einschmelzungen. Es ist unklar, ob derartige solitäre Läsionen als Ausdruck eines benignen metastasierenden Leiomyom des Uterus anzusehen sind (Thurlbeck 1988).

Lipom

Eine bronchopulmonale Lokalisation dieses Tumors ist eine Rarität. Bis 1988 wurden etwa 50 Tumoren publiziert. Betroffen waren in 90% Männer, meist war der Tumor endobronchial lokalisiert, gelegentlich gestielt. Symptome (Husten, Dyspnoe, Thoraxschmerz) und radiologische Befunde (Atelektasen, obstruktive Pneumonie, Perfusionsdefizit) sind Folge der Bronchusobstruktion. Die CT erlaubt eine korrekte Klassifikation der Läsionen aufgrund ihrer typischen Dichtewerte (Politis et al. 1979; Mendelsohn et al. 1983).

Endometriose

Eine pulmonale Endometriose manifestiert sich bei Frauen im gebärfähigen Alter entweder mit Hämoptysen oder spontanem Pneumothorax, assoziiert mit dem Menstruationszyklus. Radiologisch wurden sowohl periphere Lungenrundherde als auch endobronchiale Läsionen beschrieben.

Neurofibrom und Neurinom

Neurofibrome und Neurinome sind extrem seltene Tumoren, die meist zentral, oft eher mediastinal und nur selten peripher gelegen sind. Eine Assoziation mit der Neurofibromatose liegt gelegentlich vor.

Chondrom

Das Chondrom ist ein extrem seltener endobronchialer Tumor. Zusammen mit Leiomyomen des Magens und extraadrenalen Paragangliomen tritt er im Rahmen des Carney-Syndroms auf (Carney et al. 1977; MacGahan 1983).

Fibrom

Das Fibrom ist ein sehr seltener Tumor, er liegt endobronchial oder im Lungenparenchym.

Myoblastom

Das Myoblastom ist ein extrem seltener Tumor, er ist meist endobronchial und zentral lokalisiert.

Hämangiom

Das Hämangiom stellt sich dar als ein peripherer, gelegentlich auch endobronchialer Rundherd. Eine Beziehung zu größeren arteriellen oder venösen Gefäßen ist (im Gegensatz zur pulmonalen arteriovenösen Malformation, s. unten) nicht nachweisbar.

Teratom

Thorakale Teratome sind fast ausschließlich mediastinal lokalisiert. Intrapulmonale Teratome wurden in weniger als 10 Fällen publiziert. Es handelt sich um benigne Raumforderungen, die Haut und Hautanhangsgebilde, Pankreas- und Bronchusgewebe enthalten.

Untersuchungsstrategie

Da benigne Lungentumoren gegenüber dem Bronchialkarzinom sehr selten vorkommen, sollte bei der radiologischen Diagnose einer entsprechenden Läsion zunächst von einem malignen Tumor ausgegangen werden. Insofern sollte eine histologische Klärung angestrebt werden, wenn nicht – in seltenen Fällen – die Morphologie des Prozesses für einen benignen Prozess spricht, z.B. schollige Verkalkungen in einem Hamartom (s. unten), schalenförmige Verkalkungen in einem Granulom, Fettgewebe in einem Hamartom (s. unten) oder Lipom.

Um unnötige invasive Maßnahmen zu vermeiden, sollten allerdings ggf. vorhandene Voruntersuchungen beschafft werden, selbst wenn diese als unauffällig befundet wurden, weil sich in vielen Fällen retrospektiv eine Läsion erkennen lässt, die prospektiv nicht diagnostiziert wurde. In einem solchen Fall lässt sich die Wachstumsgeschwindigkeit des Herdes abschätzen. Liegt über mindestens 2 Jahre keine Größenzunahme vor, so ist die Wahrscheinlichkeit eines malignen Herdes sehr gering, sodass ggf. auf invasive Maßnahmen verzichtet werden kann. Liegt eine – wenn auch geringe – Größenprogredienz innerhalb von 2 Jahren vor, ist bis zum Beweis des Gegenteils von einem malignen Tumor auszugehen und eine Biopsie anzustreben, um ein möglicherweise kurativ behandelbares Bronchialkarzinom rasch einer Therapie zuführen zu können. Wegen der Möglichkeit der weiteren lokalen Ausbreitung und Fernmetastasierung eines malignen Tumors gelten Verlaufskontrollen eines nicht sicher benignen Tumors als kontraindiziert.

Merke ! Alle benignen bronchopulmonalen Neoplasien sind sehr selten. Da eine Differenzierung vom Bronchialkarzinom nur sehr selten nichtinvasiv möglich ist, ist in der Regel eine histologische Diagnosesicherung erforderlich.

8.1.2 Pseudotumoren

Gegenüber den seltenen echten benignen Neoplasien kommen sog. Pseudotumoren häufiger vor.

Hamartom (Chondrohamartom)

Pathologisch-anatomische Grundlagen

Das Hamartom ist eher eine Dysplasie bzw. ein Missbildungstumor als eine echte Neoplasie. Es besteht aus unterschiedlichen mesenchymalen Geweben (Fett, Knorpel, glatte Muskulatur, Bindegewebe, Blutgefäße, Osteoid etc.; Bosch et al. 1988), zeigt keinerlei infiltratives Wachstum oder Metastasierung und weist eine allenfalls geringe Größenprogredienz über Jahre auf. Eine maligne Entartung kommt nicht vor. In der Regel bedarf die Läsion keiner Therapie. Hamartome stellen etwa 5% aller solitären Lungenrundherde (Bateson et al. 1965). Unter den benignen, nicht entzündlichen Lungenrundherden machen Hamartome etwa 50–75% aus (Bennett et al. 1985).

Mehr als 95% der Läsionen werden bei Personen jenseits des 40. Lebensjahres gefunden. Nur sehr selten erreichen sie eine Größe von mehr als 4 cm. 80–90% der Hamartome sind in der Lungenperipherie lokalisiert.

Klinische Symptomatik

Klinische Symptome werden durch ein Hamartom nicht verursacht. In der Regel wird die Läsion mittels bildgebender Verfahren als Zufallsbefund entdeckt; von klinischer Relevanz ist die Differenzierung von – evtl. behandlungsbedürftigen – Rundherden anderer Genese (s. Abschn. 8.3.1). Sehr selten finden sich Hamartome endobronchial und verursachen dann Symptome einer Atemwegsobstruktion (Ahn et al. 1994).

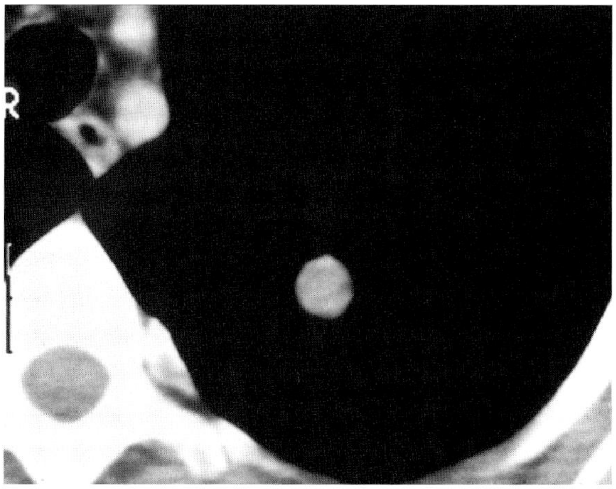

Abb. 8.1. Hamartom. Weichteildichter, scharf begrenzter Rundherd. Kein Nachweis von Verkalkungen oder Fett in der Läsion. Durch Resektion gesichert

Radiologische Symptomatik

Radiologisch stellt sich das Hamartom als scharf begrenzte, meist lobulierte, rundliche Läsion in der Lungenperipherie dar. Selten finden sich zentrale Rundherde. Je nach ihrer Gewebszusammensetzung stellen sich Hamartome entweder komplett weichteildicht dar (> 50% der Fälle; Abb. 8.1) oder weisen fetthaltige Anteile (< 30%; Abb. 8.2) bzw. Verkalkungen (< 30%; Abb. 8.3) auf. Dabei sind Kalk und Fett insbesondere in größeren Hamartomen nachweisbar: Verkalkungen werden übersichtsradiographisch in < 10% der Läsionen < 2 cm, in einem Drittel der Läsionen mit einem Durchmesser von 3–4 cm und

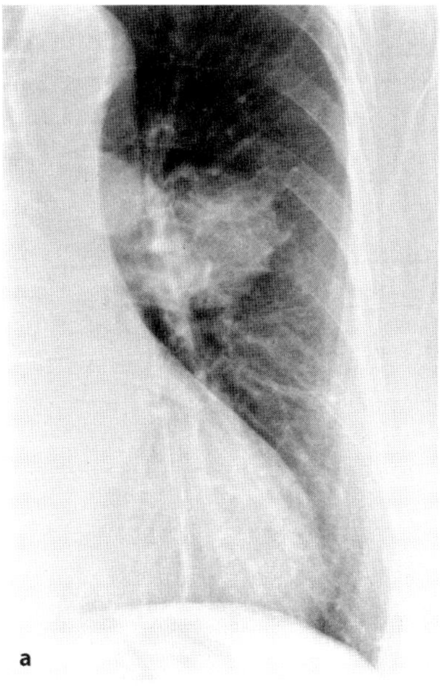

a

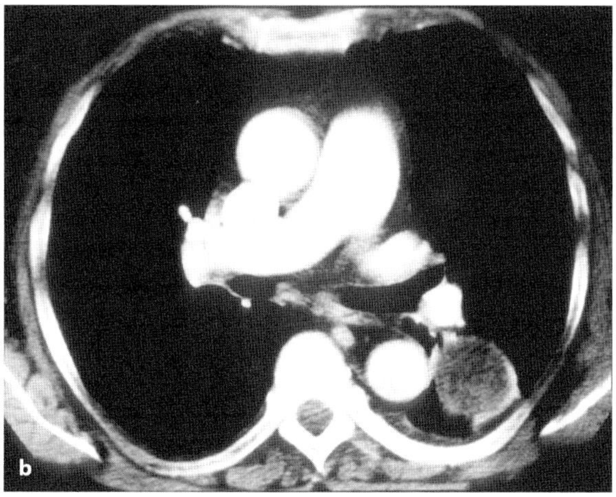

b

Abb. 8.2 a, b. Hamartom. **a** Übersichtsradiographisch scharf begrenzter Rundherd relativ geringer Dichte. **b** Computertomographisch scharf begrenzter Rundherd. Die Dichtemessung innerhalb der Läsion zeigte fettäquivalente Dichtewerte (– 30 H.E.). Durch Stanzbiopsie gesichert. (Aus Diederich et al. 1996; mit freundlicher Genehmigung)

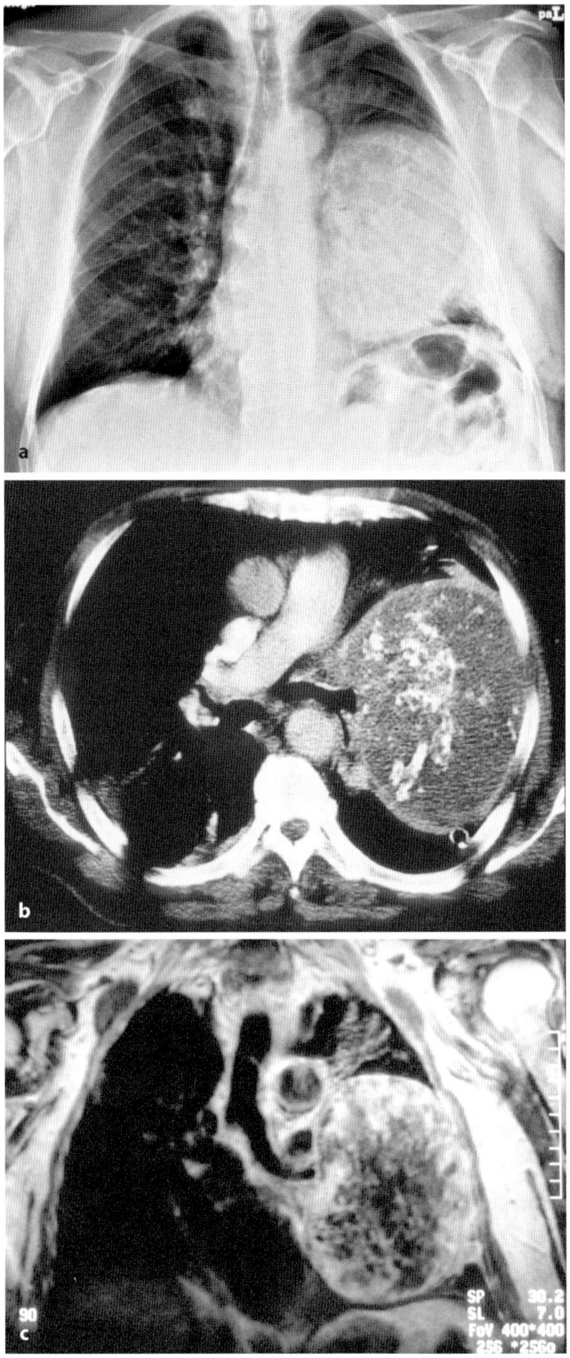

Abb. 8.3 a–c. Hamartom. **a** Ungewöhnlich großes Hamartom links mit bereits übersichtsradiographisch darstellbaren Verkalkungen. **b** Computertomographisch schollige Verkalkungen innerhalb des sonst weichteildichten Rundherdes. **c** MRT (T1W-Sequenz nach Kontrastmittelinjektion): Randlich betonte Kontrastmittelaufnahme

in 75% der Läsionen >5 cm gefunden (Bateson u. Abbott 1960).

Verkalkungen entstehen in der Regel in knorpeligen Anteilen der Läsion im Sinne chondrogener Kalzifikationen und weisen dementsprechend in typischen, jedoch seltenen Fällen (ca. 5% aller Hamartome) eine charakteristische Morphologie (popcornartig, schollig) auf, häufiger zeigen sie eine unspezifische Verteilung (stippchenartig, zentral, kurvilinear). Meist findet sich eine mäßige Kontrastmittelaufnahme, besonders in bindegewebigen Septen innerhalb der Läsion (Potente et al. 1999). Einschmelzungen, intraläsionale Bronchien, ein Halo-Phänomen oder andere Begleitbefunde werden nicht beobachtet (Siegelman et al. 1986).

Die typischen morphologischen Befunde sind computertomographisch mit größerer Sensitivität zu erheben als übersichtsradiographisch. Auch MR-tomographisch lassen sich Fett und Knorpel innerhalb der Läsion gut darstellen; in der klinischen Routine ist dies aber nicht erforderlich.

Differentialdiagnostik

Bei Nachweis von Fett bzw. typischen chondrogenen Verkalkungen innerhalb eines Lungenrundherdes kommen differentialdiagnostisch praktisch nur benigne Läsionen in Betracht (Fett: Lipoidpneumonie; schollige Verkalkungen: Granulom), sodass selbst bei langsamer Größenprogredienz eine histologische Sicherung nicht erforderlich ist. Lediglich bei Patienten mit einem bekannten Lipo- oder Chondrosarkom sollte an die Möglichkeit von pulmonalen Metastasen gedacht werden. Bei vollständig weichteildichten Hamartomen lässt sich die Diagnose anhand bildgebender Befunde nicht stellen, sodass meist eine Biopsie erforderlich ist.

Untersuchungsstrategie

Die Untersuchungsstrategie zum Nachweis eines Hamartoms ist darauf ausgerichtet, die – wenn vorhanden praktisch pathognomonischen – fett- bzw. knorpelhaltigen Anteile sicher darzustellen. Übersichtsradiographisch lassen sich die Verkalkungen gelegentlich bereits erkennen; das Vorhandensein fetthaltiger Anteile kann selten aufgrund einer auffällig geringen Dichte eines Rundherdes vermutet werden (Abb. 8.2 a). Als Verfahren der Wahl zur genauen Charakterisierung von Lungenrundherden wird die helikale CT eingesetzt, wobei eine exakte Dichtemessung die Minimierung von Partialvolumeneffekten erfordert. Aus diesem Grund sollte eine möglichst geringe Schichtdicke verwendet und überlappend rekonstruiert werden. Um eine falsch hohe Dichtemessung in fetthaltigen Arealen mit Kontrastmittelaufnahme zu vermeiden, sollte die Untersuchung nativ erfolgen.

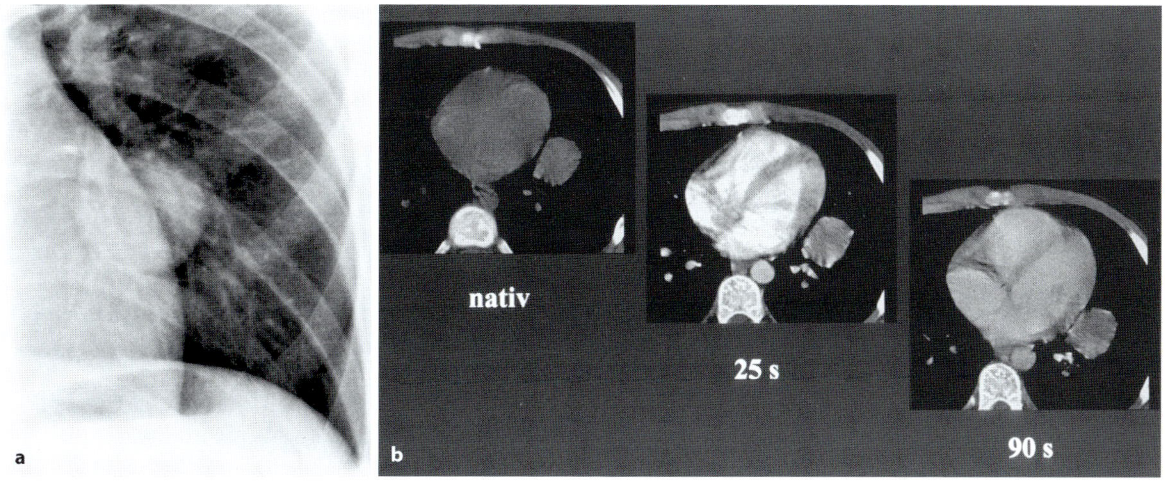

Abb. 8.4 a, b. Plasmazellgranulom. 13-jähriger Junge mit Infekt der oberen Atemwege vor 6 Wochen, seit einer Woche Fieber, Nachtschweiß und Gewichtsabnahme. **a** Scharf begrenzter weichteildichter Rundherd retrokardial. **b** Computertomographisch scharf begrenzter weichteildichter Rundherd mit langsamer Kontrastmittelaufnahme (Untersuchung vor intravenöser Kontrastmittelgabe sowie 25 und 90 s danach)

Merke ! Hamartome sind benigne Missbildungstumoren ohne Potential zur malignen Entartung. Beim Nachweis typischer chondrogener Kalzifikationen oder fetthaltiger Anteile ist eine sichere Diagnose bildgebend möglich, ausschließlich weichteildichte Läsionen lassen sich radiologisch nicht korrekt klassifizieren.

Plasmazellgranulom

Pathologisch-anatomische Grundlagen

Beim Plasmazellgranulom (Synonyme: Xantogranulom, entzündlicher Pseudotumor, Histiozytom, Fibroxanthom) handelt es sich nicht um eine Neoplasie, sondern um eine fokale entzündliche Läsion. Histologisch besteht sie aus einer Mischung aus Bindegewebe und Entzündungszellen wie Histiozyten, Schaummakrophagen und v.a. Plasmazellen.

In zwei Publikationen von insgesamt 100 Patienten waren zwar alle Altersgruppen vertreten, jedoch waren häufig junge bzw. jugendliche Patienten betroffen: In einer Serie war ein Drittel der Patienten jünger als 20 Jahre und ein Viertel war 10 Jahre oder jünger (Behadori u. Liebow 1973), in der zweiten Serie waren 42% jünger als 18 Jahre (Agrons et al. 1998).

Das Plasmazellgranulom gilt als häufigster primärer Lungenrundherd bei Kindern (Agrons et al. 1998).

Klinische Symptomatik

Klinisch fällt der größere Teil (60%) der Patienten durch Husten, Dyspnoe und Hämoptysen auf. Auch Zyanose, Trommelschlegelfinger und Uhrglasnägel werden beobachtet, diese sind nach Resektion der Läsion reversibel. Die übrigen Patienten (40%) sind asymptomatisch. Gelegentlich findet sich in der Anamnese ein kurze Zeit zurückliegender Infekt.

Radiologische Symptomatik

Radiologisch findet sich meist ein scharf begrenzter, weichteildichter, vaskularisierter Rundherd mit einem Durchmesser von 1–10 cm (Abb. 8.4). Einschmelzungen oder Verkalkungen (15%) werden nur selten gefunden. Eine Infiltration von Thoraxwand oder Mediastinum ist möglich und lässt dann fälschlich einen malignen Prozess vermuten. Längere Verlaufskontrollen dokumentieren eine langsame Größenprogredienz (McCall u. Woo-ming 1978; Agrons et al. 1998).

Differentialdiagnostik

Differentialdiagnostisch muss das Plasmazellgranulom von anderen weichteildichten Rundherden abgegrenzt werden (s. Tabelle 8.1). Hilfreich ist gelegentlich die recht typische Kombination aus jugendlichem Alter des Patienten, klinischen Symptomen und radiologischem Befund. In der Regel wird allerdings ein Rundherd anderer Genese erst durch eine histologische Untersuchung ausgeschlossen.

Merke ! Das Plasmazellgranulom ist ein entzündlicher, benigner Pseudotumor oft jugendlicher Patienten, der häufig deutliche klinische Beschwerden verursacht; radiologisch imponiert er als scharf begrenzter weichteildichter Rundherd mit Kontrastmittelaufnahme.

Tabelle 8.1. Differentialdiagnostische Kriterien weichteildichter multipler Lungenrundherde

	Größe	Lokalisation	Begleitbefunde
Metastasen	mm bis cm	Basal, peripher	Lymphadenopathie (asymmetrisch, mediastinal), Lymphangiosis carcinomatosa
Granulome bei Tbc	mm bis cm	Diffus	LK-Verkalkungen
Granulome bei Sarkoidose	mm (cm)	Mittel- und Oberfelder	Lymphadenopathie (symmetrisch bihilär)
Silikotische Noduli	mm bis cm, (progressive massive Fibrose)	Mittelfelder	LK-Verkalkungen, Eierschalen-LK
Intrapulmonale Lymphknoten	mm (3-12 mm)	Peripher (< 20 mm von der Pleura visceralis)	Keine
Arteriovenöse Malformation	mm bis cm	Disseminiert	Zeichen der Herzinsuffizienz, arterielle Embolien

Arteriovenöse Malformation

Pathologisch-anatomische Grundlagen

Bei der pulmonalen arteriovenösen Malformation handelt es sich um eine Fistel zwischen einer Arteriole und einer Venole. Meist ist diese angeboren, selten kann sie erworben sein (posttraumatisch, chirurgisch, postentzündlich: Tuberkulose, Actinomyces, Schistosomiasis, Syphilis).

Aufgrund des geringen Flusswiderstands in der Fistel kommt es zu einem hohen Blutflussvolumen, wodurch sekundär eine Dilatation der zuführenden Arterien und – meist erheblich ausgeprägter – der abführenden Venen resultiert. Der größte Teil (ca. 80%) der pulmonalen arteriovenösen Malformationen stellt eine direkte Fistel zwischen einer zuführenden Arteriole und abführenden Venole dar, seltener sind „komplexe“ pulmonale arteriovenöse Malformationen mit multiplen zu- und abführenden Gefäßen.

Die Anomalie kommt in etwa 50% der Fälle sporadisch vor und ist dann meist solitär. In weiteren 50% wird sie bei Patienten mit hereditärer hämorrhagischer Teleangiektasie (M. Osler-Weber-Rendu), einer autosomal-dominant vererbten Gefäßdysplasie, gefunden. Bei diesen liegen häufig multiple Läsionen vor. Etwa ein Drittel der Patienten mit M. Osler-Weber-Rendu weisen pulmonale arteriovenöse Malformationen auf, wobei die Wahrscheinlichkeit bei Verwandten eines Patienten mit pulmonalen arteriovenösen Malformationen höher ist (Coley u. Jackson 1998).

Klinische Symptomatik

Arteriovenöse Malformationen der Lungen können klinisch asymptomatisch sein und werden gelegentlich als Zufallsbefund bei radiologischen Untersuchungen aus anderer Indikation entdeckt. Bei bis zu 8% der Patienten kommt es zu einer Ruptur der pathologischen Gefäße (bei etwa einem Drittel der Fälle in der Schwangerschaft) mit teilweise lebensbedrohlichen Hämoptysen oder Hämatothorax (Ference et al. 1994).

Aufgrund der kardialen Belastung und der Hypoxämie durch ein großes Shuntvolumen kann es zu Belastungsdyspnoe und leichter Erschöpfbarkeit kommen (Hughes u. Allison 1990).

Durch Verschleppung von kleinen venösen Thromben oder Infektionserregern in den arteriellen Kreislauf aufgrund der Umgehung des Kapillarfilters der Lunge kommt es zu paradoxen Embolien. So erleiden 30-56% der Patienten eine transitorische ischämische Attacke oder einen Apoplex und 5-14% einen Hirnabszess, bevor die Diagnose pulmonale arteriovenöse Malformation gestellt wird (White et al. 1988; Jackson et al. 1990; Burke et al. 1986; Vase et al. 1985; Press u. Ramsey 1984; Puskas et al. 1993).

Merke ! Insbesondere wegen der häufig bleibenden neurologischen Defekte ist eine möglichst frühzeitige Diagnose und Therapie pulmonaler arteriovenöser Malformationen erforderlich. So wird Patienten mit M. Osler und deren Verwandten die radiologische Untersuchung der Lunge empfohlen, um asymptomatische pulmonale arteriovenöse Malformationen früh zu erfassen (Coley u. Jackson 1998).

Radiologische Symptomatik

In der Thoraxübersichtsaufnahme stellt sich eine pulmonale arteriovenöse Malformationen meist als weichteildichter, glatt begrenzter runder oder lobulierter Rundherd dar, charakteristisch ist der Nachweis eines zu- und v.a. eines abführenden Gefäßes (Abb. 8.5). Diese Gefäßanatomie lässt sich computertomographisch insbesondere bei Verwendung heli-

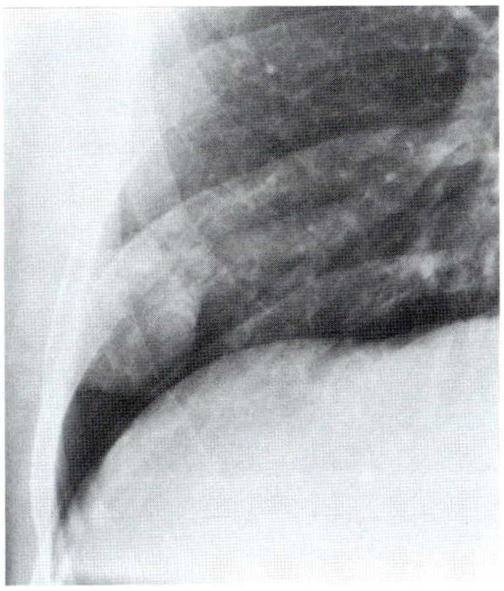

Abb. 8.5. Pulmonale arteriovenöse Malformation. Übersichtsradiographisch rechts basal weichteildichter Rundherd mit abführender erweiterter Vene

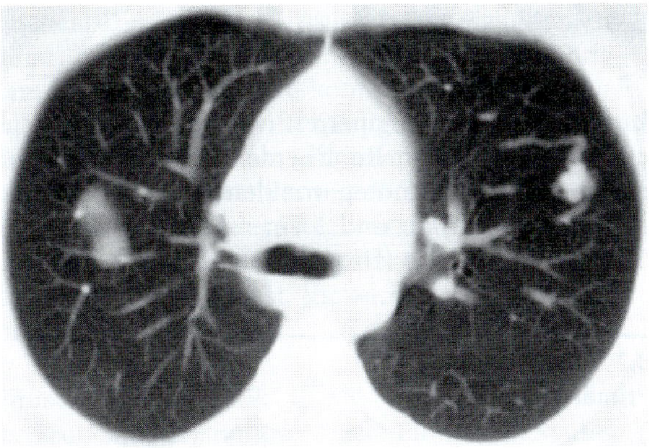

Abb. 8.6. Pulmonale arteriovenöse Malformation. CT eines Patienten mit M. Osler und multiplen pulmonalen arteriovenösen Malformationen. Im linken Oberlappen ist der zuführende erweiterte Pulmonalarterienast gut erkennbar

kaler Technik auch ohne Kontrastmittelapplikation übersichtlicher darstellen (Abb. 8.6; Remy et al. 1992, 1994).

Mittels intravenöser Kontrastmittelinjektion lässt sich aufgrund des gleichzeitigen Enhancement der pulmonalen arteriovenösen Malformation mit Pulmonalarterien und -venen die pulmonalvaskuläre Natur der Läsion beweisen, auch thrombosierte Anteile werden dargestellt. MR-tomographisch lässt sich eine arteriovenöse Malformation häufig bereits aufgrund der flussbedingten Signalveränderungen in der Läsion auf Schnittbildern diagnostizieren (Dinsmore et al. 1990; Silverman et al. 1994). Die genaue Morphologie kann insbesondere mit der kontrastmittelverstärkten MR-Angiographie anschaulich dargestellt werden (Rotondo 1997; Vrachliotis et al. 1997; Berthezene et al. 1998).

Spiral-CT und MRT haben die Pulmonalisangiographie in der Diagnose der pulmonalen arteriovenösen Malformationen weitgehend ersetzt.

Differentialdiagnostik

Differentialdiagnostisch muss eine pulmonale arteriovenöse Malformationen zunächst von anderen weichteildichten Rundherden abgegrenzt werden (s. Tabelle 8.1). Der Nachweis eines zuführenden Gefäßes ist kein Beweis für das Vorliegen einer pulmonalen arteriovenösen Malformationen, insbesondere wenn dieses ein normales Kaliber aufweist, weil verschiedene Lungenrundherde eine enge Gefäßbeziehung aufweisen (Bronchialkarzinom, Lungenmetastase, Lungeninfarkt, septische Emboli etc.). Dagegen ist die Darstellung einer dilatierten abführenden Vene fast pathognomonisch (Coley u. Jackson 1998).

Untersuchungsstrategie

Wegen der potentiell schweren Komplikationen von pulmonalen arteriovenösen Malformationen wird bei entsprechendem klinischen Verdacht (Patienten mit M. Osler oder deren Verwandte) eine gezielte oxymetrische und radiologische Untersuchung zur Früherkennung asymptomatischer pulmonaler arteriovenöser Malformationen empfohlen (Coley u. Jackson 1998). Diese wurde bisher mit Thoraxübersichtsaufnahmen durchgeführt. Neuere Untersuchungen haben gezeigt, dass die CT mit reduzierter Strahlenexposition („Niedrigdosis-CT") der CT mit bisher etablierten Dosisparametern im Nachweis pulmonaler Rundherde >5 mm praktisch gleichwertig, der Thoraxübersichtsaufnahme weit überlegen ist (bei einer Strahlenexposition in der Größenordnung der Thoraxübersichtsaufnahme; Rusinek et al. 1998, Gartenschläger et al. 1998, Diederich u. Lenzen 1999). Daher bietet sich die Niedrigdosis-CT für die – häufig wiederholt erforderliche – Früherkennungsuntersuchung an. Ist die Diagnose einer pulmonalen arteriovenösen Malformation gestellt, besteht in der Regel die Indikation zur selektiven Pulmonalisangiographie (Abb. 8.7) und Embolisationstherapie. Nur selten ist eine operative Resektion der Läsion erforderlich. Durch die Ausschaltung der Malformation lassen sich spätere Komplikationen verhindern. Wegen der Möglichkeit einer posttherapeutischen Umverteilung des Blutflusses mit Eröffnung bislang nicht erkannter Shuntgefäße, sollte der Patient auch nach erfolgter Embolisation oder Resektion mittels Übersichtsaufnahmen oder Niedrigdosis-CT überwacht werden (Coley u. Jackson 1998).

Merke ! 80–90% der pulmonalen arteriovenösen Malformationen bestehen bei Patienten mit M. Osler. Die Diagnose kann nichtinvasiv mittels Thoraxübersichtsaufnahme, Spiral-CT

Tabelle 8.3. TNM-Klassifikation des Bronchialkarzinoms: Lymphknotenbefall

N0	Keine Lymphknotenmetastasen
N1	Ipsilaterale tracheobronchiale/hiläre Lymphknotenmetastasen
N2	Ipsilaterale mediastinale und subkarinale Lymphknotenmetastasen
N3	Kontralaterale hiläre oder mediastinale Lymphknotenmetastasen, ipsilaterale oder kontralaterale Skalenus- oder supraklavikuläre Lymphknotenmetastasen

Tabelle 8.4. TNM-Klassifikation des Bronchialkarzinoms: Fernmetastasen

M0	Keine Fernmetastasen
M1	Hämatogene Fernmetastasen (Gehirn, Nebenniere, Skelett etc.), lymphogene Fernmetastasen (zervikale Lymphknotenmetastasen), Satellitenherde in anderen Lungenlappen

säule etc.) als T4 gilt (Tabelle 8.2). In gleicher Weise wird eine Metastasierung in Lymphknotenstationen, die über eine ipsilaterale Thorakotomie reseziert werden können, als N2 bezeichnet, während eine kontralaterale Lymphknotenmetastasierung als N3 gilt (Tabelle 8.3).

Zuletzt wurde die Stadieneinteilung 1997 geändert (Mountain 1997). Nach lokaler Tumorausbreitung (T), Lymphknoten (N) und Fernmetastasierung (M) wird das NSCLC in 4 klinische Stadien eingeteilt (Tabelle 8.5). Das kleinzellige Bronchialkarzinom wird ebenfalls nach dieser Stadieneinteilung klassifiziert. Zusätzlich findet aber auch eine einfachere, therapieorientierte Einteilung Anwendung (Stahel et al. 1989; Tabelle 8.6).

Radiologische Symptomatik

■ **Rundherd.** In der Lungenperipherie lokalisierte Bronchialkarzinome manifestieren sich radiologisch in der Regel als pulmonale Rundherde (Abb. 8.9–8.12). Aber auch relativ zentral gelegene Tumoren können sich als Rundherd ohne begleitende Atelektase (s. unten) darstellen. Histologisch handelt es sich besonders häufig um nichtkleinzellige Karzinome. Hinsichtlich der Lappenlokalisation wird eine geringe Häufung im Bereich der Oberlappen gefunden (Fraser et al. 1989).

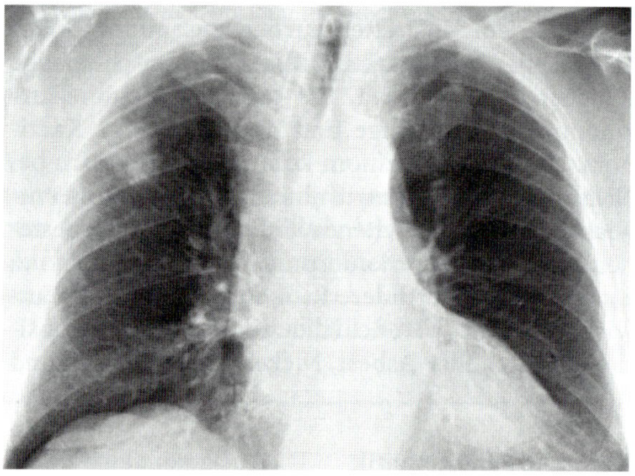

Abb. 8.9. Bronchialkarzinom. Scharf begrenzter weichteildichter Rundherd bei Plattenepithelkarzinom

Tabelle 8.5. Stadieneinteilung des nichtkleinzelligen Bronchialkarzinoms nach UICC (Union Internationale Contre le Cancer). (Nach Mountain 1997)

Stadium	T	N	M	Häufigkeit bei Diagnosestellung [%]	5-Jahres-Überlebensrate [%]
Operabel					
0	*Carcinoma in situ*				
I A	T1	N0	M0	I und II: 25–30	61–67
I B	T2	N0	M0		38–57
II A	T1	N1	M0		34–55
II B	T2	N1	M0		24–39
	T3	N0	M0		33–38
III A	T3	N1	M0	III: 25–30	9–25
	T1–3	N2	M0		13–23
Nicht operabel					
III B	T4	N0–2	M0		7
	T1–4	N3	M0		3
IV	T1–4	N0–3	M1	IV: 40–50	1

Tabelle 8.6. Stadieneinteilung des kleinzelligen Bronchialkarzinoms nach der Veterans Administration Lung Cancer Study Group. (Stahel et al. 1989)

Stadium	5-Jahres-Überlebensrate [%]
• Very limited disease (VLD) Stadium I und II nach UICC	30–50
• Limited disease (LD) Primärtumor auf einen Hemithorax begrenzt Ipsilaterale hiläre, mediastinale oder supraklavikuläre Lymphknotenmetastasen Kontralaterale mediastinale Lymphknotenmetastasen Atelektase Rekurrens- oder Phrenikusparese Kleiner Winkelerguss ohne maligne Zellen	6–12
• Extensive disease I (ED I) Kontralaterale hiläre oder supraklavikuläre Lymphknotenmetastasen Thoraxwandinfiltration Pleuraerguss (außer kleinem Winkelerguss ohne maligne Zellen) V. cava-superior-Syndrom Metastasen in der kontralateralen Lunge	0–2
• Extensive disease II (ED II) Pleuritis carcinomatosa Lymphangiosis carcinomatosa Fernmetastasen	

Im typischen Fall weist der Tumor eine runde bis ovaläre Form auf; häufig findet sich eine Lobulierung (Abb. 8.9, 8.10). Die Begrenzung des Rundherdes ist meist unregelmäßig. Als typisch gelten streifige Ausläufer der Läsion in das umgebenden Lungenparenchym („Krebsfüßchen") oder zur Pleura („Pleurafinger"; Abb. 8.11). Diese sind entweder durch eine lymphangitische Tumorausbreitung oder durch eine desmoplastische Reaktion des umgebenden Lungenparenchyms bedingt. Der Pleuraausläufer kann aber auch Ausdruck einer Subsegmentatelektase durch tumorbedingte Bronchusobstruktion sein (Fraser et al. 1989).

Der computertomographisch dargestellte – häufig tumorbedingte – Abbruch eines luftgefüllten Bronchus erlaubt eine gezielte Histologiegewinnung, entweder als Zangenbiopsie oder als Bürstenzytologie.

In der Übersichtsradiographie stellt sich der Tumor fast ausschließlich weichteildicht dar; computertomographisch lassen sich gelegentlich kleine Verkalkungen innerhalb des Rundherdes nachweisen. Sie sind entweder durch dystrophe Kalzifikationen innerhalb des Tumors bedingt oder es handelt sich um vorbestehende Verkalkungen, auf deren

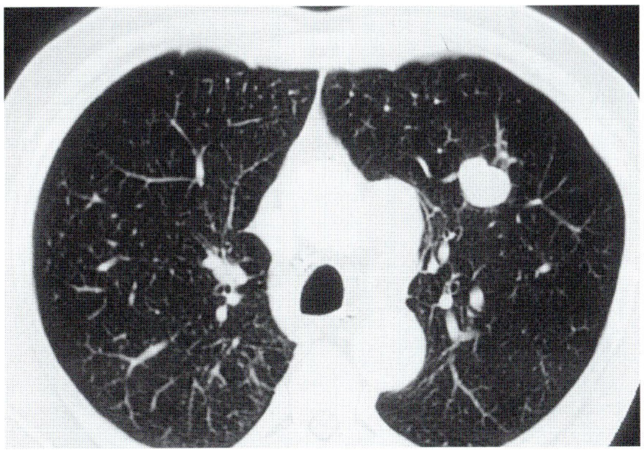

Abb. 8.10. Bronchialkarzinom. Computertomographisch glatt begrenzter, lobulierter, weichteildichter Rundherd bei kleinzelligem Bronchialkarzinom im linken Oberlappen. (Aus Diederich et al 1996; mit freundlicher Genehmigung)

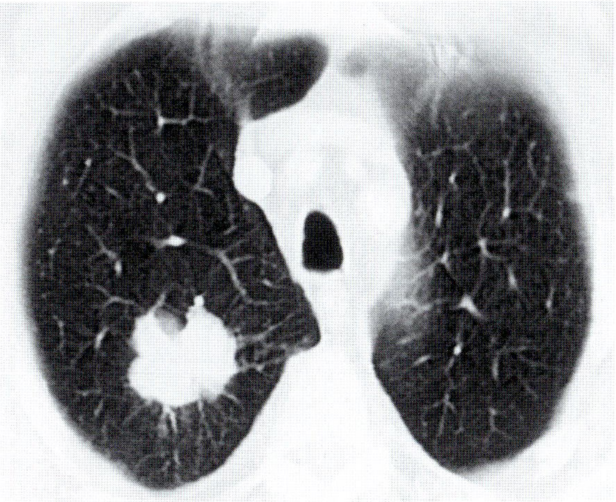

Abb. 8.11. Bronchialkarzinom. Weichteildichter Rundherd mit streifigen Ausläufern in die Peripherie („Krebsfüßchen") bei Plattenepithelkarzinom

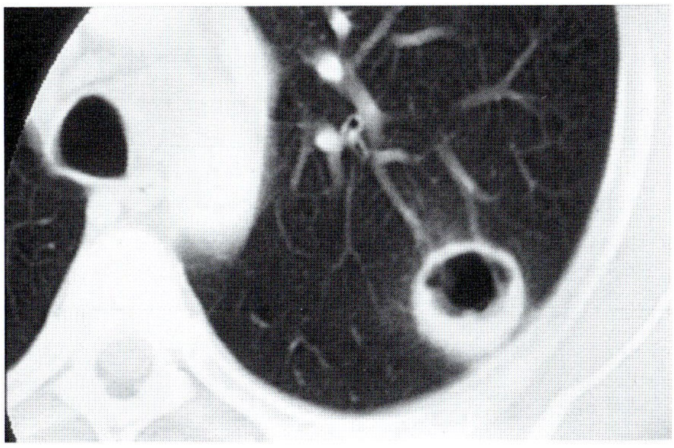

Abb. 8.12. Bronchialkarzinom. Zentral lufthaltiger weichteildichter Rundherd mit unregelmäßiger Wand bei eingeschmolzenem Adenokarzinom

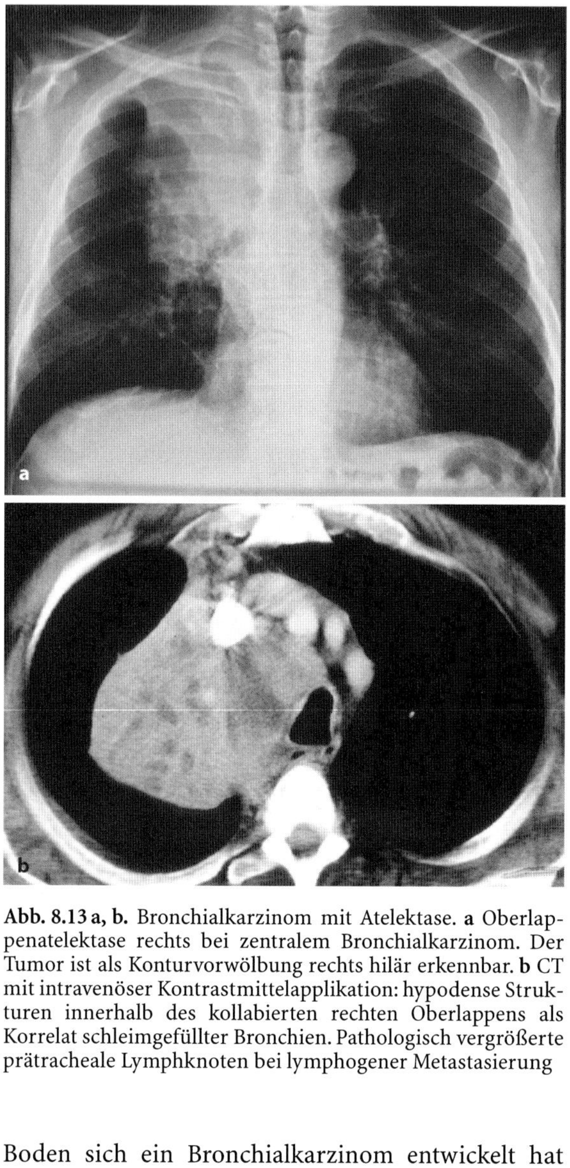

Abb. 8.13 a, b. Bronchialkarzinom mit Atelektase. **a** Oberlappenatelektase rechts bei zentralem Bronchialkarzinom. Der Tumor ist als Konturvorwölbung rechts hilär erkennbar. **b** CT mit intravenöser Kontrastmittelapplikation: hypodense Strukturen innerhalb des kollabierten rechten Oberlappens als Korrelat schleimgefüllter Bronchien. Pathologisch vergrößerte prätracheale Lymphknoten bei lymphogener Metastasierung

Boden sich ein Bronchialkarzinom entwickelt hat (Narbenkarzinom: histologisch besonders häufig Adenokarzinom; Kung et al. 1985). Entsprechend finden sich entweder feine verstreute Kalkeinlagerungen oder – häufig exzentrisch – gröbere Kalzifikationen. Dagegen sprechen schollige (popcornartige) oder schalige Verkalkungen gegen das Vorliegen eines Bronchialkarzinoms.

Praktisch alle Bronchialkarzinome zeigen eine – in der Regel relativ deutliche – Kontrastmittelaufnahme (Swensen et al. 1996; Abb. 8.13 b, 8.14 b). Dementsprechend gilt ein signifikantes Enhancement sowohl in der CT als auch der MRT als differentialdiagnostisches Kriterium in der Abgrenzung von hypovaskularisierten – meist benignen – Läsionen.

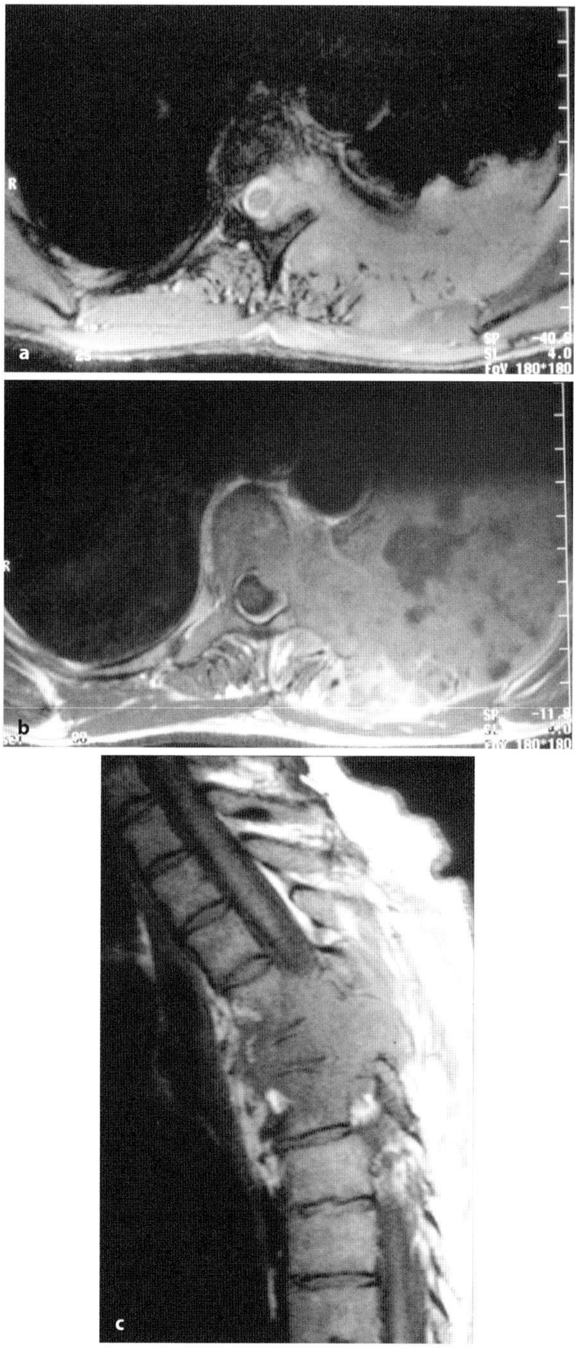

Abb. 8.14 a – c. Bronchialkarzinom mit Infiltration von dorsaler Thoraxwand, Rippen und Wirbelsäule. **a** Axiale T2-gewichtete Gradientenechosequenz. **b** Axiale und **c** sagittale T1W-Turbospinechosequenz nach Kontrastmittelinjektion: Breite Infiltration der dorsalen Thoraxwand mit Destruktion von Rippen und Wirbelsäule mit Einengung des Spinalkanals durch ein zentral nekrotisches Plattenepithelkarzinom

Nekrotische Einschmelzungen werden am häufigsten beim Plattenepithelkarzinom, seltener beim Adenokarzinom oder großzellig-anaplastischen Karzinom gefunden. Beim kleinzelligen Karzinom sind Einschmelzungen äußerst selten. Solange das nekrotische Material keinen Anschluss an das Bronchialsystem gefunden hat, ist eine Einschmelzung übersichtsradiographisch nicht erkennbar. Erst wenn es zur Drainage über Bronchien gekommen ist, finden sich in der Regel unregelmäßig begrenzte, dickwandige Lufteinschlüsse (Abb. 8.12). T2-gewichtete MR-Sequenzen zeigen eine zentrale Nekrose bereits früh als signalreichen Bezirk, in T1-gewichteten Sequenzen und in der Computertomographie demarkiert sie sich nach intravenöser Kontrastmittelapplikation als Bereich fehlender Kontrastmittelaufnahme (Abb. 8.14).

Atelektase/poststenotische Pneumonie. Wenn ein endoluminaler Tumor das Bronchiallumen vollständig verlegt, lässt sich radiologisch eine Atelektase des entsprechenden Lungenlappens oder -segmentes, seltener der gesamten betroffenen Lunge nachweisen (Abb. 8.13, 8.15). Aufgrund der Lokalisationspräferenz der verschiedenen histologischen Typen findet sich diese radiologische Manifestation besonders häufig beim kleinzelligen Karzinom und beim Plattenepithelkarzinom. Häufig lässt sich der einer Lappen- oder Segmentatelektase zugrunde liegende Tumor übersichtsradiographisch als konvexe weichteildichte Kontur zentral nachweisen (Abb. 8.13a), wodurch sich eine tumorbedingte Atelektase von einer Atelektase durch Mukusimpaktion differenzieren lässt, die keine (extrabronchiale) Raumforderung aufweist.

Infiltrat. Selten manifestiert sich ein Bronchialkarzinom als pulmonales Infiltrat (Abb. 8.16). In diesen Fällen handelt es sich histologisch fast immer um ein bronchoalveoläres Karzinom. Diese Entität wird als Unterform des Adenokarzinoms betrachtet und zeichnet sich durch ein diffuses Wachstum entlang vorbestehender anatomischer Strukturen von Alveolen und Bronchien aus. Ein multifokales, häufig auch kontralaterales Wachstum ist wahrscheinlich Folge einer Aspiration von Tumorzellen in entfernte Abschnitte des Bronchialsystems. Radiologisch finden sich entweder infiltrative Veränderungen (ca. 30%), die teils eine geringe (Milchglasinfiltrat), teils eine höhere (Konsolidierung) Dichte aufweisen, auch solitäre (ca. 40%) oder multiple (ca. 30%) Rundherde. Radiologisch kann die Differenzierung zwischen bronchoalveolärem Karzinom und Infiltraten anderer Genese (Pneumonie etc.) unmöglich sein.

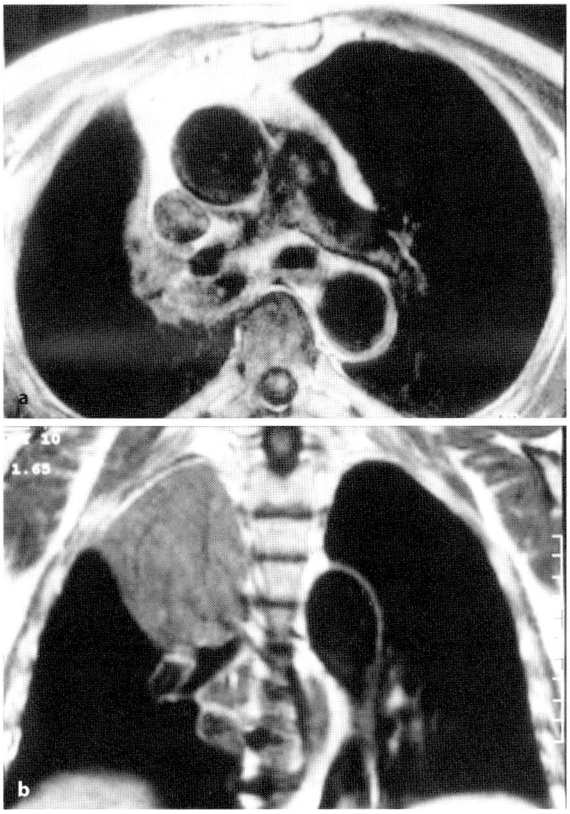

Abb. 8.15 a, b. Bronchialkarzinom im rechten Oberlappenbronchus mit Oberlappenatelektase. Axiale (**a**) und koronare (**b**) native T1-gewichtete Turbospinechosequenzen: Verschluss des rechten Oberlappenbronchus mit mäßig signalintensiver Oberlappenatelektase rechts sowie Mediastinalverlagerung nach rechts

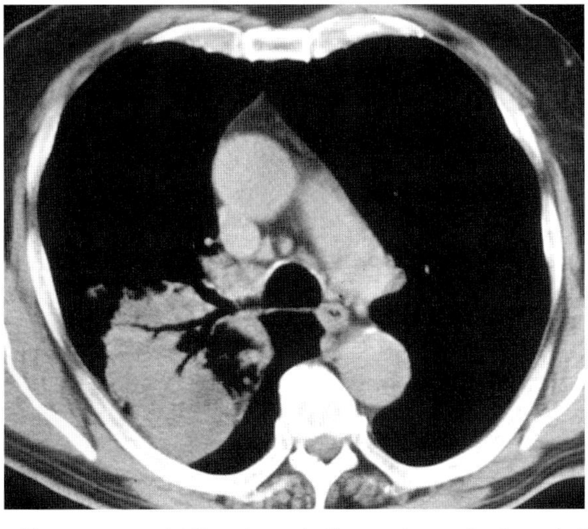

Abb. 8.16. Bronchialkarzinom, infiltratartige Ausbreitung bei bronchoalveolärem Karzinom. Infiltrat im posterioren Oberlappensegment rechts mit luftgefüllten Bronchien (Pneumobronchogramm) sowie rechts paratrachealer Lymphknotenmetastase

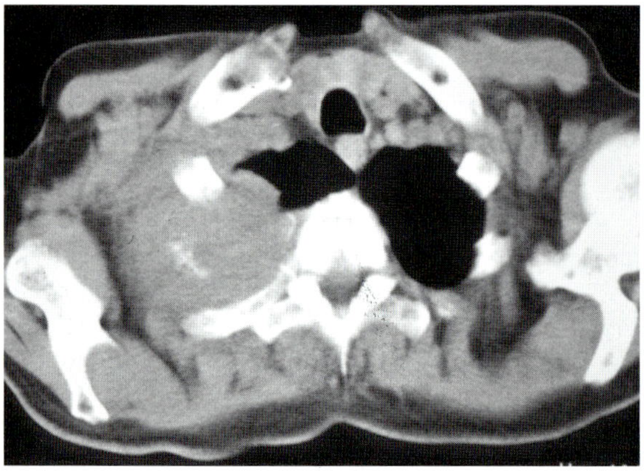

Abb. 8.17. Bronchialkarzinom mit Rippendestruktion. Tumor im apikalen Oberlappensegment rechts mit Infiltration der Thoraxwand im Bereich der oberen Thoraxapertur und Destruktion der zweiten Rippe

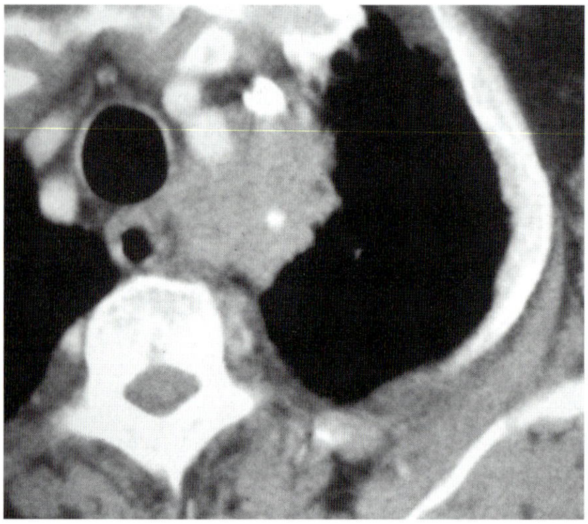

Abb. 8.18. Bronchialkarzinom mit Einwachsen in das Mediastinum sowie Ummauerung und Infiltration der linken A. subclavia. Plattenepithelkarzinom

▪ **Begleitbefunde.** Bei fortgeschrittenen Tumoren lassen sich, gelegentlich bereits auf der Übersichtsaufnahme, Destruktionen angrenzender Skelettabschnitte (Rippen, Wirbelsäule) nachweisen (Abb. 8.17). Ein Einwachsen des Tumors in das Mediastinum kann zu einer Kompression oder Infiltration der V. cava superior (Kavographie), der Pulmonalarterien oder -venen (Pulmonalisangiographie), der Aortenbogengefäße (Abb. 8.18) oder des Ösophagus (Kontrastmitteluntersuchung) führen.

Eine Infiltration des N. phrenicus lässt sich übersichtsradiographisch durch den konsekutiven Zwerchfellhochstand bzw. bei Durchleuchtungsuntersuchungen als Parese mit paradoxer Beweglichkeit des Zwerchfells bei der Atmung erfassen.

Differentialdiagnostik

Das Bronchialkarzinom muss von pulmonalen Rundherden (s. Abschn. 8.3.1) bzw. Atelektasen anderer Genese (s. unten) abgegrenzt werden.

Atelektasen unterschiedlicher Genese. (Nach Woodring u. Reed 1996)

- Obstruktive Atelektasen
  - **Endobronchialer Tumor**
  - Bronchialkarzinom, Karzinoid, mukoepidermoides, adenoid-zystisches Karzinom
  - Endobronchiale Metastase (Melanom, Niere, Mamma, Kolon)
  - Malignes Lymphom
  - Papillom, Lipom, Hamartom etc.
  - **Nichttumoröse Verlegung des Bronchuslumens**
  - Mukusimpaktion (zystische Fibrose, allergische bronchopulmonale Aspergillose etc.)
  - Fremdkörperaspiration
  - Broncholith
  - Entzündliche Strikturen (Tuberkulose)
  - M. Wegener, Amyloidose, Sarkoidose
  - **Externe Kompression/Infiltration**
  - Maligner Tumor (Ösophaguskarzinom)
  - Lymphadenopathie (Sarkoidose, Tuberkulose, malignes Lymphom)
  - Aortenaneurysma
- Nichtobstruktive Atelektasen
  - **Narbenatelektase**
  - Infektion (Tuberkulose, Mykose)
  - Bronchiektasen
  - Strahlenfibrose
  - **Kompressionsatelektase**
  - Pleuraerguss/-empyem
  - Pneumothorax
  - Zwerchfellhochstand
  - Aortenaneurysma
  - Rundherdatelektase (Asbestose)

Hierzu wird meist die Computertomographie (nativ und mit intravenöser Kontrastmittelinjektion) eingesetzt. Differentialdiagnostisch besonders hilfreich sind bildgebende Befunde, die einen definitiv benignen Prozess charakterisieren und somit die den Patienten belastendere invasive Klärung überflüssig machen. Hierzu zählen der Nachweis von Fett (Hamartom, Lipom, Lipoidpneumonie; Abb. 8.2) oder scholliger (Hamartom, Abb. 8.3) bzw. schalenförmiger (Granulom) Verkalkungen und der sichere Nachweis der typischen Morphologie und Kontrastmittelaufnahme einer pulmonalen arteriovenösen Malformation (Abb. 8.5, 8.6). Auch der Nachweis einer über mindestens 2 Jahre exakt unveränderten Größe gilt als praktisch beweisend für eine benigne Läsion.

Lässt sich bildgebend ein maligner Tumor radiologisch nicht ausschließen, ist in der Regel die Biopsie angezeigt. Diese wird meist als Zangenbiopsie oder Bürstenzytologie im Rahmen einer bronchoskopischen Untersuchung durchgeführt, die vielfach als obligate Untersuchung zum Ausschluss zentraler Tumormanifestationen im Rahmen des Bronchialkarzinomstaging gefordert wird. Lässt sich ein peripherer Herd bronchoskopisch nicht erreichen, wird die Biopsie perkutan (unter computertomographischer oder fluoroskopischer, seltener sonographischer Kontrolle) durchgeführt. Alternativ kann die thorakoskopische Resektion mit Schnellschnittuntersuchung und ggf. Umwandlung in eine Thorakotomie mit definitiver Resektion erfolgen. Auch die perkutane Biopsie einer Fernmetastase (zur Sicherung einer M1-Metastasierung) oder eines Lymphknotens (zur Sicherung einer N3-Metastasierung) ist zur Therapieplanung in vielen Fällen sinnvoll. Der Ausschluss einer lymphogenen Metastasierung ist allerdings nur durch ein ausgedehntes operatives Lymphknotensampling (Mediastinoskopie oder intraoperativ) möglich.

Untersuchungsstrategie

▪ **Früherkennung.** Etablierte Früherkennungsuntersuchungen existieren für das Bronchialkarzinom nicht. Studien zum Einsatz von Thoraxübersichtsaufnahmen und Sputumzytologie allein oder in Kombination haben keine ausreichende Treffsicherheit der Verfahren für asymptomatische frühe Tumoren ergeben (Eddy 1989). Neuere Untersuchungen zeigen allerdings, dass die Computertomographie auch bei deutlicher Reduktion der Strahlenexposition (Niedrigdosis-CT) eine gegenüber der Übersichtsaufnahme erheblich höhere Treffsicherheit im Nachweis kleiner Tumoren besitzt und somit potentiell zur Erkennung früher, asymptomatischer Tumoren geeignet ist (Diederich et al. 2000; Kaneko et al. 1996; Sone et al. 1998).

▪ **Verdachtsdiagnose.** Besteht der klinische Verdacht auf das Vorliegen eines Bronchialkarzinoms, so wird meist zunächst eine Thoraxübersichtsaufnahme angefertigt. Bei symptomatischen Patienten zeigt diese in den meisten Fällen einen pathologischen Befund, entweder in Form eines peripheren Rundherdes oder einer Atelektase bei zentralem Tumor. Allerdings schließt eine unauffällige Übersichtsaufnahme das Vorliegen eines Bronchialkarzinoms (beispielsweise bei positiver Sputumzytologie oder dem Nachweis von Fernmetastasen) nicht aus.

Auch wichtige Begleitbefunde wie ein Pleuraerguss, hiläre oder mediastinale Lymphadenopathie oder ossäre Destruktionen durch Einwachsen des Tumors in Rippen oder Wirbelsäule können auf der Thoraxübersichtsaufnahme erkennbar sein.

Aufgrund der Limitationen der konventionellen Diagnostik werden allerdings in den meisten Fällen zum genaueren Staging zusätzliche Untersuchungsverfahren eingesetzt. Methode der Wahl ist dabei die Computertomographie mit intravenöser Applikation von Kontrastmittel, wobei in der Regel Thorax, Oberbauch und Gehirn dargestellt werden.

▪ **Primärtumor.** Mit der CT lässt sich der Tumor und seine Lagebeziehung zu benachbarten Organen präziser darstellen und so eine Aussage zum Tumorstadium (T) treffen. Besondere Aufmerksamkeit muss bei der computertomographischen Beurteilung des Tumorstadiums der korrekten Differenzierung des Stadiums T3 gegenüber T4 gelten, weil beim Vorliegen eines Stadiums T4 entweder eine lokale Inoperabilität vorliegt [Infiltration von Herz, großen mediastinalen Gefäßen (Abb. 8.18), Trachea, Ösophagus, Wirbelkörpern (Abb. 8.14) oder Plexus brachialis] oder die insgesamt schlechte Prognose radikale operative Eingriffe meist nicht rechtfertigt (maligner Pleura- oder Perikarderguss, weitere Tumorherde in anderen Lungenlappen). Häufig lassen sich diese Befunde allerdings computertomographisch nicht mit hinreichender Sicherheit diagnostizieren, um die weitreichenden Therapiekonsequenzen zu rechtfertigen. In diesen Fällen müssen ergänzende diagnostische Verfahren eingesetzt werden (Bronchoskopie, Ösophagoskopie, Ergusspunktion, thorakoskopische oder offene Biopsie, operative Exploration).

Die Magnetresonanztomographie wird meist ergänzend zur Computertomographie durchgeführt; zum initialen Staging wird das Verfahren bislang nicht regelmäßig eingesetzt, einerseits wegen seiner noch geringeren Verfügbarkeit, andererseits wegen Limitationen bei der Beurteilung von Lungenparenchym und kortikalem Knochen. Insgesamt wird der diagnostische Stellenwert von CT und MRT im Staging des Bronchialkarzinoms als etwa gleichwertig eingeschätzt (Naidich et al. 1999).

Bei computertomographisch unklaren Befunden kommt der MRT jedoch ein großer Stellenwert zu: Einerseits erlaubt sie durch die Möglichkeit der multiplanaren Schichtführung eine übersichtlichere Darstellung computertomographisch schwer beurteilbarer Regionen wie der oberen Thoraxapertur und des Zwerchfells, andererseits ermöglicht ihr gegenüber der CT besserer Weichteilkontrast eine bessere Differenzierung von Tumor und angrenzenden Geweben. Sie kommt daher vor allem bei Verdacht auf eine Tumorinfiltration von Thoraxwand (insbesondere in der Thoraxspitze bei Pancoast-Tumoren), Spinalkanal (Abb. 8.14) und Zwerchfell zum Einsatz (McLoud et al. 1989; Webb et al. 1991; Padovani et al. 1993). In diesen Fällen zeigen insbesondere T2W-Sequenzen und T1W-Sequenzen mit

Fettsättigung und intravenöser Kontrastmittelapplikation die exakte Tumorausdehnung deutlicher als die CT.

Hinsichtlich einer Tumorinfiltration des Mediastinums liefert die MRT seltener weiterführende Befunde, weil in diesem Bereich Pulsations- und Atemartefakte häufig zu einer Beeinträchtigung der Bildqualität führen. Aus diesem Grund kommt die MRT mit dieser Fragestellung vor allem zum Einsatz, wenn ein computertomographisches Staging wegen Kontraindikationen gegen die intravenöse Injektion jodhaltiger Röntgenkontrastmittel nicht durchgeführt werden kann (Abb. 8.15; Naidich et al. 1999).

Bei Tumoren im Bereich der unteren Thoraxhälfte kann eine dynamische Untersuchung mittels CT oder MRT während der Atmung bzw. der Vergleich von Aufnahmen in In- und Exspiration zur Differenzierung zwischen bloßem Kontakt und Tumorinfiltration der Pleura parietalis dienen: Zeigt sich eine Verschiebung des Tumors gegenüber der Thoraxwand ist eine Infiltration ausgeschlossen, bei fehlender Verschiebung kann allerdings nicht zwischen Infiltration und benigner Adhäsion differenziert werden. Bei Tumoren der oberen Thoraxhälfte ist diese Methode wenig nützlich, da hier schon normalerweise keine wesentliche Verschiebung des Tumors gegenüber der Thoraxwand auftritt (Murata et al. 1994, Shirakawa et al. 1994).

Bei artifiziell angelegtem oder im Rahmen einer perkutanen Biopsie aufgetretenem Pneumothorax beweist eine Distanzierung des Tumors von der Thoraxwand, dass keine Thoraxwandinfiltration vorliegt, während eine fehlende Distanzierung diagnostisch weniger hilfreich ist, da sie einerseits durch eine Infiltration der Thoraxwand, anderseits aber auch durch benigne Adhäsionen bedingt sein kann (Yokoi et al. 1991; Watanabe et al. 1991).

Ein grundsätzliches Problem bei der Beurteilung der Tumorausdehnung gilt sowohl für die CT als auch die MRT: Mit beiden Verfahren lässt sich meist ein zentraler Tumor nicht sicher von einer nachgeschalteten Atelektase abgrenzen. Zwar stellen die CT mit bolusartiger Kontrastmittelinjektion und auch die MRT bei Verwendung unterschiedlicher Sequenzen Tumor und Atelektase häufig unterschiedlich dar, die exakte Grenze zwischen beiden Geweben ist aber meist nicht zu erkennen (Abb. 8.15).

Die Sonographie kommt ebenfalls vor allem ergänzend zur CT bei unklaren Befunden zum Einsatz. Sie ist allerdings nur zur Beurteilung einer möglichen Infiltration der Thoraxwand geeignet (Sugama et al. 1988). Als sonographische Kriterien einer Infiltration gelten eine Unterbrechung der Pleura, Tumorausdehnung in die Thoraxwand und fehlende Atemverschieblichkeit. Liegen zwei dieser drei Kriterien vor, werden für die Sonographie eine Sensitivität von 100% und eine Spezifität von 98% angegeben (Abb. 8.19; Suzuki et al. 1993). Zu einer Infiltration des Mediastinums ist allerdings sonographisch in der Regel keine Aussage möglich.

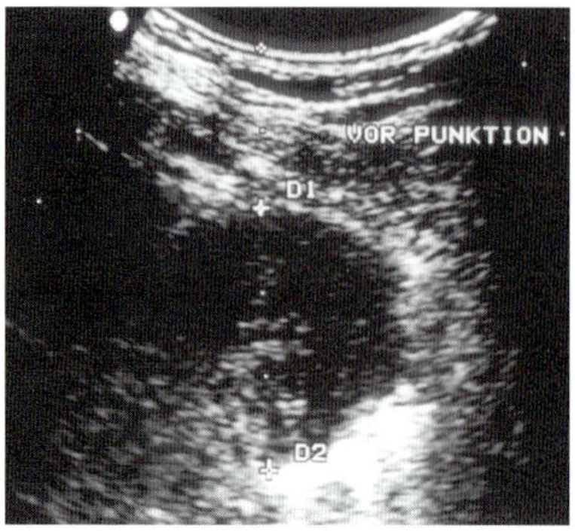

Abb. 8.19. Peripheres Bronchialkarzinom mit Infiltration des vorderen Mediastinums. Sonographisch echoarme Raumforderung mit Kontakt zur vorderen Thoraxwand, die einer perkutanen Biopsie unter sonographischer Kontrolle zugänglich ist. Histologie: Plattenepithelkarzinom

Neben der Thoraxübersichtsaufnahme, der CT mit intravenöser Kontrastmittelinjektion in helikaler Technik und gelegentlich der MRT und Sonographie haben andere radiologische Verfahren einen nur geringen Stellenwert. Die diagnostischen Aussagen von Angiographie (Infiltration von V. cava superior, Pulmonalarterien, Aorta und supraaortalen Gefäßen) oder Kontrastmitteluntersuchung des Ösophagus (Ösophagusinfiltration) lassen sich meist durch die Computertomographie treffen, sodass diese Methoden nur bei unklarem CT-Befund in Einzelfällen zum Einsatz kommen.

■ **Lymphknotenmetastasen.** Besondere Bedeutung kommt der computertomographischen Diagnose einer lymphogenen Metastasierung hinsichtlich der korrekten Klassifikation als N0–N2 (ipsilaterale hiläre oder mediastinale Metastasen) bzw. N3 (kontralaterale hiläre oder mediastinale, ipsilaterale oder kontralaterale Skalenus- bzw. supraklavikuläre Metastasen) zu, weil bei einem N2-Befall noch eine radikale chirurgische Resektion möglich ist, die bei N3-Befall nicht mehr durchgeführt werden kann.

Die hilären und mediastinalen Lymphknoten lassen sich computertomographisch sehr viel genauer beurteilen als auf der Übersichtsaufnahme. Allerdings beschränkt sich der computertomographische Befund meist auf eine Beschreibung der Lymphknotengröße, wobei vergrößerte Lymphknoten als metastasenverdächtig und normal große Lymphknoten als regelrecht gewertet werden. Die Größe normaler Lymphknoten an den verschiedenen mediastinalen und hilären Lymphknotenstationen ist unterschiedlich, dies muss bei der Beschreibung berücksichtigt werden. Zwei Studien ermittelten die Größe normaler Lymphknoten an 56 normalen Individuen (Glazer et al. 1985) bzw. 40 Leichen (Kiyono et al. 1988). Ihre Ergebnisse legen nahe, Messwerte für den Durchmessers in der kurzen Achse von 10 mm als oberen Normwert anzusehen mit Ausnahme der subkarinalen Lymphknoten, die bis 12 mm Durchmesser aufweisen können.

CAVE ! Da allerdings eine Lymphknotenvergrößerung auch ohne maligne Infiltration vorliegen kann und metastatisch befallene Lymphknoten noch eine regelrechte Größe aufweisen können, sind die CT-Befunde mit Vorsicht zu interpretieren. Insgesamt führt die Verwendung computertomographischer, auf der Lymphknotengröße basierender Befunde zu unbefriedigenden Werten für Sensitivität (41–83%) und Spezifität (69–84%; Naidich et al. 1999). Daher muss vor einer weitreichenden Therapieentscheidung, insbesondere vor Festlegung der Inoperabilität aufgrund einer N3-Metastasierung ein suspekter Lymphknoten mediastinoskopisch oder perkutan biopsiert werden.

Auch die MRT ist zur Darstellung der mediastinalen und hilären Lymphknoten geeignet. Ähnlich wie die CT kann sie aber vor allem die Lymphknotengröße darstellen und unterliegt damit den gleichen Einschränkungen hinsichtlich der korrekten histologischen Lymphknotenklassifikation. Selten stellen CT oder MRT andere Befunde wie beispielsweise zentrale Einschmelzungen in vergrößerten Lymphknoten bei Plattenepithelkarzinommetastasen dar als zusätzlichen Beleg für eine metastatische Infiltration.

Sehr erfolgversprechende Resultate hinsichtlich einer Verbesserung des Lymphknotenstaging des Bronchialkarzinoms zeigen Erfahrungen mit der Positronen-Emissions-Tomographie (PET) unter Verwendung von 18F-Fluorodeoxyglukose (FDG). Diese Methode erlaubt in vielen Fällen den Nachweis von Metastasen auch in normal großen Lymphknoten bzw. kann vergrößerte Lymphknoten als nicht befallen darstellen. Mit einer Sensitivität von 80–89% und einer Spezifität von 81–99% ist die PET der CT und der MRT deutlich überlegen (Valk et al. 1990; Wahl et al. 1994; Scott et al. 1994; Patz et al. 1995; Hughes et al. 1996; Steinert et al. 1997; Naidich et al. 1999). Auch bei diesem Verfahren kommen jedoch falsch positive und negative Befunde vor.

■ **Fernmetastasen.** Das initiale Staging (s. unten) muss neben der Ausdehnung des Primärtumors (T-Stadium) und der lymphogenen Metastasierung (N-Stadium) auch potentiell vorhandene Fernmetastasen erfassen. Routinemäßig erfolgt hierzu die Computertomographie des Gehirns und des Oberbauchs, um Hirn-, Leber- und Nebennierenmetastasen darzustellen. Zur Charakterisierung hierbei aufgefundener Raumforderungen, d.h. zur Differenzierung zwischen Metastasen und anderen fokalen Läsionen, sind bei der Leber Sonographie und MRT, bei der Nebenniere besonders die MRT mit Vergleich fettsensitiver Sequenzen (in-phase-/out-of-phase) nützlich (Naidich et al. 1999).

Beim Vorliegen weiterer Rundherde in der Lunge wird unterschieden zwischen Satellitenherden im gleichen Lungenlappen, die als lokale Tumorausbreitung (T4) klassifiziert werden und solchen in anderen Lungenlappen, die als Fernmetastasen (M1) gewertet werden. Auch zervikale oder andere extrathorakale Lymphknotenmetastasen gelten als Fernmetastasen (M1). Zum Nachweis oder Ausschluss einer etwaigen Skelettmetastasierung wird meist die Skelettszintigraphie durchgeführt. Sie besitzt eine sehr gute Sensitivität aber eine geringe Spezifität, sodass die Ursache einer skelettszintigraphisch nachgewiesenen Knochenstoffwechselsteigerung durch andere Untersuchungen geklärt werden muss. Differentialdiagnostisch müssen benigne Knochenneubildungen (nichtossifizierendes Fibrom, Enchondrom etc.), entzündliche, degenerative und posttraumatische Läsionen abgegrenzt werden. In vielen Fällen sind hierzu Übersichtsaufnahmen des entsprechenden Skelettabschnitts ausreichend, mit denen sich – im Fall des Nachweises von Metastasen – gleichzeitig auch das Risiko einer pathologischen Fraktur abschätzen lässt.

Zu berücksichtigen ist, dass die Skelettszintigraphie Knochenmetastasen sehr viel früher nachweisen kann als die Röntgenverfahren, sodass vor allem der radiographische Nachweis einer anderen Ursache für die gesteigerte Knochenstoffwechselaktivität (alte Fraktur, benigner Tumor, degenerative Veränderungen) als Argument gegen das Vorliegen von Metastasen gewertet werden kann, während eine völlig unauffällige Übersichtsaufnahme Metastasen nicht ausschließt.

Einen neuen Ansatz zur Diagnostik von Fernmetastasen bietet die PET. Als Ganzkörperuntersuchung hat sie eine gute Sensitivität im Nachweis auch mit anderen Methoden nicht nachweisbarer Fernmetastasen. Vorstellbar wäre daher eine PET-Ganzkörperuntersuchung im Rahmen des initialen Staging, um einerseits kontralaterale Lymphknotenmetastasen und andererseits hämatogene Metastasen nachzuweisen oder auszuschließen; beide Informationen sind für die Indikationsstellung zur radikalen Tumorresektion von entscheidender Bedeutung. In der klinischen Routine ist dieses Vorgehen wegen der geringen Verfügbarkeit der PET bislang jedoch wenig etabliert.

Diagnostische Verfahren beim Staging des Bronchialkarzinoms

- Obligate Untersuchungen
  - Thoraxübersichtsaufnahme in 2 Ebenen (Ausgangsuntersuchung für weitere Kontrollen)
  - Computertomographie von Thorax, Oberbauch (Leber, Nebennieren) und Gehirn mit intravenöser Kontrastmittelapplikation
  - Skelettszintigraphie
  - Bronchoskopie (Beurteilung des zentralen Bronchialbaums, ggf. Biopsie)
  - Ggf. perkutane Biopsie (durchleuchtungs-, CT-, ultraschallgezielt)
- Fakultative Untersuchungen
  - Röntgenübersichtsaufnahmen szintigraphisch suspekter Skelettabschnitte
  - Angiographie (Kavographie, Pulmonalisangiographie, Aortographie)
  - Kontrastmitteluntersuchung des Ösophagus
  - Sonographie des Oberbauchs (bei unklaren CT-Befunden, evtl. auch statt CT Oberbauch)
  - MRT (zur Differenzierung Tumorstadien T3/T4)
  - Mediastinoskopie
  - PET

■ **Nachsorge.** Die Tumornachsorge des therapierten Bronchialkarzinoms erfolgt meist mittels Thoraxübersichtsaufnahmen und CT. Aufgrund durch die Therapie hervorgerufener Veränderungen wie Mediastinalverziehung und -verbreiterung, narbiger Verdichtungen des Lungenparenchyms, Pleuraerguss, Sero- oder Fibrothorax ist die Erkennung eines Tumorrezidivs im Bereich des Thorax schwieriger als die initiale Tumordiagnose. Besonders wichtig ist in diesem Zusammenhang der Vergleich mit älteren posttherapeutischen Untersuchungen. Gelegentlich lassen sich Narbe und Tumorrezidiv in der MRT differenzieren, weil Tumorgewebe gegenüber älterem Narbengewebe eine größere Signalintensität in der T2-Wichtung und eine vermehrte Kontrastmittelaufnahme nach Gadoliniuminjektion zeigt.

Merke ! Das Bronchialkarzinom ist der häufigste Primärtumor der Lunge, es überwiegen nichtkleinzellige Typen. Radiologisch imponiert es entweder als peripherer Rundherd oder als Atelektase bei zentralem Tumor. Die Therapieplanung ist abhängig von Tumorstadium (T3 vs. T4), lymphogener (N0–N2 vs. N3) bzw. hämatogener (M0 vs. M1) Metastasierung und histologischem Typ (SCLC vs. NSCLC).

8.2.2 Karzinoid

Pathologisch-anatomische Grundlagen

Es handelt sich um einen malignen Tumor aus der Gruppe der neuroendokrinen Karzinome, der überwiegend (90%) im Gastrointestinaltrakt vorkommt (Appendix, Ileum). Seltener (ca. 10%) kommt das Karzinoid als Primärtumor im Bronchialsystem vor. Es stellt hier mit ca. 1–4% aller bronchopulmonalen Tumoren eine seltene Neoplasie dar (Godwin 1975). Im Gegensatz zum gastrointestinalen Karzinoid sezerniert das Bronchuskarzinoid nur selten (etwa 5%) hormonell aktive Substanzen (Serotonin, ACTH u.a.; Thurlbeck 1988).

Früher wurden Karzinoid, adenoid-zystisches Karzinom und mukoepidermoides Karzinom unter dem Begriff „Bronchusadenom" zusammengefasst, davon ist man abgekommen, weil „Adenom" eine benigne Läsion suggeriert..

Der Tumor geht von den endokrinen Zellen der bronchialen Mukosa aus. Meist ist er kräftig vaskularisiert. In bis zu 30% der Tumoren werden mikro- oder makroskopisch Kalzifikationen gefunden (Zweibel u. Austin 1991).

Typisch (ca. 80–90%) ist eine zentrale, endobronchiale Tumorlokalisation, die relativ frühzeitig zur Bronchusobstruktion und sekundären Atelektase nachgeschalteter Lungenabschnitte führt. Seltener (ca. 10–20%) ist der Tumor peripher lokalisiert (Naidich et al. 1999).

Histologisch wird zwischen dem häufigeren (ca. 80%) typischen Karzinoid mit seltener Metastasierung (Lymphknoten, Leber, Knochen) und relativ guter Prognose (5% Mortalität) und dem selteneren (ca. 20%) atypischen Karzinoid mit früherer Metastasierungstendenz und schlechterer Prognose (50% Mortalität) unterschieden (Forster et al. 1989).

Klinische Symptomatik

In den meisten Fällen werden keine typischen Symptome gefunden. Häufig sind die Patienten asymptomatisch und der Tumor wird als Zufallsbefund im Rahmen radiologischer oder bronchoskopischer Untersuchungen aus anderen Gründen entdeckt oder es liegen die Symptome einer bronchialen Obstruktion bzw. Hämoptysen vor. Ein typisches Karzinoid-Syndrom wird nur in etwa 5% der Fälle gefunden (Thurlbeck 1988).

Radiologische Symptomatik

Entsprechend der typischen Lokalisation stellen sich die meisten Tumoren auf Übersichtsaufnahmen nicht direkt dar, sondern es zeigt sich eine Atelektase der nachgeschalteten Lungenabschnitte (Segment-, Lappen- oder Totalatelektase; Abb. 8.20 a). Die direkte

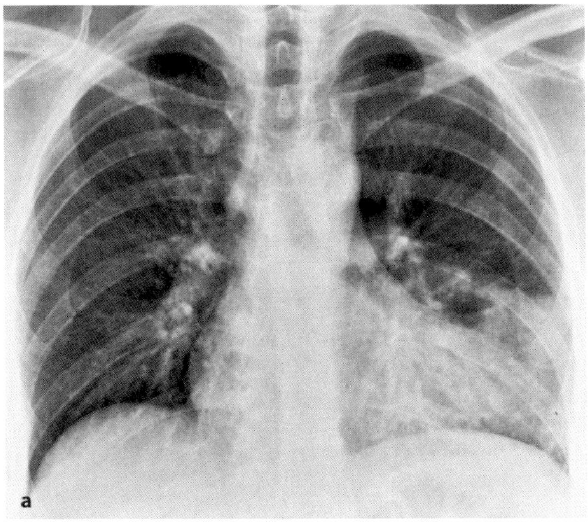

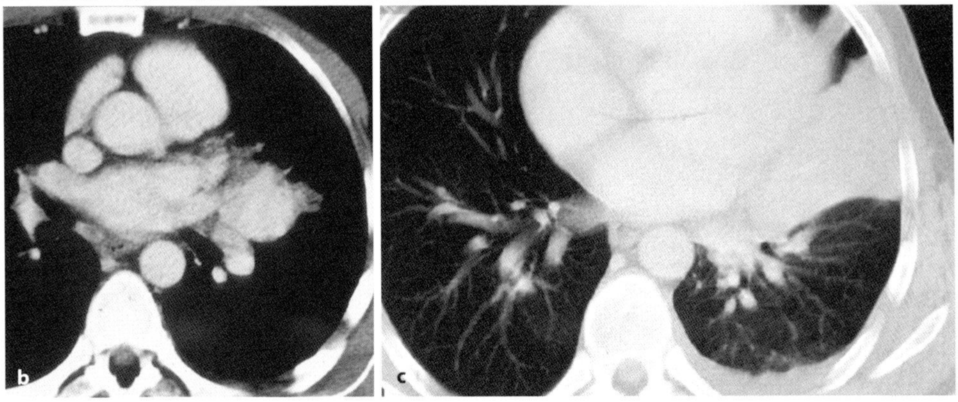

Abb. 8.20 a–c. Karzinoid mit Obstruktion des Lingulabronchus links. **a** In der Übersichtsaufnahme parakardiale Infiltration links. **b** In der CT (Weichteilfenster) Raumforderung links hilär mit deutlicher Kontrastmittelaufnahme. **c** In der CT weiter kaudal (Lungenfenster) Teilatelektase der Lingula

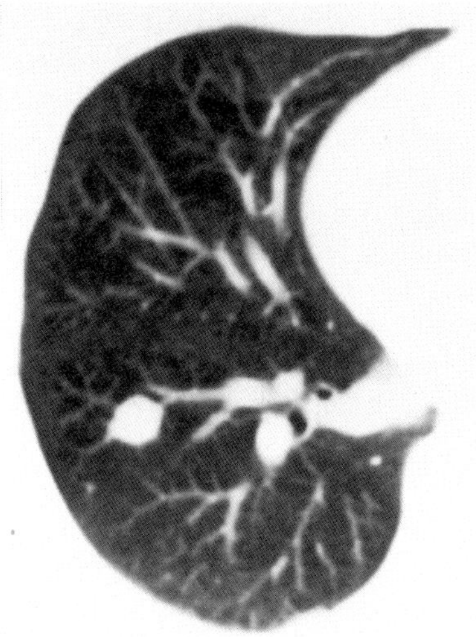

Abb. 8.21. Peripheres Karzinoid. Scharf begrenzter, weichteildichter, peripherer Rundherd. (Aus Diederich et al 1996; mit freundlicher Genehmigung)

Darstellung der endobronchialen Raumforderung gelingt häufiger mittels Schnittbildverfahren. Hier zeigt sich eine relativ glatt begrenzte, polypoid gegen das Lumen vorwachsende Raumforderung, meist in der Region einer Bronchusaufzweigung. Selten stellt sich ein Karzinoid als peripherer Lungenrundherd dar (Abb. 8.21). Computertomographisch findet sich ein weichteildichter (Abb. 8.20b, 8.21), gelegentlich auch partiell verkalkter Tumor (Abb. 8.22). MR-tomographisch wird häufig ein relativ hohes Signal in T2W-Sequenzen und ein geringes Signal in T1W-Sequenzen gefunden. Typisch ist ein mit beiden Verfahren nachweisbares kräftiges Enhancement nach intravenöser Kontrastmittelinjektion (Abb. 8.20b). Einschmelzungen sind selten.

Differentialdiagnostik

Die Differentialdiagnose umfasst andere endobronchiale Raumforderungen (Papillom, adenoid-zystisches Karzinom, Bronchialkarzinom, Metastase, Fremdkörper, Mukusimpaktion etc.) und Atelektasen anderer Ursache (s. Abschn. 8.2.1). Die Differentialdiagnose des peripheren Karzinoids beinhaltet alle

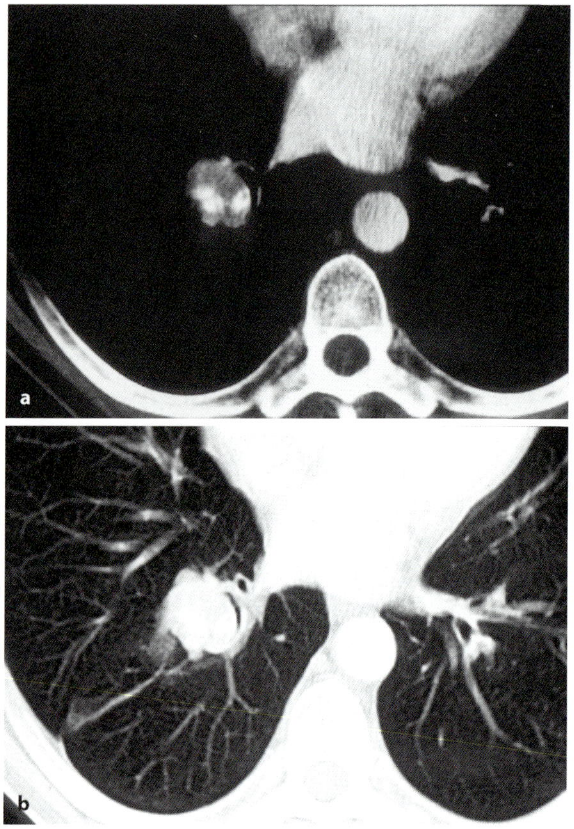

Abb. 8.22 a, b. Karzinoid im rechten Unterlappenbronchus. Den Unterlappenbronchus dilatierende und subtotal verlegende endoluminale Raumforderung, mit deutlichen Verkalkungen. **a** Weichteilfenster. **b** Lungenfenster

Läsionen, die sich als solitärer Lungenrundherd darstellen können (s. Abschn. 8.3.1).

Untersuchungsstrategie

Die Diagnose eines Karzinoids kann vermutet werden, wenn radiologisch durch Vergleich mit älteren Voruntersuchungen eine sich langsam entwickelnde Atelektase oder eine zentrale endobronchiale Raumforderung mit kräftigem Enhancement dokumentiert wurde. Zwar lässt sich radiologisch die Diagnose nicht ausreichend zuverlässig stellen, sodass eine histologische Sicherung und genauere Klassifizierung (typisches vs. atypisches Karzinoid) durch – in der Regel bronchoskopische – Biopsie erforderlich ist. Jedoch sollte die Verdachtsdiagnose eines Karzinoids vor der Biopsie mitgeteilt werden, um das Vorgehen auf die teilweise ausgeprägte Blutungsneigung der hypervaskularisierten Tumoren abstimmen zu können.

Merke ! Das Karzinoid ist ein zentraler, endobronchialer, kräftig vaskularisierter maligner Tumor mit sekundärer Atelektase.

8.2.3 Andere primäre Malignome

Bronchialdrüsenkarzinome (adenoid-zystisches Karzinom, mukoepidermoides Karzinom)

Von den bronchialen Drüsen ausgehende Tumoren sind sehr selten (< 1 % bronchopulmonaler Tumoren). Das adenoid-zystische Karzinom ist meist in den zentralen Luftwegen (Trachea, zentrale Bronchien) lokalisiert, wächst teils polypoid endoluminal, teils infiltrativ durch die Tracheal- oder Bronchuswand und zeigt eine insgesamt langsame Progredienz mit relativ guter Prognose. Symptome werden, wenn vorhanden, durch eine Obstruktion der Atemwege ausgelöst (Dyspnoe, Husten). Die radiologischen Befunde entsprechen denen des zentralen Bronchialkarzinoms (Thurlbeck 1988).

Sarkom

Sarkome machen weniger als 1 % der bronchopulmonalen Tumoren aus. Größere Studien zu histologischen Subtypen fehlen einerseits wegen der Seltenheit der Tumoren, andererseits wegen teilweise unterschiedlicher histologischer Klassifikationen zu verschiedenen Zeiten. Beobachtet werden Leiomyosarkome (Abb. 8.23), maligne fibröse Histiozytome, Fibrosarkome, Chondrosarkome, Liposarkome, Hämangioperizytome u. a.

Spezifische Symptome liegen nicht vor, sodass die Tumoren bei ihrer Diagnose häufig relativ groß sind (bis zu 15 cm). Kleinere Tumoren werden gelegentlich entdeckt, wenn sie endobronchial gelegen sind (häufig Fibrosarkom, malignes fibröses Histiozytom) und obstruktive Symptome verursachen. Die Läsionen sind meist scharf begrenzt, Einschmelzungen sind selten (Thurlbeck 1988). Von den Pulmonalarterien ausgehende Leiomyosarkome sind meist zentral lokalisiert, und weisen in der Regel einen endoluminalen Anteil auf, ihre Differenzierung von chronischen Lungenembolien kann schwierig sein. Differentialdiagnostisch hilfreiche Zeichen sind ein Enhancement nach Kontrastmittelinjektion, eine polypoide Form der Läsionen und eine unilaterale Expansion der Pulmonalarterien (Cox et al. 1997).

Malignes Melanom des Bronchus

Die Existenz dieser Entität wird in Frage gestellt, da die Unterscheidung zwischen endobronchialen Metastasen eines extrabronchialen (möglicherweise nicht identifizierten, auch amelanotischen) Primärtumors und einem primär endobronchial entstandenen Tumor nicht sicher möglich ist.

Pneumoblastom

Das Pneumoblastom ist ein sehr seltener, meist scharf begrenzter, rasch wachsender peripherer Tumor von

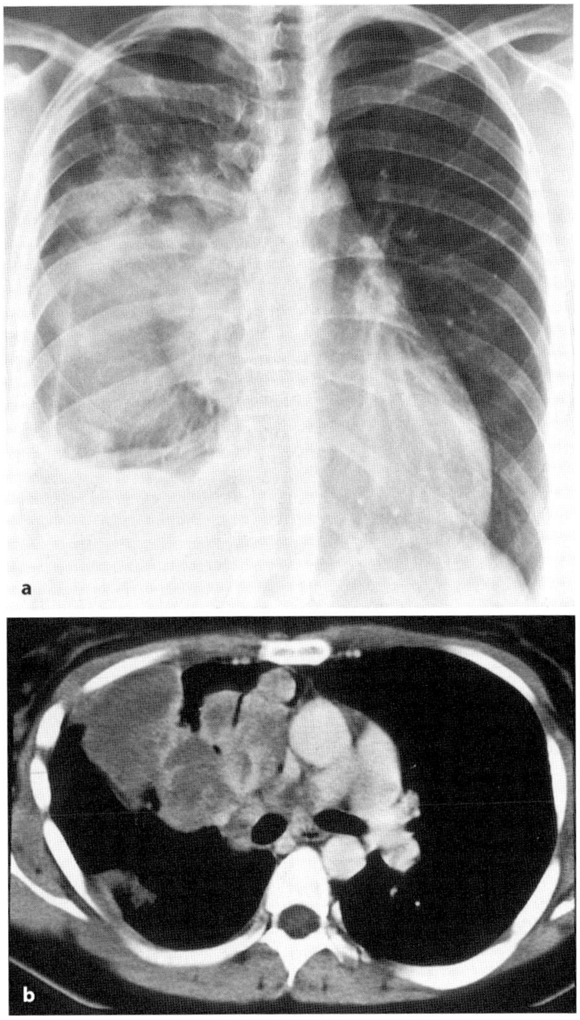

Abb. 8.23 a, b. Leiomyosarkom der Lunge. **a** Übersichtsradiographisch rechts perihiläre Raumforderung sowie rechtsseitiger Pleuraerguss. **b** Computertomographisch weichteildichter, inhomogen Kontrastmittel aufnehmender Tumor rechts perihilär

Kindern und Erwachsenen, teilweise mit Hämorrhagien und Nekrosen und schlechter Prognose.

8.3 Sekundäre Malignome

8.3.1 Lungenmetastasen

Pathologisch-anatomische Grundlagen

Lungenmetastasen werden in Autopsieserien bei 20–50% aller malignen Tumoren gefunden (Willis 1973; Spencer 1977; Crow et al. 1981). Pulmonale Metastasen entstehen vor allem durch hämatogene, sehr viel seltener durch lymphogene, bronchogene, transpleurale oder direkt kontinuierliche Ausbreitung von Tumorzellen. Primärtumoren, die besonders häufig zu pulmonalen Metastasen führen, sind Karzinome von Bronchus, Mamma, Niere, Schilddrüse und Hoden, maligne Melanome sowie Weichteil- und Knochensarkome. Entsprechend der Verteilung des pulmonalen Blutflusses besteht eine Lokalisationsprädilektion im Bereich der Lungenbasis. Aufgrund der hier günstigeren Bedingungen für Tumorzellimplantation und -proliferation findet sich der größte Teil der Metastasen in der Lungenperipherie (Davis 1991; Müller 1986). So wurden in einer Autopsieuntersuchung 92% der Lungenmetastasen im peripheren Drittel der Lunge nachgewiesen (Scholten u. Kreel 1977). Die hämatogene Entstehung erklärt die häufig enge Beziehung von Lungenmetastasen zu einem pulmonal-arteriellen Blutgefäß (Müller 1986).

Klinische Symptomatik

Lungenmetastasen verursachen meist keine klinischen Symptome. Selbst multiple, mehrere Zentimeter große Metastasen führen nicht zu Beschwerden des Patienten, solange keine weiteren Tumormanifestationen wie eine Lymphangiosis oder Pleuritis carcinomatosa (s. unten) hinzutreten. Typisch ist der jahrelange symptomlose Verlauf bei Patienten mit nachgewiesenen pulmonalen Metastasen langsam wachsender Tumoren (z.B. adenoid-zystisches Karzinom). Lediglich sehr seltene endobronchiale Metastasen (Melanom, Mamma-, Kolon-, Schilddrüsen- oder Nierenzellkarzinom) können eine Obstruktionssymptomatik verursachen (Baumgartner u. Mark 1980).

Radiologische Symptomatik

Übersichtsradiographisch und computertomographisch stellen sich Lungenmetastasen als Rundherde dar, deren Größe zwischen wenigen Millimetern und mehreren Zentimetern liegt (Abb. 8.24–8.30). Häufig besteht eine Beziehung zwischen dem histologischen Typ des Primärtumors und Größe und Anzahl der Lungenmetastasen. So werden bei Mamma- und Schilddrüsenkarzinom sowie Osteo- und Ewing-Sarkom meist viele kleine (Abb. 8.24, 8.25), beim Seminom, Nierenzellkarzinom oder kolorektalen Karzinom dagegen wenige große Metastasen (Abb. 8.26, 8.29, 8.30) gefunden (Davis 1991). Solitäre Metastasen werden insbesondere in computertomographischen Untersuchungen sehr viel seltener (<5%) gefunden als multiple Filiae. Ein wesentlicher Teil solitärer Metastasen stammt von kolorektalen Primärtumoren (30–40%), aber auch von malignen Melanomen, Sarkomen, Hoden-, Nierenzell-, Mamma- und Schilddrüsenkarzinomen.

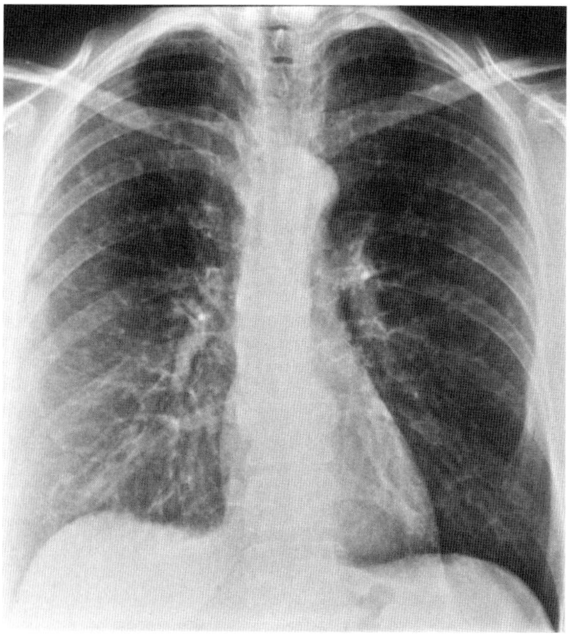

Abb. 8.24. Multiple bilaterale kleine Metastasen eines Mammakarzinoms. Winzige bipulmonale Rundherde

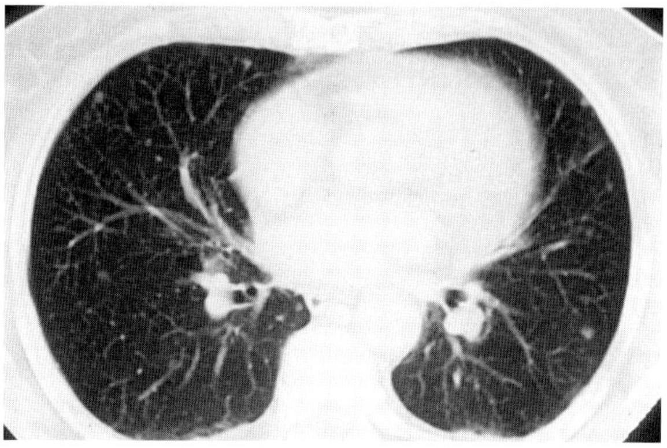

Abb. 8.25. Multiple bilaterale kleine Metastasen eines Schilddrüsenkarzinoms. Winzige bipulmonale Rundherde mit Lokalisationspräferenz in der Lungenperipherie. (Aus Diederich et al 1996; mit freundlicher Genehmigung)

Lungenmetastasen stellen sich im typischen Fall als weichteildichte, runde und scharf begrenzte Rundherde dar (Abb. 8.24–8.26, 8.28–8.29; Davis 1991). Bei bestimmten Primärtumoren werden Ossifikationen (Osteosarkom), Kalzifikationen (Chondrosarkom, Synovialsarkom, Riesenzelltumor, muzinöse Adenokarzinome) oder Fetteinlagerungen (Liposarkom) gefunden. Eine unscharfe Kontur ist häufig die Folge von Hämorrhagien (Chorionkarzinom). Nach zytostatischer Therapie stellen sich Lungenmetastasen ebenfalls vielfach unscharf dar. Einschmelzungen werden nur selten (4%) beobachtet (Plattenepithelkarzinom des HNO-Bereichs und der Cervix uteri, Sarkom u.a.; Abb. 8.27; Dodd u. Boyle 1961). Treten sie in subpleural gelegenen Metastasen auf, können sie zu einem Spontanpneumothorax führen. Sehr selten kann dieser die erste Manifestation eines metastasierten Tumorleidens (v.a. bei Sarkommetastasen) sein (Abb. 8.28; Wright 1976). Häufiger kommen nach zytostatischer Therapie Einschmelzungen vor durch ein Ansprechen des Tumor auf die Therapie. Neben der vollständigen Rückbildung oder Größenabnnahme kann es im Gefolge einer Chemo-

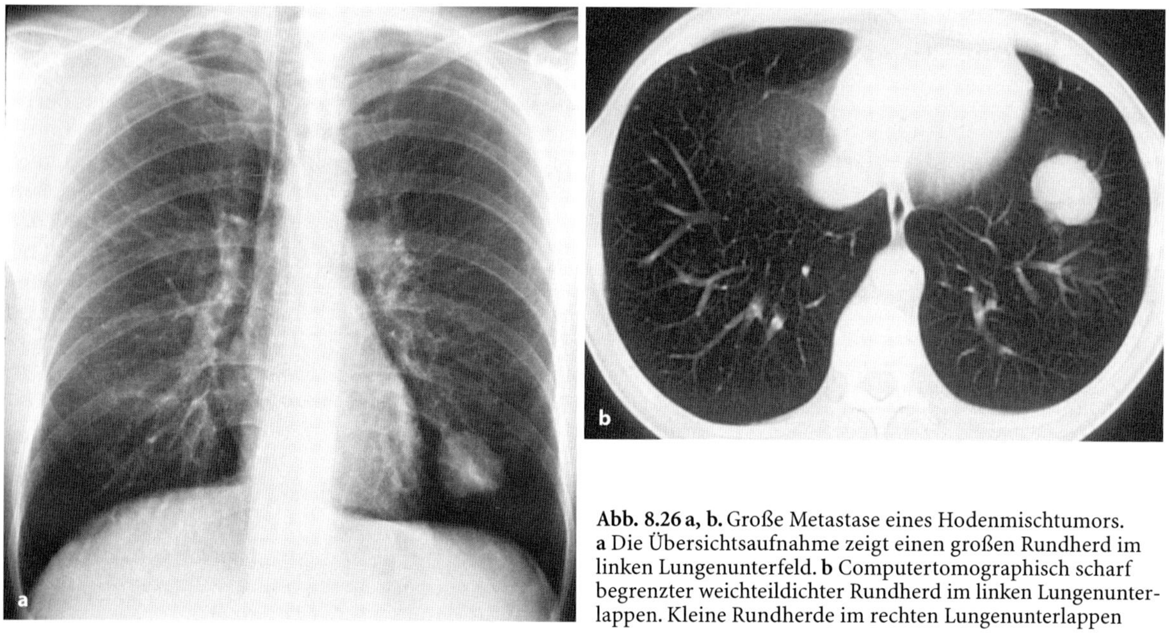

Abb. 8.26 a, b. Große Metastase eines Hodenmischtumors. **a** Die Übersichtsaufnahme zeigt einen großen Rundherd im linken Lungenunterfeld. **b** Computertomographisch scharf begrenzter weichteildichter Rundherd im linken Lungenunterlappen. Kleine Rundherde im rechten Lungenunterlappen

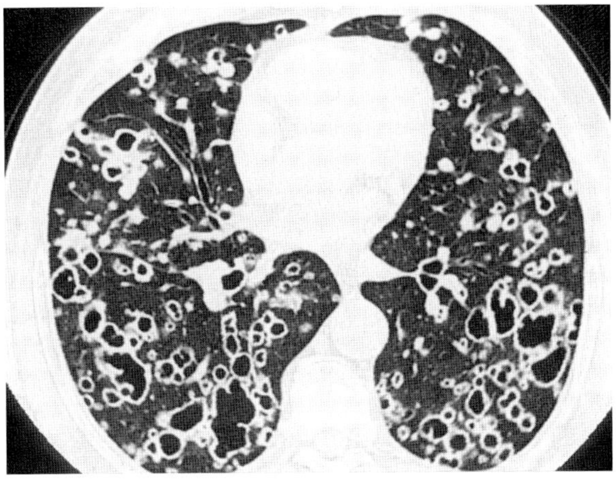

Abb. 8.27. Ungewöhnliche, eingeschmolzene Lungenmetastasen eines Blasenkarzinoms. Multiple bilaterale, teilweise unregelmäßig begrenzte zystische Läsionen, durch offene Lungenbiopsie als eingeschmolzene pulmonale Metastasen eines Urothelkarzinoms der Harnblase gesichert

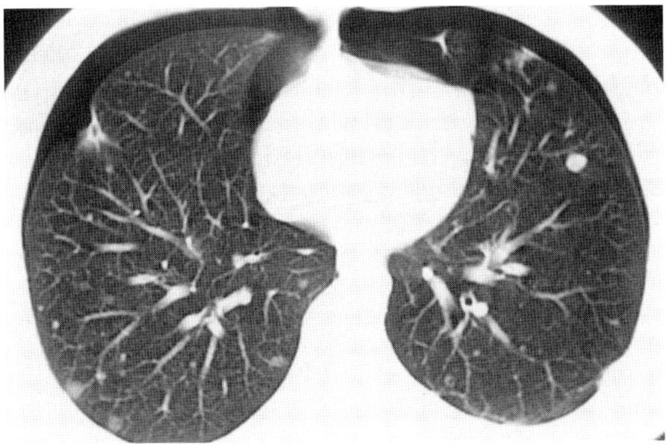

Abb. 8.28. Spontanpneumothorax bei eingeschmolzenen Metastasen eines Weichteilsarkoms. Multiple, kleine, überwiegend pleural und subpleural gelegene Metastasen eines Prostatasarkoms, teilweise zentral lufthaltig (hier anterobasaler rechter Unterlappen), Spontanpneumothorax beidseits

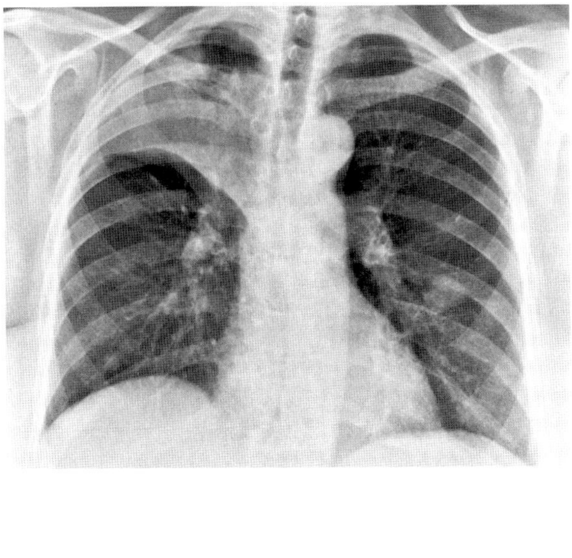

therapie zu Verkalkungen der Metastasen kommen (Cockshott u. Hendrickse 1969). Als „sterilisierte Metastasen" werden Läsionen bezeichnet, die nach einer systemischen Therapie radiologisch als Rundherd persistieren, in denen sich jedoch histologisch kein Tumorgewebe sondern lediglich Narbengewebe nachweisen lässt (Libshitz et al. 1983). Die sehr seltenen endobronchialen Metastasen stellen sich als weichteildichte endoluminale Raumforderung mit oder ohne nachgeschalteter Atelektase dar (Abb. 8.29).

MR-tomographisch stellen sich Lungenmetastasen in T1W Sequenzen relativ signalarm und in T2W-Sequenzen signalreich dar. Nach Kontrastmittelinjektion findet sich ein in der Regel deutliches Enhancement (Feuerstein et al. 1992; Kersjes et al. 1997; Knopp et al. 1994; Abb. 8.30). Frische Hämorrhagien und Melanin führen zu Signalanhebungen in T1W-Sequenzen.

Differentialdiagnostik

Die Differentialdiagnose multipler Lungenrundherde umfasst neben Metastasen andere Ursachen multipler weichteildichter Herde. Bei der „pseudometastatischen" Form der Lungenbeteiligung bei Sarkoidose finden sich multiple gefäßassoziierte, scharf begrenzte Lungenrundherde, deren Unterscheidung von pulmonalen Metastasen radiologisch unmöglich sein kann. Multiple Granulome nach pulmonaler Tuberkulose oder anderen granulomatösen Infektionen (Histoplasmose etc.) können ebenso eine schwierige Differentialdiagnose darstellen, wenn sie keine Verkalkungen aufweisen. Multiple silikotische Knötchen oder benigne intrapulmonale Lymphknoten sind ebenfalls differentialdiagnostisch zu berücksichtigen (s. Abschn. 8.3.2).

Untersuchungsstrategie

Die Rolle der verschiedenen bildgebenden Verfahren bei der Diagnostik von Lungenmetastasen im Rahmen von Primärstaging und Tumornachsorge hängt von der therapeutischen Relevanz entsprechender Befunde ab. Wenn Nachweis oder Ausschluss pulmonaler Metastasen keine wesentlichen therapeutischen Konsequenzen haben, beispielsweise wenn ein fortgeschrittener Primärtumor oder eine andere nachgewiesene Fernmetastase Behandlung und Prognose bestimmen, reicht die Diagnostik mittels Übersichtsaufnahmen in zwei Ebenen aus.

Abb. 8.29. Endobronchiale Metastase. Partielle Oberlappenatelektase rechts bei endobronchialer Metastase eines Nierenzellkarzinoms, bronchoskopisch gesichert. Bilaterale weichteildichte Rundherde bei pulmonalen Metastasen

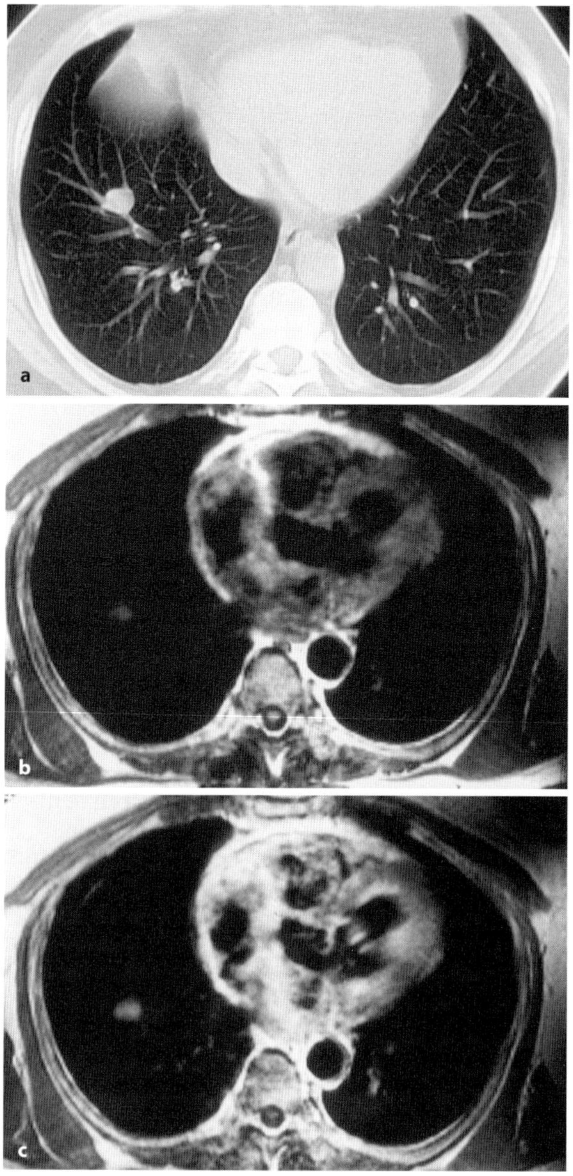

Abb. 8.30 a–c. Metastase eines Nierenzellkarzinoms im rechten Lungenunterlappen. **a** CT. **b** T1W-MRT vor Kontrastmittelinjektion, **c** T1W-MRT nach Kontrastmittelinjektion

Wenn allerdings der sichere Nachweis oder Ausschluss auch kleiner Lungenmetastasen erforderlich ist, sollte die CT eingesetzt werden. Eine Indikation für die konventionelle Tomographie besteht heutzutage nicht mehr. Durch zahlreiche Untersuchungen konnte die Überlegenheit der CT gegenüber Übersichtsaufnahmen gezeigt werden: So lassen sich computertomographisch Lungenmetastasen nachweisen, wenn die Übersichtsaufnahme unauffällig ist, es werden multiple Läsionen nachgewiesen, wenn konventionell-radiologisch nur ein solitärer Herd gefunden wurde oder es werden bilaterale statt unilateraler Läsionen dargestellt. Insbesondere bei Metastasen in der Lungenbasis sind Übersichtsaufnahmen aufgrund der Überlagerung durch Herz und Zwerchfell der CT unterlegen (Davis 1991).

Die Spiral-CT hat gegenüber der sequentiellen CT zu einer weiteren Verbesserung der Detektion von Lungenmetastasen geführt, weil die Erfassung der gesamten Lunge in einem dreidimensionalen Datensatz das Problem der Missregistrierung von Rundherden durch unterschiedliche Atemtiefe bei der Erstellung einzelner Schichtbilder vermeidet. So lassen sich bei sonst identischer Schichtdicke und Bildanzahl mit der Spiral-CT 10–40% mehr Metastasen nachweisen, wobei v.a. mehr kleine Rundherde gefunden werden (Costello et al. 1991; Remy-Jardin et al. 1993; Collie et al. 1994; Friese et al. 1994).

Darüber hinaus erlaubt die helikale CT – anders als die sequentielle CT – die überlappende Rekonstruktion von Schnittbildern ohne zusätzliche Strahlenexposition des Patienten. Hierdurch lassen sich mehr Rundherde nachweisen als bei nicht überlappender Rekonstruktion. Aus physikalischen Gründen handelt es sich bei den zusätzlich nachweisbaren Läsionen fast ausschließlich um kleine Herde, deren Durchmesser geringer ist als die Schichtdicke (Kalender et al. 1990; Kalender et al. 1994; Buckley et al. 1995; Diederich, Lentschig et al. 1999).

Bei Verwendung einer relativ geringen Schichtdicke (z.B. 5 mm) und überlappender Rekonstruktion lässt sich mit der Spiral-CT eine Sensitivität für Lungenrundherde erreichen, die für intrapulmonale Rundherde >5 mm 95% und für Herde >10 mm 100% beträgt (Diederich, Semik et al. 1999).

Es muss allerdings berücksichtigt werden, dass insbesondere wenige mm große Rundherde auch bei Patienten mit nachgewiesenen Lungenmetastasen benigner Natur sein können (Diederich, Semik et al. 1999).

Soll bei Patienten mit erfolgter kurativer Therapie eines malignen Tumors mit guter Prognose die – bei Verwendung etablierter Untersuchungsprotokolle – gegenüber der Thoraxübersichtsaufnahme vielfach höhere Strahlenexposition der CT vermieden werden, so kann die Untersuchung mit erheblich reduzierter Strahlenexposition (Niedrigdosis-CT) durchgeführt werden. Bei weiterhin guter Sensitivität für Lungenrundherde >5 mm (92–98%) bzw. >10 mm (97–100%) gegenüber der CT mit etablierten Dosisparametern wird hierdurch allerdings die Beurteilbarkeit der thorakalen Weichteile eingeschränkt (Gartenschläger et al. 1998; Rusinek et al. 1998; Diederich, Lenzen et al. 1999).

Auch MR-tomographisch lassen sich Lungenmetastasen relativ zuverlässig nachweisen. Je nach verwendeten Untersuchungsparametern besitzt die MRT im Vergleich zur CT eine Sensitivität zwischen

67 % und 83 % für Metastasen < 10 mm bzw. 92–100 % für Metastasen ≥ 10 mm (Feuerstein et al. 1992; Kersjes et al. 1997; Knopp et al. 1994).

Damit ist ihre diagnostische Treffsicherheit wesentlich größer als die der Thoraxübersichtsaufnahme, jedoch geringer als die der CT. Aufgrund ihrer geringeren Treffsicherheit für sehr kleine Metastasen (< 5 mm) sowie ihrer schlechteren Verfügbarkeit und höherer Kosten besteht derzeit keine Indikation zur Diagnostik von Lungenmetastasen mittels MRT. Allerdings sollte bei der MRT des Abdomens auf fokale Läsionen der mitabgebildeten kaudalen Lungenabschnitte geachtet werden, insbesondere bei Tumorerkrankungen, bei denen im Rahmen des Primärstaging oder der Nachsorge routinemäßig keine CT des Thorax durchgeführt wird.

■ **Solitärer Lungenrundherd bei Patienten mit bekanntem Malignom.** Nicht selten zeigt die bildgebende Diagnostik bei einem Patienten mit anamnestisch bekanntem extrathorakalem Malignom einen solitären Lungenrundherd. In dieser Situation ist die korrekte Einordnung der Läsion als solitäre Metastase, primäres Bronchialkarzinom im Sinne eines Zweittumors oder Rundherd anderer (meist benigner) Genese für eine adäquate Therapie essentiell.

Ursachen solitärer Lungenrundherde

- Maligne Tumoren
  - Bronchialkarzinom
  - Karzinoid
  - Seltene maligne Lungentumoren
  - Malignes Lymphom
  - Solitäre Metastase
- Benigne Tumoren
  - Seltene benigne Lungentumoren
- Pseudotumoren
  - Hamartom
  - Plasmazellgranulom
  - Pulmonale arteriovenöse Malformation
  - Intrapulmonale Lymphknoten
- Fokale entzündliche Läsionen
  - Granulom (Tuberkulose, Histoplasmose etc.)
  - M. Wegener, Polyarteriitis nodosa, Churg-Strauss-Syndrom
- Kongenitale Läsionen
  - Sequester
  - Bronchogene Zyste
- Vaskuläre Läsion
  - Lungeninfarkt

Die Wahrscheinlichkeit des Vorliegens der verschiedenen Entitäten hängt einerseits von den Risikofaktoren für ein Bronchialkarzinom (v. a. Zigarettenrauchen, Alter), andererseits von Histologie und Tumorstadium des extrathorakalen Malignoms ab. Bei malignem Melanom und Sarkom entspricht ein radiographisch dargestellter solitärer Lungenrundherd sehr viel eher (90 %) einer Metastase als einer anderen Läsion; bei Kolon-, Nieren- und Hodenkarzinom liegt die Wahrscheinlichkeit bei etwa 50 % und bei Magen-, Prostata-, Mamma-, HNO-Karzinomen handelt es sich nur selten (20 %) um eine Metastase. Ein primäres Bronchialkarzinom ist als Zweittumor relativ häufig: In einer Untersuchung von 800 Patienten mit bekanntem Malignom und neu aufgetretenem solitären Lungenrundherd fand sich in 63 % ein Bronchialkarzinom, in 25 % eine solitäre Metastase und in 1,4 % eine benigne Läsion (Cahan et al. 1978).

Merke ! Lungenmetastasen sind meist multipel auftretende, wenige Millimeter bis mehrere Zentimeter große, weichteildichte, scharf begrenzte Lungenrundherde mit Lokalisationspräferenz in Lungenbasis und -peripherie.

8.3.2 Lymphangiosis carcinomatosa

Epidemiologie

Bei der Lymphangiosis carcinomatosa (LAC) handelt es sich um eine Tumorzellausbreitung in den Lymphangien der Lunge. Diese entsteht meist (75 %) hämatogen, seltener (25 %) durch retrograde lymphogene Tumorzellausbreitung ausgehend von hilären oder mediastinalen Lymphknotenmetastasen. Häufige Primärtumoren, die zu dieser Tumorzellausbreitung neigen, sind Karzinome von Mamma, Magen, Pankreas, Kolon, Prostata, Uterus und Bronchus. Gelegentlich bleibt der Primärtumor unbekannt (Naidich et al. 1999). Die Lymphangien verlaufen vor allem im Lungenkern im Interstitium des peribronchovaskulären Bindegewebes, in der Lungenperipherie in den Interlobulärsepten und im unmittelbar subpleural gelegenen peripheren Interstitium. Hier findet sich daher bei der LAC eine teilweise gleichmäßige, teilweise auch knotige Gewebszunahme durch Tumorzellproliferation.

Klinische Symptomatik

Die klinischen Symptome der LAC sind unspezifisch und werden bei vielen anderen pulmonalen, insbesondere interstitiellen Erkrankungen gefunden: Meist werden unproduktiver Reizhusten und Dyspnoe beobachtet, frühe Stadien sind häufig (noch) asymptomatisch. Fieber, Auswurf, Hämoptysen o. ä. werden nicht beobachtet. Typisch ist ein schleichender Beginn der dann langsam progredienten Symptome. Die Prognose bei manifester LAC ist schlecht: Etwa 50 % der Patienten sterben unbehandelt innerhalb von 3 Monaten, etwa 90 % innerhalb von 6 Monaten nach Diagnosestellung (Yang u. Lin 1972).

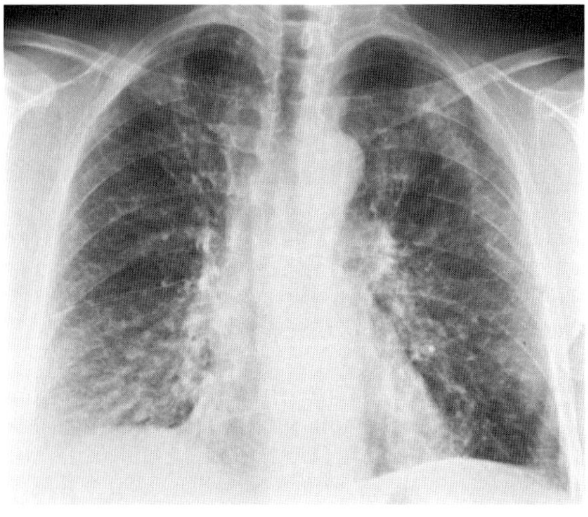

Abb. 8.31. Lymphangiosis carcinomatosa bei Mammakarzinom. Übersichtsradiographisch retikulonoduläre Zeichnungsvermehrung beidseits basal

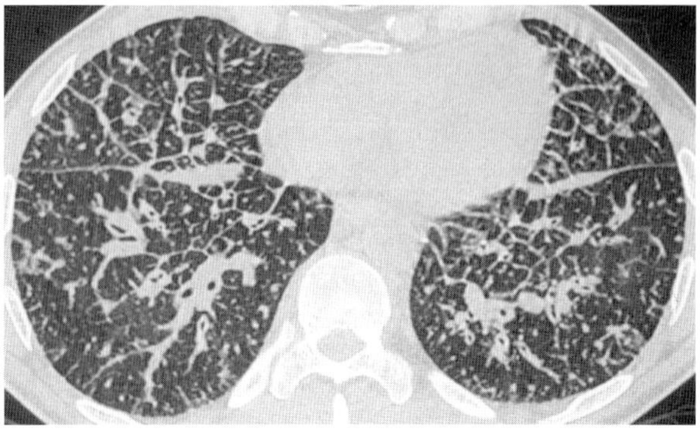

Abb. 8.32. Lymphangiosis carcinomatosa bei Magenkarzinom. In der hochauflösenden Computertomographie teilweise gleichmäßige, teilweise auch knotige Verdickung von Interlobär- und Interlobulärsepten sowie Verdickung des peribronchovaskulären Interstitiums. Zentrilobulär mikronoduläre Läsionen

Radiologische Symptomatik

Übersichtsradiographisch findet sich eine interstitielle, teils lineare, teils retikuläre Zeichnungsvermehrung, oft mit Kerley-B-Linien. Die Veränderungen sind typischerweise unilateral oder asymmetrisch. Ein begleitender Pleuraerguss kann vorliegen (Janower u. Blennerhassett 1971). Dabei sind die übersichtsradiographischen Befunde relativ unspezifisch (Abb. 8.31), sodass sich die Verdachtsdiagnose einer LAC nur durch die Kombination radiologischer und klinischer Befunde (bekannte Tumorerkrankung, Dyspnoe, Reizhusten, fehlendes Fieber) stellen lässt. Häufig zeigt die Übersichtsaufnahme keinen eindeutigen pathologischen Befund. Dagegen liefert die Computertomographie – insbesondere bei Verwendung hochauflösender Technik (HR-CT) – durch Ausschaltung von Überlagerungsphänomenen in vielen Fällen charakteristische, gelegentlich nahezu pathognomonische Befunde: Sie zeigt eine Verdickung des peribronchovaskulären Bindegewebes sowie der Interlobär- und Interlobulärsepten. Diese ist teilweise gleichmäßig und führt zu 1–2 cm langen linearen Strukturen in der Lungenperipherie mit Kontakt zur Pleura oder zu polygonalen retikulären Verdichtungen weiter zentral. Zumindest teilweise liegen auch unregelmäßige, knotige Bindegewebsvermehrungen vor (Abb. 8.32, 8.33).

Kleine Tumorknoten entlang bronchovaskulärer Bündel oder Interlobärsepten führen zu perlschnurartigen Strukturen. Gelegentlich finden sich kleine zentrilobuläre Verdichtungen durch Tumorzellausbreitung entlang der zentrilobulären Arteriolen. Eine Distorsion der normalen Lungenarchitektur wird normalerweise nicht gefunden (Munk et al. 1988; Stein et al. 1987; Johkoh et al. 1992). Außerdem zeigt die CT die exakte Verteilung genauer als die Übersichtsaufnahme, wodurch die eher fokale, fast immer jedoch asymmetrische Verteilung der Läsionen sicher erkennbar wird. Neben den computertomographischen Zeichen einer Lymphangiosis carcinomatosa (s. Übersicht) werden häufig andere Tumormanifestationen (pulmonale Metastasen, Pleuraerguss bei Pleuritis carcinomatosa, Lymphadenopathie, evtl. ein bronchialer Primärtumor) gefunden.

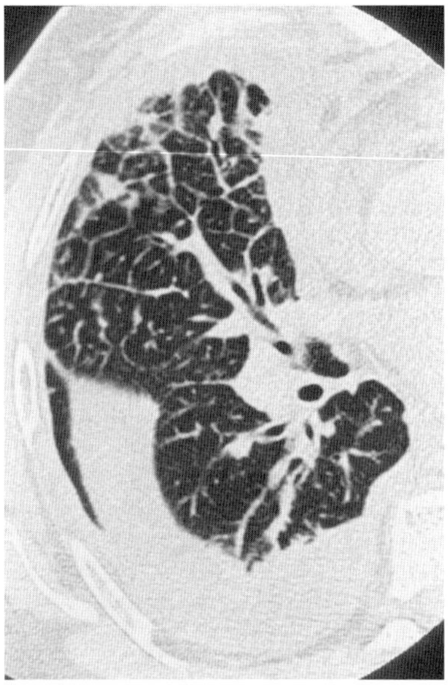

Abb. 8.33. Lymphangiosis carcinomatosa und Pleuritis carcinomatosa bei Mammakarzinom. Verdickte Interlobulärsepten im ventralen Abschnitt des Mittellappens sowie teilweise unregelmäßig verdicktes peribronchovaskuläres Interstitium in Mittel- und Unterlappen. Deutlicher Pleuraerguss

Befunde der Lymphangiosis carcinomatosa in der (HR-)CT

- Gleichmäßige oder noduläre Verdickung des peribronchialen Bindegewebes
- Gleichmäßige oder noduläre Verdickung der Interlobulärsepten und des subpleuralen Gewebes
- Gleichmäßige oder noduläre Verdickung der Interlobärsepten
- Keine Distorsion der normalen Lungenarchitektur
- Prominente zentrilobuläre Strukturen
- Begleitender Pleuraerguss (Pleuritis carcinomatosa)
- Begleitende Lymphadenopathie
- Unilaterale oder asymmetrische bilaterale Verteilung der Veränderungen

Die HR-CT-Befunde der LAC können so charakteristisch sein, dass die Diagnose mit großer Wahrscheinlichkeit auch ohne entsprechende klinische Befunde – selbst bei bislang fehlenden Hinweisen auf ein Tumorleiden – gestellt werden kann. Im Fall typischer HR-CT-Befunde kann bei einem Patienten mit bekanntem Tumorleiden vielfach auf eine transbronchiale Biopsie zur Diagnosesicherung verzichtet werden (Zerhouni 1989).

Differentialdiagnostik

Die LAC muss differentialdiagnostisch von anderen Erkrankungen abgegrenzt werden, die zu einer Volumenvermehrung des interstitiellen Bindegewebes führen. Diese kann durch Flüssigkeitseinlagerung (interstitielles Lungenödem), entzündliches Exsudat (interstitielle Pneumonie) oder granulomatöse Veränderungen (Sarkoidose) bedingt sein.

Die Vermehrung interstitieller Flüssigkeit bei Ödem oder Pneumonie führt im Gegensatz zur LAC zu einer gleichmäßigen Gewebsverdickung ohne knotige Strukturen, was die Unterscheidung in vielen Fällen erlaubt. Dagegen kommen bei der Sarkoidose aufgrund der interstitiellen Granulome auch knotige und sogar perlschnurartige Strukturen vor, die allerdings typischerweise relativ symmetrisch mit Betonung von Mittel- und Oberfeldern gefunden werden. Im Einzelfall kann allerdings die Unterscheidung zwischen Sarkoidose und LAC allein aufgrund radiologischer Befunde selbst bei Einsatz der HR-CT unmöglich sein.

Untersuchungsstrategie

Bei Verdacht auf eine Lymphangiosis carcinomatosa aufgrund klinischer (Husten, Dyspnoe) oder übersichtsradiographischer (interstitielle Zeichnungsvermehrung, evtl. mit Pleuraerguss) Befunde sollte eine hochauflösende Computertomographie (z. B. Schichtdicke 1–2 mm, Schichtabstand 10 mm, Rückenlage, Inspiration) durchgeführt werden. Bei charakteristischen Befunden kann in vielen Fällen die Diagnose damit nichtinvasiv gestellt werden. Bei unklaren Befunden ist die computertomographische Darstellung der genauen Morphologie und segmentalen Lokalisation zur Planung einer – in der Regel transbronchialen – Biopsie sinnvoll.

8.3.3 Malignes Lymphom der Lunge

Pathologisch-anatomische Grundlagen

Sowohl beim Hodgkin- wie auch beim Non-Hodgkin-Lymphom kann es zu einer Manifestation an der Lunge kommen. Dabei ist ein isolierter Lungenbefall ohne Beteiligung von Lymphknoten oder anderen Organen (primäres Lymphom der Lunge) eine Rarität (< 1 % aller malignen Lymphome; Hansmann et al. 1990). Diese ist beim Hodgkin-Lymphom (61 Fälle in der Literatur bis 1990, Radin et al. 1990) noch seltener als beim Non-Hodgkin-Lymphom (3 % extranodale NHL; Thurlbeck 1988). Häufiger findet sich jedoch bei der Erstdiagnose eine Lungenbeteiligung kombiniert mit anderen Lymphommanifestationen. Beim M. Hodgkin wird diese in etwa 10 % beobachtet, wobei fast ausnahmslos auch mediastinale und hiläre Lymphome vorliegen. Beim Non-Hodkin-Lymphom ist eine Lungenbeteiligung mit ca. 4% noch seltener, kommt dann aber auch ohne gleichzeitig nachweisbare thorakale Lymphome vor. Bei Hodgkin- und Non-Hodgkin-Lymphomen kommt es im Rahmen eines Rezidivs nicht selten zum Lungenbefall (Castellino et al. 1986).

Histologisch sind Lymphfollikel und intrapulmonale Lymphknoten betroffen oder es liegt eine Infiltration per continuitatem entlang der Lymphangien vor ausgehend von hilären oder mediastinalen Lymphknoten (Lymphangiosis lymphomatosa).

Es wird zwischen zwei unterschiedlichen Formen einer pulmonalen Manifestation unterschieden: Zum einen kann ein – in der Regel lokalisierter – primärer pulmonaler Befall vorliegen, dieser wird entsprechend den gängigen Klassifikationen (Ann-Arbor-Klassifikation; Tabelle 8.7) als extralymphatische Manifestation (z. B. bei isoliertem Befall: Stadium I E) gewertet. Zum anderen kann eine diffuse Mitbeteiligung der Lunge an einem malignen Lymphom im Rahmen eines Organbefalls (d. h. Stadium IV) vorliegen.

Klinische Symptomatik

Es gibt keine spezifischen Symptome eines pulmonalen Lymphombefalls. Wie bei malignen Lymphomen im allgemeinen, so wird auch bei pulmonalen Manifestationen häufig eine B-Symptomatik (Fieber, Gewichtsverlust, Nachtschweiß etc.) gefunden. Selten bestehen Husten oder Dyspnoe – häufiger aufgrund

Tabelle 8.7. Stadieneinteilung der Hodgkin- und Non-Hodgkin Lymphome nach der Ann-Arbor-Klassifikation

Stadium I	Lymphknotenbefall einer Lymphknotengruppe
Stadium I E	Extranodulärer, umschriebener Organbefall (z. B. Lungenrundherd)
Stadium II	Befall mehrere Lymphknotengruppen auf einer Seite des Zwerchfells
Stadium II E	Extranodulärer, umschriebener Organbefall und Lymphknotenbefall (z. B. perihiläre Lungenparenchyminvasion bei hilärer Lymphadenopathie)
Stadium III	Befall von Lymphknotengruppen auf beiden Seiten des Zwerchfells
Stadium IV	Diffuser Organbefall (z. B. multiple Lungenherde)

einer Tracheal- oder Bronchuskompression durch hiläre oder mediastinale Lymphadenopathie als durch den pulmonalen Befall selbst. Hämoptysen werden praktisch nicht beobachtet.

Radiologische Symptomatik

■ **Hodgkin-Lymphom.** Beim sehr seltenen primären ausschließlichen Lungenbefall (Stadium I E) eines M. Hodgkin wurden solitäre einschmelzende Raumforderungen oder multiple spikulierte weichteildichte Rundherde mit einem Durchmesser von 5 mm bis 20 mm in der Lungenbasis beschrieben (Cartier 1999).

Bei pulmonalem Befalls im Rahmen einer ausgedehnteren Manifestation oder beim Rezidiv besteht der häufigste Befund in weichteildichten Rundherde (80%). Ihre Größe kann von wenigen Millimetern bis zu vielen Zentimetern schwanken, die meisten Läsionen weisen eine Größe von weniger als 4 cm auf. Meist werden multiple (bis zu 100) Läsionen gefunden, solitäre Herde sind sehr selten. Typischerweise sind die Läsionen unscharf begrenzt (Abb. 8.34, 8.35). Scharf begrenzte Rundherde, Einschmelzungen oder ausgedehnte infiltrative Läsionen sind selten. Eine kontinuierliche Infiltration der Lunge ausgehend von hilären oder mediastinalen Lymphknoten mit streifigen hilifugalen Infiltraten im Sinne einer Lymphangiosis lymphomatosa wird häufiger gefunden als beim Non-Hodgkin-Lymphom. Eine begleitende Lymphadenopathie (in 50% der Patienten) spricht für nodale Lymphommanifestationen. Pleuraergüsse werden in ca. 40% der Fälle beobachtet. Äußerst selten (<2%) finden sich endobronchiale Läsionen, die dann häufig zu einer Atelektase nachgeschalteter Lungenabschnitte führen (Lewis et al. 1986; Kim et al. 1999; Tredaniel et al. 1994).

■ **Non-Hodgkin-Lymphom.** Radiologisch werden bei pulmonalem Lymphombefall unterschiedliche Befunde erhoben: Meist (80%) werden scharf (Abb. 8.36) oder unscharf begrenzte, multiple weichteildichte Rundherde ohne Einschmelzungen gefunden. Andererseits finden sich diffuse infiltrative Veränderungen (<50%). Zum Teil liegen diese Veränderungen auch in Kombination vor (Lewis et al. 1991). Eine hiläre oder mediastinale Lymphadenopathie (20%) spricht für einen Befall dieser Lymphknotenstationen im Rahmen der Grundkrankheit. Die direkte Ausbreitung von Lymphknoten in die angrenzende Lunge ist selten. Ein Pleuraerguss ist dagegen häufig (40%; Lewis et al. 1991). Eine spezielle Form des Non-Hodgkin-Lymphoms der Lunge stellt das MALT-Lymphom dar. Es handelt sich um eine malig-

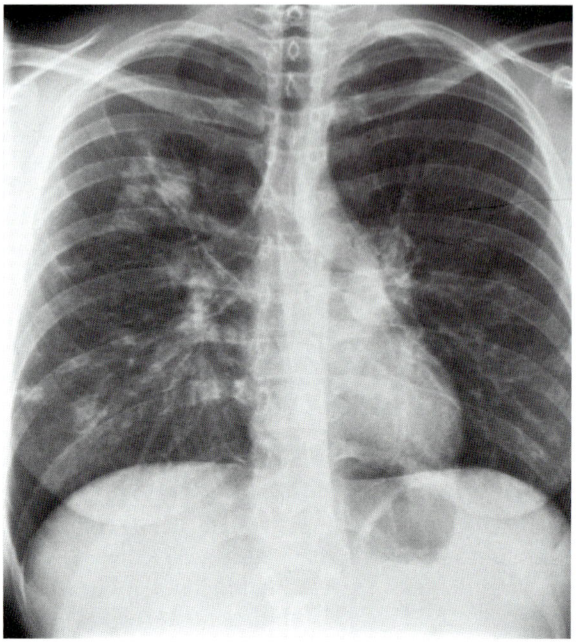

Abb. 8.34. Lungenbefall bei M. Hodgkin. Übersichtsradiographisch multiple, unscharf begrenzte, weichteildichte Rundherde. Mediastinale Lymphadenopathie

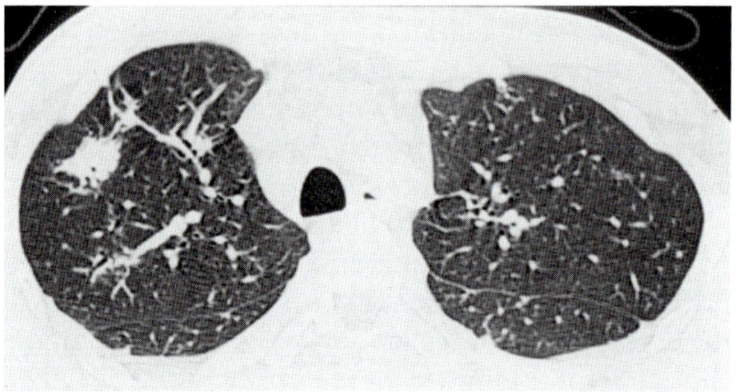

Abb. 8.35. Lungenbefall bei Rezidiv eines M. Hodgkin. In der hochauflösenden Computertomographie unregelmäßig begrenzter weichteildichter Rundherd

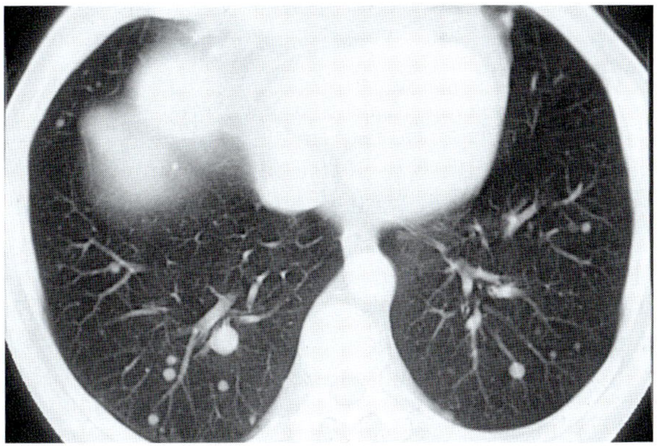

Abb. 8.36. Lungenbefall bei Rezidiv eines Non-Hodgkin-Lymphoms. Multiple, bilaterale, unterschiedlich große, scharf begrenzte, weichteildichte Rundherde

ne Proliferation des Bronchus-assoziierten lymphoiden Gewebes. Der klinische Verlauf ist häufig indolenter als bei anderen NHL. Radiologisch finden sich hier überwiegend (80%) flächige Infiltrate (Abb. 8.37), seltener (<30%) multiple Rundherde (O'Donnell et al. 1998; McCulloch et al. 1998).

Differentialdiagnostik

Bei Vorliegen isolierter pulmonaler Veränderungen als Erstmanifestation eines malignen Lymphoms wird wegen der Seltenheit des Krankheitsbildes und der unspezifischen radiologischen Befunde in der Regel radiologisch nicht die korrekte Diagnose gestellt. Je nach Morphologie der Lungenveränderungen schließen differentialdiagnostische Überlegungen entweder Infiltrate oder Rundherde anderer Genese (Pneumonie, Metastasen, Granulome, Lungenabszesse) ein. Gelegentlich kann die Verdachtsdiagnose geäußert werden, wenn bei Vorliegen eines Infiltrates typische klinische Zeichen einer Infektion fehlen und trotz antibiotischer Therapie keine wesentliche Änderung im Verlauf auftritt. Schwierig ist die Abgrenzung bei Vorliegen einer B-Symptomatik mit Fieber. Die Diagnose eines pulmonalen Lymphombefalls wird daher in der Regel erst bioptisch gestellt.

Auch wenn eine pulmonale Manifestation im Rahmen eines bereits gesicherten generalisierten malignen Lymphoms mit Lymphadenopathie auftritt, ist die Differenzierung von Infiltraten im Rahmen einer opportunistischen Infektion – evtl. auf dem Boden einer Lymphom-assoziierten Immunschwäche – nicht leicht. Auch in diesem Fall ergibt erst die fehlende kurzfristige Befundänderung unter antibiotischer Therapie sowie ggf. ein Ansprechen auf eine zytostatische Therapie Hinweise auf die Ätiologie der Läsionen.

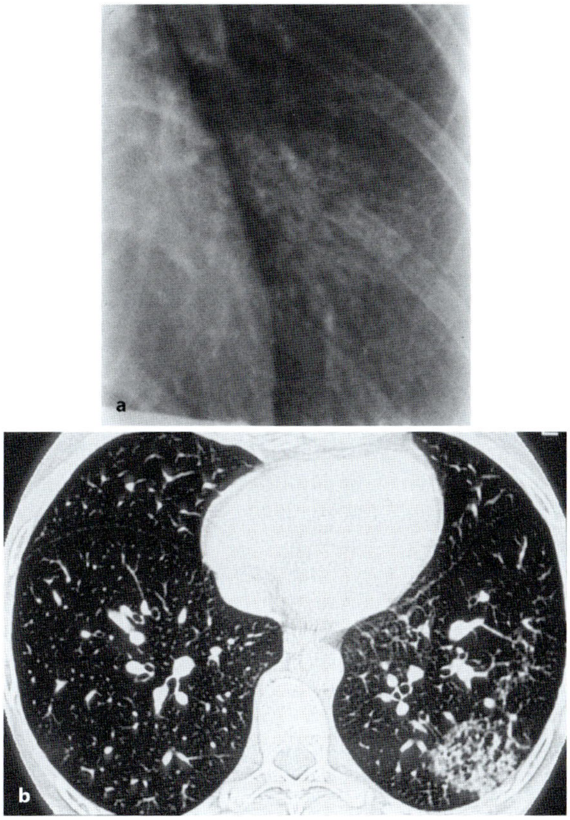

Abb. 8.37 a, b. Lungenbefall bei MALT-Lymphom, durch bronchoskopische Biopsie gesichert. **a** Übersichtsradiographisch flaues Infiltrat. **b** In der HR-CT inhomogenes Infiltrat im linken Unterlappen

Untersuchungsstrategie

Besteht der klinische oder übersichtsradiographische Verdacht auf eine pulmonale Lymphommanifestation, erscheint eine thorakale Computertomographie indiziert. Diese erlaubt einerseits die möglichst präzise Erfassung der Befunde als Basis für weitere Verlaufskontrollen, wenn unter Verzicht auf eine histologische Sicherung der Effekt einer antibiotischen oder antineoplastischen Therapie beurteilt werden soll. Bei geplanter Biopsie der Läsionen ermöglicht die CT durch Darstellung der segmentalen Lokalisation und potentieller Zugangswege eine exakte Planung des Vorgehens (perkutan oder bronchoskopisch).

Merke ! Maligne Lymphome manifestieren sich selten primäre pulmonal, häufiger ist eine Organbeteiligung bei ausgedehntem Lymphom, oft als Rezidiv. Radiologisch erscheinen sie meist als weichteildichte Rundherde, seltener als Infiltrate.

8.3.4 Lymphoproliferative Erkrankungen/Pseudolymphom

Bei Patienten mit angeborenem Immundefekt oder erworbener, langdauernder Immunsuppression (HIV-Infektion, Organtransplantation, Autoimmunerkrankung) kann es zur Proliferation lymphatischen Gewebes („lymphoproliferative disease", LPD) kommen. Besonders häufig tritt eine LPD bei Therapie mit Cyclosporin A oder OKT 3 auf (Harris et al. 1987). In vielen Fällen (50–90%) wird eine Infektion mit dem Epstein-Barr-Virus gefunden, jedoch entwickeln nur 2–3% der Patienten mit EBV-Infektion eine LPD (Collins et al. 1998). Histologisch reicht das Spektrum der Befunde von der lymphozytären interstitiellen Pneumonie über benigne, polyklonale Aggregationen von Lymphozyten bis zu malignen, monoklonalen Non-Hodgkin-Lymphomen. Meist (>80%) sind Zellen der B-Reihe betroffen (Carignan 1995; Collins 1998; Dodd 1992; McGuiness 1995).

Lymphoproliferative Erkrankungen betreffen durchschnittlich etwa 2% aller HIV-Infizierten und auch etwa 2% aller Allograft-Empfänger (Nalesnik 1988). Auffällig ist eine sehr unterschiedliche Häufigkeit lymphoproliferativer Erkrankungen in Abhängigkeit vom transplantierten Organ (Knochenmarktransplantation: <1%, Leber: 2%, Niere: 1–5%, Herz: 2–20%, Lunge: 6–10%). Die lymphoproliferativen Erkrankungen treten durchschnittlich 2–5 Monate nach Knochenmarks-, Lungen- und Herzlungentransplantation, jedoch 23–32 Monate nach Nieren-, Leber- oder Herztransplantation auf (Collins 1998). Während bei frühen, insbesondere histologisch benignen Läsionen meist eine Reduktion oder, wenn möglich, ein völliges Absetzen der Immunsuppression als Therapie ausreicht, werden maligne Lymphome chemo- oder radiotherapeutisch behandelt, wobei häufig ein besonders schlechtes Therapieansprechen beobachtet wird (Craig et al. 1993).

Radiologisch stellen sich die Erkrankungen dieses Spektrums v.a. als meist multiple, weichteildichte, relativ scharf begrenzte Rundherde (80%) mit einem Durchmesser von wenigen Millimetern bis zu 5 cm dar. Diese sind überwiegend peribronchovaskulär oder subpleural in Lungenmittel- oder -unterfeldern lokalisiert. Seltener (<40%) findet sich eine Lymphadenopathie, milchglasartige oder dichte Infiltrate, verdickte Septen oder Pleuraergüsse (Collins et al. 1998; Rappaport et al. 1998).

8.3.5 Kaposi-Sarkom

Das Kaposi-Sarkom ist ein maligner Tumor, der praktisch ausschließlich bei Infektion mit dem HI-Virus auftritt. Ursache ist wahrscheinlich eine Koinfektion durch das humane Herpesvirus 8. Es tritt erst bei fortgeschrittenem Immundefekt (Helferzellen, CD4-Lymphozyten meist <200 µl) auf und gilt als Aids-definierende Erkrankung. Männer sind sehr viel häufiger betroffen als Frauen (50:1). Insgesamt entwickeln etwa 20% der Patienten mit HIV-Infektion ein Kaposi-Sarkom, von diesen weisen ca. 20–50% einen pulmonalen Befall auf. Fast immer geht eine mukokutane Manifestation derjenigen in der Lunge voraus und der tracheale bzw. bronchiale Befall tritt früher auf als eine Beteiligung des Lungenparenchyms.

Die Läsionen sind außerordentlich gefäßreich und führen entweder zu bläulich-roten, leicht blutenden plaqueartigen Läsionen in den zentralen Atemwegen oder zur neoplastischen Ausbreitung im zentralen pulmonalen Interstitium. Die Symptomatik des pulmonalen Kaposi-Sarkoms ist relativ unspezifisch (Dyspnoe, Husten, Fieber) und von anderen Komplikationen der HIV-Erkrankung (opportunistische Infektionen, malignes Lymphom) nicht sicher zu unterscheiden.

Dagegen finden sich relativ spezifische radiologische Befunde, insbesondere bei Einsatz der Computertomographie: Typisch ist eine unregelmäßige Vermehrung des peribronchovaskulären Gewebes im zentralen Interstitium (perihilär), die in der Regel bilateral ist, aber auch asymmetrisch oder symmetrisch sein kann, sowie gefäßassoziierte, unscharf begrenzte, teilweise spikulierte weichteildichte Rundherde. Diese zeigen eine Größe zwischen wenigen Millimetern und mehreren Zentimetern. Bei fortgeschrittener Erkrankung können diese zu dichte Infiltraten konfluieren (Abb. 8.38). Eine Verdickung des peripheren Interstitium wird seltener beobachtet. Eine Lymphadenopathie oder Pleuraergüsse werden jeweils bei etwa der Hälfte der Patienten gefunden (Beral 1990; Davis 1987; Garay 1987; Gruden 1995; Hartman 1994; Huang 1996; Katz 1994; Khalil 1995; Kuhlman 1999; Meduri 1986; Murray 1984; Naidich 1989; Naidich u. McGuinness 1991; Volberding 1986; Wolff 1993).

Differentialdiagnostisch müssen weichteildichte Lungenrundherde anderer Genese (Lymphom, Bronchialkarzinom, Infektion etc.) sowie andere Ursachen einer Verdickung des zentralen Interstitiums (interstitielles Ödem, interstitielle Pneumonie, Lymphangiosis carcinomatosa etc.) abgegrenzt werden.

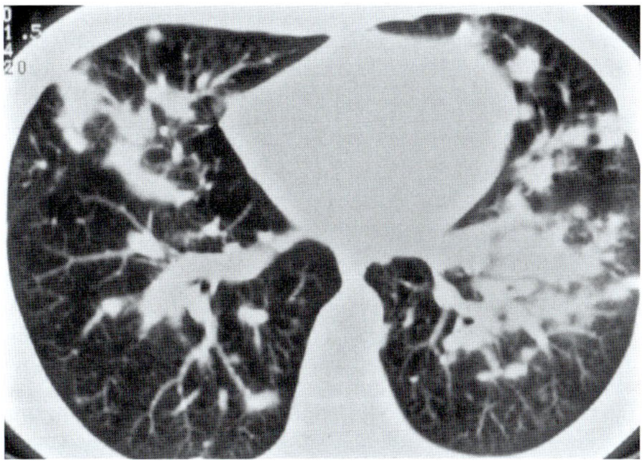

Abb. 8.38. Kaposi-Sarkom. Computertomographische Darstellung unscharf begrenzter weichteildichter Rundherde, die im linken Unterlappen konfluieren, sowie einer Verdickung des peribronchovaskulären Interstitiums beidseits

CAVE ! Die Indikation zur Biopsie sollte angesichts des nahezu pathognomonischen bronchoskopischen Bildes und wegen der Blutungsneigung der kräftig vaskularisierten Läsionen zurückhaltend gestellt werden.

Merke ! Das Kaposi-Sarkom ist ein gefäßreicher Tumor, der fast ausschließlich HIV-positive Männer mit fortgeschrittenem Immundefekt betrifft. Pulmonale Beteiligung folgt kutaner und endobronchialer Manifestation. Radiologisch imponieren eine Vermehrung des zentralen Interstitiums und unscharf begrenzte weichteildichte Rundherde.

8.3.6 Plasmozytom

Das primär pulmonale extraossäre Plasmozytom ist äußerst selten. Es manifestiert sich als weichteildichter, scharf begrenzter lobulierter Lungenrundherd. Häufiger wird eine intrathorakale Lymphknotenmanifestation oder eine Infiltration der Lunge ausgehend von einem primär ossären Plasmozytomherd gefunden (Stark 1990).

Literatur

Agrons GA, Rosado-de-Christenson ML, Kirejczyk WM, Conran RM, Stocker JT (1998) Pulmonary inflammatory pseudotumor: radiologic features. Radiology 206: 511–518

Ahn JM, Im JG, Seo JW, Han HS, Yoon HK, Kim WS, Yeon KM (1994) Endobronchial hamartoma: CT findings in three patients. AJR 163: 49–50

Allen MS, Drash EC (1968) Primary melanoma of the lung. Cancer 21: 154–159

Auerbach O, Garfinkel L, Parks UR (1975) Histologic type of lung cancer in relation to smoking habits, year of diagnosis and sites of metastases. Chest 67: 382–387

Bahadori M, Liebow AA (1973) Plasma cell granulomas of the lung. Cancer 31: 191–208

Bankoff MS, McEniff NJ, Bhadelia RA, Garcia-Moliner M, Daly BDT (1996) Prevalence of pathologically proven intrapulmonary lymph nodes and their appearance on CT. AJR 167: 629–630

Bateson EM (1965) An analysis of 155 solitary lung lesions illustrating the differential diagnosis of mixed tumors of the lung. Clin Radiol 16: 51–65

Bateson EM, Abbott EK (1960) Mixed tumors of the lung, or hamartochondromas: a review of the radiological appearances of cases published in the literature and a report of 15 new cases. Clin Radiol 11: 232–247

Baumgartner WA, Mark JBD (1980) Metastatic malignancies from distant sites to the tracheobronchial tree. J Thorac Cardiovasc Surg 79: 499–503

Bennett LL, Lesar MSL, Tellis CJ (1985) Multiple calcified chondrohamartomas of the lung: CT appearance. J Comput Assist Tomogr 9: 180–182

Beral V, Peterman TA, Berkelman RL, Jaffe HW (1990) Kaposi's sarcoma among persons with AIDS: a sexually transmitted infection? Lancet 335: 123–128

Berthezene Y, Howarth NR, Revel D (1998) Pulmonary arteriovenous fistula: detection with magnetic resonance angiography. Eur Radiol 8: 1403–1404

Bonomo L, Storto ML, Ciccotosto C, Polverosi R, Merlino B, Bellelli M, Guidotti A (1998) Bronchioloalveolar carcinoma of the lung. Eur Radiol 8: 996–1001

Bosch JM van den, Wagenaar SS, Corrin B, Elbers JR, Knaepen PJ, Westermann CJ (1987) Mesenchymoma of the lung (so called hamartoma): a review of 154 parenchymal and endobronchial cases. Thorax 42: 790–793

Buckley JA, Scott WW, Siegelman SS, Kuhlman JE, Urban BA, Bluemke DA, Fishman EK (1995) Pulmonary nodules: effect of increased data sampling on detection with spiral CT and confidence in diagnosis. Radiology 196: 395–400

Burke CM, Safai C, Nelson DP, Raffin TA (1986) Pulmonary arteriovenous malformations: a critical update. Am Rev Resp Dis 134: 334–339

Cahan WG, Shah JP, Castro ELB (1978) Benign solitary lung lesions in patients with cancer. Ann Surg 187: 241–244

Carignan S, Staples CA, Müller NL (1995) Intrathoracic lymphoproliferative disorders in the immunocompromised patient: CT findings. Radiology 197: 53–58

Carney JA, Sheps VLM, Go SG, Gordon H (1977) The triad of gastric leiomyosarcoma, functioning extra-adrenal paraganglioma and pulmonary chondroma. N Engl J Med 296: 1517–1518

Cartier Y, Johkoh T, Honda O, Müller NL (1999) Primary pulmonary Hodgkin's disease: CT findings in three patients. Clin Radiol 54: 182–184

Castellino RA (1986) Hodgkin disease: practical concepts for the diagnostic radiologist. Radiology 159: 305–310

Cockshott WP, Hendrickse JP de V (1969) Pulmonary calcification at the site of trophoblastic metastases. Br J Radiol 42: 17–20

Coley SC, Jackson JE (1998) Review: Pulmonary arteriovenous malformations. Clin Radiol 53: 396–404

Collie DA, Wright AR, Williams JR, Hashemi-Malayeri B, Stevenson AJM, Turnbull CM (1994) Comparison of spiral-acquisition computed tomography and conventional computed tomography in the assessment of pulmonary metastastic disease. Br J Radiol 67: 436–444

Collins J, Müller NL, Leung AN, McGuinness G, Mergo PJ, Flint JD, Warner TF, Poirier C, Theodore J, Zander D, Yee HT (1998) Epstein-Barr-virus associated lymphoproliferative disease of the lung: CT and histologic findings. Radiology 208: 749–759

Costello P, Anderson W, Blume D (1991) Pulmonary nodule: evaluation with spiral volumetric CT. Radiology 179: 875–876

Cox JE, Chiles C, Aquino SL, Savage P, Oaks T (1997) Pulmonary artery sarcomas: a review of clinical and radiologic features. JCAT 21: 750–755

Craig FE, Gulley ML, Banks PM (1993) Posttransplantation lymphoproliferative disorders. Am J Clin Pathol 99: 265–276

Crow J, Slavin G, Kreel L (1981) Pulmonary metastases: a pathologic and radiologic study. Cancer 47: 2595–2602

Davis SD, Henschke CI, Chamides BK, Westcott JL (1987) Intrathoracic Kaposi's sarcoma in AIDS patients: radiographic – pathologic correlation. Radiology 163: 495–500

Diederich S, Lentschig MG, Winter F, Roos N, Bongartz G (1999) Detection of pulmonary nodules with overlapping vs non-overlapping image reconstruction at spiral CT. Eur Radiol 9: 281–286

Diederich S, Roos N, Thomaus M, Peters PE (1996) Pulmonale Rundherde: Stellenwert bildgebender Verfahren und charakteristische Befunde. Atemw Lungenkrkh 22: 245–257

Diederich S, Lenzen H, Puskas Z, Koch AT, Yelbuz TM, Eameri M, Roos N, Peters PE (1996) Niedrigdosiscomputertomographie des Thorax. Radiologe 36: 475–482

Diederich S, Lenzen H, Windmann R, Puskas Z, Yelbuz TM, Henneken S, Klaiber T, Eameri M, Roos N, Peters PE (1999) Low-dose CT of pulmonary nodules: experimental and clinical studies. Radiology 213: 289-298

Diederich S, Semik M, Lentschig MG, Winter F, Scheld HH, Roos N, Bongartz G (1999) Helical CT of pulmonary nodules in patients with extrathoracic malignancy: CT – surgical correlation. AJR 172: 353–360

Diederich S, Wormanns D, Lenzen H, Semik M, Thomas M, Peters PE (2000) Screening for asymptomatic early bronchogenic carcinoma with low-dose CT of the chest. Cancer 89: 2483-2484

Dinsmore BJ, Gefter WB, Hatabu H, Kressel HY (1990) Pulmonary arteriovenous malformations: diagnosis by gradient refocused MR imaging. JCAT 14: 918–923

Dodd GD, Boyle JJ (1961) Excavating pulmonary metastases. AJR 85: 277–293

Dodd GD, Ledesma-Medina J, Baron RL, Fuhrman CR (1992) Posttransplant lymphoproliferative disorders: intrathoracic manifestations. Radiology 184: 65–69

Dutton JAE, Jackson JE, Hughes JMB (1995) Pulmonary arteriovenous malformations: results of treatment with coil embolization in 53 patients. AJR 165: 1119–1125

Eddy DM (1989) Screening for lung cancer. Ann Intern Med 111: 232–237

Ference BA, Shannon TM, White RI et al. (1994) Life threatening pulmonary haemorrhage associated with pulmonary arteriovenous malformations and hereditary hemorrhagic teleangiectasia. Chest 106: 1387–1390

Feuerstein IM, Jicha DL, Pass HI, Chow CK, Chang R, Ling A, Hill SC, Dwyer AJ, Travis WD, Horowitz ME, Steinberg SM, Frank JA, Doppman JL (1992) Pulmonary metastases: MR imaging with surgical correlation – a prospective study. Radiology 182: 123–129

Forster BB, Müller NL, Miller RR, Nelems B, Evans KG (1989) Neuroendocrine carcinomas of the lung: clinical, radiologic, and pathologic correlation. Radiology 170: 441–445

Fraser RG, Pare JAP, Pare PD, Fraser RS, Genereux GP (1989) Neoplastic diseases of the lung. In: Fraser RG, Pare JAP, Pare PD, Fraser RS, Genereux GP (eds) Diagnosis of diseases of the chest, 3rd edn, vol. 2. Saunders; Philadelphia, pp 1327–1699

Friese SA, Rieber A, Fleiter T, Brambs H-J, Claussen CD (1994) Pulmonary nodules in spiral volumetric and single slice computed tomography. Eur J Radiol 18: 48–51

Garay SM, Belenko M, Fazzini E, Schinella R (1987) Pulmonary manifestations of Kaposi's sarcoma. Chest 91: 39–43

Gartenschläger M, Schweden F, Gast K, Westermeier T, Kauczor H-U, von Zitzewitz H, Thelen M (1998) Pulmonary nodules: detection with low-dose vs. conventional dose spiral CT. Eur Radiol 8: 609–614

Glazer GM, Gross BH, Quint LE, Francis IR, Bookstein FL, Orringer MB (1985) Normal mediastinal lymph nodes: number and size according to American Thoracic Society mapping. AJR 144: 261–265

Godwin JD (1975) Carcinoid tumors – an analysis of 2837 cases. Cancer 36: 560–569

Greenberg HB (1961) Benign subpleural lymph node appearing as a pulmonary „coin" lesion. Radiology 77: 97

Gruden JF, Huang L, Webb RW, Gamsu G, Hopewell PC, Sides DM (1995) AIDS-related Kaposi sarcoma of the lung: radiographic findings and staging system with bronchoscopic correlation. Radiology 195: 545–552

Hansmann ML, Zwingers T, Lennert K (1990) Primary lymphomas of the lung: morphological, immunohistochemical and clinical features: Histopathology 16: 519–531

Harris KM, Schwartz ML, Slasky BS, Nalesnik M, Makowa L (1987) Posttransplantation cyclosporin-induced lymphoproliferative disorders: clinical and radiologic manifestations. Radiology 162: 697–700

Hartman TE, Primack SL, Müller NL, Staples CA (1994) Diagnosis of thoracic complications in AIDS: accuracy of CT. AJR 162: 547–553

Hill CA (1984) Bronchioloalveolar carcinoma: a review. Radiology 150: 15–20

Huang L, Schnapp LN, Gruden JF, Hopewell PC, Stansell JD (1996) Presentation of AIDS-related pulmonary Kaposi's sarcoma diagnosed by bronchoscopy. Am J Respir Crit Care Med 153: 1385–1390

Hughes JMB (1996) 18F-Fluorodeoxyglucose PET scans in lung cancer. Thorax 51: 16–22

Hughes JMB, Allison DJ (1990) Pulmonary arteriovenous malformations: the radiologist replaces the surgeon. Clin Radiol 41: 297–298.

Janower ML, Blennerhassett JB (1971) Lymphangitic spread of metastastic cancer to the lung: a radiologic – pathologic correlation. Radiology 101: 267–273

Johkoh T, Ikezoe J, Tomiyama N, Nagareda T, Kohno N, Takeuchi N, Yamagami H, Kido S, Takashima S, Arisawa J et al. (1992) CT findings in lymphangitic carcinomatosis of the lung: correlation with histologic findings and pulmonary function tests. AJR 158: 1217–1222

Kalender WA, Polacin A, Süss C (1994) A comparison of conventional and spiral CT: an experimental study on the detection of spherical lesions. JCAT 18: 167–176

Kalender WA, Seissler W, Klotz E, Vock P (1990) Spiral volumetric CT with single-breath-hold technique, continuous transport, and continuous scanner rotation. Radiology 176: 181–183

Kaneko M, Eguchi K, Ohmatsu H, Kakinuma R, Naruke T, Suemasu K, Moriyama N (1996) Peripheral lung cancer: screening and detection with low-dose spiral CT versus radiography. Radiology 201: 798–802

Katz MH, Hessol NA, Buchbinder SP, Hirozawa A, O'Malley P, Holmberg SD (1994) Temporal trends of opportunistic infections and malignancies in homosexual men with AIDS. J Infect Dis 170: 198–202

Kersjes W, Mayer E, Buchenroth M, Schunk K, Fouda N, Cagil H (1997) Diagnosis of pulmonary metastases with turbo-SE MR imaging. Eur Radiol 7: 1190–1194

Khalil AM, Carette MF, Cadranel JL, Mayaud CM, Bigot JM (1995) Intrathoracic Kaposi's sarcoma: CT findings. Chest 108: 1622–1626

Kim K-I, Lee JW, Lee MK, Lee CH, Park SK (1999) Polypoid endobronchial Hodgkin's disease with pneumomediastinum. Br J Radiol 72: 392–394

Kiyono K, Sone S, Sakai F (1988) The number and size of normal mediastinal lymph nodes: a postmortem study. AJR 150: 771–776
Knopp MV, Heß T, Schad LR, Bischoff HG, Weißer G, Blüml S, van Kaick G (1994) MR-Tomographie von Lungenmetastasen mit schnellen Gradientenechosequenzen. Radiologe 34: 581–587
Kramer SS, Wehunt WD, Stocker JT, Kashima H (1985) Pulmonary manifestations of juvenile laryngotracheal papillomatosis. AJR 144: 687–694
Kuhlman JE (1999) Imaging pulmonary disease in AIDS: state of the art. Eur Radiol 9: 395–408
Kung ITM, Lui IOL, Loke SL, Khin MA, Mok CK, Lam WK, So SY (1985) Pulmonary scar cancer: a pathologic reappraisal. Am J Surg Pathol 9: 391–400
Lee KS, Kim Y, Primack SL (1997) Imaging of pulmonary lymphomas. AJR 168: 339–345
Lewis ER, Caskey CI, Fishman EK (1991) Lymphoma of the lung: CT findings in 31 patients. AJR 156: 711–714
Libshitz HI, Jing B-S, Wallace S, Logothetis CJ (1983) Sterilized metastases: a diagnostic and therapeutic dilemma. AJR 140: 15–19
MacGahan JP (1983) Carney syndrome: Usefulness of computed tomography in demonstrating pulmonary chondromas. JCAT 7: 157–159
McCall IW, Woo-ming M (1978) The radiological appearances of plasma cell granuloma of the lung. Clin Radiol 29: 145–150
McCulloch GL, Sinnatamby R, Stewart S, Goddard M, Flower CDR (1998) High-resolution computed tomographic appearance of MALToma of the lung. Eur Radiol 8: 1669–1673
McGuinness G, Scholes JV, Jagirdar JS, Lubat E, Leitman BS, Bhalla M, McCauley DI, Garay SM, Naidich DP (1995) Unusual lymphoproliferative disorders in nine adults with HIV or AIDS: CT and pathologic findings. Radiology 197: 59–65
McLoud TC, Filion RB, Edelman RR, Shepard JAO (1989) MR imaging of superior sulcus carcinoma. JCAT 13: 233–239
Meduri GU, Stover DE, Lee M, Myskowski PL, Caravelli JF, Zaman MB (1986) Pulmonary Kaposi's sarcoma in the acquired immunodeficiency syndrome: clinical, radiographic, and pathologic manifestations. Am J Med 81: 11–18
Mendelsohn SL, Fagehman D, Zwanger-Mendelsohn S (1983) Endo-bronchial lipoma demonstrated by CT. Radiology 148: 790
Mountain CF (1997) Revisions in the international system for staging lung cancer. Chest 111: 1710–1717
Müller K-M (1986) Pulmonary metastases: Pathological anatomy. Thorac Cardiovasc Surg 34: 115–119
Munk PL, Müller NL, Miller RR, Ostrow DN (1988) Pulmonary lymphangitic carcinomatosis: CT and pathologic findings. Radiology 166: 705–709
Murata K, Takahashi M, Mori M, Shimoyama K, Mishina A, Fujino S, Itoh H, Morita R (1994) Chest wall and mediastinal invasion by lung cancer: evaluation with multisection expiratory dynamic CT. Radiology 191: 251–255
Murray JF, Felton CP, Garay SM, Gottlieb MS, Hopewell PC, Stover DE, Teirstein AS (1984) Pulmonary complications of the acquired immunodeficiency syndrome. Report of a National Heart, Lung and Blood Institute Workshop. N Engl J Med 310: 1682–1688
Naidich DP, McGuiness G (1991) Pulmonary manifestations of AIDS: CT and radiographic correlations. Rad Clin North Am 29: 999–1017
Naidich DP, Müller NL, Zerhouni EA, Webb WR, Krinsky GA, Siegelman SS (1999) Lung cancer. In: Computed tomography and magnetic resonance of the thorax, 3rd edn. Lippincott-Raven, Philadelphia New York, pp 343–380
Naidich DP, Tarras M, Garay SM, Birnbaum B, Rybak BJ, Schinella R (1989) Kaposi sarcoma: CT – radiographic correlation. Chest 96: 723–728
Nalesnik MA, Makowa L, Starzl TE (1988) The diagnosis and treatment of posttransplant lyphoproliferative disorders. Curr Probl Surg 25: 367–372
O'Donnell PG, Jackson SA, Tung KT, Hassan B, Wilkins B, Mead GM (1998) Radiological appearances of lymphoma arising from mucosa-associated lymphoid tissue (MALT) in the lung. Clin Radiol 53: 258–263
Orlowski T, Stasiak K, Kolodziej J (1978) Leiomyoma of the lung. J Thorac Cardiovasc Surg 76: 257–261
Padovani B, Mouroux J, Seksik L, Chanalet S, Sedat J, Rotomono C, Richelme H, Serres JJ (1993) Chest wall invasion by bronchogenic carcinoma: evaluation with MR imaging. Radiology 187: 33–38
Patz EF, Lowe VJ, Goodman PC, Herndon J (1995) Thoracic nodal staging with PET imaging with 18FDG in patients with bronchogenic carcinoma. Chest 108: 1617–1621
Peuchot M, Libshitz HI (1987) Pulmonary metastastic disease: radiologic-surgical correlation. Radiology 164: 719–722
Politis J, Funahashi A, Gehlsen JA, DeCock D, Stengel BF, Choi H (1979) Intrathoracic lipomas: report of 3 cases and review of the literature with emphasis on endobronchial lipoma. J Thorac Cardiovasc Surg 77: 550–556
Potente G, Macori F, Caimi M, Mingazzini, Volpino P (1999) Noncalcified pulmonary hamartomas: computed tomography enhancement patterns with histologic correlation. J Thorac Imaging 14: 101–104
Press OW, Ramsey PG (1984) Central nervous system infections associated with hereditary hemorrhagic teleangiectasia. A J Med 77: 86–92
Puskas JD, Allen MS, Moncure AC, Wain JC, Hilgenberg AD, Wright C, Grillo HC, Mathisen DJ (1993) Pulmonary arteriovenous malformations: therapeutic options. Ann Thorac Surg 56: 253–257
Radin AI (1990) Primary pulmonary Hodgkin's disease. Cancer 65: 550–563
Rappaport DC, Chamberlain DW, Sheoherd FA, Hutcheon MA (1998) Lymphoproliferative disorders after lung transplantation: imaging features. Radiology 206: 519–524
Remy J, Remy-Martin M, Giraud F, Wattinne L (1994) Angioarchitecture of pulmonary arteriovenous malformations: clinical utility of three-dimensional helical CT. Radiology 191: 657–664
Remy J, Remy-Martin M, Wattinne L, Defontainnes C (1992) Pulmonary arteriovenous malformation: evaluation with CT of the chest before and after treatment. Radiology 182: 809–816
Remy-Jardin M, Remy J, Giraud F, Marquette C-H (1993) Pulmonary nodules: detection with thick-section spiral CT versus conventional CT. Radiology 187: 513–520
Roiksch E, Krause D (1973) Die Hamartochondrome der Lunge. Z Erkr Atmungsorg 138: 285
Rotondo (1997) Pulmonary arteriovenous malformation: evaluation by MR angiography (letter). AJR 168: 847–848
Rusinek H, Naidich DP, McGuiness G, Leitman BS, McCauley DI, Krinsky GA, Clayton K, Cohen H (1998) Pulmonary nodule detection: low-dose versus conventional CT. Radiology 209: 243–249
Scholten ET, Kreel L (1977) Distribution of lung metastases in the axial plane. Radiol Clin N Am 46: 248–256
Scott WJ, Schwabe JL, Gupta NC, Dewan NA, Reeb SD, Sugimoto JT (1994) Positron emission tomography of lung tumors and mediastinal lymph nodes using [^{18}F]Fluorodeoxyglucose. Ann Thorac Surg 58: 698–703
Shirakawa T, Fukuda K, Miyamoto Y, Tanabe H, Tada S (1994) Parietal pleural invasion of lung masses: evaluation with CT performed during deep inspiration and expiration. Radiology 192: 809–811

Siegelman SS, Khouri NF, Scott WW, Leo FP, Hamper UM, Fishman EK, Zerhouni EA (1986) Pulmonary hamartoma: CT findings. Radiology 160: 313–317

Silverman JM, Julien PJ, Herfkens RJ, Pelc NJ (1994) Magnetic resonance imaging evaluation of pulmonary vascular malformations. Chest 106: 1333–1338

Sone S, Takashima S, Li F, Yang Z, Honda T, Maruyama Y, Hasegawa M, Yamanda T, Kubo K, Hanamura K, Asakura K (1998) Mass screening for lung cancer with mobile spiral computed tomography scanner. Lancet 351: 1242–1245

Spencer H (1977) Pathology of the lung. Pergamon Press, New York, pp 999–1010

Stahel RA, Ginsberg R, Haveman K (1989) Staging and prognostic factors in small cell lung cancer: a consensus report. Lung Cancer 5: 119–124

Stark P (1990) Malignant pulmonary disorders. In: Sperber M (Hrsg) Radiologic diagnosis of chest disease. Springer, New York Berlin Heidelberg Tokyo, pp 467–483

Stein MG, Mayo J, Müller NL (1987) Pulmonary lymphangitic spread of carcinoma: appearance on CT scans. Radiology 162: 371–375

Steinert HC, Hauser M, Allemann F, Engel H, Berthold T, von Schulthess GK, Weder W (1997) Non-small cell lung cancer: nodal staging with FDG PET versus CT with correlative lymph node mapping and sampling. Radiology 202: 441–446

Sugama Y, Tamaki S, Kitamura S, Kira S (1988) Ultrasonographic evaluation of pleural and chest wall invasion of lung cancer. Chest 93: 275–279

Suzuki N, Saitoh T, Kitamura S (1993) Tumor invasion of the chest wall in lung cancer: diagnosis with US. Radiology 187: 39–42

Swensen SJ, Brown LR, Colby TV, Weaver AL, Midthun DE (1996) Lung nodule enhancement at CT: prospective findings. Radiology 201: 447–455

Trapnell DH (1964) Recognition and incidence of intrapulmonary lymph nodes. Thorax 19: 44

Tredaniel J, Peillon I, Ferme C, Brice P, Gisselbrecht C, Hirsch A (1994) Endobronchial presentation of HD: a report of nine cases and review of the literature. Eur Respir J 7: 1852–1855

Valk PE, Pounds TR, Hopkins DM et al. (1990) Staging non-small cell lung cancer by whole body positron emission tomographic imaging. Ann Thor Surg 60: 1573–1582

Vase P, Holm M, Arendrup H (1985) Pulmonary arteriovenous fistulas in hereditary hemorrhagic teleangiectasia. Acta Medica Scandinavia 218: 105–109

Volberding PA (1986) Kaposi's sarcoma and the acquired immunodeficiency syndrome. Med Clin North Am 70: 665–675

Vrachliotis TG, Bis KG, Kirsch MJ, Shetty AN (1997) Contrast enhanced MRA in pre-embolization assessment of a pulmonary arteriovenous malformation. JMRI 7: 434–436

Wahl RL, Quint LE, Greenough RL, Meyer CR, White RI, Orringer MB (1994) Staging of mediastinal non-small cell lung cancer with FDG PET, CT, and fusion images: preliminary prospective evaluation. Radiology 191: 371–377

Watanabe A, Shimokata K, Saka H, Nomura F, Sakai S (1991) Chest CT combined with artificial pneumothorax: value in determining origin and extent of tumor. AJR 156: 707–710

Webb WR, Gatsonis C, Zerhouni EA, Heelan RT, Glazer GM, Francis IR, McNeil BJ (1991) CT and MR imaging in staging non-small cell bronchogenic carcinoma: report of the Radiologic Diagnostic Oncology Group. Radiology 178: 705–713

White RI, Lynch-Nyhan A, Terry P, Buescher PC, Framlett EJ, Charbas L, Shuman K, Kim W, Kinnison M, Mitchell SE (1988) Pulmonary arteriovenous malformations: techniques and long-term outcome of embolotherapy. Radiology 169: 663–669

Willis RA (1973) The spread of tumors in the human body. 3rd edn. Butterworth, London

Wolff SD, Kuhlman JE, Fishman EK (1993) Thoracic Kaposi sarcoma in AIDS: CT findings. J Comput Assist Tomogr 17: 60–62

Woodring JH, Reed JC (1996) Types and mechanisms of pulmonary atelectasis. J Thorac Imaging 11: 92–108

Wright FW (1976) Spontaneous pneumothorax and pulmonary malignant disease: a syndrome sometimes associated with cavitating tumours. Clin Radiol 27: 211–222

Yang SP, Lin CC (1972) Lymphangitic carcinomatosis of the lungs: the clinical significance of its roentgenologic classification. Chest 62: 179–187

Yokoi K, Mori K, Miyzawa N, Saito Y, Okuyama A, Sasagawa M (1991) Tumor invasion of the chest wall and mediastinum in lung cancer: evaluation with pneumothorax CT. Radiology 181: 147–152

Zerhouni E (1989) Computed tomography of the pulmonary parenchyma: an overview. Chest 95: 901–907

Zweibel BR, Austin JHH (1991) Carcinoid tumors: CT evaluation. Radiology 178: 473–486

Inhalationsschäden 9

K. G. Hering

Inhalationsschäden der Lunge können als Folge von berufs- und umweltbedingten Einwirkungen lungengängiger Schadstoffe entstehen. Abhängig von der Natur des Stoffes und vom Ort der Einwirkung führt die Inhalation von Fremdkörpern, Gasen, Dämpfen, Rauchen oder Stäuben zu sehr unterschiedlichen Folgeerscheinungen.

Eine erhebliche medizinische und sozioökonomische Bedeutung haben die Pneumokoniosen, die zu einer progredienten, radiologisch fassbaren Lungenfibrosierung mit Funktionseinschränkung führen. Neben den bekannten Formen wie Silikose und Asbestose gehören Schäden durch metallische und organische Stäube sowie chemisch-irritative und toxische Noxen dazu.

Neben der Thoraxaufnahme als Basisuntersuchung ist die Computertomographie (CT) mit hochauflösender Technik („high resolution computed tomography", HR-CT) etabliert und dieser bezüglich der Bildauflösung deutlich überlegen. Einige der berufsbedingten Lungenerkrankungen zeigen charakteristische radiologische Bildmuster z. B. die Silikose und die asbestassoziierten Pleuraveränderungen, die eine korrekte Diagnose erlauben. In vielen Fällen ist der Zusammenhang aber nur aus einer Kombination von klinischem Bild, Arbeitsanamnese und radiologischem Bildbefund abzuleiten.

9.1 Allgemeine Grundlagen

9.1.1 Pathophysiologie

Die Aufnahme von Schadstoffen über die Atemwege im Rahmen des physiologischen Gasaustausches ist abhängig von der Ventilation und der Perfusion sowie der Diffusion gasförmiger Stoffe in den Alveolen. Bei einer mittleren Ventilation von 21 l/min werden in der Stunde ca. 1,25 m^3 Luft eingeatmet. Die Diffusionsoberfläche der menschlichen Lungenalveolen beträgt im Mittel etwa 80 m^2, sie erlaubt nicht nur den Übergang des Sauerstoffes sondern auch pathogener Luftkomponenten in die Blutbahn oder das Interstitium.

Abhängig von der Natur des Stoffes und vom Ort der Einwirkung führt die Inhalation von Fremdkörpern, Gasen, Dämpfen, Rauchen oder Stäuben zu sehr unterschiedlichen Folgeerscheinungen. Aerosole sind disperse Verteilungen fester Stoffe und/oder chemischer Substanzen in Gasen, die bis in den Alveolarbereich inhaliert werden können (Abb. 9.1)

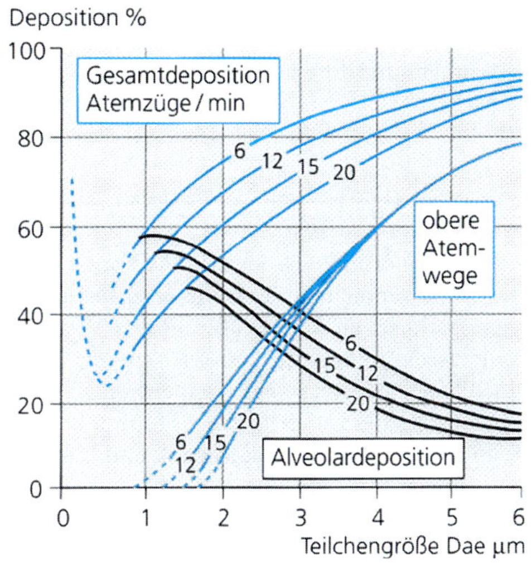

Abb. 9.1. Deposition von Teilchen in den Atemwegen in Abhängigkeit von der Teilchengröße. (Nach Hach 1960)

Der gesamte deponierte Staub setzt sich aus dem Nasopharynx-, dem Tracheobronchial- und dem Alveolarstaub zusammen. Durch die geometrischen und aerodynamischen Verhältnisse der oberen Luftwege werden wesentliche Anteile des inhalierten Staubes an den Schleimhäuten des Nasopharynxbereiches abgesondert und anschließend eliminiert. Partikel mit einem aerodynamischen Durchmesser von >5 μm werden zu mehr als 50% als Nasen-, Rachen-, Kehlkopfstaub deponiert und gelangen nicht in die Lunge, weitere Staubteilchen werden als Tracheobronchialstaub ebenfalls eliminiert. Lungengängiger Staub oder Alveolarstaub enthält Partikel <5 μm.

Alle physiologischen Reinigungsmechanismen gemeinsam in den unterschiedlichen Etagen können etwa 95% des eingeatmeten Materials aussondern über die folgenden Mechanismen:

- Impaktion:
  - Partikel prallen infolge der Trägheitskräfte auf die Mukosa und werden von Sekret umschlossen und eliminiert. Die anatomischen Gegebenheiten im Nasopharynx unterstützen den engen Kontakt zur Schleimhaut.
- Sedimentation:
  - Lungengängiger Feinstaub sedimentiert in den Bronchien und Bronchiolen aufgrund der Schwerkraft und der engen Raumverhältnisse.
- Diffusion:
  - Feinstaub gelangt bis in die Lungenperipherie in die Alveolen, es kommt dort zur Diffusion.

Partikel, die an der Schleimhaut deponiert sind, d.h. durch Impaktion und Sedimentation, werden entweder sofort ausgehustet oder geschluckt bzw. aus tieferen Regionen durch das mukoziliare System in den Pharynxbereich transportiert und eliminiert. Partikel, die die Alveolen erreichen, werden von den Makrophagen phagozytiert und gemeinsam entweder über das Mukoziliarsystem expektoriert oder über das Lymphsystem in das Interstitium transportiert. Neben dem phagozytierten Material gelangen auch nichtphagozytierte Alveolarstaubpartikel in das Lungengewebe und führen dort zu einer direkten Gewebsreaktion (s. unten).

Reaktionsmechanismen der inhalativen Noxen am Atmungsorgan

- Mechanische Blockierung, z.B. Bronchusobstruktion
- Chemisch-irritativer und/oder toxischer Einfluss
- Antikörperbildung
  - Sofortreaktion (Typ I)
  - Exogene allergische Alveolitis (Typ III und Typ IV)
- Speicherung
- Fibrogene Wirkung
- Folgeerscheinungen, z.B. maligne Transformation

Der Gesetzgeber hat Erkrankungen, die durch berufsbedingte Eigentümlichkeiten zur Erwerbs- oder Berufsunfähigkeit führen können, unter Versicherungsschutz gestellt. Diese – meist chronischen – Erkrankungen werden in einer regelmäßig aktualisierten „Berufskrankheiten- Liste" (BK-Liste; Tabelle 9.1) erfasst und sind nach der Berufskrankheitenverordnung anzeige- und – nach Erfüllung der Voraussetzungen – auch entschädigungspflichtig (Mehrtens u. Perlebach 1999). Dabei ist zu beachten, dass jeder Arzt oder Zahnarzt, der den begründeten Verdacht auf eine BK feststellt, dies „unverzüglich" dem Träger der Unfallversicherung (Berufsgenossenschaft) oder der für den medizinischen Arbeitsschutz zuständigen Stelle anzuzeigen hat.

Pneumokoniosen sind Lungenveränderungen, die durch Inhalation und Ablagerung von lungengängigen Stäuben verursacht werden. Seit der Beschreibung von Zenker im Jahre 1867 werden sowohl anorganische als auch organische Stäube als Ursache angenommen. Staub wird definiert als fein verteilte (disperse) Feststoffe in Gas (Luft). Das Risiko für die Entstehung einer Pneumokoniose ist abhängig vom Anteil des alveolargängigen Feinstaubs (A-Staub) am eingeatmeten Gesamtstaub (E-Staub). Davon werden ca. 90–95% im vorgeschalteten Tracheobronchialbereich durch die physikalischen und physiologischen Reinigungsmechanismen eliminiert, ohne dass es zu pathogenen Wirkungen kommt.

Merke ! Eine Pneumokoniose ist die Gewebsreaktion der Lunge auf inhalierten, alveolengängigen Staub. Als Staub wird ein Aerosol vermischt mit leblosen Partikeln – organisch oder anorganisch – definiert. Pathologisch wird eine nichtkollagene von einer kollagenen Form unterschieden.

Das Maximum der Alveolardeposition liegt bei Partikelgrößen zwischen 1 und 2 μm (Abb. 9.1) Auch faserförmige Partikel unterliegen dieser Definition. Als arbeitsmedizinisch relevante Fasern werden Partikel eingeordnet, die eine Länge (L) von >5 μm und einen Durchmesser (D) von <3 μm bei einem Verhältnis L:D von mindestens 3:1 aufweisen.

Inerte Stäube werden im Gewebe abgelagert, ohne eine Reaktion oder Funktionsstörung zu bewirken (z.B. Anthrakose).

Eine erhebliche medizinische und sozioökonomische Bedeutung haben die Pneumokoniosen, die zu einer progredienten, radiologisch fassbaren Lungenfibrosierung mit Funktionseinschränkung führen. Fast alle funktionell wirksamen Folgeerscheinungen nach Inhalationsschäden sind berufsbedingt.

Tabelle 9.1. Inhalationsbedingte, pulmonale Erkrankungen in der Berufskrankheitenliste, Auswahl mit > 3 Verdachtsmeldungen nach Jahresbericht 1999 des HVBG

BK-Nr.	Text	Arbeitsbereiche	Verdachts-meldungen in 1980	Verdachts-meldungen in 1998	Erstmals entschädigt in 1998	Erstmals anerkannt in 1999	Als BK erstmals anerkannt am
1103	Erkrankungen durch Chrom oder seine Verbindungen[a]	Herstellung, Verarbeitung von Chromverbindungen, chromhaltige Farben, Gerben, Schweißen, Imprägnieren	25	93	13	31	01.08.1952
1104	Erkrankungen durch Cadmium oder seine Verbindungen[a]	Herstellung, Verarbeitung von Cd-Legierungen, Akkumulatoren, Elektrolyse, Schweißen	5	33	3	4	01.08.1952
1108	Erkrankungen durch Arsen oder seine Verbindungen[a]	Verhüttung und Rösten arsenhaltiger Mineralien; Herstellung, Verarbeitung von arsenhaltigen Farben, in der Glasindustrie, Gerbereien und Kürschnereien	4	20	8	5	01.07.1925
1109	Erkrankungen durch Phosphor oder seine organischen Verbindungen[a]	Herstellung, Verarbeitung von Phosphorbronze, Feuerwerkskörpern, Brandbomben. Herstellung, Verarbeitung von Schädlingsbekämpfungsmitteln	11	4	2	3	01.07.1925
1110	Erkrankungen durch Beryllium oder seine Verbindungen[a]	Herstellung, Verarbeitung von hoch feuerfesten Geräten und Materialien sowie keramischer Farben; Berylliumverbindungen bei Schweißpulver, Spezialporzellan, Glühkörpern und Leuchtstoffen, in der Kernreaktor- und Raketentechnik	7	10	1	0	01.01.1942
1201	Erkrankungen durch Kohlenmonoxid[a]	Arbeiten an defekten Heizanlagen, Koksöfen, bei Bränden und Explosionen; privat, „Garagentod"	195	115	2	28	01.01.1929
1315	Erkrankungen durch Isozyanate, die zur Unterlassung aller Tätigkeiten gezwungen haben, die für die Entstehung, die Verschlimmerung oder das Wiederaufleben der Krankheit ursächlich waren oder sein können	Herstellung und Verarbeitung von Schaum- und anderen Kunststoffen, Lacken und anderen Oberflächenbeschichtungen, Klebern und Härtern, Pharmazeutika, Pestizide und andere Erzeugnisse der chemischen Industrie	0	127	32	63	01.01.1993
2402	Erkrankungen durch ionisierende Strahlen (einschließlich Uranbergbau)[a]	Röntgenstrahlen in der Medizin; Materialprüfung; Röntgenapparate- oder -röhrenindustrie; radioaktive Stoffe bei der Gewinnung, Verarbeitung oder beim Transport; bei Tätigkeiten im Uranbergbau und in kerntechnischen Anlagen	19	778	276	226	01.01.1929

[a] Nicht ausschließlich pulmonaler Bezug.

Tabelle 9.1 (Forsetzung)

BK-Nr.	Text	Arbeitsbereiche	Verdachtsmeldungen in 1980	Verdachtsmeldungen in 1998	Erstmals entschädigt in 1998	Erstmals anerkannt in 1999	Als BK erstmals anerkannt am
3101	Infektionskrankheiten, wenn der Versicherte im Gesundheitsdienst, in der Wohlfahrtspflege oder in einem Laboratorium tätig oder durch eine andere Tätigkeit der Infektionsgefahr in ähnlichem Maße besonders ausgesetzt war[a]	Berufliche Tätigkeit in Krankenhäusern, Heil- und Pfleganstalten, Laboratorien, Abwasserbeseitigung oder Leichenbestattung	1544	1274	85	348	01. 01. 1929
4101	Quarzstaublungenerkrankung (Silikose)	Bergleute und bei der Steingewinnung, -bearbeitung und -verarbeitung, in Scheuerpulverfabriken, Former, Gussputzer und Schleifer an Natursandstein, Quarzsandstrahler, Ofenmaurer, Mineralmüller und Tunnelbauer	3805	2774	390	1.896	01. 01. 1929
4102	Quarzstaublungenerkrankung in Verbindung mit aktiver Lungentuberkulose (Silikotuberkulose)	Wie 4101	244	87	35	37	01. 04. 1937
4103	Asbeststaublungenerkrankung (Asbestose) oder durch Asbeststaub verursachte Erkrankungen der Pleura	z. B. Umgang mit Asbestgeweben, Tragen von Schutzkleidung aus Asbestgewebe, Asbestzement, Asbestpapier, -pappen, -dichtungen; Talkum mit Asbestbestandteilen	385	3836	448	2.115	01. 04. 1937
4104	Lungen- oder Kehlkopfkrebs in Verbindung mit Asbeststaublungenerkrankung (Asbestose) und/oder in Verbindung mit durch Asbeststaub verursachter Erkrankung der Pleura oder bei Nachweis der Einwirkung einer kumulativen Asbeststaubdosis am Arbeitsplatz von mindestens 25 Faserjahren (25×10^6 Fasern/m^3 $\times$ Jahre)	Wie 4103	52	2365	708	779	01. 01. 1942 Ergänzungen 1988, 1992 und 1997
4105	Durch Asbest verursachtes Mesotheliom des Rippenfells, des Bauchfells oder des Perikards	Wie 4103	48	837	543	620	01. 01. 1977
4106	Erkrankungen der tieferen Atemwege und der Lungen durch Aluminium oder seine Verbindungen	Herstellung und Verarbeitung von Aluminiumpulver (Pyroschliff) und Aluminiumlegierungen, Ausschmelzen von Aluminiumoxid aus Bauxit	12	27	2	8	01. 01. 1942

4107	Erkrankungen an Lungenfibrose durch Metallstäube bei der Herstellung oder Verarbeitung von Hartmetallen	Sinterhartmetalle werden als Schnitt-, Mahl-, Press- und Ziehwerkzeuge und zum Verschleißschutz eingesetzt. Gefahrenquellen sind Stäube beim Mahlen und Mischen der Ausgangsstoffe (Carbide), bei der Roh- und Feinbearbeitung sowie Dämpfe und Rauche beim Verhüttungsprozess	39	71	4	1	29.04.1961
4109	Bösartige Neubildungen der Atemwege und der Lungen durch Nickel oder seine Verbindungen[a]	>3000 verschiedene Nickellegierungen industriell und privat im Einsatz, 60–70% der Produktion zur Stahlveredelung und Herstellung von Nickelbasislegierungen	0	28	9	14	01.04.1988
4110	Bösartige Neubildungen der Atemwege und der Lungen durch Kokereirohgase[a]	Arbeiten am und in unmittelbarer Umgebung des Kokereiofenblockes, auch bei Wartungen von Rohgasleitungen	0	38	14	17	01.04.1988
4111	Chronisch-obstruktive Bronchitis oder Emphysem von Bergleuten unter Tage im Steinkohlenbergbau bei Nachweis der Einwirkung einer kumulativen Dosis von in der Regel 100 Feinstaubjahren – $(mg/m^3) \times$ Jahre	Untertagearbeit im Steinkohlebergbau	–	2395	155	318	1.12.1997
4112	Lungenkrebs durch die Einwirkung von kristallinem Siliziumdioxid (SiO_2) bei nachgewiesener Quarzstaublungenerkrankung (Silikose und Silikotuberkulose)	Beschäftigte der Bereiche Bau, Steine und Erden, der Glas- und Keramikindustrie, der chemischen Industrie und der Eisen- und Stahlindustrie. Für Steinkohlebergleute ist die wissenschaftliche Diskussion derzeitig noch nicht abgeschlossen	0	0	0	0	04.04.2001
4201	Exogen-allergische Alveolitis durch Staub von verschimmelten Futter- und Einstreumitteln, in der Geflügelhaltung, sowie weitere antigene Stäube	Arbeiten im landwirtschaftlichen Bereich	0	67	8	17	01.01.1977
4202	Erkrankungen der tieferen Atemwege und der Lungen durch Rohbaumwoll-, Rohflachs- oder Rohhanfstaub (Byssinose)	Herstellung und Verarbeitung in Vorbereitungsbereichen in Baumwoll- und Flachsspinnereien	3	7	1	2	01.01.1977
4301	Durch allergisierende Stoffe verursachte obstruktive Atemwegserkrankungen (einschließlich Rhinopathie)	Stoffe pflanzlicher oder tierischer Herkunft, z. B. Getreidestäube („Mehlberufe"), Holzstäube etc., Insekten- und Federnstaub, andere Arbeitsstoffe wie Antibiotika, Proteasen etc.	1366	3931	243	757	29.04.1961
4302	Durch chemisch-irritativ oder toxisch wirksame Stoffe verursachte obstruktive Atemwegserkrankungen	Umgang in Chemielaboratorien und -industrie; mit Klebe- und Lösungsmitteln, Farben, Lacken, Kunstharzen, Imprägnierungen, Metallverarbeitung und Schweißen	255	1959	208	217	29.04.1961

[a] Nicht ausschließlich pulmonaler Bezug.

9.1.2 Pathomorphologie

Die pathomorphologischen Folgeerscheinungen an Parenchym und Pleura nach Inhalation von pathogenem lungengängigen Material zeigen meist nur geringe Unterschiede. Besonders problematisch ist neben der fibrogenen Wirkung die kanzerogene Potenz der Faserstäube und die Einwirkung der ionisierenden Strahlung (z.B. Uranbergbau) einzuschätzen. Die Art der Schädigung ist abhängig von

- Zusammensetzung und Struktur der Staubteilchen,
- Staubmenge,
- Einwirkungszeit und
- individueller Disposition.

Die Manifestation dieser Veränderungen erfolgt in drei Phasen (Müller u. Grewe 1992):

1. Phase der pulmonalen Staubaufnahme und interstitiellen Inkorporation:
   Durch Überlastung des Selbstreinigungsmechanismus Penetration des Alveolarepithels und Ausbildung von interstitiellen und paralymphatischen Staubdepots.
2. Phase der Reaktion und Fibrose:
   Komplexer Reaktionsablauf im Interstitium, der in Abhängigkeit von der Staubzusammensetzung entweder zu einer mehr nodulär-granulomatösen oder zu einer mehr disseminierten alveolar-septalen Fibrose führt.
3. Phase der Komplikation:
   Funktionelle Auswirkungen treten vorwiegend mit der Manifestation von Gefäß- und Bronchuskompressionen und der Ausbildung eines perifokalen Emphysems auf.

Für alle berufsbedingten Erkrankungen gilt:
- Es besteht für die Pneumokoniosen eine Dosis-Wirkungs-Beziehung zwischen der Menge der auslösenden Substanz, der Länge der Einwirkungszeit und der pulmonalen Reaktion.
- In der Regel besteht eine untere Grenze der Staubbelastung, unterhalb der keine Reaktion feststellbar wird.
- Individuelle Faktoren und Verhaltensweisen spielen bei der Entwicklung eine wesentliche Rolle.
- Zwischen pathologisch nachweisbaren und radiologisch sichtbaren Zeichen können 10 und mehr Jahre liegen.
- Die endgültige Diagnose stützt sich in der Regel auf den radiologischen Befund und eine arbeitsanamnestisch begründete, messtechnisch nachgewiesene, ausreichende Staubbelastung.

Der Gruppe der Pneumokoniosen kommt von allen Inhalationsschäden volkswirtschaftlich die größte Bedeutung zu. Neben dem Rückgang des Bergbaus mit deutlicher Verminderung von Arbeitsplätzen ist die Staubexposition bei Kohlenbergarbeitern durch arbeitsmedizinisch begleitete technische Maßnahmen erheblich reduziert worden. Trotzdem ist der Anteil der sog. Mischstaubpneumokoniosen oder Anthrakosilikosen mit 2766 anerkannten Fällen im Jahre 1996 noch immer eine der häufigsten Berufserkrankungen. Schwerwiegende und komplizierte Verlaufsformen der Anthrakosilikose wie Schwielenbildungen und Tuberkulose werden durch die rückläufige Exposition und die arbeitsmedizinische Prophylaxe nicht mehr gesehen.

Die langjährige Diskussion um die Zusammenhänge zwischen Bronchitis, Emphysem und gleichzeitiger Staubanreicherung im Lungengewebe hat schließlich zur Aufnahme in die BK-Liste geführt. Seit dem 01.12.1997 ist auch die chronisch-obstruktive Bronchitis und das Emphysem von Bergleuten im Steinkohlebergbau als Berufserkrankung anerkannt.

Die asbestbedingten Pneumokoniosen erweisen sich als besonders problematisch, da neben der fibrogenen Wirkung am Parenchym (Asbestose) und der Pleura (z.B. Plaques) die kanzerogene Potenz der Asbestfaserstäube zu einer Zunahme der Krebserkrankungen der Lunge und der Mesotheliome der Pleura, des Perikards und des Peritoneums führt. Da zwischen der malignen Entwicklung und der stattgehabten Faserexposition häufig 30–40 Jahre liegen, hat der Radiologe einen wichtigen Beitrag zur Kausalitätsbeurteilung zu leisten durch den Nachweis von sog. Brückenbefunden, das sind radiologisch nachweisbare Veränderungen an Parenchym und/oder Pleura, die als Folgeerscheinung eines stattgehabten Inhalationsschadens auftreten. Die Zahl der als beruflich verursacht anerkannten Lungenkrebsfälle stieg von 52/Jahr im Jahre 1980 auf 735/Jahr in 1996, die der Mesotheliome von 48/Jahr in 1980 auf 508/Jahr in 1996.

Die bösartigen Neubildungen der Lunge durch die Einwirkung ionisierender Strahlen, insbesondere im Uranbergbau, wurden erst nach der Wiedervereinigung allgemein relevant. Die Anerkennung von Erkrankungen durch ionisierende Strahlen stieg von 19 Fällen im Jahre 1980 auf 380 Fälle in 1996.

Einige unterschiedliche lungenpathogene Stäube sind sich häufig in ihren pathomorphologischen Schädigungsmustern sehr ähnlich, so dass auch radiologisch nur geringe Unterschiede in den Bildmustern bestehen und eine Differenzierung schwer möglich ist. Diese werden in der Gruppe der „sonstigen Pneumokoniosen" zusammengefasst. Die exakte

Arbeitsanamnese und die Ermittlung der Kontaktstoffe ist zur Einordnung unerlässlich.

Bei den organischen Stäuben ist die Antigenität wohl der maßgebende Pathomechanismus. Dadurch entsteht sowohl pathomorphologisch als auch radiologisch ein relativ einheitliches Bildmuster, sodass aus dem radiologischen Befund häufig kein Rückschluss auf die Noxe möglich ist.

Das Schadensbild nach Inhalation von Gasen und Aerosolen hängt wesentlich von der Wasserlöslichkeit ab. Je weniger wasserlöslich ein Gas (Aerosol) ist, desto peripherer erfolgt die Schädigung im Atemtrakt bis hin zur ausschließlich alveolären Einwirkung.

Nach Aspiration von festen und flüssigen Bestandteilen kann es zur Verlegung der Atemwege kommen.

Merke ! Nichtkollagene Pneumokoniosen werden durch nichtfibrogenen Staub verursacht. Dabei sind die alveolären Strukturen erhalten, die Stromareaktionen minimal und die reaktiven Veränderungen auf den Staub in der Regel reversibel. Beispiele für nichtkollagene Pneumokoniosen sind die Stannose und Barytose. Kollagene Pneumokoniosen werden durch fibrogene Stäube verursacht. Sie sind charakterisiert durch andauernde Veränderungen oder Destruktionen der alveolären Strukturen, eine kollagene Stromareaktion unterschiedlichen Ausmaßes und eine permanente Schädigung der Lungenstruktur. Beispiele sind die Asbestose für hoch fibrogene, die Pneumokoniose der Bergarbeiter für geringer fibrogene Stäube.

9.1.3 Dokumentation der radiologischen Befunde

Semiquantitative Klassifizierung der Thoraxaufnahme – ILO-Klassifikation

Zur epidemiologischen Forschung, zur einheitlichen Beschreibung und zum internationalen Vergleich hat das Internationale Arbeitsamt (International Labour Office, ILO) eine Röntgenklassifikation von Staublungenerkrankungen entwickelt. Die Klassifikation definiert weder pathologische Begriffe noch berücksichtigt sie Fragen der Arbeitsfähigkeit oder Entschädigungspflicht. Sie gibt aber die einfache Möglichkeit, im Vergleich mit den sog. „Standardfilmen" Typ und Ausdehnung einer Pneumokoniose einheitlich und reproduzierbar darzustellen. Dies erlaubt internationale Vergleiche und Statistiken und die Entwicklung von Vorsorgeprogrammen.

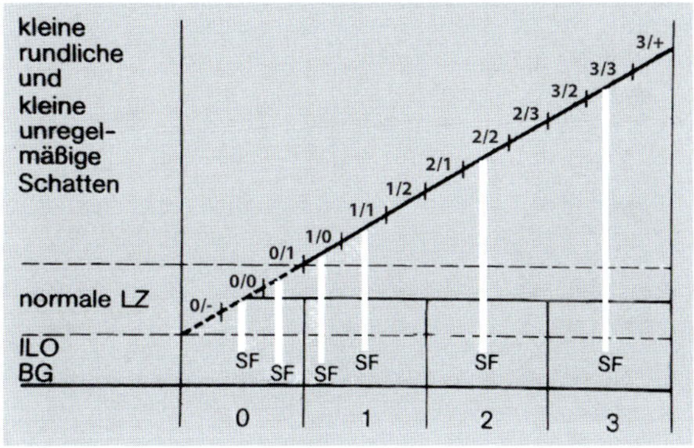

Abb. 9.2. Stufenlose Einteilung der Streuungsgrade kleiner rundlicher und streifiger Fleckschatten mit Hilfe der Standardfilme 0–3 (Bohlig 1988)

Die p.-a.-Aufnahme der Lunge in Hartstrahltechnik bleibt auch aus Gründen der ubiquitären Verfügbarkeit und zum epidemiologischen Vergleich die internationale Grundlage für Überwachung und Begutachtung beruflich staubexponierter Personen.

ILO-Staublungenklassifikation 1980/ Bundesrepublik/Überarbeitung 2000

Mit der letzten Version der Internationalen Staublungenklassifikation ILO 1980 wurde die verbale Koppelung der Streuungskategorien kleiner Lungenschatten an die Erkennbarkeit der Gefäßzeichnung aufgegeben und die Einteilung ausschließlich auf den Vergleich mit Standardfilmen abgestellt (Abb. 9.2).

Um die seit 1971 in der Bundesrepublik benutzten EDV-gerechten Arztberichtvordrucke VA-3 G1, inzwischen bereits in 8. Auflage erschienen, dieser Entwicklung anzupassen, die Kompatibilität zu den Altdatenbeständen aus den arbeitsmedizinischen Vor- und Nachsorgeuntersuchungen aber zu erhalten, wurden kleinere Abweichungen in Kauf genommen und flossen in die ILO Staublungenklassifikation 1980/Bundesrepublik ein (Bohlig et al. 1981).

Eine mnemotechnisch günstige Synopsis aller Definitionen für die Kodierung pulmonaler und pleuraler Staublungenbefunde präsentieren die Diagramme der im Jahre 2000 überarbeiteten ILO 1980 Klassifikation (Abb. 9.3).

Im Originaltext sind Ausführungen zu Röntgen- und Einstelltechnik, Beurteilung der Bildgüte, Problematik der Standardfilme und zur Anwendung des Befundungsschemas enthalten:

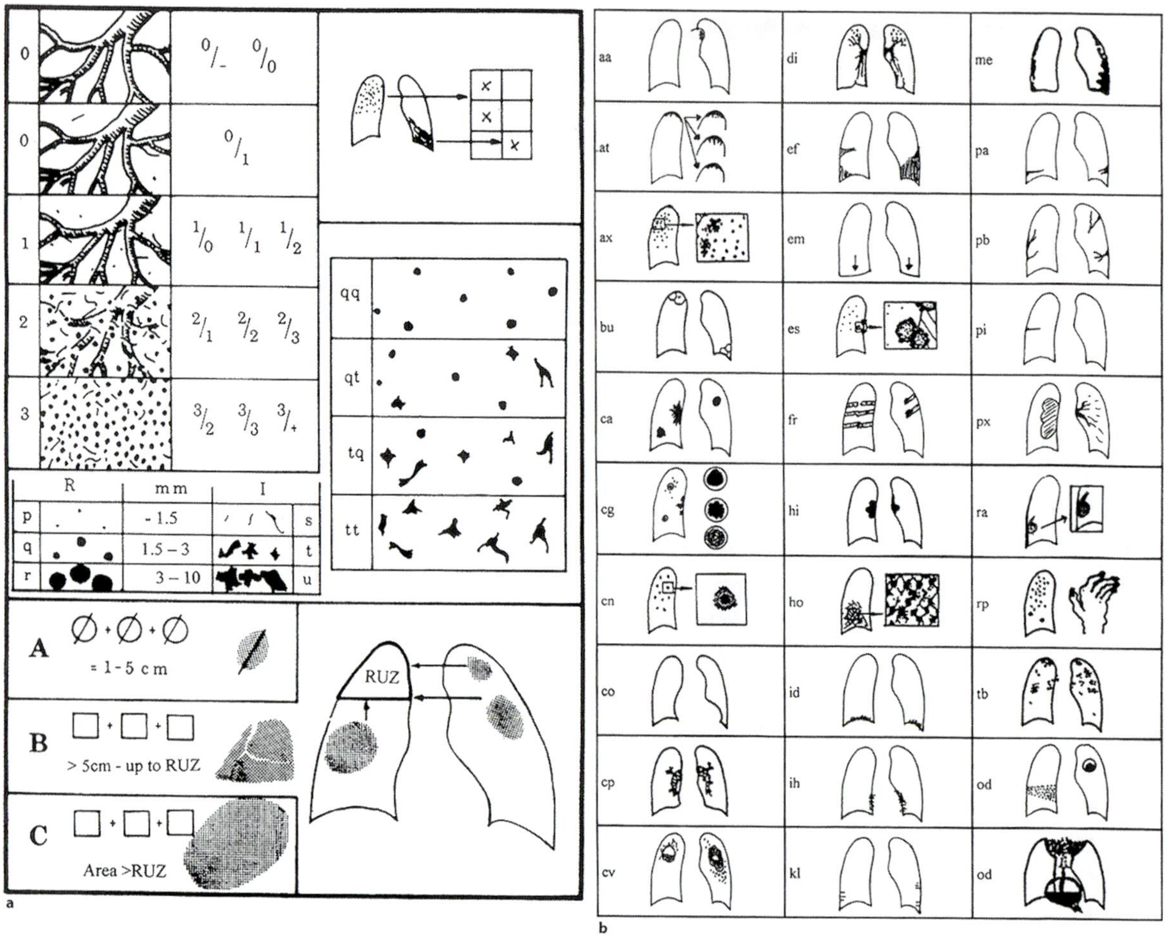

Abb. 9.3 a, b. Synopsis der kodierbaren Lungenveränderungen (**a**) und der Symbole (**b**) zur Anwendung der ILO-Klassifikation 1980/Bundesrepublik [Symbole (b) entsprechend Überarbeitung 2000]

Bewertungskriterien

1 Beurteilung der Bildgüte:
- + gut/keine diagnostische Einbuße
- +/– technische Mängel ohne wesentliche Beeinträchtigung der diagnostischen Aussage
- +/– – technische Mängel, die die Beurteilung der Lunge oder der Pleura beeinträchtigen
- u unbrauchbar.

2 kleine, rundliche Schatten: gut abgrenzbare, noduläre Fleckschatten, die nach dem Durchmesser des vorherrschenden Schattentyps gekennzeichnet werden
- p bis 1,5 mm (auch mikronodulär)
- q 1,5–3 mm
- r 3–10 mm

3 Kleine, unregelmäßige Schatten: lineare, retikuläre oder retikulonoduläre Schatten, die nach dem Kaliber eingeteilt werden
- s bis 1,5 mm, fein, linear
- t 1,5–3 mm, mittelgrob, noch linear
- u 3–10 mm, grob, vorwiegend klecksig

4 Streuung und Lokalisation: Die Streuung gibt das Ausmaß des Parenchymbefalls im Vergleich zu den Standardfilmen an und wird jeweils der Seite und einem oder mehreren Lungenfeldern, die nicht anatomisch sondern geometrisch ermittelt werden, zugeordnet. Mit einer Punkteskala, die aus 4 Hauptkategorien von 0–3 besteht und innerhalb der Hauptkategorien durch eine 12-Punkte-Skala weiter differenziert ist, kann das Ausmaß des Befalls klassifiziert werden –
- 0 0/– 0/0 0/1
- 1 1/0 1/1 1/2
- 2 2/1 2/2 2/3
- 3 3/2 3/3 3/+

Beispielhaft wird ein Film, der zweifelsfrei der Kategorie 2 im Vergleich mit dem ILO-Standardfilm „2" entspricht, mit 2/2 klassifiziert, ein Film 2/1 ähnelt dem Standardfilm „2" sehr, bei der Einteilung wurde aber die Einordnung zum Film „1" ernsthaft erwogen (Abb. 9.4) Dieses Schema lässt sich auf die übrigen Kategorien in identischer Weise übertragen.

5 Große Schatten: Dieser Terminus beschränkt sich allein auf solche Verschattungen, die mit einer Pneumokoniose verein-

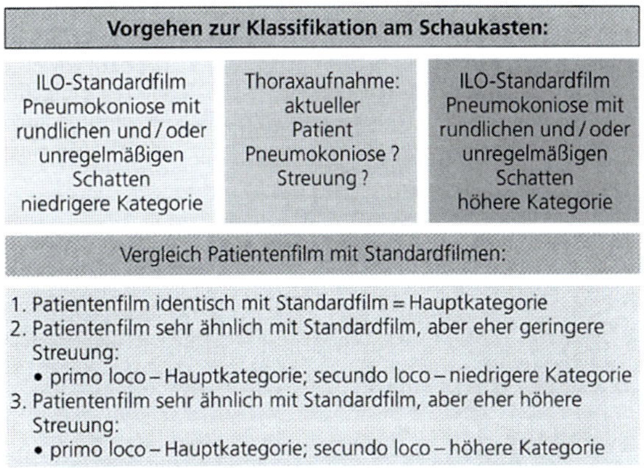

a

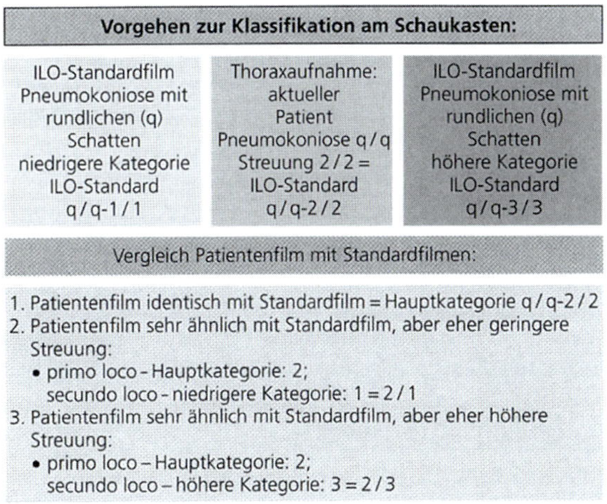

b

Abb. 9.4 a, b. **a** Vorgehen zur ILO-Klassifikation für rundliche und irreguläre Schatten am Schaukasten. **b** Vorgehen zur ILO-Klassifikation für rundliche (q) Schatten am Schaukasten

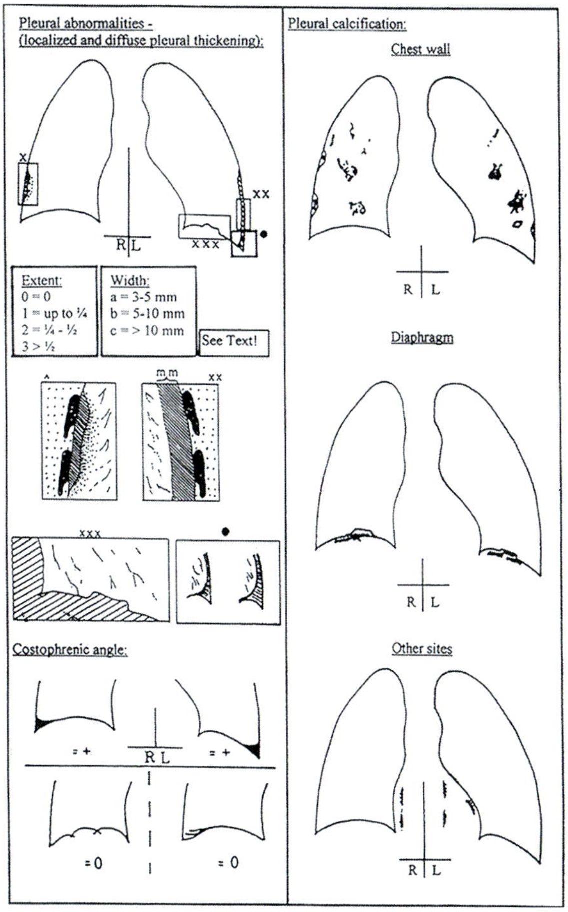

Abb. 9.5. Synopsis der kodierbaren Pleuraveränderungen zur Anwendung der ILO-Klassifikation 1980/Bundesrepublik (Diagramm nach Überarbeitung 2000, Text im Original)

bar sind. Bei Verdacht auf ein Karzinom muss die Registrierung unter den folgenden Symbolen erfolgen:

- A Durchmesser einer einzelnen Verschattung >1 cm bis maximal 5 cm, oder mehrere Schatten, von denen jeder einzelne >1 cm, in der Summation aber 5 cm nicht überschritten werden
- B ein oder mehrere Schatten, die größer als A sind, in der Summation aber das Flächenäquivalent des rechten Oberfeldes nicht überschreiten
- C ein oder mehrere Schatten, die größer als b sind und in der Summation das Flächenäquivalent des rechten Oberfeldes überschreiten

6 Pleuraverdickung: Die Pleuraverdickung als Saum zur seitlichen Thoraxwand wird als „diffus" den umschriebenen Plaques gegenübergestellt, sie kommen auch gemeinsam vor (Abb. 9.5). Die Angaben erfolgen für jede Seite getrennt.
Die Breite des Saumes oder Dicke der Plaques wird von der Innenseite der Brustwand bis zur scharf abgebildeten, tangential getroffenen Grenzlinie Pleura/Lunge gemessen (a–c), gleichzeitig oder ausschließlich in Aufsicht („en face") erkennbare Verdickungen werden mit vorhanden (Y) oder nicht vorhanden (N) angegeben, ihre Breite kann nicht gemessen werden.

- a 3–5 mm
- b 5–10 mm
- c >10 mm;

Die maximale Längenausdehnung orientiert sich an der Brustwandlänge für R und L von der Lungenspitze (Apex) bis zum Sinus, sowohl einzeln für den diffusen Saum als auch als Summationslänge von „en face" oder tangential abgrenzbaren Plaques:

- 1 <1/4 der Längenausdehnung von Apex bis Sinus einer Seite
- 2 1/4 bis 1/2 der Längenausdehnung von Apex bis Sinus einer Seite
- 3 >1/2 der Längenausdehnung von Apex bis Sinus einer Seite.
- Plaques des Zwerchfells und Obliterationen des Sinus werden mit rechts (R) und links (L) für die jeweilige Seite

angegeben und als vorhanden (Y) oder nicht vorhanden (N) registriert.
- Darüber hinaus sind Seite und Ausdehnung der Pleuraverkalkungen getrennt für beide Seiten je nach Lokalisation an Brustwand, Zwerchfell und „andere" (mediastinale und perikardiale Pleura) zu berichten:
- 1 eine Verkalkung oder mehrere in der Summation < 2 cm Gesamtlänge
- 2 eine Verkalkung oder mehrere in der Summation Gesamtlänge 2–10 cm
- 3 eine Verkalkung oder mehrere in der Summation > 10 cm Gesamtlänge.

7 Symbole. Die Angabe zu den Symbolen ist obligatorisch, die jeweilige Bedeutung ist so zu verstehen, als ob ein Zusatz „Verdacht auf ..." oder „Befund vereinbar mit ..." vorangestellt sei:
- 0 keine
- aa Aortenatheromatose
- at Pleurakuppenschwiele („apical thickening")
- ax Koaleszenz der Fleckschatten
- bu Bulla, zusätzliche Angabe zur Emphysemangabe im Bogen
- ca Lungenkrebs
- cg Granulom, verkalkt („calcified granuloma")
- cn Verkalkung innerhalb eines Pneumokonioseknötchens
- co Abnorme Herzform und -größe
- cp Cor pulmonale oder pulmonale Hypertension
- cv Kaverne, Einschmelzungen
- di Distorsion intrathorakaler Strukturen, Verlagerung, Schrumpfung
- ef Pleuraerguss, frei
- em Emphysem, zusätzlich zur Angabe im Bogen
- es Eierschalenverkalkung hilärer und/oder mediastinaler Lymphknoten
- fr Rippenfrakturen
- hi Vergrößerung hilärer und/oder mediastinaler Lymphknoten, > 1,5–2 cm
- id Zwerchfellunschärfe („ill defined diaphragma")
- ih unscharfe Herzkontur („ill defined heart border")
- kl Kerley-Linien, anzugeben, wenn Verdacht auf kardiale Ursache besteht
- me malignes Mesotheliom der Pleura, des Perikards oder des Peritoneum
- od andere Befunde von Bedeutung („other disease")
- pa Plattenatelaktase
- pb Parenchymbänder
- pi Pleuraverdickung in den Interlobärspalten, Seitenangabe R/L
- px Pneumothorax (bei zusätzlichem Erguss „ef")
- ra Rundatelektase
- rp rheumatoide Knoten (Caplan-Syndrom)
- tba Tuberkulose, aktiv?
- tbu Tuberkulose, inaktiv?

8 Anmerkungen: In dieser Rubrik sind schriftliche Befundergänzungen oder -erläuterungen möglich. Da die ILO-Klassifikation definitionsgemäß auf der p.-a.-Thoraxaufnahme als dem kleinsten international vereinbarten gemeinsamen Untersuchungsverfahren beruht, können und müssen aus ergänzenden bildgebenden Verfahren gewonnene Erkenntnisse in diesem Absatz registriert werden.

Semiquantitative Klassifizierung der HR-CT-Befunde

Heute wird weitgehend akzeptiert, dass die hochauflösende Computertomographie (HR-CT, „high resolution CT") ein unerlässlicher Bestandteil der Diagnostik von Staublungenerkrankungen ist (Hering u. Wiebe 1990; Webb et al.1996; Tuengerthal 1999), Vereinbarungen über eine standardisierte Untersuchungstechnik und einheitliche Befundung existieren bislang aber nicht. Dennoch liegen bereits mehrere Vorschläge vor (AlJarad et al.1992; Hering 1992; Hering et al.1994, 1999).

Von der Arbeitsgemeinschaft „Diagnostische Radiologie bei berufs- und umweltbedingten Erkrankungen" der DRG wurde ein CT-Beurteilungsbogen eingesetzt, der auf Erfahrungen aus gutachtlichen Stellungnahmen, arbeitsmedizinischen nachgehenden Untersuchungen und Fortbildungskursen basiert und im Rahmen einer Multicenterstudie (Kraus u. Raithel 1998) angewandt wurde. Ein weiterentwickeltes Schema einer internationalen Arbeitsgruppe (Belgien: P.A. Gevenois; Deutschland: K.G. Hering, Th. Kraus, S. Tuengerthal; Finnland: L. Kivisaari, T. Vehmas; Frankreich: M. Letourneux; Großbritannien: M.D. Crane; Japan: H. Arikawa, Y. Kusaka, N. Suganuma; USA: J. Parker) soll dazu dienen, die computertomographische Befundung der Pneumokoniosen zu standardisieren und international zu harmonisieren (Abb. 9.6).

Das Klassifizierungsschema (Hering u. Kraus 2002) hat einen rein deskriptiven Charakter, um alle Aspekte arbeits- und umweltbedingter Folgeerscheinungen an Parenchym und Pleura erfassen zu können. Obwohl einige der deskriptiven Bezeichnungen mit pneumokoniotischen Befunden verknüpft sind, z.B. rundliche Schatten mit der Silikose oder interlobuläre septale und intralobuläre nichtseptale Linien sowie „honey combing" mit der Asbestose, finden sich zahlreiche überlappende Bildmuster, die differentialdiagnostisch zu diskutieren sind.

Bewertungskriterien

1) Beurteilung der Bildgüte
Die Qualität wird in 4 Stufen eingeteilt von 1 = keine diagnostische Einbuße bis 4 = unbrauchbar. Eingeschränkte Schichtzahlen sind in der Vor- und/oder Nachsorge möglich. Wenn man sich auf 6 Referenzschichten beschränkt, sollten diese in Bauchlage angefertigt werden: 1. in Höhe der Carina als reproduzierbarer Bezugspunkt, 2. oberhalb und 3. unterhalb in gleichmäßigen Abständen, Schichtdicke 1–2 mm, 2 Fenstereinstellungen z.B. C/W = 50/400 und C/W = –300 bis –500/1500 bis 2000.

2) Kleine, glatt begrenzte, rundliche Schatten
Gut abgrenzbare, noduläre Fleckschatten, die nach dem Durchmesser des vorherrschenden Schattentyps gekennzeichnet werden: <1,5 mm, auch mikronodulär (P), 1,5–

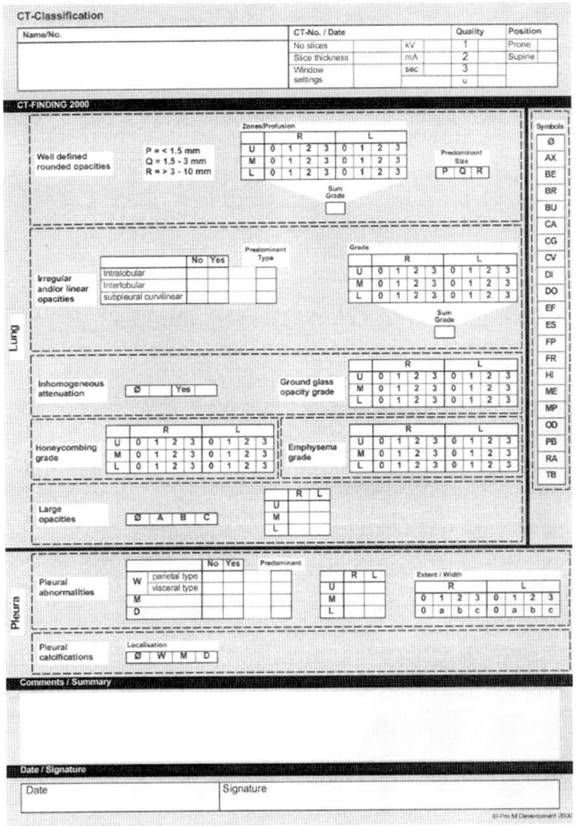

Abb. 9.6. HR-CT-Klassifizierungsschema. (Nach Hering u. Kraus 2002)

3 mm (Q), 3–10 mm (R). In der Summation wird nur die prädominante Größe P, Q oder R angegeben. Die o.g. Abmessungen sind reelle Größen. Bei der Kodierung müssen die Abbildungsmaßstäbe berücksichtigt werden.

3) Kleine, unregelmäßig begrenzte und/oder lineare Schatten
Interlobuläre septale und intralobuläre nichtseptale Veränderungen, sowohl linear angeordnet als auch fleckig zentrilobulär im Azinus. Subpleurale kurvilineare Linien stellen eine spezifische Verteilung intralobulärer Kernstrukturen dar. Parenchymale Bänder sind narbige Residuen, länger als 2 cm und finden sich in der Lungenperipherie, in der Regel mit Kontakt zur Pleura. Ist der pleurale Kontakt bildtechnisch nicht erfasst, spricht man von translobulären Bändern.

4) Weitere parenchymale Veränderungen
Inhomogene Absorption bei Perfusionsstörungen (MP, „mosaic perfusion") und bei milchglasähnlichen Veränderungen (GGO, „ground glass opacity"). Honey combing mit honigwabenähnlicher Destruktion des Parenchyms. Emphysem unabhängig vom Typ. Aussagen zum Emphysemtyp, z.B. azinär, panlobulär, subpleural oder zikatriziell können unter „Ergänzende Befunde", Bullae können als Symbol „BU" registriert werden.

5) Große Schatten
Sowohl pneumokoniotische als auch nichtpneumokoniotische Schatten mit einem Durchmesser >1 cm werden kodiert. Eindeutige Rundatelektasen („RA") mit Verbindung zur Pleura fallen unter den viszeralen Typ der Pleuraverdickung, kombiniert mit dem Symbol „RA".

6) Pleurale Veränderungen
Zwei Gruppen werden unterschieden: der parietale und der viszerale Typ. Unter „parietaler Typ" fallen die typischen tafelbergähnlichen Plaques ebenso wie die flachen, teils spindelförmigen Verdickungen ohne subpleurale Fibrose. Eine untere definierte Größe gibt es nicht, wenn eine Verdickung die bildtechnischen Voraussetzungen erfüllt, muss sie kodiert werden. Der „viszerale Typ", häufig als „diffuse pleurale Verdickung" beschrieben, ist eine Veränderung der viszeralen Pleura und in der Regel mit einer subpleuralen Fibrose verknüpft. Daher müssen bei Kodierung dieses Typs weitere Angaben zu kleinen Schatten und/oder Symbole wie „PB" (Parenchymbänder) oder „RA" (Rundatelektase) gemacht werden. Veränderungen der mediastinalen Pleura („M"), am Diaphragma („D") können ebenso kodiert werden wie Kalzifikationen und ihre Lokalisation: W = Wand, M = Mediastinum, D = Diaphragma.

7) Symbole
Die Angabe zu den Symbolen ist obligatorisch, die jeweilige Bedeutung ist so zu verstehen, als ob ein Zusatz „Verdacht auf ..." oder „Befund vereinbar mit ..." vorangestellt sei. Um sie von den Symbolen der ILO-Klassifikation zu unterscheiden, werden Großbuchstaben (Originaltext) verwandt:

0	None
AX	Coalescence of small pneumoconiotic opacities
BE	Bronchiectasis; all types, including traction bronchiectasis
BR	Bronchial wall thickening
BU	Bullae, additional information on emphysema
CA	Lung cancer
CG	Calcified granuloma
CV	Cavity, central necrosis, liquid and/or air containing
DI	Distortion of intrathoracic structures and organs
DO	Dependent opacity
EF	Effusion, free or loculated pleural fluid
ES	Eggshell calcification of hilar and/or mediastinal lymph nodes
FP	Fat pad, extrapleural/subcostal fat
FR	Fractured rib(s)
HI	Enlargement of hilar and/or mediastinal lymph nodes, >1,5–2 cm
ME	Malignant mesothelioma of the pleura, the pericardium or the peritoneum
MP	Mosaic perfusion
OD	Other disease; comments under „Additional Findings"
PB	Parenchymal band, due to pleuroparenchymal scars, longer >2 cm, thicker >1 mm
RA	Rounded atelectasis
SC	Subpleural curvilinear lines
TB	Tuberculosis
TD	Tree in Bud

8) Ergänzende Befunde
Befunde, die im Auswertebogen nicht erfasst sind, können frei formuliert werden. Auch international gebräuchliche Bildmuster, z.B. „tree-in-bud" oder „branching" können hier eingefügt werden, da das Klassifizierungsschema rein deskriptiv angewandt wird.

9) Zusammenfassende Beurteilung:
Abschließend ist eine zusammenfassende Beurteilung erforderlich, insbesondere muss eine Stellungnahme erfolgen, ob die kodierten pleuropulmonalen Veränderungen mit einer arbeits- oder umweltbedingten Schadensursache vereinbar sind. Differentialdiagnostische Überlegungen sind hier zu diskutieren.

9.2 Inhalation anorganischer Stäube

9.2.1 Anthrakose/Anthrakosilikose

Definition, Pathogenese und Epidemiologie

Rußhaltige Staubpartikel oder auch partikelförmige Substanzen im Zigarettenrauch, die bis in den Alveolarbereich gelangen, werden von Makrophagen phagozytiert und expektoriert oder im Lymphsystem, dem Interstitium und der Pleura deponiert, ohne eine Fibrose oder eine pleurale Reaktion zu erzeugen. Dieselruß bzw. Dieselmotorenemmissionen (DME) bestehen aus einer Vielzahl von gasförmigen und partikulären Stoffen, die alveolengängig sind. Im Tierversuch finden sich Hinweise, dass dem Rußkern der Partikel eine karzinogene Wirkung zukommt. Derzeit wird der statistische Zusammenhang zwischen langer (>20 Jahre) DME-Exposition und Lungenkarzinom bei Lokomotivführern, Bremsern und Mechanikern anerkannt, der kausale Zusammenhang aber als ungenügend bezeichnet (Muscat u. Wynder 1995).

Die „reine" Anthrakose ergibt keinerlei Funktionseinschränkung. Kohlestäube sind in der Regel Mischstäube mit Quarzanteilen, sie sind fibrogen. In Deutschland wird die Mischstaubpneumokoniose als Anthrakosilikose zu den Silikosen gerechnet. Diese entspricht der „coal workers pneumoconiosis" (CWP) in der angloamerikanischen Literatur. Es findet sich eine perivasale Granulombildung mit rundlich-ovaler, hyalinschwieliger Schichtung, häufig mit einem nach peripher wandernden Saum von Staubmakrophagen. Ein fortschreitendes Granulomwachstum durch Recycling der kristallinen, silikogenen Staubanteile ist möglich. Bei geringem Quarzanteil des Mischstaubes finden sich kaum silikotische Herdkerne, aber zellig-bindegewebige Fibroseherde unterschiedlicher Größe. In schweren Fällen kommt es zu einer pulmonalen massiven Fibrose (PMF) mit uni- oder bilateralen solitären oder multiplen Schwielenbildungen (Reichel 1994).

Radiologische Befunde

Anthrakotische Veränderungen ergeben kein radiologisches Korrelat. Das radiologische Bild der Anthrakosilikose gleicht der Silikose und wird dort besprochen. Die Schwielenbildung kann bei Kohlestaubexposition stärker ausgeprägt sein mit der stärkerer Neigung zu zentral-nekrotischen Einschmelzungen mit Kavernenbildung.

9.2.2 Silikose

Definition, Pathogenese und Epidemiologie

Eine Silikose entsteht durch Silikat (SiO_2) in kristalliner Form, wirksam ist die freie kristalline Kieselsäure einschließlich Tridymit und Kristobalit. Das Bild der Silikose wird durch den prozentualen Quarzgehalt des inhalierten Staubes bestimmt. Meist handelt es sich am Arbeitsplatz um quarzhaltige Mischstäube, so dass in diesem Zusammenhang die Bezeichnung „Mischstaubpneumokoniosen" verwendet wird.

Silikosen sind heute seltener, insbesondere die schwerwiegenden Verlaufsformen der Bergarbeitersilikose treten nicht mehr auf. Die Abnahme hängt mit dem Rückgang des Bergbaus, der effektiven Staubbekämpfung am Arbeitsplatz und den strikten Überwachungsmaßnahmen zusammen (s. unten).

Auswahl kieselsäurehaltiger Materialien bei Silikosen/ Mischstaubpneumokoniosen
- Quarz, Cristobalit, Tridymit, Feuerstein, Achat, Opal
- Granit, Gneis, Quarzporphyr
- Sandstein, Quarzit, Schiefer, Kieselkreide, Sand
- Kieselgur, Diatomeenerde
- Graphit, Kohlegesteine, Bauxit, Kaolin
- Porzellan- und Steinerzeugung
- Feuerfeste Steine, Schlacken und Steinwolleprodukte
- Glas- und Emailleverarbeitung, Quarzglasschmelzen
- Gießereistaub
- Gichtgase

Verlaufsformen und Komplikationen

Die Erkrankung entsteht durch die Einwirkung von lungengängigem kristallinem Quarz oder seinen Modifikationen. In der Regel erfolgt die Exposition durch Mischstäube mit sehr unterschiedlichem Quarzgehalt. Im Bergbau besteht der überwiegende Staubanteil aus Kohle mit >90%, der Quarzgehalt liegt bei 2,2–2,8%, in der Stein- und Bauindustrie dagegen können je nach Gesteinsart Quarzanteile von 30–80% auftreten.

Inhalierte Partikel mit einer Größe von 2–5 μm werden in Makrophagen gespeichert. Über den Lymphtransport kommt es zu perivasaler Granulombildung mit rundlich-ovaler, hyalinschwieliger Schichtung, nach peripher wanderndem Saum von Staubmakrophagen. Durch Recycling der kristal-

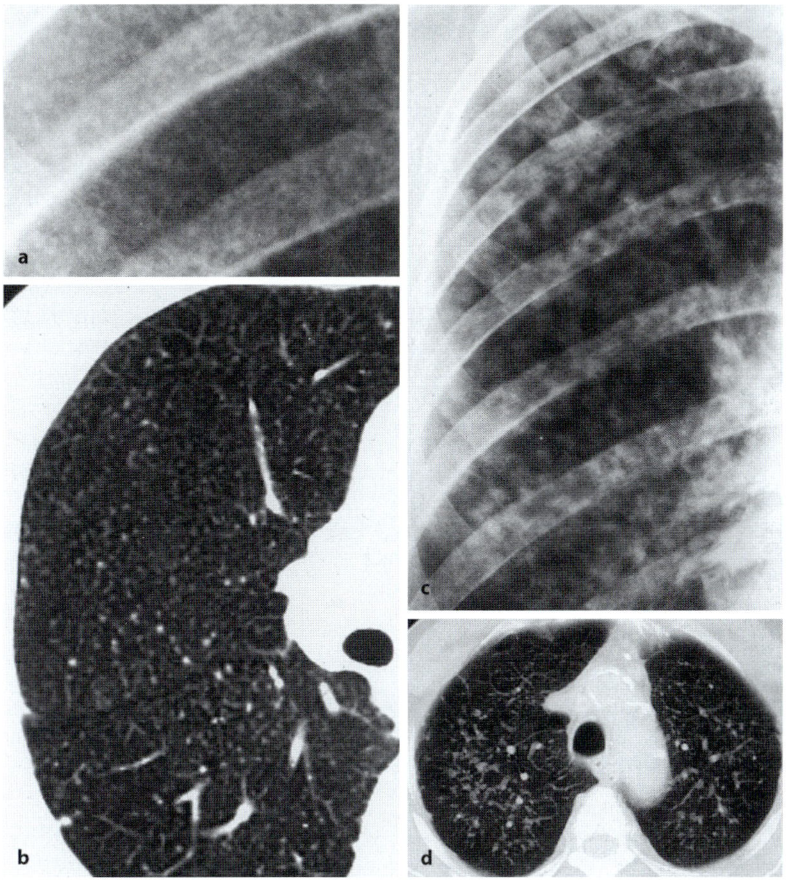

Abb. 9.7 a–d.
Silikose. **a** Ausschnitt Standardfilm, ILO 1980 – p/p 3/3. **b** HR-CT mit multiplen Knötchen und azinärem Emphysem. **c** Grobfleckige Silikose, ILO 1980 – r/r 3/3 Symbol ax. **d** HR-CT mit Zeichen der Koaleszenz der multiplen Knötchen und azinärem Emphysem. Beachte: pleurale Silikoseknötchen

linen, silikogenen Staubanteile schreitet die Granulombildung auch nach Beendigung der Exposition weiter.

Die typische histologische Grundformation der reinen Silikose ist das mikroskopische konzentrisch geschichtete runde Knötchen mit umgebendem fokalen Emphysemkranz. Durch eine über Jahre fortschreitende Ballung (Koaleszenz silikotischer Herdschatten) kommt es zu Schwielenbildungen mit benachbartem bullösen Narbenemphysem und zur Distorsion von Bronchien und Gefäßen. Die Begleitstäube können das Erscheinungsbild so beeinflussen, dass auch irreguläre Schatten vorkommen (Müller u. Grewe 1992; Reichel 1994; s. Übersicht).

Typische Verläufe und Komplikationen bei Silikosen und Mischstaubpneumokoniosen
- Akute Silikose
- Chronische Silikose
- Emphysem/Bronchitis
- Schwielenbildung mit oder ohne Hilussilikose
- Silikotuberkulose
- Lungenkarzinom
- Rheumatoide Polyarthritis mit Pneumokoniose (Caplan-Syndrom)

Akute Silikose. Bei starker, konzentrierter Quarzstaubexposition (z.B. Tunnelbau) kann innerhalb von Monaten eine sog. akute Silikose mit massiver Proteinose des Alveolarraumes entstehen. Akzelerierte Silikosen entwickeln sich innerhalb von 4 bis 5 Jahren und weisen bereits nach etwa 6 Jahren Expositionszeit Lungenschwielen auf.

Chronische Silikose. In der Regel zeigt die Silikose einen über Jahre und Jahrzehnte langsam progredienten Verlauf, der auch nach Abschluss der Exposition fortschreiten kann. Koaleszenz der Silikoseherdchen und Schwielenbildungen entstehen innerhalb von 20–30 Jahren, Funktionseinbußen treten relativ spät ein (Abb. 9.7 a–d). Bei frühzeitiger Entdeckung und rechtzeitigem Abbruch der Staubexposition kommt es kaum zu einem progredienten Verlauf. In Abhängigkeit von der unterschiedlichen fibrogenen Potenz der Silikate kann das pathomorphologische Bild der alveolären und/oder bronchiolitischen Schädigung überwiegen.

Emphysem/Bronchitis. Nachdem die arbeitshygienischen Maßnahmen die schweren verschwielenden Verlaufsformen nahezu völlig zurückgedrängt ha-

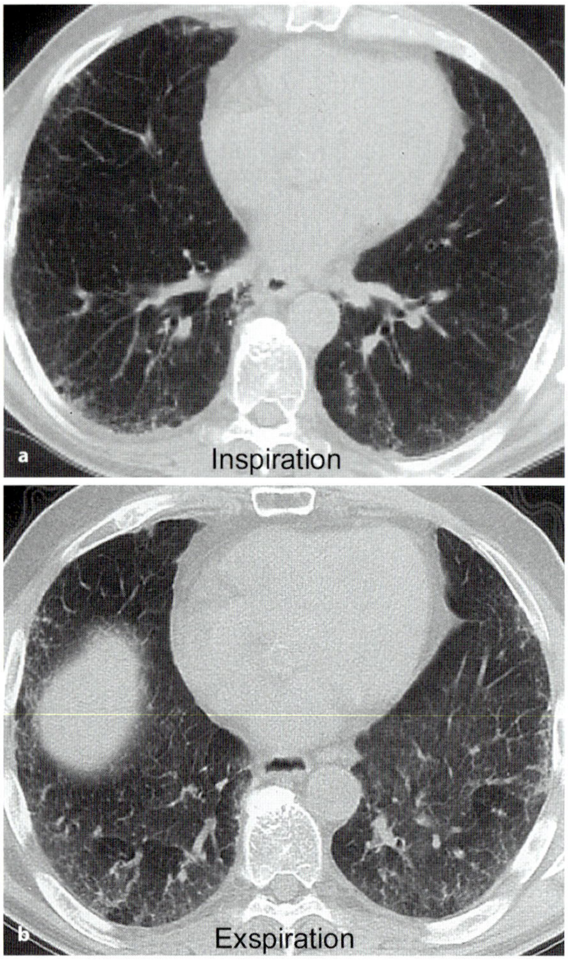

Abb. 9.8 a, b. „Air trapping" bei Bergleuten mit chronischer Bronchitis. **a** Inspiration. **b** Exspiration

ben, steht heute die chronisch-obstruktive Emphysembronchitis mit ihren schweren Folgen für die kardiorespiratorische Funktion im Vordergrund. Es finden sich fokale und generalisierte Emphysemformen (perinoduläres Traktionsemphysem, dilatatives zentrilobuläres Emphysem bis hin zur generalisierten Form der sog. „schwarzen Löcherlunge" sowie ein bullöses bronchostenotisches Emphysem), häufig mit einer persistierenden Bronchitis kombiniert.

Das klinisch schwere Bild der chronisch-obstruktiven Lungenerkrankung zeigt radiologisch häufig nur geringe Fibrosezeichen, auch wenn radiologisch und/oder klinisch ein Cor pulmonale besteht. Die neu in die Berufskrankheitenliste aufgenommene chronisch-obstruktive Bronchitis oder das Emphysem der Bergleute im Steinkohlebergbau (Morfeld u. Piekarski 1996) zeigt in der Regel keine silikotischen Röntgenveränderungen. Werden silikotische Veränderungen nachgewiesen, ist eine Abgrenzung der BK 4111 (chronisch-obstruktive Bronchitis oder Emphysem) von der BK 4101 (Silikose) mit bildgebenden Verfahren nur schwer möglich.

Wahrscheinlich kann zur Differentialdiagnose eine Kombination von Inspirations- und Exspirations-CT helfen, mit der die obstruktive Funktionsstörung durch den Nachweis unterschiedlich belüfteter („air trapping") Lungenabschnitte belegt werden kann (Abb. 9.8 a, b).

▪ **Schwielenbildung mit oder ohne Hilussilikose.** Durch das Zusammenrücken von peripheren Knötchen (Koaleszenz), kommt es zu mehr oder weniger ausgedehnten Schwielen (Abb. 9.9 a–c), die häufig eine typische Hantelform aufweisen und parallel zur Thoraxwand in den Oberfeldern angeordnet sind. Im weiteren Verlauf kann es zu einer Schwielenwanderung (Bohlig 1988) kommen, bei unkompliziertem Verlauf in Richtung Hilus, bei begleitender parenchymaler oder pleuraler Reaktion peripherwärts mit Distraktion der Hilusstrukturen (Abb. 9.10 a, b).

Differentialdiagnostische Schwierigkeiten bestehen in der Abgrenzung von nekrobiotischen Einschmelzungen, silikotuberkulöser Kaverne und kavernösem Lungenkarzinom. Die von den Hiluslymphknoten ausgehende Verschwielung führt zu Verziehungen der Bronchien und Gefäße, Bronchialeinbrüchen mit poststenotischen Bronchiektasen und Bronchitis.

Die Verkalkung der Lymphknotenrandsinus (Eierschalensilikose; Abb. 9.11 a, b) ist fast pathognomonisch, tritt aber – wenn auch seltener – ebenfalls bei der Sarkoidose und Amyloidose auf und kann auch ohne Parenchymveränderungen vorkommen.

▪ **Silikotuberkulose.** Mit dem allgemeinen Rückgang der Tuberkulose ist auch die tuberkulöse Superinfektion der Silikose selten geworden, obwohl die Tuberkuloserate bei der Silikose höher ist als bei der übrigen Bevölkerung. Sie kann präexistent sein und exazerbieren, aber sich auch in einer vorbestehenden Silikose entwickeln. Auch bei der Infektion mit atypischen Mykobakterien kann das klinische und radiologische Bild der Silikotuberkulose auftreten.

▪ **Lungenkarzinom.** Die karzinogene Potenz der Quarzstäube wird weiterhin diskutiert. Nach einem Vorschlag der Senatskommission (Juni 1999) wird kristallines SiO_2 mit den Modifikationen Quarz, Cristobalit und Tridymit als kanzerogen für den Menschen klassifiziert (sog. Kategorie 1-Stoff). Kohlegrubenstaub ist vorerst ausgenommen, wenn radiologisch keine Silikose vorliegt.

Karzinome werden als Folgeerkrankung anerkannt, wenn sie als Narbenkarzinom in unmittelbarer Nachbarschaft von alten silikotischen Prozessen

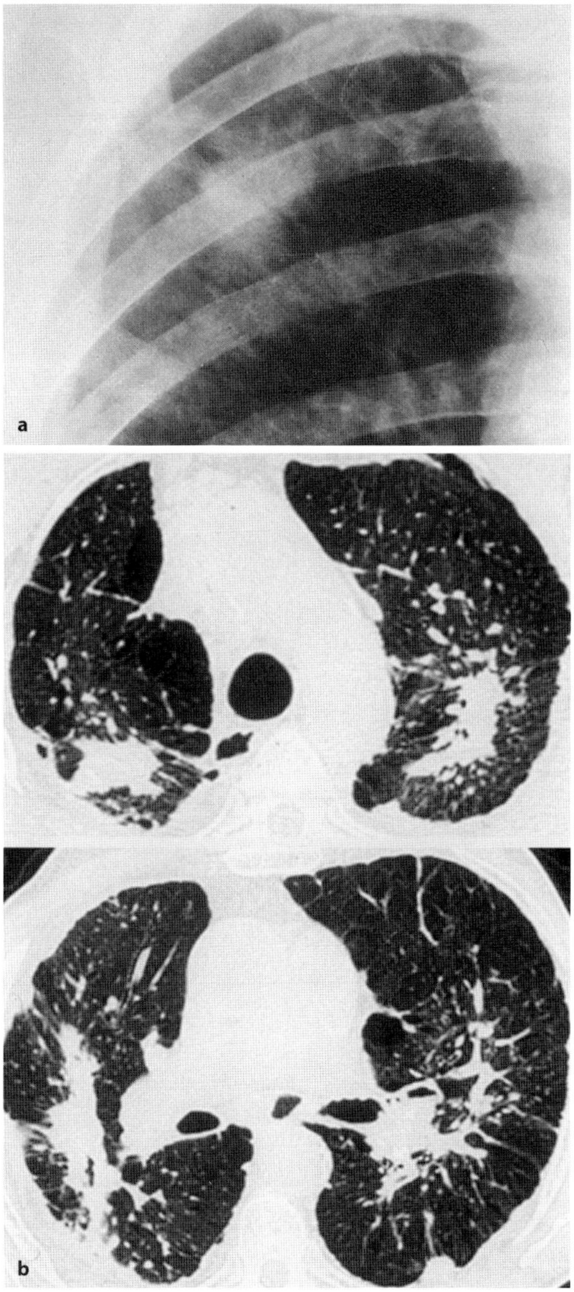

Abb. 9.9 a, b. Silikose mit Schwielenbildung im rechten Oberfeld. **a** Ausschnitt Standardfilm ILO 1980 – A p/q 2/2. **b** Schwielen beidseits, paraseptales und paracicatrizielles Emphysem, wahrscheinlich inaktive Silikotuberkulose Verschwielung (*a. und b. verschiedene Patienten*)

pathohistologisch oder bildtechnisch nachgewiesen werden können (Abb. 9.12 a, b).

Auf Empfehlung des Ärztlichen Sachverständigenbeirates, Sektion „Berufskrankheiten" des BMA, vom 4.4.2001 wurde unter der Nr. 4112 eine neue Berufskrankheit mit der Bezeichnung „Lungenkrebs durch die Einwirkung von kristallinem Siliziumdioxid (SiO_2)

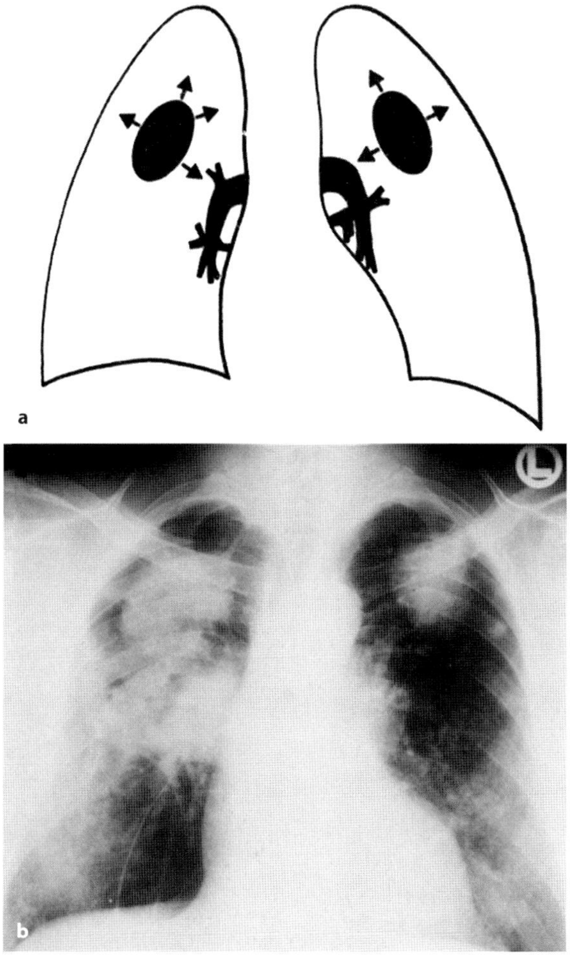

Abb. 9.10 a, b. Distraktion. **a** Schwielenwanderung. (Nach Bohlig 1988). **b** Distraktion im Übersichtsbild

bei nachgewiesener Quarzstaublungenerkrankung (Silikose und Silikotuberkulose)" aufgenommen. Es handelt sich dabei im Wesentlichen um Beschäftigte der Bereiche Bau, Steine und Erden, der Glas- und Keramikindustrie, der chemischen Industrie und der Eisen- und Stahlindustrie. Für Steinkohlebergleute ist die wissenschaftliche Diskussion derzeitig noch nicht abgeschlossen.

In den Uranbergwerken der sowjetisch-deutschen Aktiengesellschaft Wismut (SDAG Wismut) kam neben den unterschiedlichsten lungengängigen Stäuben die ionisierende Strahlung beim Abbau von 238 Uran hinzu, die Bergleute waren vor allem bis 1960 aufgrund der schlechten Bewetterung hohen Radondosen ausgesetzt. Eine Anerkennung erfolgt in der Regel, wenn eine Exposition von 200 WLM („working level month"), im Einzelfall auch weniger, nachgewiesen werden kann. Die durchschnittliche jährliche Strahlenbelastung im Schneeberger Raum betrug zwischen 1946 und 1955 150 WLM.

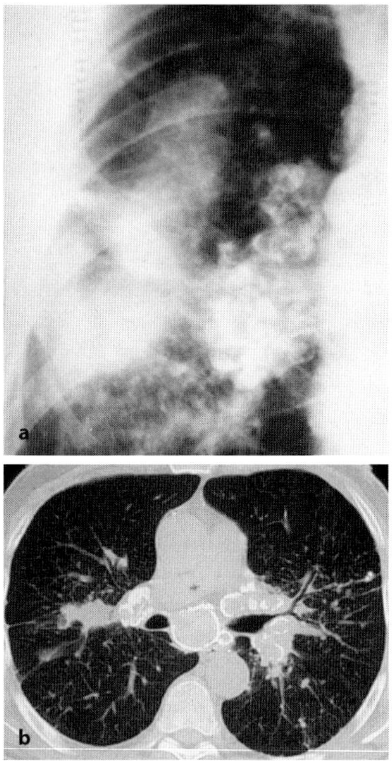

Abb. 9.11 a, b. Eierschalensilikose. **a** Ausschnitt Standardfilm ILO 1980 – C es. Schwielen und Eierschalenphänomen der regionalen Lymphknoten. **b** CT, Eierschalenphänomen mediastinal und hilär, parahiläre Verschwielung (*a. und b. verschiedene Patienten*)

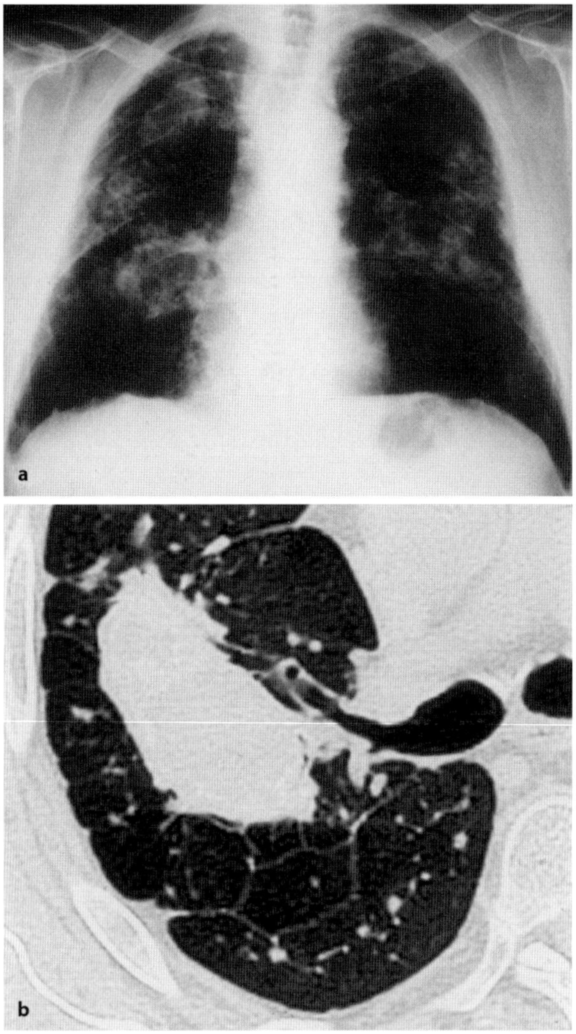

Abb. 9.12 a, b. Schwielen-Ca. **a** Schwielenbildung beidseits. **b** Histologisch gesichertes Plattenepithelkarzinom aus dem 6-er Segment beidseits, re 6-er Segment und Schwiele in unmittelbarer Nachbarschaft

▪ **Rheumatoide Polyarthritis mit Pneumokoniose (Caplan-Syndrom).** Die rasche Entwicklung von solitären und/oder multiplen pulmonalen Rundherden, im Durchmesser 1 cm oder größer, in – zeitlich nicht kongruenter – Kombination mit einer primär chronischen oder subakuten Polyarthritis wurde bei Mischstaubpneumokoniosen, auch bei nur geringer Ausprägung, beschrieben (Abb. 9.13). Es handelt sich um eine besondere Verlaufsform der Silikose bei Rheumatikern, aber nicht um eine ursächliche Verbindung von Rheumatismus und Silikose.

Radiologische Befunde

Das klassische Erscheinungsbild der Silikose sind reguläre, rundliche Fleckschatten, die bevorzugt in den Oberfeldern auftreten (Abb. 9.7). In Abhängigkeit von der unterschiedlichen fibrogenen Potenz der Silikate können irreguläre Fleckschatten hinzukommen. Überwiegt der Staubanteil mit geringer fibrogener Wirkung, kann das radiologische Bild der alveolären und/oder bronchiolitischen Schädigung überwiegen (Abb. 9.14).

Nach der ILO-Klassifikation (s. Abschn. 9.1.3) werden für kleine Schatten die Durchmesser angegeben: $p < 1{,}5$ mm, $q = 1{,}5–3$ mm und $r = 3–10$ mm. Die radiologische Wertung der Anzahl der Fleckschatten pro Flächeneinheit (Lungenzone) richtet sich ausschließlich nach dem Vergleich mit deckungsgleichen Standardfilmen der ILO (Abb. 9.4).

Für die Einordnung der CT-/HR-CT-Befunde steht bislang keine einheitliche quantitative Beurteilung zur Verfügung, obwohl die hochauflösende Computertomographie inzwischen ein unerlässlicher Bestandteil der Diagnostik von Staublungenerkrankungen ist (Akira et al. 1989; Remy-Jardin et al. 1990). Ein aktueller Vorschlag wird derzeit publiziert (Kusaka et al. 2002).

Die oben beschriebenen Verlaufsformen sind im Röntgenbild relativ gut zu identifizieren; die CT erfasst erwartungsgemäß die Veränderungen in der Regel zu einem früheren Zeitpunkt als konventionelle Thorax-

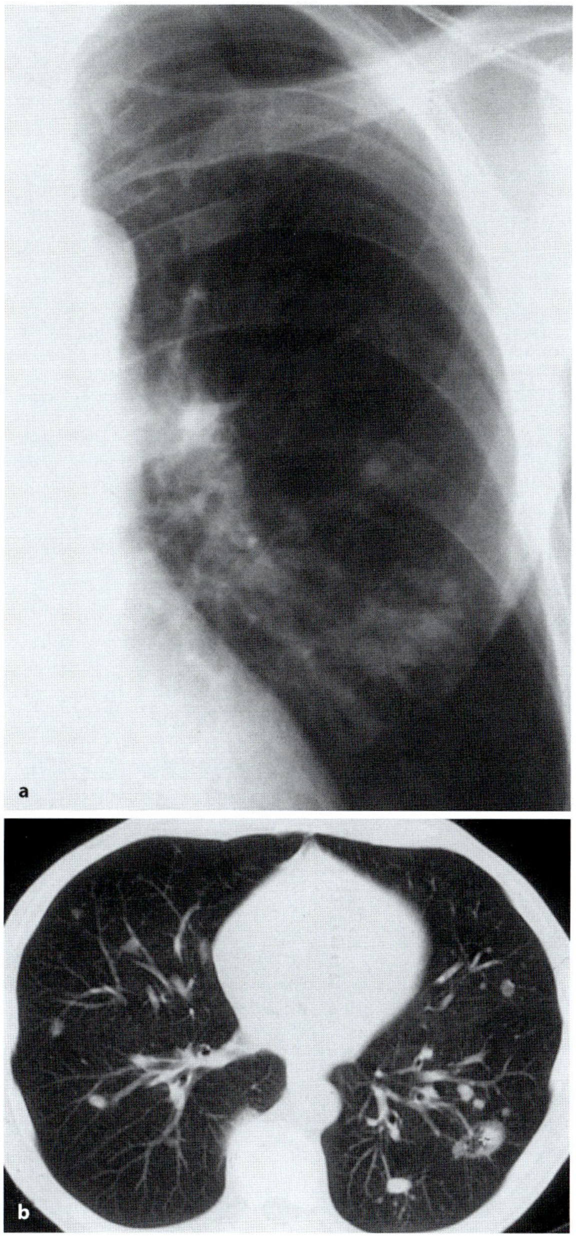

Abb. 9.13 a, b. Caplan-Syndrom. Multiple pulmonale Rundherde, im Durchmesser 1 cm oder größer, in – zeitlich nicht kongruenter – Kombination mit einer primär chronischen oder subakuten Polyarthritis. **a** Übersicht ohne wesentliche Silikosezeichen. **b** CT, auch hier keine wesentlichen Silikosezeichen

aufnahmen. Der Einsatz zu dünner Schichten kann bei den p-Silikosen jedoch zu erheblichen Schwierigkeiten führen, zwischen anatomischen Strukturen und pathomorphologischem Substrat zu differenzieren.

Merke ! Das klassische radiologische Erscheinungsbild der Silikose sind reguläre, rundliche Fleckschatten, die bevorzugt in den Oberfeldern auftreten. In Abhängigkeit von der unter-

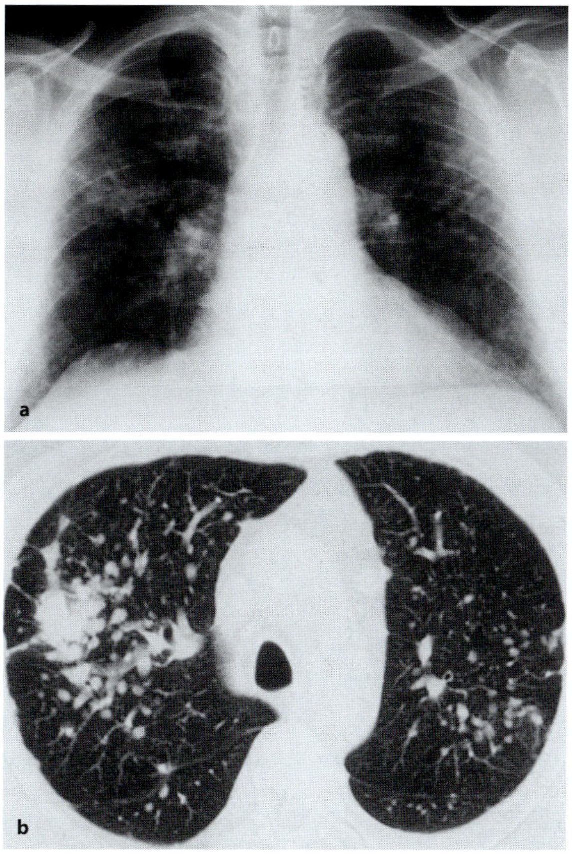

Abb. 9.14 a, b. Silikatose (Aluminiumsilikat) mit geringer fibrogener Potenz. **a** Übersicht. **b** HR-CT mit zunehmender Koaleszenz – Übergang in Schwiele, zentroazinären und brochiolitischen Fibrosezeichen

schiedlichen fibrogenen Potenz der Silikate können irreguläre Fleckschatten hinzukommen; überwiegt der Staubanteil mit geringer fibrogener Wirkung, kann radiologisch das Bild der alveolären und/oder bronchiolitischen Schädigung imponieren.

9.2.3 Asbestose/asbestassoziierte Veränderungen von Lungen und Pleura

Definition, Pathogenese und Epidemiologie

Die Fibrose des Lungenparenchyms (definitionsgemäß *die* Asbestose) und die pleuralen Läsionen nach Inhalation von Asbestfeinstäuben sind die bekanntesten Folgeerscheinungen einer Faserstaubexposition (s. Übersicht). Sie besitzt darüber hinaus aber sowohl im Tierversuch als auch beim Menschen eine hohe kanzerogene Potenz. Dabei sind die krebserzeugenden Eigenschaften von Krokydolith (Blauasbest) wegen seiner besonderen Fasergeometrie und seiner langen Biobeständigkeit höher einzustufen als die von Chrysotil (Weißasbest; Konietzko 1990).

Aus gleichen Gründen (Faserstruktur, -geometrie und Biobeständigkeit) sind spezielle Keramikfasern (KMF) als potentiell krebserzeugend eingestuft und unterliegen den gleichen Arbeitsschutzbestimmungen (Ruppe 1990, BG Grundsatz G 1.3 1998).

Typische Verläufe und Komplikationen bei Asbestosen

- Lungenparenchym
  - Interstitielle Fibrose unterschiedlichen Schweregrades
  - Parenchymbänder/Rundatelektasen (ätiopathogenetisch Überschneidung mit Verschwartung)
- Pleura
  - Bindegewebige (hyaline) Plaques ohne/mit Verkalkung
  - Gleichförmige, regionale oder diffuse Pleuraverdickung, ohne/mit subpleuraler Fibrose, insbesondere bei beidseitigem Auftreten
  - Asbest assoziierte Pleuritis evtl. mit bindegewebig-schwartigen Veränderungen (Hyalinosis complicata)
- Malignität
  - Lunge: Bronchialkarzinom
  - Pleura: Mesotheliom (auch Peritoneum und Perikard
  - Sonstige: Larynxkarzinom

Als Zielorgan maligner Entartung gelten beim Menschen Lunge (Karzinom), Kehlkopf (Larynxkarzinom) und Rippenfell sowie – in selteneren Fällen – auch Peritoneum und Perikard (Mesotheliom). Die Folgeerscheinungen nach Asbestfaserstaubinhalation treten nicht obligat sondern fakultativ auf, wobei Dauer und Intensität der beruflichen Exposition sowie die persönliche Disposition maßgebliche Faktoren sind. Charakteristisch ist die zeitliche Verzögerung zwischen Beginn des Faserkontaktes und dem Schadensnachweis (Latenzzeit). Für die fibrogene Wirkung beträgt sie etwa 15–20 Jahre, für die kanzerogene 25–40 und mehr Jahre (Abb. 9.15).

Das Maximum des Asbestverbrauches ist für Gesamtdeutschland Ende der 70er-Jahre anzunehmen (BRD ca. 200000 t/Jahr; DDR ca. 74400 t/Jahr; Abb. 9.16), wobei der Anteil des weniger fibrogenen und kanzerogenen Chrysotils bei 90–95% lag. Der Rest verteilte sich vorwiegend auf Krokydolith, sonstigen Asbestformen wie Amosit (Braunasbest) oder

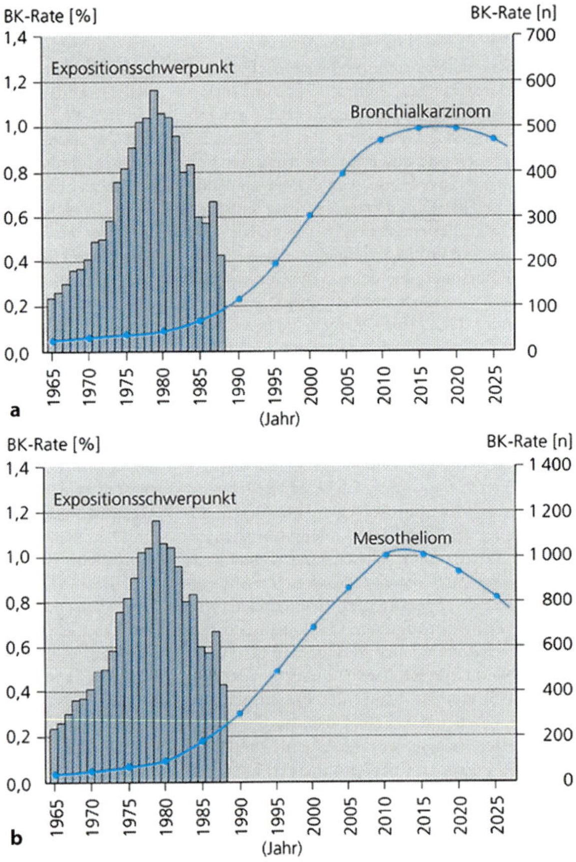

Abb. 9.15 a, b. Latenzzeiten zwischen Asbestexposition und Neoplasma. **a** Bronchialkarzinom. **b** Mesotheliom (Coenen u. Schenk 1991)

Antophyllit kam nur eine marginale Bedeutung zu. Seit 1993 besteht in Deutschland gemäß Gefahrstoffverordnung ein generelles Asbestverbot, jedoch ist der Weltverbrauch an Asbest sogar eher ansteigend.

Der Anteil der Arbeitnehmer, die in der herstellenden Industrie tätig waren, war deutlich niedriger als der der verarbeitenden Berufsgruppen (Tabelle 9.2) Das Verhältnis betrug 1975 etwa 1:50 (30000 gegenüber 1,6 Mio. Beschäftigten).

Neben den berufsbedingten sind jedoch auch berufsunabhängige Expositionen möglich. Die Bevölke-

Tabelle 9.2. Auswahl asbesthaltiger Materialien und Tätigkeitsbereiche

Asbestgewebe	Chemiearbeiter, Asbesttextilarbeiter, Isolierer, Schweißer. Glashüttenarbeiter und -bläser, Chemiker
Tragen von Schutzkleidung aus Asbestgewebe	Ofenbauer, Walz- und Hüttenwerker, Gießereiarbeiter, Schmiede, Keramikbrenner, Emaillierer, Glashüttenarbeiter
Asbestzement	Dachdecker, Maurer, Schornsteinfeger, Gärtner
Asbestpapier-, -pappen, -pressplatten, -dichtungen	Chemiearbeiter, Tischler im Schiffbau, Bauschlosser, Elektrowickler, Ofenmaurer, Klempner, Schlosser
Talkum mit Asbestanteilen	Facharbeiter für Lacke und Farben, Besen- und Pinselmacher, Zellstoff und Papiermacher, Pflanzenschutzfacharbeiter, Pharmaziefacharbeiter, medizinisches Personal

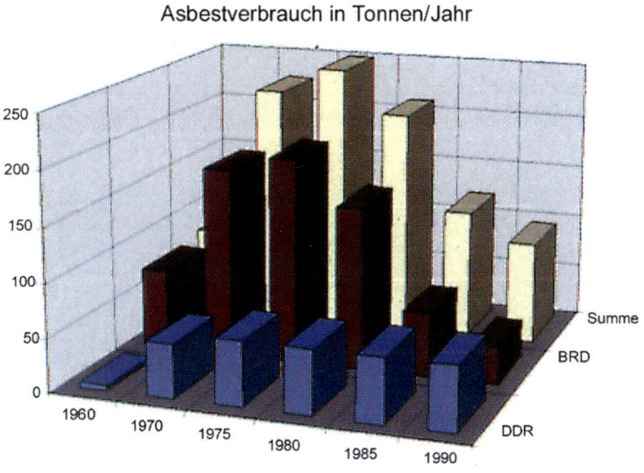

Abb. 9.16. Verbrauchsdaten für die gesamte Bundesrepublik in 1000 t pro Jahr. In der ehemaligen DDR Verbrauch bis 1990 über mehrere Jahre konstant, daher Verlängerung der Latenzzeiten (s. Abb. 9.15)

rungsgruppen, die einer Asbestexposition ausgesetzt sein können, lassen sich einteilen in drei Kategorien:

- Arbeiter der herstellenden Industrie,
- Arbeiter, die asbesthaltige Produkte be- und verarbeiten, und
- Personen, die bei der Verarbeitung anwesend sind („bystander") oder Personen, die in Innenräumen oder der Umwelt (z.B. Atmosphäre, Trinkwasser) bewusst oder unbewusst wechselnden Mengen Asbest ausgesetzt sind.

Risikoabschätzung

Der Zusammenhang zwischen der Einatmung von Asbestfaserstaub und der Entwicklung von asbestkorrelierten Erkrankungen des Lungenparenchyms und der Pleura, Lungenkrebs und Mesotheliom sind zweifelsfrei akzeptiert. Mit zunehmender Kenntnis und Registrierung der Gefahren und Folgen im Umgang mit Asbest wurde immer deutlicher, dass die medizinische Vor- und Nachsorge verbessert werden musste. Die Argumentation von arbeitsmedizinischer, sicherheitstechnischer und gewerkschaftlicher Seite führte 1972 zur Einrichtung einer zentralen Erfassungsstelle der gewerblichen Berufsgenossenschaften, die der Erfassung der Betroffenen und der Verbesserung der Vorsorgeuntersuchung diente. Ende 1998 sind dort einschließlich der Exponierten aus der ehemaligen DDR ca. 400 000 Personen erfasst, gegenüber 1990 mit damals 98 479 ein erheblicher Anstieg. Der Anteil der Personen, bei denen eine BK angezeigt und auch erstmals entschädigt wird, steigt ständig. Nach den Risikoabschätzungen von Coenen u. Schenk (1991) wird der Häufigkeitsgipfel der asbestassoziierten Malignome daher erst in den Jahren nach der Jahrtausendwende zu erwarten sein mit wahrscheinlich deutlich über 1000 Neuerkrankungen pro Jahr.

Inwieweit die Erfahrungen aus dem Bereich der beruflichen Exposition mit in der Regel deutlich höheren Belastungswerten auf die Allgemeinbevölkerung übertragbar sind, bleibt umstritten.

Nach derzeitigem Wissensstand können für krebserregende Stoffe keine Schwellenwerte angegeben werden, da angenommen wird, dass jede noch so geringe Stoffmenge krebsauslösend sein kann. Gleichwohl hat sich gezeigt, dass die Wahrscheinlichkeit einer Krebsentstehung von der Dosis und auch von der Dauer der Einwirkung abhängig ist. Coenen u. Schenk (1991) haben aus den Daten der Zentralen Erfassungsstelle Asbest (ZAS) 1989/90 für ca. 100 000 Personen Risikoprofile errechnet. Das potentielle Erkrankungsrisiko ehemals beruflich asbestexponierter Personen wird im Median auf 1,2 % geschätzt, kann aber bei einem höheren Risikoprofil auf ein relatives Erkrankungsrisiko von ca. 6 % ansteigen. Daraus muss zumindest abgeleitet werden, dass die Erkrankungswahrscheinlichkeit nicht zwangsläufig auftritt und dass Dosisbezüge bestehen. Da nicht alle Exponierten obligatorisch erkranken, muss auch ein Einfluss der individuellen Disposition akzeptiert werden.

Manche Forscher halten es für fragwürdig, arbeitsmedizinische Erkenntnisse über die Wirkung massiver Asbestinhalation auf die Dosis-Wirkungs-Beziehung niedriger Dosen zu übertragen.

Auch das Zusammenwirken von Risikofaktoren, z.B. zwischen Rauchen und Asbest (Abb. 9.17), die besondere Gefährdung des kindlichen und jugendlichen Organismus und die unterschiedliche Wirkungsstärke des in der Umwelt vorherrschenden Chrysotils (94 % des verarbeiteten Asbest) gegenüber Krokydolith (4 % Anteil) muss berücksichtigt werden.

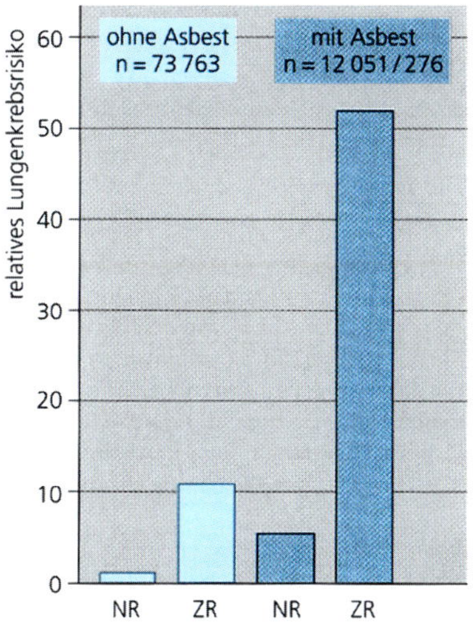

Abb. 9.17. Zusammenhang zwischen Lungenkarzinom, inhalativen Rauchgewohnheiten und Asbestexposition (*NR: Nie-Raucher; ZR: Zigarettenraucher*) (Selikoff u. Hammond, 1979)

Tabelle 9.3. Allgemeine Lebensrisiken ohne Berufsbelastung (Todesfälle pro Jahr und 1 Mio. Menschen). (Nach Doll u. Peto 1981)

Asbestexposition in Schulen	0,005–0,09
Keuchhustenimpfung	1–6
Flugzeugunfälle	6
Schulsport	10
Ertrinken (5- bis 14-Jährige)	27
Verkehrsunfälle (Fußgänger)	32
Hausunfälle (1- bis 14-Jährige)	60
Rauchen (Langzeit)	1200

Wissenschaftlich lässt sich bei bekannter Belastung und Einwirkungsdauer einer krebserregenden Substanz trotz der o.g. Einschränkungen die Wahrscheinlichkeit abschätzen, mit der ein Krebs entstehen kann.

Rein rechnerisch ergibt sich nach dem Richtwert des Bundesgesundheitsamtes z.B. bei Einatmung von 1000 kritischen Asbestfasern (F)/1 l Luft während des 11.–14. Lebensjahres eine Krebstodesrate von 0,36 +/– 0,18 pro 100 000 Personen für das gesamte spätere Leben.

Die Wahrscheinlichkeit, dass nach lebenslangem Einatmen von 100 Asbestfasern/m^3 ein Krebs entsteht, beträgt für das Mesotheliom 2:100 000, für Lungenkrebs 2:100 000 für Raucher und <0,2:100 000 für Nichtraucher. Ein Risiko von 2:100 000 bedeutet, dass bei 100 000 gleichaltrigen Personen mit dieser zusätzlichen Belastung in 70 Jahren 2 zusätzliche Mesotheliome zu erwarten sind.

Das Gesundheitsrisiko durch asbestbelastetes Trinkwasser ist derzeit nicht quantifizierbar. Von der EPA (Environmental Protection Agency, USA) wurde für eine lebenslange Aufnahme von Trinkwasser mit 300 000 F/l ein zusätzlicher Krebsfall unter 100 000 Personen errechnet.

Ohne die Risiken durch Asbest zu verharmlosen, sollte durch exakte Interpretation der Daten und durch Gegenüberstellung anderer Lebensrisiken (Tabelle 9.3) versucht werden, die Gefahren realitätsnah einzuordnen. Vielfach ist es für den Laien sehr schwierig, die unterschiedlich präsentierten Daten verständlich einzuordnen.

Natürliches Vorkommen

Der Nachweis von Pleuraplaques ist nach derzeitigem Kenntnisstand hochsignifikant für eine Asbestfaserstaubexposition, während die parenchymalen Fibrosezeichen ätiologisch vieldeutig sind. Es finden sich aber immer wieder pleurale, plaqueförmige Veränderungen und auch Mesotheliome, bei denen keine Asbestexposition zu erforschen ist. Die Prävalenz von hyalinen Pleuraplaques wird in der nicht asbestexponierten Bevölkerung zwischen 0,03 und 1% angegeben, bei Asbestexponierten mit 3,2–25%.

Geraume Zeit wurde angenommen, dass Mesotheliome ausschließlich durch eine Asbestexposition verursacht würden. Es fanden sich aber eine Reihe von Erkrankten, bei denen trotz intensiver Nachforschungen keinerlei Asbestbelastung nachgewiesen werden konnte (Hillerdal 1991).

1979 wurde von Baris et al. über eine Häufung von Pleuramesotheliomen als Todesursache in einem Dorf in der Türkei (Anatolien) berichtet, innerhalb von 5 Jahren waren von 575 Einwohnern 55 verstorben, 24 an einem Pleuramesotheliom. Ähnliche Häufungen wurden auch in einem Nachbardorf beobachtet. In dieser Population werden auch gehäuft Pleuraplaques angegeben. Die Dörfer sind auf weichem Tuffboden erbaut, im Berg wurden Wohnungen in Höhlen eingerichtet. Der Boden enthält feine Erionitfasern, ein Zeolithmaterial. Diese Fasern wurden auch in den Lungen der Verstorbenen mit Pleuramesotheliom gefunden, ein Kontakt mit Asbest hatte bei dieser Gruppe niemals bestanden.

Weitere natürlich vorkommende und künstlich hergestellte Fasern, insbesondere Keramikfasern, haben aufgrund ihrer Biobeständigkeit und ihrer Geometrie ebenfalls ein fibrogenes und kanzerogenes Potential. Neuerdings wird auch eine virogene und radiogene Mesotheliomentstehung diskutiert, mit dem SV40 Virus konnten bei Hamstern Mesotheliome induziert werden.

Mehrere Fallberichte von bestrahlten Patienten liegen vor, bei denen das Mesotheliom exakt im Bereich der Bestrahlungsfelder entstand (Hering 1997).

Merke ! Nach derzeitigem Erkenntnisstand können Pleuraveränderungen wie Plaques mit hoher Wahrscheinlichkeit als charakteristisches Korrelat einer stattgehabten beruflichen Asbeststaubexposition (sog. Brückenbefunde) angesehen werden. Für alle anderen – insbesondere parenchymalen – Veränderungen kann der Kausalzusammenhang zwischen radiologisch objektivierbaren Befunden und einer Asbest-Feinstaubexposition bei fehlender beruflicher Belastung vom Bildeindruck her nicht zweifelsfrei abgeleitet werden, da differentialdiagnostisch ätiopathogenetisch völlig differente interstitielle Lungenfibrosen diskutiert werden müssen.

Radiologische Befunde

Das radiologische Bild der Asbestfolgen ist durch parenchymale und pleurale Veränderungen gekennzeichnet. Arbeitsschutztechnische Maßnahmen einschließlich dem Verwendungsverbot von Asbest haben dazu geführt, dass die Parenchymbelastung ständig abnahm und vor allem auf pleurale Befunde zu achten ist, die Erstmanifestation geringerer Expositionen sind.

Das Thoraxübersichtsbild ist geprägt durch die irregulären feinen Schatten s, t und u mit vorwiegender Anordnung in den Lungenunterfeldern im Gegensatz zu den rundlichen kleinen Fleckschatten p, q und r bei der Silikose, die vorwiegend in den Oberfeldern beginnt. Nach der ILO-Klassifikation (s. Abb. 9.3) werden diese unregelmäßigen Schatten in Abhängigkeit von ihrem Kaliber mit s < 1,5 mm, t = 1,5–3 mm und u = 3–10 mm bezeichnet und je nach Streuung anhand von vergleichenden Standardfilmen eingestuft.

Der Einsatz der Computertomographie in hochauflösender Technik (HR-CT) ist für die frühere und exaktere Erfassung reaktiver astbeststaubinduzierter Befunde am Lungenparenchym und an der Pleura unerlässlich (Aberle et al. 1988; Naidich et al. 1999; s. Übersicht). Für die Einordnung der CT bzw. HR-CT-Befunde wird derzeit ein Vorschlag für die einheitliche semi-quantitative Beurteilung publiziert (s. S. 10) (Kusaka et al. 2002; Hering und Kraus 2002).

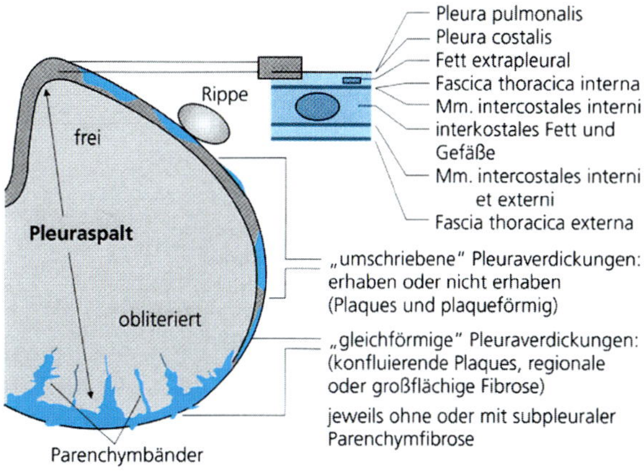

Abb. 9.18. Schema der pleuralen Veränderungen im HR-CT. Die Pleurablätter sind im CT im Normalfall nicht zu differenzieren. Auflösungsvermögen bis 0,3 mm. Normale Dicke der Pleura (pulmonalis et costalis): 0,1–0,15 mm

Radiologische Muster der asbestbedingten Pneumokoniosen im HR-CT
- Zentrilobuläre Verdichtungen
- Interlobuläre, septale Linien
- Intralobuläre, non-septale Linien
- Subpleurale, kurvilineare Linien
- Honey combing-Fibrose („end-stage-lung")
- Emphysem (ohne Bullae)
- Pleuraplaques, ohne/mit Verkalkung; typisch sind tafelbergähnliche Verdickungen
- Umschriebene Pleuraverdickung, im Niveau der Pleura verlaufend
- Konfluierende Pleuraverdickung, großflächig, ohne parenchymale Begleitreaktion
- Pleuritis
- Parenchymbänder/Verschwartung (Hyalinosis complicata)
- Rund-(Kugel-)atelektase
- Mesotheliom
- Lungenkarzinom mit Brückenbefunden (auch als Brückensymptome bezeichnet)

Es wird unterschieden zwischen charakteristischen Erscheinungsmustern mit hoher Signifikanz und nicht charakteristischen Veränderungen, die ätiologisch nicht eindeutig zuzuordnen sind.

■ **Charakteristische Befunde.** Beim derzeitigen radiologisch und klinisch wissenschaftlichen Erkenntnisstand können folgende Pleuraveränderungen (Abb. 9.18) mit hoher Wahrscheinlichkeit als charakteristisches Korrelat einer stattgehabten beruflichen Asbeststaubexposition (sog. Brückenbefunde) gesehen werden:

Plaques. Plaques ohne (hyaline Plaques) und mit Verkalkung, Verdickung der parietalen Pleura durch kollagenreiches Bindegewebe, vorwiegend anterolateral in den Ober-Mittelfeldern und posterior-paravertebral in den Unterfeldern sowie im Zentrum der Diaphragmakuppel; tafelbergartig oder hügelartig das Niveau der Pleura überragend und/oder im Niveau der Pleura verlaufend, teilweise auch konfluierend (Abb. 9.19, 9.20); vorwiegend beidseitig und multilokulär, aber auch einseitig und interlobär.

Generalisierte oder regionalisierte Pleuraverdickung. Generalisierte (diffuse) oder regionale Pleuraverdickung mit und ohne subpleurale Lungenfibrose, narbige Verdickung der viszeralen und auch parietalen Pleura mit Verklebung der Pleurablätter (Abb. 9.21); nahezu ausschließlich mit subpleuraler Parenchymfibrose, die jedoch bildtechnisch unterhalb des Auflösungsvermögens der HR-CT liegen kann. Eine Obliteration der Sinus ist nicht obligat.

Ergüsse. Ergüsse („Asbestpleuritis"), Verschwartungen (Hyalinosis complicata) und Rund- oder Kugelatelektase (s. auch „Parenchymbänder") im Gefolge rezidivierender asbestbedingter Ergüsse. Nach Ausschluss anderer Ursachen können Restergüsse bestehen bleiben, bindegewebige Ausstrahlungen ins Lungenparenchym („Craw's feet"), als Sonderform der Verschwartung kann eine Rundatelektase durch Verklebung eines eingerollten Lappenrandes entstehen (Abb. 9.22).

Pleuramesotheliom. Von der Mesothelzelle ausgehender Tumor, der auch im Perikard und im Peritoneum auftreten kann. Eine umfassende Aufarbeitung wurde von Brockmann (1992) vorgelegt, je nach Vorherrschen eines Zelltyps unterscheidet man rein epitheliale, rein sarkomatöse Tumoren und ihre Misch-

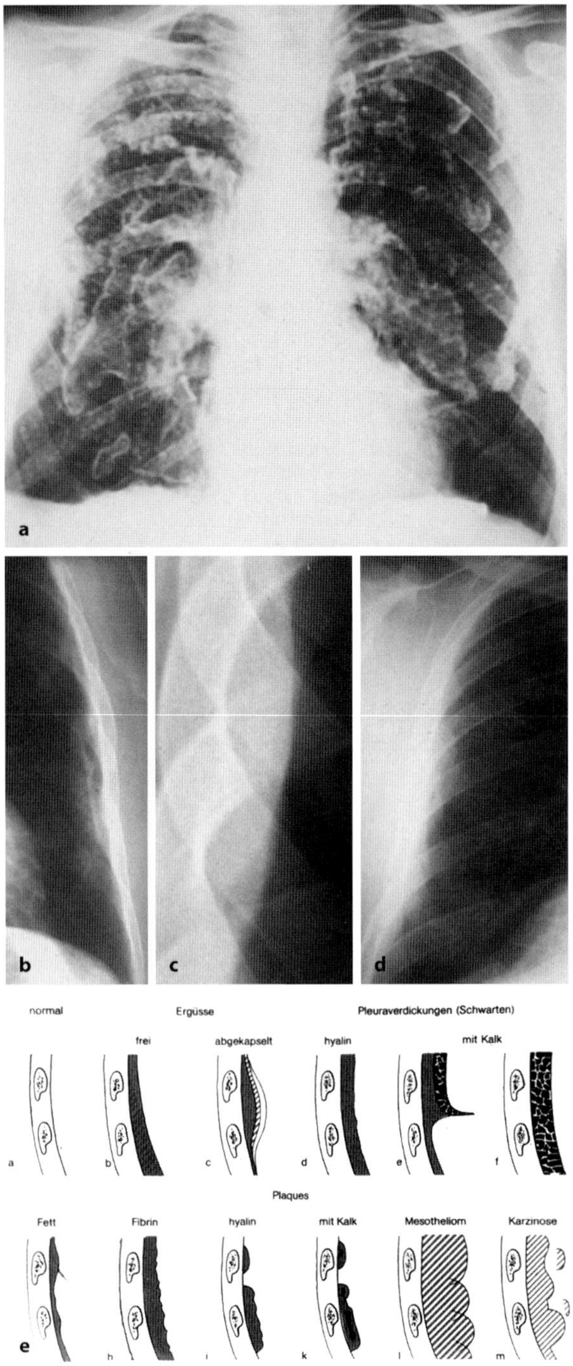

Abb. 9.19 a–e. Plaques. **a** p.-a.-Thoraxaufnahme bei Z. n. langjähriger Asbestexposition. Kalzifizierte Pleuraplaques der Thoraxwand und am Diaphragma. **b** Zielaufname, Plaque mit zentraler Verkalkung. **c** Saum zur lateralen Thoraxwand, Dickenmessung zwischen innerer Rippenkontur und Abgrenzung zum Parenchym; DD: extrapleurales Fett. **d** Mehrere, nebeneinander liegende Plaques, teils „en face" abgrenzbar. **e** Schema der Pleuraveränderungen. (Nach Bohlig 1988)

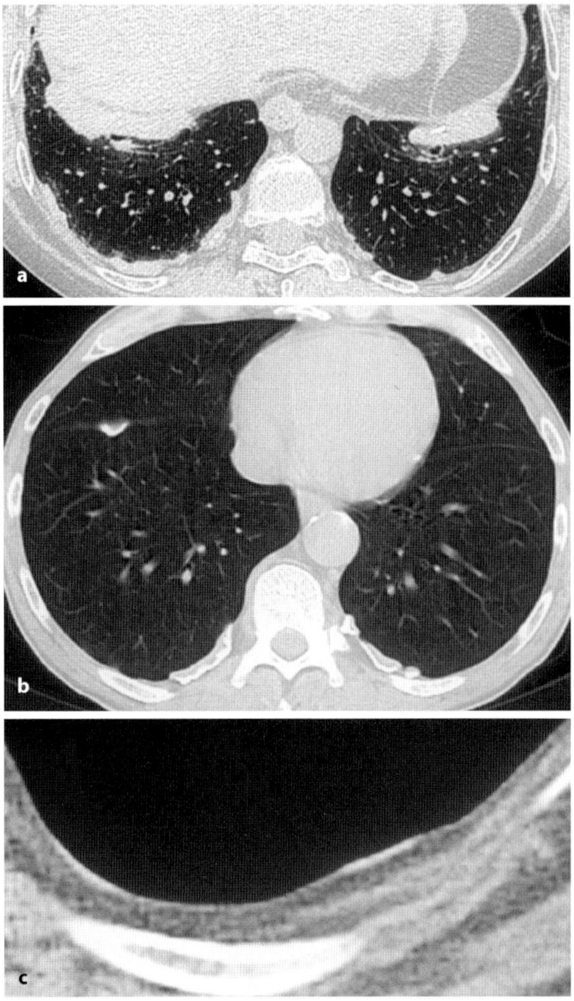

Abb. 9.20 a–c. HR-CT mit hyalinen Plaques. **a** Pleura- und Diaphragmaplaques. **b** Multiple Plaques parietal und interlobär mit zentraler Verkalkung. c Pleuraverdickung, klein und umschrieben, Plaques im Niveau der Pleura und erhaben

formen, insgesamt wurden sieben Wachstumstypen definiert. Makroskopisch breitet sich der Tumor entlang der serösen Membranen aus mit teils diffusen, teils knotigen Tumormassen (Abb. 9.23 a–c). Entgegen früherer Annahmen konnte sowohl eine Infiltration des benachbarten Lungengewebes als auch ein Tumorbefall der Lunge bzw. der kontralateralen Pleura und eine lymphogene und hämatogene Metastasierung nachgewiesen werden.

Lungenkarzinom mit Brückenbefunden. Lungenkarzinom mit Brückenbefunden (auch falsch bezeichnet als Brückensymptome), die wenn auch unterschiedliche kanzerogene Wirkung der Asbestfasern ist akzeptiert, jedoch wird versicherungsrechtlich eine ausreichende Einwirkung der Noxe verlangt. Brückenbefunde sind Indikatoren einer arbeitsmedizinisch

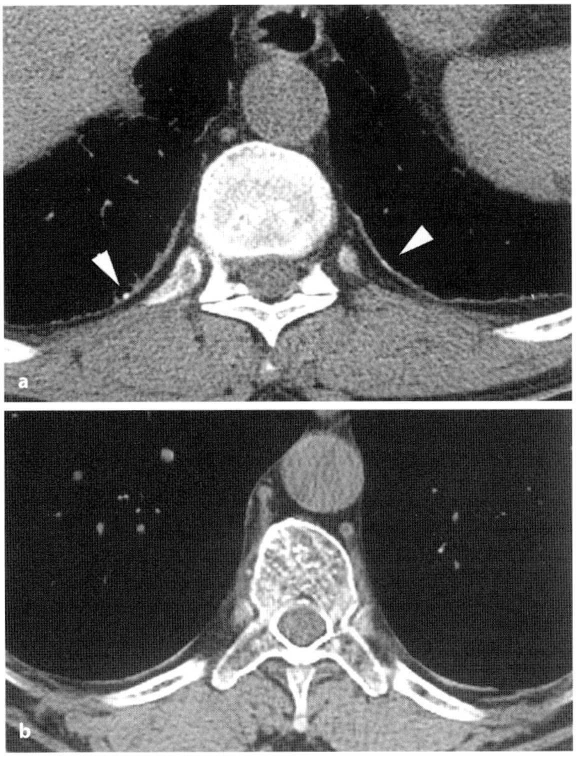

Abb. 9.21 a, b. Gleichförmige Pleuraverdickung, regional ausgedehnt, konfluierende dünne Plaques, kleine Kalkeinlagerungen (*Pfeilspitzen*). **a** Mit subpleuraler Fibrose. **b** Ohne subpleurale Fibrose

relevanten Exposition (Abb. 9.24) und dienen dann zur Erhärtung der Beweislage.

Den charakteristischen, bildtechnisch dargestellten Korrelaten kommt eine höhere Beweiskraft zu als den nichtcharakteristischen, die im nächsten Absatz behandelt werden.

■ **Uncharakteristische Befunde.** Für alle anderen – insbesondere parenchymalen – Veränderungen kann der Kausalzusammenhang zwischen computertomographisch objektivierbaren Befunden und einer Asbest-Feinstaub-Exposition derzeit nicht zweifelsfrei im Sinne einer beginnenden Asbestose interpretiert werden, da sie vor allem bei fehlender beruflicher Belastung auch Ausdruck einer ätiopathogenetisch völlig differenten interstitiellen Lungenfibrose sein können.

Folgende frühe parenchymale Veränderungen werden im HR-CT bei ehemals Asbestexponierten gefunden:

Interlobuläre Linien. Interlobuläre, septale verdickte Linien, die den verdickten interlobulären Septen auf der Ebene des Lobulus pulmonis (im angloamerikanischen Sprachraum auch bezeichnet als sekundärer

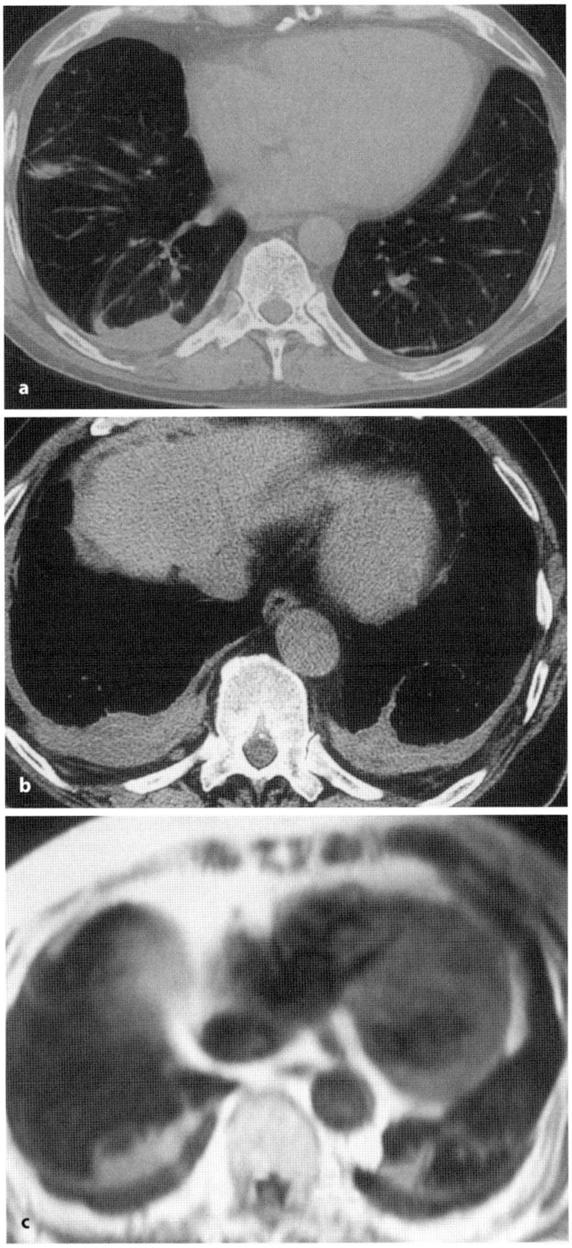

Abb. 9.22 a–c. a Rundatelektase, Parenchymbänder in peripheren Fibrosezonen („Craw's feet"). **b** CT und **c** MRT: Hyalinosis complicata, Ergussverschwartung (**b** *und* **c** *gleicher Patient*)

Lobulus) entsprechen, etwa 1–2 cm lang mit Kontakt zur Pleura (Abb. 9.25).

Intralobuläre Linien. Intralobuläre, nichtseptale verdickte Linien und zentrilobuläre, isolierte mikronoduläre Strukturen. Durchmesser < 1 mm, im subpleuralen Parenchym, in der Regel ohne Kontakt zur Pleura; vereinzelt astförmig verzweigt in unmittelbarer Nachbarschaft zum Endabschnitt der Pulmo-

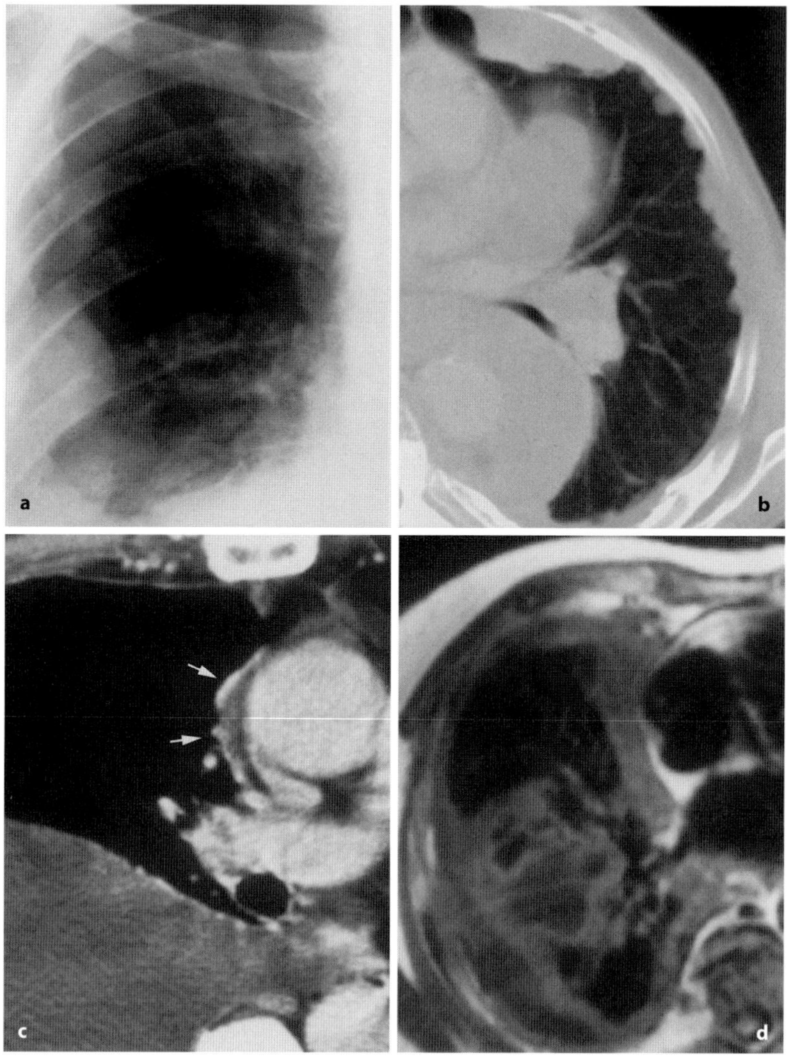

Abb. 9.23 a–d. Malignes Pleuramesotheliom mit typischem Erscheinungsbild. **a** Ausschnitt p.a.-Thoraxaufnahme, grobknotige pleurale Herde. **b** CT, klein- und grobknotige Anteile. **c** Mediastinaler Herd mit massivem Erguss (Frühbefund?). **d** MRT eines Pleuramesothelioms

nalarterie, frühen Parenchymveränderungen im Lobuluskern entsprechend (Abb. 9.26).

Subpleurale Linien. Subpleurale kurvilineare Linien, etwa 1 cm von der Pleura im Parenchym, parallel zur Brustwand, Zeichen der initialen pulmonalen Fibrose, beginnend mit einer konfluierenden peribronchialen Fibrose mit Kollaps und Fibrose der Alveolen zwischen diesen Läsionen und der Pleura, später übergehend in die Honigwabenlunge (Abb. 9.27).

Noduläre Schatten. Noduläre, irregulär begrenzte Schatten, der Pleura aufsitzend, teilweise keilförmig, histologisch einer subpleuralen pulmonalen Fibrose entsprechend mit Beteiligung der Pleura visceralis, auch gleichzeitig mit generalisierter Pleuraverdickung (Abb. 9.28, s. auch Abb. 9.21 b).

Fleckschatten. Unscharf begrenzte Fleckschatten, milchglasähnliche Strukturen, subpleural, bei Lagewechsel persistierend, histologisch mäßige Verdickung der Alveolarwand, des alveolären Interstitiums und/ oder partielle Füllung der Alveolen mit Ödem oder Zellmaterial (z. B. aktivierte Makrophagen etc.; Abb. 9.29).

Subpleurale zystische Veränderungen. Kleine subpleural gelegene zystische Veränderungen mit angedeuteter Wand oder lediglich verminderter Absorption („small areas of low attenuation“), Durchmesser etwa 2–3 mm, gleichzeitig mit unscharf begrenzten Fleck-

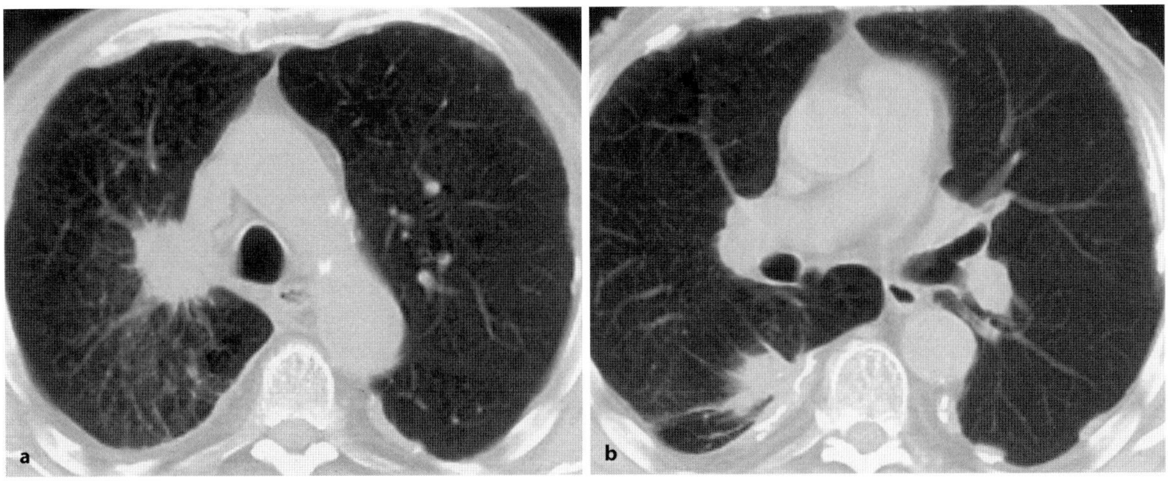

Abb. 9.24 a, b. Lungenkarzinom mit Brückenbefunden (Zusatzbefund bei Therapieplanung) als Hinweis auf eine Asbestexposition, daher meldepflichtiger, begründeter Verdacht auf Berufskrankheit. **a** CT- Schnitte zur Planung der Strahlentherapie. **b** Kaudale Feldgrenze, Verschwartung und weitere Plaques

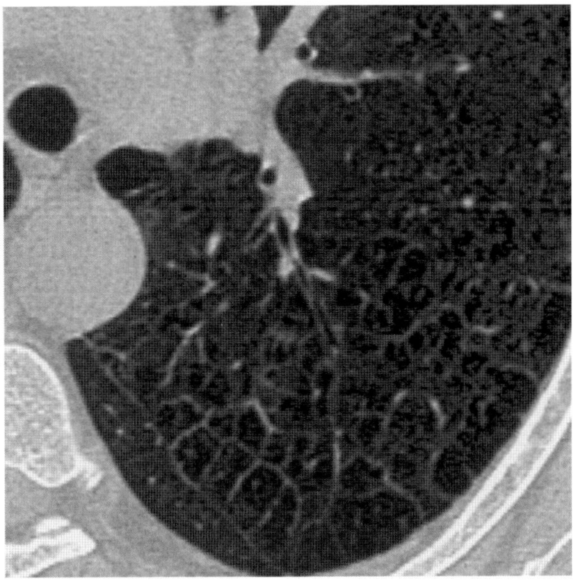

Abb. 9.25. Interlobuläre, septale verdickte Linien, subpleural mit Kontakt zur Pleura und mit panlobulärem Emphysem

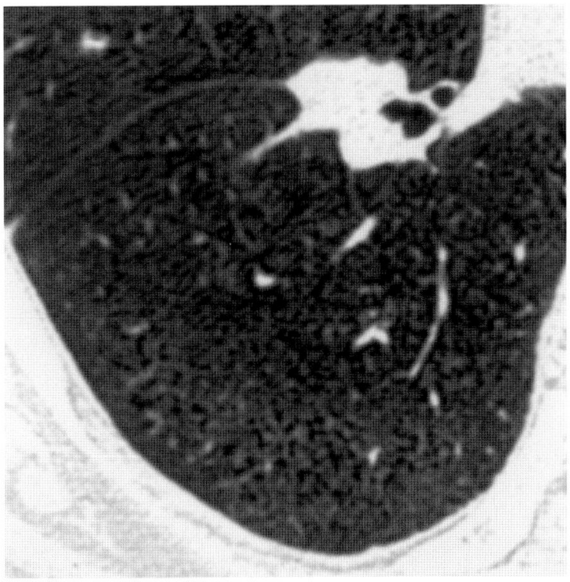

Abb. 9.26. Intralobuläre, nichtseptale verdickte Linien und zentrilobuläre, isolierte mikronoduläre Strukturen, Durchmesser < 1 mm, im subpleuralen Parenchym, in der Regel ohne Kontakt zur Pleura, teilweise astförmig verzweigt mit Kontakt zum Endabschnitt der Pulmonalarterie

schatten. Die zystischen Aufhellungen ohne Wand sind wahrscheinlich Zeichen des beginnenden zentrilobulären Emphysems und nicht im Zusammenhang mit der Fibrose zu sehen (Abb. 9.30).

Parenchymale Bänder. Parenchymale Bänder in peripheren Fibrosezonen („Craw's feet"), auch im Zusammenhang mit Rundatelektasen. Sie sind dann Ausdruck verdickter Septen, meist mit Kontakt zur Pleura als Folge der pleuropulmonalen Reaktion. Eine langstreckige Fibrose der bronchovaskulären Bündel, subsegmentale Atelektasen und Narbenstränge verursachen ebenfalls parenchymale Bänder, die im HR-CT als nichtseptale Fibrosen identifiziert werden können. In der Regel sind sie mehrere Millimeter dick und unregelmäßig begrenzt, das benachbarte Parenchym und die bronchovaskulären Strukturen sind eindeutig deformiert (Abb. 9.31).

Destruktion der Lungenarchitektur. Bei fortschreitender Fibrose (Abb. 9.32) besteht eine zunehmende Destruktion der Lungenarchitektur mit Kombination

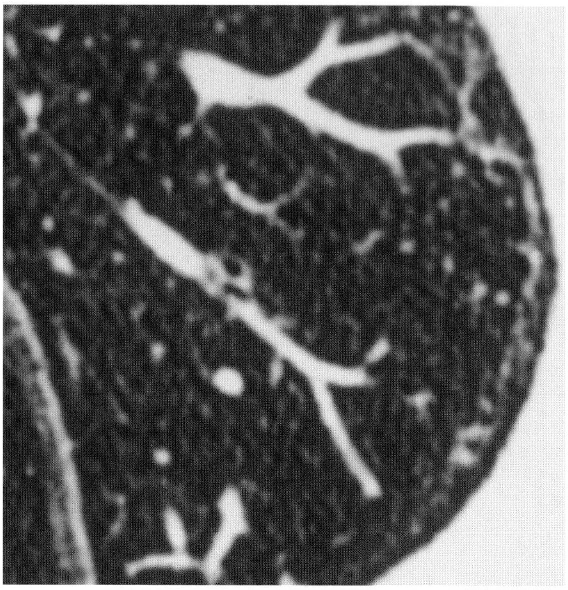

Abb. 9.27. Subpleurale, kurvilineare Linien (*Pfeile*), etwa 1 cm von der Pleura im Parenchym, parallel zur Brustwand, Zeichen der initialen pulmonalen Fibrose

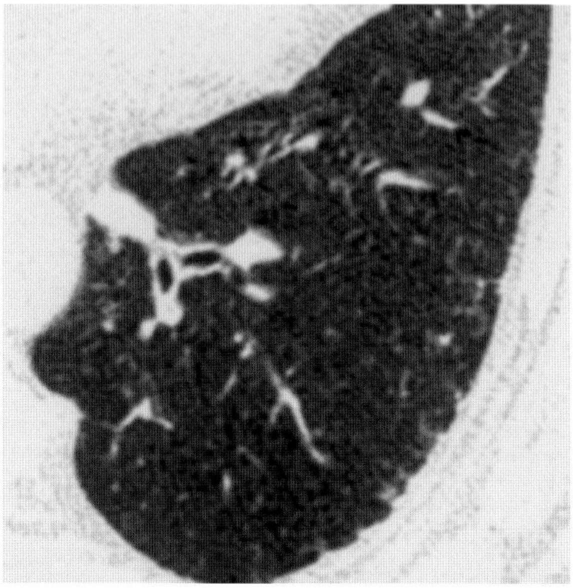

Abb. 9.28. Noduläre, irregulär begrenzte Schatten, der Pleura aufsitzend, teilweise keilförmig, histologisch einer subpleuralen pulmonalen Fibrose entsprechend mit Beteiligung der Pleura visceralis. (Bauchlage; s. Abb. 9.21 a)

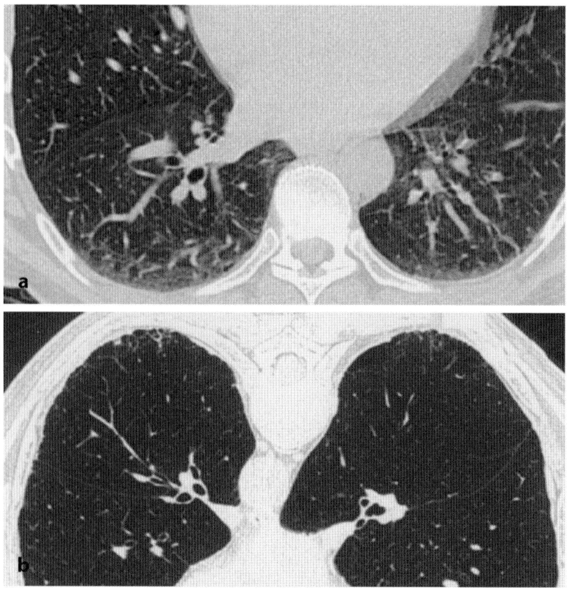

Abb. 9.29 a, b. Unscharf begrenzte Fleckschatten, milchglasähnlich, subpleural, bei Lagewechsel persistierend. **a** Rückenlage **b** Bauchlage

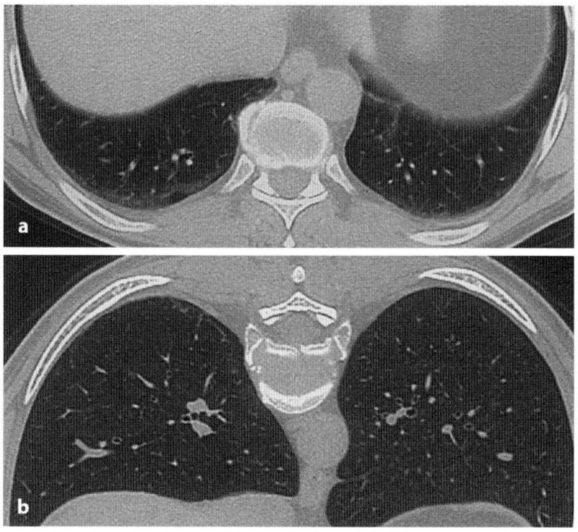

Abb. 9.30 a, b. Kleine subpleural gelegene zystische Veränderungen mit angedeuteter Wand oder lediglich verminderter Absorption („small areas of low attenuation" – Minimalbefund einer Asbestose). **a** Rückenlage **b** Bauchlage

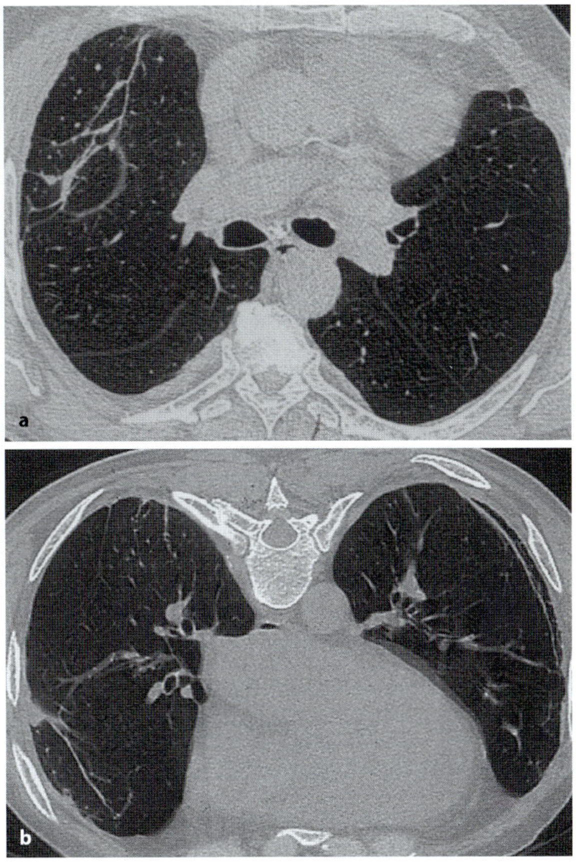

Abb. 9.31 a, b. Parenchymbänder (s. auch Abb. 9.22). Ausdruck verdickter Septen, meist mit Kontakt zur Pleura als Folge der pleuropulmonalen Reaktion, langstreckige Fibrosen der bronchovaskulären Bündel, subsegmentale Atelektasen und Narbenstränge verursachen ebenfalls parenchymale Bänder, die im HR-CT als nichtseptale Fibrosen identifiziert werden können

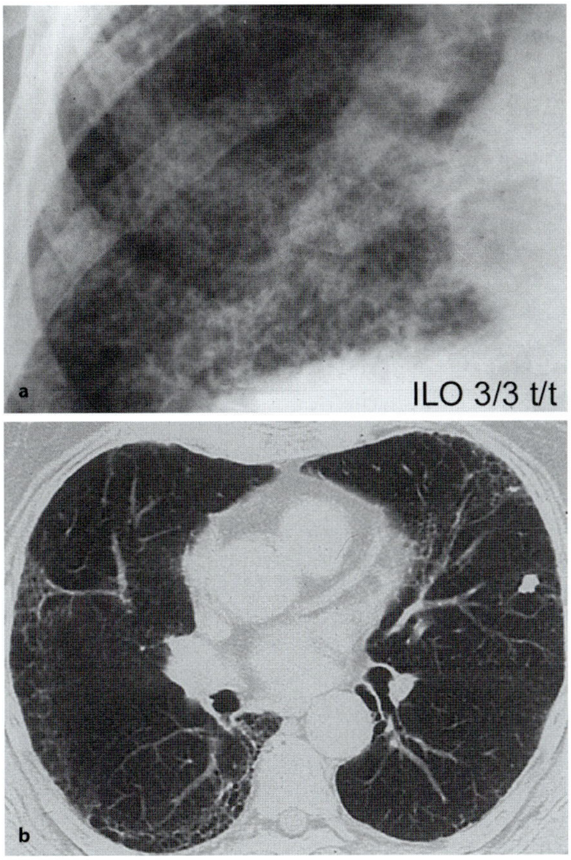

Abb. 9.32 a, b. Fortgeschrittene Fibrose mit zunehmender Destruktion der Lungenarchitektur mit dem Bild der Honigwabenlunge. **a** Ausschnitt Standardfilm ILO 1980 3/3 t/t. **b** HR-CT, vorwiegend subpleurale Fibrose

der o.g. Veränderungen und dem Bild der Honigwabenlunge („honey combing", „end-stage-lung").

9.2.4 Sonstige Pneumokoniosen

Eine Vielzahl weiterer Materialien, von denen im Folgenden eine Auswahl aufgeführt ist, führt nach Inhalation zu Veränderungen im Lungenparenchym mit unterschiedlichen Reaktionsmustern. Zwar ist die formale Entwicklung der pneumokoniotischen Lungenveränderungen im Wesentlichen nach den von Müller u. Grewe 1992 beschriebenen und oben dargestellten drei Phasen nachzuvollziehen und das radiologische Bildmuster entsprechend einzuordnen.

Bei den Veränderungen durch anorganische Stäube finden sich jedoch vereinzelt spezifische Unterschiede, die eine radiologische Eingrenzung ermöglichen (Tuengerthal 1999).

Merke ! Eine Vielzahl anorganischer Materialien führt nach Inhalation zu Veränderungen im Lungenparenchym mit unterschiedlichem retikulonodulärem Reaktionsmuster. Der dominante Staubanteil bestimmt den Bildcharakter, sodass im Einzelfall nahezu ausschließlich noduläre bzw. retikuläre Veränderungen auftreten können, eine definitive Zuordnung zur ursächlichen Inhalationsnoxe ist aber aus dem radiologischen Befund allein nicht möglich.

Aluminose (ähnlich Korundschmelzer-Pneumokoniose)

Definition, Pathogenese und Epidemiologie

Durch Aluminiumstaubinhalation (Korundoxid, besteht zu 95 % aus Aluminium) bildet sich nach einer primären alveolären Reaktion zellarmes, kollagenes Bindegewebe mit hyalinnarbiger Umwandlung der Alveolarreste mit feinkörnigem, nach außen wandernden Aluminiumstaubmantel bei Granulombildung. Das Erscheinungsbild ist sehr variabel, auch das Nebeneinander von desquamativer interstitieller Pneumonitis, alveolarer Proteinose, interstitieller Fibrose und granulomatöser Pneumonitis ist möglich.

Arbeitsbereiche

Produktion und Verarbeitung (Sieben, Mischen, Feinstampfen) von ungefettetem Aluminiumpulver (Pyroschliff), Herstellung von Korund aus Bauxit und reiner Tonerde im Lichtbogenschweißen; Erzeugung von Aluminiumlegierungen (zunehmend u.a. in der Autoindustrie).

Radiologische Befunde

In der Frühphase findet sich ein rein alveoläre Reaktion mit azinären Fleckschatten, die nahezu ausschließlich im HR-CT sichtbar sind, später eine fortschreitende Fibrose mit retikulärer Zeichnungsvermehrung. Mit zunehmender Fibrose entsteht eine Distorsion des Parenchyms mit subpleuralen Emphysemblasen, es kommt zu einer Verminderung des Lungenvolumens, einer Verdickung der Pleura und erhöhtem Pneumothoraxrisiko (Abb. 9.33).

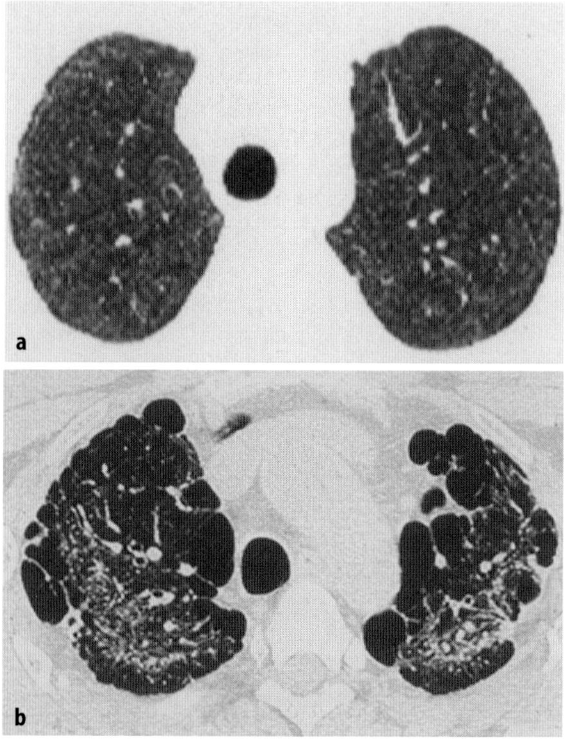

Abb. 9.33 a, b. Aluminose. **a** Frühreaktion, nahezu ausschließlich alveoläre Reaktion. **b** Fortgeschrittene Reaktion mit Fibrose. (Bildmaterial von T. Kraus, Aachen)

Berylliose

Definition, Pathogenese und Epidemiologie

Beryllium führt in hohen Dosen zu einer chemisch induzierten Akutreaktion mit pathomorphologischem Bild der Bronchitis, Bronchiolitis und alveolärer Destruktion.

Die chronische Berylliose entsteht durch eine zellvermittelte Immunreaktion vom Typ IV. Dies erklärt den verzögerten Eintritt mit einer Latenz bis zu 30 Jahren trotz geringer Exposition, sie verläuft über Jahre progredient. Generalisierte, granulomatöse Herde der Lunge sind häufig nicht von der Sarkoidose zu unterscheiden. Langfristig entsteht eine interstitielle Fibrose mit restriktiver Funktionsstörung. In der bronchoalveolären Lavage finden sich vermehrt T-Lymphozyten als Hinweis auf eine erhöhte Lymphozytentransformationsrate.

Arbeitsbereiche

Verarbeitung trockener, staubender Berylliumverbindungen; Verwendung bei der Herstellung hoch feuerfester Materialien, bei keramischen Fasern, Spezialporzellan, Glühkörpern und Leuchtstoffen, Berylliumgläser mit besonderer Strahlendurchlässigkeit, Einsatz in der Kernreaktor- und Raketentechnik.

Radiologische Befunde

Das Röntgenbild ist unspezifisch. Die akute Form zeigt multifokale alveoläre Verschattungen.

Die chronische Berylliose zeigt kein einheitliches Bild. Es finden sich diffus verteilte rundliche und unregelmäßig begrenzte Fleckschatten in allen Lungenabschnitten, manchmal mit Hiluslymphomen. Verkalkungen in den nodulären Fleckschatten sind möglich, dies hilft zur Abgrenzung von der Sarkoidose. Bei fortgeschrittenen Fällen überwiegt das retikuläre Muster der manifesten Lungenfibrose, teilweise mit Konglomeratbildungen und regionalen Emphysembildungen, vorwiegend in den Oberlappen. Ein Spontanpneumothorax wird bis zu 10% angegeben (Abb. 9.34).

Cer-Pneumokoniose

Definition, Pathogenese und Epidemiologie

Cer gehört zu den Lanthanoiden, der Gruppe der seltenen Erden. Mengenmäßig spielen die sonstigen Lanthanoide keine große Rolle. Pathomorphologisch entwickelt sich eine interstitielle progrediente Lungenfibrose mit mehrkernigen Riesenzellen, die hyaline Körperchen einschließen (Heuck u. Hoschek 1990).

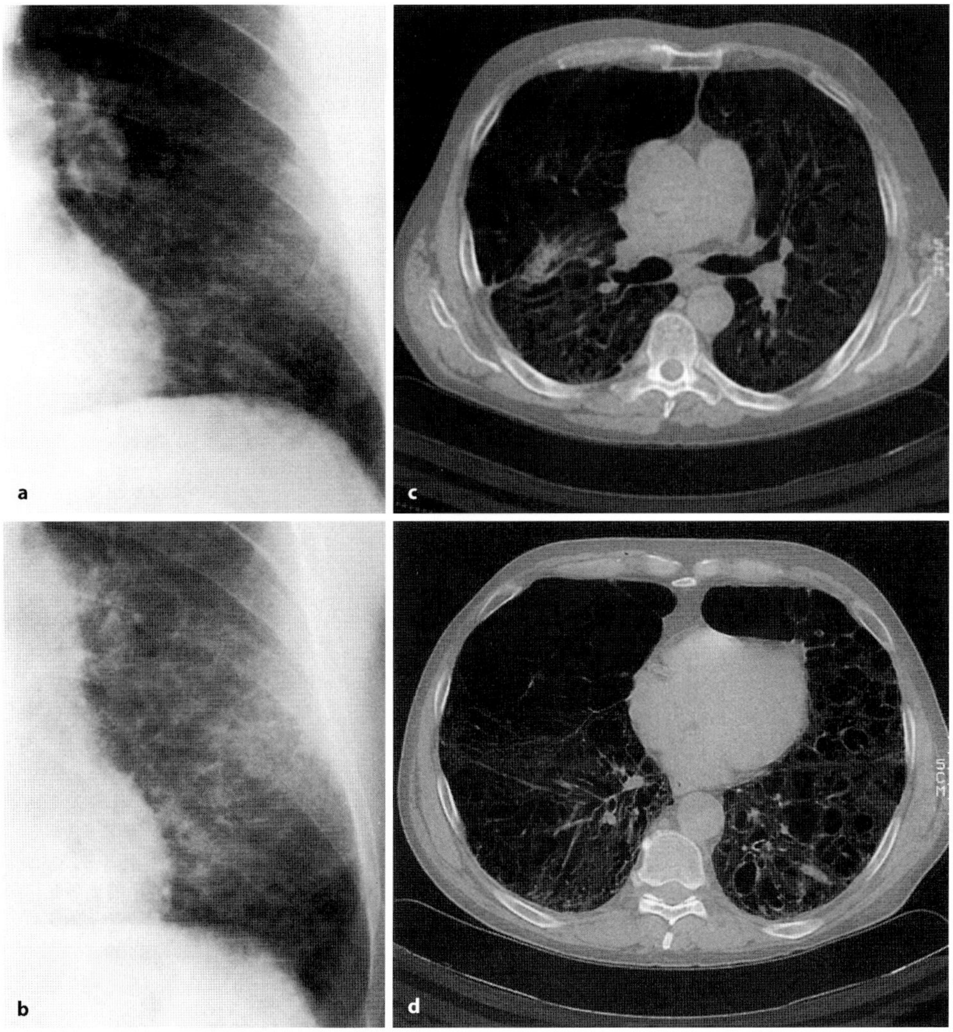

Abb. 9.34 a–d. Berylliose. Entwicklung einer chronisch-destruktiven Emphysemsklerose. **a** Detailaufnahme li Unterfeld 1982. **b** Detailaufnahme des linken Unterfelds 1989. **c, d** HR-CT 1992. (Tuengerthal 1999; mit freundlicher Genehmigung)

Arbeitsbereiche

Herstellung von Speziallegierungen, pyrotechnischen Produkte in der Elektroindustrie, Röhren für Farbfernseher, Zündsteinen und Feuerzeugen.

Radiologische Befunde

Das typische Röntgenbild zeigt kleine punktförmige Fleckschatten, locker disseminiert, entsprechend den hohen Atomnummern zwischen 51 und 71 von hoher radiologischer Dichte.

Hartmetall-Lunge

Definition, Pathogenese und Epidemiologie

Hartmetalle werden pulvermetallurgisch hergestellt. Wesentliche Bestandteile sind Titan-, Tantal- und Wolframkarbid mit Kobalt als Bindemetall. Durch inhalierte Partikel von Metallkarbiden (vor allem Wolframkarbid mit >90%-Anteil) im Zusammenhang mit Bindemitteln (vor allem Kobalt) kommt es durch den Synergismus von Wolframkarbid und Kobalt zur Lungenschädigung. Aluminium, Beryllium, Chrom, Molybdän, Titan, Vanadium u. a. haben keinen wesentlichen Anteil.

Pathomorphologisch besteht eine ausgeprägte, progrediente interstitielle Fibrosierung mit entzündlicher Begleitreaktion der Alveolarsepten und verstärkter Makrophagenanhäufung im Alveolarraum, passend zur DIP („desquamative interstitial pneumonitis") mit Fremdkörperriesenzellbildung. Das Endstadium entspricht dem der „idiopathischen" Lungenfibrose.

Arbeitsbereiche

Hartmetallschleifer sind am stärksten gefährdet. Weitere Gefahrenquellen sind Stäube beim Mahlen und

Mischen von Karbiden, Dämpfe und Rauche beim metallischen Verhüttungsprozess in Sinteröfen, Stäube bei der Rohbearbeitung vorgesinterter Teile oder bei der Feinbearbeitung fertiggesinterten Materials.

Radiologische Befunde
Das Bild erscheint sehr variabel, charakteristisch sind mikronoduläre und feinretikuläre Schattenmuster, im HR-CT wird insbesondere die alveoläre Makrophagenanhäufung durch unscharf begrenzte rundliche Schatten auffällig, im Verlauf grobretikulär progredient mit zystischen Veränderungen bis zur fortgeschrittenen Fibrose mit dem Bild der Honigwabenlunge („honey comb lung", „end stage lung").

Kaolinlunge

Definition, Pathogenese und Epidemiologie
Kaolinlunge bezeichnet eine Mischstaubsilikose durch Kaolinstaub (chinesischer Ton), der oft mit freiem SiO_2 vermischt ist, sie führt zu sarkoidoseähnlichen Granulomen mit kräftiger Faserentwicklung. Häufig bestehen zentrale Nekrosen und eine obliterierende Endangiitis.

Arbeitsbereiche
Langjähriges Arbeiten mit Kaolin oder Diatomeenerde, diese bestehen zu ca. 45–75% aus amorphem, nichtfibrogenen Aluminiumsilikat. Das gereinigte Kaolin, das zur Porzellanherstellung eingesetzt wird, besteht zu 13–38% aus zytotoxischem Aluminiumsilikat.

Radiologische Befunde
Langsame Entwicklung, kleinknotige Veränderungen, feinfleckiges „Schneegestöber", vorwiegend in den basalen Partien, Größenzunahme bei langfristiger Exposition, selten (etwa 1%) Entwicklung einer pulmonalen massiven Fibrose.

Schweißerlunge

Definition, Pathogenese und Epidemiologie
Die technischen Schweißverfahren sind so vielfältig, dass keine einheitliche Belastung existiert. Mengenmäßig steht das Lichtbogenschweißen im Vordergrund. Schweißrauche entstehen beim Schweißen metallischer Werkstoffe mit einer Partikelgröße unter 1 µm (vorwiegend sogar $<0{,}1$ µm), die sämtlich alveolengängig sind. In den Rauchen der verschiedenen Elektroschweißverfahren sind insgesamt ca. 40 Elemente des Periodensystems beteiligt, davon Eisen in 10–80%, Mangan in 4–14% und Silizium in 6–40%. Die Entwicklung von Schweißgasen, dies sind alle entstehenden Gase und Dämpfe, ist im Vergleich zu denen, die beim Rauchen entstehen, etwa 3-mal so hoch. Überwiegend entsteht Kohlendioxid, in 1% handelt es sich um Kohlenmonoxid, Stickoxide und Ozon (Zober 1999).

Pathomorphologisch werden akute und chronische Reaktionen unterschieden mit toxisch-irritativen und auch allergischen Mechanismen. Im Vordergrund steht das Bild der Siderose (s. unten). Die fibrogene Komponente ist derzeit nicht definiert, es finden sich Makrophagencluster mit massiver Pigmentspeicherung (Eisenoxid-positiv), in das Interstitium übertretend mit allenfalls geringer reaktiver Fibrose.

Arbeitsbereiche
Schweißen und Löten von Leichtmetalllegierungen; sämtliche Schweißverfahren unter Berücksichtigung des Elektrodenmaterials und der Werkstoffe.

Radiologische Befunde
Wegen der Vielfalt der Werkstoffe kann kein einheitliches Bild bestehen. Entsprechend der Exposition dominiert das Bild der Siderose (s. unten), gelegentlich kommt auch das Bild der Siderofibrose vor.

Siderose

Definition, Pathogenese und Epidemiologie
Die Inhalation von Eisen und Eisenoxidstaub (Hämatit, Fe_2O_3) führt zu einer reaktionslosen Ablagerung von Ferrioxid in Makrophagen und Interstitium, peribronchial, perivasal und perialveolär sowie in den Lymphknoten. Eine geringgradige Fibrosierung ist möglich, eine Funktionseinbuße ist jedoch nicht nachweisbar.

Arbeitsbereiche
Schweißarbeiten sind die häufigste Ursache, insbesondere Lichtbogenschweißen, außerdem Polieren von Metall und optischen Linsen mit Eisenoxydpulver und Bergarbeiten im Erzbergbau.

Radiologische Befunde
Kleinknotige kontrastreiche Fleckschatten, diffus über die gesamte Lunge verteilt. Inerte Stäube können nach der Beendigung der Exposition bei intaktem Selbstreinigungsvermögen der Lunge nach längerer Zeit expektoriert werden, sodass die Streuung im Röntgenbild geringer wird (Abb. 9.35).

Stannose

Definition, Pathogenese und Epidemiologie
Zinnoxid wird in den Makrophagen aufgenommen, zunächst luminal, dann vor allem perivasal und parabronchial mit geringer Umgebungsfibrose, kaum Symptome oder Funktionseinbuße.

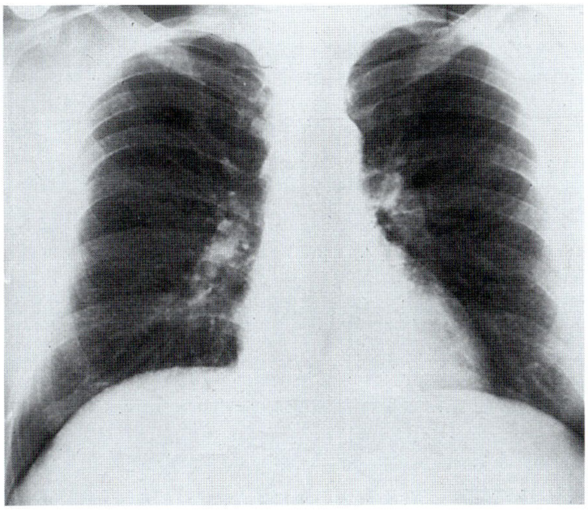

Abb. 9.35. Siderose (Bildmaterial von V. Nicolas, Bochum)

Arbeitsbereiche
Erzbergbau und Erzaufbereitung, Dämpfe mit Zinnoxid bei der industriellen Verarbeitung.

Radiologische Befunde
Kleinknotige, diffus verteilte Einlagerungen, ähnlich denen bei der Siderose.

Talkose

Definition, Pathogenese und Epidemiologie
Talk, ein wasserhaltiges Magnesiumsilikat, ist weit verbreitet im Einsatz, bis vor wenigen Jahren war es nicht selten mit Asbest verunreinigt. Feigin (1986) beschreibt 4 Kategorien: Talkoasbestose, Talkosilikose, reine Talkose, intravenöse Talkose. Es kommt vor allem zu histiozytärer Granulombildung mit Lymphozytensaum und Riesenzellen. Die Talkose ist eine modifizierte Mischstaubpneumokoniose mit Speicherung auffallend großer, würfelförmiger, doppelbrechender Partikel. Gelegentlich disseminierte Fibrose.

Arbeitsbereiche
Im Erzbergbau durch Verunreinigung mit anderen Mineralien, auch mit Quarz und Asbest, in der Kosmetikindustrie und bei Puderzubereitungen vorwiegend reiner Talk, zum Teil auch mit Asbest kontaminiert.

Radiologische Befunde
Talkoasbestose und -silikose werden durch das Bild der Asbestose und Silikose dominiert. Die reine Talkose zeigt retikulonoduläre Veränderungen, entweder diffus oder auf die Unterfelder konzentriert; hiläre Lymphome kommen vor, eine pleurale Verdickung oder Kalzifikation wird nicht beobachtet.

Zahntechnikerlunge

Definition, Pathogenese und Epidemiologie
Pathomorphologisch besteht eine Mischstaubpneumokoniose mit entweder granulomatöser oder mehr diffuser Fibrose in Abhängigkeit von der Staubzusammensetzung. Ursächlich sind Mischstäube unterschiedlicher Zusammensetzung, Silizium und Aluminium aus Bohrgeräten, Chrom, Kobalt, Nickel, Gold, Silber und akrylierte Kunstharze aus Werkstoffen.

Arbeitsbereiche
Dentallaboratorien, Zahnarztarbeitsplätze.

Radiologische Befunde
Der dominante Staubanteil bestimmt den Bildcharakter. Häufig überwiegt das SiO_2 mit dem Bild der Silikose, aber auch die begleitende Fibrose kann manchmal bildbeherrschend sein.

9.3 Inhalation organischer Stäube

Definition, Epidemiologie, Pathogenese und Pathomorphologie

Während die WHO die Bezeichnung Pneumokoniosen definitionsgemäß nur für anorganische Stäube anwendet, gilt sie nach der ursprünglichen Terminologie auch für Inhalationsfolgen organischen Materials. Auch ist die strenge Trennung in anorganische und organische Stäube nicht immer möglich, da im Alltag vielfach Mischstäube vorkommen.

Auslösende Pathomechanismen sind

- mechanische Reizung,
- primär toxische Wirkung,
- allergische Wirkung durch Antigenität und
- Infekte durch Bakterien oder Viren.

Die Lungenveränderungen entstehen entweder durch mechanische Reizung, hyperergische sensibilisierende Reaktionen (z.B. exogen-allergische Alveolitis) oder durch toxische (z.B. Byssinose) oder chemisch-irritative (z.B. Isozyanatbeimischungen) Reaktionen. Die Antigenität ist bei den organischen Stäuben der wichtigste Auslösefaktor. Die Hypersensibilitätsreaktion findet im Bereich der Alveolen und des Lungeninterstitiums statt, präzipitierende Antikörper vom Typ IgG führen zu Immunreaktionen vom Typ III oder IV. Nicht selten findet sich auch eine duale Reaktion mit Sofortreaktion vom Typ I (s. Kap. 7 u. 10; Fruhmann 1994). Es kommen sowohl rein alveolitische meist reversible Reaktionen als auch fibrotische Merkmale vor. Abhängig von der Dauer der Erkrankung findet sich pathohistologisch das Bild von nicht

Tabelle 9.4. Pathologie der Pneumokoniosen – organische Stäube. (Mod. nach Müller u. Grewe 1992)

Bezeichnung	Stäube	Arbeitsbereich	Histologie
Bagassose (Zuckerrohr-Lunge)	Bagassse, faserreiches Restmaterial beim Zuckerrohrpressen, Aktinomyzeten in schimmeligem Zuckerrohr	Herstellung von Brettern und Papier, Dünger und Futtermittel	Chronische, vorwiegend murale Alveolitis mit Makrophagenaktivierung und Übergang in Fibrose. Häufig epitheloidzellige Granulome in der Akutphase
Byssinose	Rohbaumwolle, Fruchtboden der Baumwollblüte, verotteten Flachs- und Hanffasern (Hanf auch eigenständig als Cannabiose eingeordnet)	Vorwiegend Beschäftigte in Vorreinigungswerken von Baumwoll- oder Flachsspinnereien	Pathogenese nicht eindeutig geklärt, wahrscheinlich Endotoxine im Rohbaumwollstaub, darüber hinaus immunologische und chemotaktische Prozesse. Klinische Einteilung Grad I–III, nur im Stadium III obstruktive Bronchopneumopathie, geringe Fibrosierungstendenz, objektivierbare Befunde (ca. 3–5% der Betroffenen), keine Zeichen der EAA
Exogen allergische Alveolitis (EAA)	Antigene aus unterschiedlichen Quellen, schimmelpilzhaltige organische Stäube, mikrobiell kontaminierte Aerosole	75% aus der Landwirtschaft (Farmerlunge), Exposition aus Luftbefeuchtern am Arbeitsplatz, Differenzierung zwischen privatem und beruflichem Bereich häufig schwierig.	Hypersensibilitätsreaktion im Bereich der Alveolen und des Lungeninterstitium mit Immunreaktion vom Typ III
			Akut: Massive lymphozytär-plasmazelluläre Infiltration der Alveolarsepten, aber auch entzündliche Reaktion der terminalen Bronchioli. Makrophagen mit feinschaumigem lipoidhaltigen Zytoplasma. Ausbildung von Epitheloidzellgranulomen (etwa von der 3. Woche an) mit zytoplasmatischen Fibrillen in Riesenzellen Chronisch: Fibrosierende murale und luminale Alveoilitis, Rückbildung der Granulome; in > 25% Entwicklung einer Bronchiolitis obliterans. Übergang in uncharakteristische wabig-narbige Fibrose
Käseerzeugerlunge	Schimmelpilzsporen oder Milbenextrakte, Penicillium casei et roqueforti, auch Aspergillen	Molkereiarbeiter	Unterschiedliche Ausprägung einer EAA
Malzarbeiterlunge	Pilze, besonders Aspergillusarten, Mucor, Cladosporium penicillium u. a.	Malzherstellung mit feuchter und warmer Gerste	Bild der EAA
Obstruktive Atemwegserkrankung (Asthma)	Allergisierende Stoffe, z. B. Backstoffe, Insekten, Haarstaub, Diisocyanate; chemisch-irritativ oder toxisch, z. B. Formaldehyd, Ozon	Bäcker („Mehlberufe"), Biologie-Laborarbeiten, Arbeiten mit Futtermitteln, Lacke, Klebstoffe, Chemische Industrie, Desinfektion, Schweißarbeiten	Trias: 1. Dyskrinie und Mukostase, 2. Reaktion der Basalmembran (Verdickungen durch entzündliche Infiltration, überwiegend mit Eosinophilen, Permeabilitätsstörung), 3. Hypertrophie und Hyperplasie der glatten Bronchialmuskulatur. Immunreaktion vom Typ I und Typ III
Pilzarbeiterlunge	Thermophile Aktinomyzeten, Aspergillen, Sporen der Zuchtpilze	Anbau von Speisepilzen (Austernseitlinge, Shii-Take-Pilze)	Wie akute EAA, nur selten unspezifisch-entzündliche Veränderungen

Tabelle 9.4 (Fortsetzung)

Bezeichnung	Stäube	Arbeitsbereich	Histologie
Silofüllerlunge			Wird häufig fälschlicherweise zu organischen Stäuben gerechnet; ursächlich schwer wasserlösliches Stickoxid mit peripherer alveolärer Schädigung
Suberose (Korkarbeiter-lunge)	Duale Reaktion (Typ I/III-IV), Sofortreaktion auf Korkstaub, verzögerte Reaktion auf Penicillium frequetans	Herstellungs- und Bearbeitungsbetriebe von Kork	Vorwiegend subpleurale, intraalveoläre und interstitielle Ansammlung von Staubmakrophagen. Vereinzelte Pseudoasbestkörperchen
Vogelhalterlunge (synonym: Tauben-, Hühner-züchterlunge etc.)	Sekrete zur Fettung des Flaumenkleides, Proteinbestandteile in Haut und Exkrementen	Tierpfleger, Arbeiten in Tier-handlungen (Cave: privater Lebensbereich), Kreuz-reaktionen zwischen verschiedenen Vogelarten möglich	Bild der EAA; (Cave: hoch akuter Beginn nach Reinigung von Käfigen oder öffentlichen mit Tauben-exkrementen verunreinigten Plätzen möglich)

verkäsenden Granulomen, aktivierten Makrophagen, sowie einer interstitiellen Pneumonitis und der Bronchiolitis.

Merke ! Organische Pneumokoniosen bieten klinisch und pathomorphologisch kein einheitliches Bild. Das konventionelle Thoraxbild kann trotz eines schweren Krankheitsverlaufes negativ sein, die HR-CT führt deutlich früher zum Nachweis.

Radiologische Befunde

Ähnlich der klinischen und pathomorphologischen Situation ist kein einheitliches Bild zu erwarten (Stender et al. 1994). Das konventionelle Thoraxbild kann trotz eines schweren Krankheitsverlaufes negativ sein, die HR-CT wird deutlich früher zum Nachweis führen.

In der Regel findet sich ein retikuläres bis retikulonoduläres Bildmuster. Charakteristisch sind kleine noduläre, unscharf begrenzte Schatten im peribronchialen Gewebe, zentrilobulär angeordnet (Abb. 9.36).

Aktive Erkrankungsphasen mit milchglasähnlichem Bild („ground glass opacity") können neben chronischen Veränderungen mit fibrotischen, narbig deformierten Lungenbezirken abgegrenzt werden.

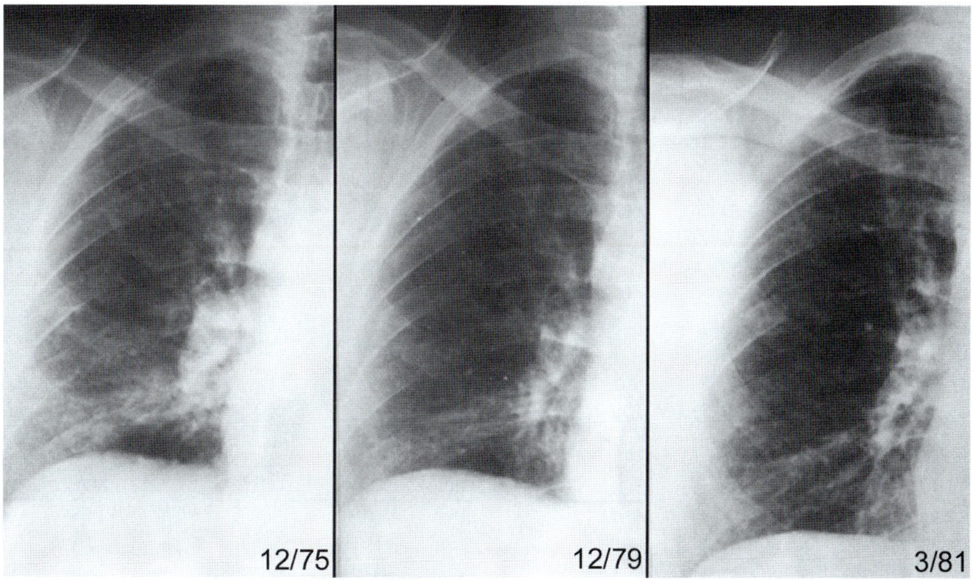

Abb. 9.36. Mälzerlunge, Verlaufsbeobachtung nach Beendigung der Exposition

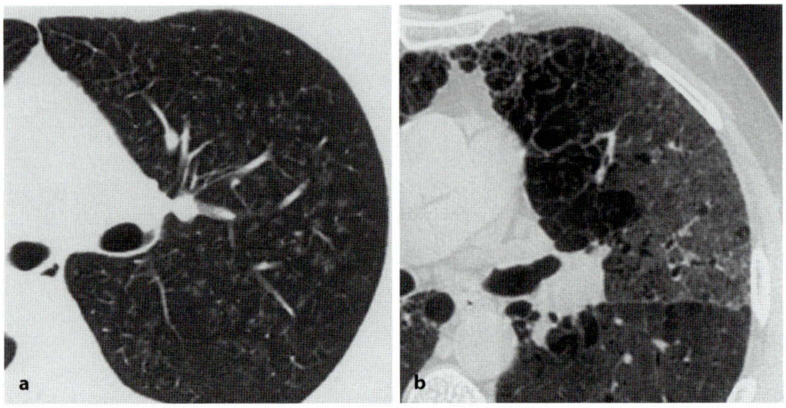

Abb. 9.37 a, b. Farmerlunge. **a** HR-CT mit azinären Fleckschatten als Hinweis auf die alveoläre Reaktion. **b** HR-CT mit fortgeschrittener Fibrose und Aktivitätszeichen bei verstärkter alveolärer Reaktion

Vielfach ist das Verteilungsmuster durch Übergangsphasen gekennzeichnet, im CT können aktive Bereiche durch regionale milchglasähnliche Verdichtungen von fibrotischen, narbig deformierten Lungenbezirken abgegrenzt werden (Abb. 9.37). Der zeitlich rasche Wechsel im Röntgen-/HR-CT-Bild zwischen fleckförmig milchglasähnlicher Struktur und retikulonodulärem Muster nach Aussetzen der Inhalationsnoxe ist für die exogen-allergische Alveolitis (EAA), z.B. für die sog. Farmerlunge, relativ typisch.

Merke ! Die radiologisch fassbaren Veränderungen bei organischen Pneumokoniosen lassen keine definitive Zuordnung zum auslösenden Agens zu, sodass nur die sorgfältige Arbeitsanamnese und die Ermittlung der Kontaktstoffe eine nähere Eingrenzung ermöglichen.

9.4 Inhalation toxischer Gase und Aerosole

Definition, Epidemiologie, Pathogenese und Pathomorphologie

Eine einheitliche, allgemein gültige Einteilung der inhalierbaren Luftschadstoffe existiert nicht. Das inhalative Risiko eines aeropulmonalen Schadens ist durch Konzentration, Expositionsdauer und durch die chemische Zusammensetzung des Stoffes und den dadurch bedingten Ort der Einwirkung bestimmt (Sperber u. Novak 1999). Das Endergebnis ist eine obstruktive Atemwegserkrankung in Abhängigkeit von der individuellen, in der Regel erblichen Disposition.

Abhängigkeit zwischen Noxe und Schadensausbildung nach Inhalation

- Chemische Struktur
- Größe der Partikel
- Verteilung der Partikel
- Konzentration
- Dauer der Exposition
- Pulmonale Reinigung, d.h. Zustand der Clearancemechanismen
- Individuelle Disposition

Je weniger wasserlöslich eine Substanz ist, desto peripherer setzt die Wirkung ein (z.B. Phosgene, Stickoxide, Ozon). Entsprechend unterschiedlich ist das morphologische Substrat mit peripherer oder eher zentraler Schädigung.

Klassifikation toxischer Gase und Aerosole

- Wasserlösliche Agenzien mit vorwiegend tracheobronchialer Reaktion (leicht wasserlöslich)
  - Chlorgas (HCl, wässrig: Salzsäure)
  - Ammoniak (NH_3)
  - Schwefeldioxid (SO_2)
  - Schwefelwasserstoff (H_2 S)
- Wasserlösliche Agenzien mit vorwiegend alveolärer Reaktion (schwer wasserlöslich)
  - Phosgen ($COCl_2$)
  - Stickoxide (NOx)
  - Ozon (O_3)
  - Dimethylsulfat
- Metallische Dämpfe und Aerosole
  - Nickeltetracarbonyl
  - Zinkchlorid
  - Kobalt
  - Cadmium
- Organische Verbindungen
  - Leichtflüchtige Verbindungen
    Alkane, Alkohole, Aromate, Karbonsäuren, Ketone und Phenole, Aldehyde, Merkaptane und Amine, Isozyanate, leichtflüchtige halogenierte Kohlenwasserstoffe (z.B. Chloroform)

- ▼ Schwerflüchtige Verbindungen
  Aromatische Kohlenwasserstoffe, schwerflüchtige halogenierte Kohlenwasserstoffe (z. B. PCP, PCB, Dioxine)
- ● Rauch, Kohlenmonoxid, Zigarettenrauch
  - ▼ Mischung verschiedener Gase, Rauche und Aerosole

Direkte Hitzeeinwirkung auf die Atemwege kann zu Verbrennungen in den Nasengängen, im Tracheobronchialsystem zur Zerstörung des Flimmerepithels und zu Nekrosen der Schleimhäute führen.

Die zentralen Irritationen ergeben eine Tracheobronchitis und/oder Bronchiolitis mit konsekutiver Obliteration, Atelektase und evtl. bakterieller Pneumonie, die peripheren Schäden führen zu einer Zerstörung der alveolokapillären Membran und zum Lungenödem (Abb. 9.38). Besonders bei diesen Schädigungen ist zu beachten, dass das Ödem erst nach einem symptomarmen Intervall auftreten kann. Dies gilt insbesondere für die Inhalation von Phosgen, Nitrosegasen, Metallcarbonyl und Ethylenimin.

CAVE ! Nach Abklingen der Initialsymptome im Bereich der oberen Luftwege, insbesondere nach Inhalation von Phosgen und Nitrosegasen, tritt ein trügerisches symptomfreies Intervall ein, nach 6–12 h, in manchen Fällen auch erst nach einigen Tagen kann es zu einem lebensbedrohlichen Lungenödem bis hin zum ARDS kommen (Tabelle 9.5).

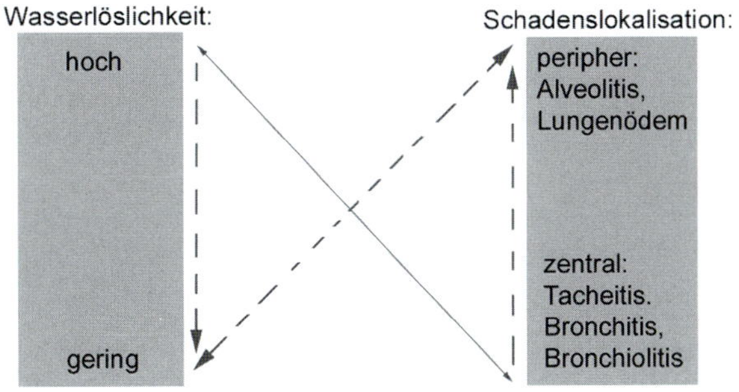

Abb. 9.38. Schadenslokalisation in Abhängigkeit von der Wasserlöslichkeit

9.4.1 Isozyanate

Definition, Pathogenese und Epidemiologie

Isozyanate sind reaktionsfreudige Ester der Isozyansäure und wichtige Grundbausteine der Polyurethanchemie. Unter den Berufsnoxen kommt ihnen eine zunehmende Bedeutung zu.

Pathomorphologisch finden sich nach Inhalation von isozyanathaltigen Dämpfen, Areosolen und Staubpartikeln Reaktionen im gesamten Respirationstrakt, aber auch Reizerscheinungen am Auge und der Haut.

Isozyanate lösen gelegentlich eine Sensibilisierung im Sinne einer zellgebundenen Typ I-Allergie aus, häufig reichen bereits sehr geringe Konzentrationen

Tabelle 9.5. Chemisch-irritative und toxische Inhalationsschäden und ihre Folgen

Inhalative Noxe	Reaktionsmechanismus	Reaktionsfolge(n)
Wasserlösliche Gase, Dämpfe, Stäube	Änderung des pH-Wertes, lokale Schleimhautreizung, Verätzung tracheobronchial, verzögerte periphere bronchioloalveoläre Schädigung	Akute Reizung und Verätzung der Atemwege; toxisches Lungenödem; CAVE: symptomfreies Intervall zwischen zentraler und peripherer Schädigung
(Cl_2, NH_4, HCl, H_2SO_4, HF); ($(CH_2Cl\text{-}CH_2)_2S$, Senfgas), Chlorierte Kohlenwasserstoffe, Phosgen; Nitrosegase, Nickelcarbonyl, Ethylenamin, Isozyanate, Ozon		
Metalldämpfe	Lokale Schleimhautreizung	Metallrauchfieber, alveolitische Reaktion
Hg, Cr, Cd, Mn		
Lösemittel, u. a. Aldehyde, Ester, z. B. Isozyanate, Peroxide, Halogenkohlenwasserstoffe	Histaminfreisetzung, bronchiale Hyperreagibilität	„Latentes Asthma“
Arbeitsbereiche		
Chemisch-irritativ oder toxisch wirkende Arbeitsstoffe kommen als Inhalationsnoxe an zahlreichen Arbeitsplätzen vor. Es ist unabdingbar, in jedem Einzelfall die Arbeitsplatzsituation, die Gefahrstoffe und Arbeitsvorgänge gezielt zu ermitteln.		
Beispiele (etwa in der Reihenfolge der Häufigkeit)		
Chemische und pharmazeutische Industrie, Chemielaboratorien; Lösungsmittel in Gummi-, Arzneimittel- und Lackindustrie; Flussmittel für Löten von Aluminium; Entwickler in der Fototechnik; Friseurtätigkeiten, Kunstharzherstellung; Klebstoffe; Verpackungsmaterial – Schneiden von Folien mit Schweißdraht; Desinfektion; Schaummittel zur PVC-Herstellung; Holzimprägnierung, Herstellung, Verarbeitung und Reinigung von Ölheizungen; Metallverarbeitung; Schweißarbeiten		

aus. In der Folge kann eine Bronchialobstruktion bzw. eine bronchiale Hyperreagibilität mit latentem Asthma auftreten. Seltener ist eine Schädigung des Alveolarepithels mit dem Bild der Alveolitis, nach ausgiebiger Exposition kommt es zur Entwicklung eines toxischen Lungenödems. Man unterscheidet somit drei Formen, die sich bei exponierten Personen unabhängig voneinander entwickeln können:

1) Allergisch bedingtes Isozyanat-Asthma
2) Chemisch-irritativ/toxisch bedingtes Isozyanat-Asthma
3) Exogen-allergische Isozyanat-Alveolitis

9.4.2 Rauche

Definition, Pathogenese und Epidemiologie

Rauche sind eine Mischung von kleinen Partikeln in heißer Luft mit toxischen Gasen. Bei Feuerkatastrophen besteht ein synergistischer Effekt zwischen Inhalationsschaden und Hautverbrennungen. Die Inzidenz pulmonaler Komplikationen bei Verbrennungsunfällen wird mit 15–24% angegeben mit einer Mortalität von 71–89%. Rauchverletzungen entstehen in der ersten Phase durch Kohlepartikel, die mit organischen Säuren und Aldehyden beschichtet sind; in der folgenden Phase wirken Kohledioxid und -monoxid sowie weitere toxische Gase ein, deren Zusammensetzung vom Verbrennungsmaterial abhängt (Tabelle 9.6).

■ **Zigarettenrauch.** Inhalatives Zigarettenrauchen führt langfristig zu Parenchymschäden mit emphysematösen Veränderungen und chronischer Entzündung des Bronchialsystems, die unabhängig sind von der kanzerogenen Wirkung. Pathomorphologisch entwickelt sich das Bild der sog. „Kondensatpneumopathie" (Müller 1998) mit Akkumulation von pigmentbeladenen Makrophagen in den Bronchioli, bronchiolärer Entzündung und Fibrose, erhöhter Zellaktivität in den Alveolen und interstitieller Anthrakose.

Radiologische Befunde

Radiologische Untersuchungen, besonders die HR-CT, ermöglichen zwar eine relativ frühe Darstellung des Schadensbildes, die definitive Identifikation der auslösenden Noxe ist mit bildgebenden Verfahren jedoch nicht möglich. Frühe Veränderungen ergeben in der Regel kein pathologisches Röntgenbild. Mit der HR-CT können diskrete akute und chronische Veränderungen nachgewiesen werden, selbst wenn das Thoraxübersichtsbild unauffällig ist. Die Diagnose stützt sich auf die Erhebung der Krankheitsvorgeschichte und die Erforschung der Schadstoffexposition.

Hitzeeinwirkungen mit Verbrennungen der oberen Luftwege ergeben primär keinen radiologischen Befund, erst die peripheren Parenchymschäden werden sichtbar.

Wegen der verzögerten peripheren bronchoalveolären Schädigung treten oft erst nach 6–36 Stunden die Zeichen des nichtkardialen Lungenödems auf (Abb. 9.39). Als Endstadium kann eine interstitielle Lungenfibrose resultieren.

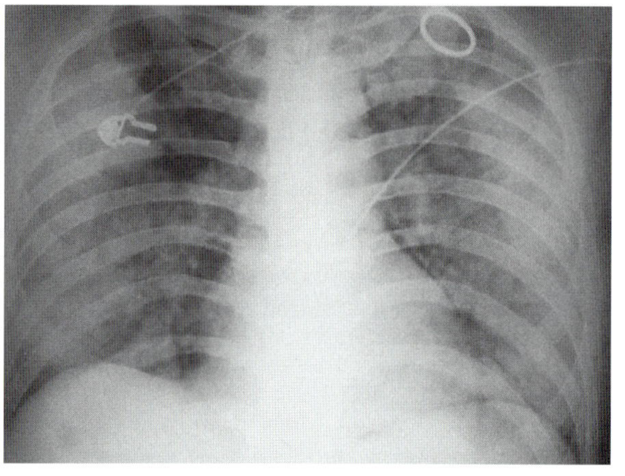

Abb. 9.39. Bronchioloalveoläre Schädigung nach Gasinhalation (Phosgen). Übersichtsaufnahme: nach 30 h, die peripheren bronchoalveolären Schädigungen treten verzögert nach 6–36 h mit den Zeichen des nichtkardialen Lungenödems auf

Tabelle 9.6. Toxische Folgeprodukte in Abhängigkeit vom Verbrennungsmaterial. (Novak 1999)

Verbrennungsmaterial	Gasförmige Folgeprodukte
Polyvinylchloride	Salzsäure, Chlorgas, Phosgen, Kohlemonoxid
Wolle, Seide, Nylon, Polyurethan, Kunstharze, Melanin	Schwefelwasserstoff, Zyanid, Ammoniak, Acrolein, Isozyanate, Acetaldehyd
Nitrozellulose: Filme, Fabriken	Stickoxide, Formaldehyde
Holz, Baumwolle, Papier, Petroleumprodukte	Acrolein, Acetaldehyd, Methan, Essigsäure
Fluorierte Kunstharze	Flusssäure
Schwefelhaltige Materialien	Schwefeldioxid

Die emphysematösen Veränderungen bei Rauchern treten vorwiegend subpleural auf. Die bronchiolären und alveolären Reaktionen bieten im HR-CT das Bild der respiratorischen Bronchiolitis. Die Entwicklung des Bronchialkarzinoms durch das inhalative Zigarettenrauchen ist nachgewiesen, die Kombination mit inhalativen Stäuben kann additiv oder multiplikativ kanzerogene wirken (z.B. Asbest; Abb. 9.17).

Die wichtigsten Punkte bei der radiologischen Diagnostik der Schädigungsfolgen von Rauchen und Gasen sind:

- Ein negatives Röntgenbild schließt einen Inhalationsschaden nicht aus.
- Das charakteristische Zeichen einer Inhalationsschädigung ist in der akuten Phase das Bild des Lungenödems, interstitiell und alveolär, meist kombiniert.
- Radiologische Zeichen des Lungenödems können der klinischen Manifestation vorausgehen.
- Die CT ist zur Diagnosestellung und zur Verlaufsbeurteilung unerlässlich, sowohl zur primären Abschätzung des Schadens als auch in der Einteilung der Folgeerscheinungen.

9.5 Aspirationsfolgen

Definition, Pathogenes und Epidemiologie

Die Aspiration von Fremdmaterial kann zu einer mechanischen Blockade im Tracheobronchialsystem mit lokalem Ödem, entzündlicher Zellproliferation bis zur Ulzeration, Fibrose und Stenosierung führen. Bei Inhalation von Flüssigkeiten gelangt die Substanz bis zur Peripherie und kann segmentale und/oder diffuse Befallsmuster auslösen, teilweise auch mit einer Latenz von mehreren Tagen. Neben der primär obturierenden Einwirkung kann es zu einer primär toxische Reaktion oder zu einer bakterielle Kontamination kommen (Fraser et al. 1990; Tabelle 9.7).

Radiologische Befunde

Fremdkörper. Abhängig von ihrer Größe bewirken sie eine Obstruktion von Haupt-, Segment- oder Subsegmentbronchien. Das Röntgenbild kann gelegentlich den Fremdkörper abbilden, es kann zu einer Atelektase oder zu einer Überblähung des betroffenen Lungenabschnittes durch einen Ventilmechanismus („air trapping“) kommen. Bei zur Mitarbeit fähigen Patienten wird bei der Durchleuchtung ein kontralaterales Mediastinalpendeln erkennbar, bei Kleinkindern und nicht ausreichend kooperationsfähigen Patienten wird das „air trapping“ durch seitliche Liegendaufnahmen sichtbar gemacht, die betroffene Seite behält ihre verstärkte Transparenz (Abb. 9.40).

Bariumsulfat. Die Aspiration von gelöstem Bariumsulfat bei der gastrointestinalen Röntgendiagnostik verläuft in der Regel ohne Komplikationen. Es kann zur Darstellung des gesamten des gesamten Bronchialsystems kommen mit Bronchogramm und Darstellung der Azini („belaubter Baum“).

Magensaft. Aspiration von Mageninhalt führt zu Säureschäden der Atemwege und der Alveolen. Das 1946 von Mendelson erstmals beschriebene Phänomen tritt auf, wenn Magensaft mit einem pH-Wert von maximal 2,5 aspiriert wird. Radiologisch zeigen sich bilaterale, konfluierende Infiltrate, teils regional betont, ohne kardiale Dekompensationszeichen (Abb. 9.41).

Oropharyngeales Sekret. Das oropharyngeale Sekret ist häufig bakteriell kontaminiert. Nach Aspiration finden sich uncharakteristische pneumonische Infiltrate.

Mineralische Öle. Mineralische Öle sowie Tier- und Pflanzenöle führen zum Bild der exogenen Lipoidpneumonie mit einzelnen oder multiplen unscharf begrenzten Verdichtungen, auch größeren rundlichen bis ovalären Schatten, die einen Tumor vortäuschen können.

Tabelle 9.7. Fremdkörperinhalationen und ihre Wirkung

Material	Wirkung
Fremdkörper, z.B. Spielmaterial (Kinder), Nahrungsbestandteile, Blütenbestandteile, Mekonium	Obturierend, mechanischer, lokalisierter Block
Mageninhalt	Toxisch; obturierend
Pharyngoösophageales Sekret	Toxisch; bakteriell kontaminiert
Öle und Fette, tierische, pflanzliche und mineralische	Toxisch, obturierend
Wasser (Süß- oder Meereswasser)	Obturierend, toxisch, Ertrinken („drowning“), Beinahe-Ertrinken („near-drowning“)

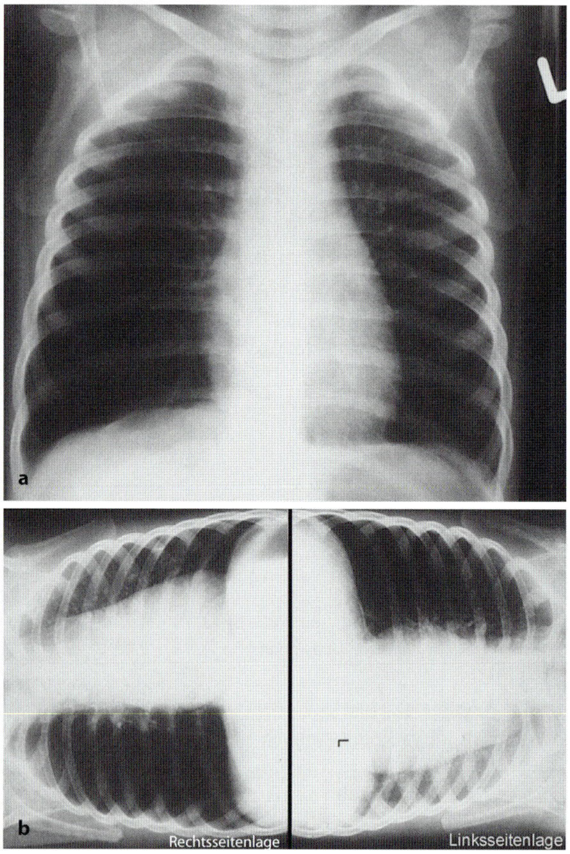

Abb. 9.40 a, b. Fremdkörperinhalation, seitendifferente Belüftung. Überblähung der betroffenen rechten Seite. **a** „Air trapping" durch einen Ventilmechanismus. Bei Durchleuchtung kontralaterales Mediastinalpendeln, bei Kleinkindern Liegendaufnahmen sowohl in Links- als auch in Rechtsseitenlage. **b** Die betroffene rechte Seite behält ihre verstärkte Transparenz

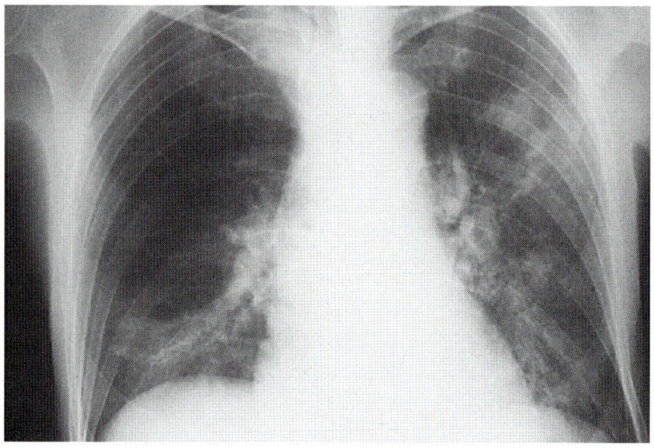

Abb. 9.41. Aspirationspneumonie: bilaterale, konfluierende Infiltrate, teils regional betont, ohne kardiale Dekompensationszeichen

■ **Ertrinken.** Obwohl die Organreaktion auf Süß- und Meerwasser unterschiedlich sein kann, ist das radiologische Bild ähnlich: Geringere Mengen führen zu bilateralen, meist symmetrischen Fleckschatten mit Entwicklung eines Lungenödems bis hin zum ARDS. Häufig wird das radiologische Bild des Ödems erst nach 24–48 h erkennbar.

In der Regel steht die sofortige Ateminsuffizienz oder der Atemstillstand im Vordergrund.

Merke ! Die Aspiration von Fremdmaterial kann zu einer mechanischen Blockade im Tracheobronchialsystem mit lokalem Ödem, entzündlicher Zellproliferation, Ulzeration, Fibrose und Stenosierung führen. Bei Inhalation von Flüssigkeiten gelangt die Substanz in die Peripherie und kann segmentale und/oder diffuse Befallsmuster aufweisen, teilweise auch mit einer Latenz von mehreren Tagen.

Literatur

Aberle DR (1991) High-resolution computed tomography of asbestos-related diseases. Semin Roentgenol 26: 118–131

Aberle DR (1993) HRCT in acute diffuse lung disease. J Thor Imag 8: 200–212

Aberle DR, Gamsu G, Ray CS (1988) High-resolution CT of benign asbestos-related diseases: clinical and radiographic correlation. AJR 151: 883–891

Adler BD, Padley SPG, Müller NL et al. (1992) Chronic hypersensitivity pneumonitis: High-Resolution CT and radiographic features in 16 patients Radiology 185: 91–95

Akira M, Higashihara T, Yokoyoma K et al. (1989) Radiographic type p pneumoconiosis: High-Resolution CT. Radiology 171: 117–123

AlJarad N, Wilkinson P, Pearson MC et al. (1992) A new high resolution computed tomography scoring system for pulmonary fibrosis, pleural disease, and emphysema in patients with asbestos related disease. Br J Ind Med 49: 73–84

Antman K, Aisner J (1987) Asbestos related malignancy, Grune and Stratton, Orlando, Florida

Baris YI, Artvinli M, Sahin AA (1979) Environmental mesothelioma in Turkey. Ann NY Acad Sci 330: 423–432

Bégin R, Boctor M, Bergeron D et al. (1984) Radiographic assessment of pleuroparenchymal disease in asbestos workers: Posteroanterior, four view films, and computed tomograms of the thorax. Br J Ind Med 41: 373–383

Bégin R, Massé S, Cantin A et al. (1988) Imaging the pneumoconioses: a multidisciplinary approach. J Thoracic Imaging 3: 37–50

Bergin CJ, Müller NL, Vedal S et al. (1986) CT in silicosis: correlation with plain films and pulmonary function tests. AJR 146: 477–483

Bergin CJ, Roggli V, Coblentz C et al. (1988) The secondary pulmonary lobule: normal and abnormal CT appearances. AJR 151: 21–25

Berufsgenossenschaftliche Grundsätze für arbeitsmedizinische Vorsorgeuntersuchungen (1998) HVBG – Hauptverband der gewerblichen Berufsgenossenschaften, 2. Aufl, Gentner, Stuttgart

Bessis L, Callard P, Gotheil C et al. (1992) High-Resolution CT of parenchymal lung disease: Precise correlation with histologic findings. RadioGraphics 12: 45–58

Bittner RC, Schörner W, Auffermann W et al. (1992) Magnetresonanztomographie (MRT) bei Pleuraerkrankungen. Fortschr Röntgenstr 157: 267–274

Bohlig H (1988) Inhalationsschäden durch anorganische Stäube. In: Schinz HR (Hrsg) Radiologische Diagnostik in Klinik und Praxis, 7. Aufl, Band I, Teil 2: Lunge, Pleura, Thoraxwand, Thieme, Stuttgart New York

Bohlig H, Calavrezos A (1987) Development, radiological zone patterns, and importance of diffuse pleural thickening to occupational exposure of asbestos. Br J Ind Med 44: 673–681

Bohlig H, Hain E, Valentin H et al. (1981) Die Weiterentwicklung der Internationalen Staublungenklassifikation und ihre Konsequenzen für die arbeitsmedizinischen Vorsorgeuntersuchungen staubgefährdeter Arbeitnehmer (ILO 1980/Bundesrepublik). Prax Pneumol 35: 1075–1154

Bohlig H, Otto H (1989) Die pleuralen Röntgenzeichen der Pneumokoniosen. In: Diethelm L, Heuck F, Olsson O, Strnad F, Vieten H, Zuppinger A (Hrsg) Handbuch der medizinischen Radiologie, Bd IX/5b. Springer, Berlin Heidelberg New York Tokyo, S 153–200

Borsch-Galetke E, Galetke W, Stalder K et al. (1994) Schimmelpilzsensibilisierung bei Naßschleifern – Erkrankungsrisiko der Atemwege? In: Florian H-J, Harwerth A (Hrsg) Arbeitsmedizinische Herbsttagung, Bielefeld, 25.–28.10.1994, Gentner, Stuttgart, S 253–263

Brockmann M (1992) Malignes diffuses Pleuramesotheliom – Heterogenität, Differentialdiagnose und Histogenese – Forschungsbericht Pleuramesotheliom. BG, Schriftenreihe des Hauptverbandes der gewerblichen Berufsgenossenschaft, St. Augustin

Chen W, Mattet NK (1978) Malignant mesothelioma with minimal asbestos exposure. Human Path 9: 253–258

Churg A, Green FHY (1998) Pathology of occupational lung disease. 2nd edn, Williams and Wilkins, Baltimore

Coenen W, Schenk H (1990) Ermittlung von Risikogruppen bei Asbestexponierten. BG 718–726

Diller W (1991) Arbeitsmedizinische Gesichtspunkte bei der Begutachtung des „Isocyanat-Asthmas". Arbeitsmed Sozialmed Präventivmed 26: 393–398

Doll R, Peto R (1981) The causes of cancer. University Press, Oxford

Drexel G, Plinske W, Butz M (1998) BK-DOK '96 Dokumentation des Berufskrankheiten-Geschehens in Deutschland. Hauptverband der gewerblichen Berufsgenossenschaften (HVBG), Sankt Augustin

Enterline PE (1991) Changing attitudes and opinions regarding asbestos and cancer 1934–1995. Am J Ind Med 20: 685–700

Feigin DS (1986) Talc: understanding its manifestation in the chest. AJR 146: 295–301

Fraser RG, Paré JAP, Paré PD et al. (1990) Pulmonary disease caused by inhalation of inorganic dust (pneumoconioses). In: Fraser RG, Paré JAP, Paré PD, Fraser RS, Genereux GP (eds) Diagnosis of diseases of the chest, 3rd edn, vol III, Saunders, Philadelphia London

Fraser RS, Müller NL, Colman N et al. (1999) Pulmonary disease caused by inhalation or aspiration of particulates, solids, or liquids. In: Fraser RS, Müller NL, Colman N, Paré PD (eds) Fraser and Pare's Diagnosis of diseases of the chest, 4th edn, vol IV, Saunders, Philadelphia London

Friedman AC, Fiel SB, Fisher MS et al. (1988) Asbestos-related pleural disease and asbestosis: a comparison of CT and chest radiography. AJR 150: 269–275

Fruhmann G (1994) Sonstige Berufskrankheiten In: Ferlinz R (Hrsg) Pneumologie in Praxis und Klinik, Thieme, Stuttgart New York, S 609–640

Gaensler EA, Kaplan AI (1971) Asbestos pleural effusion. Ann Intern Med 74: 178–191

Galetke W, Borsch-Galetke E, Stalder K et al. (1994) Untersuchung von Schleifern zur Bedeutung von Allergenen in Kühlschmiermitteln für die Entstehung von Lungenfibrosen. Verhandlungen der Deutschen Gesellschaft für Arbeitsmedizin und Umwelt, 34. Jahrestagung Wiesbaden, 16.–19. 5. 1994, Kessel R (Hrsg), Gentner, Stuttgart, S 163–169

Galetke W, Borsch-Galetke E, Stalder K et al. (1995) Lungenfibrose bei Hartmetallschleifern. Atemw Lungenkrkh 21: 189–193

Gamsu G (1991) Computed tomography and high-resolution computed tomography of pneumoconioses. J Occup Med 33: 794–796

Gamsu G, Sostman D (1989) State of the art. Magnetic resonance imaging of the thorax. Am Rev Respir Dis 139: 254–274

Gibbs GW, Becklake M, Bignon I et al. (1993) Biological indicators and their clinical significance in persons exposed to mineral fibers: a report of a workshop held in Japan, 24–25. November 1991. Br J Ind Med 50: 412–417

Grenier P, Cordeau M-P, Beigelman C (1993) High-resolution computed tomography of the airways. J Thoracic Imaging 8: 213–229

Hartman TE, Primack SL, Lee KS et al. (1994) CT of bronchial and bronchiolar diseases. Radiographics 14: 991–1003

Hatch TF, Gross P (1964) Pulmonary deposition and retention of inhaled aerosols. Academic Press, New York

Heinz PU (1997) Definition Minimalasbestose der Deutschen Gesellschaft für Pathologie. Dtsch Ärztebl 15: 782

Hering KG (1992) Auswertung und Einordnung von CT-Befunden bei berufsbedingten Lungen- und Pleuraveränderungen in Anlehnung an die ILO-Staublungen-Klassifikation. Röntgenpraxis 45: 304–308

Hering KG (1996) Standardisierte Befundung bei berufsbedingten Lungen- und Pleuraveränderungen. In: Lörcher U, Schmidt H (Hrsg) HR-CT der Lunge, Thieme, Stuttgart New York, S 75–79

Hering KG (1997) Induktion von Mesotheliomen durch ionisierende Strahlen. In: Fueger G (Hrsg) Strahlenschutz in Forschung und Praxis, Bd 39, Gustav Fischer, Stuttgart, S 135–145

Hering KG (1998) Inhalationsschäden und Pneumokoniosen. In: Krahe T (Hrsg) Lunge und Pleura, Referenzreihe Radiologische Diagnostik, Thieme, Stuttgart New York, S 177–216

Hering KG, Borsch-Galetke E, Tuengerthal S et al. (1999) Bildgebende Verfahren zur Thoraxdiagnostik bei Pneumokoniosen und semiquantitative Auswertung von HRCT-Befunden. ergomed 23: 7–15

Hering KG, Kraus T (2002) Coding, Categorization System with Reading Sheed and Description of Reference CT-Films associated with Sketch. In: Kusaka Y, Hering KG, Parker JE (Eds.) HRCT in Occupational and Environmental Respiratory Diseases. Springer, Tokyo (in print)

Hering KG, Raithel HJ, Wiebe V (1993) Computertomographie der Pleura und des Parenchyms bei asbestexponierten Beschäftigten. Röntgenpraxis 46: 1–6

Hering KG, Tuengerthal S, Kraus T et al. (1994) CT-Untersuchung und standardisierte Befundung bei berufsbedingten Lungen- und Pleuraveränderungen in Anlehnung an die ILO-Staublungen-Klassifikation. Röntgenpraxis 47: 262–269

Hering KG, Wiebe V (1990) Radiologische Diagnostik der Pneumokoniosen. Radiologe 30: 574–580

Heuck FHW, Hoschek R (1990) Cer-Pneumokoniose. In: Konietzko J, Duphuis H (Hrsg) Handbuch der Arbeitsmedizin, ecomed, Landsberg, Bd 3, IV – 5.2.8, S 1–10

Hillerdal G (1991) Pleural lesions and the ILO classification: The need for a revision. Am J Ind Med 19: 125–130

Hillerdal G (1991) Pleurale Narbenbildungen und Pleuraplaques - Epidemiologie, Ätiologie und Klinik. Atemw.-Lungenkrh. 17: 331–336

HVBG, Hauptverband der gewerblichen Berufsgenossenschaften (1999) Jahresbericht 1999, Sankt Augustin

ILO, International Labour Organisation (1981) Guidelines for the use of ILO international classification of radiographs of pneumoconioses. (Occupational safety and health series, rev. 80, Geneva) (revised version in print)

Im J-G, Webb WR, Rosen A et al. (1989) Costal pleura: appearances at high-resolution CT. Radiology 171: 125–131

Kauczor H-U, Heußel C-P, Mildenberger P et al. (1996) Was heißt wie? Ansatz und Glossar zur Befundung und Verständnis in der HRCT der Lunge. Forstschr Röntgenstr 165: 428–436

Konietzko N (1990) Asbestinduzierte pleuropulmonale Erkrankungen. Asbestexposition IV - 5.2.2.1 S 1–10. Asbeststaublungenerkrankung IV - 5.2.2.3 S 1–20. Lungenkrebs in Verbindung mit Asbestexposition IV - 5.2.2.4 S 1–6. Pleuramesotheliom durch Asbest IV - 5.2.2.6 S 1–14 In: Konietzko J, Duphuis H (Hrsg) Handbuch der Arbeitsmedizin, ecomed, Landsberg, Bd 3, IV - 5.2.2

Kraus T, Raithel HJ (1998) Frühdiagnostik asbeststaubverursachter Erkrankungen - Differenzierte Vorsorgestrategie bei Asbeststaubexposition. Arbeitsmedizinische Längsschnittuntersuchungen bei einem Hochrisikokollektiv ehemals asbeststaubexponierter Arbeitnehmer. Hauptverband der gewerblichen Berufsgenossenschaften (HVBG), Sankt Augustin

Kraus T, Raithel HJ, Hering KG (1996) Evaluation and classification of high-resolution computed tomographic findings in patients with pneumoconiosis. Int Arch Occup Environ Health 68: 249–254

Kraus T, Schaller KH, Raithel HJ et al. (1997) Frühdiagnostik der Aluminiumstaublunge. Arbeitsmed Sozialmed Umweltmed 32: 203–207

Kronenberger H, Morgenroth K, Tuengerthal S et al. (1980) Pneumokoniosen bei einem Zahntechnikerkollektiv. Atemwege Lungenkrankh 6: 279–282

Kusaka Y, Hering KG, Parker JE (Eds.) (2002 - in print) HRCT in Occupational and Environmental Respiratory Diseases. Springer, Tokyo Berlin Heidelberg New York

Lange S (1996) Radiologische Diagnostik der Thoraxerkrankungen, Thieme, Stuttgart New York

Mehrtens G, Perlebach E (1999) Die Berufskrankheitenverordnung (BeKV) - Kommentar, 35. Lfg. Erich Schmidt, Berlin

Mendelson CL (1946) The aspiration of stomach contents into the lung during general anaesthesia. Am J Obstet Gynecol 52: 191–205

Morfeld P, Piekarski C (1996) Chronische Bronchitis und Emphysem als Berufskrankheit der Steinkohlenbergleute. Zentralbl Arbeitsmed, Bd 15. Haefner, Heidelberg

Müller K-M (1990) Morphologie generalisierter Lungenparenchymerkrankungen. In: Generalisierte Lungenerkrankungen. Steinkopff, Darmstadt, S 1–25

Müller K-M, Grewe P (1992) Pathologie der Pneumokoniosen. Atemw Lungenkrh 18: 428–436

Muscat JE, Wynder El (1995) Diesel engine exhaust and lung cancer; an unproven association. Environ Health Perspect 103: 812–818

Naidich DP, Webb WR, Müller NL et al. (1999) Computed tomography and magnetic resonance of the thorax, 3rd edn, Lippincott-Raven, Philadelphia New York

Novak D (1999) Inhalation of toxic gases and fumes. In: Sperber M (ed) Diffuse lung disorders - a comprehensive clinical-radiological overview. Springer, Berlin Heidelberg New York Tokyo, pp 158–184

Raithel HJ, Kraus Th, Hering KG et al. (1996) Asbestbedingte Berufskrankheiten - Aktuelle arbeitsmedizinische und klinisch-diagnostische Aspekte, Dt Ärztebl 93: A-685–693

Reichel, G (1994) Pneumokoniosen durch anorganische Stäube. In: Ferlinz R (Hrsg) Pneumologie in Praxis und Klinik, Thieme, Stuttgart New York, S 581–608

Remy-Jardin M, Degreef JM, Beuscart R et al. (1990) Coalworkers pneumokonioses: CT-assessment in exposed workers and correlation with radiographic findings. Radiology 177: 363–371

Ruppe K (1990) Lungenkrankheiten durch künstliche Mineralfasern. In: Konietzko J, Duphuis H (Hrsg) Handbuch der Arbeitsmedizin, ecomed, Landsberg, Bd 3, IV - 5.2.9, S 1–13

Sargent EM, Bosswell WD, Ralls PW (1984) Subpleural fatpads in patients exposed to asbestos: distinction from non calcified pleural plaques. Radiology 152: 273–277

Schultz K, Petro W (Hrsg) (1998) Pneumologische Umweltmedizin - Atmungsorgane und Umwelt. Springer, Berlin Heidelberg New York Tokyo

Schultze-Werninghaus G (1996) Durch Isozyanate verursachte bronchopulmonale Erkrankungen. In: Fritze E, May E (Hrsg) Die ärztliche Begutachtung. Steinkopff, Darmstadt, S 542–544

Selikoff IJ, Hammond EC (1979) Asbestos and smoking. JAMA 242: 458–459

Solomon A, Kreel L (Hrsg) (1989) Radiology of occupational chest disease. Springer, Berlin Heidelberg New York

Sperber M, Novak D (1999) Environmental Lung Disorders. In: Sperber M (ed) Diffuse lung disorders - a comprehensive clinical-radiological overview. Springer, Berlin Heidelberg New York Tokyo, S 141–158

Stender H-St, Majewski A, Schober O (1994) Bildgebende Verfahren in der Pneumologie. In: R. Ferlinz (Hrsg) Pneumologie in Praxis und Klinik, Thieme, Stuttgart New York, S 163–235

Tuengerthal S (1999) Berufsbedingte Lungen- und Pleuraerkrankungen. In: Heuck FHW, Frik W, Scherz H-W (Hrsg) Radiologische Fachgutachten - Diagnostik mit bildgebenden Verfahren, Springer, Berlin Heidelberg New York Tokyo, S 457–532

Webb WR, Müller NL, Naidich DP (2001) High-Resolution CT of the lung, 3rd edn, Lippincott-Raven, Philadelphia New York

Woitowitz H-J (1989) Berufserkrankungen: Sozialmedizinische Aspekte. Dtsch Rentenvers 3: 137–169

Worth G, Stahlmann W, Worth H (1999) Erkrankung durch anorganische Stäube. Silikose In: Konietzko J, Duphuis H (Hrsg) Handbuch der Arbeitsmedizin, ecomed, Landsberg, Bd 3, IV - 5.2.1, S 1–46

Zenker FA (1867) Über Staubinhalationskrankheiten der Lungen. Dtsch Arch klin Med 2: 116–172

Zober A (1999) Der Schweißerarbeitsplatz. In: Konietzko J, Duphuis H (Hrsg) Handbuch der Arbeitsmedizin, ecomed, Landsberg, Bd 4, IV - 9.20.1, S 1–9

Immunologische Erkrankungen 10

C. Schaefer-Prokop

Zu den immunologischen Lungenerkrankungen gehören Krankheiten sehr unterschiedlicher, z. T. noch nicht geklärter Ätiologie. Die außerordentlich zahlreichen Differentialdiagnosen immunologisch bedingter pulmonaler Erkrankungen werden mit für die Diagnosestellung hilfreichen Details aufgeführt. Durch die Weiterentwicklung diagnostischer Verfahren oder durch veränderte pathogenetische Konzepte bedingte Änderungen in Nomenklatur oder Klassifizierung werden referiert.

Der Einsatz der verschiedenen bildgebenden Verfahren und ihre Sensitivität sowie Spezifität wird für die einzelnen nosologischen Entitäten dargelegt, ebenso Vor- und Nachteile oder die noch umstrittene Relevanz einzelner Methoden für bestimmte Fragestellungen wie Primärdiagnose, Therapiemonitoring oder Interventionsplanung.

Die unterschiedlichen Formen und Ausprägungen pleuraler und/oder pulmonaler Beteiligungen bei Kollagenosen, Vaskulitiden, chronisch entzündlichen und Autoimmunerkrankungen werden beschrieben, desgleichen extrapulmonale Manifestationen von Systemerkrankungen, die klinisch früher manifest werden als die pulmonalen. Gerade bei Systemerkrankungen können pulmonale Symptome zunächst ohne laborchemisch oder morphologisch fassbares Korrelat auftreten, andererseits kann trotz ausgedehnten Befalls der Lunge klinische Beschwerdefreiheit bestehen.

Bei differentialdiagnostisch einzubeziehender immunologischer Genese ist es sinnvoll, die serologische Diagnostik bereits initial um spezielle Entzündungsparameter und immunologische Marker, zu erweitern, die nicht nur diagnostisch von Bedeutung sind, sondern auch zur Beurteilung von Verlauf, Aktivität und Effektivität therapeutischer Maßnahmen hilfreich sind.

10.1 Amyloidose

Die Amyloidose stellt eine pathologische extrazelluläre Ansammlung von Amyloid in interstitiellen Strukturen und in der Media von kleinen und mittleren Gefäßen dar. Amyloid ist ein fibrilläres Proteinmaterial, das sich histochemisch mit Kongorot bindet und eine grüne Lumineszenz im polarisierten Licht zeigt. Dieses Farbverhalten ist pathognomonisch. Amyloid entsteht allerdings auch im Rahmen physiologischer Alterungsprozesse. Zu einer Organdysfunktion kommt es erst ab einer bestimmten Menge abgelagerten Amyloidmaterials.

10.1.1 Pathologisch-anatomische und ätiologische Grundlagen

Man unterscheidet die primäre oder idiopathische Amyloidose, die ohne assoziierte Grunderkrankung oder in Assoziation mit einer Plasmazelldysfunktion (meistens multiples Myelom) vorkommt, von der sekundären Amyloidose, die im Verlauf eines chronisch entzündlichen Prozesses entsteht. Bei der primären Form sind am häufigsten Herz, Lunge und Gastrointestinaltrakt (70 bis >90%) befallen, bei der sekundären Form sind die Nieren (>80%) das häufigste Zielorgan, die Lungen sind nur selten betroffen (Utz 1996). Bei der sog. senilen Form oder Altersamyloidose sind Herz und Gelenke, nicht jedoch die Lunge betroffen (Tabelle 10.1).

Histologisch unterscheidet man mehr als fünfzehn verschiedene Proteinformen. Die für die primäre Form typischen Amyloidleichtketten (AL-Amyloidose) leiten sich von monoklonalen Immunglobulinen ab und werden in Plasmazellen produziert, während das bei der sekundären reaktiv-systemischen AA-Amyloidose gefundene α-Globulin ein Reagenz akuter entzündlicher oder infektiöser Erkrankungen ist und in der Leber produziert wird.

Die Amyloidablagerungen können auf ein Organ beschränkt sein oder als Systemamyloidose mehrere Organsysteme betreffen. Auch innerhalb eines Organs können die Ablagerungen disseminiert oder fokal sein. Primär lokalisierte Erkrankungen generalisieren niemals sekundär. Schwierig einzuordnen sind die regional begrenzten Erkrankungsformen, die – obwohl nicht systemisch – jedoch nicht auf eine anatomische Region begrenzt sind. So sind z.B. gleichzeitige Amyloidablagerungen im Tracheobronchialsystem und in mediastinalen und zervikalen Lymphknoten beschrieben.

Der pulmonale Befall der Amyloidose hat drei Ausbreitungsformen (Urban 1993), bei der die Amyloidablagerungen im Tracheobronchialsystem, in umschriebenen intrapulmonalen Noduli oder diffus in den interstitiellen Septen und Gefäßwänden nachweisbar sind.

Die tracheobronchiale Amyloidose sowie die noduläre Amyloidose gehören zur primären, auf die Lunge beschränkten Form. Die diffuse septale oder interstitielle Amyloidose ist entweder Teil der systemischen Form der primären Amyloidose oder gehört zur sekundären Form der Amyloidose. Bei der tracheobronchialen Form der Amyloidose beobachtet man umschriebene solitäre oder multiple submuköse Amyloiddepots, die polypoid nach intraluminal ragen oder diffus konzentrisch angelegt sind. Bei der häufigeren diffusen Ausbreitungsform können die Trachea, die Hauptbronchien, die Lappen- und die proximalen Segmentbronchien betroffen sein. Bei der fokalen Form kann auch der Larynx beteiligt sein.

Intrapulmonale Amyloid-Rundherde können unterschiedlich stark vor allem zentral verkalken. Während in der Peripherie der Noduli das Amyloid in den alveolären Septen unter Erhaltung der regulären pulmonalen Läppchenstruktur abgelagert ist, findet man im Zentrum der Noduli das Amyloid

Tabelle 10.1. Amyloidose

Ätiologie	Form/Vorkommen	Proteinform	Organbeteiligung	Lungenbeteiligung
Primär-idiopathisch (selten)	Ohne assoziierte Erkrankungen (lokal od. systemisch)	AL-Amyloidleichtketten (Plasmazelldysfunktion)	Herz (80%), Lunge (bis zu 70–90%), Gastrointestinaltrakt (70%)	Lokal: TBS (häufigste Form), nodulär
	Assoziiert mit multiplem Myelom (systemische Form)			Systemisch: septal-interstitiell
Sekundär-reaktiv (häufiger)	Rheumatoide Arthritis, ankylosierende Spondylitis, Osteomyelitis, Bronchiektasen, Tuberkulose, Lepra, regionale Enteritis, paraneoplastisch	AA, α-Globulin	Niere (>80%), Lunge: selten	Systemisch: diffus-septal
Altersamyloidose	>70 Jahre		Herz, Gelenke	Keine

als amorphe Masse mit Lymphozyten und Plasmazellen. Diese Form ist mit 45 in der Literatur beschriebenen Fällen insgesamt sehr selten.

Bei der diffusen septalen Amyloidose ist Amyloid innerhalb der Alveolarsepten und der Media der kleinen und mittelgroßen Blutgefäße abgelagert mit konsekutiver Obliteration der Kapillaren. In der Frühphase erkennt man nur eine leichte Verdickung der Alveolarsepten unter Erhalt der Lungenarchitektur.

Patienten mit der *primären Form der AL-Amyloidose* können ein nephrotisches Syndrom (32%), ein Karpaltunnelsyndrom (24%), eine restriktive Kardiomyopathie (23%), eine periphere Neuropathie (17%), eine orthostatische Hypotension (14%) und gelegentlich Hautveränderungen oder eine Arthropathie entwickeln. Zwar ist die Lunge in 70–90% beteiligt, dies ist allerdings von geringer klinischer Bedeutung. In der Lunge kann die AL-Amyloidose eine lokalisierte (noduläre) oder eine systemisch-diffuse (septale) Verteilung aufweisen.

Die mit dem multiplen Myelom assoziierte Form hat eine deutlich schlechtere Prognose (5 vs. 13 Monate mittlere Überlebenszeit). Männer sind 2-mal häufiger als Frauen betroffen, der mittlere Altersgipfel liegt bei ungefähr 60 Jahren.

Die *reaktive systemische Amyloidose* (sog. *sekundäre* oder *AA-Amyloidose*) tritt gewöhnlich nach chronischer Infektion oder Entzündungen auf. Die häufigste Ursache ist eine rheumatoide Arthritis. Andere Ursachen sind Tuberkulose, Lepra, Osteomyelitis, Bronchiektasen, chronische Ulzera bei Diabetes, ankylosierende Spondylitis, regionale Enteritis und einige maligne Erkrankungen (z. B. M. Hodgkin, Nierenzellkarzinom).

Betroffen sind meistens Nieren, Leber, Milz und Nebennieren, klinisch kommt es zur Hypertension sowie zum nephrotischen Syndrom mit Proteinurie. Häufigste Todesursache ist das Nierenversagen. Die Inzidenz einer Lungenbeteiligung wird in der Literatur sehr unterschiedlich angegeben mit Werten zwischen 5% und >90%, die Lungenbeteiligung ist vom diffusen septalen bzw. vaskulären Typ.

Man unterscheidet drei Formen der Lungenbeteiligung:

- fokale oder diffuse submuköse Ablagerungen im Tracheobronchialsystem, die fokale Form ist radiologisch nicht von Neoplasmen zu differenzieren,
- die intrapulmonale noduläre Form mit Verkalkungen (20–50%) oder Einschmelzungen (10%; Differentialdiagnose Tuberkulose) und
- die diffuse (systemisch) septal-interstitielle Form, häufig überlagert durch Zeichen der Herzinsuffizienz bei assoziierter Kardiomyopathie und von dieser morphologisch nicht zu differenzieren.

10.1.2 Klinische Symptomatik

Patienten mit nodulärer Parenchymamyloidose sind in der Regel nur symptomatisch beim Nachweis multipler Herde. Hauptsymptome der tracheobronchialen Form sind Zeichen der Obstruktion, Husten, Hämoptysen, Stridor und Heiserkeit. Rekurrente pulmonale Infektionen sind typisch.

Bei der diffusen septalen Amyloidose sind die klinischen Symptome durch die Folgen der Kardiomyopathie bestimmt mit progredienter Atemnot und Husten. Bei pulmonal-vaskulärer Beteiligung kann es zu Hämoptysen und zu pulmonaler Hypertension kommen.

Die Lungenfunktionsprüfung zeigt eine Reduktion des Lungenvolumens und der Diffusionskapazität.

Diagnosefindung und Therapie. Die Diagnose der Lungenparenchymbeteiligung wird etabliert durch perkutane Nadelbiopsie oder offene Lungenbiopsie. Die Behandlung erfolgt mit Kortikosteroiden und Zytostatika. Die Lunge erscheint weitgehend resistent gegen jede Art von Therapie. Der Verlauf ist variabel, bestehen nur einige Rundherde, ist die Prognose gut, bei schwerer Lungenbeteiligung ist ein Überleben länger als zwei Jahre ungewöhnlich.

Auch bei zusätzlich bestehender Herz- und Nierenbeteiligung ist der Lungenbefall in der Regel limitierend. Die Behandlung der fokalen tracheobronchialen Amyloidablagerungen besteht in einer bronchoskopischen Laserresektion des Amyloidmaterials. Die Prognose ist jedoch ungünstig; in der Regel rezidivieren die Läsionen innerhalb von 6 bis 12 Monaten.

10.1.3 Radiologische Symptomatik

Tracheobronchiale Amyloidose

Thoraxübersicht. Die Röntgenübersichtsaufnahmen des Thorax sind nicht selten normal. In mehr als 50% zeigen sie jedoch die sekundären Zeichen einer bronchialen Obstruktion mit Atelektase, Überblähung oder einer obstruktiven Pneumonitis (Rehbock 1999). Letztere kann ein Segment, einen Lappen oder die ganze Lunge betreffen. Andere Manifestationen sind rekurrente infektbedingte pulmonale Konsolidierungen.

CT. In der CT erkennt man umschriebene endobronchiale Raumforderungen, die radiologisch nicht von bronchialen Neoplasien zu differenzieren sind

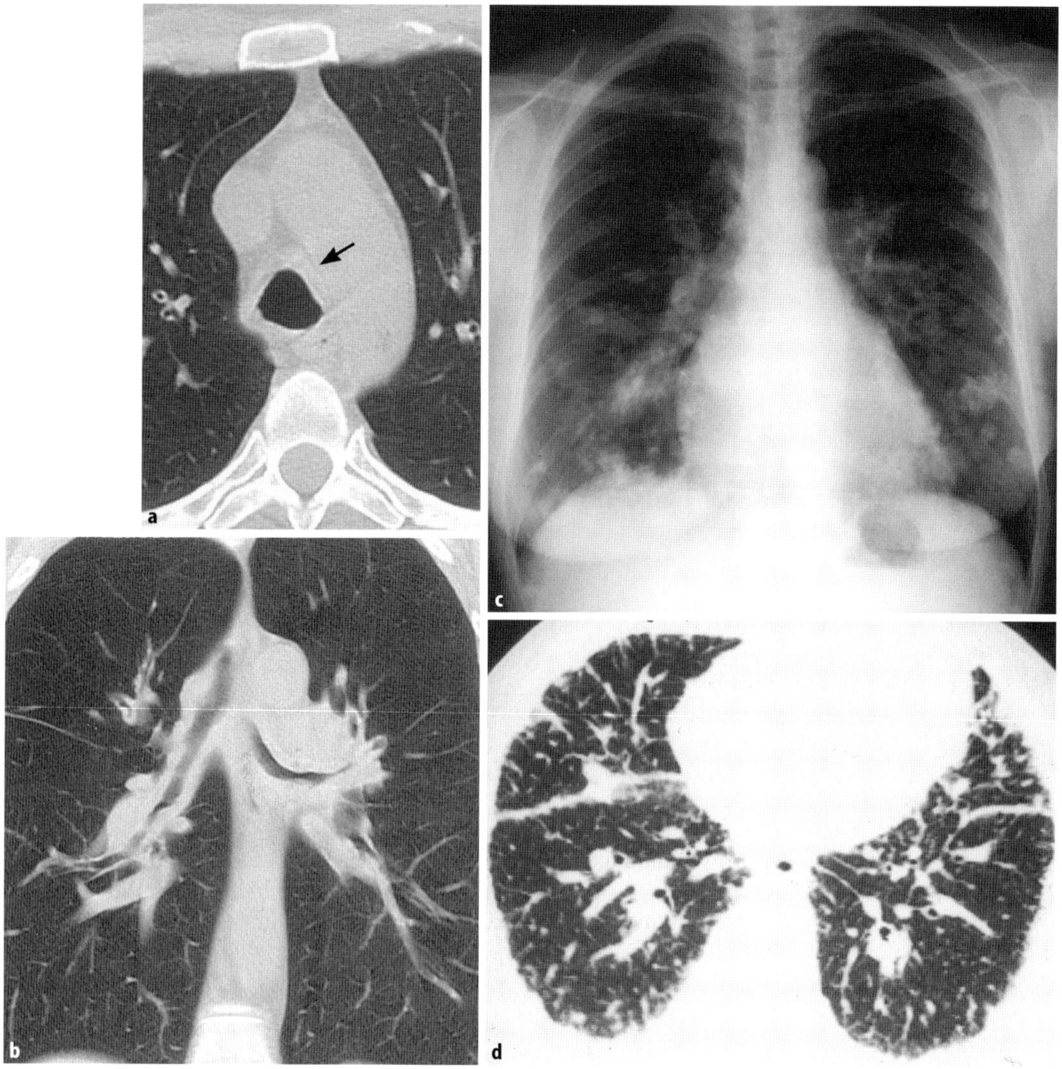

Abb. 10.1 a–d. Amyloidose. Diffuse konzentrische Wandverdickung des Tracheobronchialsystems mit konsekutiver Lumeneinengung (**a, b**). (Mit freundlicher Genehmigung von Prof. Dr. V. Jakobi, Radiologie, Universitätskliniken Frankfurt). Noduläre Form der Amyloidose mit multiplen bis zu 3 cm großen Rundherden in vorwiegend basaler Lage (**c**). Die scholligen Verkalkungen sind diagnoseweisend. Der Befund war über 10 Jahre kostant. (Mit freundlicher Genehmigung von Dr. Bücker, Rheinisch-Westfälische Technische Hochschule Aachen). Vorzugsweise septale Verdickung sowie disseminierte mikronoduläre Veränderungen durch Amyloidablagerungen (**d**). (Mit freundlicher Genehmigung von Prof. Dr. Tomas Franquet, Barcelona)

(Kwong 1992). Bei der häufigeren diffusen Infiltration sieht man multiple konzentrische oder auch exzentrische noduläre Wandverdickungen (Abb. 10.1 a,b). Diese können auch verkalken (Kirchner 1998).

Noduläre Amyloidose

■ **Thoraxübersicht und CT.** Bei der nodulären Form ist ein Rundherd – seltener mehrere – mit einer Größe von 0,5–5 cm im Durchmesser erkennbar (Berthold 1999). Die Rundherde sind meist in den Unterlappen, oft subpleural gelegen, manchmal sogar pleuraadhärent (Pickard 1997; Podbielski 1997). Sie können rund und scharf begrenzt, aber auch oval und lobuliert bzw. irregulär definiert sein. Verkalkungen innerhalb von kleinen und großen Rundherden sind beschrieben, insbesondere in den großen Noduli können sie irregulär konfiguriert sein (in 20–50%). Der Nachweis von Verkalkungen, die zentral oder im gesamten Rundherd liegen, ist zur Diagnosefindung hilfreich. Einschmelzungen sind in 11% beschrieben und können das Bild einer zystischen Parenchymdestruktion ergeben (Himmelfarb 1977). Die Rundherde können auch von zystischen Parenchymdestruktionen umgeben sein.

Systemische (septale) Amyloidose

■ **Thoraxübersicht.** Die Thoraxübersichtsaufnahmen sind bei generalisierter Amyloidose und Lungenbeteiligung in der Mehrzahl der Fälle normal. Selbst wenn die Erkrankung schon fortgeschritten ist, findet man nur selten radiographische Korrelate in Form verdickter interstitieller Septen. Manchmal sind uni- oder bilaterale Pleuraergüsse der einzige radiographische Befund.

■ **CT.** In der CT dagegen sieht man einen interstitiellen Prozess mit vorzugsweise septaler und zentraler peribronchovaskulärer Verdickung durch Amyloidablagerungen (Utz 1996; Rehbock 1998). Zwischen AA- und AL-Formen gibt es keinen Unterschied, wobei die AL-Form häufiger ist. Neben septalen Verdichtungen findet man auch disseminierte mikronodulare Veränderungen oder ein gemischtes retikulär-mikronoduläres Bild mit Akzentuierung der zentralen bronchovaskulären Strukturen (Morgan 1992; Wilson 1976). Bei überwiegend kleinfleckiger Strukturverdichtung kann ein miliares Bild resultieren (Pickard 1997). Misch- und Übergangsformen aus septaler, mikronodulärer und nodulärer Form sind beschrieben.

Pleurale Ergüsse sind meist auf eine Herzinsuffizienz durch Myokardinfiltration zurückzuführen, können aber auch Ausdruck von Amyloidablagerungen in der Pleura sein (Kavuru 1990).

Hiläre und mediastinale Lymphknotenvergrößerungen werden bei der AA- niemals, bei der AL-Amyloidose gelegentlich beobachtet. So waren Lymphknotenvergrößerungen in einer Studie mit 12 Patienten mit systemischer Amyloidose der häufigste (75%) Befund und nicht immer mit einer Parenchympathologie vergesellschaftet. Die mediastinalen und hilären Lymphknoten können massiv vergrößert sein und grobe Verkalkungen aufweisen (Eierschalenverkalkungen; Gross 1981). Auch die intrapulmonalen interstitiellen oder gelegentlich flächigen Konsolidierungen können kleinste Verkalkungen als diagnostischen Wegweiser aufweisen (Pickard 1997).

10.1.4 Differentialdiagnose

Umschriebene tracheobronchiale Amyloidablagerungen sind radiologisch nicht von bronchialen Neoplasien zu differenzieren.

Bei intrapulmonaler Rundherdbildung ist die Differenzierung von Rundherden anderer Genese aufgrund morphologischer Kriterien nicht möglich. Wenn die Rundherde im Oberlappen lokalisiert sind, ist differentialdiagnostisch an eine Tuberkulose zu denken, insbesondere wenn die Herde konfluieren oder einschmelzen. Diagnoseweisend für die Amyloidose sind grobschollige intranoduläre Verkalkungen. Sie können über Jahre in der Größe stabil sein, können aber auch langsam wachsen.

Bei retikulonodulären Verdichtungen sind differentialdiagnostisch die idiopathische Lungenfibrose, die Rheumalunge, die Histiozytose und die Sklerodermie abzugrenzen.

Bei mediastinalen und hilären Lymphknotenverkalkungen müssen differentialdiagnostisch eine Sarkoidose bzw. Silikose in Betracht gezogen werden.

10.2 Eosinophile Lungenerkrankungen

Der Begriff der eosinophilen Lungenerkrankungen wurde 1952 für eine ganze Gruppe von Erkrankungen eingeführt, die durch eine eosinophile Infiltration des pulmonalen Interstitiums und der Lufträume charakterisiert ist (Crofton 1952). Meist besteht eine Bluteosinophilie, sie ist jedoch nicht obligat. Eine Pneumonie, Echinokokkusinfektion, ein M. Hodgkin und eine Sarkoidose sind auszuschließen. Pulmonale Erkrankungen mit pathogenetisch bedeutsamer Bluteosinophilie sind Asthma bronchiale, akute (M. Löffler) und chronische eosinophile Pneumonie, die allergische bronchopulmonale Aspergillose, parasitäre Erkrankungen, medikamenteninduzierte Erkrankungen und die Vaskulitiden. Davon zu differenzieren sind pulmonale Infiltrationen mit geringer und nicht immer anzutreffender Blut- bzw. Gewebeeosinophilie (s. nachfolgende Übersicht).

Erkrankungen der Lunge mit relevanter Gewebe und Bluteosinophilie

Erkrankungen der Lunge mit obligater Gewebs- und Bluteosinophilie
- Asthma
- kryptogene eosinophile Lungenerkrankung
  - akute eosinophile Pneumonie (Löffler Syndrom)
  - chronische eosinophile Pneumonie
- allergische bronchopulmonale Aspergillose (ABPA)
- medikamenteninduzierte Lungenveränderungen
- parasitäre Infektionen
- Vaskulitis/granulomatöse Erkrankungen
  - Churg-Strauss-Syndrom
  - bronchozentrische Granulomatose
- Hypereosinophilie-Syndrom
- Hyperimmunglobulin E-Syndrom

Erkrankungen der Lunge mit nicht obligater oder nur geringer Gewebs- und Bluteosinophilie
- Infektionen
  - Bakterien (Brucellose, Mykobakterien, atypische Mykobakterien)

- Chlamydien
- Adenovirus
- Pneumocystis
- Pilze (Histoplasmose, Coccidiomycose)
- immunologische Erkrankungen
  - M. Wegener, Churg-Strauss, Polyarteriitis nodosa
  - rheumatoide Arthritis
  - exogen allergische Alveolitis
  - Sarkoidose
- Neoplasmen
  - Bronchialkarzinom
  - Karzinoid
  - Lymphom
  - unter Bestrahlung
- Verschiedenes
  - Hämodialyse
  - eosinophile Enteritis, entzündliche Darmerkrankungen
  - nach Knochenmarkstransplantation

Man unterscheidet eosinophile Lungenerkrankungen unbekannter Ursache (idiopathische eosinophile Pneumonie, das Hypereosinophilie-Syndrom und das Churg-Strauss-Syndrom) von sekundären eosinophilen Lungenerkrankungen z.B. im Rahmen von Infektionen, Neoplasmen oder anderer immunologischer Konditionen.

Im Folgenden soll auf die verschiedenen Formen der eosinophilen Pneumonie eingegangen werden. Bezüglich der bronchopulmonalen Aspergillose wird auf Kap. 7.6.1 verwiesen.

Pathologisch-anatomische und ätiologische Grundlagen. Eosinophile Granulozyten infiltrieren die Schleimhautepithelien des Respirations-, Gastrointestinal- und Urogenitaltrakts. Sie enthalten eine Reihe von Enzymen, die mastzellabhängige allergische Reaktionen auslösen können. Eine eosinophile Gewebeinfiltration ist nicht notwendigerweise mit einer Bluteosinophilie verbunden. Letztere liegt vor ab einer Zellzahl von $>0{,}5\times 10^9$/l.

Diagnosefindung und Behandlung. Die Anzahl der Differentialdiagnosen kann durch eine gute Anamnese deutlich reduziert werden. Diese sollte Berufsexposition, ethnischen Hintergrund, Reisegewohnheiten, Asthma, Allergien und Medikamenteneinnahmen berücksichtigen. Laborserologische Diagnosehinweise ergeben sich aus Bluteosinophilie, Haut-reaktionen, IgE- und Aspergillus-Titer sowie aus der Stuhluntersuchung auf Zysten bzw. Parasiten.

10.2.1 Asthma

Patienten mit Asthma weisen meist eine milde bis moderate Bluteosinophilie auf. Asthma kann auch Symptom des Churg-Strauss-Syndroms oder der bronchopulmonalen Aspergillose sein (vgl. Abschn. 10.7.3 und Kap. 7.6.1).

10.2.2 Eosinophile Pneumonie

Man unterscheidet die akute (Löffler-Syndrom) von der chronischen Verlaufsform, letztere mit einem Verlauf von mehr als einem Monat. Je nach Krankheitsverlauf unterscheidet man die „simple" (akut oder chronisch) von der (per)akuten eosinophilen Pneumonie.

Pathologisch-anatomische und ätiologische Grundlagen

Eine eosinophile Pneumonie kann idiopathisch auftreten (in ca. einem Drittel) oder durch Parasiten, Medikamente oder andere Agenzien (z.B. Nickel) verursacht werden. 50% der Patienten mit chronischer eosinophiler Pneumonie sind atopisch, 40% asthmatisch und 5–10% haben eine allergische Rhinitis. Pathologisch findet man Ansammlungen von eosinophilen Granulozyten und Histiozyten in den Alveolen und im Interstitium (Allen 1994). Fibrosierende Veränderungen sind – wenn überhaupt – nur gering ausgeprägt bei der chronischen Form zu finden.

Klinische Symptomatik

Die Klinik ist charakterisiert durch eine Bluteosinophilie (in >90%). Bei der akuten Form findet man keine oder nur milde unspezifische Symptome wie Fieber, Husten und Atemnot (Bain 1996).

Eine seltene Untergruppe der akuten Erkrankungsform ist die sog. akute eosinophile Pneumonie, sie ist durch eine sehr viel schwerwiegendere respiratorische Insuffizienz gekennzeichnet und assoziiert mit einer erheblichen Eosinophilie in der bronchoalveolären Lavage (BAL) ohne entsprechende Bluteosinophilie (Allen 1989).

Die chronische Form zeigt zuweilen deutlich schwerere respiratorische Symptome, einen Gewichtsverlust, Nachtschweiß, zähen Auswurf, manchmal Thoraxschmerz sowie Hämoptysen (Gaensler 1977; Pearson 1978).

Der IgE-Titer ist im Gegensatz zur allergischen bronchopulmonalen Aspergillose und einer Parasiteninfektion nicht erhöht (dies wird allerdings durch jüngere Literaturangaben in Frage gestellt).

■ **Diagnosefindung und Therapie.** Die klassische Trias peripherer pulmonaler Konsolidierungen, Bluteosinophilie und Rückbildung der pulmonalen Symptome unter Steroidmedikation findet man in etwa 50% der Patienten. Diese ist so charakteristisch, dass in diesen Fällen nur selten eine Biopsie notwendig ist (Jederlinic 1988; Gaensler 1977; Bain 1996). Bei hoher Rezidivrate kann eine Langzeitmedikation sinnvoll sein.

Radiologische Symptomatik

■ **Thoraxübersicht.** Bei der *akuten Form der simplen eosinophilen Pneumonie* findet man in der Thoraxübersicht nichtsegmentale transitorische Konsolidierungen, die sich gewöhnlicherweise innerhalb von sechs bis zwölf Tagen, maximal nach einem Monat spontan zurückbilden (Bain 1996). Die Konsolidierungen sind meist subpleural, sie können singulär oder multipel auftreten und haben unscharfe Randbegrenzungen. Typischerweise zeigen sie eine wandernde Lokalisation (Allen 1994; Bain 1996). Pleuraergüsse oder Lymphadenopathie werden nicht beobachtet.

Das radiographische Bild der *„perakuten" eosinophilen Pneumonie* ähnelt dem des zunächst interstitiellen Ödems mit retikulären Verdichtungen und Kerley-B-Linien, welches innerhalb von Stunden zum Bild eines alveolären Ödem fortschreitet. Besonders betroffen sind die Unterfelder (Allen 1994).

Die *chronische Form* ist in mehr als zwei Drittel der Patienten durch periphere nichtsegmentale Konsolidierungen mit Luftbronchogramm gekennzeichnet. Diese können über Wochen bis Monate persistieren, reagieren allerdings prompt auf Behandlung mit Steroiden. Aufgrund des Verteilungsmusters spricht man auch von einem „photographischen Negativ eines pulmonalen Ödems" (Gaensler 1977). Die Oberfelder sind häufiger betroffen als die Unterfelder. Die Verdichtungen können sich spontan oder unter Steroiden zurückbilden, meist über ein charakteristisches Zwischenstadium plattenförmiger Dystelektasen. So zeigen ca. ein Drittel der Patienten zentrale/perihiläre, zuweilen bandartige Konsolidierungen. Einen Erguss und/oder Einschmelzungen findet man in weniger als 5%. Bei Befall des Oberlappen ist vor allem auch unter Berücksichtigung der ähnlichen Klinik an eine Tuberkulose zu denken.

■ **CT.** In der HR-CT findet man bei der *akuten eosinophilen Pneumonie* neben nichtsegmentalen, dominierend subpleuralen Konsolidierungen auch fleckige Milchglastrübungen oder Rundherde, die einen Halo aufweisen können (Kim 1997).

Bei der seltenen *perakuten Form* findet man bilaterale flächige Milchglastrübungen, verdickte septale Linien und Pleuraergüsse, selten auch fleckige Konsolidierungen (Kim 1997; Cheon 1996; Winn 1994).

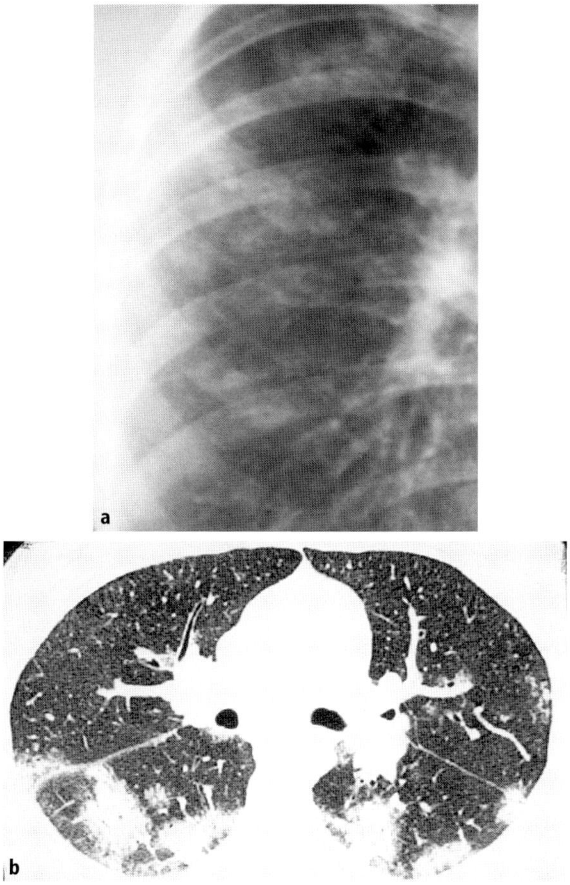

Abb. 10.2 a, b. Eosinophile Pneumonie mit nichtsegmentalen Konsolidierungen (**a**), die in der CT (**b**) auf Grund der peripheren Lage an das photographische Negativ eines pulmonalen Ödems erinnern. Die Verdichtungen können sich spontan oder unter Steroiden über ein charakteristisches Zwischenstadium plattenförmiger Dystelektasen zurückbilden

Bei der *chronischen Form* findet man in der HR-CT fleckige, meist subpleurale, z.T. konfluierende Konsolidierungen (in 47%) und Milchglastrübungen (in 82%), letztere meist verbunden mit septalen Verdickungen wie bei einem „crazy paving". Plattenförmige Dystelektasen (in 6%) findet man in den Rückbildungsphasen (Mayo 1989; Ebara 1994). Studien zeigen, dass bei den meisten Patienten keine ausschließliche, jedoch eine deutlich erkennbare Präferenz der Verdichtungen für die subpleuralen Regionen besteht (Abb. 10.2). Diese ist in der CT besser zu erkennen als im Röntgenbild (94% vs. 65%; Ebara 1994).

Differentialdiagnose

Die akute und die chronische eosinophile Pneumonie haben ähnliche morphologische Erscheinungsbilder, allerdings sind die Verdichtungen bei der akuten Form innerhalb von Tagen transitorisch, während sie bei der chronischen Form über Wochen bis Monate persistieren. Ein identisches Bild wie die chronische eosinophile Pneumonie kann eine BOOP zeigen. Allerdings bevorzugt die BOOP die Unterfelder, während die eosinophile Pneumonie die Ober- und Mittelfelder bevorzugt (Müller 1990). Eosinophile Pneumonie und BOOP können nicht nur CT-morphologisch, sondern auch pathohistologisch identische Befunde aufweisen (Mayo 1989; Müller 1990; Bartter 1989). Andere Erkrankungen, die zuweilen eine subpleurale Dominanz der Verdichtungen zeigen, sind die DIP, die NSIP und die Sarkoidose.

10.2.3 Hypereosinophiliesyndrom

Der Begriff Hypereosinophiliesyndrom umfasst eine sehr seltene Gruppe von Erkrankungen, die charakterisiert ist durch eine prolongierte (>6 Monate) starke Bluteosinophilie in Kombination mit einer Infiltration meist mehrerer Organe durch eosinophile Zellen. Besonders involviert sind das kardiovaskuläre und nervale System (Winn 1994). Synonyme sind Löffler-Syndrom mit kardialer Beteiligung oder Endokarditis fibroplastica (Löffler) bzw. disseminierte eosinophile Kollagenerkrankung.

Klinische Symptomatik

Die Patienten sind meist relativ jung und leiden unter progressiven kardiopulmonalen Symptomen mit Kardiomyopathie und Thrombose, Hautrötungen und Myalgien. Systemische Symptome sind Gewichtsverlust, Müdigkeit und Fieber. In 5% beobachtet man systemische Embolien und/oder eine Pulmonalembolie. Die pulmonalen Symptome (in 40%) sind meistens sekundärer Natur durch Herzinsuffizienz. Die Erkrankung reagiert auf Steroide und zytotoxische Medikamente. Die Prognose ist eher schlecht.

Radiologische Symptomatik

Eine Studie mit 5 Patienten (Kang 1997) beschreibt bilaterale Rundherde bis zu 1 cm Durchmesser mit umgebendem Halo und in bevorzugt peripherer Lokalisation als typischen Befund. Selten kommt es zu transienten Konsolidierungen wie bei einer eosinophilen Pneumonie oder einer diffusen interstitiellen Fibrose. Davon zu trennen sind die durch die Herzinsuffizienz bedingten sekundären pulmonalen Stauungszeichen.

10.2.4 Hyperimmunglobulin E rekurrente Infektion (Job-Syndrom)

Bei der sog. Hyperimmunglobulin E rekurrenten Infektion (Job-Syndrom) handelt es sich um eine sehr seltene primäre Immuninsuffizienzerkrankung, die durch rekurrente bakterielle Infektionen der Lunge, der Sinus und der Haut charakterisiert ist. Man findet einen mehr als zehnfach erhöhten Serum-IgE-Titer auf der Basis einer komplexen und bisher nur partiell verstandenen immunologischen Störung. Es kommt zu rekurrenten Bronchitiden und Pneumonien (Staphylococcus aureus).

Klinisch beobachtet man rezidivierende pulmonale Konsolidierungen, die bereits im dritten Lebensjahr beginnen und zu einer zystischen Parenchymdestruktion führen. Es entstehen relativ große, z.T. multiple Lungenzysten, die einen gesamten Hemithorax ausfüllen können. Die meisten davon sind Pneumatozelen, andere sind einschmelzende Konsolidierungen. Weitere pulmonale Befunde sind ein Empyem, bronchopleurale Fisteln, Bronchiektasen oder ein Pneumothorax. In 80% findet man zusätzlich eine chronische Sinusitis.

10.2.5 Eosinophile Erkrankungen spezieller Ätiologie

Medikamenteninduzierte Lungenerkrankungen

Zahlreiche Medikamente können Lungenparenchymveränderungen verursachen. Dazu gehören Antibiotika, Zytostatika, antiinflammatorische Medikamente etc. Die Lungenveränderungen umfassen ein großes Spektrum, es reicht von Einblutungen und eosinophiler Pneumonie bis zu NSIP und BOOP (Allen 1994; Bain 1996).

Parasitäre Eosinophilie

Parasitäre Infektionen verursachen ähnliche pulmonale Symptome wie man sie bei der simplen pulmonalen Eosinophilie findet (Kim 1997). Die häufigsten Erreger sind Ascaris lumbricoides, Toxocara, Ancylostoma, und Strongyloides stercoralis. Die *tropische pulmonale Eosinophilie* stellt eine Sonderform der Hypersensitivitätsreaktion gegenüber Mikrofilarien dar, die die Larvenform von Nematoden (Wuchererria bancrofti, Brugia malayi) darstellen und selten nach einem Aufenthalt in prädisponierenden geographischen Regionen (Indien, Südostasien, Südpazifik, Nordafrika, Südamerika) auftreten kann.

- **Klinische Symptomatik.** Klinisch imponieren systemische Befunde wie Müdigkeit, Gewichtsverlust, subfebrile Temperaturen und respiratorische Symptome (Dyspnoe, nächtlicher produktiver Husten und Hämoptysen). Die Patienten zeigen zusätzlich eine Hepatosplenomegalie und Lymphknotenvergrößerungen. Man findet eine ausgeprägte Serumeosinophilie mit erhöhtem IgE-Titer.

▪ **Radiologische Symptomatik.** In bis zu 15% der Fälle ist die Röntgenaufnahme normal. In 30–60% der Patienten erkennt man feine lineare Verdichtungen in diffuser und symmetrischer Anordnung sowie eine perihiläre Gefäßunschärfe. In 30–50% findet man kleinste Fleckschatten von 1–5 mm Durchmesser, diese können allein oder in Kombination mit linearen Strukturverdichtungen auftreten (Khoo 1960). Selten findet man Konsolidierungen, Milchglastrübungen und Pleuraergüsse. Die Konsolidierungen können von zystischen Läsionen, einem Pneumothorax und/oder einem Pleuraerguss begleitet sein (Im 1992).

Wenige Patienten reagieren nicht auf eine medikamentöse Therapie und entwickeln eine persistierende Alveolitis und interstitielle Fibrose.

Pilzinfektionen

Die häufigste Form der eosinophilen Lungenreaktion auf eine Pilzinfektion ist die allergische bronchopulmonale Aspergillose (vgl. Kap. 7.6.1). Andere, seltenere Formen der allergisch getriggerten Lungenreaktion auf eine Pilzexposition sind eine Hypersensitivitätspneumonitis, eine eosinophile Pneumonie oder eine bronchozentrische Granulomatose.

Bronchozentrische Granulomatose

Die bronchozentrische Granulomatose (1973 von Liebow beschrieben) unterscheidet sich von anderen Granulomatosen (z. B. Wegener-Granulomatose) dadurch, dass sie auf die Lunge beschränkt ist (bronchozentrisch) und keine Gefäßbeteiligung aufweist (angiozentrisch). Es handelt sich um eine relativ seltene Erkrankung. Asthmatische Patienten (mittleres Erkrankungsalter 22 Jahre) und Nichtasthmatiker (mittleres Erkrankungsalter 50 Jahre) sind betroffen. In asthmatischen Patienten ist die bronchozentrische Granulomatose fast immer assoziiert mit einer Reaktion auf eine Aspergillus-Exposition. Im Vergleich zur allergischen bronchopulmonalen Aspergillose (ABPA) ist der Prozess bei der bronchozentrischen Granulomatose allerdings fokal begrenzt. Andere assoziierte Erkrankungen sind rheumatoide Erkrankung, ankylosierende Spondylitis, Glomerulonephritis und Echinokokkose mykobakterielle Infektionen (Kim 1997; Ward 2000).

▪ **Pathologisch-anatomische und ätiologische Grundlagen.** Die Bronchiolen und kleinen Bronchien sind mit Zelldetritus und nekrotischen Granulomen ausgefüllt und umgeben von pallisadenartig angeordneten Epitheloidzellen (Ward 2000). In asthmatischen Patienten sind die zellulären Infiltrate hauptsächlich durch eosinophile Granulozyten, in nicht asthmatischen Patienten durch Plasmazellen charakterisiert. Der Befund der Konsolidierung wird durch nekrotisches Lungengewebe mit umgebender granulomatöser und organisierender eosinophiler Pneumonitis (*obstruktive Pneumonitis*) hervorgerufen (Katzenstein 1975).

▪ **Klinische Symptomatik.** Klinische Symptome sind Fieber, Husten, Atemnot und Hämoptysen. Nur asthmatische Patienten haben eine Bluteosinophilie. Die Prognose ist gut, die Läsionen bilden sich spontan bzw. unter Steroidtherapie zurück.

▪ **Radiologische Symptomatik.** Radiographisch erkennt man Konsolidierungen oder fokale Verschattungen mit einem Durchmesser zwischen 2 und 15 cm, die zuweilen als Tumor imponieren und sowohl solitär als auch multipel ausgeprägt sein können (Katzenstein 1975; Robinson 1982). Die Konsolidierungen können lobar oder sublobar sein und sind typischerweise durch einen Volumenverlust gekennzeichnet. Sie sind häufiger in den Oberzonen und unilateral in ungefähr 75% (Kim 1997; Connolly 1996; Robinson 1982; Abb. 10.3). Nur selten findet man Einschmelzungen.

Mitteilungen über CT-Befunde beziehen sich auf nur kleine Patientengruppen (Kim 1997; Ward 2000). Man erkennt tumorähnliche Verdichtungen mit spikulaartigen Ausläufern oder lobare Konsolidierungen mit Zeichen de Volumenreduktion wie bei obstruierender Pneumonitis. Es besteht eine Dominanz der Oberlappen, nur selten sind die Unterlappen betroffen. Meistens bestehen zusätzliche mukoide Impaktationen von Bronchien und Bronchiolen. Die großen Luftwege können dilatiert sein. Fleckige Konsolidierungen und Mosaikperfusion sind das Ergebnis obstruierender Atemwegsveränderungen (Lynch 1999).

Merke ! Die eosinophilen Lungenerkrankungen sind eine Gruppe von Erkrankungen, die meistens, aber nicht obligat mit einer Bluteosinophilie einhergehen, und eine Rückbildung der Infiltrate unter Steroidmedikation zeigen. Die Morphologie der pulmonalen Beteiligung ist sehr unterschiedlich und reicht von Rundherden (Hypereosinophiliesyndrom) über subpleurale Konsolidierungen (negatives Ödem bei eosinophiler Pneumonie) bis zu fokalen malignomähnlichen Herdsetzungen (bronchozentrische Granulomatose). Asthma, Pilzinfektionen und medikamenteninduzierte Lungenveränderungen werden ebenfalls zu den eosinophilen Lungenerkrankungen gezählt.

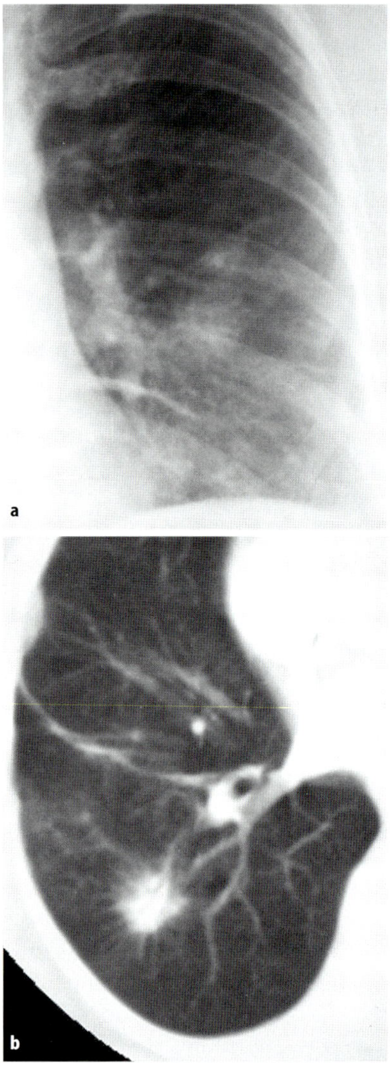

Abb. 10.3 a, b. Bronchozentrische Granulomatose. Radiographisch (**a**) und in der CT (**b**) erkennt man unscharf begrenzte subsegmentale Konsolidierungen, die aufgrund der spikulaartigen Ausläufer wie ein Tumor imponieren. Zeichen der Geweberetraktion sind auf den Volumenverlust zurückzuführen

10.3 Diffuse pulmonale (alveoläre) Einblutungen („diffuse pulmonary hemorrhage")

Einer Lungenparenchymeinblutung können verschiedene Erkrankungen zugrunde liegen, und die radiologische Symptomatik erlaubt keine ätiologische Zuordnung (vgl. nachfolgende Übersicht).

Die klinische Trias Hämoptysen, Anämie und fleckige pulmonale Konsolidierungen im Röntgenbild ist charakteristisch. Bei Syndromen der diffusen pulmonalen Einblutung (DPH) können Hämoptysen allerdings auch fehlen (Soergel 1962).

Ursachen pulmonaler Parenchymeinblutungen

Diffus

- Goodpasture-Syndrom
- kollagenvaskuläre Erkrankungen
  - systemischer Lupus erythematodes
  - systemische nekrotisierende Vaskulitis
  - Wegener-Granulomatose
  - Polyarteriitis nodosa
- Purpura Schönlein-Henoch
- rheumatoide Arthritis
- idiopathische Glomerulonephritis
- idiopathische pulmonale Hämosiderose
- medikamenteninduzierte Lungenveränderungen
- Gerinnungsstörungen (Thrombozytopenie)

Fokal/sekundär

- Mitralklappenstenose
- „veno-occlusive disease"
- hämorrhagisch nekrotisierende Pneumonie
- Embolie
- nach Knochenmarkstransplantation
- hämorrhagisch-pulmonales Ödem bei Niereninsuffizienz
- Bronchiektasen/chronische Bronchitis
- Neoplasma

10.3.1 Goodpasture-Syndrom

Das Goodpasture-Syndrom (Antibasalmembran-Antikörper-Erkrankung, ABMA) ist die häufigste Ursache einer diffusen pulmonalen Einblutung und definiert durch eine diffuse pulmonale Einblutung (DPH), Glomerulonephritis und den Nachweis antiglomerulärer Basalmembran-Antikörper. In ca. 20% der Patienten findet man eine isolierte Glomerulonephritis bzw. isolierte pulmonale Einblutungen.

Klinische Symptomatik

Klinisch finden sich Hämoptysen, Dyspnoe, Husten und eine Eisenmangelanämie. Eine Niereninsuffizienz entwickelt sich meist im Verlauf der Erkrankung (Scheer 1964).

Die Diagnose wird in der Regel durch Nierenbiopsie und nicht durch Lungenbiopsie gestellt. Letztere zeigt Makrophagen zunächst in den Alveolen, später im Interstitium sowie IgG-Ablagerungen entlang der septalen Verdickungen (Morgan 1981). Die Prognose wurde seit Einführung der Plasmapherese, Steroidmedikation und Behandlung mit Immunsuppressiva deutlich verbessert.

Radiologische Symptomatik

S. nächste Seite.

10.3.2
Idiopathische pulmonale Hämosiderose

Die idiopathische pulmonale Hämosiderose (IPH) ist eine Erkrankung unbekannter Ätiologie und ist definiert durch rezidivierende alveoläre Einblutungen, die schließlich zur Lungenfibrose führen (Turner-Warwick 1982). Sie ist selten mit einer Dermatitis und in der Regel nicht mit einer Glomerulonephritis vergesellschaftet. Die IPH ist eine typische Erkrankung des Kleinkindalters (1. bis 7. Lebensjahr).

Klinische Symptomatik

Klinisch weisen die Kinder Husten, Hämoptysen und Anämie auf. Hämoptysen sind nicht zwingend nachweisbar, da die Einblutung distal der mukoziliaren Funktion erfolgen kann. Der Krankheitsverlauf ist variabel und manchmal über Jahrzehnte zu verfolgen. Spätkomplikationen sind arterielle Hypertension und Cor pulmonale.

Radiologische Symptomatik

Das radiographische Korrelat der akuten alveolären Einblutung ist – unabhängig von seiner Ätiologie – die fleckige Konsolidierung. Erst aufgrund rekurrenter Einblutungen kommt es zu persistierenden interstitiellen Veränderungen und einer Fibrose. Durch die akute Einblutung bedingt bilden sich unscharf begrenzte 1–3 mm messende zentrilobuläre Knoten oder konfluierende fleckig-flächige Verdichtungen aus, die hinsichtlich ihrer Dichte von Milchglastrübungen bis zu Konsoliderungen reichen (Abb.10.4a, b). Im Laufe von Tagen kommt es durch Überlagerung durch verdickte interlobuläre Septen (Ansammlung von mit Hämosiderin beladenen Makrophagen im Interstitium) zum Bild des „crazy paving“ (Cheah 1993; Abb. 10.4c).

Man beobachtet azinäre oder fleckige Strukturverdichtungen (Benoit 1964) ebenso wie konfluierende Konsolidierungen mit Luftbronchogramm. Gemischte azinär-interstitielle Strukturverdichtungen sind typisch. Sie können transient sein und wandern (Bowley 1979; Cheah 1993). Meist sind sie diffus oder perihilär in den Mittel- und Unterzonen, die Lungenspitzen und Sinus sind typischerweise ausgespart (Slonim 1969).

Die Verdichtungen bilden sich in der Regel innerhalb von 2 bis 3 Tagen zurück. Gelegentlich verbleiben für ein bis zwei Wochen retikuläre Muster oder Kerley-B-Linien (Sybers 1965). Erst nach rezidivierenden Einblutungen ist die Rückbildung der interstitiellen Strukturverdichtungen inkomplett, dann finden sich Zeichen einer zunehmenden irreversiblen Fibrose (Abb. 10.4d).

Differentialdiagnose

Differentialdiagnosen sind eine Flüssigkeitsüberlagerung oder eine Infektion, die oft Vorgänger einer diffusen pulmonalen Einblutung (DPH) oder eines Goodpasture-Syndroms sind (Bowley 1979). Der sicherste Hinweis für das Vorliegen einer DPH als Ursache einer Konsolidierung ist der angehobene Kohlenmonoxidgehalt im Blut. Nuklearmedizinische Nachweismethoden mittels markierter roter Blutzel-

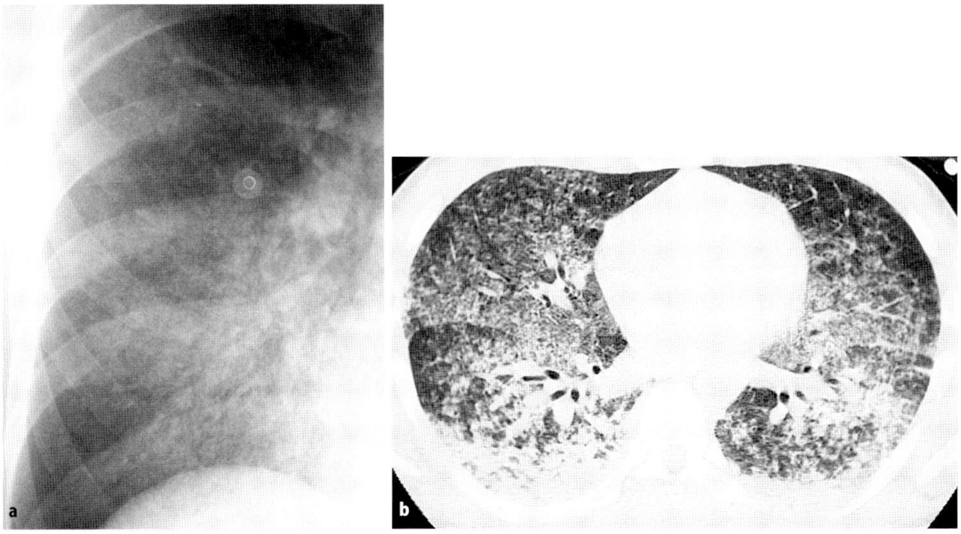

Abb. 10.4a–d. Idiopathische pulmonale Hämosiderose. Das radiologische Korrelat der akuten alveolären Einblutung ist – unabhängig von der Ätiologie – die Verdichtung, die entweder als unscharf begrenzte 1–3 mm messende zentrilobuläre Knoten imponieren oder als konfluierende fleckige Verdichtungen auftreten, die von Milchglastrübungen bis zu Konsoliderungen reichen (**a, b**).

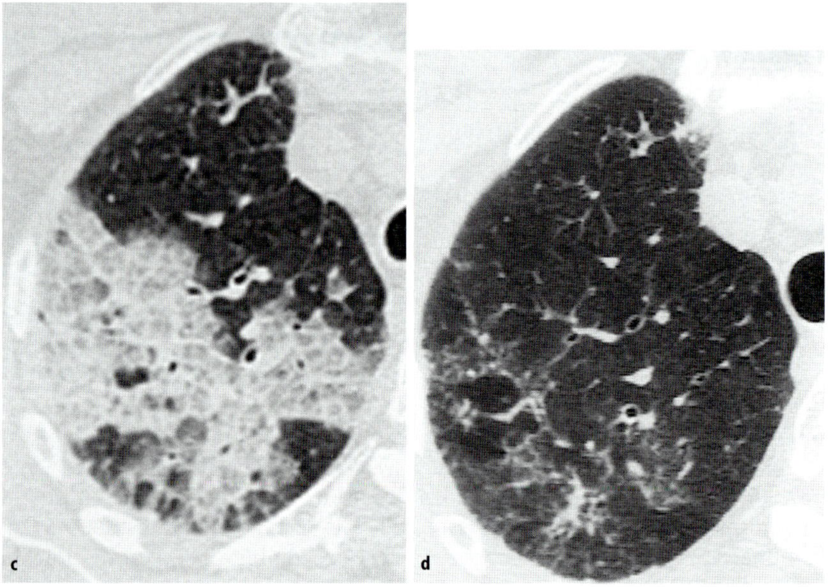

Abb. 10.4 c, d. Durch Überlagerung verdickter interlobulärer Septen entsteht das Bild des „crazy paving" (**c**). Rezidivierende Einblutungen führen zu fibrosierenden Veränderungen (**d**)

len existieren, finden aber keine breite klinische Akzeptanz.

Merke ! Die Ursachen pulmonaler (alveolärer) Einblutungen sind vielseitig. Unabhängig von ihrer Ätiologie imponieren sie als kleinfleckige oder konfluierende Fleck- oder Flächenschatten unterschiedlicher Dichte, die von Milchglastrübung bis Konsolidierung reicht. Bei Rückbildung kommt es zur Überlagerung durch septale Verdichtungen („crazy paving"), rezidierende Einblutungen führen zu irreversiblen fibrosierenden Veränderungen.

10.4 Exogen allergische Alveolitis

Die extrinsische oder exogene allergische Alveolitis (EAA) ist eine pathologische Immunreaktion der Alveolen und Bronchiolen auf die Inhalation organischer Substanzen. Die häufigsten Synonyme sind daher (vor allem in der englischsprachigen Literatur) Hypersensitivitätspneumonitis (HP) und Hypersensitivitätsalveolitis.

Eine Vielzahl organischer Substanzen kann als Antigen wirken (Tabelle 10.2). Sie werden als feine Partikel oder Aerosole inhaliert und bestehen aus tierischen Proteinen, pathogenen Mikroorganismen, Pilzsporen, Mineralölen oder anderen chemisch-organischen Stoffen (Reynolds 1982). Die bekannteste und häufigste Form ist die sog. Farmerlunge, die auf der allergischen Reaktion auf thermophile Aktinomyzeten in feuchtem Heu beruht. Meist ist nicht das Antigen, sondern die Situation der Antigenexposition namengebend (z.B. Vogelzüchterlunge). Sowohl die klinisch-pathologischen als auch die radiologischen Befunde sind unabhängig vom auslösenden Antigen bei allen Formen der EAA ähnlich und weisen auf eine gemeinsame Pathogenese hin.

Das Antigen oder die organischen Substanzen, die eine EAA hervorrufen, sind so klein (1–5 μm), dass sie in die Bronchiolen und Alveolen, eintreten und dort abgelagert werden können. Die Antigenexposition muss mit einer gewisse Stärke auftreten, derart, dass die Exposition kurz aber intensiv oder mit geringer Antigenkonzentration aber in prolongierter Form verläuft

Pathologisch-anatomische und ätiologische Grundlagen

Das pathologisch-anatomische Substrat der extrinsischen allergischen Alveolitis (da nicht nur die Alveolen, sondern auch die Bronchiolen betroffen sind, sollte man genauer von Bronchioloalveolitis sprechen) basiert auf einer immunologischen Reaktion des peribronchialen lymphoiden Gewebes. Man unterscheidet eine akute, eine subakute und eine chronische Form.

Die Stimulation der in der Mukosa lokalisierten Lymphozyten führt zu einer Formierung von Immunglobulin IgE (*Typ 1-Hypersensitivitätsreaktion* und *Typ 3-Immunkomplexreaktion vom Artustyp*).

Tabelle 10.2. Substanzen, die häufig eine EAA auslösen können

Betroffene Population	Substanz	Antigen
Farmerlunge	Heu	Thermophile Actinomyceten
Vogelzüchterlunge	Vogelmist, Vogelfedern	Proteine
Ventilatorpneumonitis (Montagmorgenfieber)	Klimaanlage, Luftbefeuchter	T. vulgaris, thermotolerante Bakterien
Bierbrauer (Malz)	Malzabbauprodukte	Aspergillus clavatus
Pilzzüchter/-arbeiter		Thermomophile Actinomyceten
	Zuckerabbauprodukte	Thermoactinomyces. Saccharai
Maschinist	Metallhaltige Flüssigkeit	Pseudomonas fluorescens?
Laborarbeiter	Rattenserum	
Bau/Konstrukteur	Dämm-Material, feuchtes Holz	Thermoactinomyces
Gärtner	Schlecht belüftete Treibhäuser	
Lebensmittel	Fischmehl	Fischproteine
Kaffeeröster	Kaffeeabfallprodukte	

Diese binden die Antigene an die Schleimhaut-Oberfläche. Makrophagen nehmen die Antigene auf und initiieren einen Prozess der T-Zell- und B-Zell-Aktivierung sowie der Antikörperproduktion (*Typ 4 zellvermittelte Immunreaktion vom Spättyp*). Der typische histologische Befund ist die Bronchiolitis mit granulomatöser Infiltration der kleinen Luftwege.

Die *akuten* Veränderungen treten innerhalb von Tagen oder Wochen auf (Reynolds 1982): Unter dem Bild eines Ödems kommt es zu einer interstitiellen Pneumonitis, die in den terminalen Bronchiolen beginnt und sich dann intraparenchymatös fortleitet. Die Septen weisen mononukleäre Zellinfiltrate mit Lymphozyten und Histiozyten auf, die Alveolarräume sind mit Epithelproliferationen und exsudativer sowie hämorrhagischer Flüssigkeit gefüllt (Hogg 1982). Die Beteiligung der Bronchiolen führt zu einer obstruktiven Funktionseinschränkung. Eine Vaskulitis kann auch vorkommen, ist jedoch niemals dominierender Befund.

In der *subakuten Phase* ca. 3 Wochen nach Exposition entstehen durch Akkumulation von Histiozyten, Fibroblasten und Riesenzellen epitheloidartige, nichtverkäsende Granulome, die in ähnlicher Weise auch bei anderen Erkrankungen z.B. der Sarkoidose, Tuberkulose oder bei verschiedenen Pilzinfektionen gesehen werden. Diese können bis zu einem Jahr persistieren. Im Gegensatz zu diesen Erkrankungen führt die EAA jedoch nicht regelhaft zu einer Vergrößerung der hilären Lymphknoten, nur gelegentlich wurde eine Hypertrophie der Lymphknoten beobachtet. Durch Sekret und Entzündungszellen kommt es zu einem Verschluss der Bronchiolen.

In der *chronischen Phase* bilden sich die Granulome zurück und es kommt zu einer progressiven interstitiellen Fibrose vor allen Dingen in den Oberlappen (Fraser 1975). Es kommt zur Entwicklung einer Wabenlunge sowie zystischer Veränderungen zwischen 1 mm und mehreren Zentimetern Größe. Einige dieser zystischen Lufträume repräsentieren ein irreguläres Emphysem, andere stellen peribronchiale Überblähungsareale durch narbige Traktion dar. Als Spätfolge der interstitiellen Fibrose können sich eine pulmonal-arterielle Hypertension und ein Cor pulmonale entwickeln.

Klinische Symptomatik

Die klinischen Symptome variieren sehr stark, es ist schwierig, sie von Symptomen einer bakteriellen oder viralen Infektion zu differenzieren.

In der akuten Phase zeigt der Patient Fieber, Schüttelfrost, trockenen Reizhusten und Atemnot, seltener kommt es zu Erbrechen und Übelkeit. Die Symptome können 12 Stunden bis 3 Tage nach Antigenexposition persistieren. Auskultatorisch findet man Rasselgeräusche beidseits basal. In der chronischen Phase klagen die Patienten über Husten, progrediente Dyspnoe und Gewichtsverlust.

Im Serum findet man eine geringe bis moderate Anhebung der Neutrophilen, eine leichte Linksverschiebung, vermehrte IgG- und IgM-Immunglobuline sowie Zeichen einer erhöhten Komplimentverbrauchsreaktion.

In der Lungenfunktionsuntersuchung findet man eine Reduktion der totalen Lungenkapazität, der Diffusionskapazität und des arteriellen Sauerstoffpartialdrucks sowie Zeichen der Atemwegsobstruktion vor allem im chronischen Krankheitsstadium.

■ **Diagnosefindung und Therapie.** Die Diagnose der extrinsischen allergischen Alveolitis wird normalerweise aufgrund einer detaillierten Anamnese gestellt, die neben der klinischen Symptomatik und berufsausgerichteten Fragen auch solche nach Hobbies und Anwesenheit von Haustieren einschließt (vgl. Tabelle 10.2).

Merke ! Wesentlich ist, dass bei der Anamnese einer akuten oder auch rezidivierenden Luftnot oder eines Hustens an ein potentielles Antigen gedacht wird, das klein genug ist, um in die peripheren Atemräume zu gelangen und in hoher Expositionsdosis vorliegt.

Die Kombination von typischer Anamnese, HR-CT-Befund und serologischen Veränderungen sind meist konklusiv. In der BAL findet man abnorme T-Lymphozyten, eine erhöhte Bluteosinophilie liegt nur selten vor. Eine transbronchiale Biopsie ist in Zusammenhang mit dem klinisch-anamnestischen Befund oft diagnostisch. Eine offene Lungenbiopsie sollte nur inkonklusiven Fällen vorbehalten bleiben.

Ein Broncho- oder Antigenprovokationstest zeigte lediglich eine Sensitivität und Spezifität von etwa 80%. Der Aussagewert des ACE-Titers wird kontrovers beurteilt: ein erhöhter Antikörpertiter gilt als sensitives Kriterium, ist andererseits jedoch nicht sehr spezifisch (Selman 1993).

■ **Behandlung und Prognose.** Als unmittelbare Konsequenz sollte der Patienten von dem Allergen distanziert werden. Die Administration oraler Steroide hat sich beim akut-symptomatischen Patienten als sinnvoll erwiesen. Steroide durch Inhalation oder die Verabreichung von Chromoglyzeraten war nicht sehr effektiv.

Von größter Bedeutung ist die Prävention im Sinne einer Reduktion der Antigenexposition durch Säuberung oder chemische Methoden sowie eine Restriktion der Inhalation durch adäquate protektive Masken oder entsprechende Ausrüstung.

Die Prognose ist gut, wenn im akuten oder subakuten Stadium die Antigenexposition gestoppt wird. Die Lungenfunktion erholt sich graduell manchmal über einen Verlauf von mehreren Jahren. Eine komplette Remission einer Vogelzüchterlunge konnte nur in den Patienten erreicht werden, die eine weniger als 2 Jahre andauernde Antigenexposition aufwiesen. Die Mortalitätsrate ist niedrig.

Radiologische Symptomatik

■ **Thoraxübersicht.** Die radiologischen Befunde variieren mit dem klinischen Verlauf (vgl. Tabelle 10.3). Gerade in der Frühphase können Patienten ein normales Röntgenbild haben trotz verifizierter pathologischer Lungenbiopsie (Gaensler 1980). Andererseits fand man in einer Serie von 200 Vogelzüchtern bei 10 Patienten einen pathologischen Lungenbefund ohne klinische Symptome. Zwischen Klinik und Röntgenbefund besteht somit keine gute Korrelation.

In der *akuten Phase* (Stunden bis maximal 2 Wochen) entstehen flaue, unscharf begrenzte Milchglastrübungen oder Konsolidierungen vorwiegend in den mittleren und basalen Lungenfeldern. Alternativ oder überlagernd findet man diffuse kleinfleckige (azinäre) Fleckschatten.

Die *subakute Phase* (Wochen bis zu 12 Monate nach Antigenexposition) ist charakterisiert durch diffuse kleinfleckige, unscharf begrenzte (azinäre) Verdichtungen oder flaue flächige Transparenzminderungen (Milchglastrübungen). In dieser Phase ist das Bild am unspezifischsten und kann – je nach Antigenexposition – ein Nebeneinander von akuten, subakuten und chronischen Veränderungen aufweisen.

Während die flächenhaften Verdichtungen also eher typisch für das akute Stadium sind, sind die Fleckschatten eher ein Befund des subakuten Stadiums.

Der stadienhafte Ablauf innerhalb von Tagen nach dem akuten Ereignis mit vollständiger Rückbildung der Flächen- bzw. Fleckschatten kann als diagnoseweisend herangezogen werden. Hiläre Lymphknotenvergrößerungen sind sehr selten. Eine geringe Vergrößerung mediastinaler Lymphknoten (meist sind nur ein bis zwei Stationen betroffen, Vergrößerung auf ca. 15 mm kurze Achse, nur in der CT erkennbar) wurde vor allem im chronischen Stadium in 5–15% der Patienten gesehen (Hargreave 1972; Niimi 1996)

Chronische Inhalation des antigenen Agens führt zu grobretikulären interstitiellen Verdickungen. Es kommt zu einer Reduktion des Lungenvolumens und kompensatorischer Überblähung nicht befallener Lungenabschnitte. Die Fibrose kann diffus ausgeprägt sein (in 25–45%), kann aber auch eine zonale Präferenz der Mittelfelder (45%) oder der basalen Felder (44%) erkennen lassen (Lynch 1995). Selten sind in diesem Stadium dominierend die Oberfelder betroffen (Cook 1988).

Tabelle 10.3. Stadienhafter Ablauf der EAA mit den jeweils charakteristischen radiologischen Befunden

Phase	Röntgen	HR-CT	Differentialdiagnose
Akut	Flächige Milchglastrübungen oder Konsolidierungen	Flächige Konsolidierungen	
Subakut	Azinäre/flächige Milchglastrübungen, bevorzugt in den Mittel und Unterfeldern	Azinäre/flächige Milchglastrübungen, Air trapping; diffus oder dominierend in den Mittel und Unterfeldern	DIP, Alveolarproteinose, Infektion (Viren, CMV, Pneumocystis carinii)
Chronisch	Grobretikuläre/interstitielle Verdichtungen, reduziertes Lungenvolumen, Fibrose	Septale Verdickungen, Traktionsbronchiektasen, Wabenlunge; typischerweise Nebeneinander von subakuten und chronischen Veränderungen, Air trapping	Idiopathische Lungenfibrose, Sarkoidose, Kollagenosen

Wenn auch die akuten oder chronischen Veränderungen ein unterschiedliches Muster und eine differentes Verteilungsmuster aufweisen, so hat sich die Röntgenaufnahme als nicht geeignet erwiesen, zwischen akuter und chronischer Form der allergischen Alveolitis zu differenzieren.

■ **CT.** Wie zu erwarten, ist die HR-CT deutlich sensitiver als die Röntgenaufnahme für den Nachweis von Parenchymveränderungen (Akira 1992; Lynch 1992; Remy-Jardin 1993b). Allerdings ist auch die Sensitivität der HR-CT nicht 100%; so wurden in einer Studie mit Schwimmbadarbeitern für die Röntgenaufnahme eine Sensitivität von 9% und für die HR-CT von 45% beschrieben (Lynch 1992). Andere Studien zeigten, dass die HR-CT auch bei normaler Lungenfunktion bereits subtile pathologische Veränderungen anzeigt. Neben der Detektion pulmonaler Veränderungen liegt die Wertigkeit der HR-CT in der Aufzeichnung des Verteilungsmusters und der Beurteilung des Krankheitsstadiums (akut therapierbar vs. chronisch irreversibel). Um subtile und inhomogen verteilte Veränderungen nicht zu übersehen, sollte die HR-CT nicht mit einem größeren Schichtabstand als 10 mm in Rückenlage oder 20 mm in Rücken- und Bauchlage gefahren werden (Buschmann 1992).

Auch die HR-CT-Befunde variieren mit dem Erkrankungsstadium. In der akuten Phase wird selten eine HR-CT durchgeführt, meist erfolgt diese erst in der subakuten Phase Wochen bis manchmal Monate nach Antigenexposition.

In der *akuten Phase* (wobei die Beschreibungen sich auf kleine Fallzahlen beschränken; Silver 1989) erkennt man flächige Konsolidierungen unter Bevorzugung der basalen Lungenabschnitte oder diffuse azinäre Fleckschatten (Abb. 10.5a).

Der „klassische" HR-CT-Befund der EAA bezieht sich auf die *subakute Phase* (Silver 1989; Hansell 1991; Remy-Jardin 1993b): Man findet Milchglastrübungen in diffuser oder fleckiger bilateraler Anordnung (50–70%). Zonen erhöhter Parenchymdichte grenzen sich durch Air trapping scharf ab von Arealen erhöhter Transparenz. Exspirationsaufnahmen lassen das Air trapping stärker hervortreten (Abb. 10.5b, c). Des weiteren sind in 40–70% diffus verteilte (1–5 mm im Durchmesser haltende) unscharf begrenzte Noduli in zentrilobulärer (peribronchiolärer) Anordnung (sog. azinäre Fleckschatten) erkennbar (Abb. 10.5d). Milchglastrübungen und azinäre Fleckschatten können getrennt aber auch kombiniert auftreten. Es besteht eine Dominanz der Mittel- und Unterfelder für die Veränderungen, die Bronchialwände sind nicht verdickt.

Im *chronischen Stadium* findet man zusätzlich zu den Veränderungen des subakuten Stadiums grobretikuläre septale Verdichtungen, Traktionsbronchiektasen, eine Wabenlunge und emphysematöse Veränderungen, sämtlich den Prozess einer irreversiblen Parenchymdestruktion anzeigend. Studien beschreiben eine vergleichbare Häufigkeit der Patienten mit Dominanz über den Mittelfeldern wie mit diffuser Verteilung. Die Wabenlunge ist dominierend subpleural lokalisiert.

Merke ! Typisch für die EAA ist das Nebeneinander von chronisch irreversiblen fibrosierenden Veränderungen einerseits und Milchglastrübungen sowie kleinfleckigen Verdichtungen andererseits, die auf den rezidivierenden, in Schüben verlaufenden Prozess hinweisen (Silver 1989; Adler 1992; Remy-Jardin 1993).

Differentialdiagnose

Die in der akuten/subakuten Phase zu beobachtenden fleckigen oder diffusen Milchglastrübungen werden auch bei der desquamativen interstitiellen Pneumonitis (DIP), der Alveolarproteinose sowie bei Infektionen (CMV, Pneumocystis, Viren) gesehen.

Die DIP ist allerdings extrem selten und zeigt keine azinären Fleckschatten und keine subpleurale Dominanz. Die Alveolarproteinose ist außerdem durch die überlagernden septalen Verdickungen („crazy paving") charakterisiert. Während Infektionen durch Anamnese, Verlauf und BAL auszuschließen sind, erfordert die Abgrenzung der EAA von einer alveolären Sarkoidose eine transbronchiale Lungenbiopsie.

In der chronischen Phase ist der HR-CT-Befund der EAA von einer idiopathische Lungenfibrose, einer fortgeschrittenen Sarkoidose oder anderen interstitiellen Lungenparenchymerkrankungen (z.B. Kollagenosen) differentialdiagnostisch abzugrenzen.

Für die Differenzierung gegenüber einer idiopathischen Lungenfibrose bzw. Kollagenose kann die fehlende Dominanz der supradiaphragmalen Unterfelder bzw. der Subpleuralregion hilfreich sein (Adler 1992). Andere Studien beschreiben jedoch auch für die EAA eine Dominanz der Unterfelder in einem Drittel der Fälle (Grenier 1994).

Der bei der EAA häufig kombinierte Nachweis zentrilobulärer azinärer Fleckschatten und fibrotischer linearer Veränderungen gilt als weiteres Abgrenzungskriterium gegenüber der idiopathischen Fibrose (Lynch 1995). So konnten in einer Studie in 62% der Patienten (n = 39) eine EAA (in n = 12 von 13) und eine IPF (in n = 23 von 26) korrekt differenziert und diagnostiziert werden. Bei fehlender Spezifität des radiologischen Befundes sind Anamnese und Laborbefunde diagnoseweisend.

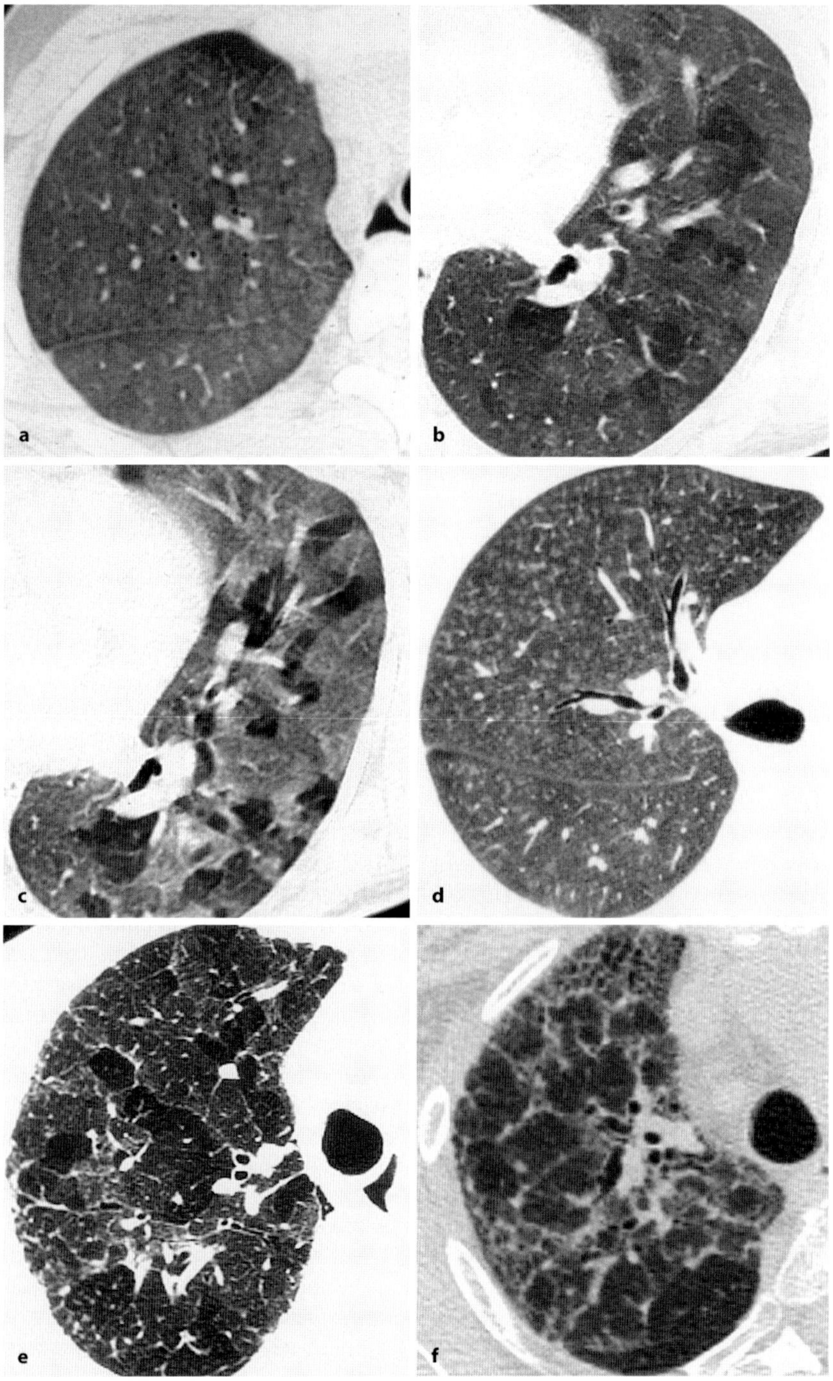

Abb. 10.5 a–f. Exogen allergische Alveolitis. In der akuten Phase (Stunden bis maximal 2 Wochen) findet man flaue, unscharf begrenzte Milchglastrübungen oder Konsolidierungen vorwiegend in den mittleren und basalen Lungenfeldern (**a**). Zonen erhöhter Parenchymdichte grenzen sich durch Airtrapping scharf ab von Arealen erhöhter Transparenz (**b, c**). In der subakuten Phase (Wochen bis zu 12 Monate nach Antigenexposition) sind der typische Befund diffuse kleinfleckige, unscharf begrenzte (azinäre) Verdichtungen oder flaue flächige Transparenzminderungen (Milchglastrübungen, **d**). Im chronischen Stadium finden sich zusätzlich zu den Veränderungen des subakuten Stadiums grobretikuläre septale Verdichtungen, Traktionsbronchiektasen, eine Wabenlunge und emphysematöse Veränderungen in typischer fleckiger Distribution, sämtlich den Prozess einer irreversiblen Parenchymdestruktion anzeigend (**e**)

10.4.1 Sonderformen

Farmerlunge

Die extrinsisch allergische Alveolitis aufgrund einer Exposition mit Heu ist bekannt unter der Bezeichnung „Farmerlunge“ und ist assoziiert mit der Inhalation von thermophilen Aktinomyzeten, bestimmten Pilzen oder einer Gruppe von grampositiven Bakterien. Sie kommt am häufigsten bei Farmern oder Landarbeitern vor, aber auch bei Zoo- und Zirkusarbeitern. Die Farmerlunge scheint eine Erkrankung zu sein, die assoziiert ist mit feuchten und kalten Wetterbedingungen, einem Anstieg der Feuchtigkeit bzw. des Wassergehaltes im Heu und relativ hohen Temperaturen. Da Farmer in der Regel ihren Beruf nicht wechseln können, sind geeignete Präventivmaßnahmen wichtig, um das Heu durch ausreichende Belüftung und trockene Aufbewahrung vor Überhitzung und Feuchtigkeit zu schützen.

Die Vogelzüchterlunge

Sie tritt bei Personen auf, die Kontakt mit Vögeln haben, z. B. mit Haustieren, in Zoohandlungen oder als Vogelzüchter. Dies gilt für den Kontakt mit Ausscheidungen beim Säubern der Käfige oder durch kontinuierliche oder chronische Exposition gegenüber herabfallendem Staub. Seltene Erkrankungsfälle beziehen sich auf den indirekten Kontakt mit Federn oder dem Arbeitsanzug eines Vogelzüchters. Die klinische Präsentation variiert zwischen einer akuten Dyspnoe und der langsam progressiven Erkrankung mit zunehmender Atemnot unter Anstrengung. Die Patienten erholen sich schnell, sobald sie keinen Kontakt mehr mit Vögeln haben; der weitere kontinuierliche Antigenkontakt führt dagegen zu irreversiblen chronischen Veränderungen. Dies gilt vor allen Dingen für Kinder. Zu unterscheiden ist die Erkrankung von der Psittakose (auch Ornithose genannt), einer akuten pulmonalen Infektion durch Organismen der Chlamydien. Hier findet man neben pulmonalen Konsolidierungen eine Lymphadenopathie, einen Ikterus oder eine Myokarditis.

Bagassose

Betroffen sind Arbeiter, die mit Bagasse, den Zelluloseresiduen (Zucker, Kalk) von zuckerhaltigen Säften in Berührung kommen. Die klinische Präsentation gleicht der der Farmerlunge mit größerer Inzidenz für eine Präsentation in der akuten Erkrankungsphase. In der Regel ist die Röntgenaufnahme bereits bei Präsentation pathologisch.

Weitere Sonderformen

Andere Sonderformen der EAA entstehen durch verschiedene Pilzarten oder Thermoactinomyzeten in Dämm- oder Holzmaterial in Behausungen („building associated EAA“).

Des Weiteren können Mikroben in kontaminiertem Labormaterial, Metallmaterial, Hausstaub, Materialien der Baumwollindustrie, in Kaffeeröstereien, Kompostmaterial etc. als auslösende Agenzien wirken.

Kontamination von Luftbefeuchtern oder Klimaanlagen mit Bakterien (Thermoactinomyzeten) oder Pilzen (Penicillium Species oder Cladosporium) führt zu Symptomen wie Fieber, Husten und Myalgien z. B. am Abend des ersten Arbeitstages nach einem Wochenende (sog. „humidifier lung“) und wurde zum erstenmal in den USA beschrieben (Babaszak 1970). Die Symptome werden typischerweise prominent zu Beginn der Arbeitswoche (das sog. Montagmorgenfieber) und bessern sich nach ca. 24 Stunden. Meist finden sich keine radiologischen Veränderungen.

Merke ! Die exogen allergische Alveolitis ist eine allergische Reaktion auf eine inhalierte Substanz (Anamnese!) und verläuft in Schüben: akut, subakut und chronisch. Die akute Klinik gleicht der einer Infektion. Im akuten/subakuten Stadium (A) findet man kleinfleckige (azinäre) und flächige Milchglastrübungen bevorzugt in den Mittel und Unterfeldern, manchmal kombiniert mit regionalem Air trapping ein geographisches Muster zeigend. In der chronischen Phase (B) findet man Zeichen irreversibler Fibrose mit Wabenlunge, septalen/retikulären Verdichtungen, Traktionsbronchiektasen in diffuser Verteilung oder mit Präferenz für die Mittel und Unterfelder, das Lungenvolumen ist reduziert. Typisch und diagnoseweisend ist ein Nebeneinander der Veränderungen A und B.

10.5 Idiopathische (kryptogene) Lungenfibrose

10.5.1 Allgemeine Grundlagen

Die diffuse interstitielle Fibrose ist ein chronisch inflammatorischer Prozess des Lungeninterstitiums in den Alveolarsepten und dem peribronchialen und perivaskulären Interstitium und ist charakterisiert durch eine variable Menge intraalveolären und interstitiellen Exsudates. Die Erkrankung wird daher treffender als fibrosierende Alveolitis oder gemäß der neuen ATS/ERS Klassifikation als idiopathische interstitielle Pneumonie (Pneumonitis) beschrieben, wobei der Begriff idiopathische Lungenfibrose (ILF) im klin. Alltag häufig synonym benutzt wird.

Eine diffuse interstitielle Fibrose der Lunge kann durch eine Vielzahl akuter wie chronischer Ursachen ausgelöst werden; je nach auslösendem Agens (Inhalation, Medikamente, postinfektiös, immunologische Ursachen etc.) unterscheidet man verschiedene Formen der fibrosierenden Alveolitis. Im Folgenden soll nur auf die idiopathische Form der fibrosierenden Alveolitis oder – im englischen Sprachraum – kryptogenen fibrosierenden Alveolitis (CFA) eingegangen werden. Der vor allem von Klinikern synonym verwendete Begriff idiopathische interstitielle Lungenfibrose bezieht sich meist auf die histologische Form der sog. UIP, die zwar die häufigste Form (90%) darstellt, jedoch nur eine Subgruppe der fibrosierenden Alveolitis ist (Colby 1999).

Je nach dominierendem histologischen Befund unterscheidet man verschiedene Formen der fibrosierenden Alveolitis wie UIP, DIP, NSIP oder AIP, die durch einen anderen klinischen Verlauf und eine unterschiedliche Prognose charakterisiert sind. Während die UIP einen charakteristischen HR-CT-Befund zeigt, sind die HR-CT-Befunde der anderen Formen eher uncharakteristisch.

Pathogenese

Die Ätiologie der kryptogenen fibrosierenden Alveolitis ist unbekannt. Eine pathologisch erhöhte epitheliale Permeabilität und damit erhöhte Empfindlichkeit gegenüber inhalativen Noxen wird ebenso diskutiert wie genetische Faktoren (Bittermann 1980). Eine Immunpathogenese der fibrosierenden Alveolitis erscheint gesichert, zumal Veränderungen wie bei der UIP im Rahmen der rheumatoiden Arthritis und anderer Kollagenosen, des Sjögren-Syndroms und bei primär extrapulmonalen immunologischen Erkrankungen wie der primär biliären Zirrhose, der Colitis ulcerosa, der idiopathische Thrombozytopenia purpura, der Kryoglobulinämie oder der Hashimoto-Thyreoditis auftreten können. Auch Viruserkrankungen werden als Trigger diskutiert (z.B. Ebstein-Barr; Hogg 1995).

Die idiopathische Lungenfibrose ist per definitionem von unbekannter Ätiologie. Eine medikamentenassoziierte Pathogenese sollte genauso ausgeschlossen werden wie eine Entstehung durch Umwelteinflüsse oder beruflich bedingte Expositionen (Scott 1990). Die Familienanamese sollte vor allem auch kollagenvaskuläre Erkrankungen berücksichtigen (Raghu 1993). In der Literatur sind Fälle beschrieben, in denen eine kollagenvaskuläre Erkrankung Jahre nach Diagnosestellung einer idiopathischen Lungenfibrose diagnostiziert wurde.

Die meisten Patienten sind zwischen 50 und 80 Jahren alt, Patienten unter 40 sind sehr ungewöhnlich. Es besteht eine gleichmäßige Geschlechtsverteilung, ebenso eine gleiche Anzahl von Rauchern und Nichtrauchern, obwohl das Rauchen sowohl als auslösender Faktor wie auch entscheidender Einflussfaktor angesehen wird (Baumgartner 1997).

Die Pathogenese ist bei allen Formen sehr ähnlich und beruht entweder auf dem direkten Einfluss einer bestimmten Noxe oder wird durch eine immunologisch gesteuerte Reaktion in Form von Immunkomplexablagerungen oder aktivierter Entzündungszellen verursacht. Das Ergebnis ist eine akute Alveolitis, die bei Nichtbehandlung oder ausbleibendem Ansprechen auf die Therapie in eine Fibrose mit irreversibler Destruktion von Luftwegen und Lufträumen übergeht. Das auslösende Agens – ob im Blut oder inhaliert – ist derzeitig noch unbekannt. Es kommt zu einer fibroblastischen Proliferation und zu Kollagenablagerungen mit konsekutiver Einschränkung der Lungenfunktion. Der entzündliche/fibrosierende Ablauf erscheint wie ein fehlgesteuerter Reparationsversuch der Lunge, wobei es durch kontinuierliche Reizung zu einer zunehmenden strukturellen Parenchymdestruktion kommt.

Aufgrund des ähnlichen oder sogar identischen histopathologischen Befunde sind spezifische radiographische oder CT-morphologische Kriterien nicht zu erwarten, zumal bei Diagnose einer diffusen Lungenparenchymerkrankung häufig primär nicht klar ist, ob es sich um eine Form einer Kollagenose oder Polyarthritis oder einer sog. isolierten Lungenparenchymerkrankung handelt („lone fibrosing alveolitis"; Turner-Warwick 1980; Primack 1993b; Tung 1993).

Der Begriff der idiopathischen Lungenfibrose steht für ein ganzes Spektrum unterschiedlicher histopathologischer Befunde, die von Alveolitis mit intraalveolärer mononukleärer Zellansammlung und geringer Fibrose (sog. DIP) bis zu extensiver Fibrose mit relativ geringer intraalveolärer Zellzahl (sog. UIP) reichen.

Dieser Heterogenität versuchte bereits die 1968 von Liebow stammende histologische Einteilung in fünf verschiedene Typen Rechnung zu tragen. Die Liebow-Klassifikation wurde mehrfach modifiziert, die heute gültige Einteilung richtet sich nach der Klassifikation von Katzenstein und Myers von 1998 bzw. einer von der American Thoracic Society (ATS) und European Respiratory Society (ERS) im Jahr 2000 veranstalteten internationalen Konsensuskonferenz (Lynch 2000). Innerhalb der idiopathischen interstitiellen Pneumonien (IIP) unterscheidet man a) die idiopathische pulmonale Fibrose (entspricht der UIP) von b) den anderen Formen der IIP wie der DIP, RB-JLD, AIP, NSIP, BOOP und LIP. Diese zeichnen sich neben der unterschiedlichen Histopathologie vor allem durch eine unterschiedliche Prognose aus (Bjoraker 1998). Spezifische HR-CT-Befunde weist lediglich die UIP auf. Die GIP, die ursprünglich zu den idiopathischen Lungenfibrosen gezählt wurde, wird dieser neuen Klassifikation gemäß anderen Entitäten zugeordnet.

Alle Patienten zeigen mononukleäre Zellen in ihren Alveolen, aber die relative Anzahl der Zellen variiert erheblich nicht nur zwischen Patienten, sondern auch zwischen einzelnen Lungenarealen desselben Patienten. Histologische Befunde, die sowohl typisch für die UIP als auch für DIP sind, können in demselben Patienten, zuweilen sogar innerhalb einer Lungenbiopsie nachweisbar sein. Diese heterogene histologische Zusammensetzung gilt als typisch für die idiopathischen Lungenfibrose: Areale mit normalem Lungenparenchym liegen neben Arealen mit Alveolitis und „endstage" Fibrose. Verschiedene Formen können auch innerhalb einer Lungenbiospie erkennbar sein.

Milchglastrübungen sind ein häufiger Befund bei Patienten mit chronisch interstitiellen Lungenerkrankungen. Leung korrelierte den CT-Befund von Milchglastrübungen in 27 konsekutiven Patienten mit dem histopathologischen Befund: Sie fand in 10% eine Beteiligung der Alveolarräume, in 40% eine des Interstitiums und in 50% eine Beteiligung von beidem (Leung 1993). Damit stellen Milchglastrübungen an sich einen unspezifischen morphologischen Befund dar, der sich sowohl auf die Verdickung der Alveolarwände als auch auf den Alveolarraum selber bezieht. Milchglastrübungen können potentiell reversible und damit einer Behandlung zugängliche Areale darstellen, aber auch einer fibrosierenden Verdickung der Alveolarsepten und intraalveolärem Granulationsgewebe (Remy-Jardin 1993; Leung 1993) entsprechen. Grundsätzlich sollten Milchglastrübungen nur dann als Zeichen eines aktiven Prozesses angesehen werden, wenn sie nicht oder nur gering mit Zeichen der Fibrose assoziiert sind. Der kombinierte Befund von Milchglastrübungen und Fibrose zeigt einen dominierend irreversiblen Prozess an (Gay 1998; Wells 1993). Verlaufskontrollen konnten zeigen, dass nicht so sehr das Ausmaß von Milchglastrübungen („alveolitis score") sondern vielmehr das geringe Ausmaß fibrosierender Veränderungen („fibrosis score") für eine gute Prognose entscheidend ist.

Milchglastrübungen sind sowohl bei einer UIP wie bei einer DIP nachweisbar. Milchglastrübungen, assoziiert mit der Histologie einer DIP, reagieren auf Kortikosteroidtherapie, während sie, assoziiert mit der Histologie einer UIP, nicht oder nur wenig auf Kortikosteroide reagieren (Hartman 1996). Bei einer UIP entwickelt sich im Verlauf in Arealen mit Milchglastrübungen eine zunehmende Fibrose und eine Wabenlunge.

Klinik

Die klinische Symptomatik und der Röntgenbefund sind oft diskrepant, besonders in den Anfangsstadien der Erkrankung.

Die klinischen Symptome sind sehr uncharakteristisch und bestehen aus unproduktivem Husten und Dyspnoe. Insbesondere am Anfang bestehen grippeähnliche Symptome wie Fieber, Gewichtsverlust, Arthralgien und Müdigkeit. Mit fortschreitender Erkrankung beobachtet man eine zunehmende Schleimsekretion. Fast alle Patienten weisen auskultatorisch ein endinspiratorisches Knistern auf. Nur in fortgeschrittenen Fällen findet man Zeichen der hypertrophen Osteoarthropathie oder Zyanose. Später kommt es zu respiratorischer Insuffizienz, peripheren Ödemen und pulmonaler Hypertension.

Die Lungenfunktion zeigt ein reduziertes Lungenvolumen (reduzierte Vitalkapazität und totale Lungenkapazität) bei erhaltener Residualkapazität. Die Abnahme der Diffusionskapazität gilt als Frühzeichen. 15–45% der Patienten haben einen erhöhten ANCA-Titer, der Rheumafaktor ist in ca. 30% der Patienten positiv (Gottlieb 1965; Turner-Warwick 1980).

Der Krankheitsverlauf erstreckt sich über 5 bis 10 Jahre mit einer langen asymptomatischen Periode, einer relativ stabilen Periode mit Minimalsymptomen und schließlich einem graduellen progredienten Endstadium. In den meisten Fällen wird die Erkrankung erst im letzten Stadium diagnostiziert.

Diagnosefindung und Empfehlungen zur Untersuchungsstrategie. Die Rolle der HR-CT bei der Evaluierung von Patienten mit suspizierter oder erwiesener fibrosierender Alveolitis liegt

- in der Detektion früher, radiographisch nicht erkennbarer Veränderungen,
- in der höheren Diagnosekonfidenz,
- im Staging der Erkrankungsaktivität und
- im Monitoring der Erkrankung unter Therapie (Hansell 1996).

Mehrere Studien konnten zeigen, dass die CT und die HR-CT der Röntgendiagnostik bei weitem überlegen sind für die Diagnose der idiopathischen Lungenfibrose (Padley 1991). Eine Wabenlunge z. B. wird in bis zu 90% in CT-Aufnahmen, aber nur in bis zu 30% auf konventionellen Röntgenaufnahmen erkannt (Staples 1987). Im Gegensatz zu radiographischen Befunden korrelieren HR-CT-Befunde mit pulmonalen Funktionstests. Die CT vermittelt eine bessere Abschätzung sowohl des Musters als auch der Verteilung und des Ausmaßes der pulmonalen Fibrose (Terriff 1992; Staples 1987).

Wenn auch die Biopsie den „Goldstandard" darstellt, so erfasst sie nur einen kleinen Teil des Lungenparenchyms und möglicherweise nicht eine entscheidende Region mit typischem histologischen Muster. So beschreiben manche Autoren die HR-CT als die der Biopsie überlegene Methode für das Staging (Leung 1993; Lee 1992; Wells 1993, 1993b). Im fortgeschrittenen Erkrankungsstadium sind Röntgenaufnahme und HR-CT meist sehr charakteristisch und machen eine diagnostische Biopsie überflüssig. Eine Lungenbiopsie wird nur für Patienten mit frühen Krankheitsstadien empfohlen, die keine oder nur geringe Symptome haben bzw. bei fraglicher histologischer Klassifizierung. Bei diesen Patienten ist die HR-CT sinnvoll zur Bestimmung der optimalen Lokalisation für eine Lungenbiopsie: diese sollte nicht aus Arealen mit Wabenlunge, sondern bevorzugt aus Arealen mit Milchglastrübungen entnommen werden (Orens 1995).

In der Frühphase können die Funktionsparameter noch normal sein, mit Progress erkennt man eine zunehmende Restriktion mit reduzierten Diffusionskapazität und schwerer Gasaustauschstörung. Es gibt keine spezifischen Labortests für die idiopathische Lungenfibrose. Die BAL hat je nach Zellbefund (vorwiegend Neutrophile und Eosinophile vs. Lymphozyten und Makrophagen) einen unterschiedlichen prognostischen Aussagewert (Rudd 1981).

Therapie und Prognose

Die Prognose ist um so besser, je dominierender die Zeichen aktiver Alveolitis (Milchglastrübungen) gegenüber den Zeichen der Fibrose (retikuläre septale Verdichtungen und Wabenlunge) sind (s. Abb. 10.8). Grundsätzlich ist die Prognose bei der UIP und AIP schlechter als bei der DIP und NSIP.

Die Therapie besteht in der Gabe von Kortikosteroiden und Immunsuppressiva, wobei die Ansprechrate bei den unterschiedlichen Subformen sehr unterschiedlich ist, sie ist grundsätzlich besser für die dominierend entzündlichen als für die dominierend fibrotischen Formen. Während der positive Einfluss der medikamentösen Therapie bei vorwiegend fibrotischen Veränderungen umstritten ist, scheint eine konsequente antiinflammatorische bzw. antifibrinogene Therapie in einem ausschließlich entzündlichen oder vorwiegend akut-entzündlichen Stadium sinnvoll. Die HR-CT-Morphologie leistet hier einen entscheidenden Beitrag zur Therapiefestlegung und -kontrolle.

Weniger als 20% der diagnostizierten Patienten reagieren tatsächlich auf eine Kortikosteroidtherapie, die Überlebensrate wird allerdings gesteigert. Die Ansprechrate ist günstiger bei jüngeren Patienten, bei Frauen und bei Patienten mit einer Lymphozytose in der BAL und nur geringen Fibrosezeichen in der Biopsie. Immunsuppressiva verbessern die Prognose. Die Transplantation bleibt eine letzte Therapiemöglichkeit bei fortgeschrittener Lungenfibrose.

10.5.2 Desquamative interstitielle Pneumonitis

Pathomorphologie

Die desquamative interstitielle Pneumonitis (DIP) ist charakterisiert durch eine Alveolitis mit ausgedehnter intraalveolärer Zellansammlung (Alveolarepithel und Makrophagen) und einem auffallend uniformen histologischen Bild. Es besteht nur eine minimale Alveolarwand-Fibrose (Liebow 1965). Umschrieben, regionär kann eine Wabenlunge nachweisbar sein, allerdings findet man nie das für die UIP typische fleckig heterogene Bild. Häufig ist die DIP mit einem zentroazinären Emphysem assoziiert.

Nur sehr selten sieht man die ausschließliche Histologie einer DIP, viel häufiger findet man ein Mischbild aus DIP und UIP (Tubbs 1977). Eine DIP-Reaktion kann auch im Rahmen anderer interstitieller Lungenerkrankungen wie dem eosinophilen Granulom, der respiratorischen Bronchiolitis oder der Asbestose auftreten.

Ob die DIP und UIP ein pathologisches Kontinuum derselben Krankheit sind oder verschiedene voneinander unabhängige Subgruppen, ist nicht geklärt (Klocke 1967; McCann 1974). Die Tatsachen, dass bei demselben Patienten in verschiedenen Lungenlappen beide Formen nachgewiesen werden können und dass es histologisch nicht eindeutig zu klassifizierende Mischformen gibt, scheinen Argumente dafür zu sein, dass die DIP eine frühe Ausprägung der fibrosierenden Alveolitis ist (Tubbs 1977; Patchenvsky 1973). Andere Autoren sind der Meinung, dass es sich um getrennte Krankheitsbilder handelt und die DIP nicht notwendigerweise in eine UIP übergeht (Heyneman 1999; Colby 1997; Carrington 1978; Liebow 1975).

Klinische Symptomatik

Die DIP zeigt eine enge Verwandtschaft zur „Raucher assoziierten respiratorischen Bronchiolitis mit interstitieller Lungenerkrankung" („respiratory bronchiolitis-associated interstitial lung disease", RBILD; s. Kap. 6.3.4). Sowohl klinisch als auch histologisch besteht eine Überlappung der DIP mit der RBILD (Heyneman 1999). Dies ist nicht verwunderlich, da die meisten der Patienten (in manchen Serien >90%) mit DIP Raucher sind. So werden beide Erkrankungsformen heute unter den sog. „Raucher assoziierten interstitiellen Lungenerkrankungen" zusammengefasst. Die RBILD ist eine besonders starke Reaktionsform auf die Inhalationsnoxe Nikotin und ist histologisch charakterisiert durch Makrophagenansammlungen um die respiratorischen Bronchiolen, assoziiert mit milden fibrosierenden Veränderungen.

Die Patienten sind typischerweise zwischen 30 und 50 Jahre alt und damit in der Regel bei Symptombeginn jünger als Patienten mit einer UIP. Es besteht eine gleiche Geschlechtsverteilung.

Bei Kortisontherapie ist die Prognose der DIP mit einer Fünfjahresüberlebensrate von >95% gut Auch die klinischen Symptome wie Husten, Dyspnoe, auskultatorisch nachweisbarem Giemen und restriktiver Ventilationsstörung sind nur milde ausgeprägt und bestehen selten länger als sechs Monate. Über 60% der Patienten mit DIP zeigen eine signifikante Besserung nach Kortikosteroidtherapie, allerdings nur in ca. 50% mit langfristiger Remission. Spontanremissionen sind genauso beschrieben wie – in seltenen Fällen – ein therapieresistentes kontinuierliches Fortschreiten der Erkrankung in das Endstadium der Wabenlunge.

Radiologische Symptomatik

■ **Thoraxübersicht.** Das Röntgenbild ist in 5–20% unauffällig trotz histologisch verifizierbarer Veränderungen In 10% der Patienten sind die Röntgenaufnahmen trotz bestehender Symptomatik negativ. Man erkennt flaue flächige Verdichtungen dominierend über den Unterfeldern, die von einem feinretikulären Muster überlagert sein können (Feigin 1980).

■ **CT.** Der dominierende HR-CT-Befund der DIP sind Milchglastrübungen mit einer Prävalenz von 100% (Hartman 1993; Abb. 10.6). Diese sind vorwiegend in den mittleren und basalen Lungenzonen lokalisiert. Eine vorwiegend subpleurale Verteilung findet man in 60%, ein fleckiges Muster in 25%, eine diffuse Verteilung in etwa 15%. In 80% der Patienten ist auch der Oberlappen betroffen.

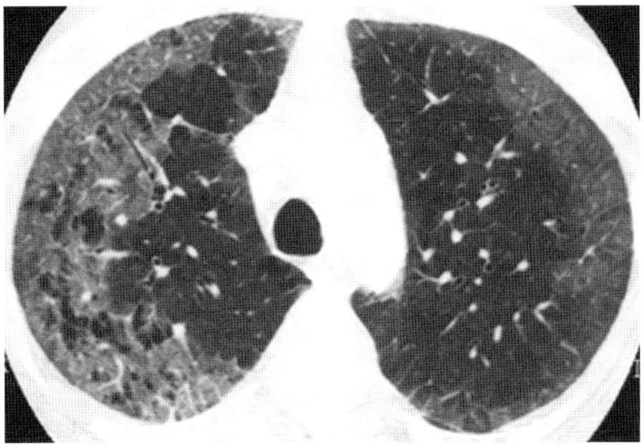

Abb. 10.6. Desquamative interstitielle Pneumontis. Der dominierende HR-CT-Befund sind Milchglastrübungen vorwiegend in subpleuraler Verteilung in den mittleren und basalen Lungenzonen. Zeichen der Fibrose sind nur minimal ausgeprägt und – wenn nachweisbar – immer in den basalen/subpleuralen Lungenabschnitten lokalisiert. (Mit freundlicher Genehmigung von Prof. Dr. Tomas Franquet, Barcelona)

Zeichen der Fibrose sind nur minimal ausgeprägt und immer in den basalen/subpleuralen Lungenabschnitten lokalisiert. So zeigten 30% der Patienten mit einer DIP eine gering ausgeprägte Wabenlunge und 50% lineare septale Verdichtungen. Traktionsbronchiektasen und Zeichen der Parenchymdistorsion sind sehr selten. Kleinzystische Veränderungen innerhalb von Milchglastrübungen werden als Traktionsbronchiolektasen angesehen.

Während die Milchglastrübungen bei der DIP potentiell reversibel sind, schreiten sie bei der UIP in der Regel fort, es entwickelt sich eine irreversible Fibrose (Hartman 1996). So zeigte eine Verlaufsstudie nach 10-monatiger Kortisontherapie einen Rückgang der Milchglastrübungen in 6 von 11 Patienten mit DIP. Eine Progression war in 2 Patienten zu beobachten, diese bezog sich aber auf eine weitere Zunahme vorbestehender linearer Verdichtungen und der Wabenlunge.

Auch bei der RBILD findet man bilaterale fleckige Milchglastrübungen (in bis zu 40%). Zusätzlich zeigen aber mehr als 70% der Patienten flaue zentrilobuläre Knötchen. In 25% der Patienten finden sich sehr subtile fibrosierende Veränderungen (Wabenlunge, intralobuläre Linien). Die meisten Patienten haben ein apikal betontes zentrilobuläres Emphysem. Bronchialwandverdickungen als Folgen einer chronischen Bronchitis sind erkennbar.

Differentialdiagnose

Die Differentialdiagnose der DIP sind die Hypersensitivitätspneumonitis (EAA), die Sarkoidose, die NSIP und die atypische Infektion (Pneumocystis carinii). Der Nachweis zentrilobulärer Knötchen sind der Schlüsselbefund für die Diagnose einer RBILD, weil sie weder bei einer DIP noch bei einer EAA vorkommen.

Befunde wie bei der RBILD findet man auch in asymptomatischen Rauchern, allerdings sind die Veränderungen bei der RBILD ausgeprägter. Bei Nikotinkarenz und/oder nach Kortisonbehandlung können die Veränderungen reversibel sein.

10.5.3 Gewöhnliche interstitielle Pneumonitis

Pathomorphologie

Die gewöhnliche interstitielle Pneumonitis (UIP) weist im Vergleich zur DIP ausgeprägtere Fibrosezeichen auf und wird daher von manchen Autoren als fortgeschrittenere Form der fibrosierenden Alveolitis angesehen. Sie ist charakterisiert durch eine ausgeprägtere klinische Symptomatik, eine schlechtere Prognose, einen verstärkten fibrotischen Umbau sowie ein schlechteres Ansprechen auf Kortison. Im klinischen Sprachgebrauch wird die idiopathische Lungenfibrose (IPF) häufig mit der UIP gleichgesetzt, was nicht ganz korrekt ist. Allerdings weisen tatsächlich mehr als 90% aller Patienten mit fibrosierender Alveolitis die histologische Form der UIP auf.

Die UIP ist histologisch charakterisiert durch ein multifokales fleckiges Muster mit einer Mischung aus gesundem oder fast gesundem Lungengewebe, peripherer alveolärer Wandfibrose aufgrund einer fibroblastischen Proliferation und Kollagenablagerung und einer variablen Anzahl lymphoplasmazellulärer Infiltrate. In der Wabenlunge findet man Zeichen der Mukostase, der chronischen Entzündung und der Epithelmetaplasien.

Die Heterogenität des histologischen Bildes bezüglich der Verteilung und der morphologischen Zusammensetzung lässt auf einen mehrzeitigen, in Schüben verlaufenden Krankheitsverlauf schließen. Diese Schübe imponieren klinisch als Exazerbationen. Im akuten Exazerbationsstadium kann man gelegentlich ein BOOP-Muster oder Zeichen einer diffusen Alveolarschädigung erkennen, jeweils überlagert von den schon vorher bestehenden irreversiblen fibrotischen Veränderungen

Als charakteristisch für die UIP gilt die basale und subpleurale bzw. paraseptale Lokalisation der Parenchymveränderungen, die morphologische Heterogenität und das fleckige Verteilungsmuster. Ein histologisch uniformes Bild mit prominenten parazentralen Vernarbungen spricht gegen die Diagnose einer UIP (Colby 1999). In den aktiven Regionen der UIP können zelluläre intraalveoläre Infiltrate wie bei der DIP erkennbar sein, niemals besteht jedoch das für die DIP charakteristische monomorphe histologische Bild.

Klinische Symptomatik

Die Patienten sind durchschnittlich zwischen 40 und 70 Jahre alt und haben eine mehrjährige Anamnese trockenen Reizhustens und langsam progredienter Dyspnoe.

Die UIP reagiert nicht auf Steroide, sondern verläuft langsam progredient mit einer Mortalitätsrate von >90% innerhalb von drei Jahren. Der dominierende pathogenetische Prozess ist nicht die Entzündung, sondern die Fibrose. Neue Therapieformen beziehen sich daher nicht auf antiinflammatorische, sondern auf antifibrosierende Medikamente (z. B. Interferon).

Die UIP ist nicht nur eine spezifische Verlaufsform der fibrosierenden Alveolitis, sondern kommt als UIP-Muster oder als Fibrosemuster in einer Vielzahl diffuser interstitieller Lungenfibrosen (Kollagenosen, medikamenteninduziert) vor.

Radiologische Symptomatik

■ **Thoraxübersicht.** Die typischen Zeichen der UIP im Röntgenbild sind irreguläre retikulonoduläre Verdichtungen mit basaler Dominanz (Chandler 1986; Staples 1987; Müller 1987; Abb. 10.7a). Die Ausprägung ist in der Regel symmetrisch. Ein weiteres Zeichen sind flaue flächige Trübungen (etwa in einem Drittel der Patienten) mit positivem Luftbronchogramm (Crystal 1981).

Das Lungenvolumen ist in 25–60% der Fälle reduziert mit konsekutiv angehobenen Zwerchfellkonturen. Die Pleura kann gelegentlich verdickt sein, wobei dies für die idiopathische Lungenfibrose eher untypisch ist und an andere Erkrankungen wie die rheumatoide Arthritis, den Lupus erythematodes oder die Asbestose denken lassen sollte. Pneumothorax und Pneumomediastinum sind seltene Komplikationen.

Mit fortschreitender Fibrose wird das retikulonoduläre Muster grober, man erkennt zunächst kleine, später größere (5–7 mm) Ringschatten bei Auftreten einer Wabenlunge. Es kommt zu einer progressiven Reduktion des Lungenvolumens, ebenso sind zuweilen Zeichen der sekundären pulmonalarteriellen Hypertension erkennbar.

Klinik und Röntgenmorphologie gehen nicht in allen Stadien konform, so können Patienten eine normale Lungenaufnahme trotz bestehender Symptomatik aufweisen. Umgekehrt wurden Fälle mit pathologischen Röntgenbildern ohne erkennbare klinische Symptomatik beschrieben. Auch wenn die Ergebnisse inhomogen sind, so sind sich die meisten Autoren darüber einig, dass die Korrelation zwischen Erkrankungsstadium und Lungenaufnahme schlecht ist (Staples 1987; Turner-Warwick 1982).

■ **CT.** Häufigste und dominierende HR-CT-Befunde sind die peripheren retikulären Verdichtungen und die Wabenlunge, wiederum dominierend in den Unterlappen (Müller 1986; Staples 1987; Mathieson 1989; Abb. 10.7 b, c). Häufig findet man ein Nebeneinander von fibrotisch umgebautem und gesundem Lungengewebe. Die Verdickung der intralobulären Septen ist ein häufiger Befund und eher ein frühes Zeichen der idiophatischen Lungenfibrose, während fortgeschrittene Stadien durch die meist subpleurale Wabenlunge mit Traktionsbronchiektasen und Bronchiolektasen charakterisiert sind. Andere Zeichen der irreversiblen Lungenfibrose sind Parenchymbänder und irreguläre interstitielle Grenzlinien zwischen bronchovaskulärem Interstitium und angrenzendem Lungengewebe („interface sign"). Milchglastrübungen sind weniger offensichtlich.

Die intralobulären interstitiellen Verdickungen resultieren in einem feinretikulären Muster, welches bei der UIP sogar der dominierende Befund sein

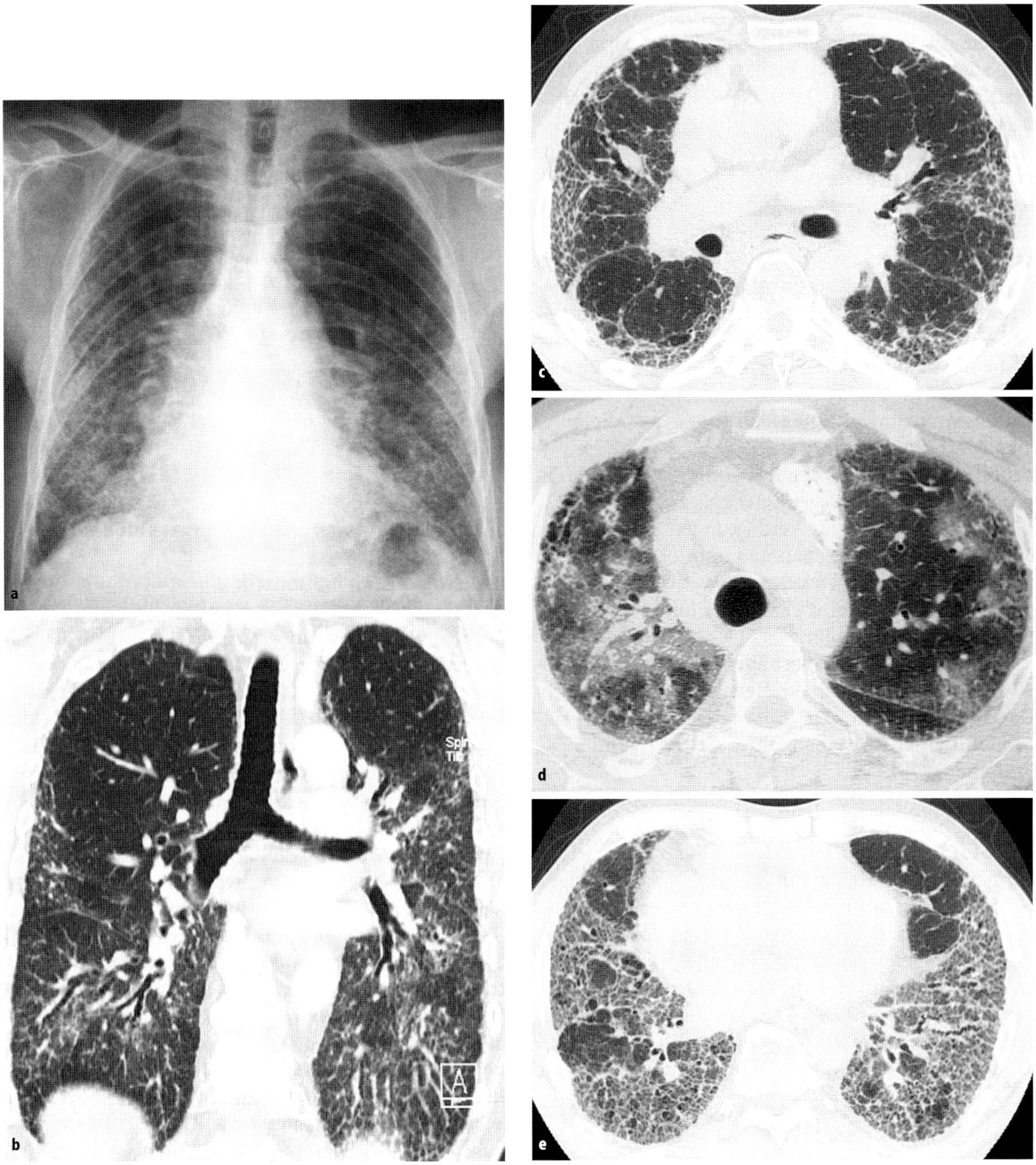

Abb. 10.7 a–e. Idiopathische (gewöhnliche) interstitielle Pneumonitis (UIP). Zeichen der UIP im Röntgenbild sind irreguläre retikulonoduläre Verdichtungen oder kleinzystische Veränderungen mit basaler Dominanz (**a, b**). Das Lungenvolumen ist reduziert mit angehobenen Zwerchfellkonturen, die Pleura ist oft verdickt. Klassischer HR-CT-Befund sind die peripheren (subpleuralen) retikulären Verdichtungen und die Wabenlunge, auch diese liegen vorwiegend in den Unterlappen. Typischerweise findet man ein Nebeneinander von fibrotisch umgebauten und gesundem Lungengewebe (**c**). Milchglastrübungen ohne überlagernde retikuläre septale Verdichtungen und Bronchiektasen entsprechen aktiver potentiell unter Therapie reversibler Alveolitis (**d**). Die Verdickung der intralobulären Septen ist eher ein frühes Zeichen der idiophatischen Lungenfibrose, während die weiter fortgeschrittenen Fälle durch subpleurale Wabenlunge mit Traktionsbrochiektasen und Brochiolektasen charakterisiert sind (**e**)

- renale tubuläre Azidose
- primäre biliäre Leberzirrhose
- Myasthenia gravis
- systemischer Lupus erythematodes
- Autoimmunthyreoditis
- allogene Knochenmarkstransplantation

10.5.6 Riesenzellige interstitielle Pneumonitis („giant cell interstitial pneumonitis", GIP)

Die sehr seltene riesenzellige interstitielle Pneumonitis (GIP) weist Riesenzellnester auf und wird ausschließlich im Rahmen von Pneumokoniosen durch Hartmetallstäube gefunden.

10.5.7 Bronchiolitis obliterans mit organisierender Pneumonie (BOOP)/kryptogene organisierende Pneumonie (COP)

Pathologisch-anatomische und ätiologische Grundlagen

Die von Liebow beschriebene Form der sog. BIP („bronchiolitis obliterans with interstitial pneumonia"), die neben der Alveolitis durch eine obliterierende Form der Bronchiolitis mit oder ohne begleitende organisierende Pneumonie der umgebenden Alveolarräume charakterisiert ist, wird gemäß einer internationalen Konferenz (ATS/ERS) weiterhin unter die idiopathischen interstitiellen Pneumonitiden klassifiziert und als BOOP (Bronchiolitis obliterans mit organisierender Pneumonie) oder COP (kryptogene organisierende Pneumonie) bezeichnet. Histologisch ist die BOOP charakterisiert durch sich polypartig in die Lumen der Bronchiolen vorwölbendes, fibroblastenreiches Granulationsgewebe, das auch die umgebenden Alveolen ausfüllt. Das umgebende Lungenparenchym zeigt sekundär Folgen einer interstitiellen Pneumonitis und Fibrose.

Klinische Symptomatik

Meistens ist die BOOP idiopathisch, eine BOOP-ähnliche Reaktion („BOOP-like reaction") wird in einer Reihe von Situationen beobachtet (postinfektiös nach bakterieller oder viraler Infektion, als Medikamentenreaktion, bei Kollagenosen, beim M. Wegener, nach toxischem Inhalationsschaden oder Aspiration.

Die Lungenfunktion zeigt eine Restriktion an (keine Obstruktion!). Die Klinik besteht aus subfebrilen Temperaturen und chronischem unproduktivem Husten.

Zu beachten ist, dass die Bronchiolitis obliterans oder konstriktive Bronchiolitis ein anderes klinisch-pathologisches wie radiologisches Krankheitsbild darstellt und von der BOOP zu differenzieren ist.

Radiologische Symptomatik

Typische HR-CT-Befunde sind fleckige, nicht-segmentale Konsolidierungen (>80%) oder Milchglastrübungen (60%) in subpleuraler oder zentraler peribronchiolärer Lage. Die Fleckschatten können wandern, sie zeigen Pleurafinger und spikulaähnliche Ausziehungen in ca. 30–40% (Müller 1990; Bouchardy 1993; Lee 1994).

Während die fleckigen Konsolidierungen in der Hälfte der Patienten den einzigen Befund darstellen, sind Milchglastrübungen immer ein Teil eines gemischten Befundmusters (Abb. 10.9). Die Größe der Konsolidierungen schwankt zwischen 3 cm und kompletter Lobarverschattung. Die Fleckschatten sind typischerweise scharf begrenzt und enthalten Luftbronchogramme. Bronchialwandverdickungen und Ektasien sind in den meisten Patienten erkennbar, sind aber beschränkt auf die Areale verdichteten Lungenparenchyms.

30–50% der Patienten haben multiple peribronchioläre (zentrilobuläre) Rundherde von 1–10 mm Durchmesser. Diese weisen irreguläre Randbegrenzungen (88%) auf und können auch Luftbronchogramme enthalten (45%). Rundherde sind der alleinige Befund in ca. einem Drittel der Patienten.

Nur selten sieht man Milchglastrübungen mit überlagernden septalen Verdickungen („crazy paving"). Rundherde und Milchglastrübungen sind häufiger bei immunkompromittierten Patienten zu sehen. Zusätzliche Befunde sind Pleuraverdickungen (33%), kleine Pleuraergüsse (30%) und Parenchymbänder (25%). Eine subpleurale Wabenlunge findet man sehr selten, wenn überhaupt, sind sie nur gering ausgeprägt.

Differentialdiagnose

In Abhängigkeit von der Variabilität des CT-Musters imitiert die BOOP eine Vielzahl von differentialdiagnostisch abzugrenzenden Erkrankungen. Für die Differenzierung kann die klinische Symptomatik hilfreich sein (die Symptome der BOOP sind subakut und schleichend über 2 bis 6 Monate).

Bei den meisten Patienten ist der klinische wie radiologische Befund der BOOP nach Kortisongabe sofort rückläufig. Nur in wenigen Fällen sind die Symptome trotz Kortison progredient, meist ist die BOOP dann assoziiert mit einer Medikamentenreaktion oder Kollagenosen.

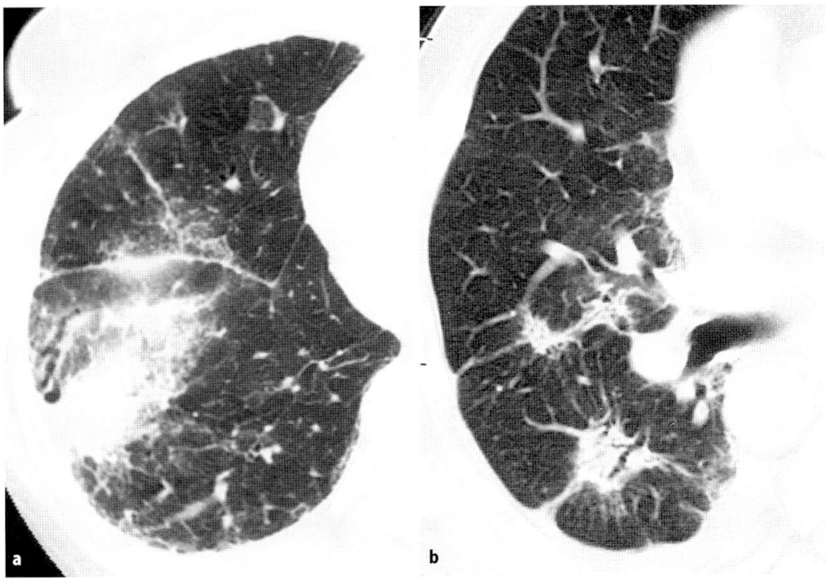

Abb. 10.9. Die Morphologie der BOOP ist sehr variabel und reicht von fleckigen Konsolidierungen in subpleuraler Position zu solitären Herdsetzungen oder pneumonieähnlichen Konsolidierungen (**a**). Die Fleckschatten sind typischerweise scharf begrenzt und enthalten Luftbronchogramme (**b**); Bronchialwandverdickungen und Ektasien sind bei den meisten Patienten erkennbar, aber beschränkt auf Areale verdichteten Lungenparenchyms

Während die infektbedingten Differentialdiagnosen möglicherweise durch die klinische Symptomatik auszuschließen sind, ist in der Regel eine Lungenbiopsie erforderlich, um ein Karzinom auszuschließen. Gerade in Fällen mit solitären BOOP-Läsionen, die Spiculae und Pleurafinger aufweisen, ist ein Karzinom morphologisch nicht zu differenzieren (Murphy 1998).

Multiple Fleckschatten lassen auch an ein Lymphom, ein bronchoalveoläres Karzinom oder an eine Vaskulitis denken. Viele kleine Rundherde müssen differentialdiagnostisch an eine Sarkoidose oder Mykobakteriose denken lassen.

Bei vorwiegend subpleuraler Lage der Konsolidierungen ist differentialdiagnostisch eine eosinophile Pneumonie (Bluteosinophilie) auszuschließen.

10.5.8 Akute interstitielle Pneumonitis (AIP)

Pathologisch-anatomische und ätiologische Grundlagen

Die akute interstitielle Pneumonitis (AIP) als akute, fulminant verlaufende Form der Lungenfibrose entspricht im wesentlichen der 1944 von Hamman u. Rich beschriebenen Form der Lungenfibrose. Die auslösende Ursache ist unbekannt. Eine Virusinfektion kann vorausgehen. Die von Hamman u. Rich beschriebenen Fälle hatten einen Verlauf von maximal drei Monaten und ereigneten sich vor der Ära der Ventilatortherapie.

Die UIP und AIP sind histologisch sehr unterschiedlich: Die AIP ist charakterisiert durch viele Fibroblasten, aber wenig Kollagenablagerungen, während die UIP nur wenige Fibroblasten, aber ausgedehnte Kollagenablagerungen zeigt.

Aufgrund der histologischen und radiologischen Gemeinsamkeiten mit dem ARDS wurde diese Erkrankung auch idiopathisches ARDS oder ARDS unbekannter Ursache genannt . Sie stellt somit eine Ausschlussdiagnose dar, nachdem die differentialdiagnostisch in Frage kommenden Erkrankungen ausgeschlossen wurden.

Klinische Symptomatik

Die AIP ist selten und führt bei Nichtansprechen auf Kortisontherapie innerhalb von sechs Monaten zum Tod.

Der klinische Verlauf und das pathohistologische Bild bestehen aus ineinander übergehenden und sich überlappenden Stadien. Man unterscheidet eine exsudative Phase (Tag 1–7), eine subakute fibroproliferative Phase (Tag 4–10) und eine chronisch fibrotische Phase.

Radiologische Symptomatik

In der HR-CT erkennt man diffuse, bilaterale Milchglastrübungen oder Konsolidierungen in diffuser oder fleckiger Anordnung (McAdams 1996; Müller

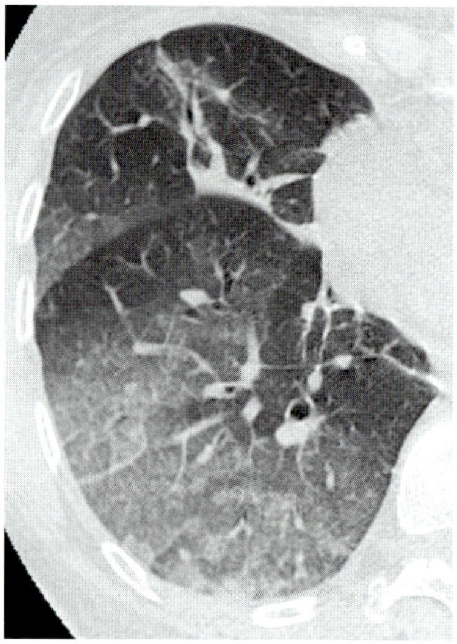

Abb. 10.10. Akute interstitielle Pneumonitis. In der HR-CT sind diffuse, bilaterale Milchglastrübungen mit dorsalwärts ansteigender Parenchymdichte zu erkennen

1997; Abb. 10.10). Das Ausmaß der Milchglastrübungen korreliert mit der Erkrankungsdauer. Milchglastrübungen werden bei allen Patienten beobachtet, Konsolidierungen bei bis zu 90% (Johkoh 1999; Ichikado 1997). Wie bei Patienten mit ARDS beobachtet man eine dorsalwärts ansteigende Parenchymdichte (Primack 1993). Fleckige Verdichtungen neben fokalen Zonen regulären Lungenparenchyms ergeben ein geographisches Muster. In bis zu 40% der Patienten sind überwiegend die Unterlappen, in nur 15% überwiegend die Oberlappen betroffen.

Milchglastrübungen oder Konsolidierungen ohne Traktionsbronchiektasen korrelieren mit der exsudativen oder frühen proliferativen Phase, während Verdichtungen mit Traktionsbronchiektasen und Zeichen der Parenchymdistorsion erst im weiteren Verlauf in der proliferativen Phase auftreten und mit irreversibler Fibrose assoziiert sind. So wurden Traktionsbronchiektasen frühestens nach sieben Tagen beobachtet (Akira 1999).

Glatte interlobuläre septale Verdickungen und eine Wabenlunge werden auch beobachtet, allerdings in sehr viel geringerem Umfang als bei einer UIP.

Differentialdiagnose

Die Differentialdiagnose der AIP ist abhängig vom Erkrankungsstadium und umfasst das hydrostatische Ödem, die Einblutung, die Alveolarproteinose, das bronchioloalveoläre Karzinom, die DIP und diffuse infektiöse Infiltrationen.

Patienten mit der sog. akzelerierten Form der IPF zeigen ebenso wie die Patienten mit BOOP, DIP oder eosinophiler Pneumonie multifokale Areale mit vorwiegend subpleuralen, peripheren Konsolidierungen: Verlaufskontrollen zeigen jedoch kleinzystische Läsionen und Traktionsbronchiektasen innerhalb der Konsolidierungen, die eine Abgrenzung von der BOOP (keine Wabenlunge) zulassen. Während die akzelerierte Form vor allem die Lungenperipherie involviert, sind bei der AIP periphere und zentrale Anteile zu gleichen Anteilen beteiligt (Akira 1999).

Merke ! Die diffuse interstitielle Fibrose oder fibrosierende Alveolitis ist ein chronisch inflammatorischen Prozess des Lungeninterstitiums in den Alveolarsepten und im peribronchialen und perivaskulären Interstitium. Sie ist charakterisiert durch eine variable Menge intraalveolären und interstitiellen Exsudates. Je nach dominierendem histologischen Befund unterscheidet man verschiedene Formen der fibrosierenden Alveolitis wie UIP, DIP, NSIP oder AIP, die durch einen anderen klinischen Verlauf sowie eine unterschiedliche Prognose charakterisiert sind.

Während die UIP einen charakteristischen HR-CT-Befund zeigt (Wabenlunge und septale Veränderungen in vorwiegend subpleuraler und basaler Verteilung), sind die HR-CT-Befunde der anderen Formen eher uncharakteristisch. Milchglastrübungen ohne überlagernde retikuläre Verdichtungen zeigen einen aktiven, unter Therapie potentiell reversiblen Prozess an (bei der DIP, NSIP und – selten – auch bei der UIP).

Die BOOP wird heute als eigenständige Entität klassifiziert. Meistens ist sie idiopathisch, eine BOOP-ähnliche Reaktion („BOOP-like reaction") wird in einer Reihe von Situationen beobachtet (postinfektiös, Medikamentenreaktion, Kollagenosen, M. Wegener, nach Schädigungen durch toxische Inhalation). Das radiologische Erscheinungsbild ist sehr variabel, die Veränderungen sind unter Steroidmedikation regredient.

10.6 Kollagenvaskuläre Erkrankungen

10.6.1 Allgemeine Grundlagen

Mit dem Begriff Kollagenosen wird eine Gruppe unterschiedlicher Krankheitsbilder bezeichnet, deren Gemeinsamkeit in einem ätiologisch unklaren autoimmungesteuerten entzündlichen Prozess des Bindegewebes besteht. Die Lunge stellt wegen ihres substantiellen Bindegewebsbestandteils ein wichtiges Zielorgan dieses entzündlichen Geschehens dar.

Folgende Kollagenosen können mit interstitiellen Lungenfibrosen assoziiert sein: der systemische Lu-

Tabelle 10.4. Thorakale Manifestationen kollagenvaskulärer Erkrankungen. (Mod. nach Mayberry 2000)

	SLE	Rheumatoide Arthritis	Sklerodermie	Poly-/Dermatomyositis	Sjögren-Syndrom	Ankylosierende Spondylitis
Pleuritis	Typisch	Typisch				
Pulmonale Fibrose	Selten	Typisch	Typisch	Häufig	Selten	
Zwerchfellhochstand	Typisch			Typisch		
Aspiration			Typisch	Typisch		
BOOP		Häufig				
B.O.		Häufig				
Bronchiektasen		Selten			Häufig	
Apikale Fibrose						Typisch

pus erythematodes, die rheumatoide Arthritis, die progressive systemische Sklerose, die Polymyositis und Dermatomyositis sowie deren sich überlappende Syndrome, das Sjögren-Syndrom, die ankylosierende Spondylitis und die „mixed connective tissue disease" (Tabelle 10.4).

Klinische, radiologische sowie histologische Befunde der mit den Kollagenosen assoziierten chronisch interstitiellen Lungenerkrankungen ähneln denen der idiopathischen Lungenfibrose (IPF), allerdings ist der Verlauf benigner als der der IPF (Lynch 1992; Augusti 1992).

Andere Formen der pleuropulmonalen Beteiligung bei Kollagenosen sind eine Pleuritis, eine Bronchiolitis obliterans, eine BOOP, eine follikuläre Bronchiolitis, eine Vaskulitis mit sekundärer pulmonaler Hypertension, Rundherde sowie eine Dysfunktion der Atemmuskulatur und des Zwerchfells.

Alle Kollagenosen können zu einer Reihe sekundärer Lungenmanifestationen führen, die zum Teil sehr ähnliche Lungenparenchymveränderungen hervorrufen wie die Manifestationen der Grunderkrankung. Dazu gehören Infektionen mit bakteriellen wie atypischen und zum Teil auch opportunistischen Erregern, Aspirationspneumonien, ein kardial oder renal bedingtes Ödem oder medikamenteninduzierte Lungenveränderungen.

Pathogenese

Sowohl die idiopathische Form als auch die mit Kollagenosen assoziierte pulmonale Fibrose sind durch eine entzündliche Reaktion der Alveolen und der Alveolarwände (Interstitium) charakterisiert. Durch repetitiven Anreiz kommt es zur chronisch entzündlichen Zellinfiltration, zu Kollagenablagerungen und zur progressiven Fibrose mit Destruktion der Alveolarstrukturen bis zum Endstadium der Honigwabenlunge (Lynch 1992).

Alle Kollagenosen zeigen ein Spektrum der Lungenparenchymbeteiligung, das sich aus verschiedenen Formen der interstitiellen Pneumonitis (UIP und NSIP), der Bronchiolitis obliterans, der BOOP oder der follikulären Bronchiolitis zusammensetzt (Strimlan 1976; Yousem 1985; Tazelaar 1990; Diederich 1996).

Klinik

Die Diagnose einer chronisch interstitiellen Lungenparenchymbeteiligung im Rahmen einer Kollagenose ist oft durch überlagernde extrapulmonale Symptome erschwert. Auch wenn bereits eine pulmonale Funktionseinschränkung vorliegt, wird diese vom Patienten häufig aufgrund seiner extrapulmonalen Symptome (z.B. in den Gelenken) erst in einem fortgeschrittenen Stadium bemerkt. Typischerweise ist der Verlauf der Lungenfibrose relativ inapparent mit einer unspezifischen, nur langsam (über Jahre) progredienten Dyspnoe und unproduktivem Husten (Lynch 1992). In Ausnahmefällen kommt es zu fulminanten, letalen Verläufen.

Empfehlungen zur Untersuchungstechnik und Diagnosefindung

Für alle Kollagenosen gilt, dass die Lungenparenchymveränderungen unspezifisch sind und in ähnlicher Morphologie nicht nur bei den verschiedenen Formen der Kollagenosen, sondern auch bei anderen immunologisch induzierten Lungenerkrankungen (idiopathische Lungenfibrose) oder granulomatösen Erkrankungen (Sarkoidose) vorkommen können (Diederich 1996; Müller-Leisse 1994; Salaffi 2000). Die Diagnose kann in vielen Fällen aufgrund der Konstellation extrapulmonaler klinischer Symptome (z.B. Hautveränderungen, Arthritis) und einem charakteristischen Serumbefund (z.B. antinukleäre Antikörper, Rheumafaktor) gestellt werden. Eine Lungenbeteiligung wird aufgrund funktioneller, zytologischer (BAL-Befund) und radiologischer Kriterien festgestellt. Pulmonale Funktionstests zeigen einen restriktiven Defekt (reduziertes Lungenvolumen) sowie eine reduzierte Diffusionskapazität an. Auch Patienten ohne klinische Symptome können einen pathologischen BAL-Befund mit Entzündungszellen, Zytokinen, Immunglobulinen und Immunkomplexen zeigen (Remy-Jardin 1993a; Manganelli 1997; Witt 1996). Vor allem der Nachweis von Neutrophilen in der BAL identifiziert Patienten mit schlechter Prognose, während der Nachweis von Lymphozyten eine gute Prognose anzeigt (Wallaert 1986).

Das sensitivste bildgebende Verfahren ist die HR-CT, allerdings gilt auch für sie keine 100%ige Sensitivität. So sind für alle Kollagenosen in der Literatur Fälle beschrieben mit pathologischer BAL und/oder pathologischer Lungenfunktion, aber fehlendem morphologischen Korrelat in der Bildgebung.

Die HR-CT sollte Aufnahmen in Inspiration sowie in Expiration umfassen, um Veränderungen der kleinen Luftwege (Bronchiolitis obliterans) mit konsekutivem Air trapping zu erfassen (Meyer 1997). Aufnahmen in Bauchlage sind notwendig zur Differenzierung hydrostatisch bedingter Verdichtungen von beginnenden fibrosierenden Veränderungen in den dorsobasalen Lungenabschnitten.

Merke ! Eine Lungenbiopsie zur histologischen Verifizierung ist nur dann für die primäre Diagnosefindung angezeigt, wenn die morphologischen Veränderungen sowohl primäre als auch sekundäre Manifestationen darstellen können mit unterschiedlicher therapeutischer Konsequenz, oder wenn die gefundenen Veränderungen nicht eindeutig auf die Grunderkrankung zurückzuführen sind, sondern differentialdiagnostisch z.B. ein Neoplasma (z.B. Rundherde) oder ein Infekt auszuschließen sind.

Bei bereits etablierter Diagnose wird die Rolle der chirurgischen Lungenbiopsie zur histologischen Verifizierung bzw. Stadieneinteilung der interstitiellen Lungenerkrankung bei Kollagenosen eher kontrovers diskutiert (Grubben 1993; Yousem 1985), da sie zwar das Ausmaß und den histologischen Typ der Lungenveränderungen anzeigt, aber nur einen geringen prognostischen Aussagewert hat und für die Therapieentscheidung nicht notwendig ist. Grundsätzlich ist unter Berücksichtigung der bevorzugt subpleural angeordneten Lungenveränderungen eine offene oder thorakoskopische Lungenbiopsie zur Histologiegewinnung einzusetzen, keine transbronchiale Lungenbiopsie.

Da der Verlauf der Lungenfibrosen lange Zeit klinisch relativ inapparent ist, wird die Indikation zur Gabe von Steroiden, Immunsuppressiva sowie zytotoxischer Medikamente aufgrund der erheblichen toxischen Nebeneffekte einer Langzeittherapie sehr streng gestellt. Eine derartige Therapie sollte Patienten mit floriden entzündlichen Prozessen und rasch progressiver Erkrankung vorbehalten bleiben. Weder klinische, radiographische noch funktionelle Parameter können jedoch ausreichend zwischen einer therapeutisch zugänglichen Alveolitis und einer irreversiblen, therapieresistenten Fibrose unterscheiden. Thoraxröntgenaufnahme und Lungenfunktionstests sind lediglich für die Verlaufskontrolle geeignet. Nur mit Hilfe der HR-CT ist es möglich, aufgrund charakteristischer Befundmuster zumindest richtungsweisend eine akute, potentiell reversible Alveolitis von einer irreversiblen Fibrose zu differenzieren (Fujii 1993; McDonagh 1994; Remy-Jardin 1993c; Wells 1992; Wells 1994; Johkoh 1994). Neben der morphologischen Detailinformation vermittelt die HR-CT Informationen über Verteilung, Ausmaß und Natur der Erkrankung.

Milchglastrübungen ohne überlagernde retikuläre oder lineare Verdichtungen oder Bronchiektasen oder Konsolidierungen korrelieren mit einer zellulären Infiltration (Alveolitits) und einer besseren Ansprechbarkeit gegenüber einer Therapie. Milchglastrübungen mit überlagernden retikulären/septalen Verdichtungen und vor allem Zeichen der Wabenlunge sind dagegen einer bereits irreversiblen Fibrose zuzuordnen. und sprechen für eine geringe Therapierbarkeit (Johkoh 1994). So korreliert die Effektivität einer Kortisontherapie für die Behandlung von mit Kollagenosen assoziierten Lungenparenchymveränderungen invers mit dem Ausmaß von kleinzystischen Veränderungen einer Wabenlunge.

10.6.2 Systemischer Lupus erythematodes

Der systemische Lupus erythematodes (SLE) ist eine autoimmunassoziierte Multisystemerkrankung, charakterisiert durch entzündliche Veränderungen in den Gefäßen, der Serosa und der Haut. Die Erkrankung verläuft typischerweise in Schüben mit temporären Remissionen und einer schrittweisen Progression bis zum Multiorganversagen.

Unter den kollagenvaskulären Erkrankungen zeigt der SLE am häufigsten eine pleuropulmonale Beteiligung (50–70%), allerdings zeigen die wenigsten Patienten (<5%) eine solche bereits bei Diagnosestellung.

Primäre Lupus-assoziierte pleuropulmonale Veränderungen beziehen sich auf eine Pleuritis, eine interstitielle Pneumonitis, eine Vaskulitis mit pulmonalen Blutungen, eine pulmonal-arterielle Hypertension, eine lymphozytäre interstitielle Pneumonitis und eine follikuläre Bronchiolitis. Sekundärveränderungen bei Multiorganbefall – medikamenteninduziert oder durch Infektion – spielen ebenso eine Rolle.

Die Inzidenz des Lupus erythematodes variiert in Abhängigkeit von Geographie, Rasse, Alter und Geschlecht. Höhere Erkrankungsraten gibt es in Afrika und Asien, Schwarze sind häufiger betroffen als Weiße. Frauen erkranken häufiger (w:m = 9:1), der mittlere Erkrankungszeitpunkt liegt zwischen dem 40. und 50. Lebensjahr.

Pathologisch-anatomische und ätiologische Grundlagen

Ätiologie und Pathogenese des Lupus erythematodes sind nur unvollständig verstanden und sehr komplex. Die große Heterogenität klinischer wie laborserologischer Befunde spricht für eine Vielzahl von Einflussfaktoren, die genetischer, medikamentöser und hormoneller Art sowie umweltassoziiert sein können.

So entwickeln bis zu 60% der Patienten eine Hautrötung nach Exposition mit Sonnenlicht oder UVB-Bestrahlung. Ebenso wurde bei Patienten mit Lupus erythematodes ein erhöhter Virus-Antikörpertiter festgestellt. Multiple Medikamente können einen Lupus induzieren wie Hydralacin, Kokainamid, Isoniazid, Phenytoin und andere antikonvulsive Medikamente sowie Penicillamin oder Gold (vgl. Kap. 14.1.2.

Bei einer akuten Lupus-Pneumonitis liegt eine diffuse Schädigung der Alveolen vor mit intraalveolärem proteinreichem Exsudat, einer monozytären entzündlichen Infiltration des Interstitiums sowie umschriebenen oder diffusen alveolären Einblutungen. Pathologische Basis der alveolären Einblutungen ist eine Entzündung der Kapillaren, die in den meisten Fällen auch die Nieren betrifft.

Die Prognose ist gut, die Zehnjahresüberlebensrate liegt bei 60–90% (Wallace 1981). Die meisten Verläufe sind langsam und chronisch, nur wenige Patienten zeigen eine fulminante Krankheitsprogression mit hoher Letalität aufgrund einer Niereninsuffizienz oder einer Superinfektion. Frauen mit Lupus erythematodes haben ein erhöhtes Malignomrisiko (Ramsey Goldman 1998). Männer und Patienten mit bereits bei Diagnosestellung erkennbarer Nierenbeteiligung (nephrotisches Syndrom) haben eine ungünstigere Prognose.

Klinische Symptomatik

Klinisch manifeste Symptome treten in bis zu 70% der Patienten auf. Die Manifestationen der Erkrankung sind vielfältig: Gelenk- und Hautveränderungen sind am häufigsten (>80%), gefolgt von Pleuritis, Nephritis (>50%), neuropsychiatrischen Symptomen (44%), einer Lymphadenopathie (43%), Perikarditis (39%) und Schleimhautulzerationen (15%). Systemische Symptome sind Müdigkeit, Anorexie, Gewichtsverlust und Fieber. Der Lupus-assoziierte Pleuraerguss ist typischerweise schmerzhaft.

Als typisch für den Lupus erythematodes gilt, dass die Patienten über Dyspnoe und eine Einschränkung der Lungenfunktion klagen, ohne dass das Röntgenbild Parenchymveränderungen aufweist.

Das lebensbedrohliche hochakute Krankheitsbild der Lupus-Pneumonitis ist charakterisiert durch plötzliche Dyspnoe, Fieber, Husten, Zyanose, pleuritische Thoraxschmerzen und – trotz diffuser alveolärer Einblutungen – nur gelegentlich Hämoptysen. Die Symptomkombination Anämie, pulmonale Konsolidierung und Hämoptysen gilt allerdings als hochverdächtig für diffuse alveoläre Einblutungen (Abud-Mendoza 1985). Diese bedürfen einer sofortigen Therapie und sind mit hoher Mortalität behaftet (über 50%).

Diagnosefindung. Die Diagnose gilt als erwiesen, wenn vier der folgenden Kriterien entweder gleichzeitig oder sequentiell nachweisbar sind:

- Hautrötung,
- pathologische Photosensitivität,
- Schleimhautulzera,
- Arthritis,
- Serositis,
- eine renale Erkrankung (Proteinurie),
- neurologische Störungen (Epilepsie oder Psychose),
- pathologische Blutbildveränderungen (Anämie, Leukopenie, Thrombozytopenie) und
- der serologische Nachweis von antinukleären Antikörpern.

Viele Patienten zeigen im Laufe der Erkrankung nur einzelne Symptome des klassischen Lupus erythematodes, ohne jemals das Vollbild zu entwickeln. Diese werden in den sog. Overlap-Syndromen oder Lupus-ähnlichen Erkrankungen zusammengefasst, die in der Regel eine bessere Prognose haben.

Als Screening-Verfahren gilt der Nachweis antinukleärer Antikörper (ANA), allerdings sind Sensitivität und Spezifität stark von den verwendeten Referenzwerten abhängig (Pisetsky 1992). Etwa 5–10% der Patienten mit erwiesenem Lupus sind ANA-negativ, manche sind initial negativ und werden im Laufe der Erkrankung positiv. Bei Pleurabefall und Ergussbildung sind in der Pleuraflüssigkeit antinukleäre Antikörper nachweisbar.

Antikörper gegen doppelläufige DNA (DS-DNA) sind hochspezifisch für den Lupus, Antikörper gegen einzelläufige DNA (SS-DNA) werden dagegen bei einer Reihe von Autoimmunerkrankungen einschließlich dem Lupus nachgewiesen (Pisetsky 1992). Die Produktion von DS-DNA-Antikörpern korreliert in vielen (allerdings nicht in allen) Patienten mit der Erkrankungsaktivität. Die Rolle weiterer Antikörper wird noch untersucht. Eine erhöhter Quotient von CD4- zu CD8-Lymphozyten im Blut ist assoziiert mit der Erkrankungsaktivität, speziell mit einer Lungenbeteiligung. Eine gesicherte Assoziation besteht ebenso zwischen Antiphospholipid-Antikörpern

chiektasen und Bronchioloektasen (30%), Lungenrundherde (22%), Milchglastrübungen (14%) und eine Wabenlunge (10%; Remy-Jardin 1994). Bei Oberlappenbetonung ist differentialdiagnostisch an eine Tuberkulose zu denken.

■ **Intrapulmonale Rundherde.** Intrapulmonale Rundherde sind relativ selten (in zwei Serien in 2 von 516 bzw. in 0 von 955 Patienten; Patternson 1965; Walker 1968). Sie kommen häufiger bei Männern vor. In der Regel treten sie in Zusammenhang mit einer bereits etablierten Erkrankung auf, in über 80% bestehen zusätzlich subkutane Herde (Martel 1968). Ein positiver Rheumafaktor besteht in mehr als 90%. Sollten die Rundherde, was selten der Fall ist, *vor* der Arthritis auftreten, so kommt es zu Arthritissymptomen innerhalb eines Jahres. Nur in Ausnahmefällen sind die Intervalle länger oder bleiben die Patienten seronegativ und entwickeln keine arthritischen Veränderungen (Eraut 1978).

Die Rundherde verursachen meistens keine pulmonalen Symptome. Bei Einschmelzung kann es zu Hämoptysen bzw. Husten kommen. Sie sind rund oder lobuliert und in der Regel subpleural lokalisiert. Sie können einzeln oder multipel auftreten. Manche konfluieren und zeigen eine Prädilektion für die Mittel- und Oberzonen (Erant 1978). Sie können wenige Millimeter bis zu 7 cm groß sein. Wenn sie klein sind und diffus verteilt sind, kann ein miliares Muster entstehen. In mehr als 50% zeigen die Rundherde Einschmelzungen (Martel 1968), dann stellen sie sich als ringartige, glatt begrenzte Verdichtung dar. Gelegentlich können sie auch verkalkt sein. Bei subpleuraler Lokalisation können sie bronchopleurale Fisteln, einen Hydropneumothorax und – in Folge – einen Pyopneumothorax verursachen (Portner 1966). Die Rundherde können wachsen, komplett resorbiert werden oder über Jahre stabil bleiben. In ihren Größenänderungen verhalten sie sich häufig parallel mit den subkutanen Rundherden und dem Schweregrad der Arthritis.

Zusätzliche pleurale Verdickungen oder Ergüsse haben 40–50% der Patienten mit intrapulmonalen Rundherden (Martel 1968). So wurden in seltenen Fällen rheumatoide Rundherde auch in der Trachea und Pleura beschrieben. Pulmonale Rundherde können auch in Kombination mit einer fibrosierenden Alveolitis auftreten.

CAVE ! Die Rundherde sind radiographisch nicht von Rundherden anderer Genese zu unterscheiden (pulmonale Neoplasien) und bedürfen daher der histologischen Abklärung.

■ **Kaplan-Syndrom.** Das Kaplan-Syndrom war ursprünglich definiert durch multiple (0,5–5 cm große) Rundherde in der Röntgenaufnahme eines Kohlebergwerksarbeiters mit rheumatoider Arthritis (Caplan 1953). Die Definition wurde dahingehend erweitert, dass Patienten nach Inhalation auch anderer anorganischer Substanzen (Asbest, Aluminium, Silikate, Karbon) dazugehören, wenn ein positiver Rheumafaktornachweis besteht. Die klinische Symptomatik einer rheumatoiden Arthritis bzw. der radiographische Nachweis intrapulmonaler Rundherde sind nicht zwingend.

Kaplan-Rundherde sind pathologisch ähnlich aufgebaut wie die nekrobiotischen rheumatoiden Rundherde. Einige der Makrophagen enthalten Staub, welches makroskopisch eine charakteristische Ringform ergibt und dadurch Kaplan-Rundherde von rheumatoiden Rundherden unterscheiden lässt. Die Inzidenz des Kaplan-Syndroms (in einem Kollektiv von 21000 Kohlenbergwerksarbeitern in Großbritannien) betrug 2,5 Fälle/1000 Patienten ohne Pneumokoniose und 22 bis 62 Fälle/1000 Patienten mit Pneumokoniose.

Radiographisch findet man bilaterale pulmonale Rundherde, die meisten 1 und 2 cm im Durchmesser (maximal 0,5–5 cm) im äußeren oder mittleren Drittel der Lunge gelegen (Lindars 1967). Sie entwickeln sich relativ schnell, können aber auch stabil bleiben oder nur langsam innerhalb von Jahren wachsen. Manche heilen mit fibrotischen Residuen aus, es entstehen dann sternartige Narben. Selten (<10%) findet man Verkalkungen oder Einschmelzungen (Lindars 1967).

■ **Atemwegsveränderungen (Bronchitis und Bronchiektasen, obliterative und follikuläre Bronchiolitis, BOOP).** Patienten mit rheumatoider Arthritis haben eine erhöhte Inzidenz für Erkrankungen der kleinen wie großen Atemwege. Sie entwickeln bis zu 10-mal häufiger Bronchitiden und Bronchiektasen (Walker 1967). Signifikante Bronchiektasen (assoziiert mit chronischem Husten, purulentem Sputum und rezidivierenden Atemwegsinfekten) werden ebenfalls als eine Komplikation der rheumatoiden Arthritis angesehen. Sie führen zu bilateralen, basalen interstitiellen Infiltraten, die eine chronisch interstitielle Lungenerkrankung simulieren. Sie kommen vor allen Dingen bei Patienten nach langem Krankheitsverlauf sowie bei Frauen mit seropositiver nodulärer Erkrankung vor.

Die *obliterative (konstruktive) Bronchiolitis* ist eine seltene, jedoch häufig letal verlaufende Variante der Lungenparenchymveränderungen bei der rheumatoiden Arthritis (Martinez 1994; McCann 1983; Aquino 1994). Sie führt zu einer schnell fortschreitenden Dyspnoe. Die Lungenaufnahme ist normal oder man erkennt eine Hyperinflation mit oder ohne Oligämie. Die HR-CT zeigt ein Mosaikmuster mit scharf begrenzten Zonen des Air trapping in geographischer Anordnung, die auf Expirationsaufnahmen stärker hervortreten.

Eine *Bronchiolitis obliterans mit organisierender Pneumonie (BOOP)* kann sich mit einem weiten Spektrum morphologischer Veränderungen präsentieren, die von feinfleckig-retikulonodulären Verdichtungen bis zu multiplen oder solitären fleckigen Konsolidierungen in subpleuraler Anordnung reichen (Lamont 1998).

Bei der sog. *follikulären Bronchiolitits* – auch definiert als lymphoide Hyperplasie des bronchusassoziierten lymphoiden Materials – erkennt man im Röntgenbild ein kleinnoduläres Muster oder vereinzelte unscharfe Fleckschatten (Yousem 1985; Howling 1999). Die HR-CT zeigt fokale Fleckschatten in peribronchovaskulärer Anordnung, die meist kleiner als 3 mm im Durchmesser, selten auch über 10 mm messen (Abb. 10.12). Bei 75% liegen zusätzlich Milchglastrübungen vor. In einer kürzlich publizierten Serie hatten 8 von 12 Patienten mit einer follikulären Bronchiolitis eine rheumatoide Arthritis (Howling 1999).

Selten kommt es zu einer *bronchozentrischen Granulomatose* (Bonafede 1987) mit bilateralen Rundherden und fokalen Konsolidierungen mit bis zu 15 cm im Durchmesser. Die Konsolidierungen können lobar oder segmental begrenzt sein. Am häufigsten sind die Oberlappen betroffen (75%), die zudem Zeichen eines Volumenverlustes zeigen. Die fleckigen Konsolidierungen können solitär oder multipel auftreten, sind unscharf begrenzt und zeigen sogar Einschmelzungen. 50% der Patienten zeigen eine Bluteosinophilie. Unter Steroidtherapie sind die Veränderungen rückläufig.

Differentialdiagnose. Andere Ätiologien einer Bronchiolitis obliterans sind Infektionen (Viren, Mykoplasmen), Inhalationstraumata, Zustand nach Knochenmarks- oder Lungentransplantation oder andere Kollagenosen.

Insbesondere wenn die BOOP etwas untypisch mit einem retikulären Muster auftritt, ist diese differentialdiagnostisch von einer diffusen Lungenfibrose zu differenzieren.

Andere Ätiologien der follikulären Bronchiolitis sind andere Varianten der Kollagenosen, eine Immuninsuffizienz oder eine Hypersensitivitätsreaktion.

Eine bronchozentrische Granulomatose tritt auch im Rahmen einer ankylosierenden Spondylitis, einer Glomerulonephritis, einer Echinokokkose sowie die allergische bronchopulmonale Aspergillose auf.

In seltenen Fällen sind die interstitiellen und/oder bronchiektatischen Veränderungen oberlappenbetont und müssen dann von einer Tuberkulose abgegrenzt werden.

Vaskulitis und Hypertension. Die systemische Vaskulitis im Rahmen einer rheumatoiden Arthritis ist in der Regel vom Hypersentitivitätstyp und führt zu Hautveränderungen (Vollertsen 1990). Die Lunge ist nur selten involviert. Die Prognose ist schlecht und die meisten Patienten sterben innerhalb eines Jahres. Selten kommt es aufgrund der Vaskulitis zu pulmonalen Einblutungen.

In den meisten dieser Fälle ist das einzige thoraxradiographische Zeichen eine Vergrößerung des Herzen und eine Dilatation der proximalen pulmonalen Arterien.

Zu differenzieren ist die pulmonal-arterielle Hypertension aufgrund einer Vaskulitis von der häufigeren sekundären Form der pulmonalen Hypertension aufgrund der fibrosierenden Alveolitis.

Radiologische Symptomatik der sekundären pulmonalen Manifestationen

Hyersensitivitätspneumonitis. Bei Therapie mit Methotrexat und Gold kommt es in 2–7% zur Ausbildung einer therapieinduzierten Pneumonitis. 50% der Patienten, die eine BOOP entwickelten, erhielten eine Therapie mit Penicillamin und/oder Gold. Bei diesen Patienten reagiert die BOOP sehr schlecht auf Kortikosteroide und die meisten Patienten sterben innerhalb von zwei bis fünf Jahren.

10.6.4 Sklerodermie (progressive systemische Sklerose)

Die progressive systemische Sklerose (PSS) ist eine generalisierte Bindegewebserkrankung, bei der Bindegewebsbestandteile entzündlich und fibrosierend-narbig geschädigt werden. So kommt es zu einer Vaskulopathie der Haut, der Nieren, des Gastrointestinaltraktes (vor allen Dingen des Ösophagus), des Herzmuskels und der Lunge. Der Altersgipfel liegt zwischen der 4. und 6. Dekade, Frauen sind häufiger betroffen (w:m = 3:1). Die Inzidenz ist mit 12/Mio./Jahr gering (Wells 1997).

Der Begriff Sklerodermie bezieht sich auf eine Verdickung und einen Elastizitätsverlust der Haut vor allem im Bereich von Fingern und Gesicht. Dies ist nicht spezifisch für die PSS, sondern wird auch beim CREST-Syndrom (Kalzinose, Raynaud-Symptomatik, Ösophagusbeteiligung, Sklerodaktylie und Teleangiektasie) und beim SHARP-Syndrom („mixed connective tissue disease") gefunden.

Unter den Kollagenosen ist die Sklerodermie am häufigsten mit einer Lungenfibrose assoziiert: Angaben in der Literatur reichen von 60 bis zu 90% (Remy-Jardin 1993a; Schurawitzki 1990; Arroliga 1992). Die radiographischen, computertomographischen und histopathologischen Kriterien sind ähnlich den Befunden der idiopathischen Lungenfibrose, allerdings ist der Progress langsamer und die Prognose besser (Wells 1994).

Pathologisch-anatomische und ätiologische Grundlagen

Die histologischen Befunde der Sklerodermie-assoziierten Lungenfibrose sind ähnlich denen der idiopathischen Lungenfibrose (Wells 1994). Hauptkriterien sind die architektonische Destruktion mit Zeichen der interstitiellen Pneumonitis (UIP), Traktionsbronchiektasen und Bronchioloektasien sowie pleurale Verdickungen (Silver 1990). In den meisten Patienten sind akute Entzündungszeichen fehlend oder nur gering ausgeprägt (Harrison 1991).

Histopathologisch findet man eine Initimaproliferation der peripheren Arteriolen, eine Mediahypertrophie und eine perivaskuläre Nekrose. Das Gefäßlumen ist entweder verengt oder komplett obliteriert. Es besteht keine Korrelation zwischen dem Ausmaß der konsekutiven pulmonalen Hypertension, dem Alter oder Geschlecht, der Dauer der Erkrankung bzw. dem Ausmaß der fibrosierenden Alveolitis (Silver 1990). Die pulmonale Hypertension ist eine Folge der vaskulären Veränderungen und ist unabhängig von der Lungenfibrose Sie stellt einen sehr schlechten Prognosefaktor dar, die Überlebensrate ist dann geringer als ein Jahr (Wells 1997).

Klinische Symptomatik

Zu den typischen Hautveränderungen gehören Verhärtungen und Sklerosierungen distal der Metakarpophalangialgelenke (Sensitivität 91%, Spezifität 99%), eine Sklerodaktylie und der Verlust der Fingerkuppenstruktur. 70% der Patienten haben eine Raynaud-Symptomatik. Extrakutane Symptome beziehen sich auf Motilitätsstörungen des Ösophagus und des Gastrointestinaltraktes, die Beteiligung muskoloskelettaler Strukturen, eine Fibrose der kleinen Gefäße in Herz, Lunge und Nieren sowie eine basal betonte Lungenfibrose.

Die Erkrankung verläuft in der Regel über Jahre langsam progredient und selten fulminant. Die Ein-, Drei- und Fünfjahresüberlebensraten nach Beginn der Symptome werden mit 92%, 75% und 68% angegeben (Bulpitt 1993). Eine schlechtere Prognose mit hoher Mortalitätsrate haben Patienten, die bereits bei Diagnosestellung eine Beteiligung von Nieren, Lunge und Herz zeigen. Die chronisch interstitielle Lungenerkrankung ist die häufigste Todesursache bei der Sklerodermie, seit die renale Manifestation mit Einführung der Hämodialyse nicht mehr unmittelbar lebenslimitierend wirkt.

Obwohl eine Beteiligung der Lunge recht häufig ist (60–90%), besteht eine erhebliche Diskrepanz zwischen radiologischen und klinisch-funktionellen Befunden derart, dass trotz funktioneller Einschränkung ein unauffälliger radiographischer und/oder HR-CT-Befund bestehen kann oder dass eine pathologische BAL nicht mit einer Funktionseinschränkung assoziiert ist.

Atemnot und Husten sind nachweisbar in 30–60%, pleuritische Thoraxschmerzen (typisch für den systemischen Lupus erythematodes) sind nur selten bei der Sklerodermie. Eine Einschränkung der Lungenfunktion haben je nach Erkrankungsstadium 20–60% der Patienten: das Lungenvolumen ist reduziert, 15–30% der Patienten haben eine obstruktive Komponente wahrscheinlich aufgrund der peribronchiolären Fibrose, selten liegt eine reine Atemwegsobstruktion vor (Remy-Jardin 1993a; Wells 1997; Schurawitzki 1990). Die arterielle Oxygenierung bleibt bis zum absoluten Endstadium erhalten, eine Hypoxie ist Zeichen einer weit fortgeschrittenen Erkrankung (Wells 1997). Insgesamt ist der Schweregrad der pulmonalen Dysfunktion bei der Sklerodermie weniger ausgeprägt als bei der idiopathischen Lungenfibrose.

Die Herabsetzung des Diffusionskoeffizienten korreliert mit dem Ausmaß der interstitiellen Fibrose und dem Verlust der Alveolararchitektur (Remy-Jardin 1993a; Harrison 1991; Wells 1997): eine dysproportional starke Reduktion der Diffusionskapazität in Relation zur Herabsetzung der Vitalkapazität und des Lungenvolumens spricht für eine ausgeprägte Beteiligung der pulmonalen Gefäße.

■ **Diagnosefindung und Behandlung.** Bei der Sklerodermie sind mehrere Autoantikörper nachweisbar, von denen einigen ein prognostischer Aussagewert zukommt. ANA sind in mehr als 90% der Patienten nachweisbar, RNP-Antikörper sind in 20% nachweisbar. Ätiologisch werden sowohl genetische Faktoren als auch Reaktionsmechanismen auf bestimmte Umwelteinflüsse diskutiert.

Studien konnten zeigen, dass in der BAL die Zahl der Entzündungszellen sowie chemotaktischer Faktoren erhöht sind, auch wenn pulmonale Funktionstests und die HR-CT noch normal sind (Remy-Jardin 1993a). Neutrophile Zellen in der BAL sind assoziiert mit einer progredienten pulmonalen Funktionseinschränkung und der Entwicklung einer extensiven Fibrose (Wells 1994; Silver 1990). Lymphozyten in der BAL dagegen korrelieren nicht mit dem Erkrankungsverlauf, es besteht jedoch ein beträchtlicher Overlap, und die erhebliche Variabilität der BAL-Befunde aus verschiedenen Lobuli limitiert den Aussagewert der BAL.

Ebenso umstritten ist der diagnostische Wert szintigraphischer Methoden (Gallium^{27}-Szintigraphie, pulmonale Clearance von Technetium^{99}-DTPA) zur Aktivitätsbestimmung. Beide können auch pathologisch sein ohne klinisch apparente Symptomatik und ohne eine erkennbare Pathologie in der Lungenaufnahme (Fanti 1994).

Der klinische Verlauf der interstitiellen Fibrose bei PSS ist durch eine langsame graduelle Verschlechterung über viele Jahre charakterisiert. Die Fünfjahresüberlebensrate liegt bei ca. 17% (Wells 1994). Wegen des langsamen Progresses und der nur geringen Symptomatik war man lange mit einer Therapie sehr zurückhaltend. Erst seit der Erkenntnis, dass manche Patienten mit einer aktiven Alveolitis von einer aggressiveren Therapie möglicherweise profitieren, wird die Indikation zur Therapie großzügiger gestellt; kontrollierte Studienergebnisse stehen aber noch aus.

Radiologische Symptomatik der primären Lungenmanifestationen

■ **Thoraxübersicht.** Die Röntgenaufnahmen sind in 20–45% der Patienten pathologisch. Charakteristische Kriterien sind die bilateralen basalen retikulären und retikulonodulären Infiltrate, eine isolierte Beteiligung der Oberlappen ist sehr selten (Schurawitzki 1990; Harrison 1991; Silver 1990; Holzmann 1994; Abb. 10.13a). Im weiteren Verlauf kommt es zur Wabenlunge und zunehmender Reduktion des Lungenvolumens. Eine Dilatation des Ösophagus reflektiert eine Motilitätsstörung, vergrößerte Pulmonalarterien zeigen eine pulmonale Hypertension an.

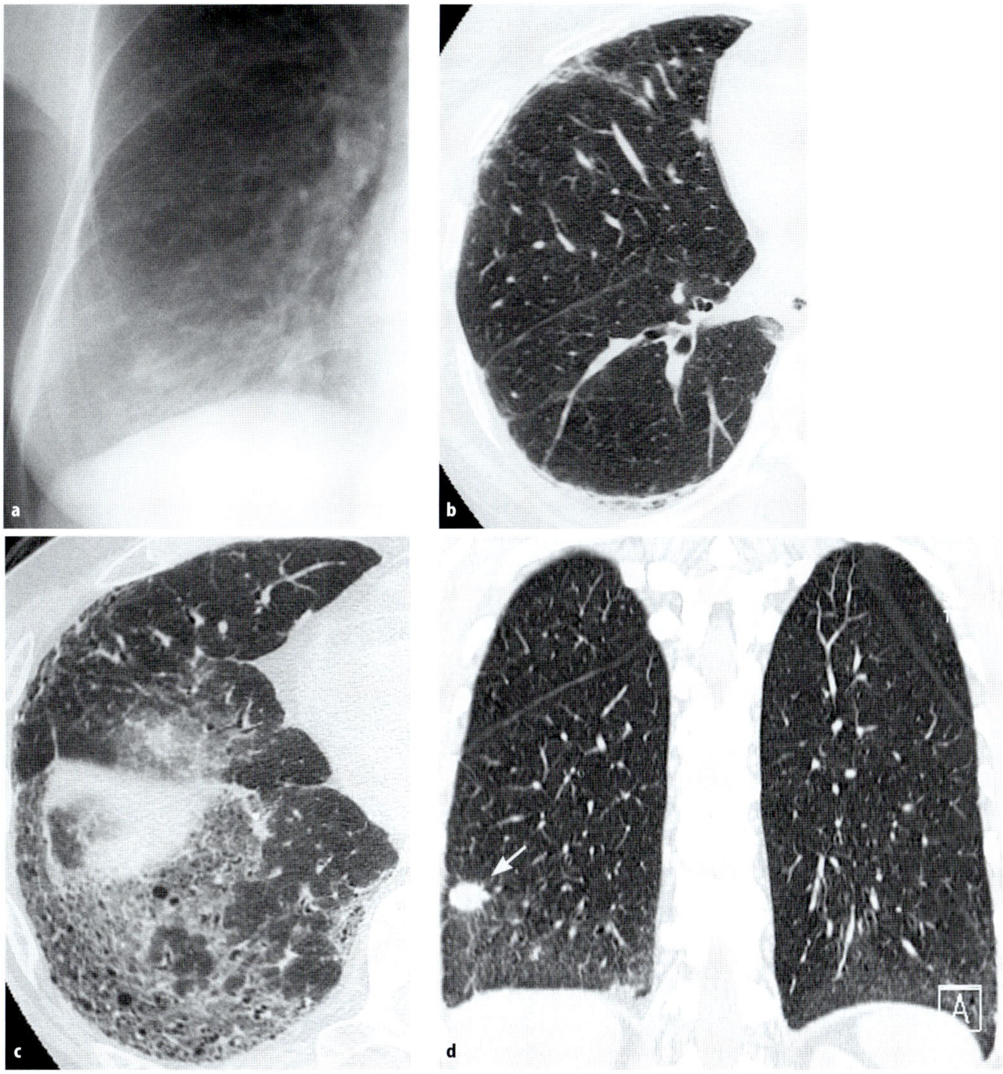

Abb. 10.13 a–d. Sklerodermie. Charakteristische radiographische Kriterien sind bilaterale basale retikuläre und retikulonoduläre Verdichtungen in vorwiegend basaler Lage (**a**). Patienten mit PSS entwickeln gehäuft das histologische Muster einer NSIP. Typische HR-CT-Befunde sind verdickte inter- und intralobuläre Septen, subpleurale Linien, girlandenförmige Parenchymbänder und Milchglastrübungen in subpleuraler Lage (**b**). Erst mit weiterem Fortschreiten werden auch die zentralen, mittleren und kranialen Lungenabschnitte betroffen (**c**). Die Malignominzidenz ist erhöht (**d**)

CT. Die HR-CT zeigt in 60–90% Parenchymveränderungen einer fibrosierenden Alveolitis, auch wenn keine pulmonalen Symptome auftreten. Typische HR-CT-Befunde sind verdickte interlobuläre Septen, subpleurale Linien, Parenchymbänder, Mikronoduli, eine Wabenlunge und Milchglastrübungen. Die Veränderungen zeigen eine Dominanz der posterobasalen und peripheren subpleuralen Regionen (Schurawitzki 1990; Remy-Jardin 1993a; Chan 1997). Erst mit weiterem Progress werden auch die zentralen Lungenabschnitte und die Oberlappenabschnitte betroffen. Traktionsbronchiektasen, Bronchioloektasien und Parenchymdestruktion mit retikulärem Muster und dilatierten zentralen Pulmonalarterien sind Spätsymptome (Chan 1997).

Pleurale Verdickungen und Lymphknotenvergrößerungen werden nur selten auf konventionellen Aufnahmen beobachtet (Remy-Jardin 1993a; Wechsler 1996), werden aber in ca. einem Drittel der Patienten in der HR-CT gesehen.

Weder die Dauer der Erkrankung noch das Ausmaß der extrapulmonalen Erkrankung korrelieren mit dem Ausmaß der Lungenerkrankungen. Das HR-CT-Muster korreliert mit den histologischen Befunden (Chan 1997; Wells 1993). Die meisten Patienten zeigen das histologische Muster einer UIP. Bei diesen korrelieren ein grobretikuläres Muster und eine Wabenlunge mit zunehmender Fibrose und einer progredienten funktionalen Verschlechterung (Abb. 10.13c). Die Veränderungen sind therapieresistent.

Andererseits entwickeln Patienten mit PSS gehäuft das histologische Muster einer NSIP (vgl. Abschn. 10.5.4), welches sehr unterschiedliche HR-CT-Muster zeigen kann und vor allem durch eine höhere therapeutische Ansprechrate und eine deutlich bessere Prognose gekennzeichnet ist (Abb. 10.13b). In einer Serie von 64 Patienten hatten 16% eine kollagenvaskuläre Erkrankung (Katzenstein 1994). In der HR-CT findet man eine variable Mischung aus Milchglastrübungen, Konsolidierungen und retikulären Verdichtungen, ebenfalls typischerweise in betonter basaler und subpleuraler Verteilung. Die Milchglastrübungen sind assoziiert mit dem Befund einer zellulären, akut-entzündlichen Histologie, einer hohen Zahl von Lymphozyten in der BAL und einer *Bluteosinophilie* (Wells 1993; Remy-Jardin 1993a; Chan 1997).

Nur selten beobachtet man Veränderungen wie bei Bronchiolitis obliterans oder pulmonale Parenchymeinblutungen.

Radiologische Symptomatik der sekundären Lungenmanifestationen

Eine Ösophagusbeteiligung bei PSS (in 50–70%) besteht in einer – häufig zunächst asymptomatischen – Motilitätsstörung, die sich computertomographisch als deutliche Ösophagusdilatation nachweisen lässt. Eine Luftfüllung des Ösophagus allein sollte nicht als pathologisch gewertet werden, erst die Bildung eines Flüssigkeit-Luft-Spiegels ist Indikator einer signifikanten fibrosebedingten Obstruktion.

Als Folge einer Funktionsstörung des Ösophagus findet man rekurrente Aspirationspneumonien sowie postentzündliche narbig-fibrosierende Veränderungen in den dorsobasalen Lungenabschnitten.

Patienten mit PSS haben – vor allem bei Vorliegen einer Lungenfibrose – ein erhöhtes Malignomrisiko (Abb. 10.13d).

10.6.5 CREST-Syndrom

Die progressive systemische Sklerose hat eine diffuse und eine limitierte Variante. Das CREST-Syndrom stellt die limitierte Form der systemischen Sklerose dar und ist charakterisiert durch eine Kalzinose, eine Raynaud-Symptomatik, eine ösophageale Dysfunktion, Sklerodaktylie und Teleangiektasien. Im Gegensatz zur diffusen Erkrankung sind vor allem die unteren Extremitäten betroffen, die viszerale Beteiligung ist mild oder fehlend.

Die Lunge ist in 30–60% beteiligt in Form einer interstitiellen Pneumonitis (UIP, in 25%; (Abb. 10.14) oder einer pulmonalen Hypertension (60%; Owens 1983; Yousem 1990). Ebenso wie die pulmonale Hypertension gilt eine Reduktion der Diffusionskapazität auf <40% als Indikator einer schlechten

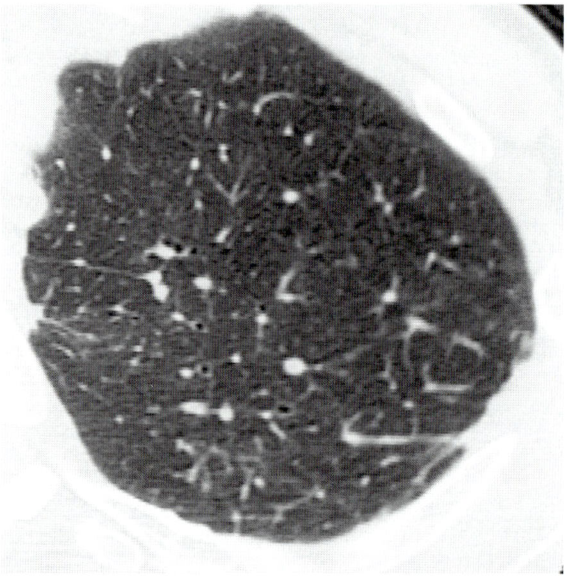

Abb. 10.14. CREST-Syndrom. In 30–60% ist die Lunge in Form einer unspezifischen interstitiellen Pneumonitis (UIP) beteiligt

Prognose mit einer Überlebensrate von weniger als einem Jahr.

10.6.6 Polymyositis und Dermatomyositis

Die Polymyositis (PM) und die Dermatomyositis (DM) sind seltene entzündliche Myopathien unklarer Ätiologie, die sich systemisch oder pulmonal manifestieren können (Schwartz 1992). Die Prävalenz reicht von 0,5–8,4 Fälle/Mio., sie kommt doppelt so häufig bei Frauen vor. Die Altersverteilung ist bimodal mit einem Gipfel zwischen dem 5. und 15. und einem zwischen dem 50. und 60. Lebensjahr.

Die Kombination von Polymyositis und typischen Hautveränderungen wird als Dermatomyositis bezeichnet. Bei der Dermatomyositis gehen in ca. 56% die Hautveränderungen der Myopathie voraus, umgekehrt geht die Myopathie den Hautveränderungen in 16% voraus, in 28% treten sie zusammen auf (Adams-Gandhi 1996). Symptome einer Polymyositis und Dermatomyositis können auch kombiniert mit Symptomen einer rheumatoiden Arthritis, eines Sjögren-Syndroms, eines Lupus erythematodes oder einer Sklerodermie auftreten, was als Overlap-Syndrom bezeichnet wird oder unter dem Begriff „mixed connective tissues disease“ (MCTD) zusammengefasst wird. Sog. Overlap-Syndrome zwischen PM und DM einerseits und anderen kollagenvaskulären Erkrankungen andererseits kommen in 20–40% vor. Es besteht eine starke Prädilektion des weiblichen Geschlechts.

Es existiert eine zwei- bis siebenfach erhöhte Inzidenz für Malignome in Patienten mit PM und DM vor allem in älteren Patienten (21% für PM und 15% für DM; Richardson 1989). Die PM oder DM können dem Malignom voraus gehen oder ihm folgen.

Die Inzidenz der chronisch interstitielle Pneumonitis im Rahmen einer PM/DM wurde in frühen Publikationen mit nur 5–9% angegeben. Sie tritt häufiger im Rahmen der PM als der DM auf. Sekundärkomplikationen wie Aspirationspneumonie, opportunistischen Infektionen, Ödem und medikamenteninduzierten Veränderungen wurden in höherer Prozentzahl beschrieben (Frazier u. Miller 1974; Salmeron 1981). In jüngeren Publikationen wird für die Lungenfibrose mit Daten zwischen 28 und 64% jedoch eine deutlich höhere Inzidenz angegeben (Dickey 1984; Tazelaar 1990).

Eine Lungenparenchymbeteiligung kann zu jedem Zeitpunkt der Erkrankung auftreten, sie kann sogar der Myopathie vorausgehen (Lynch 1992). Der Schweregrad der pulmonalen Parenchymveränderung korreliert nicht mit dem Ausmaß der Muskelerkrankungen, dem Anstieg der Muskelenzyme oder den systemischen Erkrankungen (Lakhanapal 1987).

Klinische, radiographische und histopathologische Veränderungen sind ähnlich den Veränderungen bei anderen kollagenvaskulären Erkrankungen. Eine Beteiligung des Lungenparenchyms hat einen wesentlichen Einfluss auf den klinischen Verlauf und ist in ca. 10% der Patienten der letale Faktor (Dickey 1984).

Pathologisch-anatomische und ätiologische Grundlagen

Die häufigste Form der primären Lungenbeteiligung ist histologisch und radiographisch nicht von einer idiopathischen Lungenfibrose (Typ UIP) zu differenzieren. In selteneren Fällen findet man eine akute Form unter dem Bild einer diffusen Alveolarschädigung oder Veränderungen wie bei einer Bronchiolitis obliterans mit organisierender Pneumonie (BOOP; Tazelaar 1990). Die Prognose ist am besten bei der BOOP und am schlechtesten bei der diffuser Alveolarschädigung (Tazelaar 1990).

Klinische Symptomatik

Trotz des in der Regel relativ langsamen Progresses ist die Prognose schlecht. Alle Studien zitieren eine Dreijahresmortalitätsrate von ca. 30% (Lynch 1992; Tazelaar 1990). Klinische Symptome sind nichtproduktiver Husten und Atemnot.

Neben der chronisch interstitielle Pneumonitis/Fibrose sind weitere sekundäre pulmonale Erkrankungsformen zu unterscheiden: eine respiratorische Insuffizienz aufgrund der neuromuskulären Schwäche, eine Aspirationspneumonie aufgrund einer Schwäche der Larynxmuskulatur, eine Zwerchfellparese oder -dysfunktion sowie opportunistische Infektionen (Schwartz 1992; Lakhanapal 1987).

Mehr als 80% der Patienten zeigen als typisches Primärsymptom der Myositis eine symmetrische, proximale Muskelschwäche. Eine Muskelbiopsie zeigt inflammatorische Zellinfiltrate und Nekrosen, laborchemisch sind die Muskelenzyme angehobenen und das Elektromyogramm (EMG) zeigt charakteristische Veränderungen (Adams-Gandhi 1996).

Andere Manifestationsorgane der Polymyositis sind der Gastrointestinaltrakt (durch Beteiligung der glatten Muskelzellen), das Herz und die Gelenke.

■ **Diagnosefindung.** Die folgenden fünf Befunde wurden festgelegt, um die definitive Diagnose einer Dermatomyositis oder – wenn keine Hautveränderungen vorliegen – einer Polymyositis zu stellen:

- eine symmetrische Schwäche der proximalen Muskeln (nachweisbar über Wochen bis Monate),
- eine pathologische Muskelbiopsie (nekrotische und entzündliche Veränderungen),
- ein angehobener Serumkreatininphosphorkinase-Titer,

Andere Lungenparenchymveränderungen sind die einer eosinophilen Pneumonie, oder einer unspezifischen interstitiellen Pneumonitis. Selten findet man intrapulmonale Rundherde (fokale granulomatöse Lungenerkrankung). Manche Patienten entwickeln eine (rezidivierende) Serositis mit Perikard und Pleuraergussbildung. Inwiefern diese Befunde eine zufällige Koinzidenz darstellen, eine sekundäre Medikamentenreaktion repräsentieren oder ursächlich mit der entzündlichen Darmerkrankung zusammenhängen, ist noch ungeklärt.

Pulmonale Beteiligung bei der primär biliären Sklerose (PBS)

Vor allem wenn die PBS mit einem M. Sjögren vergesellschaftet ist, aber auch im Rahmen einer PBS allein, findet man Lungenparenchymveränderungen, die an sich unspezifisch sind, jedoch auffallend gehäuft in dieser Erkrankungsgruppe auftreten. Dazu gehören die Bronchiolitis, die BOOP, alveoläre Einblutungen und eine interstitielle Pneumonitis (Strobel 1998).

Pulmonale Beteiligung bei der ankylosierenden Spondylitis

Die ankylosierende Spondylitis gehört zu den Autoimmunerkrankungen unbekannter Ätiologie, deren primäres Zielorgan das Achsenskelett ist (Bambusstabwirbelsäule). Männer sind häufiger betroffen (m:w = 3:1). In 1–2% werden fibrosierende Veränderungen an der Lunge beschrieben.

Diese zeigen eine deutliche Präferenz der Oberlappen. Man beobachtet zunächst retikulonoduläre Verdichtungen, die im Verlauf zu flächigen Fibrosearealen konfluieren mit Traktionsbronchiektasen, Narbenemphysem, zystischen Veränderungen und potentiellen Einschmelzungen. Insbesondere in fortgeschrittenen Fällen simuliert das Bild eine Tuberkuloseinfektion (Fenlon 1997).

Merke ! Als Kollagenosen wird eine Gruppe unterschiedlicher Krankheitsbilder bezeichnet, die durch einen autoimmungesteuerten entzündlichen Prozess des Bindegewebes charakterisiert sind. Die Lunge ist wegen ihres substantiellen Bindegewebsbestandteils ein wichtiges Zielorgan. Zu den Kollagenosen gehören der systemische Lupus erythematodes, die rheumatoide Arthritis, die progressive systemische Sklerose, die Polymyositis und Dermatomyositis sowie deren sich überlappende Syndrome, das Sjögren-Syndrom, die ankylosierende Spondylitis und die „mixed connective tissue disease".

Klinische, radiologische und histologische Befunde der mit den Kollagenosen assoziierten chronisch interstitiellen Lungenerkrankungen ähneln denen der idiopathischen Lungenfibrose (IPF), ihr Verlauf ist allerdings benigner als der der IPF.

Andere Formen der pleurapulmonalen Beteiligung bei Kollagenosen sind eine Pleuritis, eine Bronchiolitis obliterans, eine BOOP, eine follikuläre Bronchiolitis, eine Vaskulitis mit sekundärer pulmonaler Hypertension, Rundherde sowie eine Dysfunktion der Atemmuskulatur und des Zwerchfells.

10.7 Vaskulitiden

10.7.1 Allgemeine Grundlagen

Die Vaskulitiden sind eine große und inhomogen zusammengesetzte Gruppe von Erkrankungen, die charakterisiert sind durch eine Entzündung und Nekrose der Blutgefäße. Die Vaskulitis kann nur ein Organ betreffen oder systemisch verbreitet sein. Von primärer pathologischer Bedeutung sind Ablagerungen von Immunkomplexen, die mit einer zellvermittelten Immunitätsstörung kombiniert sind.

Mehrere Schemata wurden zur Klassifizierung der systemischen Vaskulitiden vorgeschlagen, von denen keines wirklich zufriedenstellend ist und die in ihrer Vielfalt das auch heute noch limitierte Verständnis von Pathogenese und Ätiologie dieser Erkrankungen reflektieren.

Eine auf dem dominierenden histologischen Befund basierende Klassifikation (Tabelle 10.5) unterscheidet die granulomatösen Vaskulitiden von der mikroskopischen Polyarthritis nodosa, den Hypersensitivitätsvaskulitiden, der Riesenzellvaskulitis, dem M. Behçet und dem polyangiitischen Overlap-Syndrom. Nicht enthalten ist die klassische Polyarthritis nodosa, die in der Regel nicht die Lungen betrifft (Fauci 1978). Eine andere Klassifikation basiert auf der Größe der betroffenen Gefäße und wurde 1994 auf einer internationalen Konsensuskonferenz (Jennette 1994) vorgeschlagen (Tabelle 10.6).

Die traditionell innerhalb der Kategorie der pulmonalen Vaskulitiden zusammengefassten Erkrankungen zeigen trotz sehr unterschiedlicher histopathologischer Befunde (Dunnill 1991) ähnliche radiologische Befunde. Dazu gehören die Wegener-Granulomatose, das Churg-Strauss-Syndrom und eine Reihe weiterer Syndrome mit alveolären Einblutungen. Die lymphomatoide Granulomatose gilt heute als Sonderform des virusassoziierten B-Zell-Lymphoms und gehört daher nicht zu den Vaskulitiden.

Von der primären mit einer immunologischen Störung assoziierten Form der Vaskulitis sind die sekundären Formen einer pulmonalen Vaskulitis auf-

Tabelle 10.5. Histologisch-ätiologische Klassifikation der pulmonalen Vaskulitiden

Granulomatöse Vaskulitis	Wegener-Granulomatose Churg-Strauss-Syndrom Nekrotisierende sarkoidale Angiitis
Mikroskopische Polyarteriitis nodosa (PAN) Hypersensitivitätsvaskulitis	Anaphylaktoide Purpura (Schönlein-Henoch) Systemische urtikarielle Vaskulitis Kryoglobulinämie Vaskulitis im Rahmen von Kollagenosen Malignomassoziierte Vaskulitis Unspezifische Hypersensitivitätsvaskulitis
Riesenzell-Vaskulitis	Arteriitis temporalis Takayasu-Arteriitis
M. Behçet und Hughes-Stovin-Syndrom Polyangiitis-Overlap-Syndrom	

Tabelle 10.6. Klassifikation der Vaskulitiden je nach Größe der betroffenen Gefäße. (Jennette 1994)

Größe der Gefäße/Gefäßkaliber	Erkrankung	Lungenbeteiligung
Vaskulitis der großen Gefäße, Aorta und brachiozephale Äste	Riesenzellarteriitis	Indirekt
	Takayasu-Arteriitis	Indirekt
	Arteriitis temporalis	Indirekt
Vaskulitis der mittelgroßen Gefäße	Polyarteriitis nodosa (PAN; mittelgroße und kleine Arterien, Venen, Kapillaren)	Ja
Vaskulitis der kleinen Gefäße	M. Wegener (Arterien, Arteriolen, Venolen, Kapillaren)	Ja
	Churg-Strauss-Syndrom	Ja
	Mikroskopische Polyangitis (Arteriolen, Venolen, Kapillaren)	Ja
	Anaphylaktoide Purpura (Schönlein Henoch)	Ja
	Systemische urtikarielle Vaskulitis	Indirekt
	Kryoglobulinämische Vaskulitis	Ja

grund einer Infektion, eines thromboembolischen Geschehens oder einer Sarkoidose (s. nekrotisierende granulomatöse Sarkoidose) zu differenzieren.

Obwohl die Pathogenese der pulmonalen Vaskulitiden in weiten Teilen noch ungeklärt ist, scheint ihnen gemeinsam eine gestörte Immunreaktion zugrunde zu liegen. Für die Art und den Verlauf der Vaskulitis spielen genetische Faktoren, die die Art der Immunreaktion bestimmen genauso eine Rolle wie das auslösenden Antigen. Letzteres kann ein infektiöser Mikroorganismus oder ein Medikament sein (Hepatitis B und C, Streptokokkenproteine). Ebenso können Immunreaktionen gegenüber körpereigenen Stoffen (ANCA) auslösend sein. Allen Vaskulitiden liegt eine komplexe Störung verschiedener zellulärer wie humoraler Immunmechanismen zugrunde. Der Nachweis einer granulomatösen Entzündungsreaktion unterstreicht die Rolle zellulärer Abwehrmechanismen (z.B. M. Wegener, Takayasu-Arteriitis).

Die klinischen wie radiologischen Befunde der pulmonalen Vaskulitis sind zum einen durch die vaskuläre Entzündung, zum anderen durch die resultierende Pneumonitis charakterisiert. Im akuten Stadium kommt es aufgrund der Vaskulitis zu alveolären Einblutungen mit oder ohne Parenchymnekrosen. Mit Krankheitsprogress entstehen aufgrund progredienter vaskulärer Wandschwäche Aneurysmen, es kommt durch Gefäßobliteration zur pulmonal-arteriellen Hypertension. Extrapulmonale (meist renale) Symptome können die pulmonalen Manifestationszeichen überlagern.

Im Folgenden werden nur die Formen der Vaskulitis beschreiben, die zu einer Beteiligung des Lungenparenchyms führen. Sie sind in der nachfolgenden Übersicht zusammengestellt.

Vaskulitiden mit Lungenbeteiligung

- granulomatöse Vaskulitiden
  - M. Wegener
  - allergische Granulomatose (Churg-Strauss)
  - nekrotisierende sarkoidale Angiitis oder Granulomatose
- Polyarteriitis nodosa (PAN)
- Hypersensitivitätsvaskulitis
- anaphylaktoide Purpura Schönlein-Henoch
- systemische urtikarielle Vaskulitis
- essentielle gemischte Kryoglobulinämie
- Riesenzellvaskulitis
- Arteriitis temporalis
- Takayasu-Arteriitis
- M. Behçet und Hughes-Stovin-Syndrom
- Polyangiitis-Overlap-Syndrom

10.7.2 M. Wegener

Die Wegener-Granulomatose stellt eine systemische Erkrankung dar, die durch eine nekrotisierende granulomatöse Entzündung multipler Organe charakterisiert ist. Häufig betroffen sind der obere und untere Respirationstrakt, die Nasenhaupthöhle bzw. die Nebenhöhlen, die Nieren und die Lunge. Da die Lunge am häufigsten betroffen ist, ist bei Diagnosestellung einer Wegener-Granulomatose immer die Abklärung des Lungenbefundes angezeigt.

78% der Patienten zeigen bereits bei Diagnosestellung thoraxradiographische Veränderungen. Eine Lungenbeteiligung kann über Jahre relativ inapparent verlaufen bevor sie klinisch auffällig wird. 85–90% der Patienten weisen im Verlauf der Erkrankung eine pulmonale Beteiligung auf, 85% entwickeln eine Nierenbeteiligung und bei ca. 50% kommt es zu einer Beteiligung von Gelenken, Ohren, Haut und Augen; nur selten sind Herz und Zentralnervensystem beteiligt (Fauci 1983).

Der M. Wegener ist durch die folgenden drei Befunde gekennzeichnet:

- eine nekrotisierende granulomatöse Vaskulitis des oberen und unteren Respirationstraktes,
- eine disseminierte Vaskulitis der kleinen Gefäße, die Arterien und Venen betreffend und
- eine fokale nekrotisierende Glomerulonephritis (Leavitt 1986).

Eine untypisch limitierte Form der Erkrankung befällt nur die Lungen, nicht aber die Nieren oder andere Organe (Hsu 1976).

Die Wegener-Granulomatose ist eine seltene Erkrankung mit einer Inzidenz von 8,5/Mio./Jahr. Der Altersgipfel liegt in der fünften Dekade mit einer Schwankungsbreite zwischen dem 8. und 75. Lebensjahr. Männer sind geringfügig häufiger betroffen.

Merke ! Charakteristischer Befund des M. Wegener sind multiple (selten solitäre) Rundherde mit Einschmelzungen (in 50%). Typisch ist die Trias pulmonale Infiltrate/Rundherde, Sinusitis und Makrohämaturie.

Pathologisch-anatomische und ätiologische Grundlagen

Die Ätiologie ist nur unvollständig geklärt, wahrscheinlich hängt sie mit einer immunologischen Reaktion auf ein spezifisches Antigen (neutrophile Proteinasen) zusammen. Die häufige, manchmal sogar isolierte Beteiligung der Luftwege lässt auf eine infektiöse Genese als Auslöser schließen. Diese Hypothese wird durch die klinische Beobachtung unterstützt, dass einem Erkrankungsschub eine bakterielle oder virale Infektion vorausgeht und dass ein Erkrankungsschub mit einer (chronischen) Kolonisierung der Nasenschleimhaut mit Staphylococcus aureus assoziiert ist (Stegemann 1994).

Der M. Wegener ist durch einen relativ spezifischen histopathologischen Befund charakterisiert, der ihn in diesem Punkt von anderen Vaskulitiden unterscheidet. Die intrapulmonalen Rundherde setzen sich aus einer variablen Menge inflammatorischen und nekrotischen Materials zusammen. Polymorphkernige Leukozyten sind zunächst in mikroabszessähnlichen Formationen angeordnet, die mit Erkrankungsprogress in größere Nekroseareale übergehen. Diese sind dann von Makrophagen, epitheloiden Histiozyten und mehrkernigen Riesenzellen umgeben (granulomatöse Entzündung). Zusätzlich werden die Alveolarräume mit Blut, Makrophagen und Fibroblasten aufgefüllt. Man findet Zeichen einer follikulären Bronchiolitis sowie einer obstruktiven Bronchitis (Travis 1991).

■ **Diagnosefindung.** 1990 wurden vom American College of Rheumatology folgenden Kriterien zur Diagnosestellung des M. Wegener (Leavitt 1990) definiert:

- ein pathologisches Urinsediment (Mikrohämaturie oder Eythrozytenzylinder, sog. „casts"),
- eine pathologische Lungenaufnahme (Rundherde, Einschmelzungen, Infiltrate),
- orale oder nasale Schleimhautveränderungen und
- granulomatöse Veränderungen in der Biopsie

Der Nachweis von mindestens zwei dieser Kriterien für die Diagnose eines M. Wegener zeigte eine Sensitivität von 88% und einer Spezifität von 92%.

Eine Biopsie, die eine granulomatöse Vaskulitis sowohl der Arterien, Arteriolen, Kapillaren und Venen zeigt, gilt als diagnoseweisend. Die Lungenbiopsie ist deutlich aussagekräftiger als die Nierenbiopsie, da die Nierenveränderungen gewöhnlicherweise unspezifisch sind und weder vaskulitische noch granulomatöse Veränderungen zeigen. Die Veränderungen im oberen Respirationstrakt sind häufig überlagert durch sekundär-infektiöse Veränderungen, so dass die Biopsie aus dem Bereich der peripheren Atemwege erfolgen sollte (Travis 1991).

Eine Vielzahl von Untersuchungen hat sich mit der Rolle der antineutrophilen zytoplasmatischen Antikörper (ANCA) beschäftigt. Aufgrund unterschiedlichen Immunofluoreszenzverhaltens können drei Arten von ANCA mit divergenter diagnostischer Bedeutung identifiziert werden: das C-ANCA ist gegen die Serumproteinase (PR3) gerichtet und führt zu einer Zytoplasma-Anfärbung in alkoholfixierten Zellen, das P-ANCA reagiert mit der Myeloperoxidase und produziert eine perinukleäre Anfärbung in alkoholfixierten Zellen und das dritte, das sog. atypische ANCA mit atypischem Anfärbeverhalten.

Etwa 90% der Patienten mit disseminiertem M. Wegener weisen einen erhöhten C-ANCA Wert auf, der mit der Erkrankungsaktivität korreliert (Specks 1990). Ein erhöhter C-ANCA Wert ist bei hoher Sensitivität jedoch nicht sehr spezifisch und wird auch bei der systemischen nekrotisierenden Vaskulitis der kleinen Gefäße (mikroskopische Polyarthritis), bei der schnell progressiven Glomerulonephritis, dem Churg-Strauss-Syndrom und bei einigen Infektionen (Aspergillose, Amöbiasis, bakterielle Endokarditis, Chromomykosis) beobachtet.

Klinische Symptomatik

Der Krankheitsbeginn kann akut oder subakut, manchmal aber auch inapparent verlaufen. Vor allen Dingen bei klinisch inapparentem Verlauf oder atypischen Symptomen kann die Diagnose über Jahre hinaus verzögert werden. Die Beteiligung der oberen Luftwege mit Sinusitis, Rhinitis und Otitis ist die typischste klinische Präsentation und ist ca. doppelt so häufig wie pulmonale oder systemische Symptome. Eine funktionelle Beeinträchtigung der Nieren ist ungewöhnlich (nur in ca. 10%; Fauci 1983).

Klinisch können die Patienten systemische Symptome (Gewichtsverlust, Fieber und Müdigkeit) sowie – je nach Krankheitsausbreitung – organspezifische Symptome zeigen. Am häufigsten sind die Lungen (94%) und die Nieren (85%) betroffen, gefolgt von Nasennebenhöhlen (91%), Nasopharynx (64%), Gelenken (30%), Ohren (61%), Augen (10–15%), Haut (10–15%), Zentralnervensystem (20–30%) und Herz (12%).

Respiratorische Symptome sind Husten, Hämoptysen und Dyspnoe sowie pleuritische Thoraxschmerzen. Intratracheale bzw. intrabronchiale Läsionen sind relativ häufig (ca. 25%; Daum 1995). Eine ulzerierende Tracheobronchitis geht mit Atemnot und Stridor einher und verursacht häufig eine subglottische Stenosierung der Trachea.

Typischer Symptomenkomplex des M. Wegener
- granulomatöse Vaskulitis des oberen (Nasennebenhöhlen) und unteren Respirationstraktes (nekrotisierende Tracheobronchitis)
- pathologischer Röntgenthoraxbefund
- Mikrohämaturie (nekrotisierende Glomerulonephritis)
- granulomatöse Entzündung der kleinen Gefäße in der Biopsie

■ **Behandlung und Prognose.** Bei fehlender Behandlung ist die Prognose schlecht mit einer hohen Mortalitätsrate innerhalb von fünf Monaten durch Nierenversagen. Die Prognose konnte jedoch signifikant durch die Einführung der Behandlung mit Cyclophosphamiden und Steroiden verbessert werden mit einer Fünfjahresüberlebensrate von ca. 90–95%.

Radiologische Symptomatik

■ **Thoraxübersicht.** Multiple intrapulmonale Rundherde sind der typischste Befund. Es können aber auch flächenhafte Infiltrationen mit Luftbronchogramm vorliegen. Pleuraergüsse sind häufig.

Die Rundherde haben gewöhnlicherweise einen Durchmesser zwischen 2 und 4 cm, sie können aber auch zwischen 3 mm und 10 cm groß sein. Meistens sind sie bilateral und multipel (62%; Farrelly 1982), ca. ein Drittel der Patienten haben einen solitären Rundherd. Ca. 50% der Rundherde weisen Einschmelzungen auf (Cordier 1990). Die Wahrscheinlichkeit für eine Einschmelzung nimmt mit Zunahme der Rundherdgröße und bei fehlender Behandlung zu.

Die Rundherde sind oval geformt, scharf oder unscharf begrenzt und können konfluieren. Sie sind meistens (>80%) weniger als 10 in der Gesamtzahl und nur gelegentlich unzählbar. Die Rundherde können sich folgenlos zurückbilden oder eine Narbe hinterlassen. Sie zeigen keine regionale Präferenz.

Statt Rundherden können auch fleckige, segmentale oder lobare Verdichtungen auftreten, die auf Einblutungen zurückzuführen sind. Manchmal gibt es auch eine Mischung von Rundherden und Konsolidierungen. Lungenläsionen während eines Rezidivs erscheinen häufig in bereits vorher betroffenen Lungenarealen, wobei sich die Morphologie der Läsionen ändern kann (Farrelly 1982).

Einschmelzungen in den Rundherden oder Konsolidierungen werden in ca. 40% der Fälle bereits bei initialer Untersuchung gesehen. Die Einschmelzungen können unilokular oder multilokular sein mit irregulärer innerer Randbegrenzung. Die Wanddicke variiert erheblich, typischerweise ist sie relativ dick. Im Verlauf wird die Wandbegrenzung dünner. In den Einschmelzungen kann ein Flüssigkeits-Luft-Spiegel vorliegen und damit eine Sekundärinfektion anzeigen (Leavitt 1986; Tabelle 10.7).

■ **CT.** Auch in der CT findet man multiple Rundherde oder fokale Verdichtungen (Abb. 10.17a, b). Die Rundherde können sog. „feeding vessels" zeigen, wie sie auch für Pulmonalinfarkte oder Metastasen beschrieben sind, sie können fibrosebedingte Spikulae oder Pleurafinger aufweisen (88%). Die Morphologie ist ähnlich der pulmonaler Infarkte, d. h. man findet periphere pleuraständige keilförmige Läsionen (Abb. 10.17c). Einschmelzungen bzw. hypodense Zentren (Nekrosen) werden in ca. 50% gesehen, ein Luftbronchogramm in den Rundherden in 25%.

In der Literatur wird betont, dass CT- bzw. MR-Untersuchungen bei diesen Patienten sinnvoll sind, weil

Tabelle 10.7. Pulmonale Beteiligung bei M. Wegener und Churg-Strauss-Syndrom

M. Wegener		Churg-Strauss-Syndrom	
Röntgen	**CT**	**Röntgen**	**CT**
Rundherde (2–4 cm), Einschmelzungen (>50%)	Rundherde, „feeding vessel sign“, Spikulae, Pleurafinger, Einschmelzungen DD (Neoplasma)	Transiente, nichtsegmentale, symmetrische Verdichtungen (Löffler)	Subpleurale, symmetrische (transiente) Konsolidierungen bzw. Milchglastrübungen
Verdichtungen	Konsolidierungen (Einblutungen)	Rundherde (seltener)	Rundherde (0,5–3 cm)
	Verdickte Tracheobronchialwand, Stenosen (ca. 20%)	Selten retikuläre Überlagerungen	Überlagernde septale Verdichtungen (Herz- und Nierenbeteiligung)
	Fibrosen (nach rezidivierenden Schüben)		Bronchialwand-Verdickungen, Bronchiektasen (Asthma)

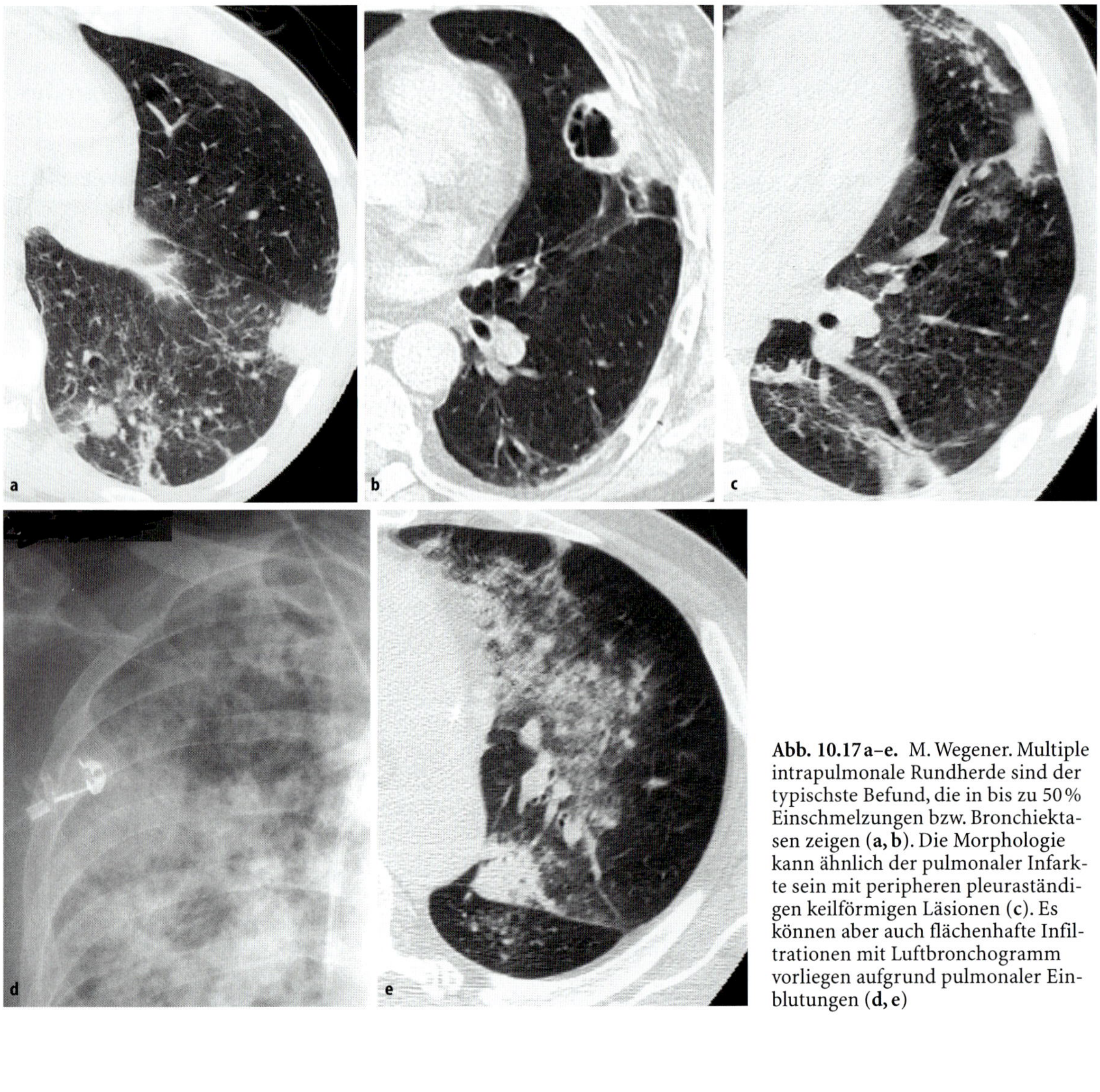

Abb. 10.17a–e. M. Wegener. Multiple intrapulmonale Rundherde sind der typischste Befund, die in bis zu 50% Einschmelzungen bzw. Bronchiektasen zeigen (**a, b**). Die Morphologie kann ähnlich der pulmonaler Infarkte sein mit peripheren pleuraständigen keilförmigen Läsionen (**c**). Es können aber auch flächenhafte Infiltrationen mit Luftbronchogramm vorliegen aufgrund pulmonaler Einblutungen (**d, e**)

sie mehr Befunde zeigen als das Röntgenbild und außerdem eine Abklärung der Nasennebenhöhlen und des zentralen Nervensystems ermöglichen (Provenzale 1996). So ist die CT deutlich sensitiver als die Röntgenaufnahme für den Nachweis von Einschmelzungen, die in der Mehrheit der Herde >2 cm vorliegen.

Diffuse bilaterale Verdichtungen sind durch pulmonale Einblutungen hervorgerufen und zeigen unterschiedliche Dichten wie Milchglastrübungen und Konsolidierungen (Abb. 10.17d, e). Kleine Noduli und retikulolineare Verdichtungen sprechen für eine Fibrose nach rezidivierenden Einblutungen. In Verlaufskontrollen sowie Korrelationsstudien waren Rundherde und Konsolidierungsareale mit florider Krankheitsaktivität verbunden, während septale Verdickungen und Parenchymbänder irreversibel und als Krankheistresiduen imponierten (Attali 1998; Reuter 1998).

Die Verdickung der Tracheal- und Bronchialwände ist nur selten radiographisch, jedoch verlässlich computertomographisch fassbar. Eine Einengung der Trachea findet man häufiger bei Frauen. Man erkennt eine glatte oder irreguläre, zirkuläre subglottische Stenosierung der Trachea über eine Länge von 3–4 cm (Cohen 1984). In der CT sieht man entzündungsbedingte weichteildichte Strukturen innerhalb des Trachearings. Der Trachearing ist abnorm verdickt und verkalkt. Stenosierungen können auch in den Hauptbronchien oder Lappenbronchien lokalisiert sein und sind mittels CT gut zu diagnostizieren. Sie werden mit einer Inzidenz von 18% gesehen und verursachen häufig eine distale Atelektase oder Konsolidierung. Zwischen 5 und 55% der Patienten weisen einen Pleuraerguss auf (Anderson 1992). Pneumothorax und Hydropneumothorax können gelegentlich in Folge von Einschmelzungen mit brochopulmonalen Fisteln auftreten (Tabelle 10.7).

Differentialdiagnose

1972 von Liebow definiert, ist die lymphomatoide Granulomatose eine angiozentrische und angiodestruktive lymphoretikuläre und granulomatöse Erkrankung, die vorwiegend die Lungen involviert (Liebow 1972). Obwohl die klinischen und radiographischen Zeichen denen der Wegener-Granulomatose ähnlich sind (sie weist jedoch keine renale Beteiligung auf), wird die lymphomatoide Granulomatose heute als eine pulmonale lymphoproliferative Erkrankung angesehen, die große Ähnlichkeit mit dem (Ebstein-Barr-Virus assoziierten) B-Zell-Lymphom hat. Sie gehört damit zu den neoplastischen Erkrankungen (vgl. Kap. 8.3.3).

10.7.3 Churg-Strauss-Syndrom

Das Churg-Strauss-Syndrom (1951 von Churg und Strauss beschrieben) ist die Kombination einer nekrotisierenden Vaskulitis, eines eosinophilen Lungeninfiltrates und einer extravaskulären Granulomatose.

Das Churg-Strauss-Syndrom wird auch als allergische Angiitis oder allergische Granulomatose beschrieben. Bronchialasthma, eine periphere Bluteosinophilie (mehr als 10% des Differentialblutbildes der Leukozyten) und eine systemische Vaskulitis mit Befall von mindestens zwei extrapulmonalen Organen werden als die diagnostische Trias für das Churg-Strauss-Syndrom beschrieben (Lanham 1984). Damit scheint das Churg-Strauss-Syndrom eine Mittelstellung einzunehmen zwischen M. Wegener einerseits (es wurde lange Zeit als eine Variante dessen angesehen) und nichtvaskulitischen Erkrankungen wie der eosinophilen Pneumonie andererseits.

Das Churg-Strauss-Syndrom ist mit einer Inzidenz von 2,4/Mio./Jahr eine seltene Erkrankung. Der Altersgipfel liegt bei 40 Jahren mit einer Schwankungsbreite zwischen dem 25. und 70. Lebensjahr (Chumbley 1977) bei gleicher Geschlechtspräferenz.

Merke ! Charakteristischer Befund der Churg-Strauss-Vaskulitis sind transiente, meist subpleurale Konsolidierungen aufgrund pulmonaler Einblutungen, überlagert durch Folgen der durch die Vaskulitis bedingten Herz und Niereninsuffizienz. Typisch ist die Trias Asthma, Bluteosinophilie und pulmonale, renale und/oder gastrointestinale Symptome.

Pathologisch-anatomische und ätiologische Grundlagen

Die Ätiologie ist unbekannt, wobei die Anamnese (Assoziation mit Asthma, Rhinitis, Eosinophilie und Besserung nach Kortisongabe) auf ein multifaktorielles, immunologisches Geschehen schließen lässt, und die meisten Patienten eine atopische Disposition aufweisen.

Das histologische Bild ist gekennzeichnet durch eine Vaskulitis, eine extravaskuläre nekrotisierend-granulomatöse Entzündung und eine Parenchyminfiltration durch eosinophile Zellen. Allerdings sind nicht immer alle drei Komponenten in gleichem Maße ausgeprägt.

Die Vaskulitis betrifft die kleinen und mittleren Gefäße, und besteht aus einer transmuralen Infiltration der Gefäßwand durch Lymphozyten, Histiozyten und Plasmazellen. Eine fibrinoide Nekrose der Gefäßwände mit Granulomen ist erkennbar. In der Lunge findet man – ähnlich wie bei der eosinophilen Pneumonie – eine Infiltration der Alveolarräume sowie des Interstitiums mit Eosinophilen und Makrophagen. Der extrapulmonale Organbefall (Gastrointestinaltrakt, Nieren) ist durch extravaskuläre entzündliche Granulome gekennzeichnet (Koss 1981).

■ **Diagnosefindung.** Die Diagnose auf den histologischen Befund basieren zu lassen, ist nicht immer zufriedenstellend, da die Veränderungen oft sehr inhomogen sind und die Biopsie die charakteristischen Strukturen möglicherweise nicht erfasst. Geeignete Biopsielokalisationen sind die Lungen und die Haut.

Eine auf klinischen Befunden basierende Definition der Diagnose erscheint daher sinnvoller. Das American College of Rheumatology definierte 1990 eine Liste von sechs Diagnosekriterien.

- Asthma,
- Bluteosinophilie (mehr als 10%),
- Neuropathie,
- nicht fixierte pulmonale Konsolidierungen,
- Verschattungen der Nasennebenhöhlen und
- eine extravaskuläre Eosinophilie in der Biopsie.

Man beachte, dass die Vaskulitis nicht zwingend zur diagnostischen Definition des Churg-Strauss-Syndroms gehört.

Der Nachweis von vier dieser sechs Kriterien zur Diagnose zeigte eine Sensitivität von 85% und eine Spezifität von 99,7%.

Ca. 50% der Patienten weisen in der vaskulitischen Phase der Erkrankung einen erhöhten IgE-Titer auf. Häufig (in mehr als 70%) findet man einen erhöhten ANCA-Titer, der in zwei Dritteln der Patienten von Typ des P-ANCA ist. BAL und Pleuraerguss weisen einen signifikanten Anstieg der Eosinophilen auf. Viele Patienten haben eine Anämie.

Klinische Symptomatik

Man unterscheidet eine sog. prävaskulitische oder Prodromalphase, eine eosinophile Phase und eine vaskulitische Phase.

Die Prodromalphase besteht aus einer allergischen Erkrankung wie z.B. Asthma, Polyposis oder allergischer Rhinitis. Das Asthma verläuft oft schwer, zur Behandlung sind hohe Dosen von Kortison erforderlich. Zwischen der Asthmasymptomatik und dem Beginn der Vaskulitis besteht durchschnittlich ein Abstand von drei Jahren (Lanham 1984). Dieses Intervall kann aber auch nur wenige Monate oder mehr als 30 Jahre betragen. Manchmal treten Asthma und vaskulitische Symptome nahezu simultan auf, ein kurzes Intervall wird als schlechter prognostischer Faktor angesehen.

Der asthmatischen Phase folgt die eosinophile Phase. Sie ist charakterisiert durch eine Bluteosinophilie und eosinophile Infiltrate des Gewebes besonders der Lungen und des Gastrointestinaltraktes, die eine systemische Verabreichung von Kortikosteroiden notwendig machen. In diesem Stadium kann die Krankheit über Jahre verbleiben oder sich sogar zurückbilden, ohne dass sie in die finale vaskulitische Phase übergeht.

Respiratorische Symptome während der vaskulitischen Phase bestehen aus Husten und (selten) Hämoptysen. Mehrere extrapulmonale Organe wie das Herz, das Perikard, Gelenke und Muskeln können durch eine Vaskulitis betroffen sein. Die Haut kann eine Purpura erythema *urticare* oder subkutane Knötchen aufweisen. Bei Beteiligung des Nervensystems kann es zu einer Mononeuritis multiplex kommen. Die Nieren zeigen eine segmentale Glomerulonephritis (in bis zu 50%). Gastrointestinale Symptome treten in 30–60% der Patienten auf und bestehen aus blutiger Diarrhö, Darmulzeration bis -perforation und Cholezystitis.

Typischer Symptomenkomplex des Churg-Strauss-Syndroms
- Asthma
- Eosinophilie
- allergische Anamnese
- Neuropathie
- nicht fixierte pulmonale Infiltrate
- Pansinusitis

■ **Behandlung und Prognose.** In der akuten Phase erfolgt die Behandlung mit Kortikosteroiden und Immunsuppressiva. Als prognostisch wichtige Faktoren gelten ein erhöhtes Kreatinin, eine Proteinurie, eine Kardiomyopathie, und eine Beteiligung des Zentralnervensystems bzw. des Gastrointestinaltraktes. Laborparameter (wie p-ANCA) erscheinen als Prognosefaktoren nicht geeignet. Wenn keine der obengenannten Faktoren vorliegt, liegt die Fünfjahresmortalität bei 12%, bei Vorlage nur eines Faktors schon bei 26% und bei Vorlage von drei oder mehr Faktoren bei 46%.

Radiologische Symptomatik

■ **Thoraxübersicht.** Pulmonale Infiltrate entstehen in der eosinophilen oder in der vaskulitischen Phase in bis 70%. In der eosinophilen Phase sind diese oft nur transient und bestehen aus multifokalen, nicht segmentalen Konsolidierungen ohne zonale Prädilektion. Sie sind jedoch häufig symmetrisch angeordnet und zeigen zusammen mit der Bluteosinophilie das Bild eines Löffler-Syndroms. Manchmal erkennt man auch multiple noduläre Verdichtungen, die zu größeren Konsolidierungen konfluieren können. Im Gegensatz zum M. Wegener sind jedoch große Rundherde und Einschmelzungen ungewöhnlich (Koss

1981). (Eosinophile) Pleuraergüsse werden in 30% beschrieben.

In der vaskulitischen Phase entstehen durch pulmonale Einblutungen flächige zuweilen symmetrische Konsolidierungen. Selten findet man ein interstitielles bis retikuläres, bisweilen auch miliares Muster. Eine kardiale Beteiligung führt zu einer Kardiomegalie in Folge von Perikarditis oder Myokarditis mit potentieller Erhöhung des pulmonal-venösen Drucks und überlagernden radiographischen Zeichen einer Linksherzinsuffizienz (Chumbley 1977; vgl. Tabelle 10.7).

■ **CT.** In einem Übersichtsartikel, der auf den CT-Befunden von 17 Patienten basierte (Worthy 1998), wurden als häufigste HR-CT-Befunde fleckige vorwiegend subpleural gelegene Milchglastrübungen und Konsolidierungen beschrieben (60%). Seltenere Befunde waren Bronchiektasen und Bronchialwandverdickungen wie sie typisch für Asthma sind (n = 2), zentrilobuläre Mikronoduli (in n = 2), Rundherde von 0,5–3,5 cm Durchmesser (in n = 2) sowie septale Verdickungen, letztere aufgrund einer kardial bedingten pulmonalen Stauung (Abb. 10.18; vgl. Tabelle 10.7).

In einem Fall wurden in der HR-CT vergrößerte und sternchenartig geformte Arterien als das morphologische CT-Korrelat der histologisch verifizierten Vaskulitis beschrieben (Buschman 1990).

Differentialdiagnose

Folgende Erkrankungen zeigen pulmonale Veränderungen und eine Bluteosinophilie:

- die idiopathische pulmonale Fibrose,
- die allergische bronchopulmonale Aspergillose,
- eine medikamenteninduzierte Pneumonitis,
- die chronische eosinophile Pneumonie und
- das Churg-Strauss-Syndrom.

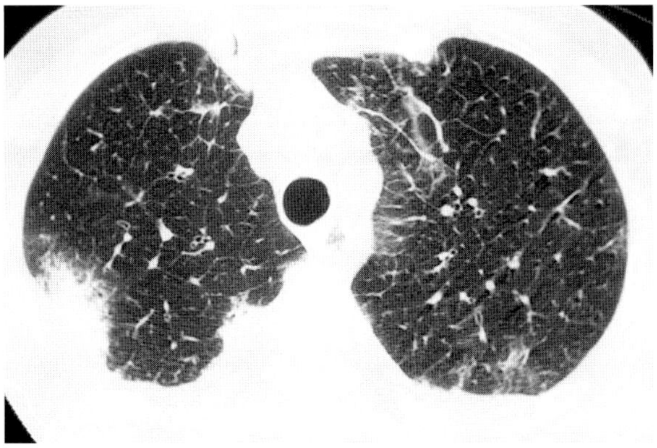

Abb. 10.18. Churg-Strauss-Syndrom mit fleckigen vorwiegend subpleural gelegenen Milchglastrübungen und Konsolidierungen

10.7.4 Nekrotisierende sarkoidale Angiitis

Es handelt sich um eine sehr seltene Erkrankung (bis 1996 wurden 100 Fälle in der Literatur beschrieben), die zum erstenmal 1973 von Liebow erwähnt wurde. Ihre ätiologische und pathogenetische Zuordnung erscheint noch ungeklärt, ob es sich hier um eine primär nekrotisierende Vaskulitis mit Sarkoidose-ähnlicher Reaktion oder – wie mehrheitlich heute angenommen wird – um eine Subform der Sarkoidose mit sekundärer nekrotisierender Vaskulitis handelt (Koss 1980). Eine nichtnekrotisierende Vaskulitis – allerdings geringeren Ausmaßes – ist ein typischer Befund der klassischen Sarkoidose.

Das mittlere Erkrankungsalter liegt bei 45 Jahren (12–75 Jahre), Frauen sind häufiger betroffen (w:m = 2,5:1).

Pathologisch-anatomische und ätiologische Grundlagen

Die Ätiologie ist noch unbekannt, diskutiert wird eine Hypersensitivitätsreaktion z. B. auf ein infektiöses Agens (Aspergillus fumigatus; Koss 1980).

Man findet konfluierende Granulome mit einer Nekrose variablen Ausmaßes und einer fokal destruktiven Vaskulitis der kleinen und mittelgroßen Arterien und Venen. Zusätzlich besteht eine granulomatöse Entzündung der kleinen Luftwege mit luminaler Obliteration und obstruktiver Pneumonitis. Die Pleura kann infiltriert sein, die mediastinalen Lymphknoten sind nur selten betroffen.

Klinische Symptomatik

Die Patienten sind entweder asymptomatisch oder zeigen respiratorische Symptome wie Husten, Atemschmerzen und Dyspnoe. Nur wenige haben extrapulmonale Veränderungen wie z.B. eine Uveitis (in 9%) oder eine Hypothalamusinsuffizienz.

Radiologische Symptomatik

Das häufigste radiologische Bild (>70%) sind bilaterale Rundherde bis max. 4 cm im Durchmesser (Stephen 1976). Manchmal sind die Rundherde auch klein und ähnlich der klassischen Sarkoidose vorwiegend peribroncho-vaskulär und subpleural bzw. paraseptal angeordnet Über die Jahre können sie konfluieren und an Größe zunehmen, selten zeigen sie Einschmelzungen, sie können aber auch spontan verschwinden (Frazier 1998). Sollten sie solitär sein, müssen sie von einem Bronchialkarzinom differenziert werden.

Selten sieht man bilaterale Konsolidierungen, basale interstitielle Strukturverdichtungen sowie pleurale Ergüsse. Der Nachweis einer hilären Lymphadenopathie schwankt in den Literaturangaben zwischen 8 und 65% (Koss 1980; Churg 1983).

10.7.5 Polyarteriitis nodosa

Die Polyarteriitis nodosa (PAN) gehört zu den ersten identifizierten Formen der nekrotisierenden Vaskulitiden. In ihrer ursprünglichen Klassifikation war sie durch eine nekrotisierende Vaskulitis der kleinen und mittelgroßen Gefäße charakterisiert, die meist an Gefäßkreuzungen lokalisiert war und zu Mikroaneurysmen führte (Abb. 10.19). Am häufigsten waren die Nieren in Form einer Glomerulonephritis betroffen.

Seit einer internationalen Konsensuskonferenz 1990 wird die PAN auf die Vaskulitis der mittelgroßen und kleinen Arterien begrenzt. Davon differenziert wird die sog. mikroskopische Polyangiitis, eine Vaskulitis der Arteriolen, Venolen und Kapillaren (einschließlich der Kapillaren in Glomeruli), sie ist die bei weitem häufigere Erkrankung.

Die PAN zeigt keine pulmonale Beteiligung. Die in der Literatur beschriebenen Fälle einer Lungenbeteiligung sind retrospektiv der mikroskopischen Polyangiitis zuzuschreiben.

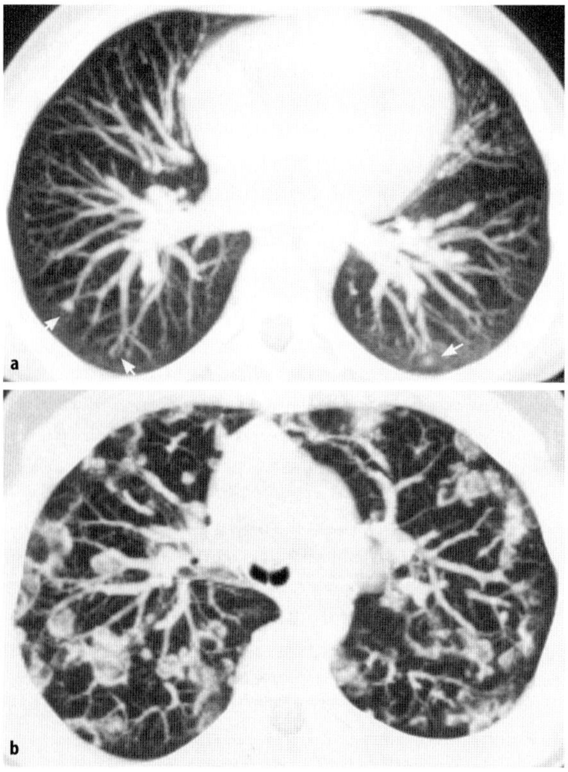

Abb. 10.19 a, b. Mikroskopische Polyangiitis. Nekrotisierende Vaskulitis der kleinen Gefäße, die meist an Gefäßkreuzungen lokalisiert ist und zu Mikroaneurysmata führt (**a**), die girlandenförmig konfluierenden Konsolidierungen entstehen aufgrund von Einblutungen (**b**) (Dünnschicht Maximum-Intensitäts-Projektionen)

10.7.6 Mikroskopische Polyarteriitis nodosa

Die mikroskopische Polyarteriitis nodosa ist eine systemische Vaskulitis der Arteriolen, Venolen und Kapillaren. Alle Patienten entwickeln eine fokale segmentale nekrotisierende Glomerulonephritis. Gastrointestinale und neurologische Symptome findet man in 20–30%, eine Lungenbeteiligung besteht in 15–30%. Männer mit einem mittleren Lebensalter von 50 Jahren sind häufiger betroffen.

Pathologisch-anatomische und ätiologische Grundlagen

Die meisten Patienten sind P-ANCA positiv. Der Rheumafaktor ist positiv in 40–50%, ANA in 20–30%. Eine immunpathologische Genese wird genauso diskutiert wie eine genetische Komponente und eine Medikamentenreaktion.

Sowohl klinisch wie histopathologisch kann eine Überlappung mit der Wegener-Granulomatose, dem M. Behçet, der Purpura Schönlein-Henoch oder dem systemischen Lupus erythematodes bestehen.

In der Lunge findet man histologisch intraalveoläre Einblutungen und mit Hämosiderin beladene Makrophagen. Die Alveolarsepten sind durch Ödem, Zellinfiltration und Nekrose verdickt.

Klinische Symptomatik

Klinische Symptome umfassen Fieber, Arthralgien, Myalgien (65–70%) und eine Purpura (45–55%).

Radiologische Symptomatik

Die radiographischen Befunde sind fleckige bilaterale Konsolidierungen aufgrund der Einblutungen, einen Pleuraerguss findet man in 15% und ein pulmonales Ödem in 6% (Haworth 1985; Abb. 10.20).

10.7.7 Hypersensitivitätsvaskulitis

Der Begriff der Hypersensitivitätsvaskulitis bezieht sich auf eine heterogene Gruppe von klinischen Erkrankungen die eine Vaskulitis der Arteriolen, Kapillaren und Venolen betrifft. Diesen Erkrankungen geht häufig eine Infektion (z. B. mit Streptokokken, Mykobakterien, Viren oder Parasiten) voraus. Die Immunkomplexbildung spielt eine bedeutende Rolle bei der Pathogenese. Hautläsionen wie bei der klassischen Purpura sind der klinische Hauptbefund. Bei der systemischen Beteiligung von Nieren, Gelenken, des Gastrointestinaltraktes, der Lungen und des Nervensystems kann es auch zu lebensbedrohlichen Situationen kommen.

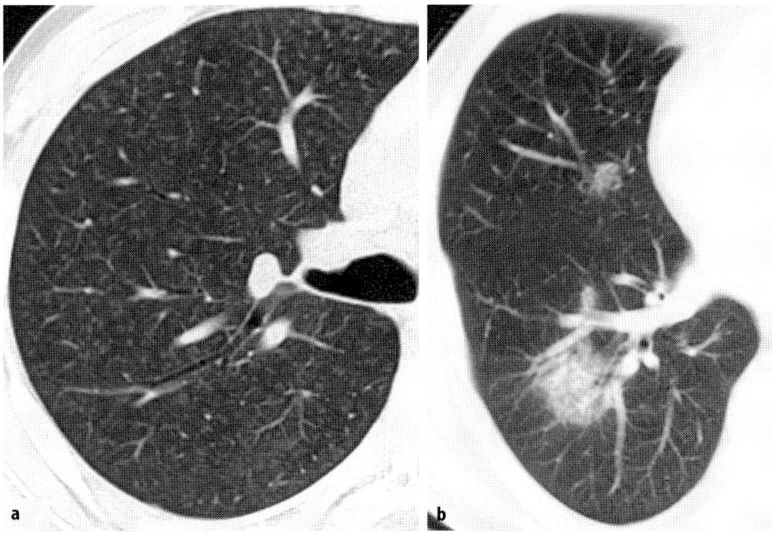

Abb. 10.20 a, b. Mikroskopische Polyarteriitis nodosa. Kleinnoduläre zentrilobuläre Knötchen geringer Dichte sowie fleckige Konsolidierungen aufgrund von Einblutungen. (Mit freundlicher Genehmigung von Dr. Christoph Engelke, Klinikum rechts der Isar, Technische Universität München)

Zu den Hypersensitivitätsvaskulitiden werden die anaphylaktoide Purpura, die systemische urtikarielle Vaskulitis und die Kryoglobulinämie gezählt.

10.7.8 Anaphylaktoide Purpura (Purpura Schönlein-Henoch)

Die anaphylaktoide Purpura wird eigentlich primär bei Kindern gefunden, sie kann aber prinzipiell in jedem Lebensalter auftreten und folgt häufig einer Infektion des oberen Respirationstraktes.

Histopathologisch findet man Immunkomplexe mit IgA innerhalb der Gefäßwände.

Klinische Symptomatik

Klinisch ist die Erkrankung charakterisiert durch palpable Purpura an den Beinen, abdominelle Schmerzen und gastrointestinale Blutungen, Arthralgien und Arthritiden sowie eine Nierenbeteiligung mit Glomerulonephritis. Eine pulmonale Beteiligung ist sehr ungewöhnlich. In einem Übersichtsartikel sind nur 4 von 77 Patienten mit pulmonalen Symptomen in Form von Hämoptysen beschrieben (Koss 1980).

Radiologische Symptomatik

Die Befunde im Röntgenthoraxbild umfassen fleckige oder flächige, manchmal auch interstitielle Verdichtungen, die sämtlich auf intraalveoläre Einblutungen zurückzuführen sind (Olson 1992). Diese sind gewöhnlich mulifokal und gelegentlich nur transient (Kathuria 1982).

10.7.9 Systemische urtikarielle Vaskulitis

Diese tritt am häufigsten in Frauen mittleren Alters auf. Sie ist charakterisiert durch eine chronische Urtikaria, eine Vaskulitis und durch eine Reihe extradermaler, wahrscheinlich ebenfalls durch eine immunologische Störung hervorgerufene, organischer Veränderungen wie Arthralgien, Myalgien, Glomerulonephritis, Episkleritis, Uveitis oder Neuropathien. Bei Befall multipler Organe wird sie auch als hypokomplimentäres urtikarielles Vaskulitissyndrom bezeichnet (HUVS), das mit dem systemischen Lupus erythematodes verwandt ist. Immunkomplexablagerungen scheinen ebenso eine Rolle zu spielen wie eine genetische Disposition. Es entsteht keine pulmonale Vaskulitis.

Beschreibungen des Krankheitsbildes sind sehr selten: Patienten mit einem HUVS zeigten eine obstruktive Lungenfunktionsstörung, die teilweise reversibel war, in einigen Fällen jedoch zu letaler respiratorischer Insuffizienz führte (Kathuria 1982). Obwohl die meisten Patienten auch Raucher waren, war die obstruktive Lungenfunktionsseinschränkung nicht allein durch einen Inhalationsschaden zu erklären, sondern ließ eine zusätzliche immunologische Ursache vermuten. Das radiologische Bild ist das eines panazinären Lungenemphysems.

10.7.10 Essentielle gemischte Kryoglobulinämie

Es handelt sich hier um eine seltene Vaskulitis der kleinen und mittelgroßen Gefäße (Arterien, Arteriolen und Kapillaren). Man unterscheidet eine primäre kryptogene Form von einer sekundären Form, die im Rahmen von Lymphomen, Myelomen, kollagenvaskulären Erkrankungen oder Infektionen auftritt. Exposition gegenüber kalten Temperaturen führt zur Bildung von Immunkomplexen; diese führen zu Okklusionen der Gefäße mit konsekutiver kapillärer Blockade und Hypoxie.

Klinisch findet man eine Nephritis, arthragene Symptome, Splenomegalie und eine Lymphadenopathie (Fulmer 1982).

Klinische Symptome bei Lungenbeteiligung sind Hämoptysen, Thoraxschmerzen oder asthmatoide Dyspnoe. Ca. 80% zeigen Veränderungen im Thoraxröntgenbild in Form einer diffusen feinnodulären interstitiellen Strukturverdichtung.

10.7.11 Riesenzellvaskulitis

Die Riesenzellvaskulitis ist eine der häufigsten systemischen Vaskulitiden und betrifft in der Regel die großen und mittelgroßen Arterien des Kopfes und Halses, beschrieben als sog. Takayasu-Arteriitis und als temporale Arteriitis. In 5–10% ist auch die pulmonale Strombahn betroffen. Die Ätiologie ist unbekannt, eine Infektion als Auslöser wird favorisiert.

Arteriitis temporalis

Die klassischen klinischen Symptome sind Kopfschmerzen, Polymyalgien, und ein Verlust des Sehvermögens. Bei Beteiligung der Lunge beobachtet man auch Husten und Heiserkeit.

Beschreibungen der pulmonalen radiographischen Befunde sind eher selten und beziehen sich auf nur wenige Patienten. Potentielle Befunde sind ein Pleuraerguss, basal betonte oder diffuse retikuläre Verdichtungen sowie multiple Rundherde bis zu 3 cm im Durchmesser, zum Teil mit Einschmelzungen. Insbesondere letztere müssen an die sog. Overlap-Syndrome denken lassen, bei denen Kombinationen von Symptomen unter dem histologischen Befund einer Riesenzellvaskulitis vorkommen.

Takayasu-Arteriitis

Die Takayasu-Arteriitis ist eine seltene Form der Vaskulitis, die nur die großen Gefäße wie die Aorta, die Pulmonalarterie und die großen brachiozephalen Äste involviert. Bis 1996 waren 300 Fälle in der Weltliteratur beschrieben. Nach angiographischen Studien schwankt die Beteiligung der pulmonalen Arterien zwischen 15 und 85% (Yamoto 1986; Hara 1998). Es besteht eine positive Korrelation zwischen der Beteiligung pulmonaler und supraaortaler Gefäße, nicht jedoch zwischen der Beteiligung pulmonaler Gefäße mit aortalen Veränderungen. Mehr als 90% der Patienten sind Frauen zwischen 10 und 40 Jahren.

Pathologisch-anatomische und ätiologische Grundlagen

Ätiologie und Pathogenese sind nicht geklärt, eine immunologische Störung erscheint jedoch wahrscheinlich, zumal andere immunologisch assoziierte Erkrankungen gehäuft in Kombination mit der Takayasu-Arteriitis auftreten (z.B. Erythema nodosum, Glomerulonephritis, Kollagenosen etc.; Greene 1986). Während gegen Endothelzellen gerichtete Antikörper nachweisbar sind, besteht kein erhöhter ANA- oder ANCA-Titer. Laborchemisch bestehen erhöhte Entzündungsparameter und häufig eine Anämie.

Pathohistologisch findet man eine Vaskulitis vorwiegend der großen Arterien in Form einer nekrotisierend-granulomatösen Entzündung der Media, einer Fibrose der Adventitia und einer perivaskulären mononuklearen Zellinfiltration. In kleineren Arterien und Arteriolen findet man eine Intimafibrose.

Klinische Symptomatik

Neben unspezifischen Symptomen wie Fieber, Arthralgien, Gewichtsverlust finden sich auch spezifische, auf Gefäßläsionen zurückzuführende Symptome wie Angina pectoris, Kopfschmerzen und Synkopen. Bei pulmonaler Beteiligung kann es zu Thoraxschmerzen und Dyspnoe kommen, selten zu Hämoptysen (Hara 1998).

■ **Diagnosefindung.** Der Nachweis von drei der folgenden sechs Kriterien für die Diagnose einer Takayasu Arteriitis ist mit einer Sensitivität von 90% und einer Spezifität von 98% verbunden:

1) Alter $<$40 Jahre,
2) Claudicatio vor allem der Arme, seltener auch der Beine,
3) ein reduzierter Brachialispuls,
4) eine Blutdruckdifferenz $>$10 mmHg,
5) auskultatorisches Brummen über den Subclaviaarterien und
6) eine angiographisch erkennbare Engstellung oder Okklusion der betroffenen Arterien (Takahasi 1996).

Radiologische Symptomatik

■ **Thoraxübersicht.** Im Röntgenbild kann man Veränderungen der Aortenkontur finden: so zeigt die Aorta descendens eine irreguläre, manchmal wellige Gefäßkontur (45%), die Aorta ascendens und der Bogenanteil können ektatisch sein (18%), häufig bestehen erhebliche Aortenwandverkalkungen (20%) und eine Kardiomegalie (20%; Yamato 1986).

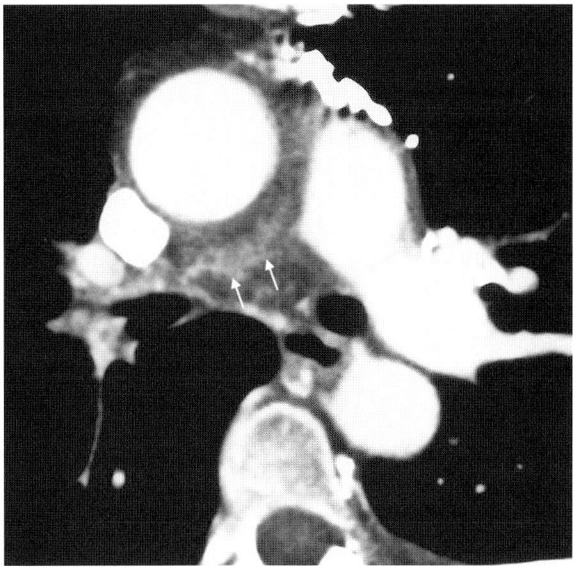

Abb. 10.21. Takayasu-Arteriitis der rechten Pulmonalarterie mit hochgradiger langstreckiger Lumeneinengung. Die Gefäßwand ist sowohl im Bereich der Pulmonalarterie als auch – geringer ausgeprägt – im Bereich der Aorta verdickt und verstärkt Kontrastmittel aufnehmend

Bei Beteiligung der Pulmonalgefäße kann es zu einer (eher milden) pulmonalen Hypertension kommen.

■ **CT.** In der CT oder MRT erkennt man eine Aortenwandverdickung auf 2–4 mm mit verstärkter Kontrastmittelaufnahme auf Spätaufnahmen (Park 1995; Takahasi 1996), Das perfundierte Lumen vor allem der Aorta descendens ist eingeengt. Die Pulmonalarterien zeigen Stenosen oder Okklusionen sowohl zentral wie auf segmentaler oder subsegmentaler Ebene (Abb. 10.21). Am häufigsten sind die Oberlappen betroffen. Neben den Folgen der Gefäßokklusionen in Form regionaler Minderperfusion und konsekutiver Hypertransparenz findet man subpleurale Linien (48%) und pleurale Verdickungen (36%; Takahasi 1996).

10.7.12 M. Behçet Behçet und Hughes-Stovin-Syndrom

Bei diesen Erkrankungen handelt es sich um seltene Multisystem-Vaskulitiden, die sekundär auf Ablagerungen von Immunkomplexen zurückzuführen sind.

Der M. Behçet ist durch aphthöse Ulzerationen im Mund und an den Genitalien zusammen mit einem Erythema nodosum, Hautinfektionen und anderen Läsionen wie Uveitis, Chorioitis und Retinitis sowie Konjunktivitis gekennzeichnet. Etwa die Hälfte der Patienten haben eine Arthropathie, 20% eine Thrombophlebitis und neurologische Veränderungen. Auch die Lunge, die Nieren und das Gastrointestinalsystem können betroffen sein.

Das Hughes-Stovin-Syndrom ist eine Variante des M. Behçet. Die klassischen Kriterien des Hughes-Stovin-Syndroms sind eine oder mehrere segmentale Aneurysmen der Pulmonalarterien, eine pulmonalarterielle Okklusion durch Embolie oder Thrombi sowie systemische venöse Thromben (z.B. in beiden venösen Zerebralsinus). Die häufigste Todesursache ist die Arrosion eines Aneurysmas mit massiver Einblutung in die Luftwege. Es betrifft zweimal häufiger Männer als Frauen mit einem Altersgipfel in der dritten Dekade.

Pathologisch-anatomische und ätiologische Grundlagen

Die Histologie zeigt eine transmurale Entzündung praktisch aller Gefäße der Lunge unter Beteiligung von Lymphozyten, Plasmazellen und polymorphkernigen Leukozyten. Durch die obliterierende Vaskulitis kommt es zu einer thrombotischen Obstruktion, Aneurysmaformation und Gefäßruptur. Arterien, Kapillaren und Venen von jeglicher Größe können betroffen sein (Ahn 1995). Die Erkrankung tritt gehäuft im Mittelmeerraum, im mittleren Osten und in Japan auf und ist assoziiert mit dem HLA-B5-Gen. Andere mögliche ätiologische Faktoren sind eine Virusinfektion oder bestimmte Nahrungsmittel (z.B. Walnüsse). Manche Patienten weisen einen erhöhten C-ANCA-Titer auf.

Klinische Symptomatik

Klinisch zeigen die Patienten Hämoptysen, Fieber, pleuritische Schmerzen, Husten und Dyspnoe. Hämoptysen sind ein kritischer prognostischer Faktor und entstehen durch Gefäßarrosion mit Einbruch in die Luftwege.

Radiologische Symptomatik

In der Lunge kommt es zu Konsolidierungen aufgrund pulmonaler Einblutungen infolge einer Gefäßruptur bei Vaskulitis (Grenier 1981). Die Konsolidierungen können fokal, multifokal oder diffus sein.

Davon zu trennen sind Konsolidierungen aufgrund von Infarkten, die aufgrund einer lokalen Thrombose bzw. eines thromboembolischen Geschehens entstanden sind oder auf eine systemische Thrombophlebitis zurückzuführen sind. In den Infarkten können Einschmelzungen entstehen. Gefäßokklusionen rufen typische Perfusionsveränderungen hervor. Sie können auf lobarer sowie segmentaler Ebene auftreten und zu einer sekundären pulmonal-arteriellen Hypertension führen. Zentral ist am häufigsten die rechte Interlobararterie betroffen (Numan 1994). Okklusionen auch der superioren

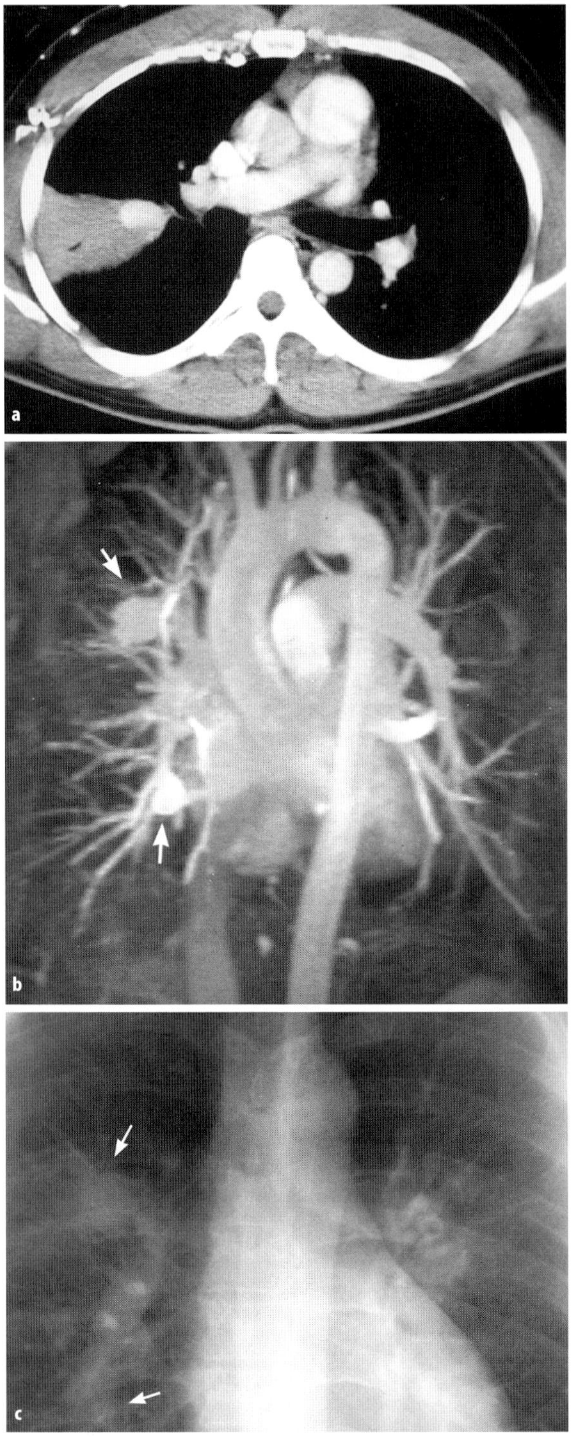

Abb. 10.22 a–c. Hughes-Stovin-Syndrom. Axiale CT und kontrastmittelverstärkte MRT mit bilateralen pulmonal-arteriellen Aneurysmen auf lobarer bzw. segmentaler Ebene, die typischerweise proximal einer Okklusion gelegen sind (**a**, **b**). Radiographisch imponieren die Aneurysmata als perihiläre rundliche Verdichtungen (**c**)

und inferioren V. cava sind beschrieben. In Folge der Okklusion der V. cava superior und/oder der brachiozephalen Venen entwickeln die Patienten einen serösen oder auch blutigen Pleuraerguss. Durch Kollateralisierung und mediastinale Ödembildung kommt es zu einer Mediastinalerweiterung.

Pulmonal-arterielle Aneurysmen kommen im Hauptstamm oder auf lobarer bzw. segmentaler Ebene vor, sie sind häufig bilateral und proximal einer Okklusion gelegen und haben eine Größe zwischen 1 und 3 cm (Abb. 10.22). Radiographisch imponieren sie als perihiläre rundliche Verdichtungen oder als hiläre Vergrößerung. Unscharfe Randbegrenzungen weisen auf Einblutungen in die Umgebung hin. Die Aneurysmen können komplett oder partiell thrombosieren, und sind dann mit der CT-Angiographie deutlich besser nachweisbar als mit der invasiven arteriellen Angiographie (Tunaci 1995).

10.7.13 Polyangiitis-overlap-Syndrom

Das Polyangiitis-overlap-Syndrom ist charakterisiert durch eine systemische Vaskulitis, die eine Kombination von Einzelbefunden mehrerer vaskulitischer Erkrankungen darstellt. So sind z.B. Veränderungen einer Wegener-Granulomatose mit einer Entzündung der glomerulären Basalmembran beschrieben (Leavitt 1986; Wahls 1987). Wegen der möglichen klinischen wie histopathologischen Vielfalt ist eine Diagnose sehr schwierig. Manche Kombinationen sind bisher lediglich in einzelnen Fallbeispielen beschrieben. Die pulmonalen Veränderungen stellen jeweils eine Kombination der Einzelkomponenten dar.

Literatur

Abud-Mendoza C, Diaz-Jouanen E, Alarcon-Sergovia S (1985) Fatal pulmonary hemorrhage in systemic lupus erythematosus: Occurence without hemoptysis. J Rheumatol 12: 558

Adams-Gandhi LB, Boyd AS, King LE (1996) Diagnosis and management of dermatomyositis. Comprehensive Therapy 22: 156–164

Adler BD, Padley SPG, Müller NL, Remy-Jardin M, Remy J (1992) Chronic hypersensitivity pneumonitis: high resolution CT and radiographic features in 16 patients. Radiology 185(1): 91–95

Agusti C, Xaubet A, Roca J et al. (1992) Interstitial pulmonary fibrosis with and without associated collagen vascular disease: Results of a two year follow up. Thorax 47: 1035–1040

Ahn JM et al. (1995) Thoracic manifestations of Behçet syndrome: radiographic and CT findings in nine patienrs. Radiology 194: 199–203

Akira M, Hara H, Sakatani M (1999) Interstitial lung disease in association with polymyositis/dermatomyositis: long term follow up CT evaluation in seven patients. Radiology 210: 333–338

Akira M, Kita N, Higashihara T, Sakatani M, Kozuka T (1992) Summer-type hypersensitivity pneumonitis: comparison of high resolution and plain radiographic findings. Am J Roentgenol 158: 1223

Akira M, Yamamoto S, Sakatani M (1998) Bronchiolitis obliterans organising pneumonia manifesting as multiple large nodules or masses. Am J Roentgenol 170: 291–295

Akira M (1999) Computed tomography and pathologic findings in fulminant forms of idiopathic interstitial pneumonia. J Thorac Imag 14: 76–84

Allen JN, Davis WB (1994) Eosinophilic lung diseases. Am J Respir Crit Care Med 150: 1423–1438

American Thoracic Society/European Respiratory Society International Multidisciplinary Consensus Classification of the Idiopathic Interstitial Pneumonias. Am J Respir Crit Care Med 2002; 165: 277–304

Anaya JM, Diethelm L, Ortiz LA et al. (1995) Pulmonary involvement in rheumatoid arthritis. Semin Arthritis Rheum 24: 242–254

Anderson G, Coles ET, Crane M et al. (1992) Wegener's Granuloma: a series of 265 British cases seen between 1975 and 1985; a report by a subcommittee of the British Thoracic Society Research Committee. Q J Med 83: 427–438

Aquino SL, Webb RW, Golden J (1994) Bronchiolitis obliterans associated with rheumatoid arthritis: findings on HRCT and dynamic expiratory CT. J Comput Assist Tomogr 18: 555–558

Arroliga AC, Podell DN, Matthay RA (1992) Pulmonary manifestations of scleroderma. J Thorac Imag 7: 30–45

Attali P et al. (1998) Pulmonary Wegener's granulomatosis: changes at follow up CT. Eur Radiol 8: 1009–1113

Babaszak EF, Thiede WEH, Fink JN (1970) Hypersensitivity pneumonitis due to contamination of an air conditioner. N Engl J Med 283: 271–276

Bain FA, Flower CD (1996) Pulmonary eosinophilia. Eur J Radiol 23: 3–8

Bankier AA, Kiener HP, Wiesmayr MN et al. (1995) Discrete lung involvement in systemic lupus erythematosus: CT assessment. Radiology 196: 835

Bartter T, Irwin RS, Nash G et al. (1989) Idiopathic bronchiolitis obliterans organizing pneumonia with peripheral infiltrates on chest roentgenograms. Arch Intern Med 149: 273–279

Baumgartner KB, Samet JM, Stiley CA et al. (1997) Cigarette smoking: a risk factor for idiopathic pulmonary fibrosis: Am J Respir Crit Care Med 155: 242–248

Benoit FL, Rulon DB, Theil GB (1964) Goodpasture's syndrome Am J Med 3: 424–444

Berthold LD, Froehlich JJ, Barth P et al. (1999) Pulmonale nodular einschmelzende kalzifizierende Form der Amyloidose Radiologe 39(4): 323–326

Bittermann PB, Crystal RG (1980) Is there a fibrotic gene? Chest 78: 549–550

Bonafede RP, Benatar SR (1987) Bronchocentric granulomatosis and rheumatoid arthritis. Br J Dis Chest 81: 197–201

Bonniere P, Wallaert B, Cortot A et al. (1986) Latent pulmonary involvement in Crohn's disease: Biological, functional, bronchoalveolar lavage and scintigraphic studies. GUT 27: 919

Bouchardy LM, Kuhlman JE, Ball WC et al. (1993) CT findings in bronchiolitis obliterans organizing pneumonia (BOOP) with radiographic, clinical, and histologic correlation. JCAT 17: 352–357

Bowley NB, Steiner RE, Chin WS (1979) The chest X-ray in antiglomerular basement membrane antibody disease (Goodpasture's syndrome) Clin Radiol 30: 419–429

Breit SN, Cairns D, Szentirmay A et al. (1989) The presence of Sjögren's syndrome is a major determinant of the pattern of interstitial lung disease in scleroderma and other connective tissue diseases. J Rheumatol 16: 56

Bulgrin JG, Dubois EL, Jacobson G (1960) Chest roentgenographic changes in systemic lupus erythematosus. Radiology 74: 42

Buschman DL, Waldron JA, King TE (1990) Churg Strauss pulmonary vasculitis. High resolution computed tomography scanning and pathologic findings. Am Rev Respi Dis 142: 458–461

Buschmann DL, Gamsu G, Waldron JA, Klein JS et al. (1992) Chronic hypersensitivity pneumonitis: use of CT in diagnosis. Am J Roentgenol 159: 957–960

Campbell GD, Ferrington E (1968) Rheumatoid pleuritis with effusion. Dis Chest 53: 521–527

Camus P, Piard F, Ashcroft T et al. (1993) The lung in inflammatory bowel disease. Medicine (Baltimore) 72: 151

Caplan A (1953) Certain unusual radiolgical appearances in the chest of coal miners suffering from rheumatoid arthritis. Thorax 8: 29–37

Carrington CB, Gaensler EA, Coutu, RE, Fitzgerald MX et al. (1978) Natural history and treated course of usual and desquamative interstitial pneumonia. N Engl J Med 298: 801–809

Chan TYK, Hansell DM, Rubens MB et al. (1997) Cryptogenic fibrosing alveolitis and fibrosing alveolitis associated with systemic sclerosis: morphological differences on computed tomographic scans. Thorax 52: 265–270

Chandler PW, Shin MS, Friedman SE et al. (1986) Radiographic manifestations of bronchiolitis obliterans with organizing pneumonia versus usual interstitial pneumonia. Am J Roentgenol 147: 899–906

Cheah FK, Sheppard MN, Hansell DM (1993) Computed tomography of diffuse pulmonary hemorrhage with pathological correlation. Clin Radiol 48: 89–93

Cheon JE, Lee KS, Jung GS et al. (1996) Acute eosinophilic pneumonia: radiographic and CT findings in six patients. Am J Roentgenol 167: 1195–1199

Chumbley LC, Harrison EG, DeRemee RA (1977) Allergic granulomatosis and angiitis (Churg Strauss Syndrome) report and analysis of 30 cases. Mayo Clin Proc 52: 477–484

Churg A (1983) Pulmonary angiitis and granulomatosis revisited. Hum Pathol 14: 858–883

Cohen MI, Gore RM, August CZ et al. (1984) Tracheal and bronchial stenosis associated with mediastinal adenopathy in Wegener's granulomatosis: CT findings. JCAT 8: 327–329

Connolly B, Manson D, Eberhard A et al. (1996) CT appearance of pulmonary vasculitis in children. Am J Roentgenol 167: 901–904

Constantopoulos SH, Papadimitriou CH, Moutsopoulos HM (1985) Respiratory manifestations in primary Sjogren's syndrome. A clinical, functional and histologic study. Chest 88: 226–229

Cook PG, Wells IP, McGavin CR (1988) The distribution of pulmonary shadowing in farmers lung. Clin Radiol 39: 21–27

Cordier JF, Valeyre D, Guillevin L et al. (1990) Pulmonary Wegener's granulomatosis. A clinical and imaging study of 77 cases. Chest 97: 906–912

Crofton JW, Livingstone JL, Oswald NC et al. (1952) Pulmonary eosinophilia. Thorax 7: 1–35

Crystal RG, Fulmer JD, Robetts WC et al. (1976) Idiopathic pulmonary fibrosis: clinical, histologic, radiographic, physiologic, scintigraphic, cytologic and biochemical aspects. Ann Intern Med 85: 769–788

Dalavanga YA, Constantopoulos SH, Galanopouzlou V et al. (1991) Alveolitis correlates with clinical pulmonary involvement in primary Sjogren's syndrome. Chest 99: 1394–1397

Daum TE, Specks U, Colby TV et al. (1995) Tracheobronchial involvement in Wegener's granulomatosis. Am J Respir Crit Care Med 151: 522–526

Desai SR, Gephardt GN, Stoller JK (1989) Diffuse panbronchiolitis preceding ulcerative colitis. Chest 95: 1342

Desai SR, Nicholson AG, Stewart S et al. (1997) Benign pulmonary lymphocytic infiltration and amyloidosis: computed tomographic and pathologic features in three cases. J Thorac Imag 12: 215–220

Dickey BF, Myers AR (1984) Pulmonary disease in polymyositis/dermatomyositis. Semin Arthritis Rheum 14: 60–76

Diederich S, Roos N, Schmitz-Linneweber B et al. (1996) HRCT der Lunge bei Kollagenosen. Radiologe 36(7): 567–578

Dunnill MS (1991) Pulmonary granulomatosis and angiitis. Histopathology 19: 297–301

Ebara H, Ikezoe J, Johkoh T et al. (1994) Chronic eosinophilic pneumonia: Evaluation of chest radiograms and CT features. J Comput Assist Tomogr 18: 737–744

Eisenberg H, Dubois EL, Sherwin RP et al. (1973) Diffuse interstitial lung disease in systemic lupus eythematosus. Ann Intern Med 79: 37

Eraut D, Evans J, Caplin M (1978) Pulmonary necrobiotic nodules without rheumatoid arthritis. Br J Dis Chest 72: 301–306

Fairfax AJ, Haslam PL, Pavia D et al. (1981) Pulmonary disorders associated with Sjögren's syndrome. Q J Med 50: 279–295

Fanti S, Fabritii S, Aloisi M et al. (1994) Early pulmonary involvement in systemic sclerosis assessed by technetium 99m-DTPA clearance rate. J Nucl Med 35: 1933–1936

Farrelly CA (1982) Wegener's granulomatosis: a radiological review of the pulmonary manifestations at initial presentation and during relapse. Clin Radiol33: 545–551

Fauci AS, Haynes BF, Katz P et al. (1983) Wegener's granulomatosis prospective clinical and therapeutic experience with 85 patients for 21 years. Ann Intern Med 98: 76–85

Fauci ASB, Haynes B, Katz P (1978) The spectrum of vasculitis: clinical, pathologic, immunologic and therapeutic considerations. Ann Intern Med 89: 660–676

Feigin DS, Friedman PJ (1980) Chest radiography in desquamative interstitial pneumonitis: a review of 37 patients. Am J Roentgenol 134: 91–99

Fenlon HM, Casserly I, Sdant SM et al. (1997). Plain radiographic and thoracic high resolution CT in patients with ankylosing spondylitis. Am J Roentgenol 168: 1067–1072

Fenlon HM, Doran M, Sant SM et al. (1996) High resolution CT in systemic lupus erythematosus. Am J Roentgenol 166: 301

Franquet T, Gimenez A, Monill JM et al. (1997) Primary Sjögren's syndrome and associated lung disease. Am J Roentgenol 169: 655–658

Fraser RG, Pare JPG (1975) Extrinsic allergic alveolitis. Semin Roentgenol 10: 31–42

Frazier AA, Rosado-de-Christenson ML, Galvin JR et al. (1998) Pulmonary angiitis and granulomatosis: radiologic-pathologic correlation. Radiographics 18: 687–710

Frazier AR, Miller RD (1974) Interstitial pneumonitis in association with polymysitis and dermatomyosistis. Chest 65: 403–407

Fujii M, Adachi S, Shimizu T (1993) Interstitial lung disease in rheumatoid arthritis. Assessment with high resolution computed tomography J Thorac Imag 8: 54–62

Fulmer JD, Kaltreider HB (1982) The pulmonar vasculitides. Chest 82: 615–624

Gabbay E, Tarala R, Will R et al. (1997) Interstitial lung disease in recent onset rheumatoid arthritis. Am J Resp Crit Care Med 156: 528–535

Gaensler EA, Carrington CB (1980) Open biopsy for chronic diffuse infiltrative lung disease: clinical roentgenographic, and physiological correlations in 502 patients. Ann Thorac Surg 30: 411

Gaensler EA, Carrington CB (1977) Perpheral opacities in chronic eosinophilic pneumonia: the photographic negative of pulmonary edema. Am J Roentgenol 128: 1–13

Gammon RB, Bridges TA, Al-Nezir H et al. (1992) Bronchiolitis obliterans organizing pneumonia associated wih systemic lupus erythematosus. Chest 102: 1171

Gamsu G (1992) Radiographic manifestations of thoracic involvement by collagen vascular diseases. J Thorac Imag 7: 1–12

Gardiner P, Ward C, Allison A et al. (1993) Pleuropulmonary abnormalities in primary Sjögren's syndrome. J Rheum 20: 831–837

Gay SE, Kazerooni EA, Toews GB et al. (1998) Idiopathic pulmonary fibrosis: predicting response to therapy and survival. Am J Respir Crit Care Med 157: 1063–1072

Gottlieb AJ, Spiera H, Teirstein AS et al. (1965) Serologic factors in idiopathic diffuse interstitial fibrosis. Am J Med 39: 405–410

Greene NB, Baughman RP, Kim CK et al. (1986) Takayasu arteritis associated with interstitial lung disease and glomerulonephritis. Chest 89: 605

Grenier P, Bletry O, Cornud F et al. (1981) Pulmonary involvement in Behçet disease Am J Roentgenol 137: 565–569

Grenier P, Chevret S, Beigelman C et al. (1994) Chronic diffuse infiltrative lung disease: determination of the diagnostic value of clinical data, chest radiography, and CT with Bayesian analysis. Radiology 189: 681 686

Grenier P, Chevret S, Beigelman C et al. (1994) Chronic diffuse infiltrative lung disease: Determination of the diagnostic value of clinical data, chest radiography and CT with bayesian analysis. Radiology 194: 383–390

Gross BH (1981) Radiographic manifestations of lymph node involvement in amyloidosis. Radiology 138: 11–14

Grubben MJ, Kerstens PJ, Wiersma JM et al. (1993) Pleuro-pulmonary involvement in patients with connective tissue disease. The role of open lung biopsy. Neth J Med 43: 269–276

Hansell DM, Moskovic E (1991) High resolution computed tomography in extrinsic allergic alveolitis. Clin Radiol 43: 8–12

Hansell DM, Wells AU, Padley SPG, Müller NL (1996) Hypersensitivity pneumonitis: correlation of individual CT patterns with functional abnomalities. Radiology 199: 123

Hansell, Wells AU (1996) State of the art: CT evaluation of fibrosing alveolitis: applications and insights. J Thorac Imag 11: 231–249

Hara M et al. (1998) Diffuse pulmonary lesions in early phase Takayasu arteritis predominantly involving pulmonary artery. JCAT 22: 801–803

Hargreave F, Hinson KF, Reid L et al. (1972) The radiological appearances of allergic alveolitis due to bird sensitivity. Clin Radiol 23: 1–6

Hartman TE, Primack SL, Swensen SJ et al. (1993) Desquamative interstitial pneumonia: thin section CT findings in 22 patients. Radiology 187: 787–790

Hartman TE, Primack SL, Kang EJ et al. (1996) Disease progression in usual interstitial pneumonia compared with desquamative interstitial pneumonia. Chest 110: 378–382

Haworth SJ, Savage COS, Carr D et al. (1985) Pulmonary hemorrhage complicating Wegener's granulomatosis and microscopic polyarteritis. BMJ 290: 1175

Heyneman LE, Ward S, Lynch DA et al. (1999) Respiratory bronchiolitis, respiratory bronchiolitis-associated interstitial lung disease. And desquamative interstitial pneumonia: different entities or part of the spectrum of the same disease process? Am J Roentgenol 173: 1617–1622

Himmelfarb E, Wells S, Rabinowitz JG (1977) The radiologic spectrum of cardiopulmonary amyloidosis. Chest 72; 327–332

Hogg JC (1982) The histologic appearance of farmer's lung Chest 81: 133–134

Hogg JC (1995) Ebstein Barr virus and cryptogenic fibrosing alveolitis. Thorax 50: 1232

Holzmann H, Jacobi V, Werbner RJ, Stahl E (1994) Lungenmanifestation bei progressiver systemischer Sklerodermie: CT Befunde. Hautarzt 45: 471–475

Honda IT, Ichikado K et al. (1999) Differential diagnosis of lymphocytic interstitial pneumonia and malignant lymphoma on high resolution CT. Am J Roentgenol 173: 71–74
Howling SJ, Hansell DM, Wells Au et al. (1999) Follicular bronchiolitis: thin section CT and histologic findings. Radiology 212(3): 637–642
Hsu JT (1976) Limited form of Wegener's granulomatosis Chest 70: 384–385
Hunninghake GW, Fauci AS (1979) Pulmonary involvement in the collagen vascular diseases. Am Rev Respir Dis 119: 471–503
Ichikado K, Johkoh T, Ikezoe J et al. (1997) Acute interstitial pneumonia: high resolution CT findings correlated with pathology. Am J Roentgenol 168: 333–338
Ikezoe J, Johkoh T, Nohno N et al. (1996) High resolution CT findings of lung disease in patients with polymyositis/dermatomyositis. J Thorac Imag 11: 250–259
Im JG, Wang HY, Kim WS et al. (1992) Pleuropulmonary paragonimiasis: Radiologic findings in 71 patients. Am J Roentgenol 159: 39–43
Jennette JC, Falk RJ, Andrassy K et al. (1994) Nomenclature of systemic vasculitides. Proposal of an International consensus conference. Arthritis Rheum 37: 187
Johkoh T, Ikezoe J, Kohno N (1994) High resolution CT and pulmonary function tests in collagen vascular disease: comparison with idiopathic pulmonary fibrosis. Eur J Radiol 18: 113–121
Johkoh T, Müller NL, Pickford HA et al. (1999) Lymphocytic interstitial pneumonia: thin section CT findings in 22 patients. Radiology 212: 567–572
Johkoh T, Müller NL, Taniguchi H et al. (1999) Acute interstitial pneumonia: thin section CT findings in 36 patients. Radiology 211: 859–863
Kadota J, Kusano S, Kawakami K et al. (1995) Usual interstitial pneumonia associated with primary Sjogren's syndrome. Chest 108: 1756–1758
Kang EY, Shim JJ, Kim JS et al. (1997) Pulmonary involvement of idiopathic hypereosinophilic syndrome: CT findings in five patients. J Comput Assist Tomogr 1997, 21: 612–615
Kathuria S, Chjifec G (1982) Fatal pulmonary Henoch Schönlein syndrome. Chest 82: 654–656
Katzenstein AL, Liebow AA, Friedman PJ (1975) Bronchocentric granulomatosis, mucoid impaction, and hypersensitivity reaction to fungi. Am Rev Respir Dis 1111: 497–537
Katzenstein ALA, Fiorelli RF (1994) Nonspecific interstitial pneumonia/fibrosis: Histologic features and clinical significance. Am J Surg Pathol 18: 136–147
Katzenstein ALA, Myers JL (1998) Idiopathic pulmonary fibrosis. Clinical relevance of pathologic classification. Am J Respir Crit Care 157: 1301
Kavuru MS, Adamo JP, Ahmad M et al. (1990) Amyloidosis and pleural disease. Chest 98: 2023
Kim KY, Lee KS, Chung MP et al. (1999) Nonspecific interstitioal pneumonia with fibrosis: serial high-resolution Ct findings with functional correlation. Am J Roentgenol 173: 949–953
Kim Y, Lee KS, Choi DC et al. (1997) The spectrum of eosinophilic lung disease: radiologic findings. Comput Assist Tomogr 21: 920–930
Kirchner J, Jakobi V, Kardos P, Kollath J (1998) CT findings in extensive tracheobronchial amyloidosis Eur Radiol 8(3): 352–354
Klocke RA, Augersum WS, Berman HH et al. (1967) Desquamative interstitial pneumonia: a disease with a wide clinical spectrum. Ann Int Med 66: 498–506
Koss MK (1995) Pulmonary lymphoid disorders. Sem Diag Pathol 12: 158–171
Koss MN, Antonovych T, Hochholzer L (1981) Allergic granulomatosis (Churg Strauss syndrome): pulmonary and renal morphologic findings. Am J Surg Path 5: 21–28
Koss MN, Hochholzer L, Feigin DS et al. (1980) Necrotizing sarcoidlike granulomatosis: Clinical pathologic and immunopathologic findings. Hum Pathol 11: 510
Kwong JS, Müller NL, Miller RR (1992) Diseases of the trachea and main stem bronchi: correlation of CT with pathologic findings. Radiographics 12: 645
Lakhanapal S, Lie JT, Conn DL et al. (1987) Pulmonary disease in polymyositis/dermatomyosistis: a clinicopathological analysis of 65 cases. Ann Rheum Dis 47: 23–29
Lamont J, Verbeken E, Verschakelen J, Demedts M (1998) Bronchiolitis obliterans organising pneumonia. A report of 11 cases and a review of the literature. Acta Clin Belg 53: 328–336
Lanham JG, Elkon KB, Pusuy CD et al. (1984) Systematic vasculitis with asthma and eosinophilia: a clinical approach to Churg Strauss syndrome. Medicine 63: 65–81
Leavitt RY, Fauci AS (1986) Pulmonary vasculitis. Am Rev Respir Dis 134: 149–166
Leavitt RY, Fauci AS, Bloch DA et al. (1990) The American College of Rheumatology 1990 criteria for the classification of Wegener's granulomatosis. Arthritis and rheumatism 33: 1101–1107
Lee JS, Im GS, Ahn JM et al. (1992) Fibrosing alveolitis: prognostic implication of ground glass attenuation at high resolution Ct. Radiology 184;415–454
Lee KS, Kullnig P, Hartman TE, Müller NL (1994) Cryptogenic organizing pneumonia: CT findings in 43 patients. Am J Roentgenol 162: 543–546
Leung AN, Miller RR, Müller NL (1993) Parenchymal opacification in chronic infiltrative lung diseases: CT pathologic correlation. Radiology 188: 209–214
Levin DC (1971) Proper interpretation of pulmonary roentgen changes in systemic lupus erythematosus. Am J Roentgenol 111: 510
Liebow AA, Carrington CB, Friedman PJ et al. (1972) Lymphomatoid granulomatosis. Hum Pathol 3: 457–458
Liebow AA, Steer A, Billinsley JG (1965) Desquamative interstitial pneumonitis. Am J Med 39: 369–404
Liebow AA (1975) Definition and classification of interstitial pneumonias in human pathology. Prog Respir Res 8: 1–33
Lindars DC, Davies D (1967) Rheumatoid pneumoconiosis: a study in colliery populations in the East Midland Coalfields. Thorax 22: 525–532
Lynch DA, Hansell D, Galvin J et al. (2000) ATS/ERS International multidisciplinary consensus classification of idiopathic pneumonias: General principles and guidelines. American Thoracic Society, Toronto 2000, Proceedings of the STR Meeting, San Diego, pp 52–56
Lynch DA, Hay T, Newell JD et al. (1999) Pedairic diffuse lung disease: diagnosis and classification using high resolution CT Am J Roentgenol 173: 713–718
Lynch DA, Newell JD, Logan PM et al. (1995) Can CT distinguish hypersensitivity pneumonitis from idiopathic pulmonary fibrosis Am J Roentgenol 165: 807
Lynch DA, Rose CS, Way D, King TE (1992) Hypersensitivity pneumonitis: sensitivity of high resolution CT in population-based study. Am J Roentgenol 159: 469
Lynch JP, Hunninghake GW (1992) Pulmonary complications of collagen vascular disease. Ann Rev Med 43: 17–35
Manganelli P, Salaffi F, Pesci A (1997) Clinical and subclinical alveolitis in connective tissue diseases assessed by bronchoalveolar lavage. Semin Arthritis Rheum 26: 740–754
Martel W, Abell MR, Mikkelsen WM et al. (1968) Pulmonary and pleural lesions in rheumatoid disease. Radiology 90: 641–653
Martinez F, Lynch JP (1994) Collagen vascular disease associated bronchiolitis obliterans organizing pneumonia. In: Epler G (ed) Diseases of the bronchioles, Raven, New York, pp 347–366

Mathieson JR, Mayo JR, Staples CA et al. (1989) Chronic diffuse infiltrative lung disease: Comparison of diagnostic accuracy of CT and chest radiography. Radiology 171: 111–116

Mayberry JP, Primack SL, Müller NL (2000) Thoracic manifestations of systemic autoimmune diseases: radiographic and high resolution CT findings. Radiographics 20: 1623–1635

Mayo JR, Müller NL, Road J et al. (1989) Chronic eosinophilic pneumonia. CT findings in six cases. Am J Roentgenol 153: 727–730

McAdams HP, Rosado-de-Christenson ML, Wehunt WD et al. (1996) The alphabet soup revisited. The chronic interstitial pneumonias in the 1990s. Radiographics 16: 1009–1033

McCann BG, Brewer DB (1974) A case of desquamative interstitial pneumonia progressing to honey comb lung. J Path 112: 199–202

McCann BG, Hart GJ, Stokes TC et al. (1983) Obliterative bronchiolitis and upper zone pulmonary consolidation in rheumatoid arthritis, Thorax 38: 73–74

McDonagh J, Greaves M, Wright AL et al. (1994) High resolution computed tomography of the lungs in patients wirth rheumatoid arthritis and interstitial lung disease. Br J Rheumatol 33: 118–122

Meyer CA, Pina JS, Taillon D et al. (1997) Inspiratory and expiratory high resolution CT findings in a patient with Sjögren's syndrome and cystic lung disease. Am J Roentgenol 168: 101–103

Morgan PGM, Turner-Warwick M (1981) Pulmonary hemosiderosis and pulmonary hemorrhage. Br J Dis Chest 75(3): 225–242

Morgan RA, Ring NJ, Marshall AJ (1992) Pulmonary alveolar-septal amyloidosis – unusual radiographic presentation. Resp Med 86: 345–347

Müller NL, Colby TV (1997) Idiopathic interstitial pneumonias: high resolution CT and pathologic findings. Radiographics 17: 1016–1022

Müller NL, Miller RR, Webb WR et al. (1986) Fibrosing alveolitis: CT pathologic correlation. Radiology 160: 585–588

Müller NL, Staples, CA, Miller RR (1990) Bronchiolitis obliterans organizing pneumonia: CT features in 14 patients. Am J Roentgenol 154: 983–987

Müller-Leisse C, Bussmann A, Mayer O, Genth E, Günther RW (1994) HRCT der Lunge bei Kollagenosen: eine prospektive Studie mit 73 Patienten RÖFO 161: 12–18

Murphy JM, Schnyder P, Herold C et al. (1998) Bronchiolitis obliterans organising pneumonia simulating bronchial carcinoma. Europ Radiol 8: 1165–1169

Niimi h Kang EY, Kwong JS et al. (1996) CT of chronic infiltrative lung disease: prevalence of mediastinal lymphadenopathy. JCAT 20: 305

Nishimura K, Kitaichi M, Izumi T et al. (1992) Usual interstitial pneumonia: histologic correlation with high resolution CT. Radiology 182: 337–342

Nived O, Sturfelt G, Wollheim F (1985) Systemic lupus erythematosus and infection: A controlled and prospective study including an epidemiological group Q J Med 55: 271

Numan, F, Islak C, Berkmen T et al. (1994) Behçet disease: Pulmonary arterial involvement in 15 cases. Radiology 192: 465

Olson JC, Kelly KJ, Pan CG et al. (1992) Pulmonary disease with hemorrhage in Henoch-Schoenlein purpura. Pediatrics 89: 1177–1181

Ooi GC, Ngan H, Peh WCG et al. (1997) Systemic lupus erythematosus patients with respiratory symptoms: The value of HRCT. Clin Radiol 52: 775

Orens JB, Kazerooni EA, Martinez FJ et al. (1995) The sensitivity of high resolution CT in detecting idiopathic pulmonary fibrosis proved by open lung biopsy. Chest 108: 109–115

Owens GR, Fino GJ, Hernert DL (1983) Pulmonary function in progressive systemic sclerosis: Comparison of CREST syndrome variant with diffuse scleroderma. Chest 84: 546–550

Pachmann LM, Maryjowski MC (1984) Juvenile dermatomyositis and polymyositis. Clin Rheum Dis 10: 95–115

Padley SP, Hansell DM, Flower CD et al. (1991) Comparative accuracy of high resolution computed tomography and chest radiography in the diagnosis of chronic diffuse infiltrative lung disease. Clin Radiology 44: 222–226

Park JH, Chung JW, Im JG et al. (1995) Takayasu arteritis: evaluation of mural changes in the aorta and pulmonary artery with CT-angiography. Radiology 196: 89

Park JS, Lee KS, Kim JS et al. (1995) Nonspecific interstitial pneumonia with fibrosis: radiographic and CT findings in seven patients. Radiology 195: 645–648

Patchefsky AS, Israel HL, Hoch WS et al. (1973) Desquamative interstitial pneumonia: relationship to interstitial fibrosis. Thorax 28: 680-6-93

Patternson CD, Harville WE, Pierce JA (1965) Rheumatoid lung disease. Ann Intern Med 62: 685–697

Pearson DJ, Rosenow EC (1978) Chronic eosinophilic pneumonia (Carrington's): a follow up study. Mayo Clin Proc 53: 73–78

Pickard IIA, Swenson SJ, Utz JP (1997) Thoracic cross sectional imaging of amyloidosis. Am J Roentgenol 168: 351–355

Pines A, Kaplinsky N, Olchovsky D et al. (1985) Pleuropulmonary manifestations of systemic lupus erythematodes: clinical features of its subgroups. Chest 88: 129–135

Pisetsky DS (1992) Anti-DNA antibodies in systemic lupus erythematosus. Rheum Dis Clin North Am 18: 437

Podbielski FJ, Nelson DG, Pearsall GF et al. (1997) Nodular pulmonary amyloidosis. J Thorac Cardiovasc Surg 114(2): 289–291

Portner MM, Gracie WA (1966) Rheumatoid lung disease with cavitary nodules, pneumothorax and eosinophilia. N Engl J Med 275: 697–700

Prakash UBS, Luthra HS, Divertie MB (1985) Intrathoracic manifestations in mixed connective tissue disease. Mayo Clin Proc 60: 813

Primack SL Hartman TE, Ikezoe J et al. (1993) Acute interstitial pneumonia: radiographic and CT findings in 9 patients. Radiology 188: 817–820

Primack SL, Hartman TE, Hansell DM, Müller NL (1993) End stage lung disease: CT findings in 61 patients. Radiology 189: 681–686

Provenzale JM, Allen NB (1996) Wegener granulomatosis: CT and MR findings. Am J Neuroradiol 17: 785–792

Raghu G, Hert R (1993) Interstitial lung diseases: predisposition and inherited interstitial lung diseases. Semin Respir Med 14: 323–332

Ramsey Goldman R, Mattai SA, Schilling E et al. (1998) Increased risk of malignancy in patients with systemic lupus erythematosus. J Invest Med 46: 217

Rehbock B, Hieckel HG, Eckert H (1998) Hochauflösende Computertomographie der Lunge bei alveolo-septaler Amyloidose. RÖFO 168(5): 521–523

Rehbock T, Andresen R, Rehbock B et al. (1999) Die tracheobronchiale Amyloidose als Ursache eines Mittellappensyndroms Röntgenpraxis 52(5–6): 206–209

Remy-Jardin M, Remy J, Wallaert B et al. (1993a) Pulmonary involvement in progressive systemic sclerosis: sequential evaluation with CT, pulmonary function tests, and bronchoalveolar lavage. Radiology 188: 499–506

Remy-Jardin M, Remy J, Wallaert B, Müller NL (1993b) Subacute and chronic bird breeder hypersensitivity pneumonitis: sequential evaluation with CT and correlation with lung function tests and bronchoalveolar lavage: Radiology 189: 111

Remy-Jardin M, Giraurd F, Remy J et al. (1993c) Importance of ground glass attenuation in chronic diffuse infiltrative lung disease: Pathologic CT correlation. Radiology 189: 693–698

Remy-Jardin M, Remy J, Cortet B et al. (1994) Lung changes in rheumatoid arthritis: CT findings. Radiology 193: 375–482

Reuter M et al. (1998) Pulmonary Wegener's Granulomatosis: Correlation between high-resolution CT findings and clinical scoring of disease activity. Chest 114: 500–506
Reynolds HY (1982) Hypersensitivity pneumonitis Clin Chest Med 3: 503–519
Richardson JB, Callen JP (1989) Dermatomyositis and malignancy Med Clin North Am 73: 1211–1220
Robinson RG, Wehunt WD, Tsou E et al. (1982) Bronchocentric granulomatosis: roentgenographic manifestations. Am Rev Respir Dis 125: 751–756
Roschmann RA, Rothenburg RJ (1987) Pulmonary fibrosis in rheumatoid arthritis: a review of clinical features and therapy. Semin Arthritis Rheum 16: 174–185
Rudd RM, Haslam PL, Turner-Warwick M (1981) Cryptogenic fibrosing alveolitis. Relationship of pulmonary physiology and bronchoalveolar lavage to response to treatment and prognosis. Am Rev Resp Dis 124: 1–8
Salaffi F, Manganelli P, Carotti M, Baldelli S (2000) The differing patterns of subclinical pulmonary involvement in connective tissue diseases as shown b application of factor analysis. Clin Rheumatol 19(1): 35–41
Scheer RL, Grossmna, MA (1964) Immune aspects of the glomerulonephritis associated with pulmonary hemorrhage. Ann Intern Med 60: 1009–1021
Scheja A, Akesson A, Wollmer P et al. (1993) Early pulmonary disease in systemic sclerosis: A comparison between carbon monoxide transfer and static lung compliance. Ann Rheum Dis 52: 725
Schlegel J, Kienast K, Störkel S et al. (1992) Primäre pulmonal noduläre Amyloidose und multiple Emphysembullae beim Sjögren-Syndrom. Pneumologie 46: 634–637
Schurawitzki H, Stiglbaur R, Graninger W et al. (1990) Interstitial lung disease in progressive systemic sclerosis: high resolution CT versus radiography. Radiology 176: 755–759
Schwartz MI (1992) Pulmonary and cardiac manifestations of polymyositis/dermatomyositis. J Thorac Imag 7: 46–54
Scott J Johnston I, Britton J (1990) What causes cryptogenic fibrosing alveolitis? A case control study of environmental exposure to dust. BMJ 301: 1015–1017
Selman M, Chapela R, Raghu G (1993) Hypersensitivity pneumonitis clinical manifestations, pathogenesis, diagnosis and therapeutic strategies. Semin Respir Med 14: 353
Shannon TM, Gale ME (1992) Noncardiac manifestations of rheumatoid arthritis in the thorax. J Thorac Imag 7: 1929
Silver RM, Miller KS (1990) Lung involvement in systemic sclerosis. Rheumatic Dis Clin N America 16: 199–216
Silver SF, Müller NL, Miller RR, Lefcoe MS (1989) Hypersensitivity pneumonitis: evaluation with CT. Radiology 173: 441
Slonim L (1969) Goodpasture's syndrome and its radiological features. Aust J Radiol 14: 164–172
Soergel KH, Sommer s SC (1962) Idiopathic pulmonary hemosiderosis and related syndromes. Am J Med 32: 499–511
Specks U, DeRemee RA (1990) Granulomatous vasculitis. Wegener's granulomatosis and Churg Strauss syndrome. Rheum Dis Clin North Am 16: 377–397
Staples CA, Müller NL, Vedal S et al. (1987) Usual interstitial pneumonia: correlation of CT with clinical functional and radiologic findings. Radiology 162: 377–381
Stegemann CA, Tervaert JW, Sluiter WJ et al. (1994) Association of chronic nasal carriage of Staphylococcus aureus and higher relapse rates in Wegener's granulomatosis. Ann Intern Med 120: 12
Steinberg DL, Webb WR (1984) CT appearances of rheumatoid lung disease. JCAT 8: 881–884
Stephen JG, Braimbridge MV, Corrin B et al. (1976) Necrotizing sarcoidal angiitis and granulomatosis of the lung. Thorax 31: 356
Strimlan CV, Rosenow EC, Divertie MB et al. (1976) Pulmonary manifestations of Sjögren' s syndrome. Chest 70: 354–361
Strobel ES, Bonnet RB, Werner P et al. (1998) Bronchiolitis obliterans organising pneumonia and primary biliary cirrhosis-like lung involvement in a patient with primary biliary cirrhosis. Clin Rheumat 17: 246
Sullivan WD, Hurst DJ, Harmon CE et al. (1984) A prospective evaluation emphasizing pulmonary involvement in patients with connective tissue disease. Medicine 63: 92
Susanto I, Peters JI (1997) Acute lupus pneumonitis with normal chest radiograph. Chest 111: 1781
Sybers RG, Sybers JL, Dickie HA et al. (1965) Roentgenographic aspects of hemorrhagic pulmonary-renal disease (Goodpasture) Am J Roentgenol 94: 674–680
Takahasi K, Honda M, Furuse M et al. (1996) CT findings of pulmonary parenchyma in Takayasu arteritis. JCAT 20: 742
Tazelaar HD, Viggiano RW, Pickersgill J et al. (1990) Interstitial lung diseases in polymyositis and dermatomyositis. Clinical features and prognosis as correlated with histologic findings. Am Rev Respir Dis 141: 727–733
Terriff BA, Kwan SY, Chan-Yeung et al. (1992). Fibrosing alveolitis: chest radiography and CT as predictors of clinical and functionaö impairment at follow up in 26 patients. Radiology 184: 445–449
Thompson PJ, Dhillon DP, Ledingham J, Turner-Warwick M (1985) Shrinking lungs, diaphragmatic dysfunction and systematic lupus erythematosus. Rev Respir Dis 132: 926
Travis WD, Hoffmann GS, Leavitt RY et al. (1991) Surgical pathology of the lung in Wegener's granulomatosis. Review of 87 open lung biopsies from 67 patients. Ann J Surg Pathol 15: 315
Tubbs RR, Benjamnin SP, Reich NE et al. (1977) Desquamative interstitial pneumonitis: cellular phase of fibrosing alveolitis. Chest 72: 159–165
Tunaci A, Berkmen YM, Gökmen E (1995) Thoracic involvement in Behçet's disease: Pathologic, clinical and imaging features. Am J Roentgenol 164: 51
Tung KT, Wells AU, Rubens MB et al. (1993) Accuracy of the typical computed tomographic appearances of fibrosing alveolitis. Thorax 48: 334–338
Turner-Warwick M, Burrows B, Johnson A (1980) Cryptogenic fibrsosing alveolitis: Clinical features and their influence on survival. Thorax 35: 171–180
Turner-Warwick M, Evans RC (1972) Pulmonary manifestations of rheumatoid disease. Clin Rheumat Dis 3: 549–564
Uhl M, Meier Willersen HJ, Herbay A et al. (1995) Pulmonale Infiltrationen bei Sjögren's Syndrom – eine radiodiagnostische Untersuchung. Akt Radiol 5: 208–211
Urban BA, Fishman EK, Goldman SM et al. (1993) CT evaluation of amylodosis: spectrum of disease. Radiographics 13: 1295
Utz JP, Swenson SJ, Gertz MA (1996) Pulmonary amyloidosis: The Mayo clinic experience from 1980 to 1993. Ann Intern Med 124: 407
Vitali C, Bombardieri S, Moutsopoulos HM (1993) Preliminary criteria for the classification of Sjögren's syndrome. Result of a prospective concerted action supported by the European community. Arthritis Rheum 36: 340–347
Vollertsen RS, Conn DL (1990) Vasculitis associated with rheumatoid arthritis. Rheum Dis Clin North Am 16: 445–461
Wahl DG, Guillemin F, de Maistre E et al. (1997) Risk for venous thrombosis related to antiphospholipid antibodies in systemic lupus erythematosus – a meta analysis. Lupus 6: 467
Wahls TL, Bonsib SM, Schuster VL (1987) Coexistent Wegener's granulomatosis and anti-glomerular basement membrane disease. Hum Pathol 18: 202
Walker WC (1967a) Pulmonary infections and rheumatoid arthritis. Q J Med 36: 239–251
Walker WC, Wright V (1967b) Rheumatoid pleuritis. Ann Rheum Dis 26: 467–474
Walker WC, Wright V (1968) Pulmonary lesions and rheumatoid arthritis. Medicine 57: 501–520

Wallace DJ, Podell T, Weiner J et al. (1981) Systemic lupus erythematosus – survival patterns: Experience with 609 patients. JAMA 245: 943
Wallaert G, Hatron PY, Grossbois JM et al. (1986) Subclinical pulmonar involbvement in collagen vascular diseases assessed by bronchoalveolar lavage: Relationship between alveolitis and subsequent changes in lung function. Am Rev Respir Dis 133: 574–580
Ward S, Heyneman LE, Flint JD et al. (2000) Bronchocentric granulomatosis: Computed tomographic findings in five patients. Clin Radiol 55: 296–300
Webb WR, Gamsu GR (1981) Cavitary pulmonary nodules with systemic lupus erythematosus: Differential diagnosis. Am J Roentgenol 136: 27
Wechsler RJ, Steiner RM, Spirn PW (1996) The relationship of thoracic lymphadenopathy to pulmonary interstitial disease in diffuse and limited systemic sclerosis: CT findings. Am J Roentgenol 167: 101–104
Wells AU Cullinan P, Hansell DM et al. (1994) Fibrosing alveolitis associated with systematic sclerosis has a better prognosis than lone cryptogenic fibrosing alveolitis. Am J Respir Crit Care Med 149: 1583–1589
Wells AU, du-Bois RM (1993) Bronchiolitis in association with connective tissue disorders. Clin Chest Med 14: 655–666
Wells AU, Hansell DM, Corrin B et al. (1992) High resolution computed tomography as a predictor of lung histology in systematic sclerosis. Thorax 47: 738–742
Wells AU, Hansell DM, Rubens MB et al. (1997) Functional impairment in long cryptogenic fibrosing alveolitis and fibrosing alveolitis. Am Rev Resp Dis 148: 1076–82
Wells AU, Rubens MB, Bois RM du, Hansell DM (1993) Serial CT in fibrosing alveolitis: prognostic significance of the initial pattern. Am J Roentgenol 161: 1159–65
Wells AU, Hansell DM, Rubens MB et al. (1993b) The predictive value of appearances on thin section computed tomography in fibrosing alveolitis. Am Rev Respir Dis 148: 1076–1082
Wiedemann HP, Matthay RA (1992) Pulmonary manifestations of systemic lupus erthematosus. J Thorac Imag 7: 1
Wilson SR, Saunders DE, Delarue NC (1976) Intrathoracic manifestations of amyloid disease. Radiology 120: 283–289
Winn RE, Kollef MH, Meyer JL (1994) Pulmonary involvement in the hypereosinophilic syndrome. Chest 105: 656–660
Winslow TM, Ossipov MA, Fazio GP et al. (1995) Five-year follow up study of the prevalence and progression of pulmonary hypertension in systemic lupus erythematosus. Am Heart J 129: 510
Wise RA (1991) Pulmonary complications in collagen vascular disease. In: Lynch J, DeRemee R (eds) Immunologically mediated pulmonary disease. Lipincott, Philadelphia, pp 40–88
Witt C, Dorner T, Hiepe F et al. (1996) Diagnosis of alveolitis in interstitial lung manifestation in connective tissue diseases: importance of late inspiratory crackles, 67 gallium scan and bronchoalveolar lavage. Lupus 5: 606–612
Worthy SA et al. (1998) Churg strauss syndrome: the spectrum of pulmonary CT findings in 17 Patients Am J Roentgenol 170: 297–300
Yamato M, Lecky JW, Hiramatsu K et al. (1986) Takayasu arteritis: Radiographic and angiographic findings in 59 patients. Radiology 161: 329
Yood RA, Steigmann DM, Gill LR (1995) Lymphozytic interstitial pneumonitis in a patient with systemic lupus erythematodes. Lupus 4: 161
Yousem SA, Colby TV, Carrington CB (1985) Lung biopsy in rheumatoid arthritis. Am Rev Respir Dis 131: 770–777

Lungenerkrankungen unklarer Ätiologie 11

A. Bankier

Das vorliegende Kapitel behandelt die radiologischen Veränderungen, welche durch Lungenerkrankungen unbekannter Ätiologie verursacht werden. Im pathologischen Kontext der Sarkoidose, der Histiozytose X, der neurokutanen Syndrome, der Lymphangioleiomyomatose, der Alveolarproteinose, der alveolären Mikrolithiasis und der kryptogenen organisierenden Pneumonie werden häufige und seltenere radiologische Befundkonstellationen vorgestellt. Der Schwerpunkt des Bildmaterials liegt hier bewusst auf der konventionellen Radiologie und der Computertomographie, da diese beiden Techniken weiterhin unabdingbare Standbeine der thorakalen Bildgebung bleiben werden. Über die reine Röntgenmorphologie hinaus reichen kurze Zusatzinformationen über Pathogenese, Epidemiologie und die Bildgebung ergänzende diagnostische Verfahren, die im Rahmen der einzelnen Erkrankungen diskutiert werden. Diese Informationen sollen dazu beitragen, das pathologische und radiologische Material in jenen multimodalen Kontext zu betten, der Voraussetzung für eine patientenorientierte, klinisch relevante und integrative Bildgebung thorakaler Erkrankungen ist.

11.1 Sarkoidose

Die Sarkoidose ist eine häufig auftretende granulomatöse Multisystem-Erkrankung, deren primäre Befallsorgane die Lunge und das Lymphsystem sind. Seit der Erstbeschreibung der Sarkoidose im Jahre 1877 ist die genaue Ursache der Erkrankung ungeklärt. Die Sarkoidose kann zwar spontan abheilen, aber auch schwerste Lungenfibrosen induzieren, welche die Lebenserwartung der betroffenen Patienten dann entscheidend limitieren.

Merke ! Die Sarkoidose ist eine häufige Erkrankung mit guter Prognose.

Pathologisch-anatomische Grundlagen

Das für die Sarkoidose charakteristische pathologische Substrat ist ein kompaktes, nichtverkäsendes Epitheloidzell-Granulom (Abb. 11.1). Es besteht aus hochdifferenzierten mononukleären Phagozyten (Epitheloidzellen und Riesenzellen) und Lymphozyten. Die Riesenzellen können zytoplasmatische Einschlusskörper (Asteroid-Zellen und Schaumann-Körper) enthalten. Während in den äußeren Zonen des Granuloms CD8+ Lymphozyten angeordnet sind, bestehen die zentralen Anteile der Granulome hauptsächlich aus CD4+ Lymphozyten. Die Granulome können sich einerseits spontan zurückbilden, andererseits aber auch fibrotisch alterieren. Die fibrotischen Veränderungen beginnen meist in der Peripherie des Granuloms und schreiten nach zentral fort, wo sie dann in einer kompletten Fibrosierung und/oder Hyalinisierung zum Stillstand kommen. Selten können die Granulome auch fokale Koagulationsnekrosen ausbilden. Die Morphologie der Epitheloidzell-Granulome ist vom Befallsort unabhängig. In der Lunge sind 75% aller Granulome in unmittelbarer Nachbarschaft oder in den peribronchialen, perilobulären und subpleuralen Bindegewebsstrukturen selbst gelegen; diese Lokalisation wird häufig als „typische" oder „lymphangitische" Verteilung der Sarkoidose bezeichnet. Bei über der

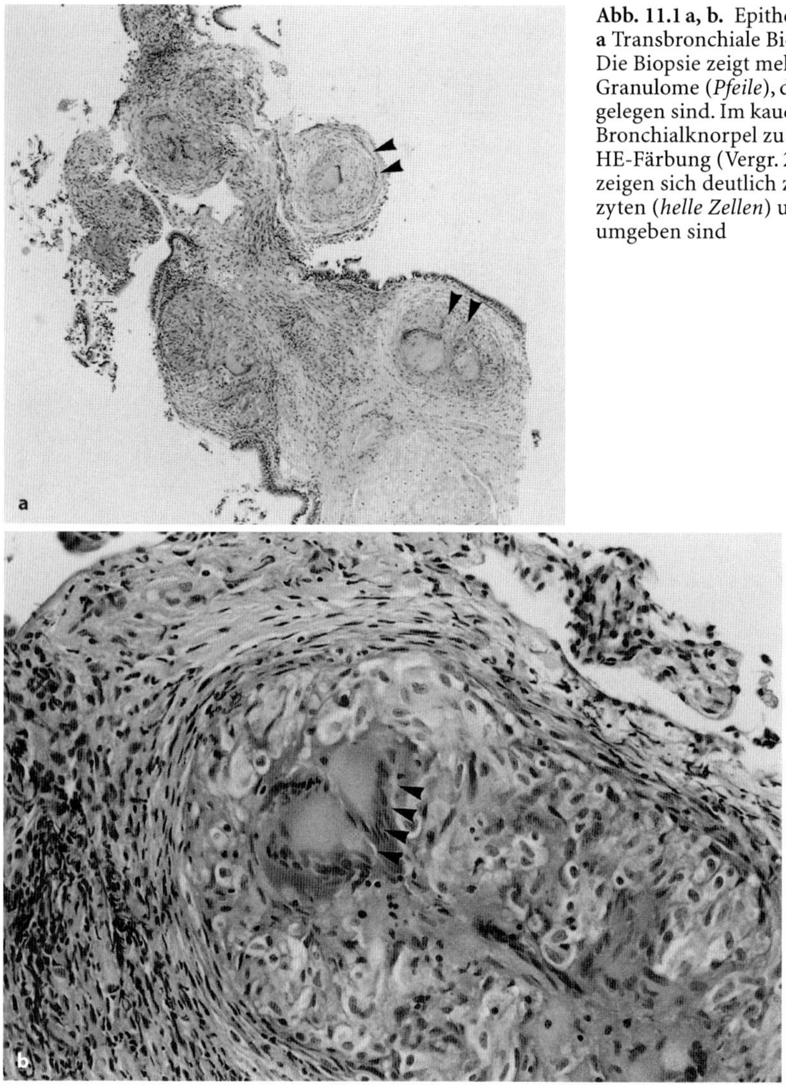

Abb. 11.1 a, b. Epitheloidzell-Granulome bei Sarkoidose. **a** Transbronchiale Biopsie, HE-Färbung (Vergr. 40 : 1). Die Biopsie zeigt mehrere nichtverkäsende Epitheloidzell-Granulome (*Pfeile*), die knapp unterhalb des Bronchialepithels gelegen sind. Im kaudalen Anteil des Biopsiezylinders ist Bronchialknorpel zu sehen. **b** Transbronchiale Biopsie, HE-Färbung (Vergr. 200 : 1). Im Zentrum des Granuloms zeigen sich deutlich zwei Riesenzellen (*Pfeile*), die von Histiozyten (*helle Zellen*) und Lymphozyten (*dunkle Zellen*) umgeben sind

Hälfte aller Patienten mit bioptisch gesicherter Sarkoidose lässt sich jedoch auch ein Befall der Lungengefäße nachweisen.

Klinische Symptomatik

Die Sarkoidose ist eine weltweit auftretende Erkrankung. Bevorzugt erkranken Patienten, die jünger als 40 Jahre sind, wobei der Häufigkeitsgipfel in der Altersgruppe zwischen 20 und 30 Jahren liegt. In Skandinavien und Japan wurde eine zweite Häufigkeitsspitze in der Altersgruppe der über 50-Jährigen beschrieben. Den verfügbaren Studien zufolge sind Frauen von der Sarkoidose seltener betroffen als Männer. Zahlreiche Spekulationen wurden über Häufigkeits- und Verlaufsunterschiede der Sarkoidose in unterschiedlichen ethnischen Gruppen angestellt. Hierbei ist jedoch bislang nicht geklärt, ob diese Unterschiede Varianten der eigentlichen Pathologie oder durch sozioökonomische Verhältnisse geprägte Unterschiede in Diagnose und medizinischer Versorgung widerspiegeln. Für eine eingehende Diskussion dieses komplexen Themas sei auf die entsprechende Literatur verwiesen (ATS 1999; Teirstein et al. 1996). Die genaue Ursache der Sarkoidose ist weiterhin unklar, es gibt jedoch eine Reihe von Studien, die darauf hindeuten, dass die Sarkoidose durch Exposition genetisch suszeptibler Individuen entsteht und letztlich durch determinierte Umweltagenzien ausgelöst wird (ATS 1999).

Die klinischen Symptome der Sarkoidose sind uncharakteristisch. Fieber, Schwäche, Müdigkeit und Gewichtsverlust treten bei der Hälfte aller Patienten auf. Die Körpertemperatur steigt selten über 39–40 °C. Der Gewichtsverlust ist im Regelfall allenfalls mäßig und bleibt auf die 10–12 Wochen vor der eigentlichen Diagnosestellung beschränkt. Nachtschweiß ist ein seltenes Symptom. Allerdings ist die Sarkoidose eine häufig übersehene Ursache für Fieber unklarer Genese (ATS 1999). Zu den häufigsten respiratorischen Symptomen der Sarkoidose zählen trockener Husten und diffuse, manchmal retrosternal lokalisierte Thoraxschmerzen. Hämoptysen dagegen sind selten.

Auch die Blutbildveränderungen sind bei Patienten mit Sarkoidose wenig charakteristisch. Einzig eine deutliche Eosinophilie kann bei einem Viertel aller Patienten nachgewiesen werden. Die Serumwerte des Angiotensin-converting-Enzyms (ACE) sind bei bis zu 60 % aller Patienten erhöht, was auf eine gesteigerte Makrophagenaktivität zurückgeführt wird. In großen Kollektiven korrelieren die ACE-Spiegel auch mit der Gesamtaktivität der Erkrankung. Im Einzelfall lässt sich eine zuverlässige Beziehung zwischen dem ACE-Spiegel, dem Stadium der Erkrankung und der Aktivität des pulmonalen Befalls jedoch nur schwer herstellen. Da erhöhte ACE-Spiegel nicht spezifisch für die Sarkoidose sind, beträgt die Rate falsch positiver Diagnosen bis zu 15% (Teirstein et al. 1996).

Radiologische Symptomatik

Konventionelles Lungenröntgen

Lymphknoten. Der Lymphknotenbefall ist die häufigste intrathorakale Manifestation der Sarkoidose. Thorakale Adenopathien kommen im Verlauf der Erkrankung bei bis zu 80% aller Patienten vor (Kirks et al. 1973). Parenchymveränderungen vor dem Auftreten von Adenopathien sind selten. Ebenso selten ist das Auftreten thorakaler Adenopathien nach einer Sarkoidosemanifestation in extrathorakalen Organen wie Haut oder Augen (Moyer et al. 1950).

Symmetrische bilaterale Hilusadenopathien, die oft mit paratrachealen Adenopathien einhergehen, sind das klassische Befallsmuster bei der Sarkoidose (Abb. 11.2–11.4). Das Vorliegen isolierter bihilärer Adenopathien darf bei einem Drittel der Patienten erwartet werden, ein weiteres Drittel der Patienten weist hiläre Adenopathien auf, die mit rechts paratrachealen Adenopathien kombiniert sind; das letzte Drittel der Patienten schließlich zeigt isolierte paratracheale Adenopathien. Anatomisch bedingt sind rechtsseitige paratracheale Lymphknotenvergrößerungen am konventionellen Röntgenbild leichter zu erkennen als linksseitige. Deshalb dürfte die Häufigkeit links gelegener paratrachealer Adenopathien in jenen Studien unterschätzt worden sein, die ausschließlich auf konventionellen Röntgenaufnahmen basierten. Tatsächlich haben erst in jüngerer Zeit die kaudalen Lymphknoten der rechten paratrachealen Kette und die Lymphknoten im aortopulmonalen Fenster gesteigerte Aufmerksamkeit erfahren. Sie zeigten sich jedenfalls bei einer substantiellen Anzahl von Patienten mit Sarkoidose vergrößert (Brauner et al. 1997).

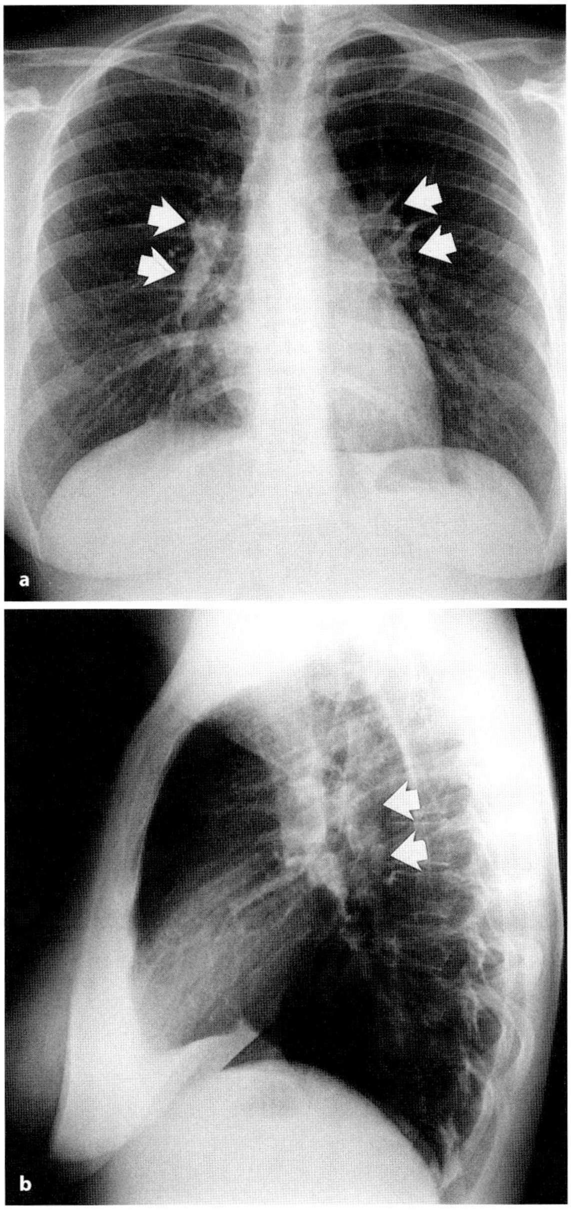

Abb. 11.2 a, b. Hiläre Adenopathie bei Sarkoidose. Das konventionelle Lungenröntgenbild zeigt sowohl in der p.-a.-Aufnahme als auch im Seitbild bilaterale hiläre Raumforderungen, die Adenopathien entsprechen (*Pfeile*). Bemerke die unregelmäßigen Konturen der Hilusstrukturen

Die Größe der pathologisch veränderten Lymphknoten ist variabel und kann von subtilen, kaum erkennbaren bis hin zu grotesken Vergrößerungen reichen, die bis zur Hälfte des Thoraxvolumens einnehmen können (Abb. 11.3, 11.4). Zur Diagnose diskreter Veränderungen ist die genaue röntgenmorphologische Kenntnis der mediastinalen Grenzlinien eine unbedingte Voraussetzung. Die Begrenzung der vergrößerten Lymphknoten zum umgebenden Lun-

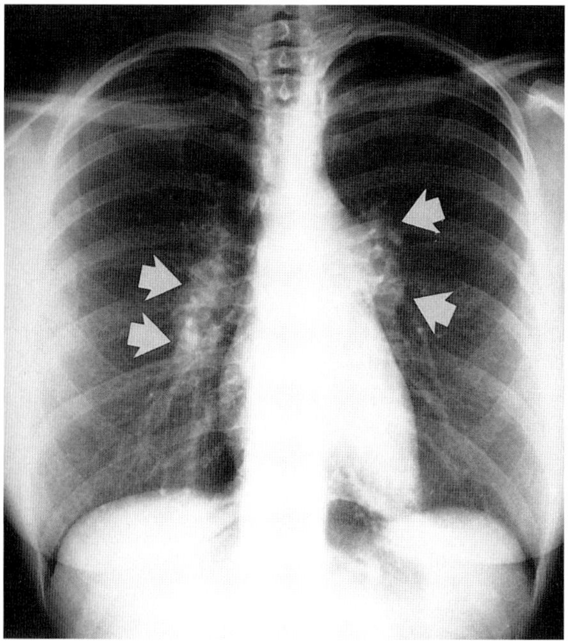

Abb. 11.3. Hiläre und mediastinale Adenopathie bei Sarkoidose. Das konventionelle Lungenröntgenbild zeigt hier bilaterale hiläre Adenopathien (*Pfeile*), die deutlicher ausgeprägt sind als in Abb. 11.2. Als Hinweis für das gleichzeitige Vorliegen von mediastinalen Adenopathien sind die mediastinalen Grenzlinien im Bereich des aortopulmonalen Fensters verstrichen

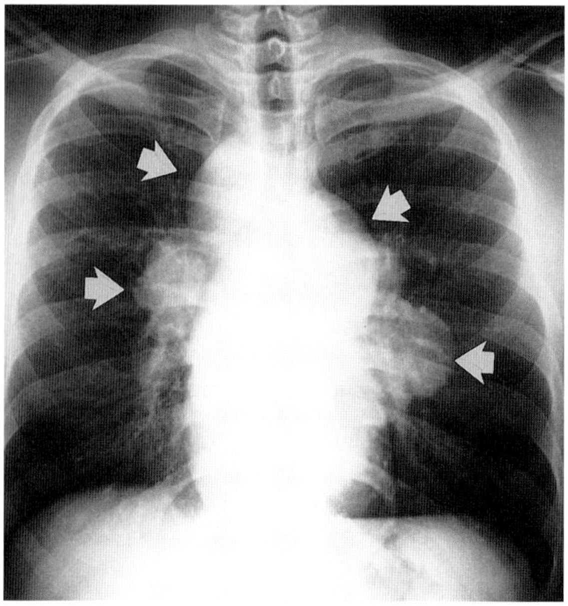

Abb. 11.4. Hiläre und mediastinale Adenopathie bei Sarkoidose. Das konventionelle Lungenröntgenbild zeigt grotesk vergrößerte hiläre und mediastinale Lymphknotenpakete (*Pfeile*), welche die mediastinalen Grenzen bei weitem überschreiten

genparenchym hin ist meist scharf. Ein wichtiger diagnostischer Leitbefund der Lymphknotenvergrößerungen ist das bilaterale Befallsmuster. Dies kann helfen, die Sarkoidose differentialdiagnostisch gegen Lymphome oder die Tuberkulose abzugrenzen (Abb. 11.4). Unilaterale Lymphknotenvergrößerungen sind im Rahmen der Sarkoidose extrem selten. Die seltenen unilateralen Lymphknotenvergrößerungen sind bei älteren Patienten häufiger anzutreffen als bei jüngeren. Unilaterale Adenopathien sind häufiger rechts als links gelegen, aus der schlechteren Erkennbarkeit linksseitiger Adenopathien sollte also nicht vorschnell auf ihr Fehlen und damit auf eine Unilateralität der Lymphknotenvergrößerungen geschlossen werden.

Während der hiläre und paratracheale Lymphknotenbefall das „klassische" Bild darstellen, können auch alle anderen thorakalen Lymphknotengruppen in die Erkrankung einbezogen sein. Diese Veränderungen kommen jedoch nur selten isoliert vor, sie begleiten vielmehr das klassische Befallsbild. Deshalb sollte auch im Fall des typischen Befallsbildes potentiellen Lymphknotenvergrößerungen im vorderen Mediastinum, in der Infrakarinalregion und im hinteren Mediastinum Augenmerk geschenkt werden.

Meist haben nativradiologisch sichtbare Lymphknoten ihr Größenmaximum zum Zeitpunkt der eigentlichen Diagnose schon erreicht. Sie nehmen dann im weiteren Verlauf zum Teil deutlich an Größe ab und bleiben selten länger als 2 Jahre nativradiologisch nachweisbar. In diesen seltenen Fällen besteht jedoch die Möglichkeit, dass die Lymphknoten über einen längeren Zeitraum unverändert bleiben. Dies ist deshalb von Bedeutung, da auch im Rahmen einer malignen Erkrankung daran gedacht werden sollte, dass Lymphknotenvergrößerungen durch eine gleichzeitig bestehende Sarkoidose verursacht sein können. Die Häufigkeit der Sarkoidose macht dies nicht unwahrscheinlich. Während im zeitlichen Verlauf maligne Lymphknotenvergrößerungen vorwiegend an Größe zunehmen werden, kann bei der Sarkoidose eher eine Größenkonstanz oder Größenregression erwartet werden.

Eine Eigenheit der durch Sarkoidose veränderten Lymphknoten ist ihre Fähigkeit zu verkalken. Die Zahl verkalkter Lymphknoten nimmt sowohl mit der Dauer der Erkrankung als auch mit der Länge des klinischen Beobachtungszeitraums zu. Während in der Frühphase der Sarkoidose nur etwa 3% der radiologisch sichtbaren Lymphknoten Verkalkungen aufweisen, zeigen sich in der Spätphase bis zu 40% der Lymphknoten verkalkt (Murdoch et al. 1992). Verkalkungen dürften durch pathologische Veränderungen in den Lymphknoten selbst verursacht sein und nicht mit einer möglichen Hyperkalzämie oder einer gleichzeitig bestehenden Tuberkulose zusammenhängen. Die Morphologie der Verkalkungen ist oft wenig charakteristisch, das häufigste Verkalkungsmuster wurde jedoch als schalenartig beschrieben, was insofern von diagnostischer Bedeutung sein kann, als schalenartige Verkalkungen fast ausschließlich im Rahmen der Sarkoidose und der Silikose vorkommen.

Lungenparenchym. Zum Zeitpunkt der Erstmanifestation einer Sarkoidose liegen Veränderungen des Lungenparenchyms bei nahezu der Hälfte aller Patienten vor. Zudem entwickelt ein Drittel aller Patienten mit Lymphknotenvergrößerungen im weiteren Verlauf der Erkrankung auch Parenchymveränderungen. Kenntnisse über die Morphologie dieser Veränderungen sind deshalb von großer Bedeutung. Der Einteilung in reversible und irreversible Lungenparenchymveränderungen liegen praktische Erfahrungen zugrunde, die sich aus Problemen mit der früher gebräuchlichen Einteilung in präfibrotische und fibrotische Parenchymalterationen ergeben haben.

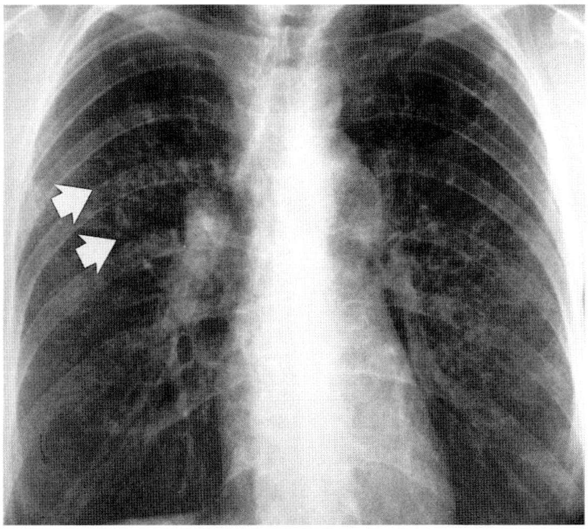

Abb. 11.5. Parenchymale Verdichtungen bei Sarkoidose. Das konventionelle Lungenröntgenbild zeigt bilaterale, flächige Verdichtungen (*Pfeile*), die an ihren Grenzzonen ein feinnoduläres Muster erkennen lassen

Reversible Veränderungen. Zu den reversiblen Veränderungen werden alveoläre, kleinnoduläre, und großnoduläre Veränderungen gezählt.

Alveoläre Veränderungen. Die pathologische Basis alveolärer Veränderungen ist der Verlust alveolärer Luft zu Gunsten einer Vermehrung des Lungengewebes. Oftmals ist dieser Verlust durch einen rein interstitiellen Prozess bedingt, der die Alveolen erst komprimiert und später obliteriert. Der lufthaltige Alveolarraum kann jedoch auch direkt durch das „Auffüllen" mit entzündlichen Zellen verdrängt werden. Nach Literaturhinweisen können beide Prozesse zeitgleich ablaufen (Rabinowitz et al. 1974): So können etwa kleine Granulome zur progressiven Verlegung der Luftwege mit konsekutiver obstruktiver Pneumonitis führen.

Typischer Befund alveolärer Veränderungen sind bilaterale, multifokale und unscharf begrenzte flächige Verdichtungen (Abb. 11.5). Obwohl diese Verdichtungen prinzipiell überall im Lungenparenchym auftreten können, lässt sich eine Bevorzugung der mittleren Lungenabschnitte beobachten (Rabinowitz et al. 1974). Oftmals sind die Verdichtungen peripher gelegen und weisen selbst nativradiologisch gut sichtbare Luftbronchogramme auf. Die Peripherie der Läsionen ist manchmal nur schwer vom normalen Lungenparenchym abgrenzbar, wobei sich die breitflächige Grenzzone in ein feinnoduläres Muster, das an azinäre Rosetten erinnert, auflösen kann (Abb. 11.5). Dieses feinnoduläre Muster lässt sich bei bis zu zwei Drittel aller Patienten nachweisen, die auch alveoläre Verdichtungen zeigen. Diese Beobachtung vermag die Diagnosestellung bei jenen Patienten zu erleichtern, bei denen das isolierte Vorliegen alveolärer Verdichtungen nur schwer zu interpretieren wäre. Eine weitere diagnostische Hilfe bei der Interpretation alveolärer Verdichtungen sind vergrößerte Lymphknoten, die bei bis zu 80% der Sarkoidosepatienten mit Parenchymverdichtungen beobachtet werden (Kirks et al. 1973; Abb. 11.5). Seltener sind unilaterale oder auf die oberen Lungenabschnitte beschränkte alveoläre Verdichtungen. Letztere können mit tuberkulösen Affektionen verwechselt werden. Auch ausschließlich periphere Befallsformen, die einer eosinophilen Pneumonie ähneln können, sind dokumentiert (Rabinowitz et al. 1974).

Die Prognose alveolärer Verdichtungen bei Patienten mit Sarkoidose wird kontrovers beurteilt. Manche Autoren beschreiben sowohl in behandelten wie unbehandelten Fällen Rückbildungsraten von bis zu 66% (Batesti et al. 1982; Kirks et al. 1973), andere Autoren führen deutlich geringere Rückbildungsraten an. Der rasche Wechsel, dem alveoläre Verdichtungen bei Patienten mit Sarkoidose unterliegen, legt die Vermutung nahe, dass es sich bei diesen Veränderungen zumindest teilweise um obstruktive Pneumonitiden, also lediglich um Sekundärphänomene handelt (Reed et al. 1975).

Kleinnoduläre Veränderungen. Kleinnoduläre Verdichtungen sind der häufigste Parenchymbefund bei der Sarkoidose. Sie können in bis zu 90% der Fälle nachgewiesen werden (McLoud et al. 1982). Häufiger als ein rein noduläres Verschattungsmuster ist jedoch ein retikulonoduläres Bild, bei dem die einzelnen

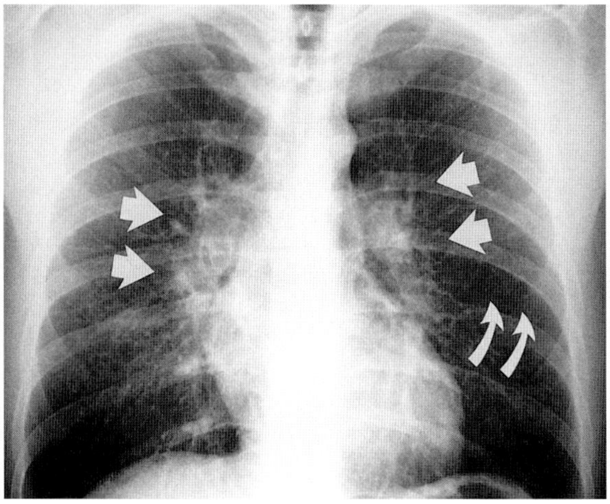

Abb. 11.6. Kleinnoduläre Verdichtungen bei Sarkoidose. Das konventionelle Lungenröntgenbild zeigt eine diffuse symmetrische Mikronodulation des Lungenparenchyms (*gebogene Pfeile*). Gleichzeitig liegen hiläre Adenopathien vor (*gerade Pfeile*)

Noduli in ein feines „Gitternetzwerk" eingebettet sind. Die Größe der einzelnen Noduli liegt zwischen 1 und 5 mm, wobei die meisten Noduli zwischen 2 und 4 mm messen. Die Feinheit der Noduli und ihr disseminiertes Auftreten können im Nativbild ein Luftbronchogramm, Bronchialwandverdickungen und Verdickungen des subpleuralen Interstitiums hervorrufen. Weniger dichte und in der Umgebung der Hili gelegene Veränderungen können die Abgrenzbarkeit der Hiluskonturen verschlechtern oder gänzlich aufheben.

Die kleinnodulären Veränderungen sind meist bilateral und symmetrisch (Abb. 11.6). Nur 15% der Veränderungen zeigen ein asymmetrisches Verteilungsmuster (McLoud et al. 1982). Noch seltener sind streng unilaterale Manifestationen, wobei ein gleichzeitiger hilärer und/oder mediastinaler Lymphknotenbefall völlig fehlen kann. Kleinnoduläre Veränderungen können in allen Lungenabschnitten vorkommen, weitaus am häufigsten ist der Befall mittlerer und oberer Lungenbezirke. Der isolierte Befall der Oberlappen kann differentialdiagnostisch die Abgrenzung zur Tuberkulose erschweren. Der isolierte Befall unterer Lungenabschnitte kommt bei weniger als 4% der Patienten vor (Israel et al. 1986).

Großnoduläre Veränderungen. Großnoduläre Verdichtungen sind bei Patienten mit Sarkoidose eine zwar seltene, aber bekannte Veränderung. Die großnodulären Verdichtungen sind meist bilateral angeordnet, wobei die Knoten multipel auftreten und einen Durchmesser von bis zu 5 cm aufweisen können (Abb. 11.7, 11.8). Das multiple Auftreten der Knoten erleichtert die differentialdiagnostische Abgrenzung gegenüber dem peripheren Bronchialkarzinom, es kann allerdings auch zu Verwechslungen mit Metastasen führen (Abb. 11.8). Obgleich die Veränderungen in allen Lungenabschnitten vorliegen können, lässt sich – wie schon bei den alveolären Veränderungen – eine Bevorzugung der mittleren Lungenab-

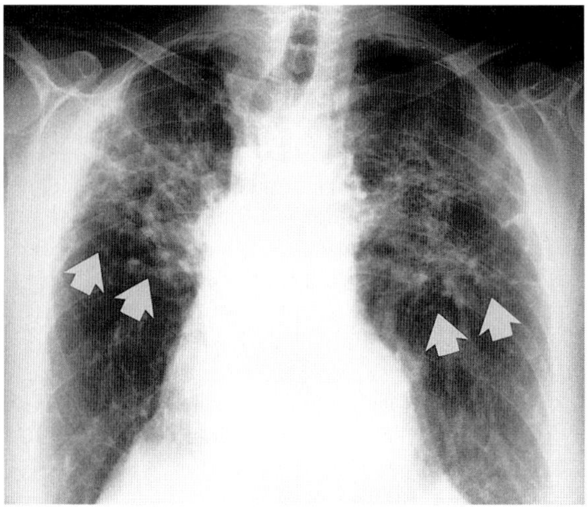

Abb. 11.7. Großnoduläre Verdichtungen bei Sarkoidose. Das konventionelle Lungenröntgenbild dieses Patienten mit weit fortgeschrittener Sarkoidose zeigt bilaterale großnoduläre Verdichtungen (*Pfeile*). Gleichzeitig haben sich in den Oberlappen deutliche Fibrosen ausgebildet, die zur Verziehung der mediastinalen Grenzlinien und zur Raffung der Hilusstrukturen nach kranial führen

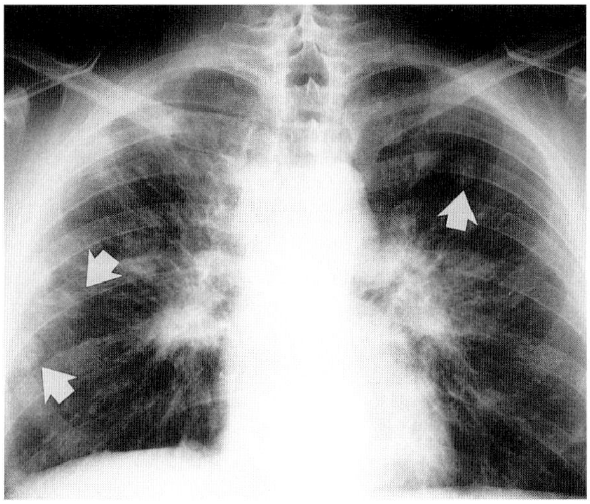

Abb. 11.8. Großnoduläre Verdichtungen bei Sarkoidose. Das konventionelle Lungenröntgenbild zeigt bilaterale, scharf begrenzte Noduli, die ungeordnet im Lungenparenchym verteilt sind (*Pfeile*). Von den durch Adenopathien vergrößerten Hilusstrukturen ziehen fibrotische Parenchymstränge in die Lungenperipherie. Auch dies spiegelt das „lymphangitische" Verteilungsmuster der Sarkoidose wider

schnitte beobachten. Die Knoten sind selten scharf, häufiger teilweise oder gänzlich unscharf begrenzt und neigen zur Konfluenz. Ein im Nativbild manifestes Luftbronchogramm ist selten, hiläre und/oder mediastinale Lymphknotenvergrößerungen hingegen sind ein häufiger Begleitbefund (Abb. 11.7, 11.8).

Die zeitliche Entwicklung großnodulärer Veränderungen ist nur schwer vorauszusehen. So können die Knoten über lange Zeit unverändert persistieren oder partielle, manchmal sogar komplette Remissionen zeigen (Sharma et al. 1973). Selten können die großnodulären Veränderungen in jedem Krankheitsstadium Kavitation ausbilden. Diese können multipel oder solitär sein, wobei das gleichzeitige Vorliegen von Kavitationen und Lymphknotenvergrößerungen nicht zwingend ist. Die Wandbeschaffenheit der Kavitationen ändert sich im Verlauf der Erkrankung häufig; Komplikationen, die durch die Kavitationen selbst verursacht sind, bleiben die Ausnahme.

Irreversible Veränderungen. Pathomorphologische Grundlage irreversibler Parenchymveränderungen bei der Sarkoidose ist die durch die Granulome induzierte Lungenfibrose. Das Ausmaß dieser Fibrose ist wechselnd und reicht von minimalen, radiologisch kaum sichtbaren Läsionen (Abb. 11.9) bis zu ausgeprägten flächigen Veränderungen mit gänzlicher Zerstörung der Lungenarchitektur (Abb. 11.10, 11.11). Fibrotische Veränderungen zeigen sich schon bei 5–25% aller radiologischen Erstuntersuchungen von Patienten mit suspizierter Sarkoidose (Kirks et al. 1973). Die Entwicklung der Lungenfibrose bei Patienten mit Sarkoidose verläuft meist langsam und kann sich über viele Jahren erstrecken.

Die radiologischen Befunde der Sarkoidose-induzierten Fibrose sind charakteristisch und werden von manchen Autoren als nahezu pathognomonisch bezeichnet (Rabinowitz et al. 1974; McLoud et al. 1982). Sie bestehen aus dichten, linearen bzw. netzartigen Veränderungen, die von den Lungenhili in Richtung der mittleren und oberen Lungenabschnitte ausstrahlen (Abb. 11.8, 11.10). Auf seitlichen Röntgenaufnahmen kann manchmal eine Prädominanz der Veränderungen in den basalen Oberlappenabschnitten beobachtet werden. Die Entwicklung einer Fibrose in anderen Lungenabschnitten ist selten, unterlappenbetonte Fibrosen wurden bei lediglich 4% der Patienten beschrieben (Kirks et al. 1973).

Merke ! Die radiologischen Veränderungen der Sarkoidose sind für die Erkrankung charakteristisch und bestehen aus mediastinalen und/oder hilären Lymphknotenvergrößerungen, sowie aus kleinnodulären oder alveolären Parenchymveränderungen, die bis hin zu ausgedehnten fibrotischen Veränderungen fortschreiten können.

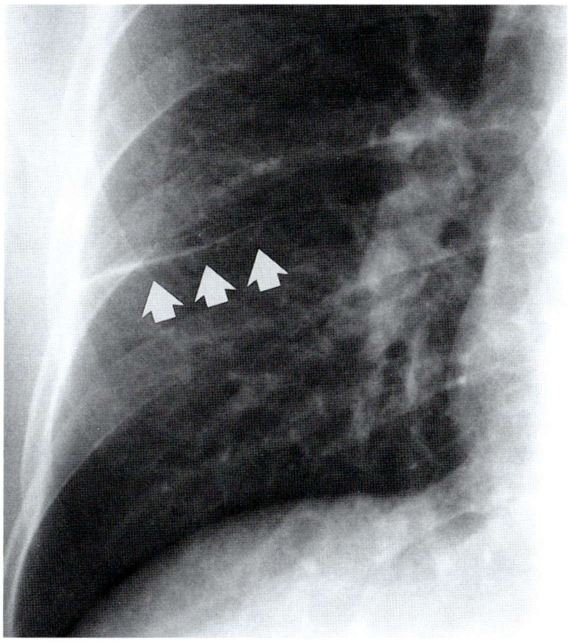

Abb. 11.9. Subpleurale Mikronoduli bei Sarkoidose. Die Vergrößerung eines konventionellen Lungenröntgenbildes zeigt entlang des kleinen Lappenspaltes diskrete subpleural gelegene Mikronoduli (*Pfeile*). Das Interlobium ist – offenbar durch lokale, fibrosebedingte Traktion – nach kaudal verzogen

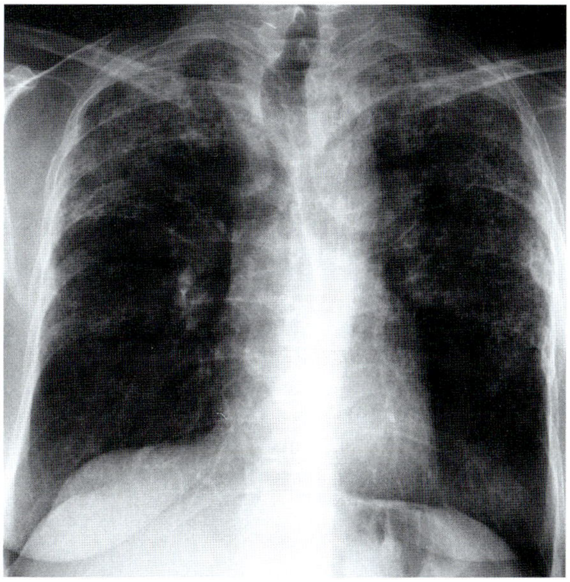

Abb. 11.10. Fibrotische Veränderungen bei Sarkoidose. Das konventionelle Lungenröntgenbild zeigt ausgedehnte bilaterale Parenchymfibrosen der Oberlappen mit konsekutiven Alterationen der Hilus- und Mediastinal-Morphologie. Die Rippenfrakturen im Bereich der linken Thoraxwand sind offenbar Folge langfristiger Steroidtherapie

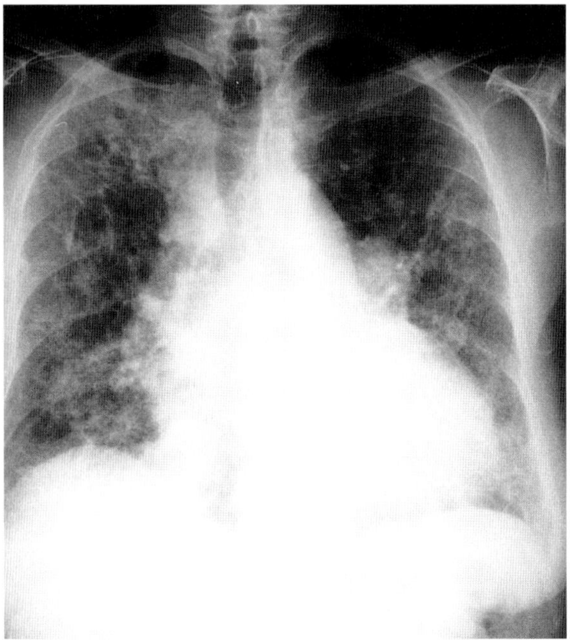

Abb. 11.11. Fortgeschrittene Lungenfibrose bei Sarkoidose. Das konventionelle Lungenröntgenbild zeigt diffuse fibrotische Veränderungen im gesamten Lungenparenchym. Die Lunge wirkt volumenreduziert, die erweiterten Bronchiallumina lassen den Traktionseffekt der Fibrose erahnen

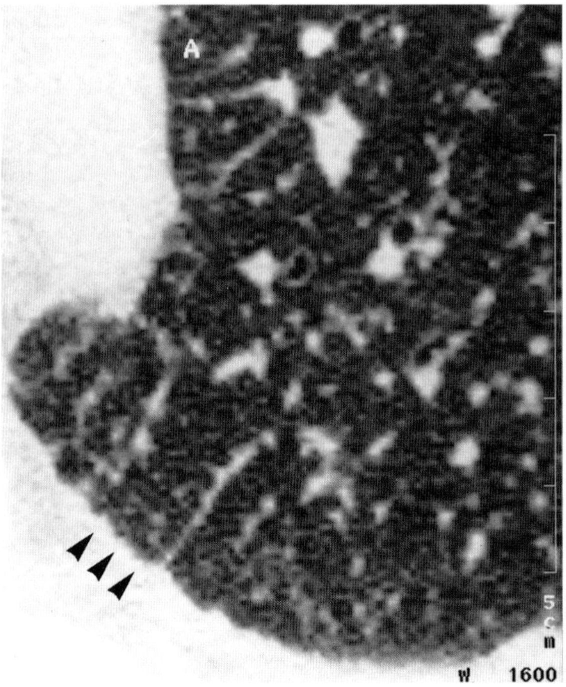

Abb. 11.12. Subpleurale Mikronoduli bei Sarkoidose. Die Vergrößerung einer Dünnschicht-CT zeigt sowohl subpleural als auch entlang der interlobulären Septen die in dieser Anordnung für die Sarkoidose typische Mikronodulation (*Pfeile*)

Mit den fibrotischen Veränderungen können hypertransparente Zonen auftreten, die durch bullöse und zystische Veränderungen in den oberen und mittleren Lungenabschnitten hervorgerufen werden. Hypertransparente Zonen in den Unterlappen sind meist das Ergebnis einer kompensatorischen Lungenüberblähung nach vorausgegangener Schrumpfung kranialer Parenchymabschnitte. In diesem Fall sind die Hilusstrukturen nach kranial gerafft und die Gefäße und Interlobien verzogen (Abb. 11.10, 11.11). Die Fibrose kann so massiv werden, dass sie eine parahiläre Raumforderung vortäuscht (Abb. 11.9). Fallweise nachweisbare dünnwandige Ringverdichtungen sind meist durch Bronchiektasien oder Bullae hervorgerufen. Dickwandige Ringverdichtungen werden durch infizierte Bullae, Abszesse, tuberkulöse Kavernen oder nekrotischen Zerfall innerhalb großer Granulome verursacht. Komplikation einer ausgeprägten Fibrose ist das Cor pulmonale. Anzumerken ist jedoch, dass Krankheitsverläufe mit massiver Fibrose durch die kontinuierliche Verbesserung von Diagnose und Therapie der Sarkoidose seltener werden.

Andere intrathorakale Befallslokalisationen. Sowohl die parietale als auch die viszerale Pleura können im Rahmen einer Sarkoidose beteiligt sein (Abb. 11.12, 11.13). Oftmals verläuft der Pleurabefall symptomlos. Manchmal werden jedoch pleuritische Schmerzen und Pleuraergüsse unterschiedlicher Ausdehnung manifest. Die Pleuraergüsse sind typischerweise exsudativ und lymphozytenreich. Insgesamt haben Pleuraergüsse im Rahmen der Sarkoidose eine Prävalenz von unter 2 % (Freundlich et al. 1970). Die Pleuraergüsse können ein- oder beidseitig sein. Meist treten sie in einer mittleren Krankheitsphase auf und sind von Parenchymveränderungen begleitet. Nach der Rückbildung der Ergüsse können pleurale Verdickungen zurückbleiben. Insgesamt sind pleurale Veränderungen bei Patienten mit Sarkoidose von eher untergeordneter Bedeutung. Gerade deshalb ist es wichtig, bei Patienten mit Sarkoidose, die Pleuraergüsse aufweisen, andere mögliche Ursachen der Pleuraergüsse, wie etwa eine Tuberkulose, differentialdiagnostisch auszuschließen.

Veränderungen an den großen intrathorakalen Gefäßen sind bei der Sarkoidose selten. Meist handelt sich um durch vergrößerte Lymphknoten bedingte Kompressionen. Den anatomischen Prädilektionsstellen gemäß sind hierbei vor allem die mediastinalen Venen und die hilusnahen großen Arterien betroffen. So wurden bei Patienten mit Sarkoidose vereinzelt Fälle eines V. cava-superior-Syndroms beschrieben. Ebenfalls beschrieben wurden Fälle inhomogener peripherer Lungenperfusion, die auf zentrale arterielle Kompressionen zurückgeführt wurden (Hamper et al. 1986).

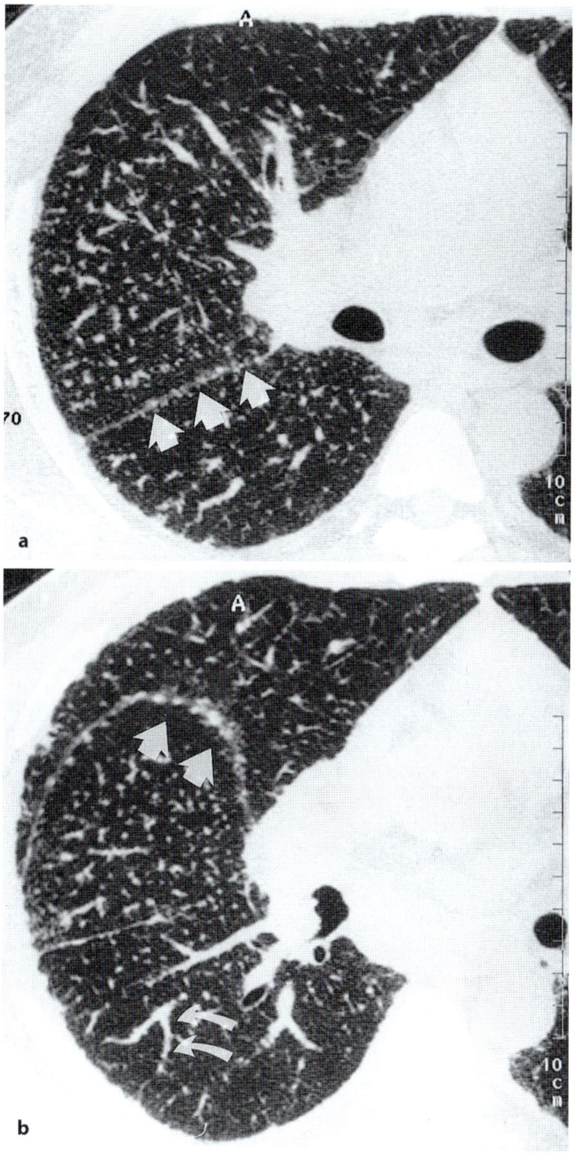

Abb. 11.13 a, b. Mikronoduli bei Sarkoidose. Die beiden Dünnschicht-CT Schnitte zeigen Mikronoduli, die vorwiegend entlang der Interlobien (*gerade Pfeile*) und der bronchovaskulären Bündel (*gebogene Pfeile*) angeordnet sind. Die Mikronoduli haben eine „perlschnurartige" Anordnung

Anders als die großen pulmonalen Gefäße sind die kleineren Lungengefäße häufig in das Krankheitsgeschehen einbezogen. Dies trifft insbesondere in Fällen von ausgedehntem Parenchymbefall zu. Sowohl die Granulombildung an und in den Gefäßwänden, als auch die Kompressions- und Traktionseffekte der Fibrosen im umgebenden Lungenparenchym sind hierfür ursächlich. Die Granulombildung führt zu Gefäßverengungen, die in letzter Konsequenz die Ausbildung einer pulmonaler Hypertension bewirken können. Durch Granulome bedingte vaskuläre Nekrosen sind demgegenüber äußerst selten.

Nur selten werden bronchiale Strukturen von außen durch vergrößerte Lymphknoten oder Granulome komprimiert. Von diesem Phänomen gefährdet ist dann jedoch besonders der Mittellappenbronchus, dessen Lumen aufgrund seines geringen Durchmessers und seiner „Ummantelung" mit Lymphknoten schon durch geringe Lymphknotenvergrößerungen substanziell eingeengt werden kann. Häufiger sind Einengungen der Bronchiallumina, die durch Vernarbungen des umgebenden Lungenparenchyms hervorgerufen werden. Verengungen der Bronchiallumina können ebenso häufig auch durch in der Bronchialwand gelegene granulomatöse Veränderungen bedingt sein. Hierbei können Stenosen der kleineren Luftwege in der gesamten Lunge auftreten. Komplette Verschlüsse des Bronchiallumens sind auf Einzelfälle beschränkt. Die Beteiligung der kleineren Luftwege liegt der funktionellen Obstruktion zugrunde, die oft schon in der Frühphase der Sarkoidose nachweisbar ist. Sowohl direkte als auch indirekte Zeichen der Veränderungen der kleinen Luftwege können in der CT dargestellt werden (Lenique et al. 1995; Hansell et al. 1998; Gleeson et al. 1996). Diese morphologisch fassbaren Veränderungen tragen zum Gesamtausmaß der funktionellen Obstruktion jedoch nur wenig bei.

■ **Stadieneinteilung der Sarkoidose.** Der Schweregrad einer Sarkoidose wird anhand der morphologischen Veränderungen des konventionellen Lungenröntgenbildes bestimmt. Von den zahlreichen in der Literatur diskutierten Klassifikationen hat sich die in Tabelle 11.1 wiedergegebene Klassifikation international durchgesetzt (DeRemee 1983).

Obwohl diese Klassifikation breite Anwendung findet, sind ihre Nachteile offensichtlich: Die Klassifikation beruht auf dem konventionellen Lungenröntgenbild, dessen Sensitivität und Spezifität für die Beurteilung der Lymphknotenveränderungen und der Parenchympathologie limitiert ist, außerdem ermöglicht die Klassifikation nur selten die klinisch bedeutsame Differenzierung zwischen nichtfibrotischen (reversiblen) und fibrotischen (irrever-

Tabelle 11.1. Stadieneinteilung der Sarkoidose anhand radiologischer Kriterien. (DeRemee 1983)

Stadium 0	Unauffälliges konventionelles Lungenröntgen
Stadium 1	Hiläre und/oder mediastinale Lymphknotenvergrößerungen (als einzige radiologische Veränderung)
Stadium 2	Hiläre und/oder mediastinale Lymphknotenvergrößerungen und Parenchymveränderungen der Lunge
Stadium 3	Parenchymveränderungen der Lunge (als einzige radiologische Veränderung)

siblen) Parenchymveränderungen. Aus diesem Grund schlagen manche Autoren ein ergänzendes Stadium 4 vor, das offensichtlich fibrotischen Parenchymveränderungen entspricht (DeRemee 1983). Die genannte Klassifikation suggeriert überdies, dass die Sarkoidose eine regelhaft in Stadien fortschreitende Erkrankung ist, was jedoch – zumindest in dieser vereinfachenden Sicht – nicht der Fall ist. So finden sich beispielsweise dem Stadium 0 entsprechende Veränderungen nicht selten bei Patienten mit fortgeschrittener Sarkoidose, oder es lässt sich bei Patienten mit fortgeschrittener Sarkoidose ein Stadium 1 oder 2 nicht dokumentierten. Andererseits werden die Stadien 1 bis 3 von vielen Patienten völlig „regelhaft" durchlaufen. Vor allem aufgrund dieser Nachteile ist die Diskussion über die Stadieneinteilungen der Sarkoidose nicht abgeschlossen. Es ist vielmehr zu erwarten, dass sie mit zunehmender Implementierung der CT in diagnostische Algorithmen erneut aufflammt. Zum gegenwärtigen Zeitpunkt macht das Infragestellen der gängigen Klassifikation allerdings wenig Sinn, da sie sich international durchgesetzt hat und besonders bei Klinikern akzeptiert ist. Diese Akzeptanz lässt sich teilweise damit erklären, dass sich aus der Klassifikation bedingt prognostische Aussagen ableiten lassen. So konnte gezeigt werden, dass sich bei 65% aller Patienten im Stadium 1 die radiologischen Veränderungen unter Therapie zurückbilden, während dieser Anteil bei Patienten im Stadium 2 und 3 auf 49 bzw. 20% absinkt. Auch wenn die Erfahrungen der klinischen Studien diesbezüglich nicht durchgehend übereinstimmen, deutet doch Vieles darauf hin, dass die gebräuchlichen Stadieneinteilung durchaus ihren Sinn hat (Israel et al. 1986).

Computertomographie. Die CT profitiert im Vergleich zum konventionellen Lungenröntgenbild von der Möglichkeit einer überlagerungsfreier Darstellung und – im Fall der Dünnschicht-CT – von der Möglichkeit einer bislang unübertroffenen Detailauflösung des Lungenparenchyms. Dadurch sind sowohl Lymphknoten als auch Parenchymveränderungen deutlich besser sichtbar als in der konventionellen Bildgebung.

Die häufigste CT-Veränderung bei Patienten mit Sarkoidose sind 1–5 mm große Knoten, die sowohl scharf als auch unscharf begrenzt sein können (Abb. 11.14, 11.15). Die Verteilung dieser Knoten im Lungenparenchym ergibt sich aus dem Verlauf der Lymphgefäße: So sind diese Knoten vor allem entlang der bronchovaskulären Bündel und der interlobulären Septen, im Zentrum der Lobuli, sowie in den subpleuralen Lungenbezirken lokalisiert (Abb. 11.15). Die Noduli können die Grenzflächen zu normalen anatomischen Strukturen verwischen. Die Zahl der Knoten unterliegt großen Schwankungen, sie können einerseits vereinzelt auftreten, andererseits aber auch – einer miliaren Verteilung durchaus ähnlich – das gesamte Lungenparenchym durchsetzen. In Einzelfällen können die Knoten zu homogenen Arealen konfluieren.

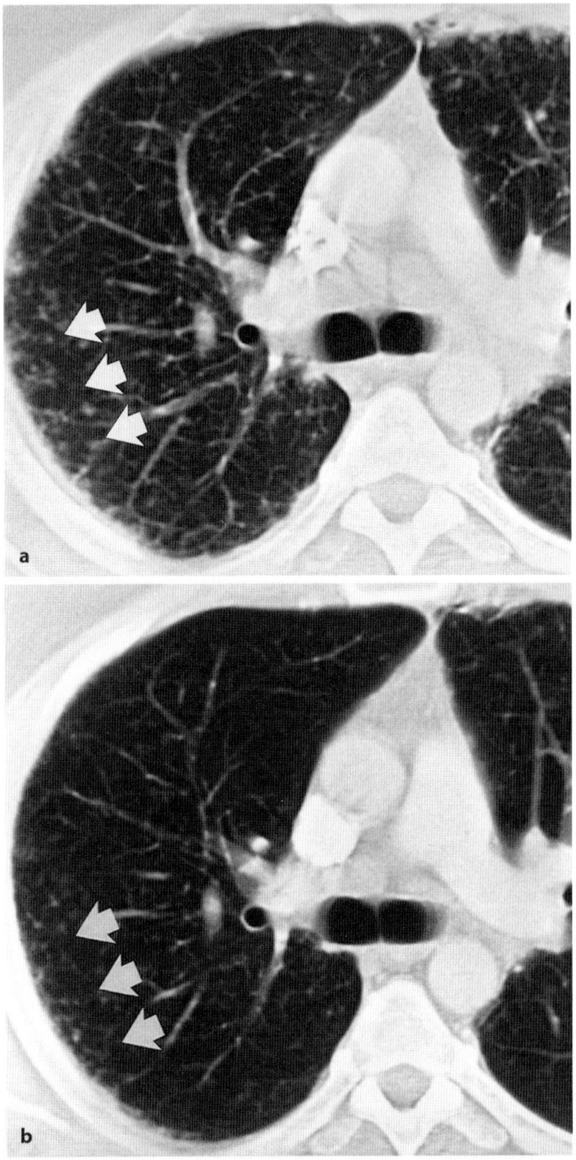

Abb. 11.14 a, b. Sarkoidose vor und nach Therapie. Die an analoger anatomischer Lokalisation durchgeführten CT-Schnitte dokumentieren deutlich die Rückbildung der subpleural lokalisierten Mikronodulation des Lungenparenchyms unter systemischer Steroidtherapie

Zu weiteren in der CT sichtbaren Veränderungen zählen größere Knotenbildungen, alveoläre Verdichtungen sowie Alterationen, die Folgen der durch die Sarkoidose induzierten Fibrose sind. Dazu zählen lineare Verdichtungen, bullöse Veränderungen, Traktionsbronchiektasien und – im Endstadium der Fib-

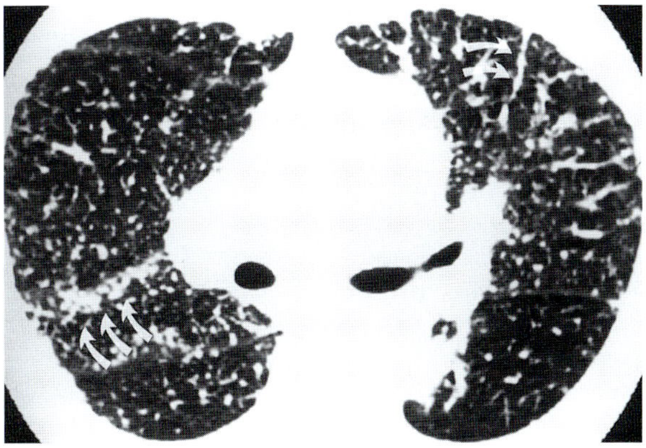

Abb. 11.15. Massive Mikronodulation bei Sarkoidose. Die Dünnschicht-CT zeigt diffuse Mikronoduli mit typischer anatomischer Verteilung (*Pfeile*). Die Mikronoduli beginnen zu konfluieren und größere Aggregate auszubilden. Beachte auch die bereits stattgehabte Konsolidierung des Parenchyms dorsal des linken Hilus

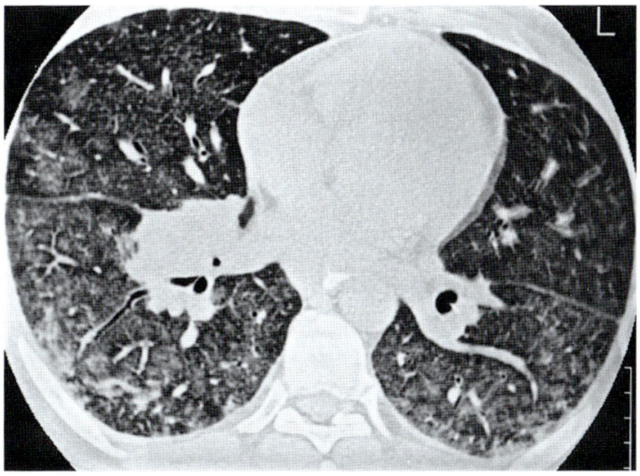

Abb. 11.17. Milchglasverdichtungen bei Sarkoidose. Die Dünnschicht-CT zeigt Milchglasverdichtungen vor allem im rechten Unterlappen, die unscharf begrenzt und lobulär verteilt sind

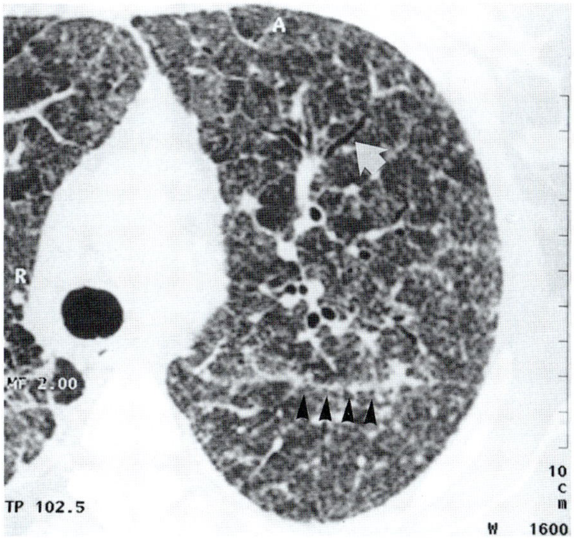

Abb. 11.16. Fibrotische Veränderungen bei Sarkoidose. Die Dünnschicht-CT zeigt den durch fibrotische Umbauvorgänge unregelmäßigen Verlauf des Interlobiums, das zusätzlich mit Mikronoduli besetzt ist (*schwarze Pfeile*). Zusätzlich zeigen sich fibrotisch bedingte Traktions-Bronchiektasien (*weißer Pfeil*)

rose – die sog. „Honigwabenlunge" (Abb. 11.16). Wie bereits erwähnt, können interstitielle Noduli zu einer Maskierung anatomischer Grenzflächen führen, was insbesondere entlang der bronchovaskulären Bündel deutlich wird. Hier können sowohl die Bronchialwände als auch die interlobulären Septen deutliche Verdickungen aufweisen.

Merke ! Computertomographisch sind noduläre und retikulonoduläre Veränderungen, die sich an den bronchovaskulären Bündeln orientieren, spezifisch für die Sarkoidose. Obwohl diese Veränderungen mit der CT besonders gut dargestellt werden können, bleibt der morphologische CT-Befund für therapierelevante Entscheidungen oft unerheblich. Deshalb sollte die Indikation zur CT zurückhaltend und nur aufgrund der vorhandenen Richtlinien erfolgen.

Milchglasartige Parenchymverdichtungen werden im Rahmen der Sarkoidose häufig beschrieben (Abb. 11.17). Sie sind meist lobulär verteilt und weisen unscharfe Begrenzungen auf. Die Milchglasverdichtungen sind nicht immer Ausdruck einer reversiblen Alveolitis, ebenso kann ihnen eine mikromorphologische Fibrose zugrunde liegen, die jenseits des Auflösungsvermögens der CT liegt. Die Milchglasverdichtung darf deswegen im Rahmen der Sarkoidose nicht zwangsläufig als Aktivitätszeichen interpretiert werden.

Verschiedene Studien haben den Zusammenhang zwischen CT, Lungenfunktion, Bronchiallavage und Galliumszintigraphie untersucht (Bergin et al. 1989; Brauner et al. 1997, 1989; Lynch et al. 1989; Müller et al. 1989; Leung et al. 1998; Remy-Jardin et al. 1994). Die Ergebnisse dieser Studien sind zum Teil widersprüchlich. Obwohl unbestritten ist, dass die durch die Sarkoidose bedingten Veränderungen computertomographisch besser nachweisbar sind als mit konventionellen Thoraxröntgenbildern, bleiben die statistischen Korrelationen zwischen der CT und den anderen diagnostischen Modalitäten relativ bescheiden (Leung et al. 1998). Auch wurde bislang kein schlüssiger Zusammenhang zwischen der Aktivität der Erkrankung und der Art oder Ausdehnung der CT-Veränderungen nachgewiesen. Prognostische Aussagen dürften daher aus der CT kaum abzuleiten sein

(Remy-Jardin et al. 1994). Wahrscheinlich wird gerade deshalb die Rolle der CT im klinischen Management von Sarkoidosepatienten heute eher nüchtern gesehen (Wells 1998; Mana et al. 1995). Tatsächlich vermag die CT nur in einem kleinen Prozentsatz therapierelevante diagnostische Informationen zu liefern (ATS 1999).

Nichtradiologische Diagnosemethoden. Zu den nichtradiologischen Methoden für die Diagnose und die Verlaufskontrolle der Sarkoidose zählen die bronchoalveoläre Lavage (BAL), die Galliumszintigraphie und der Kveim-Test.

Die BAL liefert Informationen über den Typ der Alveolitis, der potentiellen fibrotischen Veränderungen vorangeht. Sie kann in begrenztem Maß auch Informationen über die Aktivität des Prozesses liefern: Die aktive Sarkoidose zeigt eine Vermehrung der T-Lymphozyten, insbesondere der aktivierten Helferzellen, und – geringergradig – auch der Makrophagen. Der Wert der BAL in der klinischen Routine wird jedoch nach wie vor kontrovers diskutiert. Unumstritten ist ihr Wert allerdings für die Diagnosesicherung, da auf diesem Zugangsweg bioptisches Material aus Lungengewebe und Lymphknoten gewonnen werden kann. Dies ist insbesondere dann von Bedeutung, wenn sich extrathorakale Lymphknoten aus anatomischen Gründen nicht für eine Biopsie anbieten. Bei unklaren Ergebnissen der transbronchialen Biopsie wird zur Diagnosesicherung eine mediastinoskopische Lymphknotenpunktion oder eine offene Lungenbiopsie empfohlen (ATS 1999).

Der Wert der Galliumszintigraphie für Diagnose und Verlaufskontrolle der Sarkoidose wird kontrovers diskutiert (ATS 1999). Dies liegt vor allem daran, dass der genaue Mechanismus der Galliumzitrataufnahme in die Epitheloidzell-Granulome bislang noch nicht vollständig geklärt ist. Dadurch bleibt unklar, in welcher Weise die Speicherung von Galliumzitrat in den befallenen Lymphknoten und im Lungenparenchym Auskunft über die Aktivität der Veränderungen geben kann. Unter physiologischen Bedingungen wird Galliumzitrat von Lunge und Mediastinum nicht gespeichert.

Der Kveim-Test basiert auf der Ausbildung eines Granuloms 4–6 Wochen nach intrakutaner Injektion einer Suspension menschlichem Sarkoidosegewebes. Bis zu zwei Drittel aller Kveim-Tests sind innerhalb der ersten zwei Krankheitsjahre positiv, mit zunehmender Dauer der Erkrankung nimmt die Wahrscheinlichkeit eines positiven Testergebnisses jedoch ab. Zudem können die Testergebnisse durch zugleich bestehende andere chronisch entzündliche Erkrankungen (z. B. M. Crohn) verfälscht werden.

Differentialdiagnose

Die möglichen radiologischen Differentialdiagnosen der Sarkoidose ergeben sich aus den verschiedenen Stadien der Erkrankung und den daraus resultierenden radiologischen Veränderungen. Isolierte Lymphknotenvergrößerungen lassen neben der Sarkoidose in erster Linie an ein Lymphom denken. Isolierte hiläre Lymphknotenvergrößerungen sind beim Lymphom eher selten. Bilateral symmetrischen Hiluslymphome sollten die Differentialdiagnose in Richtung der Sarkoidose lenken. Im Falle eines unilateralen hilären Befalls bei Sarkoidose muss die Diagnose letztendlich durch die Klinik beziehungsweise durch eine Biopsie gesichert werden.

Alveoläre Verdichtungen können das Vorliegen einer Pneumonie vortäuschen; auch hier sollte jedoch die Differenzierung aufgrund der klinischen Befunde nicht schwer fallen.

Zu den möglichen Differentialdiagnosen kleinnodulärer Veränderungen zählen die Tuberkulose, die Lymphangiosis carcinomatosa und die Silikose. Die Lymphangiosis carcinomatosa geht meist mit Pleuraergüssen einher, die bei der Sarkoidose eher selten sind. Die Silikose weist, zumindest in der differentialdiagnostisch schwierigen Anfangsphase, eine deutlichere Oberlappenprädominanz auf als die Sarkoidose. Die Tuberkulose führt, insbesondere in Fällen miliarer Verteilung, zu einem weitflächiger verteiltem Bild der radiologischen Veränderungen. Schließlich können fibrotische Veränderungen im Rahmen der Sarkoidose von andern fibrotischen Veränderungen durch das Fehlen der subpleural betonten Verteilung differenziert werden.

Empfehlungen zur Untersuchungsstrategie

Das konventionelle Lungenröntgenbild sollte in der Abklärung und Kontrolle von Patienten mit Sarkoidose die erste und wichtigste bildgebende Modalität bleiben. Seit Einführung der CT hat die Galliumszintigraphie viel von ihrer früheren Bedeutung eingebüßt. Trotzdem sollte der Einsatz der CT zurückhaltend erfolgen und folgenden Indikationen vorbehalten bleiben:

- klinisch vermutete Sarkoidose bei unauffälligem Lungenröntgenbild,
- klinisch vermutete Sarkoidose mit einem für die Erkrankung nicht typischen Röntgenbefund,
- Hämoptysen bei Patienten mit nachgewiesener Sarkoidose,
- Verdacht auf zusätzlich zur Sarkoidose bestehende thorakale Zweiterkrankungen, wie Infektionen, Aspergillome, neoplastische Erkrankungen oder pleurale Pathologien,
- Evaluierung von Patienten mit Sarkoidose vor Lungentransplantation (ATS 1999; Mana et al. 1995).

11.2 Histiozytose X

Definition Die Histiozytose X ist eine granulomatöse Systemerkrankung, die neben der Lunge auch andere Organsysteme befallen kann.

Der erste ausschließlich auf die Lunge beschränkte Fall von Histiozytose X wurde 1949 beschrieben (Parkinson 1949). Morphologisches Substrat der Histiozytose X ist ein besonderer Histiozyt, der nach seinem Entdecker als Langerhans-Histiozyt bezeichnet wird und antigenpräsentierendes Potential besitzt (Abb. 11.18). Aus bisher ungeklärten Gründen kann dieser Histiozyt aktiviert werden und dann eine unkontrollierte Immunantwort auslösen. Obwohl die Langerhans-Histiozyten schon vor über 120 Jahren entdeckt wurden, sind Pathomorphologie und Pathomechanismus der Histiozytose X bis heute nicht restlos geklärt (Siegelman 1997).

Pathologisch-anatomische Grundlagen

Schon bei der pathologischen Organentnahme fallen die meist in der Lungenperipherie gelegenen, runden oder ovoiden und insgesamt gut abgegrenzten Knötchen von gräulich-weißer Farbe auf. Das zwischen den Knötchen liegende Lungenparenchym kann völlig normal sein oder diskrete Störungen seiner Architektur aufweisen, die fibrotischen Veränderungen ähneln. Meist sind die Knötchen nur wenige Millimeter groß, größere Knötchen können im Einzelfall mit Metastasen verwechselt werden. Sind auf der Präparatschnittfläche Knötchen enthalten, so weisen sie oft Exkavationen auf. Größe, Gestalt und Verteilung der Knötchenaggregate ist von Fall zu Fall – und oft auch bei ein- und demselben Patienten – starken Variationen unterworfen. Meist sind die Knötchenaggregate um Bronchien oder Bronchiolen gruppiert. Sie können seltener auch ungeordnet und disseminiert im gesamten Bindegewebe verteilt sein.

Der Schlüssel zur histologischen Diagnose sind aggregierte X-Histiozyten, die im Parenchym um die Knötchen lokalisiert sind (Abb. 11.19). Meist sind zugleich Entzündungszellen (Plasmazellen, Lymphozyten, polymorphkernige Leukozyten) nachweisbar, deren Zahl stark schwanken kann. In Extremfällen kann die Zahl der Entzündungszellen nahe der unteren Nachweisgrenze liegen, oder auch so groß sein, dass sie die eigentliche Grundkrankheit maskieren.

Auch wenn makroskopisch noch keine Veränderungen feststellbar sind, wird das den Knötchenaggregaten benachbarte Lungengewebe im Krankheitsverlauf histologisch schon sehr früh auffällig. So zeigen sich hier Zeichen interstitieller Fibrose, die von denen der idiopathischen Lungenfibrose nicht zu unterscheiden sind. Seltener lassen sich Alterationen nachweisen, die an eine desquamative interstitielle Pneumonitis erinnern (Anschwemmung benachbarter Alveolen mit entzündlichen Zellen). Schließlich können Zellhyperplasien und -hypertrophien an den Rändern betroffener Gewebsbezirke adenomatöse Gewebsveränderungen vortäuschen.

Klinische Symptomatik

Die klinischen Symptome der Histiozytose X sind variabel. Die Mehrzahl der Patienten ist zum Zeitpunkt erster klinischer Manifestationen zwischen 10 und 40 Jahren alt. Über 97% der Patienten weisen eine positive Raucheranamnese auf. Zu den

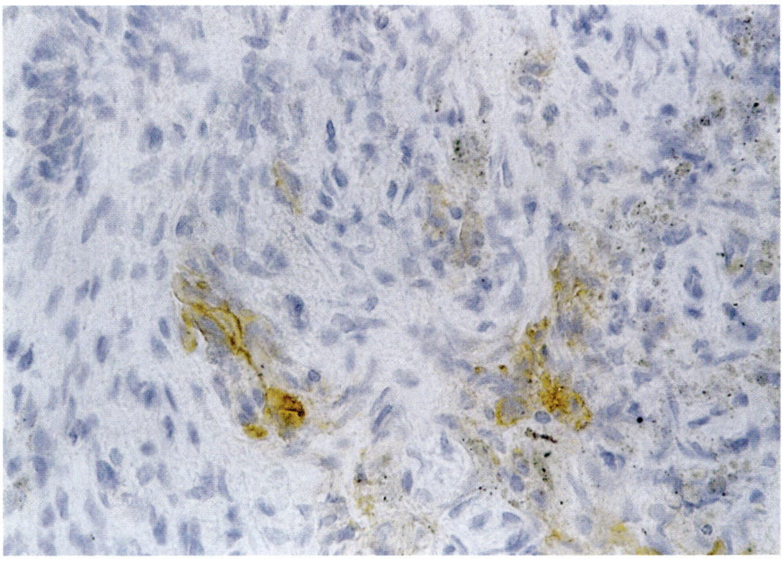

Abb. 11.18. Langerhans-Zellen bei Histiozytose X. Die immunhistochemische Behandlung mit Cd1a macht in dieser Lungenbiopsie Langerhans-Zellen durch bräunlicher Anfärbung sichtbar (Vergr. 200 : 1)

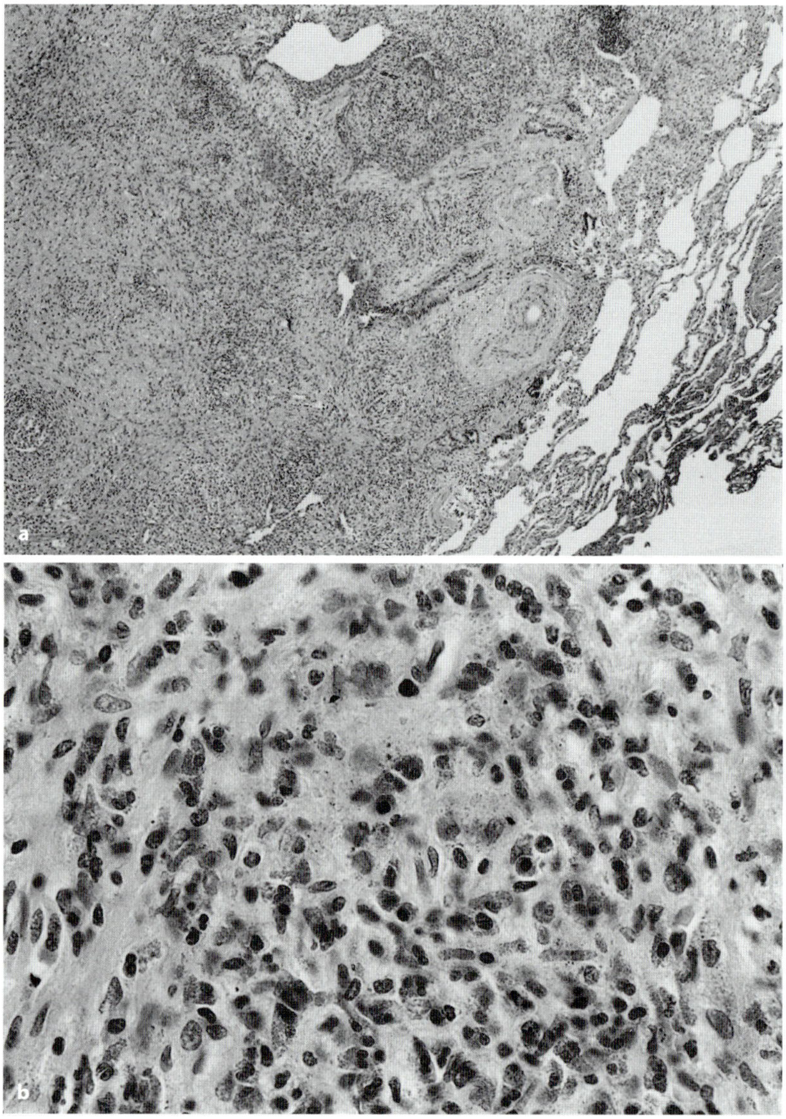

Abb. 11.19 a, b. Mikroskopie bei Histiozytose X. **a** Offene Lungenbiopsie, HE-Färbung (Vergr. 20 : 1). Die Biopsie zeigt einen Knoten, der die gesamte linke Bildhälfte einnimmt. Nur am rechten unteren Bildrand ist noch unauffälliges Lungenparenchym sichtbar. **b** Offene Lungenbiopsie, HE-Färbung (400fach vergrößert). Die Biopsie zeigt die Langerhans-Zellen als große Histiozyten mit reichlich eosinophilem Zytoplasma und gefaltetem oder eingedelltem Kern

Initialsymptomen zählen Husten, Dyspnoe, Thoraxschmerz, Fieber, Hämoptysen und Gewichtsverlust. Manche Patienten beschreiben eine der Diagnose vorausgehende Erkrankungsphase, die durch Fieber und Gewichtsverlust gekennzeichnet ist und eher an einen grippalen Infekt oder an die Folgen eines Malignoms denken lässt. Auch wird in der Literatur der Pneumothorax als nicht seltene Erstmanifestation der Histiozytose X beschrieben, wobei diese Beobachtung mit den eigenen Erfahrungen nicht übereinstimmt. Viel häufiger dürfte demgegenüber die Histiozytose einen Zufallsbefund bei einem sonst klinisch unauffälligen Patienten darstellen.

Auch die klinischen Untersuchungsbefunde bei Patienten mit Histiozytose X sind wenig charakteristisch. Pathologische Auskultationsbefunde sind selten. Die routinemäßig durchgeführte Labordiagnostik bleibt meist unauffällig. Allenfalls zeigen manche Patienten eine milde Leukozytose oder eine milde Anämie. Auch die Blutkörperchensenkungsgeschwindigkeit kann manchmal gering erhöht sein, eine Eosinophilie ist durchaus selten. Störungen der Lungenfunktion sind demgegenüber häufig. Hierbei ist meist die Diffusionskapazität für Kohlenmonoxid herabgesetzt. Die Vitalkapazität und das forcierte Atemvolumen sind oft normal. Obstruktive Funktionsstörungen bleiben selten.

Radiologische Symptomatik

■ **Konventionelles Lungenröntgen.** Das radiologische Erscheinungsbild der Histiozytose X hängt in hohem Maß von der Ausprägung allfälliger Veränderungen zum Zeitpunkt der Bildgebung ab. Meist wird ein bilateral disseminiertes, retikulonoduläres Verdich-

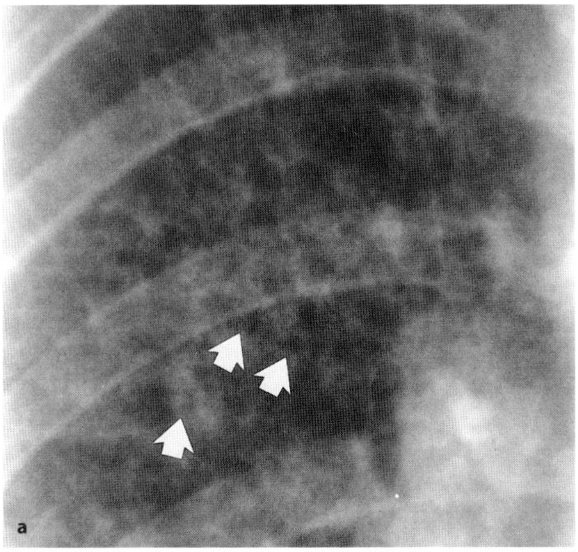

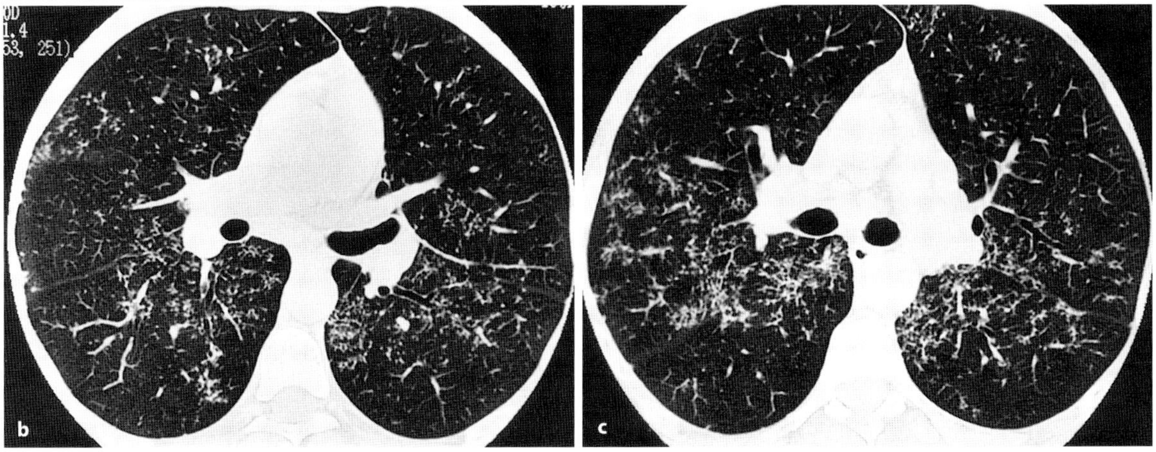

Abb. 11.20 a–c. Knötchen bei Histiozytose X.
a Die Vergrößerung des konventionellen Lungenröntgenbildes zeigt eine diskrete, unscharf begrenzte retikuläre Verdichtung, in die einzelne Knötchen eingebettet sind; einige dieser Knötchen sind exkaviert (*Pfeile*).
b, c Die Dünnschicht-CT beim gleichen Patienten zeigt die exkavierten Knötchen wesentlich deutlicher und vermag zudem die peribronchovaskuläre Anordnung der Knötchengruppen zu dokumentieren

tungsmuster als typisch für die Erstmanifestation der Erkrankung beschrieben. Nur selten sind im Rahmen der Erstmanifestation rein noduläre Erscheinungsbilder dokumentiert. Die Verdichtungen dehnen sich jedenfalls über mehr als einen Lungenlappen aus, wobei entweder Ober- und Mittellappen (Lewis 1964) oder Mittel- und Unterlappen bevorzugt befallen sein können (Lacronique et al. 1982). Unilaterale Manifestationen sind äußerst selten (Lacronique et al. 1982). Die Größe der meist zahllos vorliegenden Noduli liegt zwischen 1 und 5 mm, wobei die Noduli nicht ganz so scharf begrenzt sind wie etwa bei der Sarkoidose. Vereinzelt können auch auf dem konventionellen Lungenröntgenbild die in der CT und bei der pathologischen Untersuchung häufig anzutreffenden intranodulären Exkavierungen dargestellt sein (Abb. 11.20).

Schon frühzeitig wird das noduläre Muster von linearen oder retikulären Verdichtungen begleitet, die im weiteren Verlauf an Ausprägung zunehmen und das ursprünglich noduläre Muster völlig überlagern können. In diesem Stadium werden auch die für dir Histiozytose X nahezu pathognomonischen zystischen und bullösen Auflockerungen der pulmonalen Parenchymstruktur sichtbar. Diese Auflockerungen zeigen sich bevorzugt in den mittleren und unteren Lungenabschnitten, hierbei vor allem in der Lungenperipherie (Friedman et al. 1981). Da in unmittelbarer Umgebung der ursprünglichen Noduli gleichzeitig fibrotische Umbauvorgänge stattfinden, ist es offenbar die genannte pseudobullöse Transformation, die eine Abnahme des pulmonalen Gesamtvolumens verhindert; das pulmonale Gesamtvolumen kann mit Fortschreiten der Erkrankung sogar gering zunehmen (Friedman et al. 1981). Anders als die parenchymalen Fibrosen ist die pseudobullöse Transformation jedoch nicht unumkehrbar. So wurde vereinzelt berichtet, dass Stabilisierung, Fortschreiten und Rückbildung dieser pseudobullösen Transformation zu gleichen Dritteln in Patientenkollektiven verteilt sind (Lacronique et al. 1982).

phologischen Veränderungen führen im Verlauf der Erkrankung indirekt zu einer progressiven Verschlechterung der Lungenfunktion und, in letzter Konsequenz, zum Tod der Patienten.

Pathologisch-anatomische Grundlagen

Makromorphologisch ist die von der LAM befallene Lunge gering vergrößert und von zystischen Läsionen diffus durchsetzt (Abb. 11.25). Die Verbände atypischer Muskulatur, die das eigentliche histomorphologische Substrat der LAM sind, bestehen aus dichtgepackten, elongierten, spindelig und oval konfigurierter Zellen (Abb. 11.26). Prinzipiell kann die LAM jede intrathorakale Struktur, also auch Pleura, Brochialwände, Pulmonalarterien und -venen sowie die kleinen Luftwege befallen (Corrin et al. 1975; Kanbe et al. 1987). Die häufigsten Komplikationen der LAM – Pneumothorax, chylöse Pleuraergüsse, und Hämoptysen – sind jedoch großteils auf pathologische Muskelzellproliferationen rund um Bronchiolen, Lymphgefäße und Venolen zurückzuführen (Corrin et al. 1975). Das Lumen der Bronchiolen wird hierbei konzentrisch von peribronchiolär proliferierendem Gewebe eingeengt. Auch kann das proliferierende Gewebe in die bronchiolären Lumina eindringen (Brentani et al. 1972). Die dadurch entstehende bronchiale Obstruktion wird für die Entstehung der parenchymalen Zysten und den daraus resultierenden Pneumothorax verantwortlich gemacht. Die Bronchialwände sind oft herdförmig oder durchgehend verdickt. Gewebsproliferationen um die Venolen können zur kompletten Verlegung der Gefäßlumina führen und dadurch pulmonalvenöse Hypertension und – in weiterer Folge – Hämoptysen hervorrufen. Schließlich kann die Obstruktion von Lymphgefäßen den normalen Lymphfluss unterbrechen und die Entstehung chylöser Pleuraergüsse fördern. Die pathomorphologischen Aspekte der LAM-assoziierten Parenchymveränderungen sind detailliert beschrieben, die Pathogenese der zystischen Transformation ist aber bislang unbekannt (Sullivan 1998).

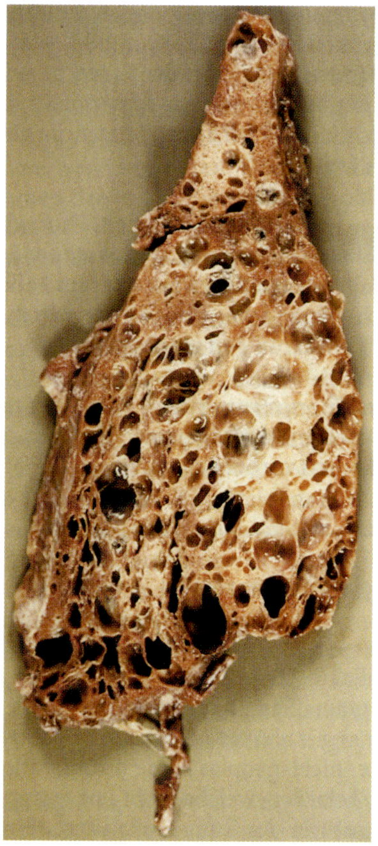

Abb. 11.25. Makropathologisches Präparat bei der LAM. Die gesamte Lunge ist gering vergrößert und in diffuser Weise von zystischen Formationen durchsetzt

Bei vielen Patienten mit LAM ist der Ductus thoracicus deutlich erweitert, das Lumen des Ductus ist mikroskopisch von einem Netzwerk glatter Muskelfasern durchsetzt (Corrin et al. 1975). Selbst wenn der D. thoracicus makroskopisch normalkalibrig ist, zeigen sich bei der mikroskopischen Untersuchung seiner Wand papilläre Proliferationen glatter Muskelzellen (Graham et al. 1984). Auch die thorakalen Lymphknoten können von den Veränderungen betroffen sein. Sie sind dann schwammartig aufgetrieben und weisen, ebenso wie der D. thoracicus, Muskelzellproliferationen auf (Graham et al. 1984).

Zahlreiche Arbeitsgruppen haben sich mit dem Vorliegen von Östrogen- und Progesteronrezeptoren in von LAM befallenem Lungengewebe befasst. Inzwischen ist nachgewiesen, dass diese Rezeptoren nur in LAM-Gewebe, nicht in gesundem Lungengewebe vorkommen. Analoges gilt auch für andere von LAM befallene Organe, etwa den Uterus. Mit dem Vorliegen dieser Rezeptoren wurde erklärt, dass der Verlauf der LAM hormonellen Einflüssen unterliegt (Sullivan 1998). Ein Zusammenhang zwischen der Inzidenz von LAM und der Einnahme oraler Kontrazeptiva konnte jedoch schlüssig widerlegt werden (Wahedna et al. 1994). Neuere Forschungen über die Ursache der LAM konzentrieren sich auf den immunhistochemischen Nachweis von HMB-45, einem monoklonalen Antikörper, dessen Bindungsfähigkeit an LAM-Zellen nachgewiesen wurde (Kalassian et al.1997).

Die Tatsache, dass die LAM auch extrapulmonale Organe befallen kann, ist seit langem bekannt. Wurden früher solche Fälle oft erst bei der Obduktion nachgewiesen, sind sie jetzt durch die CT schon intra-vitam gut zu erkennen. Jüngere Studien wiesen nach, dass extrapulmonale Manifestationen der LAM in 47–57% aller Patienten vorliegen (Maziak et al.

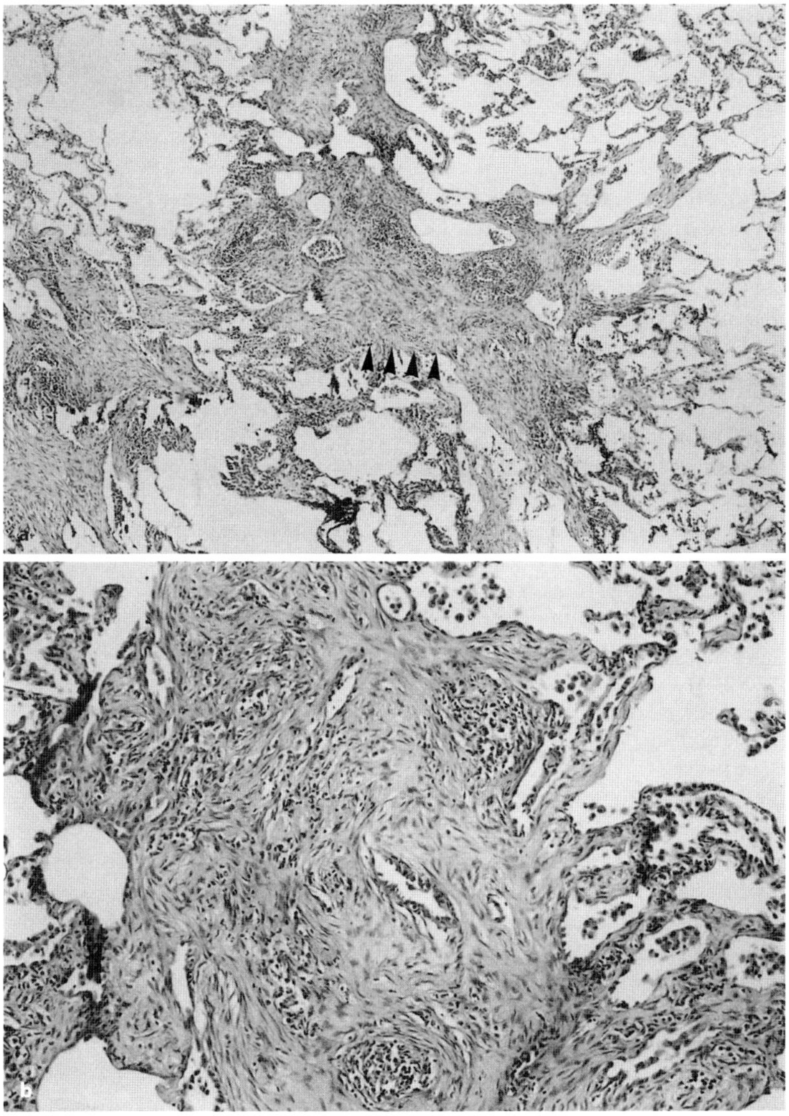

Abb. 11.26 a, b. Histologie der LAM. **a** Offene Lungenbiopsie, HE-Färbung (× 20). Die Histologie zeigt proliferiende Bündel glatter Muskelzellen; an den Bildrändern ist unauffälliges Lungenparenchym sichtbar. **b** Offene Lungenbiopsie, HE-Färbung (Vergr. 200 : 1). Proliferierende Bündel glatter Muskelzellen, die eine Bronchiole zirkulär umgeben und von inflammatorischen Infiltraten durchsetzt sind

1996; Bernstein et al. 1995): Am häufigsten waren hierbei Angiomyolipome der Nieren; seltener solche des Pankreas, der Nebennieren und des Uterus.

Klinische Symptomatik

Die LAM betrifft nahezu ausschließlich Frauen in generationsfähigem Alter, vereinzelt tritt die LAM auch vor der Pubertät oder nach der Menopause auf, doch werden diese Einzelfälle auf die vorzeitige oder protrahierte Einnahme von Östrogenen zurückgeführt (Baldi et al. 1994; Zanella et al. 1996; Awai et al. 1990).

Die klinischen Symptome der LAM können den radiologischen und funktionellen Veränderungen lange vorausgehen. Die Zeitspanne zwischen dem ersten Auftreten der klinischen Symptome und der Diagnosestellung ist oftmals erstaunlich lang, sie beträgt 10 oder mehr Jahre (Taylor et al. 1990; Maziak et al. 1996). Oft werden die Beschwerden einem Asthma, einer idiopathischen Lungenfibrose, einer Sarkoidose, einer Hämosiderose oder einer Tuberkulose zugeschrieben (Sullivan 1998). Die Prognose der Erkrankung ist ausgesprochen schlecht. Die mittlere Überlebenszeit nach der Erstdiagnose beträgt etwa 10 Jahre.

Die häufigsten klinischen Symptome der LAM sind Dyspnoe und Pneumothorax. In seltenen Fällen kann der Pneumothorax bilateral auftreten. Husten, Hämoptysen, uncharakteristische Thoraxschmerzen und chylöse Pleuraergüsse sind weitere klinische Manifestationen. Zu den selteneren thorakalen Manifestationen zählen eine Chyloptysis und chylöse Perikardergüsse (Abe et al. 1980). Obwohl den radiologischen Methoden in der Primärdiagnose und der Verlaufskontrolle von Patienten mit LAM große Bedeutung zukommt, ist zur initialen Diagnosesicherung der LAM eine Lungenbiopsie notwendig. Diese wird meist in Form einer offenen Lungenbiopsie durchgeführt.

Bei der klinischen Untersuchung fallen oft pathologische Auskultations- und Perkussionsbefunde auf. Andere klinisch fassbare Veränderungen sind selten, die Laborbefunde meist unauffällig. Die Beobachtung, dass in einer kleinen Gruppe von Patienten mit LAM der Serumspiegel von Angiotensin-converting-Enzyme erhöht war, ist in größeren Patientenkollektiven bislang nicht bestätigt worden (Lieberman et al. 1979). Funktionelle Lungenuntersuchungen können sowohl obstruktive als auch restriktive oder gemischte Muster aufweisen. In der Mehrzahl der Patienten ist die Diffusionskapazität für Kohlenmonoxid deutlich reduziert (Taylor et al. 1990; Kitaichi et al. 1995).

Trotz zahlreicher experimenteller Ansätze liegt bislang kein kuratives Therapiekonzept für die LAM vor. Ältere Therapieansätze wie Pleurodesen, operative Shunts zur Verhinderung von chylösem Aszites oder eine Strahlentherapie gelten heute als obsolet. Gesichert ist auch, dass Behandlungskonzepte, wie sie bei interstitiellen Lungenerkrankungen zur Anwendung kommen, längerfristig erfolglos sind. Therapeutische Ansätze auf hormoneller und/oder zytostatischer Basis konnten in Einzelfällen das Fortschreiten von Symptomen verhindern, aber keine Rückbildung der bereits manifesten morphologischen und funktionellen Veränderungen bewirken (Sullivan 1998).

Die Hoffnungen richten sich deshalb auf neuere, insbesondere gentherapeutische Konzepte. Eine Alternative zur medikamentösen Therapie ist die Lungentransplantation, die eine 2-Jahres-Überlebensrate von 58% zeitigt (Boehler et al. 1996). Trotz häufiger postoperativer Komplikationen wird die Lungentransplantation heute vor allem im Endstadium der Erkrankung als therapeutische Option favorisiert.

Während einer Schwangerschaft können sich die Symptome einer LAM massiv verschlechtern. Der genaue Mechanismus dieser Entwicklung, die nicht regelhaft eintreten muss, ist nicht bekannt. Es ist auch nicht sicher, ob ein Schwangerschaftsabbruch die Verschlechterung der Symptome verhindern würde. Aufgrund der insgesamt schlechten Prognose raten die meisten Autoren Patientinnen mit einer LAM von einer Schwangerschaft ab (Sullivan 1998).

Ein weitere potentielle Gefährdung für LAM-Patientinnen sind Flugreisen, denn Veränderungen des Kabinendrucks können das Pneumothoraxrisiko erhöhen; das genaue Risiko ist jedoch nicht quantifizierbar. Obgleich nur 8 von 159 in der „LAM-Foundation-Cleveland" registrierten Patientinnen während Flugreisen einen Pneumothorax erlitten, wird den Krankheitsträgerinnen von vermeidbaren Flugreisen abgeraten. Patientinnen mit fortgeschrittener LAM, ausgedehnten subpleuralen Veränderungen oder bereits stattgehabten Pneumothoraces sollten ganz auf Flugreisen verzichten (Sullivan 1998).

Radiologische Symptomatik

■ **Konventionelles Lungenröntgen.** Das konventionelle Lungenröntgenbild zeigt typischerweise generalisierte, retikulonoduläre interstitielle Verdichtungen; diese sind bei bis zu 85% der Patienten nachweisbar und stellen somit die häufigste radiologisch fassbare Veränderung dar (Kitaichi et al. 1995). Trotz ihrer Häufigkeit ist dieses Verschattungsmuster jedoch wenig charakteristisch und kann auch im Rahmen anderer interstitieller Lungenerkrankungen gesehen werden. Im Unterschied zu Patienten mit interstitiellen Erkrankungen sind die Lungenvolumina bei der LAM allerdings normal oder sogar vergrößert. Auch der Spontanpneumothorax kann als häufige radiologische Veränderung bei Patienten mit LAM gelten. Zudem wurden pleurale Ergüsse als Folge von Chylothoraces beschrieben. Seltenere radiologische Veränderungen sind unscharf begrenzte alveoläre Verdichtungen, die mit diffusen alveolären Blutungen in Zusammenhang gebracht werden (Carrington et al. 1977). Auch rasch reversible zarte Retikulationen und septale Linien wurden beschrieben und als Folgen des passageren Lymphstaus und des interstitielles Ödem interpretiert. Schließlich kann eine diffuse Überblähung des Thorax die oben genannten Veränderungen entweder begleiten oder sich als isolierte Veränderung manifestieren (Corrin et al. 1975; Kitaichi et al. 1995; Müller et al. 1990).

Der Schweregrad der radiologischen Veränderungen kann, wie auch der Schweregrad der Grunderkrankung, erheblichen Schwankungen unterliegen. Zahlreiche LAM-Patienten haben zum Zeitpunkt der Erstmanifestation ein unauffälliges Lungenröntgenbild (Taylor et al. 1990; Schiaffino et al. 1989; Lenoir et al. 1990). In späteren Krankheitsstadien können die radiologischen Veränderungen honigwabenartig aussehen, anders als etwa bei der idiopathischen Lungenfibrose sind die Wabenstrukturen hier jedoch wegen fehlender fibrotischer Veränderungen „zarter". Manchmal macht erst ein Pneumothorax diese wabenartigen Strukturen in der kollabierten Lunge

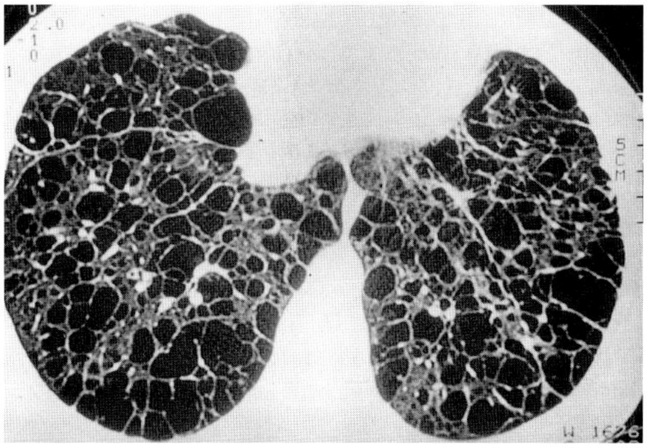

Abb. 11.27. Zysten bei LAM. Die Dünnschicht-CT zeigt die hochgradige Destruktion des Lungenparenchyms durch die zystischen Strukturumwandlungen

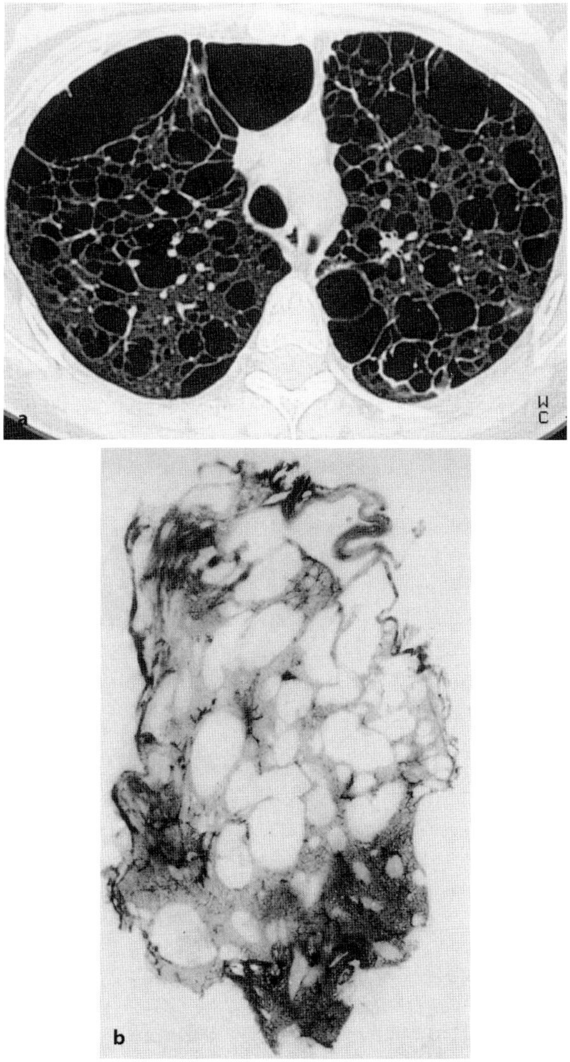

Abb. 11.28 a, b. Zystische Destruktion bei LAM. **a** Die präoperative Dünnschicht-CT zeigt die bilaterale, fast vollständige Destruktion des Lungenparenchyms. **b** Das postoperative Präparat (Papiermontage) verdeutlicht das Ausmaß der Destruktion und zeigt nur noch kleine Reste unauffällig anmutenden Lungenparenchyms

deutlich (Templeton et al. 1989). Die meisten LAM-Patienten mit Pneumothorax haben zum Zeitpunkt der Untersuchung ein röntgenmorphologisch unauffälliges Parenchymbild (Kane et al. 1978; Carrington et al. 1977; Merchant et al. 1985).

■ **Computertomographie.** Anders als das konventionelle Röntgenbild zeigt die CT schon in frühen Phasen der Erkrankung deutliche Veränderungen. Insbesondere die Dünnschicht-CT kann ausgedehnte Parenchymveränderungen schon zu einem Zeitpunkt nachweisen, da das Röntgenbild noch normal erscheint (Müller et al. 1990; Lenoir et al. 1990; Sherrier et al. 1989). Auch kann die Dünnschicht-CT das Vorliegen morphologischer Veränderungen objektivieren, bevor deren funktionelle Konsequenzen manifest werden (Aberle et al. 1990). Gerade in dieser Frühphase ist jedoch die Abgrenzung der LAM-bedingten Läsionen von emphysematösen Läsionen schwierig. Oftmals sind die LAM-bedingten Veränderungen jedoch ausgedehnter als emphysembedingte und entsprechen in ihrer Verteilung den konventionell-radiologisch nachweisbaren retikulären Verdichtungen (Aberle et al. 1990). Einzelne zystische Veränderungen können bis zu 60 mm groß werden. Die Zysten haben dünne, ebenmäßige Wände, die mehrere Millimeter dick sein können, manchmal aber auch kaum sichtbar sind. Oft scheinen die Zysten zu konfluieren. Das Erscheinungsbild der Zysten ist polygonal, sie sind annähernd symmetrisch verteilt und zeigen keine Prädominanz in einem bestimmten Lungenabschnitt (Abb. 11.27). Eine Autorengruppe beschrieb, dass Zysten in kraniokaudaler Richtung zunehmen (Aberle et al. 1990), diese Beobachtung wurde in anderen Berichten jedoch nicht bestätigt (Müller et al. 1990; Lenoir et al. 1990; Sherrier et al. 1989). Offenbar nehmen die Zysten im Verlauf der Erkrankung an Zahl und Größe zu.

Das Lungenparenchym zwischen den Zysten ist unauffällig (Abb. 11.28).

Neben zystischen Alterationen kann die CT noch andere, jedoch durchweg seltenere Veränderungen nachweisen. Zu diesen zählen zarte Retikulationen in jenem Bereich des Parenchyms, das Grenzflächen mit der Pleura ausbildet (Aberle et al. 1990). Alveoläre Verdichtungen werden in Zusammenhang mit alveolären Blutungen gebracht (Müller et al. 1990). Uncharakteristische interstitielle Verdichtungen, deren Genese unklar ist, wurden ebenfalls beschrieben (Sherrier et al. 1989). Auch schwerkraftabhängige interstitielle Verdichtungen, die mit einem möglichem Lymphstau in Verbindung gebracht wurden, konnten vereinzelt beobachtet werden (Lenoir et al. 1990).

Vergleiche zwischen den durch die LAM bedingten Parenchymveränderungen und funktionellen Lungenuntersuchungen wurden von mehreren Arbeitsgruppen angestellt. Sowohl forcierte Expirationsvolumina als auch die Diffusionskapazität für Kohlenmonoxid korrelieren mit der Ausdehnung der CT-Veränderungen (Aberle et al. 1990; Lenoir et al. 1990). Auch Müller u. Mitarb. wiesen eine Korrelation zwischen CT-Schweregraden und der Diffusionskapazität nach, wobei jedoch in Bezug auf die kleinen Atemwege kein Zusammenhang zwischen funktionellen und morphologischen Veränderungen herzustellen war (Müller et al. 1990). Mittels einer quantitativen CT-Technik gelang es Craussman, eine Korrelation zwischen dem Ausmaß des zystisch deformierten Lungenparenchym und verschiedenen, teils in Ruhe und teils unter Belastung durchgeführten Lungenfunktionsuntersuchungen nachzuweisen (Crausman et al. 1996).

Aus den oben genannten Studien kann geschlossen werden, dass allem Anschein nach die CT-Veränderungen besser mit den pulmonalen Funktionsparametern korrelieren als mit dem Lungenröntgenbild. Da sich mit der Funktionseinschränkung auch die Prognose verschlechtert, könnte der CT hier in begrenztem Maß eine prognostische Abschätzung zukommen.

Merke ! Der CT, und insbesondere die Dünnschicht-CT, kommt aufgrund ihrer hohen Sensitivität und Spezifität in der Erkennung LAM-assoziierter Veränderungen sowohl in der Primärdiagnostik als auch im Follow-up von Patienten mit LAM große Bedeutung zu; deshalb sollte sie möglichst frühzeitig ins klinische Management von Patienten mit LAM integriert werden.

■ **Andere bildgebende Methoden.** Obwohl das Projektionsradiogramm und die CT des Thorax die wichtigsten bildgebenden Untersuchungen bei Patientinnen mit LAM bleiben, werden in der Literatur auch ergänzende Techniken beschrieben. So wird die Durchführung abdominaler Computertomographien zur Feststellung möglicher renaler Angiomyelolipome und für die Suche nach vergrößerten und/oder pathologisch veränderten Lymphknoten empfohlen (Kerr et al. 1993; Bernstein et al. 1993; Calvo et al. 1996; Sherrier et al. 1989; Bernstein et al. 1995; Maziak et al. 1996; Kehagias et al. 1998).

Wiewohl nur selten angewandt, vermögen Lymphographien pathologische Füllungsbilder und zystische Veränderungen in Lymphknoten nachzuweisen (Corrin et al. 1975; Sherrier et al. 1989).

Der Galliumszintigraphie scheint aufgrund fehlender Sensitivität keine Bedeutung zuzukommen (Rossi et al. 1991; Callol et al. 1993). Pulmonale Perfusionsszintigraphien können jedoch pathologische Perfusionsmuster nachweisen (Lieberman et al. 1974).

Mit der Pulmonalisangiographie können die gestreckt verlaufenden und verzögert bzw. vermindert perfundierten Pulmonalgefäße abgebildet werden (Kawahara et al. 1989).

In Zukunft dürfte die MRT in der Abklärung von Patienten mit LAM wachsende Bedeutung erlangen (King et al. 1996).

Differentialdiagnose

Die konventionell-radiologischen Veränderungen der LAM sind für die Erkrankung keineswegs charakteristisch und können auch bei anderen Pathologien wie der chronischen Hypersensitivitätspneumonitis, der Sarkoidose, der Histiozytose X, der idiopathischen Lungenfibrose und dem Emphysem beobachtet werden (Corrin et al. 1975).

Im CT sind die Zystenbildungen zwar typisch für die LAM, jedoch nicht pathognomonisch. Ähnliche Zystenbilder können auch bei Patienten mit Histiozytose X vorliegen. Diese Patienten haben jedoch häufig eine Raucheranamnese, und die Zysten weisen häufig eine apikale Verteilung auf, während sie bei der LAM eher generalisiert und gleichmäßig verteilt sind. Besonders in der Frühphase der LAM kann die Konfiguration der Zysten die Abgrenzung zum zentrilobulären Emphysem erschweren (Kirchner et al. 1999).

Empfehlungen zur Untersuchungsstrategie

Obwohl es bislang keine allgemeingültige Empfehlung zur Untersuchungsstrategie von Patienten mit LAM gibt, bleibt unbestritten, dass sowohl die Primärdiagnose als auch das Follow-up vornehmlich auf funktionellen und radiologischen Methoden ruhen. Besonders in der Primärdiagnose der LAM sollte die CT so früh wie möglich zum Einsatz gelangen, da sie für die Erkrankung typische Veränderungen vor dem Eintreten funktioneller Schäden nachweisen kann. Für das Follow-up einer bereits gesicherten LAM-Diagnose wird empfohlen, konventionelle Röntgenaufnahmen halbjährlich zusammen mit Lungenfunktionsuntersuchungen durchzuführen und eine ergänzende CT alle 12 Monate anzuschließen. Abweichungen von diesem Schema können in Abhängigkeit vom individuellen Krankheitsverlauf sinnvoll oder notwendig sein (Sullivan 1998).

11.5 Alveolarproteinose

1958 wurde von Rosen erstmals eine Erkrankung beschrieben, deren pathologisches Substrat aus Alveolen besteht, die mit protein- und phospholipidreichem Material gefüllt sind. Der Entität wurde der Name „Alveolarproteinose" gegeben, obwohl aufgrund des pathologischen Substrates die Bezeichnung „Alveolar-Phospholipoproteinose" zutreffender wäre (Rosen et al. 1958).

Pathologisch-anatomische Grundlagen

Das ungewöhnlich hohe Eigengewicht der Lunge, welches das Doppelte bis 5fache der Norm betragen kann, ist die auffälligste Veränderung, die schon während der pathologischen Organentnahme auffällt (Larson et al. 1965). Die Schnittflächen sind von milch- oder eiterähnlicher Flüssigkeit bedeckt (Davidson et al. 1969; Bedrossian et al. 1980). Nach dem Abstreifen dieser Flüssigkeit zeigen sich multiple gelblich-weiße Noduli, die meist nur wenige Millimeter groß sind.

In der Mikroskopie wird die Ausfüllung der Alveolen mit azellulärem, PASD-resistentem und vorwiegend eosinophilem Material sichtbar (Abb 11.29). Analoges Material kann auch in terminalen und respiratorischen Bronchiolen gefunden werden; im Interstitium lässt es sich nicht nachweisen. Zu weiteren mikroskopisch häufig nachweisbaren Veränderungen zählen – insbesondere in der Lungenperipherie – aufgeschwemmte und degenerative veränderte Makrophagen. Ebenso zeigen sich hyperplastische Typ II-Alveolarzellen.

Aufgrund der letztgenannten Veränderungen wurden verschiedene Hypothesen zur Entstehung der Alveolarproteinose angestellt. So wurde vermutet, dass die Veränderungen der Makrophagen mit den häufigen pulmonalen Sekundärinfektionen in Zusammenhang stehen. Tatsächlich konnte nachgewiesen werden, dass diese Makrophagen eine verminderte Proliferationsrate zeigen, denn Lavageflüssigkeit, die von Patienten mit Alveolarproteinose gewonnen wurde, kann die Makrophagenfunktion normaler Monozyten hemmen (Golde et al. 1976). Auch die Lymphozytenaktivität dürfte bei Patienten mit Alveolarproteinose herabgesetzt sein (Ansfield et al. 1980). Die intraalveoläre proteinreiche Flüssigkeit entspricht möglicherweise einer Art „fehlproduziertem" Surfactant durch die hyperplastischen Typ II-Alveolarzellen (Smith et al. 1980). Es ist jedoch unklar, ob dieses surfactantähnliche Material sich in den Alveolen anhäuft, weil es überschießend produziert oder unzureichend drainiert wird, oder ob beide Mechanismen zum Tragen kommen (Schober et al. 1974; Larson et al. 1965; Reyes et al. 1980). Ein schlüssiges Modell für die Entstehung der Alveolarproteinose existiert bislang nicht (Smith et al. 1980).

Klinische Symptomatik

Männer sind von der Alveolarproteinose häufiger betroffen als Frauen. Obwohl von Ersterkrankungen sowohl im Säuglings-, als auch im weit fortgeschrittenen Lebensalter berichtet wurde, liegt der Erkrankungsgipfel zwischen dem 20. und 50. Lebensjahr (Sanguino et al. 1961); 18 % der Erkrankten sind Kinder und Jugendliche, wobei die Mortalität der Erkrankung in dieser Gruppe höher ist als bei älteren Patienten (Colon et al. 1971). Ein familiär gehäuftes

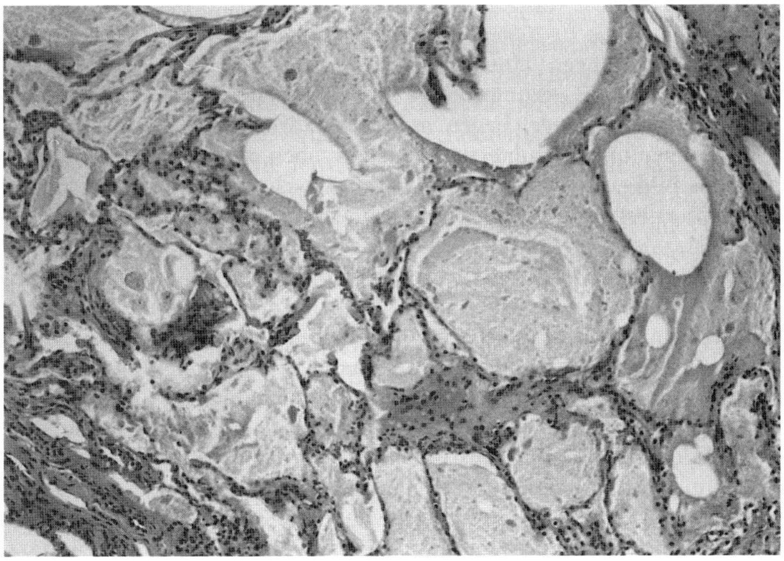

Abb. 11.29. Histologie bei Alveolarproteinose. Das mikroskopische Präparat (HE-Färbung, Vergr. 200 : 1) zeigt die Ausfüllung der Alveolen mit azellulärem, vorwiegend eosinophilem Material

meisten Fällen von Alveolarproteinose diagnostisch sein. Bei diagnostischer Unsicherheit ist eine ergänzende CT indiziert.

Perihilär angeordnete Verdichtungen des Lungenparenchyms sollten differentialdiagnostisch an ein zentrales kardiales Ödems denken lassen, hierbei ist das Herz meist vergrößert, was bei der Alveolarproteinose nicht der Fall ist.

Bei begleitenden Pleuraergüssen ist bei sonst identischen nativradiologischen Veränderungen differentialdiagnostisch an eine Lymphangiosis carcinomatosa zu denken. Wichtigste morphologische Unterscheidungskriterien zur Alveolarproteinose sind hierbei die bei der Alveolarproteinose meist vorhandene Bilateralität bzw. Multifokalität der Veränderungen und das Fehlen von Pleuraergüssen.

Empfehlungen zur Untersuchungsstrategie
Zur Diagnosesicherung der Alveolarproteinose reichen das konventionelle Lungenröntgen und die bronchoalveoläre Lavage aus. Die CT hat dann ihre Berechtigung, wenn wiederholte therapeutische Lavagen oder Kontrollen nach therapeutischer Lavage geplant sind.

11.6 Alveoläre Mikrolithiasis

Definition Die Alveolarkalzinose wurde erstmals 1918 als eigenes Krankheitsbild beschrieben (Harbitz 1918) und erhielt 1933 ihre noch heute geläufige Bezeichnung „Mikrolithiasis alveolaris pulmonum" (Puhr 1933). Eine Diskrepanz zwischen massiv ausgeprägten radiologischen Veränderungen und meist milden oder gänzlich fehlenden klinischen Symptomen kennzeichnet diese seltene Erkrankung, die oft erst als radiologischer „Zufallsbefund" diagnostiziert wird.

Pathologisch-anatomische Grundlagen
Bei der Organentnahme fällt die ungewöhnliche Härte der Lunge auf. Tatsächlich ist das Organ nur schwer zu schneiden und muss manchmal regelrecht zersägt werden. Die entstandenen Schnittflächen sind gelblich-grau und auffällig rau; ihre Beschaffenheit wird als „sandpapierähnlich" beschrieben (Sharp 1953).

Das eigentliche pathologische Substrat der Erkrankung sind zahllose, intraalveolär gelegene Mikrolithen. Diese Mikrolithen sind rundlich oder oval, haben durchschnittliche Durchmesser von 200 µm und bestehen aus ringförmig angeordneten Schichten von Kalziumphosphat (Chalmers et al. 1986). Ihre irreguläre Begrenzungen, die diffuse Verteilung und das Fehlen eines Nidus ermöglichen die Abgrenzung gegen Corpora amylacea, mit denen sie gelegentlich verwechselt werden. Die Mikrolithen zeigen keine Verschmelzungstendenz, ihre intraalveoläre Anordnung ist variabel. So kann einerseits ein einzelner Mikrolith einen ganzen Alveolus ausfüllen, andererseits aber ein Alveolus von mehreren Mikrolithen nur partiell ausgefüllt sein.

Die Wände mikrolithenhaltiger Alveolen bleiben morphologisch lange unauffällig. Mit Fortdauer der Erkrankung werden jedoch in den Alveolarwänden fibrotische Umbauvorgänge induziert, die im Falle einer fortschreitenden Schrumpfung des Lungengewebes traktionsbedingte bullöse Veränderungen hervorrufen können (Sears et al. 1971; Sosman et al. 1957; Prakash et al. 1982). Offenbar besteht ein Zusammenhang zwischen der Ausdehnung der Mikrolithen und dem Schweregrad der assoziierten Parenchymveränderungen. Je weniger Mikrolithen pro Volumeneinheit vorhanden sind, desto weniger ist das umliegende Lungenparenchym verändert. Nimmt der Besatz mit Mikrolithen zu, erhöht sich auch das Ausmaß der chronisch entzündlichen interstitiellen Veränderungen mit Fibrose und Bullabildung. In fortgeschrittenen Fällen können im Umgebungsgewebe der primären Verkalkungen sekundär dystrophe Verkalkungen (Chalmers et al. 1986) oder Ossifikationen (Sharp 1953) angeordnet sein. Sehr selten sind Mikrolithen auch in den Wänden kleiner Bronchien nachgewiesen worden (Sears et al. 1971; Kent et al. 1955).

Klinische Symptomatik
Ein Charakteristikum der alveolären Mikrolithiasis ist die Diskrepanz zwischen den ausgeprägten radiologischen Veränderungen und den vergleichsweise geringen klinischen Symptomen. So waren in drei von vier großen Kollektiven 60–80% der Patienten zum Zeitpunkt der Diagnosestellung völlig beschwerdefrei (Macie-Taylor et al. 1985; Prakash et al. 1982; Sosman et al. 1957). Demgegenüber hatten 80% des vierten großen Kollektivs zum Zeitpunkt der Diagnosestellung bereits klinische Symptome (Ucan et al. 1993). Gesichert ist, dass klinische Symptome erst nach protrahiertem Krankheitsverlauf auftreten.

Bei der Hälfte aller Patienten lässt sich eine Familienanamnese nachweisen (Sosman et al. 1957). Feststellungen hinsichtlich einer möglichen Geschlechtsprävalenz sind aufgrund der geringen Fallzahlen nur schwer zu treffen. In hereditären Fällen der Erkrankung dürften Frauen doppelt so häufig betroffen sein als Männer (Caffrey et al. 1965). Die alveoläre Mikrolithiasis wird sowohl im Kindes- als auch im Erwachsenenalter diagnostiziert. 85% aller Fälle werden vor dem 50. Lebensjahr der Patienten manifest, wobei das mittlere Alter der Patienten zum Zeitpunkt der Diagnosestellung 35 Jahre beträgt (Thurairajasingam et al. 1975).

Die klinische Symptomatologie der alveolären Mikrolithiasis ist uncharakteristisch. So litt die Mehrzahl der Patienten, bei denen die spätere Abklärung die Diagnose einer alveolären Mikrolithiasis erbrachte, an Husten, Belastungsdyspnoe und pulmonalarterieller Hypertension. Der spätere Verlauf der Erkrankung kann durch Spontanpneumothoraces, fibrotische Lungenveränderungen und kardiovaskuläre Störungen im Sinne eines Cor pulmonale kompliziert werden (Prakash et al. 1982; Sosman et al. 1957; Ucan et al. 1993). Bei einem Drittel der Patienten zeigt die Lungenfunktionsdiagnostik restriktive Störungen mit verminderter Diffusionskapazität (Prakash et al. 1982). Diese Funktionseinschränkungen resultieren aus dem fibrotischen Parenchymumbau.

Die alveoläre Mikrolithiasis zeigt unterschiedliche Verlaufsformen. Zahlreiche Patienten bleiben trotz eines deutlich pathologischen Röntgenbildes über viele Jahre lang klinisch symptomarm (Brown et al. 1978). Nach einem symptomfreien Stadium können sich jedoch fibrotische Veränderungen und ein Cor pulmonale auffallend rasch entwickeln. Oft werden diese Komplikationen zu limitierenden Faktoren der Erkrankung (Chalmers et al. 1986; Sears et al. 1971; Sosman et al. 1957). Da eine kausale Therapie bis heute nicht existiert, müssen mögliche therapeutische Maßnahmen zwangsläufig symptomatisch bleiben. Der Versuch eines Therapieansatzes mittels Bronchiallavage blieb erfolglos (Palombini 1981).

Merke ! Pneumothoraces und durch die Lungenfibrose verursachte sekundäre kardiovaskuläre Veränderungen (Cor pulmonale) zählen zu den häufigsten Spätkomplikationen der alveolären Mikrolithiasis, für die es bislang keine kausale Therapie gibt.

Radiologische Symptomatik

Konventionelles Lungenröntgen. Das Lungenröntgen zeigt ein charakteristisches, Sandsturm-ähnliches Bild mit unzähligen, stecknadelkopfgroßen, kalkdichten Mikronoduli (Sosman et al. 1957). Obwohl die einzelnen Mikronoduli nur wenige Millimeter messen, kann ihr konventionell-radiologisches Summationsbild größere noduläre Läsionen vortäuschen. Ebenso können flächige oder retikuläre Verdichtungen vorgetäuscht werden (Ballikan et al. 1968; Sosman et al. 1957). Wahrscheinlich ist dem Summationseffekt auch die Tatsache zuzuschreiben, dass in Einzelfällen die Mikronoduli an den Lungenbasen dichter erschienen als in den Lungenspitzen. Seltener sind die Mikronoduli vorwiegend im subpleuralen und peribronchovaskulären Lungenparenchym angeordnet (Ballikan et al. 1968; Sosman et al. 1957). Bei fortgeschrittener Erkrankung kann das Lungenparenchym optisch so dicht erscheinen, dass mediastinale Grenzlinien und -strukturen nicht mehr zu differenzieren sind. Auch die Herzkonturen können ihre Abgrenzbarkeit verlieren (Ballikan et al. 1968). Andererseits kann ein gut belichtetes Röntgenbild das Herz inmitten der verkalkten Mikronoduli als transparentere Struktur gleichsam als „Negativ" abbilden (Ballikan et al. 1968; Thurairajasingham et al. 1975). Oft sind die pleuralen Umschlagfalten verdickt (Ballikan et al. 1968; Thurairajasingham et al. 1975), seltener können auch septale Verdickungen sichtbar werden (Ballikan et al. 1968; Miro et al. 1982). Komplizierende Fibrosen ähneln in allen Aspekten den Lungenfibrosen anderer Genese. Die meist subpleural gelegenen Bullae können das Bild der „schwarzen Pleura" hervorrufen (Prakash et al. 1982; Sears et al. 1971), sie sind offenbar prädisponierend für Pneumothoraces, die als Komplikation der alveolären Mikrolithiasis anerkannt sind (Sears et al. 1971; Winzelsberg et al. 1984).

Computertomographie. Die Gesamtzahl der computertomographisch dokumentierten Fälle von alveolärer Mikrolithiasis ist gering (Chalmers et al. 1986; Cluzel et al. 1991; Korn et al. 1992; Winzelsberg et al. 1984; Helbich et al. 1997). Meist sind die Mikrolithen auf dem CT-Bild gut sichtbar, manchmal liegen sie aber so dicht zusammen, dass sie nicht einzeln differenzierbar sind und deshalb das Bild von Milchglasverdichtungen hervorrufen (Abb. 11.32, 11.33).

Größere noduläre Strukturen, die neben den Mikrolithen sichtbar werden können, entsprechen sehr wahrscheinlich den histopathologisch nachweisbaren sekundär-dystrophen Ossifikationen. Wie auch auf dem konventionellen Röntgenbild, können in der

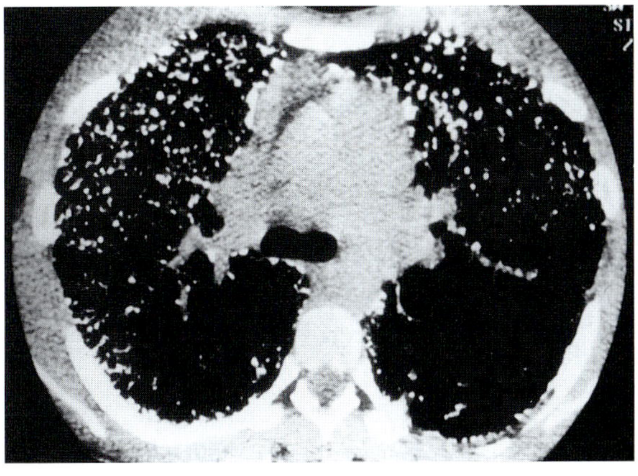

Abb. 11.32. Mikrolithen bei alveolärer Mikrolithiasis. Die CT (Weichteilfenster) zeigt unzählige kalkdichte Mikrolithen im Lungenparenchym

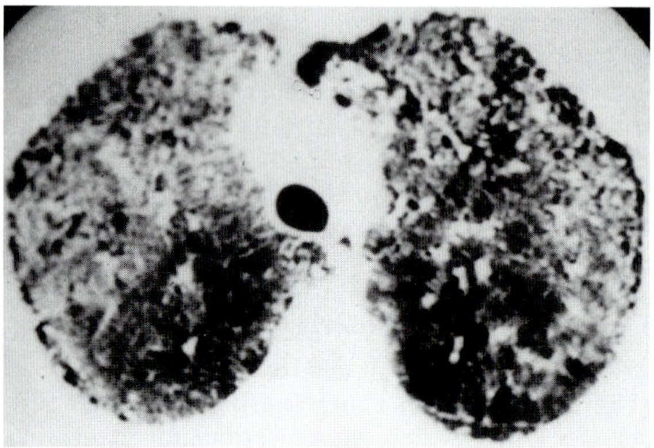

Abb. 11.33. Milchglasverdichtungen bei alveolärer Mikrolithiasis. Die Dünnschicht-CT zeigt durch konfluierende Mikrolithen verursachte Milchglasverdichtungen; einzelne Mikrolithen können nicht mehr voneinander getrennt werden

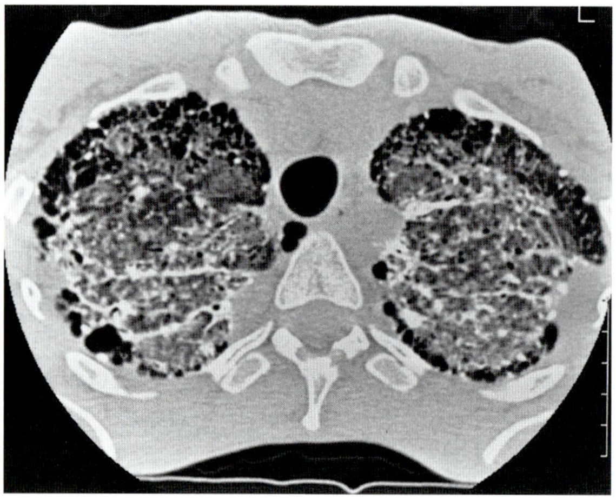

Abb. 11.34. Bullöse Veränderungen bei alveolärer Mikrolithiasis. Die Dünnschicht-CT zeigt die subpleural angeordneten bullösen Läsionen, die in ihrer Ausprägung dem paraseptalen Emphysem ähneln

CT die Mikrolithen völlig gleichmäßig verteilt sein; sie liegen allerdings manchmal auch gehäuft entlang pleuraler Grenzlinien oder entlang der bronchovaskulären Bündel (Cluzel et al. 1991; Winzelsberg et al. 1984). Dieses Verteilungsbild könnte die retikulären Verdichtungen und septalen Linien erklären, die fallweise auf konventionellen Lungenröntgenaufnahmen zu sehen sind (Ballikan et al. 1968; Miro et al. 1982). In allen publizierten Studien über CT-Untersuchungen von Patienten mit alveolärer Mikrolithiasis werden bullöse Parenchymveränderungen beschrieben. Diese Läsionen finden sich entweder gehäuft in den Lungenspitzen (Winzelsberg et al. 1984) oder sind gleichmäßig über die Lungen verteilt (Cluzel et al. 1991). Bei ausschließlich subpleural Lokalisation können sie zu einer bandartigen Zone konfluieren, die in ihrer Art dem paraseptalen Emphysem ähnlich ist (Abb. 11.34; Korn et al. 1992).

Ruft die alveoläre Mikrolithiasis schließlich fibrotische Veränderungen hervor, so gleichen diese Veränderungen auch in der CT Lungenfibrosen anderer Genese. Insgesamt ist der Stellenwert der CT noch nicht gesichert, da sich aus dem Untersuchungsergebnis nur wenige therapierelevante Informationen ableiten lassen. Die CT kann im Screening von Familien mit alveolärer Mikrolithiasis eingesetzt werden, um klinisch inapparente Fälle frühzeitig zu erkennen und eine gezielte familiäre Beratung zu ermöglichen (Helbich et al. 1997).

Merke ! Radiologischer Leitbefund sowohl im Nativbild wie in der CT ist eine ausgeprägte, meist disseminierte Mikronodulation, die durch verkalkte Mikrolithen hervorgerufen wird. Diese können – bei fortgeschrittener Erkrankung – eine Fibrosierung des Lungenparenchyms und die Ausbildung von Bullae hervorrufen.

Differentialdiagnose

Eine differentialdiagnostische Annäherung an die alveoläre Mikrolithiasis ist sowohl von Seiten der pathologischen als auch von Seiten der radiologischen Veränderungen her möglich.

Wählt man den ersten Zugang, so sollte das Vorliegen interstitieller oder metastatischer Verkalkungen, die oftmals im Kontext der alveolären Mikrolithiasis besprochen werden, ausgeschlossen werden. Diesen Veränderungen liegt meist ein gestörter Kalzium-Phosphat-Stoffwechsel, eine Hyperplasie/Neoplasie der Nebenschilddrüsen oder eine chronische, evtl. dialysepflichtige Nierenerkrankung zugrunde. Auch ossäre Pathologien wie das Plasmozytom oder primäre oder sekundäre Knochenmalignome können ursächlich an der Entstehung interstitieller oder metastatischer Verkalkungen beteiligt sein. Im Unterschied zur alveolären Mikrolithiasis finden sich interstitielle oder metastatische Verkalkungen im bindegewebigen Anteil des Lungenparenchyms sowie im Bindegewebe von Bronchien und Gefäßen, und nicht – wie bei der alveolären Mikrolithiasis – im Alveolarlumen.

Geht man vom radiologischen Bild aus, lässt das miliare Verteilungsmuster der alveolären Mikrolithiasis sicherlich an die Miliartuberkulose denken. Gerade aus diesem Grund wurde auch ein möglicher Zusammenhang zwischen den beiden Erkrankungen diskutiert (Thind et al. 1978). Mittlerweile ist jedoch gesichert, dass ein derartiger Zusammenhang nicht existiert. Auch wurde versucht, eine pathomorphologische Beziehung zwischen der alveolären Mikrolithiasis und dem „desert lung syndrome“, in dem feinste Sandkörner als Nidus fungieren, herzustellen (Nouk 1989). Auch dieser Zusammenhang kann in Kenntnis der verfügbaren Literatur nicht mehr aufrecht erhalten werden. Des weiteren können Veränderungen im Rahmen von Pneumokoniosen miliare Bilder, die der alveolären Mikrolithiasis ähnlich sind, hervorrufen. Um eine Pneumokoniose differentialdiagnostisch auszuschließen, empfiehlt sich eine genaue Expositionsanamnese. Schließlich wird jenes feinnoduläre Bild, das die Lymphangiosis carcinomatosa hervorruft, meist von Pleuraergüssen begleitet, während begleitende Pleuraergüsse bei der alveolären Mikrolithiasis nicht vorkommen.

Empfehlungen zur Untersuchungsstrategie
Das konventionelle Röntgenbild sollte in den meisten Fällen von alveolärer Mikrolithiasis zur Diagnose ausreichen; hierbei stellt die Diskrepanz zwischen ausgeprägten radiologischen Veränderungen und diskreter und oft sogar völlig fehlender klinischer Symptomatik eine Schlüsselinformation dar. Ob die zusätzliche Durchführung einer CT im diagnostischen Algorithmus sinnvoll ist, muss im Einzelfall unter Berücksichtigung der klinischen Symptomatik, des Patientenalters, des Vorliegens begleitender Komplikationen und der Notwendigkeit eines Familienscreening entschieden werden. Nicht unerwähnt bleiben soll in diesem Zusammenhang, dass die Knochenszintigraphie mit 99Technetium bei Patienten mit alveolärer Mikrolithiasis einen dichten bilateralen Tracer-Uptake zeigt (Brown et al. 1978). Selten können Mikrolithen auch im Sputum oder in der bronchialen Lavageflüssigkeit gefunden werden (Tao 1978; Palombini 1981).

11.7 Kryptogene organisierende Pneumonie

Die kryptogene organisierende Pneumonie ist das Ergebnis einer inkompletter Rückbildung entzündlicher Prozesse im peripheren Lungengewebe. Die pathologischen Veränderungen betreffen vorwiegend die Alveolen und – in weit geringerem Ausmaß – auch die Bronchiolen. Aufgrund dieser anatomischen Prädilektion ist die Bezeichnung kryptogene organisierende Pneumonie dem oft synonym verwendeten Terminus BOOP (Bronchiolitis obliterans mit organisierender Pneumonie) vorzuziehen, da die Bronchiolen nur die sekundäre Manifestationsorte der Erkrankung sind.

Merke ! Die kryptogene organisierende Pneumonie ist durch die Proliferation unreifen Granulationsgewebes in den Alveolen der Lungenperipherie charakterisiert, wobei der pathologische Prozess in seltenen Fällen sekundär auf die distalen Bronchiolen übergreifen kann. Die Erkrankung hat unter systemischer Kortisontherapie eine gute Prognose.

Neben der idiopathischen Form der kryptogenen organisierenden Pneumonie, welche die weitaus häufigste Form ist, wurden Veränderungen, die der kryptogenen organisierenden Pneumonie sehr ähnlich sind, auch im Rahmen von Bindegewebserkrankungen, nach Inhalationstraumen, nach therapeutischer Bestrahlungen und nach Organtransplantationen beschrieben. Wir folgen an dieser Stelle jedoch dem Vorschlag von Corrin (1992) und behalten die Bezeichnung „kryptogene organisierende Pneumonie" der häufigeren idiopathischen Form der Erkrankung vor.

Pathologisch-anatomische Grundlagen
Das pathologische Kennzeichen der kryptogenen organisierenden Pneumonie ist eine multifokale Proliferation unreifen Granulationsgewebes, welche vorwiegend die Alveolen betrifft und nur selten auf die distalen Bronchiolen übergreift (Abb. 11.35). Die im Granulationsgewebe enthaltenen Fibroblasten sind hierbei in einer myxoiden Matrix eingebettet, die aus wechselnden Mengen von Lymphozyten, Makrophagen, Plasmazellen und Neutrophilen besteht. Diese Matrix bildet die für die kryptogene organisierende Pneumonie charakteristischen „bourgeons conjonctifs" aus. Seltenere pathomorphologische Veränderungen sind zahlenmäßig vermehrte und morphologisch aufgetriebene Alveolarmakrophagen, sowie diskrete interstitielle entzündliche Gewebsveränderungen (Colby 1992).

Klinische Symptomatik
Prinzipiell können Patienten jedes Lebensalters von der kryptogenen organisierenden Pneumonie betroffen sein. Eine Geschlechtsprävalenz besteht nicht. Etwa die Hälfte aller Patienten berichten über Influenza-ähnliche Prodrome, die dem Beginn der Erkrankung vorausgehen. Diese Prodrome, die von einer kurzen akuten Episode abgeschlossen werden können, liegen zum Zeitpunkt der Erstmanifestation der kryptogenen organisierenden Pneumonie oft schon Monate zurück. Häufige klinische Symptome sind unproduktiver Husten, Belastungsdyspnoe, Übelkeit, Fieber und Gewichtsverlust. Weniger häufig sind Hämoptysen und pleuritische Schmerzen. Pathologische Atemgeräusche liegen bei gut der Hälfte aller Patienten vor. Die Blutkörperchensenkungsgeschwindigkeit ist bei den meisten Patienten deutlich erhöht. Funktionelle Untersuchungen zeigen oftmals eine restriktive Ventilationsstörung, die von einer verringerten Diffusionskapazität für Kohlenmonoxid begleitet wird.

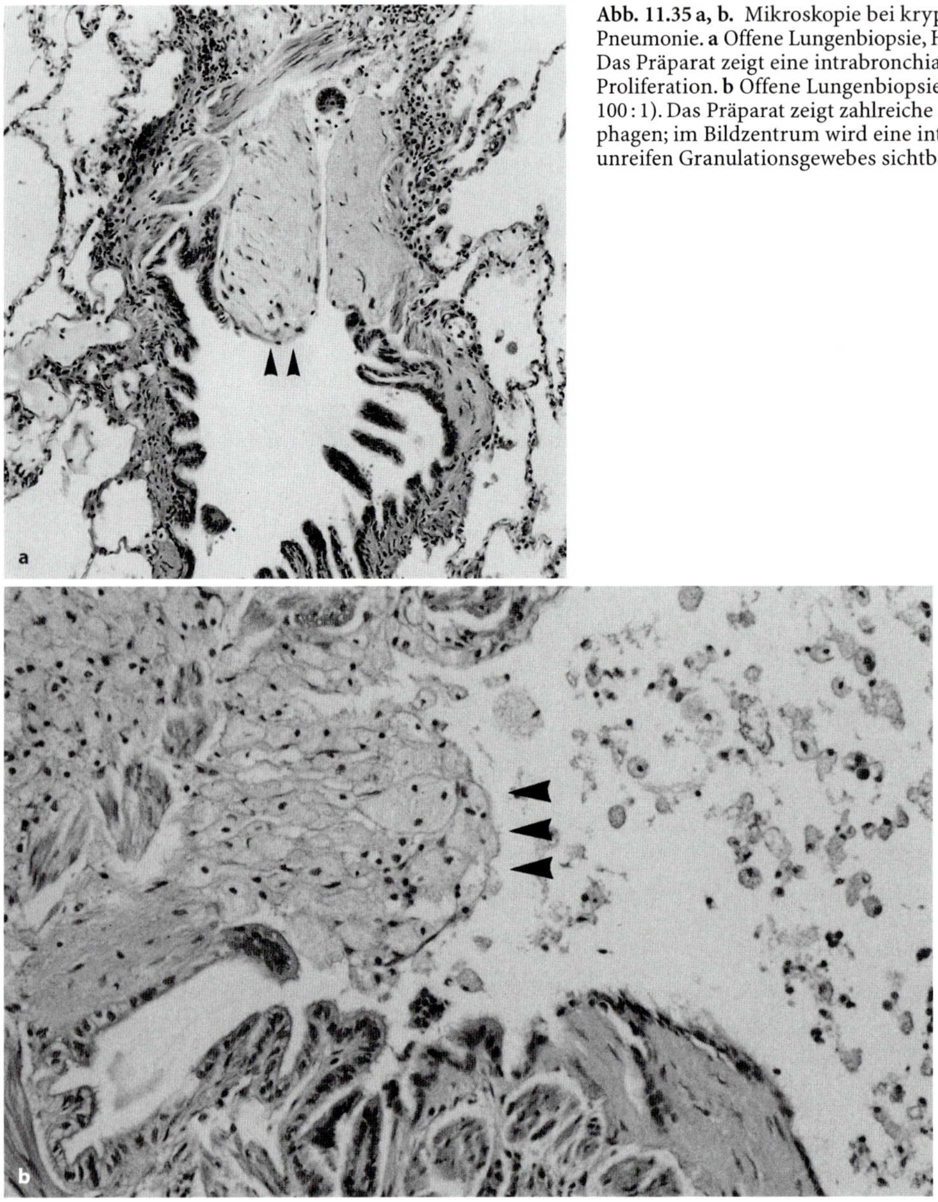

Abb. 11.35 a, b. Mikroskopie bei kryptogener organisierender Pneumonie. **a** Offene Lungenbiopsie, HE-Färbung (Vergr. 40 : 1). Das Präparat zeigt eine intrabronchiale polypoide myxoide Proliferation. **b** Offene Lungenbiopsie, HE-Färbung (Vergr. 100 : 1). Das Präparat zeigt zahlreiche aufgeschwemmte Makrophagen; im Bildzentrum wird eine intraluminale Proliferation unreifen Granulationsgewebes sichtbar (*Pfeile*)

Die Prognose der kryptogenen organisierenden Pneumonie ist günstig, da die Erkrankung bei den meisten Patienten gut und vor allem rasch auf eine systemische Steroidtherapie anspricht. Bei etwa einem Drittel der Patienten wird allerdings von chronischen Verlaufsformen und Rückfällen nach Absetzen der Kortisontherapie berichtet (Epler 1992, 1998).

Radiologische Symptomatik

■ **Konventionelles Thoraxröntgen.** Die typische radiologische Veränderung im Rahmen der kryptogenen organisierenden Pneumonie sind bilaterale fleckige Konsolidierungen. Die einzelnen Herde sind zwischen 2 und 6 cm groß, nur selten sind die Konsolidierungen wesentlich kleiner (Abb. 11.36). Segmentale Anordnungen sind bislang nicht beschrieben, vielmehr können die Konsolidierungen in allen Lungenabschnitten verteilt sein, wobei sich fallweise eine leichte basale Prädominanz zeigt (Costabel et al. 1992; Izumi et al. 1992). Die Konsolidierungen sind eher peripher als zentral lokalisiert (Abb. 11.36). Die Begrenzung der Herde ist meist scharf. Auch im konventionellen Röntgenbild können Luftbronchogramme sichtbar sein. In der überwiegenden Zahl der Fälle liegen multiple Konsolidierungen vor. Solitäre Läsionen sind aufgrund ihres großnodulären Aussehens oft nur schwer von einem peripheren

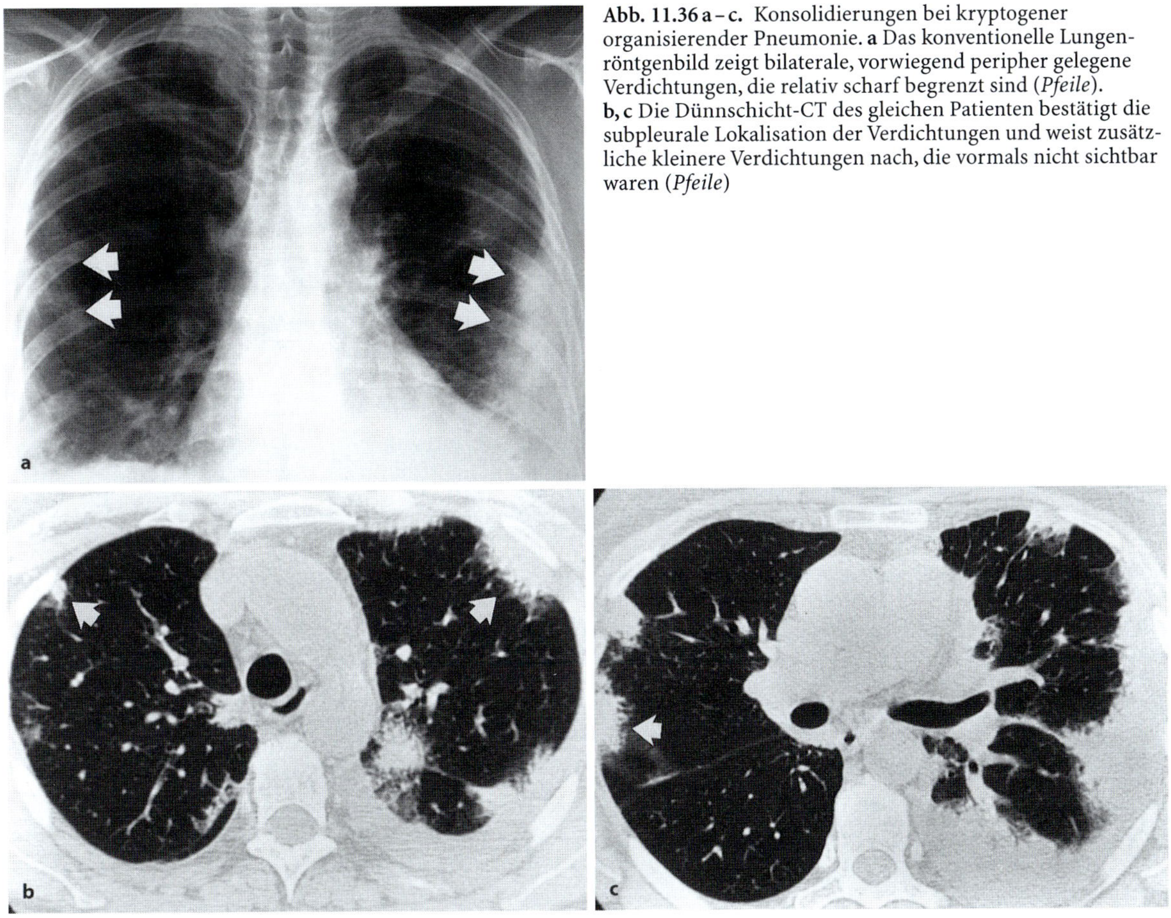

Abb. 11.36 a–c. Konsolidierungen bei kryptogener organisierender Pneumonie. **a** Das konventionelle Lungenröntgenbild zeigt bilaterale, vorwiegend peripher gelegene Verdichtungen, die relativ scharf begrenzt sind (*Pfeile*). **b, c** Die Dünnschicht-CT des gleichen Patienten bestätigt die subpleurale Lokalisation der Verdichtungen und weist zusätzliche kleinere Verdichtungen nach, die vormals nicht sichtbar waren (*Pfeile*)

Bronchialkarzinom oder anderen solitären nodulären Veränderungen abzugrenzen. Selten können die Konsolidierungen auch einschmelzen. Ein Charakteristikum der kryptogenen organisierenden Pneumonie ist ihre Fähigkeit zur „Mobilität": Unabhängig von einer evtl. eingeleiteten Therapie zeigen die Läsionen relativ kurzfristige anatomische Lageänderungen (Haddock et al. 1992; Miyagawa et al. 1991). Mit unregelmäßiger Frequenz werden die Konsolidierungen von retikulonodulären Verdichtungen oder von Pleuraergüssen begleitet (Miyagawa et al. 1991).

■ **Computertomographie.** Das computertomographische Erscheinungsbild der kryptogenen organisierenden Pneumonie wurde ausführlich dokumentiert (Bouchardy et al. 1993; Haddock et al. 1992; Müller et al. 1990; Nishimura et al. 1992; Alasaly et al. 1995). Auch in der CT sind fokale Konsolidierungen der häufigste morphologische Befund. Die Konsolidierungen sind meist subpleural gelegen und weisen Luftbronchogramme auf (Abb. 11.37, 11.38). Eine bilaterale und asymmetrische Verteilung ist typisch (Abb. 11.39). Die einzelnen Areale haben durchschnittliche Größen von 2–3 cm, können aber in Einzelfällen auch ein ganzes Lungensegment einnehmen. Seltener sind kleinnoduläre Veränderungen; die einzelnen Noduli messen hierbei zwischen 1 und 10 mm und sind vorzugsweise entlang der bronchovaskulären Bündel angeordnet. Differentialdiagnostisch problematisch können isolierte, peripher gelegene Herde sein. Da diese oft ein zuführendes Gefäß aufweisen, können sie leicht mit einem peripheren Bronchialkarzinom verwechselt werden (Bouchardy et al. 1993). Ein häufiges Begleitzeichen der kryptogenen organisierenden Pneumonie sind Bronchialwandverdickungen. Weitaus seltener wurden lineare Veränderungen oder Milchglasverdichtungen beschrieben.

Merke ! Die häufigsten Röntgenbefunde sind bilaterale, peripher angeordnete, großnoduläre Läsionen, die in seltenen Fällen auch einschmelzen können. Seltenere Röntgenveränderungen sind solitäre großnoduläre Läsionen, kleinnoduläre Läsionen und Milchglasverdichtungen.

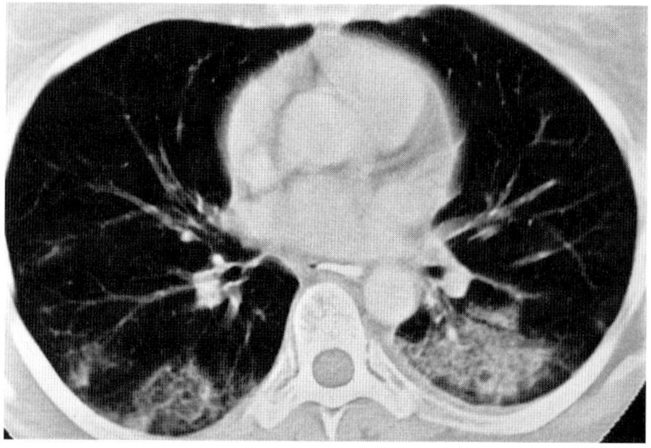

Abb. 11.37. Luftbronchogramme bei kryptogener organisierender Pneumonie. Die CT weist in beiden dorsal gelegenen Parenchymverdichtungen Luftbronchogramme nach

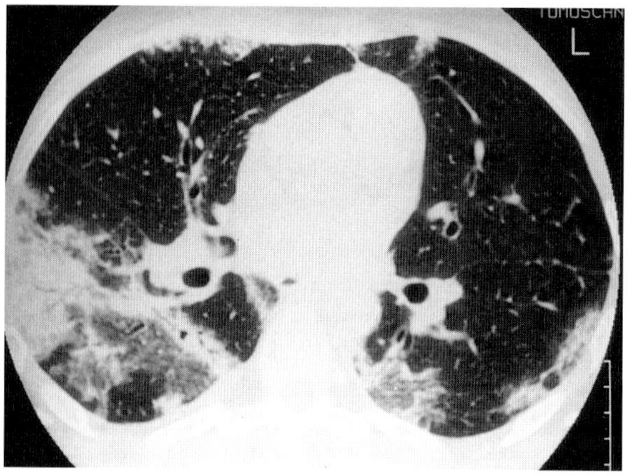

Abb. 11.38. Konsolidierungen bei kryptogener organisierender Pneumonie. Die CT zeigt multiple bilaterale und asymmetrisch verteilte Konsolidierungen, von denen einige Luftbronchogramme aufweisen

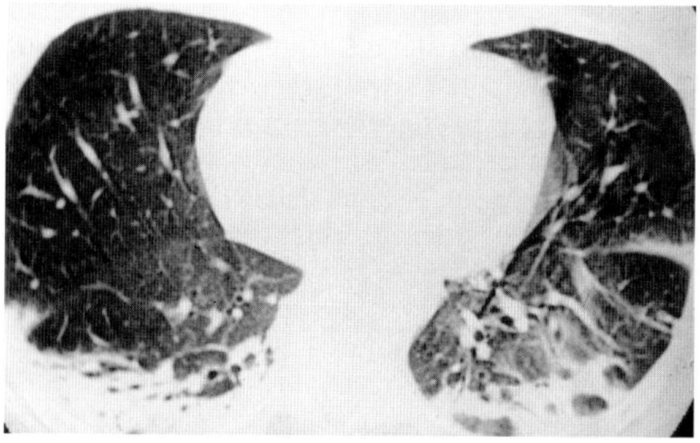

Abb. 11.39. Konsolidierungen bei kryptogener organisierender Pneumonie. Die CT zeigt bilaterale dorsale Konsolidierungen ohne Luftbronchogramme

Differentialdiagnose

Wie beschrieben sind die verschiedenen röntgenmorphologischen Veränderungen, die im Rahmen der kryptogenen organisierenden Pneumonie angetroffen werden, wenig charakteristisch.

Ähnliche Läsionen können auch bei pulmonalen Infektionskrankheiten, bei der chronischen eosinophilen Pneumonie, beim bronchoalveolären Karzinom, beim peripheren Bronchuskarzinom, bei lymphoproliferativen Erkrankungen, bei der Sarkoidose, und bei der Tuberkulose auftreten. Ziel des radiologischen Befundes sollte es sein, die kryptogene organisierende Pneumonie so weit wie möglich gegen die anderen genannten Entitäten abzugrenzen. Selbst wenn dies im Einzelfall nicht möglich ist, sollte die kryptogene organisierende Pneumonie – besonders in Kenntnis der klinischen Symptomatik – in der Differentialdiagnose genannt werden.

Empfehlungen zur Untersuchungsstrategie

Erste bildgebende Methode zur Abklärung der kryptogenen organisierenden Pneumonie bleibt das konventionelle Thoraxröntgen. Die CT kann jedoch diagnostisch bedeutsame Zusatzinformationen erbringen, welche die Differentialdiagnose einzuschränken vermögen. Außerdem kann die CT dazu beitragen, in unklaren Fällen einen geeigneten Biopsieort auszuwählen. Schließlich soll daran erinnert werden, dass selbst bei Vorliegen typischer radiologischer Veränderungen die Diagnose der krytogenen organisierenden Pneumonie histologisch verifiziert werden muss.

Literatur

Abe R, Kimura M, Airosaki A et al. (1980) Retroperitoneal lymphangiomyomatosis with lymphedema of the legs. Lymphology 13: 62–67

Aberle DR, Hansell DM, Brown K et al. (1990) Lymphangioleiomyomatosis: CT, chest radiographic, and functional correlations. Radiology 176: 381–387

Abraham JL, Auchincloss JH (1985) Pulmonary alveolar proteinosis and kaolin exposure. Am Rev Respir Dis 131: 203

Alasaly K, Müller NL, Ostrow DN, Champion P, Fitzgerald JM (1995) Cryptogenic organizing pneumonia: a report of 25 cases and a review of the literature. Medicine 74: 201–211

Ansfield MJ, Kaltreider HB, Benson BJ, Shalaby MR (1980) Canine surface active material and pulmonary lymphocyte function: studies with mixed lymphocyte culture. Exp Lung Res 1: 3–11

Anton HC, Gray B (1967) Pulmonary alveolar proteinosis presenting with pneumothorax. Clin Radiol 18: 428–431

ATS, American Thoracic Society (1999) Joint statement on sarcoidosis of the ATS, the European Respiratory Society (ERS), and the World Association of Sarcoidosis and other Granulomatous Disorders (WASOG). Am J Respir Crit Care Med 160: 736–755

Awai K, Fujikawa K, Sato T et al. (1990) Pulmonary lymphangiomyomatosis. Radiat Med 8: 132–135

Baldi S, Papotti M, Valente ML et al. (1994) Pulmonary lymphangioleiomyomatosis in postmenopausal women. Eur Respir J 7: 1013–1016
Balikan JP, Fuleihan FJD, Nucho CN (1968) Pulmonary alveolar microlithiasis: report of five cases with special reference to roentgen manifestations. Am J Roentgenol 103: 509–518
Battesti JP, Saumon G, Valeyre D et al. (1982) Pulmonary sarcoidosis with an alveolar radiographic pattern. Thorax 37: 448–452
Bedrossian CWM, Luna MA, Conklin RH, Miller WC (1980) Alveolar proteinosis as a consequence of immunosuppression: a hypothesis based on clinical and pathologic observations. Hum Pathol 11: 527–535
Bergin CJ, Bell DY, Coblenz CL et al. (1989) Sarcoidosis: correlation of pulmonary parenchymal pattern at CT with results of pulmonary function tests. Radiology 171: 619–624
Bernstein SM, Newell JD, Adamczyk D, Mortenson RL, King TE, Lynch DA (1995) How common are renal angiomyolipomas in patients with pulmonary lymphangiomyomatosis? Am J Respir Crit Care Med 152: 2138–2143
Boehler A, Speich R, Russi EW, Weder W (1996) Lung transplantation for lymphangioleiomyomatosis. N Engl J Med 335: 1275–1280
Bouchardy LM, Kuhlman JE, Ball WC et al. (1993) CT findings in bronchiolitis obliterans organizing pneumonia with radiographic, clinical, and histologic correlation. J Comput Assist Tomogr 17: 352–357
Brauner MW, Grenier P, Mompoint D et al. (1989) Pulmonary sarcoidosis: evaluation with high-resolution CT. Radiology 172: 467–471
Brauner MW, Grenier P, Tijani K, Battesti JP, Valeyre D (1997) Pulmonary Langerhans cell Histiocytosis: evolution of lesions on CT scans. Radiology 204: 497–502
Brentani MM, Carvalho CR, Saldiva PH et al. (1984) Steroid receptors in pulmonary lymphangioleiomyomatosis. Chest 85: 96–99
Brown ML, Swee RG, Olson RJ et al. (1978) Pulmonary uptake of 99mTc diphosphonate in alveolar microlithiasis. Am J Roentgenol 131: 703–704
Caffrey PR, Altman RS (1965) Pulmonary alveolar microlithiasis occuring in premature twins. J Pediatr 66: 758–763
Callol L, Villegas Fernandez FR, Calderon Alvarez J et al. (1993) Pulmonary lymphangiomatosis and kidney angiolipomas. Respiration 60: 311
Calvo E, Amarillas L, Mateos MA et al. (1996) Lymphangioleiomyomatosis, chylous ascites, and diet. Dig Dis Sci 41: 591–593
Carnovale R, Zornoza J, Goldman AM et al. (1977) Pulmonary alveolar proteinosis: its association with hematologic malignancy and lymphoma. Radiology 122: 303–306
Carrington CB, Cugell DW, Gaensler EA et al. (1977) Lymphangioleiomyomatosis: physiologic-pathologic-radiologic correlations. Am Rev Respir Dis 116: 977–995
Casselman ES, Miller WT, Lin SR et al. (1977) Von Recklinghausen disease: incidence of roentgenographic findings with a clinical review of the literature. Crit Rev Diagn Imag 9: 387–419
Chalmers AG, Wyatt J, Robinson PJ (1986) Computed tomographic and pathologic findings in pulmonary alveolar microlithiasis. Br J Radiol 59: 408–411
Cluzel P, Grenier P, Bernadac P et al. (1991) Pulmonary alveolar microlithiasis: CT findings. J Comput Assist Tomogr 15: 938–942
Colby TW (1992) Pathologic aspects of bronchiolitis obliterans organizing pneumonia. Chest 120: 38S–43S
Colon AR, Lawrence RD, Mills SD, O'Connell EJ (1971) Childhood pulmonary alveolar proteinosis. Am J Dis Child 121: 481–485
Cornog JL, Enterline HAT (1996) Lymphangiomyoma, a benign lesion of chyliferous lymphatics synonymous with lymphangiopericytoma. Cancer 19: 1909–1930
Corrin B (1992) Bronchiolitis obliterans organizing pneumonia: a British view. Chest 102: 7S
Corrin B, Liebow AA, Friedman PJ (1975) Pulmonary lymphangiomyomatosis: a review. Am J Pathol 79: 348–367
Costabel U, Teschler MD, Schoenfeld B et al. (1992) BOOP in Europe. Chest 102: 14S–20S
Crausman RS, Jennings CA, Mortenson RL et al. (1996) Lymphangioleiomyomatosis: the pathophysiology of diminished exercise capacity. Am Rev Respir Crit Care Med 153: 1368–1376
Dabir RR, Piccione W, Kittle CF (1990) Intrathoracic tumors of the vagus nerve. Ann Thor Surg 50: 494–497
Davidson JM, Macleod WM (1969) Pulmonary alveolar proteinosis. Br J Dis Chest 63: 13–28
DeRemee RA (1983) The roentgenographic staging of sarcoidosis. Chest 83: 128–133
Doyle AP, Balcerzak SP, Wells CL, Crittenden JO (1963) Pulmonary alveolar proteinosis with hematologic disorders. Arch Int Med 112: 940–946
Epler GR (1992) Bronchiolitis obliterans organizing pneumonia: definition and clinical features. Chest 120: 2S–6S
Epler GR (1998) Heterogeneity of bronchiolitis obliterans organizing pneumonia. Curr Opin Pulm Med 4: 93–97
Fleury P, de Groot WP, Delleman JW et al. (1980) Tuberous sclerosis: the incidence of sporadic cases versus familial cases. Brain Dev 2: 107–117
Freundlich IM, Libshitz HI, Glassman LM et al. (1970) Sarcoidosis: typical and atypical thoracic manifestations and complications. Clin Radiol 21: 376–383
Friedman PJ, Liebow AA, Sokoloff J (1981) Eosinophilic granuloma of lung: clinical aspects of pulmonary histiocytosis in the adult. Medicine 60: 385–396
Gleeson FV, Traill ZC, Hansell DM (1996) Evidence of expiratory CT scans of small-airway obstruction in sarcoidosis. Am J Roentgenol 166: 1052–1054
Godwin JD, Müller NL, Takasugi JE (1988) Pulmonary alveolar proteinosis: CT findings. Radiology 169: 609–613
Golde DW, Territo M, Finley TN, Cline MJ (1976) Defective lung macrophages in pulmonary alveolar macrophages in pulmonary alveolar proteinosis. Ann Intern Med 85: 304–309
Gough J (1967) Silicosis and alveolar proteinosis. Br Med J 1: 629
Graham ML, Spelsberg TC, Dines DE et al. (1984) Pulmonary lymphangiomyomatosis: with particular reference to steroid-receptor assay and pathologic correlation. Mayo Clin Proc 59: 3–11
Green GJ (1968) The radiology of tuberose sclerosis. Clin Radiol 19: 135–147
Haddock JAA, Hansell DM (1992) The radiology and terminology of cryptogenic organizing pneumonia. Br J Radiol 65: 674–680
Hammar PS (1994) Pulmonary Histiocytosis X. Pulmonary pathology, Williams & Wilkins, Philadelphia, pp 567–596
Hamper UM, Fishman EK, Khouri NF et al. (1986) Typical and atypical manifestations of sarcoidosis. J Comput Assist Tomogr 10: 928–936
Hansell DM, Milne DG, Wilsher ML, Wells AU (1998) Pulmonary sarcoidosis: morphologic associations of airflow obstruction at thin-section CT. Radiology 209: 697–704
Harbitz F (1918) Extensive calcification of the lungs as a distinct disease. Arch Int Med 21: 139–146
Haworth JC, Hoogstraten J, Taylor H (1967) Thymic alymphoplasia. Arch Dis Child 42: 40–54
Helbich TH, Wojnarowski C, Wunderbaldinger P et al. (1997) Pulmonary alveolar microlithiasis in children: radiographic an high-resolution CT findings. Am J Roentgenol 168: 359–361

Hunt JC, Pugh DG (1961) Skeletal lesions in neurofibromatosis. Radiology 76: 1–20

Israel HL, Karlin P, Menduke H et al. (1986) Factors affecting outcome of sarcoidosis. Ann NY Acad Sci 465: 609–617

Izumi T, Kitaichi M, Nishimura K et al. (1992) Bronchiolitis obliterans organizing pneumonia: clinical features and differential diagnosis. Chest 102: 715–719

Kalassian KG, Doyle R, Kao P, Ruoss S, Raffin TA (1997) Lymphangioleiomyomatosis: new insights. Am Rev Respir Crit Care Med 155: 1183–1186

Kanbe A, Hajiro K, Adachi Y et al. (1987) Lymphangiomyomatosis associated with chylous ascites and high serum CA-125 levels. Jpn J Med 26: 237–242

Kane PB, Lane BP, Cordice JWV et al. (1978) Ultrastructure of the proliferating cells in pulmonary lymphangiomyomatosis. Arch Pathol Lab Med 102: 618–622

Kariman K, Kylstra JA, Spock A (1984) Pulmonary alveolar proteinosis: prospective clinical experience in 23 patients for 15 years. Lung 162: 223–231

Kawahara Y, Taniguchi T, Kadou T et al. (1989) Elevated pulmonary arterial pressure in pulmonary lymphangioleiomyomatosis. Jpn J Med 28: 520–522

Kehagias D, Pafiti A, Vaos N, Samanidis L (1998) Retroperitoneal lymphangioleiomyomatosis: CT appearance. Eur Radiol 8: 471–473

Kent G, Gilbert ES, Meyer HH (1955) Pulmonary microlithiasis. Arch Pathol Lab Med 60: 536–562

Kerr LA, Blute ML, Ryu JH et al. (1993) Renal angiomyolipoma in association with pulmonary lymphangioleiomyomatosis. Urology 41: 440–444

King MA (1996) MR diagnosis of lymphangioleiomyomatosis: visibility of pulmonary cysts on spin-echo images. Magn Reson Imaging 14: 361–363

Kirchner J, Stein A, Viel K, Dietrich CF, Thalhammer A, Schneider M, Jacobi V (1999) Pulmonary lymphangileimyomatosis: high-resolution CT findings. Eur Radiol 9: 49–54

Kirks DR, Greenspan RH (1973) Sarcoid. Radiol Clin North Am 11: 279–294

Kirks DR, McCormick VD, Greenspan RH (1973) Pulmonary sarcoidosis: roentgenographic analysis of 150 patients. Am J Roentgenol 117: 777–786

Kitaichi M, Nishimura K, Itoh H, Itzumi T (1995) Pulmonary lmphangioleiomyomatosis: a report of 46 patients including a clinicopathologic study of prognostic factors. Am J Respir Crit Care Med 151: 527–533

Klatte EC, Francken EA, Smith JA (1976) The radiographic spectrum in neurofibromatosis. Semin Roentgenol 11: 17–33

Korn MA, Schurawitzki H, Klepetko W et al. (1992) Pulmonary alveolar microlithiasis: findings on high-resolution CT. Am J Roentgenol 158: 981–982

Lacronique J, Roth C, Battesti, JP et al. (1982) Chest radiological features of pulmonary histiocytosis X: a report based on 50 adult cases. Thorax 37: 104–109

Lakshiminarayan S, Schwartz MI, Standford RE (1976) Unsuspected alveolar proteinosis complicating acute myelogenous leukemia. Chest 69: 433–435

Larson RK, Gordinier R (1965) Pulmonary alveolar proteinosis: report of six cases, review of the literature, and formulation of a new theory. Ann Int Med 62: 292–312

Lenique F, Brauner MW, Grenier P, Battesti JP, Loiseau A, Valeyre D (1995) CT assessment of bronchi in sarcoidosis: endoscopic and pathologic correlations. Radiology 194: 419–423

Lenoir S, Grenier P, Brauner MW et al. (1990) Pulmonary lymphangiomyomatosis and tuberous sclerosis: comparison of radiographic and thin-section CT findings. Radiology 175: 329–334

Leung AN, Brauner MW, Caillat-Vigneron N, Valeyre D, Grenier P (1998) Sarcoidosis activity: correlation of HRCT findings with those of 67 Ga scanning, bronchoalveolar lavage, and serum angiotensine-converting enzyme assay. J Comput Assist Tomogr 22: 229–234

Lewis JG (1964) Eosinophilic granuloma and its variants with special reference to lung involvement. Q J Med 33: 337–359

Lie JT, Miller RD, Williams DE (1980) Cystic disease of the lungs in tuberous sclerosis. Mayo Clin Proc 55: 547–553

Lieberman J, Agliozzo CM (1974) Intrapleural nitrogen mustard for treating chylous effusion of pulmonary lymphangiomyomatosis. Cancer 33: 1501–1511

Lieberman J, Nosal A, Schlessner LA et al. (1979) Serum angiotensin-converting enzyme for diagnosis and therapeutic evaluation of sarcoidosis. Am Rev Respir Dis 120: 329–335

Lynch DA, Webb WR, Gamsu G et al. (1989) Computed tomography in pulmonary sarcoidosis. J Comput Assist Tomogr 13: 405–410

Mana J, Teirstein AS, Mendelson DS, Padilla ML, DePalo LR (1995) Excessive thoracic computed tomographic scanning in sarcoidosis. Thorax 50: 1264–1266

Mascie-Taylor BH, Wardman AG, Madden CA et al. (1985) A case of alveolar microlithiasis: observation over 22 years and recovery of material by lavage. Thorax 40: 952–953

Maziak DE, Kersten S, Rappaport DC, Maurer J (1996) Extrathoracic angiomyolipomas in lymphangioleiomyomatosis. Eur Respir J 9: 402–405

McCook TA, Kirks DR, Merten DF et al. (1981) Pulmonary alveolar proteinosis in children. Am J Roentgenol 137: 1023–1027

McLoud TC, Putman CE, Pascual R (1974) Eggshell calcification with systemic sarcoidosis. Chest 66: 515–517

McLoud TC, Epler GR, Gaensler EA et al. (1982) A radiographic classification for sarcoidosis: physiologic correlation. Invest Radiol 17: 129–138

Medley BE, McLeod RA, Houser OW (1976) Tuberous sclerosis. Semin Roentgenol 11: 35–54

Merchant RN, Pearson MG, Rankin RN et al. (1985) Computerized tomography in the diagnosis of lymphangioleiomyomatosis. Am Rev Respir Dis 131: 295–297

Miller PA, Ravin CE, Walker Smith GJ et al. (1981) Pulmonary alveolar proteinosis with interstitial involveement. Am J Roentgenol 137: 1069–1071

Miller RR, Churg AM, Hutcheon M, Lam S (1984) Pulmonary alveolar proteinosis and aluminium dust exposure. Am Rev Respir Dis 130: 312–315

Miro JM, Moreno A, Coca A et al. (1982) Pulmonary alveolar microlithiasis with an unusual radiologic pattern. Br J Dis Chest 76: 91–96

Miyagawa Y, Nagata N, Shigematsu N (1991) Clinicopathological study of migratory lung infiltrates. Thorax 46: 233–238

Moyer JH, Ackerman AJ (1950) Sarcoidosis: a clinical and roentgenological study of twenty-eight cases. Am Rev Tuberc 61: 299–322

Müller NL, Mawson JB, Mathieson JR et al. (1989) Sarcoidosis: correlation of extent of disease at CT with clinical, functional, and radiographic findings. Radiology 171: 613–618

Müller NL, Chiles C, Kullnig P (1990) Pulmonary lymphangiomyomatosis: correlation of CT with radiographic and functional findings. Radiology 175: 335–339

Müller NL, Staples CA, Miller RR (1990) Bronchiolitis obliterans organizing pneumonia: CT features in 14 patients. Am J Roentgenol 154: 983–987

Murch CR, Carr DH (1989) CT appearances of pulmonary alveolar proteinosis. Clin Radiol 40: 240–243

Murdoch J, Müller NL (1992) Pulmonary sarcoidosis: changes on follow-up CT examination. Am J Roentgenol 159: 473–477

Nishimura K, Itoh H (1992) High-resolution computed tomographic features of bronchiolitis obliterans organizing pneumonia. Chest 120: 26S-31S

Nouh MS (1989). Is the desert lung syndrome (nonoccupational dust pneumoconiosis) a variant of pulmonary alveolar microlithiasis? Respiration 55: 122–126
Palombini BC, daSilva Porto N, Wallau CU et al. (1981) Bronchopulmonary lavage in alveolar microlithiasis. Chest 80: 242–243
Parkinson T (1949) Eosinophilic xanthomatous granuloma with honeycomb lungs. Br Med J 1: 1029–1030
Philips WJE, Constance TJ (1963) Pulmonary alveolar proteinosis. Med J Aust 2: 357–359
Prakash UBS, Barham SS, Carpenter HA et al. (1987) Pulmonary alveolar phospholipoproteinosis: experience with 34 cases and review. Mayo Clin Proc 62: 499–518
Prakash UBS, Barham SS, Rosenow EC et al. (1983) Pulmonary alveolar microlithiasis: a review including ultrastructural and pulmonary function studies. Mayo Clin Proc 58: 290–300
Prakash UBS, Barham SS, Carpenter HA, Dines DE, Marsh HM (1987) Pulmonary alveolar phospholipoproteinosis: experience with 34 cases and review. Mayo Clin Proc 62: 499–518
Preger L (1969) Pulmonary alveolar proteinosis. Radiology 92: 1291–1295
Puhr L (1933) Mikrolithiasis alveolaris pulmonum. Virchows Arch Pathol Anat 290: 156–160
Rabinowitz JG, Ulreich S, Soriano C (1974) The usual unusual manifestations of sarcoidosis and the "hilar haze" - a new diagnostic aid. Am J Roentgenol 120: 821–831
Ramirez RJ (1964) Pulmonary alveolar proteinosis: roentgenologic analysis. Am J Roentgenol 92: 571–577
Ramirez RJ (1966) Bronchopulmonary lavage: new techniques and observations. Dis Chest 50: 581–588
Ramirez RJ, Savard EV, Hawkins JE (1966) Biological effects of pulmonary washings from cases of alveolar proteinosis. Am Rev Respir Dis 94: 244–246
Ramirez RJ (1971) Alveolar proteinosis: importance of pulmonary lavage. Am Rev Respir Dis 103: 666–678
Reed JC, Madewell JE (1975) The air bronchogram in interstitial disease of the lungs. Radiology 116: 1-9
Remy-Jardin M, Giraud F, Remy J, Wattine L, Wallaert B, Duhamel A (1994) Pulmonary sarcoidosis: role of CT in the evaluation of disease activity and functional impairment and in prognosis assessment. Radiology 191: 675–680
Reyes JM, Putong PB (1980) Association of pulmonary alveolar lipoproteinosis with mycobacterial infection. Am J Clin Pathol 74: 478–485
Rosen SH, Castleman B, Liebow AA (1958) Pulmonary alveolar proteinosis. N Engl J Med 258: 1123–1142
Rossi GA, Balbi B, Oddera S et al. (1991) Response to treatment with an analog of the luteinizing-hormone-releasing hormone in a patient with pulmonary lymphangiomyomatosis. Am Rev Respir Dis 143: 174–176
Rubin E, Weisbrod GL, Sanders DE (1980) Pulmonary alveolar proteinosis: relationships to silicosis and pulmonary infection. Radiology 135: 35–41
Samuels MP, Warner JO (1988) Pulmonary alveolar lipoproteinosis complicating juvenile dermatomyositis. Thorax 43: 939–946
Sanguino N, Campesi G (1961) Proteinosi alveolare ad evoluzione in sclerosi pulmonare di tipo clinicamente idiopatico. Riv Tuberc Mal 9: 463
Schiaffino E, Tavani E, Dellafiore L et al. (1989) Pulmonary lymphangioleiomyomatosis: report of a case with immunohistochemical and ultrastructural findings. Appl Pathol 7: 265–272
Schober R, Kosek JC, Bensch KG (1974) Origin of the membraneous intraalveolar material in pulmonary alveolar proteinosis. Lab Invest 30: 388–389
Sears MR, Chang AR, Taylor AJ (1971) Pulmonary alveolar microlithiasis. Thorax 26: 704–711
Sharma OP, Hewlett R, Gordonson J (1973) Nodular sarcoidosis: an unusual radiographic appearance. Chest 64: 189–192
Sharp ME, Danino EA (1953) An unusual form of pulmonary calcification: Microlithiasis alveolaris pulmonum. J Pathol Bacteriol 389–399
Sherrier RH, Chiles C, Roggli V (1989) Pulmonary lymphangioleiomyomatosis: CT findings. Am J Roentgenol 153: 937–940
Siegelman SS (1997) Taking the X out of Histiocytosis X. Radiology 204: 322–324
Smith FB (1980) Alveolar proteinosis: atypical pulmonary response to injury. NY State J Med 80: 1372–1380
Sosman MC, Dodd GD, Jones WD et al. (1957) The familial occurrence of pulmonary alveolar microlithiasis. Am J Roentgenol 77: 947–1012
Steer A (1969) Focal pulmonary alveolar proteinosis in pulmonary tuberculosis. Arch Pathol Lab Med 87: 347–352
Sullivan EJ (1998) Lymphangioleiomyomatosis. Chest 114: 1689–1703
Suratt PM, Winn WC, Brody AR, Bolton WK, Giles RD (1977) Acute silicosis in sandblasters. Am Rev Respir Dis 115: 521–529
Tao LC (1978) Microliths in sputum specimens and their relationship to pulmonary alveolar microlithiasis. Am J Clin Pathol 69: 482–485
Taylor JR, Ryu J, Colby TV et al. (1990) Lymphangioleiomyomatosis: clinical course in 32 patients. N Engl J Med 323: 1254–1260
Teirstein AS, Padilla ML, DePalo LR, Schilero GJ (1996) Sarcoidosis Mythology. Mt Sinai J Med 63: 335–341
Teja K, Cooper PH, Squires JE, Schnatterly PT (1981) Pulmonary alveolar proteinosis in four siblings. N Engl J Med 305: 1390–1392
Templeton PA, McLoud TC, Müller NL et al. (1989) Pulmonary lymphangioleiomyomatosis: CT and pathologic findings. J Comput Assist Tomogr 13: 54–57
Thind GS, Bathia JL (1978) Pulmonary alveolar microlithiasis. Br J Dis Chest 72: 151–154
Thurairajasingam S, Dharmasena BD, Kasthuriratna T (1975) Pulmonary alveolar microlithiasis. Australas Radiol 19: 175–180
Ucan ES, Keyf AI, Aydilek R et al. (1993) Pulmonary alveolar microlithiasis: review of Turkish reports. Thorax 43: 171–173
Valensi QJ (1973) Pulmonary lymphangioma, a probable forme fruste of tuberous sclerosis. Am Rev Respir Dis 108: 1411–1415
Wahedna I, Cooper S, Williams J, Paterson IC, Britton JR, Tattersfield AE (1994) Relation of pulmonary lymphangioleiomyomatosis to use of oral contraceptive pill and fertility in the UK: a national case control study. Thorax 49: 910–914
Webb WR, Goodman PC (1977) Fibrosing alveolitis in patients with neurofibromatosis. Radiology 122: 289–293
Webster JR, Battifora H, Furey C, Harrison RA, Shapiro B (1980) Pulmonary alveolar proteinosis in two siblings with decreased immunoglobulin A. Am J Med 69: 786–789
Wells A (1998) High resolution CT in sarcoidosis: a clinical perspective. Sarcoidosis Vasc Diffuse Lung Dis 15: 140–146
Winzelberg GG, Boller M, Sachs M et al. (1984) CT evaluation of pulmonary alveolar microlithiasis. J Comput Assist Tomogr 8: 1029–1031
Zanella A, Toppan P, Nitti D et al. (1996) Pulmonary lymphangioleiomyomatosis. Tumori 82: 96–98

Pulmonale Zirkulationsstörungen 12

U. J. Schöpf, C. Schaefer-Prokop, C. J. Herold

12.1 Reaktionsmuster

C. J. Herold

Die Lunge wird durch zwei Kreisläufe versorgt, den *pulmonalen Kreislauf*, der vorwiegend dem Gasaustausch dient, und den *bronchialen Kreislauf*, der nutritive Aufgaben zur Versorgung der großen Pulmonalgefäße, der Nerven, des Interstitiums und der Pleura erfüllt. Der folgende Text ist fokussiert auf die pulmonale Zirkulation, besonders auf Anatomie, Physiologie und Pathophysiologie des pulmonalen Gefäßbettes und auf dessen Reaktionsmuster im Rahmen verschiedener Reize und Erkrankungen. Die Kenntnisse und das Verstehen dieser Grundlagen spielen für die Interpretation von Röntgenbildern des Thorax und von computertomographischen Darstellungen der Lunge eine wichtige Rolle.

12.1.1 Anatomie

Das pulmonale Zirkulationsbett wird in drei anatomische Bereiche unterteilt: Pulmonalarterien, Kapillarbett und pulmonale Venen. Im Vergleich zu den Arterien des Systemkreislaufes zeigen die Pulmonalarterien eine wesentlich geringere Wanddicke und können aufgrund ihres Aufbaus ihrerseits in vier Gruppen bzw. Abschnitte unterteilt werden:

- sog. elastische Arterien,
- muskuläre Arterien,
- partiell muskuläre Arterien und
- nichtmuskuläre Arterien (Meyrick 1987).

Die *elastischen* Pulmonalarterien enthalten zusätzlich zu einem kompletten Muskelmantel mindestens fünf elastische Laminae. Sie zeigen im Regelfall einen Durchmesser von mehr als 2 mm und reichen vom Hilus nach distal bis in den Bereich der größeren präazinären Luftwege. Je weiter man eine Pulmonalarterie in die Lungenperipherie verfolgt, desto größer wird der Anteil der glatten Muskulatur im Vergleich zu den elastischen Fasern.

Innerhalb der Acini finden sich nur mehr muskuläre, partiell muskuläre oder nichtmuskuläre Arterien. Die *muskulären* Arterien laufen zusammen mit den respiratorischen Bronchiolen und weisen einen externen Durchmesser von ca. 120 μm auf.

Die *partiell muskulären* Arterien weichen in ihrem Wandaufbau von allen proximaler gelegenen muskulären Arterien insofern ab, als sie nur in Teilen ihrer Zirkumferenz Muskelfasern eingelagert haben. Dies ist darauf zurückzuführen, dass sich der Muskelfasermantel am Übergang von den muskulären zu den partiell muskulären Arterien spiralförmig verdünnt und als Folge im Querschnitt nur mehr abschnittsweise Muskelfasern zu sehen sind.

Die *nichtmuskulären Arterien* stellen einen Übergang zwischen den partiell muskulären Arterien und den Kapillaren dar. Sie zeigen im Allgemeinen einen Durchmesser von mehr als 15 μm. Die meisten nichtmuskulären Arterien laufen gemeinsam mit den Atemwegen in den sog. bronchovaskulären Bündeln.

Die nichtmuskulären Arterien (Arteriolen) mit einem Durchmesser <15 μm können bereits zum Flüssigkeits- und Gasaustausch beitragen, diese Funktionen sind also nicht auf die pulmonalen Kapillaren beschränkt.

Pulmonale Kapillaren zeigen im Allgemeinen einen Durchmesser von <15 μm und bestehen aus einem Endothelschlauch, der durch eine Basalmembran vom Alveolarepithel getrennt bzw. mit diesem verbunden ist. Sie formen ein extrem dichtes Netzwerk, das im funktionellen Sinne eine Schicht kontinuierlicher Perfusion erlaubt. Eine besondere Eigenschaft der pulmonalen Kapillaren ist deren „Rekrutierbarkeit". Diese basiert darauf, dass bei geringem Herzzeitvolumen, also beispielsweise in Ruhe, nur ein Teil des kapillaren Gefäßbettes perfundiert wird und manche Kapillarsegmente verschlossen sind. Bei Steigerung des Herzzeitvolumens, Steigerung des Flusses und Steigerung des transmuralen Druckes werden zusätzliche Segmente des kapillaren Gefäßbettes eröffnet (rekrutiert), die Gasaustauschfläche wird vergrößert und dem Bedarf angepasst (Butler 1997).

Am venösen Ende des kapillaren Gefäßbettes vereinigen sich die Kapillaren zu größeren alveolären Mikrogefäßen, die zu Venolen zusammenfließen, aus denen schließlich Venen entstehen. *Die pulmonalen Venen* verlaufen im Allgemeinen in den interlobulären Septen (im Gegensatz zu den Arterien, die als bronchovaskuläre Bündel zusammen mit den Atemwegen verlaufen). Der Durchmesser der pulmonalen Venen ist im Regelfall größer als jener der entsprechenden Pulmonalarterien. Die Venenwände enthalten mehr Bindegewebe und weniger Muskeln im Vergleich zu den Pulmonalarterien entsprechender Größe und entsprechenden Durchmessers. Überdies haben Venen keine Lamina elastica, welche die Intima von der Media trennt.

Bronchiale Zirkulation

Die bronchiale Zirkulation dient primär der Versorgung der Atemwege, der pulmonalen Gefäße, der Nerven, des Interstitiums und der Pleura. Die bronchialen Arterien sind systemische Gefäße und entspringen direkt aus der Aorta oder aus Interkostalarterien. Die bronchialen Venen zeigen zwei Drainagepfade, wobei jene aus den größeren Bronchien und hilusnahen Gefäßen in den rechten Vorhof drainieren, während Venen, welche das Blut aus den mittleren und kleineren Atemwegen und periphereren Gefäßen ableiten, in den linken Vorhof drainieren (Butler 1992). Letzteres ist für das Verständnis klinischer und radiologischer Symptome bei Linksherzinsuffizienz wichtig, da die Bronchialwandverdickung, die im Rahmen eines hydrostatischen Ödems beobachtet wird, teilweise auf eine Stauung bzw. Blutfülle der submukösen Plexus innerhalb der Bronchialwände zurückzuführen ist. Letztere wird durch erhöhte linksatriale Drucke und den daraus resultierenden Rückstau in die bronchialen Venen hervorgerufen, welche die submukösen Plexus drainieren.

In diesem Zusammenhang ist erwähnenswert, dass im pulmonalen Niederdrucksystem bei Linksherzinsuffizienz auch ein erhöhter rechtsatrialer Druck („Durchstauung") die Blutfülle des submukösen Venenplexus erhöht. Der gleiche Mechanismus ist für die klinische Symptomatik des sog. „kardialen Asthmas" verantwortlich. In diesem Kontext ist auch interessant, dass zahllose kleine Kurzschlussverbindungen zwischen dem bronchialen und dem pulmonalen Kreislauf existieren, welche bei pathologischen Fluss- und Druckverhältnissen die Röntgenmorphologie der pulmonal-venösen Drucksteigerung mitbestimmen.

Lymphatische Zirkulation

Die pulmonalen Lymphgefäße nehmen ihren Ursprung zwischen den Alveolen, in der Umgebung der kleinen Atemwege und Gefäße und im Bereich der pleuralen Oberfläche. Im Weiteren folgen sie den bronchovaskulären Bündeln in Richtung der Hili, von wo die Lymphe durch den rechtsseitigen Ductus lymphaticus und den Ductus thoracicus in die rechte und linke Vv. brachiocephalicae fließt. Die Bedeutung der lymphatischen Zirkulation liegt darin, dass der in Ruhe bei 0,5 ml pro Minute liegende Lymphfluss der gesamten Lunge bei Bedarf um das 5- bis 10fache zunehmen kann, wenn der kapillare Druck zunimmt und sich Ödemflüssigkeit im Bereich des Interstitiums und Alveolen ablagert. Dieser gesteigerte Lymphfluss stellt einen Abwehr- oder Kompensationsmechanismus der Lunge dar und wird beispielsweise auch bei gesteigerter körperlicher Leistung (Steigerung des Herzzeitvolumens) aktiviert.

Pulmonale Zirkulation

Der Pulmonaliskreislauf dient dem Gasaustausch. Aus dem Herzen wird venöses Blut über die Pulmonalarterien in die Lunge transportiert und in den Alveolarkapillaren arterialisiert, d.h. mit Sauerstoff angereichert. Man muss sich vergegenwärtigen, dass die pulmonale Zirkulation das gesamte Herzzeitvolumen aufnimmt. Die Blutmenge, die zu einem bestimmten Zeitpunkt innerhalb des pulmonalen Gefäßbettes (Pulmonalarterien, pulmonale Kapillaren, pulmonale Venen) vorhanden ist, bezeichnet man als pulmonales Blutvolumen. Sie beträgt ungefähr 10% des Blutvolumens des gesamten Körpers. Das kapillare Blutvolumen beträgt zwischen 20 und 25% des pulmonalen Blutvolumens und steigt bei körperlicher Belastung um ein Mehrfaches an.

Der Lungenkreislauf ist im Vergleich zum systemischen Kreislauf ein Niederdrucksystem, wobei ein nur geringer Druckunterschied zwischen den Pulmonalarterien (Mitteldruck 12–20 mmHg) und dem linken Vorhofdruck (7–12 mm Hg) besteht (Butler 1997). Der Druck in den Kapillaren und in den Lungenvenen entspricht in etwa jenem im linken Vorhof. In diesem Niederdrucksystem wirken hohe Drücke in den „Endgefäßen", also dem linken Ventrikel und/oder dem linken Vorhof (Linksherzinsuffizienz, Mitralklappenvitium) über die Kapillaren in den pulmonal-arteriellen Schenkel zurück. Der Fluss im gesamten Lungenkreislauf hat pulsatilen Charakter und lässt eine systolische Hauptwelle und eine diastolische Nachwelle erkennen.

Wie im Bereich der Atemwege führt das Aufzweigungsmuster der Pulmonalarterien dazu, dass der gesamte Gefäßquerschnitt gegen die Lungenperipherie (das Kapillarbett) hin immer größer wird. Im Gegensatz zu den Atemwegen, bei denen die Zunahme der gesamten Querschnittsfläche mit einer Abnahme des Widerstandes einhergeht, tragen die pulmonalen Kapillaren beträchtlich zum Gesamtgefäßwiderstand der Lunge bei (Culver 1980). Dieser Widerstand ist eine der Ursachen dafür, dass in Ruhe nur ein Teil des Kapillarbettes – etwa ein Drittel der Kapillaren – durchblutet wird. Wenn mit erhöhtem Herzzeitvolumen der Fluss zunimmt, werden weitere Segmente des Kapillarbettes druckpassiv rekrutiert, also eröffnet und tragen somit zum Gasaustausch bei.

12.1.2 Reaktionsmuster der pulmonalen Zirkulation

Reaktionsmuster der pulmonalen Zirkulation in Abhängigkeit von Atmung und Volumenzustand der Lunge

Die Atmung selbst und die während der Atmung auftretenden Volumenunterschiede der Lunge haben substantielle Auswirkungen auf den Füllungszustand der pulmonalen Gefäße. Während der Inspiration werden die alveolaren Gefäße, die größtenteils aus Kapillaren bestehen, gestreckt und durch die expandierenden Alveolen komprimiert. Dieses Phänomen wird auch durch den intraalveolären Druck, der während der Einatmung den Druck innerhalb der Kapillaren übersteigt, mitgetragen. Während der Exspiration sinkt der Dehnungszustand der Alveolen und damit der Alveolardruck, und es steigt der intravaskuläre Druck innerhalb der Kapillaren. Die Kapillaren erreichen also während der Exspiration ihren maximalen Füllungszustand.

Anders reagieren die extraalveolaren Gefäße auf den Atmungszyklus. Diese Gefäße, die im pulmonalen Interstitium verlaufen, zeigen während der Inspiration eine Kaliberzunahme, die aus der Dehnung des Gefäßes bei fallenden interstitiellen Drucken (im peribronchovaskulären Interstitium) resultiert. Dieser Vorgang ist während der Exspiration reversibel.

Die beschriebenen Mechanismen tragen zur Aufrechterhaltung und zur Optimierung der pulmonalen Zirkulation während der physiologischen Atemphasen bei. Bei Intensivpatienten kann die Verwendung hoher Beatmungsdrücke und die Anwendung von PEEP („positive end-exspiratory pressure")-Techniken die pulmonalen Zirkulationsverhältnisse erheblich beeinflussen bzw. modulieren. In derartig unphysiologischen Situationen kommt der pulmonalen Zirkulation in der Aufrechterhaltung der Flussverhältnisse eine anatomische Besonderheit, die „corner vessels", zugute. Diese Gefäße sind durch ihre besondere Lage in jenen Ecken („corners"), in denen die Alveolarwände zusammenstoßen, vor den oben beschriebenen Effekten geschützt und führen somit kontinuierlich pulmonales Blut durch die Alveolen (Staub 1984).

Reaktionsmuster der pulmonalen Zirkulation auf geänderte O_2 und CO_2-Spannung

Die pulmonale Zirkulation, insbesondere das regionale Zusammenspiel von Perfusion und Ventilation wird im besonderen Ausmaß von der intraalveolären O_2- und CO_2-Spannung beeinflusst. Hier kommt den präkapillaren Arteriolen die größte Bedeutung zu. Sie reagieren mit einer Vasokonstriktion, wenn die intraalveoläre Sauerstoffspannung fällt (Isawa 1978). Im Rahmen der Vasokonstriktion steigt der Pulmonalisdruck um etwa 5–6 mmHg an. Dies erklärt beispielsweise den erhöhten Pulmonalisdruck bei Extrembergsteigern. Die pulmonal-arterielle Vasokonstriktion wird durch eine Steigerung der interalveolären CO_2-Spannung verstärkt. Dieser Reaktionsmechanismus hilft der Lunge, Ventilation und Perfusion regional anzupassen, und verhindert beispielsweise, dass Blut zur Sättigung in Lungenabschnitte geführt wird, die durch pathologische Ventilationsverhältnisse (z.B. durch Atemwegsobstruktion, Atelektase etc.) nicht optimal ventiliert werden. In solchen Regionen wird also das Ventilations-Perfusions-Verhältnis auf einem niedrigen Niveau gehalten, während das Blut zur Sättigung in Regionen mit besserer Ventilation umgeleitet wird.

Mediator-regulierte Reaktionsmechanismen der pulmonalen Zirkulation

Abgesehen von den Veränderungen der O_2- und CO_2-Spannung in den Alveolen wird die pulmonale Zirkulation auch durch neurale und chemische Faktoren beeinflusst. In Bezug auf die neurale Regulation ist beispielsweise Azetylcholin als besonders effektiver pulmonaler Vasodilatator zu nennen, sodass es bei parasympathischer Stimulation zu einer Dilatation der Pulmonalgefäße kommt. Außerdem wird der Tonus der pulmonalen Gefäße auch durch sympathische Nervenfasern beeinflusst, die zu einer komplexen neuralen Koordination des pulmonalen Blutflusses beitragen.

Nonneurale bzw. chemische Faktoren wie Hormone und Peptide sind körpereigene Wirksubstanzen zur Regulation des pulmonalen Blutflusses. Darüber hinaus wird die pulmonale Zirkulation auch durch Substanzen und Medikamente beeinflusst. Letztere stellen insbesondere wegen ihrer Bedeutung in der Therapie der pulmonalen Hypertension ein besonders attraktives Forschungsgebiet dar. So konnten in den letzten Jahren sowohl die Nitrite (NO) in ihrer inhalativen Form, als auch die intravenös applizierten Nitroprusside oder das Prostaglandin E2 (PG E2) als potente Vasodilatatoren identifiziert werden.

Schwerkraft- und lageabhängige Adaptationsvorgänge der pulmonalen Zirkulation

Die Blutzirkulation in der Lunge wird durch die Schwerkraft und die Position bzw. Lage des Körpers beeinflusst. So ist die Schwerkraft dafür verantwortlich, dass im Stehen die apikalen Lungenabschnitte am wenigsten, die basalen Lungenabschnitte am stärksten perfundiert werden (West 1977). Diese unterschiedliche Perfusion ist auch auf Röntgenaufnahmen und CT-Bildern deutlich sichtbar, und manifestiert sich in differenten Gefäßkalibern pulmonaler Arterien und Venen und in unterschiedlicher Hintergrunddichte des Lungenparenchyms zwischen basalen und apikalen Lungenabschnitten (Abb. 12.2).

Die schwerkraftabhängigen Differenzen im Blutfluss entstehen dadurch, dass im Bereich der Lungenspitze (im kranialen Drittel, Zone I) der interalveoläre Druck (Pa) den Druck in den Pulmonalarterien (PPA) und den intravenösen Druck (PPV) übersteigt, dies dürfte weitgehend unabhängig sein von Beatmungslage und Volumenzustand. In der mittleren Lungenzone (Zone II) übersteigt der pulmonalarterielle Druck den intraalveolären Druck, Letzterer übersteigt seinerseits den Druck innerhalb der Venen. Im basalen Lungenabschnitt (Zone III) übersteigen intraarterieller und intravenöser Druck, den intraalveolären Druck, woraus eine kontinuierliche Distension der Gefäße und der größte Blutfluss aller drei Zonen resultiert.

Prinzipiell ist der Effekt der Schwerkraft auch am liegenden Patienten zu beobachten, wobei hier die Zone I in der anterioren Lunge und die Zone III in der schwerkraftabhängigen posterioren Zone zu suchen ist. Darüber hinaus ist ein anteroposteriorer Gradient in der Lungendurchblutung auch am stehenden Patienten zu beobachten, sodass andere Faktoren, wie z. B. das anatomische Verzweigungsmuster der Pulmonalgefäße zusätzlich für diesen Gradienten verantwortlich sein dürften.

Die Abhängigkeit der Lungenperfusion von der Schwerkraft ist auch dafür verantwortlich, dass bei akuter Volumenzufuhr in den Lungenkreislauf oder bei akut ansteigendem linksatrialen Druck die Gefäße in Zone III besonders viel Blut aufnehmen und – als Konsequenz – das Kaliber der Pulmonalarterien und Pulmonalvenen, in dieser Zone besonders stark zunimmt (Wetzel 1993). Dieses Phänomen führt auch zu einer besonders in Zone III ausgeprägten Dichtezunahme, die durch eine Distension kleiner, unterhalb der Auflösungsgrenze von Röntgen und CT liegender Gefäße bedingt ist.

Merke ! Die Lunge wird durch zwei Kreisläufe versorgt, den pulmonalen, der vorwiegend dem Gasaustausch dient, sowie den bronchialen mit nutritiven Aufgaben. Der Lungenkreislauf ist im Vergleich zum systemischen Kreislauf ein Niederdrucksystem. Die Blutzirkulation der Lunge wird durch die Gravitation, die Druckverhältnisse im kleinen Kreislauf und insbesondere durch das regionale Zusammenspiel von Perfusion und Ventilation, d. h. von der intraalveolären O_2- und CO_2-Spannung beeinflusst.

12.2 Pulmonal-venöse Drucksteigerung und hydrostatisches Ödem

C. J. Herold

12.2.1 Definition

Pulmonal-venöse Drucksteigerung ist definiert als Anhebung des Mitteldruckes im venösen Schenkel des pulmonalen Kreislaufs über den Normbereich von 12 mmHg (Grenier 2000). Ursachen sind zumeist eine Linksherzinsuffizienz oder ein Mitralklappenvitium, selten Tumore des linken Vorhofs. Im pulmonalen Niederdrucksystem wird die pulmonalvenöse Drucksteigerung auf die transmuralen Drücke im Kapillarbett weitergeleitet, sodass auch hier die Drucksteigerung manifest wird. Eine pulmonalvenöse Drucksteigerung mit Mitteldrucken von 12–20 mmHg führt zu einer Umverteilung von Blutvolumen. Bei Mitteldrucken von 20–25 mmHg resultiert ein interstitielles und bei Drucken jenseits von 25–30 mmHg ein alveoläres Ödem (Grenier 2000). Diese durch pulmonal-venöse Drucksteigerung hervorgerufenen Ödemformen werden als *hydrostatisches („kardiales") Ödem* zusammengefasst.

12.2.2 Ätiologische, pathoanatomische und pathophysiologische Grundlagen

Eine pulmonal-venöse Drucksteigerung mit dem potentiellen Auftreten von interstitiellem und alveolärem Lungenödem entsteht zumeist auf der Basis von Erkrankungen des linken Herzens. Diese können in einer linksatrialen Druckerhöhung im Gefolge eines erhöhten linksventrikulären enddiastolischen Druckes resultieren. Eine erhöhte Druckbelastung des linken Ventrikels *per se* führt noch nicht zu einer pulmonal-venösen Drucksteigerung. Erst der Anstieg des linksventrikulären enddiastolischen Druckes als Folge einer hypertensiven Krise, einer Dekompensation des linken Ventrikels bei Kardiomyopathie, einer koronaren Herzkrankheit (KHK) oder einer Aortenklappenerkrankung führt (bei Fehlen einer Mitralklappenstenose) zu einer linksatrialen und nachfolgend zu einer pulmonal-venösen Drucksteigerung und damit zur Lungenstauung.

Der pulmonal-venöse Druck wird über die Bestimmung des pulmonal-arteriellen Verschlussdruckes („pulmonary artery wedge pressure", PAWP) gemessen bzw. geschätzt. Zur Bestimmung des PAWP wird ein Pulmonaliskatheter (Swan-Ganz-Katheter) benötigt (Puttermann 1989). Dieser Katheter ist ein sog. Einschwemmkatheter, dessen Prinzip darin besteht, einen aufblasbaren Ballon als Segel zu benutzen, um den Katheter im Blutstrom über die obere Hohlvene durch das rechte Herz in die Pulmonalarterien zu „schwemmen". Die während des Vorschiebens der Katheterspitze auf dem Monitor aufgezeichnete Form der Druckkurve dient der Lagebestimmung des Katheters, denn in jedem Abschnitt des beschriebenen vaskulären Systems kann eine bestimmte charakteristische Kurve abgeleitet werden. Ist der Katheter bei aufgeblasenem Ballon in einer Segmentarterie platziert, wird der Druck gemessen, dieser wird in Folge der physiologischen und anatomischen Besonderheiten des pulmonalen Niederdrucksystems als Substitut für den linksatrialen Druck akzeptiert. Dieser Druck gilt zugleich auch als pulmonal-venöser Druck. Der normale PAWP beträgt < 12 mmHg.

Eine pulmonal-venöse Drucksteigerung kann auch durch eine Strömungsbehinderung im Bereich des linksatrialen Ausflusstraktes (Mitralklappenstenose, Vorhofmyxom) verursacht werden. Eine seltene Ursache einer postkapillaren Druckerhöhung im venösen Schenkel der pulmonalen Zirkulation ist die pulmonale Venenverschlusskrankheit („pulmonary veno-occlusive disease"). Hierbei handelt es sich um eine idiopathisch oder im Gefolge von Noxen (wie beispielsweise bei Knochenmarkstransplantation) auftretende Verschlusskrankheit des venösen Schenkels des pulmonalen Gefäßbettes (Rich 1998).

In der Literatur wird eine gewisse Gesetzmäßigkeit im Sinne eines stadienhaften Ablaufs der pathophysiologischen und auch morphologischen Manifestationen pulmonal-venöser Hypertension beschrieben. Die erste distinkte Reaktion pulmonaler Gefäße auf eine chronische oder rekurrente pulmonal-venöse Drucksteigerung mit Mitteldrucken von 12–20 mmHg, wie sie beispielsweise bei Mitralklappenstenose oder chronischem Linksherzversagen zu beobachten ist, ist eine Blutvolumenumverteilung (Umverteilung des Blutflusses) beim stehenden Patienten von den basalen in die apikalen Lungengeschosse. Unter normalen Verhältnissen herrschen im Bereich der basalen Lungengeschosse beim stehenden Patienten signifikant höhere Drücke als in den apikalen Lungenabschnitten, wobei die Druckdifferenz durchschnittlich 12–15 mmHg beträgt (West 1977). Daraus resultiert ein erhöhter Blutfluss durch die Gefäße der Lungenbasis und ein größeres Gefäßkaliber im Vergleich zum Lungenapex. Bei chronischer pulmonal-venöser Drucksteigerung (chronische Linksherzinsuffizienz, Mitralklappenstenose) kommt es zur Umkehr dieses Phänomens, wobei eben die Gefäße in den Lungenobergeschossen im Vergleich zum Normalzustand als dilatiert imponieren und in vielen Fällen einen größeren Durchmesser erreichen als jene der Lungenuntergeschosse (vgl. Abb. 12.1, 12.2; Milne 1985). Dieser Mechanismus wird *Blutvolumenumverteilung (Flussumkehr)* genannt und dürfte auf eine Reflexvasokonstriktion der basalen Gefäße zurückzuführen sein. Alternative Theorien sehen einen kausalen Zusammenhang zwischen Flussumkehr und der Entwicklung eines alveolären Lungenödems bzw. der Entwicklung einer interstitiellen Fibrose im Gefolge rekurrenter Ödeme.

Es muss darauf hingewiesen werden, dass die Erweiterung der Lungengefäße in den Oberfeldern (Zone I) nicht pathognomonisch für die chronische pulmonal-venöse Drucksteigerung ist, sondern auch beim akuten Lungenödem, bei pulmonaler Hypervolämie (Überwässerung, Nierenversagen), bei pulmonal-arterieller Hypertension, beim Links-rechts-Shunt, bei vorwiegend die basalen Lungenzonen betreffenden Lungenerkrankungen und beim liegenden Patienten vorkommt (Pistolesi 1985).

Flussumkehr ist bei gering- bis mäßiggradiger chronischer pulmonal-venöser Drucksteigerung häufig als isoliertes Phänomen zu beobachten und geht nicht zwangsläufig mit einem interstitiellen oder alveolären Lungenödem einher. Nur wenn eine substantielle Drucksteigerung, etwa über 20 mmHg Mitteldruck vorliegt, kommt es zur Akkumulation von Flüssigkeit im Interstitium und in den Alveolen (Ravin 1988). Um diesen Vorgang zu verstehen, ist es wichtig, die Feinstruktur der Lunge, ihre Funktion, und die zur Verfügung stehenden Messmethoden zu rekapitulieren. Flüssigkeits- und Gasaustausch in der Lunge finden im Bereich der alveolokapillaren Membran statt. Diese besteht aus drei Komponenten, nämlich dem Kapillarendothel, der Basalmembran und dem Alveolarepithel. Im Falle einer Erhöhung des hydrostatischen Druckes wird Flüssigkeit durch die erste Schranke, das Kapillarendothelium, in den extravaskulären Raum, das Interstitium, getrieben. Dies geschieht dadurch, dass bei ansteigendem hydrostatischen Druck Poren zwischen den Endothelzellen geöffnet werden, welche Flüssigkeit und größere Moleküle in das Interstitium durchlassen. Das Interstitium selbst ist ein Gel, das sowohl Bindegewebsfasern als auch Zellen enthält. Das Gel selbst wird aus einer Matrix von Proteoglykanen aufgebaut, welche extrem hydrophil sind und große Mengen von Flüssigkeit binden können.

Unter normalen Bedingungen wird der Flüssigkeitsaustausch zwischen den Kapillaren und dem Interstitium durch die von Starling definierten Kräfte geregelt. Ohne auf Details dieser komplexen physiologischen Gleichung eingehen zu wollen, werden die wichtigsten Prinzipien im Folgenden zusammengefasst. Der Flüssigkeitstransport durch die alveolokapillare Barriere hinweg wird hauptsächlich durch den hydrostatischen Druck und den kolloidosmotischen Druck in den Kapillaren einerseits und im Interstitium andererseits beeinflusst. Die Flüssigkeitsmenge, die aus den Gefäßen in das Interstitium übertritt, ist abhängig von den hydrostatischen Druckdifferenzen zwischen dem intravaskulären (kapillaren) und dem extravaskulären Raum (Interstitium). Die Flüssigkeitsmenge, die aus dem Interstitium in die Gefäße resorbiert wird, hängt von der Differenz der kolloidosmotischen Drücke ab.

Auch unter normalen Druckverhältnissen tritt aufgrund der hydrostatischen Druckdifferenz permanent Flüssigkeit aus den Gefäßen ins Interstitium über, und zwar am arteriellen Schenkel des Kapillarbettes. Sie wird aufgrund der kolloidosmotischen Druckdifferenz kontinuierlich aus dem Interstitium in die Kapillare rückresorbiert, wobei dieser Prozess vorwiegend im Bereich des venösen Schenkels des Kapillarbettes lokalisiert ist. Bei erhöhtem Kapillardruck infolge pulmonal-venöser Drucksteigerung übersteigt die austretende Flüssigkeitsmenge die rückresorbierte, und es kommt zur Ödemakkumulation im Interstitium. Diese Transsudation wird von der Lunge mit einer Reihe von Gegenmaßnahmen beantwortet. Die Wichtigste ist eine Steigerung des Lymphflusses, wobei peribronchiale lymphatische Gefäße die Flüssigkeit zunächst hiluswärts, später auch in die Lungenperipherie transportieren und bei Bedarf eine fünf- bis zehnfache Kapazitätssteigerung zeigen können (Staub 1974). Diese Reservekapazität ist verantwortlich dafür, dass Leistungssportler, die ihr Herzzeitvolumen um ein Vielfaches steigern, oder Patienten mit chronischer Herzinsuffizienz und pulmonal-venöser Drucksteigerung kein Lungenödem entwickeln.

Wenn bei fortschreitender hydrostatischer Druckerhöhung die Transsudation von Flüssigkeit in das Interstitium die balancierenden Kräfte wie Rückresorption und erhöhten Lymphfluss übersteigt, kommt es zur interstitiellen Flüssigkeitsakkumulation und, bei weiterer Flüssigkeitszufuhr zur Überwindung der an sich kaum permeablen Alveolarepithelschranke und zum alveolären Ödem. Letzteres ist initial in den Ecken der polygonalen Alveolen angesiedelt und flutet schließlich sehr rasch den gesamten Alveolarraum. Ein plötzlicher Anstieg des Kapillardruckes über einen kritischen Bereich von 30–40 mm Hg kann zu einem abrupten Zusammenbruch der Kapillarendothelien und Alveolarepithelien führen und große Flüssigkeitsmengen ins Interstitium und in die Alveolen einfließen lassen (Staub 1967).

12.2.3 Klinische Symptomatik

Das klinische Erscheinungsbild pulmonal-venöser Hypertension bzw. des Lungenödems hängt davon ab, ob es sich um ein chronisches bzw. ein sich langsam entwickelndes oder ein akutes Ereignis handelt.

Patienten mit chronischer pulmonal-venöser Hypertension oder einem sich allmählich entwickelnden Dekompensationsgeschehen laborieren zumeist an langsam progredienten, unspektakulären bzw. allenfalls durch die Anamnese zu eruierenden Symptomen. Zu Letzteren zählen nächtliche Dyspnoe, Orthopnoe und Belastungsdyspnoe, Symptome, die an sich unspezifisch sind, da sie auch bei Patienten mit anderen Erkrankungen wie Asthma oder COPD zu beobachten sind. Es muss darauf hingewiesen werden, dass eine progrediente pulmonale Dekompensation mit einer asthmaähnlichen Symptomatik (kardiales Asthma) einhergehen kann und nicht selten auch vom erfahrenen Kliniker mit genuinem Asthma bzw. COPD verwechselt wird.

Im Gegensatz dazu ist die akute Dekompensation bzw. das akute Lungenödem durch eine rasch einsetzende und zumeist dramatische klinische Symptomatik gekennzeichnet. Schwere Atemnot kann sich innerhalb von Minuten entwickeln, wobei der Patient zumeist aufrecht im Bett sitzt, Sprechdyspnoe zeigt und seine Atemnot kaum artikulieren kann. Zusätzlich treten bei akuter Dekompensation und schwerem Lungenödem auch weitere Kreislaufzeichen auf wie Zyanose, Kaltschweißigkeit und Tachykardie. Zu klinischen Missverständnissen kann das während der akuten Dekompensation selten zu beobachtende blutig tingierte oder rosa gefärbte Sputum führen, das zusammen mit der übrigen klinischen Symptomatik als Zeichen einer pulmonalen Hämorrhagie (wie beispielsweise bei Goodpasture-Syndrom) oder eines Pulmonalinfarktes gewertet werden kann.

Inspektorisch können erweiterte Vv. jugularis auffallen, palpatorisch beim Globalversagen Hepatomegalie und periphere Ödeme. In der Auskultation manifestiert sich das akute alveoläre Lungenödem durch feinblasige bzw. gemischtförmige Rasselgeräusche sowie durch exspiratorisches Giemen. Um Missverständnissen im Rahmen von interdisziplinären Konferenzen vorzubeugen, sollte der Radiologe wissen, dass ein rein interstitielles Ödem kaum auskultatorisch kaum zu diagnostizieren ist und die für das Lungenödem charakteristischen feinblasigen Rasselgeräusche erst mit der Flutung der Alveolen zu hören sind.

Schließlich muss auch darauf hingewiesen werden, dass bei manchen Patienten mit Linksherzinsuffizienz, Überwässerung oder Niereninsuffizienz ein alveoläres (zumeist schmetterlingsförmiges) Lungenödem ein so „leises“ und undramatisches klinisches Erscheinungsbild bieten kann, dass der betreuende Kliniker dem Radiologen und seiner Bildinterpretation keinen Glauben schenkt. Diese Diskrepanz zwischen klinischer und radiologischer Symptomatik ist im Prinzip ungeklärt.

12.2.4 Radiographische Befunde

Die röntgenmorphologischen Veränderungen im Gefolge pulmonal-venöser Drucksteigerung lassen sich in drei Stadien einteilen, die als Gefäßdilatation (Stauung Grad I), interstitielles Ödem (Stauung Grad II), und alveoläres Ödem (Stauung Grad III) definiert werden. Es kann angenommen werden, dass diese Stadien bei steigenden Drucken sequentiell durchlaufen werden, synchrone Mischformen sind als Momentaufnahmen jedoch häufig zu sehen, beispielsweise als Nebeneinander von interstitiellem und alveolärem Ödem. Im Folgenden werden die charakteristischen Veränderungen am Röntgenbild und in der CT diskutiert.

Gefäßdilatation (pulmonal-venöse Stauung Grad I)

Eine Gefäßdilatation im Gefolge pulmonal-venöser Drucksteigerung tritt zumeist dann auf, wenn die linksatrialen Drücke in einen Bereich von 12–25 mmHg steigen (Tabelle 12.1). Im Gegensatz zu tradierten Ansichten betrifft die Gefäßdilatation sowohl Venen als auch Arterien, wobei in experimentellen Studien pulmonale Venen eine größere Kaliberzunahme als arterielle Gefäße zeigten (Herold 1992). Die Gefäßdilatation manifestiert sich als Gefäßangleich, als Kranialisierung oder als Gefäßinversion (auch bekannt als Blutvolumenumverteilung, Abb. 12.1). Beim sog. Gefäßangleich sind beim ste-

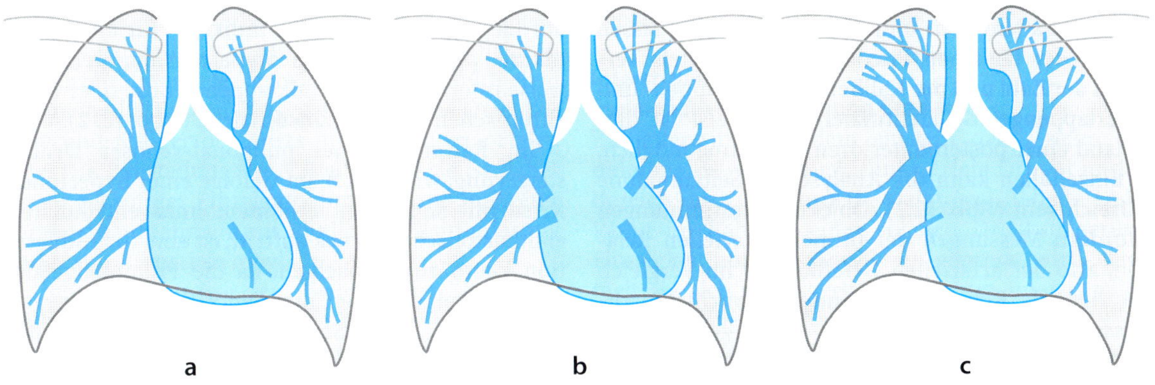

Abb. 12.1 a–c. Schematische Darstellung der Grundmuster der Lungendurchblutung. **a** Normalbefund mit basal kräftigerer Gefäßzeichnung als apikal [2:1-Relation (basal: apikal)]. **b** Ausgeglichene Lungendurchblutung (1:1-Relation) mit kräftiger Gefäßzeichnung, ein Befund der typischerweise bei Überwässerung mit Hypervolämie (Niereninsuffizienz) und bei Shuntvitien beobachtet wird. **c** Inverses Lungengefäßbild, Gefäßzeichnung in den Oberfeldern kräftiger als in den Unterfeldern [1:2 Relation], typischerweise Ausdruck einer kardial bedingten pulmonal-venösen Drucksteigerung. (Nach Milne et al. 1990)

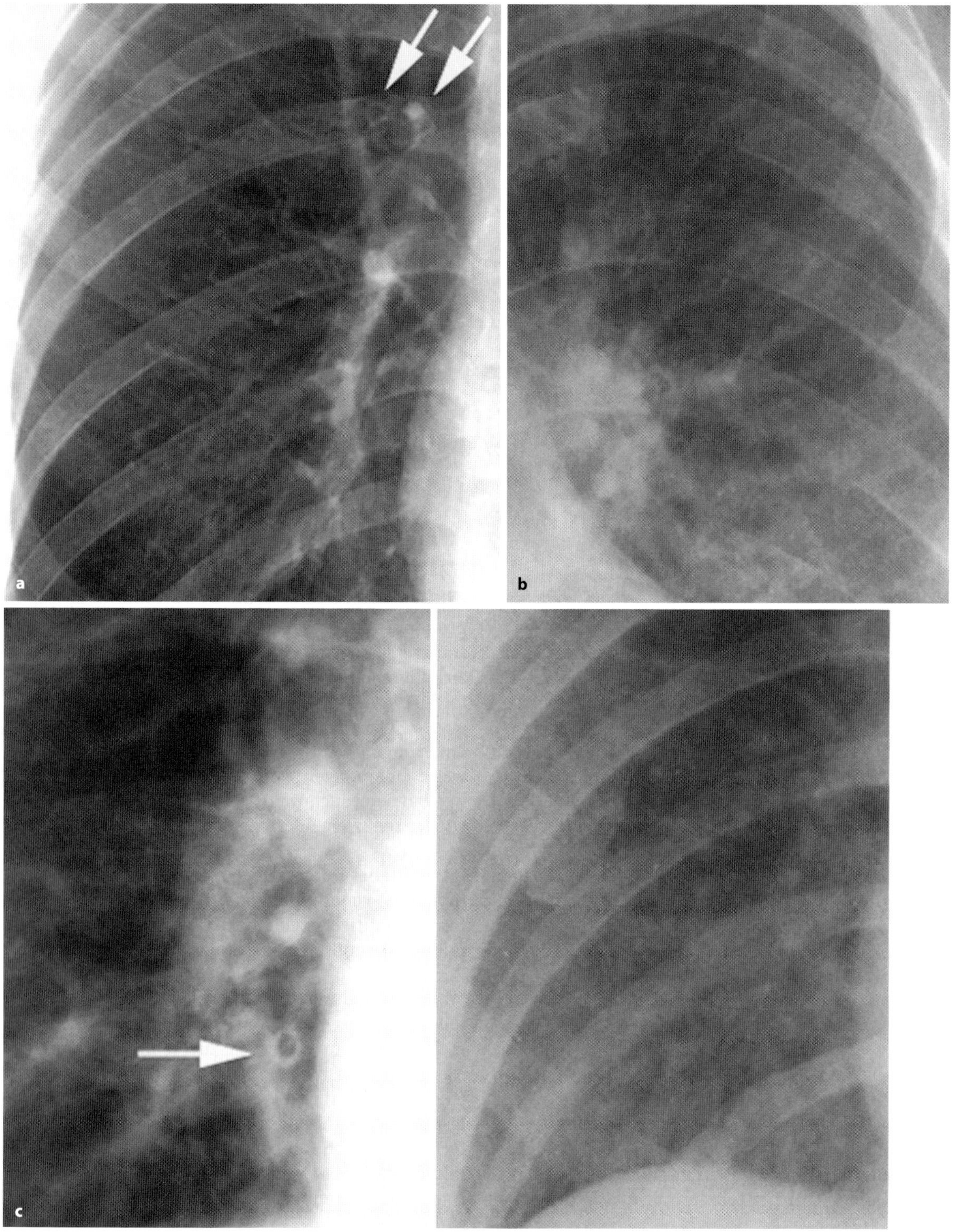

Abb. 12.4 a–h. Nativradiologische Befunde bei interstitiellem Ödem. **a** Normales Lungengefäßbild mit scharf konturierten Gefäßen und zarten Bronchialwandungen, die sich bei orthograder Projektion als zarte Ringstrukturen darstellen. Identischer Durchmesser von Bronchus und begleitender Arterie (→). **b** „Unscharfes" Gefäßbild durch Flüssigkeitseinlagerung im perivaskulären Bindegewebe mit konsekutiver Unschärfe der Hilusstrukturen. **c** „Bronchial cuffing": die normalerweise zarte Bronchialwand (vgl. Abb. 12.4 a) kommt durch das Ödem im peribronchialen Bindegewebe verdickt als kräftige Ringstruktur zur Darstellung. **d** Schleierartige Trübung des basalen Lungenfeldes durch eine Flüssigkeitseinlagerung in den feinsten interstitiellen Strukturen der Azini; der Nachweis einer „milchglasartigen" Trübung ist im Summationsbild immer problematisch, im CT hingegen ein leicht und sicher zu ergebender Befund. **e, f** *s. Seite 507*

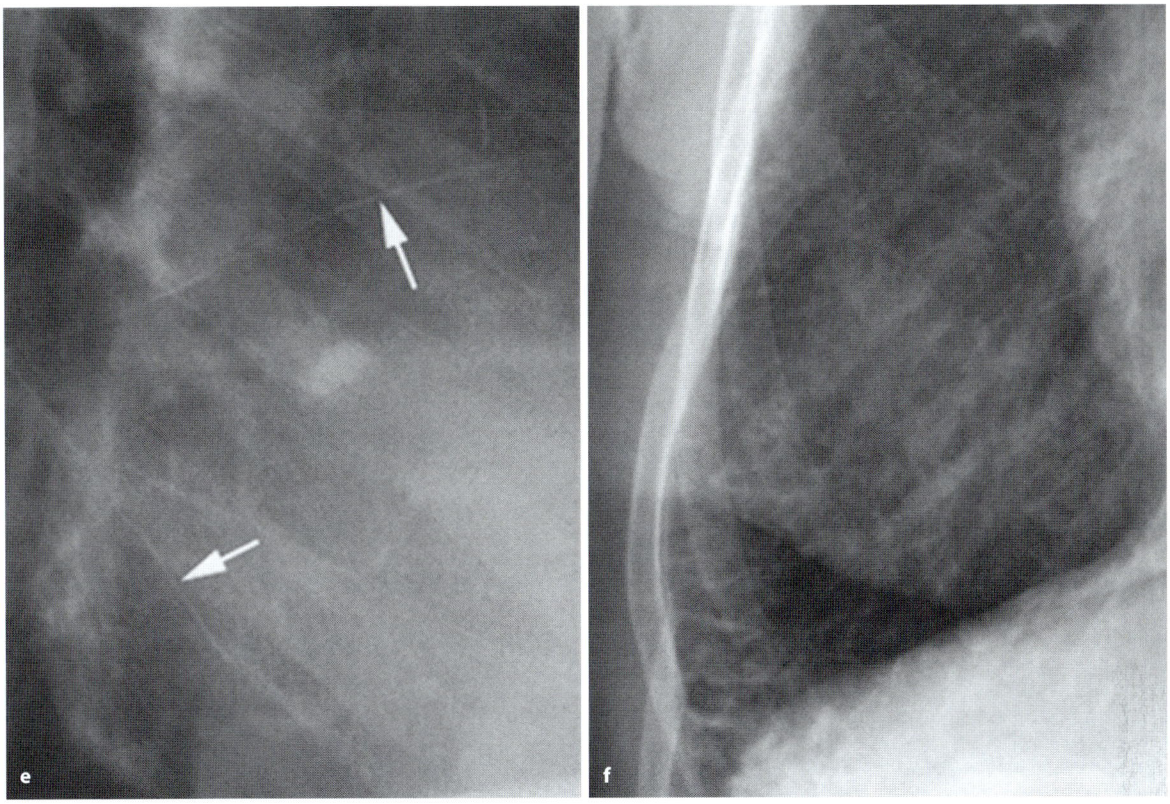

Abb. 12.4 e, f. **e** Das subpleurale interstitielle Ödem lässt die interlobären Pleuralinien deutlicher hervortreten. **f** Kerley B-Linien: 1–2 cm lange zarte horizontal verlaufende Linien mit Pleurakontakt, die typischerweise in den laterobasalen sinusnahen Abschnitten zur Darstellung kommen, sie entsprechen verdickten Interlobularsepten (*beachte*: Gefäße erreichen niemals die Pleura; der äußere Zentimeter des Lungenmantels ist im Röntgenbild zeichnungsfrei). **g, h** *s. Seite 508*

bronchoarteriellen Bündel) und ein peripheres (interlobuläre Septen im subpleuralen Raum). Die beiden interstitiellen Kompartimente sind durch größere Kurzschlussverbindungen (s. Kerley A-Linien) sowie feinste Netzwerke im Bereich der kleinsten anatomischen Einheiten der Lunge (alveoläres Interstitium) miteinander verbunden.

Ein interstitielles Ödem manifestiert sich radiologisch durch Unschärfe von Gefäßkonturen, pleurale und subpleurale Verdichtungen, verdickte Interlobärsepten, peribronchiales Cuffing und septale Linien (Kerley A und B) (Abb. 12.4 a–f). Die *Unschärfe der pulmonalen Gefäßkonturen (Gefäßunschärfe)* ist ein Frühzeichen des interstitiellen Lungenödems. Entgegen der herrschenden Lehrmeinung dürfte dieses Zeichen nicht (allein) auf die Flüssigkeitsakkumulation in den bronchovaskulären Bindegewebsscheiden zurückzuführen sein, sondern viel mehr bedingt sein durch Silhouettenphänomene, die durch ein interstitielles Ödem und somit durch eine Dichtezunahme des Parenchyms hervorgerufen werden. Die *Unschärfe der pulmonalen Gefäßkonturen* ist vorwiegend in den perihilären und basalen Lungenabschnitten zu finden. Die Beurteilung dieses Phänomens erfordert eine gewisse Übung und Erfahrung.

Merke ! Eine Gefäßunschärfe ist ein diskretes Zeichen eines interstitiellen Lungenödems, sie kann auch durch Variationen von Expositionsparametern, digitale Bilddatenverarbeitung, Änderung der Inspirationslage und der Dicke der Thoraxwand sowie durch Patientenrotation bedingt sein. Grundsätzlich gilt, dass die Gefäße auf Liegendaufnahmen aufgrund des größeren Fokus und des kürzeren Fokus-Film-Abstands unschärfer konturiert sind als auf Standardaufnahmen.

Als sehr verlässliches Zeichen eines milden interstitiellen Ödems gilt die Verdickung der Pleura und des subpleuralen Interstitiums (vgl. Abb.12.4 e). Diese Zeichen gehen der Ausbildung von Kerley B-Linien und dem peribronchialem Cuffing in der Regel voraus. Es ist besonders gut im Bereich der Interlobärsepten zu sehen und wird oft als „Pleuraerguss im Interlobium“ fehlinterpretiert. Das Phänomen entsteht dadurch, dass das subpleurale inter-

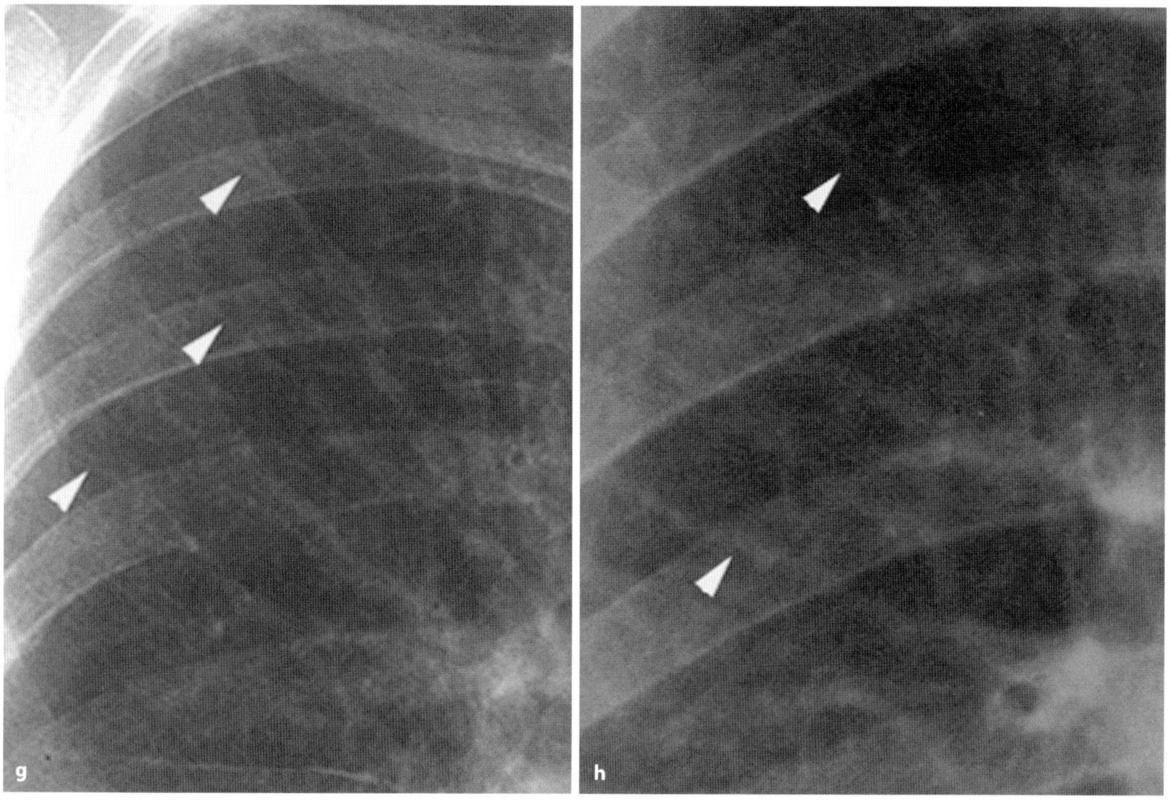

Abb. 12.4 g, h. Kerley A-Linien: sie sind aufgrund der weniger charakteristischen Anordnung weitaus schwieriger zu erkennen (sie werden deswegen oft nicht registriert), am deutlichsten stellen sie sich in den Oberfeldern in Form von zarten Linien- oder Streifenschatten dar, die zwar die Verlaufsrichtung von Gefäßen haben, anders als diese aber verzweigungsfrei sind und das „tapering" von Gefäßen vermissen lassen

stitielle Kompartiment mit dem peripheren interstitiellen Raum ein Kontinuum darstellt und Ödemflüssigkeit gut aufnimmt und weiterleitet. Dieses subpleurale Interstitium liegt im Bereich der Interlobien in zwei Schichten der viszeralen Pleura an und ist somit besonders gut sichtbar (Ketai u. Godwin 1998).

Als *peribronchiales Cuffing* bezeichnet man einen meist nach außen unscharfen Ringschatten, der einen Bronchus umgibt und somit als Bronchialwandverdickung imponiert (vgl. Abb. 12.4d). Dieser Ringschatten wird (im Falle einer pulmonal-venösen Drucksteigerung) von zwei Phänomenen verursacht, nämlich einerseits durch eine Erweiterung der (vorwiegend submukös gelegenen) venösen Plexus in der Bronchialwand, andererseits durch eine Ödemakkumulation in den bronchovaskulären Bindegewebsscheiden des Interstitiums (Heitzman 1973). Der erste Teil des Phänomens ist dadurch zu erklären, dass die Venenplexus der Bronchialwand zum Teil in den linken Vorhof drainieren, wobei diese Drainage im Falle einer linksatrialen Druckerhöhung behindert wird und eine „stauungsbedingte" Erweiterung resultiert. Peribronchiales Cuffing ist am besten *„en face"* in der p.-a.-Aufnahme zu beurteilen, auf dieser besonders am anterioren Oberlappensegmentbronchus rechts. Zu beachten ist, dass das beschriebene Phänomen nicht nur beim Lungenödem, sondern auch bei entzündlichen Atemwegserkrankungen wie Bronchitis oder Asthma zu beobachten ist und dass es daher nur im Kontext mit den übrigen beschriebenen radiologischen Symptomen als Hinweis auf ein interstitielles Ödem gewertet werden sollte.

Die Kerley-Linien sind ein wichtiges und mit einer gewissen Übung einfach zu diagnostizierendes Symptom eines interstitiellen Ödems. Sie werden in Kerley A-, B-, und C-Linien unterteilt (Kerley 1951). *Kerley A-Linien* stellen sich als 2–6 cm lange, ca. 1 mm dicke, im Lungenkern lokalisierte und diagonal-hiluswärts orientierte lineare Verdichtungen dar (Abb. 12.4g, h). Sie repräsentieren Bindegewebsbrücken zwischen axialem und peripheren Interstitium, die gestaute Venen und verdickte Lymphgefäße enthalten. *Kerley B-Linien* sind als kurze horizontale Linie zu identifizieren, die vorwiegend in den basalen

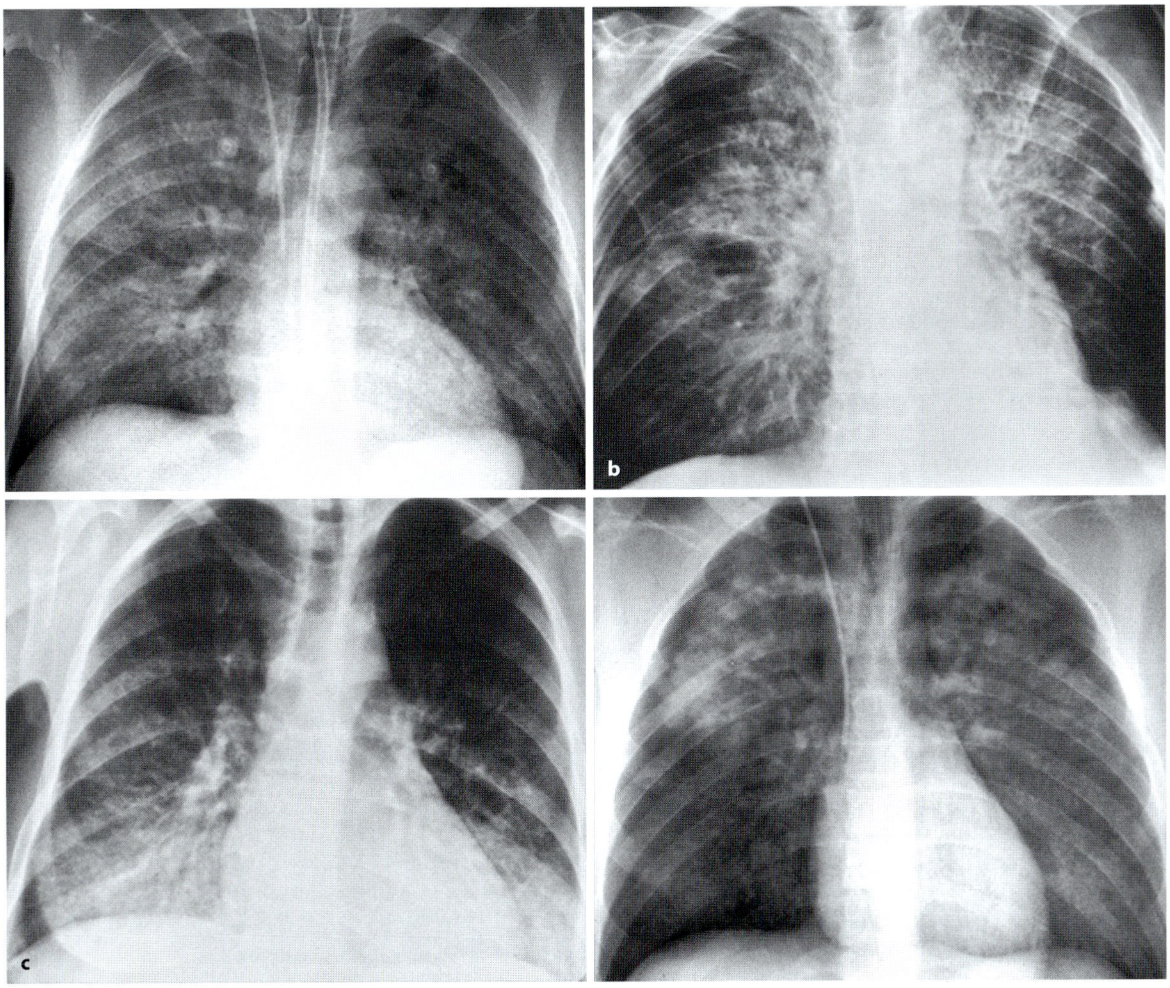

Abb. 12.5 a–d. Verschiedene Manifestationsformen des Lungenödems. **a** Ausgeprägtes kardiales Stauungsödem (alveoläres Ödem), perihilär und im Bereich der Lungenmittelfelder betont (Kardiomyopathie). **b** Zentrales schmetterlingsförmiges Ödem bei akuter Herzinsuffizienz („butterfly" oder „bat's wing edema"). **c** Basal betontes hydrostatisches Ödem (onkotische Ursache). **d** Periphär im Bereich der Oberfelder betontes Permeabilitätsödem (toxisches Ödem)

Lungenpartien und ausschließlich in der Lungenperipherie lokalisiert sind, wo sie senkrecht zur lateralen pleuralen Oberfläche stehen. Sie sind am besten unmittelbar kranial der Pleurasinus zu sehen. Kerley B-Linien werden durch eine ödematöse Verdickung der Interlobularsepten verursacht. *Kerley C-Linien* sind nur selten im Übersichtsbild sichtbar, wo sie sich als netzartige (retikuläre) bzw. polygonale Strukturverdichtungen darstellen. Sie entsprechen dem Netzwerk ödemverdickter Interlobularsepten. In der HR-CT („high-resolution computed tomography") sind die Kerley C-Linien ein charakteristisches Merkmal in der Ödemdiagnostik (vgl. Abb. 12.8).

Merke ! In Fällen chronisch erhöhten pulmonalen Kapillardrucks kann es zu Mikroeinblutungen kommen, die letztendlich zu einer Hämosiderose mit Lungenfibrose führen. Diese Lungenfibrose kann im Röntgenbild wiederum einen interstitiellen Lungenödem mit verdickten Septen, unscharf begrenzten Gefäßen und septalen Linien sehr ähnlich sehen.

Alveoläres Ödem (pulmonal-venöse Stauung Grad III)

Bei venöser Drucksteigerung über 25–30 mmHg (vgl. Tabelle 12.1), kommt es in der Regel zum Übertritt des Ödems vom Interstitium in die Alveolen, also zur Flutung des terminalen Gasaustauschraumes. Diese Flutung erfolgt vermutlich nach einem „Alles-oder-nichts-Prinzip", wobei sich Flüssigkeit zunächst in den Ecken der polygonalen Alveolen ansammelt, ehe durch die Effekte der Oberflächenspannung immer mehr und immer rascher Flüssigkeit angesogen wird, bis die Alveolen plötzlich komplett flüssigkeitsgefüllt sind. Bei plötzlich und rapid stei-

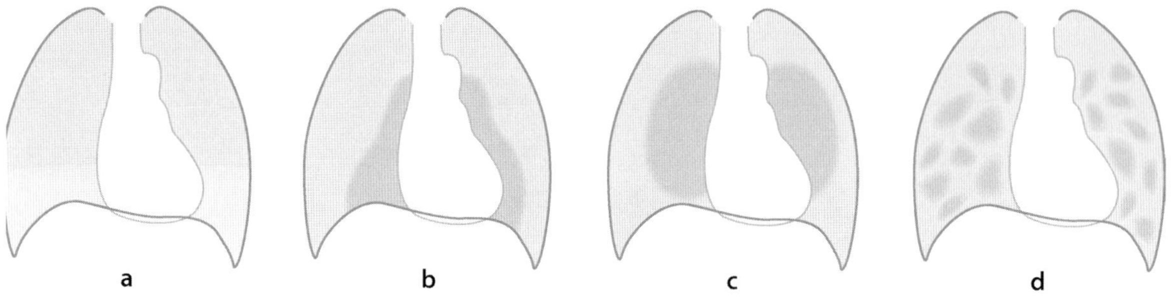

Abb. 12.6 a–d. Schematische Darstellung typischer Ödemformen. **a** Hydrostatisches Ödem, basal betont, vom Mediastinum bis zur Pleura reichend, **b** zentrales, perihilär betontes Ödem bei pulmonal-venöser Stauung, **c** „butterfly" oder „bat's wing edema" bei pulmonal-venöser Stauung, **d** Permeabilitätsödem, peripher betontes Ödem mit inhomogen fleckiger Verteilung; die Herzsilhouette ist bei diesem nicht kardial bedingten Ödem in der Regel unauffällig

genden pulmonal-venösen Drucken jenseits von 40 mmHg kann es zur Schädigung endothelialer und epithelialer Verbindungen kommen, Flüssigkeit, Proteine und Zellen können in den Alveolarraum übertreten (Crapo 1993). Dieses Phänomen könnte auch für das rosa gefärbte und manchmal zart blutig tingierte Sputum verantwortlich sein, das man manchmal bei akut dekompensierten Patienten beobachten.

Radiologisch ist das alveoläre Ödem in frühen Stadien durch flächige milchige Dichteanhebungen charakterisiert, oder es manifestiert sich durch unscharf begrenzte fleckige Verdichtungen, die zu dichten Konsolidierungen konfluieren können (Abb. 12.5). Die azinären Veränderungen können zusammen mit interstitiellen Ödemzeichen abgebildet sein. Häufig findet sich ein positives Luftbronchogramm. Die beschriebenen Röntgenzeichen weisen zumeist ein charakteristisches Verteilungsmuster auf. Während in frühen Phasen hydrostatischer Ödembildung, z. B. nach Myokardinfarkt, das akkumulierende extravaskuläre Lungenwasser im perivaskulären Interstitium häufig ziemlich gleichförmig über die ganze Lunge verteilt ist, folgt das frei fließende alveoläre Ödem eher der Schwerkraft und zeigt daher eine bevorzugt basale Verteilung (beim stehenden oder sitzenden Patienten). Beim liegenden Patienten sammelt sich das Ödem in den dorsalen (und zentralen) Lungenpartien, wobei die basalen Lungenabschnitte immer noch bevorzugt sind, weil diese Regionen ein größeres Volumen im Vergleich zu den Obergeschossen haben und daher wesentlich mehr Ödem akkumulieren.

Differenzierung von Ödemen unterschiedlicher Genese

Eine Differenzierung von hydrostatischen Ödemen unterschiedlicher Genese ist möglich, aber schwierig (Abb. 12.6). Milne postuliert, dass kardial, renal und durch Überwässerung bedingte Ödeme (um die häufigsten Vertreter dieser Kategorie zu nennen) durch die Weite des Vascular pedicle und die Analyse der Thoraxwandweichteile voneinander differenziert werden könnten. So sollte der Vascular pedicle beim renalen Ödem und bei der Überwässerung idealerweise verbreitert sein, die Weichteile sollten durch Flüssigkeitseinlagerung prominenter erscheinen (Milne 1985). Beim reinen kardialen Ödem würde man solche Veränderungen nicht sehen, dafür aber peribronchiales Cuffing. In der Praxis ist eine eindeutige Unterscheidung auf Basis dieser Kriterien allerdings nicht immer möglich, da die „reinen" Ödemformen, vor allem in Zentren mit multimorbiden Patienten zugunsten von Mischformen in den Hintergrund treten (Aberle 1988). Als Beispiele dafür sind die häufigen Kardiomyopathien bei Patienten mit chronischer Niereninsuffizienz und die simultan auftretenden renalen und kardialen Probleme bei arteriosklerotischen Erkrankungen zu nennen.

Atypische Ödemmanifestationen können Verwirrung stiften und zu Fehldiagnosen führen. So werden einseitig (stärker) ausgeprägte Ödeme nicht selten als Pneumonien missgedeutet (Abb. 12.7). Unilaterale Ödem können dann auftreten, wenn bei Seitenlage eines Patienten die tiefer liegende Seite gewässert wird. Andere Faktoren, welche die Verteilung des Lungenödems beeinflussen und zu einseitigen, fokalen oder atypischen Ödemausprägungen führen können, sind pulmonale Narben, Emphysem, Lungenembolie und pulmonal-venöse Obstruktion. Ein besonderes Beispiel eines fokalen und atypischen Ödems kann bei Patienten mit Mitralklappeninsuffizienz beobachtet werden. Bei dieser Patientengruppe ist das Vitium fallweise mit einem Ödem im rechten Oberlappen vergesellschaftet, die auf der Basis eines vorwiegend gegen das Ostium der rechten Oberlappenvene gerichteten Jet-Phänomens, das zu einer unilobären pulmonal-venösen Drucksteigerung führt (Schnyder 1993) entstehen kann.

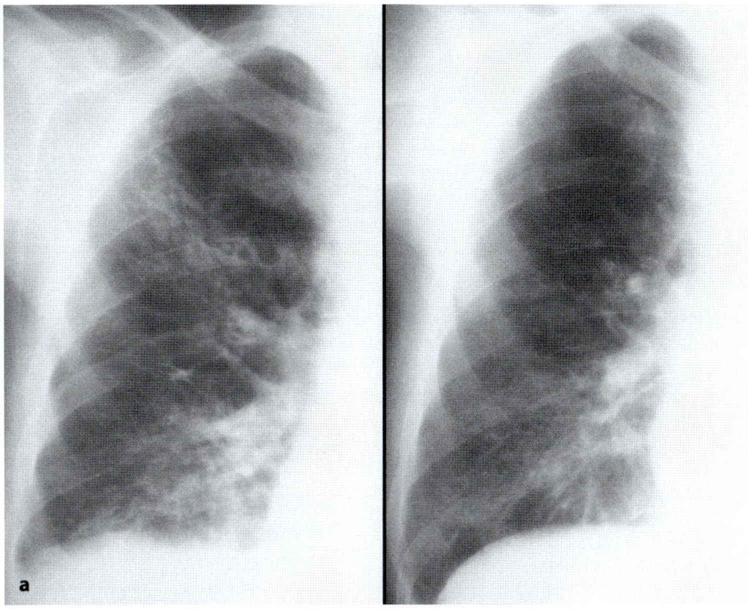

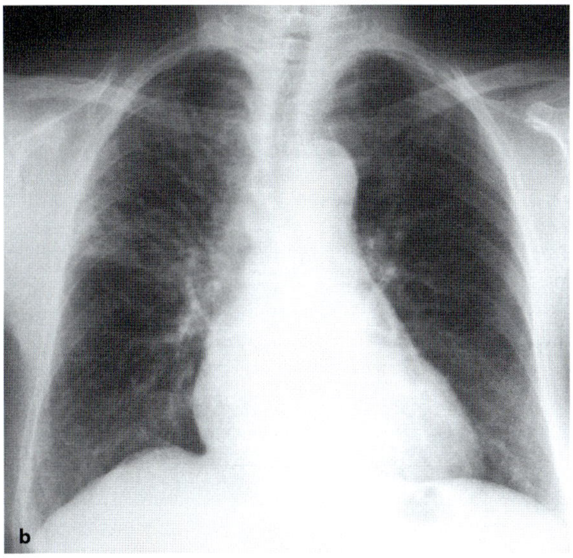

Abb. 12.7 a, b.
Atypisches (interstitielles) Lungenödem. Atypische Ödeme zeigen eine regional unterschiedliche Verteilung, die leicht zur Fehldiagnose eines Infiltrates Anlass gibt. Ursache können präexistente Lungenerkrankungen mit konsekutiv veränderten Durchblutungsverhältnissen (z. B. Emphysem, chronische Emphysembronchitis) oder Durchblutungsstörungen (z. B. Lungenembolie) sein; das Ödem bildet sich in diesen Fällen ausschließlich oder bevorzugt aus in den Parenchymarealen, die noch normale Durchblutungsverhältnisse aufweisen. **a** Atypisches multifokales Ödem (basal parakardial und laterobasal im rechten Oberfeld) bei ungleichmäßigem Lungenemphysem; rasche Rückbildung binnen weniger Stunden (*rechte Bildhälfte*) bei kardialer Rekompensation. **b** Atypisches interstitielles Ödem im rechten Oberlappen bei massiver Lungenembolie, welche die rechte Oberlappen-Pulmonalarterie aussparte

Merke ! Solange das hydrostatische Ödem auf den interstitiellen Räumen beschränkt bleibt, ist es mehr oder weniger regelmäßig im Lungenparenchym verteilt. Erst nach Übertritt von Ödemflüssigkeit in die Alveolen kommt es zu einer Konzentration des Ödems in den abhängigen Lungenpartien.

Computertomographische Befunde

Innerhalb der letzten Jahre hat die Computertomographie neue Erkenntnisse in der Beurteilung pulmonaler Ödeme mit sich gebracht, wobei mehrdimensionale Information gepaart mit verbesserter anatomischer Zuordnung von morphologischen und funktionellen Bildelementen zahlreiche Phänomene und Befunde interpretieren ließen.

Bei CT-Untersuchungen von Patienten mit normalen kardiovaskulären Verhältnissen zeigen Lungendichte, Gefäßmorphologie und Lungenarchitektur charakteristische Merkmale.

Die Lungendichte weist beim liegenden Patienten einen typischen anterior-posterioren Gradienten auf, wobei die Dichte in den anterioren (nichtabhängigen) Lungenabschnitten ca. –800 bis –850 HU beträgt und dorsal bis gegen –600 HU ansteigt (Hedlund 1984). Die Pulmonalarterien sind glatt begrenzt, und haben einen identischen bis gering größeren Durchmesser im Vergleich zu den begleitenden Bronchien. Die interlobulären Septen sind nur in den anterioren Abschnitten der Oberlappen identifizierbar.

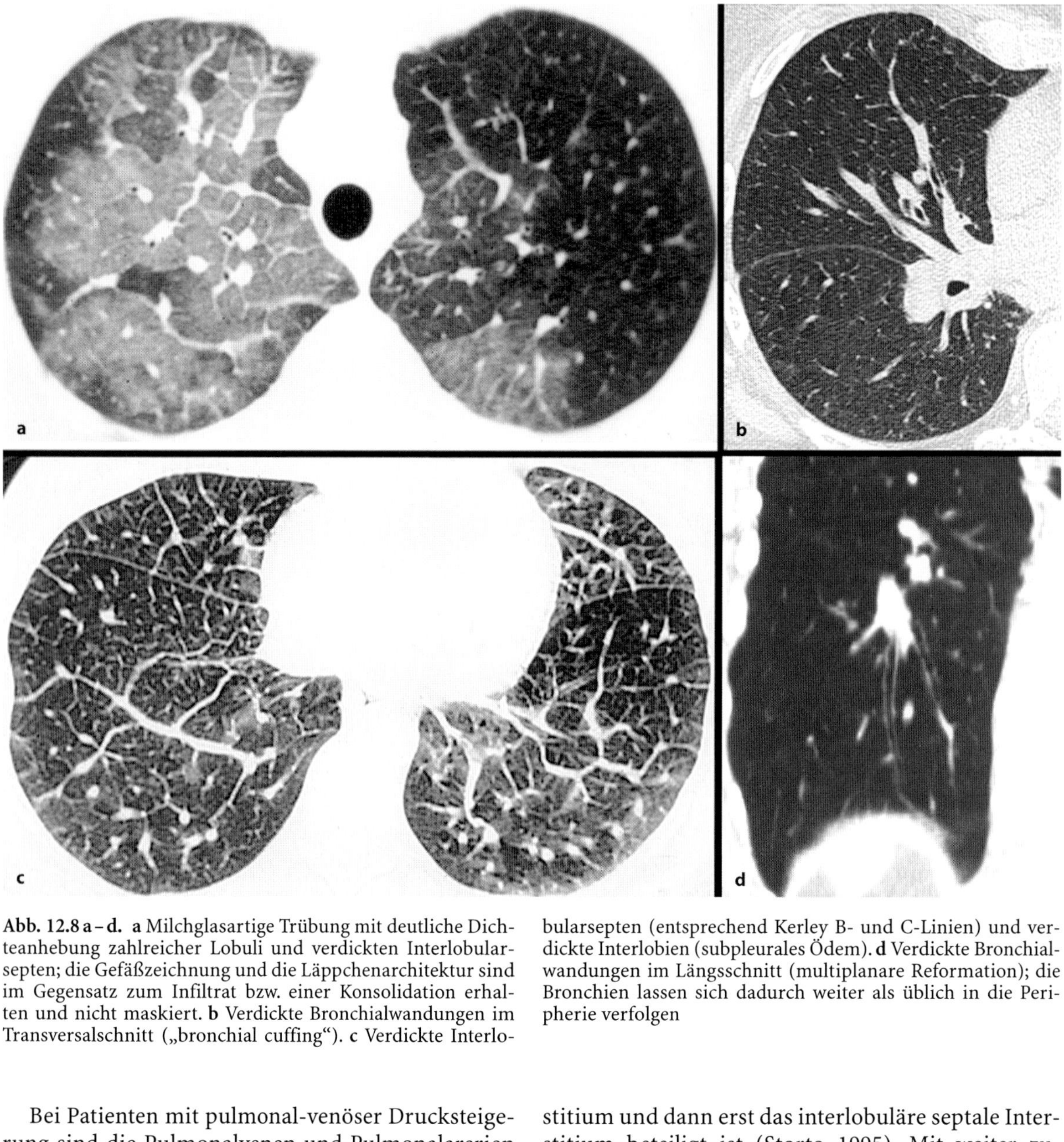

Abb. 12.8 a–d. **a** Milchglasartige Trübung mit deutliche Dichteanhebung zahlreicher Lobuli und verdickten Interlobularsepten; die Gefäßzeichnung und die Läppchenarchitektur sind im Gegensatz zum Infiltrat bzw. einer Konsolidation erhalten und nicht maskiert. **b** Verdickte Bronchialwandungen im Transversalschnitt („bronchial cuffing"). **c** Verdickte Interlobularsepten (entsprechend Kerley B- und C-Linien) und verdickte Interlobien (subpleurales Ödem). **d** Verdickte Bronchialwandungen im Längsschnitt (multiplanare Reformation); die Bronchien lassen sich dadurch weiter als üblich in die Peripherie verfolgen

Bei Patienten mit pulmonal-venöser Drucksteigerung sind die Pulmonalvenen und Pulmonalarerien dilatiert und reichen weiter in die Peripherie als bei Individuen mit normalen Drucken. Die Hintergrunddichte des Parenchyms kann in diesem Stadium aufgrund der vermehrten Blutfülle der kleinsten Gefäße (Herold 1992) bereits angehoben sein. Mit Übergang in ein interstitielles Ödem findet man glatt begrenzte septale Verdickungen, Bronchialwandverdickungen und Milchglastrübungen (Primack 1994; Abb. 12.8). Milchglastrübungen können sowohl ein erhöhtes Blutvolumen, verdickte Alveolarwände als auch eine partielle Flüssigkeitsfüllung der Alveolen repräsentieren. In computertomographischen Verlaufskontrollen beobachtet man, dass zunächst das zentrale peribronchovaskuläre Interstitium und dann erst das interlobuläre septale Interstitium beteiligt ist (Storto 1995). Mit weiter zunehmender alveolärer Flüssigkeitsfüllung kommt es zu einer Konsolidierung, die ähnlich wie im Übersichtsbild vorwiegend perihilär (schmetterlingsartig) angeordnet ist, und die – dies ist als besonderes und vielfach nicht bekanntes Charakteristikum hydro-statischer Ödeme hervorzuheben – die Peripherie scharfrandig ausspart. Das CT-Bild des hydrostatischen Ödems kann jedoch variabler als das der Übersichtsaufnahme sein mit einem Nebeneinander diffus homogener oder auch fleckig inhomogener Verteilung von Milchglastrübungen und Konsolidierungen, die von interstitiellen Linien und verdickten Interlobärsepten überlagert sind (Stark 1989).

Merke ! Die pulmonal-venöse Drucksteigerung wird definiert als Anhebung des Mitteldruckes im venösen Schenkel des pulmonalen Kreislaufs über den Normbereich von 7–12 mmHg. Ursachen sind zumeist Linksherzinsuffizienz und Mitralklappenvitien. Zunehmende pulmonal-venöse Drucksteigerung führt bei fehlenden therapeutischen Maßnahmen zu Flussumkehr, später zum interstitiellem und schließlich zu einem alveolären Lungenödem. Die charakteristischen Befunde eines interstitiellen Ödems bestehen aus Dichteanhebung, Gefäßunschärfe, bronchialem Cuffing und Kerley-Linien. Die Merkmale eines alveolären Ödems sind zumeist bilaterale, basal bzw. zentral angeordnete Konsolidierungsareale mit positivem Luftbronchogramm und zusätzlichen pleuralen Ergüssen. Die Differenzierung von einem Permeabilitätsödem gelingt in 50–80% der Fälle. Zu den klinischen Symptomen gehören Dyspnoe, Tachykardie, Zyanose und – selten – blutig tingiertes Sputum.

12.3 ARDS

C. Schaefer-Prokop

12.3.1 Definition

Das ARDS („acute respiratory distress syndrome") ist die klinische Diagnose einer akuten respiratorischen Insuffizienz („acute respiratory failure"). Sie ist die schwerste Form einer ALI („acute lung injury") und gemäß der Definition der American European Consensus Conference (AECC) charakterisiert durch

- eine schwere beatmungspflichtige Hypoxie mit $paO_2/FIO_2 < 200$ mmHg (ALI bereits bei $paO_2/FIO_2 < 300$ mmHg),
- bilaterale diffuse Infiltrate im Thoraxübersichtsbild und
- einen pulmonal-arteriellen Verschlussdruck unter 18 mmHg oder fehlende klinische Hinweise auf eine linksatriale Druckerhöhung.

Die Mortalität des ARDS liegt bei ca. 50% und konnte bisher trotz hochentwickelter intensivmedizinischer Maßnahmen nicht signifikant verbessert werden. Zu diesen Maßnahmen zählen heute insbesondere PEEP („positive endexspiratory pressure"), ECMO (extrakorporale Membranoxygenierung), Umlagerung in Bauchlage und Stickstoff(NO)-Inhalation. In den ersten drei Tagen ist überwiegend die zugrunde liegende Erkrankung, später das Sepsis-Syndrom für die hohe Mortalität verantwortlich (Montgomery 1985).

Die Definition der American European Consensus Conference (AECC) bezieht neben klinischen Parametern den radiographischen Befund „diffuse bilaterale Infiltrate" ein, wobei Infiltrate als unscharf begrenzte Verdichtung der Lunge ohne Destruktion oder Verlagerung definiert werden und sich der Begriff „diffus" auf eine Ausbreitung von >80% der radiographischen Lungenfläche beziehen. Der LIS („lung injury score") berücksichtigt die Anzahl der konsolidierten Quadranten. Als Konsolidierung wird eine Verdichtung der Lunge ohne oder mit nur geringen Zeichen eines Volumenverlustes und mit potentiellem Nachweis eines Luftbronchogramms definiert. Die Lage der zentralen Pulmonalarterien definieren die Grenze zwischen kranialen und kaudalen Quadranten (Owens 1994). Seit der ersten Beschreibung des ARDS 1967 ist der radiographische Befund ein wesentlicher Teil der Definition. Die hohe Interobserver-Variabilität bestätigt jedoch, dass das Kriterium „bilaterale Infiltrate konsistent mit einem pulmonalen Ödem" aus radiologischer Sicht zu unspezifisch ist und nicht zur Diagnosefindung des ARDS ausreicht.

12.3.2 Pathologisch-anatomische und ätiologische Grundlagen

Ätiologie

Es gibt multiple Ursachen, die zu einem ARDS führen können. Prinzipiell werden direkte und indirekte Risikofaktoren unterschieden (Bernhard et al. 1994). Oft bestehen mehrere Risikofaktoren, diese können unmittelbar der akuten respiratorischen Insuffizienz vorangegangen sein oder Stunden bis Tage zurückliegen.

Ätiologie des ARDS

- Direkte Schädigungsmechanismen
  - Aspiration
  - Schwere Pneumonie
  - Beinahe-Ertrinken
  - Toxische Inhalation
  - Lungenkontusion
- Indirekte Schädigungsmechanismen
  - Sepsis
  - Extrathorakales Trauma
  - Transfusionsreaktionen
  - Hypotension (Schock)
  - Verbrennungen
  - Disseminierte intravasale Koagulation (DIC)
  - Pankreatitis, zirkulierende Toxine
  - Luft- oder Fettembolie

Pathophysiologie

Pathophysiologisch repräsentiert das ARDS die schwerste Form des Permeabilitätsödems und ist durch einen diffusen Schaden des Alveolarepithels („diffuse alveolar damage“, DAD) charakterisiert. Traditionell wurden zwei Ödemformen aufgrund unterschiedlicher zugrundeliegender pathophysiologischer Mechanismen unterschieden:

- das kardiale oder hydrostatische Ödem, welches durch einen angehobenen Druck in den pulmonalen Kapillaren entsteht und
- das nichtkardiale Ödem oder Permeabilitätsödem, welches durch eine Unterbrechung des Kapillarendothels entsteht und mit Übertritt von eiweißreichem Plasma in das umgebende Lungengewebe einhergeht.

Diese klassische binäre Klassifikation wurde in den letzten Jahren modifiziert. Heute wird als entscheidend die funktionelle Integrität des Kapillarendothels und des Alveolarepithels betrachtet und man unterscheidet

- das hydrostatische Ödem,
- das Permeabilitätsödem mit diffusem akutem Alveolarschaden (DAD),
- das Permeabilitätsödem ohne DAD und
- eine Mischung zwischen hydrostatischem und Permeabilitätsödem.

Das ARDS ist die schwerste Form des Permeabilitätsödems, bei dem die Dysfunktion des Alveolarepithels (DAD) den determinierenden Faktor darstellt. Zunächst kommt es aufgrund hydrostatischer Kräfte zum Übertritt von proteinreicher Flüssigkeit aus den Kapillaren in das Interstitium. Erst der DAD erlaubt einen Übertritt der proteinreichen Flüssigkeit aus dem Interstitium in die Alveolen. Bei einem ARDS ist die Pathophysiologie des Permeabilitätsödems nur initial führend, im weiteren Verlauf sind es andere Manifestationen des DAD wie Zellnekrose, reaktive Epithelhyperplasie, Entzündung und – im Endstadium – die Fibrose.

Die zweite Form des *Permeabilitätsödems ohne begleitenden DAD* ist durch einen milderen klinischen Verlauf und eine schnellere radiographische Rückbildung gekennzeichnet. Pathophysiologisch findet sich ein kontinuierlicher, langsamer Anstieg der Proteinkonzentration über mehrere Tage durch Resorption des alveolären Wassers über das funktionell intakte Alveolarepithel.

Bei einem *ARDS mit DAD* kommt es dagegen durch den Epithelschaden nicht zu einer Wasserresorption, d.h. die Proteinkonzentration bleibt über lange Zeit konstant, welches dem bei einem ARDS klassischerweise sich nur langsam ändernden klinischen und radiographischen Verlauf entspricht.

Anders als früher, als man eine inhomogene Lungenschädigung annahm, geht man heute davon aus, dass die Lungenschädigung homogen die gesamte Lunge betrifft. Ähnlich wie in einem Schwamm kommt es durch die Ödembildung zu einem Anstieg der Dichte des Gewebes und des Gewichtes mit Kompression der abhängigen Lungenpartien durch das überlagernde Gewicht und konsekutive Atelektasenbildung.

Verlauf des ARDS unter pathophysiologischen Aspekten

- Exsudative Phase oder Frühphase (24 Stunden)
  - Innerhalb weniger Stunden nach der pulmonalen Schädigung entsteht ein Ödem des Interstitiums und der Alveolarwand. Die Alveolen füllen sich mit einem proteinreichen, mit Erythrozyten durchsetzten Exsudat. Gleichzeitig besteht eine kapillare Stauung mit Ausbildung von Fibrinthromben in Kapillaren, Arteriolen und Venolen.
- Intermediärphase (Tag 2 bis 7)
  - Das alveoläre Ödem wird kompakter, leukozyten- und makrophagenhaltig. Es bilden sich hyaline Membranen aus. Mit zunehmender Zellproliferation kommt es zur Resorption des Ödems und zur Ausbildung von Atelektasen.
- Proliferationsphase oder Spätphase (>1 Woche)
  - In dieser Phase kommt es zur Proliferation von Fibroblasten und Myelofibroblasten in den Alveolen und im Interstitium. Charakteristisch ist ein fleckiges Nebeneinander von Geweberestitution und irreversibler Parenchymdestruktion.
- Endstadium
  - Bei den überlebenden Patienten zeigen sich mehr oder weniger ausgeprägte interstitielle Fibrosen. Nur bei einem geringen Teil der Patienten mit benignem Verlauf beobachtet man eine weitgehende Restitution ohne Beeinträchtigung der Lungenfunktion.

Verfahren zur Quantifizierung des extravaskulären Wasseranteils

Häufiger als bei anderen Patienten tragen bei Intensivpatienten mehrere Mechanismen zur Ödembildung bei. Die Erkennung der Ursache des Lungenödems ist dementsprechend erschwert. Eine optimale Therapie setzt jedoch eine Kenntnis der Ätiologie und eine Differenzierung der jeweils vorliegenden Ödemform voraus. Zur Quantifizierung des extravaskulären Lungenwassers und zur Differenzierung der Ödemformen wurden verschiedene Verfahren erprobt, die jedoch sämtlich mit organisatorischen Einschränkungen und/oder diagnostischen Limitationen behaftet sind und daher nicht routinemäßig eingesetzt werden.

Die *Röntgenuntersuchung des Thorax* lässt eine absolute Bestimmung des Lungenwassers nicht zu. Relative Änderungen des Lungenwassers jedoch lassen sich durch Verlaufskontrollen relativ gut erkennen. Das betrifft nicht nur das Ausmaß, sondern auch die Verteilung der Ödembildung in den unterschiedlichen thorakalen Kompartimenten. Radiographische Kriterien der Differenzierung der Ödemformen sind in Abschn. 12.3.2 tabellarisch zusammengefasst.

Thermodilutionsmethoden beruhen auf der Verteilung eines Indikators im Lungengewebe. Die Ergebnisse sind von der Homogenität der Lungenperfusion sowie von hämodynamischen Veränderungen abhängig; so führt die mechanische Beatmung zu falsch hohen Thermodilutionswerten (durch Erhöhung der Lungenperfusion).

Positronenemittierende Isotope (PET) können zur Bestimmung des extravaskulären Lungenwassers eingesetzt werden, weil das Wassermolekül mit dem Positronen-emittierenden Isotop Sauerstoff-15 verbunden werden kann. Im Bolus oder als Dauerinfusion appliziert kann dieses radioaktive Wasser zur Quantifizierung der extravaskulären Flüssigkeitsmenge eingesetzt werden. So können regionale Unterschiede in der Verteilung der Ödemflüssigkeit objektiviert werden. Nachteilig ist, dass diese Methode das Gesamtvolumen der extravaskulären Flüssigkeit unterschätzt. Die Technik ist sehr teuer, aufwändig und nicht allgemein verfügbar.

Auch die *MRT* kann durch Messung von Protonendichte und Kernrelaxationszeit zur Quantifizierung des Lungenwassers eingesetzt werden, zwischen intra- und extravaskulärem Ödem kann allerdings nicht unterschieden werden. Der Einsatz von Natrium kombiniert mit einem intravaskulären paramagnetischem Kontrastmittel wurde vorgeschlagen, die Ergebnisse sind jedoch noch experimentell. Zudem schränken fehlende Mobilität und eingeschränkte Verfügbarkeit den Einsatz der MRT bei Intensivpatienten ein.

Die Permeabilität des Alveolarepithels kann durch die Ermittlung des Absorptionsverhältnisses eines inhalierten Tracers (Technetium-99 DTPA oder ultrakleine mit Technetium99m markierte Karbonpartikel) zwischen alveolärem und kapillarem Kompartiment bestimmt werden. Da die Clearance des Tracers aus den Alveolen mehr diffusions- als perfusionsabhängig ist, hat der pulmonale Blutfluss nur einen eingeschränkten Einfluss auf diese Methode der Permeabilitätsmessung. Die sog. DTPA-Absorptionsmenge ist allerdings auch bei rauchinduzierten Epithelschädigungen, bei Pneumonien und Fibrosen erhöht. Die Ergebnisse dieser Technik sind noch experimentell.

Alternativ kann der angestiegene transvaskuläre Proteinfluss mittels markierter Serumproteine (Te-99m-Albumin, Gallium67-Transferrin und 13m-Transferrin) dargestellt werden. So konnte gezeigt werden, dass der transvaskuläre Proteinfluss relativ uniform in der gesamten Lunge ist und keinem ventrodorsalen Gradienten folgt, das Konzept des homogenen Lungenschadens beim ARDS unterstützend.

12.3.3 Bildgebung

Das konventionelle Thoraxübersichtsbild ist Teil der Diagnosefindung und wird zur Verlaufskontrolle eingesetzt. Allerdings ist die Sensitivität hinsichtlich des Nachweises von Komplikationen sehr gering. Projektionseffekte schränken die Quantifizierung und Verteilung verdichteter/atelektatischer Lungenareale ein. Die Bedeutung der CT für ARDS-Patienten hat gerade in den letzten Jahren erheblich zugenommen. Die Indikation zur CT ist gegeben, wenn Komplikationen nachgewiesen bzw. ausgeschlossen werden sollen, wenn es wichtig ist, Parenchymveränderungen zu quantifizieren oder wenn das Vorliegen potentiell zu rekrutierender Atelektasen evaluiert werden soll. Mit Einführung mobiler CT-Einheiten wird sich das Indikationsspektrum wahrscheinlich noch deutlich erweitern.

Thoraxübersicht

Entsprechend der zugrunde liegenden Pathophysiologie zeigen die radiographischen Befunde einen gesetzmäßigen, phasenhaften Verlauf, der allerdings meist durch die intensivmedizinische Therapie modifiziert oder unterbrochen wird. Die diagnostische Genauigkeit der Übersichtsaufnahme für das Vorliegen eines ARDS beträgt ca. 84 %. Zu beachten ist, dass die radiographischen Befunde gegenüber dem klinischen Bild um mehr als 12 Stunden verzögert sein können. Man unterscheidet eine exsudative, eine proliferative und eine fibrotische Phase (s. Abschn. 12.3.2).

- Exsudative oder Frühphase (24 Stunden)
  Einziges initiales Symptom in der Übersichtsaufnahme kann ein Zwerchfellhochstand bei Mikroatelektasen sein. Später findet sich ein interstitielles Ödem mit Gefäßdilatation und Bronchialwandverdickung (Cuffing) und unscharf begrenzten hilären Lungengefäßen. In den darauf folgenden 24 Stunden geht das interstitielle in ein alveoläres Ödem über mit diffuser Transparenzminderung oder fleckig-konfluierenden Verdichtungen (Abb. 12.9a). Nach wie vor sind die peribronchovaskulären Strukturen verbreitert. Zunehmend entwickeln sich bilateral flächige, unscharf begrenzte Verdichtungszonen mit Luftbronchogrammen. Im Gegensatz zum kardialen Ödem ist meist die Lungenperipherie betont, sowohl Herzgröße als auch die Breite des oberen Gefäßbündels sind normal.

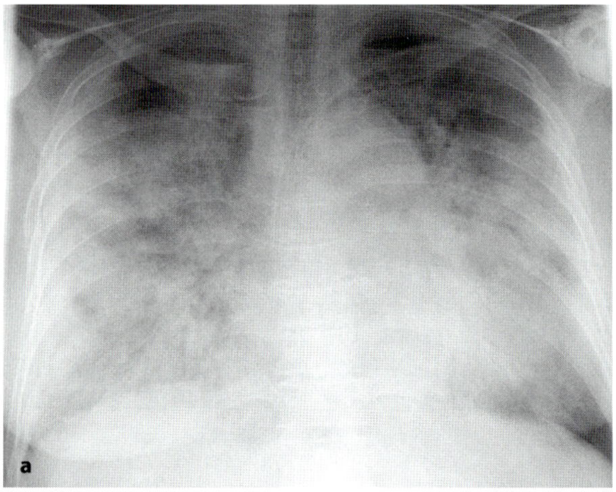

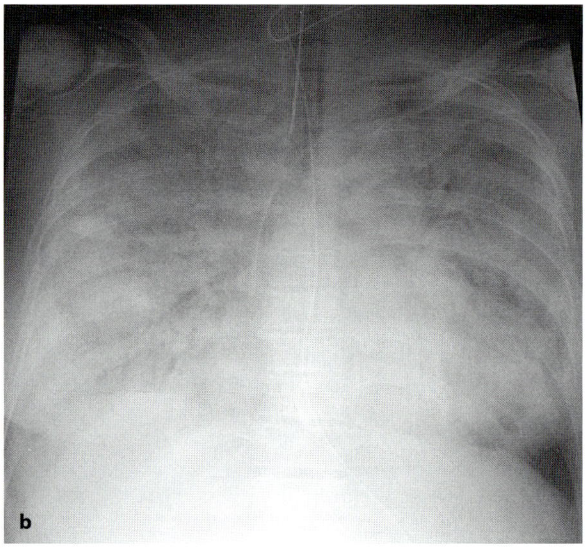

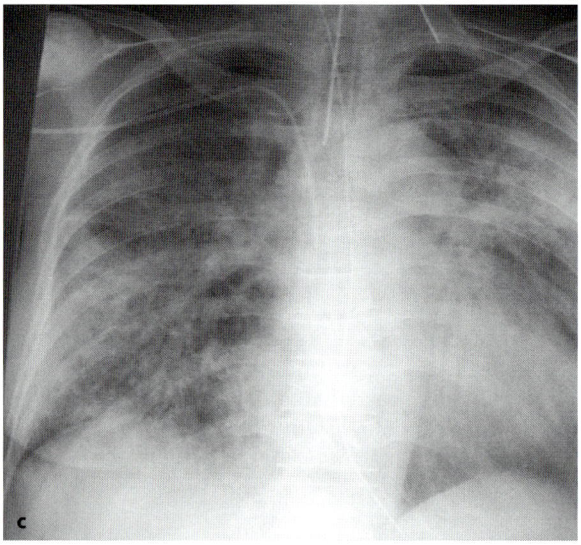

Abb. 12.9 a–c.
Alveoläres Ödem (Tag 1) mit bilateralen flächigen, unscharf begrenzten Verdichtungszonen und Luftbronchogramm. Die Herzgröße sowie die Breite des oberen Gefäßbündels sind normal. In der frühen intermediären Phase (Tag 2 bis 4) nehmen die Verdichtungen zu und dehnen sich auf alle Lungenbezirke aus. Mediastinalschatten und Zwerchfellkuppen werden undeutlicher und sind schließlich nicht mehr abgrenzbar. Im Extremfall zeigt sich das Bild der „weißen Lunge". In der späten intermediären Phase (Tag 4 bis 7) bessert sich der radiologische Befund. Die Verdichtungsbezirke werden aufgelockert und inhomogen. Neben fleckförmigen Verdichtungen finden sich retikulär-streifige Strukturvermehrungen. Durch beatmungsbedingte regionale Transparenzerhöhungen und herdförmige Pneumonien entsteht ein fleckig inhomogenes Muster

- Intermediärphase (Tag 2 bis 7)
  In der *frühen* intermediären Phase (Tag 2 bis 4) nehmen die Verdichtungen zu und dehnen sich auf alle Lungenbezirke aus. Mediastinalschatten und Zwerchfellkuppen werden undeutlicher und sind schließlich nicht mehr abgrenzbar (Abb. 12.9b), im Extremfall zeigt sich das Bild der „weißen Lunge" (vgl. Abb. 12.13). Typisch ist ein positives Luftbronchogramm. Pleuraergüsse weisen eher auf Komplikationen hin, z. B. auf eine Pneumonie oder eine Lungenembolie. Sie können aber auch aus der häufig erforderlichen Volumentherapie des begleitenden Kreislaufversagens resultieren, gelegentlich auch bedingt sein durch Flüssigkeitsretention im Rahmen eines akuten Nierenversagens. In der *späten* intermediären Phase (Tag 4 bis 7) bessert sich der radiologische Befund. Die Verdichtungsbezirke werden aufgelockert und inhomogen (Abb. 12.9c). Neben diesen fleckförmigen und aufgelockerten flächenhaften Verdichtungen finden sich retikulär-streifige Strukturvermehrungen. Durch beatmungsbedingt auftretende regionale Transparenzerhöhungen und herdförmige Pneumonien entsteht ein sehr fleckiges inhomogenes Muster.
- Proliferationsphase oder Spätphase (>1 Woche)
  Radiologisch zeigt sich ein buntes Bild mit grob retikulären, streifenförmigen und flächenhaften Verdichtungen sowie bullösen Überblähungen. Während dieser Zeit besteht eine erhöhte Infektionsgefahr. Häufig findet sich auch ein Pneumothorax und ein Mediastinalemphysem.
- Endstadium
  Die meisten überlebenden Patienten zeigen mehr oder weniger ausgeprägte interstitielle Fibrosen.

Radiographische Befunde auf der Übersichtsaufnahme

- Exsudative oder Frühphase (24 Stunden)
  - Interstitielles Ödem. Gefäß-/Bronchialwandverbreiterung. Unscharf begrenzte, verdichtete Hili
  - Alveoläres Ödem. Diffuse oder fleckig-konfluierende, flächenhafte, schlecht abgrenzbare Verdichtungen beidseits, Aerobronchogramme
- Intermediärphase (Tag 2 bis 7)
  - Verdichtungszunahme. Ausdehnung auf alle Lungenbezirke Extremfall „weiße Lunge". Herz und Zwerchfell nicht mehr abgrenzbar. Aerobronchogramme. Pleuraergüsse prognostisch schlechtes Zeichen.
  - Fleckförmige und aufgelockerte flächenhafte Verdichtungen evtl. retikulär-streifige Strukturvermehrung
- Proliferations- oder Spätphase (>1 Woche)
  - Homogenes Bild mit grob retikulären, streifenförmigen und flächenhaften Verdichtungen und bullösen Überblähungen

Radiographische Quantifizierung des ARDS und Variabilität der Befundung

Die Röntgenaufnahme des Thorax vermittelt Informationen über die regionale Verteilung des Lungenödems und ist in ihrer Beurteilbarkeit nicht von der arteriellen Perfusion der ödematösen Areale abhängig. Andererseits ist die Evaluierung der Lungendichte auf der Basis einer Röntgenaufnahme von vielen anderen Faktoren wie Inspirationstiefe, Superposition anderer Lungenstrukturen oder der Qualität des Röntgenfilms abhängig. Letztendlich hat sich eine standardisierte Auswertung der Röntgenaufnahme als hilfreich erwiesen und zeigte eine gute Korrelation mit der Verteilung von CT-Dichtewerten. Zwei radiographische Scoring-Systeme wurden vorgeschlagen, wovon das eine auf der Graduierung von Lungendichtewerten beruht (Milchglas vs. Konsolidierung), das andere auf morphologischen Strukturen (interstitiell vs. alveolär).

Dabei ist die Variabilität der Interpretation von Röntgenaufnahmen zur Diagnose des ARDS ganz erheblich. In einer kürzlich veröffentlichten Arbeit wurde die Übereinstimmung der Interpretationen von behandelndem Intensivmediziner, einem Radiologen und einem zweiten Intensivmediziner bei insgesamt 728 Röntgenaufnahmen von 99 Intensivpatienten ermittelt. Es fanden sich nur moderate Übereinstimmungen mit Werten zwischen 0,68 und 0,80. Nach einem sog. Konsensustraining (Entwicklung standardisierter Auswertekriterien, Diskussion der kontroversen Befundungen, Diskussion grenzwertiger Fälle) konnte die Übereinstimmung deutlich gesteigert werden auf Werte zwischen 0,88 und 0,94 (Meade 2000). Eine standardisierte Befundung sowie eine Ausbildungsphase erscheinen demnach sinnvoll.

Beim Scoring nach Pistolesi et al. (Pistolesi 1985) wird jede Lunge separat beurteilt, es ergibt sich ein Gesamtscore zwischen 0 und 52.

Rechtsherzvergrößerung	2,4
Hiläre Vergrößerung	1,2
Luftbronchogramm	2,4
Lungendichte	
Flau zentral	1,2
Flau peripher	2,4
Flau diffus	3,6
Fleckig zentral	2,4
Fleckig peripher	5,10
Fleckig diffus	7,14
Weiße Lunge	20

Beim Scoring nach Halperin et al. (1985) wird jede Lunge separat beurteilt und in drei Regionen (kranial, kaudal und perihilär) gegliedert, es ergibt sich ein Gesamtscore mit Werten zwischen 0 und 390.

Norm	0
Pulmonale Stauung	
Mild	10
Moderat	20
Ausgeprägt	30
Inerstitielles Ödem ohne septale Linien	40
Inerstitielles Ödem mit septalen Linien	45
Gemischt interstitielles/alveoläres Ödem	
Mit regionalen Aussparungen	50
Die gesamte Lunge betreffend	55
Alveoläres Ödem	
Mit regionalen Aussparungen	60
Die gesamte Lunge betreffend	65

Computertomographie

Die Computertomographie (CT) wird zunehmend als Routineuntersuchung bei Intensivpatienten eingesetzt, wenn ein schneller (Subsekunden-)Spiral-CT-Scanner zur Verfügung steht (Bink 2001). Die zunehmende Bedeutung der CT liegt zum einen im Wert computertomographischer Untersuchungen für das Verständnis der Pathophysiologie des ARDS, zum anderen an der deutlich höheren Sensitivität der Computertomographie zum Nachweis pulmonaler Komplikationen wie Abszesse, Emphysem oder mediastinaler Erkrankungen (Mirvis 1987). Studien konnten zeigen, dass der Transfer eines ventilierten Patienten zum CT-Raum in der Regel nicht mit einer erhöhten Morbidität verbunden ist (Gattinoni 1986; Snow 1990).

Indikationen für eine CT-Untersuchung beim ARDS

- Nachweis oder Ausschluss von Komplikationen (Pneumothorax, Abszess) bei diesbezüglich unzureichender Aussage der Röntgenaufnahme
- Nachweis klinisch vermuteter, aber radiographisch okkulter Komplikationen
- Diskrepanz zwischen Röntgenbefund und Klinik
- Therapierefraktäre Situationen ohne ausreichende Erklärung im Röntgenbefund
- Quantifizierung und Charakterisierung der Lungenparenchymveränderungen bei ARDS-Patienten.
- Quantifizierung von Atelektasen in den abhängigen Lungenpartien
- In der Verlaufskontrolle von ARDS-Überlebenden: Diagnostik und Quantifizierung irreversibler Parenchymdestruktionen

Morphologische Befunde

Die CT ist der Radiographie in der Darstellung von Verdichtungen des Parenchyms weit überlegen (Abb. 12.10). Vor allem die Inhomogenität der Veränderungen kommt in den Schnittbildern deutlicher zur Darstellung als in den Projektionsaufnahmen. Als Ursache dieser inhomogenen Verteilung wird von einigen Autoren eine inhomogene, unterschiedlich starke Schädigung der Alveolen angesehen (Goodman 1996).

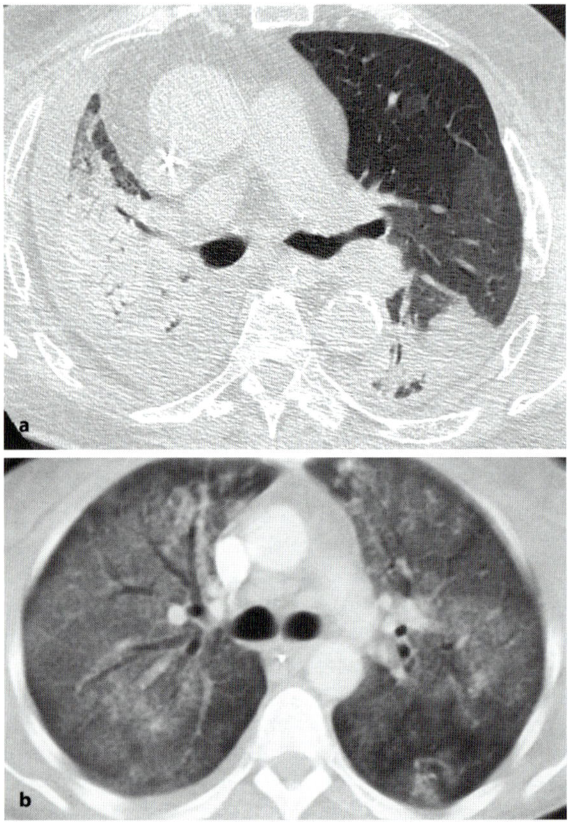

Abb. 12.10 a, b. Die CT ist der Radiographie überlegen, sowohl Ausmaß wie Charakter der Verdichtungen aufzuzeigen. Typisch ist der ventrodorsale Gradient mit ansteigender Parenchymverdichtung in den abhängigen Lungenarealen (**a**). Das Muster ist sehr variabel (**a, b**) und reicht von diffusen Milchglastrübungen bis zu Konsolidierungen in diffuser oder fleckiger Anordnung

In der Frühphase findet man Milchglastrübungen und betonte interstitielle Septen, die am ehesten durch ein interstitielles Ödem und Zellinfiltrate bedingt sind. CT-Untersuchungen in der Intermediärphase zeigen eine fleckige Parenchymbeteiligung, Areale mit erhöhter Dichte wechseln mit relativ normal erscheinenden Arealen ab (Goodman 1996; Pelosi 1996). Am auffallendsten ist der ventrodorsale Gradient mit ansteigender Parenchymverdichtung in den abhängigen Lungenarealen. Neben dichter Konsolidierung zeigt die CT auch Areale mit Milchglastrübungen. Es ist wichtig zu wissen, dass Milchglastrübungen an sich ein unspezifischer Befund sind, der nicht von Milchglastrübungen anderer Ursachen (Fibrose, interstitielle Infiltrate) differenziert werden kann. Die HR-CT kann abnorme Lungendichteareale aufweisen, auch wenn konventionelle CT-Schichten unauffällig erschienen.

Das Muster der Verdichtungen ist sehr variabel. Während ein direkter pulmonaler Schädigungsmechanismus eher zu einem asymmetrisch verteilten Mischbild aus Konsolidierungen und Milchglastrübungen führt, finden sich bei indirekter, d.h. extrapulmonaler Schädigung eher symmetrisch verteilte Verdichtungen. Dieses unterschiedliche Muster von Milchglastrübungen und Konsolidierungen bezüglich Lage und Ausbreitung erklärt, warum einige Patienten mit PEEP gut zu behandeln sind (sog. Responder), andere hingegen nur eine geringe Besserung der respiratorischen Funktion erfahren (Nonresponder).

Bei ARDS-Überlebenden finden sich grob-retikuläre Verdichtungen sowie Traktionsbronchiektasen und Zeichen der Parenchymdestruktion mit auffallender Prävalenz in den nicht abhängigen ventralen Lungenabschnitten (Desai 1999; Huhn-Nöbauer 2000). Dies führte zu der Annahme, dass die Konsolidierungen einen protektiven Effekt haben und ventilationsbedingte Scherkräfte bzw. Überblähungen vor allem in den ventralen, nicht verdichteten Arealen zu reaktiven fibrosierenden Veränderungen führen. Bronchusdilatationen in der akuten Phase des ARDS scheinen ein Indikator für spätere Fibrosebildung zu sein (Howling 1998).

Pathophysiologische Informationen durch die CT

Die CT ermöglichte neue Einblicke in die pathophysiologischen Vorgänge des ARDS und konnte entscheidend zum Verständnis der Vorgänge unter Ventilation beitragen.

Trotz des Nachweises von Lungenarealen unterschiedlicher Dichte herrscht heute Konsens darüber, dass die gesamte Lunge, auch die in der CT relativ normal erscheinenden Areale von der Schädigung betroffen sind und ödematöse Veränderungen diffus über das gesamte Parenchym verteilt sind. Durch die Ansammlung extravaskulären Wassers kommt es vielmehr zu einer erheblichen Gewichtszunahme (auf das Dreifache) des Lungenparenchyms mit konsekutiver Bildung von Kompressionsatelektasen in den schwerkraftabhängigen Lungenpartien. Der Luftgehalt ist auf 20–30% reduziert bei im Wesentlichen unverändertem Gesamtvolumen der Lunge (Luft und Gewebe).

Erhöhter Atemdruck vermag die kollabierten Alveolen zumindest partiell zu eröffnen und für die Ventilation verfügbar zu machen (Abb. 12.11). Der positive endexpiratorische Druck sorgt dafür, dass auch im Endexspirium die Alveolen offen bleiben und reduzierten die Auswirkungen der schädigenden Scherkräfte an den Grenzflächen zwischen ventilierten und atelektatischen Lungenarealen. Dabei erfolgt das Recruitment einem ventrodorsalen und kraniokaudalen Gradienten, d.h., besonders hohe Volumina und Drücke sind erforderlich, um die dorsalen und kaudalen Lungenabschnitte zu erreichen (Puybasset 1998). Damit verbunden ist die Gefahr der relativen Überblähung der ventralen und kranialen Lungenabschnitte.

Es konnten signifikante Korrelationen gezeigt werden zwischen der Größe der atelektatischen Areale in der CT, dem Ausmaß des intrapulmonalen Shunting und dem Ausmaß des reduzierten Sauerstoffpartialdrucks. Konsekutiv kommt es zum Anstieg des pulmonal-arteriellen Drucks, der wiederum zu einer relativen Gewichtserhöhung des Gewebes beiträgt. Umlagerung des Patienten von Rücken- in Bauchlage resultiert in einer Redistribution der vorher posterobasal gelegenen Verdichtungen in jetzt neue abhängige Lungenareale, begleitet von einer Verbesserung der arteriellen Oxygenierung, die bereits relativ bald nach Umlagerung (ca. 30 Minuten) nachweisbar ist (Gattinoni 1991). Dies ist insofern bemerkenswert als die Verbesserung der Oxygenierung erhalten bleibt, auch wenn die Patienten wieder in die ursprüngliche Position zurück verlagert werden. Die Konsequenz war, dass einige Autoren die Empfehlung ausgesprochen haben, grundsätzlich bei allen ARDS-Patienten einen Umlagerungsversuch zu machen um Responder von Non-Respondern zu differenzieren.

Computertomographische Dichtemessungen können zur Visualisierung und Quantifizierung der Effekte der Ventilationstherapie eingesetzt werden (Gattinoni 1987, 1991; Pelosi 1999; Vieira 1999). Grundlage ist die Quantifizierung von Lungenkompartimenten in Abhängigkeit von ihrem Luftgehalt

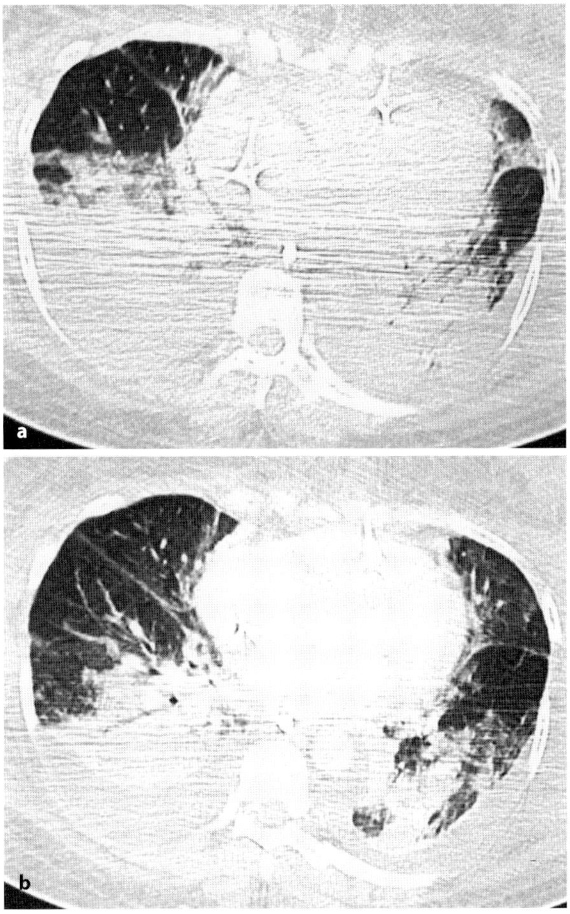

Abb. 12.11 a, b. Die CT ermöglicht eine direkte Visualisierung der Ventilationseffekte. Mittels PEEP-Beatmung werden die weniger und nicht irreversibel geschädigten atelektatischen Alveolen rekrutiert, im Bild an einer flächenmäßigen Abnahme der verdichteten Lungenareale erkennbar

und damit ihrem CT Dichtewert: Gut belüftete Lungenareale mit CT-Dichtewerten zwischen –900 und –500 HE werden unterschieden von eingeschränkt belüfteten Arealen mit Dichtewerten zwischen –500 und –100HE und atelektatische Arealen mit Dichtewerten um –100 bis +100 HE.

Mit Anstieg des PEEP konnte ein zunehmendes alveoläres Recruitment (erkennbar an der Zunahme des gut belüfteten Lungenkompartimentes) dokumentiert werden. Es zeigte sich eine signifikante Korrelation zwischen paO_2, alveolärem Recruitment und computertomographisch quantifizierten dichteabhängigen Lungenkompartimenten. Die Tatsache, dass CT-Dichtemessungen eine unmittelbare visuelle Kontrolle und Quantifizierung der Ventilationseffekte vermittelt, hat zur Entwicklung neuer Ventilationsstrategien geführt (Puybasset 1998; Gattinoni 1995; Dambrosio 1997). Der positive Effekt der PEEP-Beatmung hinsichtlich des alveolären Recruitment kann in der CT unmittelbar, bereits während der Untersuchung visualisiert und quantifiziert werden.

So haben computertomographisch gewonnene pathophysiologische Erkenntnisse dazu geführt das lange gültige Konzept der „rigiden Lunge“ zu überdenken. Anhand von Druck-Volumen-Kurven konnten signifikante Korrelationen zwischen der Lungencompliance und den scheinbar normalen, gut ventilierten Lungenanteilen gezeigt werden bei weitgehender Unabhängigkeit vom Ausmaß der Lungenverdichtungen (Gattinoni 1987). Der sog. LIP („lower inflection point“) einer Druck-Volumen-Kurve definiert den zum alveolären Recruitment notwendigen PEEP, der UIP („upper inflection point“) den Druck potentieller Überblähung. Inwiefern routinemäßige CT-Dichtemessungen zur Optimierung des Beatmungsregimes sinnvoll sind, ist derzeitig noch nicht geklärt (Vieira 1999).

Einflussfaktoren

Beatmung

ARDS-Patienten müssen nahezu ausnahmslos maschinell beatmet werden. Die heute gebräuchlichste Form ist die kontrollierte Beatmung mit positivem endexspiratorischem Druck (PEEP). Pathophysiologisch hat sich gezeigt, dass die Lungendehnbarkeit (Compliance) vom belüfteten und nicht vom verdichteten Lungenvolumen abhängt. Die Verdichtungen können bis zu 70–80% der Lungen betreffen, die Restlunge, deren spezifische Compliance normal ist, wird daher auch als „baby lung“ bezeichnet (Gattinoni 1987). Dabei ist das Gesamtvolumen des Thorax nicht vermindert (Gattinoni 1988). Das Ausmaß der Hypoxie ist – im Gegensatz zur Compliance – bedingt durch intrapulmonale Shunts und vom Ausmaß der verdichteten Lunge abhängig (Gattinoni 1987).

Ziel der PEEP-Beatmung ist es, die weniger und nicht irreversibel geschädigten, nur temporär atelektatischen Alveolen zu rekrutieren. Effekt dieser Beatmungsform ist neben der Eröffnung von Mikroatelektasen auch die Rückverteilung des Ödems aus dem Alveolarraum in das Interstitium und damit die Verdünnung des alveolären Ödemfilms (Browner 2000). Daraus resultiert eine Verbesserung der Compliance, der funktionellen Residualkapazität und des Gasaustausches.

Das radiologische Bild wird durch die Beatmung mit PEEP entscheidend beeinflusst, was bei der Beurteilung berücksichtigt werden muss. Mit zunehmendem Atemdruck nehmen Ausdehnung und/oder Dichte pulmonaler Verdichtungen ab, die Gefäßkaliber werden kleiner, das Zwerchfell tritt tiefer und man beobachtet eine vermeintliche Transparenzbesserung. Die Veränderungen sind bei Rücknahme des Beatmungsdrucks rückläufig (Abb. 12.12). Die Überblähung des Bronchialsystems führt zur Ausbildung eines Aerobronchogramms bis in die Lungenperipherie. Das alveoläre Ödem kann aufgrund des erhöhten intraalveolären Druckes in ein interstitielles Ödem übergehen, bei gleichem intrapulmonalen Flüssigkeitsgehalt. Aus diesen Gründen sind Änderungen des Beatmungsregimes bei der Interpretation von Röntgenaufnahmen zu berücksichtigen. In manchen Instituten werden die Beatmungsparameter auf den Aufnahmen schriftlich festgehalten.

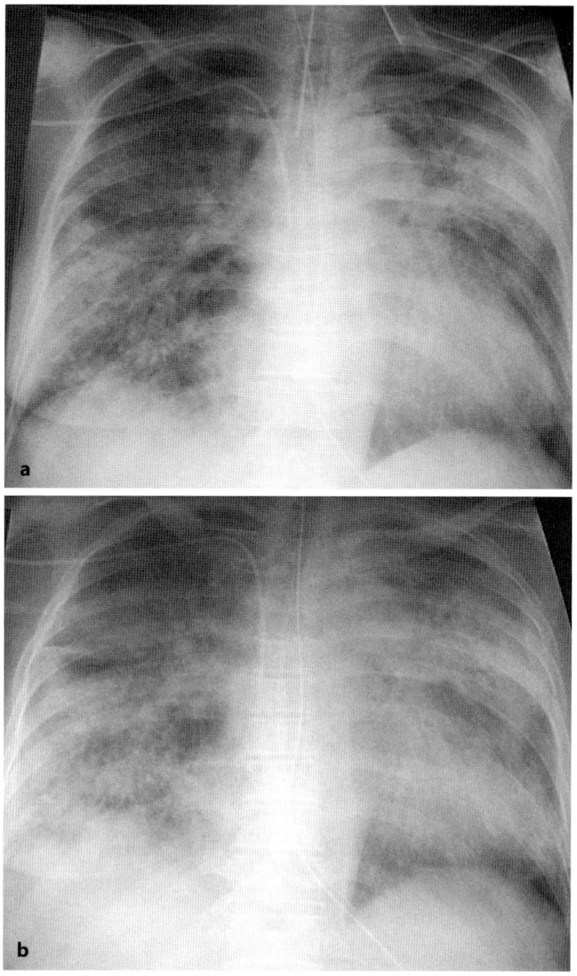

Abb. 12.12 a, b. Bei der Beurteilung muss berücksichtigt werden, dass das radiologische Bild entscheidend durch die Beatmung beeinflusst wird. Unter Beatmung kommt es zu einer Volumenerhöhung der Lunge mit Tiefertreten des Zwerchfelles und einer vermeintlichen Transparenzbesserung (**a**), nach Extubation scheinbare Befundverschlechterung mit Zunahme der verdichteten Lungenareale

Surfactantgabe

Durch den Untergang von Typ II-Pneumozyten kommt es zu einer verminderten Bildung von Surfactant und zum Übertritt von Flüssigkeit in die Alveolen.

Gleichzeitig inaktiviert intraalveoläre Flüssigkeit das körpereigene Surfactant. Intratracheal appliziertes Surfactant soll die Oberflächenspannung herabsetzen, Atelektasen verringern und die Beatmungssituation verbessern.

Eine Verbesserung der Respiration durch Surfactant konnte allerdings nur bei Neu-/Frühgeborenen nachgewiesen werden, besonders nach Mekoniumaspiration.

Extrakorporale Membranoxygenierung

Die extrakorporale Membranoxygenierung (ECMO) wird eingesetzt, wenn eine ausreichende Oxygenierung durch Optimierung der Ventilationsparameter nicht mehr erreichbar ist. Sie dient gleichzeitig dazu, Schädigungen durch die Beatmung zu minimieren und eine Heilung der Lungen zuzulassen. Der Austausch erfolgt bei alleiniger Gasaustauschstörung veno-venös (V. femoralis), bei zusätzlichem kardialen Versagen oder pulmonaler Hypertension kann die ECMO veno-arteriell (A./V. femoralis) durchgeführt werden (Abb. 12.13). Trotz der über 20-jährigen Erfahrung mit dem Einsatz der ECMO in der Therapie des ARDS konnte ein Benefit nur für Neugeborene nachgewiesen werden (Lewandowski 2000). Der Sauerstoff wird über die Austauschmembran eingebracht, zusätzlich wird Kohlendioxyd entfernt (häufig wird ein gewisses Ausmaß an Hyperkapnie zugelassen).

Neue Beatmungsstrategien schließen auch die NO-Applikation mit ein. Die Rationale dieser Therapie ist, den Vasodilatator NO durch Inhalation

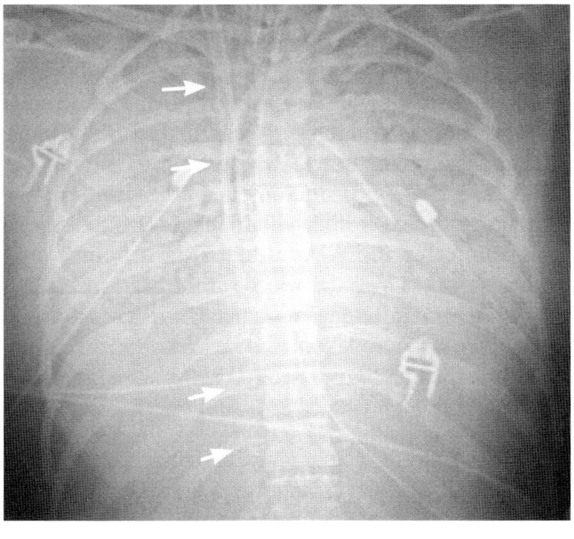

Abb. 12.13. Extrakorporale Membranoxygenierung (ECMO) in einem Patienten mit „weißer Lunge", in dem eine ausreichende Oxygenierung durch Optimierung der Ventilationsparameter nicht mehr erzielbar war. Der Austausch erfolgt veno-venös (*Pfeile*)

selektiv an die belüfteten Lungenabschnitte gelangen zu lassen und so die Perfusion dieser Abschnitte und damit das Ventilations-Perfusions-Verhältnis zu verbessern. Bei der „(partial) liquid ventilation" erfolgt der Gasaustausch über Vermittlung (flüssiger) Perfluorocarbone.

Einfluss sonstiger Therapiemodalitäten

Der vermehrten Druckbelastung der dorsalen Lungenabschnitten in Rückenlage durch das schwere ventrale, wie ein Schwamm vollgesaugte Lungengewebe (Pelosi u. Gattinoni 1996) versucht man durch Umlagerung entgegenzuwirken (Sandiford 1995; Gattinoni 1994; Desai 1997, 1999; Pelosi 1996). Sofern dem nicht Kontraindikationen durch die kardiale oder renale Funktion entgegenstehen, wird eine negative Flüssigkeitsbilanz angestrebt, da der pulmonale Gasaustausch mit steigender interstitieller Flüssigkeit weiter verschlechtert wird.

In den letzten Jahren ist eine Vielzahl von lungenprotektiven Strategien untersucht worden, beispielsweise der Einsatz niedrigerer Beatmungsvolumina unter gleichzeitigem intravenösen Azidoseausgleich (permissive Hyperkapnie), verschiedene Beatmungsregimes mit Rekrutierungsmanövern oder gleichzeitiger CO_2-Entfernung. Sie scheinen die Prognose teilweise verbessern zu können, eine gesicherte spezifische Strategie konnte jedoch noch nicht definiert werden.

12.3.4 Komplikationen

Infektion

Die pulmonale Infektion bei ARDS-Patienten ist häufig und stellt eine ernsthafte Lebensbedrohung dar. Während die respiratorische Insuffizienz für den letalen Verlauf in weniger als 25% der Fälle allein verantwortlich ist, steigt die Mortalitätsrate auf über 70% bei Patienten mit ARDS und überlagernder Infektion.

Die Diagnose der nosokomialen Lungeninfektion während eines ARDS ist klinisch und radiologisch schwierig. Fieber, purulente Sekretion, Husten und Leukozytose sind beim ventilierten Intensivpatienten nicht als Kriterien verwertbar. Die Diagnose der Pneumonie basiert in vielen Fällen auf radiographischen Kriterien, die aber letztendlich unspezifisch sind, da die mit ARDS assoziierten Verdichtungen eine pneumonische Infiltration überlagern oder vollständig maskieren können (Winer-Muram 1993; Abb. 12.14). Obwohl theoretisch eine neu aufgetretene Verdichtung im Verlauf eines unkomplizierten ARDS durchaus auf eine pneumonische Komplikation hinweisen kann, ist in der Praxis die diagnosti-

ARDS persistieren oder sich zurückbilden. Subpleurale Pneumatozelen prädisponieren zur Entstehung eines Spannungspneumothorax. Größere Emphysemblasen können außerdem mit einem abgekapselten Pneumothorax verwechselt werden, zumal sie funktionell ähnlich wirken.

Der Pneumothorax bei Patienten mit ARDS zeigt folgende Besonderheiten: Durch die geringe Compliance der Lunge und durch pleurale Adhäsionen können sowohl die üblicherweise sichtbare ipsilaterale Volumenminderung als auch der Mediastinalshift nach kontralateral beim Spannungspneumothorax fehlen. Ein zuverlässigeres Zeichen für den Spannungspneumothorax ist daher eine Abflachung oder sogar Inversion der Zwerchfellkuppe oder die Verlagerung der vorderen Kreuzungslinie („anterior junction line") und die Ausweitung des azygoösophagealen Rezessus. Ein spezifisches und gut mit der Klinik korrelierendes Zeichen ist die Abflachung des Herzschattens und der V. cava.

In der Thoraxübersichtsaufnahme im Liegen wurden ein Drittel der Pneumothoraces übersehen (Tocino 1985). Die Erkennung auch eines kleinen Pneumothorax ist jedoch von großer Bedeutung, da in kurzer Zeit durch die mechanische Beatmung ein Spannungspneumothorax entstehen und dieser zum Herzversagen mit letalem Ausgang führen kann.

Fibrose

Bei Patienten mit ARDS scheinen Bronchiektasen ein Kriterium des Übergangs in eine irreversible fibrosierende Parenchymdestruktion anzudeuten (Howling 1998), ähnlich wie Bronchiektasen in Arealen mit Milchglastrübungen Zeichen der fibrosierenden Alveolitis darstellen. Bronchiektasen im Rahmen einer infektiösen Pneumonie sind dagegen reversibel.

In Studien über Spätschäden nach ARDS hat sich gezeigt, dass Barotrauma und hochdosierter Sauerstoff im Rahmen der Beatmung die Bildung fibrotischer Lungenveränderungen fördern. So wird heute angenommen, dass die Konsolidierung der abhängigen Lungenareale eine Schutzwirkung durch Verringerung der mechanischen Schädigung unter Ventilation haben und dass die als Folgeerscheinungen auftretenden fibrosierenden Veränderungen deshalb vor allem in den ventralen, ursprünglich gut belüfteten Arealen auftreten.

Im Folgenden sind radiologisch-morphologische Charakteristika der verschiedenen Ödemformen zusammengefasst.

Differenzierung hydrostatisches Ödem vs. Permeabilitätsödem

	Kardiales/hydrostatisches Ödem	Nicht-kardiales Ödem/Permeabilitätsödem
Kerley-Linien	Häufig	Nicht häufig
Pleuraergüsse	Häufig	Nicht häufig
Kardiomegalie	Häufig	Nicht häufig
Verdichtungen	Diffus, zentral	Fleckig, peripher
Luftbronchogramm	Nicht häufig	Häufig
Hiläre Gefäßunschärfe	Häufig	Nicht häufig
Peribronchiale Verdichtungen	Häufig	Nicht häufig

Weitere diagnostisch hinweisende Besonderheiten sind im Folgenden aufgezählt:

- Eine peripher betonte Verteilung der pulmonalen Verdichtungen ist typisch für das ARDS, wird aber nur in < 50 % gefunden.
- Beim klassischen ARDS findet man in der Regel keine interstitiellen Verdichtungen (nur im CT überlagerungsfrei unterscheidbar) wie septale Linien, peribronchiales Cuffing oder verdickte Fissuren und keinen Pleuraerguss. Die Herzgröße ist normal, der „Vascular pedicle" nicht verbreitert.
- Beim ARDS ist der Patient wegen der ausgeprägten Hypoxie nahezu immer intubiert, beim hydrostatischem Ödem ist dies in der Regel nicht notwendig.
- Ein hydrostatisches Ödem verändert sich schnell mit Besserung der hämodynamischen Situation, während sich die Exsudate beim ARDS nur sehr langsam zurückbilden.
- In den meisten Fällen sind die verschiedenen Ödemformen radiologisch nicht zu unterscheiden. Sehr häufig liegen Mischformen vor.
- Weitere Hinweise auf die Ödemätiologie sind die Mobilität des Ödems, die Gefäßdilatation, die Herzgröße und der Nachweis von Pleuraergüssen.

12.3.5 Differentialdiagnose

Permeabilitätsödem ohne DAD

Das allergische pulmonale Ödem
Permeabilitätsödeme ohne diffusen Alveolarschaden sind durch einen dominierenden Kapillarendothelschaden und einen nur geringen Alveolarepithelschaden charakterisiert (Ketai 1998). Sie werden u. a. durch eine akute Reaktion auf Medikamente und Transfusionen (Leuko-Agglutinin-Reaktion) verursacht und daher auch als allergisches pulmonales Ödem bezeichnet. Andere Ursachen sind eine Immunotherapie mit OKT3 bzw. eine Infektion mit dem Hantavirus. Weitere Formen des Permeabilitätsödems sind das sog. Höhenödem, neurogene Ödeme, das Reexpansions- oder postobstruktives Ödem und das Ödem nach tokolytischer Therapie.

Das Permeabilitätsödem ohne DAD ähnelt sowohl klinisch als auch radiographisch mehr einem hydrostatischen Ödem als einem ARDS. Die größte Ansammlung der extravaskulären Flüssigkeit liegt im Interstitium. Dem entsprechend dominieren interstitielle Veränderungen wie verdickte Fissuren, Bronchialwandverdickung, septale Linien und begleitende pleurale Ergussbildung. Die Verteilung des Lungenödems ist lageabhängig, das Ödem kann sich spontan zurückbilden. Gefäßdilatationen und Herzvergrößerung kommen nicht vor, es sei denn es kommt zur überlagernden Flüssigkeitsüberladung und Herzinsuffizienz.

Ödem durch Interleukin-2 und OKT3
Interleukin-2 wird zur Behandlung von metastasierenden Neoplasmen (Nierenzellkarzinom, Melanom) eingesetzt. Etwa 25% der Patienten entwickeln eine Lungendysfunktion, die in 7% eine mechanische Ventilation erfordern. Parallel kommt es zu einem leichten Anstieg des pulmonal-kapillaren Druckes auf 14–15 mmHg, der eine begleitende leichte hydrostatische Begleitkomponente anzeigt. Dominierend ist der Permeabilitätsschaden sowie ein milder Epithelschaden. Ähnliche Veränderungen kommen nach Applikation von *OKT3*, einem monoklonalen Antikörper, vor, der zur Behandlung einer Allograft-Abstoßungsreaktion eingesetzt wird.

Ödem bei Virusinfektion
Das durch Infektion mit dem *Hantavirus* induzierte *pulmonale Syndrom* ist eine virale Zoonose, die erstmals 1993 beschrieben wurde und die in mehr als 40% der Fälle tödlich verläuft. Es kommt zu einem immunologisch getriggerten diffusen Kapillarleak mit Hypovolämie und Hämokonzentration, konsekutivem Schock und Nierenversagen. Der kapillarvenöse Druck ist niedrig.

Radiographisch erkennt man pleurale Ergüsse und ein interstitielles Ödem, welches in ein alveoläres Ödem übergehen kann. Wenn das interstitielle Ödem nach 24–48 Stunden nicht in ein alveoläres Ödem übergeht, kann von einem milden Verlauf ausgegangen werden. Das alveoläre Ödem konzentriert sich in den zentralen und basalen Lungenabschnitten und ist durch ein schweres Lungenversagen begleitet.

Höhenödem
Die Pathogenese des *Höhenödems* ist umstritten, als Auslöser werden Hypoxie und Vasokonstriktion angesehen. Diese führen zu einer pulmonal-arteriellen Hypertension als Vorläufer eines Ödems. Der pulmonal-kapillare Druck bleibt normal. Die arterielle Konstriktion ist nicht uniform, einige Lungenanteile sind hypoperfundiert, andere hyperperfundiert. Die Hypoxie führt auch zu pulmonaler Venokonstriktion, welche weiter zur transkapillaren Druckerhöhung beiträgt. Es entwickelt sich in der Regel 2 bis 5 Tage nach Aufenthalt in Höhen von mehr als 4500 m und wird verstärkt durch weiter ansteigende Höhe bzw. durch zu schnellen Aufstieg, wobei eine individuelle Suszeptibilität als Hauptfaktor zu berücksichtigen ist. Junge Patienten sind stärker betroffen. Durch den lokal angestiegenen Kapillardruck entstehenden Scherkräfte, die das Kapillarendothel schädigen („stress failure“).

Eine zusätzliche Komponente eines alveolaren Endothelschadens ist bei hohem Proteingehalt der Ödemflüssigkeit zu vermuten. Die meisten Patienten werden klinisch nach Rückgang in normale Höhen bzw. Gabe von Sauerstoff rasch besser. Dies zeigt an, dass der kapillare Endothelschaden reversibel ist und die Alveolarepithelien mit Resorption des Alveolarödems noch funktionieren. Radiographisch findet man eine fleckige Ödemausbreitung. Das interstitielle Ödem tendiert zu einer zentralen Ausbreitung (peribronchiales Cuffing und vaskuläre Unschärfe sowie septale Linien), das Alveolarödem ist mild, fleckig und asymmetrisch ausgebildet mit Aussparung der Lungenspitzen und der Lungenbasis.

Neurogenes Ödem
Das *neurogene pulmonale Ödem* entwickelt sich nach schwerer zentraler neurologischer Schädigung. Es stellt eine Ausschlussdiagnose dar nach Eliminierung anderer Ursachen wie myokardialer Infarkte, Aspiration und Flüssigkeitsüberladung. Das neurogene pulmonale Ödem basiert auf einer neuronal (nicht hypoxisch) getriggerten Vasokonstriktion mit einem lokalen Anstieg des hydrostatischen Drucks.

Der Steuerungsmechanismus liegt wahrscheinlich in der Medulla, welche Zentren zur Regulierung des systemischen Blutdrucks und des vaskulären Tonus enthält. Durch systemische Vasokonstriktion kommt es zu einem Shift von Blutvolumen in den Lungenkreislauf mit angehobenem arteriellen Druck, steigender linksventrikulärer Belastung und Herzinsuffizienz. Alternativ kommt es zu einer pulmonalen Venokonstriktion mit angehobenem Kapillardruck. Der erhöhte Proteingehalt weist auf einen zusätzlichen Permeabilitätsschaden hin. Radiographisch findet man klassischerweise ein bilaterales alveoläres Ödem konzentriert in den oberen Lungenabschnitten, das sich rasch zurückbildet, da kein DAD vorliegt.

Reexpansionsödem

Das *Reexpansions-* oder *postobstruktive Ödem* entsteht bei einer Obstruktion der oberen Luftwege und zusätzlichem hohen negativen Pleuradruck. Allerdings liegen diesen beiden Ödemformen wahrscheinlich unterschiedliche pathophysiologische Mechanismen zugrunde: das Reexpansionsödem ist durch eine erhöhte Kapillarpermeabilität bedingt, das postobstruktive Ödem durch hydrostatische Kräfte. Zu einem Reexpansionsödem kommt es bei schneller Reexpansion der Lunge nach Kollaps z. B. aufgrund eines ausgedehnten Pneumothorax oder einer pleuralen Ergussbildung. Zu einem Ödem kommt es, wenn der Kollaps länger als 3 Tage vorlag und wenn die Lunge schnell unter starker Saugwirkung reexpandiert. Reexpansion und hoher negativer Pleuradruck führen zu erhöhten hydrostatischen Kräften, die Ödemflüssigkeit ist proteinreich, das eine zusätzliche Permeabilitätsstörung anzeigt.

Radiographisch kommt es zu einem ipsilateralen alveolären Auffüllen von Flüssigkeit über mehrere Tage, konsistent mit einer lokalen Schädigung des Parenchyms. Es kommt allerdings auch vor, dass das Reexpansionsödem beide Lungen betrifft, welches auf die Freisetzung von Mediatoren durch Parenchymschädigung hinweist.

Obstruktionsödem

Zu einem pulmonalen Ödem kommt es auch nach plötzlicher Aufhebung einer *Obstruktion der oberen Luftwege* (z. B. nach Intubation, Epiglottitis, Fremdkörperaspiration, Strangulation). Das Ödem wird durch den erhöhten hydrostatischen Druck verursacht und durch einen ausgeprägten negativen pleuralen Druck. Radiographisch erkennt man ein interstitielles bzw. zentrales alveoläres Ödem bedingt durch den hydrostatischen Mechanismus. Der Vascular pedicle ist erweitert mit erhöhtem zentralen Blutfluss. Durch den angehobenen negativen intrathorakalen Druck (der Patient atmet gegen die Obstruktion an) kommt es zu einem Anstieg des venösen Rückflusses und zu einer Behinderung der ventrikulären Funktion. Liegt eine Obstruktion während Inspiration und Exspiration vor, kann das Ödem durch den hohen positiven Druck, der während der Exspiration aufgebaut wird, verhindert werden. Sobald die Obstruktion aber aufgehoben ist, kommt es zu einem Anstieg des pulmonalen Blutflusses, des pulmonalen venösen Druckes und zu einer Ödemformation. Diese bildet sich in der Regel innerhalb von 24 Stunden zurück.

Ödem durch tokolytische Therapie

Ein Ödem unter *tokolytischer Therapie* mit β-adrenergen Agonisten entwickelt sich in bis zu 5% der Patientinnen. Hydrostatische sowie Permeabilitätsmechanismen werden angenommen. Durch die Schwangerschaft ist es zu einer vaskulären Volumenüberlastung gekommen und zu einem niedrigen Plasmaproteingehalt. Beides trägt zu einer Permeabilitätsstörung bei. Viele Patientinnen haben zusätzlich eine Amnionitis. Die Injektion von Kortison (für die fetale Lungenreifung) sowie die i.v.-Gabe von Flüssigkeit (bei Tachykardie) stellen weitere Kausalitätsfaktoren dar. Die Ödembildung ist komplex und wahrscheinlich multifaktoriell bedingt durch eine Kombination von hydrostatischen, onkotischen und Permeabilitätsmechanismen. Radiographisch findet man ein bilaterales und diffuses Ödem mit pleuraler Flüssigkeitsbildung. Unter Diuretika kommt es zur raschen Rückbildung des Ödems.

12.4 Pulmonal-arterielle Hypertonie

U. J. Schöpf

Die arterielle pulmonale Hypertension ist die hämodynamische Konsequenz von Veränderungen des präkapillaren oder kapillaren pulmonalen Kreislaufs. Hiervon abzugrenzen ist der venöse pulmonale Hypertonus, dem okkludierende bzw. stenosierende Veränderungen im postkapillaren (venösen) Pulmonalkreislauf zugrunde liegen. Im Allgemeinen ist der pulmonal-arterielle Hypertonus definiert als erhöhter Widerstand innerhalb der pulmonalen Zirkulation mit Drücken von höher als 12 mmHg in Ruhe oder höher als 30 mmHg während Belastung. Zu unterscheiden ist der idiopathische pulmonal-arterielle Hypertonus, der diagnostiziert wird, wenn andere, klinisch erfassbare Ursachen differentialdiagnostisch ausgeschlossen worden sind. Der pulmonal-arterielle Hypertonus wird als sekundär bezeichnet, wenn ihm eine klinisch fassbare Entität zugrunde liegt.

12.4.1 Ätiologische und pathologisch-physiologische Grundlagen

Im Allgemeinen werden drei mögliche Ursachen einer Widerstandserhöhung im Lungenkreislauf unterschieden:

- Eine Konstriktion der Lungengefäße bei alveolärer Hypoxie aufgrund eines erniedrigten inspiratorischen Sauerstoffdruckes (z. B. bei > 3000 m über dem Meeresspiegel) und bei alveolärer Hypoventilation (z. B. bei schwerer obstruktiver Atemwegserkrankung, Lungenemphysem, Thoraxdeformitäten, Pickwick-Syndrom, zentrale Atemstörungen).
- Eine Einschränkung des Lungenkapillarbettes wegen Parenchymverlust (z. B. bei Vorliegen eines Lungenemphysems) oder bei restriktiven Lungenerkrankungen (Fibrosen, Pneumokoniosen, Parenchymverlust durch Resektion).
- Eine primäre Lungengefäßobstruktion, durch
  - präkapillare Obstruktion (z. B. Lungenembolie, rezidivierende, periphere Lungenembolien, Thrombarteriitiden, Periarteriitis nodosa, Tumorembolien, Bilharziose) oder
  - kapillare Obstruktion (z. B. nach Fett- und Gasembolien, bei überschießender intravasaler Gerinnung) oder
  - postkapillare Obstruktion (z. B. bei progredientem Verschluss kleiner Lungenvenen).

Erkrankungen des Lungenparenchyms als mögliche Ursache einer sekundären pulmonalen Hypertonie werden in anderen Kapiteln umfassend abgehandelt. Im Folgenden sollen daher besonders einige primär vaskulär bedingte Veränderungen als Ursache einer Druckerhöhung insbesondere des pulmonal-arteriellen Kreislaufs beleuchtet werden.

Primärer pulmonaler Hypertonus

Der pathophysiologische Mechanismus, der dem primären pulmonalen Hypertonus zugrunde liegt, bleibt gegenwärtig letztendlich ungeklärt. Diskutiert werden genetische, humorale, exogen-toxische und autoimmune Ursachen, die als Auslöser einer progredienten Vasokonstriktion von kleinen Pulmonalarterien angenommen werden, sie sollen auf diese Weise zu einer eskalierenden Drucksteigerung im pulmonal-arteriellen System beitragen (Fishman 1998). Gesichert erscheint eine gesteigerte Proliferation des Endothels der Pulmonalarterien mit progredienter Obliteration des Gefäßbettes als pathophysiologische Grundlage. Die histologischen Charakteristika bestehen in einer Hypertrophie der Media und Proliferation der Intima innerhalb kleiner präkapillarer pulmonaler Arterien mit plexiformer nekrotisierender Arteriitis und segmentaler Zerstörung von Gefäßwänden (Burke 1991).

Einblick in möglicherweise zugrunde liegende Pathomechanismen für die Entwicklung eines primären pulmonalen Hypertonus boten Erfahrungen in den späten 60er-Jahren des 20. Jahrhunderts, als die Zahl der Patienten mit pulmonalem Hypertonus unklarer Ursache anstieg. Dieser Anstieg stand in unmittelbarem Zusammenhang mit der Einführung von Amphetaminderivaten, die in größerem Umfang als appetitzügelnde Medikamente eingesetzt wurden. Die Einnahme durch empfängliche Individuen verursachte die Ausbildung eines chronischen primären pulmonal-arteriellen Hypertonus. Der zugrunde liegende Mechanismus beruhte höchstwahrscheinlich auf einem durch die Substanz verursachten Endothelschaden mit konsekutiver pulmonaler Vasokonstriktion. Das histologische Befundmuster glich dabei auffallend dem bei spontanem idopathischen primären pulmonalen Hypertonus. In > 50 % der Fälle des primären pulmonalen Hypertonus werden frische und organisierende Thrombosen innerhalb des Gefäßlumens histologisch nachgewiesen. Dieser Umstand erschwert häufig die Abgrenzung eines primären pulmonalen Hypertonus mit Thrombosebildung von einem sekundären Hypertonus, der auf auf rezidivierenden kleinen peripheren Lungenembolien beruht (s. unten).

Sekundärer pulmonaler Hypertonus

Bekannte ätiologische und pathophysiologische Grundlagen eines sekundären pulmonal-arteriellen Hypertonus sind angeborene Herzfehler mit persistierendem Links-rechts-Shunt sowie mit einer Transposition der großen Arterien (TGA; Frazier 2000).

Die heutzutage häufigste Ursache für die Ausbildung des sekundären pulmonal-arteriellen Hypertonus ist eine progrediente Drucksteigerung im pulmonal-arteriellen Gefäßbett durch eine fortschreitende Okklusion des peripheren Gefäßbettes durch embolische Vorgänge. Pathophysiologisch am häufigsten zugrunde liegend sind kleine rezidivierende periphere Lungenembolien. Quelle der rezidivierenden Embolien sind am häufigsten Thrombosen im tiefen Venensystem der unteren Extremitäten und der Beckenetage und Thromben im rechten Herzen. Weiterhin kommen als Quellen thrombogene intravenöse Katheter und eine Endokarditis der Klappen im rechten Herzen in Frage. Seltenere Ursachen eines progredienten embolischen Verschlusses der Peripherie des pulmonal-arteriellen Gefäßbettes sind Tumorembolien ausgehend von verstreuten Tumorzellen (z. B. von Magenkarzinomen, Tumoren der Mamma, Prostata, Lunge, Leber, Nieren und Ovarien).

In seltenen Fällen kann auch eine Einschwemmung von parasitischem Material (z.B. Eier von Schistosoma mansoni, S. japonicum und S. haematobium bei Bilharziose) einem fortschreitenden Verschluss der peripheren pulmonalen Strombahn mit konsekutiver Druckerhöhung zugrunde liegen. Ebenso selten führen chronisch intravenös applizierte Fremdkörper (z.B. Talkumpuder bei intravenöser Applikation von Suchtgiften, bzw. akzidentelle intravenöse Applikation von Quecksilber) zu einer progredienten Verlegung der peripheren Strombahn.

Venöser pulmonale Hypertonus

Pathophysiologisch ursächlich für eine Druckerhöhung im venösen Schenkel des pulmonalen Gefäßbettes ist ein verminderter Abfluss des venösen Blutes zum Herzen mit konsekutiver venöser Druckerhöhung. Die häufigste Ursache für einen behinderten Abstrom des venösen Blutes sind Erkrankungen des linken Herzens, am häufigsten ein linksventrikuläres Herzversagen. Ursächlich können auch Thromben im linken Vorhof, Tumoren des Herzens (Myxom, Sarkom, Metastasen) und die Mitralklappenstenose sein. Eine seltene Krankheitsentität, die ebenfalls zu einem verminderten venösen Abstrom, führen kann, ist eine zunehmende Fibrosierung innerhalb des Mediastinums meist aufgrund vorangegangener granulomatöser Erkrankungen. Hierbei kann es zu einer zunehmenden Konstriktion und Okklusion der drainierenden Pulmonalvenen kommen mit konsekutiver Drucksteigerung im venösen Schenkel der pulmonalen Strombahn. Bei persistierender Erhöhung des pulmonal-venösen Druckes wird die Druckerhöhung letztendlich auch auf den arteriellen Schenkels der pulmonalen Strombahn fortgeleitet mit Entwicklung eines konsekutiven sekundären pulmonal-arteriellen Hypertonus. Eine weitere Ursache einer postkapillaren Druckerhöhung im venösen Schenkel der pulmonalen Zirkulation ist die pulmonale venookklusive Erkrankung. Ähnlich wie beim primären pulmonal-arteriellen Hypertonus handelt es sich dabei um eine idiopathische Verschlusskrankheit des venösen Schenkels des pulmonalen Gefäßbettes. Die Erkrankung ist histologisch charakterisiert durch progrediente Thrombosen innerhalb des pulmonalen Venensystems mit Rekanalisationsvorgängen und Fibrose der Intima.

12.4.2 Klinische Symptomatik

Sowohl der primäre pulmonale als auch der pulmonal-arterielle Hypertonus aufgrund rezidivierender peripherer Lungenembolien zeigt eine diskrete Prädilektion für Frauen. Der primäre pulmonale Hypertonus hat zwei Altersgipfel, im Jugendalter und im mittleren Lebensalter. Ein erhöhtes Risiko, am primären pulmonalen Hypertonus zu erkranken, haben Patienten mit portaler Hypertension (mit oder ohne zugrunde liegender Lebererkrankung), Kollagenosen und HIV-infizierte Patienten.

Der Krankheitsverlauf bei primärem oder sekundärem pulmonal-arteriellen Hypertonus ist in den meisten Fällen zunächst asymptomatisch und schleichend. Häufig erfolgt eine spezifische Diagnose erst spät. In den meisten Fällen bestehen die ersten Symptome in langsam progredienter Atemnot, insbesondere unter Belastung, diese steigert sich im weiteren Verlauf bis zur Dyspnoe bei minimaler Aktivität. Andere Symptome sind allgemeine Schwäche, Angina pectoris (wahrscheinlich auf dem Boden einer rechtsventrikulären Ischämie), zentrale Synkopen und periphere Ödeme. Die körperliche Untersuchung zeigt einen erhöhten jugulären Venendruck und einen reduzierten Karotispuls. Die Druckmessung im pulmonalen Gefäßsystem zeigt einen erhöhten rechtsatrialen, sowie pulmonal-arteriellen Druck. Der kapillare Verschlussdruck bleibt über die längste Zeit des Krankheitsverlaufes normal. Das Herzschlagvolumen ist herabgesetzt.

Insbesondere der primäre pulmonale Hypertonus weist eine insgesamt schlechte Prognose auf. Das mittlere Überleben der Patienten ab dem Zeitpunkt der Diagnosestellung beträgt zwei bis drei Jahre. Nur in seltenen Fällen wird die Erkrankung mehr als zehn Jahre überlebt.

Die medikamentöse Therapie des primären pulmonalen Hypertonus besteht in der Gabe von Vasodilatanzien und Kalziumkanalblockern, beim pulmonal-arteriellen Hypertonus aufgrund rezidivierender peripherer Lungenembolien auch in einer Antikoagulation. Ultima ratio ist eine Herz-Lungen-Transplantation. Bei pulmonal-arteriellem Hypertonus aufgrund rezidivierender Lungenembolien besteht die Therapie der Wahl in einer Thrombendarterektomie (TEA). Voraussetzung hierfür ist, dass die Erkrankung weitgehend auf die zentral gelegenen Anteile der Lungenstrombahn beschränkt ist (s. unten).

12.4.3 Radiologische Symptomatik

Die definitive Diagnose eines pulmonal-arteriellen Hypertonus wird oft erst spät gestellt aufgrund der schleichend beginnenden Symptomatik und der nur diskret ausgeprägten frühen Röntgenzeichen des erhöhten pulmonal-arteriellen Druckes. Spät im Krankheitsverlauf zeigt sich dann die morphologische Anpassung des kardiovaskulären Systems an die permanent erhöhten Gefäßdrücke im pulmonal-arteriellen Kreislauf. Unabhängig von der Ätiologie des pulmonalen Hypertonus gehen diese Anpassungsvorgänge mit einer relativ uniformen Morphologie einher.

Röntgenbild

Eine länger bestehende Druckerhöhung innerhalb des pulmonal-arteriellen Kreislaufes geht typischerweise mit einer deutlichen Vergrößerung des rechten Herzens im Sinne des Cor pulmonale einher. Die zentralen Pulmonalarterien erscheinen stark prominent. Das pulmonale P ist betont. Im Unterschied zu den stark dilatierten, weiter zentral gelegenen Pulmonalarterien zeigt die Peripherie des pulmonal-arteriellen Gefäßbaumes einen ausgeprägten Kalibersprung mit deutlich verkleinerten Gefäßkalibern in der Peripherie. Historisch wird diese Konstellation als das Bild des „beschnittenen Baumes“ bezeichnet.

Ist ein kongenitaler Herzfehler mit Links-rechts-Shunt verantwortlich für die Ausbildung eines fixierten pulmonalen Hypertonus, so kann es in späten Stadien bei progredienter Steigerung der Drücke im pulmonal-arteriellen Gefäßsystem zu einer Druckumkehr mit konsekutivem Rechts-links-Shunt (Eisenmenger-Syndrom) kommen. In solchen Fällen kann selten – trotz eines ausgeprägten pulmonalen Hypertonus – eine normal konfigurierte Herzsilhouette vorliegen. Beruht die pulmonal-arterielle Druckerhöhung auf rezidivierenden peripheren Lungenembolien, können sich in der Peripherie des Lungenparenchyms im Röntgenbild unscharf begrenzte disseminierte und konfluierende Verdichtungen zeigen, die multiplen Lungeninfarkten entsprechen.

Ventilations-Perfusions-Szintigraphie

Die Perfusionskomponente der Ventilations-Perfusions-Szintigraphie gibt Aufschluss über die funktionellen Auswirkungen der Gefäßveränderungen auf die Durchblutung des Lungenparenchyms bei pulmonal-arteriellem Hypertonus. Jedoch sind die Befunde, die mit dieser Methode bei Patienten mit gesteigerten pulmonal-arteriellen Drücken erhoben werden, häufig unspezifisch und daher nicht für eine Diagnosesicherung geeignet.

Im Falle des idiopathischen primären pulmonalen Hypertonus wird die Ventilations-Perfusions-Szintigraphie der Lunge häufig als normal oder als wenig wahrscheinlich für das Vorliegen thromboembolischer Veränderungen der Lungenstrombahn beurteilt. Insbesondere in Fällen mit thrombotischer Komponente bei idiopathischem pulmonalen Hypertonus (s. oben) zeigt sich jedoch auch in der Szintigraphie ein nicht spezifisches Muster mit multiplen peripheren Perfusionsausfällen. Diese Befundkonstellation ist nicht zu unterscheiden von den Perfusionsausfällen bei Patienten mit pulmonal-arteriellem Hypertonus auf dem Boden rezidivierender peripherer Lungenembolien. Ein besonderer Nachteil der funktionellen Szintigraphie liegt in der mangelnden Beurteilbarkeit der bei Patienten mit rezidivierender Lungenembolie häufig ausgeprägten zentralen Komponente der thromboembolischen Veränderungen.

Pulmonalis-Angiographie

Die invasive Pulmonalis-Angiographie, heutzutage üblicherweise in DSA-Technik durchgeführt, sollte heutigentags speziellen Fragestellungen vorbehalten bleiben, z. B. einer operativen Therapieplanung. Ähnlich wie das Röntgenbild zeigt auch die Pulmonalis-Angiographie einen deutlich ausgeprägten Kalibersprung von dilatierten zentralen Lungenarterien zu kleinkalibrigen und häufig schraubenzieherartig elongierten peripheren Lungenarterien.

Ein gewisser Vorteil der Pulmonalis-Angiographie im Vergleich zur Schnittbilddiagnostik liegt in der verbesserten Darstellung von abrupten Gefäßabbrüchen, von abgangsnahen Stenosen von Lappen- und Segmentarterien und von intraarteriellen Strangbildungen nach Rekanalisation von Thromboembolien. Ähnlich wie bei der Perfusionsszintigraphie wird das zentrale Ausmaß von thromboembolischen Veränderungen bei rezidivierenden Lungenembolien durch die Pulmonalis-Angiographie häufig unterschätzt. Die wandadhärente Thrombuskomponente entgeht besonders bei glatt berandeten und epithelialisierten thrombotischen Auflagerungen häufig der Darstellung des Gefäßlumens mit der Pulmonalis-Angiographie.

Computertomographie

Die Computertomographie ist heutzutage zunehmend etabliert als die Methode der Wahl für eine initiale, umfassende Evaluierung von Patienten mit pulmonal-arterieller Hypertonie (Abb. 12.16, 12.17; King 1998). Auch in der Computertomographie gelingt die Darstellung der morphologischen Anpassungsvorgänge des kardiopulmonalen Systems an die erhöhten Druckverhältnisse im pulmonal-arteriellen Kreislauf: Hypertrophie und Vergrößerung des rechten Vorhofs und des rechten Ventrikels des Herzens, Dilatation der zentralen Pulmonalarterien sowie ausgeprägte Kaliberreduktion der peripheren Pulmonalarterien ab der subsegmentalen Ebene (Abb. 12.18). Besonders wertvoll ist die Computertomographie für die Darstellung der thrombotischen Auflagerungen bei erhöhtem pulmonal-arteriellen Druck aufgrund von chronisch-rezidivierenden Lungenembolien. Für die Diagnose dieser häufig epithelialisierten, wandständigen und glatt begrenzten Auflagerungen ist die Sensitivität der Computerto-

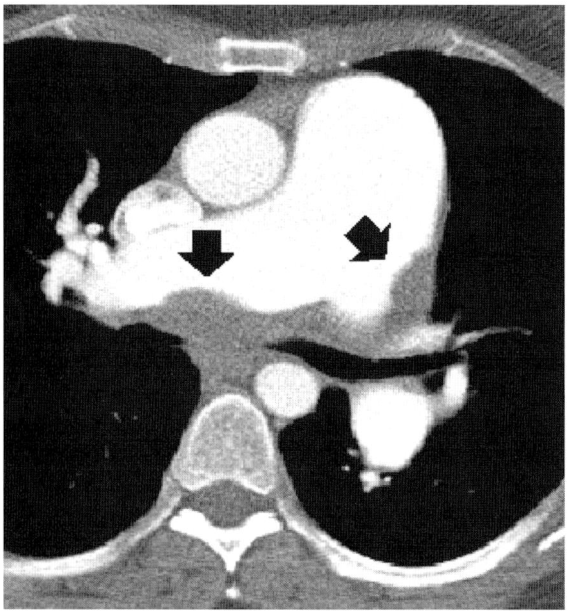

Abb. 12.16. Patient mit pulmonalem Hypertonus auf dem Boden von rezidivierenden Lungenembolien. Die kontrastverstärkte CT Untersuchung zeigt chronische thrombotische Wandauflagerungen in der zentralen Lungenstrombahn (*Pfeile*). Der Truncus pulmonalis, sowie die rechte und linke Lungenarterie sind deutlich dilatiert

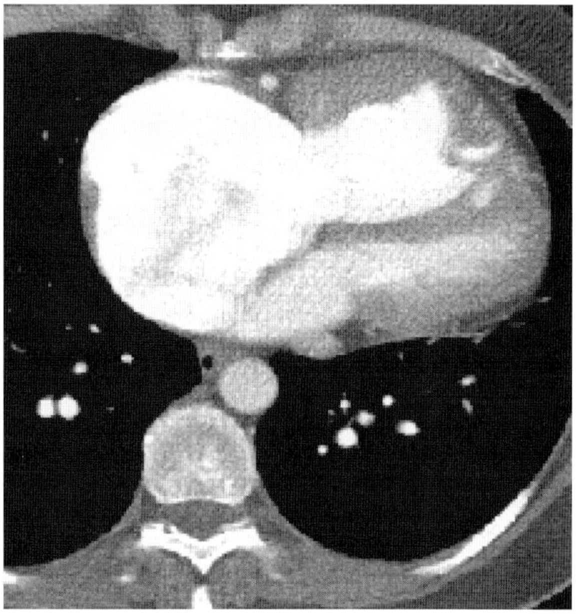

Abb. 12.17. Die chronische Druckbelastung des rechten Herzens bei einem Patienten mit pulmonalem Hypertonus bedingt eine deutliche Dilatation der rechten Herzkammern. Darstellung in der kontrastverstärkten CT

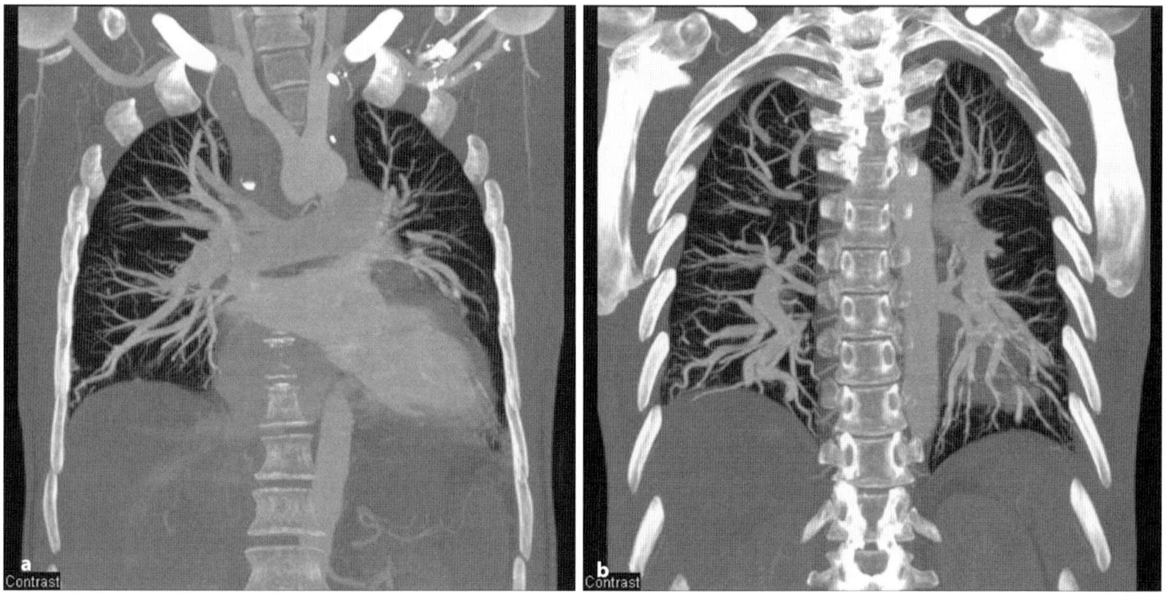

Abb. 12.18 a, b. Patient mit chronischem essentiellen pulmonalen Hypertonus. Ausgeprägte Dilatation der Herzkammern und der zentralen Lungenarterien (**a**). Die Lungenarterien weisen einen deutlichen Kalibersprung zwischen zentralen und peripheren Gefäßen auf und zeigen das Bild des „beschnittenen Baumes“ (**b**). Darstellung als „maximum intensity projection“ (MIP) eines kontrastverstärkten Mehrschicht-CT Datensatzes

mographie deutlich höher als die der Pulmonalis-Angiographie. Die Darstellung dieser thrombotischen Wandauflagerungen ist für die weitere Therapie der betroffenen Patienten von entscheidender Bedeutung. Es konnte gezeigt werden, dass Patienten mit mehr zentral ausgeprägter thrombotischer Komponente und relativ ausgesparter Peripherie deutlich mehr von einem operativen Vorgehen (Thrombendarterektomie, TEA) profitieren als Patienten mit vornehmlich peripherer Lokalisation der thrombotischen Veränderungen (Bergin 2000). Diagnostisch besonders wertvoll ist der direkte Nachweis von kleinen peripheren Embolien zur Abgrenzung eines pulmonal-arteriellen Hypertonus auf dem Boden rezidivierender Lungenembolien gegenüber dem idopathischen pulmonalen Hypertonus bzw. einer Drucksteigerung aufgrund anderer Ätiologien. Wie bereits erwähnt (s. oben) kann jedoch in manchen Fällen auch der idiopathische pulmonale Hypertonus mit kleinsten intravasalen Thrombosen einhergehen. In solchen Fällen gelingt daher die Abgrenzung eines idiopathischen, bzw. chronisch-embolisch bedingten pulmonal-arteriellen Hypertonus nicht immer mit letzter Sicherheit.

Es wurden mehrere Versuche unternommen, das Vorliegen und die Ausprägung eines pulmonalen Hypertonus an Maßzahlen der zentralen thorakalen Gefäße festzumachen. Nach Kuriyama et al. ist ein querer Gefäßdurchmesser des pulmonalen Hauptstammes gemessen auf einer axialen computertomographischen Ebene nahe der Bifurkation von 24,2 ± 2,2 mm als Norm zu betrachten, ein Gefäßdurchmesser von mehr als 28,6 mm spricht für das Vorliegen eines pulmonalen Hypertonus (Kuriyama 1984). Neuere Studien zeigen jedoch, dass der Überschneidungsbereich zwischen normalen und pathologischen Befunden in dieser Beziehung deutlich größer ist. Liegt keine erhebliche Dilatation der zentralen Pulmonalgefäße vor, sollten derartige Maßzahlen daher allenfalls als Hinweis auf einen pulmonal-arteriellen Hypertonus, keinesfalls jedoch als Nachweis gewertet werden.

Bei Patienten mit Verdacht auf pulmonal-arteriellen Hypertonus sollte zusätzlich möglichst eine Computertomographie in hochauflösender Technik durchgeführt werden (Primack 1994). Mit dieser Methode gelingt häufig der Nachweis einer Mosaik-Attenuation des Lungenparenchyms (Abb. 12.19). Im Falle des pulmonal-arteriellen Hypertonus beruht sie meist auf einer disseminierten Minderperfusion von Lungenarealen. Ein „Air trapping", wie es bei verschiedenen Erkrankungen der peripheren Atemwege beobachtet wird und das mit einer Akzentuierung der Mosaik-Attenuation in Exspiration einhergeht, wird bei Patienten mit pulmonal-arteriellem Hypertonus eher nicht beobachtet. Der Nachweis einer

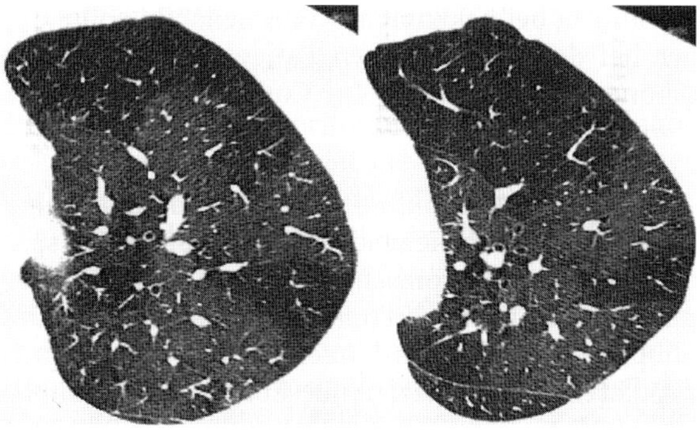

Abb. 12.19. Patient mit pulmonalem Hypertonus auf dem Boden von rezidivierenden peripheren Lungenembolien. Die peripheren Gefäßverschlüsse bedingen eine inhomogene „Mosaikperfusion" des Lungenparenchyms. Kontrastverstärkte, hochauflösende Untersuchung mit der Mehrschicht-Spiral-CT. Die Einführung der Mehrschicht-Spiral-CT erlaubt es, aus einem dünn kollimierten Datensatz sowohl eine CT-Angiographie zur Beurteilung der vaskulären Situation, als auch eine hochauflösende CT zur Beurteilung des Parenchyms zu berechnen

Mosaik-Attenuation erlaubt es jedoch auch nicht, mit letzter Sicherheit zwischen einem pulmonal-arteriellen Hypertonus auf dem Boden von rezidivierenden Lungenembolien und einer idiopathischen pulmonal-arteriellen Hypertonie zu unterscheiden. Beide Krankheitsbilder können aus den oben erwähnten Gründen mit einer disseminierten Minderperfusion von Lungenarealen durch thrombotische Veränderungen der zuführenden arteriellen Gefäße einhergehen (Worthy 1997). Die Einführung der Mehrschicht-Spiral-CT erlaubt es inzwischen, aus einem dünn kollimierten Datensatz sowohl eine CT-Angiographie zur Beurteilung der vaskulären Situation als auch eine hochauflösende CT zur Beurteilung des Parenchyms zu berechnen (Schoepf 2001). Hierdurch erübrigt sich meist die Durchführung einer dedizierten HR-CT bei Patienten mit Verdacht pulmonal-arteriellen Hypertonus.

MRT

Auch mit der MRT gelingt die Darstellung der charakteristischen anatomischen Anpassungsvorgänge des kardiopulmonalen Systems an die erhöhten Druckverhältnisse im Lungenkreislauf mit rechtsventrikulärer Hypertrophie und Dilatation der zentralen Pulmonalarterien (Kreitner 2000). Häufig gelingt auch ein Nachweis der verminderten Blutflussgeschwindigkeit in den zentralen Pulmonalgefäßen mit der Spin-Echo-MRT. Der Nachweis zentraler thrombotischer Wandauflagerungen bei Patienten mit chronisch-rezidivierenden Lungenembolien gelingt meist auch gut mit der MRT, Sensitivität, Spezifität und Genauigkeit sind jedoch im Vergleich zur Spiral-CT geringer. Insbesondere für Verlaufsunter-

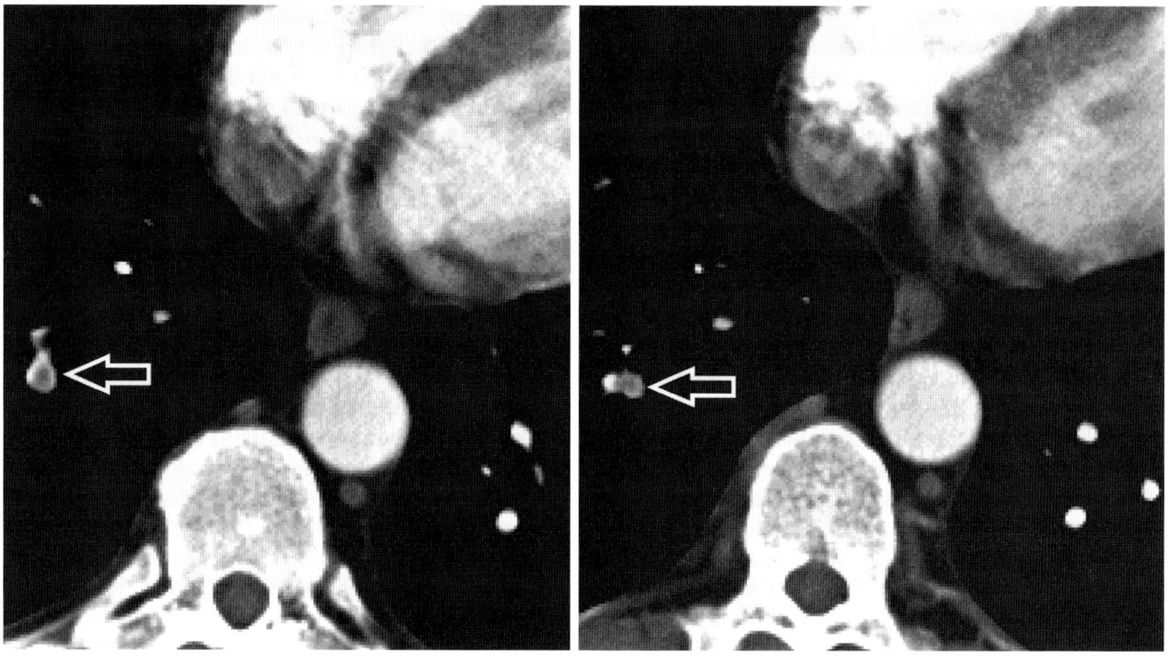

Abb. 12.21. Isolierte periphere Lungenembolie in subsegmentalen und kleineren Gefäßästen. Darstellung mit kontrastverstärkter hochauflösender Mehrschicht-Spiral-CT. Isolierte periphere Embolien galten traditionell als Limitation der CT, die Mehrschicht-Spiral-CT mit dünner Schichtführung erlaubt mittlerweile den sicheren Nachweis auch kleiner peripherer Embolien

CT mittlerweile gut etabliert und allgemein akzeptiert. Inzidenz und Bedeutung isolierter kleiner peripherer Lungenembolien sind durchaus umstritten. Nach Angaben in der Literatur liegt die Zahl der Patienten, bei denen die Lungenembolie auf die Subsegmentebene beschränkt ist, bei 6–30%. Die klinische Signifikanz solcher kleiner peripherer Embolien ohne Nachweis von größeren zentralen thromboembolischen Anteilen ist ungewiss (Schoepf 2000, 2002). Man geht davon aus, dass es eine wichtige Funktion der Lunge ist, kleine Emboli aus der Blutbahn zu filtern, bevor diese in den systemisch-arteriellen Kreislauf übertreten können. Solche kleinen Embolien werden wahrscheinlich permanent gebildet, diese Auffassung ist allerdings nie schlüssig belegt worden. Es ist auch unklar, ob eine z.B. antikoagulatorische Behandlung solcher kleinen Embolien, so sie denn entdeckt werden, den klinischen Verlauf positiv beeinflusst. Allgemeine Übereinstimmung scheint darüber zu bestehen, dass der Nachweis kleiner peripherer Embolien als wichtiger Indikator für eine möglicherweise ursächliche tiefe Venenthrombose zu werten ist, dem Patienten also möglicherweise eine ausgeprägtere Embolie drohen könnte. Zusätzlich geht man aus von einer prognostischen Relevanz kleiner peripherer Embolien bei den Patienten, die an kardiopulmonalen Vorerkrankungen leiden, und bei denen, die ein hohes Risiko haben, durch die rezidivierenden Lungenembolien einen pulmonalarteriellen Hypertonus zu entwickeln.

Studien, die für eine mangelnde Genauigkeit der Computertomographie für den Nachweis von kleinen subsegmentalen Embolien sprechen, beruhen meist auf Untersuchungen mit CT-Geräten älterer Bauart sowie einer kollimierten Schichtdicke von traditionell 5 mm. Es ist mittlerweile allgemein akzeptiert, dass eine Schichtdicke von 5 mm in der CT-Diagnostik der Lungenembolie als nicht mehr zeitgemäß anzusehen ist. Mehrere Studien konnten schlüssig nachweisen, dass mit einer dünneren Schichtdicke von 3 bzw. 2 mm auch mit der einzeiligen Spiral-CT eine deutlich bessere Diagnostik kleiner peripherer Lungenarterien möglich ist. Besonders interessant ist in diesem Zusammenhang die Einführung der mehrzeiligen CT. Mit dieser Modalität gelingt es, den gesamten Thorax eines Patienten mit vermuteter Lungenembolie mit einer Schichtführung von 1 mm Dicke oder darunter zu untersuchen. Es konnte gezeigt werden, dass Partialvolumenartefakte mit dieser Schichtführung weitgehend vermieden werden können und so eine deutlich verbesserte Diagnostik von Emboli auf der subsegmentalen Ebene möglich ist (Schoepf 2002). Für die CT-Diagnostik der Lungenembolie sollte daher immer die dünnstmögliche Schichtdicke eingestellt werden, die mit dem zur Verfügung stehenden CT-Scanner in einer Atem-

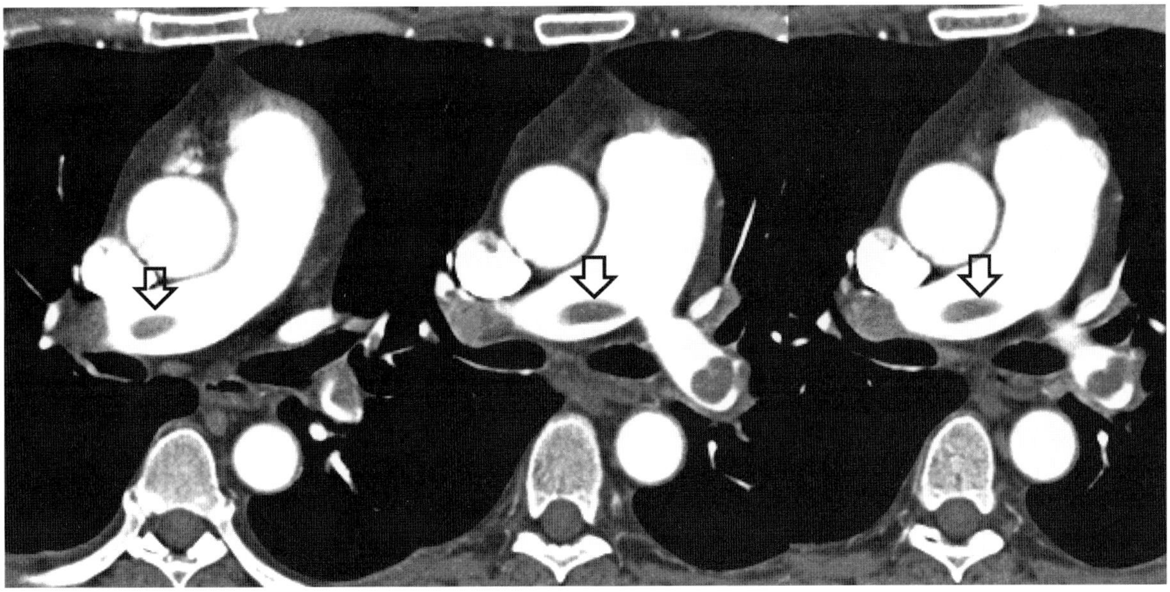

Abb. 12.22. Patient mit akuter Lungenembolie. Die kontrastverstärkte CT zeigt einen zentralen, „reitenden" Thrombus mit Ausdehnung in die rechte und linke zentrale Lungenstrombahn (*Pfeile*). Die Form des Embolus lässt die Herkunft aus dem tiefen Venensystem der unteren Extremität erahnen

anhaltephase des Patienten die Untersuchung zumindest der zentralen Anteile des Lungenparenchyms etwa von der Herzbasis bis zum Aortenbogen erlaubt.

Morphologische Befunde

Wie bereits erwähnt, ist die CT-Angiographie für den Nachweis der Lungenembolie deutlich weniger untersucherabhängig als konkurrierende Verfahren. In einer qualitativ guten Untersuchung gelingt die Diagnose der Lungenembolie auch ohne größere Erfahrung in thorakaler CT-Diagnostik. Dennoch erfordert die Beurteilung der CT-Angiographie eine gute Kenntnis der vaskulären Anatomie im Thorax. Das verlässlichste Zeichen für die Diagnose der akuten Lungenembolie ist der Nachweis eines intraluminalen Füllungsdefektes in betroffenen Pulmonalarterien (Abb. 12.22, 12.23). Typischerweise ist zumindest noch ein schmaler Kontrastmittelstreifen in der Peripherie des Füllungsdefektes sichtbar. In selteneren Fällen verursacht das thromboembolische Geschehen einen kompletten Verschluss des Gefäßlumens ohne Kontrastmittelfüllung. Glatt berandetes embolisches Material, dass einen Großteil des Gefäßdurchmessers verschließt und keine Zeichen der Reperfusion aufweist, spricht für das Vorliegen einer relativ frischen Lungenembolie. Im weiteren Verlauf zeigt das thromboembolische Material in den Lungenarterien meist Zeichen der Reperfusion. Größere Anteile des Gefäßlumens weisen wieder eine Kontrastmittelfüllung auf. Der Thrombus erscheint unregelmäßiger konturiert, teilweise mit Ausbildung von intraluminalen Strangbildungen (Abb. 12.24). Werden solche Zeichen beobachtet, kann davon ausgegangen werden, dass das embolische Geschehen bereits länger zurückliegt. Eine genaue zeitliche Einteilung lässt sich hieraus jedoch nicht ableiten.

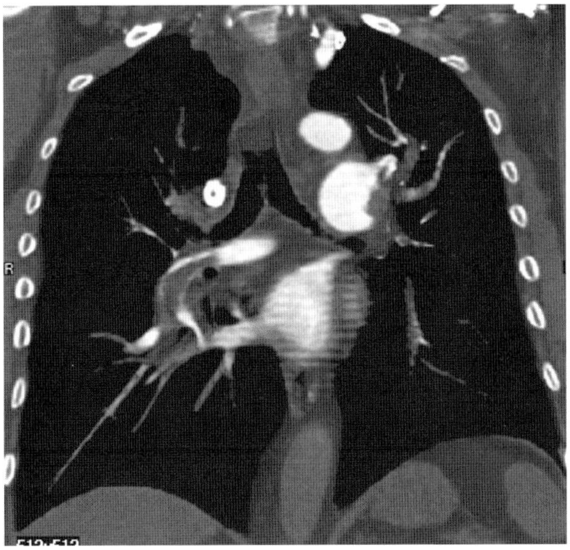

Abb. 12.23. Patient mit akuter Lungenembolie. Die Untersuchung mit hochauflösender, kontrastverstärkter Mehrschicht-Spiral-CT erlaubt die Darstellung eines zentralen „reitenden" Thrombus mit Ausdehnung in die rechte und linke zentrale Lungenstrombahn in der koronaren Ebene

höhle umgeben, die sich aus der inneren Kontusionszone und der äußeren Kommotionszone zusammensetzt. Die Kontusions- oder Devitalisationszone ist durch eine traumatische Nekrose mit homogener hyaliner Muskeldegeneration, Leukozytose, Gewebsthrombose und Diapedeseblutungen gekennzeichnet, die Kommotionszone durch eine reversible Extravasation (Forster 1986; Sherman u. Parish 1963).

Blast Injuries

Bei Explosionen wird die Druckwelle auf die Thoraxwand übertragen und auf die Lunge fortgeleitet. Ausbreitung der Druckwelle im Gewebe (lokale Druckwellengeschwindigkeit) hängt von der Dichte und Elastizität des Gewebes ab. Für die Lungenverletzung sind im Wesentlichen drei Effekte verantwortlich,

- der Abplatzeffekt („spalling effect"),
- der Trägheitseffekt („inertia effect") und
- der Implosionseffekt.

Der Abplatzeffekt tritt an Grenzflächen zwischen Gas und Flüssigkeit auf. Trifft die Druckwelle auf eine derartige Grenzfläche, so wird sie teilweise reflektiert, teilweise weitergeleitet; frei werdende Energie unterbricht die Grenzfläche.

Beim Trägheitseffekt kann – bedingt durch die unterschiedliche Beschleunigung – das weniger dichte alveoläre Gewebe von den dichteren Hilusstrukturen und von Gefäßen abgeschert werden.

Ein Implosionseffekt tritt auf, wenn die Druckwelle auf abgeschlossene Luftblasen trifft. Diese werden zunächst stark komprimiert und dehnen sich dann mit dem Weiterschreiten der Druckwelle plötzlich weit aus, so dass es zu Überdehnungen und Einrissen kommt (Zuckerman 1940).

13.1.2 Verletzungsmuster

Häufigkeiten

Eine Übersicht über die häufigsten Verletzungen bei Thoraxtraumen an Hand von drei größeren Erhebungen geben Tabelle 13.1 und 13.2. Bei Polytraumen ist der Thorax mit 62% dritthäufigste Verletzungslokalisation nach den Extremitäten (86%) und dem Schädel (69%). Eine primäre operative Intervention ist allerdings nur in ca. 5% der Fälle erforderlich. Die Morbidität beträgt 36%, die Letalität 15,5% (Schorr et al. 1987).

Die häufigsten Verletzungskombination beim Polytrauma sind Extremitäten- und Schädelverletzungen (63%), gefolgt von Extremitäten- und Thoraxverletzungen (52%) sowie von Thorax- und Schädelverletzungen (41%). Thorax- und Abdominaltraumen hingegen machen nur etwa 23% aus (s. Übersicht; Regel et al. 1993; Oestern u. Regel 1999).

Dominierende Verletzungsmuster beim Polytrauma nach einer Analyse von 3406 Fällen der Jahre 1972–1991. (Nach Regel et al. 1993)

- 86% der Patienten Frakturen (davon 40% offene Verletzungen)
- 69% Schädel-Hirn-Trauma (primäre operative Intervention in ca. 5%)
- 62% Thoraxtrauma (primäre operative Intervention in ca. 5%)
- <30% Abdominaltrauma (primäre operative Intervention in ca. 20%)

Tabelle 13.1. Art und Häufigkeit von Thoraxverletzungen

Art der Thoraxverletzung	Häufigkeit		
	Glinz 1985 (vgl. auch Tabelle 13.2) (%)	Gams u. Kalweit 1999 (%)	LoCicero u. Mattox 1989 (%)
Thoraxwand (Rippenfrakturen)	–	60	45
Hämatothorax	51	40	25
Pneumothorax	18	20	20
Lungenparenchymverletzung	21	20	26
Tracheobronchialverletzung	<1	<1	–
Herzkontusion	16	15	9
Perikardtamponade	–	<1	–
Aortenverletzung	2	2	–
Verletzung großer Gefäße	1	1	–
Zwerchfellruptur	4	–	7
Ösophagusruptur	–	<1	0,5
Chylothorax	0,15	<1	–
Verschiedene/kombinierte	–	–	21

Tabelle 13.2. Art und Häufigkeit von Thoraxverletzungen und extrathorakalen Begleitverletzungen bei 675 hospitalisierten Patienten mit stumpfem Thoraxtrauma. (Nach Glinz 1985)

Thoraxverletzungen	Häufigkeit (%)	Begleitverletzungen	Häufigkeit (%)
Hämatothorax	51	Schädel-Hirn-Trauma	51
Pneumothorax	18	Abdominaltrauma	20
Lungenparenchymverletzung	21	Extremitätenfraktur	38
Tracheobronchialverletzung	< 1	Beckenfraktur	13
Herzkontusion	16	Wirbelsäulenverletzung	6
Aortenverletzung	2	Gesichtsschädelverletzung	12
Verletzung großer Gefäße	1		
Zwerchfellruptur	4		
Ösophagusruptur	–		
Chylothorax	0,15		

13.1.3 Diagnostische Strategie

Aufgabe der initialen Röntgendiagnostik polytraumatisierter Patienten ist es, unter zeitkritischen Bedingungen mit möglichst hoher Effizienz die sowohl für die Gesamtprognose als auch die für eine differenzierte organbezogene Therapie notwendigen pathologischen Veränderungen zu erkennen (Danz et al. 1996). Die essenziellen und unverzüglich zu klärenden Fragen sind in der nachfolgenden Übersicht zusammengestellt.

Basisdiagnostik beim Polytrauma
- Ist der Unfallverletzte hämodynamisch stabil?
  - Puls-Status [supraaortale Äste; untere Extremitäten (Aortenverletzung)]
  - oberflächliche Venen (Kollaps bei Hypovolämie und Schock, Distension bei Pneumothorax, Perikarderguss oder -blutung)
- Ist der Unfallverletzte respiratorisch stabil?
- Wie ist Bewußtseinslage?

Der diagnostische Zeitaufwand spielt eine kritische Rolle. Für die Durchführung einer konventionellen Aufnahme im Liegen müssen bei Schwerverletzten 10–15 min kalkuliert werden (Danz et al. 1996).

Nativdiagnostik/Thoraxübersicht

Bei der Analyse der Thoraxübersicht ist neben dem üblichen Check und der Beurteilung der Lage von Tubus, Kathetern, Sonden und Drainagen insbesondere auf Befunde zu achten, die Indiz für gravierende Verletzungen sein können (Blaisdell u. Trunkay 1994). Es sind dies:

- Frakturen der obere Rippen sind häufiger mit Gefäßverletzungen assoziiert (15%). Ein großes Hämatom an der Halsbasis muss an eine thorakale Gefäßverletzung denken lassen. Andererseits ist die Thoraxübersicht bei einem Viertel der Gefäßverletzungen unauffällig, oder sie zeigt nur minimale und unspezifische Veränderungen;
- serielle Rippenstückfrakturen und bilaterale kostochondrale Frakturen, die einen instabilen Thorax implizieren;
- Sternumfraktur als Indiz für eine Herzkontusion;
- massiver Pneumothorax als Hinweis auf eine mögliche Bronchusläsion;
- Mediastinalverbreiterung und/oder massiver Hämatothorax als Hinweis auf eine mögliche Aortenruptur oder andere arterielle Blutung.

Computertomographie

Der Stellenwert der Computertomographie (CT) in der Primär- und Verlaufsdiagnostik von Schädel-Hirn-Traumen, Wirbelsäulenfrakturen und Abdominaltraumen ist etabliert und unumstritten. Anders ist die Situation beim stumpfen Thoraxtrauma. Obgleich die diagnostische Überlegenheit der CT belegt ist, wird die klinische Wertigkeit der diagnostischen Mehrinformation durch die CT kontrovers beurteilt. Smejkal et al. (1991), Poole et al. (1993) und Marts et al. (1994) sehen die CT kritisch.

Trupka et al. (1997) schätzt den Wert hoch ein. Nach ihm werden in 65% der Fälle wesentliche Zusatzinformationen (Lungenkontusion, Pneumothorax, Hämatothorax) erhoben und in etwa 40% der Fälle soll sich eine Änderung der therapeutischen Strategie (positiver endexspiratorischer Druck/PEEP-Beatmung, Bronchoskopie) ergeben. Eine Übersicht über die Literaturmitteilungen zu diesem Aspekt gibt Tabelle 13.3.

Der hämodynamisch instabile Thoraxtraumatisierte ist sicherlich kein Kandidat für eine primäre CT-Untersuchung. Beim hämodynamisch stabilen Patienten wird jedoch die Indikation zu einer CT-Untersuchung der Thoraxorgane innerhalb der ersten Stunde zunehmend großzügiger gestellt, mit dem Ziel einen möglichst umfassenden Status zu erheben, bevor der Patient auf die Intensivstation oder in den Operationssaal geht (Häuser u. Bohndorf 1999).

Tabelle 13.3. Bewertung der Computertomographie in der Initialdiagnostik des Thoraxtraumas

	Nachweis auf Thoraxübersicht	Nachweis im CT	Kein Nachweis mit CT oder Rö-Thorax
Pneumothorax	– 53% Danz	+ 97% Danz	
Hämatothorax	– 62% Danz	+ 97% Danz	
Kontusionen	– 79% Danz	+ 99% Danz	
Dys-/Atelektasen	– 20–40% Danz	+ 95% Danz	
Gefäßläsionen	–	+	
Rippenfrakturen	+ 57% Marts	– 42% Marts	24% Marts
Skapulafrakturen	– 36% Marts	+ 64% Marts	18% Marts
Klavikula	78% Marts	11% Marts	11% Marts
Sternum	–	25% Marts	75% Marts
Wirbelsäulenfrakturen	–	+ 38% Marts	62% Marts

– = wenig sensitiv; + = hochsensitiv; die Prozentzahlen beziehen sich auf Angaben in der Literatur.

Mögliche Indikationen zur CT können sein (Khodadadyan et al. 1995):

- ein isoliertes schweres Thoraxtrauma,
- ein thorakales Hochrasanztrauma,
- ein Polytrauma mit begleitendem Thoraxtrauma,
- eine unklare respiratorische Insuffizienz im weiteren intensivmedizinischen Verlauf,
- ein pathologischer oder unklarer Thoraxröntgenbefund,
- eine Brustwirbelsäulenfraktur.

13.2 Thoraxwand, Pleuraraum und Zwerchfell

13.2.1 Thoraxwand

Pathologisch-anatomische und ätiologische Grundlagen

Die Thoraxwand wird durch den knöchernen Thorax (Brustwirbelsäule, Rippen, Brustbein, Schlüsselbeine und Schulterblätter) und den umgebenden Weichteilmantel mit Interkostal-, Paravertebral- und Schultergürtelmuskulatur gebildet. Der knöcherne Thorax ist nur im Bereich der oberen 10 Rippen zwischen Wirbelsäule und Sternum zirkulär geschlossen, wobei allerdings auch nur die oberen 7 Rippen direkt an das Sternum heranreichen.

Die erste Rippe nimmt insofern eine Sonderstellung ein, als sie dorsal relativ fest mit der Wirbelsäule, ventral mit dem Manubrium und dem Schlüsselbein verbunden ist, so dass sie nur eine begrenzte Beweglichkeit aufweist. Andererseits ist sie dem Zug der kräftigen Skalenusmuskulatur mit der Möglichkeit indirekter Frakturen ausgesetzt. Die A. und V. subclavia verlaufen in einer Knochenrinne am Oberrand der 1. Rippe dorsal bzw. ventral des Tuberculum scalenum. Aufgrund dieser sehr engen topographischen Beziehung kann es bei Frakturen der 1. Rippe durch rezidivierende Mikrotraumen im Rahmen der Atmung zu sekundären und verzögerten Gefäßläsionen kommen (Hämatom, Thrombose).

Die Interkostalarterien, -venen und -nerven verlaufen dorsal interkostal, lateral des Rippenwinkels an den Rippenunterkanten in einem Sulkus. Die A. mammaria interna verläuft entlang der kostochondralen Verbindung und anastomosiert mit der superioren epigastrischen Arterie.

Verletzungen der Thoraxwand können die verschiedenen anatomischen Strukturen isoliert oder in unterschiedlicher Kombination betreffen.

■ **Weichteilverletzungen.** Die häufigsten Weichteilverletzungen der Thoraxwand beim stumpfen Thoraxtrauma sind Hämatome und Emphyseme. In der Mehrzahl sind sie klinisch bedeutungslos. Thoraxwandemphyseme werden beim stumpfen Thoraxtrauma mit einer Häufigkeit von etwa 15% beobachtet. Sie können transkutan über offene Wunden oder häufiger über Rippenfrakturen vom Pleuraraum aus entstehen. Seltener ist die Entstehung über ein massives Mediastinalemphysem beispielsweise im Rahmen einer Verletzung des Tracheobronchialsystems.

Weichteilhämatome können bei arteriellen Gefäßzerreißungen erhebliche Ausmaße annehmen. Massive Hämatome finden sich regelmäßig bei schweren Schultergürtelverletzungen, insbesondere bei der skapulothorakalen Dissoziation, die in 90% der Fälle mit neurovaskulären Verletzungen einhergeht.

■ **Rippen- und Klavikulafrakturen.** Rippenfrakturen sind mit etwa 80% ein überaus häufiger Befund beim stumpfen Thoraxtrauma. Dabei handelt es sich in 85% der Fälle um multiple, in lediglich 15% um solitäre Frakturen. In bis zu 30% liegen bilaterale Frakturen vor. Am häufigsten sind die Rippen V bis XI betroffen, seltener die oberen Rippen, da diese durch den Schultergürtel mit seinem Muskelmantel stärker geschützt sind. Frakturen der oberen Rippen weisen deswegen immer auf eine starke Gewalteinwirkung hin. Jede Rippenfraktur geht mit einem Blutverlust von etwa 150 ml einher (Westaby u. Bralay 1990). Rippenfrakturen sind bei Kindern und Jugendlichen aufgrund der größeren Elastizität des Thoraxskeletts seltener als beim Erwachsenen und älteren Menschen. Fehlende Rippenfrakturen sind deswegen bei Kindern und Jugendlichen nicht mit einem blanden Thoraxtrauma gleichzusetzen.

■ **Sternumfrakturen und Verletzungen des Sternoklavikulargelenks.** Sternumfrakturen sind beim Thoraxtrauma im Gegensatz zu Rippenfrakturen selten und machen nicht mehr als 4% aller Frakturen am Thoraxskelett beim stumpfen Thoraxtrauma aus. Häufigste Frakturlokalisationen sind das Corpus sterni (70%) und das manubriosternale Gelenk (15%). Verletzungen des Sternoklavikulargelenks sind ebenfalls sehr selten. Meist handelt es sich um Subluxationen, Luxationen oder Luxationsfrakturen, die bei geringer Dislokation initial leicht übersehen werden.

Häufigste Ursache einer Sternumfraktur ist das direkte Anpralltrauma durch das Lenkrad beim Autounfall. Ein seltener Verletzungsmechanismus ist ein extremes Hyperflexionstrauma, das dann in der Regel zugleich mit einer zervikothorakalen Wirbelkörperkompression einhergeht.

Klinische Symptomatik

Typische Beschwerden sind atemabhängige Schmerzen mit Dyspnoe und/oder Tachypnoe. Als Kehr-Zeichen wird ein Schulterschmerz bezeichnet, ausgelöst durch eine Irritation der zentralen ligamentären Zwerchfellabschnitte infolge einer infradiaphragmalen Blutung.

Eine respiratorische Insuffizienz resultiert insbesondere aus Serien- und Stückfrakturen im Verlauf der ventralen und lateralen Rippenabschnitte, die zu einer paradoxen Atembewegung des betroffenen Thoraxwandabschnitts führen können (instabiler Thorax/„flail chest"). Ein instabiler Thorax liegt auch bei bilateralen, insbesondere parasternale Serienfrakturen vor. Sternoklavikuläre Dislokationen nach ventral verursachen meist keine Komplikationen. Dislokationen nach dorsal hingegen können zu Kompressionserscheinungen von Seiten der Trachea, des Ösophagus oder von Gefäßen führen und repositionspflichtig sein.

Klinische Zeichen der skapulothorakalen Dissoziation sind die Pulslosigkeit (Verletzung der A. subclavia) und die schlaffe Lähmung des Arms (Plexusausriss).

Beachte

- Patienten mit Rippenfrakturen nach stumpfem Thoraxtrauma und Schock ohne Hämato- oder Pneumothorax müssen an intraabdominelle Blutungsquelle denken lassen.
- Brustbeinverletzungen sind immer ein Indiz für ein schweres Trauma und müssen an mögliche Begleitverletzung von Herz und großen Gefäßen denken lassen.

Radiologische Symptomatik

■ **Weichteilbefunde (Abb. 13.1, 13.2).** Hämatome und Emphyseme der Thoraxwand werden radiologisch in der Mehrzahl der Fälle lediglich als Zusatzbefund erfasst und nur ausnahmsweise gezielt diagnostiziert und registriert, dann nämlich, wenn sie größere Ausmaße angenommen haben.

Thoraxwandemphyseme manifestieren sich je nach Lokalisation und Ausbreitung unterschiedlich. Subkutane Lufteinschlüsse stellen sich als rundliche, ovaläre oder streifige Aufhellungen dar. Subfasziale Emphyseme breiten sich entsprechend der Muskelfiederung fächerförmig aus. Weichteilhämatome sind nativdiagnostisch auf den Thoraxübersichtsaufnahmen lediglich als Verdichtung und Verbreiterung des Weichteilmantels zu identifizieren oder zu vermuten, der Nachweis und die genaue Lokalisation des Hämatoms gelingt mit hinreichender Genauigkeit jedoch nur im Computertomogramm. Die Sonographie ist wegen der fehlenden Übersicht und der eingeschränkten Beurteilung intrathorakaler Kompartimente weniger geeignet.

Bei der skapulothorakalen Dissoziation ist die Skapula aus dem Verband des Schultergürtels gelöst und durch ein massives subskapulares Hämatom (Zerreißung der A. subclavia und/oder der A. vertebralis; Angiographie!) nach lateral verlagert. A.-subclavia-Verletzungen sind relativ selten; in der Regel ist es nicht die Fraktur, die die Gefäßverletzung bedingt, sondern die Fragmentdislokation; in der Hälfte der Fälle ist eine Verletzung des Plexus brachialis kombiniert (komplett oder inkomplett, passager oder permanent). Indikationen zur Angiographie sind eine Pulslosigkeit oder Pulsabschwächung.

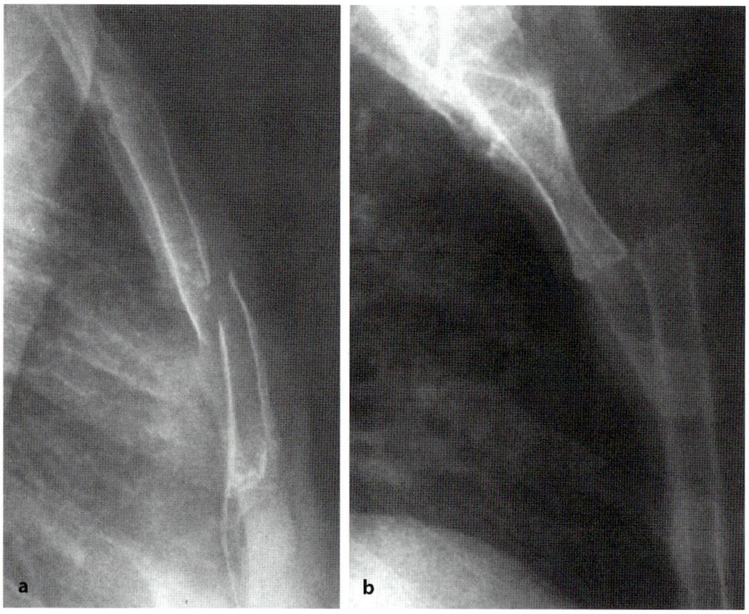

Abb. 13.6 a, b.
Sternumfraktur und manubriosternale Luxation: Die projektionsradiographische Diagnostik setzt die seitliche Aufnahme voraus. **a** Dislozierte Fraktur des Corpus sterni mit einem Begleithämatom. **b** Luxation der Synchondrose zwischen Manubrium und Corpus sterni

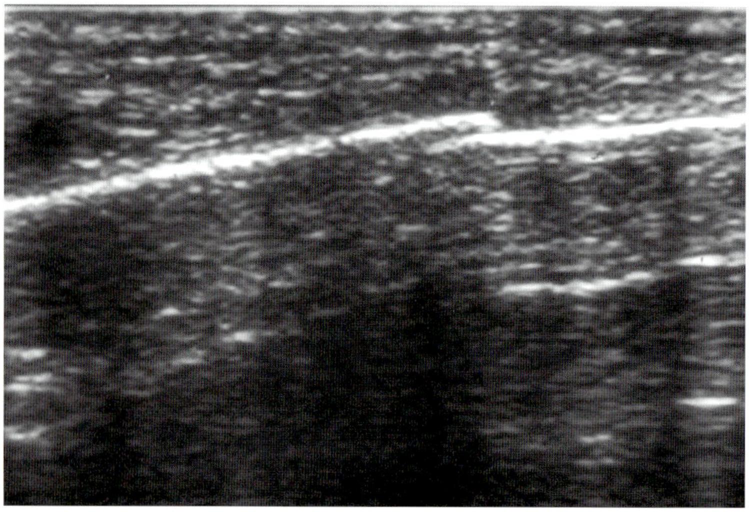

Abb. 13.7.
Sternumfraktur (Sonographie): Die Sonographie ermöglicht eine rasche und einfache Orientierung. Bei einer Sternumfraktur ist der charakteristische Kortikalisreflex unterbrochen und/oder versetzt

um Rippenfrakturen handeln, die von kostochondralen oder kostosternalen Frakturen begleitet werden. In allen diesen Situationen kommt es unter der Atmung oder Beatmung zu einer paradoxen Bewegung des betroffenen, hinsichtlich der Atemmechanik gestörten Wandabschnitts.

Abgesehen vom Nachweis entsprechender Frakturlokalisationen weist das sog. „costal hook sign" auf ein instabiles Thoraxwandsegment hin. Voraussetzung für dieses Zeichen ist nämlich die Rotation des Rippenfragments.

■ **Sternumfrakturen und Verletzungen des Sternoklavikulargelenks (Abb. 13.6 a, b, 13.7).** Der radiologische Nachweis von Sternumfrakturen und Verletzungen des Sternoklavikulargelenks bei Patienten mit einem Thorax- oder Polytrauma ist unter den Bedingungen der Notfalldiagnostik schwierig. Sternumfrakturen, bei denen es sich in der Regel um Querfrakturen handelt, lassen sich allenfalls im Seitenbild diagnostizieren und auch nur dann, wenn eine Dislokation vorliegt. Andernfalls deutet möglicherweise nur das begleitende prä- und/oder retrosternale Hämatom auf die Verletzung hin. Sensitiver kann in diesen Fällen die Sonographie durch den Nachweis der kortikalen Konturunterbrechung sein.

Bei einem entsprechenden klinischen Verdacht (z. B. aufgrund des Unfallhergangs) empfiehlt sich in jedem Fall eine CT, mit der durch sekundär reformatierte Schnittbilder nicht nur der Frakturnachweis einfacher gelingt sondern zugleich auch Begleitverletzungen an den intrathorakalen Organen beurteilt werden können. Isolierte Sternumfrakturen sind selten und nicht mit einer höheren Inzidenz kardialer Symptome (Arrhythmien) vergesellschaftet (Brookes et al. 1993; Hills et al. 1993).

CAVE ! Sternumfrakturen mit einer Verbreiterung des Mediastinums sind immer verdächtig auf eine Verletzung kardiovaskulärer Strukturen und erfordern in jedem Fall die Schnittbilddiagnostik (Harley u. Mena 1986).

Verletzungen des Sternoklavikulargelenks lassen sich projektionsradiographisch nicht adäquat diagnostizieren. Wenngleich die Dislokation selbst sonographisch leicht zu verifizieren ist, ist die CT zur genauen Beurteilung der Verletzung am besten geeignet.

Merke ! Weichteilverletzungen der Thoraxwand sind angesehen von offenen Wunden klinisch meist bedeutungslos. Rippenfrakturen sind häufig und betreffen meist die 5. bis 11. Rippe. Die Zahl der Rippenfrakturen korreliert mit dem Schweregrad des Traumas. Eine respiratorische Insuffizienz resultiert insbesondere aus Serien-, Stück- und bilateralen parasternalen Frakturen (instabiler Thorax/„flail chest"). Frakturen der oberen Rippen müssen an Gefäßverletzungen im Bereich der oberen Thoraxapertur und an eine Verletzung des Tracheobronchialsystems, solche der unteren Rippen an intraabdominelle Begleitverletzungen (Leber, Milz) denken lassen. Isolierte Sternumfrakturen sind nur selten mit kardialen Komplikationen vergesellschaftet.

13.2.2 Pleuraraum

Pathologisch-anatomische Grundlagen

Pleuraverletzungen kommen bei penetrierenden Thoraxtraumen (offene Thoraxwandverletzung) regelmäßig, bei stumpfen Traumen häufig vor. Häufigste Ursache beim stumpfen Thoraxtrauma ist eine direkte Verletzung des Lungenparenchyms durch Rippenfrakturen. Seltenere Ursachen sind eine rupturierte Emphysemblase oder eine Alveolarruptur auf dem Boden eines interstitiellen Emphysems.

Pleura- und Parenchymverletzungen, die durch dislozierte Rippenfrakturen entstehen, sind meist mit Blutungen im Sinne eines Hämatopneumothorax kombiniert. Pneumothoraces, die über das Mediastinum und das Lungeninterstitium vermittelt werden, sind immer mit einem Mediastinalemphysem, oft auch mit einem tiefen kollaren Emphysem vergesellschaftet.

Definition Als „offener Pneumothorax" wird nicht nur der Pneumothorax bezeichnet, der durch eine Verletzung von außen entstanden ist, sondern jeder Pneumothorax, der nach außen mit der Atmosphäre Verbindung steht (Glinz 1981).

Hämatothoraces entstehen in der Regel durch Blutungen aus Gefäßen des Systemkreislaufs, nur sehr selten aus solchen des Lungenkreislaufs. Häufigste Blutungsquelle sind Interkostalgefäße bei Verletzungen der Thoraxwand. Hämatothoraces können aber auch Folge von Zwerchfellrupturen, Lungenlazerationen, Wirbelsäulenfrakturen oder Aortenverletzungen sein. Venöse Blutungen tamponieren sich aufgrund des niedrigen Drucks rasch spontan. Arterielle Blutungen dagegen können erhebliche Ausmaße annehmen, ehe sie durch Druckausgleich zu Stillstand kommen. Der Druckausgleich kann durch das raumfordernde Hämatom selbst herbeigeführt werden oder aber Folge der schockbedingten Hypovolämie und Hypotonie sein.

CAVE ! Bei arteriellen Blutungen besteht deswegen immer ein Risiko zur Rezidivblutung unter der Therapie (Hämatomentlastung, Volumensubstitution).

Der Pleuraraum kann ein Volumen von bis zu 6 l fassen.

Inzidenz

Pneumo- und Hämatothoraces sind überaus häufige Befunde beim stumpfen Thoraxtrauma. Die Häufigkeitsangaben allerdings schwanken in Abhängigkeit vom jeweiligen Untersuchungskollektiv und vom verwendeten Nachweisverfahren beträchtlich. Bei Patienten mit stumpfem Thoraxtrauma, die einer stationären Beobachtung oder Behandlung bedürfen, wird ein Pneumothorax und/oder Hämatothorax in bis zu 40% der Fälle beobachtet. Bei penetrierenden Verletzungen sind Hämatothoraces noch häufiger (60–80%; Conn et al. 1963; Graham et al. 1979).

Klinische Symptomatik

Symptome eines Hämato- oder Pneumothorax sind Dyspnoe, Husten und Thoraxschmerz. Bei der klinischen Untersuchung ist der Pneumothorax durch fehlende Atemgeräusche und hypersonoren Klopfschall, der Hämatothorax durch eine Dämpfung

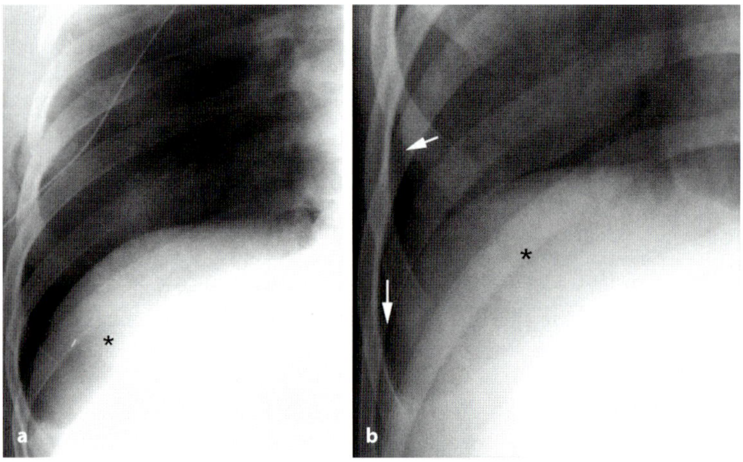

Abb. 13.8 a, b. Ventraler Pneumothorax (Röntgenzeichen): Typische Befunde des ventralen Pneumothorax, die auch bei fehlender Pleuralinie und fehlendem lungenzeichnungsfreien Raum die Verdachtsdiagnose nahelegen, sind der tiefe, spitze Sinus (*Pfeil nach unten*), die ungewöhnlich scharfe Zwerchfellkontur und die Aufhellung des Leber- bzw. Milzfeldes (*Sternchen*). In Abb. 13.4 b sind zusätzlich die Pleuralinie (*Pfeil nach lateral*) und der zeichnungsfreie Pleuraraum nachweisbar

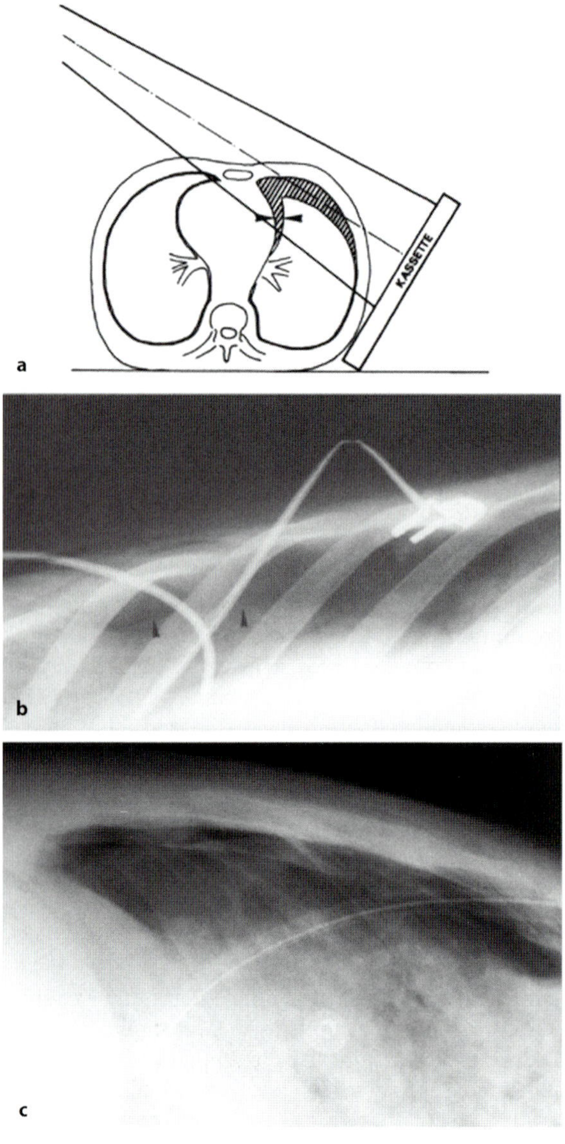

Abb. 13.9 a–c. Ventraler Pneumothorax (Tangential- und Seitaufnahme): Die Tangentialaufnahme ermöglicht den Nachweis eines ventralen Pneumothorax (Darstellung der sicheren Pneumothoraxzeichen Pleuralinie und lungenzeichnungsfreier Raum) durch eine entsprechende Ausrichtung des Strahlengangs (**a**, **b**). Die Seitaufnahme (**c**) ist wegen der notwendigen Hochlagerung der Arme und der Überlagerungen weniger gut geeignet. Interpretationsschwierigkeiten ergeben sich insbesondere auch bei Vorliegen eines Thoraxwandemphysems; computertomographisch ist diese Differenzierung wegen der fehlenden Überlagerungen gänzlich unproblematisch (vgl. Abb. 13.10)

charakterisiert. Diese Zeichen sind bei ausgedehnten Thoraxwandverletzungen oder einem Hauptemphysem allerdings schwer zu erheben.

Ein massiver Hämatothorax geht mit einer Schocksymptomatik einher. Blutverluste von mehr als 1500 ml oder von 200 ml/h über 3–4 h sind Indikationen zur einer chirurgischen Intervention. Blutverluste bis zu 100 ml/h sind meist Ausdruck einer Koagulopathie.

Die akute Entlastung eines massiven Pneumo- oder Hämatothorax kann zu einem Reexpansionsödem mit Husten, schaumigem Sputum, Agitiertheit, Tachypnoe und Tachykardie führen. Aus einem superinfizierten Hämatothorax kann sich ein Empyem entwickeln. Eine seltene Komplikation des Hämatothorax ist die Pachypleuritis.

Radiologische Symptomatik

■ **Pneumothorax (Abb. 13.8 a, b, 13.9 a–c, 13.10).** Die Zeichen des Pneumothorax im Röntgenübersichtsbild sind der lungenzeichnungsfreie Raum und die Pleuralinie. Die Transparenzerhöhung ist ein sehr unsicherer Befund, der keine definitive Diagnose zulässt. Diese Kriterien sind bei Röntgenaufnahmen

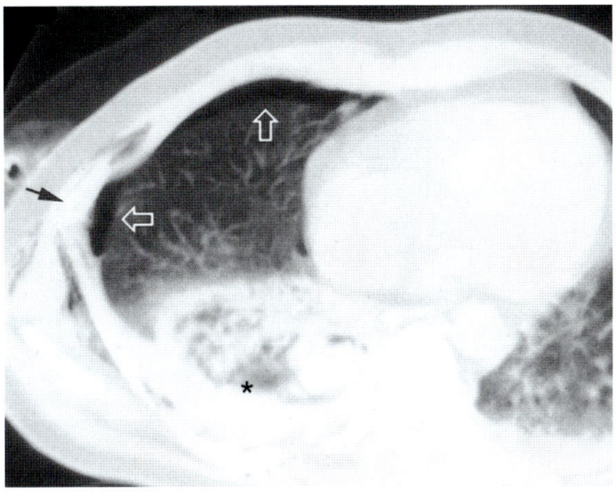

Abb. 13.10. Ventraler Pneumothorax: Das CT-Schnittbild zeigt neben Kontusionsherden in den dorsalen Parenchymabschnitten (*Sternchen*), einem Hämatothorax sowie Rippenfrakturen (*scharzer Pfeil*) einen schmalen ventralen Pneumothorax (*weiße Pfeile*), der auf der Thoraxübersicht nicht sichtbar war (vgl. auch Abb. 13.4 d)

im Liegen allerdings nur dann zu erheben, wenn es sich um einen ausgedehnten, mantelförmigen Pneumothorax handelt. Kleinere Pneumothoraces sind bei Liegendaufnahmen im ventralen Pleuraraum lokalisiert, da die Lungen der Schwerkraft folgend nach dorsal absinken. Die gewohnten diagnoserelevanten Zeichen des Pneumothorax fehlen deswegen und es findet sich allenfalls eine leichte Transparenzerhöhung des betroffenen Hemithorax, die jedoch wegen der zumeist eingeschränkten technischen Aufnahmequalität kaum zu verwerten ist. Aus diesem Grund wird der ventrale Pneumothorax initial leicht übersehen (nach Literaturangaben in etwa 50% der Fälle; Schnyder u. Wintermark 2000).

Bei sorgfältiger Bildanalyse ist der ventrale Pneumothorax jedoch vielfach anhand einiger Kriterien zu erkennen, die zwar nicht beweisend aber in hohem Maße verdächtig sind (s. Übersicht; Galanski et al. 1981; Moskowitz u. Griscom 1976). Ein ventraler Pneumothorax mit einem Volumen von deutlich mehr als 200 ml ist auf diese Weise in etwa 90% der Fälle nachzuweisen oder zumindest zu vermuten (Carr et al. 1992; Schnyder u. Wintermark 2000).

Röntgenzeichen des ventralen Pneumothorax

- Tiefer, scharf konturierter Zwerchfellrippenwinkel („deep sulcus sign")
- ungewöhnlich scharf gezeichnete und bis ins Mediastinum zu verfolgende Zwerchfellkontur
- verstärkte Transparenz der Oberbauchfelder (Leber- und Milzfeld) durch den überlagernden luftgefüllten Recessus
- ungewöhnlich scharf konturierter Herz- und Mediastinalrand, insbesondere rechtsseitig durch Luft im paramediastinalen Pleuraspalt

Der definitive Nachweis und eine gewisse Volumenabschätzung gelingen mit Zusatzaufnahmen mittels Sonographie oder mit der CT.

Zusatzaufnahmen in Form einer Seiten- oder Tangentialaufnahme zielen auf die Darstellung des lungenzeichnungsfreien Pleuraspaltes und der Pleuralinie ab (Galanski et al. 1981; Carr et al. 1992).

Bei der Sonographie ist im Falle eines Pneumothorax die Gleitbewegung zwischen parietaler und viszeraler Pleura bei der Atmung aufgehoben, und die pleurale Grenzfläche stellt sich als starre Linie dar (Wernecke et al. 1989). Begleitende Thoraxwandemphyseme schränken die Aussagekraft beider Verfahren ein.

Sensitivstes Verfahren zum Nachweis eines ventralen Pneumothorax ist zweifelsfrei die CT, die auch Minimalbefunde zu detektieren vermag. Etwa ein Drittel der computertomographisch nachgewiesenen Pneumothoraces sind auf den Übersichtsaufnahmen nicht nachzuvollziehen (Brooks u. Olson 1989). Die klinische Relevanz kleiner Pneumothoraces wird allerdings kontrovers diskutiert. Als drainagepflichtig werden allgemein Pneuvolumina von über 500 ml angesehen. Marts et al. (1994) propagieren auch die Drainage kleiner, nur computertomographisch fassbarer, sog. okkulter Pneumothoraces bei Patienten, die unter PEEP-Beatmung stehen.

Spannungspneumothorax (Abb. 13.11). Die radiologischen Zeichen eines Spannungspneumothorax sind die Verlagerung der Mediastinalorgane, die Abflachung und Herabdrängung der betroffenen Zwerchfellhälfte und eine Kompressionsatelaktase der Lunge. Dabei ist zu beachten, dass eine kontusionierte Lunge nicht kollabieren kann. Die fehlende Kompressionsatelektase schließt deswegen einen Spannungspneumothorax nicht aus.

Mögliche Begleitbefunde eines Spannungspneumothorax bei der sonographischen oder computertomographischen Untersuchung des Abdomens sind die Distension der V. cava inferior und der Nierenvenen sowie erweiterte Periportalfelder der Leber durch einen Lymphstau (Mirvis u. Templeton 1992).

Hämatothorax (Abb. 13.12, 13.13). Die Röntgensymptomatologie eines Hämatothorax auf der Liegendaufnahme hängt ebenso wie die des Pneumothorax wesentlich von seinem Volumen ab. Die Übersichtsaufnahme lässt nur eine grobe Abschätzung des Flüssigkeitsvolumen zu (Mirvis u. Rodriguez 1992; Schnyder u. Wintermark 2000). Auf Thoraxübersichtsaufnahmen im Stehen sind pleurale Flüssigkeitsansammlungen ab einer Menge von 200 ml, auf Liegendaufnahmen ab einer Menge von 500 ml nachweisbar. Auf Thoraxübersichtsaufnahmen im Liegen

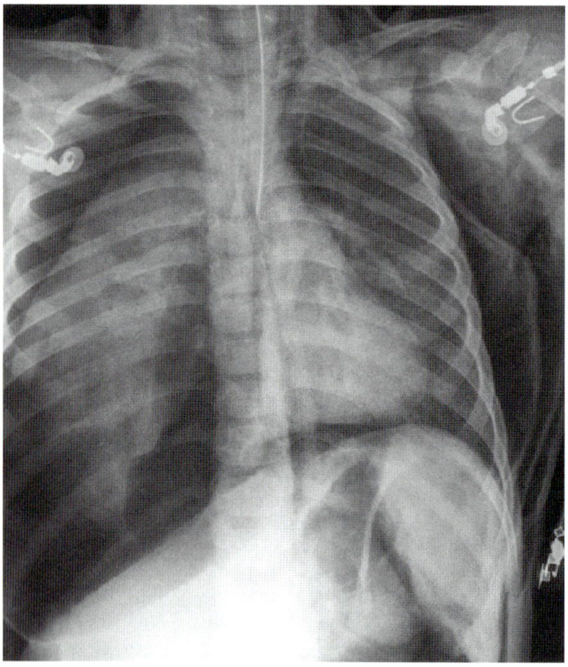

Abb. 13.11. Spannungspneumothorax: Massiver rechtsseitiger Spannungspneumothorax mit Zwerchfelldepression und Verschiebung der Mediastinalorgane nach links. Begleitendes Pneumoperitoneum und massives Thoraxwandemphysem. Beachte den zu tief liegenden Trachealtubus und den fehlenden Kollaps der rechten Lunge durch die Parenchymkontusion

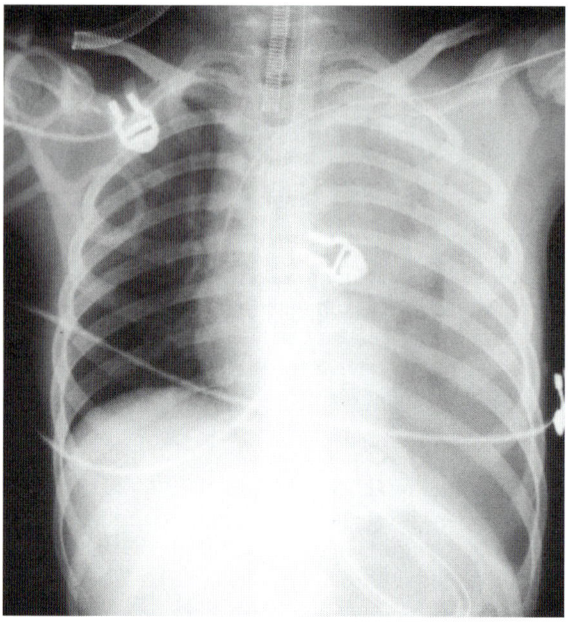

Abb. 13.12. Hämatothorax: Der Hämatothorax stellt sich auf der Übersichtsaufnahme aufgrund der Lagerung des Patienten meist lediglich als Transparenzminderung dar. Nur der massive Hämatothorax führt zu einem rippenständigen Begleitschatten. Geht er mit Zeichen der Raumforderung einher, ist immer von einer arteriellen Blutung auszugehen (meist Interkostal- oder Diaphragmalarterien, im vorliegenden Fall Aortenruptur)

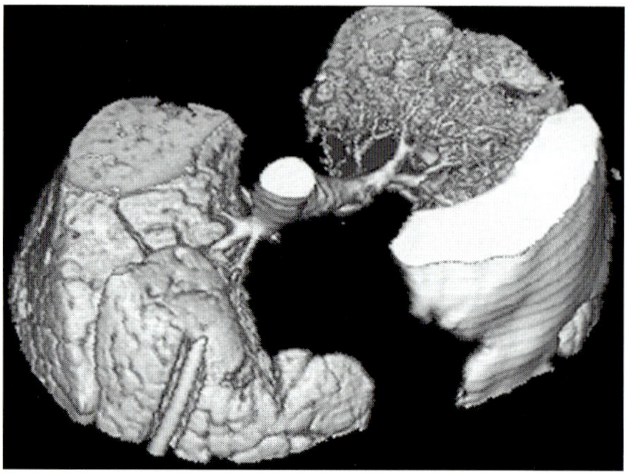

Abb. 13.13. Hämatothorax (CT-Diagnostik): Der Nachweis eines Pleuraergusses bzw. -hämatoms mittels CT ist unproblematisch. Die CT ermöglicht darüber hinaus eine quantitative Aussage (vgl. auch Abb. 13.2)

führen Flüssigkeitsmengen von weniger als 250 ml lediglich zu einer leichten Transparenzminderung der betroffenen Seite. Flüssigkeitsmengen zwischen 250 und 500 ml obliterieren den Zwerchfellrippenwinkel und maskieren die Zwerchfellkontur. Erst danach, bei Volumina von 500–800 ml bildet sich oft unter Einbeziehung des kleinen Lappenspaltes ein bandförmiger Flüssigkeitssaum zwischen Lunge und Thoraxwand aus. Ein „apical cap sign" im Bereich der Lungenspitze ist erst ab einer Flüssigkeitsmenge von über 1 l zu erwarten.

Bei einem 1 cm breiten Flüssigkeitssaum auf Dekubitusaufnahmen kann man von Volumen von mindestens 500 ml ausgehen. Eine wesentlich genauere Quantifizierung ist heute durch das Volumenscanning mit der Spiral-CT möglich.

Beachte

- Ein Pneumothoraxsaum von 1 cm (10 %iger Pneumothorax) signalisiert eine 50 %ige Volumenkompression der Lunge, ein Saum von 5 cm (50 %iger Pneumothorax) einen Lungenvolumenverlust von 80–90 %.
- Rezidivierende Pneumothoraces müssen an eine bronchopleurale Fistel denken lassen.
- Die fehlende Kompressionsatelektase der Lunge schließt einen Spannungspenumothorax nicht aus, da eine kontusionierte Lunge aufgrund der Einblutungen und Flüssigkeitseinlagerungen nicht kollabieren kann.
- Rezidivierende und raumfordernde Hämatothoraces müssen an eine arterielle Blutungsquelle denken lassen.

Merke ! Pneumo- und Hämatothoraces sind häufige Befunde beim stumpfen Thoraxtrauma. Der röntgenologische Nachweis auf der Thoraxübersicht im Liegen ist problematisch. Computertomographisch ist der Nachweis unproblematisch. Verlässliches Hinweiszeichen auf einen ventralen Pneumothorax im Übersichtsbild ist der scharf konturierte, spitze Zwerchfellrippenwinkel („deep sulcus sign"). Beim Spannungspenumothorax ist zu beachten, dass die kontusionierte Lunge nicht kollabieren kann. Rezidivierende und raumfordernde Hämatothoraces müssen an eine arterielle Blutungsquelle denken lassen.

13.2.3 Zwerchfell

Pathologisch-anatomische und ätiologische Grundlagen

Anatomische Schwachstelle des Zwerchfells ist neben den kostosternalen und paravertebralen Ansatzstellen der Übergang zwischen muskulärem und ligamentärem Teil.

Der N. phrenicus [4. und 5. (3. bis 6.) Zervikalsegment] verläuft zervikal vor dem M. scalenus anterior und hinter dem M. sternocleidomastoideus, im Bereich der oberen Thoraxapertur vor der A. subclavia und hinter der V. subclavia und im Mediastinum rechtsseitig lateral der V. cava superior und des Perikard, linksseitig zwischen der A. carotis communis und der A. subclavia über das Perikard; er liegt dabei jeweils extrapleural vor den Hilusstrukturen.

Zwerchfellrupturen sind, wenn man von den penetrierenden Verletzungen absieht, meist Folge einer plötzlichen und starken intraabdominellen Druckerhöhung. Laterale Kompressionen bzw. Gewalteinwirkungen sind dabei dreimal so häufig wie frontale. Typisch sind radiäre Risse im zentralen Sehnenabschnitt oder im Übergangsbereich zwischen muskulärem und sehnigem Anteil. Laterale Kompressionen führen zur quer verlaufenden Rissen mit Lungenkontusionen, frontale Kompressionen zur Sagittalrissen und Mediastinalverletzungen.

In drei Viertel der Fälle ist die linke Zwerchfellhälfte betroffen (Boulanger et al. 1993). Traumatische transdiaphragmale Organhernien sind sogar in mehr als 90 % links lokalisiert. Die rechte Zwerchfellkuppel ist durch die Leber besser geschützt. Im Vergleich zum Abdominaltrauma sind stumpfe Thoraxtraumen seltener die Ursache einer Zwerchfellruptur. Im Zuge der Thoraxwandverletzung und der damit verbundenen Rippenfrakturen kommt es dabei häufiger auch zu Läsionen der peripheren Zwerchfellabschnitte.

Herniationen betreffen in der Reihenfolge abnehmender Häufigkeit den Magen, Kolon und Omentum, Dünndarm, Milz, Leber, Pankreas und Niere.

■ **Verletzungsformen.** Folgende Verletzungsformen werden unterschieden:

- Zwerchfellrelaxation,
- traumatische Zwerchfellhernie,
- Zwerchfellruptur.

Die Relaxatio diaphragmatis ist Folge einer Phrenikusschädigung meist aus iatrogener Ursache. Bei der Zwerchfellhernie bleiben die pleuroperitonealen Membranen intakt. Die Zwerchfellruptur beinhaltet die vollständige Durchtrennung aller Gewebsschichten.

Inzidenz

Die Häufigkeitsangaben schwanken in weiten Grenzen zwischen unter 1 und über 5 %. Zwerchfellrupturen sind bei Admoninal- oder Beckentraumen häufiger als bei Thoraxtraumen (bis 5 % beim stumpfen Abdominaltrauma, bis 1,5 % beim stumpfen Thoraxtrauma und noch häufiger bei penetrierenden Verletzungen, 6 %; Mirvis u. Templeton 1992, Regel et al. 1993).

Typische Begleitverletzungen einer Zwerchfellruptur sind Leber- und Milzlazerationen (bis zu 40 %), Verletzungen gastrointestinaler Organe (bis zu 20 %) und Nierenverletzungen (bis zu 20 %). Rippenfrakturen und Beckenfrakturen werden in etwa 15–20 % der Fälle beobachtet.

Klinische Symptomatik

Die Symptomatik hängt von Ausmaß der Zwerchfellruptur und vor allen von den Begleitverletzungen ab, die oftmals das klinische Bild dominieren und die Zwerchfellverletzung zugleich maskieren. Symptome wie Schulterschmerz, Pleura-/Thoraxschmerz, Dyspnoe, Tachypnoe, Tachykardie, ein akutes Abdomen oder eine kontinuierliche Blutung sind möglich, letztlich aber unspezifisch. Kleinere Läsionen können zunächst asymptomatisch sein, ehe sie sich nach Tagen oder Wochen durch eine Hernienbildung manifestieren. Erfahrungsgemäß werden zwei Drittel der Zwerchfellrupturen primär nicht diagnostiziert.

Durch die kontinuierlichen Atembewegungen heilen Zwerchfellrupturen nicht; vielmehr kommt es zu einer Erweiterung der Zwerchfelllücke und zu einer zunehmenden Hernienbildung. Der negative intrapleurale Druck führt bei der Zwerchfellruptur dazu, dass die Baucheingeweide sukzessive in den Thoraxraum hinein gezogen werden; unter Spontanatmung besteht bei der Zwerchfellruptur also eine Einbahnstraße für abdominales Gewebe vom Abdomen in den Thorax.

■ **Komplikationen.** Eine zwar seltene aber gravierende Komplikationen kann die Ischämie hernierter Organe durch Abklemmung der versorgenden oder drainierenden Gefäße mit nachfolgender Nekrose und Sepsis sein.

Radiologische Symptomatik

Zwerchfellrupturen werden auch radiologisch in einem hohen Prozentsatz primär nicht erkannt und erst verzögert diagnostiziert, obgleich das Röntgenbild des Thorax in nahezu 75% der Fälle pathologisch ist. Allerdings ist die Röntgensymptomatologie unspezifisch und allenfalls in 25–50% richtungsweisend für Zwerchfellruptur (Marts et al. 1994). Die häufigsten nativdiagnostischen Röntgenbefunde (Thoraxübersicht) sind in der nachfolgenden Übersicht zusammengestellt.

Zwerchfellruptur – Hinweiszeichen im Thoraxübersichtsbild

- Zwerchfellhochstand (ggf. mit basalen Plattenatelektasen)
- Konturunschärfe des Zwerchfells
- Doppelkontur/Buckelung des Zwerchfells
- Hämatothorax
- Mediastinalverlagerung (Abb. 13.14 a, b)
- Verlagerung von Abdominalorganen nach intrathorakal
- ungewöhnliche Hohlraumbildungen und/oder Raumforderungen intrathorakal

Alle Übergänge von einer leichten Unregelmäßigkeit über eine Obliteration der Zwerchfellkontur bis hin zum intrathorakal verlagerten Hohlorgan sind möglich. Beweisend ist im Übersichtsbild allein die intrathorakale Herniation von Abdominalorganen. Ungewöhnliche intrathorakale Hohlraumbildungen oder pseudotumoröse Verschattungen oberhalb der Zwerchfellebene mit begleitender Mediastinalverlagerung zur kontralateralen Seite als Zeichen der Raumforderung sind deswegen hoch verdächtig und fordern die definitive Abklärung ggf. durch eine enterale Kontrastmittel-(KM-)Gabe mit Kontrollaufnahme oder unter Durchleuchtungskontrolle. Damit gelingt allerdings nur der Nachweis einer Herniation von Hohlorganen, nicht aber der Herniation parenchymatöser Organe oder anderer solider Strukturen. Deswegen und zur Abschätzung weiterer Verletzungsfolgen ist eine ergänzende Schnittbilddiagnostik in aller Regel indiziert.

Methode der Wahl zum direkten Rupturnachweis und zum Nachweis transdiaphragmaler Hernien dürfte derzeit die Dünnschicht-Spiral-CT mit der Möglichkeit multiplanarer Sekundärreformationen sein (Abb. 13.15 a–c). Die computertomographischen Zeichen der Zwerchfellläsion sind

- die hämorrhagische Auftreibung,
- die Kontinuitätsunterbrechung oder
- das völlige Fehlen der Zwerchfellkontur.

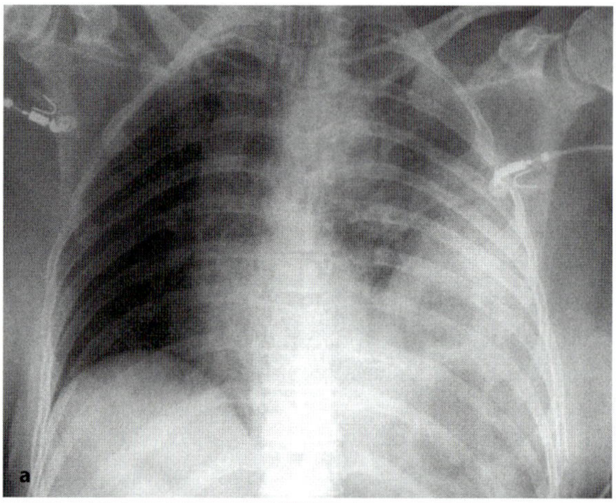

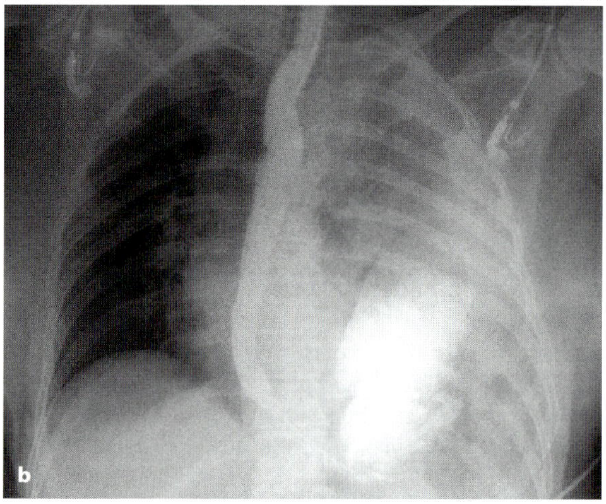

Abb. 13.14 a, b. Linksseitige Zwerchfellruptur mit traumatischer Magen- und Dünndarmhernie: Die Thoraxübersicht zeigt links thorakal pathologische Verschattungen mit Lufteinschlüssen oberhalb der typischen Zwerchfellebene. Die ausgeprägte Verlagerung des Mediastinums zeigt den raumfordernden Charakter des Befundes an, was bei pulmonalparenchymatösen Traumafolgen nicht der Fall ist. Die bei Verdacht auf eine Zwerchfellruptur durchgeführte orale KM-Applikation (**b**) bestätigt den Verdacht und weist die traumatische Magenhernie nach. Es findet sich bei dieser Kontrolle ein zunehmender linksseitiger Hämatothorax (auf eine linksseitige Pleuradrainage wurde wegen des Rupturverdachts initial verzichtet). Beachte die begleitende linksseitige Rippenserienfraktur und das ausgeprägte linksseitige Thoraxwandhämatom

Dieser Nachweis ist am linken Hemidiaphragma relativ leicht möglich, rechtsseitig hingegen wegen der anliegenden Leber und der dadurch schlechten Abgrenzbarkeit des Zwerchfellblattes problematisch. Hernierte Darmschlingen zeigen in Höhe der Zwerchfelllücke eine taillenähnliche Schnürung („collar sign").

Hinweis auf eine Zwerchfellruptur im CT kann das „dependent viscera" Zeichen sein, bei dem die Oberbauchorgane infolge der Zwerchfellruptur nicht mehr in ihrer typischen Lage gehalten werden, sondern bei Rückenlage des Verletzten nach dorsal ab-

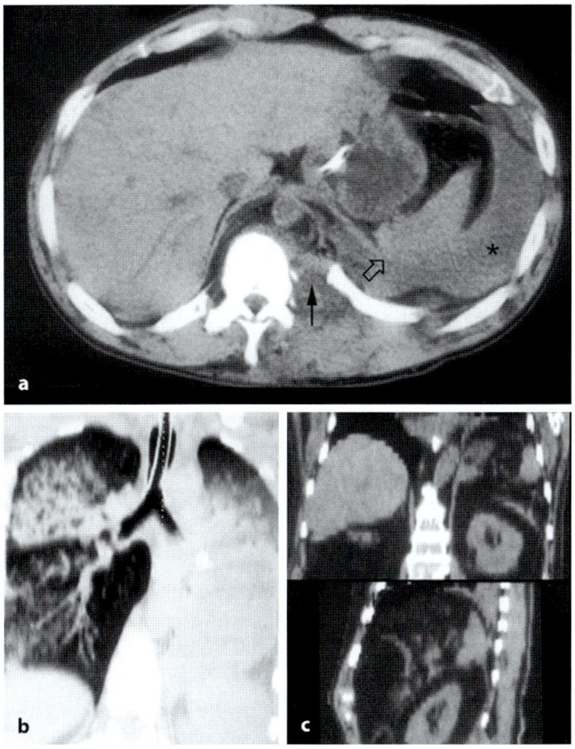

Abb. 13.15 a–c. Zwerchfellruptur (CT): Das transversale Schnittbild (**a**) zeigt neben der paravertebralen Rippenfraktur (*schwarzer Pfeil*) den Konturdefekt des linken Zwerchfellschenkels (*Pfeil nach links oben*) und das ausgedehnte Begleithämatom (*Sternchen*). Die reformatierten CT-Schnittbilder von zwei anderen Fällen (**b, c**) zeigen linksseitige Zwerchfellrupturen mit Hernierung von Abdominalorganen in den Thoraxraum

sinken und Kontakt mit den Rippen gewinnen (Bergin et al. 2001).

Die Sensitivität der CT-Diagnostik beim Nachweis von Zwerchfellrupturen ist mit etwa 60%, die Spezifität mit 85% anzusetzen (Schnyder u. Wintermark 2000). Die Leistungsfähigkeit der Kernspintomographie dürfte äquivalent sein, verlässliche Literaturangaben fehlen allerdings.

Die Sonographie kann zwar Flüssigkeitsansammlungen und Parenchymverletzungen gut darstellen. Der direkte Ruptur- oder Defektnachweis gelingt jedoch kaum. Bei Herniationen fehlt oft auch der für die korrekte Interpretation notwendige Überblick.

Eine angiographische Diagnostik mit Darstellung der A. phrenica ist nur ausnahmsweise bei unklaren Befunden oder unklaren Blutungsquellen indiziert.

Beachte

- Bei dem Verdacht auf eine Zwerchfellruptur ist die unkontrollierte Anlage einer Pleura- oder Thoraxdrainage wegen der Gefahr einer Verletzung von Abdominalorganen/Hohlorganen relativ kontraindiziert.
- Ein rechtsseitiger Zwerchfellhochstand beim polytraumatisierten Patienten spricht immer für eine Zwerchfellruptur, da posttraumatische Phrenikusläsionen extrem selten sind (traumatische Phrenikusläsionen sind meist iatrogen; Westaby u. Braylay 1990).
- Unter maschineller Beatmung kann eine Zwerchfellruptur lange maskiert bleiben, da durch die Beatmung die Verlagerung der Abdominalorgane in den Thoraxraum unterdrückt wird. Erst unter Spontanatmung kommt es dann zur Hernierung (Shapiro et al. 1996).
- Seltener Spätbefund nach einer Zwerchfell- und Milzruptur ist eine intrathorakale und/oder intraabdominelle Splenose (Schnyder u. Wintermark 2000).

Merke ! Zwerchfellrupturen werden in einem hohen Prozentsatz primär nicht erkannt, da die Röntgensymptomatologie unspezifisch ist. Diagnostisch führend sind intrathorakale Hohlraumbildungen oder pseudotumoröse Verschattungen oberhalb der Zwerchfellebene mit begleitender Mediastinalverlagerung. Beweisend ist der Nachweis intrathorakal hernierter Abdominalorgane mittels einer KM-Untersuchung oder der CT, die auch den Rupturdefekt im Zwerchfell direkt nachweisen kann.

13.3 Lunge und Tracheobronchialsystem

13.3.1 Lungenparenchym

Pathologisch-anatomische und ätiologische Grundlagen

■ **Kontusion und Lazeration.** Kontusion und Lazeration sind unmittelbare traumatische Lungenschädigungen, die sich in erster Linie graduell unterscheiden.

Definition Als Kontusion (Quetschung) wird eine anatomische und funktionelle Schädigung der Lunge infolge eines nichtpenetrierenden Kompressions-Dekompressions-Traumas bzw. eines Rasanztraumas bezeichnet.

Pathomorphologisches Substrat ist eine blutig-seröse Insudation des betroffenen Parenchymabschnitts durch mikroskopische Läsionen.

Definition Die Lazeration (Zerreißung) bezeichnet makroskopische Rissbildungen im Parenchym mit oder ohne Beteiligung der viszeralen Pleura.

Ein Pneumo- und/oder Hämatothorax sind bei einer Lazeration häufig. Durch Verletzung kleiner Gefäße und Bronchien kann es zur Ausbildung traumatischer Hämatome oder tramatischer Pneumatozelen kommen. Penetrierende Thoraxtraumen führen leicht zur Lazerationen. Stumpfe Traumen hingegen setzen eine erhebliche Gewalteinwirkung voraus.

Neben der direkten traumatischen Schädigung kommt es sowohl bei der Kontusion wie bei der Lazeration durch die Einwanderung polymorphkerniger Leukozyten zur Freisetzung gewebstoxischer Mediatoren und zur Ausbildung eines intraalveolären und interstitiellen Ödems (Schlag et al. 1992; Wagner et al. 1988).

Lungenkontusion und -lazeration manifestieren sich in der Regel am Ort der Gewalteinwirkung subpleural und thoraxwandnah. Es sind aber auch „Contre-coup-Läsionen" möglich.

■ **Lungentorsion.** Im Zuge eines gravierenden Thoraxtraumas kann es insbesondere bei Jugendlichen zu einer Lungentorsion bei einem anlagebedingt kurzen oder traumatisch eingerissenem pulmonalen Ligament kommen. Die Fixation der Lunge am Hilus ist dadurch geschwächt, und eine Torsion um den bronchovaskulären Stiel durch starke Beschleunigungskräfte ist möglich. Der Schweregrad und die Folgen sind im Wesentlichen von der Gefäßkompression abhängig.

■ **Blust injury/Explosionstrauma/Druckwellentrauma.** Dieses Trauma stellt eine besondere Kontusionsform dar. Die Druckwelle wird über das Tracheobronchialsystem auf das gesamte Lungenparenchym übertragen. Es kommt zur disseminierten Ruptur von Alveolen und Kapillaren mit interstitiellen und intraalveolären Hämorrhagien und der Ausbildung bronchiolovenöser und alveolovenöser Fisteln mit der Gefahr von Luftembolien.

Inzidenz

Lungenkontusionen sind neben den Rippenfrakturen und Pneumothoraces die häufigste Verletzungsform beim stumpfen Thoraxtrauma mit einer Inzidenz von bis zu 60%. Sie werden heute durch den Einsatz der CT häufiger diagnostiziert als früher, da kleinene Kontusionsherde im Thoraxübersichtsbild dem Nachweis leicht entgehen (Stark 1990). Die traumatische Lungentorsion ist eine Rarität.

Klinische Symptomatik

Die Mehrzahl der Lungenkontusionen und Lazerationen verläuft klinisch inapparent. Hämoptysen sind insgesamt selten, bei einer Lazeration häufiger als bei einer Kontusion. Ob und in welchem Ausmaß sich Störungen des Gasaustausches manifestieren, hängt vom betroffenen Lungenvolumen, von Begleitverletzungen (instabiler Thorax, Pneumothorax, Hämatothorax) und ggf. auch von präexistenten Lungenerkrankungen ab. Oftmals ist der radiologische Befund eindrucksvoll, klinisch aber ohne wesentliche Bedeutung und Konsequenz. Ein Atemnotsyndrom entwickelt sich bei schweren Parenchymverletzungen in etwa 10% der Fälle.

Anders stellt sich die Situation bei akuten intrathorakalen Druckerhöhungen dar (Explosionstrauma, Thoraxkompressionen bei Glottisverschluss). Beim Explosionstrauma ist mit einer respiratorischen Insuffizienz, feuchten Rasselgeräuschen und unproduktivem Husten zu rechnen. Eine Thoraxkompression unter Glottisschluss führt über eine abrupte venöse Einflussstauung zum Bild der traumatischen Asyphyxie mit zyanotisch-hämorrhagischem Aspekt im Kopf-Hals-Bereich, subkonjunktivalen, skleralen oder auch kraniozervikalen Blutungen (Perthes-Syndrom). Die Entwicklung eines progredienten zerebralen und pulmonalen Ödems ist möglich.

Beachte
Eine reelle Gefahr insbesondere beim offenen, penetrierenden Thoraxtrauma ist die arterielle Luftembolie, die oft nicht erkannt wird. Sie entsteht dann, wenn bei simultaner Eröffnung von Alveolen und Venolen Luft unter der Beatmung über die Lungenvenen ins linke Herz gelangt; minimale Luftmengen können tödlich sein, wenn sie in die Koronararterien gelangen (Glinz 1981).

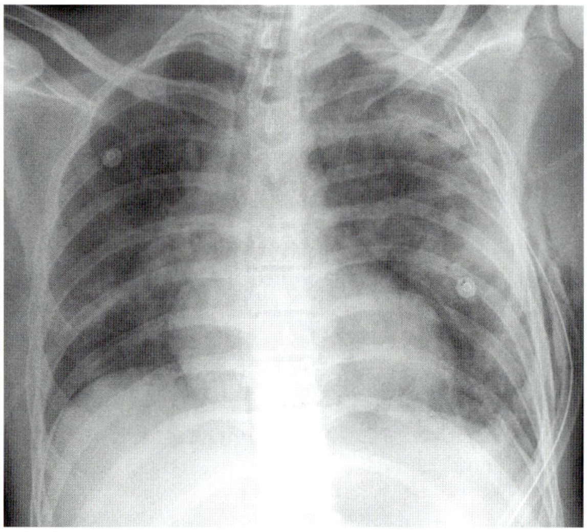

Abb. 13.16. Lungenkontusion: Die Thoraxübersicht zeigt den typischen Befund einer Lungenkontusion mit wenig intensiven, relativ homogenen und unscharf begrenzten Verdichtungen. Kontusionsherde sind zum Zeitpunkt der Primärdiagnostik praktisch immer voll ausgeprägt und bilden sich dann rasch binnen weniger Tage zurück

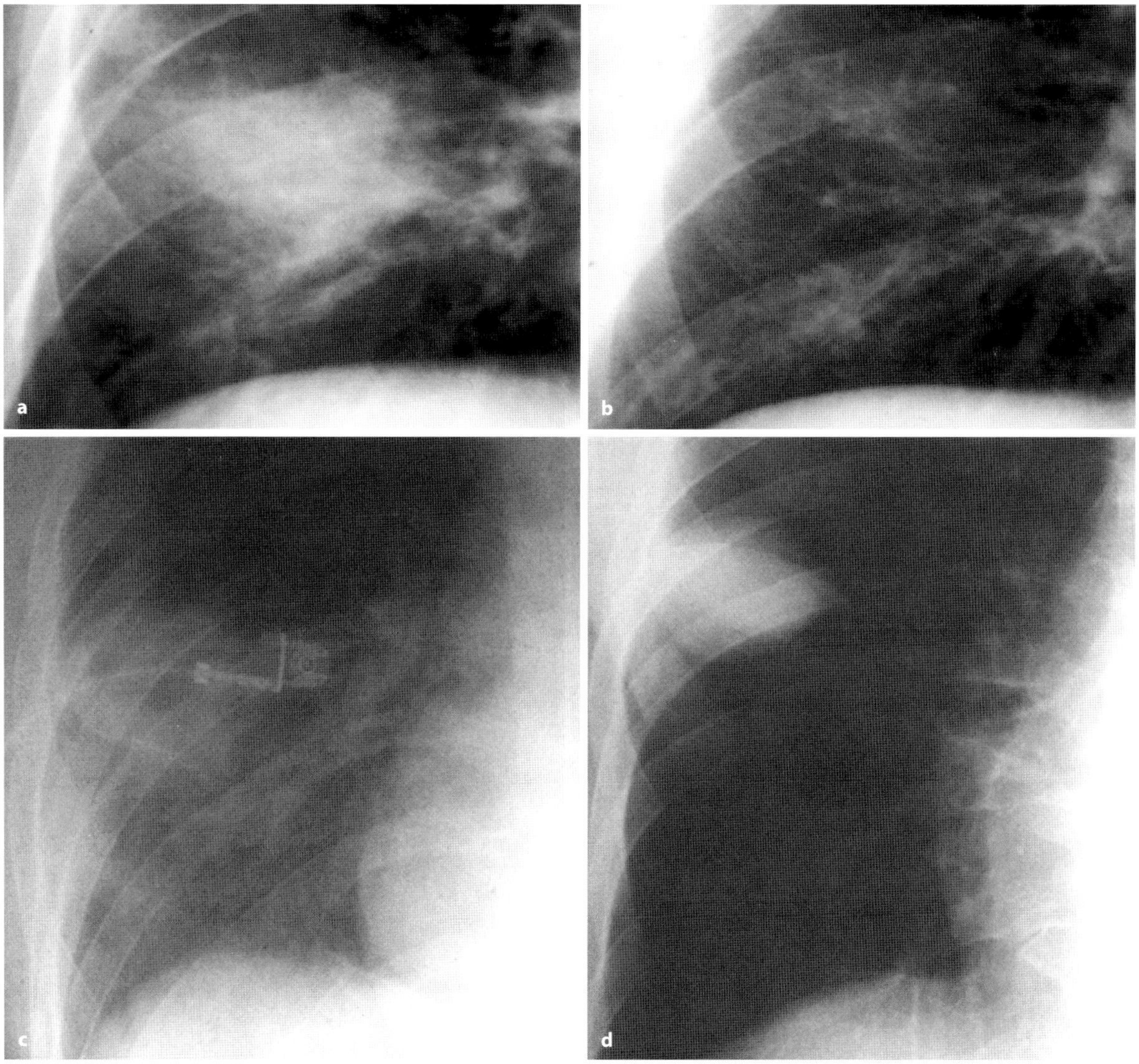

Abb. 13.17 a–d. Lungenkontusion und -hämatom (Verlauf): Die initial nach dem Trauma angefertigten Aufnahmen (**a, b**) zeigen den typischen Befund einer Lungenkontusion mit einem relativ homogenen und unscharf begrenzten Verdichtungsareal am Ort der Gewalteinwirkung. Auf den 3 Wochen später angefertigten Kontrollaufnahmen (**c, d**) sind die Kontusionsherde vollständig resorbiert. Verblieben ist ein umschriebener, relativ scharf begrenzter Verdichtungsherd, der einem pulmonalen Hämatom entspricht, das zunächst durch die kontusionellen Veränderungen maskiert wurde

Radiologische Symptomatik

Der Nachweis pulmonaler Kontusionsherde gelingt mit der CT praktisch immer, mit der Projektionsradiographie in etwa der Hälfte der Fälle (Schild et al. 1986). Dabei ist allerdings zu berücksichtigen, dass die klinisch relevanten Befunde auch der Projektionsradiographie nicht entgehen. Unproblematisch ist in aller Regel auch die artdiagnostische Zuordnung der Befunde im Zusammenhang mit dem Trauma.

■ **Kontusion (Abb. 13.16, 13.17 a–d, 13.18 a–c, 13.19 a, b).** Kontusionsherde stellen sich als relativ homogene, unscharf begrenzte Verdichtungen dar, die typischerweise subpleural am Ort der Gewalteinwirkung lokalisiert sind. Auch der zeitliche Ablauf ist charakteristisch. Die Kontusionsherde bilden sich in kürzester Zeit (binnen weniger Stunden) nach dem Trauma aus und haben zum Zeitpunkt der Erstaufnahme meist schon ihre volle Ausdehnung erreicht. Sie bilden sich dann bei unkompliziertem Verlauf binnen weniger Tage zurück. Auch größere Kontusionsherde sind in der Regel nach maximal zwei Wochen resorbiert. Persistierende oder progrediente Veränderungen müssen immer an Komplikationen denken lassen.

Computertomographisch stellen sich Kontusionsherde als unscharf begrenzte wenig intensive Ver-

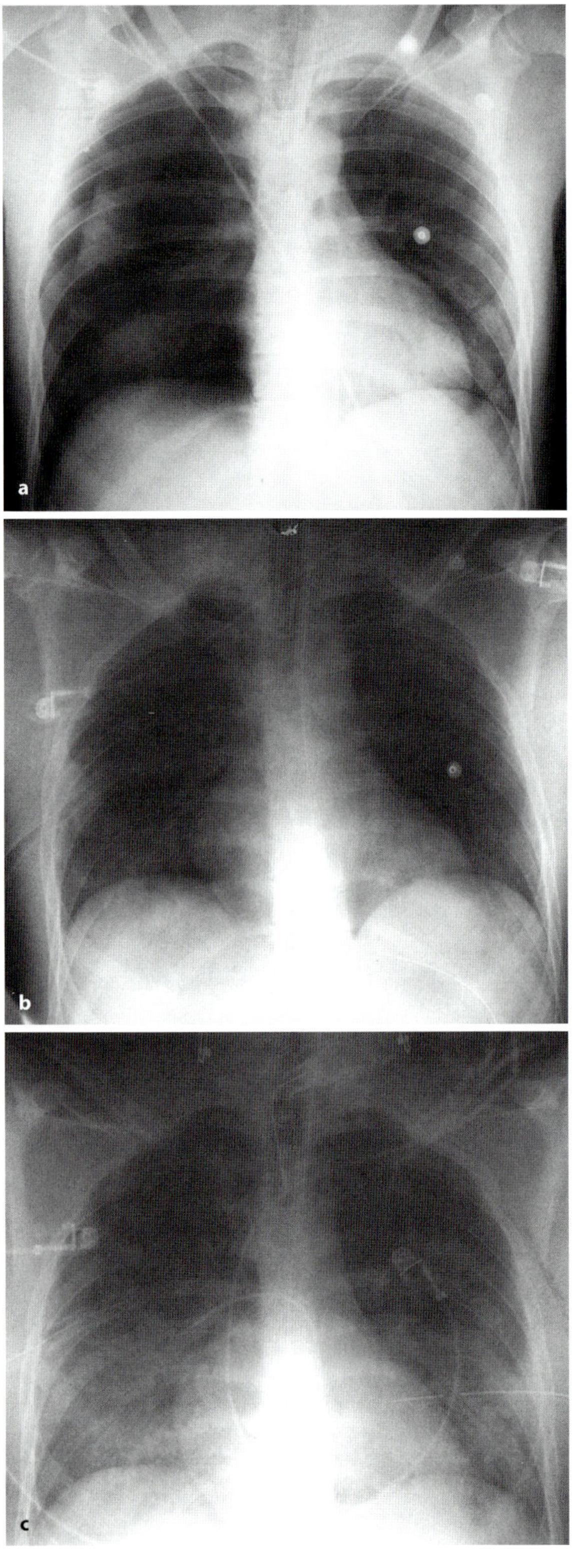

Abb. 13.18 a–c. Lungenkontusion mit komplizierendem „adult respiratory distress syndrome"/ARDS: Die initial nach dem Trauma angefertigte Aufnahme (**a**) zeigt einen Pneumothorax und pulmonale Kontusionsherde, die sich als Parenchymverdichtungen darstellen. Die wenige Stunden später angefertigte Aufnahme nach Anlage einer Drainage (**b**) zeigt eine Rückbildung des Pneumothorax und einen praktisch stationären pulmonal-parenchymatösen Befund. Die Kontrolle 4 Tage (**c**) später zeigt bilateral eine zunehmende Transparenzminderung der Lunge durch homogen flächenhafte Verdichtungen geringer Intensität. Dieser Verlauf ist mit Kontusionsherden nicht vereinbar und muss an Komplikationen denken lassen. Im vorliegenden Fall handelte es sich um ein komplizierendes Atemnotsyndrom

dichtungsareale ähnlich einer milchglasartigen Trübung dar. Ein Luftbronchogramm fehlt. Die Dichte lässt keinen Rückschluss auf die Art der Flüssigkeitseinlagerung zu. Interessanterweise sind Kontusionsherde umso kleiner je mehr Rippenfrakturen vorliegen (Energieabsorption durch Rippenfrakturen). Eine Erfahrung aus der CT ist auch das Vorkommen von Contre-coup-Läsionen beim Thoraxtrauma.

■ **Lazeration (Abb. 13.20, 13.21).** Lazerationen sind im Thoraxübersichtsbild primär von Kontusionsherden nur dann zu unterscheiden, wenn sich innerhalb der Verschattung lufthaltige zystische Strukturen finden, die die Parenchymzerreißung mit Ausbildung einer Pneumatozele anzeigen. Ansonsten sind die Lazerationsherde allenfalls dichter. Im Verlauf ist die Differenzierung jedoch unproblematisch, da sich Parenchymlazerationen nicht im Verlauf von Tagen sondern von Wochen zurückbilden. Hämatome benötigen u.U. sogar einige Monate bis zur vollständigen Resorption. Hämatome und Pneumatozelen treten oftmals erst dann in Erscheinung, wenn sich die begleitenden Kontusionsfolgen zurückbilden.

Im Computertomogramm ist die Differenzierung zwischen einer reinen Kontusion und einer Lazeration meist primär möglich. Lazerationen sind insgesamt dichter und inhomogener, da sie neben den rein kontusionellen Veränderungen fast immer auch dichtere Hämatome, Lufteinschlüsse durch Verletzung kleiner Bronchiolen und Spiegelbildungen in eingebluteten Pneumatozelen aufweisen. Die Pneumatozelen können sich unter assistierter Beatmung aufblähen. Eingeblutete Pneumatozelen geben sich u.U. erst verzögert mit der Evakuation des Blutes als solche zu erkennen.

■ **Lungentorsion.** Die Lungentorsion ist gekennzeichnet durch eine abnorme Position und Ausrichtung der Hilusachse mit atypischem Verlauf der großen Gefäße und Einengung des torquierten Stammbronchus. Die Lungenlappen können überbläht oder dystelektatisch sein.

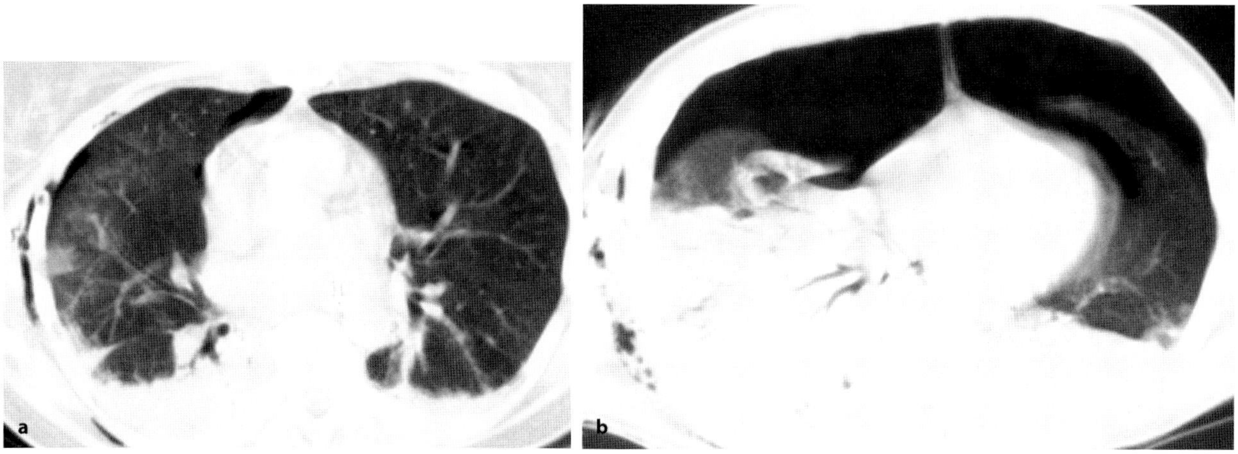

Abb. 13.19 a, b. Lungenkontusion (CT): **a** Abgesehen von einem schmalen rechtsseitigen Pneumothorax und bilateralen Pleuraergüssen findet sich eine etwas inhomogene, insgesamt wenig intensive Transparenzminderung der angeschnittenen rechtsseitigen Lungenabschnitte als Ausdruck kontusioneller Einblutungen. **b** Ausgeprägte bilaterale Pneumothoraces mit rechtsseitigem Thoraxwandemphysem und eine relativ intensive Verdichtung der rechten Lunge, die für reine kontusionelle Einblutungen eher ungewöhnlich ist

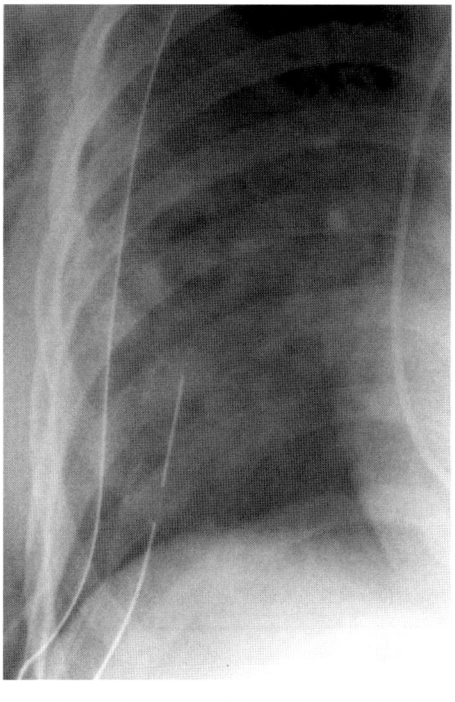

Abb. 13.20. Lungenlazeration (Thoraxübersicht): Die unmittelbar posttraumatisch angefertigte Ausschnittsaufnahme der rechten Lunge zeigt unscharf begrenzte fleckig-flächige Verdichtungen, die mit Kontusionsherden vereinbar sind. Innerhalb derselben finden sich jedoch „zystische" Aufhellungsareale oberhalb des Endes der kürzeren Drainage, die traumatische Pneumatozelen und damit eine Lungenlazeration anzeigen

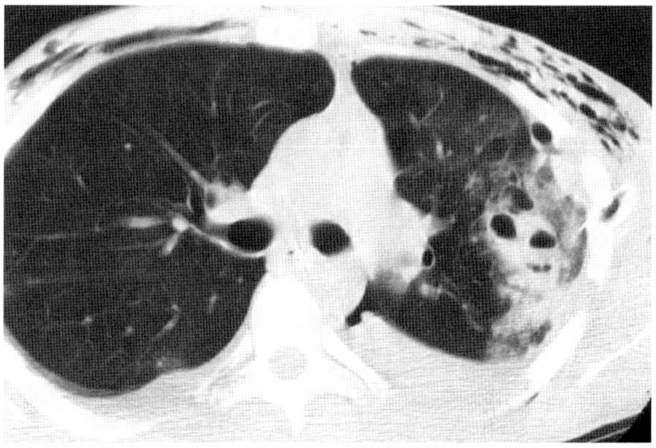

Abb. 13.21. Lungenlazeration (CT): Das unmittelbar posttraumatisch angefertigte Schnittbild zeigt neben Hämatothoraces und einem Thoraxwandemphysem linksseitig pulmonale Kontusionsherde unterschiedlicher Intensität – teils nur milchglasartige Trübungen, teils dichtere Areale mit Lufteinschlüssen und teilweise Spiegelbildungen. Diese Veränderungen sind Ausdruck einer Lungenlazeration mit pulmonalen Hämatomen (fokal dichte Herde), Pneumatozelen (lufthaltige zystische Formationen) und eingeblutete Pneumatozelen (Spiegelbildungen)

Differentialdiagnostik

Die Differentialdiagnose bereitet im Zusammenhang mit der Anamnese und dem Verlauf in der Regel keine Schwierigkeiten. Bei der im Rahmen der Primärdiagnostik u.U. notwendigen Abgrenzung gegen Aspirationsfolgen ist die Lokalisation hilfreich. Aspirationen zeigen eine gravitationsabhängige und segmentale Verteilung, während sich Traumafolgen subpleural manifestieren und keine anatomischen Grenzen mit Ausnahme der Lappenspalten respektieren.

CAVE ! Persistierende, progrediente und im Vergleich zum Ausgangsbefund neue Befunde müssen immer an Komplikationen, insbesondere Aspirationsfolgen, eine Sekundärinfektion oder die Ausbildung eines Atemnotsyndroms denken lassen.

Merke ! Die Mehrzahl der Lungenkontusionen und Lazerationen verläuft klinisch inapparent und hat keine therapeutische Konsequenz. Die CT ist beim Nachweis von Parenchymverletzungen weitaus sensitiver als die Thoraxübersicht. Die Diagnose ist in der Regel aufgrund der Röntgensymptomatologie und des Verlaufs unproblematisch. Charakteristisch sind thoraxwandnahe Parenchymverdichtungen am Ort der Gewalteinwirkung, die sofortige Manifestation nach dem Trauma und die rasche Rückbildung. Persistierende, progrediente und posttraumatisch zusätzlich auftretende Befunde müssen an Komplikationen denken lassen.

13.3.2 Tracheobronchialsystem

Pathologisch-anatomische und ätiologische Grundlagen

Verletzungen des zentralen Tracheobronchialsystems sind immer Ausdruck eines schweren Thoraxtraumas. Folgende Entstehungsmechanismen sind möglich:

1. sagittale Thoraxkompression, wodurch der Transversaldurchmesser des Thorax vergrößert wird; die Lungen passen sich dem aufgrund der Elastizität an; das Tracheobronchialsystem kann schlechter ausweichen; durch den Zug auf die Karina kommt es zur Lazeration/Transsektion der Trachea oder eines Hauptbronchus;
2. intrathorakale Druckerhöhung bei geschlossener Glottis; lineare Ruptur am Tracheobronchialbaum;
3. Rasanztrauma (Beschleunigungstraume) mit Akzeleration oder Dezeleration; Scherkräfte führen zur Ruptur/Rissbildung;
4. penetrierende Verletzung;
5. nach Glinz (1992): Zum Entstehen einer Bronchusruptur ist ein Glottisschluss erforderlich; in Erwartung des Unfalls holt der Betroffene tief Luft und schließt die Glottis; unter der Kompression kommt es zum intraluminalen Überdruck mit konsekutiver Bronchusruptur.

Lokalisation

80% der Verletzungen des Tracheobronchialsystems lokalisieren sich in einem Umkreis von 2,5 cm um die Karina, wobei die häufigste Lokalisation das proximale Segment der Stammbronchien ist. Rechter und linker Stammbronchus sind in etwa gleich häufig betroffen, evtl. mit leichter Bevorzugung der rechten Seite. Die Verletzung kann sich auf die Mukosa oder die inneren Wandschichten beschränken, die Bronchuswand penetrieren (Riss) oder den Bronchus im Sinne einer Transsektion ganz abtrennen. Transversalrupturen sind häufiger als Longitudinalrisse. An der Trachea ist vorzugsweise der Übergang zwischen membranösem und kartilaginärem Teil betroffen.

Inzidenz

Verletzungen des Tracheobronchialsystems gelten als selten (< 2,5%). Tatsächlich dürften sie jedoch häufiger sein, da einerseits ein Teil der Patienten das Trauma nicht überlebt, andererseits Verletzungen geringeren Grades u.U. nicht erkannt und behandelt werden. Penetrierende Traumen (auch iatrogen) sind ursächlich häufiger als stumpfe Gewalteinwirkungen.

Klinische Symptomatik

In zwei Drittel der Fälle sind die Vitalfunktionen erhalten, und die Tracheobronchialverletzung ist nicht ohne Weiteres apparent. Hämoptysen oder eine Blutaspiration liegen ebenso wie die Zeichen einer obstruktiven Belüftungsstörung in etwa 40% der Fälle vor. Diese Befunde sind jedoch vieldeutig und ebenso unspezifisch wie ein vermindertes Atemgeräusch. Symptome wie Heiserkeit, Dysphonie (durch Recurrensläsion), Husten oder Stridor sind in der Akutphase kaum zu erwarten. Entscheidend ist es, an die Möglichkeit einer Tracheobronchialruptur zu denken. Die relevanten Hinweisszeichen sind in der nachfolgenden Übersicht zusammengestellt.

Hinweiszeichen auf eine Verletzung des Tracheobronchialsystems

- Anamnestische Hinweise
  - Rasanztrauma
- klinische Hinweise
  - Husten
  - Dyspnoe
  - Hämoptysen

- radiologische Hinweise, primär
  - Subkutanemphysem
  - Pneumothorax
  - Pneumomediastinum
  - Pneumoperikard
  - Frakturen des Thoraxskeletts
- radiologische Hinweise, sekundär
  - Subkutanemphysem, therapierefraktär
  - Pneumothorax, therapierefraktär
  - Pneumomediastinum, therapierefraktär
  - Pneumoperikard, therapierefraktär

Komplikationen

- Bronchopleurale Fistel,
- bei Sekundärheilung narbig-stenosierende Granulombildung mit konsekutiver Stenosierung und rezidivierenden Infekten der abhängigen Lungensegmente,
- bei komplettem Abriss Atelektase ohne Infektion; Rechts-Links-Shunt initial >30% geht rasch auf <5% zurück.

Prognose

Verletzungen des Tracheobronchialsystems können, wenn sie rechtzeitig erkannt werden, operativ gut versorgt werden, sodass eine Restitutio ad integrum möglich ist. Trachealrupturen sind jedoch generell prognostisch ungünstiger einzuschätzen als Bronchusrupturen. Fehl- oder narbig stenosierend verheilte Rupturen werden reseziert und sind prognostisch ebenfalls günstig, wenn nicht bereits Schädigungen der abhängigen Lunge eingetreten sind.

Radiologische Symptomatik

Direkte Zeichen einer Verletzung des Tracheobronchialsystems im Thoraxröntgenbild sind weitaus seltener als indirekte. In 20% der Fälle ist mit einem negativen Befund zu rechnen. Die indirekten Zeichen sind zwar unspezifisch, sie können aber den entscheidenden Hinweis auf eine mögliche Verletzung des Tracheobronchialsystems geben. Derartige Hinweiszeichen sind

- ein Pneumothorax,
- ein Pneumomediastinum oder
- ein Pneumoperikard

insbesondere dann, wenn sie sich therapierefraktärer verhalten. In diesen Fällen sind eine CT-Untersuchung und/oder Bronchoskopie indiziert (Abb. 13.22, 13.23).

Die direkten radiologischen Zeichen einer Tracheobronchialverletzung sind zwar spezifisch, aber extrem selten. Dazu zählen ein Bronchusabbruch, eine Versetzung der Bronchuskontur (Bajonett-Zeichen) und das sog. „fallen-lung sign", welches einen Bronchusabriss voraussetzt. Die betroffene Lunge verliert damit ihre Verankerung am Hilus und sinkt der Schwerkraft folgend ab, bei stehender Aufnahmeposition nach kaudal, bei liegender Aufnahmeposition nach dorsal. Bei Bettaufnahmen ist dieses Zeichen deswegen nicht zu verwerten. In der CT manifestiert sich das „fallen-lung sign" in einer atypischen Schnittbildtopographie: Der rechte Oberlappenbronchus ist mit seinem anterioren Segmentbronchus nicht mehr in seiner typischen Lokalisation in Höhe der Karina dargestellt, sondern

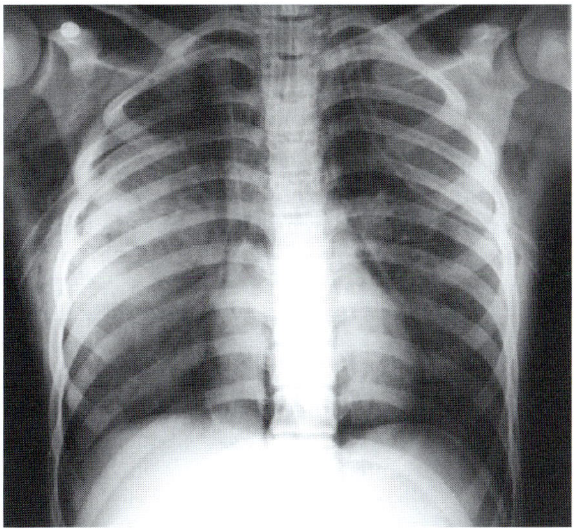

Abb. 13.22. Tracheobronchialverletzung (Thoraxübersicht): Die Aufnahme wurde nach einem schweren Thoraxtrauma (Sturz aus großer Höhe) angefertigt. Sie zeigt einen bilateralen drainierten Pneumothorax, ein ausgedehntes Pneumomediastinum und Pneumoperikard und pulmonale Kontusionsherde. Die trotz adäquater Therapie persistierenden Pneumothoraces und mediastinalen Luftansammlungen legten den Verdacht auf eine Bronchusruptur nahe, der endoskopisch bestätigt wurde

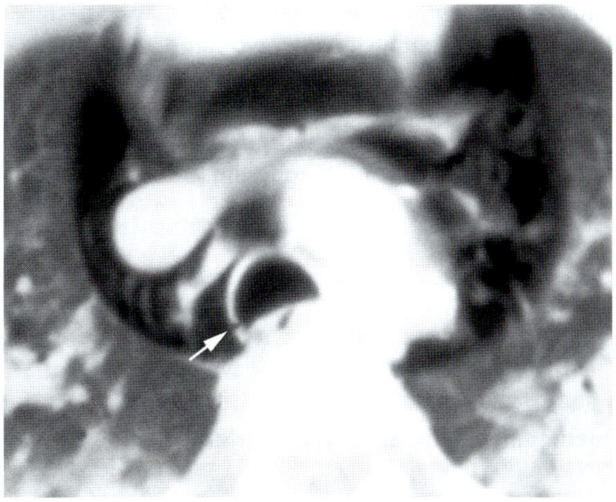

Abb. 13.23. Tracheobronchialverletzung (CT): seltener Befund eines direkten nachgewiesenen trachealen Wandeinrisses (*Pfeil*) mit massivem Mediastinalemphysem

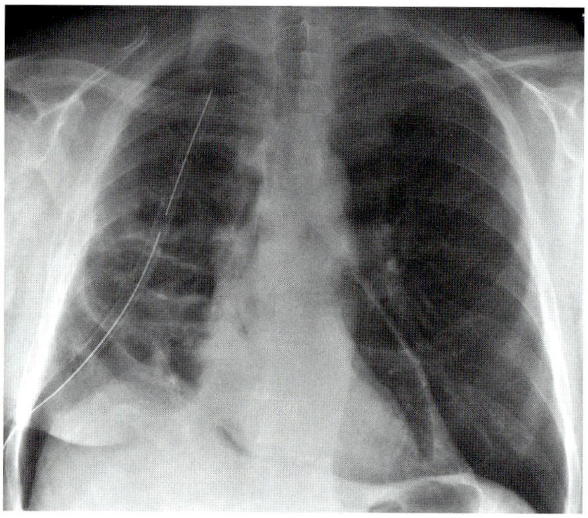

Abb. 13.25. Pneumoperikard: Das Pneumoperikard unterscheidet sich vom Mediastinalemphysem dadurch, dass es sich als ein singuläres, nicht gekammertes Kavum darstellt, das kranial durch die Perikardumschlagfalte begrenzt ist und deswegen das Niveau des aortopulmonalen Fensters nicht überschreitet

■ **Pneumoperikard (Abb. 13.25).** Der Perikardsack kann sich in Abhängigkeit von der individuellen Anatomie einige Zentimeter nach kranial auf die aszendierende Aorta und auf die V. cava superior bis in Höhe der einmündenen V. acygos erstrecken. Er kann verschiedene Recessus ausbilden, deren Kenntnis insbesondere für die computertomographische Bildanalyse von Interesse sind.

- Typischer Befund ist ein singulärer Luftstreifen bzw. ein Luftband oder eine Luftsichel, die die Herzkontur je nach Ausdehnung des Befundes begleitet. Das Luftband wird dabei lateral durch einen schmalen Pleurastreifen begrenzt. Nach kranial wird das Pneumoperikard durch die perikardiale Umschlagfalte in Höhe der Aorten- bzw. Pulmonaliswurzel limitiert.
- Perikardiale Recessus sind:
  - „Theile's transverse sinus" hinter der Aorta ascendens und der V. cava superior,
  - „Haller's oblique sinus" dorsal des linken Vorhofs kaudal der einmündenden inferioren Lungenvenen,
  - linker pulmonaler Recessus zwischen der linken Pulmonalarterie und der linken oberen Pulmonalvene.

Differentialdiagnostik

Ganz generell gilt, dass der Nachweis und die anatomische Zuordnung pathologischer Luftansammlungen im Mediastinum mit der CT leichter und besser gelingt als mit der Projektionsradiographie. Erhebliche Interpretationsschwierigkeiten entstehen insbesondere dann, wenn zusätzlich zum Mediastinalemphysem ein Weichteilemphysem der Thoraxwand oder ein Pneumothorax vorliegt. So können insbesondere die Abgrenzung eines ventralen Pneumothorax gegen Luft im pulmonalen Ligament und die Differenzierung zwischen einem Mediastinalemphysem und einem Pneumoperikard problematisch sein. Beim Pneumothorax und Pneumoperikard ist die Luft frei verschieblich; im Gegensatz dazu ist die Luft beim Mediastinalemphysem fixiert und nicht lageverschieblich. Beim Pneumoperikard wird die Luft nach kranial durch die perikardiale Umschlagfalte in Höhe der Aorten- bzw. Pulmonaliswurzel scharf begrenzt.

Merke ! Das Pneumomediastinum kann verschiedene Ursachen haben und kann sich in alle Richtungen ausbreiten, da das Mediastinum kein in sich abgeschlossener Raum ist. Unter Beatmungstherapie ist es ein relativ häufiger Befund ohne besondere Bedeutung. Massive und therapierefraktäre Mediastinalemphyseme dagegen müssen an eine Tracheobronchial- oder an eine Ösophagusruptur denken lassen. Die Röntgendiagnostik ist unproblematisch, die CT wesentlich sensitiver als die Projektionsradiographie.

13.4.2 Aorta und große Gefäße

Pathologisch-anatomische und ätiologische Grundlagen

In etwa 75% der Fälle liegt der Aortenverletzung ein Rasanztrauma mit frontaler oder lateraler Gewalteinwirkung ganz überwiegend im Rahmen von Automobilunfällen zugrunde. In den übrigen 25% sind ein Fall aus großer Höhe oder selten andere Traumen für die Aortenverletzung verantwortlich. Bis zu 40% der primär letalen Verletzungen im Straßenverkehr gehen auf eine Aortenruptur zurück.

Verschiedene Pathomechanismen werden postuliert. Neben einer Fixation der Aorta im Isthmusbereich durch das Lig. Botalli, die bei Rasanztraumen zu einem Einriss führt, werden eine Kompression der deszendierenden Aorta zwischen Sternum und Wirbelsäule bei frontaler Krafteinwirkung und eine plötzliche traumatisch bedingte intraaortale Druckerhöhung mit Berstung der Wand diskutiert. Nach Glinz (1992) führt die Dezeleration in vertikaler Richtung bei gleichzeitiger Kompression zur Aortenruptur; die Dezeleration in horizontaler Richtung hingegen nicht (negative Beschleunigungen bis −45 g werden toleriert). Plötzliche intraluminale (intraaortale) Drücke >2500 mmHg können zur Wandrupturen führen (Parmley et al. 1958).

Häufigste Verletzungslokalisation im Aortenverlauf ist die Aorta descendens unmittelbar distal der A. subclavia sinistra in Höhe des Isthmus bzw. des Ductus arteriosus Botalli. Die Ruptur verläuft in der Regel transversal, selten longitudinal oder spiralig. Teilrupturen, die sich auf die Intima und Media beschränken, machen 65% aus, komplette transmurale Rupturen mit Beteiligung der Adventitia, die die stärkste Wandschicht darstellt, 35%.

10–20% der Patienten mit einer Ruptur der deszendierenden thorakalen Aorta überleben das initiale Trauma zumindest temporär und kommen zur Diagnostik und Therapie. Im weiteren Verlauf versterben 30% binnen 6 h, 40% binnen 24 h, 72% innerhalb von 8 Tagen und 90% innerhalb von 10 Wochen.

Inzidenz

Alle Häufigkeitsangaben beziehen sich auf die Verletzten, die nicht primär am Unfallort versterben. Daraus resultiert zwangsläufig eine Dunkelziffer, was die Verletzungen der aszendierenden thorakalen Aorta angeht, da diese wegen der nahezu regelhaften Herz- und/oder Koronargefäßbegleitverletzungen in einem hohen Prozentsatz letal verlaufen.

Verletzungen der distalen thorakalen Aorta in Höhe des Zwerchfelldurchtritts sind selten (2–3%); in 10% der Fälle sind sie mit Zwerchfellrupturen vergesellschaftet.

Klinische Symptomatik

Aortenverletzungen verursachen retrosternale und dorsale Schmerzen, die sich zwischen die Schulterblätter projizieren. Allerdings wird die Symptomatik oft durch andere Traumafolgen überlagert, sodass der Thoraxschmerz kein verlässlicher Befund ist, abgesehen davon, dass der Verletzte oft nicht in der Lage ist, Auskunft zu geben. Klinisches Leitsymptom ist der Kreislaufschock. Hinweiszeichen bei der klinischen Untersuchung sind eine Blutdruckdifferenz zwischen rechtem und linkem Arm bzw. zwischen oberer und unterer Extremität, eine massive Schwellung der unteren Halsregion mit Stridor, Heiserkeit, Dyspnoe und Dysphagie. Indirekte Zeichen können ein Horner-Syndrom, eine Paraplegie und eine Oligurie sein. Neben diesen klinischen Zeichen kommt der Kenntnis des Unfallhergangs in Hinblick auf die Risikoabschätzung eine wesentliche Bedeutung zu.

Beachte

Bei Volumensubstitution kann es zu sekundären Blutungen mit Exitus kommen.

Radiologische Symptomatik

■ **Thoraxübersicht.** Im Thoraxübersichtsbild ist die Verbreiterung des oberen Mediastinalschattens ein zwar häufiger, zugleich aber unspezifischer Befund, der verschiedene Ursachen haben kann. Allein die Tatsache, dass die Aufnahme meist am liegenden Patienten unter erschwerten untersuchungstechnischen Bedingungen angefertigt werden muss, bedingt eine mangelhafte Inspirationstiefe und eine verstärkte Füllung der Kava und der übrigen mediastinalen Venen. Hinzu kommen lagerungsbedingte Projektionsfehler und ungünstig Abstandsverhältnisse (verkürzter Fokus-Film-Abstand).

Die Mediastinalverbreiterung allein ist deswegen kein hinreichend verlässliches Kriterium für eine Aortenverletzung, zumal die Mehrzahl mediastinaler Hämatome aus Blutungen kleinerer arterieller und venöser Gefäße resultiert. Trotz dieser Einschränkungen ist die Thoraxübersichtsaufnahme unverändert Bestandteil der Basisdiagnostik bei Patienten mit einem Thoraxtrauma. Ihre Bedeutung im Zusammenhang mit Aortenverletzungen ist vor allem darin zu sehen, dass ein negativer, d. h. ein unauffälliger Befund eine Aortenverletzung mit hoher Wahrscheinlichkeit ausschließt. Der negative Vorhersagewert liegt bei 98% (Mirvis et al. 1987).

Die möglichen nativdiagnostischen Zeichen einer Aortenruptur sind mit Häufigkeitsangaben in Tabelle 13.4 aufgelistet.

Von diesen Kriterien sind insbesondere diejenigen diagnostisch relevant, die Ausdruck einer raumfordernden arteriellen Blutung im Mediastinum sind. Dies sind die Verlagerung der Trachea und des Ösophagus (bzw. der Magensonde) nach rechts und eine Elongation und Kaudalverlagerung des linken Hauptbronchus. Venöse Blutungen bauen keinen entsprechenden Druck für derartige Organverlagerungen auf. Weitere relativ verlässliche Hinweiszeichen sind eine Obliteration der Aortenkontur (Aortenknopf und Deszendenskontur) und eine Obliteration und Verdichtung des aortopulmonalen Fensters.

Tabelle 13.4. Nativdiagnostische Zeichen einer Aortenruptur

Nativradiologischer Befund	Häufigkeit (%)
Mediastinalverbreiterung > 8 cm	70
Tracheal(tubus)verlagerung nach rechts	63
Ösophagus(sonden)verlagerung nach rechts	50
Hauptbronchusverlagerung nach kaudal	40
Obliteration der Aortenkontur	55
Verdichtung des aortopulmonalen Fensters	67
„left apical cap“	65
Verbreiterung des Paratrachealstreifens	53
Verlagerung der Paravertebrallinie	35
Massiver linksseitiger Hämatothorax	35
Fraktur der 1. Rippe	16

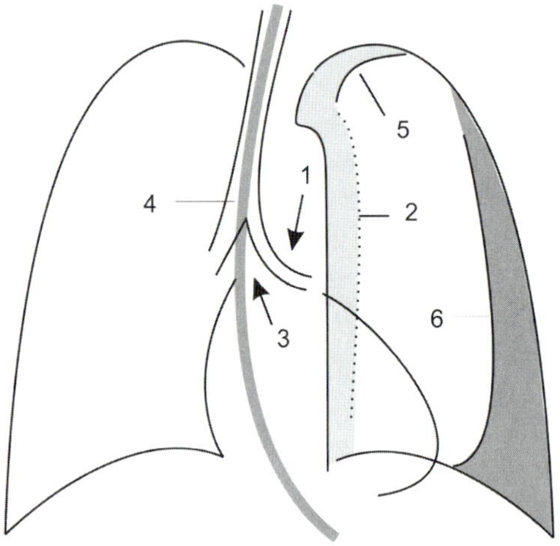

Abb. 13.26. Synopsis nativdiagnostischer Befunde bei Aortenruptur (*1* Elongation und Herabdrängung des linken Stammbronchus, *2* Obliteration der Aortenkontur, *3* spitzer Karinawinkel, *4* Verlagerung von Trachea und Ösophagussonde aus der Mittellinie nach rechts, *5* „apical cap sign", *6* massiver Hämatothorax)

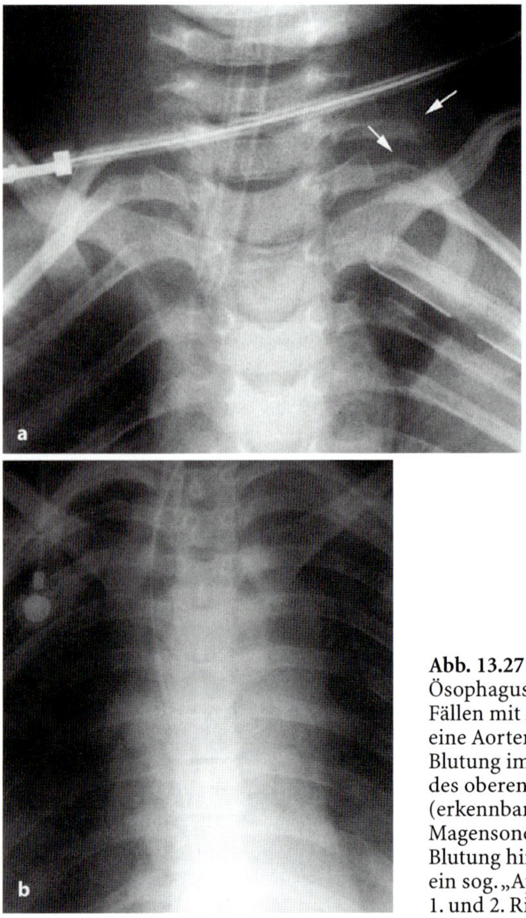

Abb. 13.27 a, b. Aortenruptur (Mediastinalverbreiterung mit Trachea-/Ösophagusverlagerung): Die Ausschnitte der Thoraxübersichten von zwei Fällen mit Aortenruptur zeigen Befunde, die immer dringend verdächtig auf eine Aortenruptur sein müssen. Es sind dies die Zeichen einer raumfordernden Blutung im oberen Mediastinum. Verdächtig ist dabei weniger die Verbreiterung des oberen Mediastinalschattens als vielmehr die Verlagerung der Trachea (erkennbar am Tubusverlauf, **a**) bzw. des Ösophagus (erkennbar am Verlauf der Magensonde, **b**); beides deutet auf den Hämatomdruck infolge der arteriellen Blutung hin. In Teilabb. a erkennt man bei einliegender Pleuradrainage zugleich ein sog. „Apical-cap-Zeichen". Beachte auch die paravertebralen Frakturen der 1. und 2. Rippe links (*Pfeile*)

CAVE ! Ein massiver, raumfordernder und therapierefraktärer Hämatothorax ist immer verdächtig auf eine arterielle Blutung (Aorta oder supraaortale Äste, Interkostalarterien, Zwerchfellarterien).

Die Ruptur der Aorta ascendens bedingt einen rechtsseitigen, die Ruptur der Aorta descendens einen linksseitigen Hämatothorax (Abb. 13.26, 13.27 a, b, 13.28 a, b, 13.29 a, b).

■ **Computertomographie (Abb. 13.30).** Bei dringendem Verdacht auf eine Aortenverletzung, sei es aufgrund der Symptomatologie, des nativradiologischen Befundes oder des Unfallhergangs, ist heute die Spiral-CT Methode der Wahl zum Nachweis oder Ausschluss einer Aortenläsion. Die CT in Form der CT-Angiographie ist der klassischen Angiographie (DSA) in mehrfacher Hinsicht überlegen. Zum einen erlaubt der singuläre computertomographische Volumendatensatz die Darstellung der Aorta in jeder beliebigen Projektion, zum anderen liefert die CT nicht nur Informationen über das Lumen, sondern auch über die Wandbeschaffenheit und den perivaskulären Raum, vermag also intramurale und periaortale Hämatome nachzuweisen.

Die typischen Befunde sind in der nachfolgenden Übersicht zusammengestellt (Dyer et al. 1999; Richardson et al. 1991). Bei sorgfältiger Analyse der Schnittbilder unter Nutzung multiplanarer Rekonstruktionen ist der zu erhebende Befund in der Regel konklusiv, sodass sich weitere diagnostische Schritte erübrigen und auf die Angiographie verzichtet werden kann. Die interaktive multiplanare Schnittbildrekonstruktion ist insofern von besonderer Bedeutung, als sie eine bessere Übersicht im Bereich des Aortenbogens und der supraaortalen Gefäßabgänge gewährleistet. Pulsationsartefakte stellen bei den heute üblichen Subsekundenscannern kein diagnostisches Problem mehr dar.

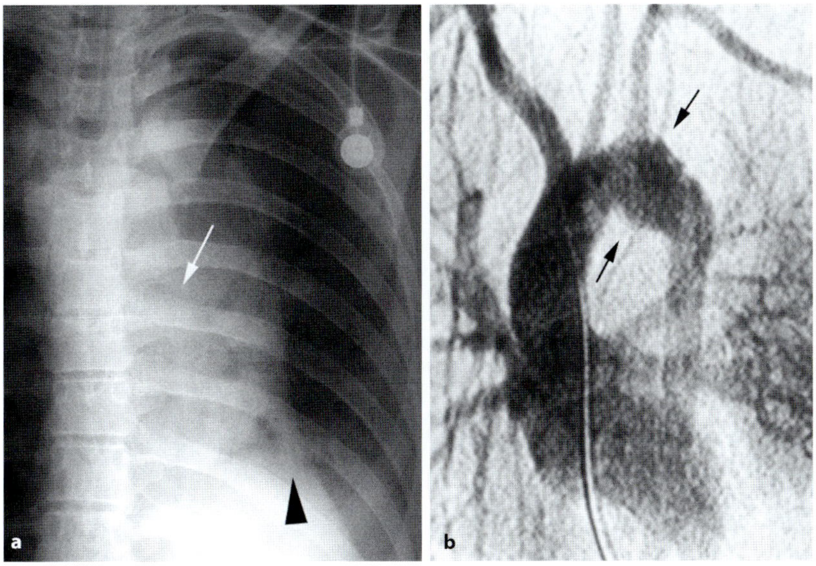

Abb. 13.28 a, b.
Aortenruptur: Die nach einem schweren Polytrauma angefertigte Thoraxübersicht zeigt eine pathologische Verbreiterung des Mediastinums mit Obliteration des aortopulmonalen Fensters und der Kontur der Aorta descendens (**a**). Eine Elongation des Hauptbronchus ist andeutungsweise zu erkennen (*Pfeil*). Zusätzlich liegt eine linksseitige Zwerchfellruptur vor (*Pfeilspitze*). **b** Der Verdacht einer Aortenruptur bestätigte sich angiographisch

Computertomographische Befunde bei Aortenruptur

- Abrupte Kaliberänderung (akute Koarktation)
- intraluminale Irregularität (Intimaflap)
- abnorme Aortenkontur
- abnorme Kontur der supraaortalen Gefäßabgänge
- intramurales Hämatom
- periaortales/perivaskuläres Hämatom
- Mediastinalhämatom
- Dichtezunahme und Zeichnungsvermehrung des mediastinalen Fettgewebes

Nachteile der transösophagealen Sonographie sind die starke Untersucherabhängigkeit, die oft nicht gewährleistete Verfügbarkeit im Nacht- und Bereitschaftsdienst sowie die Kontraindikation bei Gesichts-, Hals- und Wirbelsäulenverletzungen.

Angiographie/digitale Subtraktionsangiographie. Die angiographische Diagnostik ist mit der Einführung der Spiral-CT stark in den Hintergrund getreten, da sie bei vergleichbarer Aussagekraft keinen Zeitvorteil mehr bietet und zudem invasiv und kostenintensiver ist. Die angiographischen Zeichen sind denen der CT-Angiographie durchaus vergleichbar. Leitbefund ist eine umschriebene Konturunregelmäßigkeit der Aortenwand an typischer Stelle unmittelbar distal des Abgangs der linken A. subclavia. Die Rupturstelle liegt meist im medialen oder lateralen Wandabschnitt. Informationen über intramurale oder paraaortale Hämatome vermag die Angiographie nicht zu liefern, da sie lediglich das Lumen und damit in Verbindung stehende Hohlräume (Aneurysma spurium) darzustellen vermag. Problematisch kann die Abgrenzung zwischen degenerativen Wandveränderungen und traumatischen Aortenläsionen sein.

Aufgrund dieser Zusammenhänge ist die Angiographie nur noch in wenigen Situationen indiziert, beispielsweise bei einem nichtkonklusiven CT-Befund, bei fehlender Verfügbarkeit eines leistungsfähigen Scanners oder mit dem Ziel einer minimalinvasiven Therapie (Aortenstent).

Differentialdiagnostik

- Mediastinalverbreiterung: Differentialdiagnostisch sollte bei einer pathologischen Mediastinalverbreiterung im Zusammenhang mit einem Polytrauma immer auch an die Möglichkeit einer Wirbelsäulenfraktur gedacht werden.
- Pseudoaneurysma: Nach Literaturangaben muss in etwa 15% der Fälle damit gerechnet werden, dass die Differenzierung zwischen einer traumatischen Läsion und einer anatomischen Variante oder einer traumaunabhängigen Veränderung nicht gelingt (Morse et al. 1987). Falsch-positive Aneurysmabefunde kommen insbesondere bei Ductusdivertikeln vor. Ductusdivertikel sind meist prominenter, inferomedial lokalisiert und weisen einen weniger stumpfen Winkel zum Aortenband auf als ein Aneurysma. Der „ductus bump" ist durch eine minimale Konvexität, seine Glattwandigkeit und Symmetrie sowie durch einen stumpfen Winkel am Übergang zur Aortenwand charakterisiert.

Untersuchungstrategie

Orientierende Daten zur Sensitivität, Spezifität und zum negativen Vorhersagewert der verschiedenen bildgebenden Verfahren sind in Tabelle 13.5 wiedergegeben. Sie bestimmen letztlich die diagnostische Strategie.

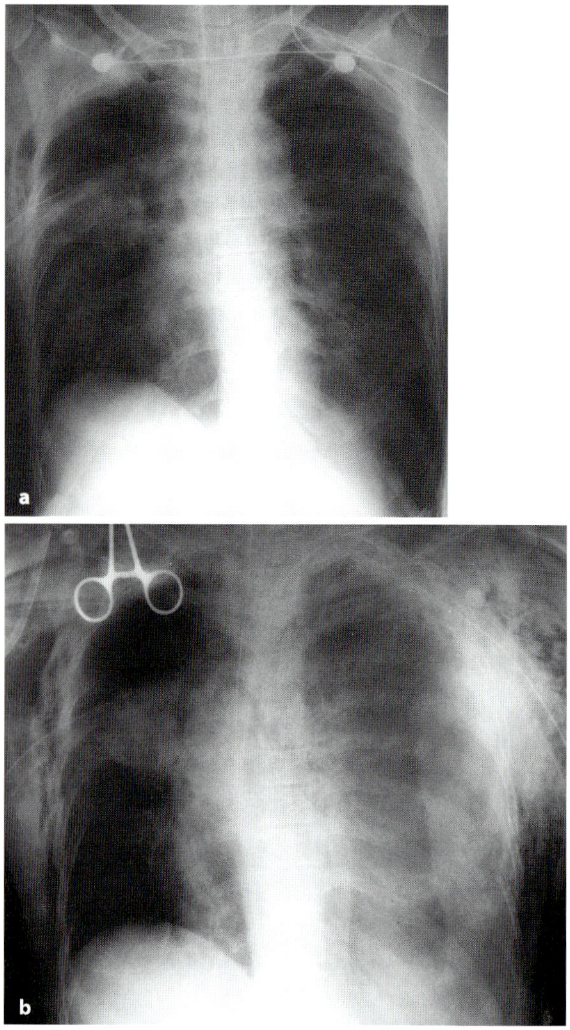

Abb. 13.29 a, b. Aortenruptur: Beide Aufnahmen wurden in einem Abstand von nur 2 h angefertigt. Innerhalb dieser Zeit entwickelte sich ein massiver Hämatothorax mit Schocksymptomatik, der für eine arterielle Blutung sprach und im vorliegenden Fall durch eine Aortenruptur verursacht war

Tabelle 13.5. Sensitivität, Spezifität und NPV („negative predictive value") der verschiedenen Untersuchungsmodalitäten beim Nachweis einer traumatischen Aortenläsion

Untersuchungsmodalität	Sensitivät (%)	Spezifität (%)	NPV (%)
Thoraxübersicht	90	25	90
Angiographie	96	98	
Transösophageale Sonographie	97	98	
Spiral-CT	96	> 99	> 99

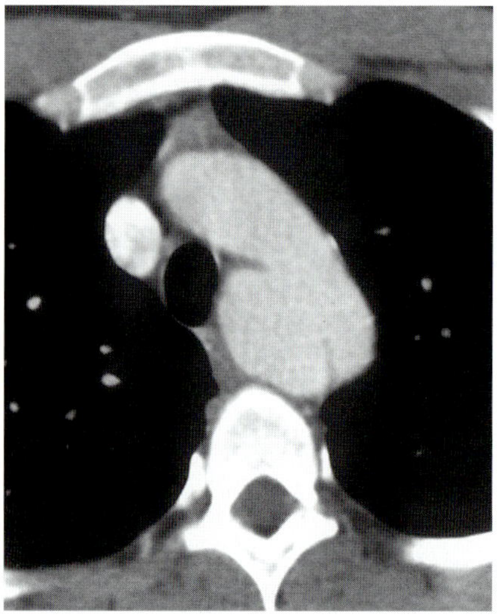

Abb. 13.30. CT-Zeichen der Aortenverletzung (Aneurysma)

Primäres bildgebendes Verfahren beim Thorax- oder Polytrauma zur Orientierung über den kardiovaskulären und pulmonalen Status ist unumstritten die Thoraxübersicht trotz ihrer geringen Spezifität und trotz der neuen Modalitäten. Legen der klinische Untersuchungsbefund, die Thoraxübersicht oder der Verletzungsmechanismus den Verdacht auf eine Aortenverletzung nahe, ist die KM-unterstützte Spiral-CT-Untersuchung (CT-Angiographie) der nächste diagnostische Schritt. Bei negativem Befund ist diesbezüglich keine weitere Abklärung erforderlich.

Beim Nachweis einer traumatischen Aortenläsion ist die sofortige operative Intervention indiziert. Findet sich lediglich ein Hämatom im vorderen Mediastinum ohne Nachweis einer Blutungsquelle ist eine abwartende Haltung unter kontinuierlicher Beobachtung gerechtfertigt. Bei einem periaortalen Hämatom und/oder zweifelhaftem Befund im CT ist zur definitiven Abklärung ggf. eine komplementäre Diagnostik (Angiographie, transösophageale Echographie) zur definitiven Abklärung erforderlich.

Merke ! Nur 10–20% der Patienten mit einer Ruptur der deszendierenden thorakalen Aorta überleben das initiale Trauma. Häufigste und typische Verletzungslokalisation ist die Aorta descendens unmittelbar distal der A. subclavia. Auf der Thoraxübersicht ist die Mediastinalverbreiterung im Zusammenhang mit einer entsprechenden Klinik und Traumaanamnese entscheidender Hinweis. Die

Mediastinalverbreiterung ist allerdings ein unspezifischer Befund. Dringend verdächtig sind immer begleitende Zeichen einer Raumforderung durch die arterielle Blutung. Ein unauffälliger Befund auf der Thoraxübersicht schließt eine Aortenruptur praktisch aus. Nachweismethode der Wahl ist heute die CT-Angiographie.

13.4.3 Pharynx und Ösophagus

Pathologisch-anatomische und ätiologische Grundlagen

Pharynx- und Ösophagusverletzungen im Rahmen stumpfer Thoraxtraumen sind extrem selten (< 0,01 % der stumpfen Thoraxtraumen), da der Ösophagus in der Tiefe des Mediastinums geschützt liegt und gut verschieblich ist, sodass er Krafteinwirkungen ausweichen kann (Beal et al. 1988). Stärker gefährdet sind Pharynx und Ösophagus hingegen durch penetrierende Verletzungen (Stich- und Schussverletzungen).

Intraluminale Verletzungsmechanismen (insbesondere iatrogene Verletzungen im Rahmen endoskopischer Eingriffe) sind dabei weitaus häufiger als extraluminale. Typische Lokalisation iatrogener Läsionen sind die physiologischen Engen, in erster Linie der Ösophagusmund (pharyngoösophagealer Übergang), an zweiter Stelle der ösophagogastrische Übergang (Zwerchfellhiatus).

Extraluminale Ursachen Perforationen sind sehr selten. Nur etwa 5% aller penetrierenden Verletzungen tangieren den Ösophagus, vorzugsweise in seinem oberen Abschnitt (Oparah u. Mandal 1979). Es handelt sich dabei meist um Schussverletzungen. In zwei Drittel der Fälle liegen zugleich Tracheal- und Gefäßverletzungen vor. Sehr selten sind auch Ösophagusrupturen im Rahmen von Explosionsverletzungen. Eine von äußerer Gewalteinwirkung unabhängige Verletzungsform ist die spontane Perforation durch Erbrechen.

Bei stumpfen Traumen und spontanen Rupturen handelt es sich in der Regel um Längsrisse, die sich entweder auf die Mukosa oder Muskularis beschränken und mit intramuralen Hämatomen einhergehen oder die ganze Wand im Sinne einer kompletten Ruptur durchsetzen.

Klinische Symptomatik

Ösophagusverletzungen werden – wenn nicht aufgrund des Unfallhergangs primär an sie gedacht wird (penetrierende Verletzung, iatrogene Verletzung) – leicht übersehen und oft erst nach Tagen mit dem Auftreten entzündlicher Komplikationen im Sinne einer Mediastinitis diagnostiziert (Fieber, Leukozytose, Tachykardie, „general malaise", Schmerzen). Die Latenzzeit beträgt im Mittel etwa 5 Tage. Die Gründe dafür sind einmal darin zu sehen, dass die Verletzung per se selten ist, zum anderen darin, dass sonstige Traumafolgen das klinische Bild beherrschen und die Ösophagusverletzung maskieren.

Beachte
- Verzögerungen in der Diagnose und Therapie verschlechtern die Prognose signifikant,
- die Mortalität von Ösophagusrupturen liegt zwischen 10–30 %, wobei das Alter des Patienten ein ungünstiger Prognosefaktor ist,
- Komplikationen einer nicht adäquat behandelten Ösophagusperforation sind Fistelbildungen und Strikturen.

Radiologische Symptomatik

Häufigster radiologischer Befund (60 %) ist ein persistierendes Weichteilemphysem im Mediastinum- und/oder Halsbereich. Häufig ist auch ein begleitender linksseitiger Pleuraerguss. Eine Verbreiterung des Mediastinalschattens und eine Unschärfe der Mediastinalkonturen sind verglichen mit den klinischen Zeichen einer Mediastinitis wenig spezifische Befunde. Neben der KM-Diagnostik (wasserlösliches Kontrastmittel) empfiehlt sich immer die CT, die auch kleinere pathologische Lufteinschlüsse nachzuweisen vermag. Die Sicherung der Diagnose erfolgt in der Regel endoskopisch. Wegen der häufigen Kombinationsverletzungen sollten dabei Ösophagoskopie und Bronchoskopie simultan durchgeführt werden.

Beachte
- Bei einem ätiologisch unklaren Mediastinalemphysem sollte man immer an die Möglichkeit einer Ösophagusverletzung denken,
- in etwa einem Drittel der Fälle ist die Röntgendiagnostik negativ.

Merke ! Pharynx- und Ösophagusverletzungen im Rahmen stumpfer Thoraxtraumen sind sehr selten. Häufiger sind sie bei penetrierenden Verletzungen, insbesondere durch intraluminale Verletzungsmechanismen (iatrogen). Ösophagusverletzungen werden – wenn nicht an sie gedacht wird – leicht übersehen. Verzögerungen in Diagnose und Therapie verschlechtern die Prognose signifikant. Häufigster radiologischer Befund ist ein persistierendes Mediastinal- und/oder Halsemphysem, u. U. begleitet von einem linksseitigen Pleuraerguss.

13.4.4 Ductus thoracicus

Pathologisch-anatomische und ätiologische Grundlagen

Verletzungen des Ductus thoracicus sind sehr selten. Neben direkten Läsionen des Ductus thoracicus bei penetrierenden Traumen können Hyperextensionstraumen der Wirbelsäule indirekt zu Ductuszerreißungen führen, typischerweise in Höhe des Zwerchfelldurchtritts. Typischer Befund ist der Chylothorax. Nur etwa 18% der Chylothoraces allerdings sind traumatischer Genese. Häufiger ist der Chylothorax tumorbedingt (40%) oder Operationsfolge (20%). In 14% der Fälle ist keine Ursache zu eruieren (spontaner/idiopathischer Chylothorax).

Distale Rupturen führen zum rechtsseitigen, proximale zum linksseitigen Chylothorax. Bei Rupturen in Höhe der Kreuzung des Ductus von rechts nach links (3. bis 6. Thorakalwirbel) sind bilaterale Chylothoraces möglich.

Klinische Symptomatik

Leitsymptom ist die rezidivierende Pleuraergussbildung mit konsekutiver Dyspnoe. Charakteristisch ist das verzögerte Auftreten mit einer Latenz von 2–8 Tagen zum Trauma. Ein Lymphverlust von mehr als 1,5 l innerhalb von 5 Tagen oder von mehr als 200 ml pro Tag nach 14 Tagen gilt als relative Operationsindikation.

Radiologische Symptomatik

Röntgenologisch ist die Differenzierung zwischen einem serösen, einem entzündlich-exsudativen, einem biliären oder einem chylösen Erguss nicht möglich, auch nicht mittels computertomographischer Dichtemessung. Diagnostisch entscheidend ist die Punktion mit nachfolgender biochemischer Analyse (Lipoproteinelektrophorese). Chylusflüssigkeit ist milchig und proteinreich (Proteingehalt <3 g/l), weist einen pH zwischen 7,4–7,8 und enthält Triglyzeride. In der Sudanfärbung lassen sich Fetttropfen nachweisen. Die Darstellung des Ductus thoracicus und seine Pathologie gelingt möglicherweise mit der Kernspintomographie (Hayashi u. Miyazaki 1999). Größere Erfahrungen diesbezüglich liegen jedoch nicht vor.

Merke ! Verletzungen des Ductus thoracicus sind sehr selten. Typischer Befund ist der Chylothorax. Leitsymptom ist mit einer Latenz von einigen Tagen posttraumatisch auftretende Pleuraergussbildung. Der Chylothorax ist immer eine klinisch-biochemische Diagnose. Radiologisch ist die Differenzierung der Ergussflüssigkeit nicht möglich.

Literatur

Angood PB, Attia EL, Brown RA et al. (1986) Extrinsic civilian trauma to the larynx and cervical trachea – important predictors of long-term morbidity. J Trauma 26: 869–873

Beal SL, Pottmeyer EW, Spisso JM (1988) Esophageal perforation following external blunt trauma. J Trauma 28: 1425–1432

Bender MM, Oh KS et al. (1987) Pediatric chest trauma. J Thoracic Imaging 2: 60–67

Bergin D, Ennis R, Keogh C, Fenlon HM, Murray JG (2001) The dependent viscera sign in CT diagnosis of blunt traumatic diaphragmatic rupture. AJR 177: 1137–1140

Blaisdell FW, Trunkay DD (1994) Cervicothoracic trauma. Thieme, New York

Boulanger BR, Milzman DP, Rosati C et al. (1993) A comparison of right and left blunt traumatic diaphragmatic rupture. J Trauma 35: 255–260

Brooks AP, Olson SK (1989) Computed tomography of the chest in trauma patient. Clin Radiol 40: 127–132

Brookes JG, Dunn RJ, Rogers IR (1993) Sternal fractures: A retrospective analysis of 272 cases. J Trauma 35: 46–54

Carr JJ, Reed JC, Choplin RH, Poope TL, Case LD (1992) Plain and CT radiography for detecting experimentally induced pneumothorax in cadavers. Radiology 183: 193–199

Conn JH, Hardy JD, Fain WR, Netterville RE (1963) Thoracic trauma: Analysis of 1022 cases. J Trauma 3: 22–40

Costa MC, Robbs JV (1998) Nonpenetrating subclavian artery trauma. J Vasc Surg 8: 71–75

Danz B, Biehl C, Bähren W (1996) Zur Akutdiagnostik therapierelevanter Thoraxverletzungen bei schwer- und polytraumatisierten Patienten. Rofo Fortschr Geb Rontgenstr Neuen Bildgeb Verfahr 164: 269–274

Dee PM (1992) The radiology of chest trauma. Radiol Clin North Am 30: 291–306

Dyer DS, Moore EE, Mestek MF et al. (1999) Can chest CT be used to exclude aortic injury? Radiology 212: 195–202

Eibenberger KL, Dock WI, Ammann ME et al. (1994) Quantification of pleural effusions: Sonography versus radiography. Radiology 191: 681–684

Emamian SA, Kaasbol MA, Olsen JF et al. (1997) Accuracy of the diagnosis of pleural effusions on supine chest X-ray. Eur Radiol 7: 57–60

Enderson BL, Maull KI (1991) Missed injuries: The trauma surgeon's nemesis. Surg Clin North Am 71: 399–418

Forster B (1986) Praxis der Rechtsmedizin. Thieme, Stuttgart

Fuhrman GM, Stieg FH, Buerk CA (1990) Blunt laryngeal trauma: Classification and management protocol. J Trauma 30: 87–92

Galanski M, Hartenauer U, Krumme B (1981) Röntgendiagnostik des Pneumothorax auf Intensivstationen. Radiologe 21: 459–462

Gams E, Kalweit G (1999) Thoraxverletzungen. In: Mutschler W, Haas NP (Hrsg) Praxis der Unfallchirurgie. Thieme, Stuttgart, S 275–304

Geisl HJ (1992) Der traumatische Chylothorax. Hefte Unfallheilk 223: 72–78

Gelman R, Mirvis SE, Gens DR (1991) Diaphragmatic rupture due to blunt chest trauma: Value of chest radiography. AJR Am J Roentgenol 156: 51–57

Glinz W (1981) Chest trauma. Diagnosis and management. Springer, Berlin Heidelberg New York

Glinz W (1985) Pleuropulmonale Verletzungen. Chirurg 56: 129

Glinz W (1992) Pathophysiologische Grundlagen der Thoraxverletzungen und ihre klinische Bedeutung. In: Buchinger W (Hrsg) Das Thoraxtrauma. Springer, Berlin Heidelberg New York Tokyo, S 1–12 (Hefte zur Unfallheilkunde, Heft 223)

Gordon R (1980) The deep sulcus sign. Radiology 136: 25–27

Graham JM, Mattox KL, Beall AC (1979) Penetrating trauma of the lung. J Trauma 19: 665–669

Gupta A, Jamshidi M, Rubin JR (1997) Traumatic first rib fracture: Is angiograohy necessary? A review of 730 cases. Cardiovasc Surg 5: 48–53
Harley DP, Mena I (1986) Cardiac and vascular sequelae of sternal fractures. J Trauma 26: 553–555
Harris RD, Harris JH (1988) The prevalence and significance of missed scapular fractures in blunt chest trauma. AJR Am J Roentgenol 151: 747–750
Häuser H, Bohndorf K (1999) Radiological emergency management of multiple trauma patients. Emerg Radiol 6: 61–69
Hayashi S, Miyazaki M (1999) Thoracic duct: Visualization an nonenhanced MR lymphography – initial experience. Radiology 212: 598–600
Hills MW, Delprado AM, Deane SA (1993) Sternal fractures: Associated injuries and management. J Trauma 35: 55–60
Jackson A, Fields JM, Wong-You-Chong JJ (1991) The costal hook: An indicator of occult flail segment in chest trauma. Eur J Radiol 13: 69–71
Jarrett F, Bernhardt LC (1978) Right sided diaphragmatic injury: Rarity or overlooked diagnosis? Arch Surg 113: 737–739
Jones WS, Mavroudis C, Richardson JD et al. (1984) Management of tracheobronchial disruption resulting from blunt trauma. Surgery 95: 49–58
Kemmerer WT, Eckert WG, Gathright JB et al. (1961) Patterns of thoracic injuries in fatal traffic accidents. J Trauma 1: 595–599
Khodadadyan C, Hoffmann R, Neumann K, Vogl T, Pappert D, Südkamp NP (1995) Diagnostische Aussagekraft der Thorax-CT beim schweren Thoraxtrauma. Chirurg 66: 1097–1104
Leidner B, Adiels M, Aspelin P et al. (1998) Standardized CT examination of the multitraumatized patient. Eur Radiol 8: 1630–1638
Livoni JP, Barcia TC (1982) Fracture of the first and second rib: Incidence of vascular injury relative to type of fracture. Radiology 145: 31–33
LoCicero J, Mattox KL (1989) Epidemiology of chest trauma. Surg Clin North Am 69: 15–19
Marnocha KE, Maglinte DDT, Woods J, Goodman M, Peterson P (1984) Mediastinal width/chest width ratio in blunt chest trauma. A reappraisal. AJR Am J Roentgenol 142: 275–277
Marts B, Durham R, Shapiro M, Mazuski JE, Zuckerman D, Sundaram M, Luchtefeld WB (1994) CT in the diagnosis of blunt thoracic injury. Am J Surg 168: 688–692
Mirvis SE, Rodriguez A (1992) Diagnostic imaging of thoracic trauma. In: Mirvis SE, Young JWR (eds) Imaging in trauma and critical care. Williams & Williams, Philadelphia, pp 93–147
Mirvis SE, Templeton P (1992) Imaging in acute thoracic trauma. Semin Roentgenol 27: 184–210
Mirvis SE, Bidwell JK, Buddemeyer EU et al. (1987) Value of chest radiography in excluding traumatic aortic rupture. Radiology 163: 487–493
Morse SS, Glickman MG, Greenwood LH, Denny DF, Strauss EB, Stavens BR, Yoselevitz M (1988) Traumatic aortic rupture: False positive aortographic diagnosis due to atypical ductus diverticulum. AJR Am J Roentgenol 150: 793–796
Moskowitz P, Griscom N (1976) The medial pneumothorax. Radiology 120: 143–147
Nakayama DK, Ramenofsky ML, Rowe MI (1989) Chest injuries in childhood. Ann Surg 210: 770–775
Oestern HJ, Regel G (1999) Allgemeine Aspekte. In: Tscherne H, Regel G (Hrsg) Trauma-Management. Springer, Berlin Heidelberg New York Tokyo, S 225–238
Oparah SS, Mandal AK (1979) Operative management of penetrating wounds of the chest in civilian practice. J Thorac Cardiovasc Surg 77: 162–178
Parmley LF, Mattingly TW, Manion WC, Jahnke EJ (1958) Nonpenetrating traumatic injury of the aorta. Circulation 17: 1086–1101
Pate JW (1989) Chest wall injuries. Surg Clin North Am 69: 59–70
Philipps EH, Rogers WF, Gaspar MR (1981) First rib fractures: Incidence of vascular injury and indications for angiography. Surgery 89: 42–47
Poole GV, Morgan DB, Cranston PE, Muakkassa FF, Griswold JA (1993) CT in the management of blunt thoracic trauma. J Trauma 35: 296–302
Regel G, Lobenhoffer P, Lehmann U, Pape HC, Pohlemann T, Tscherne H (1993) Ergebnisse in der Behandlung Polytraumatisierter. Unfallchirurg 96: 350–362
Reuter M (1996) Trauma of the chest. Eur Radiol 6: 707–716
Richardson P, Mirvis SE, Scorpio R, Dunham CM (1991) Value of CT to screen trauma patients with equivocal chest radiographs for great vessel injury. AJR Am J Roentgenol 156: 273–279
Schild H, Strunk H, Störke S et al. (1986) Computertomographie der Lungenkontusion. Rofo Fortschr Geb Röntgenstr Neuen Bildgeb Verfahr 145: 519–526
Schlag G, Redl H, Buchinger W, Dinges HP (1992) Pathophysiologie der Lungenkontusion. Hefte Unfallheilk 223: 13–19
Schnyder P, Wintermark M (eds) (2000) Radiology of blunt trauma of the chest. Springer, Berlin Heidelberg New York Tokyo
Shackletom KL, Stewart ET, Taylor AJ (1998) Traumatic diaphragmatic injuries: Spectrum of radiographic findings. Radiographics 18: 49–59
Shapiro MJ, Heiberg E, Durham RM et al. (1996) The unreliability of CT scans and initial chest radiographs in evaluating blunt trauma induced diaphragmatic rupture. Clin Radiol 51: 27–30
Sheafor DH, Mirvis SE (1995) Scapulothoracic dissociation: Report of five cases and review of the literature. Emerg Radiol 2: 279–284
Sherman RT, Parish RA (1963) Management of shotgun injuries; a review of 152 cases. J Trauma 3: 76–86
Shorr RM, Crittenden M, Indeck M et al. (1987) Blunt thoracic trauma – analysis of 515 patients. Ann Surg 206: 200–205
Shorr RM, Rondgriguez A, Indeck MC et al. (1989) Blunt chest trauma in elderly. J Trauma 29: 234–237
Smejkal R, O'Malley KF, David E, Cernaianu AC, Ross SE (1991) Routine initial CT of the chest in blunt torso trauma. Chest 100: 667–669
Stark P (1990) Radiology of thoracic trauma. Invest Radiol 25: 1265–1275
Stark P, Cook M, Vincent A et al. (1987) Traumatic rupture of the thoracic aorta. A review of 49 cases. Radiologe 27: 402–406
Svastano S, Feltrin GP, Miotto D et al. (1989) Value of plain chest film in predicting traumatic aortic rupture. Ann Radiol 32: 196–200
Symbas PN, Tyrus DH, Hatcher CR (1972) Penetrating wounds of the esophagus. Ann Thorac Surg 13: 552–558
Symbas PN, Hatcher CR, Vlasis PA (1980) Esophageal gunshot injuries. Ann Surg 191: 703–707
Tack D, Defrance P, Delcour C, Gevenois PA (2000) The CT fallen-lung sign. Eur Radiol 10: 719–721
Tocino IM, Miller MH, Fairfax WR (1985) Distribution of pneumothorax in the supine and semirecumbent critically ill adult. AJR Am J Roentgenol 144: 901–905
Trupka A, Kierse R, Waydhas C, Nast-Kolb D, Blahs U, Schweiberer L, Pfeifer KJ (1997) Schocktraumadiagnostik beim Polytrauma. Wertigkeit des Thorax CT. Unfallchirurg 100: 469–476
Tscherne H, Regel G (1999) Trauma-Management. Springer, Berlin Heidelberg New York Tokyo
Van Hise ML, Primack SL, Israel RS et al. (1998) CT in blunt chest trauma: Indications and limitations. Radiographics 18: 1071–1084

Wagner RB, Crawford WO, Schimpf PP (1988) Classification of parenchymal injuries of the lung. Radiology 167: 77–82
Wernecke K, Galanski M, Peters PE, Hansen J (1989) Sonographische Diagnostik des Pneumothorax. Rofo Fortschr Geb Rontgenstr Neuen Bildgeb Verfahr 150: 84–85
Westaby S, Braylay N (1990) Thoracic trauma. BMJ 300: 1639–1643, 1710–1712
Wilson RF, Murray C, Antonenko DR (1977) Nonpenetrating thoracic injuries. Surg Clin North Am 57: 17–36
Wintermark M, Wicky S, Bettex D, Schnyder P, Theumann N (2000) Trauma of the mediastinum. In: Schnyder P, Wintermark M (eds) Radiology of blunt trauma of the chest. Springer, Berlin Heidelberg New York Tokyo, pp 71–134
Woodring JH (1984) Recognition of pleural effusion on supine radiographs: How much fluid is required? AJR Am J Roentgenol 142: 59–64
Woodring JH, King JG (1989) Determination of normal transverse mediastinal width and mediastinal-width to chest width ratio in control subjects: Implications for subjects with aortic or brachiocephalic arterial injury. J Trauma 9: 1268–1272
Zuckerman S (1940) Experimental study of blast injuries to the lungs. Lancet II 354: 219–224

Therapiefolgen 14

P. Huppert, U. Lörcher

In diesem Kapitel werden Folgen medikamentöser, radioonkologischer und operativer Therapien auf das Atemwegssystem behandelt. Die Datenlage hierzu ist sehr begrenzt, die Literatur besteht aus Kasuistiken, kleineren Serien und experimenteller Grundlagenforschung.

Besondere Schwierigkeiten bestehen beim Erkennen unerwünschter Arzneimittelwirkungen auf die Lunge bei vorbestehenden, häufig unspezifischen kardiopulmonalen Veränderungen, während multimodaler Therapien und bei intensivtherapeutisch behandelten Patienten. Maligne Grunderkrankungen führen zu zusätzlichen Problemen in der Differenzierung, z.B. durch eine Immunsuppression und konsekutive opportunistische Infekte, durch Strahlentherapie oder durch Progression der Grunderkrankung. Auch wegen der in vielen Fällen fehlenden spezifischen Befundmuster – entscheidend können dann Verlaufkontrollen sein – ist die medikamentenbedingte Lungenschädigung in aller Regel eine Ausschlussdiagnose.

Besonders besprochen werden neben pathogenetischen Mechanismen die Frühsymptome, typische Befundkonstellationen, pharmakokinetische Merkmale und supportive Maßnahmen.

14.1 Medikamentenreaktionen

Unerwünschte Nebenwirkungen medikamentöser Therapien tragen signifikant zu Morbidität und Mortalität bei. Sie treten bei etwa 15% aller Patienten während des stationären Aufenthaltes auf und verursachen etwa 0,3% aller stationären Todesfälle (Rosenow 1994). Die Lunge ist dabei ein häufiger Manifestationsort. Für mehr als 150 Pharmaka sind pulmonale Schädigungen bekannt. Genaue Angaben zu Inzidenzen fehlen allerdings, die Literatur hierzu besteht aus Kasuistiken, kleineren Serien und experimenteller Grundlagenforschung (Fraser et al. 1999; Zitnik 1995).

Die Sicherung des Kausalzusammenhangs zwischen Pharmakon und Lungenveränderungen ist im Einzelfall aus mehreren Gründen erschwert. Klinisch, radiologisch, laborchemisch und histopathologisch bestehen keine spezifischen Befundmuster. Aufgrund der behandelten Grundleiden müssen häufig kardiale Dekompensation, fortschreitende Tumorausbreitung und komplizierende pulmonale Infektionen differentialdiagnostisch bedacht werden, die klinisch und radiologisch schwierig zu unterscheiden sind. Hinzu kommt, dass innerhalb eines relevanten Zeitraumes oft mehrere in Frage kommende Medikamente verabreicht wurden. Medikamentenbedingte Lungenschädigungen sind daher typischerweise Ausschlussdiagnosen, die häufig erst anhand der Rückbildung entsprechender Symptome und radiologischer Befunde nach Absetzen eines Pharmakons oder bei Rezidiven nach erneuter Gabe diagnostiziert werden. Eine genaue Medikamentenanamnese ist hilfreich, da die Latenz bis zum Auftreten der Veränderungen für bestimmte pulmonale Reaktionsformen und Pharmaka charakteristisch ist und bei einigen Substanzen Dosisabhängigkeiten bestehen (Tabelle 14.1). Die Rückbildung der Schädigungen ist nicht regelhaft und die Dauer ist unterschiedlich.

Hinsichtlich des Wirkmechanismus lassen sich toxische und immunvermittelte Schädigungen unterscheiden. Sie führen zu unterschiedlichen Reaktions-

Tabelle 14.1. Medikamenteninduzierte Lungenveränderungen, spezielle Merkmale ausgewählter Substanzen

Medikament	Häufigste Reaktionsformen	Inzidenz klinisch evidenter Manifestationen	Schwellendosis	Weitere Risikofaktoren	Mittlere Latenz vom Beginn der Medikation bis zur Manifestation	Letalität klinisch manifester Veränderungen	Seltene Reaktionsformen, Besonderheiten
Bleomycin	Pneumonitis/ Fibrose	4%	KD > 100 mg/m², erhöhtes Risiko: ab KD > 500 mg/m²	Radiotherapie, Cyclophosphamid, O_2-Therapie, Niereninsuffizienz, Nikotin, Alter > 70 a	2–6 Monate	1–7%	Hypersensitive Pneumopathie, pulmonale Rundherde, atyp. Radiation-recall-Phänomen
Mitomycin	Pneumonitis/ Fibrose	3–6%	KD > 20 mg/m²	Wie Bleomycin	2–4 Monate	Bis 50%	Bronchospasmus bei Kombination mit Vincaalkaloiden (4% Inzidenz), hypersensitive Pneumopathie, alveoläre Blutung bei hämolytisch-urämischem Syndrom
Busulfan	Pneumonitis/ Fibrose	4–5%	KD > 500 mg	Radiotherapie, Polychemotherapie, Therapiedauer > 3,5 Jahre	> 3 Jahre	bis 80%	am längsten bekannt (seit 1961)
Cyclophosphamid	Pneumonitis/ Fibrose	< 1%	KD > 150–250 mg/m²	Polychemotherapie, O_2-Therapie	2 Wochen bis 6 Monate	bis 40%	Subakute und chronische Verläufe möglich
Carmustin (BCNU)	Pneumonitis/ Fibrose	1–20% bei niedriger KD, 30–50% bei hoher KD	hohe KD: > 1,5 g/m²	Pulmonale Vorerkrankungen, bes. COLD, Polychemotherapie (Cyclophosphamid), Radiotherapie Forcierte i. v.-Applikation	3–6 Monate	16–60%	Spätmanifestationen nach 8–17 Jahren möglich
Interleukin 2	Nicht-kardiogenes Lungenödem	Bei hoher Dosierung bis 30%	n. d.	Bolusapplikation	n. d.	n. d., aber minimal	Toxizität auch bei kombinierter Gabe mit Lymphokin-aktivierten Killer-Zellen
Cytarabin	Nicht-kardiogenes Lungenödem	12–23% bei i. v.-Gabe	> 6 mg/m² pro Tag	vermutlich Alter > 70 a, Dauergabe	7–10 Tage	13–60%	Prophylaktische Gabe von Korticosteroiden empfohlen

Methotrexat	Hypersensitive Pneumopathie	2–8%	Keine	vermutlich lange Therapiedauer, frequente Einnahme, Alter > 70a	Tage – Wochen	Keine	Pneumonitis/Fibrose bei Polychemotherapien, nichtkardiogenes Lungenödem
Salizylate	Nicht-kardiogenes Lungenödem	Dosis-abhängig	Überdosierung bei > 30 mg/mm³ Serumkonzentrion	Alter > 70a	< 24 Stunden	Altersabhängig (> 60 Jahre bis 25%)	
	Akuter Bronchospasmus	< 1%	Keine	Asthma bronchiale	Stunden – Tage	Keine	
Nicht-steroidale Anti-rheumatika (NSAR)	Hypersensitive Pneumopathie, nichtkardiogenes Lungenödem, Bronchospasmus	Zusammen < 1%	n. d.	n. d.	Variabel	Keine	Rezidive auch bei Einnahme verschiedener Substanzen
Penicillamin	Hypersensitive Pneumopathie	< 1%	KD > 0,9 g	n. d.	Wochen – Jahre	Keine	Bronchiolitis obliterans, pulmonal-renales Syndrom
Sulfasalacin	Hypersensitive Pneumopathie	< 1%	n. d.	Salizylat-Allergie	1–6 Monate	Keine	Bronchiolitis obliterans, Pneumonitis/Fibrose
Nitrofurantoin	Hypersensitive Pneumopathie	< 0,02%	Keine	Alter > 70, 90% weiblich	1–4 Wochen	1,2%	Pneumonitis/Fibrose
Amiodaron	Pneumonitis/ Fibrose	5–10%	Tagesdosis meist > 400 mg	Nur Erhaltungs-dosis	5–6 Monate und länger	5–10%	Nichtkardiogenes Lungenödem; Chronischer und subakuter Verlauf möglich
Procainamid	SLE-Syndrom	5–14%	n. d.	Therapiedauer >2 Monate, genetischer Meta-bolisierungsdefekt	Tage bis Wochen	Keine	Positive antinukleäre Antikörper

KD kumulative Dosis.
n. d. nicht definiert.

Tabelle 14.2. Pathogenetische, radiologische und klinische Merkmale medikamenteninduzierter pulmonaler Reaktionsformen

Reaktionsform, Pathogenese	Radiologische Befundmuster	Medikamente		Klinisches Bild	Verlauf
Pneumonitis und Fibrose, toxische Schädigung von Endothel- und Alveolarzellen	*Pneumonitis-Stadium*: diffuse retikulo-noduläre Infiltrate, bei Fortschreiten azinäre und homogene Infiltrate, Betonung latero-basal, CT: „ground-glass"-Phänomen	*Häufig*: Bleomycin, Mitomycin, Busulfan, Cyclophosphamid, Ifosfamid, Carmustin, Chlorambucil, Bendamustin Methotrexat, Nitrosoharnstoffe, Amiodaron	*Selten*: Melphalan, Azathioprin, Fludarabin, Amphotericin, Nitrofurantoin, Sulfasalacin, Procarbacin, β-Blocker, Goldpräparate, Interferon-α	Trockener Husten, Belastungsdyspnoe, Fieber, Gewichtsverlust, restriktive Funktionsstörung, potenzierende Wirkung von O_2- und Radiotherapie, vielfach Dosisabhängigkeit	Langsam progredient innerhalb von Wochen bis Monaten, meist unvollständige Rückbildung mit funktionellen Defekten
	Fibrose-Stadium: „harte" retikulo-noduläre Zeichnung, CT: Fibrose, Zystenbildungen, „honeycomb-pattern", Betonung basal und subpleural				
Nichtkardiogenes Lungenödem, kapilläre Permeabilitätsstörung	Diffuse retikuläre und grobfleckige azinäre Verschattungen, perihiläre Betonung, normale Form und Größe des Herzens, keine Zeichen der Umverteilung	*Häufig*: Salizylate, NSAR, Cytarabin, Gemcitabin, Terbutalin, Ritodrin, Mitomycin, Opiate	*Selten*: Methotrexat, Doxorubicin, Actinomycin D, Retinoidsäure, Teniposid, GM-CSF, Interleukin-2, Amiodaron, Lidocain, Vincaalkaloide, Hydrochlorothiazid	Husten, Dyspnoe, Tachypnoe, Somnolenz, Lethargie	Perakuter Beginn innerhalb von Stunden bis wenigen Tagen, meist schnelle und vollständige Rückbildung
Systemischer Lupus erythematodes, pathologische Immunreaktion	*Häufig*: Polyserositis: bilaterale geringe Pleuraergüsse, Perikarderguss möglich,	*Häufig*: Hydralacin, Procainamid, Isoniazid, Phenytoin, Penicillamin	*Selten*: β-Blocker, Diphenylhydantoin, Chlorpromacin, Sulfonamide, orale Kontrazeptiva	Vorangehende Arthralgien, Fieber, Thoraxschmerz, kutane Effloreszenzen, renale und zerebrale Manifestationen möglich	
	Selten: pulmonale Manifestationen: *Akute „Lupus-Pneumonie"*: disseminierte grobfleckige Infiltrate, Betonung basal. *Diffuse Pneumonitis*: retikulonoduläre und flaue homogene Infiltrate, Übergang in fibrosetypisches Bild				Lupus-Pneumonie: akuter Beginn; Pneumonitis: schleichender Beginn, Rückbildung in Tagen bis Wochen

Hypersensitive Pneumopathie, hyperergе Immunraktion	Singuläre oder multiple grobfleckige bis homogene Infiltrate, Anordnung peripher nichtsegmental.	*Häufig:* NSAR, Sulfonamide, Penicilline, Cephalosporine, Erythromycin, Tetracycline, Minocycline Methotrexat, Nitrofurantoin, Penicillamin, Diphenylhydantoin, Carbamazepin	*Selten:* Bleomycin, Isoniazid, Procarbacin, Pyrimethamin, Malaria-Prophylakt.	Fieber, Husten, Dyspnoe, kutane Effloreszenzen, periphere Eosinophilie	Subakuter Beginn in Tagen bis Wochen (NSAR auch bis nach 3 Jahren), Rückbildung innerhalb von Tagen, selten residuelle Fibrosen
	Radiologische Verlaufsformen: „*Löffler-Syndrom*": Infiltrate wechselnder Größe und Lage. *Akute eosinophile Pneumonie*: rasche Progredienz der Infiltrate. *Chronische eosinophile Pneumonie*: längere Persistenz der Infiltrate, selten hiläre oder mediastinale LKS				
Akuter Bronchospasmus, unterschiedliche Pathogenese, u. a. Bronchokonstriktion, Mastzellaktivierung	Oftmals normal, bronchoalveoläre Überblähung, mitunter geringgradige interstitielle und azinäre Infiltrate	*Häufig:* Salicylate, NSAR, β-Blocker, ACE-Hemmer, Adenosin, Dipyridamol, Protaminsulfat, Cholinesterase, Vincaalkaloide	*Selten:* Mitomycin, Taxane, Pentadimin-Spray	Husten, Dyspnoe, akute obstruktive Ventilationsstörung, Urtikaria, Rhinits und Angioödem möglich	Perakuter Beginn innerhalb von 0,5–2 h, meist vollständige Rückbildung
Bronchiolitis obliterans, intrabronchioläre granulomatöse Infiltrate	Bronchoalveoläre Überblähung, HR-CT: Mosaikmuster	Penicillamin, Goldpräparate, Interferon α		Husten, Fieber, Dyspnoe, Hypoxie, bronchiale Obstruktion (resistent gegenüber Bronchodilatanzien)	Subakuter Beginn innerhalb von 1–6 Monaten, meist unvollständige Rückbildung
Pulmonal-renale Syndrome, alveoläre Blutungen	Diffuse grobfleckige azinäre Infiltrate, Neigung zur Konfluenz der Infiltrate, Pleuraergüsse	Penicillamin	selten: Mitomycin	Hämoptysen, Dyspnoe, Husten; Nierenversagen, Hämaturie (ähnlich Goodpasture-Syndrom)	Akuter Beginn, häufig progredienter Verlauf
Alveoläre Hypoventilation, Hemmung zentraler Atemregulation, neuromuskuläre Blockade, myopathische Effekte	Kleinere Atelektasen möglich	Sedativa, Opiate, Hypnotika, Tranquilizer, Aminoglycoside, Penicillamin, Kalziumblocker, Erythromycin, Cytosinarabinosid, Amphotericin, Isoniazid, Penicillin		Ateminsuffizienz	Unterschiedlich

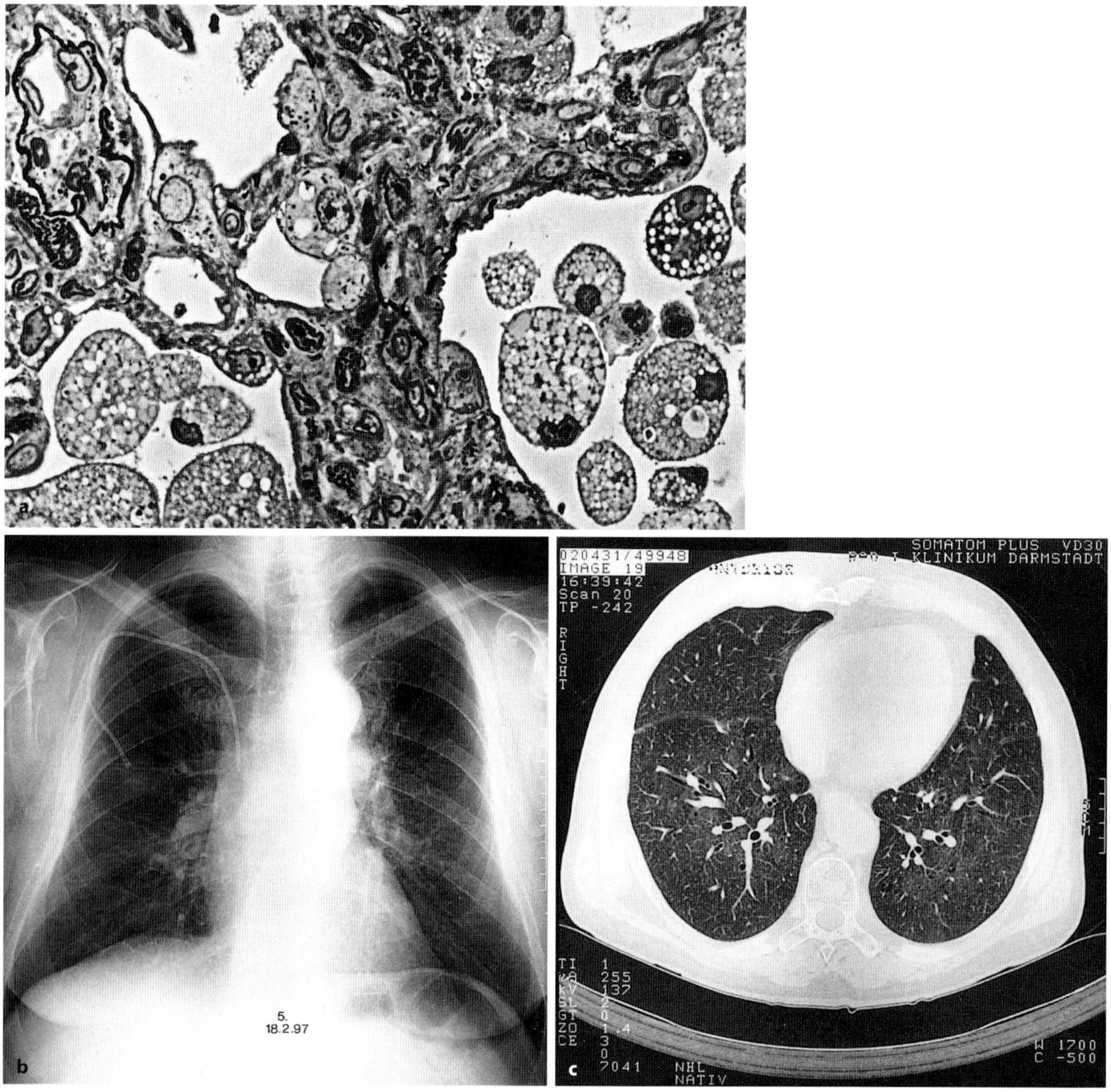

Abb. 14.1 a–c. Pneumonitis nach Bendamustin-Therapie, Radiation-recall-Phänomen. 63-jähriger Patient mit hochmalignem Non-Hodgkin-Lymphom (ED 10/1994). Thorakale Radiotherapie 10/1994. 11 und 12/1994 Rezidivbehandlung mit Bendamustin (Alkylanz). Seit 2/1997 progrediente Belastungsdyspnoe und Reizhusten. Histologisch interstitielle Fibrosierung, hyperplastische und dysplastische Pneumozyten sowie Makrophagen und lymphozytäre Infiltrate (**a**). Röntgenologisch diskrete retikulonoduläre Verschattungen in den Lungenmittel- und Unterfeldern (**b**). Im CT (**c**) diffuse Dichteanhebung („ground-glass") infolge interstitieller und alveolärer Infiltrate

formen, welche im folgenden Abschnitt näher dargestellt werden. Bei Applikation mehrerer Pharmaka mit toxischem Wirkmechanismus treten potenzierende Effekte auf. Beispiele hierfür sind Mitomycin, Busulfan und Carmustin. Pulmonale Expositionen mit γ-Strahlung und inhalativer Sauerstofftherapie führen ebenfalls zur Verstärkung toxischer Schädigungen, insbesondere bei Behandlungen mit Radikalbildnern, wie Bleomycin, Mitomycin, Busulfan und Cyclophosphamid.

Die Therapie medikamenteninduzierter pulmonaler Schädigungen besteht überwiegend im Absetzen der betreffenden Medikation und der Gabe von Kortikosteroiden. Die frühzeitige Erkennung medikamentenbedingter Lungenschädigungen ist daher sehr bedeutsam; bei immunvermittelten Reaktionsformen können häufig vollständige Remissionen erreicht werden und bei toxisch bedingten Veränderungen irreversible Schäden begrenzt werden. Bei Nichterkennen sind progrediente und letal endende Verläufe möglich.

Die radiologische Diagnostik liefert wesentliche Beiträge. Zwar sind weder im Thoraxübersichtsbild noch in der Computertomographie (CT) spezifische Befundmuster zu finden, aber durch Verlaufsbeurteilungen und Ausschluss anderer Differentialdiagnosen können richtungsweisende Entscheidungen getroffen werden. So lassen sich differentialdiagnostische Schlüsse ziehen, wenn sich Veränderungen im Röntgenbild entweder unter einer spezifischen Therapie (z. B. Antibiotika- oder Diuretikagabe) oder nach Absetzen eines Medikamentes zurückbilden.

In der CT werden diskrete Veränderungen früher erkannt als im Übersichtsbild, insbesondere bei Liegendaufnahmen (Abb. 14.1). Ein weiterer Vorteil der CT besteht darin, dass differentialdiagnostisch relevante Erkrankungen wie die Lymphangiosis carcinomatosa und spezielle Infektionen, wie die Pneumocystis-carinii-Pneumonie, die Tuberkulose und die Aspergillose besser differenziert werden können. Daher ist in diagnostisch unklaren Fällen generell eine hochauflösende CT („high-resolution computed tomography", HR-CT) zu empfehlen.

Unter pathogenetischen Aspekten lassen sich acht pulmonale Reaktionsformen unterscheiden. Für zahlreiche Medikamente sind zwar typische, aber auch unterschiedliche Reaktionsformen bekannt (Tabelle 14.2). Im Folgenden sollen die wesentlichsten klinischen und radiologischen Merkmale dieser Reaktionsformen dargestellt werden.

14.1.1 Reaktionsformen und ihre Bildmuster

Pneumonitis und Fibrose

Die Pneumonitis mit nachfolgender Fibrose ist die häufigste medikamenteninduzierte Reaktionsform. Sie ist u. a. typisch für zahlreiche Zytostatika, Amiodaron und Nitrofurantoin (Tabelle 14.2). Pathogenetisch liegt ein Ungleichgewicht zwischen toxischen Schädigungen und körpereigenen protektiven Systemen zugrunde. Für eine Reihe von Pharmaka konnten in experimentellen Untersuchungen kausale Zusammenhänge teilweise geklärt werden (Übersicht bei Cooper et al. 1986). So führt die Akkumulation von Bleomycin, Cyclophosphamid, Carmustin und Nitrofurantoin zur Bildung oxidativ wirksamer Radikale wie O_2-, H_2O_2 und HO-Cl in phagozytierenden Zellen, Endothel- und Alveolarzellen. Cyclophosphamid und Carmustin hemmen darüber hinaus protektive Antioxidationssysteme. Die vermehrte Bildung von Radikalen führt zur Oxidation von Fettsäuren und damit zu Membranschädigungen mit nachfolgender interstitieller Inflammation. Die Vorgänge sind dosisabhängig. Expositionen mit γ-Strahlen und Sauerstoff, die ebenfalls die Bildung oxidativer Radikale hervorrufen, potenzieren die Schädigungen. Diese Wirkungsverstärkung tritt bei gleichzeitiger wie auch nach früherer Strahlentherapie auf („radiation recall"). Pathologische Immunreaktionen und Störungen des Kollagenstoffwechsels sind weitere Ursachen der Pneumonitis.

Die Pneumonitis manifestiert sich im Frühstadium als interstitielles und alveoläres Ödem und zelluläres Infiltrat. Im Spätstadium bildet sich eine Fibrosierung aus, die je nach Intensität und Dauer der Pneumonitis unterschiedlich stark ausgeprägt ist. Klinisch, histopathologisch und radiologisch bestehen große Ähnlichkeiten mit dem Bild des diffusen Alveolarschadens und der fibrosierenden Alveolitis/idiopathischen interstitiellen Fibrose (Rossi et al. 2000).

Die Symptomatik ist unspezifisch und beginnt meist schleichend mit Belastungsdyspnoe, unproduktivem Husten und Mattigkeit, die über Wochen und Monate langsam progredient sind. Spezifische Laborparameter sind nicht bekannt. Funktionell bestehen restriktive Störungen sowie eine herabgesetzte Diffusionskapazität. In Biopsaten finden sich im Stadium der Pneumonitis Schädigungen der Typ I-Pneumozyten, Dysplasien und Hyperplasie der Typ II-Pneumozyten, mononukleäre Infiltrate und ein Ödem sowie – später – eine interstitielle Fibrosierung (Abb. 14.1 a).

Röntgenologisch bestehen im *Stadium der Pneumonitis* bilaterale, basal betonte streifige, retikuläre oder retikulonoduläre Verschattungen (Abb. 14.1, 14.2). Pleuraergüsse sind selten. Der Röntgenbefund kann aber auch normal sein, denn ein diskretes interstitielles und alveoläres Ödem und Infiltrat sind meist nicht erkennbar (Abb. 14.1 b). In der CT sind in diesen Fällen bereits regionale Dichteanhebungen

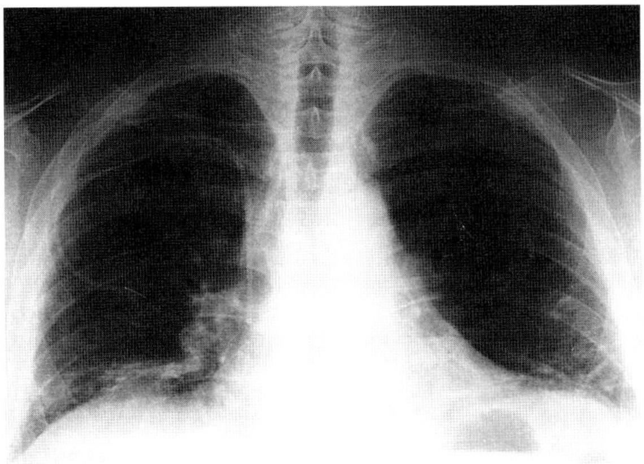

Abb. 14.2. Pneumonitis nach Bleomycintherapie, Radiation-recall-Phänomen. 49-jähriger Patient mit Seminom (ED 5/1992). Thorakale Radiotherapie 5 und 6/1992. Polychemotherapie u. a. mit Bleomycin 4–8/1995. Röntgenologisch (30.08.95) Pneumonitis mit typischer Betonung laterobasal beidseits. Klinisch Dyspnoe, nichtproduktiver Husten und Fieber

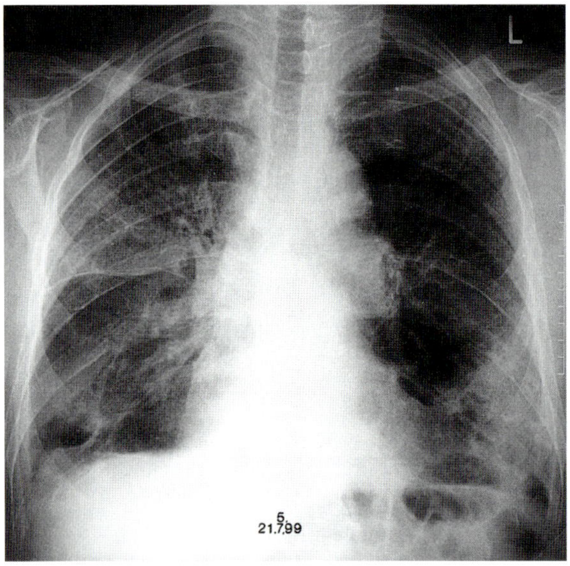

Abb. 14.6. Hypersensitive Pneumopathie nach Erythromycin. 78-jähriger Patient mit Infekt nach Trauma. Nach 2-wöchiger Therapie mit Erythromycin erneut Auftreten von Fieber und Husten. Röntgenologisch homogene pleuranahe Infiltrate laterobasal bds. links > rechts und retikulonoduläre Infiltrate im rechten Lungenoberlappen. Diskreter Pleuraerguss und Dystelektase rechts

Klinisch und radiologisch lassen sich vier Formen unterscheiden:

- Das „*Löffler-Syndrom*" als häufigste Manifestationsform ist durch singuläre oder multiple, nicht segmental, aber peripher angeordnete Infiltrate mit homogener Dichte (Abb. 14.6), unscharfer Begrenzung und zum Teil wechselnder Größe und Lage charakterisiert. Diese treten innerhalb von Stunden bis Tagen nach Medikamentengabe auf. Pleuraergüsse kommen häufig vor.
- Die *akute eosinophile Pneumonie* ist eine Variante mit rascher Progression der Infiltrate zu großflächigen Verschattungen.
- Bei *der chronischen eosinophilen Pneumonie* persistieren diese über einen längeren Zeitraum. Klinisch stehen bei allen drei Formen Husten und Fieber im Vordergrund, kutane Effloreszenzen können auftreten.
- Beim *hypereosinophilen Syndrom* dominieren kardiale und zerebrale Manifestationen, Infiltrate der Lunge sind selten.

Die röntgenologischen Befunde sind im Falle einer peripheren Eosinophilie bei allen Formen häufig diagnostisch wegweisend. Die Prognose ist generell gut. Die Veränderungen bilden sich nach Absetzen der Medikamente und Kortisongabe innerhalb von Tagen zurück.

Akuter Bronchospasmus

Zahlreiche Medikamente können einen akuten Bronchospasmus auslösen (Tabelle 14.1). Dieser Zusammenhang muss immer in Betracht gezogen werden, wenn bei akut auftretender Dyspnoe unklarer Genese ein normaler Thoraxröntgenbefund oder Zeichen einer pulmonalen Überblähung bestehen. Aspirin, nichtsteroidale Antirheumatika (NSAR) und ACE-Hemmer sind typische Beispiele. Die Inzidenz des aspirininduzierten Bronchospasmus liegt in der Normalbevölkerung unter 1%. Atopie und höheres Lebensalter sind prädisponierende Faktoren. Bei Asthmatikern über 50 Jahren beträgt die Häufigkeit bis zu 30% (Slepian et al. 1985). Zwischen NSAR und Aspirin besteht häufig Kreuzreaktivität. Die Effekte sind dosisunabhängig. Für einen akuten Bronchospasmus nach Einnahme von ACE-Hemmern wird eine Inzidenz von 7–15% angegeben (Zitnik 1996b).

Bronchiolitis obliterans

Bei der Bronchiolitis obliterans bestehen intrabronchioläre polypös-granulomatöse Infiltrate und Fibrosierungen (Masson-bodies), die zur Obliteration der kleinen Atemwege und zu variablen entzündlichen Umgebungsreaktionen führen. Derartige Veränderungen treten z. B. nach Behandlung mit Penicillamin und Goldpräparaten auf. Klinisch bestehen Fieber, Husten und Dyspnoe. Röntgenologisch findet sich meist das Bild der bronchoalveolären Überblähung; mitunter treten fokal azinär strukturierte oder noduläre Infiltrate bevorzugt peripher lokalisiert auf (Abb. 14.7). Funktionell besteht eine obstruktive Ventilationsstörung. In der HR-CT lassen sich irregulär geformte, scharf begrenzte Areale reduzierter und erhöhter Dichte finden. In Regionen mit erhöhter Dichte sind meist weite pulmonale Gefäße (Hyperperfusion) und in Regionen mit reduzierter Dichte schmale Gefäße und zylindrische Bronchiektasen (Hypoperfusion) erkennbar. Die Prognose ist auch mit Kortikosteroidtherapie schlecht.

Pulmonal-renale Syndrome

Derartige Veränderungen sind sehr selten medikamenteninduziert und dem Goodpasture-Syndrom ähnlich. Im Vordergrund stehen alveoläre Blutungen und schwere Glomerulonephritiden. Röntgenologisch sind diffuse retikulär und azinär strukturierte Verschattungen nachweisbar. Anders als beim Goodpasture-Syndrom sind keine zirkulierenden Antikörper gegen glomeruläre Basalmembranen nachweisbar. Die Mortalität beträgt etwa 30% (Zitnik 1995).

Alveoläre Hypoventilation

Zahlreiche Pharmaka können alveoläre Hypoventilationen durch Hemmung der zentralen Atemregula-

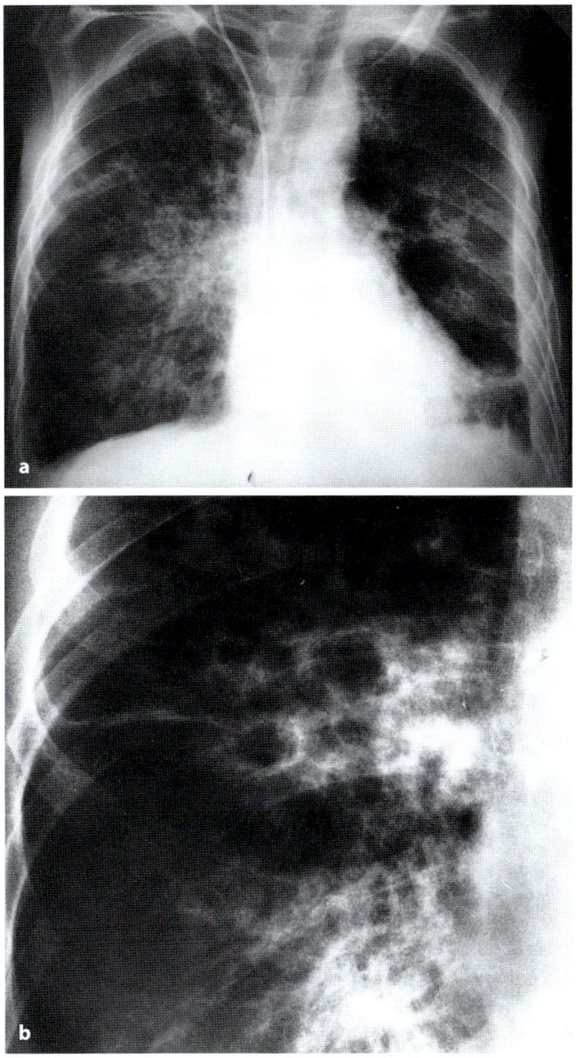

Abb. 14.7 a, b. Bronchiolitis obliterans nach Penicillamin. 43-jähriger Patient mit rheumatoider Arthritis, nach mehrmonatiger Penicillamintherapie. Röntgenologisch disseminierte Infiltrate und regionale bronchopulmonale Überblähung (**b**, Ausschnittsvergrößerung). Histologisch disseminierte Bronchiolitis obliterans mit umgebender Pneumonie

tion, Blockade der neuromuskulären Transmission oder durch direkte myopathische Effekte auslösen (Zitnik 1995; Tabelle 14.2). Röntgenologisch fallen meist nur Dystelektasen auf.

14.1.2 Spezifische Medikamentenreaktionen

Zytostatika

Für eine Vielzahl von Zytostatika sind pulmonale Toxizitäten bekannt (Lee-Ciong et al. 1999; Fraser et al. 1999; Niedermeyer et al. 1999). Die Erkennung kausaler Zusammenhänge ist häufig schwierig, da bei Polychemotherapien meist mehrere potentiell toxische Substanzen eingesetzt werden, nur von einigen Dosisgrenzwerte bekannt sind und opportunistische Infektionen sowie pulmonaler Tumorbefall differentialdiagnostisch bedacht werden müssen. Im folgenden werden spezielle Merkmale ausgewählter Medikamente dargestellt.

Zytotoxische Antibiotika

■ **Bleomycin.** Die häufigste Reaktionsform nach Bleomycin ist die *Pneumonitis/Fibrose*. Ihr liegt ein dosisabhängiger toxischer Wirkmechanismus zugrunde, basierend auf der Akkumulation des Pharmakons im Lungengewebe infolge reduzierter Hydrolysierung und nachfolgender Schädigung von Endothel- und Alveolarzellen durch oxidativ wirksame Radikale. Während bei kumulativen Dosen < 100 mg/m^2 bisher keine Schäden beschrieben wurden, beträgt deren Häufigkeit bei > 500 mg/m^2 17–35% (Pascual et al. 1973; Blum et al. 1973). Die Inzidenz liegt im Mittel bei 4% und schwankt in Abhängigkeit von Risikofaktoren zwischen 2 und 40%. Risikofaktoren sind Therapien mit weiteren Zytostatika, insbesondere Cyclophosphamid, inhalative Sauerstoffgabe, Niereninsuffizienz, Nikotinabusus, höheres Alter sowie pulmonale Strahlentherapie (Cooper et al. 1986). Im Unterschied zu anderen Zytostatika (Cyclophosphamid, Adriamycin, Vincristin) ist der Bleomycin-Effekt der Lunge nicht auf das Strahlenfeld begrenzt.

Klinisch besteht das typische Bild einer Pneumonitis, welche sich innerhalb von 2–6 Monaten nach Therapiebeginn entwickelt. Funktionell liegen restriktive Störungen und eine ausgeprägte Reduktion der Diffusionskapazität vor. Bleomycin wird auch kutan akkumuliert und führt zu Hyperpigmentierung und Schwellung von Händen und Füßen.

Röntgenologisch findet sich das typische Bild der Pneumonitis und Fibrose. Die Verteilung der meist retikulonodulären Infiltrate ist bilateral und in etwa 50% der Fälle symmetrisch. Bevorzugt sind basale Lungenanteile betroffen, in > 30% allein die laterobasalen Regionen (Abb. 14.2). Im Fibrosestadium können Zysten auftreten, rupturieren und zum Pneumothorax führen. Bei 10% symptomatischer Patienten ist die Thoraxröntgenaufnahme normal. Frühveränderungen lassen sich in der HR-CT sensitiver nachweisen. Die Prognose ist ungünstig, die Mortalität beträgt trotz Absetzen des Bleomycins und Kortikosteroidgabe 1–7%, bei manifester Fibrose bis zu 27% (Lee-Chiong et al. 1999).

Seltene pulmonale Reaktionsformen auf Bleomycin sind die hypersensitive Pneumopathie, multiple pulmonale Rundherde und der akute Thoraxschmerz infolge Pleuroperikarditis. Die hypersensitive Pneumopathie ist als immunvermittelte Reaktionsform nicht dosisabhängig. Bleomycin-induzierte pulmonale Rundherde sind scharf berandet, mitunter irregulär konfiguriert und oftmals zentral zystisch (CT!). Das histologische Korrelat besteht in einer fokalen Broncholitis obliterans mit Pneumonie oder in Granulomen. Die Rundherde bilden sich regelhaft nach Medikamentenentzug zurück und sind differentialdiagnostisch von Metastasen abzugrenzen.

■ **Mitomycin.** Mögliche Reaktionsformen nach Mitomycin sind die *Pneumonitis/Fibrose*, der akute Bronchospasmus, das nichtkardiogene Lungenödem sowie alveoläre Blutungen. In der Literatur sind mehr als 100 Fälle beschrieben, meist im Rahmen von Polychemotherapien. Die Inzidenz der Pneumonitis/Fibrose wird mit 3–6% angegeben. Der Wirkmechanismus ist ähnlich dem von Busulfan und Cyclophosphamid (s. unten). Obwohl keine eindeutige Dosisabhängigkeit erwiesen ist, sind toxische Effekte erst nach kumulativen Dosen von $>20\ mg/m^2$ wahrscheinlich. Die weiteren Risikofaktoren entsprechen denen bei der Behandlung mit Bleomycin (s. oben), wobei zeitgleiche Gaben von 5-Fluorouracil, Vincristin, Bleomycin und Cisplatin bedeutsam sind. Klinische und radiologische Befunde sowie die Prognose der Pneumonitis/Fibrose sind ebenfalls vergleichbar. Die Erkrankung beginnt meist 2–4 Monate nach Therapiebeginn und verläuft chronisch progredient.

Bronchospastische Reaktionen manifestieren sich, wenn Mitomycin mit Vincaalkaloiden kombiniert wird. Die Inzidenz beträgt etwa 4%. Die Erscheinungen beginnen perakut innerhalb von etwa 4 Stunden nach Medikamenteneinnahme. Röntgenologisch finden sich bilaterale Überblähungen sowie mitunter diffuse interstitielle Infiltrate. Die Erscheinungen sind nach Medikamentenentzug meist rasch rückbildungsfähig; in etwa 15% der Fälle persistiert eine pulmonale Fibrose.

Alveoläre Hämorrhagien nach Mitomycin treten sehr selten auf und zwar im Rahmen sekundär hämolytisch-urämischer Syndrome, meist nach Kombinationstherapie mit 5-Fluorouracil und hoher Mitomycindosis ($>60\ mg/m^2$). Der Beginn ist perakut, manifestiert sich aber erst nach 6–12 Monaten Therapie. Die Mortalität wird bis zu 72% angegeben (Lee-Chiong et al. 1999).

■ **Doxorubicin und Actinomycin D.** Beide Substanzen rufen potentiell ein nichtkardiogenes Lungenödem hervor, die Inzidenz wird mit etwa 15% angegeben (Niedermeyer et al. 1999). Ein erhöhtes Risiko besteht nach Strahlentherapie.

Alkylanzien

Cyclophosphamid, Busulfan und Chlorambucil rufen toxisch bedingte *Pneumonitiden/Fibrosen* hervor. Sie zeigen typischerweise synergistische Effekte bei Kombinationstherapie mit anderen Zytostatika, einer Radiotherapie und Sauerstoffgabe.

■ **Cyclophosphamid.** Die Inzidenz der Nebeneffekte liegt unter 1%, ist aber deutlich erhöht bei Kombinationstherapien mit anderen Chemotherapeutika. Es besteht eine Dosisabhängigkeit der Effekte mit einer kumulativen Schwellendosis von etwa 150–250 mg/m^2. Es sind zwei Verlaufsformen bekannt.

Die *subakute Form* beginnt 2 Wochen bis 6 Monate nach Therapiebeginn und manifestiert sich klinisch und radiologisch als rasch progrediente Pneumonitis mit nachfolgender Fibrose. Die klinischen Symptome gehen meist den radiologischen Veränderungen voraus. Bei frühem Erkennen der Kausalität besteht eine gute Rückbildungsfähigkeit.

Die *chronische Verlaufsform* ist eine Spätmanifestation nach bis zu 6 Jahren mit schleichendem Beginn, die meist in einer schweren pulmonalen und pleuralen Fibrose endet und eine Mortalität von bis zu 40% aufweist. Für Ifosfamid, das strukturelle Isomer, wurde ein ähnlicher Fall beschrieben (Baker et al. 1990).

■ **Busulfan, Chlorambucil, Melphalan.** Pulmonale Schädigungen durch Busulfan sind seit langem bekannt (Oliner et al. 1961). Die Inzidenz klinisch manifester *Pneumonitiden/Fibrosen* liegt bei 4–5%, histologisch lassen sich in bis zu 46% der Fälle entsprechende Veränderungen nachweisen. Risikofaktoren sind Strahlentherapien, Polychemotherapien, lange Therapiedauer und hohe kumulative Dosen. Bisher wurden nur Fälle mit kumulativer Dosis >500 mg beschrieben. Der Erkrankungsverlauf ist schleichend und beginnt im Mittel nach mehr als 3 Jahren (2 Wochen bis 10 Jahre). Klinisch und radiologisch besteht das typische Bild der Pneumonitis und Fibrose. Neben bilateralen retikulonodulären Infiltraten sind azinäre Infiltrate nach Behandlung mit diesen Alkylanzien häufiger als bei anderen Zytostatika. Ein rasch progredienter Verlauf mit Überlebenszeiten von weniger als 5 Monaten ist nicht selten. Die Mortalität wird mit bis zu 80% angegeben (Lee-Chiong et al. 1999). Ähnliche Veränderungen sind für Chlorambucil (20 bekannte Fälle) und Melphalan (8 bekannte Fälle) mitgeteilt worden (Giles et al. 1990).

Antimetabolite

■ **Methotrexat.** Die Inzidenz pulmonaler Schädigungen beträgt bei niedriger Dosierung (z.B. bei rheumatoider Arthritis, RA) 2–5%, bei hoher Dosierung (z.B. bei Leukosen) 7–8%.

Im Unterschied zu anderen Zytostatika treten überwiegend *hypersensitive Pneumopathien* auf, die sich als diffuse interstitielle und alveoläre Infiltrate manifestieren. Seltene Reaktionsformen sind die

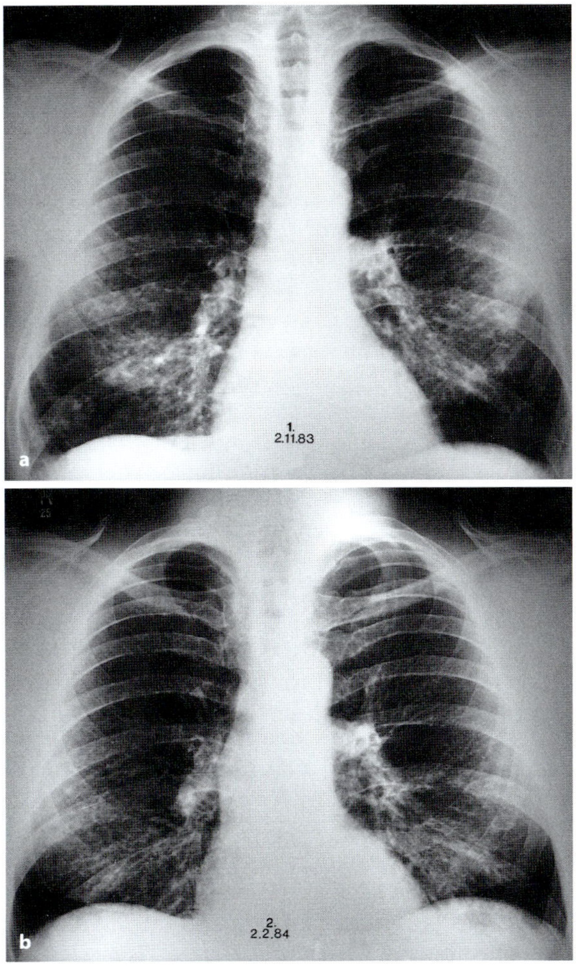

Abb. 14.8 a, b. Hypersensitive Pneumopathie nach Methotrexat. 52-jähriger Patient mit akuter Leukose und Methotrexattherapie. Bei gutem Ansprechen auf die Behandlung traten 8 Wochen nach Beginn (11/1983) plötzlich Fieber, Dyspnoe und Husten auf. Röntgenologisch disseminierte retikulonoduläre und alveoläre Infiltrate, rechts konfluierend (**a**). Laborchemisch periphere Eosinophilie. 3 Monate nach Absetzen residuelle retikulonoduläre Infiltrate (**b**)

Pneumonitis/Fibrose und das *nichtkardiogene Lungenödem*. Besondere Risiken bestehen bei langer Therapiedauer, häufiger Medikamenteneinnahme und höherem Alter. Hypersensitive Pneumopathien entwickeln sich Tage bis Wochen nach Therapiebeginn mit Fieber, Dyspnoe, Husten und Thoraxschmerz sowie peripherer Eosinophilie. Röntgenologisch besteht häufig eine typische Dynamik der Befunde (Abb. 14.8). Anfangs finden sich retikulonoduläre und alveoläre, mitunter auch diffuse interstitielle Infiltrate. Bei Progression entstehen dichte flächenhafte Infiltrate mit Bronchogramm. Bei Rückbildung persistiert über längere Zeit häufig ein interstitielles Muster. Differentialdiagnostisch müssen Veränderungen der Grundkrankheit (z.B. der RA) und opportunistische Infektionen bedacht werden. Die Mortalität beträgt etwa 1%.

■ **Cytarabin, Gemcitabin, Fludarabin.** Cytarabin (Cytosinarabinosid) ruft potentiell *nichtkardiogene Lungenödeme* hervor. Bei hoher Dosis und intravenöser Applikation beträgt die Inzidenz 12–23%. Als Schwellendosis wird 6 mg/m^2 pro Tag angegeben. Hohes Alter ist ein weiterer Risikofaktor. Symptome wie Husten und Dyspnoe treten meist 7–10 Tage nach Therapiebeginn auf. Röntgenologisch liegen interstitielle und alveoläre Verschattungen vor. Angaben zur Mortalität schwanken von 13–60%. Daher wird bei geplanter höherer Dosierung die prophylaktische Gabe von Kortikosteroiden empfohlen.

Neuere Arbeiten zeigen, dass auch das strukturell ähnliche Gemcitabin nichtkardiogene Lungenödeme hervorruft (Pavlakis et al. 1997, Marruchella et al. 1998).

Nach Fludarabin wurden in Einzelfällen Pneumonitiden beobachtet (Cutler et al. 1997).

■ **Vincaalkaloide (Vincristin, Vinblastin, Vindesin), Teniposid, Azathioprin.** Durch Vincaalkaloide wird besonders bei paralleler Behandlung mit Mitomycin ein akuter Bronchospasmus ausgelöst; in Einzelfällen wurden auch ein nicht-kardial bedingtes Lungenödem und eine Pneumonits beobachtet. Ebenfalls in Einzelfällen sind nichtkardiogene Lungenödeme nach Teniposid und Pneumonitiden/Fibrosen nach Azathioprin festgestellt worden (Niedermeyer et al. 1999).

Nitrosoharnstoffe (Carmustin, Lomustin, Semustin)

Pulmonale Schädigungen durch Nitrosoharnstoffe sind nicht selten. Insbesondere Carmustin (BCNU) ruft *Pneumonitiden/Fibrosen* hervor. Diese treten meist mehrere Monate, seltener einige Tage nach Therapiebeginn auf. Klinische Symptome gehen den radiologischen Veränderungen meist voraus. Radiologisch stumme Verläufe sind häufiger als bei anderen Zytostatika. Es bestehen interstitielle und alveoläre Infiltrate. Die Effekte sind stark dosisabhängig mit einer Inzidenz von etwa 1–20% bei niedriger Dosierung und 30–50% bei kumulativen Dosen über 1500 mg/m^2. Weitere Risikofaktoren sind Kombinationstherapien mit Cyclophosphamid, vorbestehende obstruktive Lungenerkrankungen und eine Strahlentherapie. Bei forcierter intravenöser Gabe sind auch perakute Verläufe möglich. Die Prognose ist bei manifester Erkrankung mit einer Mortalität von 16–60% schlecht und das Ansprechen auf Kortikosteroide gering. Ähnliche Schädigungen wurden auch nach Lomustin und Semustin beschrieben.

Spätmanifestationen einer pulmonalen Fibrose treten 8–17 Jahre nach Therapie mit Carmustin auf. Dies betrifft häufig Kinder, die im Alter von wenigen Jahren behandelt wurden. Dosisabhängigkeit und synergistische Effekte mit Radiotherapie bestehen hier nicht. Die Fibrosierungen sind häufig subpleural in den Oberlappen lokalisiert und mit Zysten verbunden, die bei Ruptur zu Pneumothoraces führen. Auch bei dieser Manifestation besteht eine schlechte Prognose mit einer Mortalität von 30–50%. Die Überlebenszeit beträgt meist nur ein bis zwei Jahre.

Andere Substanzen

■ **Interleukin-2.** Interleukin-2 ruft in seltenen Fällen ein generalisiertes „capillary leak syndrome" mit akuter Niereninsuffizienz, *nichtkardiogenem Lungenödem* und *Pleuraergüssen* hervor (Kreisman u. Wolkove 1992; Vogelzang et al. 1992). Radiologisch bestehen interstitielle und alveoläre Infiltrate sowie in 40–50% der Fälle mit klinisch manifester Toxizität Ergussbildungen. Die Prognose ist gut, in den meisten Fällen kommt es nach Absetzen der Therapie zu einer kompletten Rückbildung innerhalb von 3–5 Tagen.

■ **All-trans-Retinoidsäure.** Retinoidsäure bewirkt eine Differenzierung blastärer granulozytärer Vorstufen. Als Ursache der pulmonalen Toxizität (Inzidenz 23–28%) wird ein Differenzierungsschub blastärer Zellen zu Granulozyten vermutet, welche an Endothelzellen haften und ein *Lungenödem* auslösen (Frankel et al. 1995; Wiley u. Firkin 1995). Die Erkrankung beginnt 1–2 Tage nach Medikamentengabe. Röntgenologisch finden sich *diffuse interstitielle Verschattungen* und *Pleuraergüsse*, in der CT mitunter periphere Rundherde. Die Mortalität beträgt 40–66%. Daher wird bei hoher peripherer Blastenzahl eine prophylaktische Kortikosteroidgabe empfohlen.

■ **Procarbacin, Taxane und Interferon-α.** Procarbacin bewirkt in etwa 2% der Fälle eine *hypersensitive Pneumopathie*. Taxane (Taxol, Taxotere) rufen in etwa 3–10% der Patienten immunvermittelte *akute Bronchospasmen* hervor, die meist mit flüchtigen interstitiellen und alveolären Verschattungen im Röntgenbild einhergehen. Sie treten insbesondere dann auf, wenn hochdosierte Infusionstherapien vorgenommen werden, wobei unklar ist, ob die Reaktion auf Taxol oder das Vehikel Cremphor erfolgt.

Nach Interferon-α wurden *Pneumonitiden* beschrieben (Chin et al. 1994; Abb. 14.3), in Einzelfällen auch eine *Bronchiolitis obliterans* (Ogata et al. 1994).

Analgetika und Antirheumatika

Bei der Behandlung rheumatologischer Erkrankungen, Kollagenkrankheiten und Vaskulitiden mittels Analgetika und antiinflammatorischer Substanzen sind medikamenteninduzierte pulmonale Veränderungen keine Seltenheit. Differentialdiagnostische Schwierigkeiten bestehen darin, dass die Mehrzahl rheumatologischer Erkrankungen klinisch und radiologisch ähnliche pulmonale Manifestationen ausbilden. So beträgt die Inzidenz der Pneumonitis und Fibrose bei der rheumatoiden Arthritis 10–50%, bei der Dermatomyositis 5–15%, beim Sjögren-Syndrom 33% und beim systemischem Lupus erythematodes 5–10% (Fraser et al. 1994).

Außerdem müssen sowohl typische als auch opportunistische Infektionen bedacht werden, da diese Patienten oft immunkompromittiert sind.

Salizylate, NSAR und Penicillamin rufen unterschiedliche pulmonale Reaktionsformen hervor.

Salizylate

Salizylate verursachen akute *Bronchospasmen* und nichtkardiogene Lungenödeme. Der Wirkmechanismus des Bronchospasmus besteht vermutlich in der Hemmung des Abbaus von Arachidonsäure mit vermehrter Synthese von Bronchokonstringenzien. Die Inzidenz ist bei allergischer Diathese erhöht; sie beträgt bei Asthmatikern 5% und bei Patienten mit Samter-Syndrom (Asthma bronchiale, nasalen Polypen, chronischer Sinusitis) 30%. Klinisch treten 30–120 Minuten nach Einnahme eine akute Rhinitis, Konjunktivitis und Bronchospasmus auf. Röntgenologisch findet sich als einzige Auffälligkeit meist eine generalisierte Lungenüberblähung. Die Therapie besteht im Absetzen der Acetylsalicylsäure. Sollte dies nicht möglich sein, können spezifische Enzymhemmer verabreicht werden (Fisher u. Israel 1995).

Das *nichtkardiogene Lungenödem* tritt nach Einnahme hoher Dosen Acetylsalicylsäure auf. Typischerweise sind ältere Patienten mit unkontrollierter Langzeiteinnahme oder jüngere Patienten mit Einnahme in suizidaler Absicht betroffen; in diesen Fällen liegen die peripheren Salizylatkonzentrationen über 30 mg/mm^3. Als pathogenetische Mechanismen werden eine kapilläre Permeabilitätsstörung durch Hemmung der Prostaglandinsynthese und ein neurogenes Ödem diskutiert (Heffner u. Sahn 1981). Ein weiterer Risikofaktor ist der Nikotinabusus. Die Inzidenz wird bei dieser Konstellation mit 10–15% angegeben. Klinisch bestehen ausgeprägte Dyspnoe, Verwirrtheit und neurologische Störungen. Die Latenzzeit kann bis zu 24 Stunden betragen. Röntgenologisch besteht ein meist ausgeprägtes alveoläres und interstitielles Lungenödem (Abb. 14.4). Die Prognose ist bei jüngeren Patienten mit einer Mortalität von < 1% günstig, bei älteren Patienten mit einer Mortalität von bis zu 25% schlecht.

Nichtsteroidale Antirheumatika (NSAR)
Die Inzidenz pulmonaler Toxizitäten liegt weit unter 1%; bisher wurden nur 7 Fälle beschrieben (Goodwin u. Glenny 1992). Die Reaktionsformen waren unterschiedlich; es traten Fälle mit *hypersensitiver Pneumopathie, akutem Bronchospasmus* und *nichtkardiogenem* Lungenödem auf. Nach Absetzen kam es regelhaft zur Rückbildung, aber andererseits auch zum erneuten Auftreten bei weiterer Einnahme, mitunter auch verschiedener Substanzen.

Penicillamin
Durch Penicillamin werden überwiegend *hypersensitive Pneumopathien* hervorgerufen, die von einer Alveolitis und Fibrose begleitet werden. Die Inzidenz ist vermutlich sehr gering. Genaue Angaben liegen aber nicht vor; zumal pulmonale Manifestationen der behandelten Grunderkrankung differentialdiagnostisch schwierig abzugrenzen sind. Risikofaktoren sind nicht bekannt. In den bisher beschriebenen Fällen – meist Patienten mit RA – wurden kumulative Dosen von >0,9 g appliziert (Cooper et al. 1986a). Ein wesentlicher pathogenetischer Faktor soll die Induktion eines Ungleichgewichtes von Kollagenbildung und Kollagenabbau sein (Ninmni u. Bavetta 1965). Röntgenologisch treten diffuse interstitielle Infiltrate und klinisch unspezifische Symptome einer Pneumonitis auf. Die Veränderungen manifestieren sich mit unterschiedlichen Latenzzeiten von wenigen Wochen bis zu 2 Jahren nach Therapiebeginn. Die Prognose ist gut, da die immunvermittelte Reaktion überwiegt, die Veränderungen bilden sich unter Behandlung mit Kortikosteroiden meist vollständig zurück.

Eine seltenere Reaktionsform nach Penicillamin ist die *Bronchiolitis obliterans*, die subakut mit Husten und Dyspnoe beginnt. Röntgenologisch finden sich pulmonale Überblähungen mit variabler entzündlicher Infiltration in der Umgebung (Abb. 14.7). In der HR-CT sieht man irregulär geformte, meist scharf berandete Regionen reduzierter und erhöhter Dichte (Mosaikmuster). Die Prognose ist schlecht; der Verlauf ist oft progredient mit einer Mortalität von bis zu 50% (Zitnik u. Cooper 1990).

In Einzelfällen kommt es durch Penicillamin zur Auslösung *pulmonal-renaler Syndrome*, die dem Goodpasture-Syndrom ähnlich sind. Der Pathomechanismus ist aber offenbar different: im Unterschied zum Goodpasture-Syndrom liegt keine eigentliche Vaskulitis vor, Antikörper gegen glomeruläre Basalmembranen fehlen. Klinisch stehen das akute Nierenversagen, Hämoptysen und die Dyspnoe im Vordergrund. Röntgenologisch finden sich diffuse, z.T. konfluierende alveoläre Verschattungen sowie Pleuraergüsse bei normaler Herzgröße. Die Prognose ist mit einer Mortalität von bis zu 50% schlecht.

Goldpräparate
Goldpräparate lösen in weniger als 1% der Fälle *Pneumonitiden* aus, noch seltener eine *Bronchiolitis obliterans*, Veränderungen, die im Erscheinungsbild ähnlich denen nach Penicillamintherapie sind. Die kumulativen Dosen betrugen zwischen 175 mg und 1,31 g (Smith u. Ball 1980). Die Prognose ist etwas günstiger als die nach Penicillamintherapie, in etwa 50% der Fälle verbleiben aber irreversible Schäden.

Antimikrobielle Pharmaka
Zahlreiche Antibiotika können *hypersensitive Pneumopathien* auslösen. Hierzu zählen Penicilline, Cephalosporine, Tetracycline, Minocycline, Sulfasalacin sowie andere Sulfonamide. Bei typischen Symptomen einer hyperergen Reaktion bestehen röntgenologisch bilaterale, oft in den Lungenoberlappen subpleural gelegene konsolidierte Infiltrate (Abb. 14.6). Die Veränderungen sind nach Absetzen der Pharmaka und besonders mit begleitender Kortisontherapie meist reversibel. Bei Sulfonamiden sind auch Kreuzreaktionen mit Salizylaten möglich. Nach Sulfasalacin wurden auch *Pneumonitiden und obliterierende Bronchiolitiden* in Einzelfällen beschrieben.

Nitrofurantoin
Obwohl zahlreiche Berichte über pulmonale Schädigungen durch Nitrofurantoin vorliegen, ist die Inzidenz angesichts der in der Vergangenheit weiten Verbreitung tatsächlich sehr niedrig und liegt nach größeren Studien <0,02% (Jick et al. 1989). Nitrofurantoin ruft überwiegend *hypersensitive Pneumopathien* hervor, die sich meist innerhalb von Tagen bis zu einem Monat nach Einnahme entwickeln. Röntgenologisch findet man diffuse retikulonoduläre, azinär strukturierte und herdförmige konsolidierte Infiltrate. Die Lokalisation ist meist basal und oft subpleural. Seltener sind chronische Verlaufsformen der *Pneumonitis/Fibrose*, die sich Monate bis Jahre nach Beginn einer Therapie schleichend entwickeln. Hypersensitivitätspneumopathien bilden sich nach Absetzen meist gut zurück, rezidivieren aber bei erneuter Medikamentengabe. Chronische Pneumopathien haben eine Mortalität von 8–10%.

Weitere, seltene pulmonale Schädigungen durch antimikrobielle Pharmaka sind *bronchospastische Reaktionen* nach Inhalation von Pentadimin (Pneumocystis-carinii-Prophylaxe), durch Isoniazid induzierte *SLE-Syndrome*, durch Aminoglykoside verursachte *Hypoventilationen* infolge neuromuskulärer Blockade sowie nach Amphotericin und Leukozytengabe auftretende akute *Pneumonitiden* und *hämorrhagische Alveolitiden* (Wright et al. 1981).

Kardiaka

Aus radiologischer Sicht sind Schädigungen durch Antiarrhythmika von besonderem Interesse, aber auch Nebeneffekte anderer Pharmaka sollten bekannt sein, da diese bei akuter Dyspnoe und unauffälligem Thoraxröntgenbild zu bedenken sind.

Amiodaron

Amiodaron ruft in etwa 5–7% der Fälle pulmonale Schädigungen hervor, die sich meist als toxische Pneumonitis/Fibrose, seltener als akutes nichtkardiogenes Lungenödem manifestieren. Die Pathogenese der Pneumonitis ist unklar, es werden toxische und immunvermittelte Mechanismen diskutiert. Die tägliche Erhaltungsdosis ist der einzige bekannte Risikofaktor. Die meisten Schädigungen wurden bei Patienten berichtet, die eine tägliche Dosis von 400 mg und mehr erhielten und bei denen Serumkonzentrationen von mehr als 2,5 mg/l vorlagen. Die kumulative Dosis ist offenbar weniger bedeutsam (Adams et al. 1988).

Die *Pneumonitis* verläuft in etwa einem Drittel der Fälle subakut mit Fieber, Thoraxschmerz und Dyspnoe. Durch kutane Ablagerung bestehen häufig ein blaugraues Hautkolorit sowie eine Fotodermatitis. Röntgenologisch findet man unspezifische interstitielle und alveoläre Infiltrate mit Betonung der Oberlappen.

In zwei Drittel der Fälle kommt es zu einem chronischen Krankheitsverlauf mit schleichendem Beginn, meist 5–6 Monate nach erster Amiodaroneinnahme. Röntgenologisch lassen sich hierbei bilaterale generalisierte retikulonoduläre und azinäre Infiltrate sowie pulmonale und pleurale Fibrosierungen nachweisen (Abb. 14.9a). Der Befall der Oberlappen ist auch bei dieser Verlaufsform relativ häufig. In der HR-CT findet man interstitielle und alveoläre Infiltrate, Fibrosierungen (Abb. 14.9b) und fokale Hyperdensitäten (80–175 H.E.) in Lunge und Pleura sowie eine diffuse Dichteerhöhung des Leberparenchyms (Kuhlman et al. 1990). Letztere werden durch intrazelluläre Akkumulation von Amiodaron u.a. in Typ II Pneumocyten hervorgerufen, welches 37 g/% Jod enthält. Fokale Hyperdensitäten in Lunge und Pleura sind zwar typisch für eine Amiodaronspeicherung, aber nicht beweisend für eine aktive Pneumonitis.

Röntgenologisch und klinisch ist die Abgrenzung einer Amiodaron-induzierten Pneumonitis von einer chronischen pulmonal-venösen Stauung und von begleitenden Infekten schwierig. Diese Situation ist ein typisches Beispiel dafür, dass medikamentenbedingte Pneumopathien fast immer Ausschlussdiagnosen sind. Dazu ist eine enge Korrelation von Anamnese, radiologischen Befunden, insbesondere HR-CT-Befunden und ggf. auch von bioptischem Material erforderlich, da das Absetzen von Amiodaron meist problematisch ist. Die pulmonalen Veränderungen bilden sich bei supportiver Steroidtherapie in der Mehrzahl der Fälle zurück, allerdings frühestens nach einem Monat, da die Halbwertszeit des Amiodaron 30–60 Tage beträgt. In fortgeschrittenen Fällen bleiben irreversible Schäden bestehen; die Mortalität klinisch manifester Erkrankungen wird mit 5–10% angegeben.

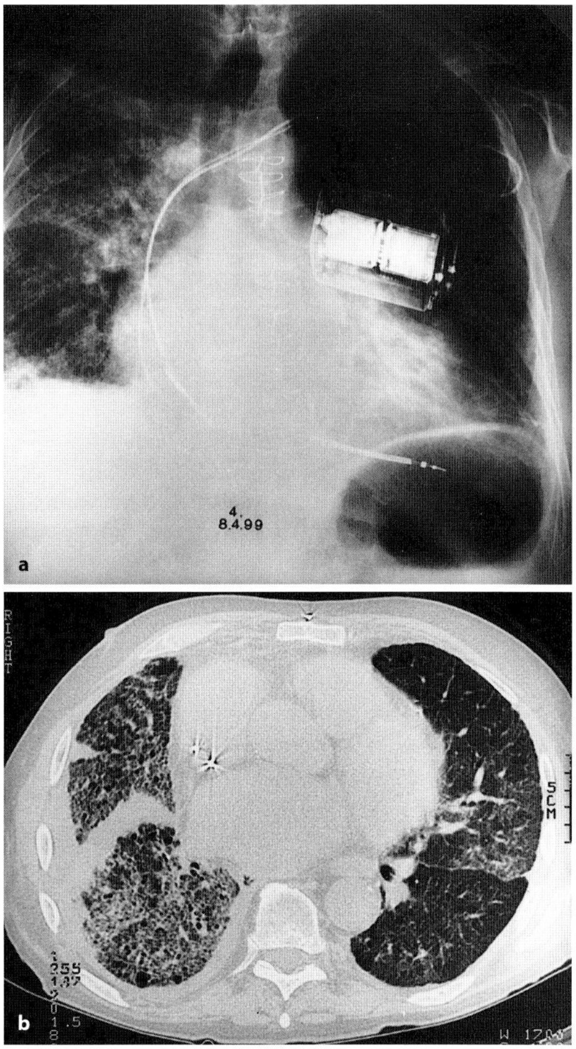

Abb. 14.9 a, b. Pneumonitis/Fibrose nach Amiodarontherapie. 73-jähriger Patient mit tachykarder Rhythmusstörung bei koronarer Herzerkrankung. 2 Jahre nach Amiodarontherapie (nur 200 mg/Tag) Auftreten von Dyspnoe, Gewichtsabnahme, Mattigkeit und nichtproduktivem Husten. Röntgenologisch disseminierte retikulonoduläre Infiltrate, pleurale und pulmonale Fibrosierung (**a**). Im CT (**b**) basale Fibrosierung und Zeichen der fortdauernden Pneumonitis („ground glass") im linken Oberlappen

In seltenen Fällen kann es durch Amiodaron zu einem *nichtkardiogenen Lungenödem* kommen. Dieses beginnt typischerweise 24–48 h nach einem thoraxchirurgischen Eingriff oder einer pulmonalen

Angiographie bei gleichzeitiger Amiodaronmedikation und kann in ein ARDS übergehen. Der pathophysiologische Mechanismus hierfür ist bisher nicht geklärt.

Procainamid, Lidocain, Adenosin

Procainamid führt in seltenen Fällen zu einem *SLE-Syndrom*. Die Inzidenz nach über 2-monatiger Behandlung wird mit 5–14% angegeben (Zitnik 1996). Risikofaktor soll eine genetisch fixierte Metabolisierungsschwäche („slow acetylator") sein. Im Unterschied zu durch andere Substanzen induzierten SLE-Syndromen sind alveoläre Infiltrate hier mit bis zu 40% relativ häufig. Sie sind bevorzugt basal gelegen. Pleuraergüsse sind aber auch hier häufiger. Nach Absetzen und Kortikosteroidgabe besteht eine gute Prognose mit Rückbildung der Veränderungen im Regelfall innerhalb von 2–3 Wochen.

Nach Lidocain ist in einigen Fällen das Auftreten eines *nichtkardiogenen Lungenödems* beschrieben worden.

Adenosin ruft bei intravenöser Applikation in 5–10% der Fälle eine akute Dyspnoe infolge *Bronchospasmus* hervor.

Andere kardiovaskulär wirksame Pharmaka

ACE-Hemmer rufen in 5–15% der Fälle einen gravierenden nichtproduktiven Husten mit *Bronchospasmus* hervor. β-Blocker und Dipyridamol verursachen akute Bronchospasmen. Für Myokardszintigraphien unter Dipyridamol-Belastung wird die Inzidenz mit 0,15% angegeben (Ranhosky u. Kemthorne-Rawson 1990). Nach Hydrochlorothiazid sind in Einzelfällen *nichtkardiogene Lungenödeme* beobachtet worden und nach Hydralazin in bis zu 5% der Fälle SLE-Syndrome (Abb. 14.5). Protaminsulfat ruft in bis zu 5% der Fälle eine transiente pulmonale Hypertension und systemische Hypotension sowie in 0,2% der Fälle *Anaphylaxien* und *Bronchospasmen* hervor. Diese treten sehr rasch auf, seltener mit einer Latenz und verlaufen oft progredient, die Mortalität beträgt bis zu 30%. Daher sollten Patienten, die im Rahmen von Angiographien und Interventionen mit Protaminsulfat behandelt werden, per Monitor überwacht werden, und sowohl H1- als auch H2-Rezeptor-Blocker sollten zur Therapie bereit gehalten werden.

Antikonvulsiva und Tokolytika

Diphenylhydantoin und Carbamazepin rufen in seltenen Fällen *hypersensitive Pneumopathien* hervor, meist etwa einen Monat nach Therapiebeginn (Cooper et al. 1986). Röntgenologisch findet man retikulonoduläre und azinär strukturierte Infiltrate sowie hiläre, mediastinale (und periphere) Lymphknotenhyperplasien (sog. Pseudolymphom).

β-Symphatikomimetika und Tokolytika wie Terbutalin und Ritodrin verursachen bei intravenöser Gabe in 0,3–0,5% der Fälle akute *nichtkardiogene Lungenödeme*. Diese treten 2–3 Tage nach Therapiebeginn auf, werden vermutlich durch eine kapilläre Permeabilitätserhöhung verursacht und durch Hyperhydratation begünstigt. Nach Absetzen und unter supportiver Therapie bilden sie sich rasch zurück.

Narkotika, Sedativa und Antipsychotika

Überdosierungen von Heroin, Methadon und anderen Opiaten rufen in etwa 50% der Fälle akute *nichtkardiogene Lungenödeme* hervor, die meist innerhalb weniger Stunden, selten verzögert mit einem Intervall von bis zu 24 Stunden auftreten. Als Ursache werden ein hypoxischer Kapillarschaden und ein neurogenes Ödem diskutiert. Hierbei sind typische perihiläre interstitielle und alveoläre Verschattungen zu sehen. In den meisten Fällen bilden sich die Veränderungen in 2–3 Tagen zurück, in schweren Fällen kann ein ARDS entstehen. Die Mortalität beträgt etwa 1%. Paradoxerweise sind gleiche Effekte nach Gabe von Naloxon (Opiatantagonist) beschrieben.

Nach Phenothiazingabe im Rahmen des malignen neuroleptischen Syndroms sind nichtkardiogene Lungenödeme beobachtet worden.

Antidepressiva und Antipsychotika sind, meist nach Überdosierung mit unterschiedlichen pulmonalen Reaktionsformen assoziiert. Im weiteren Verlauf resultiert auch in diesen Fällen oft ein ARDS (Varnell et al. 1989; Roy et al. 1989).

14.2 Strahlenreaktionen

Strahlentherapeutische Maßnahmen im Thoraxbereich führen zu einer Reaktion der Lunge in Abhängigkeit davon, wieviel Lungengewebe bestrahlt worden ist und welche Dosis appliziert worden ist. Je größer das betroffene Lungenfeld und je höher die applizierte Dosis ist, um so ausgedehnter ist die Lungenreaktion. Die Reaktion hängt jedoch in einem gewissen Maß mehr von der zeitlichen Fraktionierung – und damit von den zwischenzeitlichen Reparaturvorgängen – als von der Gesamtdosis ab.

Die untere Dosisgrenze für eine Strahlenreaktion der Lunge liegt bei etwa 20 Gy. Bei 60 Gy ist mit einer ausgeprägten Strahlenpneumonitis und -fibrose zu rechnen. Die Pneumonitis wird neben den Bestrahlungen der Lunge als Zielorgan, insbesondere bei Brustwandbestrahlungen nach Mammakarzinom, sowie bei Mediastinal- oder Mantelfeldbestrahlungen bei malignem Lymphom in den durch das Bestrahlungsfeld miterfassten Lungenarealen beobachtet.

Auch in den von der Strahlentherapie nicht erfassten Lungenanteilen können Reaktionen auftreten, deren Genese bisher nicht geklärt ist. So findet sich bei den meisten Patientinnen nach einseitiger Brustbestrahlung bei Mammakarzinom eine bilaterale Lymphozytenalveolitis, die mittels bronchoalveolärer Lavage (BAL) und Galliumszintigraphie nachgewiesen werden kann (Roberts et al. 1993). Obwohl diese Reaktion häufig ist, sind klinische und radiologische Zeichen eher selten. Zellzahlerhöhungen in der BAL im Rahmen der Lymphozytenalveolitis lassen aber keine Voraussage über das Auftreten einer Strahlenpneumonitis im Bestrahlungsgebiet zu. Patienten mit einer floriden Strahlenpneumonitis weisen keine erhöhte Gesamtzellzahl auf, jedoch eine signifikante Erhöhung der Fraktion der CD4 T-Lymphozyten (Martin et al. 1999).

Eine Bronchiolitis obliterans mit organisierender Pneumonie (BOOP) ist eine – wenn auch seltene – Reaktion der nicht bestrahlten Lungenanteile nach Strahlentherapie des Mammakarzinoms (Prakash 1999). Die klinischen Symptome, Fieber, Schwäche, Gewichtsverlust, Husten und Atemnot, treten etwa ein Vierteljahr (2–48 Wochen) nach Abschluss der Strahlentherapie auf. Diese Reaktion wird oft als bakterielle Pneumonie fehldiagnostiziert und erst spät richtig eingeordnet. Mit Steroiden ist sie gut zu behandeln.

Pathologisch-anatomische und ätiologische Grundlagen

Die ionisierende Strahlung führt über freie Radikale und strukturelle Veränderung von Makromolekülen zu Veränderungen im Zellstoffwechsel, die ähnlich denen nach Gabe toxischer Zytostatika sind. Wahrscheinlich ist eine Lymphozytenstimulation beteiligt, die eine Überempfindlichkeitsreaktion anstößt. Die Folge sind Membranschäden und Zelltod insbesondere das Endothel betreffend. Damit entsteht durch Membranschädigung ein Ödem mit entzündlicher Gewebereaktion und exsudativer Füllung des Interstitiums und der Alveolen, was schließlich zur Bildung hyaliner Membranen führt. Diese frühe Phase wird als Strahlenpneumonitis bezeichnet, die in einer Strahlenfibrose ausheilt. Die Parenchymfibrose führt zu einer schweren Destruktion der Lungenarchitektur in dem betroffenen Gebiet.

Klinische Symptomatik

Die charakteristischen Symptome dieser Pneumonitis sind Atemnot und unproduktiver Husten. Allerdings kann eine radiologisch nachweisbare Strahlenpneumonitis auch ohne wesentliche klinische Symptome ablaufen. Falls ein produktiver Husten auftritt, wird zäher weißlicher Schleim ausgehustet.

Radiologische Symptomatik

Charakteristisch ist, dass die Veränderungen in der Regel auf das Bestrahlungsfeld begrenzt sind. Sie sind unabhängig von anatomischen Strukturen und Lappengrenzen und entsprechen den Grenzen des Bestrahlungsfeldes (Abb. 14.10). Die Strahlenpneumonitis tritt meist erst nach Abschluss der Strahlentherapie (1–6 Monate), selten während der Strahlenbehandlung auf. Die Pneumonitis weist die Charakteristika des Ödems auf oder einer mehr oder weniger vollständigen Konsolidierung mit Volumenminderung („weiße Lunge"). Die Abheilung in Form der Strahlenfibrose zeigt die Zeichen der Fibrose mit Desorganisation und Verdichtung der Lungenstruktur und deutlicher Volumenminderung. Differentialdiagnostische Schwierigkeiten können auf der Übersichtsaufnahme in der Abgrenzung zu einer Lymphangiosis carcinomatosa bestehen. Der Verlauf mit fehlendem Progress bzw. mit Größenabnahme im Vergleich mit den Voraufnahmen trägt zur Sicherheit der Diagnose bei. Die CT kann die Diagnose sichern: einerseits durch Darstellung der räumlichen Verteilung der Fibrose (fast scharfe Grenze zwischen befallenem und freiem Lungenareal), andererseits durch Darstellung bzw. Ausschluss von für die Lymphangiosis charakteristischen Veränderungen (typische Septenverdickung und knotige Unschärfe des bronchovaskulären Bündels bei sonst erhaltener Lungenarchitektur).

Das Gebiet der Strahlenfibrose weist eine andere Immunitätslage auf als das übrige Lungengewebe. Deshalb muss damit gerechnet werden, dass sich dort maligne Veränderungen leichter ausbreiten (z. B. Rezidive maligner Lymphome, die die gestörte pleuromediastinale Grenze nicht respektieren und sich aus dem Mediastinum unmittelbar in das Fibrosegebiet ausdehnen).

Narbenbildungen nach Bestrahlung sind in der Nachsorge auf die Möglichkeit eines Tumorrezidivs zu kontrollieren. Eine Volumenzunahme statt der zu erwartenden Größenreduktion des Befundes nach Abschluss der Strahlentherapie ist das Verdachtskriterium.

Als seltene Komplikation der Brustwandbestrahlung können sich Radioosteonekrosen der Rippen entwickeln (Abb. 14.11). Dies muss differentialdiagnostisch gegen eine Metastasierung, z. B. des Mammakarzinoms in die Rippen abgegrenzt werden.

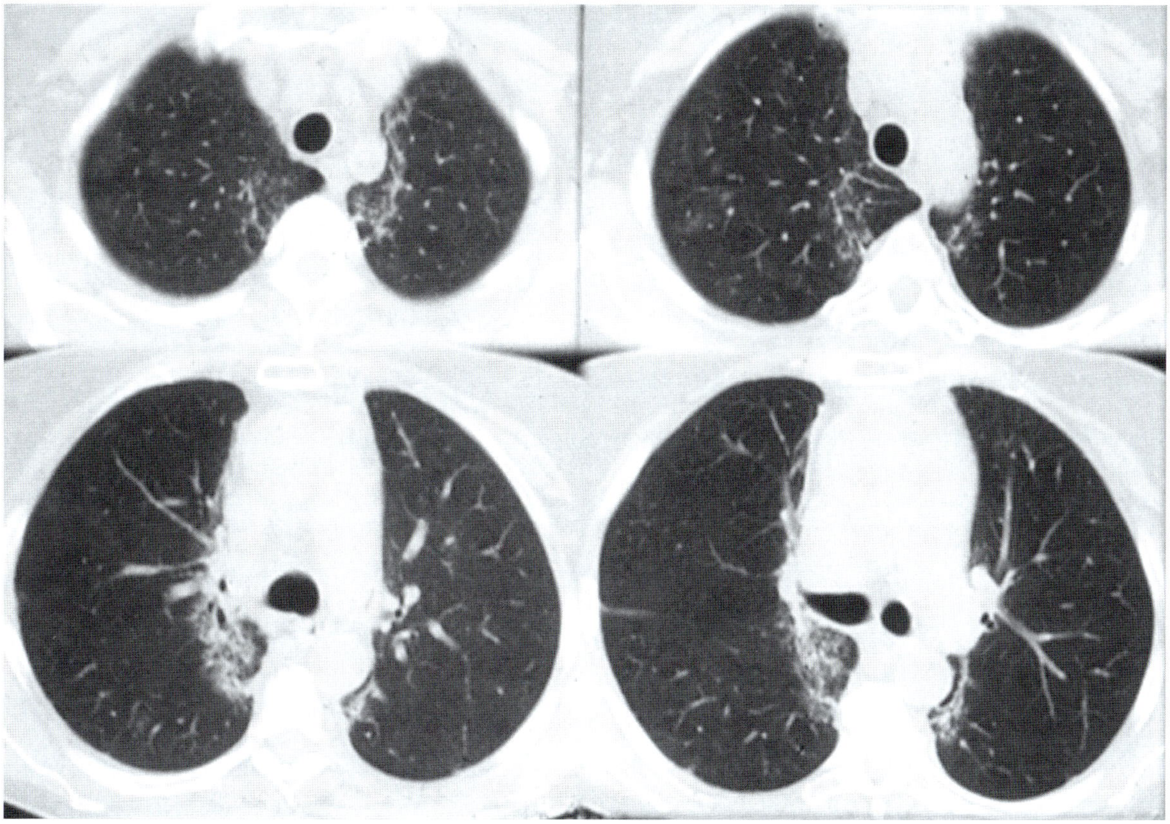

Abb. 14.10. Radiogene Lungenfibrose. Die CT zeigt eine gering ausgeprägte mediale Strahlenfibrose der Lunge beidseits nach Mediastinalbestrahlung eines malignen Lymphoms. Diagnostisch führend ist die scharf- und glattrandige Begrenzung des veränderten Parenchymareals, das sich exakt auf das Bestrahlungsfeld beschränkt

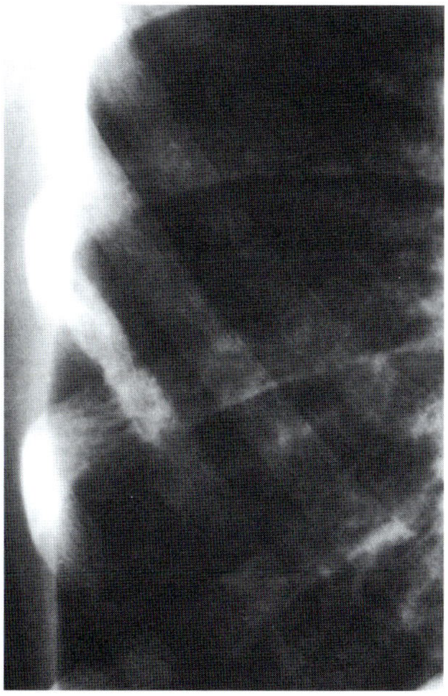

Abb. 14.11. Radioosteonekrose der 7. Rippe lateral nach Operation und Bestrahlung eines Mammakarzinoms. (Dr. R. Roßdeutscher, Klink Heckeshorn Berlin)

14.3 Operationsfolgen

Operationsfolgen am Thorax, insbesondere in der Lunge sind nicht auf Folgen beschränkt, die durch Operationen am Thorax selbst hervorgerufen werden. Ebenso können auch Operationen in anderen Körperregionen mittelbar zu thorakopulmonalen Veränderungen führen (z.B. Lungenembolie, CMV-Pneumonie nach Nierentransplantation). Die Überwachung der Lunge in der direkten postoperativen Phase ist insbesondere bei Intensivtherapiepatienten und bei beatmeten Patienten eine anspruchsvolle Aufgabe.

14.3.1 Direkte postoperative Phase

Untersuchungstechniken

- **Thoraxübersichtsaufnahme (Liegendaufnahme).** In der postoperativen Patientenüberwachung haben Kontrolluntersuchungen der Thoraxübersichtsaufnahme einen wichtigen Platz: Die Übersichtsaufnahme dokumentiert am besten den Zustand des Herz-Kreislauf-Systems und ist der beste Maßstab für den intrapulmonalen Flüssigkeitsgehalt (Milne 1993). Thorakale Komplikationen gehören zu den wichtigsten lebensbedrohlichen Faktoren, auch sie werden am besten mittels der Thoraxübersichtsaufnahme erfasst.

Voraussetzung ist eine qualitativ hochwertige Technik der Übersichtsaufnahme. Dazu gehören eine exakte Positionierung des Patienten und eine gleichbleibend korrekte Belichtung. Parameter der Exposition und Beatmung sollten auf den Aufnahmen vermerkt werden. Zur Effektivität gehört auch die rasche und qualifizierte Befundung und die zeitnahe Befunderörterung zwischen Radiologen und Intensivmediziner, so kann eine adäquate Therapieentscheidung erfolgen. Forderungen nach Optimierung der Belichtung und Zeitersparnis führen zum Einsatz digitaler Verfahren (z.B. Speicherfolientechnik), die eine gleichbleibende Bildgüte und schnelle Verfügbarkeit ermöglichen. Nachteilig ist hier die Kontrolle der Strahlenhygiene, da tendenziell der Einsatz höherer Dosiswerte durch bessere Bildgüte „belohnt“ wird.

Die Thoraxübersichtsaufnahme hat einen hohen Informationsgehalt. Sie gibt Auskunft über die korrekte bzw. fehlerhafte Lage iatrogen eingebrachter Fremdkörper sowie über den Hydratations- (Überwässerung, Ödem, kardial oder toxisch) und Belüftungszustand der Lungen (Atelektasen), über Funktionseinschränkungen durch Pneumonie, Blutung, ARDS, Aspiration oder pleurale Prozesse wie Pneumothorax, Erguss und Empyem, Einschränkungen des Lungenkreislaufs (Embolie), Veränderungen des Mediastinums (Emphysem, Mediastinitis, Pneumoperikard, Herzbeuteltamponade), Veränderungen der Thoraxwand und der oberen Thoraxapertur (Weichteilemphysem, Plegmone, Abszess) und eine Zwerchfellparalyse.

Nicht alle Fragestellungen können beantwortet werden mit Hilfe der Thoraxübersichtsaufnahme, sie gibt jedoch vielfach erste Hinweise auf beginnende Komplikationen. Zu beachten ist, dass viele auf der Übersichtsaufnahme erkennbare Befunde unspezifisch sind. Außerdem wird das Ausmaß von Erguss und Atelektase bzw. Minderbelüftung meist unterschätzt. Durch die vielfachen Überlagerungseffekte ist die Einzelbeurteilung oft schwierig, häufig ist die Beurteilung des Verlaufs durch Vergleich mit früheren und auch präoperativen Bildern entscheidend. Weichteilveränderungen sind wegen des geringen oder fehlenden inhärenten Kontrastes (Fettlamellen) im allgemeinen nur schlecht oder nicht erkennbar.

■ **Computertomographie (CT).** Die CT ermöglicht die überlagerungsfreie Darstellung der Lunge. Schichtweise Querschnittsdarstellungen der Lunge, des Mediastinums, der Pleura und der Thoraxwand ermöglichen eine Beurteilung und Abgrenzung der einzelnen Strukturen. Die strukturelle und anatomische Detailbeurteilung führt zu einer wesentlichen Einengung der Differentialdiagnose. Bei Diskrepanz zwischen Übersichtsbild und Klinik sollte die CT trotz der Strahlenbelastung und des größeren logistischen Aufwandes zur Entscheidungshilfe herangezogen werden. Bei etwa 70% dieser Patienten führen die Ergebnisse der CT direkt zu einer therapeutischen Entscheidung bzw. zur Änderung der bisherigen Therapie.

Postoperativer Thorax

Bei der Beurteilung des postoperativen Thorax müssen besonders Belüftungszustand und Flüssigkeitsgehalt der Lungen sowie iatrogene Fremdkörper wie Katheter, Drainagen, Tubus u.a. berücksichtigt werden.

Belüftungszustand und Flüssigkeitsgehalt

Belüftung und Gasaustausch der Lungen können außer durch mangelhafte Inspiration oder Atelektasen auch durch einen vermehrten Flüssigkeitsgehalt (Überwässerung, Ödem, kardial, toxisch, iatrogen), durch Infiltrate, Blutungen, Aspirationsfolgen, Überblähung oder ARDS eingeschränkt sein.

Ein Maß zur Abschätzung der intravasalen Flüssigkeitsbeladung ist die Breite der V. azygos bzw. die Mediastinalbreite und deren Änderung. Eine Zunahme der Mediastinalbreite um 1 cm entspricht etwa einer Zunahme des intravasalen Blutvolumens um 2 l. Ein Maß für den intrapulmonalen Flüssigkeitsgehalt (Ödemzeichen) sind die Gefäßkaliber, die Bronchialwanddicke, Gefäßunschärfen, die abnehmende Sichtbarkeit der Gefäße und das Milchglasmuster. Änderungen der Hautdicke weisen auf ein Weichteilödem infolge Zunahme des Gesamtkörperwassers hin (0,5 cm entspricht etwa 1 l).

Iatrogene Fremdmaterialien

Bei jeder Thoraxaufnahme von Intensivpatienten müssen alle Fremdkörper identifiziert werden, Lage bzw. Lageänderungen gegenüber Voraufnahmen müssen analysiert werden, um Komplikationen zu erkennen und zu vermeiden. In unklaren Situationen ist u.U. eine ergänzende Schnittbilddiagnostik (CT) indiziert.

■ **Trachealtubus.** Bei korrekte Lage befindet sich das Tubusende 1–2 cm oberhalb der Trachealbifurkation, etwa in Höhe des Aortenbogens. Der Tubusballon sollte distal der Stimmritze liegen und zylindrisch geformt sein. Häufige Fehllagen sind die Positionierung des Tubusendes in einem (meistens dem rechten) Hauptbronchus mit Minder- bzw. Nichtbelüftung der gegenseitigen Lunge und die Hochlage des Tubus mit Quetschung der Stimmbänder durch den Fixierballon. Bei rundlicher Form des Tubusballons besteht die Gefahr einer Trachealwandnekrose oder -perforation.

■ **Zentrale Venenkatheter.** Bei korrekter Lage befindet sich die Katheterspitze in der V. cava superior in Höhe des rechten Stammbronchus oder der einmündenden V. azygos. Fehllagen bestehen, wenn die Katheterspitze im rechten Vorhof, im Sinus coronarius, in Arm-, Hals-, Mediastinal- oder Brustwandvenen, in der V. azygos, intraarteriell oder extravasal erkennbar ist.

■ **Schrittmachersonden, Defibrillatoren.** Bei korrekter Lage findet sich die Spitze unipolarer Systeme im rechten Ventrikel, bei bipolaren Systemen ist eine Elektrode im rechten Vorhof, die andere in der Spitze des rechten Ventrikels erkennbar. Bedeutsam ist auch die Erkennung von Kabelunterbrechungen.

■ **Magen- bzw. Ernährungssonden.** Bei korrekter Lage ist die Spitze im Magen erkennbar mit geradem Verlauf vor der Wirbelsäule. Fehlplatzierungen bestehen, wenn die Spitze im Ösophagus, im Tracheobronchialsystem oder atypisch im Mediastinum gelegen ist. Ein geänderter Verlauf der Sonde (Ösophagus) weist auf Neoplasmen, Hämatome oder Abszesse im Mediastinum hin.

■ **Drainagekatheter.** Eine korrekte Lage ist oft nicht sicher beurteilbar. Eine Fehlplatzierung oder Dislokation ist zu vermuten bei Lage in der Lunge, der Thoraxwand und subdiaphragmal, wenn Seitenlöcher nicht im Pleuraraum lokalisiert sind und wenn der Katheter abgeknickt ist.

ARDS

ARDS bezeichnet das Atemnotsyndrom des Erwachsenen („adult respiratory distress syndrome"). Es handelt sich um ein Ödem durch Störung von Membranfunktionen infolge schwerer Lungenschädigung bei intrakapillärer Gerinnung. Auslösende Ereignisse sind z. B. Traumen, Sepsis, Aspirationen, Inhalation toxischer Gase und Verbrennungen (Ashbaugh et al. 1967). Es resultiert ein lebensbedrohlicher Zustand, die Patienten sind angewiesen auf aufwendige intensivmedizinische Therapie.

Pathologisch-anatomische und ätiologische Grundlagen

Der Lungenschaden beim ARDS wird durch eine Kaskade von Mediatoren (Arachidonsäuremetaboliten, Nekrosefaktor, Interleukin-1β) in Gang gesetzt und führt zu einem eiweißreichen Membranschadenödem mit lokaler Ischämie. Die entzündliche Reaktion setzt Proteasen frei und führt zur Destruktion und Fibrinablagerung. Dadurch wird eine frühe Fibrosierung begünstigt. Die begleitende Verlegung der kapillären Strombahn, der Arteriolen und Venolen verändert die Perfusionsverhältnisse der Lunge mit Erhöhung des pulmonalen Gefäßwiderstands und des Pulmonalarteriendrucks. Zusätzlich konnte in schwereren Fällen ein thromboembolisches Geschehen nachgewiesen werden. (Greene et al. 1985). Die Schädigung der Lunge führt zu einer ausgeprägten Hypoxämie, die durch alleinige Gabe von Sauerstoff nicht hinreichend ausgeglichen werden kann.

Drei unterschiedliche morphologische Stadien bestimmen die klinische Symptomatik:

- Stadium 1: kapilläre Stauung, Endothelschwellung, Mikroatelektasen
- Stadium 2: Flüssigkeitsaustritt, Fibrinablagerung, hyaline Membranen
- Stadium 3: Alveolarzellhyperplasie, Kollagenablagerung und Zerstörung der Mikrozirkulation

Klinische Symptomatik

Während der ersten 24 Stunden (Stadium 1) sind die klinischen Symptome bestimmt durch flache Atmung, Atemmuskelschwäche und Tachypnoe, die eine künstliche Beatmung erzwingen (O_2, PEEP). Während der ersten Woche entstehen Stauung und Mikroatelektasen, es besteht mit ausgeprägtem blutigem Membranschadenödem und Ausbildung hyaliner Membranen das Stadium 2. Regelmäßig findet sich ein akuter pulmonaler Hochdruck mit erhöhtem Gefäßwiderstand. Nach Tag 5 wird zunehmend die Ödemflüssigkeit durch Kollagen und Alveolarzellen ersetzt mit Entwicklung einer reparativen Fibrose.

Eine wichtige therapeutische Maßnahme kann die Rotation des Patienten sein: Sie ermöglicht die Entfaltung auch der dorsalen und basalen Lungenabschnitte, die dann zur funktionellen Beatmung herangezogen werden. Dies vermindert deutlich die respiratorische Insuffizienz und trägt wesentlich zur besseren Erholung der Lunge bei.

Radiologische Symptomatik

Die Röntgenmorphologie ist sehr uneinheitlich und zuweilen unspezifisch. Sie ist abhängig vom Stadium des ARDS. Im Stadium 1 kann die Atemnot ungeklärt bleiben, Lungenverschattungen können fehlen, dann fällt lediglich die verminderte Inspirationstiefe auf, Bronchialwandödeme fehlen (wie normalerweise auch beim Membranschadenödem).

Im Stadium 2 beherrscht das Membranschadenödem mit ausgedehnter Konsolidierung der Lunge und positivem Bronchogramm das Bild (Abb. 14.12, 14.13). Überwiegt der thromboembolische Prozess, so sind die konsolidierenden Veränderungen mehr in

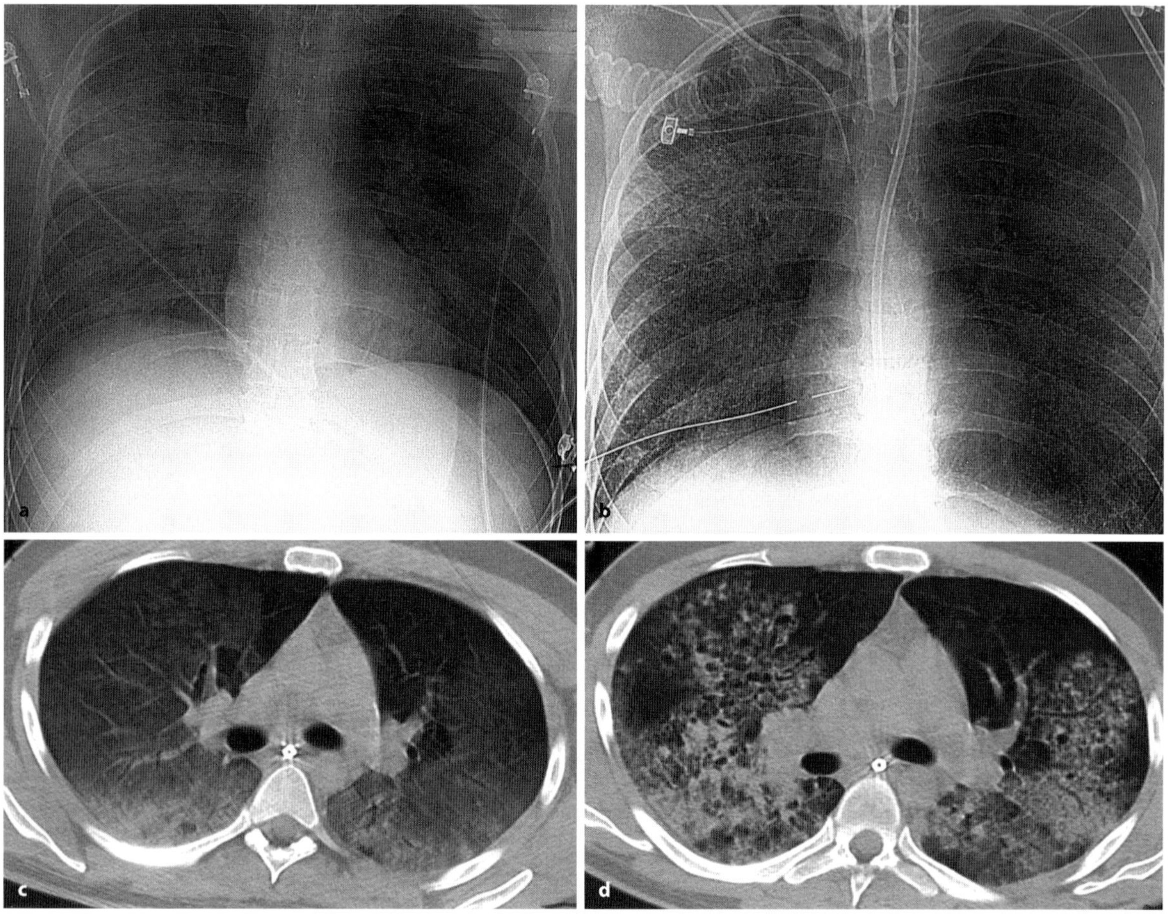

Abb. 14.12 a–d. Entwicklung eines ARDS. Innerhalb von 5 Tagen nach Tonsillektomie mit Blutaspiration entwickelt sich bei einem 20-jährigen Patienten unter Beatmung aus dem diffusen Ödem (**a, c**) eine rasch progrediente Fibrosierung (**b, d**), die zunehmend höhere Beatmungsdrucke erfordert. Daraus entwickelt sich ein nicht beherrschbarer Pneumothorax. Insbesondere die CT zeigt das Ausmaß der Bronchial- und Lungenveränderungen

den abhängigen Partien und im Subpleuralraum zu finden. Häufiger jedoch findet sich eine zentrale Konsolidierung mit Aussparung des Subpleuralraums. Lokale Besonderheiten (Emphysem, Blutung, Abszess) variieren das Bild.

Im Stadium 3 lockert sich die Verdichtungsstruktur wieder auf und es entsteht das Bild einer Fibrose.

Differentialdiagnose

Im Stadium 1 kommen wegen der diskreten Röntgensymptome differentialdiagnostisch akute Lungenembolien sowie tracheobronchiale Obstruktionen in Betracht. Im Stadium 2 ist die Konsolidierung schwer von einem kardial bedingtem Ödem oder von pneumonischen Infiltraten zu trennen. Die Beurteilung der Röntgenaufnahmen muss daher immer im Zusammenhang mit den klinischen Parametern erfolgen.

Bei Verdacht auf ein ARDS ist die CT oft sehr hilfreich. Insbesondere die Verteilung der Veränderungen innerhalb der Lunge gibt wichtige Hinweise, die zu einer Änderung der Patientenlagerung und der Beatmungsgrößen führen. Ein Pneumothorax ist mittels Übersichtsaufnahmen im Liegen oft schwer nachweisbar. Hinweise sind sichtbare mediale Zwerchfellwinkel, sehr scharfe Konturen (Zwerchfell, Mediastinalrand, azygoösophagealer Rezessus) und die mangelnde Erkennbarkeit des Mittellappenspaltes bis zur Thoraxwand. Hinweise auf Pleuraergüsse sind Seitenunterschiede der Transparenz, ein vergrößerter Abstand von Lungen- und Thoraxspitze, die Auslöschung der Zwerchfellkontur, Verdichtungen der Interlobärräume und ein verbreiterter Pleurastreifen. Mittels CT lassen sich diese Veränderungen klar erkennen und quantifizieren.

Mediastinitis

Die Mediastinitis ist eine ernsthafte Komplikation mit einer Mortalitätsrate von bis zu 80%. Sie tritt nach medianer Sternotomie in etwa 0,4–0,5% der Fälle auf (Smith 1993). Die CT zeigt, dass das vordere

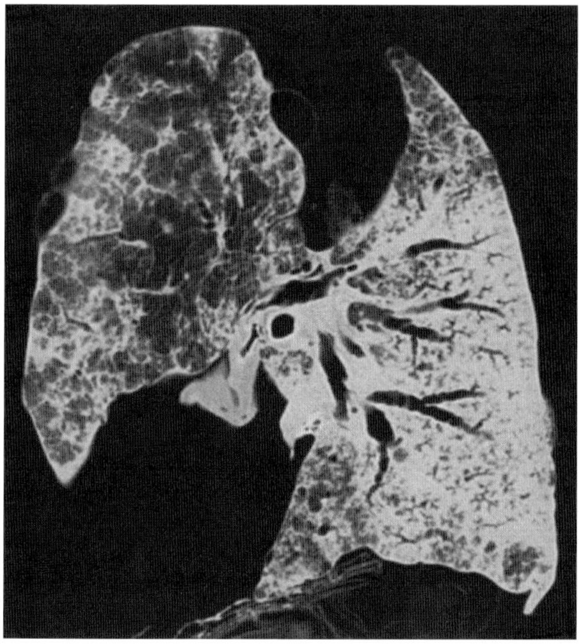

Abb. 14.13. CT eines Lungenpräparates bei ARDS. Charakteristisch ist die Unterlappenkonsolidierung mit Bronchiektasien (*rechts*)

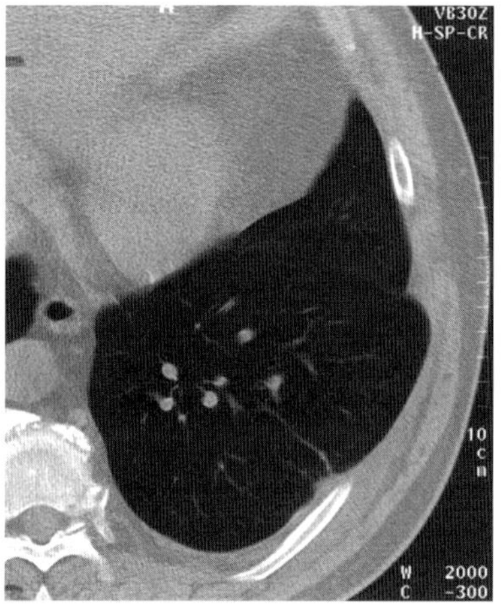

Abb. 14.14. Zustand nach Rippenteilresektion mit lokaler Thoraxwandhernie

Mediastinum nach medianer Sternotomie nahezu immer entzündungsverdächtige Veränderungen aufweist (Goodman 1983, Huppert 1995). Lokalisierte Flüssigkeitsansammlungen, ein Mediastinalemphysem und Hämatombildungen können bei 75% der Patienten bis 2 Wochen nach der Operation nachgewiesen werden (Kay 1983). Die Spezifität dieser Befunde ist jedoch gering (etwa 33%), häufig besteht ein ausgeprägtes Missverhältnis zu den klinisch erhobenen Befunden (Jolles 1996). Werden diese Befunde jedoch später als 2 Wochen nach Operation erhoben, steigt die Spezifität erheblich und damit ihre Bedeutung in der klinischen Bewertung. Umgekehrt ist bei klinischem Verdacht und unauffälliger CT die Di-agnose einer Mediastinitis nahezu ausgeschlossen (vgl. Kap. 17.3.1).

14.3.2 Postoperative Folgezustände

Thoraxwand

Bei den heutigen Thoraxoperationen spielt die Thorakoplastik keine Rolle mehr. Sie wurde früher neben der Methode der (Öl-)Plombe zur Therapie der kavernösen Lungentuberkulose durchgeführt. Thorakoplastische Operationen und erweiterte Resektionen können nach Trauma, Thoraxwandtumoren (Chondrosarkom der Rippen) oder im Rahmen der operativen Therapie des Pleuramesothelioms notwendig werden.

Die Thoraxübersichtsaufnahme vermittelt insbesondere im Verlauf wichtige Informationen über die Lungenausdehnung und die Lage der übrigen Thoraxorgane und – bei morphologischen Änderungen – Hinweise auf ein mögliches (Wieder-)Auftreten eines entzündlichen (z. B. Plombenabszess) oder malignen Prozesses. Die Beurteilung der Lungenstrukturen der betroffenen Thoraxhälfte kann durch die Überlagerungen und Verziehungen in der Thoraxübersichtsaufnahme sehr schwierig sein. Die Computertomographie bietet hier bessere Beurteilungsmöglichkeiten (Abb. 14.14, 14.15).

Folgen durch die operative Passage der Thoraxwand sind im wesentlichen Narben mit Verschmälerung der betroffenen Zwischenrippenräume oder knöcherne Überbrückungen insbesondere nach begleitenden Frakturen. Teilresektionen und Fensterungen können zu Hernien der Thoraxwand führen (Abb. 14.14). Ausgedehnte Vernarbungen und Lungenresektionen mit konsekutiver Verkleinerung einer Thoraxhälfte gehen häufig mit BWS-Skoliosen einher.

Pleura

Eingriffe im Pleuraraum sind häufig (Biopsien, Drainagen, Pleurodesen, Dekortikationen). Ausgedehnte Schwartenbildungen sind bei diagnostischen Eingriffen selten, treten aber nach Pleurodesen und Dekortikationen regelhaft auf. Pleurodesen werden zur Therapie rezidivierender Pleuraergüsse vorgenommen und bestehen in der Einbringen von Talkum, Fibrin oder anderen Substanzen, die durch Anregung einer Schwartenbildung den Pleuraraum obliterieren.

Auskühlung u.a.) zu vermeiden. Der Transport eines behandlungsbedürftigen Frühgeborenen zur Röntgenabteilung muss speziellen Fragestellungen vorbehalten bleiben.

■ **Aufnahmetechnik.** Die Untersuchung erfolgt für die Thorax- oder Abdomenaufnahme in der Regel im geschlossenen Inkubator im a.-p.-Strahlengang. Dazu wird dem Frühgeborenen eine in ein frisches Tuch eingeschlagene Filmkassette unter den Thorax geschoben. Alle entbehrlichen Fremdkörper müssen aus dem Aufnahmefeld bzw. von der Thoraxwand entfernt werden, um die Gefahr der Überlagerung pathologischer Befunde zu minimieren.

Um eine unnötige Strahlenbelastung zu vermeiden, muss das Strahlenfeld so eingeblendet werden, dass nur die interessierenden Abschnitte erfasst werden. Lediglich bei einer ersten Aufnahme nach Geburt kann ein größeres Aufnahmefeld sinnvoll sein, um die Lage des Magens und die Luftfüllung in den Darmschlingen zu beurteilen.

Bei der Beurteilung der Tubuslage sind mögliche Wanderbewegungen des Tubus durch Lageänderung des Kopfes zu berücksichtigen. Da durch Drehung des Kopfes Positionsänderungen der Tubusspitze bis zu 1 cm möglich sind, sollte die untere Kinnpartie stets mitabgebildet werden. Für eine optimale Thoraxaufnahme in Inspiration ist die sorgfältige Beobachtung des Kindes und seiner Atmung notwendig.

Digitale projektionsradiographische Verfahren (digitale Lumineszenzradiographie) haben gegenüber der Folien-Film-Radiographie den Vorteil, dass Schwärzung und Kontrast unabhängig von der Belichtung optimiert werden können. Belichtungsfehler können dadurch bis zu einem gewissen Grade ausgeglichen und Fehlaufnahmen vermieden werden.

Merke ! Die Aufnahmespannung auf der Intensivstation soll auch für extrem Frühgeborene nicht unter 60 kV liegen. Auf der Intensivstation ergibt sich bei einer Sagittalaufnahme für die Mitpatienten im Abstand von 1 m eine Belastung von 0,08–0,13 μGy.

15.2 Pathologisch-anatomische Grundlagen

Die korrekte Beurteilung des kindlichen Thoraxbildes setzt die Kenntnis der altersspezifischen physiologischen und anatomischen Besonderheiten voraus. Im Folgenden soll auf die wichtigsten Punkte hingewiesen werden.

15.2.1 Lungenentwicklung

Die Röntgendiagnostik auf einer pädiatrischen Intensivstation schließt Thoraxaufnahmen von Früh- und Neugeborenen ein. Aus diesem Grunde erfolgt eine kurze Erläuterung über die Entwicklung der Lunge. Für die normale pränatale Lungensituation ist es wichtig, dass der Thorax als Körperhöhle abgeschlossen ist, die Lunge sich ohne Gegendruck entwickeln kann und Fruchtwasser ein- und ausgeatmet wird (Lassrich u. Richter 1987; Oppermann et al. 1982; Schwartz et al. 1999).

■ **Embryonale Phase.** Bis zur sechsten Schwangerschaftswoche entwickelt sich aus dem Urdarm die Lungenanlage mit einer primitiven Trachea. Danach kommt es zur Aussprossung von Stammbronchien, zur Differenzierung der Lappenanlagen und zur Anlage von Pulmonalarterien und -venen.

■ **Pseudoglanduläre Phase.** Zwischen der 6. und 17. Schwangerschaftswoche kommt es zur Teilung der Segmentbronchien und Ausbildung der präazinären Bronchusgeneration.

■ **Kanalikuläre Phase.** In der Zeit von der 17. bis zur 24. Schwangerschaftswoche stellt sich die Proliferation des Mesenchyms und seiner Gefäße ein. In Vorbereitung auf den Gasaustausch kommt es durch Entwicklung der respiratorischen Bronchiolen zu einer Annäherung an die Kapillaren.

■ **Sakkuläre Phase.** In der letzten Periode bis zur Geburt entstehen primitive Ductus alveolares. Die Produktion von Surfactant ist vor der 34. Schwangerschaftswoche nur inkomplett. Zu diesem Zeitpunkt sind Kapillaren- und Lungenoberfläche benachbart. Ein Überleben ohne Beatmung ist ab der 28. Schwangerschaftswoche möglich. Die Lunge verfügt über Lymphkapillaren, durch die ein Teil der Lungenflüssigkeit abtransportiert wird.

Die Entwicklung der Lunge von sehr unreifen Frühgeborenen, bei denen bereits Röntgenaufnahmen indiziert sind, befindet sich in der Regel in der sakkulären Phase.

■ **Alveoläre Periode.** Mit der Geburt ist die Lungenentwicklung nicht abgeschlossen: erst mit etwa dem 8. Lebensjahr ist die definitive Anzahl der Azini erreicht. Bis zum 12. Lebensjahr kommt es zur weiteren Teilung und Differenzierung.

Merke ! Das Alter bzw. der Entwicklungsstand des Kindes sind von großer Bedeutung für die Klassifizierung in regelrecht oder pathologisch. Bei der Entwicklung sowohl der Lunge als auch des knöchernen Thorax bestehen deutliche altersabhängige Unterschiede.

15.2.2 Röntgenanatomie

■ **Thoraxform.** Der zunächst glockenförmige Thorax konfiguriert sich postnatal etwa tonnenförmig. Tiefe, Breite und Länge des Thorax haben ähnliche Ausdehnungen. Bis etwa zum 7. Lebensjahr ändert sich nur die Länge entscheidend. Danach nehmen auch die Tiefe und Breite in unterschiedlichem Ausmaß wesentlich deutlicher zu als in den vorangegangenen Zeitabschnitten.

■ **Zwerchfellstellung.** Bedingt durch die Entwicklung der Lunge kommt es zu deren Volumenvermehrung und zum Tiefertreten des Zwerchfells. Bei der Geburt steht das Zwerchfell in Inspirationsstellung etwa auf Höhe der achten Rippe dorsal, im 10. Lebensjahr wird der dorsale Anteil der zehnten Rippe erreicht. Liegt eine normale Atmung vor, so variiert die Zwerchfellstellung zwischen In- und Expiration gelegentlich nur um einen Interkostalraum. Auch bei tiefer Inspiration verbleibt das Zwerchfell beiderseits leicht konvexbogig. Andere Formen bedürfen einer Abklärung. Hierzu eignet sich besonders bei kleineren Kindern sehr gut die Sonographie. Das Zwerchfell lässt sich vom Abdomen her mit Leber oder Milz als Vorlaufstrecke während der Bewegungsphasen gut beobachten.

■ **Thymus.** Im Säuglingsalter hat der Thymus sein größtes Gewicht und Ausdehnung. Zu dieser Zeit kann er das Herz deutlich überlagern, sodass das Herz auf den Sagittalaufnahmen nicht abgrenzbar ist. Die Form des Thymus wird durch die Atemphase stark beeinflusst. Bei Expiration erscheint der Thymus breiter und führt zu einer Überlagerung des Herzens. Typische Normalbefunde sind das „Segel"- und das „Wellenzeichen" (Abb. 15.3, 15.4). Im Falle einer Segelform des Thymus stellt sich dieser dreieckig dar, meist in Projektion auf das rechte obere Lungenfeld. Beim Wellenzeichen wird der Thymus gegen die ventralen Rippenanteile gepresst und scheint zwischen den Rippen deutlicher nach lateral zu ragen. Im Seitbild zeigt sich der Thymus retrosternal und suprakardial.

Zur Identifikation des Thymus ist heute die Thoraxseitaufnahme nicht mehr notwendig, da sich der Thymus in typischer Lage sonographisch mit charakteristischer Reflexgebung darstellen lässt (Abb. 15.5).

Während im Säuglingsalter ein großer Thymus ohne Bedeutung ist (Abb. 15.6), gibt ein nicht auffindbarer Thymus eher Anlass zur Sorge. Es gilt dann zwischen einer atypischen Lage und einer Thymusaplasie zu unterscheiden (Abb. 15.7). Eine Thymusaplasie ist relativ selten. Sie kann mit fehlenden Nebenschilddrüsen, einem Di-George-Syndrom (Agammaglobulinämie) oder einem Louis-Bar-Syndrom vergesellschaftet sein. Ein atypisch gelegener Thymus kann durch Formanomalien zu Fehlbeurteilungen führen. Bei der Suche nach Thymusgewebe in atypischer Lokalisation ist der Einsatz der CT oder MRT sinnvoll.

Bei Frühgeborenen und kranken Säuglingen ist der Thymus infolge einer stressbedingt erhöhten Steroidausschüttung relativ klein.

Zu beachten ist, dass bei 2% der Klein- und Schulkinder der Thymus noch nachweisbar ist. Nach vor-

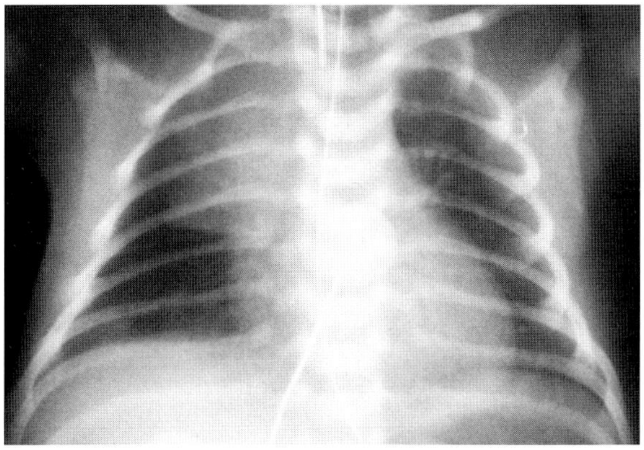

Abb. 15.3. Unauffällige Thoraxaufnahme am ersten Lebenstag. Im rechtsseitigen Lungenobergeschoss zeigt sich eine segelartige Verschattungsfigur, die dem Thymus zuzurechnen ist

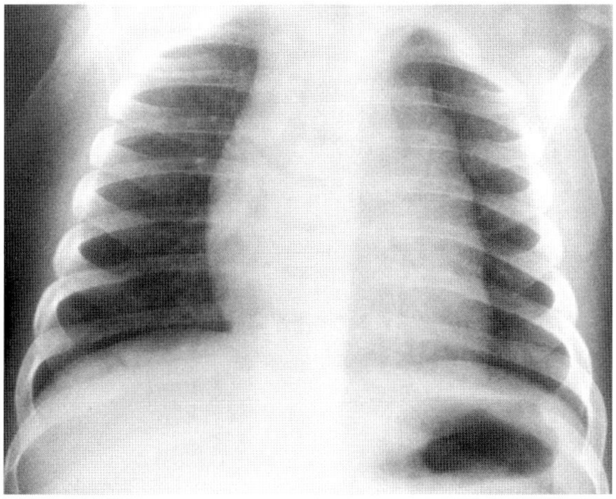

Abb. 15.4. Die Sagittalaufnahme zeigt linksseitig eine weichteildichte Formation, die durch Thymus bedingt ist. Die „wellige" Randkontur entsteht durch die Kompression des Gewebes gegen die Rippen

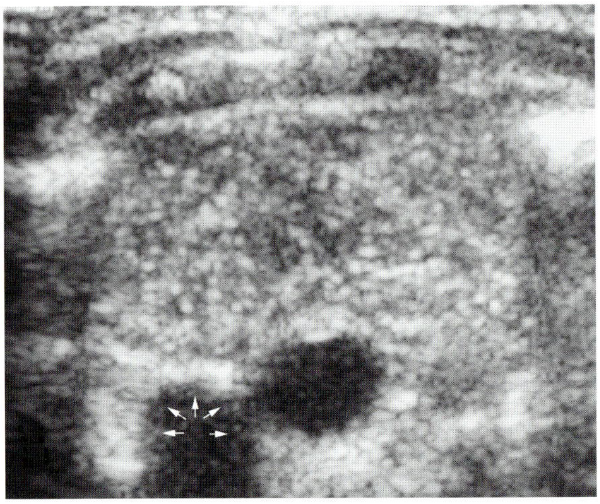

Abb. 15.5. Sonographischer Querschnitt durch den Thymus eines 1 Monat alten Kindes. Die Echointensität des Thymus ist fleckig inhomogen. Die Trachea (*Pfeile*) und die linke A. carotis communis sind gut abgrenzbar

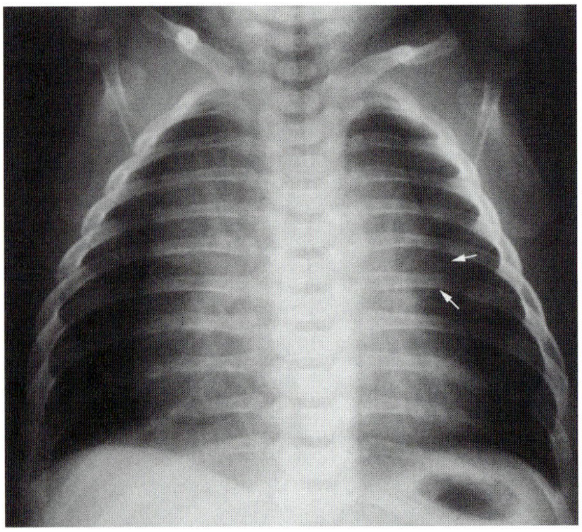

Abb. 15.6. Ausgeprägter großer Thymus, der das gesamte Herz überlagert, sodass die Herzgröße nicht abzuschätzen ist. Der linke Thymusunterrand ist gegen das Herz durch „Kerbenbildung" abgrenzbar (*Pfeile*)

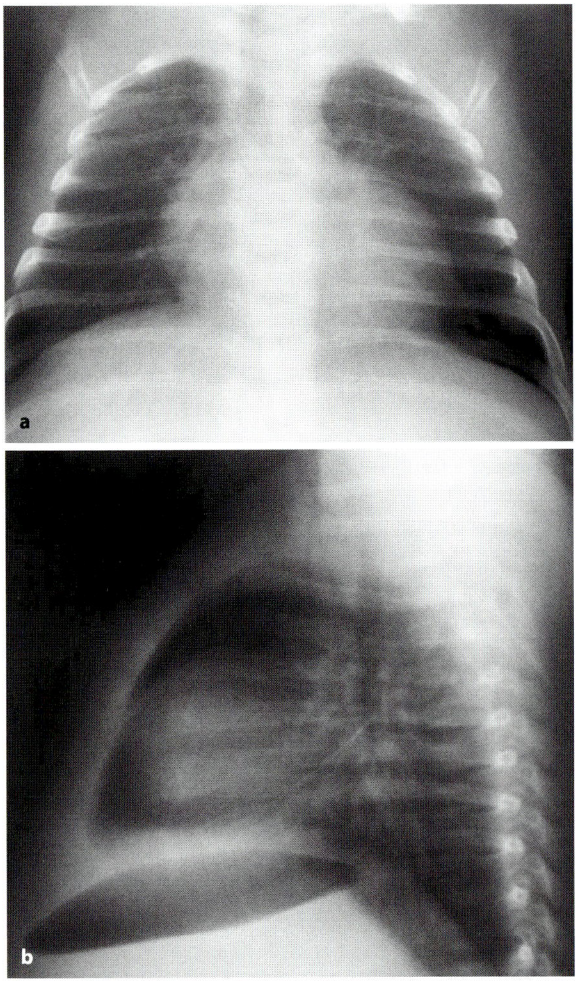

Abb. 15.7 a, b. Junge (2 Monate) mit schwerem kombinierten Immundefekt. **a** Im sagittalen Strahlengang fehlt bei sonst unauffälligem intrathorakalen Befund der Thymusschatten. **b** In der seitliche Thoraxaufnahme fehlt im Bereich der retrosternal- bzw. suprakardial gelegenen Thymusloge eine entsprechende Verschattung, es liegt eine Thymusaplasie vor

angegangenem M. Hodgkin kann die Differenzierung zwischen einem Lymphomrezidiv und dem Thymus problematisch sein (Abb. 15.8).

■ **Lungengefäße.** Unabhängig von der Entwicklung des Kindes sollten Segmentarterien und -bronchien stets einen ähnlichen Durchmesser haben.

■ **Herz.** Zur Beurteilung der Herzgröße wird oft der Herz-Thorax-Quotient herangezogen. Es handelt sich dabei um das Verhältnis von maximaler Herzbreite zur maximaler innerer Thoraxbreite. Normalerweise sollte die Herzbreite 50 % der Thoraxbreite nicht überschreiten. Dies gilt allerdings nicht für das erste Lebensjahr. In diesem Zeitabschnitt können gesunde Neugeborene und Säuglinge einen Herz-Thorax-Quotienten von 0,6 erreichen. Für die Erfassung von Herzfehlern bei Kindern bedarf es einer Röntgenuntersuchung in zwei Ebenen. Die Markierung eines vergrößerten linken Vorhofs durch einen Ösophagusbreischluck ist durch die Echokardiographie entbehrlich geworden. Bei Neugeborenen ist das Herz zunächst linksrotiert, sodass der rechte Ventrikel den linken Herzrand bildet. Später kommt es zu einer Rechtsrotation, wodurch der linke Ventrikel zunehmend randbildend wird.

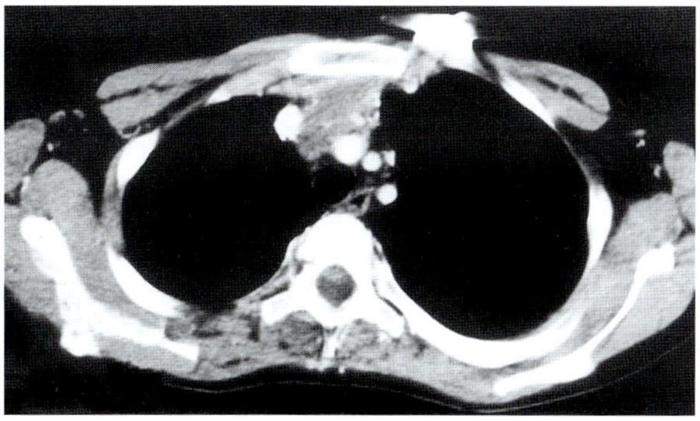

Abb. 15.8. 16-jähriges Mädchen mit histologisch nachgewiesenen M. Hodgkin. Thorax-CT nach i.v. Kontrastmittelapplikation nach Therapie. Bei dem retrosternalen Weichteilgewebe handelt es sich um Thymus, nicht um restlichen Lymphomanteil (bioptisch gesichert). Die Ausdehnung dieser Raumforderung nahm im Gesamtverlauf noch zu

■ **Große Gefäße.** Eine deutliche Variation weist das Pulmonalsegment auf. Der Pulmonalisbogen ist am oberen linken Herzrand lokalisiert. Er kann bei etwa 7% der gesunden Kinder fehlen, bei 20% aller gesunden Kinder erscheint er prominent. In der Regel wird die „Herztaille“ verstrichen dargestellt. Ein fehlendes Pulmonalsegment wie auch eine Pulmonalprominenz sollte nur in Kombination mit weiteren Zeichen als pathologisch eingeordnet werden, z.B. bei einer valvulären Pulmonalstenose oder einem Shunt-Vitium.

Der Durchmesser des Aortenbogens ist im Wesentlichen altersabhängig. Die Lage variiert zwischen der häufigen links paratrachealen Position und einer kontralateralen Rechtslage. Dieser Befund erlangt dann Bedeutung, wenn eine Ösophagusatresie zu korrigieren ist und der chirurgische Zugang kontralateral zum Aortenbogen gewählt werden soll.

■ **Thoraxskelett.** Rippenknorpelverkalkungen stellen sich erst ab der Pubertät ein. Es kommt dann auch zur Ausbildung röntgenologisch sichtbarer sekundärer Ossifikationszentren im Tuberculum costae und den Rippenköpfchen. Diese Ossifikationszentren verschmelzen im dritten Lebensjahrzehnt. Bei Säuglingen verläuft der Rippenabgang zur Wirbelsäulenachse in einem rechten Winkel. Dadurch entsteht eine Art Fassreifenstellung. Im weiteren Wachstum kommt es zur Einstellung eines Neigungswinkels.

Das Manubrium sterni entwickelt sich im 3. bis 6. Fetalmonat. Das Corpus sterni besteht aus drei bis vier paarigen Ossifikationszentren. Die Verschmelzung zum Corpus sterni vollzieht sich zwischen dem 6. und 12. Lebensjahr. Das Ossifikationszentrum des Processus xiphoideus bleibt während der gesamten Kindheit als isolierter Knochenkern sichtbar. Zur Beurteilung des Ossifikationsgrades der einzelnen Kerne sind leicht nach links oder rechts gedrehte sowie seitliche Röntgenaufnahmen hilfreich.

Zwischen der 4. und 6. Fetalwoche beginnt die Entwicklung der Klavikula. Etwa mit dem 17. Lebensjahr lässt sich am sternalen Ende ein Knochenkern nachweisen. Die Verschmelzung der beiden knöchernen Anteile vollzieht sich meist bis zum 25. Lebensjahr. Am Unterrand der Klavikula wird im Schulkindalter die Fossa rhomboidea sichtbar.

Die Scapulae sind beim Neugeborenen und Kleinkind sehr beweglich. Bei erhobenen und innenrotierten Armen erscheinen sie meist flügelartig neben dem Thorax, gelegentlich projizieren sie sich aber auch auf die Lungenoberfelder. Bei der Geburt ist der Knochen mit Ausnahme der gelenknahen Margo lateralis von einer Knorpellage umgeben. Der Knochenkern des Korakoidfortsatzes entwickelt sich im ersten Lebensjahr, in Form und Größe allerdings nicht seitensymmetrisch.

Merke ! Die Beurteilung von Röntgenbildern bei Früh- und Neugeborenen bedarf eingehender anamnestischer Kenntnisse über die perinatale Situation des Kindes. Wichtig sind Angaben zum Alter des Kindes (auch in Stunden!), die auf dem Röntgenbild fixiert werden sollten.

15.3 Besonderheiten der Röntgendiagnostik im Kindesalter

15.3.1 Beurteilung von Röntgenaufnahmen bei Früh- und Neugeborenen

Die erste Lebensphase ist von der Adaptation des Feten an die neue Lebenssituation geprägt. Mit dem Einsetzen der Atmung und der Resorption der Lungenflüssigkeit kommt es in den ersten 72 Lebensstunden zu sichtbaren Veränderungen im Röntgenbild. Der gesamte Anpassungsvorgang ist etwa nach vier Wochen beendet. Bis dahin ist die Umstellung des Blutkreislaufs mit Verschluss des Ductus arteriosus Botalli, des Foramen ovale und des Ductus venosus Arantii abgeschlossen. Bei der Beurteilung der Aufnahmen sind diese Zeitfaktoren, die Anzahl der Lebensstunden bzw. -tage unbedingt zu berücksichtigen. Wichtig ist auch die Kenntnis des Geburtsverlaufs. Während bei einer Sectio Flüssigkeit zunächst in den Alveolen verbleibt, wird die fetale Lungenflüssigkeit bei der Spontangeburt während der Passage durch den Geburtskanal ausgepresst. Ein Teil der Alveolarflüssigkeit wird über interstitielle Lymphgefäße oder Kapillaren drainiert. Während des ersten Lebenstages ist auf Röntgenbildern häufig auch interlobäre Flüssigkeit sichtbar, die gleichfalls einer Resorption während der ersten Lebenstage unterliegt.

Für die Interpretation von Aufnahmen ist die große Variationsbreite infolge der individuellen Geburtssituation und Resorptionsgeschwindigkeit der fetalen Lungenflüssigkeit von Bedeutung. Die Beurteilung wird durch eine unzureichende Inspiration zusätzlich erschwert. Wenn sich das Zwerchfell oberhalb des dorsalen Anteils der achten Rippe projiziert, sind die Hili gestaucht und verbreitert und die Lunge ist zusätzlich transparenzgemindert. Nicht exakt sagittal projizierte Aufnahmen führen zu Transparenzdifferenzen zwischen rechter und linker Lunge. In solchen Fällen ist auf die Längendifferenz zwischen den beiden Klavikulae zu achten.

Bei der Einschätzung der Herzgröße ist zu berücksichtigen, dass das Ausstreichen der Nabelschnur vorübergehend zu einer vermehrten zirkulierenden Blutmenge führt (bis zu 15%). Dies bedingt einen größeren Herz-Thorax-Quotienten. Während der Kreislaufadaptation zeigt sich nach etwa zwei bis drei Lebenstagen links paravertebral oberhalb des Pulmonalsegmentes auf Höhe des dritten bis vierten Brustwirbelkörpers der sog. „ductus bump". Der Ductus arteriosus Botalli obliteriert mit fortschreitendem Alter. Gelegentlich kommt es dabei auch zu Verkalkungen.

Da bei Früh- und Neugeborenen die Haut gegen die unter ihr liegenden Weichteile leicht verschieblich ist, können Hautfalten einen akzessorischen Lappenspalt oder einen Pneumothorax vortäuschen. Die Dicke der Weichteile ist primär vom intrauterinen Ernährungszustand abhängig, nimmt aber zu durch renale Ausscheidungsstörungen, Entzündungen oder Relaxation bei Beatmung. Das Röntgenbild von Frühgeborenen ist durch die mehr oder minder unausgereifte alveoläre Situation geprägt, die sich als insgesamt feingranuläre Zeichnungsvermehrung manifestiert.

15.3.2 Lagebeurteilung von Fremdmaterialien

■ **Endotrachealtubus.** Bei Kopfseitenlage soll das Tubusende auf Höhe der unteren Klavikulakanten liegen. Befindet sich der Kopf in Mittellage, so ist die Position des Tubusendes als regulär zu betrachten, wenn die Spitze ca. 1 cm oberhalb der Carina liegt (Abb. 15.9; Trout et al. 1994).

■ **Nabelarterienkatheter.** Die Katheterspitze soll auf Höhe des 6. bis 10. BWK liegen. Fehlpositionen auf Höhe des 3. BWK sind zu vermeiden, da z. B. bei einer Stenose im Bereich des Arcus aortae die untere

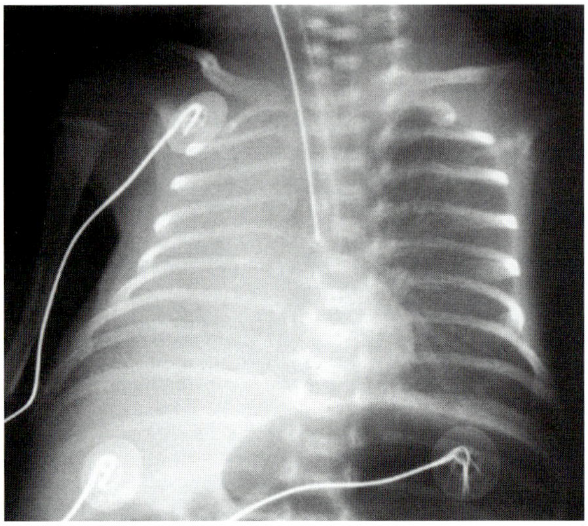

Abb. 15.9. Frühgeborenes (28. SSW). Tubusfehllage mit kompletter Atelektase der rechten Lungenseite

Körperhälfte über den unverschlossenen Ductus arteriosus Botalli mit arterialisiertem Blut versorgt wird. Katheterfehllagen können zu einem vorzeitigen Duktusverschluss führen (Dütting et al. 1999).

■ **Nabelvenenkatheter.** Die Katheterspitze sollte oberhalb des Zwerchfells in der V. cava inferior liegen, da sich sonst pulmonale Komplikationen wie lokale oder globale Ödeme, Infarzierungen und Hydrothorax einstellen können (Björklund et al. 1995). Längere Katheterverweilzeiten in der V. portae haben bei Frühgeborenen evtl. Thrombosen zur Folge (Newman 1999; Oppermann et al. 1982).

■ **Periphere Katheter.** Werden diese vom Hals- oder Armbereich vorgeschoben, so soll das herznahe Ende in der V. cava superior liegen. Eine Position am Übergang zwischen V. cava superior und rechtem Vorhof ist zu vermeiden, da eine Perforation mit Blutungen bzw. Applikation von Nährlösungen in den Herzbeutel möglich ist. Kommt der Katheter von der unteren Extremität, so ist als ideale Lage eine Position vor Einmündung der V. cava inferior in den rechten Vorhof anzusehen (Abb. 15.10).

■ **Gastrointestinale Sonden.** Die Platzierung erfolgt nach Maßgabe der Indikation (Intervall- oder kontinuierliche Ernährung) als Magen- oder Duodenalsonde.

■ **Drainagen.** Handelt es sich um die Punktion von flüssigkeitshaltigen Anteilen, so sollte die Applikation des Drainagesystems unter Ultraschallkontrolle erfolgen. Es ist dabei stets der tiefste Punkt des Pleuraergusses anzustreben. Beim Pneumothorax

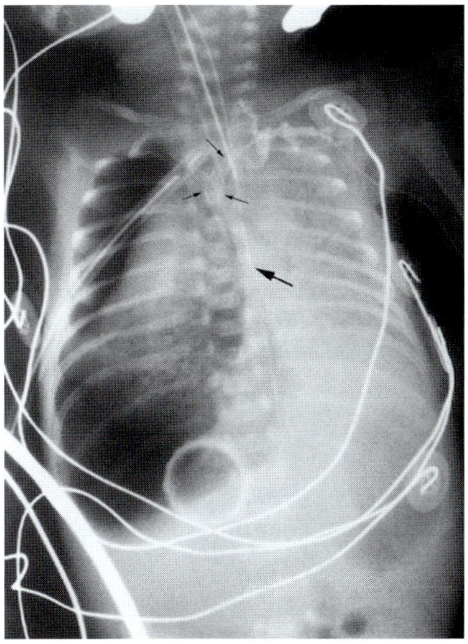

Abb. 15.10. Thorax und Abdomen sagittal (Frühgeborenes, 27. SSW). Während der Druckbeatmung bei einem Atemnotsyndrom Grad IV kam es zu einem initialen Pneumothorax rechts. Applikation einer Bülau-Drainage in das rechte obere Lungenfeld. Reguläre Lage des Trachealtubus. Verlagerung des Nabelvenenkatheters durch den Pneumothorax. Von der linken Armseite her wurde ein zentraler Venenkatheter gelegt, bei dem es intrathorakal zu einer Schleifenbildung kam (*Pfeile*), das Kontrastmittel fließt retrograd in Richtung Halsvenen und V. subclavia sinistra. Die Magensonde liegt mit der Spitze im Bereich des mittleren Thoraxraumes (*großer Pfeil*)

hingegen sollte das Schlauchsystem so platziert werden, dass möglichst der höchste Punkt der Luftansammlung erreicht wird.

Die Drainage eines Perikardergusses kann mit Ultraschall kontrolliert werden. Bei einem Pneumoperikard ist das Entlastungssystem regelrecht installiert, wenn es sich auf dem Röntgenbild auf die Luftansammlung lateral des Herzrandes projiziert.

CAVE ! Die genaue Lokalisation aller Kathetersysteme ist von größter Bedeutung, Fehlpositionierungen können das Leben des Kindes gefährden!

15.4 Lungenerkrankungen bei Früh-/Neugeborenen und Säuglingen

15.4.1 Atemnotsyndrom durch Surfactant-Mangel

Zwischen der 24. und 28. Schwangerschaftswoche wird bei Feten nicht ausreichend Surfactant gebildet, um einen Kollaps der Alveolen während der Exspiration zu verhindern. Dadurch ist der Gasaustausch gestört, zumal die Strecke zwischen Lungenoberfläche und Kapillaren zu diesem Zeitpunkt ohnehin verlängert ist. Pathologisch-anatomisch finden sich zunächst alveoläre Atelektasen und – mit zunehmender Dauer – als Schockäquivalent auch Fibrinablagerungen (hyaline Membranen; vgl. Abschn. 15.2.1). Vom Syndrom der hyalinen Membranen können Frühgeborene bis zur 36. Schwangerschaftswoche, ältere asphyktische Neugeborene und Kinder diabetischer Mütter betroffen sein.

Klinische Symptomatik. Als prädisponierende Faktoren für das Atemnotsyndrom gelten Lungenunreife und niedriges Geburtsgewicht. Postnatal entwickeln sich Tachypnoe, Nasenflügeln und exspiratorischen Stöhnen sowie Zyanose. Blutgasanalysen zeigen eine respiratorisch-metabolische Azidose.

Radiologische Symptomatik. Die Lungen sind postnatal minderbelüftet, wobei das Ausmaß von granulär bis flächig variiert. Bei Verlaufsbeurteilungen sind Änderungen des Beatmungsdrucks zu berücksichtigen. Hohe Beatmungsdrucke verbessern die Lungentransparenz ohne klinisches Korrelat. Eine mangelnde Aufhellung der Lungen kann Folge eines niedrigen Beatmungsdrucks, eines Lungenödems, eines persistierenden Ductus arteriosus Botalli oder einer unzureichenden Inspirationstiefe während der Aufnahme sein (Newman 1999).

Eine Stadieneinteilung des Atemnotsyndroms ist zur Beurteilung der klinischen Situation und der therapeutischen Konsequenzen (Antiatelektasefaktor/Surfactant) sinnvoll:

- Stadium I:
  - ausschließlich retikulogranuläre Zeichnungsvermehrung;

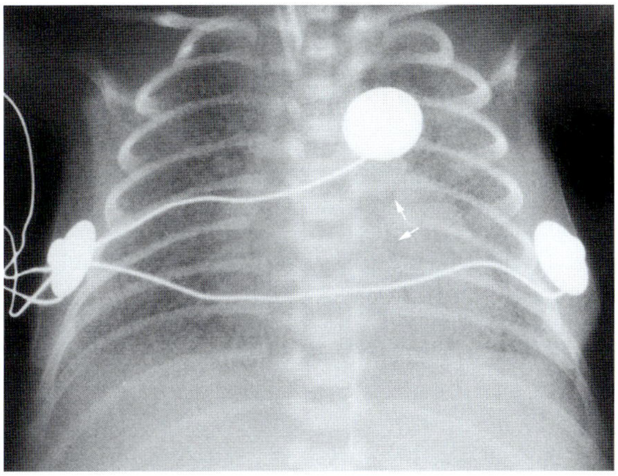

Abb. 15.11. Frühgeborenes mit fleckförmiger Verschattung und positiven Luftbronchogramm links retrokardial (*Pfeile*); das Herz ist noch abgrenzbar. Atemnotsyndrom Grad III

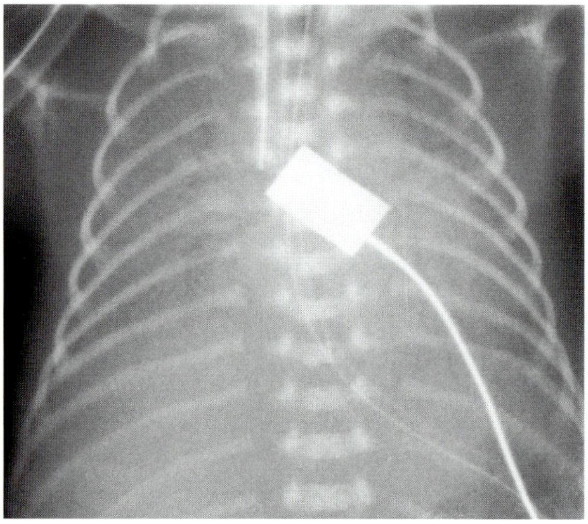

Abb. 15.12. Männliches Frühgeborenes (26. SSW). Komplett „weiße Lunge" durch Atelektase bei Lungenunreife und Surfactant-Mangel (Atemnotsyndrom Grad IV). Der Trachealtubus liegt auf Höhe der Carina und somit zu tief

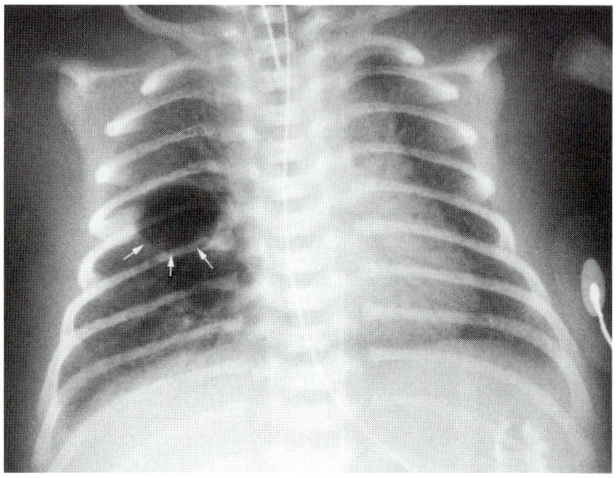

Abb. 15.13. Pneumatozele (*Pfeile*) im Bereich des rechten Lungenmittelgeschosses nach zweitägiger Beatmung bei Atemnotsyndrom und Surfactant-Applikation. Extrathorakale Weichteile verbreitert als Folge einer Ausscheidungsstörung

- Stadium II:
  - retikulogranuläre Zeichnungsvermehrung und Pneumobronchogramm;
- Stadium III:
  - zunehmende Atelektase, Herzunschärfe, Herz und Lunge sind aber noch abgrenzbar (Abb. 15.11)
- Stadium IV:
  - komplett weiße, d.h. nicht belüftete Lunge (Abb. 15.12).

15.4.2 Barotrauma und pulmonales interstitielles Emphysem

Bei Frühgeborenen mit Atemnotsyndrom ist es häufig notwendig, über einen längeren Zeitraum eine Druckbeatmung mit Sauerstoffzufuhr durchzuführen. Dadurch kommt es zu einer Zerstörung der Bronchioli terminales und der Sacculi alveolares. Luft tritt ins Interstitium über (interstitielles Emphysem). Auf diese Weise kommt es auch zu einem Lungengewebsumbau mit Elastizitätsverlust. Die Versteifung der Lunge führt bei zunehmenden Beatmungsdrucken zum Zerreißen des Lungenparenchyms und der Pleura visceralis. Nachfolgend stellt sich eine Luftansammlung in verschiedenen intra- und extrathorakalen Kompartimenten ein (Dütting et al. 1999, Ruzal-Shapiro 1998).

Radiologische Symptomatik. Zunächst zeigen sich feinblasige Veränderungen infolge von Überblähungen. Sie lassen die feine granuläre Zeichnungsvermehrung des Atemnotsyndroms in den Hintergrund treten. Es handelt sich dabei um überblähte Bronchioli terminales sowie Ductuli alveolares. Solange es sich nur um Überblähungen handelt, ist dieser Zustand reversibel. Kommt es zur Zerstörung der Alveolarwand, so verteilt sich die Luft im Interstitium in Richtung Hilus und nach peripher. Diese Aufhellungen liegen extraalveolär und sind ungleichmäßig groß. Die grobblasigen transparenten Bezirke sind in- und exspiratorisch gleichermaßen nachweisbar.

Ein einseitiges interstitielles Emphysem ist Ausdruck einer lokalen Überblähung und meist Folge einer Tubusfehllage oder einer Obstruktion durch zähen Schleim.

Kommt es lokalisiert zur Zunahme einer interstitiellen Luftansammlung, so können zystoide Formationen resultieren (Abb. 15.13). Diese Pseudozysten zeigen häufig einen verdichteten Randsaum durch Kompression des benachbarten Lungengewebes. Pseudozysten treten einzeln oder multipel in unterschiedlicher Größe auf (Newman 1999; Oppermann et al. 1982).

15.4.3 Freie intrathorakale Luft

Zu den freien intrathorakalen Luftansammlungen zählen der Pneumothorax, das Pneumomedistinum, das Pneumoperikard und die Luftembolie.

Pathologisch-anatomische und ätiologische Grundlagen. Beim interstitiellen Emphysem mit hohen Beatmungsdrucken kommt es in 12–40% der Fälle zu einem Einriss der viszeralen Pleura mit konsekutivem Pneumothorax. Wegen der interstitiellen Veränderungen und des Elastizitätsverlustes kollabiert die Lunge nicht komplett. Breitet sich die interstitielle Luft entlang der Bronchien und Gefäße in Richtung auf das Mediastinum aus, kommt es direkt oder indirekt zu einem Mediastinalemphysem. Ein Pneumperikard entsteht wahrscheinlich dadurch, dass die interstitielle Luft entlang der Pulmonalarterien und -venen bzw. der perikardialen Umschlagfalte in den Herzbeutel gedrückt wird. Ein derartiges Ereignis ist selten und wird bei kleineren Luftansammlungen eher zufällig im Röntgenbild entdeckt. Größere, zunehmende Luftvolumina führen zur Herzbeuteltamponade. Eine systemische Luftembolie ist eine seltene, in der Regel letal verlaufende Komplikation bei maschinell beatmeten Kindern. Der Entstehungsmechanismus ist unklar.

Klinische Symptomatik. Die klinischen Zeichen eines Pneumothorax sind Zyanose und Atemnot. Das Pneumomediastinum und das Pneumoperikard verlaufen meist asymptomatisch. Größere Luftvolumina können jedoch zur Herzbeuteltamponade führen. Ein Spannungsmediastinum ist selten. Die systemische Luftembolie ist eine in der Regel letal verlaufende Komplikation.

Radiologische Symptomatik. Die Luftansammlung bei einem Pneumothorax lokalisiert sich lateral (mantelförmig), basal, apikal, anterior oder medial. Der röntgenologische Nachweis ist in der Regel unproblematisch. Beim medialen Pneumothorax kommt es paramediastinal zu einer vermehrten Transparenz (Alfort u. McHenny 1999).

Mediastinale Luft sammelt sich meist im oberen Mediastinum. Es kommt zur Anhebung der Thymuslappen. Die Luft kann sich entlang der Trachea, des Ösophagus und der großen Gefäße nach kranial (kollares Emphysem entlang der Halsgefäßscheide) und/oder nach kaudal (Pneumoperitoneum) ausbreiten (Abb. 15.14).

Das Pneumoperikard manifestiert sich als schmaler Luftsaum, der meist das ganze Herz umgibt. Gelegentlich sind Kombinationen von Pneumomediastinum und -perikard nachweisbar. Eine Differenzierung zwischen diesen beiden Luftansammlungen kann bei geringer Ausprägung schwierig sein.

Bei der systemischen Luftembolie sind Luftansammlungen nicht nur im Herzen, sondern auch in den großen Gefäßen, der Portalvene, den Hirngefäßen und den Liquorräumen nachzuweisen.

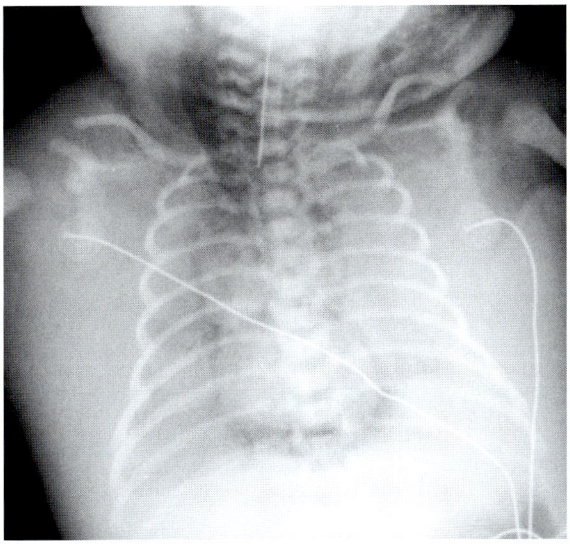

Abb. 15.14. Thorax bei Hydrops fetalis mit deutlich verbreiterten extrathorakalen Weichteilen. Komplette „weiße Lunge" (Atemnotsyndrom Grad IV). Pneumomediastinum mit Aszension der Luft entlang der zervikalen Gefäße

15.4.4 Bronchopulmonale Dysplasie

Die chronischen Lungenerkrankungen der Frühgeborenen haben unterschiedliche Verlaufsformen und Schweregrade (Davis u. Rosenfeld 1999; Kennedy 1999), wobei die bronchopulmonale Dysplasie die schwerste chronische neonatale Form ist.

Pathologisch-anatomische und ätiologische Grundlagen. Erkrankungen wie neonatale Pneumonie, Mekoniumaspiration, pulmonale Hypertension sowie Frühgeburtlichkeit u. a. können eine länger dauernde Respiratorbeatmung mit hohen Drucken und hohen Sauerstoffkonzentrationen indizieren und damit das Risiko einer Beatmungslunge bedingen. Die toxische Wirkung hochkonzentrierten Sauerstoffs und das Barotrauma führen zu Schädigungen der Bronchialschleimhaut, der Alveolarzellen und der Lungengefäße (Breysem et al. 1997). Die Folge sind Ödem und Nekrose. Als Regenerate sind Epithelmetaplasien und Parenchymfibrosen anzusehen. Gelegentlich führen Intima- und Mediaverdichtungen der Pulmonalgefäße zu einer pulmonalen Hypertension mit rechtsventrikulärer Hypertrophie.

Radiologische Symptomatik. Radiologisch wird die bronchopulmonale Dysplasie nach Northway in vier Stadien eingeteilt (Newman 1999; Northway et al. 1967; Oppermann et al. 1982):

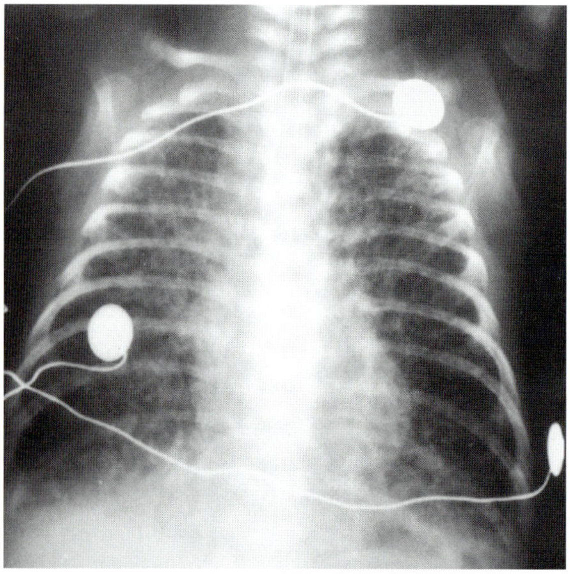

Abb. 15.15. Deutlich überblähte Lunge mit irregulären streifigen Verdichtungsfiguren und relativ kleinem Herzen bei bronchopulmonaler Dysplasie

- Atemnotphase:
  - 2–3 Tage generalisiertes granuläres Lungenmuster und Luftbronchogramm,
- Regenerationsphase:
  - 4–10 Tage Eintrübung der Lunge mit Auslöschung der Herzkontur,
- Übergangsphase:
  - 10–20 Tage Mischung von umschriebener Minderbelüftung, Überblähung mit Kompression der angrenzenden Lungenabschnitte,
- chronische Phase:
  - nach > 30 Tagen nehmen die Überblähungen in den Unterlappen zu. Daneben zeigen sich grobstreifige Atelektasen. Kontrolluntersuchungen, die an einem Tag durchgeführt werden, zeigen rasch wechselnde Befunde (Abb. 15.15).

15.4.5 Wilson-Mikity-Syndrom

Ob es sich hierbei um eine wirkliche eigene Entität handelt ist unklar, das, was als Wilson-Mikity-Syndrom bezeichnet wird, ist eine seltene Erkrankung bei Frühgeborenen, die nur schwer von der bronchopulmonalen Dysplasie zu trennen ist (Marquis et al. 1993). Dieses Syndrom soll mit einer ungleichmäßigen Beatmung bei verlängerter Oxygenierungsphase im Zusammenhang stehen. In der Histologie finden sich nebeneinander überblähte und auch kollabierte Alveolen, die eine geringe Fibrose aufweisen. Außerdem zeigen sich Infiltrate, Blutungen und eine verminderte Anzahl an Kapillaranschnitten.

Typischer Röntgenbefund soll eine retikuläre symmetrische Zeichnungsvermehrung des Interstitiums sein (Gillan u. Cutz 1993; Reittner et al. 1998). Im weiteren Verlauf ist das Bild nicht von der bronchopulmonalen Dysplasie zu trennen.

Merke ! Die Ausheilung eines durch Surfactant-Mangel entstandenen Atemnotsyndroms ist nicht ungewöhnlich, Komplikationen wie ein pulmonales interstitielles Emphysem oder eine bronchopulmonale Dysplasie sind möglich.

15.4.6 Transitorische Tachypnoe des Neugeborenen (Flüssigkeitslunge)

Es handelt sich um eine Adaptationsstörung der Früh- und Neugeborenen ohne Hinweis auf Surfactant-Mangel. Betroffen sind häufig Kinder von diabetischen Müttern oder mit Hyperproteinämie sowie solche, die durch „Schnittentbindung" zur Welt kommen. Letzteren fehlt die Kompression der Thoraxorgane im mütterlichen Geburtskanal. Dadurch wird ein Teil der Lungenflüssigkeit nicht via naturalis abgepresst, sondern verbleibt in der Lunge.

Klinische Symptomatik. Die Kinder sind vorübergehend blass, zyanotisch und weisen eine Tachypnoe mit einer Frequenz bis zu 120/min auf. Meist bessern sich die Beschwerden binnen 72 h spontan.

Radiologische Symptomatik. Es zeigen sich beidseits disseminierte retikulonoduläre Verdichtungen, bei denen es sich um verbliebene Flüssigkeitsansammlungen handelt, in deren Folge es während der Exspiration zur Obstruktion und Überblähung kommt. Das Zwerchfell steht unterhalb der achten Rippe. Im weiteren Verlauf ist eine perihiläre streifige Zeichnungsvermehrung nachweisbar, die einer Dilatation peribronchialer Venen und Lymphgefäße entsprechen soll. Interlobäre Flüssigkeitsansammlungen sind möglich.

15.4.7 Perinatale Aspirationssyndrome

Fruchtwasser- und Mekoniumaspiration

Kommt es intrauterin zu einer fetalen Hypoxie, so wird das Atemzentrum stimuliert. Eine Zunahme der physiologisch zunächst geringen Atembewegung ist die Folge. Eine gleichzeitige Vagusstimulation führt zur Entleerung des Enddarms mit Absetzen von Me-

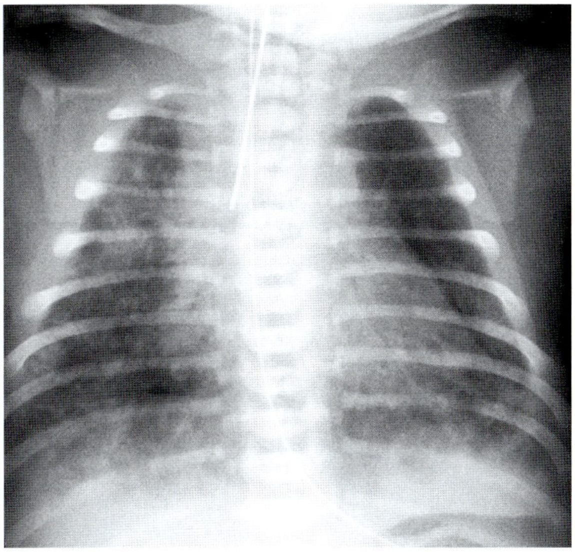

Abb. 15.16. Männliches Neugeborenes am Geburtstag mit Mekoniumaspiration. Grobfleckige Lungenveränderungen mit teilweise konfluierenden Verschattungen beidseits. Der Trachealtubus findet sich mit seiner Spitze auf Höhe der Carina und liegt damit zu tief

konium. Infolge der verstärkten perinatalen Atemtätigkeit kommt es im Geburtskanal zur Aspiration von Fruchtwasser, Mekonium und/oder Blut. Ob daraus eine Erkrankung resultiert, hängt vom Aspirat und von der Konstitution des Kindes ab. Eine vermehrte Fruchtwasseraufnahme wird in der Regel problemlos resorbiert, bedarf aber der Beobachtung. Aspiriertes Mekonium kann zu Atelektasen oder zur Obstruktion mit Überblähung führen. Außerdem besteht die Gefahr, dass sich eine Vasokonstriktion mit Persistenz der fetalen Zirkulation einstellt.

Klinische Symptomatik. In der Regel sind reifgeborene oder übertragene Kinder betroffen, die bei einer verlängerten Austreibungsphase an Respirationsstörungen mit Tachypnoe und Zyanose leiden. Zu einer Pneumonie kommt es nur dann, wenn das Aspirat ausnahmsweise nicht keimfrei ist.

Radiologische Symptomatik. Vor Anfertigung der Röntgenaufnahme sollte das Kind gut abgesaugt werden, um zu gewährleisten, dass genügend Luft in die Lunge gelangt und so eine effiziente Beurteilungsmöglichkeit gegeben ist (Marquis et al. 1993).

Die reine Fruchtwasseraspiration führt zu teils fleckigen, teils konfluierenden Verdichtungen. In der Regel stellt sich innerhalb von 24 Stunden eine deutliche Besserung des Befundes ein.

Mekoniumanteile im Aspirat führen zu grobfleckigen disseminierten Verdichtungen, zu Atelektasen und zu Obstruktionen (Abb. 15.16). Mögliche Komplikationen sind ein interstitielles Emphysem, ein Pneumothorax, ein Pneumomediastinum, eine chemische Pneumonitis auf das sterile Mekonium sowie eine sekundäre infektiöse Pneumonie.

Merke ! Die Unterscheidung zwischen Fruchtwasser- bzw. Mekoniumaspiration und Aspiration bei gastrointestinaler Transportstörung ist mit Hilfe der Anamnese möglich.

Aspiration bei gastrointestinalen Transportstörungen
Als Folge von Fehlbildungen kann es während der Fütterung des Kindes direkt zur Aspiration kommen. Bekannt ist auch ein verzögertes aber rezidivierendes Erbrechen mit nachfolgendem Übertritt von Speisen oder Magenflüssigkeit in das Tracheobronchialsystem. Bei derartigen Symptomen ist die orale Ernährung bis zur Klärung der Ursache auf eine parenterale umzustellen.

Typische Fehlbildungen mit Aspirationsgefahr sind die Ösophagusatresie, die ösophagotracheale Fistel (H-Typ), die Kardiainsuffizienz, die Hiatushernie, Stenosen und Atresien des Magenausgangs und Duodenums sowie zerebral bedingte Schluckstörungen.

15.4.8 Bronchiolitis

Die Bronchiolitis ist eine der möglichen Ursachen des plötzlichen Kindstodes. Es handelt sich um eine RS-Virusinfektion („respiratory syncytial virus", RS) mit gelegentlicher bakterieller Sekundärbesiedlung. Betroffen sind hauptsächlich Säuglinge, aber auch Kleinkinder. Die RS-Viren führen zur Entzündung der bronchiolären Schleimhaut oder weitergehend der ganzen Wand. Die Folge ist eine Schleim- und Eiteransammlung mit obstruierten Lumina.

Der BOOP-Komplex (Bronchiolitis obliterans mit organisierter Pneumonie) ist dagegen häufiger bei zeitweiser oder dauerhafter Immuninkompetenz z. B. im Rahmen einer Graft-versus-host-Reaktion zu diagnostizieren. Dabei greift die Entzündung auf das die Bronchioli respiratorii und -terminales umgebende Gewebe über. Das Granulationsgewebe führt bei einem Teil der peripheren Luftwege zu einer Okklusion der Bronchiallichtungen, während ein anderer Teil durch Narbenzug emphysematös wird. Durch die Kompression kommt es auch zu einem Gefäßverschluss mit Infarkt. Die Folge dieses gesamten Komplexes zeitigt bei entsprechender Ausdehnung eine Veränderung der gesamten Lunge, sodass im Röntgenübersichtsbild ein erster Verdacht entsteht.

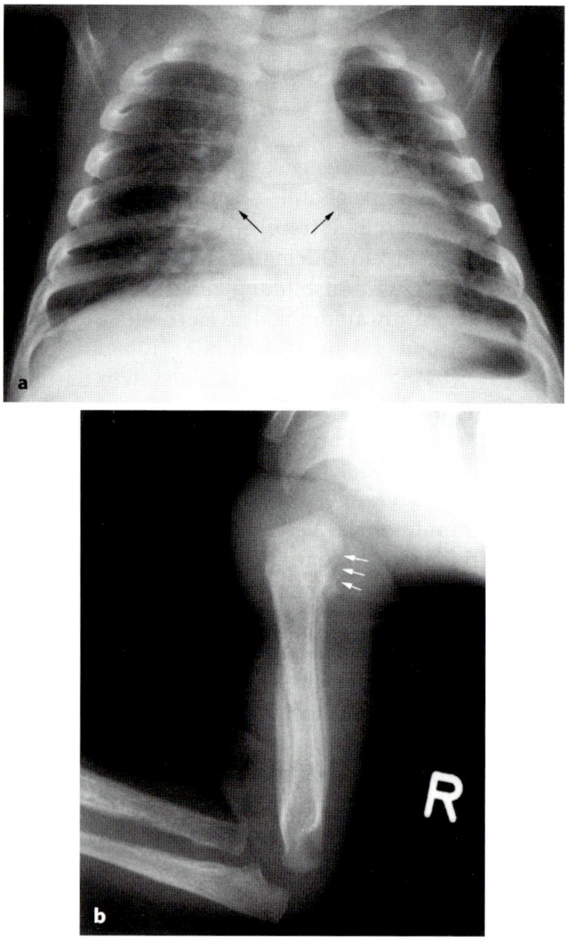

Abb. 15.19 a, b. Intrauterin erworbene Lues-Pneumonie (weibliches Neugeborenes). **a** Thorax sagittal: Verbreiterter Hilus rechts und angedeutetes bilaterales positives Luftbrochogramm (*Pfeile*), mäßige intrathorakale Verdichtungsfiguren. **b** Rechter Humerus seitlich: Osteolysen (*Pfeile*) im proximalen Abschnitt des Humerus. Zusätzlich kommen deutliche zwiebelschalenartige Periostabhebungen zum Nachweis, ähnliche Veränderungen sind auch im Bereich von Radius und Ulna nachzuweisen

Röntgenologisch stehen alveoläre Verdichtungen durch Listeriosegranulome, interstitielle Verdichtungen und Dystelektasen im Vordergrund.

Chlamydien-Pneumonie
Die Infektion mit Chlamydia trachomatis soll ca. 5‰ der Neugeborenen betreffen. Die Ansteckung erfolgt meist im Geburtskanal. Es entwickeln sich nach einer Latenzzeit von 3 bis 12 Wochen eine milde Symptomatik ohne oder mit geringem Fieber, Konjunktivitis, Tachypnoe und Husten.

Pulmonale Infektionen mit dem Meningitiserreger der Neugeborenen (Ureaplasma urealyticum) sind nach Pathogenese, Symptomatik und Therapie prinzipiell gleichartig zu sehen.

Der Röntgenbefund ist ausgeprägter als das klinische Bild erwarten lässt. Er zeigt miliare alveolär-interstitielle Infiltrationen in Kombination mit einer parahilären streifigen Zeichnungsvermehrung (Cleveland 1995).

Pneumonia alba (Lues connata)
Vom Hilus ausgehend zeigen sich beidseits bandförmige Verdichtungen. Multiple grobknotige Herde treten meistens basal auf. Ihre Größe liegt bei 2–5 mm. Selten finden sich vereinzelte Herde. Im Verlauf konfluieren diese Areale, sodass Bilder wie bei einer Bronchopneumonie oder einem Lungenödem möglich sind. Inwieweit in diesen Fällen eine syphilitische Pneumonitis hinzutritt, ist unklar (Dobinsky et al. 2001; Pieper et al. 1995; Spear et al. 1991). Der Lungenbefund wird erst im Zusammenhang mit den entsprechenden knöchernen Läsionen sicher deutbar (Abb. 15.19).

Konnatale Tuberkulose
Neben bihilären vergrößerten Lymphknoten stellt sich intrapulmonal eine retikuläre Zeichnungsvermehrung mit kleinen Infiltraten dar. Ein miliares Erscheinungsbild ist die Folge. Differentialdiagnostisch ist eine Pneumocystis-carinii-Pneumonie abzugrenzen (s. Abschn. 15.5.4).

Merke ! Anfänglich ähneln sich die unterschiedlichen neonatalen Pneumonien radiologisch, so dass eine Differenzierung nach Keimen unmöglich ist. Nur bei voll ausgebildeten Lungenbefunden wird eine Eingrenzung möglich.

15.4.10 Persistierende fetale Zirkulation (persistierende pulmonale Hypertension des Neugeborenen, PPHN)

■ **Pathologisch-anatomische und ätiologische Grundlagen.** Unter regulären Bedingungen werden nach der Geburt die fetalen Kreislaufverhältnisse umgestellt. Dies beginnt nach Einsetzen der Atmung mit einer Erweiterung der Arteriolen, so dass der periphere Lungengefäßwiderstand absinkt. Das Blut wird dann aus dem rechten Ventrikel in die Lunge gepumpt und oxygeniert. Nach Verschluss des Ductus arteriosus Botalli fließt vermehrt Blut in den linken Vorhof, so dass der Druck hier steigt. Die Folge ist der funktionelle Verschluss des Foramen ovale.

Bei persistierend erhöhtem peripheren Lungengefäßwiderstand bestehen die fetalen Kreislaufverhältnisse fort. Ursächlich für die Vasokonstriktion kommen Erkrankungen in Betracht, die mit einer metabolischen Störung einhergehen oder durch vasokonstriktive Reize wie Mekoniumaspiration entstehen. Gelegentlich bleibt allerdings unklar ob es sich um ein primäres oder sekundäres Phänomen handelt.

■ **Klinische Symptomatik.** Die reifen Neugeborenen entwickeln eine Zyanose mit einer erhöhten Atemfrequenz, so dass meist eine Intubation notwendig wird. Gelegentlich chronifizieren diese Verhältnisse. Es kommt zur pulmonalen Hypertension mit entsprechenden kardialen Folgen.

■ **Radiologische Symptomatik.** Zunächst sind die intrapulmonalen Zeichen unergiebig. Die Lungengefäßzeichnung bewegt sich im unteren normalen Bereich. Erfasst werden lediglich sekundäre Effekte.

15.4.11 Erkrankungen des Pleuraraums

Pneumothorax

Gelegentlich treten spontane Pneumothoraces nach den ersten Atemzügen auf, wenn es dabei zu einer hohen transpulmonalen Druckentwicklung kommt. Häufiger sind sie Folge einer Beatmungstherapie, einer Reanimation, Aspiration, eines Surfactantmangels oder auch einer Lungenhypoplasie. Die Symptome sind Tachypnoe, Blutdrucksenkung und Abfall der Blutgaswerte.

Die Luft umschließt in der Regel die Lunge mantelförmig. Röntgenologische Leitbefunde sind der lungenzeichnungsfreie Raum und die Pleuralinie. Ein Spannungspneumothorax wird durch Zwerchfelltiefstand und mediastinale Verlagerung angezeigt. Nach längerer Beatmungstherapie sowie den Folgen einer bronchopulmonalen Dysplasie ist die Lunge relativ starr, sodass in solchen Fällen ein Kollaps kaum zu registrieren ist.

Pleurale Flüssigkeitsansammlungen

Unter pleurale Flüssigkeitsansammlungen können der Hydrothorax, der Chylothorax, der Hämatothorax und das Pleuraempyem subsummiert werden.

Hydrothorax. Die primäre Flüssigkeitsansammlung im Pleuraraum ist selten und entsteht meist bei Lungenkompression, beispielsweise bei ausgedehnten Zwerchfellhernien. Häufiger sind sekundäre Pleuraergüsse. Sie entstehen bei Herzfehlern und Nierenerkrankungen. Liegt der Pleuraerguss intrauterin langfristig vor, kann eine Lungenhypoplasie entstehen. Die Punktion des Pleuraergusses sorgt für Entlastung und unterstützt die Diagnose bezüglich der Genese des Ergusses.

Chylothorax. Der Chylothorax ist selten. Er kann Ausdruck einer Fehlbildung des Lymphsystems sein oder Folge einer vorangegangenen Operation im Thoraxbereich mit Verletzung des Ductus thoracicus. Die postoperativen radiologischen Kontrolluntersuchungen zeigen dann den einseitigen Pleuraerguss als Zufallsbefund. Eine Punktion kann sowohl therapeutisch als auch diagnostisch sinnvoll sein. Vor einer diagnostischen Punktion ist die Applikation von Fetten in der Nahrung zu erwägen. Sie sammeln sich beim chylösen Erguss in der Flüssigkeit und sind gut zu analysieren.

Hämatothorax. Eine Blutansammlung im Pleuraraum ist im Neugeborenenalter äußerst selten. Hierzu kommt es als Folge eines Geburtstraumes, evtl. mit Reanimation, oder durch angeborene Fehlbildungen und postoperativ.

Pleuraempyem. Pleuraergüsse mit putridem Inhalt sind meist Folge von Staphylokokken-Pneumonien (seltener auch andere Keime) oder von Abszessen, die in die Pleurahöhle penetrieren.

■ **Klinische Symptomatik.** Die durch pleurale Flüssigkeitsansammlungen bedingten Symptome ergeben sich aus der Grunderkrankung einerseits und der respiratorischen Insuffizienz andererseits. Ausgedehnte bilaterale Flüssigkeitsansammlungen können zur Entwicklung einer Dyspnoe führen. Beim Pleuraempyem sind die Anamnese und die mit der zugrunde liegenden Pneumonie verbundenen Symptome richtungweisend.

CAVE ! Vor der Punktion von angeborenen großvolumigen Pleuraergüssen ist zu bedenken, dass sich eine Lungenhypoplasie entwickelt hat. Die Drainage kann dann zu unerwarteten Problemen führen.

■ **Radiologische Symptomatik.** Je nachdem, ob die Flüssigkeitsansammlungen lokal, mantelförmig, uni- und bilateral vorliegen, findet sich röntgenologisch entweder ein lateral rippenständiges Verschattungsband oder eine mehr oder weniger homogene Verschattung des Hemithorax. In Abhängigkeit von der Ausdehnung und Lage der Flüssigkeitsansammlung kann es zur Maskierung der Zwerchfell- oder Mediastinalkontur oder auch zur Mediastinalverlagerung kommen. Bei kompletter Verschattung des Thoraxinnenraums sind Mediastinum und Herz nicht abgrenzbar. Die Lunge ist dann durch das vermehrte intrathorakale Volumen komprimiert und die Rippen werden durch die intrathorakale flüssigkeitsbedingte Raumforderung auseinandergedrängt (Glöbl 1997; Gruden et al. 1994; Sequin 1992).

Im Falle eines Chylothorax wird gelegentlich eine Verbreiterung des Mittelschattens gesehen, in dem sich zunächst die Flüssigkeit sammelt, bis das Exsudat in den Pleuraraum übertritt. Radiologisch ist der chylöse Erguss nicht sicher von anderen Flüssigkeitsansammlungen zu unterscheiden. Der Verdacht ergibt sich am ehesten aus der Anamnese, z.B. eine vorangegangene Operation (Chang et al. 1993; Shipley et al. 1995). Röntgenologisch kann ein nach apikal verbreiterndes Flüssigkeitsband auf die extrapleurale Lage der chylösen Ergussbildung hinweisen. Auch beim Pleuraempyem ist die Anamnese, ggf. auch frühere Röntgenaufnahmen mit pneumonischen Infiltraten diagnostisch richtungsweisend.

Merke ! Die Verlaufskontrolle pleuraler Flüssigkeitsansammlungen kann mit Hilfe des Ultraschalls erfolgen. Eine Punktion sollte sonographiegesteuert vorgenommen werden.

CAVE ! Angeborene Pleuraergüsse können durch eine Lungenhypoplasie bedingt sein und sind möglichst nicht zu punktieren.

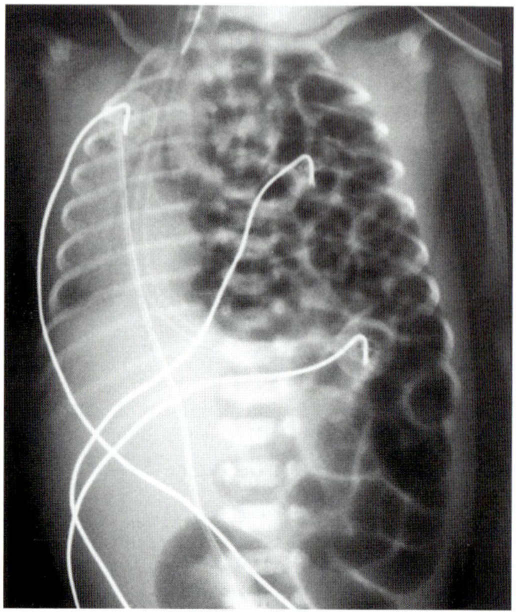

Abb. 15.20. Bochdalek-Hernie (Neugeborener). Thorax sagittal: Die linke Lungenseite ist ausgefüllt mit lufthaltigen Darmschlingen, die ein wabenähnliches Muster verursachen. Verlagerung des Mediastinum nach rechts. Rechts ist eine relativ kleine Lunge nachzuweisen. Der Abdominalraum ist bei verlagerten Darmanteilen kleiner als regulär

15.4.12 Erkrankungen des Zwerchfells

Dieser Gruppe gehören die verschiedenen Formen der Zwerchfelldefekte, die mit Hernien einhergehen, die Zwerchfellduplikaturen und die Relaxatio diaphragmatica an.

Zwerchfellhernien

Drei persistierende Lücken im Zwerchfell, die lediglich pleuroperitoneal bindegewebig gedeckt sind, können zu Hernien mit transdiaphragmaler Verlagerung von Eingeweiden in den Thoraxraum Anlass geben. Es sind dies die Bochdalek-, die Morgagni- und die Larrey-Lücke. Die Häufigkeit derartiger Zwerchfelldefekte liegt bei ca. 0,05% aller Geburten. Bei ausgedehnten intrauterinen Hernien kann sich auf der betroffenen Seite die Lunge nicht regelrecht entwickeln. Die Lunge ist hypoplastisch; gelegentlich kommt es zur Verlagerung des Herzens zur Gegenseite, sodass auch die kontralaterale Lunge meist nicht optimal entwickelt ist. Zusätzlich besteht bei diesen Kindern in der Lunge meist eine Gefäßhypoplasie. Nach der Geburt persistiert bei erhöhtem Lungengefäßwiderstand die fetale Zirkulation. Die Folge ist ein verspäteter Verschluss des Ductus arteriosus Botalli.

Folgende Formen werden lassen sich unterscheiden:

- Die Bochdalek-Hernie, bei der eine hintere seitliche Bruchpforte im Bereich des Trigonum lumbocostale vorliegt. Die Hernie ist am häufigsten und ganz überwiegend links zu finden, da rechtsseitig der Defekt durch die Leber gedeckt wird (Abb. 15.20).
- Die Morgagni-Hernie tritt durch die Zwerchfelllücke des Trigonum sternocostale rechts parasternal in den Thoraxraum.
- Peritoneoperikardiale Hernien sind seltene Fehlbildungen, die mit Anomalien des Sternums und der Bauchwand einhergehen. Bedingt durch den Bauchhöhleninhalt im Herzbeutel kommt es zur kardialen Kompression (Alfort u. McHenny 1999; Swischuk 1997).

■ **Klinische Symptomatik.** Die Diagnose einer Zwerchfellhernie wird heute meist intrauterin mit Hilfe des Ultraschalls gestellt. Nur selten werden die Neugeborenen durch eine Dyspnoe mit entsprechenden Laborparametern und einem eingefallenen Bauch auffällig. Die nach der Geburt bestehende bzw. einsetzende Atemnot verstärkt sich, wenn es in den Darmschlingen des Eingeweideprolaps durch Luftschlucken oder Maskenbeatmung zusätzlich zur Blähung kommt und somit eine weitere Kompression des vorhandenen Lungengewebes die Folge ist.

Intraabdominelle Beschwerden können dadurch entstehen, dass der Abdominalraum wegen der Verlagerung von Darm und parenchymatösen Organen in den linken Hemithorax nicht ausreichend Platz bietet. Nach der Umlagerung der intrathorakal gelegen intestinalen Anteile kann es daher zur Kompression von Gefäßen kommen.

Merke ! Von allen Entwicklungsstörungen des Zwerchfells hat die meist linksseitige Bochdalek-Hernie die schwerwiegendsten Folgen für das Neugeborene. Die Lunge ist hypoplastisch, so dass nach Verschluss des Zwerchfelldefektes Langzeitbeatmungen mit speziellen Techniken notwendig sind, damit die Lunge sich nachträglich entwickeln kann.

Die retrosternalen Hernien im Bereich des Trigonum sternokostale (Morgagni-Hernie, Larrey-Spalte) manifestieren sich meist erst im Klein- oder Schulkindalter durch unspezifische Oberbauchbeschwerden.

Diagnostik und radiologische Symptomatik. Als erste postnatale, präoperative bildgebende Diagnostik sollte im Falle der Bochdalek-Hernie eine sagittale native Thorax- und Abdomenübersichtsaufnahme angefertigt werden. Bei frühzeitiger Aufnahme nach Geburt kann es sein, dass die Darmschlingen noch nicht mit Luft gefüllt sind und deshalb die linke Lungenseite komplett verschattet ist. Geringe Luftansammlungen in den Darmschlingen lassen Fehldiagnosen auch als Zysten oder Waben zu. Sollte eine Magensonde liegen, bietet diese einen guten Anhalt für die Position des Magens. Im weiteren Verlauf füllt sich dann der Dünndarm intrathorakal mit Luft. Das Zwerchfell ist nicht abgrenzbar. Aus der Nativdiagnostik ist postnatal zweifelsfrei die Diagnose zu stellen, sodass Kontrastmitteldarstellungen des Dünndarms in der Regel nicht notwendig sind. Durch Applikation von Kontrastmittel kann aber eine dringliche Operation verzögert werden. Wichtig ist es, mit Hilfe des Ultraschalls die Position von Leber, Milz und Niere sowie den Verlauf der Gefäße zu klären. Andere bildgebende Diagnostik ist verzichtbar.

Die retrosternalen Hernien manifestieren sich meist erst spät. Parakardial findet sich eine pathologische Aufhellung oder ein pathologischer Weichteilschatten (Abb. 15.21). Eine seitliche Aufnahme führt häufig zum direkten Nachweis. Bei unklarem Befund kann eine Kontrastierung der Darmschlingen sinnvoll sein. Hierbei ist jedoch zuvor zu erwägen, ob es sich bei dem hernierten Darmanteil um Dünn- oder Dickdarm handelt.

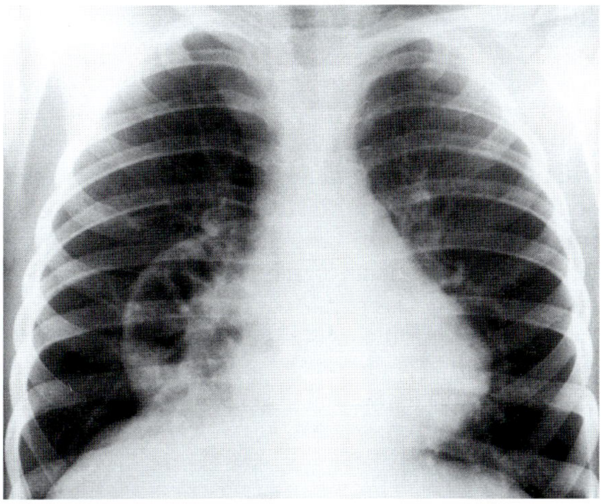

Abb. 15.21. Morgagni-Hernie (4-jähriges Mädchen). Thorax sagittal: Rechtsseitig oberhalb des Zwerchfells und rechts parakardial lassen sich lufthaltige Darmanteile lokalisieren

Zwerchfellduplikatur

Durch ein akzessorisches Diaphragma, das aus fibromuskulärem Gewebe besteht und von ventral nach posterolateral bis auf die Höhe der fünften Rippe zieht, wird eine Thoraxhälfte basal partiell in zwei Kompartimente unterteilt. Diese seltene Anomalie tritt fast ausschließlich rechtsseitig auf. Durch die membranartige Zwerchfellduplikatur kommt es zur Trennung des hypoplastischen Unterlappens von der übrigen Lunge. Allerdings ist die Hilusregion ausgespart, sodass Bronchien und Gefäße den Unterlappen erreichen. Kombination mit einer Lungenhypoplasie und mit weiteren Fehlbildungen der Lungengefäße, der Bronchien, aber auch der Wirbelsäule, sind bekannt.

Klinische Symptomatik. Auffällig werden die Kinder durch Atemstörungen und rezidivierende Infekte bzw. Pneumonien.

Radiologische Symptomatik. Bemerkenswert ist die Auslöschung des rechtsseitigen Herzrandes. Insgesamt scheint die Region unscharf, das Mediastinum ist verzogen zur gleichen Thoraxhälfte hin, die in der Regel auch die kleinere ist. Im lateralen Strahlengang kommt retrosternal eine saumförmige, gut abgrenzbare Verdichtungsfigur zur Darstellung. Dabei handelt es sich um Gewebe, das den Raum ausfüllt, der durch das verminderte Lungenvolumen entsteht.

Die Zwerchfellduplikatur ist im Röntgenbild nicht darstellbar, evtl. aber im CT. Bei diesem radiologischen Befund müssen eine Pleuritis mediastinalis, eine Teilatelektase, eine isolierte Lungenhypoplasie oder eine Sequestration differentialdiagnostisch in die Überlegung mit einbezogen werden.

Relaxatio diaphragmatica

Diese Fehlbildung betrifft die linke Zwerchfellseite häufiger als die rechte. Aufgrund einer Entwicklungsstörung findet sich lediglich eine bindegewebige Platte. Das rudimentäre Zwerchfell kann dem intraabdominellen Druck nicht widerstehen und wird deutlich nach intrathorakal verlagert. Es kommt intrauterin zur Kompression der basalen Lungenabschnitte mit den möglichen Folgen einer Lungenhypoplasie.

Klinisch relevante Symptome sind Dyspnoe und gehäufte bronchopulmonale Infektionen.

■ **Radiologische Symptomatik.** Auf der betroffenen Seite ist der Intrathorakalraum meist kleiner als auf der kontralateralen Seite. In der Durchleuchtung sind keine oder lediglich geringe Bewegungen erkennbar. Gelingt eine sichere Differenzierung zur Zwerchfellhernie nicht, ist eine Ultraschalluntersuchung indiziert. Bedingt durch den Zwerchfellhochstand kommt es vor allem zur Verlagerung von Magen und linker Kolonflexur.

Zwerchfellparese/Zwerchfellparalyse

Zu einseitigen Paresen (teilweise Lähmung) oder Paralysen (vollständige Lähmung) kann es infolge eines Geburtstraumas und nach intrathorakalen Operationen kommen. Bei Muskelerkrankungen sind beide Zwerchfellhälften gleichzeitig betroffen.

■ **Radiologische Symptomatik.** Aufgrund einer verminderten oder ganz eingeschränkten aktiven Zwerchfellbewegung sind Atelektasen und rezidivierende Infektionen möglich. Bei einer Parese zeigt sich unter Durchleuchtung und im Ultraschall nur noch eine geringe, aber regulär gerichtete Zwerchfellbewegung. Die Paralyse ist gekennzeichnet durch die paradoxen Bewegungen des Zwerchfells mit Verlagerung des Mediastinums. Dieses Phänomen findet eine Erklärung durch die normale Bewegung der gesunden Zwerchfellseite mit nachfolgender intraabdomineller Druckänderung und passiver Verlagerung der funktionslosen Zwerchfellhälfte.

15.5 Lungenerkrankungen bei Klein- und Schulkindern

Klein- und Schulkinder erkranken überwiegend an Infektionen. Die Übertragung vollzieht sich häufig durch Kontakte mit anderen Kindern. Die Frequenz von Atemwegserkrankungen liegt bei vier bis acht pro Jahr mit Häufigkeitsgipfeln im Herbst und Winter. Die Erkrankungen sind oft zunächst viral vermittelt und beginnen mit hohem Fieber (bis ca. 40 °C), das drei bis vier Tage anhält. In dieser Zeit kommt es zur Schädigung der Nasenschleimhaut, des Waldeyer-Rachenringes, des Flimmerepithels und des Hustenreflexes. Auf der Basis dieser pathologischen Veränderungen kann es im Atemtrakt zur Ausbreitung von Bakterien, Chlamydien, Mykoplasmen u. a. kommen. Nach überstandenem viralen Infekt mit sekundärer Keimbesiedelung wird das Fieber nur mäßig absinken. Prinzipiell sind der Verlauf und die Schwere einer Krankheit abhängig vom Alter des Kindes, von der immunologischen Kompetenz und von der Virulenz und Menge der Erreger.

15.5.1 Bronchitis

Ausgehend von einem Infekt der oberen Luftwege breitet sich die Entzündung zunächst über die Trachea aus und kann bei Kleinkindern sogar die mittleren Bronchien erreichen. Primäre und Superinfektionen mit RS-Viren, Rhino-, Parainfluenza- und Influenza-Viren sowie Bakterien können zur Entzündung der Bronchialwände führen. Durch die verdickte Schleimhaut sowie Absonderung von Sekret, Schleim oder Eiter wird das Bronchiallumen deutlich eingeengt, was zu einer entsprechenden Symptomatik mit Fieber und Husten führt (obstruktive Bronchitis, asthmatoide Form der Bronchitis).

Obstruktive Bronchitis

Kommt es bei Infekten der oberen Luftwege im Zusammenspiel von Bronchospasmen, entzündlicher Schleimhautschwellung und erhöhter Schleimsekretion zur einer Einengung der Bronchiallumina mit einer Aufblähung der nachgeordneten Abschnitte spricht man von einer obstruktiven Bronchitis. Diese asthmatoide Form der Bronchitis soll in enger Beziehung zum Asthma bronchiale stehen, da ca. 20 % der Betroffenen später eine entsprechende Erkrankung aufweisen.

Rezidivierende Bronchitis

Von einer rezidivierenden Bronchitis spricht man, wenn im Verlauf von 12 Monaten drei Neuinfektionen auftreten, die mit Husten einhergehen und einen bronchitischen Auskultationsbefund zeitigen. Die Länge eines Schubes wird mit etwa 14 Tagen angegeben. Als Ursachen kommen u. a. eine übermäßige Luftverschmutzung, die Chronifizierung eines Fremdkörpers, eine Mukoviszidose oder Agammaglobulinämie in Betracht.

Chronische Bronchitis

Eine chronische Bronchitis ist zu diagnostizieren, wenn trockene Hustenanfälle ohne Fieber über wenigstens acht Wochen bestehen. Eine Mukoviszidose

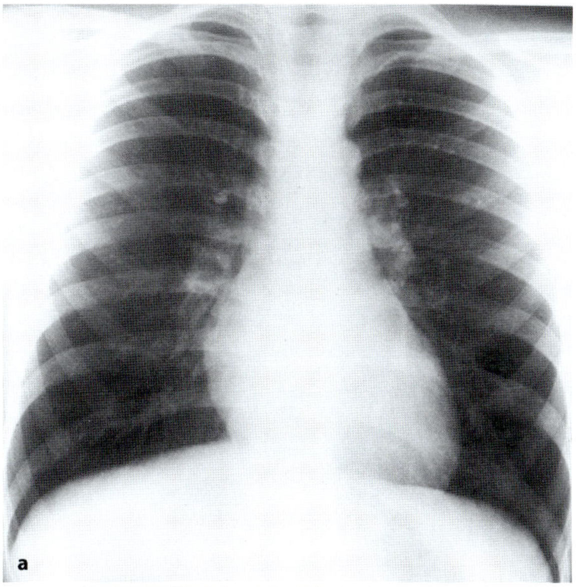

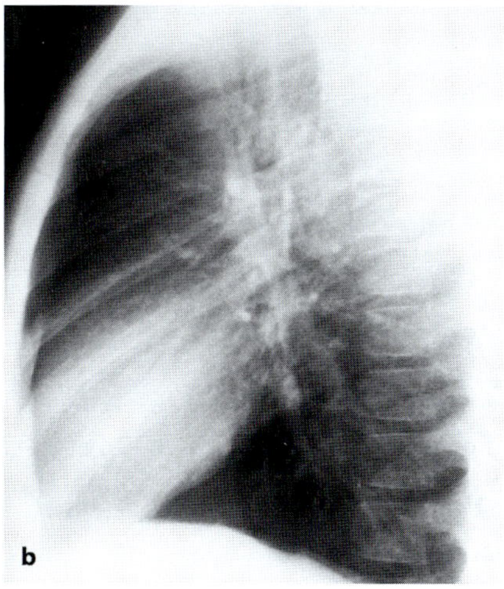

Abb. 15.22 a, b. Normaler thorakaler Befund bei einem 9-jährigen Mädchen. **a** Thorax im a.-p.-Strahlengang: reguläre Zwerchfellstellung bei seitengleicher Belüftung der Lungen. Reguläre, altersentsprechende Herzkonfiguration. Bei Belichtung der Aufnahme ist zu berücksichtigen, dass die Brustwirbelsäule hinter dem Herzen noch angedeutet erkennbar ist. **b** Aufnahme im seitlichen Strahlengang: Der Raum zwischen Wirbelsäule und hinterer Herzkontur nicht eingeengt. Der Retrosternalraum zeigt bei atrophiertem Thymus eine reguläre Belüftung. In diesem Lebensalter noch gut zu erkennen sind die einzelnen knöchernen Sternumelemente

und Immuninkompentenz sind immer auszuschließen. Bei häufigen Hustenattacken klagen die Kinder über Schmerzen im Bereich der überanstrengten Bauchmuskulatur.

Sinubronchitis

Gelegentlich sind Bronchitis und Sinusitis miteinander vergesellschaftet. Dieser Komplex tritt während einer Rhinitis, infolge von grippalen Infekten oder nach einer Pertussis auf.

Klinische Symptomatik der Bronchitiden. Kinder mit einer obstruktiven Bronchitis sind dyspnoisch und zeigen ein verlängertes Exspirium, hörbar sind stakkatoartige Hustenstöße. Fieber ist selten. Die Erkrankung dauert ca. 14 Tage und kann in eine Bronchiolitis übergehen.

Bei nächtlichem Husten nach Infekten sollte an eine Sinusitis bzw. Sinubronchitis gedacht werden. Möglicherweise fließt dann infektiöses Sekret aus der Nase in Richtung Trachea. Zusätzlich leiden die Kinder an subfebrilen Temperaturen und Auswurf. Bei der Racheninspektion zeigen sich typische Zeichen einer chronischen Entzündung.

Radiologische Symptomatik der Bronchitiden. Bronchopulmonale Infekte gehen meist mit beidseitig verdickten und verbreiterten Hilusschatten einher. Man spricht von einem „Infekthilus". Es handelt sich dabei um die Folge einer Entzündung im Hilusgewebe und der Bronchialwand mit begleitender Lymphknotenvergrößerung. Die Unschärfe der Hili entsteht in der akuten Phase durch ein Gewebeödem. Mit beginnender Gesundung lockert der Hilusschatten wieder auf. Differentialdiagnostisch ist eine Tuberkulose abzugrenzen, die häufig allerdings nur einseitig auftritt. Vom „Infekthilus" ausgehend können entzündlich-streifige Verdichtungsschatten in Richtung Lungenperipherie ziehen.

Eine obstruktive Bronchitis zeigt eine Überblähung der Lunge mit Zwerchfelltiefstand (Abb. 15.22, 15.23). Die Zwerchfellbeweglichkeit ist eingeschränkt, der Mittelschatten komprimiert und die Rippen verlaufen eher horizontal.

Bei einer chronischen Bronchitis kommt es neben dem „Infekthilus" verstärkt zu einer streifigen Zeichnungsvermehrung. Gelegentlich werden auch netzartige Verdichtungen in den basalen Lungenabschnitten sichtbar. Die Lunge ist meist gebläht. Nach chronisch-deformierenden Veränderungen des Bronchialbaums oder Bronchiektasen ist mit Hilfe der Computertomographie zu fahnden.

Merke ! Die verschiedenen Formen der Bronchitiden zeigen im Röntgenbild fließende Übergänge. Häufig ist die obstruktive Bronchitis mit ausgeprägtem Zwerchfelltiefstand am eindrucksvollsten.

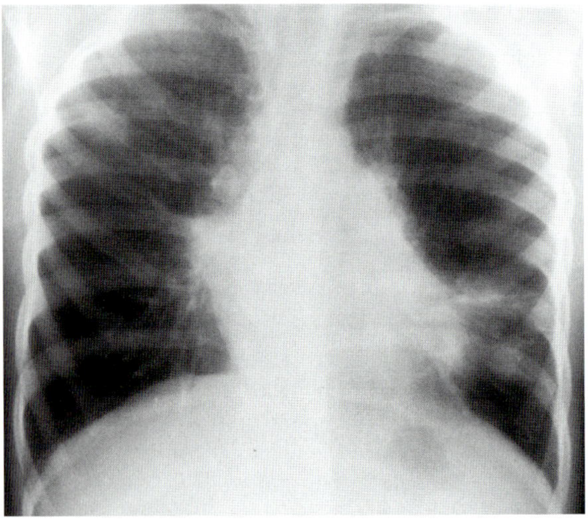

Abb. 15.23. Mädchen (30 Monate) mit asthmatoider Bronchitis. Bilateral überblähte Lunge, Zwerchfelltiefstand, vermehrte streifige Zeichnung der Hili und plattenförmiger Atelektase links

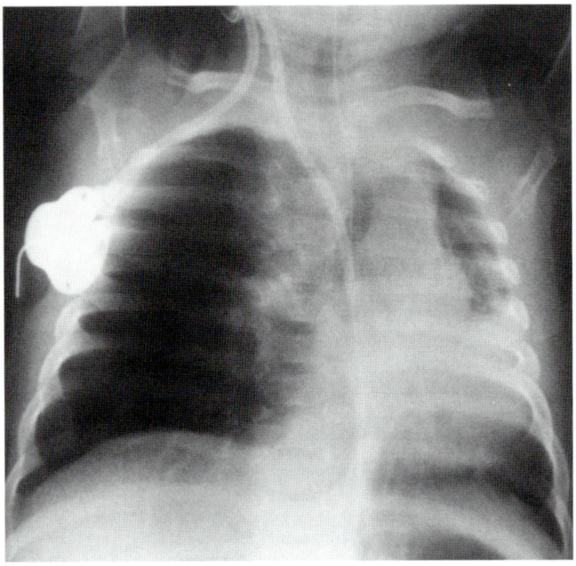

Abb. 15.24. Überblähung der rechten Lungenseite, bedingt durch Schleimpröpfe, die einen Ventilmechanismus auslösen. Konsekutiv kommt es linksseitig zu einer Atelektasenbildung. Verlagerung und Verziehung der Trachea. Grunderkrankung Medulloblastom

15.5.2 Fremdkörperaspiration

Zur Aspiration kommt es bei „unbedachter" Inspiration während der Ingestion. Die Fremdkörper geraten wegen des steilen Abganges des rechten Hauptbronchus häufig auf diese Seite. Prinzipiell ist aber die Körperlage während der Aspiration ausschlaggebend. Kommt es zur Schwellung der Schleimhaut und/oder durch Quellung des Fremdkörpers zum Verschluss des Lumens, können Atelektasen entstehen. Im weiteren Verlauf ist die Entwicklung von Entzündungen möglich, in deren Gefolge entstehen Abszesse und Bronchiektasen.

Gelegentlich stellt sich aber auch ein Ventilmechanismus mit Überblähung eines Lungenflügels bzw. eines Lappens oder Segmentes ein.

■ **Klinische Symptomatik.** Betroffen sind meist Kleinkinder. Initial führt die Aspiration häufig zu einer Hustenattacke oder gar zu Erstickungsanfällen. Nach Passage der Trachea sind diese Irritationen durch den Fremdkörper aber rückläufig. Ist das Zeitintervall solcher Schleimhautreizungen aber kurz, so wird die entsprechende Reaktion meist nicht genug beachtet und ist deshalb auch nicht zu anamnestizieren.

CAVE ! Bis zur Ausprägung von klinischen Symptomen nach Fremdkörperaspiration können Wochen bis Monate vergehen, sodass ein entsprechendes Ereignis nicht immer zu anamnestizieren ist. Aus diesem Grunde ist bei Kleinkindern mit kurzzeitig rezidivierenden Atemwegserkrankungen stets an eine Fremdkörperaspiration zu denken.

■ **Radiologische Symptomatik.** Aspirierte Fremdkörper sind radiologisch selten direkt darzustellen. Die Diagnose muss sich meist auf indirekte Zeichen stützen. Typische Befunde sind Atelektasen und akutes Emphysem. Zu einer totalen Minderbelüftung der betroffenen Lunge kommt es bei komplettem Verschluss eines Hauptbronchus. Es können sich aber auch Lappen oder Segmente unbelüftet darstellen. In diesen Fällen erscheinen die angrenzenden Lungenareale überbläht (Abb. 15.24). Infolge einer Ventilstenose kommt es zur progredienten Ballonierung der betroffenen Seite mit Verlagerung des Mediastinums zur Gegenseite. Gelegentlich finden sich auch Befunde mit Überblähung einer und Atelektase der anderen Lunge. In diesen Fällen sind In- und Exspirationsaufnahmen sinnvoll (Abb. 15.25). Bei unruhigen Kleinkindern ist evtl. eine Durchleuchtung zu erwägen. Entscheidend für die Diagnose ist die Beachtung der Zwerchfellbeweglichkeit. Auf der betroffenen Seite liegt dann eine verminderte Zwerchfellexkursion vor.

Probleme ergeben sich bei der Deutung von Röntgenbildern, wenn Fremdkörper frei beweglich sind und sich dadurch evtl. ihre Lokalisation zwischen zwei Atemphasen ändert.

Verursacht eine Fremdkörperaspiration eine Atelektase mit nachfolgender Pneumonie, so ist der Befund eher unspezifisch. Immer verdächtig sind aber rezidivierende Entzündungen in ein und dem selben Lungenabschnitt. In diesen Fällen ist eine Bronchographie im infektfreien Intervall indiziert.

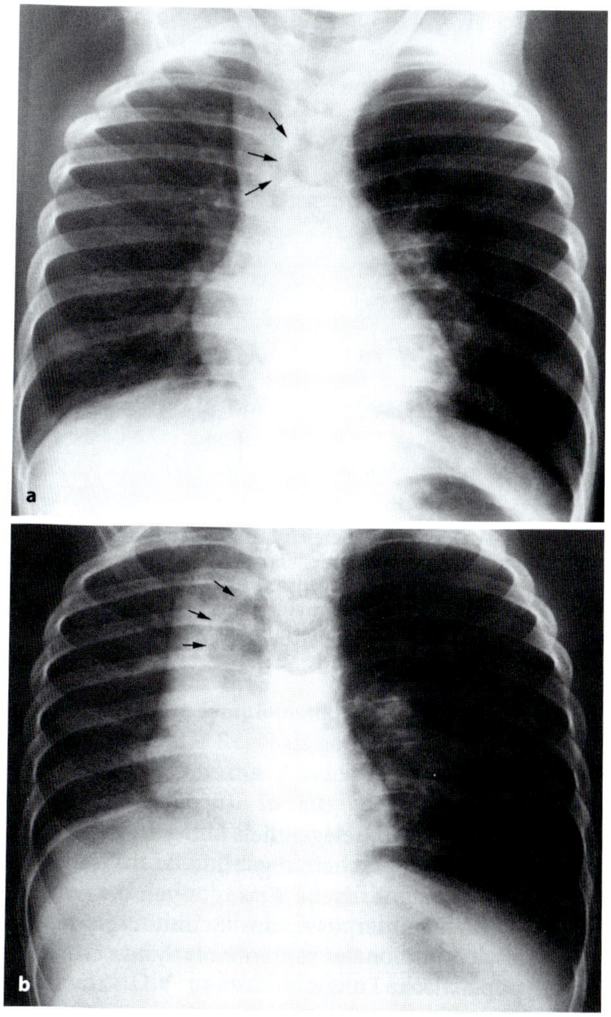

Abb. 15.25 a, b. Inspirationsaufnahme bei Verdacht auf Fremdkörperaspiration. **a** Überblähung der linken Lungenseite und Zwerchfelltiefstand. Verlagerung des Mediastinums nach rechts und partielle Herniation der linken Lunge im oberen Mediastinum (*Pfeile*). **b** Bei Expiration ist das Mediastinum mittelständig, der Zwerchfelltiefstand leicht rückläufig. Die linksseitige Herniation bleibt erhalten (*Pfeile*). Linksseitig Ventilmechanismus als Folge der Fremdkörperaspiration

Seltene Komplikationen intrapulmonaler Fremdkörper sind das Mediastinalemphysem und der Pneumothorax.

Merke ! An eine Fremdkörperaspiration ist zu denken, wenn im Röntgenbild lokale Überblähung bzw. Atelektasen sichtbar werden, wegweisend können auch rezidivierende Pneumonien im selben Lungenareal sein.

15.5.3 Atelektasen

Atelektasen sind als luftfreie, kollabierte Lungenabschnitte definiert. Sie sind in der Regel Folge und Begleiterscheinung anderer Erkrankungen, beispielsweise von Tumoren, Pneumonien, Lymphknotenschwellungen, Fremdkörperaspiration u. a. mehr.

Nach dem Pathomechanismus unterscheidet man zwischen Obstruktions-/Resorptionsatelektasen einerseits und Kompressionsatelektasen andererseits. Die passive Atelektase und die Narbenatelektase stellen Sonderformen dar. Zu lageabhängigen temporären Minderbelüftungen ohne Krankheitswert kommt es auch bei längerem Liegen (z. B. CT- oder MRT-Untersuchungen). In Rückenlage entstehen relativ kurzfristig Dystelektasen der dorsobasalen Lungenabschnitte (vgl. Kap. 4.4.3).

Obstruktionsatelektase

Durch Verlegung des Bronchialsystems (Fremdkörperaspiration, Schleimpfropf, Bronchialadenom) kommt es zum Kollaps des peripheren Lungenanteils. In diesen Fällen ist ein positives Luftbronchogramm nicht nachweisbar.

Narbenatelektasen entstehen durch bindegewebige Strangbildung nach Operation oder Entzündung. Diese Form stellt eine äußere Obstruktion dar.

Kompressionsatelaktase

Kompressionsatelektasen entstehen bei Druck auf die Lunge durch intrathorakale Raumforderungen beispielsweise einen Pleuraerguss, einen Hämatothorax oder Tumoren. In diesen Fällen kann ein positives Luftbronchogramm beobachtet werden.

Passive Atelektase

Passive Atelektasen kommen bei einer Zwerchfellparese oder einem Pneumothorax vor. In diesen Fällen ist der Zug des Zwerchfells bzw. der negative Druck im Pleuraraum aufgehoben und die Lunge kollabiert infolge ihrer Eigenelastizität.

■ **Klinische Symptomatik.** Atelektasen per se verursachen in der Regel keine Symptome. Lediglich ausgedehnte Atelektasen, die einen Lungenflügel betreffen, gehen mit einer (Belastungs-)Dyspnoe einher. Über den betroffenen Lungenbezirken ist bei der Auskultation kein Atemgeräusch wahrzunehmen. Atelektasen können wochenlang folgenlos persistieren, wobei sich nach Entfernung des auslösenden Agens die Lunge wieder voll entfalten kann. Eine Heilung mit Restitutio ad integrum ist bei Entzündungen mit nachfolgender Abszessbildung, Karnifikation oder Bronchiektasie nicht mehr möglich.

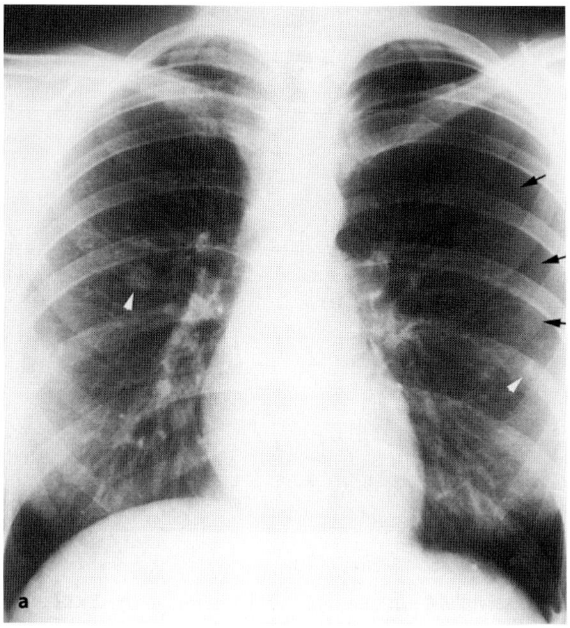

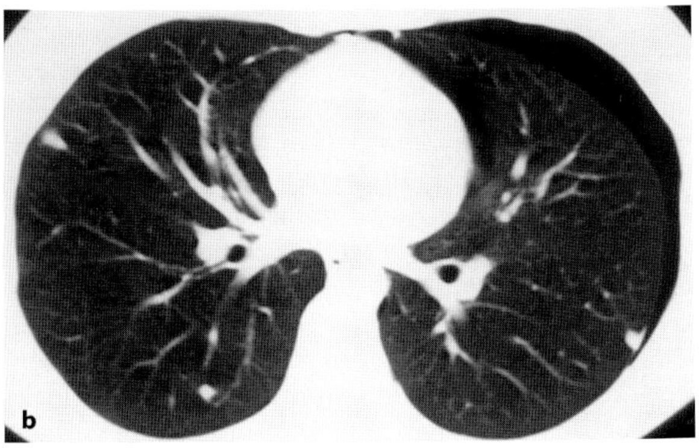

Abb. 15.45 a, b. Mädchen (14 Jahre) mit metastasiertem Osteosarkom. **a** Links spontaner Pneumothorax (*Pfeile*) bei multiplen intrapulmonalen Metastasen (*Pfeilköpfe*).
b CT: randständige Metastase linksseitig, ursächlich für die Ausbildung des Pneumothorax

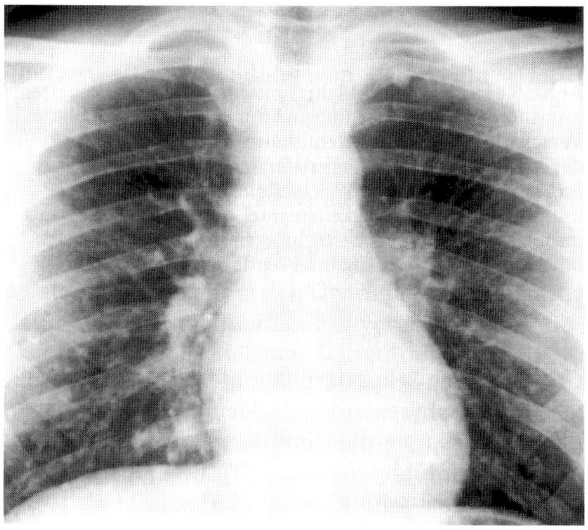

Abb. 15.46. Thorax sagittal (8-jähriges Mädchen). Zahlreiche verkalkte intrapulmonale Metastasen eines Osteosarkoms

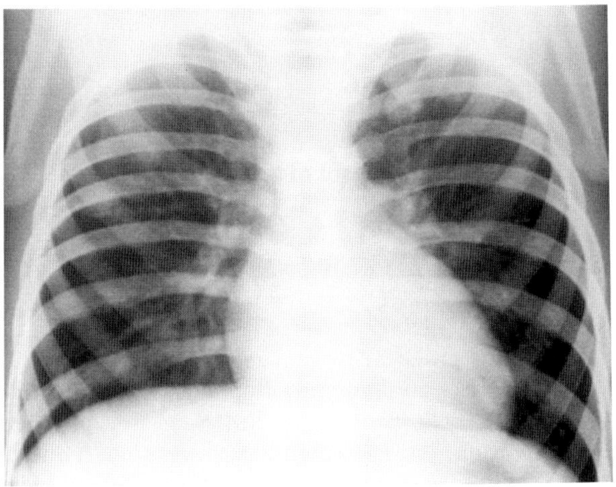

Abb. 15.47. Thorax (9-jähriger Junge). Mehrere persistierende Rundherde im Bereich der beiden Lungenfelder nach Wilms-Tumor

nalen Anteil. Bronchialadenome neigen zu Lokalrezidiven, auch mit Metastasenbildungen ist zu rechnen.

Klinisch manifestieren sie sich am häufigsten durch Husten und blutigen Auswurf.

Röntgenologisch stehen meist Sekundärphänomene wie Atelektasen, poststenotische Pneumonien oder ein obstruktives Emphysem im Vordergrund. Der direkte Tumornachweis gelingt mit der Projektionsradiographie kaum. Gelegentlich ist die Thoraxübersicht auch ganz unauffällig. Mit Schnittbildverfahren wie der CT oder MRT hingegen gelingt der Tumornachweis nahezu regelmäßig, zumindest dann, wenn an die Möglichkeit eines Bronchialadenoms gedacht wird. Eine wesentliche Stütze der Diagnostik ist die Bronchoskopie.

Mesenchymale Tumoren

Es handelt sich um Fehlbildungstumoren, bei denen solide, zystische oder multizystische Läsionen in unterschiedlicher Zusammensetzung vorkommen. Histologisch diagnostiziert werden Rhabdomyosarkome (Abb. 15.49), Leiomyosarkome, Fibrosarkome,

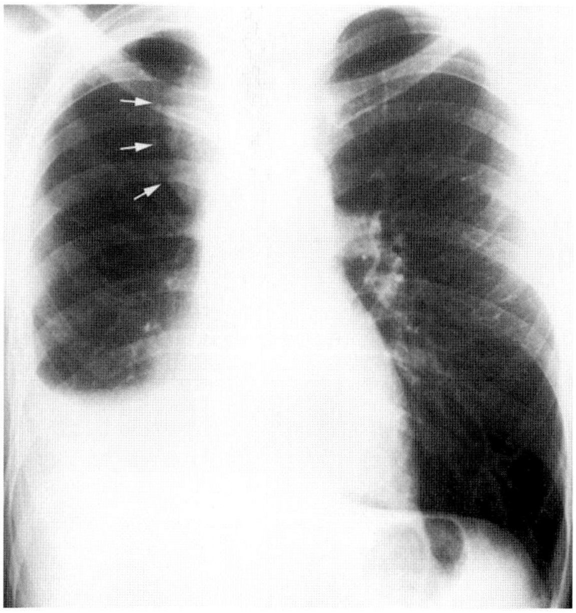

Abb. 15.48. In Projektion auf das rechte Lungenobergeschoss nahe des Mediastinum zeigt sich eine ca. 7 cm lange und 3 cm breite Raumforderung, bei der es sich histologisch um ein Karzinoid handelt (*Pfeile*). Konsekutiver rechtsseitiger Pleuraerguss. (9 Jahre alter Junge)

maligne Mesenchymome, Angiosarkome. Die größte Gruppe sind die pleuropulmonalen Blastome (embryonale Sarkome mit unreifem Gewebe).

Klinisch stehen Husten, Fieber und Dyspnoe im Vordergrund. Die Prognose ist bei Kindern unter fünf Jahren ungünstig.

Röntgenologisch liegt meist schon zum Zeitpunkt der Erstmanifestation eine große Tumorbildung vor, die u. U. einen Hemithorax mehr oder minder ausfüllt. Der Tumor weist oft eine rasche Progredienz auf. Mit Hilfe des CT oder der Sonographie ist es möglich, zwischen soliden, zystischen und nekrotischen Tumoranteilen zu unterscheiden (Abb. 15.50).

Bronchogene Karzinome

Bronchialkarzinome im Kindesalter gelten als äußerste Rarität. Die Rate dieser Tumoren liegt in der ersten Lebensdekade unter 0,2% und nur bei 0,7% bis zum 20. Lebensjahr. Es kommt zu einem raschen Wachstum und frühzeitiger Metastasierung sowie baldigem Tod.

Ephitheloid-Hämangioendotheliom

Die Kinder bleiben meist asymptomatisch, da die Tumoren relativ langsam wachsen. Röntgenologisch sind kleine bilaterale pulmonale Rundherde nachweisbar. Zusätzlich finden sich pleurale Herde wie auch ein Rippenbefall. Ein Leberbefall ist sonographisch auszuschließen.

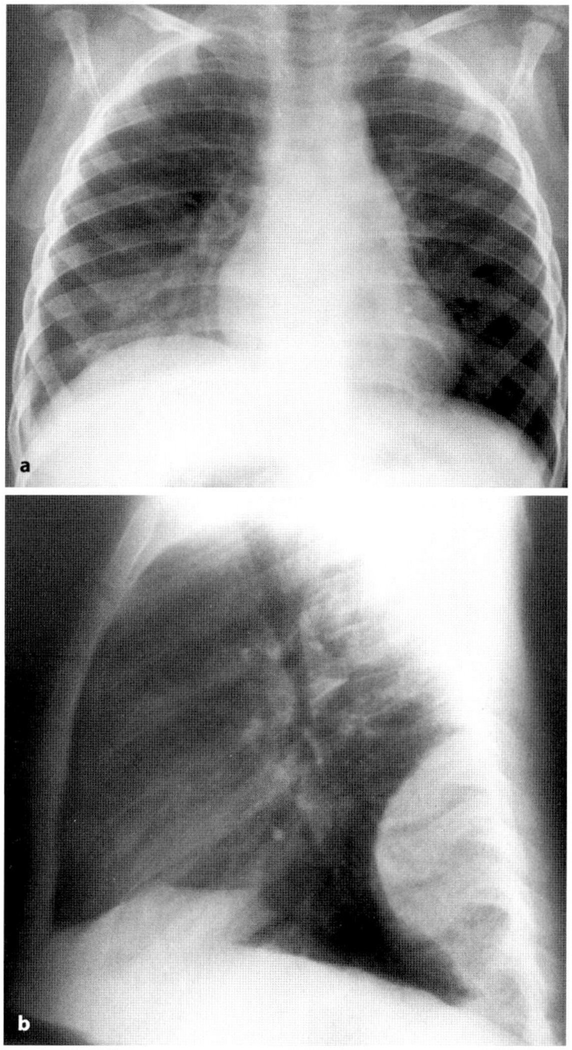

Abb. 15.49 a, b. Rhabdomyosarkom. **a** Die sagittale Aufnahme zeigt im rechten Lungenuntergeschoss parakardial eine unscharfe Verdichtung und einen kleinen Pleuraerguss. **b** In der seitlichen Thoraxaufnahme kommt im hinteren paravertebral gelegenen Thoraxraum eine halbkugelige Raumforderung zur Darstellung, bei der sich histologisch der Befund eines Rhabdomyosarkoms ergab

Leukämie

Bei der akuten monozytären Leukämie kann es zur Ausbildung disseminierter, bilateraler nodulärer und interstitieller Infiltrate kommen (Abb. 15.51). Da opportunistische Infektionen vergleichbare Bilder hervorrufen, ist im Zweifelsfall im Hinblick auf die therapeutischen Konsequenzen eine Lungenbiopsie indiziert. Pleurale Verdickungen, hiläre und mediastinale Lymphome sprechen eher für leukämische Veränderungen (Winer-Muram et al. 1994).

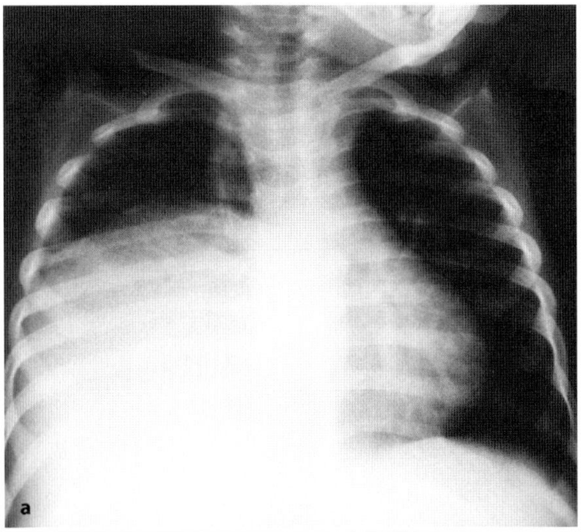

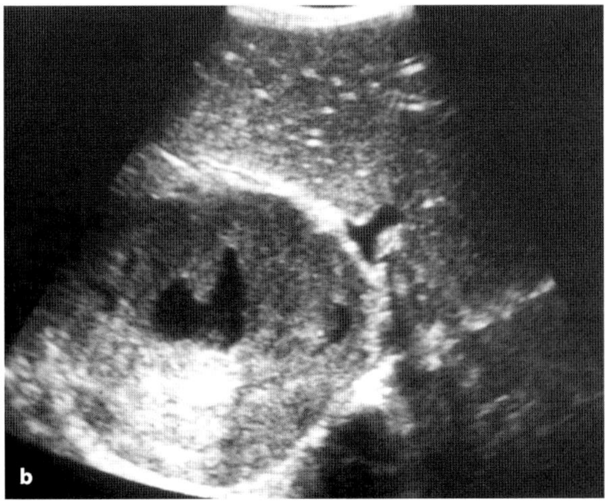

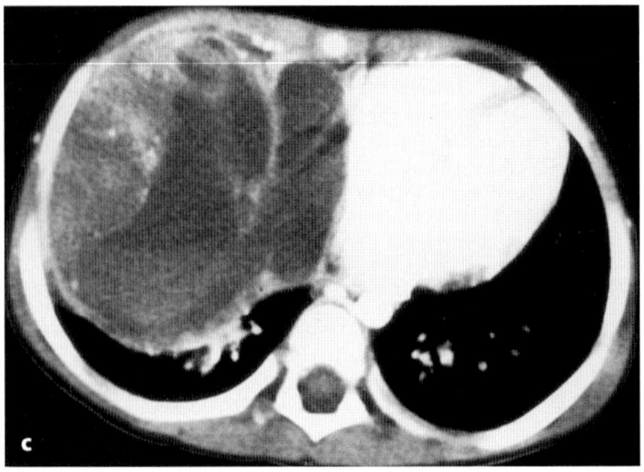

Abb. 15.50 a–c. Intrathorakales Rhabdomyosarkom bei einem 18 Monate alten Mädchen. **a** Thorax sagittal: ausgeprägte Transparenzminderung im Bereich des rechten Lungenuntergeschosses. Herz und Zwerchfell sind nicht mehr abgrenzbar. **b** Rechtsseitige transhepatische Sonographie: Von intrathorakal nach intraabdominell reichend liegt ein Weichteiltumor vor, dessen Echointensität irregulär ist und zentral eine Nekrosehöhle aufweist. **c** CT nach i. v. Kontrastmittelapplikation: Der Tumor füllt fast die gesamte rechte Thoraxhälfte aus und hat zusätzlich das Herz verlagert. Der Tumor weist eine teils liquide, teils eine feste Struktur auf

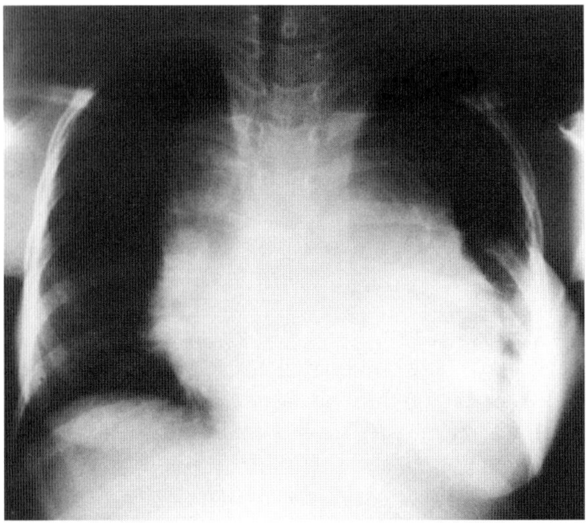

Abb. 15.51. Mädchen (10 Jahre) mit akuter lymphatischer Leukämie. Thoraxübersichtsaufnahme: deutliche mediastinale Verbreiterung und linksseitig retrokardial gelegene irreguläre Infiltrate. Diese Veränderungen sind durch die Grunderkrankung bedingt

Lymphome

Die pulmonale Lymphommanifestation via peribronchovaskulärer Ausbreitung ist regelhaft mit vergrößerten hilären Lymphknoten kombiniert, aber unabhängig von einem mediastinalen Lymphknotenbefall. Bei einer Parenchymmanifestation sind meist beide Lungenflügel betroffen. Ein noduläres oder infiltratives Muster wird sichtbar (Abb. 15.52). Herde mit einer Größe von über 1 cm kommen vor. Ein Pleurabefall findet sich bei Kindern in weniger als 5% der Fälle. Ein diffuses interstitielles Verschattungsmuster kann auch Ausdruck einer gestörten Lymphdrainage infolge des Lymphknotenbefalls sein.

Maligne Histozytose

Diese Erkrankung geht in der Regel einher mit vergrößerten Hilus- und Mediastinallymphknoten. Wird die Lunge in die Erkrankung miteinbezogen, so zeigen sich rundliche Verdichtungsareale. Die Prognose gilt als ungünstig.

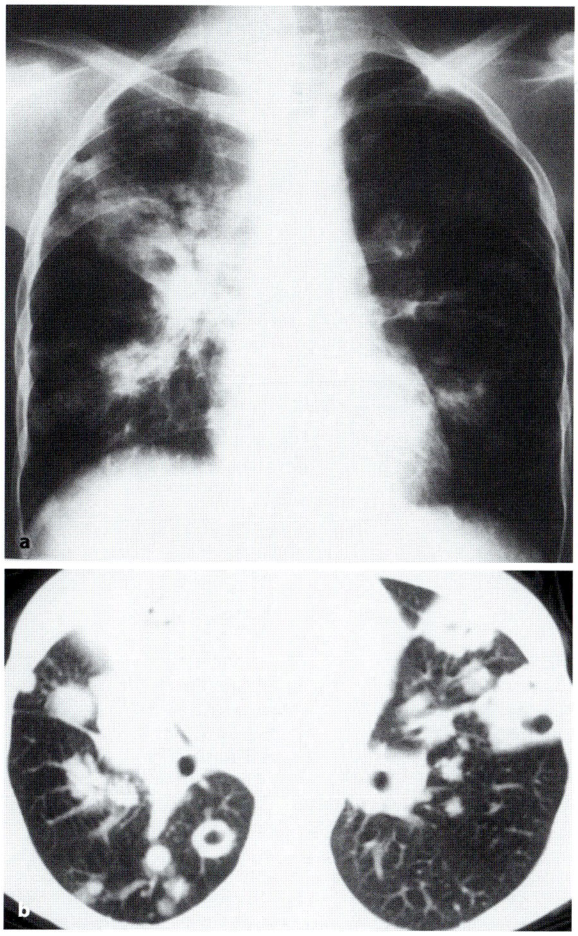

Abb. 15.52 a, b. Mädchen (14 Jahre) mit M. Hodgkin (Stadium IV b). **a** Thorax sagittal: Von den Hili ausgehende, in die Lunge ziehende wabenförmige Verdichtungsfiguren, die rechts ausgeprägter sind als links. Verlagerung des oberen Abschnitts der Trachea nach links durch zusätzliche mediastinale Manifestation. **b** Im CT werden die resultierenden bronchialen Überblähungen durch die flächigen intrapulmonalen Hodgkin-Infiltrate verdeutlicht

Histozytose

Es handelt sich um eine Retikuloendotheliose, die zur Vergrößerung der hilären und mediastinalen Lymphknoten führen kann. Eine miliare pulmonale Herdbildung ist ebenso möglich wie eine Pleuraverdickung. Histologische Schnitte weisen bei einer chronischen Verlaufsform in den Infiltraten histozytäre, retikuläre oder xantomatöse Anteile nach. Akute Verlaufsformen lassen keine derart klassischen Befunde erkennen.

Häufigste Symptome sind Husten, Fieber und Dyspnoe.

Röntgenologisch zeigt sich das Bild einer interstitiellen Pneumonie mit retikulärer Zeichnungsvermehrung, diffuser basaler Transparenzminderung sowie miliaren nodulären Verdichtungen. Bei entsprechender Lage der Herde können sich Ventilstenosen, eine Wabenlunge mit zystischen Aufhellungen oder auch ein Pneumothorax einstellen. Charakteristisch ist die Lungenblähung (Abb. 15.53).

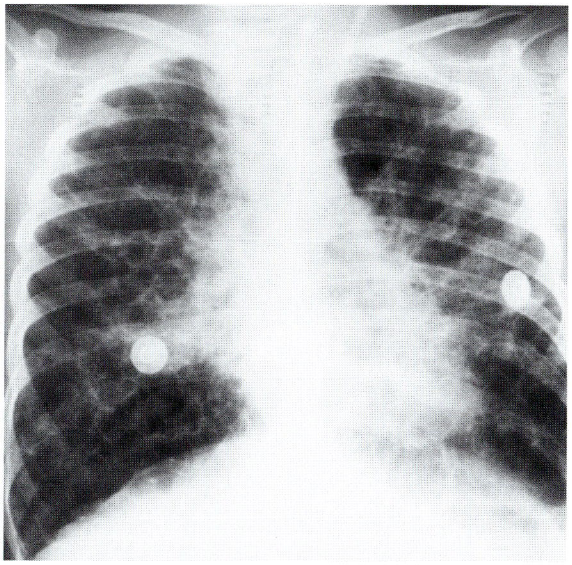

Abb. 15.53. Langerhans-Histiozytose. (2-jähriges Mädchen). Thoraxaufnahme mit teils flächigen, teils streifigen Verdichtungsfiguren neben deutlich überblähten Lungenabschnitten. Die Herzkontur ist nicht in allen Teilen sicher abzugrenzen. Zwerchfelltiefstand, Pleuraerguss links basal

Merke ! Autochtone maligne Lungentumoren sind selten, in der Regel wird es sich um Fehlbildungstumoren handeln, häufiger ist bei Kindern die Lunge in bösartige systemische Erkrankungen einbezogen. Die Diagnose solcher Malignome lässt leichter eine richtungsweisende Eingrenzung zu.

Benigne Lungentumoren

Papillomatose

Papillome kommen bei Kindern am häufigsten im Bereich des Larynx vor. Sie können sich als Papillomatose auch tracheobronchial bis hin zur Peripherie erstrecken. Die Lunge selbst ist allerdings in weniger als 1 % der Fälle betroffen. Dieser Tumor ist viraler Genese und rezidiviert häufig. Er besteht aus mehrschichtigen Plattenepithelien und sitzt dem Bindegewebe auf. Die einzelnen Papillome können blumenkohlartig oder gestielt sein.

Häufig beginnt die Erkrankung im 3. oder 4. Lebensjahr. Typischerweise kommt es zu Ventilbronchostenosen. Wenngleich die Diagnose computertomographisch gestellt werden kann, ist die Bronchoskopie in der Regel indiziert, um die Diagnose zu verifizieren und die Papillome abzutragen.

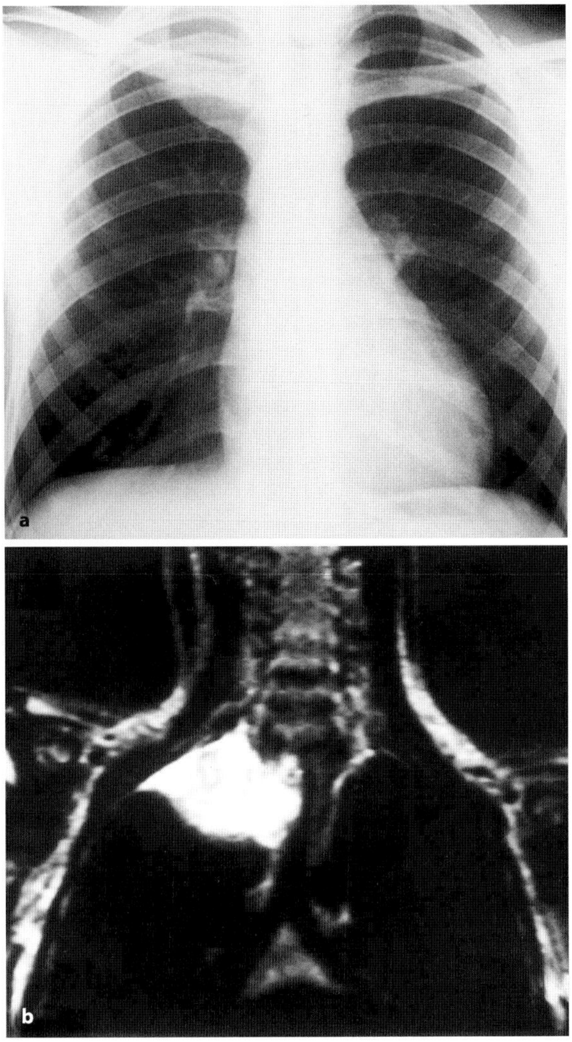

Abb. 15.54 a, b. Junge (9 Jahre) mit tastbarem Tumor in der rechten Supraklavikularregion. Histologisch nachgewiesenes Lymphhämangiom der Pleura. **a** In der thorakalen Röntgenaufnahme zeigt sich eine milchglasartige Verschattung in der rechten oberen Apertur. **b** MR (TSE-Sequenz, T2-gewichtet): signalintense Fläche mit Einengung der Trachea und Verlagerung nach links

Hamartome

Es handelt sich um tumorähnliche Fehlbildungen lokalen Gewebes, die in der Regel schon bei der Geburt vorhanden sind. Diese Fehlbildungen, zu denen letztlich auch Hämangiome, Lymphangiome und Chondrome zählen, können vom Bronchus, von der Lunge oder Pleura ausgehen. Je nach Position führen sie zu Ventilationsstörungen, Emphysem, Atelektasen und/oder konsekutiven Entzündungen.

Röntgenologisch erscheinen sie meist als rundliche, glatt begrenzte Formationen (Abb. 15.54), deren Abgrenzung bei begleitenden Atelektasen schwer fallen kann. Gelegentlich sind Kalkeinschlüsse nachweisbar. Beweiskraft haben allein fettgewebsäquivalente Anteile in der Läsion. Wenn die definitive Diagnose anhand radiologischer Kriterien nicht möglich ist, sollte die histologische Klärung angestrebt werden. Pulmonale Blastome können zu Hamartomen ausreifen.

Hämangiom

Diese Fehlbildung tritt vor allem im ersten Lebensjahr auf und kann dann eine rasche Größenzunahme erfahren. In der Regel fehlt die kapilläre Endstrecke. Die arteriovenösen Shunts haben einen geringen Kaliberdurchmesser, sodass keine Volumenbelastung resultiert (Allen et al. 1993).

Klinisch sind Hämoptysen möglich; Thrombozytopenien können sich wie bei einer chronischen Verbrauchskoagulopathie einstellen.

Röntgenologisch imponieren Hämangiome meist als solitäre, nur selten als multiple Rundherde, die evtl. Verkalkungen aufweisen (Phlebolithen). Bei peripherer Lage können Blutungen oder Pleuraergüsse entstehen.

Neurofibrome

Als diagnostisch wegweisend gelten die kutanen Stigmata einer Neurofibromatose. Liegt eine derartige Erkrankung vor, wird man im Falle einer oder mehrerer pulmonaler Raumforderungen an Neurofibrome denken. Sie treten meist symmetrisch im Bereich der Lungenoberfelder auf. Bei intrabronchialer Lage kann es zu Obstruktionen kommen. Die endgültige Diagnose wird stets histologisch gestellt (Schorry et al. 1997).

Pseudotumoren

Die meisten pulmonalen „Raumforderungen" im Kindesalter sind keine Neubildungen im eigentlichen Sinne. Viel häufiger handelt es sich um entzündliche Rundherde, zu denen auch das Histiozytom bzw. Plasmazellgranulom gerechnet werden können.

Plasmazellgranulome betreffen häufiger Kinder ab dem 5. Lebensjahr. Eine charakteristische Symptomatik fehlt meist, die Labordiagnostik ist unspezifisch. Die Histologie zeigt das Bild einer chronischen Entzündung mit Lymphozyten, Histiozyten, Plasmazellen, Fremdkörperriesenzellen und Fibroblasten (Podbielski 1997). Röntgenologisch findet man Läsionen unterschiedlicher Größe, von wenigen Millimetern bis zu mehreren Zentimetern reichen (Abb. 15.55). Die Herde können uni- oder multilokulär vorliegen. In etwa einem Viertel der Fälle liegen intraläsionale Verkalkungen vor, die differentialdiagnostisch auch an Osteosarkom- oder Neuroblastommetastasen sowie an Keimzelltumoren denken lassen müssen.

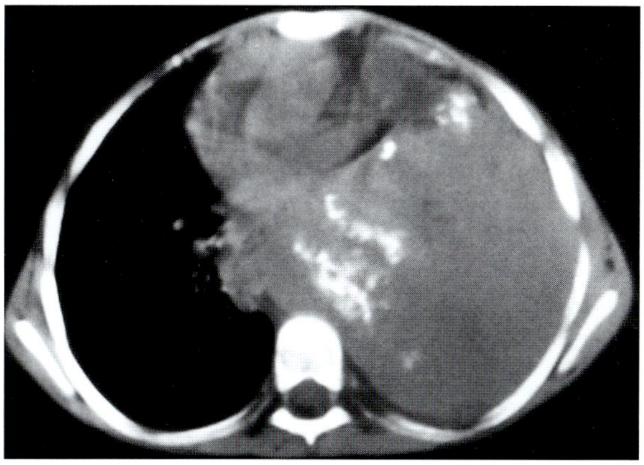

Abb. 15.55. Junge (10 Jahre) mit bioptisch gesicherter Xanthogranulomatose. Einziges klinisches Symptom war eine Dyspnoe. Nativ-CT: Der linke Hemithorax ist komplett von einem Weichteiltumor durchsetzt, mäßige Verlagerung des Mediastinums. Anteilsweise Verkalkungen

Pulmonale Granulome können durch eine Histoplasmose, Tuberkulose oder Sarkoidose verursacht sein. Die Differenzierung, aber auch die Abgrenzung gegen einen malignen Befund kann im Einzelfall auch unter Zuhilfenahme anamnestischer und klinischer Daten schwierig oder unmöglich sein (Abb. 15.56). In diesen Fällen ist u. U. eine bioptische Klärung angezeigt.

Zu den pulmonalen Pseudotumoren zählt auch die arteriovenöse Malformation, die als scharf begrenzter, oft rundlich-ovalärer oder lobulierter Rundherd imponiert. Sie soll häufiger im rechten Mittel- und Untergeschoss auftreten. Diagnostisch wichtig ist der Nachweis des Gefäßstiels, der im Übersichtsbild oft zu erahnen, in der CT oder MRT definitiv nachweisbar ist. Durch Kontrastmitteleinsatz im CT oder flusssensitive Sequenzen im MRT kann die Diagnose definitiv gestellt werden.

Als Pseudotumoren sind ergänzend noch zu nennen der Lungensequester und das posttraumatische Hämatom (vgl. Kap. 5 und 13).

Merke ! Eine radiologische Differenzierung zwischen gut- und bösartigen Tumoren ist meist nicht möglich. Pseudotumoren sind häufiger als wirkliche benigne Raumforderungen.

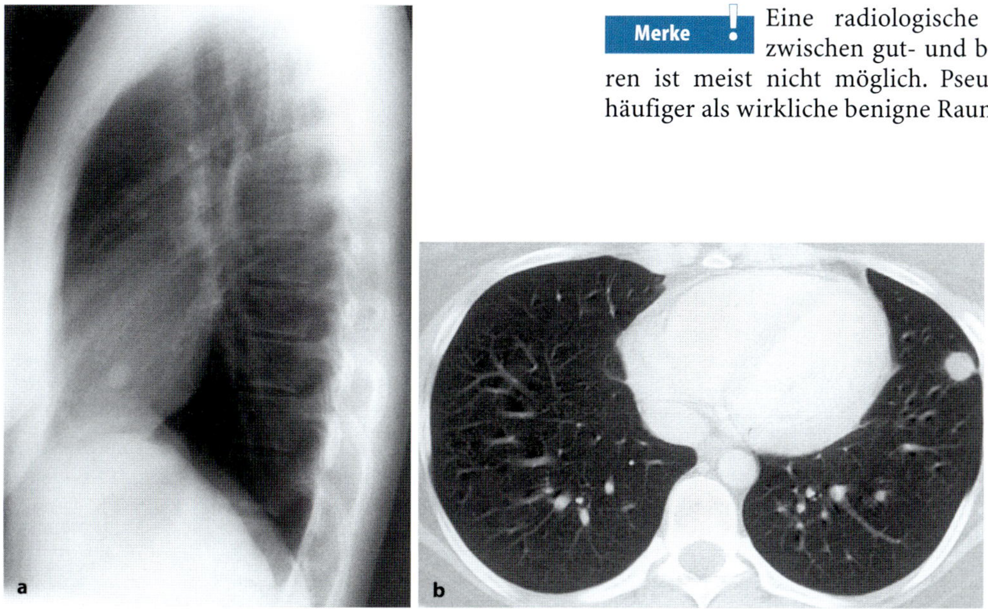

Abb. 15.56 a, b. Röntgenkontrolle (17-jähriges Mädchen) nach Behandlung eines Rhabdomyosarkoms vor 7 Jahren. Im sagittalen Strahlengang liegt ein unauffälliger Befund vor. **a** Seitliche Thoraxaufnahme. Es zeigt sich in Projektion auf das Herz oberhalb des Zwerchfells eine rundliche Verdichtungsfigur, ca. 1 cm Durchmesser. Wegen des Verdachts einer späten, allerdings ungewöhnlichen Metastasierung wurde ein thorakales CT angefertigt. **b** Das CT zeigt linksseitig die singuläre pleuranahe rundliche Verdichtungsfigur. Der histologische Befund ergab eine Sarkoidose

Literatur

Alfort BA, McIlhenny J (1999) An approach to the asymmetric neonatal chest radiograph. Radiol Clin North Am 37: 1079–1092

Allen SW, Whitfild JM, Clarke DR, Sujansky E, Wiggins JW (1993) Pulmonary arterivenous malformation in the newborn: a familial case. Pediatr Cardiol 14: 58–61

Ambrosino MM, Roche KJ, Genieser NB, Kaul A, Lawrence (1995) Application of thin-section low-dose chest CT (TSCT) in the management of pediatric AIDS. Pediatr Radiol 25: 393–400

Amorosa JK, Nahass RG, Nosher JL, Gocke DJ (1990) Radiologic distinction of pyogenic pulmonary infection from pneumocystis carinii pneumonia in AIDS patients. Radiology 175: 721–724

Amovio JB, Abramson S, Berdon WE, Levy J (1987) Pediatric AIDS. Semin Roentgenol 22: 66–76

Aquino SL, Kee ST, Warnock ML, Gamsu G (1994) Pulmonary aspergillosis: imaging findings with pathologic correlation. AJR Am J Roentgenol 163: 811–815

Ball F (1996) Invasive Lungenmykosen. In: Schuster W, Färber D (Hrsg) Kinder-Radiologie 2. Springer, Berlin Heidelberg New York Tokyo, S 129–139

Bhalla M, Turcios N, Aponte V (1991) Cystic fibrosis: Scoring system with thin-section CT. Radiology 179: 783–788

Björklund LJ, Malmgren N, Lindroth M (1995) Pulmonary complications of umbilical venous catheters. Pediatr Radiol 25: 149–152

Brasfield D, Hicks G, Soong S, Tiller RE (1979) The chest roentgenogram in cystic fibrosis: A new scoring system. Pediatrics 63: 24–29

Breysem L, Smet MH, Van Lierde S, Devlinger H, De Boeck K (1997) Brochopulmonary dysplasia: correlations of radiographic and clinical findings. Pediatr Radiol 27: 642–646

Briassoulis GC, Venkataraman ST, Vasilopoulos AG, Sianidou LC, Papadatos JH (2000) Airleaks from respiratory tract in mechanically ventilated children with severe respiratory disease. Pediatr Pulmonol 29: 127–134

Chang CA, Teng RJ, Yen SL, Chang S, Ho MM, Hwang KC (1993) Congenital chylothorax managed by partial pleurodesis: report of one case. Acta Paediatr Sin 34: 211–215

Chay OM, Hiew J, Tan CK, Foo AL, Lim KW, Cheng HK (1992) Mycoplasma infection in children. J Singapore Paediatr Soc 34: 21–25

Chrispin AR, Norman AP (1974) The systemic evaluation of the chest radiography in cystic fibrosis. Pediat Radiol 2: 101–105

Cleveland RH (1995) A radiologic update on medical diseases of the newborn chest. Pediatr Radiol 25: 631

D'Angelo E, Calderini E, Robatto FL, Puccio P, Milic-Emili J (1997) Lung and chest wall mechanics in patients with acquired immunodeficiency and severe Pneumoniemocystis carinii pneumonia. Eur Respir J 10: 2343–2350.

Davis JM, Rosenfeld N (1999) Chronic lung disease. In: Avery GB, Fletcher MA, MacDonald MG (eds) Neonatology, pathophysiology, and management of the newborn. Williams and Wilkens, Baltimore

Dobinsky S, Hammer E, Berkau I, Helmke K, Mack D (2001) Connatale pulmonale Syphilis. In: Geiss HK, Jacobs E, Mack D (Hrsg) Der klinisch-infektiologische Fall. Springer, Berlin Heidelberg New York Tokyo, S 206–213

Dütting T, Förste B, Knoch T, Darge K, Tröger J (1999) Radiation exposure during chest X-ray examinations in a premature intensive care unit: phantom studies. Pediatr Radiol 29: 158–162

European guidelines on quality criteria for diagnostic radiographic images in peadiatrics (1996) European Commission, Directorate-General XII: Science, Research and Development, Brüssel, Luxemburg

Ganschow R, Sobanjo A (1999) HIV-Infektionen bei Kindern: Immunologie, Diagnostik und Therapie. Hamburger Ärztebl 52: 362–366

Gillan JE, Cutz E (1993) Abnormal pulmonary bombesin immunoreactive cells in Wilson-Mikity syndrome. Pediatr Pathol 13: 165–180

Glöbl H (1997) Thorax. In Benz-Bohm G (Hrsg) Kinderradiologie. Thieme, Stuttgart New York, S 91–136

Goel A, Bamford L, Hanslo D, Hussey G (1999) Primary staphylococcal pneumonia in young children: A review of 100 cases. J Trop Pediatr 45: 233–236

Gruden JF, Webb WR, Warnock M (1994) Centrilobular opacities in the lung on high-resolution CT: diagnostic considerations and pathologic correlation AJR Am J Roentgenol 162: 569–574

Grum CM, Lynch JP (1992) Chest radiographic findings in cystic fibrosis. Semin Respir Infect 7: 193–209

Helton KJ, Kuhn JP, Fletcher BD, Jenkins JJ, Parham DM (1992) Bronchiolitis obliterans organizing pneumonia (BOOP) in children with malignant disease. Pediatr Radiol 22: 270–274

John SD, Ramanathan J, Swischuk LE (2001) Spectrum of clinical and radiographic findings in pediatric mycoplasma pneumonia. Radiographics 21: 121–131

Kennedy JD (1999) Lung function outcome in children of premature birth. J Pediatr Child Health, 35: 516–521

Kim CK, Chung CY, Kim JS et al.(2000) Late abnormal findings on high-resolution computed tomography after Mycoplasma pneumonia. Pediatrics 105: 372–378

Lassrich MA, Richter E (1987) Röntgendiagnostik des Respirationstraktes beim Kind. In: Frommhold W, Dihlmann W, Stender H-St, Thun P (Hrsg) Radiologische Diagnostik in Klinik und Praxis. Thieme, Stuttgart New York, S 649–848

Leung AN, Miller RR, Müller NL (1993) Parenchymal opacification in chronic infiltrativ lung disease: CT-Pathologic correlation: Radiology 188: 209–214

Marks MJ, Haney PJ, McDermott MI, White CS, Vennos AD (1996) Thoracic disease in children with AIDS. Radiographics 16: 1349–1362

Marquis JR, Berman CZ, DiCarlo F, Oleske JM (1993) Radiographic patterns of PLH/LIP in HIV positive children. Pediatr Radiol 23: 328–330

Mason AC, Muller NL (1998) The role of computed tomography in the diagnostic and management of human immunodeficiency virus (HIV) related pulmonary diseases. Semin Ultrasound CT MR 19: 154–166

Müller NL, Staples CA, Miller RR (1990) Bronchiolitis obliterans organizing pneumonia: CT features in 14 patients. AJR Am J Roentgenol 154: 983–987

Murata K, Khan A, Herman PG (1989) Pulmonary parenchymal disease: evaluation with high-resolution CT. Radiology 170: 629–635

Newman B (1999) Imaging of medical disease of the newborn lung. Radiol Clin North Am 37: 1049–1065

Northway WH, Rosan RC Porter DY (1967) Pulmonary disease following respiratory therapy of hyaline membrane disease. Bronchopulmonary dysplasia. N Engl J Med 276: 357

Nuhoglu Y, Bahceciler N, Yuksel M, Kodalli N, Barlan IB, Yildizeli B, Basaran MM (1999) Thorax high resolution computerized tomography findings in asthmatic children with unusual clinical manifestations. Ann Allergy Asthma Immunol 82:. 311–314

Oppermann HC, Wille L, Ulmer HE (1982) Der Neugeborenenthorax. Springer, Berlin Heidelberg New York Tokyo

Padley SP, King LJ (1999) Computed tomography of the thorax in HIV disease. Eur Radiol 9: 1556–1569

Pieper CH, Gelderen WFC van, Smith J, Kirsten GF, Möhrken S, Gie RP (1995) Chest radiographs of neonates with respiratory failure caused by congenital syphilis. Pediatr Radiol 25: 198–200

Podbielski FJ (1997) Inflammatory pulmonary pseudotumor in an adolescent. Lung Cancer 16: 223–227

Reittner P, Fotter Rechte, Tillich, Popper H, Lindbichler F, Reiterer (1998) High-resolution CT findings in Wilson Mikity syndrome: A case report. Pediatr Radiol. 28: 691– 693

Reittner P, Muller NL, Heyneman L et al. (2000) Mycoplasma pneumoniae: radiographic and high-resolution CT features in 28 patients. AJR Am J Roentgenol 174: 73–41

Rencken I, Patton WL, Brasch RC (1998) Airway obstruction in pediatric patients. From croup to BOOP. Radiol Clin North Am 36: 175–187

Richards PJ, Armstrong P, Parkin JM, Sharma Abdomen (1998) Chest imaging in Aids. Clin Radiol 53: 554–566

Ruzal-Shapiro C (1998) Cystic fibrosis. An overview. Radiol Clin North Am 36: 143–161

Sallustio G, Pirronti T, Lasorella A, Natale L, Bray A, Marano P (1998) Diagnostic imaging of primitive neuroectodermal tumour of the chest wall (Askin tumour). Pediatr Radiol 28: 697–702

Schorry EK, Crawford AH, Egelhoff JC, Lovell AM, Saal HM (1997) Thoracic tumors in children with neurofibromatosis-1. Am J Med Genet 74: 533–537

Schwartz DS, Reyes-Mugica M, Keller MS (1999) Imaging of surgical diseases of the newborn chest. Radiol Clin N Amer 37: 1067–1078

Sequin JH (1992) Right-sided hydrothorax and central venous catheters in extremely low birthweight infants. Am J Perinatol 9: 154–158

Shipley CF, Simmons CL, Nelson GH (1995) Intrauterine diagnosis of hydrothorax who had a combination chylothorax and pulmonary sequestration after delivery. J Perinatol 15: 237–239

Sider L, Gabriel H, Curry DR, Pham MS (1993) Pattern recognition of the pulmonary manifestation of AIDS on CT scans. Radiographics 13: 771–778

Sivit CJ, Miller CR, Rakusan TA, Ellaurie M, Kushner DC (1995) Spectrum of chest radiographic abnormalities in children with AIDS and Pneumocystis carinii pneumonia. Pediatr Radiol 25: 389–392

Spear ML, Parker F, Stefano JL (1991) Case report: congenital syphilis. Pediatr Radiol 21: 404–405

Stöver B, Rogalla P (1999) CT investigation in children. Technique and indications. Radiologe 39: 455–462

Swischuk LE (1997) Respiratory system. In imaging of the newborn, infant and young child, 4th edn, Williams and Wilkins, Baltimore

Tanaka N, Matsumoto T, Kuramitsu T et al. (1996) High resolution CT findings in community-acquired pneumonia. Comput Assist Tomogr 4: 600–608

Trout S, Aaron J, Zapta-Sirvent RL, Hansbrough JF (1994) Influence of head and neck position on endotracheal tube tip on chest x-ray examination: a potential problem in the infant undergoing intubation. J Burn Care Rehabil 15: 405–407

Webb WR, Müller NL, Naidich DP (1996) High-Resolution CT of the lung. 2nd edn, Raven, New York

Winer-Muram HT, Rubin SA, Fletcher BD, Kauffman WM, Jennings SG, Arheart KL, Bozeman PM (1994) Childhood leukemia: diagnostic accuracy of bedside chest radiography for severe pulmonary complications. Radiology 193: 127–133

Wright M, Fikrig S, Haller JO (1993) Aspergillosis in children with acquired immune deficiency. Pediatr Radiol 23: 492–494

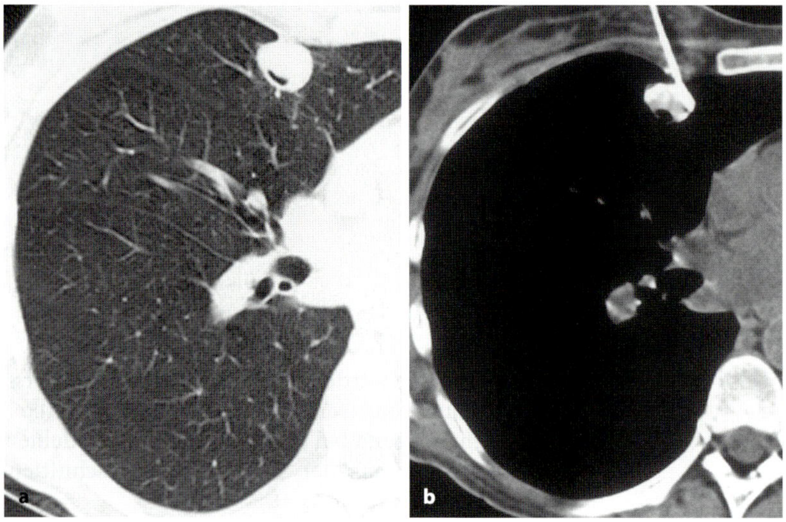

Abb. 16.1 a, b. Punktion eines rechtsseitigen peripheren Rundherdes mit einer TruCut-Nadel (der Punktionsbefund ergab ein Aspergillom)

nahme ausgemessen. Je nach Herdlokalisation erfolgt die Punktion in Bauch-, Rücken-, Seiten- oder Schräglage (Abb. 16.1 a, b).

Nach Lokalanästhesie erfolgt eine kleine Stichinzision, um den Durchtritt der Nadel durch die Haut zu erleichtern. Bei Belassen der zur Applikation des Lokalanästhetikums verwendeten Nadel kann eine Kontrollschichtuntersuchung erfolgen. Mit modernen CT-Scannern kann dies unter Echtzeitdurchleuchtung (CT-Fluoroskopie) erfolgen. Anschließend wird die Nadel bis in den Herd vorgeführt, wobei im Fall nekrotischer Prozesse möglichst im vitalen Rand der Raumforderung biopsiert werden sollte, um aussagekräftiges Material zu gewinnen. Bei noch geschlossener Nadel wird eine computertomographische Positionskontrolle durchgeführt. Die Punktion selbst erfolgt am besten mit einer automatischen Biopsiepistole zur Erlangung eines optimalen Gewebszylinders. Ist das gewonnen Material qualitativ oder quantitativ nicht ausreichend, müssen Zweit- oder Drittbiopsien (ggf. auch in anderen Tumoranteilen) durchgeführt werden. Bei Mehrfachpunktionen empfiehlt sich die Verwendung von Koaxialsystemen, um nicht vor jeder Punktion eine erneute Planung vornehmen zu müssen.

Abschließend wird eine Spiral-CT des gesamten Thorax zum Ausschluss punktionsbedingter Komplikationen durchgeführt.

Punktionszytologien werden am besten unmittelbar vor Ort von einem Pathologen begutachtet. Punktionszylinder werden in 10%ige Formalinlösung mit Begleitschein direkt in die Pathologie geschickt oder – gegen Unterschrift – dem Stationspersonal ausgehändigt. Zur Qualitätskontrolle muss der die Punktion durchführende Arzt über das histomorphologische Ergebnis informiert werden.

Modifikationen

Hauptkomplikation thorakaler Punktionen ist der Pneumothorax. Zu seiner Vermeidung können bei extrapleuralen Prozessen diverse Punktionstechniken eingesetzt werden, die sich aber nur begrenzt durchgesetzt haben.

■ **Extrapleuraler Zugang.** Zur Vermeidung eines Pneumothorax kann in geeigneten Fällen ein extrapleuraler, mediastinaler Zugangsweg gewählt werden (Abb. 16.2 a, b). Dabei wird die normalerweise sehr schmale extrapleurale, parasternale oder paravertebrale Gewebslamelle durch Injektion von 10–60 ml Kochsalzlösung kissenartig aufgespritzt und erweitert. Dadurch wird der Punktionszugang von ventral oder dorsal erleichtert und die Gefahr eines Pneumothorax auch bei Verwendung größerer Nadeln minimiert (Lang et al. 1995).

■ **Transsternaler Zugang.** Auch durch die transsternale Punktion kann die Gefahr eines Pneumothorax beim Zugang zum vorderen Mediastinum umgangen werden. Diese Technik wird wegen des relativ großen, z. T. nur schwer kalkulierbaren Kraftaufwandes bei der knöchernen Passage und der Gefahr kardialer Verletzungen nur selten durchgeführt (Günther 1996).

■ **Abdichtung der Punktionsstelle.** Gelegentlich werden geringe Mengen Eigenblut nach der Aspiration durch die Feinnadel während des Rückzugs injiziert, um Lazerationen der viszeralen Pleura zu versiegeln (Günther 1996).

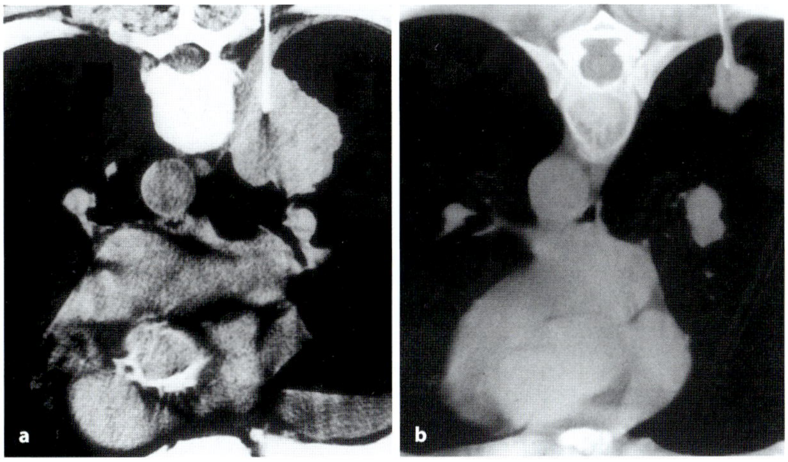

Abb. 16.2 a, b. Paravertebrale Punktion eines dorsal gelegenen Lungenlymphoms. Die Nadelspitze liegt mitten im Tumor. **b** Punktion eines peripheren Bronchialkarzinoms von dorsal mit brückenartiger Verbindung zur Pleura. Dieser Tumorstiel wurde als Zugang gewählt, um die Pneumothoraxgefahr zu minimieren

16.1.2 Ergebnisse

Die Sensitivität und Spezifität der Lungenpunktion liegt auch bei Verwendung kleinerer Nadeln bei ca. 90%. Mehrfachpunktionen sind nicht prinzipiell erforderlich (Günther 1996). Bei mediastinalen Befunden liegen die Ergebnisse der Punktion zur Abklärung von Karzinomen ebenfalls bei etwa 90%. Diese sind bei der Erkennung und Differentialdiagnostik von Lymphomen ist wesentlich ungünstiger, das gewonnene Material reicht zur weiteren Differenzierung meist nicht aus. Unzureichendes Material wird meist bei der Feinnadelpunktion gewonnen (bis zu 30%).

Die Abklärung pleuraler Raumforderungen durch Biopsie erreicht eine Genauigkeit von ca. 80% (Haiko et al. 1999). Voraussetzung ist, dass der Tumor eindeutig identifiziert werden kann. Blindpunktionen weisen eine „Trefferquote" von lediglich 30% auf.

Ein exakter Vergleich zwischen perkutaner Punktion, transbronchialer Biopsie und endoskopischer Chirurgie steht bisher noch aus, eine Literaturrecherche im Januar 2000 hat keine vergleichende Studie ergeben. Generell gilt, dass zentral sitzende Prozesse eher bronchoskopisch biopsiert werden können. Je weiter peripher ein Herd gelegen ist, desto günstiger ist die perkutane Punktion. Kleine solitäre, peripher gelegene Herde können u.U. minimal invasiv über einen endoskopischen Zugang (thorakoskopisch) unmittelbar entfernt werden. Die Indikationsstellung sollte deshalb interdisziplinär erfolgen.

16.1.3 Komplikationen

Hauptkomplikation thorakaler Punktionen ist der Pneumothorax. Pneumothoraces treten bei ca. 30–50% der Patienten auf; 10% sind behandlungsbedürftig und sollten in gleicher Sitzung unmittelbar abgesaugt oder mit einer dünnlumigen Drainage versorgt werden (Abb. 16.3 a, b).

Hämoptysen entstehen nach Punktion in ca. 8%, 1–2% von ihnen sind gravierend (Abb. 16.4 a, b). Die Komplikationsrate kann sich bei Verwendung großlumiger Punktionsnadeln nahezu verdoppeln. Generell gilt: je zentraler der Herd und je größer die Nadel, desto häufiger sind Komplikationen.

Die Gefahr von Impfmetastasen ist vernachlässigbar und liegt bei unter 0,08% (Günther 1996). Todesfälle durch Blutungen oder Luftembolien sind möglich, aber extrem selten.

Merke ! Die perkutane Punktion ist eine effektive Methode zur Abklärung thorakaler Raumforderungen mit einer hohen Trefferquote bei einer akzeptablen Nebenwirkungsrate. Sie hat die Anzahl der Probethorakotomien um ca. 50% reduziert und findet sich in Konkurrenz zu bronchoskopisch-endoskopischen Techniken. Optimal ist eine zytopathologische Beurteilung des Punktates unmittelbar vor Ort, um ggf. eine weitere Punktion anzuschließen.

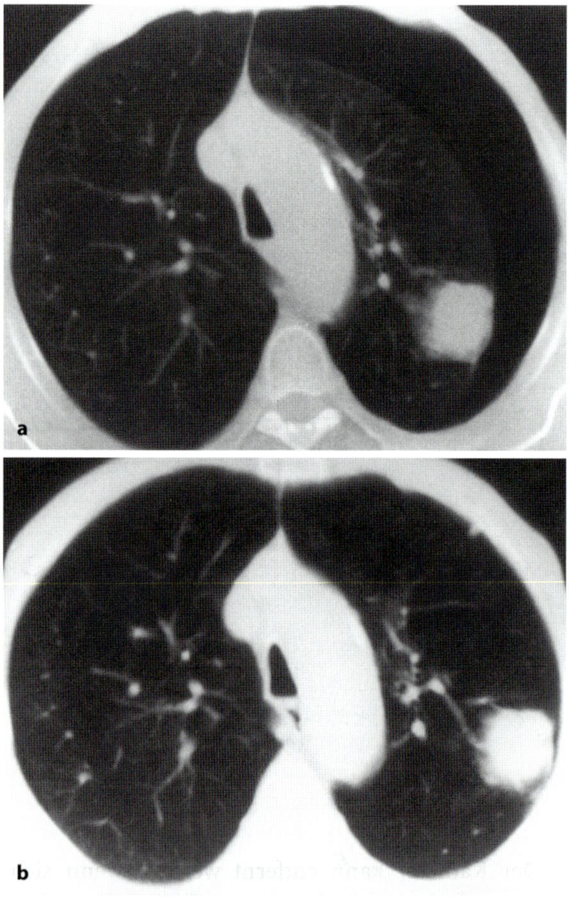

Abb. 16.3 a, b. **a** Pneumothorax nach Punktion eines linksseitigen Lungenrundherdes (kleinzelliges Bronchialkarzinom) **b** Unmittelbar nach Absaugung liegt die Lunge wieder voll an. Ein Pneumothorax kommt nicht mehr zur Darstellung

16.2 Drainagen

16.2.1 Technik

Lungen-, Mediastinalabszess und Pleuraempyem werden – ungeachtet der unterschiedlichen Lokalisation – in vergleichbarer Technik entlastet (Abb. 16.5, 16.6 a, b).

Wie bei der Abklärung des Lungenrundherdes werden bei der Drainage der Zugangsweg sowie die Distanz zwischen Eingangsstelle und Zielregion festgelegt. Im Vergleich zur CT können Septierungen, solide und liquide Anteile mit Hilfe der Sonographie besser dargestellt werden, ihr kommt also bei der Indikationsstellung wesentliche Bedeutung zu. Bei der Wahl der Punktionsrichtung sollte Berücksichtigung finden, dass der Patient mit seinem Katheter möglichst schmerzfrei gelagert werden kann, da die Drainage u. U. mehrere Wochen belassen werden muss. Anschließend erfolgt die Lokalanästhesie mit Stichinzision. Die korrekte Wahl des Zugangsweges kann durch einen Kontrollschnitt bei liegender Lokalanästhesienadel nochmals überprüft werden. Empfehlenswert ist eine systemische Schmerztherapie und Sedation, um die Belastung für den Patienten gering zu halten.

Nach dieser Vorbereitung wird der Infektionsherd punktiert, die korrekte Nadelposition wird computertomographisch überprüft.

CAVE ! Wegen der Gefahr einer Verletzung der Interkostalarterien sollte nicht am Unterrand der Rippe mit kranialer Zielrichtung punktiert werden.

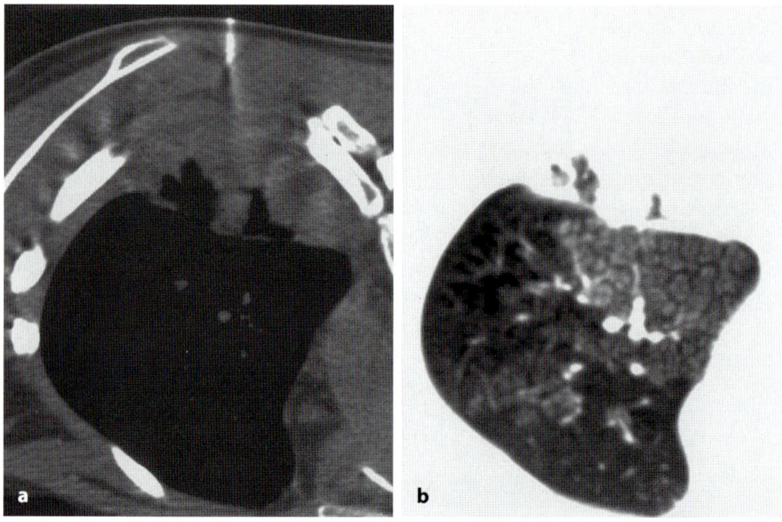

Abb. 16.4 a, b.
a Punktion einer pleuraständigen Raumforderung bei Verdacht auf ein Lymphomrezidiv (histologisch bestätigt). **b** Pulmonale Hämorrhagien mit begleitenden Hämoptysen bei zu tiefer Punktion

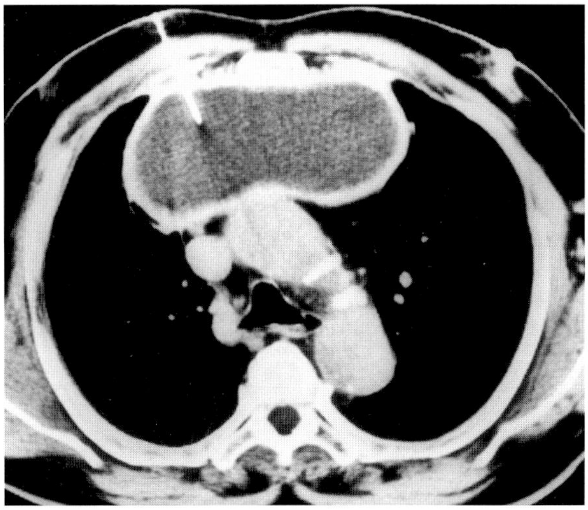

Abb. 16.5. Parasternale Punktion eines großen Mediastinalabszesses nach Superinfektion eines Mediastinalhämatoms infolge Verkehrsunfall. Gute Lage der parasternalen Nadel unter Schonung der unmittelbar dem Sternum anliegenden Thoracica-interna-Gefäße

Bei korrekter Lage der Nadelspitze im Zielort wird der Innenmandrin entfernt. Es werden wenige Milliliter Flüssigkeit zur bakteriologischen Untersuchung entnommen. Danach wird die Punktionskanüle gegen einen steifen Führungsdraht (z.B. Amplatz-Superstiff) eingewechselt. Der Zugangsweg wird mit Dilatatoren zunehmender Stärke aufbougiert, danach wird ein Drainagekatheter eingelegt. Der Durchmesser des Drainagekatheters sollte bei infizierten Flüssigkeiten mindestens 10–16 French betragen.

Verhalte hoher Dichte (z.B. infizierte Hämatome) können für eine Entlastung mittels Drainage zu viskös sein. In diesem Fall empfiehlt sich ein primär-operatives Vorgehen.

Einige Autoren propagieren die Verflüssigung fibrinreicher Verhalte mit Medikamenten wie z.B. Urokinase zur besseren Drainage (White et al. 1997). Aufgrund der geringen Fallzahl kann jedoch keine abschließende Bewertung vorgenommen werden (s. Abschn. 6.2.2).

Es empfiehlt sich, einen Doppellumenkatheter mit Spül- und Saugvorrichtung einzuwechseln, um eine bessere Reinigung der infizierten Höhle zu erreichen. Bei gekammerten Abszessen muss häufig mehr als eine Drainage eingelegt werden, denn nur die vollständige Entleerung aller Infektquellen erlaubt eine Heilung.

Im Anschluss erfolgt eine Kontroll-CT zur Dokumentation der korrekten Katheterlage und zum Ausschluss von Komplikationen (z.B. Pneumothorax). Der Drainagekatheter wird an der Haut festgenäht, ein Verband wird angelegt.

Die Wartung des Katheters (Spülen, Wundpflege, Wechsel des Drainagebeutels etc.) kann prinzipiell auf Station vorgenommen werden. Zumindest am Abend der Intervention sowie am folgenden Tag sollte der Patient vom Radiologen aufgesucht werden, um Frühkomplikationen auszuschließen.

Der Katheter kann entfernt werden, wenn sich mehrere Tage kein Eiter aus der Höhle entleert hat. Häufig wird eine Abschluss-CT durchgeführt, um die komplette Entleerung der Abszesshöhle zu belegen.

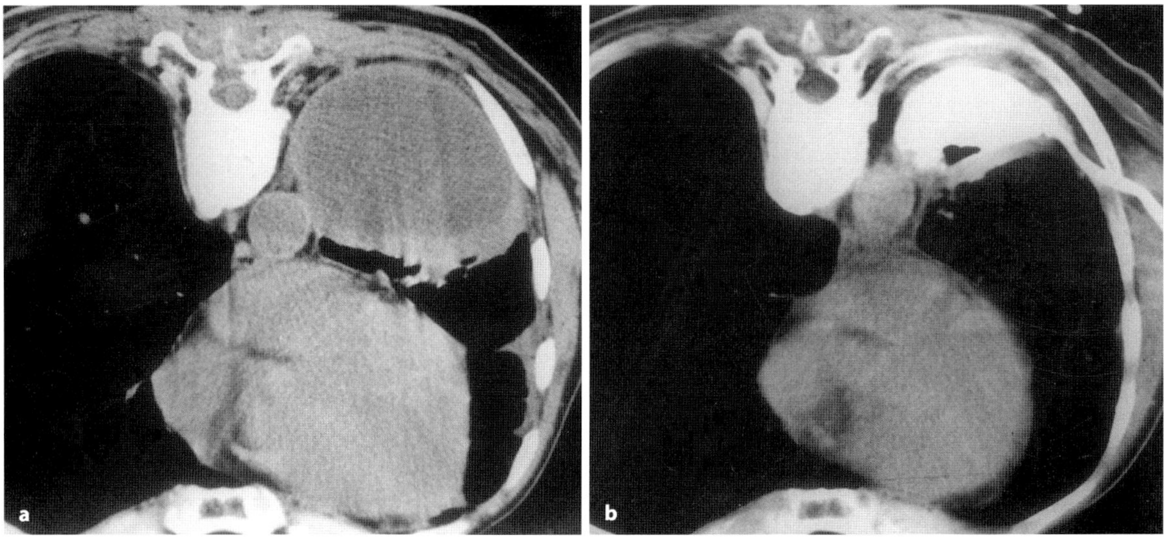

Abb. 16.6 a, b. Perkutane Drainage eines Pleuraempyems. **a** Aufnahme vor Therapie. **b** Nach Absaugen des Empyems und Auffüllen der Höhle mit Kontrastmittel, die belegt, dass die gesamte Empyemhöhle nach der Drainage entlastet ist

16.2.2 Ergebnisse

Die meisten Lungenabszesse reagieren auf eine adäquate antibiotische Therapie, so dass eine Drainage bei weniger als 10% der Patienten erforderlich wird (Wiedemann u. Rice 1995). Lungenabszesse entstehen meist bei immunkompromittierten Patienten. Pleuraempyeme sind bei Patienten über 70 Jahre mit einer Mortalität von über 70% verbunden, während für Patienten unter 30 Jahre mit 16% eine vergleichsweise geringe Mortalität angegeben wird. Nach Literaturangaben sollen Empyeme auf dem Boden grampositiver Erreger besser zu therapieren sein als mit gramnegativen oder anaeroben Erregern besiedelte Empyeme (Rosenthal u. Vujic 1991).

Die meisten Lungenabszesse entstehen in den aspirationsgefährdeten Segmenten (Tarver u. Conces 1988). Auf dem Boden parapneumonischer Infiltrate entstandene Empyeme scheinen eine günstigere Prognose zu haben als postoperative (Lambiase et al. 1992). Die Erfolgsrate einer Drainagebehandlung von Pleuryempyemen, Lungen- und Mediastinalabszessen sind in der Literatur bei guter Indikationsstellung mit deutlich über 70% angegeben. Von vielen Arbeitsgruppen wird über fast 100%ige Erfolgsquoten berichtet, wobei die Drainagedauer im Durchschnitt zwischen 5 und 8 Wochen angesiedelt ist (Risse 1998).

Gerade beim Pleuraempyem ist es entscheidend, dass die Drainage im flüssigen Stadium durchgeführt wird. Zunehmende Verfestigung durch Fibrinanlagerungen verbauen eine Drainagetherapie und erfordern letztendlich die Dekortikation. Mehrere Arbeitsgruppen (White et al. 1997) setzen zur Verflüssigung älterer, visköser (da fibrinreicher) Empyeme Urokinase in Dosierungen von bis zu 1,5 Mio. Einheiten ein. In einer randomisierten Studie wurde bei solchen Spätempyemen eine Verdoppelung der Erfolgsrate (91% vs. 44%) angegeben. Systemische Auswirkungen auf die Gerinnung sind nicht zu erwarten (Bouros et al. 1999).

16.2.3 Komplikationen

Eine seltene, aber gravierende Komplikation ist die bronchopulmonale Keimverschleppung mit Sepsis (Dondelinger u. Kurdziel 1990). Blutungen können schon durch die Verletzung der gut vaskularisierten Abszesswand entstehen. Da der typischerweise peripher gelegene Lungenabszess wie auch das Pleuraempyem meist zu ausgeprägten Verschwielungen des angrenzenden Pleuralraums führen, ist das Pneumothoraxrisiko relativ gering. Die Verschwielung der benachbarten Pleura wirkt auch bei der Drainage eines Lungenabszesses protektiv (Lambiase et al. 1992). Ein Pneumothorax ist jedoch zu befürchten, wenn gesundes Lungengewebe passiert werden muss. Ein Versagen der Drainagebehandlung wird bei bis zu 20% der Patienten angegeben. Es ist meist auf eine fehlerhafte Indikationsstellung, eine hohe Materialviskosität oder unzureichend drainierte Abszessareale zurückzuführen. Bei gekammerten Abszessen müssen ggf. mehrere Drainagekatheter eingelegt werden. Kommt es unter und nach der Drainagetherapie zu keiner ausreichenden Obliteration der Pleurahöhle (nach Literaturangaben in etwa 5% der Fälle), wird von einigen Autoren eine Verödung mit Sklerosierungsmitteln befürwortet (Dondelinger u. Kurdziel 1990).

Auch bronchopleurale Fisteln können perkutan durch Drainagebehandlung erfolgreich therapiert werden. Rezidive nach nicht ausreichender Drainagetherapie treten in der Regel 2–3 Monate nach der Erstbehandlung ein, die Häufigkeit wird mit ca. 2% angegeben (Lambiase et al. 1992).

Merke ! Wesentlicher Vorteil der interventionellen Techniken für die Drainage intrathorakaler Flüssigkeitsansammlungen ist die geringe Patientenbelastung, die Mortalitätsrate ist mit ca. 3% geringer als die nach perkutaner Drainage von abdominellen Abszessen. Eine aggressive interventionelle oder chirurgische Sanierung eines Pleuraempyems ist wegen der raschen Symptomlinderung selbst beim schwerkranken Patienten zu empfehlen (Dondelinger u. Kurdziel 1990; Renner et al. 1998).

16.3 Embolisationen

16.3.1 Embolisation von arteriovenösen Malformationen

Bei der pulmonalen arteriovenösen Malformation handelt es sich um einen Shunt zwischen Pulmonalarterie und -vene (95%). In seltenen Fällen (5%) besteht eine Verbindung zwischen einer Systemarterie und der Pulmonalvene. Häufigste Ursache ist ein kongenitaler Defekt auf kapillärer Ebene. Ein Erwerb im Rahmen einer Zirrhose, eines Traumas, einer Entzündung oder anderer Ursachen ist möglich. In der Regel wird die Erkrankung zwischen der 3. und 4. Lebensdekade manifest, nur 10% werden im Kindesalter entdeckt. Man unterscheidet den einfachen Typ (80%), bei dem eine einzelne zuführende Arterie über ein aneurysmatisch erweitertes Segment in eine einzelne drainierende Vene mündet, vom komplexen Typ (20%), bei dem mehr als eine zuführende Arterie bzw. abführende Vene existieren. Das aneurysmatische Segment kann septiert sein.

Als einzige Malformation tritt die pulmonale arteriovenöse Malformation bei 40% auf, assoziierte Malformationen werden bei ca. einem Drittel der Patienten beschrieben. Die pulmonale arteriovenöse Malformation ist in 30–80% mit dem M. Randu-Osler-Weber (hereditäre hämorrhagische Teleangiektasie) assoziiert, aber nur 15% der Patienten mit M. Randu-Osler-Weber haben eine pulmonale arteriovenöse Malformation. Eine familiäre Disposition ist bekannt: In Familien mit M. Randu-Osler-Weber sind im Falle einer pulmonalen arteriovenösen Malformation bis zu einem Drittel weitere Familienmitglieder betroffen. Über 90% der Kinder haben bis zum Erwachsenenalter Epistaxien.

Wenn die Malformationen solitär und im Durchmesser < 2 cm groß ist, bleiben die Hälfte der Patienten bis zum mittleren Lebensalter asymptomatisch. Unbehandelt ist die Prognose bei einer 26%igen Morbidität und 11%igen Mortalität ungünstig. Hauptlokalisation ist der Lungenunterlappen (70%), in bis zu 20% sind beide Lungen betroffen.

Symptome der pulmonalen arteriovenösen Malformation und ihre Häufigkeit

- Orthodoxie (Hypoxämie mit pO_2-Werten < 85 mmHg in aufrechter Position)
- Zyanose bei normaler Herzgröße (< 50%)
- Belastungsdyspnoe (< 70%)
- Epistaxis (80%)
- Apoplex (18%)
- transistorische ischämische Attacke (37%)
- Hirnabszess (< 9%)
- Hämoptysen (13%)
- Hämothorax (9%)

In einer Zusammenstellung wiesen 56% aller Patienten Symptome auf, wobei Dyspnoe das Leitsymptom war. Unbehandelt versterben bis zu 29% an ihrer Erkrankung.

Indikation und Kontraindikation

Indikationen zur Embolisationsbehandlung sind symptomatische arteriovenöse Malformationen mit

- Belastungsdyspnoe,
- neurologischen Komplikationen,
- Blutungen und
- Pseudoaneurysmen der A. pulmonalis (Blutungsgefahr mit einer Letalität von bis zu 50%).

Kontraindiziert ist die Embolisationstherapie bei vorbestehender schwerer pulmonaler Hypertonie wegen der zu erwartenden Verschlechterung nach Fistelverschluss.

Technik

Vorbereitende Maßnahmen

Vor der Intervention sind folgende Untersuchungen obligat durchzuführen, bzw. müssen deren Ergebnisse vorliegen:

- Thoraxaufnahmen in zwei Ebenen,
- arterielle Blutgasanalyse
  - unter Raumluft und bei 100% Sauerstoff im Liegen und Stehen,
- Spiral-CT des Thorax und eine
- Pulmonalarteriographie in drei Ebenen
  - (30 ml Kontrastmittel bei einem Fluss von 10 ml/s)

Fakultative diagnostische Maßnahmen sind

- Kontrastechokardiographie,
- Laufbandergometrie,
- Lungenfunktionsprüfung und
- Radionuklidshuntmessung.

In unserer Klinik wird die Embolisation von pulmonalen arteriovenösen Malformationen grundsätzlich in Narkose durchgeführt, da während des Eingriffs Hämoptysen und pektanginöse Beschwerden auftreten können. Als Monitoring sind – wie bei interventionellen Eingriffen generell – Blutdruckkontrollen, Kontrollen der arteriellen Sauerstoffsättigung und EKG-Kontrollen durchzuführen, da bei der Passage des Katheters durch das Herz Rhythmusstörungen entstehen können.

Durchführung

Zum Verschluss der Fistel wird der Katheter möglichst bis ins Zentrum der arteriovenösen Malformation vorgeführt (Abb. 16.7 a–d). Wegen der besseren Steuerbarkeit der Katheter ist der Zugang über die V. femoralis vorteilhaft. Je nach Durchmesser der benötigten Spiralen/Okklusionsballons werden 5- bis 9-French-Systeme verwendet. Durch die Rigidität größerer Katheter können z.T. stärkere Spannungen beim Vorführen entstehen. Anschließend erfolgt die Embolisation mit Spiralen (z.B. Cook- oder Balt-Spiralen) oder Ballons (Latex- oder Silikonballons) entsprechender Größe. Um eine sicherer Verankerung zu gewährleisten, sollte zumindest die erste Spirale um einige Millimeter überdimensioniert sein. Zur Vermeidung von Embolien werden 2500–5000 I.E. Heparin i.v. appliziert.

Um eine Dislokation zu verhindern, sind die Spiralen anfangs zu „überdimensionieren“ (die drainierende Vene ist in der Regel kaliberstärker als die zuführende Arterie, so dass eine Verschleppung in den Systemkreislauf bei Dislokation aus dem arteriellen Schenkel sonst nicht verhindert werden kann). Bei Spiral-(Ballon-)Dislokation ist eine kurzfristige Kompression beider Karotiden durch bereit-

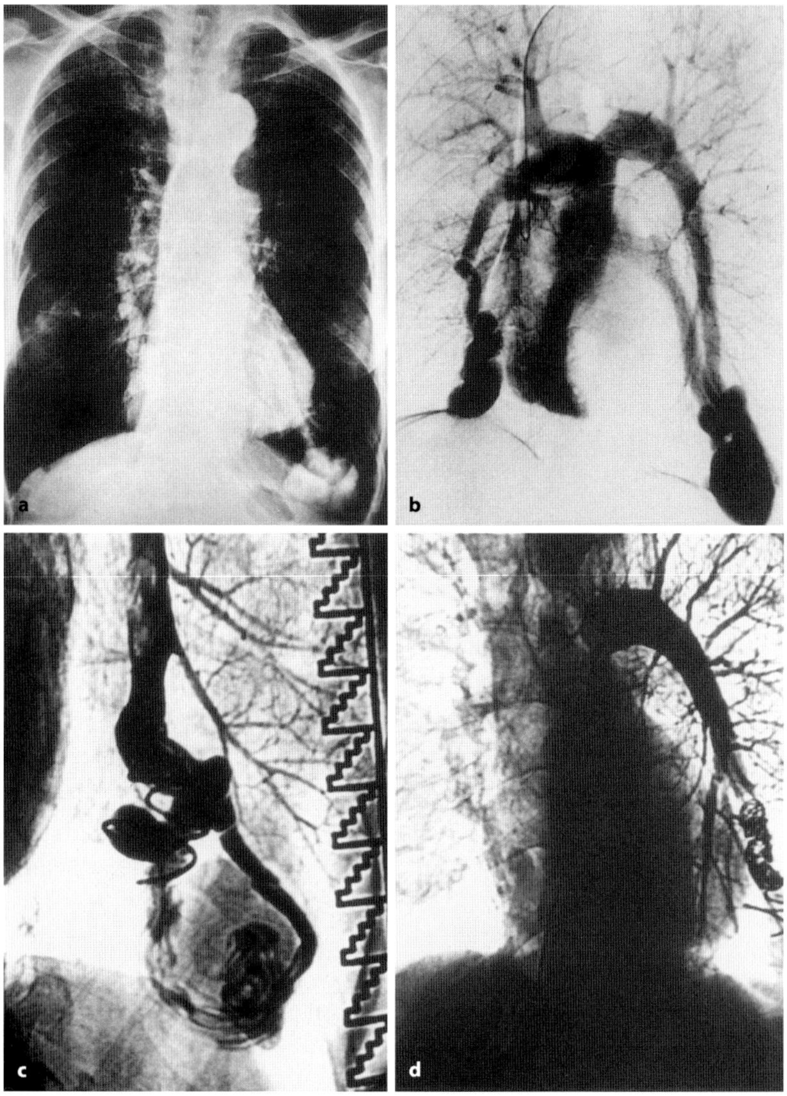

Abb. 16.7 a–d. **a** Die Thoraxaufnahme zeigt links basal eine große arteriovenöse Malformation. Rechts ist im Lungenuntergeschoss ein weiterer Herd mit zu- und abführenden Gefäßen schemenhaft erkennbar. **b** Die Pulmonalisangiographie bestätigt den Befund bilateraler basaler arteriovenöser Malformationen. **c** Bei der Kontrolle während der Embolisation erkennt man, dass die linke Fistel von 2 Zuflüssen gespeist wird. Man beachte die große „Verriegelungsspirale", die zur Prophylaxe einer systemischen Embolisation verankert wurde. **d** Zustand nach Embolisation mit komplettem Verschluss der linksseitigen Fistel

stehenden Assistenten durchzuführen, um ein Einschwemmen in den Hirnkreislauf zu verhindern.

Mechanisch ablösbare Spiralen sind bis zu einer Größe von ca. 10 mm verfügbar und damit sehr sicher, bei unbefriedigender Position können sie über den Katheter wieder entfernt werden. Das gleiche gilt für Okklusionsballons, die mit isoosmolarem Kontrastmittel entfaltet werden. Spiralen sind den meisten interventionellen Radiologen vertrauter als Okklusionsballons, letztere haben jedoch den Vorteil, dass ein einziger in der Regel ausreicht und dass das verschlossene Segment wesentlich kürzer gehalten werden kann als bei der Spiralenembolisation.

Bei sehr großen Shunts wird zur Prophylaxe einer paradoxen Embolie die Verwendung eines Metallschirms empfohlen. Aus unserer Sicht ist die Verwendung einer überdimensionierten „Verriegelungsspirale" völlig ausreichend.

Die Embolisation ist technisch korrekt durchgeführt, wenn das Zentrum der arteriovenösen Malformation ausgeschaltet wurde. Konnte nur eine partielle Embolisation erfolgen, ist in über 50% der Fälle mit einer Rekanalisation über einsprossende Bronchialarterien im Laufe der nächsten Jahre zu rechnen. Eine Okklusion, die länger als 3 Wochen anhält, ist als permanent anzusehen, sodass einer später eintretenden Insuffizienz eines Okklusionsballons keine wesentliche Bedeutung zukommt.

CAVE ! Wegen der Gefahr der Luftembolie ist auf absolute Luftfreiheit achten (Ventil verwenden!). Gesunde Seitenäste der zuführenden Pulmonalarterie sind wegen der Gefahr eines Lungeninfarktes möglichst zu schonen.

Nachsorge

Eine Nachsorge ist nicht prinzipiell erforderlich. In der Regel werden innerhalb der ersten Woche und dem ersten Monat sowie ein Jahr nach Intervention folgende Untersuchungen durchgeführt:

- Thoraxaufnahmen in zwei Ebenen
- Blutgasanalyse unter Raumluft
- Spiral-CT des Thorax

Ein ausgeschaltetes Aneurysma sollte an Größe abnehmen.

Ergebnisse

Die Verschlussquote beträgt nahezu 100%. Spätrekanalisationen sind selten, funktionelle Rest-Shunts können (z.B. bei Patienten mit M. Randu-Osler-Weber) wegen mikroskopisch kleiner Shunts nuklearmedizinisch nachweisbar sein.

Komplikationen

Als Komplikationen bei der Embolisation arteriovenöser Malformationen werden beschrieben:

- paradoxe Embolien (< 6%),
- Bradykardie und Angina pectoris (< 5%)
  - (diese Symptome dauern ca. 20 Minuten und gehen nicht mit EKG- oder Enzymveränderungen einher. Von White et al. werden sie auf Luftembolien zurückgeführt. Nach unserem Eindruck entstehen sie häufig bei rigider Kathetermanipulation, die möglicherweise zu einer Stimulation von Barorezeptoren an den Pulmonalarterien führt. Die dadurch ausgelöste Bradykardie und Blutdruckabfall reichen bei dem durch den Shunt bedingten niedrige Sauerstoffpartialdruck aus, um pektanginöse Beschwerden zu verursachen, diese sind häufiger bei großen pulmonalen arteriovenösen Malformationen.)
- Pleuritis (10%)
  - (White et al. beobachteten eine Spätpleuritis 4–6 Wochen nach Embolisation bei einigen Patienten, der Beginn war schlagartig, vehement und ging mit Fieber und/oder pulmonalen Infiltraten einher.)
- passagere Arrhythmien (2%)
  - (durch die Kathetermanipulation während der Herzpassage),
- Lungeninfarkt bei Verschluss pulmonaler Seitenäste (< 5%),
- neurologische Komplikationen (1%) und
- passagere Verwirrtheit (Blutdruckabfall?) (< 2%).

Merke ! Die Embolisation ist die Therapie der Wahl bei pulmonalen arteriovenösen Malformationen, Rekanalisationen sind bei adäquater Embolisation selten. Der Eingriff wird gut toleriert und ist mit geringen Nebenwirkungen verbunden (bei operativem Vorgehen beträgt die Letalität ca. 4%).

16.3.2 Embolisation bei Hämoptysen

Massive Hämoptysen (> 200 ml Blut/24 h) sind akut lebensbedrohlich. Die konservative Behandlung führt bei ca. 80% der Patienten zum Tod, ein operativer Notfalleingriff ist mit einer Letalität von 20–30% verbunden. Weniger als 5% aller Patienten fallen primär durch schwere Hämoptysen auf, aber selbst leichtere Hämorrhagien sind in 7–32% als Vorboten einer schweren Blutung zu werten. Die Prognose kryptogener Hämoptysen (Blutung ohne endoskopischen oder computertomographischen Befund, 8–15% aller schweren Hämoptysen) ist dagegen günstig: Nach 5 Jahren leben noch bis zu 95% der Patienten.

In älteren Arbeiten verteilen sich massive Hämoptysen zu über 90% auf Bronchiektasen, Tuberkulose und Lungenabszesse, während in jüngerer Zeit dem Bronchialkarzinom eine zunehmende Bedeutung zukommt. Mehr als vierzig Hämoptysen verursachende Krankheiten sind bekannt:

Erkrankung	Häufigkeit [%]
Tuberkulose	7
Bronchiektasen	15
Myzetome	≥ 90
Lungenabszess	≥ 15
Bronchialkarzinom	≥ 10[a]
Bronchialkarzinoid	≥ 83
Mukoviszidose	≥ 7
Biopsiefolge	≥ 9

[a] davon sind 30% tödlich, 83% sind Plattenepithelkarzinome.

Indikation und Kontraindikationen

Klassische Interventionsindikation sind nicht beherrschbare Hämoptysen.

Als absolute Kontraindikation gelten Gefäßverbindungen zur A. spinalis anterior. Relative Kontraindikationen sind Verbindungen zur A. coronaria dextra und kryptogene Hämoptysen. Verbindungen zur Rückenmarksarterie oder zur rechten Koronararterie werden von einigen Autoren nicht als absolute Kontraindikation angesehen, wenn eine superselektive Embolisation diese Gefäße sicher aussparen kann. Provokationstests mit Lidocain oder Amobarbital bzw. die Ableitung somatosensorisch evozierter Potentiale zum Ausschluss von Gefäßverbindungen zur Rückenmarksarterie werden von den meisten Autoren nicht grundsätzlich durchgeführt. Durch die sich verändernden Druckverhältnisse unter Embolisation können sich Kollateralen eröffnen, die auf der Basisangiographie auch retrospektiv nicht erkennbar sind.

Nach Cohen sind bei 55% der Patienten Verbindungen zur Spinalarterie nachzuweisen (1990). Rechtsseitig entspringt die A. bronchialis in 70% gemeinsam mit der A. intercostalis superior, die ihrerseits Querverbindungen zur A. spinalis anterior aufweisen kann. Linksseitig sind Kollateralen zur A. spinalis anterior eine Rarität, aber prinzipiell möglich.

Technik

Gefäßanatomie

Die Bronchialarterien entspringen zu 70% an der Kreuzungsstelle der Aorta mit dem linken Hauptbronchus, zu 90% zwischen Th4 und Th6. Die linke A. bronchialis geht ventral meist direkt aus der Aorta hervor, während rechtsseitig ein dorsolateral gemeinsamer Truncus intercostobronchialis führend ist. Die Anatomie der Bronchialarterien ist außerordentlich variabel. Es werden bis zu vier Bronchialarterien beschrieben, die überall aus der thorakalen Aorta hervorgehen können. Zusätzlich sind aberrierende Gefäße aus dem Truncus brachiocephalicus, der A. subclavia, dem Truncus thyreocervicalis, der A. mammaria interna und ihrer Seitäste, der A. phrenica inferior, der A. gastroduodenalis und der abdominellen Aorta bekannt, die ebenfalls Lungenblutungen unterhalten könnten. Ihre Häufigkeit liegt zwischen 2 und 35%.

Neben der Blutversorgung des Bronchialsystems übernehmen die Bronchialarterien auch die des Perikards, des mittleren Ösophagusdrittels, der angrenzenden Pleura visceralis, hilärer Lymphknoten und der Vasa vasorum von Aorta und A. pulmonalis.

CAVE ! Blutende Bronchialarterien können angiographisch unauffällig sein. Die Blutungsquelle ist häufig nicht sichtbar, deshalb müssen Bronchoskopie und CT zur Seitenlokalisation herangezogen werden.

Insbesondere bei chronisch entzündlichen Lungenprozessen in der Lungenperipherie kann die Blutung über parasitäre Gefäße (z.B. bei apikalen Lungenprozessen aus der A. axillaris) unterhalten werden. Vor allem über pleurale Schwielen können Gefäße in den Lungenherd einsprossen.

Blutungen durch Veränderungen der Pulmonalarterien sind selten (5%), da Arterien im Niederdrucksystem der A. pulmonalis eher thrombosieren, Arterien des großen Kreislaufs eher hypertrophieren.

Verbindungen bestehen zur Pulmonalarterie, Mediastinalarterien sowie insbesondere zur A. spinalis anterior und zu rechten Koronararterie (bis zu 14%) (Matsunaga et al. 1993).

Durchführung

Zur Orientierung erfolgt eine Übersichtsaortographie mit einem Pigtail-Katheter in Höhe der Aorta ascendens bei einer Gesamtmenge von 30 ml Kontrastmittel und einer Flussrate von 12 ml/s Die Aortographie sollte in zwei Ebenen durchgeführt werden. Anschließend erfolgt die selektive Sondierung der Bronchialarterien der betroffenen Seite mittels eines Kobra-, Sidewinder-, Headhunter- oder Amplatz („right coronary artery")-Katheters. Die Wahl des Selektivkatheters muss dabei den jeweiligen anatomischen Gegebenheiten angepasst werden. Die selektive Bronchialarterien-Angiographie wird mittels manueller Kontrastmittelinjektion in zwei Ebenen vorgenommen. Auf Verbindungen zur A. spinalis anterior oder zur rechten Koronararterie ist besonders zu achten. Im nächsten Schritt wird das Koaxialsystem superselektiv in Zielgebiet vorgeführt, um Mediastinaläste (Versorgung von Bronchus, Ösophagus u.a.) auszusparen und Schmerzreaktionen zu vermeiden. Die Embolisation wird zweckmäßigerweise mit PVA-Partikeln (Polyvinylalkohol) mittlerer Größe durchgeführt, die angiographische Kontrollen während der Maßnahme ermöglichen. Bei größeren Shunts muss ggf. auch Ethibloc oder Histoacryl eingesetzt werden. Spiralokklusionen haben von allen Embolisaten die schlechtesten Langzeitergebnisse. Alkohol hat die stärksten Nebenwirkungen und gilt deswegen als obsolet. Angiographische Kontrollen sind bei fraktionierter Embolisation nach jedem Schritt zum Ausschluss neu aufgetretener Gefäßverbindungen und nach Abschluss der Maßnahme durchzuführen. (vgl. Abb. 16.8–16.10).

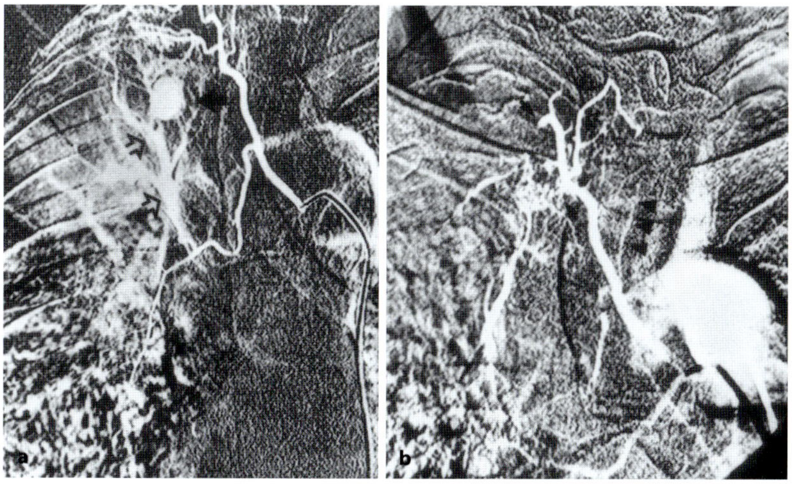

Abb. 16.8 a, b. Rassmussen-Aneurysma im rechten Oberlappen. **a** Aufnahme vor Embolisation. Ein Rassmussen-Aneurysma entsteht auf dem Boden einer Tuberkulose und wird klassischerweise von der A. pulmonalis (*offene Pfeile*) und der Bronchialarterie versorgt. Rezidivblutungen sind häufig, wenn nicht beide zuführenden Arterien verschlossen werden. **b** Zustand nach Embolisation beider Arterien mit vollständigem Verschluss des Aneurysmas unter Erhalt der Mediastinaläste

CAVE ! Bleibt der Erfolg der Embolisation nach 6–12 Stunden aus, müssen alle in Frage kommenden aberrierenden Gefäße abgesucht werden. Bei ca. 8% der Patienten sind atypische Zuflüsse für die Lungenblutung verantwortlich.

Ergebnisse

Eine sofortige Blutungskontrolle wird bei 75–90% der Patienten erreicht. Rezidivblutungen innerhalb von sechs Monaten treten in ca. 20% der Fälle auf. Langfristig hat jeder zweite Patient weitere Hämoptysen.

Wird nicht superselektiv embolisiert, sondern eher zentral der Bronchialarterienabgang (z.B. mit einer Spirale) verschlossen, ist die unmittelbare Blutungskontrolle um ca. 10% schlechter und die Rezidivrate nach drei Jahren um ca. 30% höher. Die einmalige Embolisation hat bei aberrierenden Feeder-Arterien eine Erfolgsquote von lediglich 56%. Die perioperative Letalität bei Hämoptysen kann durch eine präoperative Embolisation von ca. 30% auf 9% reduziert werden.

Merke ! Während Frührezidive meist durch technische Fehler oder offene Kollateralen verursacht werden, sind Spätrezidive in der Regel auf ein Fortschreiten der Grunderkrankung zurückzuführen.

Komplikationen

An Komplikationen nach Embolisation werden beschrieben:

- retrosternale Schmerzen (< 10%),
- Dysphagie, Dyspnoe, Bronchusnekrose (< 1%),
- Rückenmarksinfarkt (< 1%) und
- Embolisatverschleppung (1%).

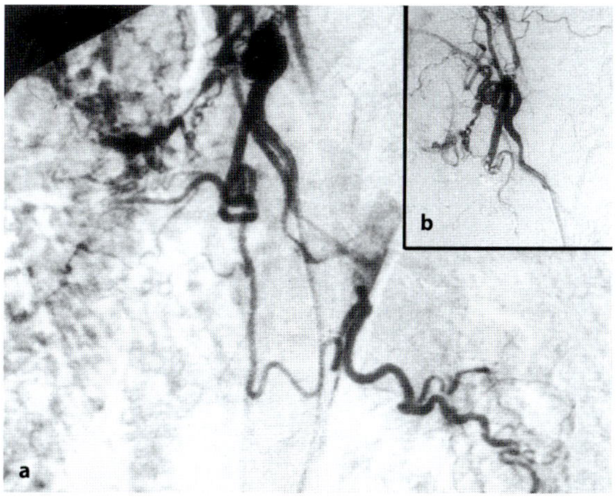

Abb. 16.9 a, b. Patient mit schweren Hämoptysen aus dem Lingulabronchus. **a** Die linke Bronchialarterie kam nicht zur Darstellung. Die Angiographie der rechtsseitigen Bronchialarterie zeigt ein pathologisches Gefäßmuster mit hypertrophierten, entzündlich veränderten Arterien, wobei die Lingulaarterie über die rechte Bronchialarterie versorgt wird. **b** Zustand nach Embolisation mit Polyvinylalkohol. Kompletter Verschluss der Lingulaarterie. Hämoptysen sind inzwischen seit über 2 Jahren nicht mehr aufgetreten

Retrosternale Schmerzen, Dysphagie und Dyspnoe sistieren in der Regel spontan nach 1 bis 48 Stunden.

Merke ! Bei richtiger Indikationsstellung ist die Embolisationbehandlung ein sehr effektives Verfahren. Nebenwirkungen sind selten, können aber ein katastrophales Ausmaß annehmen.

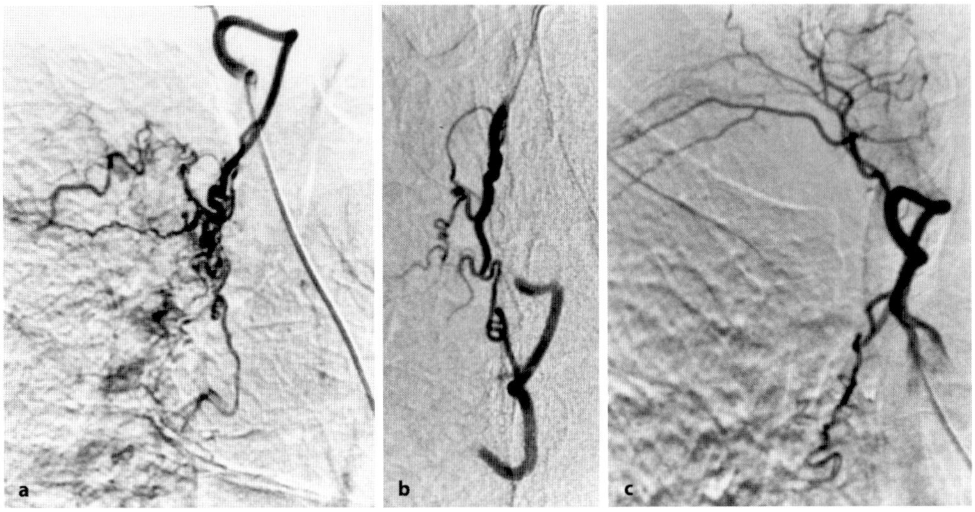

Abb. 16.10 a–c. a Irreguläres Gefäßbild mit hypertrophierten entzündlich veränderten Arterien rechts zentral bei einem Patienten mit Hämoptysen. Embolisation mit PVA-Partikeln mittlerer Größe. b Aufnahme unter Embolisation, es zeigt sich ein weitgehender Verschluss der entzündlich veränderten Gefäße. Erstmals ist jetzt eine Verbindung zur rechten Koronararterie sichtbar. Retrospektiv ist die Verbindung auch auf dem Ausgangsangiogramm angedeutet. Die Embolisationen wurden wegen der Schwere der Hämoptysen fortgesetzt, da der geschlängelte Verlauf der Kollateralen als effektiver Filter für größere PVA-Partikel angesehen wurde. c Abschlusskontrolle nach Angiographie ohne erkennbares pathologisches Gefäßnetz. Klinisch, laborchemisch und elektrokardiographisch kein Hinweis auf myokardiale Ischämien

16.4 Tracheobronchiale Stents

Vergleichbar den endovaskulären Techniken im Gefäßsystem können Obstruktionen oder ösophagotracheale Fisteln endobronchial mit Hilfe von Stents versorgt werden. Maligne Ursachen, externe Tumorkompression oder exophytisches endoluminales Wachstum, sind führend. Die häufigste Ursache benigner Atemwegsstenosen sind Intubations- oder Beatmungsfolgen mit konsekutiver Narbenbildung oder Chondromalazie. Ca. 70% der Läsionen liegen im subglottischen Larynx oder in der Trachea, 25% in den Hauptbronchien und lediglich 5% in einem Lappenbronchus (Becker et al. 1995).

Die komplexe anatomische Struktur der Atemwege stellt besondere Anforderungen an eine tracheobronchiale Schienung. Um eine optimale Belüftung zu gewährleisten, dürfen Verzweigungen des Tracheobronchialbaums nicht behindert werden. Der Stent sollte sich den anatomischen Gegebenheiten möglichst anpassen, wobei die Stabilität des Stents für die Ventilation wie für die Drainage der Bronchialflüssigkeit entscheidend ist. Bei einem Hustenanfall können innerhalb der Trachea Druckwerte von über 300 mmHg erreicht werden. Der optimale Stent sollte stabil sein und sich gleichzeitig bei Bedarf endoskopisch leicht entfernen lassen. Mittlerweile stehen sehr unterschiedliche Stentsysteme zur Verfügung, deren Vor- und Nachteile in verschiedenen Publikationen diskutiert werden (Übersicht bei Becker et al. 1995).

16.4.1 Indikationen

Hauptindikationen für tracheobronchiale Stents sind Tumorstenosen (palliative Indikation) und Narbenstenosen (kurative Indikation). In jedem Fall ist wegen alternativer, d.h. chirurgischer Behandlungsmethoden eine interdisziplinäre Indikationsstellung erforderlich.

16.4.2 Technik

Vorbereitende Maßnahmen

Trachealstenosen werden – ungeachtet ihrer Genese – mit identischer Technik versorgt.

Erster Schritt vor der Stentimplantation ist die Inspektion, Darstellung und Vermessung des Tracheobronchialsystems mittels Endoskopie und CT-Rekonstruktion. Die erforderliche Stentgröße lässt sich am besten am Trachealdurchmesser auf der CT-Aufnahme ausmessen. Das proximale und distale Ende der Stenose sowie Stimmritze und Trachealbifurkation können unter Durchleuchtung mit schattengebendem Material auf der Haut markiert werden. Alternativ kann auch ein Markierungslineal verwendet werden.

Stentgrößen von bis zu 16 mm sind für die Trachea in der Regel ausreichend. Bei einer Tracheomalazie müssen allerdings Übergrößen von bis zu 2 cm Durchmesser eingesetzt werden.

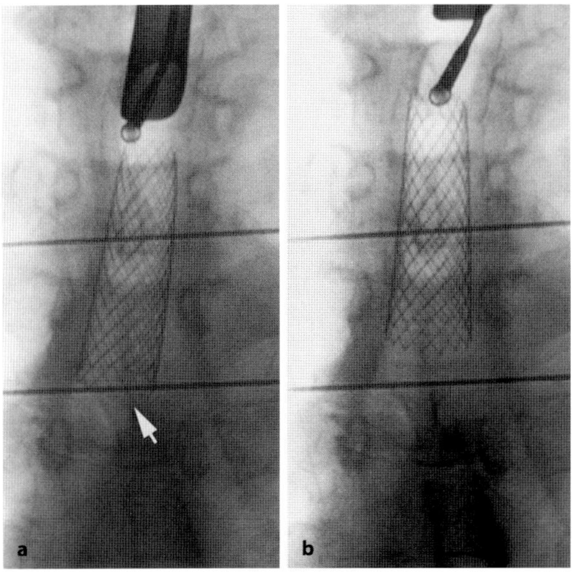

Abb. 16.11 a, b. Beschichteter Stent (Corvita-Typ) zum Abdichten einer tracheobronchialen Fistel. **a** Nach Abwerfen des Stents ist die Fehlplatzierung im rechten Stammbronchus leicht zu erkennen (*Pfeil*). **b** Zustand nach Reposition des Stents mit endoskopischer Fasszange und guter Lage unmittelbar kranial der Bifurkation

Durchführung

Die Stentimplantation wird in aller Regel in Vollnarkose durchgeführt, um Fehlplatzierungen durch Husten oder Würgereiz zu vermeiden. Mit einem starren Bronchoskop, das eine Beatmung während der Endoskopie erlaubt, wird die Stenose eingestellt und - wenn möglich - passiert. Dabei werden die Markierungen von proximalem und distalem Stenoseende, Trachealbifurkation und Stimmritze vorgenommen. Um eine ausreichende Sauerstoffversorgung zu gewährleisten, wird unmittelbar vor Platzierung des Stents eine Hyperoxygenierung vorgenommen. Ein Führungsdraht wird distal der Stenose belassen, das Bronchoskop wird zurückgezogen, über den Draht wird der Stent eingeführt. Die Stentplatzierung gelingt in der Regel innerhalb von 30–60 Sekunden. Anschließend wird erneut beatmet. In einem zweiten Schritt die Dilatation der Stenose mit einem Ballonkatheter durchgeführt. Danach erfolgt eine bronchoskopische und durchleuchtungsgesteuerte Abschlusskontrolle zur Dokumentation des Befundes (vgl. Abb. 16.11, 16.12).

Im Gegensatz zu anderen Mitteilungen wird bei uns eine Vordilatation nur bei hochgradigen Stenosen durchgeführt.

16.4.3 Ergebnisse

Die Beseitigung der Stenose führt in nahezu allen Fällen zu einer subjektiven wie auch objektiven Verbesserung der Lungenfunktion. Poststenotische Pneumonien können entlastet werden. Die Überlebenszeiten der Patienten mit Bronchialkarzinom liegt im Mittel unter sechs Monaten, der Stent ist als eine effektive palliative Therapiemaßnahme anzusehen. Bei benignen Stenosen liegen Einzelberichte von Langzeitverläufen von mehreren Jahren vor (Bohndorf 1996).

Beim Durchwachsen des Stents durch Tumorgewebe kann es zu einer ausgeprägten Restenosierung kommen. Auch bei rein entzündlichen Prozessen sind Restenosierungen durch die Epithelialisierung des Stents möglich. Deshalb sollte die Indikation bei gutartigen Stenosen eng gestellt und rekonstruktiven Verfahren der Vorzug gegeben werden. Geringe Hämorrhagien können insbesondere bei der Dilatation auftreten und sind klinisch meist nicht relevant. Intubationen oder Tracheotomien im Falle von

Abb. 16.12 a–c.
a Tumorbedingte, mittig gelegene Trachealstenose: Zustand nach Implantation eines Wallstents (16 mm). **b** Dilatation der Stenose nach Implantation. **c** Abschlussergebnis mit minimaler Taillierung des Stents im Tumorbereich bei völliger Beschwerdefreiheit

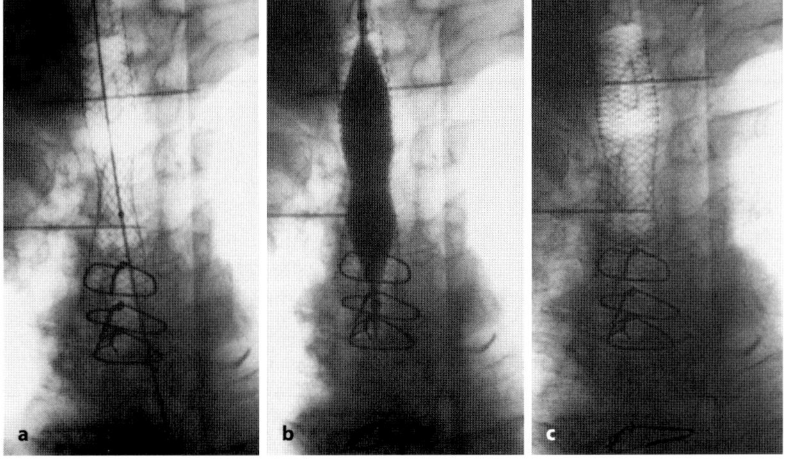

Rezidiven sind bei den meisten Stents möglich. Bei Patienten mit Tracheostoma erlaubt das großzügige „Überstenten“ einen spontanen Verschluss.

Nachsorge

Da Stents wie alle im Tracheobronchialbaum eingeführten Fremdkörper als Reiz empfunden werden und zu Störungen im Sekrettransportführen, sind additive Maßnahmen, z. B. Muko-/Seretolyse, ggf. in Kombination mit Antibiotika nicht selten erforderlich.

16.4.4 Komplikationen

Stentdeformierungen werden vor allem beim Strecker-, Gianturco- und Palmaz-Typ beschrieben. Die hohen mechanischen Anforderungen an das System können bis zu einer kompletten Destruktion der Stentmaschen mit Aushusten von Metallteilen führen.

Zur Dislokation prädisponiert sind vor allem ummantelte Stents, die bei Fisteln eingesetzt werden.

Auch bei benigner Ursache kann der durch den Stent ausgelöste Reiz zu einer narbigen Rezidivstenose führen. Bei der Gewebeabtragung von Rezidivstenosen im Stentbereich kann es – besondere bei der Laserablation – zu Brüchen der Stentstreben kommen.

Merke ! Stents haben sich als effektive Maßnahme bei der Rekonstruktion des Tracheallumens herausgestellt. Wegen der Möglichkeit der narbigen Rezidivstenose sollte die Indikation bei trachealen Obstruktionen benigner Genese kritisch gestellt werden.

Literatur

Becker HD (1992) V. Tracheobronchialsystem – V.1 Der Einsatz des Strecker-Stents in der Trachea. In: Kollath J, Liermann D (Hrsg) Stents II. Schnetztor, Konstanz, S 216–225

Becker HD, Wagner D, Liermann D, Urhoj S, Mechmann S. B (1995) Nicht-Vaskuläre Endoprothesen – IX Atemwege – 27. Die endoskopisch Schienung der zentralen Atemwege. In: Kollath J, Liermann D (Hrsg) Stents III – Entwicklung, Indikationen und Zukunft. Schnetztor, Konstanz, S 236–244

Bohndorf K (1996) Stentimplantation in Trachea und Bronchien. In: Günter RW, Thelen M (Hrsg) Interventionelle Radiologie. Thieme, Stuttgart New York, S 552-555

Bohndorf K, Kurzeja A, Schlöndorff G, Vorwerk D, Günther RW (1992) V. Tracheobronchialsystem – V.3 Implantation selbstexpandierender Endoprothesen (Wallstent) bei benignen Trachealobstruktionen. In: Kollath J, Liermann D (Hrsg) Stents II. Schnetztor, Konstanz, S 234–242

Bouros D, Schiza S, Tzanakis N, Chalkiadakis G, Drositis J, Siafakas N (1999) Intrapleural urokinase versus normal saline in the treatment of complicated parapneumonic effusions and empyema. A randomized, double-blind study. Am J Respir Crit Care Med 159, 1: 37–42

Cahill BC, Ingbar DH (1994) Massive hemoptysis – assessment and management. Clinics in chest medicine 15, 1: 147–168

Cohen AM, Doershuk CF, Stern RC (1990) Bronchial artery embolization to control hemoptysis in cystic fibrosis. Radiology 175: 401–405

Coolings CL, Westcott JL, Banson NL, Lange RC (1999) Pneumothorax and dependent versus nondependent patient position after needle biopsy of the lung. Radiology 210: 59–64

Dähnert W (1996) Radiology review manual, 3rd edn, Williams and Wilkins, Baltimore

Davies CW, Lok S, Davies RJ (1998) The systemic fibrinolytic activity of intrapleural streptokinase. Am J Respir Crit Care Med 157, 1: 328–330

Dondelinger RF, Kurdziel JC (1990) Percutaneous drainage of thoracic fluid collections. In: Dondelinger RF, Plinio Rossi, Kurdziel JC, Wallace S (ed) Interventional radiology. Thieme, Stuttgart New York pp 142–153

Dutton JAE, Jackson JE, Hughes JMB, Whyte MKB, Peters AM, Ussov W, Allison DJ (1995) Pulmonary arteriovenous malformations: Results of treatment with coil embolization in 53 patients. AJR Am J Roentgenol 165: 1119–1125

Erlemann R, Zimmerschied A, Gilger F, Schröder M (1998) Stanzbiopsie oder Feinnadelaspirationsbiopsie bei der perkutanen Lungenpunktion. Radiologe 38: 126–134

Fiedler E, Schmitt R, Dobritz M, Cavallaro A, Bautz W (1998) Bronchialarterienembolisation bei rezidivierenden Hämoptysen. Röntgenpraxis 51: 212–217

Filler RM, Forte V, Chait P (1998) Tracheobronchial stenting for the treatment of airway obstruction. J Pediatr Surg 33, 2: 304–311

Filler RM, Forte V, Fraga JC, Matute J (1995) The use of expandable metallic airway stents for tracheobronchial obstruction in children. J Pediatr Surg 30, 7: 1050–1055; discussion 1055–1056

Ghaye B, Trotteur G, Dondelinger RF (1997) Multiple pulmonary artery pseudoaneurysms: intrasaccular embolization. Eur Radiol 7: 176–179

Grewe P, Krampe K, Müller KM, Becker HD (1995) Nicht-Vaskuläre Endoprothesen – IX Atemwege – 28. Makroskopische und histomorphologische Veränderungen der Bronchialwand nach der Implantation von Nitinol-Stents. In: Kollath J, Liermann D (Hrsg) Stents III, Entwicklung, Indikationen und Zukunft. Schnetztor, Konstanz, S 245–249

Günther RW, Adam G, Keulers P, Klose K, Vorwerk D (1996) CT-gesteuerte Punktionen. In: In: Günter RW, Thelen M (Hrsg) Interventionelle Radiologie. Thieme, Stuttgart New York, S 605–634

Günther RW, Adam G, Keulers P, Klose KC, Vorwerk D (1996) CT-gesteuerte Punktionen. Thoraxwand und Pleura. In: Günter RW, Thelen M:. Interventionelle Radiologie, Thieme, Stuttgart New York, 2. Aufl, S 611 -620

Günther RW (1996) Embolisation der Lunge. In: In: Günter RW, Thelen M (Hrsg) Interventionelle Radiologie. Thieme, Stuttgart New York, S 239–249

Haitjema TJ, Overtoom TC, Westermann C.J, Lamers JWJ (1995) Embolization of pulmonary arteriovenous malformations: results and follow up in 32 patients. Thorax 50: 719–723

Han YM, Song HY, Lee JM, Cho SI, Chung GH, Kim CS, Sohn MH, Choi KC (1996) Esophagorespiratory fistulae due to esophageal carcinoma: palliation with a covered Gianturco stent. Radiology 199, 1: 65–70

Hayashi N, Sakai T, Kitagawa M, Kimoto T, Inagaki R, Ishii Y, Noriki S, Imamura Y (1998) CT-guided biopsy of pulmonary nodules less than 3 cm: Usefulness of the Spring-operated core biopsy needle and frozen-section pathologic diagnosis. AJR 170: 329–331

Hewes RC, Auster M, White RI jr (1985) Cerebral embolism: first manifestation of pulmonary arteriovenous malformation in patients with hereditary hemorrhagic telangiectasia. Cardiovasc Intervent Radiol 8: 151–155
Hrudaya N (1991) Management of complications of transthoracic needle biopsy of lung and mediastinal lesions. In: Saadoon Kadir BC (ed) Current practice of interventional radiology. Decker, Philadelphia, pp 222–227
Lacombe P, Qanadli SD, Jondeau G, Barre O, Mesurolle B, Mouas H, Igual J, Chagnon S, Dubourg O, Bourdarias JP (1997) Treatment of hemoptysis in Behcet syndrome with pulmonary and bronchial embolization. JVIR 8: 1043–1047
Lambiase RE, Deyoe L, Cronan JJ, Dorfman GS (1992) Percutaneous drainage of 335 consecutive abscesses: Results of primary drainage with 1-year follow-up. Radiology 184: 167–179
Lampmann LEH, Tjan TG (1994) Embolization therapy in haemoptysis. J Eur Radiol 18: 15–19
Langen HJ, Klose KC, Keulers P, Adam G, Jochims M, Günther RW (1995) Artificial widening of the mediastinum to gain access for extrapleural biopsy: clinical results. Radiology 196: 703–706
Liermann D, Jaschke W, Lörcher U, Kronnenberger H, Rust M, Peters J, Rautschka E, Meyer-Sydow J, Kollath JV (1992) Tracheobronchialsystem – V. 2 Einsatz von Tantal-Stents im Tracheobronchialsystem des Menschen. In: In: Kollath J, Liermann D (Hrsg) Stents II, Schnetztor, Konstanz, S 226–234
Liermann D, Rust MB (1995) Nicht-vaskuläre Endoprothesen – IX Atemwege – 29. Erste Erfahrungen mit einer neuen Nitinol-Memorymetall-Endoprothese im Tracheobronchialsystem. In: Kollath J, Liermann D (Hrsg) Stents III – Entwicklung, Indikationen und Zukunft. Schnetztor, Konstanz, S 250–259
Lohe F, Furst H, Muller C, Hatz RA, Schildberg FW (1998) Behandlung des fortgeschrittenen Pleuraempyems. Chirurg 69, 12: 1369–1375
Lucidarme O, Howart N, Finet JF, Grenier PA (1998) Intrapulmonary lesions: Percutaneous automated biopsy with a detachable, 18-gauge, coaxial cutting needle. Radiology 207: 759–765
Marshall TJ, Jackson JE (1997) Vascular intervention in the thorax: Bronchial artery embolization for haemoptysis. Eur Radiol 7: 1221–1227
Matsunaga N, Hayashi K, Sakamoto I, Ogawa Y, Matuoka Y, Imamura T, Kuriya T (1993) Coronary-to-pulmonary artery shunts via the bronchial artery: Analysis of cineangiographic studies. Radiology 186: 877–882
Mitruka S, Landreneau RJ, Mack MJ, Fetterman LS, Gammie J, Bartley S, Sutherland SH, Bowers CM, Keenan RJ, Ferson PF, Weyant RJ (1995) Diagnosing the indeterminate pulmonary nodule: Percutaneous biopsy versus thoracoscopy. Surgery 118, 4: 676–684
Miyazono N, Inoue H, Hori A, Kanetsuki I, Shimada J, Nakajo M (1994) Visualization of left bronchial-to-coronary artery communication after distal bronchial artery embolization for bronchiectasis. Cardiovasc Intervent Radiol 17: 36–37
Moore EH (1998) Technical aspects of needle aspiration lung biopsy: A personal perspective. Radiology 208: 303–318
Puskas JD, Allen MS, Moncure AS et al. (1993) Pulmonary arteriovenous malformations: therapeutic options. Ann Thorac Surg 56: 253–258
Rauber K, Weimar B, Sayed AS, Kollath C, Jochims HV (1992) Tracheobronchialsystem – V.4 Endotracheale NiTi-Stents – Tierexperimentelle Studie. In: Kollath J, Liermann D (Hrsg) Stents II, Schnetztor, Konstanz, S 243–251
Remy J, Remy-Jardin M, Wattinne L, Deffontaines C(1992) Pulmonary arteriovenous malformations: evaluation with CT of the chest before and after treatment. Radiology 182: 809–816
Remy-Jardin M, Wattinne L, Remi J (1991) Transcatheter occlusion of pulmonary arterial circulation and monary arterial circulation and collateral supply: failures, incidents, and complications. Radiology 180: 699–705
Renner H, Gabor S, Pinter H, Maier A, Friehs G, Smolle-Juettner FM (1998) Is aggressive surgery in pleural empyema justified? Eur J Cardiothorac Surg 14,2: 117–122
Risse JH, Keulers P, Günther RW (1998) CT-gesteuerte perkutane Drainage retro- und extraperitonealer Abszesse und Flüssigkeitsverhalte. Fortschr Röntgenstr 168: 281–286
Rosenthal P, Vujic I (1991). Percutaneous drainage of other intrathoracic fluid collections. In: Saadoon Kadir BC (ed) Current practice of interventional radiology. Decker, Philadelphia, pp 233–241
Sagara K, Miyazono N, Inoue H, Ueno K, Nishida H, Nakajo M (1998) Recanalization after coil embolotherapy of pulmonary arteriovenous malformations: Study of long-term outcome and mechanism for recanalization. AJR Am J Roentgenol 170: 727–730
Sakai T, Razavi MK, Semba CP, Kee ST, Sze DY, Dake MD (1998) Percutaneous treatment of bronchial arery aneurysm with use of transcatheter coil embolization and thoracic aortic stent-graft placement. JVIR 9: 1025–1028
Sonett JR, Keenan RJ, Ferson PF, Griffith BP, Landreneau RJ (1995) Endobronchial management of benign, malignant, and lung transplantation airway stenoses. Ann Thorac Surg 59, 6: 1417–1422
Storck M, Mickley V, Abendroth D, Sunder-Plassmann L (1996) Pulmonary arteriovenous malformations: aspects of surgical therapy. VASA 25(1): 54–59
Tanaka N, Yamakado K, Murashima S, Takeda K, Matsumura K, Nakagawa T, Takano K, Ono M, Hattori T (1997) Superselective bronchial artery embolization for hemoptysis with a coaxial microcatheter system. JVIR 8: 65–70
Tarver RD, Conces DJ (1988) Chest intervention: drainage and biopsies. In: Castaneda-Zuniga WR, Murthy Tadavarthy S (eds) Interventional radiology, vol 2, Williams and Wilkins, Baltimore Hong Kong London Munich Philadelphia Sydney Tokyo, pp 1357–1381
Vergnon-JM, Costes F, Bayon MC, Emonot A (1995) Efficacy of tracheal and bronchial stent placement on respiratory function tests. Chest 107, 3: 741–746
Wait MA, Sharma S, Hohn J, Dal Nogare A (1997) A randomized trial of empyema therapy (see comments). Chest 111, 6: 1548–1551
White RI (1992) Pulmonary arteriovenous malformations. how do we diagnose them and why is it important to do so? Radiology 182: 633–635
White RI, Pollak JS, Wirth JA (1996) Pulmonary arteriovenous malformations: Diagnosis and transcatheter embolotherapy. JVIR 7: 787–804
White RI jr, Lynch-Nyhan A, Terry P et al. (1988) Pulmonary arteriovenous malformations: techniques and long-term outcome of embolotherapy. Radiology 169: 663–669
Wiedemann HP, Rice TW (1995) Lung abscess and empyema (published erratum appears in Semin Thorac Cardiovasc Surg 7, 4: 247). Semin Thorac Cardiovasc Surg 7, 2: 119–128

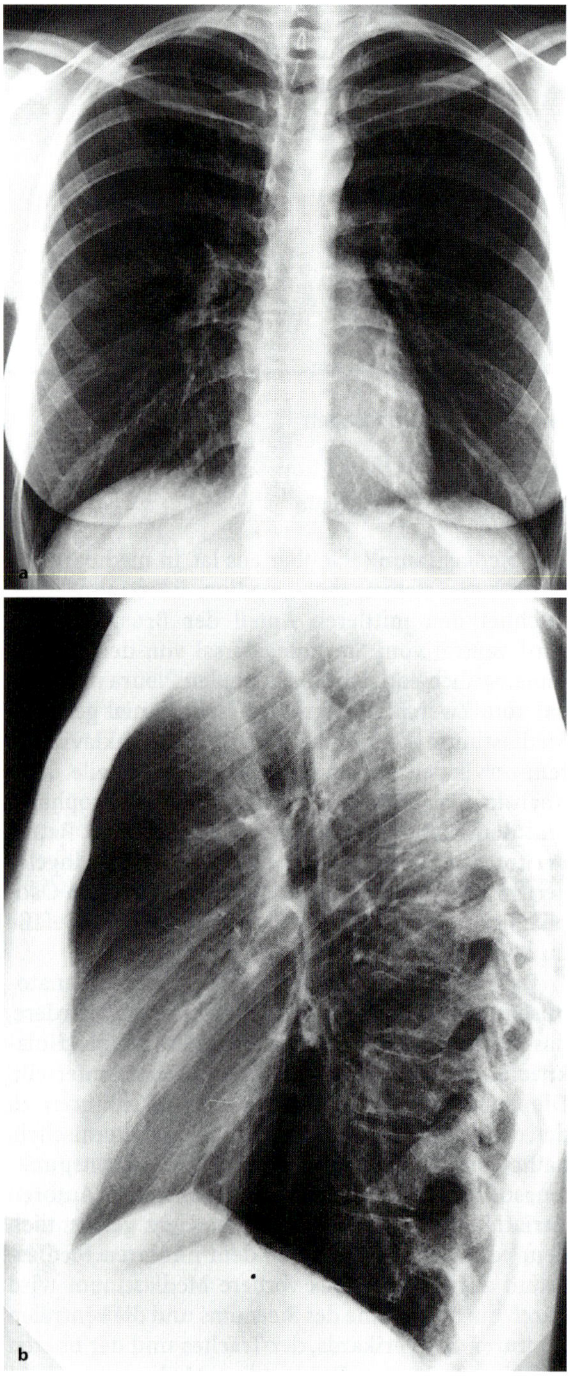

Abb. 17.1 a, b. Projektionsradiographischer Normalbefund des Mediastinums. **a** Thoraxübersichtsaufnahme im sagittalen und **b** im seitlichen Strahlengang

Das vordere Mediastinum enthält den Thymus, Lymphknoten und den N. phrenicus. Das mittlere Mediastinum beinhaltet das Herz, die Aorta ascendens, die Vv. cava superior und inferior, den Ösophagus, die Trachea einschließlich der Stammbronchien, Lymphknoten und den N. vagus. Im hinteren Mediastinum liegen der Aortenbogen und die Aorta descendens, die Vv. azygos und hemiazygos, Lymphknoten, der Truncus sympathicus und Interkostalarterien.

17.1.2 Projektionsradiographie

Mit Ausnahme von Luft in Hohlorganen (zentrale Atemwege, Ösophagus) und von Verkalkungen (Aorten- und Trachealsklerose, Lymphknotenverkalkungen) haben alle physiologischen und pathologischen Strukturen des Mediastinums etwa die gleiche Dichte, sodass sie auf Thoraxübersichtsaufnahmen nicht voneinander zu differenzieren sind (Abb. 17.1 a).

Aorta und *Truncus pulmonalis* sind an ihren randständigen Außenkonturen, die Aorta gelegentlich auch an pathognomonischen Wandverkalkungen erkennbar. Der *Azygoslymphknoten* grenzt sich im Sagittalbild als laterale Ausbuchtung des rechten oberen Mediastinums kranial der Aorta ascendens und im Seitbild als rundlich-ovaläre Verdichtung ventrokranial der Stammbronchien ab. Aufgrund der Anhebung durch den linken Vorhof verläuft der linke *Stammbronchus* stärker horizontal als der rechte, im Seitbild liegt also der luftgefüllte Queranschnitt des linken Stammbronchus höher als der des rechten (Abb. 17.1 b). Das *Ösophaguslumen* kann durch röntgennegatives (Luft) oder röntgenpositives Kontrastmittel erkennbar sein. Durch die unmittelbare topographische Beziehung der Mediastinalorgane zur Lunge entstehen pleuromediastinale Berührungsflächen. Treffen Röntgenstrahlen orthograd auf diese Grenzflächen, so bilden sich im Röntgensummationsbild scharf begrenzte, sog. *Pleuralinien* ab (Beyer 1980; Lange 1996; Neufang u. Beyer 1980; Neufang u. Bulo 1981). Die digitale Projektionsradiographie ermöglicht durch ihren im Vergleich zur analogen Technik größeren Expositionsspielraum eine zuverlässigere Abgrenzung der Pleuralinien. Folgende Formen werden unterschieden (Abb. 17.2).

Pleuralinien

- Subclavia-Herz-Bogen
  - Die vorderen Umschlagfalten der Pleura verlaufen beidseits der V. subclavia folgend von kraniolateral nach kaudoventral, sodass sie in Höhe des Aortenbogens und des Herzens einander anliegen. Hieraus resultiert eine Y-förmige Verdichtung, deren Basis am Herz beginnt und

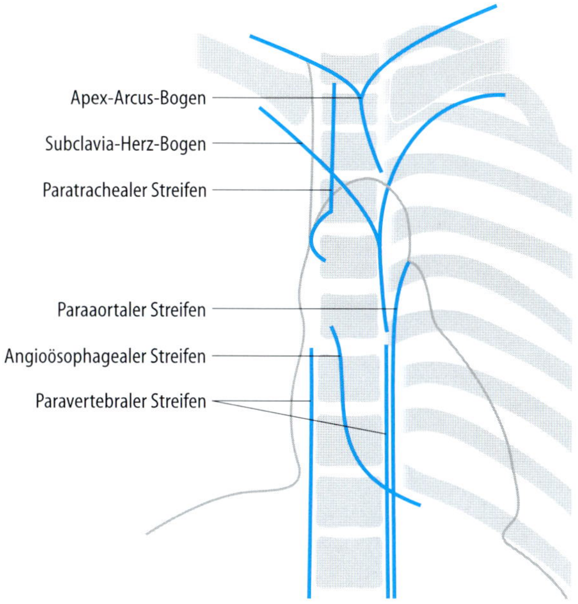

Abb. 17.2. Schematische Wiedergabe der Pleuralinien. (Mod. nach Lange 1996)

deren Schenkel bis zu den Unterkanten der Sternoklavikulargelenke reichen.

- Apex-Arcus-Bogen
  - Die hinteren Umschlagfalten der Pleura mediastinalis ziehen in Begleitung der 2. Rippe nach medial, treffen in Höhe des Zwischenwirbelraumes BWK $^3/_4$ auf die Pleura medastinalis der Gegenseite und ziehen als vertikaler Streifen zum Aortenbogen.
- Azygoösophagealer Streifen
  - Auf der rechten Seite grenzt die Lunge prävertebral an die V. azygos und den Ösophagus. Die Pleuraumschlagsfalte bildet eine fast in der Medianebene nach unten verlaufenden streifenförmige Verdichtung.
- Paravertebraler/paraspinaler Streifen
  - Die dorsalen Lungenabschnitte liegen der paravertebralen Muskulatur seitlich an. Hierdurch entsteht eine vertikal verlaufende paravertebrale Verdichtung, die auf der linken Seite praktisch immer erkennbar ist und auf der rechten Seite dann von der Verdichtung der Wirbelsäule differenziert werden kann, wenn der Paravertebralraum durch Osteophyten, Hämatome oder Tumore verbreitert ist.
- Paraaortaler Streifen
  - Er entspricht der lateralen Kontur der Aorta descendens und stellt im Gegensatz zum paravertebralen Streifen eine strichförmige Transparenzerhöhung dar.
- Para- und retrotrachealer Streifen
  - Die rechte Lunge liegt medial der laterodorsalen Trachealwand an. Diese Nachbarschaftsbeziehung findet ihr röntgenmorphologisches Korrelat in einer paratrachealen (Sagittalbild) und retrotrachealen (Seitbild) streifenförmigen Verdichtung, die im Normalfall nicht breiter als 3–4 mm ist.

17.1.3 Schnittbilddiagnostik

Aufgrund der überlagerungsfreien Abbildung und des größeren Weichteilkontrastes ermöglichen die Schnittbildverfahren Computertomographie (CT) und Magnetresonanztomographie (MRT) eine der Projektionsradiographie überlegene Darstellung der Topographie (Abb. 17.3, 17.4; Chukwuemeka 1997; Lange 1996; Leppert 1998; Schaefer-Prokop 1998; Wegener 1992).

Die großen arteriellen und venösen Gefäße gliedern das Mediastinum. Die auf Transversalschichten quer angeschnittene *Aorta ascendens* und *Aorta descendens* und ihre Abgangsgefäße sind ausgehend vom *Aortenbogen* leicht zu identifizieren. Die linke *A. subclavia*, die am weitesten dorsal aus dem Aortenbogen entspringt, wölbt sich gegen die linke Lungenspitze vor. Die in Kaliber und Verlauf stark variierende linke *V. brachiocephalica* (anonyma) liegt kranioventral des Aortenbogens. Die rechte V. brachiocephalica bildet die rechte obere Mediastinalkontur. Der Zusammenfluss beider Venen zur *V. cava superior* ist leicht zu identifizieren. Die V. cava superior verläuft rechts laterodorsal der Aorta ascendens bis zu ihrer Einmündung in den rechten Vorhof. Zur Abgrenzung von Querschnitten der V. subclavia und der Vv. jugulares internae und externae von Lymphknoten ist computertomographisch eine transvenöse Kontrastierung der Gefäßlumina hilfreich. *V. subclavia* und *V. axillaris* liegen ventral der entsprechenden Arterien und lassen sich dorsal des *M. pectoralis minor* bis in die Axillen verfolgen.

Conus und *Truncus pulmonalis* sind durch ihre Einbettung in das *subepikardiale Fettgewebe* sowohl computer- als auch MR-tomographisch gut beurteilbar. Die rechte *A. pulmonalis* hat intraperikardial einen Durchmesser von 12–15 mm und zieht dorsal der V. cava superior und ventral des Stammbronchus zum rechten Hilus. Die linke A. pulmonalis verläuft nur kurzstreckig intraperikardial, überkreuzt den linken Stammbronchus und zieht dorsal zum linken Hilus. Die *Oberlappenvenen* verlaufen ventrolateral der Arterien und Bronchien zum linken Vorhof. Die Einmündungen der Unterlappenvenen sind an den lateralen Rändern des linken Vorhofs erkennbar.

Die *V. azygos* verläuft rechts paravertebral im hinteren Mediastinum. Sie ist je nach Fettgehalt des umgebenden Gewebes ab einem Durchmesser von 3–5 mm erkennbar. In Höhe BWK 4–6 kreuzt sie in einem laterokonvexen Bogen zu der im mittleren Mediastinum gelegenen V. cava superior (Abb. 17.5). Kranial des Azygosbogens wölbt sich die Lunge dorsal der Trachea als *supraazygealer Rezessus* gegen das Mediastinum vor. Kaudal des Azygosbogens bildet sie in Höhe des Hilus und des Herzens den

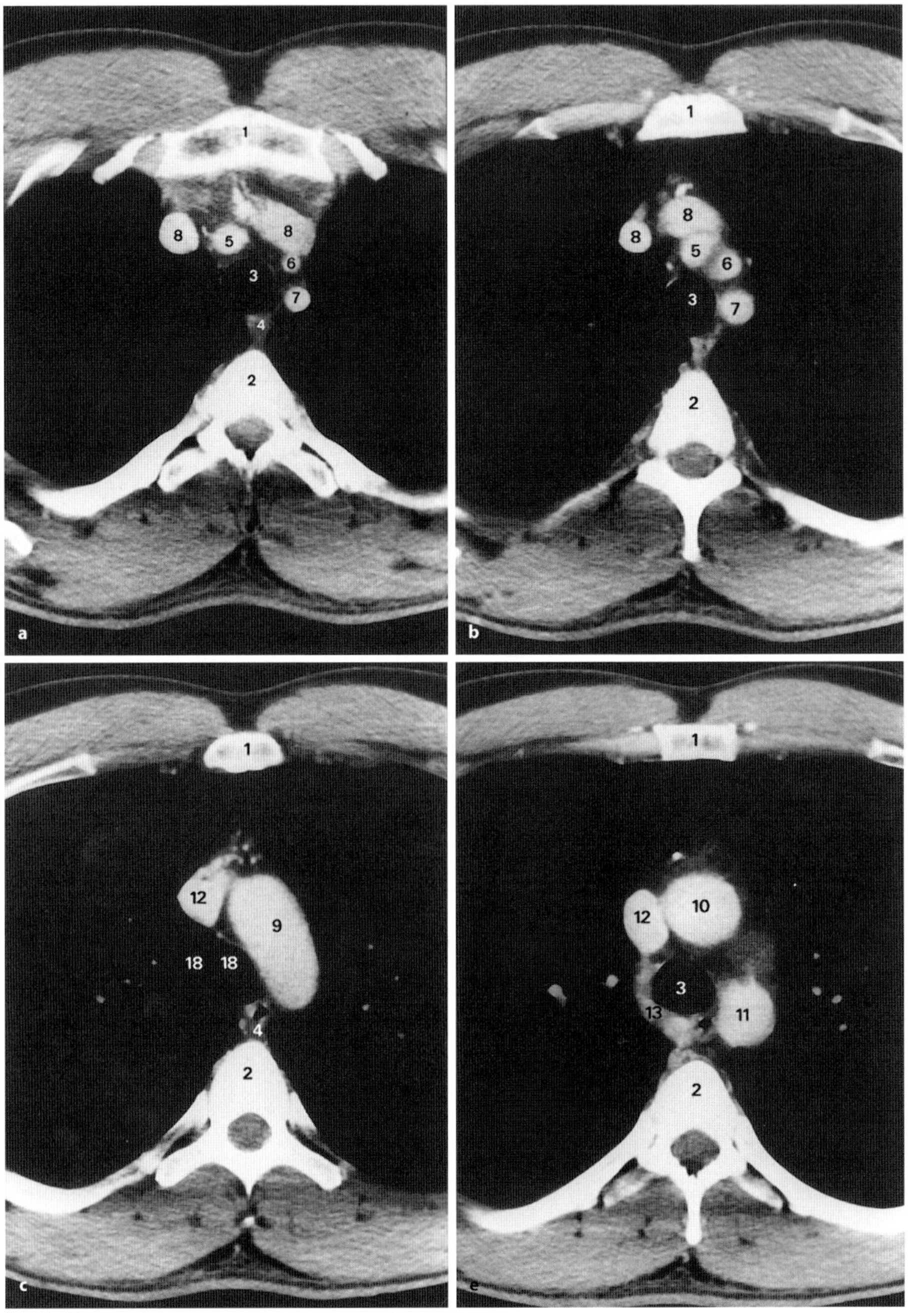

Abb. 17.3 a–d. Topographische Anatomie des Mediastinums in der Computertomographie. *1* Sternum, *2* Wirbelsäule, *3* Trachea, *4* Ösophagus, *5* A. brachiozephalica, *6* A. carotis, *7* A. subclavia, *8* V. subclavia, *9* Aortenbogen, *10* Aorta ascendens, *11* Aorta descendens, *12* V. cava superior, *13* V. azygos, *14* V. hemiazygos, *15* Truncus pulmonalis, *16* A. pulmonalis dextra bzw. sinistra, *17* Segmentaufzweigung der A. pulmonalis, *18* Stammbronchus, *19* rechter Vorhof, *20* linker Vorhof, *21* Lungenvene, *22* Bulbus aortae, *23* rechte Herzkammer, *24* linke Herzkammer, *25* Sinus coronarius, *26* V. cava inferior

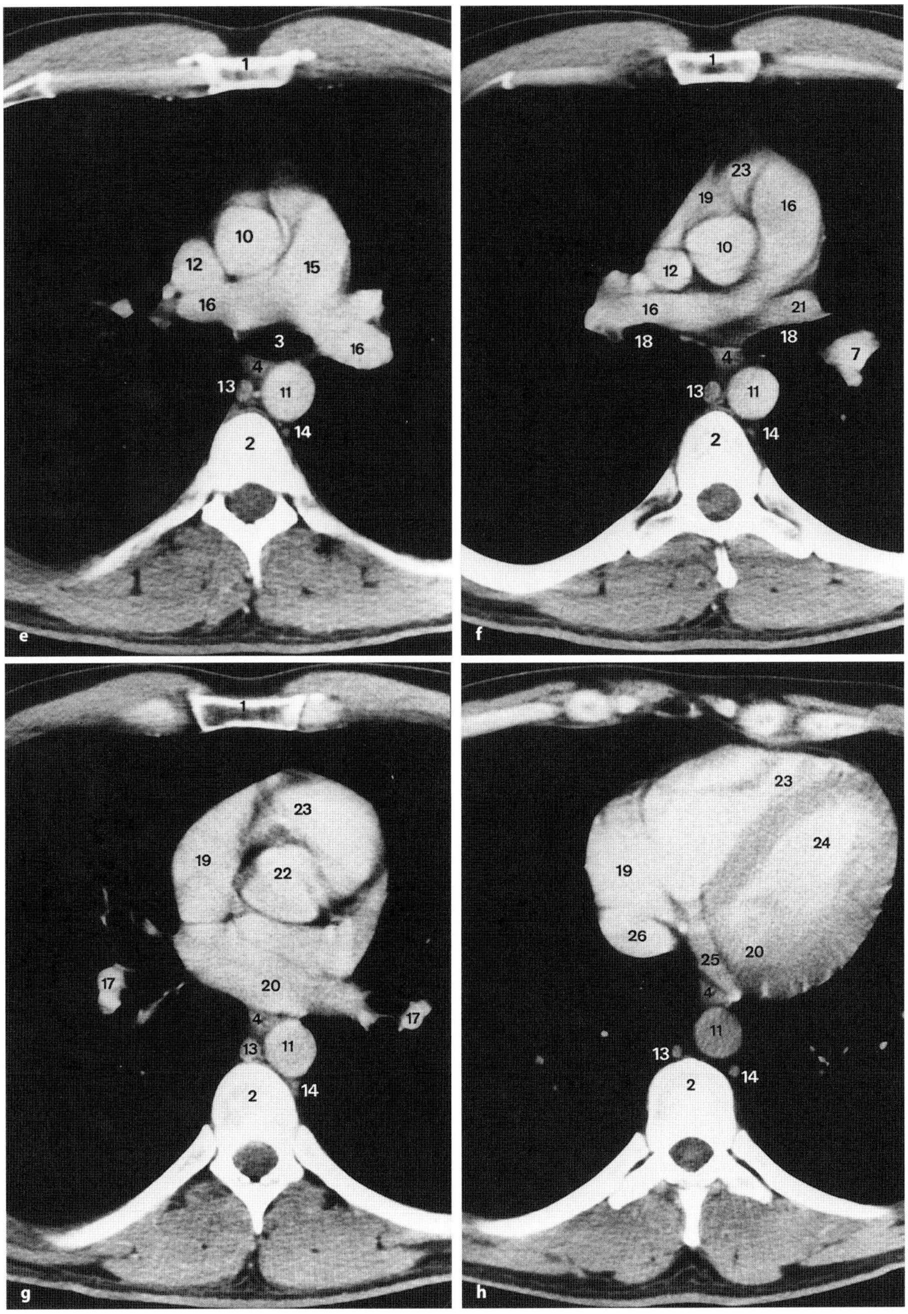

Abb. 17.3 e–h. *Legende s. S. 4*

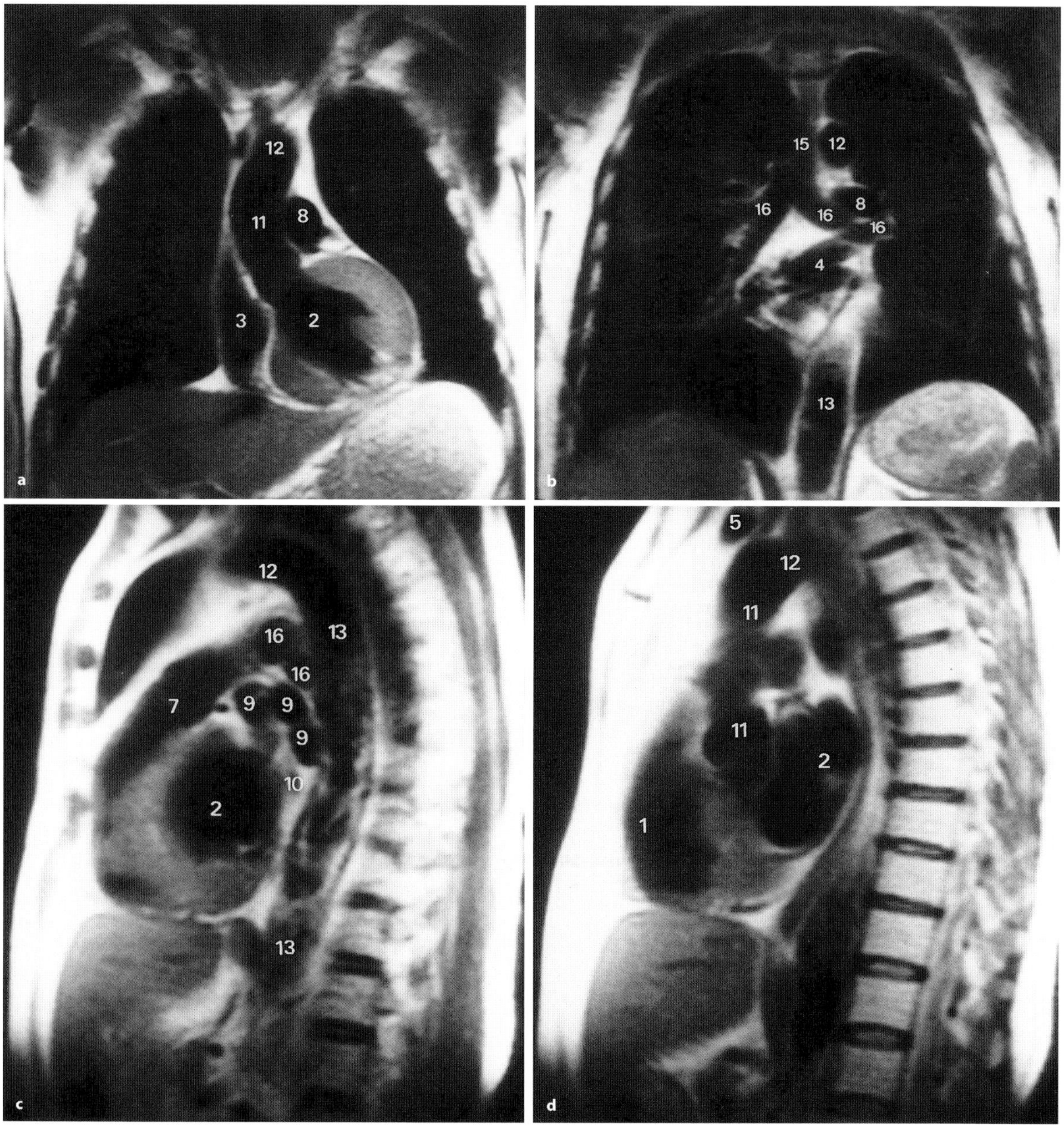

Abb. 17.4 a–d. Topographische Anatomie des Mediastinums in der MR-Tomographie. (Mit freundlicher Genehmigung von Herrn Dr. B. Wintersperger, Institut für Radiologische Diagnostik, Klinikum Großhadern). *1* Rechte Herzkammer, *2* linke Herzkammer, *3* rechter Vorhof, *4* linker Vorhof, *5* V. cava superior, *6* V. cava inferior, *7* Truncus pulmonalis, *9* A. pulmonalis dextra bzw. sinistra, *10* Lungenvene, *11* Aorta ascendens, *12* Aortenbogen, *13* Aorta descendens, *14* Truncus brachiozephalicus, *15* Trachea, *16* Stammbronchus

azygoösophagealen Rezessus. Die Einmündung der rechten *V. mammaria interna* in die V. cava superior ist – insbesondere bei Kollateralkreisläufen – an der rechten Mediastinalkontur erkennbar. Die *V. hemiazygos* liegt nach Durchtritt durch das Zwerchfell prävertebral im linken hinteren Mediastinum und entgeht, wie die *V. hemiazygos accessoria*, im Normalfall der bildlichen Darstellung. Der Begriff „aortopulmonales Fenster“ bezeichnet eine zwischen Aortenbogen und Truncus pulmonalis gelegene Mediastinalnische. Ihre Weite hängt von der Elongation der Aorta und dem Kaliber der Pulmonalgefäße ab.

Die Distanz zwischen laterodorsaler *Trachealwand* und Lunge beträgt in der Regel 4 mm. Das Tracheallumen ist im Bereich der Pars membranacea abgeflacht. Die Knorpelspangen der zentralen Atemwege können Kalkeinlagerungen aufweisen. Der *Ösophagus* ist häufig durch seinen Luftgehalt und/oder

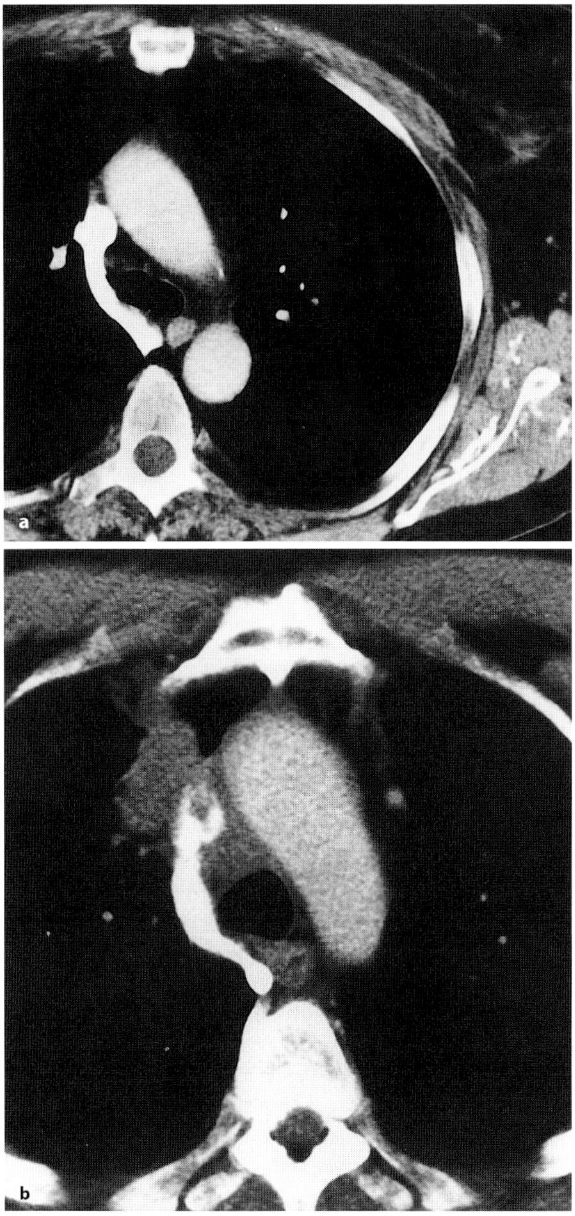

Abb. 17.5 a, b. Computertomographische Darstellung der V. azygos. **a** Verschluss der linken V. brachiocephalica mit Abfluss des links cubital injizierten Kontrastmittels über die V. azygos in die V. cava superior. **b** Thrombose der V. cava superior an der Einmündung der V. azygos bei einem Patienten mit mediastinalem Non-Hodgkin-Lymphom

peroral gegebenes, röntgenpositives Kontrastmittel markiert. Er liegt im oberen Mediastinum der Trachea dorsal an, nimmt kaudal der Trachealbifurkation einen links gerichteten Verlauf und überkreuzt supradiaphragmal die Aorta descendens. Eine Wanddicke von 3 mm gilt als normal. Nerven und *Ductus thoracicus* sind in der Regel nicht erkennbar. Ihre Lage kann nur relativ zu den Nachbarstrukturen vermutet werden. Lediglich die *Nn. phrenici* sind gelegentlich punktförmig an den lateralen Konturen des Herzens sichtbar.

Die *mediastinalen Faszien* bestimmen analog der retroperitonealen Verhältnisse die Ausbreitung hämorrhagischer und exsudativer Prozesse. Ösophagus und Trachea sind von lockerem Fett-/Bindegewebe umgeben, das von der *periviszeralen Faszie* eingescheidet wird. Dieser periviszerale Raum kommuniziert nach kranial mit dem Larynx, Trachea und Pharynx beinhaltenden *zervikalen Kompartiment*, das von der *prätrachealen* und *buccopharyngealen Faszie* begrenzt wird. Nach kaudal setzt sich der periviszerale Raum entlang der Bronchien bis in die Lungenperipherie fort und kommuniziert mit dem subepikardialen Fettgewebe. Die periviszerale Faszie ist mit der periaortalen Adventitia bindegewebig verbunden. Die *prävertebrale Faszie* reicht von der Schädelbasis bis zum Kreuzbein und umgibt das paravertebrale Fett-/Bindegewebe ventrolateral. Sie stellt eine Barriere für die ventrolaterale Ausbreitung vertebraler und paravertebraler entzündlicher Prozesse dar und erklärt deren kraniokaudale Ausbreitungstendenz.

Die Lymphknoten des Mediastinums werden unter topographischen Gesichtspunkten zu Gruppen zusammengefasst. Im vorderen Mediastinum werden die dorsal der Rippenknorpel lokalisierten parasternalen (Mammaria-interna-)Lymphknoten von den prävaskulären Lymphknoten unterschieden, die vereinzelt retrosternal (perikardial), in der Hauptsache jedoch ventral der großen Gefäße (Aorta ascendens, V. cava superior, Truncus brachiocephalicus, V. jugularis interna, V. subclavia) liegen. Sie dienen dem Lymphabfluss aus den medialen Mammaanteilen, der vorderen Thoraxwand und den medialen Anteilen der Leberkapsel. Im mittleren Mediastinum treten die an der unteren Zirkumferenz des Perikards und an den Ligamenta pulmonalia lokalisierten *parietalen Lymphknoten* gegenüber den *viszeralen Lymphknoten* zahlenmäßig zurück. Letztere werden entsprechend ihrer Lokalisation in *paratracheale, tracheobronchiale, bifurkale (subcarinale)* und *bronchopulmonale Lymphknoten* unterschieden. Im hinteren Mediastinum kommunizieren die ventral der Rippenköpfchen gelegenen *interkostalen Lymphknoten* mit den entlang des unteren Ösophagus und der Aorta descendens lokalisierten *posterioren mediastinalen Lymphknoten*.

Je nach Ortsauflösung des gewählten bildgebenden Verfahrens und Fettgehalt des umgebenden Gewebes sind *mediastinale Lymphknoten* ab einem Querdurchmesser von 3–5 mm erkennbar (Abb. 17.6; Leppert 1998; Schaefer-Prokop 1998; Wegener 1992). Computertomographisch grenzen sie sich als weichteilisodense Strukturen vom umgebenden hypodensen mediastinalen Fettgewebe (ca. –10 bis –80 H.E.)

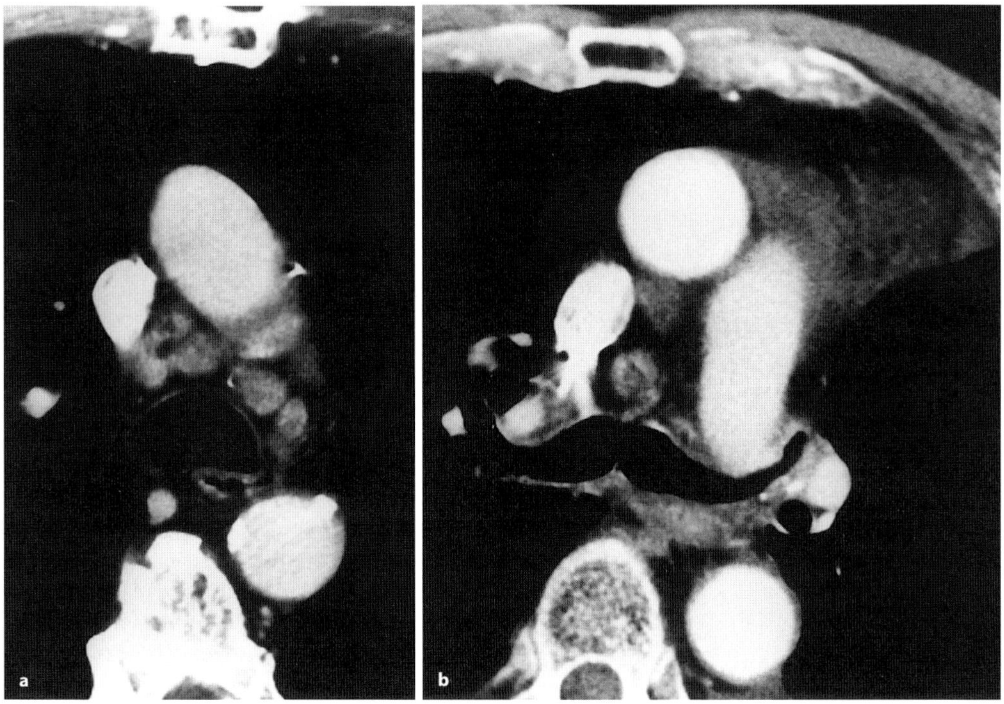

Abb. 17.6 a, b. Computertomographische Darstellung von zentral verfetteten und daher benignen mediastinalen Lymphknoten. **a** Bei einem Patienten mit malignem Melanom Stadium T1N1M0. **b** Bei einem Patienten mit linksseitigem Pleura- und Perikarderguss

ab. MR-tomographisch sind sie durch ihre intermediäre Signalintensität vom sowohl in T1- als auch in T2-Wichtung signalreichen Mediastinalfett differenzierbar. Nach intravenöser Kontrastmittelgabe zeigen normale Lymphknoten einen mäßigen, homogenen Kontrastanstieg. Sie besitzen eine ovaläre Form, wobei die Längsachse meist parallel zu den vaskulären Leitstrukturen ausgerichtet ist. Das Verhältnis von Längs- zu Querdurchmesser liegt normalerweise $\geqq 2$, der Querdurchmesser < 10 mm. Er wird in anatomischen Arbeiten im Mittel mit 3–6 mm angegeben. Nur bei den tracheobronchialen und bifurkalen Lymphknoten werden in Folge der erhöhten Drainagefunktion physiologische Querdurchmesser von 11–12 mm beobachtet.

In axialer Schichtführung bieten Trachea, Aorta ascendens, Aorta descendens, V. cava superior, Ösophagus und V. azygos gut beurteilbare Queranschnitte. Geringe Volumenzunahmen der benachbarten Lymphknoten werden daher vergleichsweise leicht erfasst. Wegen ihres zu Partialvolumeneffekten führenden schrägen bis horizontalen Verlaufs bieten Stammbronchien, Conus pulmonalis und zentrale Pulmonalgefäße ungünstigere Abbildungsverhältnisse. Das *aortopulmonale Fenster* ist erst bei einem Abstand > 1,5 cm zwischen Aorta und Truncus pulmonalis sicher zu beurteilen. Der spitzwinklige *azygoösophageale Rezessus* wird durch *bifurkale (subcarinale) Lymphknotenvergrößerungen* laterokonvex verformt. Die komplexe Gefäß- und Bronchialstruktur des Hilus setzt zur computertomographischen Beurteilung geringer Lymphknotenvergrößerungen eine intravenöse Kontrastmittelgabe voraus.

Der *Thymus* ist ein ventral der Aorta ascendens im vorderen Mediastinums gelegenes, paarig angelegtes Organ (Abb. 17.7). Der linke Flügel ist meist größer als der rechte und kann bis in das aortopulmonale Fenster reichen. In zwei Dritteln der Fälle sind beide Thymuslappen zu einer dreieckigen Gewebeformation verschmolzen, seltener finden sich zwei oder nur ein isolierter Thymuslappen. Als Teil des lymphatischen Systems hat der Thymus bei Neugeborenen sein größtes Volumen (Daldrup 1998; Kushihashi 1996; Merten 1991; Schaefer-Prokop 1998; Siegel 1996; Wegener 1992). Im Laufe der Kindheit und Adoleszenz bildet er sich kontinuierlich zurück. Die Dicke der Thymuslappen ist ein besseres Maß als ihre Länge. Sie sollte bis zum 20. Lebensjahr 1,8 cm und später 1,3 cm nicht überschreiten. Die computertomographische Dichte des Thymus entspricht in Kindheit und Jugend der der Muskulatur, mit zunehmender Involution sinkt sie zunehmend ab und wird nach dem 40. Lebensjahr fettisodens. Die Organinvolution kann gleichmäßig oder herdförmig erfolgen. Im Endstadium findet sich eine fibröse Organmatrix. MR-tomographisch hat Thymusgewebe in

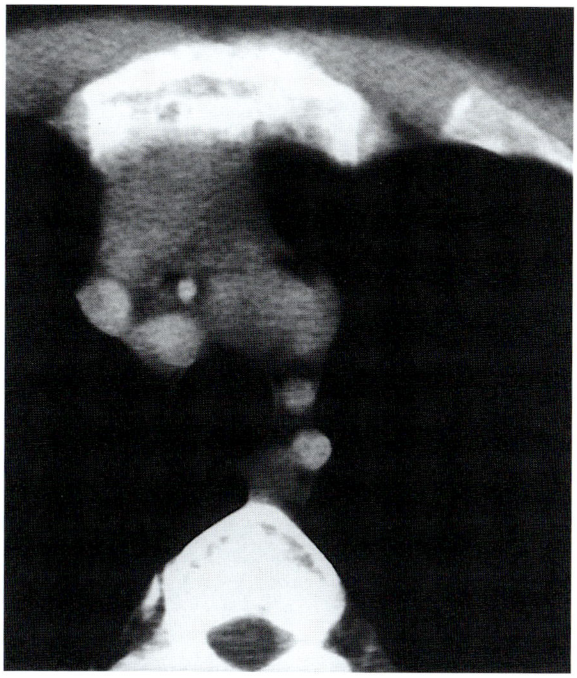

Abb. 17.7. Normaler Thymus eines 7-Jährigen

Tabelle 17.1. Häufigkeit mediastinaler Primärtumoren und tumorähnlicher Läsionen (n = 1893). (Mod. nach Hofman u. Otto 1991 sowie Anyanwu u. Krysa 1991)

Tumor	n	[%]
Maligne Lymphome	382	20
Thymogene Tumoren	321	17
Schilddrüsentumoren	297	16
Mediastinale Zysten	229	12
Neurogene Tumoren	167	9
Teratome/Keimzelltumoren	145	8
Sonstige maligne Tumoren	141	7
Sonstige tumorähnliche Läsionen	113	6
Sonstige benigne Tumoren	98	5

der Jugend in allen Wichtungen eine niedrigere Signalintensität als Fettgewebe, mit zunehmender Involution gleicht sich die Signalintensität des Parenchyms der des umgebenden Fettgewebes an.

17.2 Fehlbildungen

Pathologie

Bei den meisten *zystischen Mediastinaltumoren* (10–27% aller primären Mediastinalgeschwülste) handelt es sich um *kongenitale Fehlbildungen des Bronchialbaums und des neuroenteralen Kanals* (Tabelle 17.1, 17.2; Aktogu 1996; Anayanwu u. Krysa 1991; Anawanyu 1991; Haddon 1991; Hofmann 1991; Kohmann 1993; Lange 1996; Levasseur 1976; Merten 1991; Schaefer-Prokop 1998; Wegener 1992).

Bronchogene Zysten stellen etwa 50% aller kongenitalen Mediastinaltumoren (Tabellen 17.1, 17.3–17.6). Entwicklungsgeschichtlich handelt es sich um Aussprossungen aus dem Tracheobronchialsystem, die ihren Anschluss an das Tracheobronchialsystem verloren haben. In ca. 30% liegen bronchogene Zysten in Nachbarschaft der zentralen (mediastinale Lokalisation) und in ca. 70% in Nachbarschaft der peripheren Atemwege (pulmonale Lokalisation). Bei paratrachealer Lage werden sie auch als *tracheobronchiale Zysten* bezeichnet. Mediastinale bronchogene Zysten sind in der Regel in Umgebung der Trachealbifurkation lokalisiert. Ist die fibröse Verbindung zu den zentralen Atemwegen verloren, so finden sich bronchogene Zysten auch paraösophageal, in der Ösophaguswand, retrosternal und im hinteren Mediastinum. Pathologisch-anatomisch handelt es sich um kugelförmige Raumforderungen, deren Wandaufbau histologisch dem eines Bronchus entspricht. Sie sind mit einem Sekret von seröser bis stark visköser Konsistenz gefüllt. Selten besteht ein Anschluss an das Tracheobronchialsystem.

Tabelle 17.2. Topographie mediastinaler Tumoren (n = 742). (Mod. nach Levasseur et al. 1976)

		Vorderes Mediastinum [%] 69	Mittleres Mediastinum [%] 13	Hinteres Mediastinum [%] 20
Oberes Mediastinum	48%	Schilddrüsentumoren Lymphome Teratome Thymustumoren	Schilddrüsentumoren Bronchogene Zysten	Schilddrüsentumoren Neurogene Tumoren
Mittleres Mediastinum	33%	Thymustumoren Teratome	Bronchogene Zysten	Neurogene Tumoren
Unteres Mediastinum	19%	Lipome Pleuroperikardzysten Thymustumoren	Bronchogene Zysten	Neurogene Tumoren

Tabelle 17.3. Primäre und sekundäre mediastinale Raumforderungen. (Mod. nach Anyanwu u. Krysa 1991)

Primäre Mediastinaltumoren	Sekundäre Mediastinaltumoren
Neurogene Tumoren	Metastasen aller malignen Tumoren
Keimzelltumoren	Ösophagustumoren
Thymome	Substernale Strumen
Lymphome	Aortenaneurysmata
Endokrine Tumoren: Struma, Nebenschilddrüsenadenom, Karzinoid	Hiatushernie, Morgagni-Hernie
Zystische Tumoren: bronchogene Zyste, Perikardzyste, enterogene Zyste, Thymuszyste	Anteriore Meningozele
	Pankreaspseudozyste
	Akzessorische Milz

Tabelle 17.4. Zystische Mediastinaltumoren. (Mod. nach Amyamwu 1991)

Angeboren	Erworben	Parasitär
Bronchogen	Hernien	Echinokokkus
Ösophageal	D. thoracicus	
Gastroenteral	Pankreaspseudozyste	
Tracheoösophageal	Neoplastisch	
Perikardial	Teratodermoid	
Thymogen	Lymphangiom	
Mesothelzyste	Zystisches Thymom	
Meningozele		

Tabelle 17.5. Klassifikation thymogener bzw. mediastinaler Tumoren und tumorähnlicher Läsionen. (Mod. nach Hofmann u. Otto 1991)

Thymogene Mediastinaltumoren	Nicht thymogene Mediastinaltumoren
Thymome	Keimzelltumoren/Teratome
Thymuskarzinoide	Histiozytäre Tumoren
Mesenchymale Thymustumoren	Maligne Lymphome
Thymolipome	M. Hodgkin
Thymushyperplasie	Non-Hodgkin-Lymphome
Histiozytäre Tumoren	Neurogene Tumoren
Maligne Lymphome	Tumorähnliche Läsionen
M. Hodgkin	Mediastinale Zysten
Non-Hodgkin-Lymphome	Angiofollikuläre Lymphknotenhyperplasie
Tumorähnliche Läsionen	
Thymogene Zysten	
Thymushyperplasie	

Tabelle 17.6. Staging epithelialer Thymustumoren. (Nach Masaoka et al. 1981)

Stadium I	Makroskopisch allseits kapselbegrenzte Thymome, histologisch keine Kapselinfiltration
Stadium II	Makroskopisch Invasion des parathymalen Fettgewebes und/oder der mediastinalen Pleura, histologisch Kapselinfiltration
Stadium III	Makroskopische Infiltration benachbarter Organe wie Perikard, Lunge und Gefäße
Stadium IVa	Pleurale und/oder perikardiale Tumorinfiltration
Stadium IVb	Lymphatische oder hämatogene Metastasen

Angeborene *tracheobronchiale Fisteln* sind sehr selten. Sie sind histologisch aus unterschiedlichen Tracheal- und Ösophaguswandanteilen aufgebaut und nehmen kontinuierlich an Größe zu, bis sich schließlich eine zystische Raumforderung entwickelt hat.

Aus dem dorsalen Anteil des Urdarms entwickeln sich Ösophagus und Gastrointestinaltrakt. Alle zystischen Fehlbildungen, die sich aus diesem Anteil des Urdarms entwickeln, werden unter dem Begriff „*enterale Zysten*" zusammengefasst, Synonyme sind „Duplikationszysten", „Anschlusszysten" und „Duplikaturen". *Ösophageale* und *gastroenterale Zysten* beruhen auf einer fehlerhaften Umwandlung der in der Embryonalzeit soliden Speiseröhre in ein Hohlorgan. Sie sind in Umgebung des Ösophagus (ösophageale Zysten) und im hinteren Mediastinum anzutreffen (gastroenterale Zysten). Enterale Zysten sind mit Ösophagus-, Magen- oder Dünndarmepithel ausgekleidet. Sie enthalten ein wässriges Sekret und im Falle eines Anschlusses an den Magen-Darm-Trakt häufig Luft.

Neuroenterale Zysten entstehen durch eine unvollständige Trennung des Endoderms von der notochordalen Platte. Im Gegensatz zu bronchogenen Zysten sind neuroenterale Zysten paravertebral lokalisiert und sind eine Differentialdiagnose zu *Ductus-thoracicus-Zysten*, die typischerweise erst bei einer Sektion diagnostiziert werden. Neuroenterale Zysten sind in der Regel von Ösophagus-, Magen- oder Dünndarmepithel ausgekleidet und über einen Stiel sowohl mit den Meningen als auch mit unterschiedlichen Abschnitten des Gastrointestinaltraktes verbunden.

Das Perikard entsteht aus der Verschmelzung ursprünglich nicht miteinander in Verbindung stehender lakunärer Hohlräume. Werden bei der embryonalen Verschmelzung einzelne Lakunen ausgespart, so entstehen *Perikardzysten*, die bevorzugt im rechten, aber auch im linken kardiophrenischen Winkel auftreten. Pathologisch-anatomisch handelt es sich um mono- bis polyzystische Raumforderungen, die von kubischen oder flachen Epithelzellen ausgekleidet sind und seröse Flüssigkeit enthalten. Pleuroperikardiale Zysten sind meist zwischen 3 und 8 cm groß. Sie kommunizieren nur selten mit der Perikardhöhle.

Mesothelzysten entwickeln sich aus der gleichen Anlage wie Perikardzysten. Sie befinden sich in anderen Lokalisationen des Mediastinums und sind nicht mit dem Perikard verbunden.

Angeborene *Thymuszysten* sind auf eine Entwicklungsstörung der dritten Kiementasche zurückzuführen.

Meningozelen (s. Abschn. 16.4.2) gehören im engeren Sinne nicht zu der Gruppe der angeborenen Mediastinalzysten, sollten jedoch in die Differentialdiagnose zystischer Raumforderungen des hinteren Mediastinums einbezogen werden.

Klinik

Angeborene Mediastinalzysten sind meist asymptomatisch und werden im frühen Erwachsenenalter als Zufallsbefund auf einer Thoraxübersichtsaufnahme diagnostiziert (Aktogu 1996; Anayanwu u. Krysa 1991; Anawanyu 1991; Benzarti 1997; Haddon 1991; Kohmann 1993; Lange 1996; Merten 1991; Schaefer-Prokop 1998). Durch Kompression paraspinaler Nerven, der zentralen Atemwege und der Speiseröhre können bei größeren Raumforderungen Schmerzen, Luftnot und Erbrechen auftreten. *Bronchogene Zysten*, die in Umgebung der Carina lokalisiert sind, führen meist schon in der Kindheit zu Obstruktionserscheinungen. *Paraösophageale Zysten* haben gelegentlich eine Dysphagie zur Folge, werden jedoch nur selten superinfiziert. Einblutungen und Infektionen können zu plötzlicher starker Größenzunahme führen. In seltenen Fällen kann eine bronchogene Zyste obliterieren. Bei *gastroenteralen Zysten* kann Magensekret durch Andauung der Zystenwand gastritische Beschwerden und im Extremfall eine Zystenperforationen mit entsprechenden Komplikationen verursachen. *Enterale Zysten* sind typischerweise mit weiteren Fehlbildungen wie Spina bifida, Skoliose, Hemivertebrae, Meningozele, Herzmissbildungen, intraabdominellen Zysten und Malrotationen des Darms vergesellschaftet.

Projektionsradiographie

Auf der Thoraxübersichtsaufnahme stellen sich *angeborene Mediastinalzysten* als rundlich-ovaläre, meist glatt konturierte mediastinale Raumforderungen dar (Abb. 17.8; Aktogu 1996; Anayanwu u. Krysa 1991; Anawanyu 1991; Haddon 1991; Kohmann 1993; Lange 1996; Merten 1991; Murray 1992). *Bronchogene Zysten* sind typischerweise in unmittelbarer Nachbarschaft der Atemwege gelegen (Abb. 17.9 a, b). *Enterale Zysten* sind vorwiegend im hinteren Mediastinum lokalisiert und können gelegentlich Kalzifizierungen aufweisen. Luft-Flüssigkeits-Spiegel weisen auf eine Verbindung zu den zentralen Atemwegen oder dem Gastrointestinaltrakt hin. Durch perorale Kontrastierung der Speiseröhre lässt sich eine Verlagerung oder Lumeneinengung des Ösophagus diagnostizieren. Eine glatt begrenzte Raumforderung im kardiophrenischen Winkel macht eine *Perikardzyste* wahrscheinlich (Abb. 17.10). Ossäre Missbildungen wie Spina bifida, Skoliose und Hemivertebrae lassen an mediastinale Missbildungstumoren denken. Eine sichere diagnostische Zuordnung ist jedoch bildmorphologisch nicht möglich und bedarf bei therapeutischer Relevanz der histologischen Klärung.

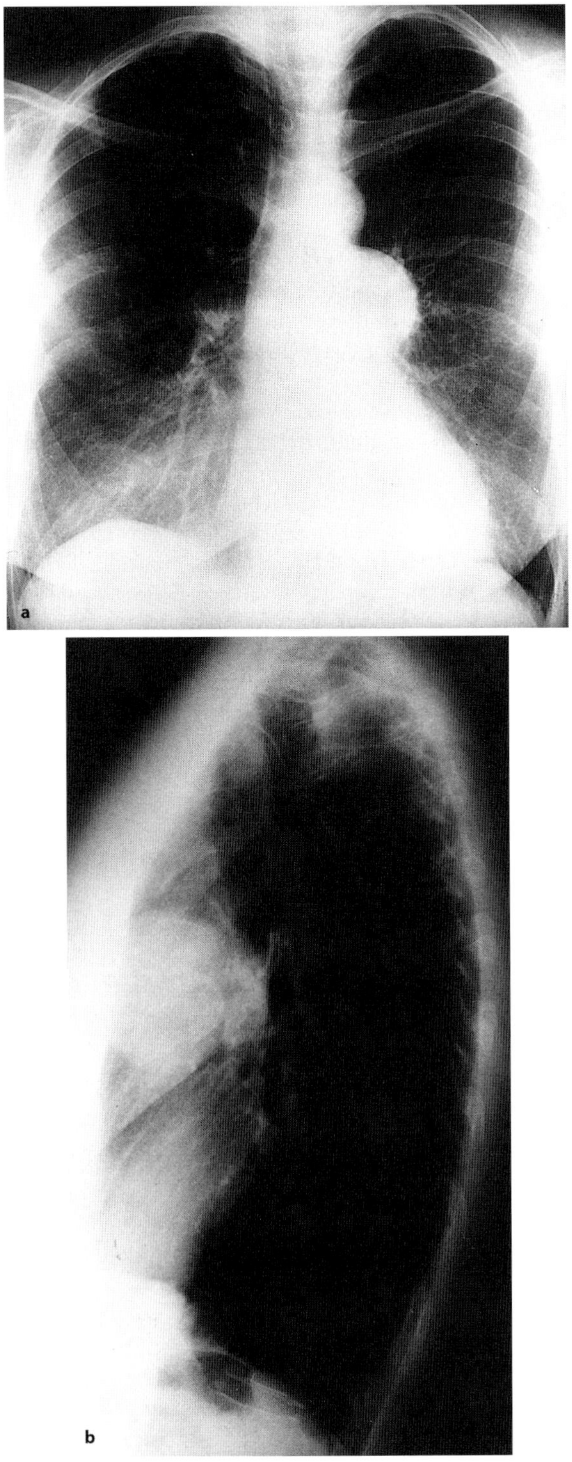

Abb. 17.8 a, b. Verkalkte mediastinale Zyste. **a** Sagittale und **b** seitliche Thoraxübersichtsaufnahme

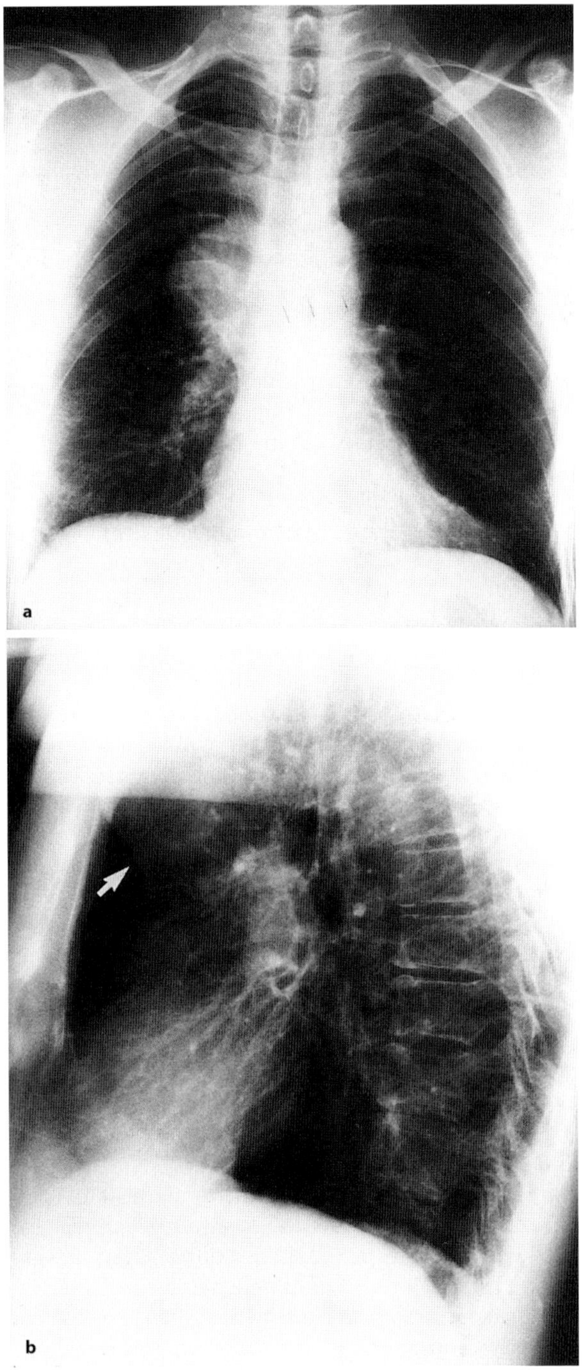

Abb. 17.9 a–c. Bronchogene Zysten. **a** Sagittale und **b** seitliche Thoraxübersichtsaufnahme mit Nachweis einer glatt berandeten Raumforderung im vorderen oberen Mediastinum (*Pfeil*)

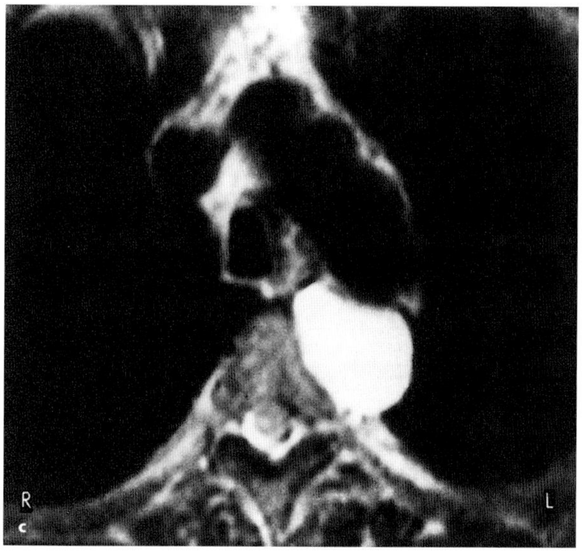

Abb. 17.9 c. T2-gewichtetes Turbo-Spin-Echo-Bild mit Nachweis einer signalreichen bronchogenen Zyste im hinteren oberen Mediastinum (anderer Patient)

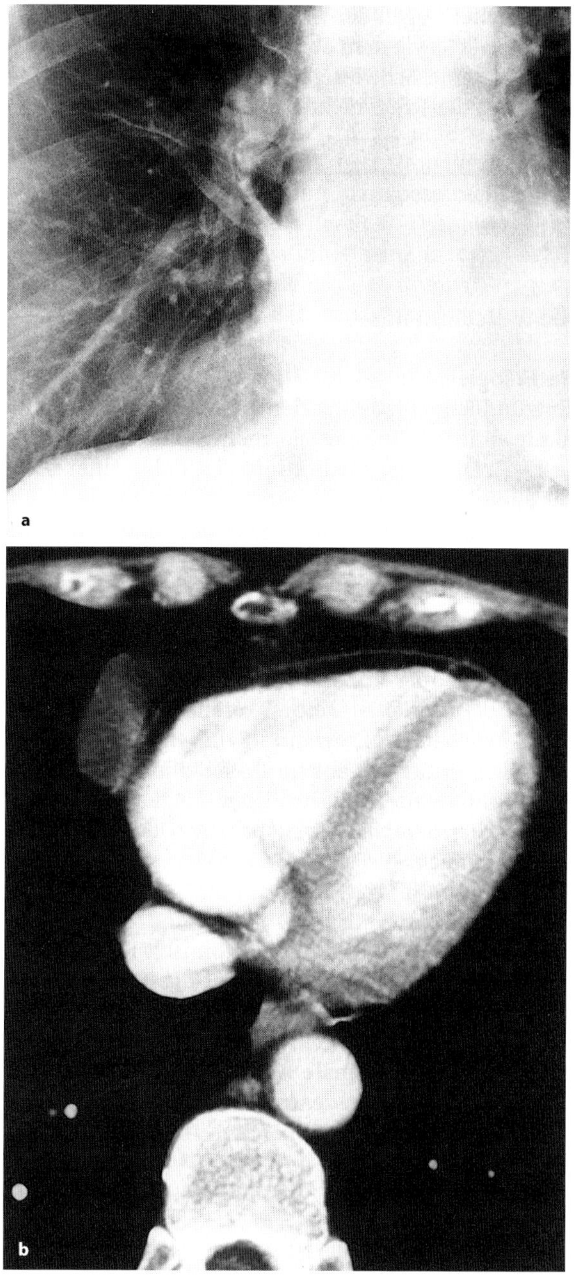

Abb. 17.10 a, b. Perikardzyste. **a** Ausschnittsvergrößerung einer Thoraxübersichtsaufnahme, **b** CT nach intravenöser Kontrastmittelgabe

Schnittbilddiagnostik

Schnittbilddiagnostisch lässt sich die die zystische Natur der Raumforderung und ihre topographische Beziehung zu den Nachbarstrukturen klären (Aktogu 1996; Anayanwu u. Krysa 1991; Anawanyu 1991; Bittner 1998; Daldrup 1998; Haddon 1991; Kohmann 1993; Lange 1996; Lesko 1999; Merten 1991; Murray 1992; Schaefer-Prokop 1998; Siegel 1991; Wegener 1992; Wilson 1994). Es handelt sich in der Regel um dünnwandige Zysten von variabler Form. Die Dichte der Flüssigkeit schwankt je nach Eiweißgehalt zwischen – 5 und 25 H. E. bei *pleuroperikardialen Zysten* (Abb. 17.10b) und zwischen 20 und 50 H.E. bei *bronchogenen und enteralen Zysten*, sodass eiweißreiche Zysten computertomographisch als solide Prozesse fehlgedeutet werden können. Die MR-Tomographie ist der Computertomographie wegen der eindeutigeren Differenzierung von Zysten mit proteinreichem Inhalt und soliden Geweben methodisch überlegen (Abb. 17.9c). MR-tomographisch stellt sich die Zystenflüssigkeit unabhängig von ihrem Eiweißgehalt in T2-Wichtung signalreich dar, wohingegen in T1-Wichtung seröse Flüssigkeiten signalarm und eiweißreiche Flüssigkeiten isointens bis signalreich zur Abbildung kommen. Nach intravenöser Kontrastmittelgabe findet sich computer- und MR-tomographisch kein intrazystisches Enhancement, sondern allenfalls ein Enhancement in der Zystenwand.

Bronchogene Zysten liegen in über 50% der Fälle rechts parakarinär, seltener paratracheal, paraösophageal und retrokardial. Bei paravertebraler Lage kommt eine enterale Zyste in Betracht. Pleuroperikardiale Zysten sind typischerweise in den vorderen kardiophrenischen Winkeln lokalisiert. Luft-/Flüssigkeitsspiegel weisen auf einen Anschluss an das Tracheobronchialsystem oder den Gastrointestinaltrakt hin.

Enterale Zysten sind häufiger mit Malformationen der Wirbelsäule wie Hemivertebrae, Schmetterlingswirbel und Skoliose vergesellschaftet. Die Abgrenzung gegenüber *mediastinalen Pankreaspseudozys-*

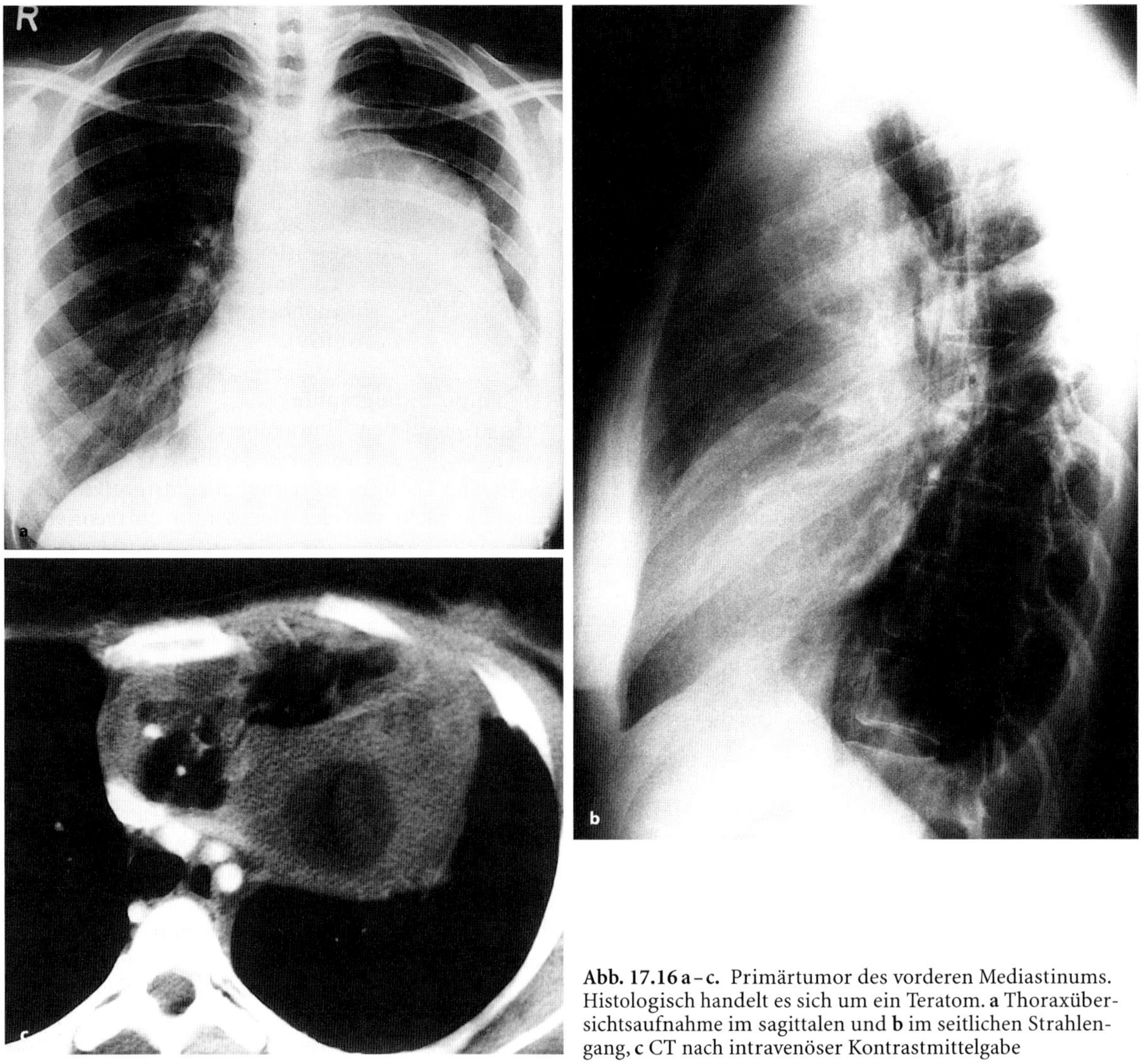

Abb. 17.16 a–c. Primärtumor des vorderen Mediastinums. Histologisch handelt es sich um ein Teratom. **a** Thoraxübersichtsaufnahme im sagittalen und **b** im seitlichen Strahlengang, **c** CT nach intravenöser Kontrastmittelgabe

Eine *Trachealinstabilität* ist anhand durchleuchtungsgesteuerter Zielaufnahmen dann zu diagnostizieren, wenn sich der Querdurchmesser der Trachea in zwei senkrecht zueinander stehenden Ebenen im Müller- (intrathorakaler Unterdruck) und Valsalvamanöver (intrathorakaler Überdruck) um > 50% ändert (Abb. 17.13 a, b).

Schnittbilddiagnostik
Ist der Tumornachweis projektionsradiographisch geführt, lässt sich die Artdiagnose durch Beschreibung der Tumorlokalisation und -morphologie mittels Computertomographie und MR-Tomographie einengen (Brown 1991; Chang 1994; Daldrup 1998; Ferguson 1998; Higgins 1993; Kushihashi 1996; Kohman 1993; Lesko 1999; Lange 1996; Merten 1991; Murray 1992; Schaefer-Prokop 1998; Siegel 1996; Wegener 1992; Wilson 1994). Aber auch kleinere mediastinale Raumforderungen, die dem projektionsradiographischen Nachweis entgehen, lassen sich computer- und MR-tomographisch diagnostizieren. Fettgewebe und flüssigkeitshaltige Zysten sind sicher von solidem Weichteilgewebe unterscheidbar. Unscharfe Randkonturen, eine fehlende Abgrenzbarkeit von Nachbarstrukturen als Zeichen der Infiltration, Lymphknotenvergrößerungen über 1,5 cm Querdurchmesser und ossäre Destruktionen stellen Malignitätskriterien dar.

Gelegentlich ist als Normvariante nur ein Thymuslappen angelegt, der mit einem Tumor verwechselt werden kann. In diesen Fällen behält der Lobus seine elongierte Form und legt sich den Mediastinalstrukturen an. Die physiologische Involution des Thymusparenchyms findet ihr computer- und MR-tomographisches Korrelat in zunehmend fettäquivalenten Dichtewerten bzw. Signalintensitäten (Abb. 17.7).

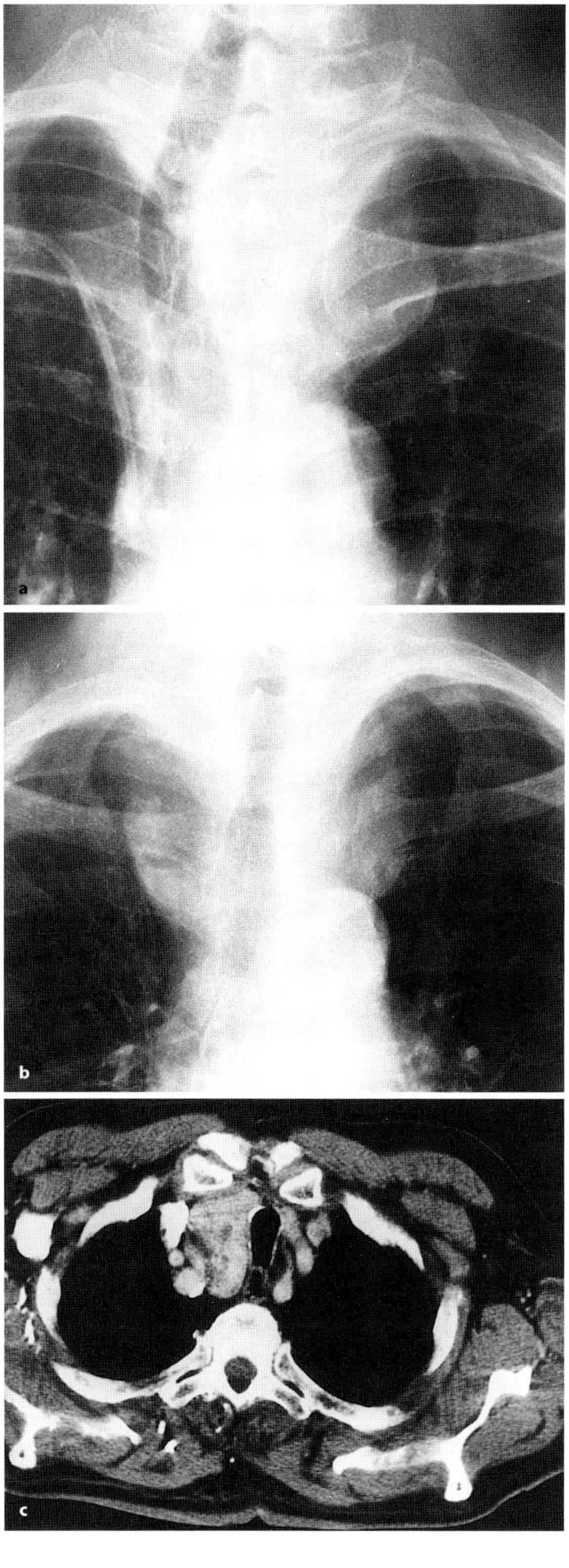

Abb. 17.17 a–c. Retrosternale Struma nodosa bei drei Patienten. Sagittale Thoraxübersichtsaufnahme mit **a** Nachweis einer links betonten Raumforderung im oberen Mediastinum, die zu einer Trachealverlagerung nach rechts geführt hat, und **b** einer Raumforderung im oberen Mediastinum, die die Trachea von beiden Seiten einengt. **c** CT nach intravenöser Kontrastmittelgabe mit Nachweis eines nach retrosternal reichenden rechten Schilddrüsenlappens, dessen Parenchym durch hypodense Adenome durchsetzt ist und der die Trachea einengt

Gelegentlich kann der Thymus im Erwachsenenalter als kleine, noduläre, fettdurchsetzte retrosternale Struktur persistieren. Bei Kindern und Jugendlichen existieren keine verlässlichen Messwerte zur Unterscheidung eines normalen Thymus von einer *Thymushyperplasie*. Nach dem 20. Lebensjahr ist bei einem maximalen Querdurchmesser über 15 mm von einer Thymushyperplasie auszugehen. Hyperplastische Veränderungen als Folge einer schweren Allgemeinerkrankung oder einer Chemotherapie können sich im Verlauf von Monaten zurückbilden. In etwa 25 % der Fälle bleibt jedoch eine Organvergrößerung von >50% des Ausgangswertes bestehen.

Thymome finden ihre schnittbilddiagnostische Entsprechung in rundlich-ovalären, exzentrisch im vorderen oberen Mediastinum gelegenen überwiegend soliden Raumforderungen (Abb. 17.19). Lobulierte Randkonturen weisen auf kleinere intraparenchymatöse Raumforderungen hin. Zysten und Verkalkungen kommen unabhängig von der Dignität bei etwa 25 % der Thymome vor. Verkalkungen können diffus in der Tumormatrix verteilt oder in der Tumorperipherie lokalisiert sein. Computertomographisch gelingt nach intravenöser Kontrastmittelgabe eine im Vergleich zur Nativdiagnostik bessere Demarkierung intratumoraler Zysten. MR-tomographisch zeichnen sich Thymome durch eine niedrige, der Muskulatur annähernd isointense Signalintensität in T1-Wichtung und eine hohe Signalintensität in T2-Wichtung aus. Im Gegensatz zu mediastinalem Fettgewebe ist die Signalintensität von Thymomen in T2-Wichtung in der Regel inhomogen. 30–40 % der Thymome wachsen lokal infiltrierend. Verbreiterungen der Pleura und des Perikards, Pleura- und Perikardergüsse, eine Obliteration der Fettlinien der Thoraxwand und Arrosionen des Sternums zeigen ein infiltratives Wachstum an. Da die Tumorkapsel mit dem Perikard und der Pleura verwachsen sein kann, deutet ein Fehlen der entsprechenden Fettlinien nicht zwangsläufig auf eine Infiltration hin. Eine sichere Dignitätszuordnung von Thymomen ist weder computer- noch MR-tomographisch möglich, sodass Thymome nach wie vor operativ exploriert werden müssen (Abb. 17.18 c, d).

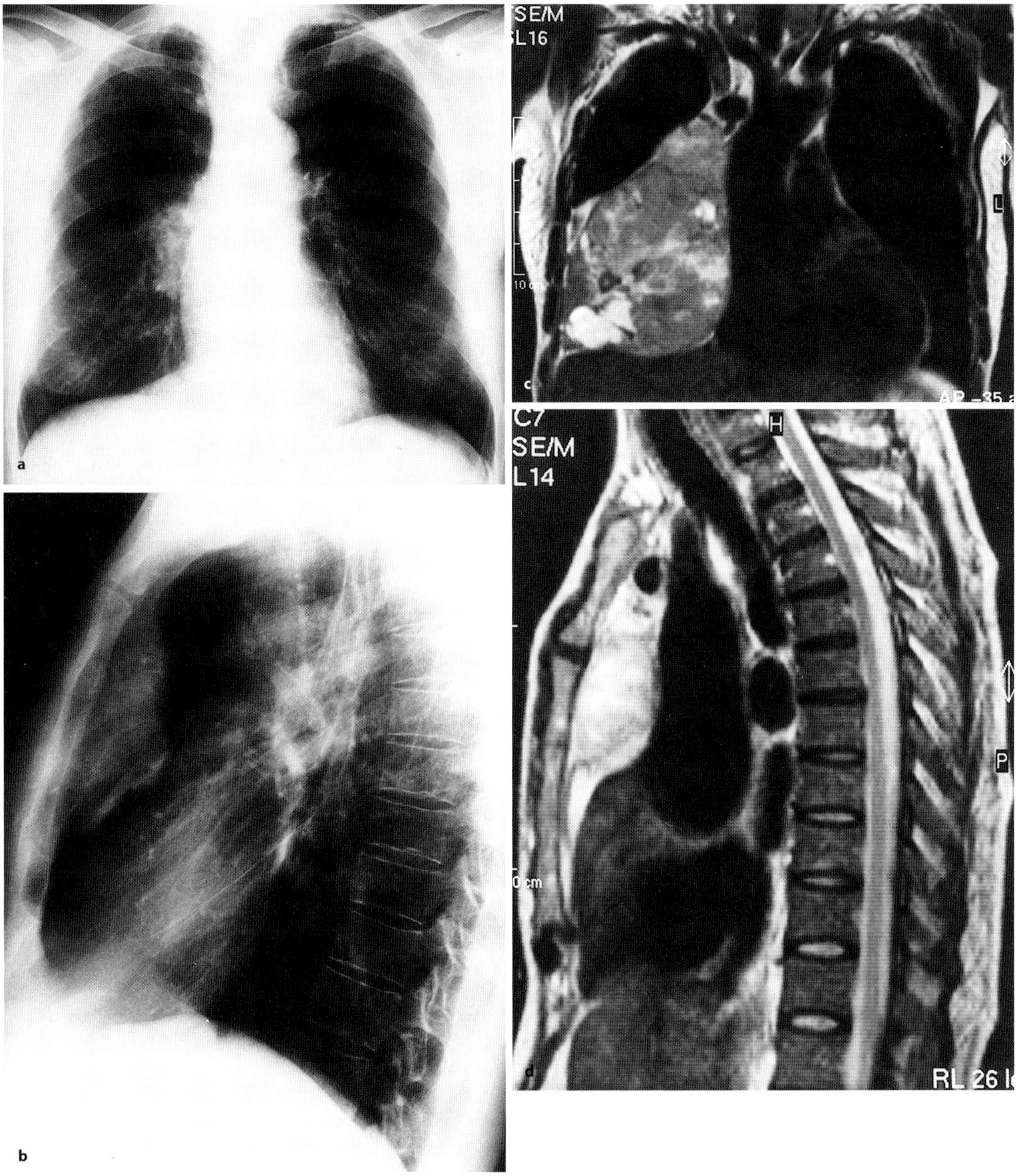

Abb. 17.18 a–d. Thymuskarzinom. Thoraxübersichtsaufnahme im sagittalen **a** und im seitlichen Strahlengang **b** mit Nachweis einer retrosternalen, glatt begrenzten Verdichtung. Das T2-gewichtete koronale **c** und sagittale **d** Turbo-Spin-Echo-Bild eines anderen Patienten zeigt eine inhomogen strukturierte Tumormatrix

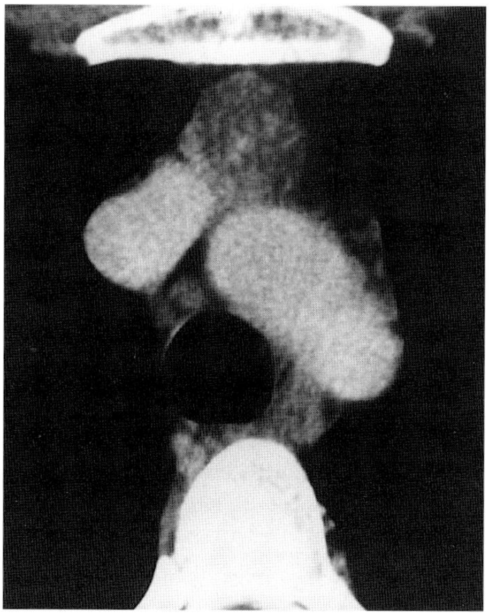

Abb. 17.19. Thymom. CT nach intravenöser Kontrastmittelgabe

Thymolipome können sehr groß werden. Sie passen sich aufgrund ihrer weichen Konsistenz den mediastinalen Strukturen an, ohne sie zu verdrängen. Sie können in wechselndem Ausmaß bindegewebige Anteile aufweisen, sodass ihre computertomographische Dichte gegenüber reinem Fettgewebe erhöht ist. MR-tomographisch ist eine im Vergleich zu Fettgewebe erhöhte Signalintensität sowohl in T1- als auch in T2-Wichtung charakteristisch. Einblutungen in *Thymuszysten* sind häufig, sodass der Zysteninhalt je nach Proteingehalt Dichtewerte zwischen -10 und +80 H.E. aufweisen kann. MR-tomographisch ist eine mit zunehmender T2-Wichtung ansteigende Signalintensität des Zysteninhalts diagnoseweisend. Wandverkalkungen werden als Ausdruck stattgehabter Einblutungen gewertet.

Keimzelltumoren sind häufig im vorderen oberen Mediastinum und hier insbesondere im Thymuslager lokalisiert. *Teratome* weisen entsprechend ihrer Abstammung aus allen drei Keimblattanlagen inhomogene, von fett- über wasser- bis zu kalziumäquivalente Dichten bzw. Signalintensitäten auf (Abb. 17.16 c). Zwischen *Dermoidzysten* und zystischen Teratomen bestehen histologisch wie bildmorphologisch fließende Übergänge. Eine unscharfe Begrenzung, zentrale Nekrosen und eine Kompression oder Verlagerung der Nachbarstrukturen kennzeichnen ein malignes Teratom. Dermoidzysten bestehen typischerweise aus einer oder mehreren Zysten mit glatt konturierten, oft verkalkten Wänden. Sie reichen gelegentlich in das mittlere Mediastinum oder nach pulmonal. Der Zysteninhalt hat computer- und MR-tomographisch eine wasser- oder fettäquivalente Bildmorphologie. Als pathognomonisch gilt der Nachweis von Zähnen, Haaren, Knochenanlagen und Fett-Flüssigkeits-Spiegeln. Bei *Seminomen, Chorionkarzinomen, Embryonalzellkarzinomen* und ihren Mischformen handelt es sich um solide, eher lobulierte Tumoren. Seminome zeichnen sich durch ihre homogene Gewebedichte aus. Zystische Veränderungen werden in weniger als einem Viertel aller Seminome, Verkalkungen nur gelegentlich beobachtet. Die übrigen malignen Keimzelltumoren dagegen zeigen aufgrund von Nekrosen und Einblutungen ein inhomogenes Tumorstroma. Verkalkungen sind selten, Fetteinschlüsse ungewöhnlich. Schnelles Tumorwachstum, lokale Infiltrationszeichen und der Nachweis von Fernmetastasen beweisen die Malignität. In bis zu 40% der Fälle finden sich Verdrängungen oder Kompressionen der zentralen Atemwege und der V. cava superior. Bei *extragonadalen malignen Keimzelltumoren* muss der Primärcharakter der mediastinalen Läsion durch Ausschluss gonadaler und retroperitonealer Tumoren gesichert werden. Bei soliden Resttumoren nach Radiochemotherapie kann ohne langfristige Verlaufskontrollen bildmorphologisch nicht zwischen residualem Narbengewebe, Resttumorgewebe und der Ausdifferenzierung eines malignen Teratoms differenziert werden.

Lymphangiome und *Hämangiome* finden ihre computer- bzw. MR-tomographische Entsprechung in glatt begrenzten, dünnwandigen Raumforderungen von wasseräquivalenter Dichte bzw. Signalintensität bei Nativuntersuchungen (Parker 1997). Ein hoher Fettgehalt der Lymphe spiegelt sich in einer Signalintensitätsanhebung in T1-Wichtung wieder. Hämangiome zeigen im Gegensatz zu Lymphangiomen nach intravenöser Kontrastmittelgabe ein starkes Enhancement. Phlebolithen innerhalb eines Hämangioms sind computertomographisch aufgrund der Kalkdichte diagnostizierbar.

Unter einer *intrathorakalen* bzw. *retrosternalen Struma* wird die Fortsetzung des Gewebes einer orthotopen Schilddrüse nach intrathorakal verstanden. Die transkutane Sonographie ermöglicht über ein juguläres oder parasternales Schallfenster die Diagnose der intrathorakalen Ausdehnung. Solide (Adenome, Malignome), liquide (benigne Zysten, nekrotisch zerfallende Malignome) und regressiv verkalkte Parenchymläsionen sind durch ihre Echogenitätsabweichungen vom gesunden Schilddrüsengewebe in den einsehbaren Parenchymanteilen sicher zu diagnostizieren. Durch knöcherne (Rippen, Sternum) oder lufthaltige Strukturen (Trachea, Lunge) überlagerte Drüsenanteile sind der transkutanen Sonographie jedoch nicht zugänglich.

Computertomographisch lassen sich Verlagerungen und Kompressionen der Trachea und der brachiozephalen Gefäße durch eine *retrosternale Struma*

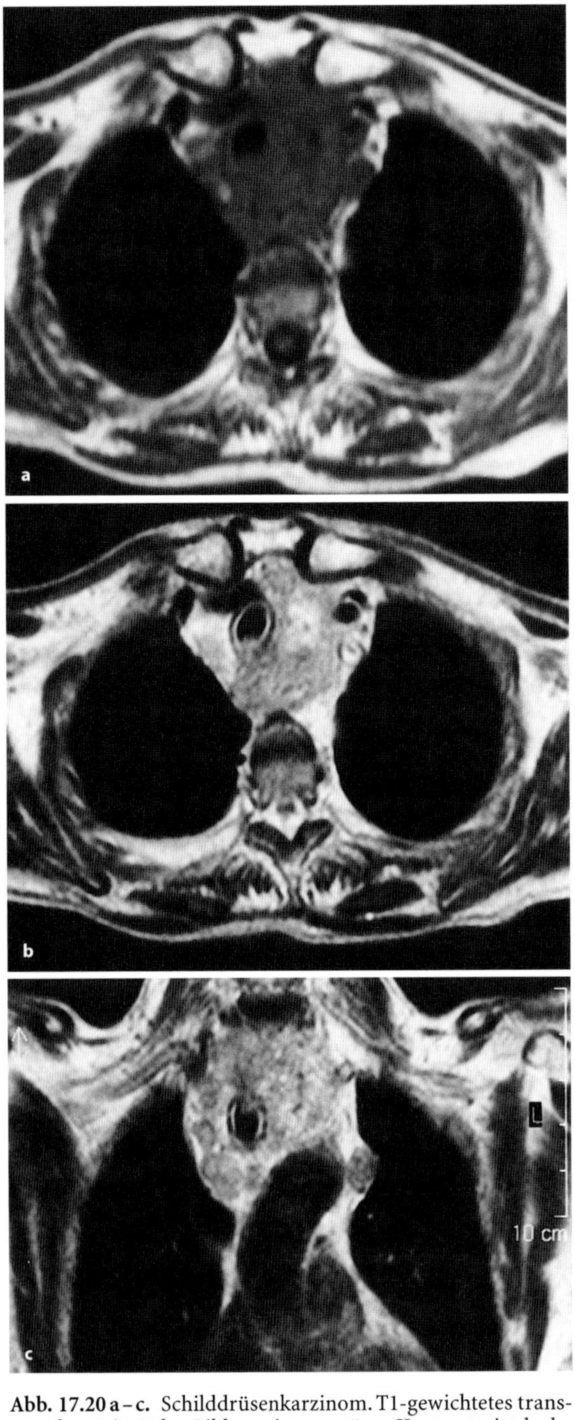

Abb. 17.20 a–c. Schilddrüsenkarzinom. T1-gewichtetes transversales Spin-Echo-Bild vor intravenöser Kontrastmittelgabe (**a**) und transversales (**b**) und koronales (**c**) T1-gewichtetes Spin-Echo-Bild nach intravenöser Kontrastmittelgabe

zuverlässlich nachweisen (Abb. 17.17c). Regressive Verkalkungen und Zysten sind anhand ihrer Dichtewerte eindeutig zuzuordnen. Lässt sich eine strangförmige Verbindung zwischen einem Mediastinaltumor und der Schilddrüse nachweisen, so ist die Diagnose einer Struma endothoracica wahrscheinlich. Eine vergleichsweise hohe native Gewebedichte (ca. 70 H.E.) und ein starkes Enhancement nach transvenöser Gabe eines jodhaltigen Kontrastmittels sind weitere Hinweise auf das Vorliegen von Schilddrüsengewebe. Wegen der hohen Dichte des gesunden Drüsenparenchyms stellen sich fokale Parenchymläsionen sowohl im Nativ- als auch im Kontrastscan als hypodense intraparenchymatöse Raumforderungen da. Zysten weisen nach intravenöser Kontrastmittelgabe wasseräquivalente Dichtewerte ohne Dichteanstieg auf. Strumagewebe stellt sich MR-tomographisch signalinhomogen dar (Cyna-Gorse 1996). Größere Verkalkungen führen zu Signalintensitätsminderungen in allen Wichtungen. Unkomplizierte Zysten sind aufgrund ihrer wasseräquivalenten Signalintensitäten eindeutig zuzuordnen. Einblutungen zeigen je nach Alter variierende Signalintensitäten. Eine Dignitätszuordnung solider thyreoidaler Raumforderungen ist mit allen bildgebenden Verfahren nur eingeschränkt möglich (Abb. 17.20). Eine glatte Berandung und regressive Verkalkungen machen ein benignes Adenom, ein Übergreifen auf Nachbarstrukturen und Lymphknotenvergrößerungen ein Karzinom wahrscheinlich. Bei entsprechendem klinisch-szintigraphischen Verdacht ist die Diagnose jedoch histologisch zu klären (Freitas 1994).

Bei voroperierten Patienten wird die Sensitivität im Nachweis vergrößerter Nebenschilddrüsen im Methodenvergleich mit 47–82% für die Sonographie, mit 44–66% für die Computertomographie und mit 50–75% für die MR-Tomographie angegeben (Higgins 1993; Saleeb 1999). Vergrößerte Nebenschilddrüsen stellen sich sonographisch als rundlich-ovaläre, glatt berandete, echoarme Raumforderungen dar, die unter Bevorzugung der rechten Seite meistens dorsokaudal der unteren Schilddrüsenpole gelegen sind. Bei der Frage nach *ektopen Nebenschilddrüsenadenomen* ist besonders auf den tracheoösophagealen Winkel und das Thymuslager zu achten. Wegen der geringen Größe ist in CT und MRT eine Untersuchungsschichtdicke £5 mm zu empfehlen. MR-tomographische Untersuchungen sollten zur Verbesserung des Signal-zu-Rausch-Verhältnisses mit einer Oberflächenspule erfolgen.

Computertomographisch haben *Nebenschilddrüsenadenome* eine muskeläquivalente Dichte. Parenchymhypodensitäten sprechen für Einblutungen oder Nekrosen. Parenchymverkalkungen und -zysten werden nur selten gefunden. Die Mehrzahl der Adenome zeigt im Gegensatz zu mediastinalen Lymphknoten ein homogenes, starkes Kontrastmittelenhancement.

Die MRT ist die Methode der Wahl zur Suche nach *ektopen Nebenschilddrüsen*. Zur Unterscheidung von ektopem Nebenschilddrüsen- und mediastinalem Fettgewebe sind fettunterdrückte T1- und T2-gewichtete Sequenzen sowohl vor als auch nach intravenöser Kontrastmittelgabe hilfreich. Nebenschilddrüsenadenome stellen sich in T1-Wichtung mehrheitlich signalarm bis intermediär und in T2-Wichtung signalreich dar (Freitas 1994; Higgins 1993; Soler 1996). Bei einer TE-Zeit über 60 ms ist die Signalintensität von vergrößerten Nebenschilddrüsen in der Regel höher als die von Fett. Gelegentlich werden jedoch auch in T1- und T2-Wichtung signalarme Adenome beobachtet, die sich histologisch durch ältere Einblutungen und Fibrosierungen auszeichnen. Subakute Einblutungen können zu einer hohen Signalintensität in T1- und T2-Wichtung führen. Analog den Verhältnissen bei der Computertomographie kommt es nach intravenöser Kontrastmittelgabe zu einem starken Enhancement, das bei T1-gewichteten, nicht fettunterdrückten Sequenzen zu einer Angleichung der Signalintensität der Nebenschilddrüse an die des umgebenden Fettgewebes führt. Die MR-tomographische Bildmorphologie vergrößerter Nebenschilddrüsen weist Ähnlichkeiten zur Abbildung von Lymphknoten und Nervenstrukturen auf, sodass sich Verwechslungsmöglichkeiten ergeben.

Mittleres Mediastinum

Pathologie und Klinik

Primärtumoren des mittleren Mediastinums sind selten (Tabellen 17.1, 17.3; Anayanwu u. Krysa 1991; Anayanwu 1991; Chang 1994; Daldrup 1998; Hofmann 1991; Kohman 1993; Lange 1996; Merten 1991; Schaefer-Prokop 1998; Siegel 1996; Strolle 1997; Wegener 1992). *Trachealtumoren* sind eine Rarität. Histologisch kommen Plattenepithelkarzinome, adenoidzystische Karzinome (Zylindrome), Neurofibrome, Papillome und mesenchymale Tumoren in Betracht. Polypöse Tumoren sind meist benigne. Malignome breiten sich in der Regel langstreckig infiltrierend entlang der Trachealwand aus und sind irregulär begrenzt. Trachealtumoren verursachen erst dann Symptome, wenn das Lumen auf $\geqq 75\%$ des Ausgangsdurchmessers eingeengt ist und eine Infiltration der paratrachealen Strukturen vorliegt. Als klinische Zeichen sind Husten, Hämoptysen, Dyspnoe und Stridor zu nennen. Die Differenzierung eines *Trachealkarzinoms* von einem *metastasierenden Bronchialkarzinom* ist nur im frühen Tumorstadium durch Analyse der topographischen Pathoanatomie möglich. Auch die Abgrenzung eines infiltrierend wachsenden Trachealkarzinoms von einem *Ösophaguskarzinom* kann mit bildgebenden Verfahren Schwierigkeiten bereiten. Durch nekrotischen Zerfall eines infiltrierend wachsenden Tracheal- oder Ösophaguskarzinoms können Fisteln zwischen beiden Hohlraumstrukturen und dem Mediastinum entstehen.

Paragangliome oder *Chemodektome* gehören zu den neurogenen katecholaminproduzierenden Tumoren und sind in etwa 10% der Fälle maligne. Sie gehen von den zwischen A. pulmonalis und der Aorta lokalisierten paraganglischen Zellen der Endplatten des N. vagus aus.

Projektionsradiographie

Auf der Thoraxübersichtsaufnahme führen Raumforderungen des mittleren Mediastinums bei entsprechender Größe zu einer Mediastinalverbreiterung und Mediastinalverdichtung (Abb. 17.21, 17.22; Allen 1983; Chang 1994; Kohman 1993; Lackner 1998; Lange 1996; Merten 1991; Murray 1992; O'Donovan 1994). Trachealverlagerung und Trachealkompressionen sind häufig auf eine Struma zurückzuführen. Trachealtumoren stellen sich projektionsradiographisch bei entsprechender Größe als polypoide oder breitflächige intraluminale Verdichtungen dar. Eine Verbreiterung der physiologischen Verdichtung zwischen Trachea und Ösophagus im Seitbild über 4 mm deutet auf Fremdgewebe hin. Hinweise auf das Vorliegen eines Ösophaguskarzinoms können eine Verbreiterung der retrotrachealen Linie (Seitbild) über 4 mm, eine Verlagerung der azygoösophagealen Linie (Sagittalbild) und eine Obliteration des aortopulmonalen Fensters (Sagittalbild) geben. Eine Vergrößerung des Bifurkationswinkels über 70° und eine Verlagerung des distalen Ösophagus machen eine Raumforderung im unteren mittleren Mediastinum wahrscheinlich. Durch eine durchleuchtungsgesteuerte Kontrastmitteldarstellung des Ösophagus lässt sich überprüfen, ob die entsprechende Mediastinalveränderung vom Ösophagus ausgeht, diesen nur verlagert oder infiltriert (Abb. 17.23, 17.24b). Auf gleichem Wege lassen sich *ösophagotracheale und ösophagomediastinale Fisteln* nachweisen.

Schnittbilddiagnostik

Gutartige *Trachealtumoren* sind in der Regel glatt begrenzte, intraluminale weichteildichte (CT) bzw. intermediär intense (MRT) Raumforderungen unter 2 cm Durchmesser. Bösartige Trachealtumoren weisen ein längerstreckiges, exophytisches Wachstum auf. Die Beurteilung einer Infiltration der Nachbarstrukturen ist computer- und MR-tomographisch meist unsicher (Bittner 1998; Chang 1994; Daldrup 1998; Ferguson 1998; Kohman 1993; Lange 1996; Lesko 1999; Merten 1991; Murray 1992; Nwose 1998;

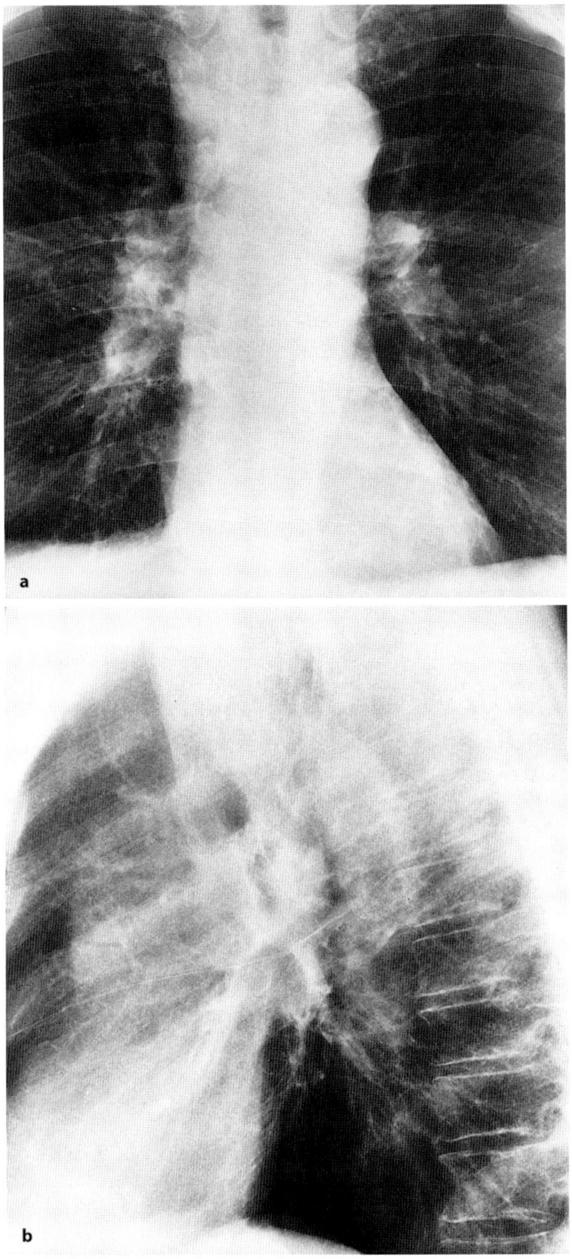

Abb. 17.21 a, b. Primärtumor des mittleren Mediastinums. Histologisch handelt es sich um ein Ösophaguskarzinom. **a** Thoraxübersichtsaufnahme im sagittalen und **b** im seitlichen Strahlengang

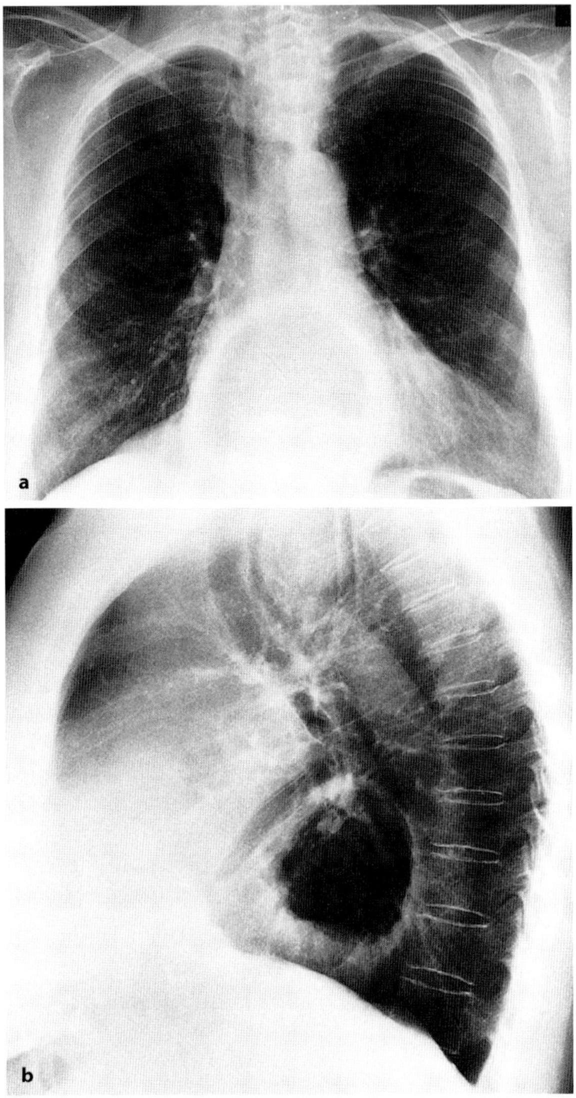

Abb. 17.22 a, b. Axiale Hernie. Thoraxübersichtsaufnahme im sagittalen **a** und seitlichen Strahlengang **b** mit Nachweis einer glatt begrenzten retrokardialen Raumforderung mit Luft-Flüssigkeits-Spiegel

Schaefer-Prokop 1998; Siegel 1996; Wegener 1992; Wilson 1994). Während bei ausgedehnten Umgebungsinfiltrationen eindeutige Befunde zu erheben sind, bereitet der Ausschluss einer beginnenden Infiltration methodische Schwierigkeiten. Eine sichere Dignitätszuordnung ist daher oft nicht möglich, sodass eine bioptische Klärung anzustreben ist.

Ösophagustumoren stellen sich als exzentrische oder konzentrische Wandverbreiterungen der Speiseröhre dar, die im Falle eines Karzinoms bevorzugt an den drei physiologischen Ösophagusengen lokalisiert sind (Abb. 17.24). Der Verlust der peritrachealen bzw. periösophagealen Fettschicht ist bei beiden Tumorentitäten Kriterium eines frühen wandüberschreitenden Wachstums. Als sichere Zeichen eines organüberschreitenden Tumorwachstums gelten eine Verlagerung und Kompression der Speiseröhre bzw. der Luftröhre, tracheale bzw. ösophageale Fisteln, die an einem unphysiologischen Übertritt von peroral appliziertem Kontrastmittel in Luftwege, Mediastinum und Pleuraraum erkennbar sind, und Wirbelkörperarrosionen.

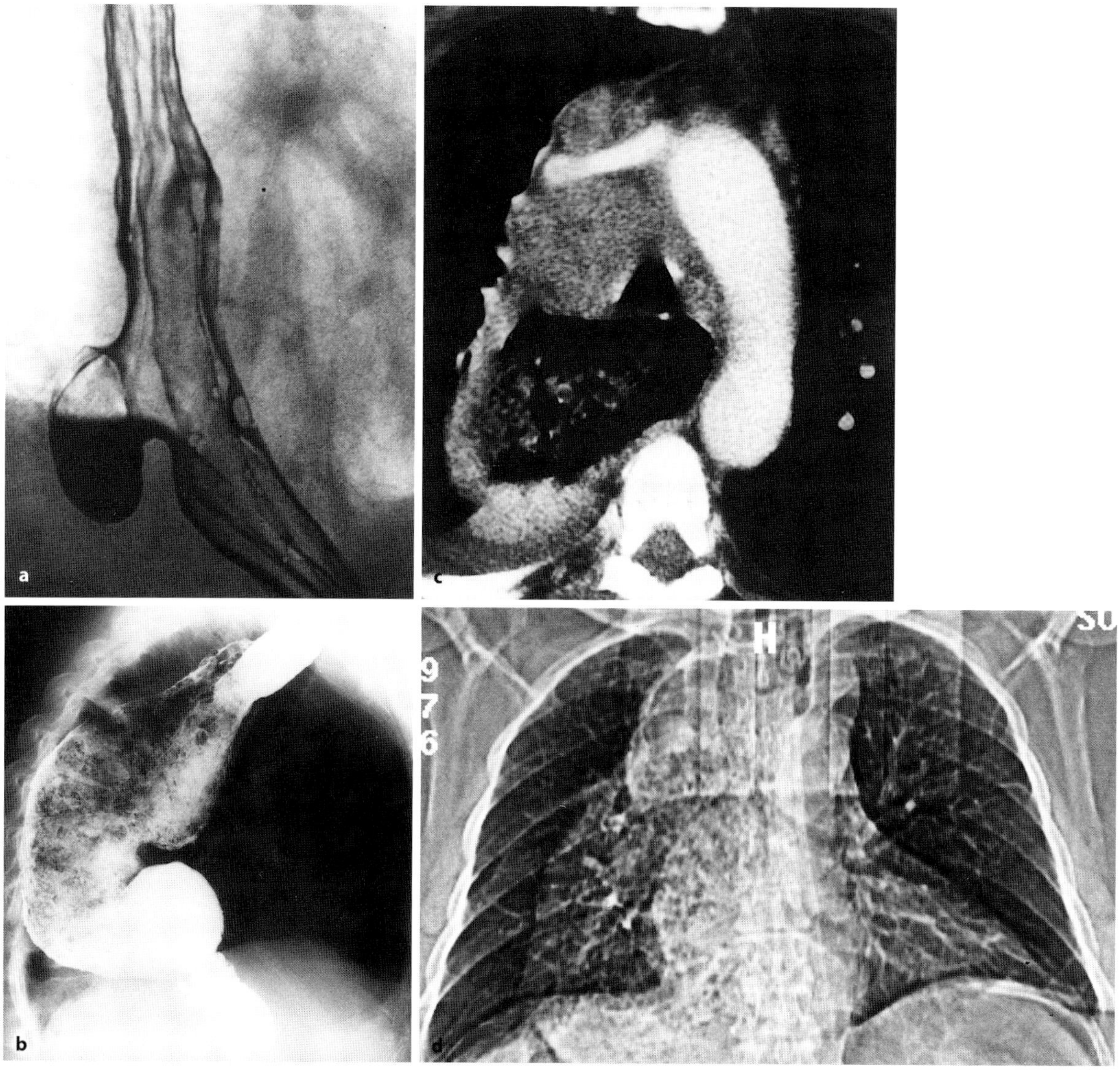

Abb. 17.23 a – d. Kontrastmittelgestützte Ösophagusdiagnostik. **a** Epiphrenisches Divertikel: Durchleuchtungsgesteuerte Zielaufnahme. **b – d** Achalasie: Durchleuchtungsgesteuerte Zielaufnahme (**b**), CT-Topogramm (**c**) und CT nach intravenöser Kontrastmittelgabe (Ausschnittsvergrößerung) (**d**). Zusätzlich weichteildichte entzündliche Lymphknotenvergrößerungen im vorderen und mittleren oberen Mediastinum infolge einer Tuberkulose (**c, d**)

Paragangliome sind überwiegend im aortopulmonalen Fenster, seltener im hinteren Mediastinum lokalisiert. Es handelt sich um weichteildichte Raumforderungen, die aufgrund ihrer starken Vaskularisation nach intravenöser Kontrastmittelgabe ein ausgeprägtes Enhancement aufweisen.

Hinteres Mediastinum

Pathologie

Neurogene Tumoren stellen bei Erwachsenen etwa 20 % und bei Kindern etwa 35 % der mediastinalen Tumoren (Tabelle 17.1 – 17.3, 17.6; Anayanwu u. Krysa 1991; Anayanwu 1991; Chang 1994; Daldrup 1998; Hofmann 1991; Kawashima, Kohman 1993; Lange 1996; Merten 1991; Nwose 1998; Parker 1997; Schaefer-Prokop 1998; Schulman 1998; Siegel 1996; Strolle 1997; Taki 1996; Wegener 1992).

Mit Ausnahme des *Paraganglioms* (*Chemodektoms*) sind sie im hinteren Mediastinum gelegen (90 % der neurogenen Mediastinaltumoren) und repräsentieren in dieser Lokalisation die häufigsten Primärtumoren (75 % der Tumoren des hinteren Mediastinums). Neurogene Tumoren stammen von den Nervenscheiden, den Nervenzellen oder dem perineuralen Bindegewebe ab. Tumoren der Nerven-

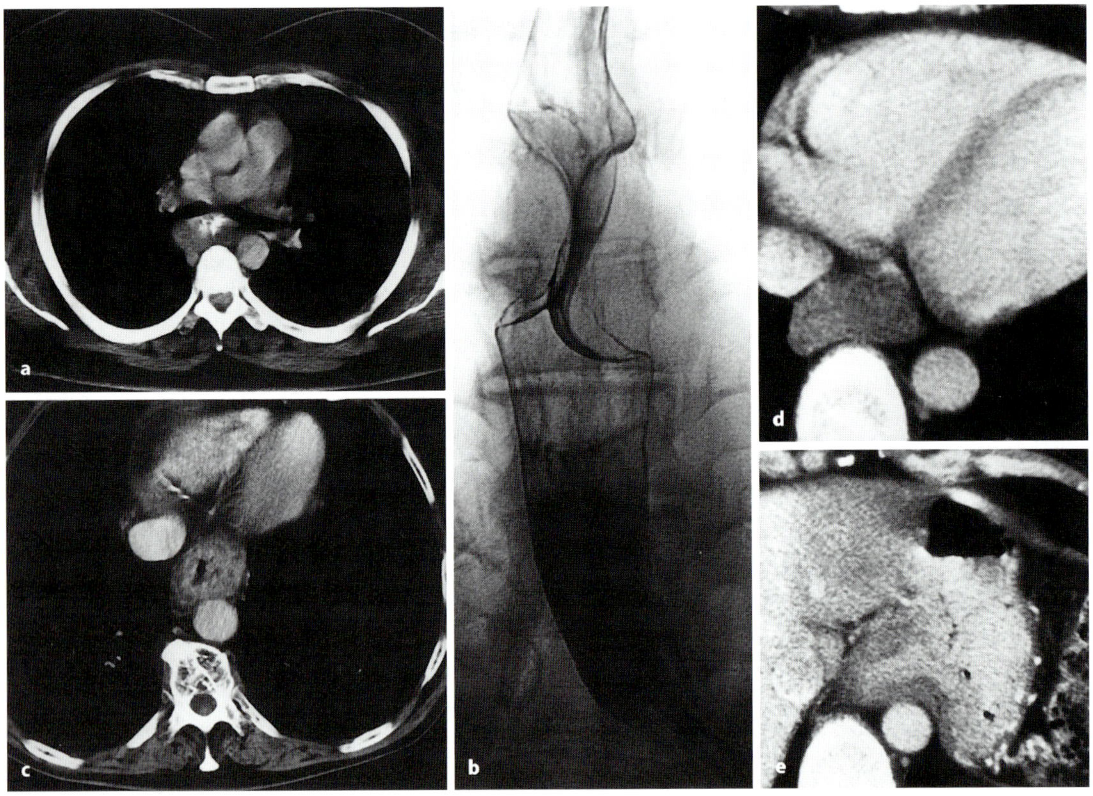

Abb. 17.24 a–e. Computertomographische Darstellung von Ösophagustumoren. **a, b** Leiomyom: Subkarinärer Ösophagustumor, der zu einer Passageverzögerung des peroral gegebenen Kontrastmittels führt (**a**) und im Ösophagusbreischluck glatte Wandkonturen aufweist (**b**). **c** Tumor im mittleren Speiseröhrendrittel mit wandüberschreitendem Wachstum. Als Nebenbefund Koronarsklerose. **d, e** Auf die Kardia übergreifendes Ösophaguskarzinom

scheide überwiegen zahlenmäßig und sind praktisch immer gutartig. Von den Nervenzellen und dem perinervalen Bindegewebe ausgehende Tumoren sind eher bösartig. Je nach histologischem Ursprung werden drei Tumortypen differenziert:

- Von peripheren Nerven ausgehende Neurinome, Neurofibrome und Neurilemome. Neurofibrome stammen von dem endoneuralen Gewebe ab, Neurilemome (Schwannome) von der Schwann-Scheide.
- Von den sympathischen Nervenzellen in Ganglien ausgehende Ganglioneurome (benigne), Ganglioneuroblastome (niedrigmaligne) und Neuroblastome (hochmaligne, Abb. 17.25).
- Von den paraganglischen Zellen abstammende Phäochromozytome.

Laterale *Meningozelen* und *Meningomyelozelen* sind seltene Anomalien des Spinalkanals, die aus einer uni- oder bilateralen Hernierung der Leptomeninx durch ein Neuroforamen entstehen. Meningozelen enthalten ausschließlich Liquor, Meningomyelozelen zusätzlich Nervengewebe. Meningozelen treten in der Regel solitär auf und werden im gesamten hinteren Mediastinum von der oberen Thoraxapertur bis zum Zwerchfell beobachtet. Als Begleitbefund findet sich häufig eine Kyphoskoliose, wobei die Meningozele üblicherweise konvexseitig am Scheitelpunkt der Wirbelsäulenverbiegung liegt.

Die mesenchymalen Tumoren des hinteren Mediastinum sind mehrheitlich maligne. Die extrem seltenen *Lipofibrosarkome* führen typischerweise zu Verdrängungen und Infiltrationen der Nachbarorgane.

Paraspinale Weichteilprozesse können vertebragenen Ursprungs sein. Die Röntgen-, CT- und MR-Morphologie der differentialdiagnostisch in Betracht

Abb. 17.25 a–g. Primärtumor des hinteren Mediastinums. Histologisch handelt es sich um Neuroblastome. **a** Die sagittale und **b** die seitliche Thoraxübersichtsaufnahme zeigen eine glatt begrenzte Raumforderung im hinteren Mediastinum (*Pfeil*). **c** Sagittale und **d** seitliche Thoraxübersichtsaufnahme eines anderen Patienten mit einer vom hinteren ins mittlere Mediastinum übergreifenden Raumforderung, **e** natives CT, **f** transversales und **g** koronales, T2- gewichtetes Turbo-Spin-Echo-Bild

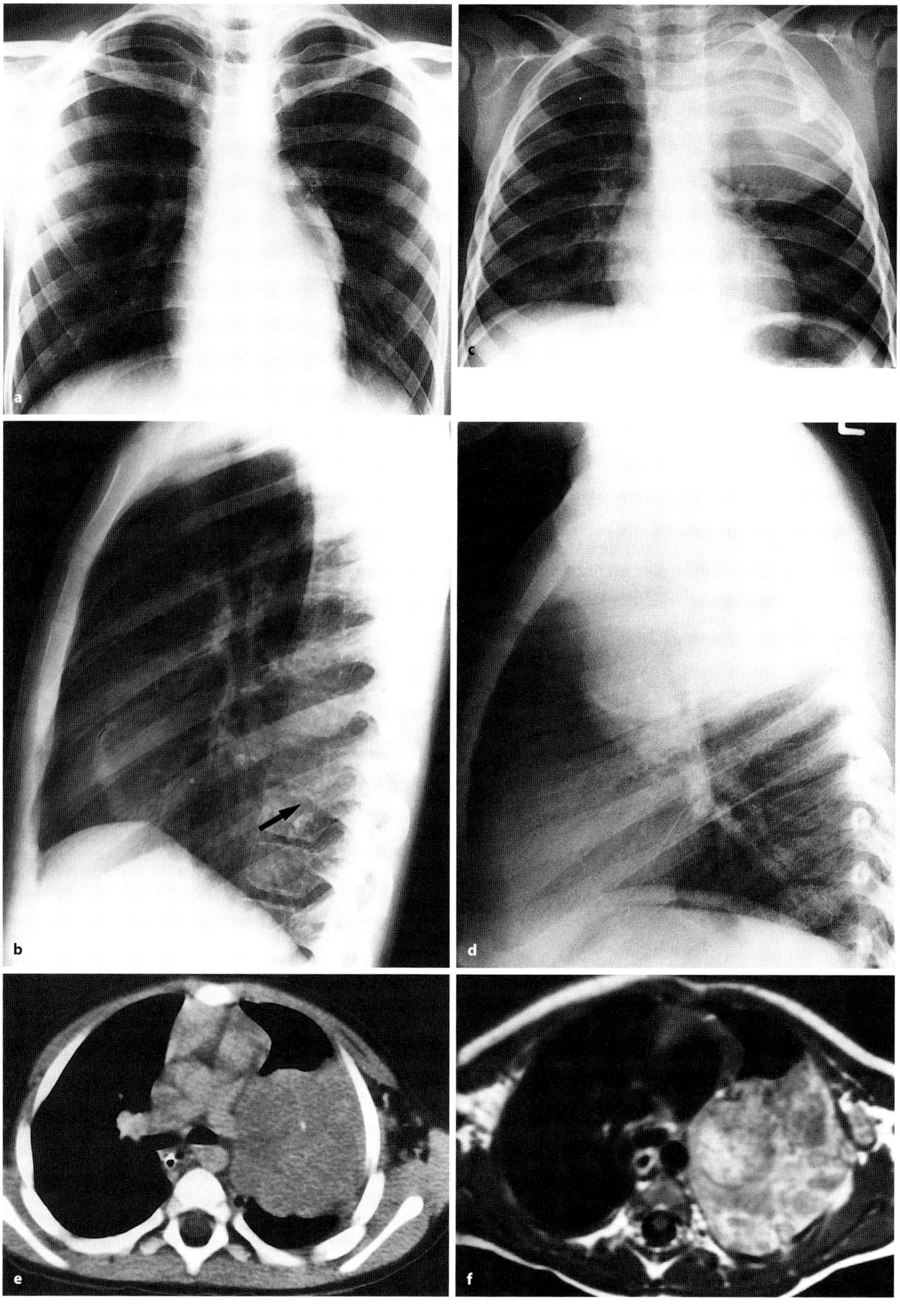
a
c
b
d
e
f

bogens und der Aorta descendens sowohl im sagittalen als auch im seitlichen Thoraxübersichtsbild an Schärfe, sodass sich bei großen Raumforderungen mit entsprechend engem Kontakt die Grenzlinie zwischen Tumor und Aorta verliert.

Solange kein infiltratives Wachstum besteht, stellen sich Raumforderungen des hinteren Mediastinums praktisch immer als glatt begrenzte, rundlich-ovaläre, homogene Verdichtungen im Paravertebralraum dar. Projektionsradiograpisch ist eine Unterscheidung von zystischen und soliden Tumoren nicht möglich. *Schwannome und Neurofibrome* erstrecken sich in der Regel über etwa 2 Wirbelkörperhöhen. Ein Maximaldurchmesser über 5 cm ist insbesondere bei Patienten mit einer *Neurofibromatose* als Malignitätshinweis zu werten. Ganglioneurome sitzen der anterolateralen Zirkumferenz der Wirbelsäule breitbasig auf und sind bei Diagnosestellung häufig länger als 3 bis 5 Wirbelkörperhöhen. *Neuroblastome* führen zu ausgedehnten paraspinalen Verdichtungen.

Das Vorliegen oder Fehlen von Verkalkungen kann differentialdiagnostische Hinweise geben: Mediastinale Zysten sind im Gegensatz zu soliden Tumoren selten verkalkt. Im Kindesalter werden Verkalkungen gelegentlich bei primären (*Neuroblastome*), jedoch nie bei sekundären Mediastinaltumoren beobachtet. Im Erwachsenenalter sind verkalkte *Ganglioneurinome* beschrieben. Das Verkalkungsmuster liefert keine Hinweise auf die Dignität.

Wirbelsäule und Rippen werden sowohl von gut- als auch von bösartigen Tumoren arrodiert. Durch länger bestehende Drucknekrosen können glatt begrenzte Defekte an Rippen, Wirbelkörpern und Neuroforamina entstehen. Unscharf begrenzte Knochendefekte sprechen für eine entzündliche oder maligne Genese. *Ganglioneurome* und *Meningozelen/Meningomyelozelen* können zu einer Skoliose führen.

Myelozelen und *Meningomyelozelen* lassen sich zwar myelographisch durch Kontrastierung der leptomeningealen Aussackung diagnostizieren, zur Artdiagnose und zur präoperativen Beschreibung der Ausdehnung sind jedoch eine Computertomographie (ggf. in Kombination mit einer intraspinalen Kontrastmittelgabe) oder eine MR-Tomographie indiziert.

Schnittbilddiagnostik

Die Aufgabe der Schnittbilddiagnostik besteht bei Tumoren des hinteren Mediastinums darin, die Artdiagnose durch eine Qualitätsbeschreibung der Tumormatrix und eine Bewertung der topographischen Pathoanatomie (Nachweis bzw. Ausschluss eines intraforaminalen/intraspinalen Tumoranteils) einzugrenzen (Bittner 1998; Chang 1994; Cifti 1998; Daldrup 1998; Ferguson 1998; Kawashima 1992; Ko 1998; Kohman 1993; Lange 1996; Lesko 1999; Merten 1991; Murray 1992; Schaefer-Prokop 1998; Schulman 1998; Siegel 1996; Taki 1996; Wegener 1992; Wilson 1994). Aufgrund der variablen Schichtführung und des höheren Weichteilkontrastes ist die MR-Tomographie der Computertomographie in der Darstellung der Weichteilkomponenten überlegen (Abb. 17.25 e–g). Methodischer Vorteil der Computertomographie ist die bessere Darstellung ossärer Strukturen (Abb. 17.26–17.28).

Solide *neurogene Tumoren* finden ihre Entsprechung in paravertebralen, rundlich-ovalären Raumforderungen (Abb. 17.28). Benigne Tumoren sind glatt begrenzt, eine unscharfe Berandung weist auf Malignität hin. Die Matrix neurogener Tumoren ist in der Regel homogen ausgebildet. Sie stellt sich computertomographisch überwiegend weichteiläquidens dar. Hypodensitäten entsprechen zellarmen Tumoranteilen, regressiv-zystischen Veränderungen oder Lipideinlagerungen. MR-tomographisch haben neurogene Tumoren in T1-Wichtung eine niedrige bis intermediäre, in T2-Wichtung eine intermediäre bis angehobene Signalintensität. *Ganglioneurome und Neuroblastome* zeigen in allen Sequenzen eine intermediäre Signalintensität. Pathognomonisches Zeichen eines *Neurinoms/Neurofibroms* ist eine sanduhrförmige Konfiguration, wobei der intraspinale Tumoranteil über einen im Neuroforamen gelegenen Stiel mit dem extraspinalen Tumoranteil verbunden ist. Mit Ausnahme des Neurinoms zeigen solide neurogene Tumoren in der Regel ein starkes Enhancement nach intravenöser Kontrastmittelgabe. Daher hebt sich ein intraspinaler Tumoranteil auf T1-gewichteten MR-Bildern nach intravenöser Kontrastmittelgabe gut von den physiologischen intraspinalen Weichteilstrukturen ab, wohingegen er nativdiagnostisch nur schwer vom gesunden Myelon (T1-Wichtung) bzw. vom intraspinalen Liquor (T2-Wichtung) differenzierbar ist.

Bei soliden neurogenen Tumoren lassen sich in wechselndem Prozentsatz *Tumorverkalkungen* nachweisen, die jedoch nicht zur Sicherung der Artdiagnose beitragen. Erweiterte Neuroforamina, glatt berandete Wirbelkörper- und glatt begrenzte Rippenarrosionen werden als Ausdruck von Drucknekrosen durch länger bestehende intraforaminale Tumoranteile beobachtet. Unscharf berandete Skelettveränderungen weisen auf einen malignen Tumor hin. Die Artdiagnose muss jedoch bei therapeutischer Relevanz bioptisch geklärt werden.

Zystische *neurogene Tumoren* stellen sich als paravertebral gelegene, glatt begrenzte, rundliche oder ellipsoide zystische Raumforderungen dar. Die Dichte bzw. Signalintensität des Zysteninhalts entspricht in der Regel der des Liquors. Der Nachweis einer leptomeningealen Verbindung über ein meist erweitertes Foramen intervertebrale ist diagnoseweisend. Die

Myelo-CT kann durch den Nachweis eines Übertritts von intrathekal appliziertem Kontrastmittel in die Zyste die Artdiagnose sichern.

17.4.3 Sekundäre Mediastinaltumoren

Unter sekundären Mediastinaltumoren werden lymphogene und hämatogene mediastinale Metastasen karzinomatöser und sarkomatöser Tumoren und ein mediastinaler Befall im Rahmen einer malignen lymphatischen Systemerkrankung subsummiert (Chang 1994; Daldrup 1998; Kohman 1993; Lackner 1998; Lange 1996; Leppert 1998; Manegold 1991; Schaefer-Prokop 1998; Wegener 1992). In der Mehrzahl der Fälle sind die mediastinalen Lymphknoten Ausgangspunkt des Tumorwachstums. Hämatogene Metastasierungen in Herz, Thymus und intrathorakale Strumen sind selten.

Pathologie

■ **Lymphknotenmetastasen.** Lymphknotenmetastasen sind bei weitem die häufigste Ursache einer mediastinalen Raumforderung (Tabelle 17.1; Chang 1994; Hofmann 1991; Kohman 1993; Lange 1996; Leppert 1998; Manegold 1991; Schaefer-Prokop 1998; Wegener 1992).

Intrathorakale Tumoren wie das *Bronchialkarzinom* und das *Ösophaguskarzinom* metastasieren antegrad über ihre Lymphabflusswege in die abhängigen mediastinalen Lymphknotenstationen. Die weitere Metastasierung erfolgt über Anastomosen in nicht-abhängige mediastinale und kontralaterale hiläre Lymphknoten sowie antegrad über den D. thoracicus in die linke V. brachiocephalica.

In das Mediastinum metastasierende extrathorakale Tumoren sind mit abnehmender Häufigkeit im Magen, im Pankreas, in der Mamma, den Nieren, dem Hoden, der Prostata, der Schilddrüse oder dem Larynx lokalisiert. Folgende Ausbreitungswege sind beschrieben:

- Hämatogene Mikrometastasen in den Lungenkapillaren gelangen über eine Migration durch die Gefäßwand in die peripheren pulmonalen Lymphwege. Die weitere Ausbreitung erfolgt antegrad entlang der peribronchialen Lymphgefäße in die hilären und mediastinalen Lymphknoten.
- Mikrometastasen gelangen retrograd über präformierte Lymphbahnen in die Lymphknoten des oberen (Larynxkarzinom, Schilddrüsenkarzinom), des vorderen (Mammakarzinom) und des mittleren und hinteren Mediastinums (Magen-, Pankreas- und Nierenzellkarzinom, maligne Hodentumoren). Sarkome metastasieren im Vergleich zu Karzinomen selten lymphogen in das Mediastinum.

■ **Maligne Lymphome.** Sie stellen bei Erwachsenen mit etwa 20 % den zweithäufigsten mediastinalen Tumortyp dar. Maligne Lymphome können isoliert im Mediastinum entstehen (Tabelle 17.1; s. Abschn. 17.4.2) oder als mediastinale Beteiligung einer generalisierten Lymphknotenerkrankung in Erscheinung treten. Sowohl die mediastinalen Lymphknoten als auch der Thymus können betroffen sein. Ein Mediastinalbefall liegt in zwei Dritteln der Erstdiagnosen eines M. Hodgkin und in einem Drittel der Erstdiagnosen eines Non-Hodgkin-Lymphoms vor.

Der *M. Hodgkin* ist mit über 50 % der bioptisch gesicherten Fälle das häufigste mediastinale maligne Lymphom. In der Mehrzahl handelt es sich um den nodulär-sklerosierenden Typ. Typisch ist eine Lymphomausbreitung per continuitatem. Ein mediastinaler Hodgkin-Befall ist dementsprechend häufig mit supraklavikulären und zervikalen Lymphomen assoziiert. In bis zu 15 % der Fälle lässt sich eine extranodale Infiltration der Umgebungsstrukturen nachweisen.

Die *Non-Hodgkin-Lymphome* stellen eine histologisch heterogene Gruppe dar, die histopathologisch unterschiedlich klassifiziert wird. Geläufig sind die europäische Kiel-, die US-amerikanische Rappaport- und – neuerdings – die R.E.A.L.-Klassifikation, die niedriggradige, mittelgradige und hochgradige Lymphomformen unterscheiden (Tabelle 17.7; Hiddemann 1996; Meusers 1997). Eine multifokale Genese wird angenommen. Im Vergleich zum M. Hodgkin lässt sich ein höherer Anteil an extranodalem Tumorwachstum und ein unterschiedliches Befallsmuster feststellen. Non-Hodgkin-Lymphome breiten sich hämatogen, d.h. diskontinuierlich aus. Hierbei wird das Mediastinum häufig übersprungen („mediastinal skip“). Obwohl bei der Erstdiagnose von Non-Hodgkin-Lymphomen bereits in 80 % mehrere Lymphknotenregionen befallen sind, entwickelt sich im Rahmen einer Generalisation nur in 10–15 % der Fälle ein größerer Mediastinaltumor. Non-Hodgkin-Lymphome mit *mediastinaler „bulky disease“* betreffen überwiegend die histologischen Subtypen mit hoher Malignität. Bei Kindern handelt es sich in mehr als der Hälfte der Fälle um leukämische oder aleukämische T-lymphoblastische Lymphome. Bei Erwachsenen dominieren die hochmalignen B-Zell-Lymphome. Maligne Non-Hodgkin-Lymphome sind am häufigsten im mittleren Mediastinum lokalisiert. Bei den leukämischen Verlaufsformen finden sich in einem Viertel der Fälle mediastinale oder hiläre Lymphome, vor allem bei der lymphozytären Form.

Unter Radiochemotherapie werden Größenabnahmen, nekrotische Einschmelzungen und/oder regressive Verkalkungen beobachtet. Bei soliden Restbefunden nach therapeutischer Intervention bereitet die Unterscheidung zwischen narbigen Abheilungen

Tabelle 17.7. R.E.A.L.-Klassifikation der Non-Hodgkin-Lymphome

B-Zell-Linie	T-Zell-Linie
I. Niedriggradige NHL	
B-CLL Lymphoplasmozytisches Lymphom Haarzellenleukämie MALT-Lymphom Follikuläres Keimzentrumslymphom	T-CLL T-Zell-/NK-Zell-Typ der Lymphozytenleukämie Mycosis fungoides Sezary-Syndrom
II. Hoch- bis mittelgradige NHL	
Promyelozytenleukämie Plasmozytom Mantelzell-Lymphom Großzelliges follikuläres Keimzentrumslymphom Diffuse großzellige B-Zell-Lymphome	Prolymphozytenleukämie Periphere T-Zell-Leukämie Angioimmunoblastisches T-Zell-Lymphom Angiozentrisches Lymphom Intestinales T-Zell-Lymphom Anaplastisches großzelliges Lymphom
III. Hochgradige, sehr aggressive NHL	
Vorläufer B-lymphoblastisches Lymphom Burkitt-Lymphom B-Zellen-Leukämie Plasmazellenleukämie	Vorläufer T-lymphoblastisches Lymphom Adultes T-Zell-Lymphom (ATLL)

und aktivem Restlymphomgewebe Schwierigkeiten. Auch eine Größenkonstanz bei längeren Verlaufskontrollen schließt aktives Lymphomgewebe innerhalb des Resttumors nicht aus. Eine solche Konstellation soll bei etwa 90% der Patienten mit mediastinalem Hodgkin- und bei etwa 40% der Patienten mit mediastinalem Non-Hodgkin-Befall gegeben sein. Etwa 50% der betroffenen Patienten erleiden im weiteren Verlauf ein Lymphomrezidiv.

Klinik

Entsprechend den Verhältnissen bei primären Mediastinaltumoren (Abschn. 17.4.2) sind *mediastinale Lymphknotenmetastasen und Lymphome* überwiegend asymptomatisch (Kohman 1993; Lange 1996; Leppert 1998; Manegold 1991; Schaefer-Prokop 1998; Wegener 1992). Nur bei Kompression oder Infiltration der entsprechenden anatomischen Leitstrukturen treten Dyspnoe (zentrale Atemwegsobstruktion), Dysphagie (Ösophagusobstruktion), Heiserkeit (Parese des N. recurrens), neuralgische Beschwerden (Nervenkompression, -infiltration) und Innervationsstörungen des Zwerchfells (Kompression oder Infiltration des N. phrenicus) auf.

Als Komplikationen mediastinaler Lymphknotenneoplasien werden obere Einflussstauungen, nekrotisierende bakterielle Pneumonien, Pilzpneumonien und atypische virale Pneumonien beschrieben. Der M. Hodgkin hat eine biphasische Altersverteilung mit einem ersten Gipfel um das 30. und einem zweiten um das 70. Lebensjahr. Das lymphatische Lymphoblastom tritt meist in der Kindheit, die anderen Non-Hodgkin-Lymphome am häufigsten im sechsten Lebensjahrzehnt auf.

Die *N-Klassifikationen* solider Organtumoren (Spiessl 1998) trägt dem individuellen Stadium der lymphogenen Ausbreitung Rechnung. Die Prognose mediastinaler maligner Lymphome richtet sich nach histologischem Subtyp und dem Krankheitsstadium. Die Stadieneinteilung des M. Hodgkin wird nach der *Ann-Arbor-Klassifikation* vorgenommen, in die die Anzahl der befallenen Lymphknoten, ihre Lokalisation in Bezug auf das Zwerchfell sowie die Beteiligung von Milz und extralymphatischen Organen eingehen (Tabelle 17.8). Die gleiche Klassifikation wurde für die Stadieneinteilung der Non-Hodgkin-Lymphome übernommen, wobei zusätzlich zwischen einem primär nodalen und primär extranodalen Befall unterschieden wird.

Projektionsradiographie

Lymphknotenvergrößerungen sind die häufigste Ursache einer *Mediastinalverbreiterung* (Kohman 1993; Lackner 1998; Lange 1996; Manegold 1991; Murray 1992). In den frühen Stadien ist die Thoraxübersichtsaufnahme ohne pathologischen Befund. Größere – in der Regel >2 cm große – Tumoren führen zu unterschiedlichen projektionsradiographischen Mustern: Gruppierte Lymphknotenvergrößerungen konfluieren zu einer polyzyklisch begrenzten mediastinalen Verdichtung. Bei anderer Tumorkonfiguration entsprechen die bildmorphologischen Befunde den für Primärtumoren im vorderen, mittleren und hinteren Mediastinum beschrieben Veränderungen (s. 17.4.2).

Aufgrund der geschilderten Metastasierungswege finden sich Lymphknotenmetastasen gehäuft im mittleren Mediastinum. Sie erreichen in der Regel

Tabelle 17.8. Ann-Arbor-Klassifikation der Hodgkin-Lymphome

Stadium I/IE	Lokalisierter Befall eines extralymphatischen Organs/Bezirks
Stadium II	Befall von mehreren Lymphknotenregionen auf derselben Seite des Zwerchfells
II E	Lokalisierter Befall eines extralymphatischen Organs/Bezirks und Lymphknotenbefall
Stadium III	Befall von Lymphknoten auf beiden Seiten des Zwerchfells
III E	Zusätzlich lokalisierter Befall eines extralymphatischen Organs/Bezirks
III S	Zusätzlich Befall der Milz
Stadium IV	Diffuser Organbefall mit/ohne Lymphknotenbefall
Zusatz A	Ohne systemische Symptome
Zusatz B	Mit Fieber, Nachtschweiß, Juckreiz, Gewichtsverlust

nicht die Größe von malignen Lymphomen und zeigen im Gegensatz zu malignen Lymphomen meist einen einseitigen, zumindest aber einen asymmetrischen Hilus- und Mediastinalbefall (Abb. 17.29, 17.30). Bei Hodgkin-Lymphomen führt der häufige primäre Befall der zervikalen Lymphknoten und die Ausbreitung per continuitatem zu einem bevorzugten Befall der Lymphknoten des oberen vorderen und mittleren Mediastinums, während die Lymphknoten des hinteren unteren Mediastinums fast immer ausgespart sind (Abb. 17.30). Isolierte hiläre Lymphome stellen eine Ausnahme dar. Insgesamt bietet das mediastinale Befallmuster jedoch keine Möglichkeit, zwischen Hodgkin- und Non-Hodgkin-Lymphomen zu differenzieren.

Aufgrund projektionsradiographischer Kriterien ist es gleichfalls nicht möglich, *reaktiv-entzündliche, granulomatöse und neoplastische mediastinale Lymphknotenerkrankungen* voneinander zu unterscheiden. Der Nachweis grobscholliger Verkalkungen macht eine postentzündliche bzw. granulomatöse Genese wahrscheinlich. *Lymphknotenverkalkungen* werden jedoch auch nach *Radiochemotherapie* beobachtet. Zusätzliche Verdichtungen in Projektion auf die zervikalen, supraklavikulären und axillären Lymphknotenstationen können die Differentialdiagnose einengen. Allein die klinische Gesamtsituation, pulmonale, pleurale und ossäre Begleitbefunde und die Tatsache, dass bei zunehmendem Tumordurchmesser der Anteil maligner Lymphknotenveränderungen zunimmt, erlauben eine Abstufung der Differentialdiagnosen.

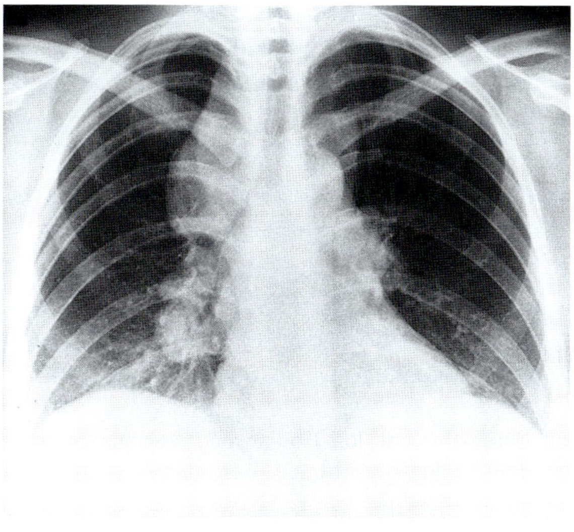

Abb. 17.29. Projektionsradiographische Darstellung von Lymphknotenmetastasen. Metastasierendes Bronchialkarzinom mit seitenasymmetrischer, polyzyklischer Mediastinal- und Hilusbegrenzung

Schnittbilddiagnostik

Die Computertomographie ist derzeit die Methode der Wahl zur Klärung des *mediastinalen und hilären Lymphknotenstatus* (Abb. 17.31 und 17.32) (Bonomo 1996; Cascade 1998; Lackner 1998; Lange 1996; Leppert 1998; Manegold 1991; Murray 1992; Schaefer-Prokop 1998; Wegener 1992; Wilson 1994). Der für die Dignitätseinschätzung relevante nodale Längsdurchmesser wird wegen seiner meist orthogonalen Ausrichtung zur transversalen Schichtebene computertomographisch nur mit der Spiralakquisitionstechnik zuverlässig erfasst.

Mit Ausnahme von Verlaufskontrollen während *Radiochemotherapie* liefert die MR-Tomographie keine überlegenen Ergebnisse (Bittner 1998; Lesko 1999; Siegel 1996). Die multiplanare Darstellungsmöglichkeit kann bei der Evaluierung der hilären, paratrachealen, aortopulmonalen und links paratrachealen Lymphknoten vorteilhaft sein (Abb. 17.33). Gleiches gilt für eine kontrastmittelunabhängige Differenzierung von Gefäß- und Lymphknotenanschnitten. Nachteilig ist die momentan noch unterlegene Ortsauflösung, die zu der Verwechslung zweier direkt benachbarter normal großer Lymphknoten mit einem pathologisch vergrößerten Lymphknoten führen kann, und die fehlende Beurteilbarkeit nodaler Verkalkungen. Die Entwicklung spezieller Oberflächenspulen und die Einführung schnellerer, höher auflö-

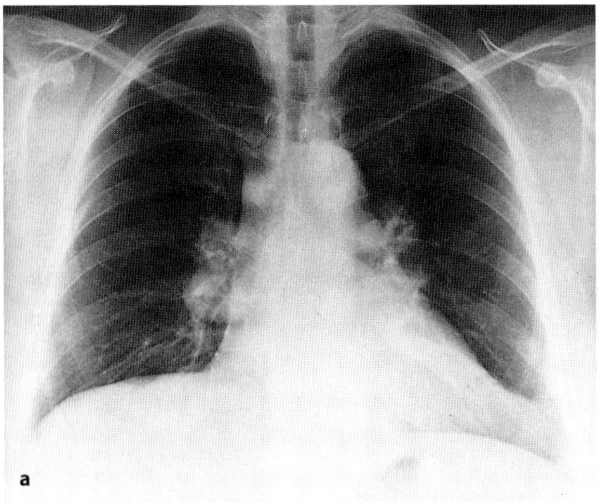

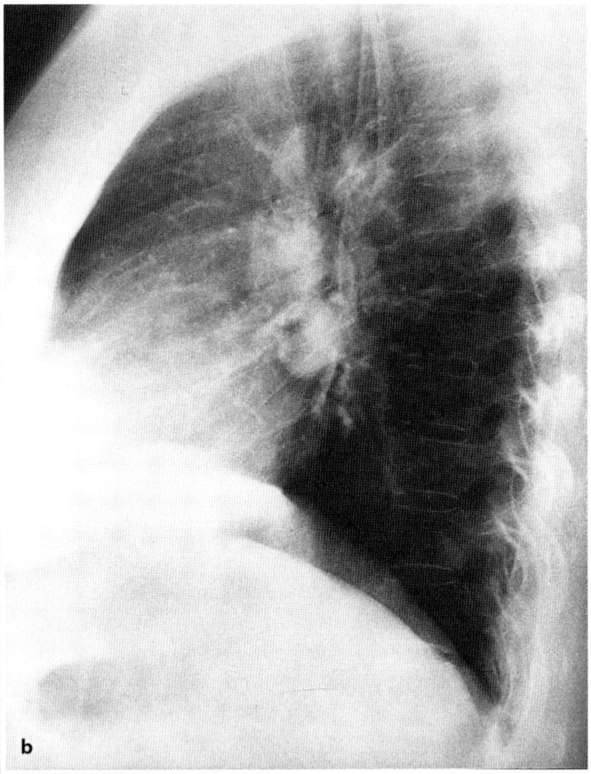

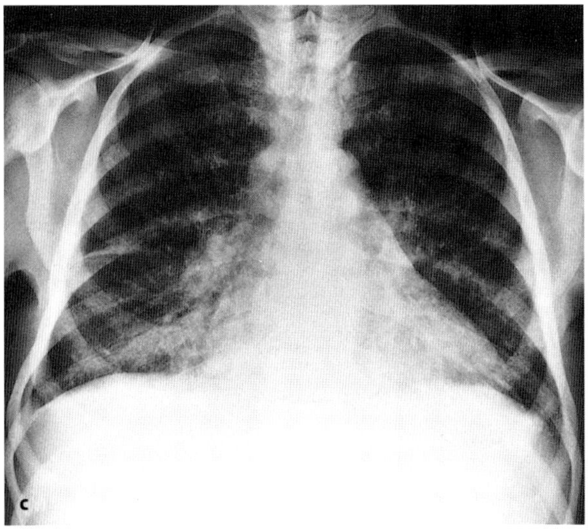

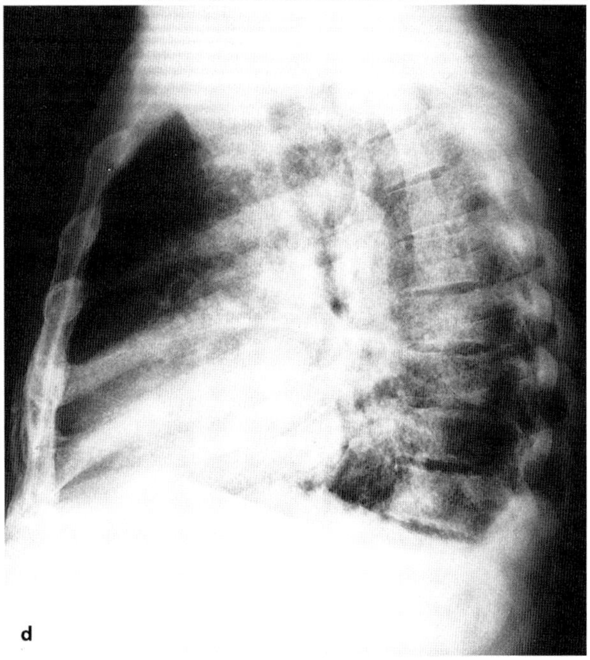

Abb. 17.30 a–d. Projektionsradiographische Darstellung systemischer Lymphknotenneoplasien. **a, b** Non-Hodgkin-Lymphom mit beidseits hilären und mediastinalen Lymphomen auf der sagittalen (**a**) und seitlichen (**b**) Thoraxübersichtsaufnahme. **c, d** Akute myeloische Leukämie mit Befall der Lunge sowie der Hilus- und Azygoslymphknoten sichtbar auf der sagittalen (**c**) und seitlichen (**d**) Thoraxübersichtsaufnahme

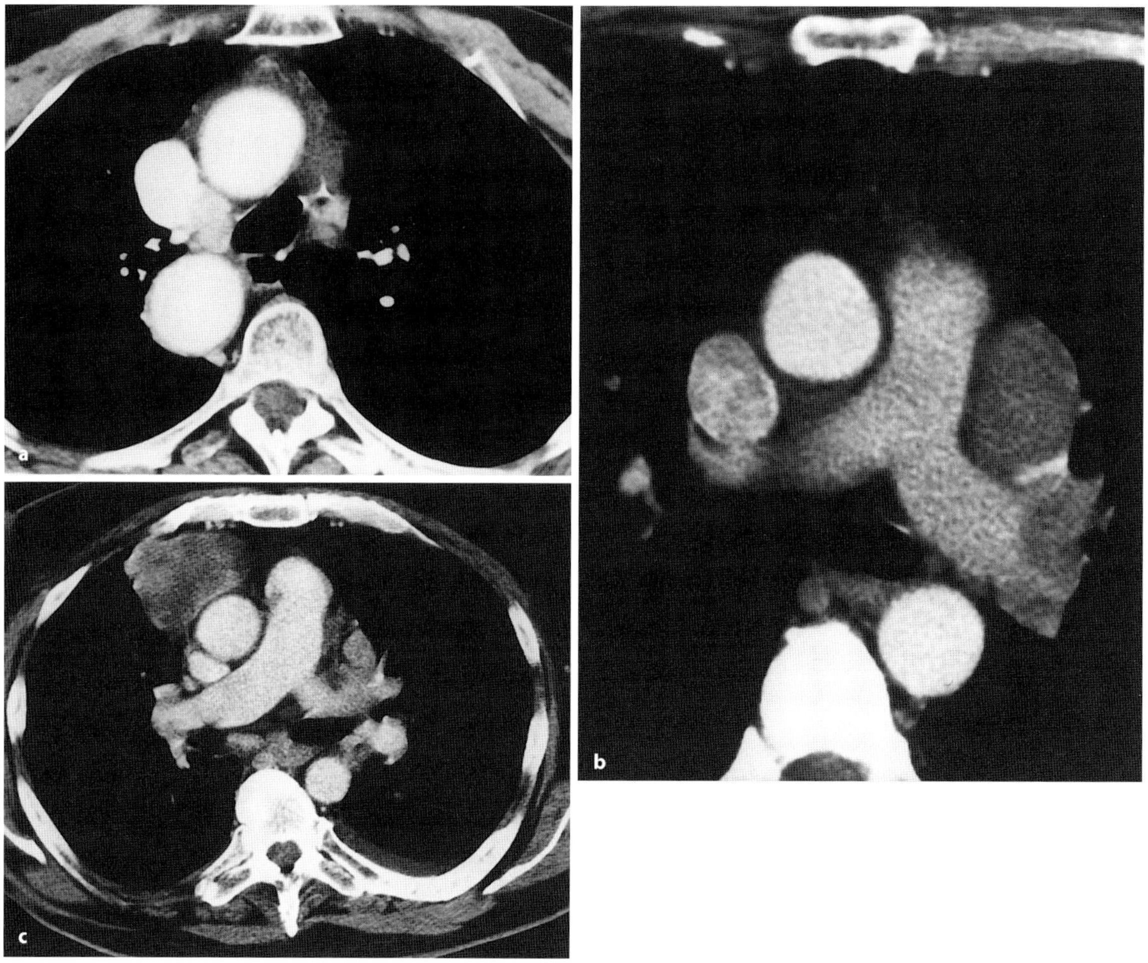

Abb. 17.31 a–c. Computertomographische Darstellung von mediastinalen Lymphknotenmetastasen. **a** Rechts paratracheale, hypervaskularisierte Metastase eines Ösophaguskarzinoms, Nebenbefund: rechts deszendierende Aorta. **b** Der linken A. pulmonalis benachbarte, weniger stark vaskularisierte Metastasen eines Ösophaguskarzinoms bei einem anderen Patienten. **c** Metastatischer Konglomerattumor im vorderen Mediastinum und kleinere Lymphknotenmetastasen im mittleren und hinteren Mediastinum bei einem Patienten mit Seminom

senderer und weniger artefaktanfälliger Pulssequenzen versprechen in dieser Hinsicht Verbesserungen.

Da sich die Feinstruktur des nodalen Parenchyms bislang mit keinem bildgebenden Verfahren darstellen lässt, ist die Schichtbilddiagnostik in der Dignitätsbewertung auf die indirekten Kriterien Lokalisation, Form und Größe angewiesen (Cascade 1998; Chang 1994; Guyatt 1995). Vergrößerte perikardiale, retrosternale und retrokrurale Lymphknoten sind in jedem Fall malignomsuspekt. Lymphknoten im Abflussgebiet eines Malignoms (z.B. Bronchialkarzinom) sind mit höherer Wahrscheinlichkeit metastatisch befallen als solche außerhalb der lymphatischen Abflussstationen. Beidseitige mediastinale und hiläre Lymphknotenvergrößerungen weisen auf ein malignes Lymphom oder eine Sarkoidose hin.

Auch die Lymphknotenform erlaubt keine Dignitätszuordnung (Leppert 1998). Für normale Lymphknoten und frühe Pathologiestadien ist eine längsovale Form mit einem Verhältnis des maximalen Längs- (L) zum maximalen Querdurchmesser (T) von ≥ 2 charakteristisch. Eine rundliche Lymphknotenform mit einem L/T-Quotienten < 2 spricht für Entzündungen, Metastasen und maligne Lymphome.

Die Wahrscheinlichkeit einer Metastasierung nimmt exponentiell mit der *Lymphknotengröße* zu (Guyatt 1995; Leppert 1998). Ein Querdurchmesser > 10 mm wird allgemein als malignomsuspekt angesehen. Ausnahmen sind die Lymphknoten in Umgebung der Carina und der V. azygos, bei denen ein maximaler Querdurchmesser von bis zu 15 mm als normal gilt. Bei Dignitätseinstufungen, die auf der Bewertung der Lymphknotengröße basieren, handelt

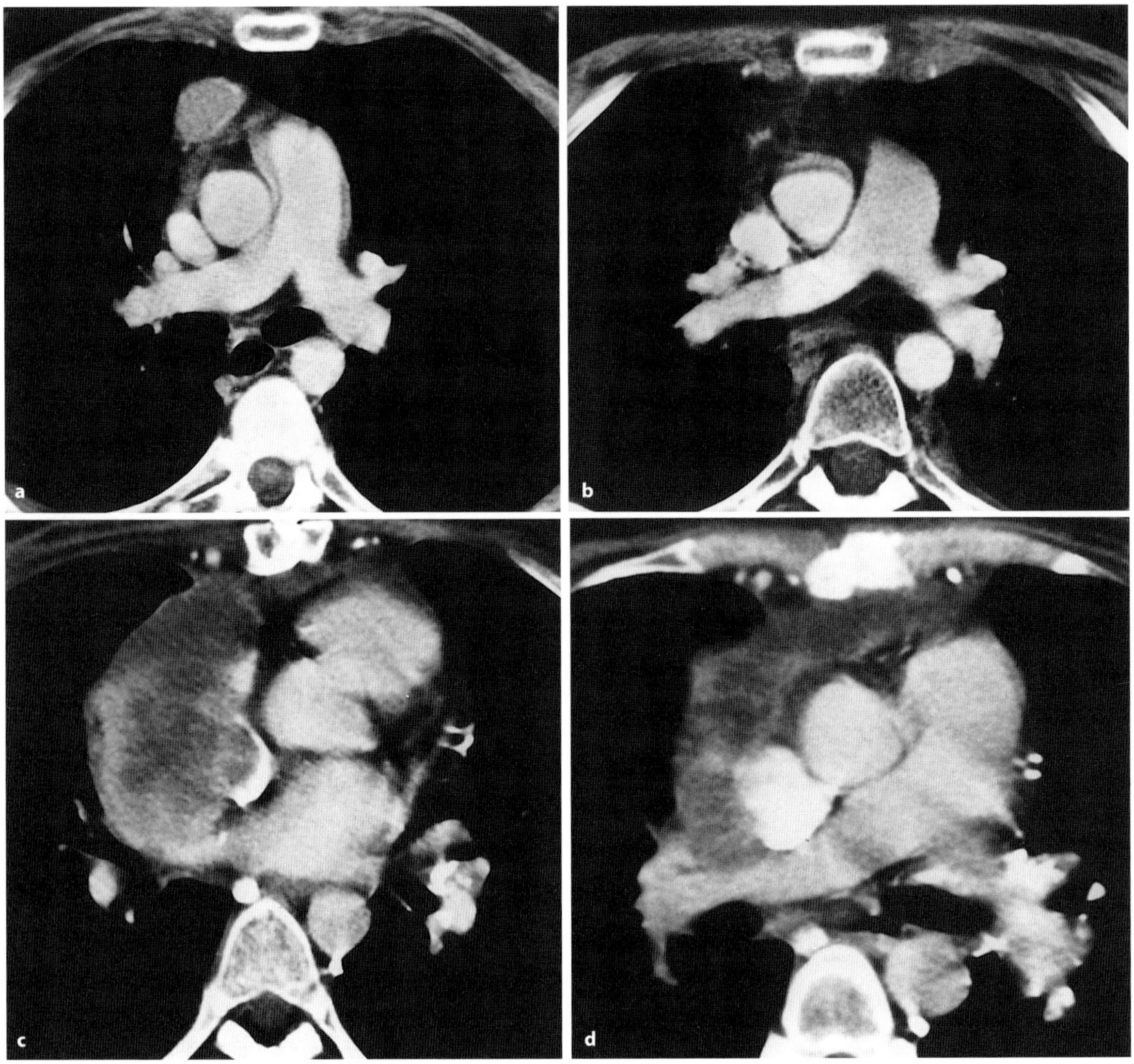

Abb. 17.32 a–d. Computertomographische Verlaufskontrollen von Hodgkin-Lymphomen unter Strahlentherapie (**a, b**) und unter Chemotherapie (**c, d**). **a** CT vor Radiatio mit Lymphomnachweis im vorderen Mediastinum und **b** nach Radiatio mit Nachweis von narbigen Residuen. **c** CT vor Chemotherapie bei einem anderen Patienten mit einem Lymphom im vorderen und mittleren Mediastinum, das die V. cava superior komprimiert. **d** CT nach Chemotherapie mit Volumenreduktion des Tumors ohne Befundnormalisierung

es sich jedoch nur um Wahrscheinlichkeitsangaben, da das Parenchym normal großer Lymphknoten in bis zu 15% Mikrometastasen enthält und mäßige Lymphknotenvergrößerungen in bis zu 30% der Fälle auf eine entzündliche Genese zurückzuführen sind. Insbesondere bei Begleitpneumonien ist an die letztgenannte Möglichkeit zu denken. Dementsprechend sind die Ergebnisse von Computertomographie und MR-Tomographie in der mediastinalen Lymphknotendiagnostik unbefriedigend: Wird der Schwellenwert auf einen maximalen Querdurchmesser von 10 mm festgesetzt, so wird für die Computertomographie eine Sensitivität von ca. 60% und eine Spezifität von ca. 70% für den Nachweis eine malignen Befalls angegeben.

Lymphknotenvergrößerungen finden ihre computer- und MR-tomographische Entsprechung in nodulären oder unstrukturierten Verdichtungen (Abb. 17.31, 17.32) bzw. Signalintensitätsänderungen (Abb. 17.33), die die normalen Mediastinalstrukturen maskieren (Gawne-Cain 1996; Leppert 1998; Schaefer-Prokop 1998; Slanetz 1998). Die computertomographische Densität neoplastisch befallener Lymphknoten liegt im Bereich von Weichteilgewebe

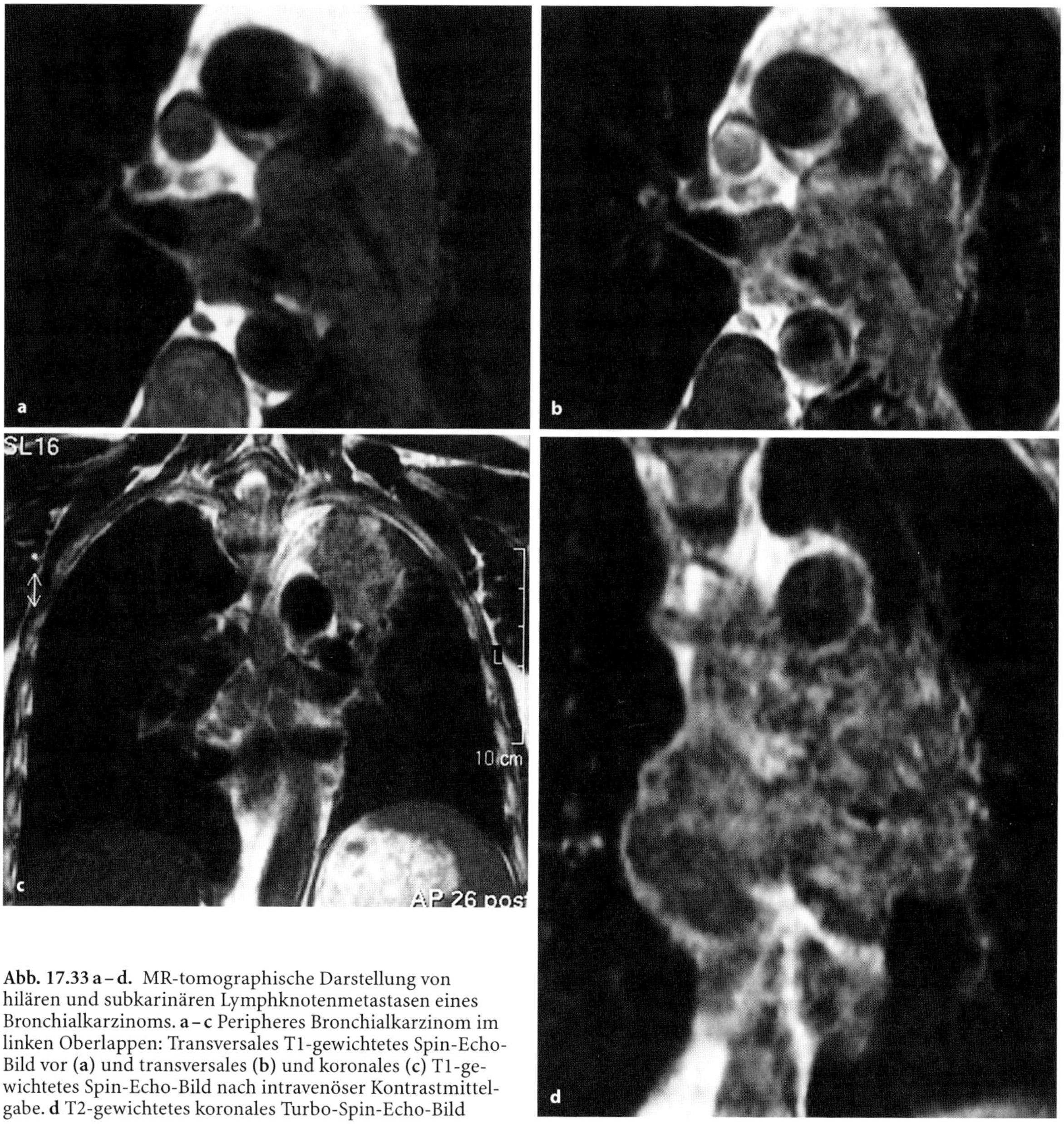

Abb. 17.33 a–d. MR-tomographische Darstellung von hilären und subkarinären Lymphknotenmetastasen eines Bronchialkarzinoms. **a–c** Peripheres Bronchialkarzinom im linken Oberlappen: Transversales T1-gewichtetes Spin-Echo-Bild vor (**a**) und transversales (**b**) und koronales (**c**) T1-gewichtetes Spin-Echo-Bild nach intravenöser Kontrastmittelgabe. **d** T2-gewichtetes koronales Turbo-Spin-Echo-Bild

oder gering darunter. Maligne Lymphome haben aufgrund ihres hohen Wasseranteils in der Regel eine lange T2-Zeit. Es kommen jedoch sowohl in T1- als auch insbesondere in T2-Wichtung Überlappungen der Signalintensitäten von tumorösen und entzündlichen Lymphknotenerkrankungen vor. Nicht behandelte nodulär sklerosierende Hodgkin-Lymphome zeichnen sich durch ein heterogenes Signalintensitätsmuster in T2-Wichtung aus. Eine niedrige Signalintensität in T2-Wichtung spricht für Fibrosen nach Radiochemotherapie. Zentrale Nekrosen können entzündlichen Einschmelzungen (*Tuberkulose, Staphylokokkeninfektion*), ischämischen Kolliquationen bei neoplastisch befallenen Lymphknoten und einem Zustand nach Radiochemotherapie entsprechen. Da die MR-Bildgebung auf der Protonendichte der untersuchten Gewebe basiert, bietet die MR-Tomographie Vorteile bei der Dignitätsklärung von Resttumoren nach Radiochemotherapie: Residuale oder neu entstandene Lymphomzellen unterscheiden sich von Bindegewebszellen durch einen höheren Wasser- und einen niedrigeren Proteingehalt, sodass sich Lymphomgewebe ab einem bestimmten Volumen in T2-Wichtung signalreich von narbigem Bindegewebe abhebt.

Ein Enhancement nach intravenöser Kontrastmittelgabe führt bei normalen Lymphknoten, reaktiv hyperplastischen Lymphknoten und malignen Lymphomen zu homogenen Signalanhebungen (bis zu 20 H.E. in der CT; Abb. 17.32 a, 17.33 b–d). Die sehr seltenen *hypervaskularisierten Metastasen* eines Nieren-, Schilddrüsen- oder kleinzelligen Bronchialkarzinoms zeigen ein stärkeres Enhancement (Abb. 17.31 a). Ein inhomogenes Enhancement wird bei *Lymphknotenmetastasen* und *Amyloidosen* beobachtet. Ein peripheres Enhancement kennzeichnet zentral *nekrotisierende Lymphknotentuberkulosen* und *Lymphknotenmetastasen.* Erfolgversprechend scheinen MR-lymphographische Kontrastmittel aus ultrakleinen Eisenoxidpartikeln, die interstitiell oder transvenös verabreicht und von gesundem Lymphknotengewebe aufgenommen werden. Ihr Einsatz befindet sich z. Z. im Stadium der klinischen Erprobung (Okuhata 1994).

Die Dignitätsbestimmung mediastinaler Lymphknoten ist schnittbilddiagnostisch nur mit Einschränkungen möglich. Sowohl computer- als auch MR-tomographisch lässt sich bei fibrolipomatösen oder postentzündlich vernarbten Lymphknoten hiläres Vakatfett von regressiv verändertem Lymphknotenparenchym differenzieren. Da Neoplasien in aller Regel zu einer Obliteration des hilären Fettgewebes führen, gilt dessen Nachweis als verlässlicher Hinweis auf Benignität. Anamnese, Klinik und Begleitbefunde wie zervikale, supraklavikuläre, axilläre und subdiaphragmale Lymphknotenvergrößerungen und pulmonale, pleurale und ossäre Pathologien können die Differentialdiagnose einengen.

Nodale Verkalkungen sind nur selten Ausdruck *knochenbildender Metastasen* eines *Osteosarkoms*, eines *Ovarialkarzinoms*, eines *bronchioalveolären Karzinoms* oder eines *radiojodtherapierten Schilddrüsenkarzinoms*, sondern überwiegend Folge einer *Radiochemotherapie* oder einer *abgeheilten Tuberkulose, Histoplasmose, Sarkoidose, Silikose* oder *Amyloidose* (Abb. 17.34, 17.35 c; Gawne-Cain 1996). Starke Dichteanhebungen ohne aktuell vorangegangene Kontrastmittelgabe sprechen bei älteren Patienten und entsprechender Anamnese für einen Zustand nach *Lymphographie*.

Bei der Bildanalyse müssen Lymphknoten von anderen, im Schichtbild ebenfalls rundlich-ovalären Mediastinalstrukturen abgegrenzt werden. Eine transvenöse Kontrastierung der großen Gefäße und des Schilddrüsenparenchyms erleichtert die computertomographische Zuordnung von Queranschnitten der entsprechenden Strukturen. Anschnitte der *Speiseröhre* sind durch orale Kontrastierung des Lumens und die Analyse des Verlaufs der Speiseröhre über mehrere Schichtbilder eindeutig erkennbar. Die

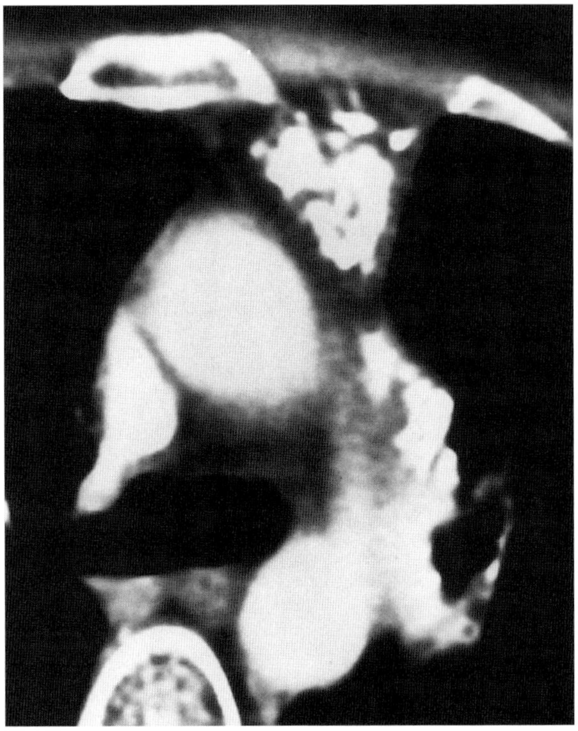

Abb. 17.34. Teilverkalkte Verdichtung im vorderen oberen Mediastinum als Residuum eines bestrahlten Hodgkin-Lymphoms. CT nach intravenöser Kontrastmittelgabe (Ausschnittsvergrößerung)

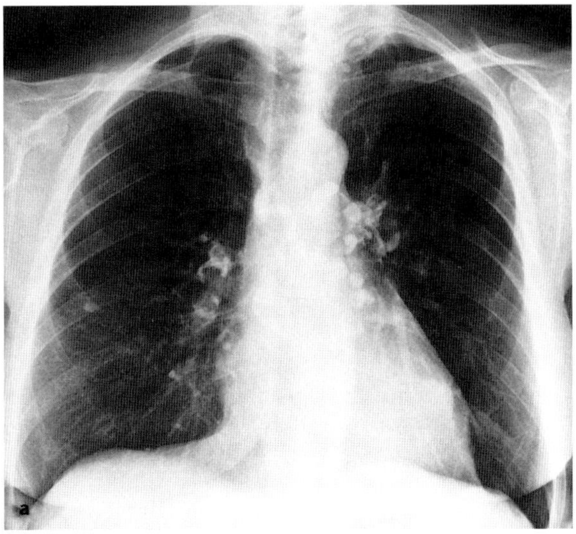

Abb. 17.35 a–c. Nodale Verkalkungen als Folge einer Silikose auf der sagittalen (**a**) und der seitlichen (**b**) Thoraxübersichtsaufnahme und als Folge einer Tuberkulose auf dem CT nach intravenöser Kontrastmittelgabe (**c**)

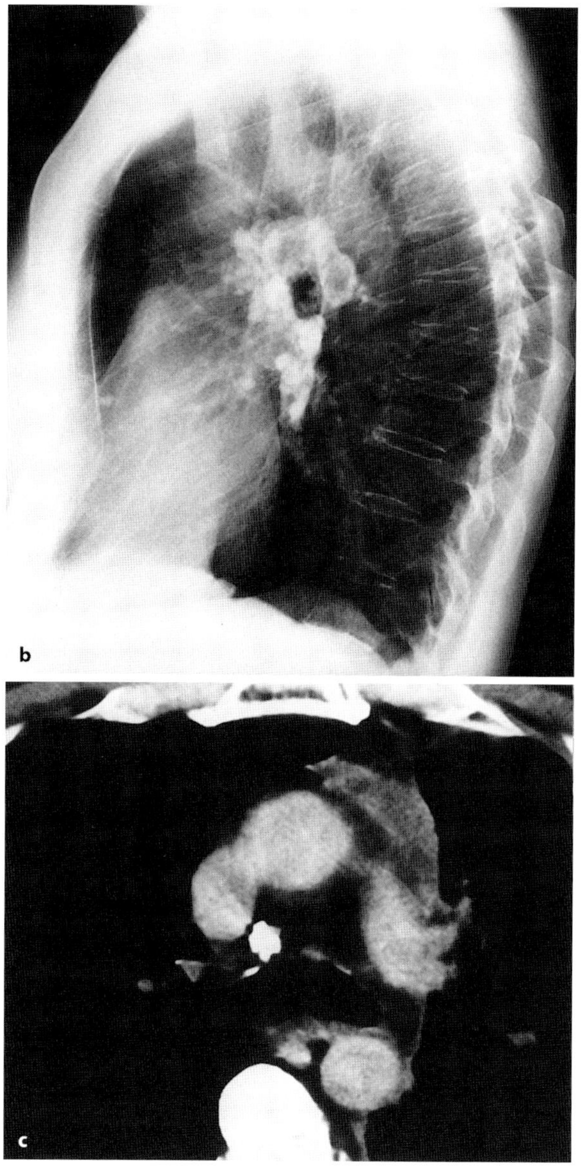

Abb. 17.35 b, c. *Legende s. S. 42*

obere perikardiale Umschlagfalte, die sich in 50 % der Fälle dorsal der Aorta ascendens in Höhe der linken Pulmonalarterie darstellt, darf nicht als Lymphknoten fehlinterpretiert werden. Paravertebrale Venen und die Cisterna chyli können vergrößerte retrokrurale Lymphknoten vortäuschen. Die Cisterna chyli kann einen Querdurchmesser von bis zu 2 cm und einen Längsdurchmesser von bis zu 8 cm erreichen. Bei der Bildanalyse helfen die tubuläre Struktur, die typische Lage rechts lateral der Aorta in Höhe BWK 12/LWK 2 und die fett- bis flüssigkeitsäquivalente Dichte. Noduläre Zwerchfellverdickungen können Lymphknoten ähneln.

17.4.4 Mediastinale Lymphadenopathien

Pathologie und Klinik

Das Spektrum benigner Lymphknotenvergrößerungen reicht von *unspezifischen reaktiven Hyperplasien*, über die 1954 von Castleman beschriebene *angiofollikuläre Hyperplasie, entzündliche (bakterielle, virale, mykoplasmatische, mykotische und parasitäre Infektionen)* und *granulomatöse Lymphknotenveränderungen (Sarkoidose)* bis hin zu *Lymphknotenveränderungen im Rahmen von Pneumokoniosen (Silikose, Asbestose)* und *Speicherkrankheiten* (*Amyloidose*) (Baran 1996; Ecklund 1994; Gawne-Cain 1996; Hainaut 1998; Hofmann 1991; Kohman 1993; Lange 1996; Moon u. Han 1994; Leppert 1998; Moon 1996; Schaefer-Prokop 1998; Siegel 1996; Wegener 1992).

Entsprechend dem breiten Ursachenspektrum sind die pathophysiologischen Mechanismen, die zu einer Lymphadenopathie führen, ebenso wie ihre klinischen Manifestationsformen vielgestaltig. In seltenen Fällen kann eine Methothrexat-, Diphenylhydantoin- oder Cyclosporintherapie Ursache einer mediastinalen Lymphadenopathie sein. In den übrigen Fällen ist die Lymphadenopathie in aller Regel Ausdruck einer systemischen oder intrathorakalen Erkrankung.

Projektionsradiographie

Die Lymphadenopathie findet ihre projektionsradiographische Entsprechung in hilären und mediastinalen Raumforderungen und Verdichtungen. Lymphadenopathien sind allein anhand bildmorphologischer Kriterien nicht von malignen Erkrankungen abzugrenzen (Kohman 1993; Lackner 1998; Lange 1996; Murray 1992). Oft sind jedoch Anamnese, Klinik und bildgebende Begleitbefunde richtungweisend, sodass sich eine histologische Diagnosesicherung erübrigt. Dies gilt insbesondere für die synoptische Betrachtung pulmonaler und hilär/mediastinaler Veränderungen auf der Thoraxübersichtsaufnahme (Tabelle 17.9).

Differentialdiagnostische Hinweise liefern die Lokalisation (hilär vs. mediastinal) und die Form nodaler Veränderungen (symmetrisch vs. asymmetrisch) sowie das Vorliegen und die Form nodaler Verkalkungen. Entzündlich veränderte Lymphknoten finden sich im Bereich der Erregereintrittspforte bzw. in den Lymphknoten, die das erkrankte Organ drainieren. So werden bei der aktiven Tuberkulose in 80 % der Fälle unilaterale und in 20 % bilaterale Hilusvergrößerungen beobachtet. Typisch sind asymmetrische, polyzyklisch begrenzte hiläre und mediastinale Verdichtungen. Auch bei der akuten Histoplasmose, der akuten Toxoplasmose und der Silikose

Tabelle 17.9. Übersicht über klinische und bildmorphologische Diagnosekriterien bei mediastinalen Raumforderungen

Pathologie	Anamnese/Klinik	Lokalisation	Bildmorphologie	Dichte (Nativ-CT)	SI (Nativ-MRT)	Dichte/SI nach i.v. KM
Bronchogene Zyste	Zysteninhalt flüssig bis viskös. Bei Verbindung zu den zentralen Atemwegen rezidivierende Infekte	Mittleres Mediastinum, meistens rechtsseitig, selten hinteres Mediastinum	Rundliche, in der Regel glatt begrenzte Raumforderung. Nur bei Infektionen unscharf berandet und wandverbreitert. Selten Kalk-/Knorpeleinlagerungen in die Wand bzw. Luft-/Flüssigkeitsspiegel	Dichte des Zysteninhalts – 5–55 H.E.	T1: je nach Proteingehalt hypo- bis hyperintens, T2: meistens deutlich hyperintens	Meistens kein Enhancement. Ausnahme: Entzündungen
Castleman-Lymphom	Selten. Genese unklar. Gipfel 2.–3. Dekade. Nach Resektion meistens rezidivfrei. Multilokuläre Form selten 1. Hyalin-vaskulärer Typ, asymptomatisch. 2. Plasmazelltyp. Meistens Fieber, Anämie, Gewichtsverlust, Hypogammaglobulinämie, Hepatosplenomegalie, Leberfunktionsstörungen, ZNS-Symptome	Gesamtes Mediastinum	Meistens solitäre, glatt konturierte, gelappte, homogen strukturierte Raumforderung von bis zu 3 cm Maximaldurchmesser. Selten regressive Verkalkungen	Hypodens	T1: hypointens, T2: hyperintens	Meistens peripher betontes Enhancement
Chemodektom (Paragangliom)	Gipfel um die 5. Dekade. Symptome nur bei infiltrativem Wachstum. In ca. 15% der Fälle maligne. Diagnosesicherung durch J-131-MIBG-Szintigraphie	Mittleres und hinteres Mediastinum	Uncharakteristische solide, meistens homogen strukturierte Raumforderung	Variabel	T1: Meistens hypointens, T2: Meistens hyperintens	Enhancement
Diaphragmale Hernie, Bochdalek-Hernie	Persistierender embryonaler pleuroperitonealer Kanal. Meistens ältere Patienten. Koinzidenz mit Lungenemphysem. Häufig Herniation von omentalem Fettgewebe, selten von retroperitonealem Fett, retroperitonealen Organen oder Darmanteilen	Hinteres Mediastinum, paravertebral. Ca. 90% linksseitig, jedoch auch bilateral möglich	Glatt begrenzte, solide Raumforderung mit breitem Kontakt zum Diaphragma	Überwiegend fettäquidens, bei hernierten Darmanteilen auch Lufteinschlüsse	Überwiegend fettäquiintens (T1, T2), bei hernierten Darmanteilen signalfreie Lufteinschlüsse (T1, T2)	Kein Enhancement

Diaphragmale Hernie, Morgagni-Hernie	Selten, meistens asymptomatisch	Vorderes Mediastinum, parakardial	Glatt begrenzte, homogen strukturierte Raumforderung mit breitem Kontakt zu Perikard und Diaphragma	Fettäquidense Dichte diagnosebeweisend	Fettäquiintens (T1, T2)	Kein Enhancement
D. thoracicus Zyste	Selten, meistens asymptomatisch	Hinteres Mediastinum, prä- und paravertebral	Den Mediastinalkonturen folgende zystische Raumforderung	Überwiegend hypodens, –15 bis +25 H.E.	T1: Muskelisointens bis gering hyperintens, je nach Fettgehalt des Chylus, T2: Je nach Fettgehalt des Chylus unterschiedlich hyperintens	Kein Enhancement
Extramedulläre Hämatopoese	Selten, bei hämolytischer Anämie, Osteomyelofibrose, Thalassämie, Sichelzellanämie. Oft Pleuraerguss	Uni-/bilateral paravertebral, meistens kaudal BWK7	Inhomogen strukturierter Weichteilprozess. Bezug zu Neuroforamina und Wurzelkompression möglich	Hypodens	T1: Hypo- bis leicht hyperintens, T2: Stark hyperintens	Meistens inhomogenes Enhancement
Hämatom	Posttraumatisch, iatrogen, nach Antikoagulation	Gesamtes Mediastinum	Umschriebene oder diffuse Mediastinalverbreiterung. Verlagerung bzw. Kompression der Umgebungsstrukturen je nach Größe der Raumforderung	Frische Blutung 60–70 H. E., über 5 Wochen auf ca. 10 H.E. abnehmend. Ggf. hypodenser Randsaum nach Organisation	T1: in den 1. Stunden gering hypointens, anschließend bis zu ca. 1 Jahr zentral hyperintens, nach Wochen signalfreier Hämosiderinsaum, T2: in den erste Stunden gering hyperintens, anschließend zentral hypointens. Mehrere Tage peripher hyperintens (Umgebungsödem) und anschließend peripher signalfrei (Hämosiderinsaum)	Ggf. peripheres Enhancement, ggf. KM-Austritt aus einer Leckage
Histiozytom	Ätiologie unklar	Gesamtes Mediastinum	In der Regel solide, homogen strukturierte Raumforderung	Muskelisodens	T1: Hypointens, T2: benigne Formen hypo- bis gering hyperintens, maligne Formen hyperintens	Ggf. Enhancement bei malignen Formen
Histiozytose X	Bei Kindern häufige mediastinale Lymphadenopathie	Gesamtes Mediastinum	Uncharakteristische LK-Vergrößerungen, in der Regel keine Verkalkungen	Hypodens bis muskeläquidens	T1: Hypointens. T2: Mäßig hyperintens	Geringes, meistens peripheres Enhancement

Tabelle 17.9 *(Fortsetzung)*

Pathologie	Anamnese/Klinik	Lokalisation	Bildmorphologie	Dichte (Nativ-CT)	SI (Nativ-MRT)	Dichte/SI nach i.v. KM
Keimzelltumoren, Teratom, Dermoid(zyste), Seminom, Teratokarzinom, Chorionepitheliom	Bis zu 17% aller Mediastinaltumoren. Malignitätszeichen: Schnelles Wachstum mit Nekrosen/Hämorrhagien. Teratom: Ekto-/meso-/-endodermaler Ursprung. Dermoid(zyste): Epidermal. Teratom: Gipfel in der 2. bis 4. Dekade, zu 30% maligne. Zystische Tumoren eher benigne. Seminom: Häufigste maligne RF, Gipfel in der 3. Dekade. Chorionkarzinom: Selten, Feminisierung in bis zu 70% der Fälle.	Gesamtes Mediastinum, häufiger im Bereich der Aorten-, Pulmonaliswurzel	Benigne Raumforderung eher zystoid, glatt begrenzt und rundlich. Maligne Raumforderung eher solide und gelappt. Teratom: Inhomogen strukturiert. In 50% verkalkt. Knochen-, Knorpel- und/oder Zahneinlagerungen pathognomonisch. Häufig jedoch keine Differenzierung Teratom/Thymustumoren möglich. Seminom: Homogene Struktur. Terato-/Chorionkarzinom: Frühzeitig invasives Wachstum, häufig Einblutungen und Nekrosen.	Hypodens (10–25 H.E.) mit liquiden oder kalkhaltigen Binnenstrukturen	T1: Zystoid: Hypointens, bei Einblutungen hyperintens. Solide: Hypo- bis hyperintens. T2: Zystoid: Homogen hyperintens, Einblutungen je nach Alter hypo- bis hyperintens. Solide: Inhomogen hypo- bis fettäquiintens. Signalaussparungen durch Verkalkungen, Knochen und Zahnanlagen.	Geringes bis deutliches Enhancement der soliden Tumoranteile und der Tumorkapsel. Demarkierung von Zysten und Nekrosen. Infiltration der Umgebungsstrukturen deutlicher erkennbar als nativ
Lipomatose	M. Cushing, Kortikosteroidtherapie, ektope ACTH-Produktion (MEN-Tumoren)	Oberes Mediastinum, pleuroperikardial	Umschriebene oder diffuse Volumenzunahme des physiologischen Fettgewebes	Fettäquidens	Fettäquiintens (T1, T2)	Kein Enhancement
Lymphangiom – zystisches Hygrom	Selten, asymptomatisch. Bei Kindern häufiger kavernöse oder zystische Form, von nuchal nach mediastinal reichend (zystisches Hygrom)	Unteres vorderes oder hinteres Mediastinum, paravertebral	Glatt begrenzte, längliche, solide Raumforderung, den Mediastinalstrukturen folgend. Dünnwandig, oft septiert	Zysteninhalt hypodens	T1: Hypointens, T2: Hyperintens, Septierungen meistens erkennbar.	Kein bis flaues Enhancement in der Zystenwand und der Septen.
Lymphadenopathie	Bei Mononukleose, Pilzerkrankungen (u. a. Aspergillose, Histoplasmose, Blastomykose, Aktinomykose), Infektionen (u. a. Adenoviren, Brucellose, Pertussis, Masern, Toxoplasmose, nach BCG-Impfung), diversen Lungenerkrankungen (u. a. Tbc, Silikose, viszeraler LE, Bronchopneumonie)	Gesamtes Mediastinum	Noduläre solide Raumforderungen, regressive Verkalkungen selten. Ausnahme: PcP unter Pentamidin-Therapie. Silkose: Eierschalenförmige Verkalkungen mediastinal/hilär	Hypodens (insb. bei Pilzerkrankungen) bis muskelisodens	T1: Hypointens, T2: Hypo- bis hyperintens abhängig vom histologischen Typ	Geringes, oft randständiges Enhancement Ausnahme: Hypervaskularisierte LK bei angiofollikulärer Hyperplasie (DD: Hypervaskularisierte Metastase)

Lymphknotenmetastasen	Mit 40% häufigste Mediastinaltumoren. Häufigste Primärtumoren Bronchial-, Ösophagus- und Mammakarzinom. Frühzeitig extranodale Infiltration (Lunge, Pleura, Perikard, große Mediastinalgefäße, zentrale Atemwege)	Gesamtes Mediastinum	Heterogenes Bild. Nodale, teils konfluierende, morphologisch Lymphomen vergleichbare Raumforderungen. Häufiger zentrale Nekrosen, selten Verkalkungen (Ovarial- und Nierenzellkarzinom, Osteosarkom). LK-Größe und Bezug zum lymphatischen Abfluss eines bekannten Tumors einzige Dignitätskriterien. Parakardiale und kardiophrenische LK-Vergrößerungen in der Regel maligne	Muskeläquidens bis hypodens	T1: Hypointens, T2: Je nach histologischem Typ gering bis deutlich hyperintens	Meistens nur geringes bis mäßiges, peripher betontes Enhancement. Ausnahme: Hypervaskularisierte Metastasen von kleinzelligen Bronchial-, Nierenzell- und Schilddrüsenkarzinomen
Mediastinitis, akute Phlegmone, Abszess	Meistens posttraumatisch, inflammatorisch fortgeleitet von zervikal/nuchal/pharyngeal oder durch Perforation von Trachea und Ösophagus. Einbruch nach pulmonal, pleural und bronchial möglich. Häufig Pleuraerguss, selten obere Einflussstauung. Perforationsbestätigung durch Ösophaguskontrastierung mit wasserlöslichem Kontrastmittel	Gesamtes Mediastinum	Phlegmone: Diffuse Mediastinalverbreiterung. Vergrößerter Abstand zwischen physiologischen Mediastinalstrukturen durch Ödem. Pneumomediastinum bei gasbildenden Erregern und Ösophagusperforation. Abszess: Dickwandige Raumforderung mit liquidem Inhalt, Gas-/Flüssigkeitsspiegel	Phlegmone: Entzündliches Ödem inhomogen hypo- bis muskelisodens. LK-Konglomerate hypodens. Abszess: Zentral hypo- und peripher muskelisodens	Phlegmone: Entzündliches Ödem und LK-Konglomerate inhomogen muskeliso- (T1) bzw. hyperintens (T2). Abszess: T1: Zentral hypo- und peripher muskelisintens. T2: Zentral stark und peripher mäßig hyperintens	Diffuses (Phlegmone) oder ringförmiges (Abzesskapsel) starkes Enhancement
Mediastinitis, chronische granulomatöse Mediastinits, Mediastinalfibrose	Meistens infektiöse (Tbc, Mykosen, Histoplasmose, Syphilis), fraglich medikamentöse (Methysergide) Genese. Oft chronisch progredient. Koinzidenz mit retroperitonealer Fibrose (M. Ormond), orbitalem Pseudotumor, Riedel-Struma. Obere Einflussstauung durch Gefäßkompression. Sklerosierende Fibrose mit Ummauerung der Mediastinalstrukturen als Endstadium	Meistens oberes Mediastinum	Granulomatöse Mediastinitis: Meistens konfluierende LK-Konglomerate. Zentrale Einschmelzungen möglich. Fibröse Mediastinitis: Flächige Fibrosezonen mit Ummauerung der großen Gefäße	LK homogen muskelisodens oder zentral hypodens. Fibrose muskelisodens	LK muskeliso- (T1) bzw. hyperintens (T2), Fibrosen hypointens (T1, T2).	LK zeigen je nach Floridität der Entzündung ein unterschiedlich starkes Enhancement, Fibrosen typischerweise kein Enhancement

Tabelle 17.9 *(Fortsetzung)*

Pathologie	Anamnese/Klinik	Lokalisation	Bildmorphologie	Dichte (Nativ-CT)	SI (Nativ-MRT)	Dichte/SI nach i.v. KM
Meningozele, Myelomeningozele	Selten. Meistens solitäre leptomeningeale Hernierung durch ein Neuroforamen, selten nervale Anteile (Myelomeningozele). Diagnose meistens in der 3.–5. Dekade. Regelmäßig Kyphoskoliose mit Zele am konvexen Scheitel. Oft weitere Wirbelkörper-/Rippenanomalien. Neuroforamen aufgeweitet. Koinzidenz mit Neurofibromatose V. Recklinghausen	Hinteres Mediastinum, paravertebral	Glatt begrenzte Raumforderung mit Kontakt zum Spinalkanal. Neuroforamen aufgeweitet. Überwiegend liquider Inhalt. Selten nervale Anteile innerhalb der Raumforderung	Überwiegend flüssigkeitsäquivalente Dichte des Zeleninhaltes. Nach Myelographie Kontrastmittel in der Zele (Myelo-CT)	Überwiegend flüssigkeitsäquiintense Signalintensitäten des Zeleninhaltes (T1, T2)	Kein Enhancement
Mesenchymale Tumoren, Lipom, Fibrom, Hämangiom, Lipo-, Fibro-, Hämangiosarkom	Lipome am häufigsten. Hämangiome meistens in der 4. Dekade, solitär oder multipel (M. Osler). Benigne Tumoren meistens asymptomatisch.	Gesamtes Mediastinum: vorne, parakardial, vorne oben, hinteren	Uncharakteristische Raumforderung. Ausnahme: Phlebolithen bei Hämangiomen	Lipom, Lipofibrom, Liposarkom: Fettäquidens. Fibrom: Muskeläquidens	Lipom, Lipofibrom, Liposarkom: Überwiegend fettäquiintens. Fibrome: Gering hypointens (T1, T2). Hämangiome/Angiosarkome: In T1 leicht hypo- und in T2 deutlich hyperintens	Kein Enhancement bei benignen Tumoren, Ausnahme: Hämangiome. Enhancement in der Regel bei Sarkomen, insb. bei Angiosarkomen.
M. Hodgkin	Bis zu 55 % aller malignen Lymphome. Gipfel 3. und 6.–8. Dekade. Ausbreitung per continuitatem. Mediastinaler Befall insgesamt in ca. 75 % und solitär in ca. 15 % der Fälle. T-Zell-Lymphom mit 4 histologischen Subtypen. Oft Gefäß-, selten Bronchialobstruktion	Gesamtes Mediastinum, gehäuft vorderes Mediastinum und paratracheal	Meistens unilateral betonte, glatt begrenzte Mediastinalverbreiterung durch weichteiläquivalente nodale, teils konfluierende Raumforderungen. Hiläre Lymphome nicht obligat. Nekrosen, regressive Zysten und Verkalkungen selten. Ausnahme: Verkalkungen nach Radiochemotherapie. Selten pulmonale Infiltration und Pleuraerguss	Muskeläquidens bis leicht hypodens	T1: Hypointens, T2: meistens inhomogene Signalintensität. Lymphomgewebe hyperintens, fibrotische Anteile hypointens	Inhomogene Anreicherung mit Demaskierung von nicht anreichernden Fibrosezonen
Neuroenterale Zysten	Verbindung zu Meningen durch Bogenschlussdefekte	Hinteres Mediastinum, paravertebral	Luft-/Flüssigkeitsspiegel bei Verbindung zum	Variabler Zysteninhalt:	T1: Meistens hypointens,	Ggf. geringes Enhancement

	möglich. Gastroenterogene Zysten mit peptischen Ulzera früh symptomatisch		Gastrointestinaltrakt. Keine Wandverkalkungen	Meistens hypodens < 25 H. E.	T2: meistens hyperintens	In der Kapsel. Verbindung zum Ösophagus nach oraler Kontrastmittelgabe besser erkennbar
Neurogene Tumoren	Bis zu 20% aller mediastinalen Raumforderungen. Meistens asymptomatisch 1. Von peripherem Nervengewebe ausgehend (Neurofibrom, Schwannom, Neurosarkom). Ca. 10% maligne. Multilokulär bei Neurofibromatosis V. Recklinghausen. Meistens 2.–3. Dekade 2. Vom Sympathikus ausgehend (Ganglioneurom, Ganglioneuroblastom, Neuroblastom). Bis zu 30% maligne. Gipfel in der 2./3. Dekade. Ausnahme: Neuroblastom in der 1. Dekade	Hinteres Mediastinum, oft paravertebral. Selten mittleres Mediastinum.	Glatt begrenzte, abgekapselte, rundlich-ovaläre Raumforderung von bis zu 15 cm Durchmesser, gelegentlich Sanduhrform. Topographische Beziehung zu den Neuroforamina. Häufig zentrale Fibrose und fettige Degenerationen. Bei (2.) typischerweise Verkalkungen und Rippenarrosionen. Schwannom: Zentrale Nekrosen. Ganglioneurom: Unscharfe Kontur mit breitem Mediastinalbezug und Verkalkungen	Muskelisodens bis hypodens	T1: Peripher muskelisointens und zentral gering hypointens, T2: peripher und zentral hyperintens, Kapsel hypointens (T1, T2). Neurofibrom: Zentral oft niedrigere oder höhere Signalintensität als im Resttumor	Variables Enhancement von gering und randständig bis intensiv und homogen
Non-Hodgkin-Lymphome	Heterogene Lymphomgruppe. Ca. 70% niedrig- und 30% hochmaligne. Multizentrisches Wachstum. Mediastinalbefall in bis zu 35% der Fälle. 4.–5. Dekade seltener betroffen, sonst in allen Altersgruppen. HIV-Assoziation. Oft pulmonale Infiltration. Oft schnelle Progredienz (DD: M. Hodgkin)	Gesamtes Mediastinum	Meistens unilateral betonte, glatt begrenzte Mediastinalverbreiterung durch weichteiläquivalente nodale, teils konfluierende Raumforderungen. Hiläre Lymphome nicht obligat. Nekrosen, regressive Zysten, Verkalkungen und Infiltration der Lunge, des Perikards, der Pleura und der Atemwege häufiger als bei M. Hodgkin	Muskeläquidens bis hypodens	T1: Hypointens. T2: Homogen hyperintens	Je nach Ausprägung der Fibrosierung homogenes oder inhomogenes Enhancement
Parathyreoidale Prozesse, Nebenschilddrüsenadenom, Nebenschilddrüsenkarzinom	Dystopes mediastinales Adenom in ca. 5% der Fälle eines primären Hyperparathyreoidismus. In bis zu 4% maligne. Meistens hormonaktiv. Subtraktionszintigraphischer Nachweis möglich	Oberes und mittleres vorderes Mediastinum (Thymuslager!)	Maximaldurchmesser 5 bis 30 mm, selten bis zu 10 cm. Selten Zysten und Verkalkungen. Hypervaskularisiert	Hypodens bis muskeläquidens. Verwechslungsmöglichkeit mit Lymphomen	T1: Hypointens wie Lymphome. T2: Meistens stark hyperintens	Meistens deutliches, homogenes Enhancement (Differenzierung zu Lymphomen)

Tabelle 17.9 *(Fortsetzung)*

Pathologie	Anamnese/Klinik	Lokalisation	Bildmorphologie	Dichte (Nativ-CT)	SI (Nativ-MRT)	Dichte/SI nach i.v. KM
Phäochromozytom	Selten. Hypertone Krisen DD wegweisend	Hinteres Mediastinum, paravertebral	Meistens homogene Verdichtung	Variable Dichte	T1: Hypointens. T2: Hyperintens	KM-Enhancement
Plasmazellgranulom (entzündlicher Pseudotumor)	Selten. Histologisch benigne, jedoch lokal infiltrativ wachsend. Oft nicht in toto resezierbar. Hohe Rezidivrate	Gesamtes Mediastinum	Größe von wenigen mm bis zu 12 cm. Selten Verkalkungen. Pseudokapsel möglich. Inhomogene Tumormatrix. Schalenförmiger Aufbau typisch. Lokale Infiltrationszeichen	Hypo- bis muskeläquidens	Leicht hypointens (T1, T2). MRT der CT in der Darstellung der Matrix und der Pseudokapsel in der Regel überlegen	Mäßiges, peripher betontes Enhancement
Pleuroperikardiale Zyste	Überwiegend kongenital. Meistens asymptomatisch	Überwiegend im rechten Herz-Zwerchfellwinkel	Rundlich-oval, dünnwandig. Meistens solitär. Selten septiert. Größe zwischen 3 und 8 cm. Selten Sedimentation mit Spiegelbildungen	Meistens zwischen −5 bis +25 H.E. Erschwerte DD bei proteinhaltiger Flüssigkeit > 30 H.E.	T1: Hypo- bis hyperintens. T2: Stark hyperintens	Selten flaues kapsuläres Enhancement
Sarkoidose	Epitheloide granulomatöse Erkrankung unklarer Ätiologie. Klinische Einteilung in 3 Stadien: I. Intrathorakale Lymphadenopathie (bihiläre und mediastinale LK-Vergrößerungen, pulmonal kleine Granulome möglich), II. Miliarstadium (disseminierte pulmonale Granulome mit/ohne hiläre/mediastinale LK) und III. Lungenfibrose. Schubartiger Verlauf möglich	Gesamtes Mediastinum	Multiple mediastinale und bihiläre, glatt begrenzte, nur selten konfluierende LK-Vergrößerungen. Nur geringe Kompression von Mediastinalstrukturen (DD zu malignen Lymphomen). Selten Verkalkungen im Ausheilungszustand	Hypodens	T1: Hypointens. T2: Meistens gering hyperintens, selten fettäquiintens, stark hyperintens nur im floriden Stadium	Je nach Floridität geringes bis mäßiges, homogenes oder randständiges Enhancement
Schilddrüsenkarzinom	Bei großen Tumoren bis nach intrathorakal reichend. 2–3% aller Strumen maligne, Gipfel 5. Dekade. Schluck-synchrone Beweglichkeit der Raumforderung. Heiserkeit durch Kompression des N. laryngeus recurrens	Meistens vorderes Mediastinum, prätracheal. Selten hinteres Mediastinum, bevorzugt rechtsseitig	Meistens inhomogene, glatt begrenzte Raumforderung mit Verbindung zur Schilddrüse. Ausnahme: Homogene Matrix von C-Zell-Karzinomen. Häufig regressive Zysten und Verkalkungen. Ausnahme: C-Zell-Karzinom	Solide Anteile wegen hohem Jodgehalt hyperdens (> 15 H.E.) gegenüber Muskelgewebe	T1: Hypo- bis leicht hyperintens. T2: Solide Anteile leicht, zystische Anteile stark hyperintens	Enhancement der soliden Tumoranteile. Cave: Keine Radiojodtherapie nach i.v. Gabe eines jodhaltigen Kontrastmittels möglich

Struma	Gipfel 5. Dekade. Schluck-synchrone Beweglichkeit der Raumforderung. Heiserkeit durch Kompression des N. laryngeus recurrens	Bevorzugt vorderes und mittleres Mediastinum	Meistens multinoduläre Raumforderung mit Verbindung zur Schilddrüse, glatter Kontur und inhomogener Parenchymstruktur. Häufig Verkalkungen, Blutungen, Zysten und Verlagerungen von Trachea/Ösophagus. Selten Kompression der V. cava superior	Solide Anteile wegen hohem Jodgehalt hyperdens (> 15 H.E.)	Einblutungen hypointens (T1, T2), Zysten hypo- (T1) bzw. hyperintens (T2)	Enhancement der soliden Strumaanteile. CT: Dichte > 25 H.E. Cave: keine Radiojodtherapie nach i. v. Gabe eines jodhaltigen Kontrastmittels möglich
Thymuslipom	Selten. Ätiologie ungeklärt. Bis zu 2 kg schwer. Keine Malignisierungstendenz. Meistens asymptomatisch	Vorderes unteres Mediastinum	Längliche, glatt begrenzte, homogen strukturierte Raumforderung	Fettäquidens mit fibrotischen Anteilen	T1: Hyperintens, meistens geringer als subkutanes Fett. T2: Fettäquiintens	Kein Enhancement
Thymom, Thymus-karzinom	Zweithäufigste mediastinale Raumforderung. Thymome meistens asymptomatisch. Gipfel 4.–5. Dekade, selten vor dem 20. Lebensjahr. Benigne Thymome infiltrieren in bis zu 15 % Pleura und Lunge. Bei inkompletter Resektion regelmäßig Rezidiv. Neuroendokrine Aktivität selten, meistens bei Patienten > 30 Jahren mit Thymuskarzinoid. In bis zu 15 % MEN-Syndrom	Vorderes Mediastinum, präaortal	Bis zu 15 cm Maximaldurchmesser. Benignitätskriterien: Glatt begrenzte, lobulierte, homogen strukturierte solide Raumforderung. Malignitätskriterien: Unscharf begrenzte, inhomogen strukturierte solide Raumforderung mit Infiltrations- und Metastasierungszeichen. Fehlende perikardiale/perivaskuläre Fettlamelle kein sicheres Malignitätskriterium. Feinschollige Verkalkungen möglich	Thymome: Tumormatrix muskelisodens, hyperdense Kapsel möglich. Thymuskarzinome: Tumormatrix hypodens	T1: Hypointens. T2: Benigne Tumoren gering hyperintens mit hypintenser Kapsel	Kein bis geringes Enhanement bei benignen Tumoren. Deutliches Enhancement bei malignen Tumoren möglich
Thymus-Rebound	Nach Thymusinvolution in Stressperioden häufig auftretende (Wieder-) Vergrößerung der Drüse, oft bis 50 % über Vorgröße. Meistens bei Kidern/Jugendlichen mit Malignomen (insb. maligne Lymphome) und Chemotherapie, nach schweren Verbrennung und nach Cushing-Therapie. Fraglich positiver prognostischer Faktor nach Chemotherapie maligner Lymphome	Vorderes oberes Mediastinum	Volumenzunahme des Thymus bei erhaltener Form und Struktur. In der Regel keine regressiven Verkalkungen	Muskelisodens wie normales Thymusgewebe	Muskelisointens (T1) bzw. gering hyperintens (T2) wie normales Thymusgewebe	Kein wesentliches Enhancement

Tabelle 17.9 *(Fortsetzung)*

Pathologie	Anamnese/Klinik	Lokalisation	Bildmorphologie	Dichte (Nativ-CT)	SI (Nativ-MRT)	Dichte/SI nach i. v. KM
Thymuszysten	Selten. Bis zu 3% aller Raumforderungen im vorderen Mediastinum. Meistens asymptomatisch. 2 Formen: 1. Solitär dünnwandig (Fehlbildung), 2. multilokulär dickwandig (postentzündlich)	Vorderes oberes Mediastinum	Uncharakteristische, zystische Raumforderung in Thymusposition. Meistens dünnwandig (1). Multilokulär dickwandige Form (2) oft Fibrosen und Einblutungen vergesellschaftet	Hypodens bis isodens (bei proteinhaltigem Zysteninhalt)	T1: Meistens hypointenser, selten iso- bis leicht hyperintenser (proteinreicher) Zysteninhalt. T2: Meistens intensiv hyperintenser Zysteninhalt. Selten signalfreie Hämosiderinanteile nach Einblutungen. Kapsel meistens hypointens (T1, T2)	Bei dünnwandigen Zysten (1) meistens kein, bei dickwandigen Zysten (2) meistens deutlicheres Enhancement
Trachealtumoren, Myom/-Leiomyom, Granulom, Karzinom	Selten. Meistens keine Differenzierung zwischen primären Trachealtumoren, infiltrierenden LK-Metastasen und Entzündungen (Amyloidose, Polychondritis etc.) möglich	Mittleres Mediastinum, paratracheal	Raumforderung mit breitem Bezug zur Trachea, oft regionäre LK-Metastasen bei Karzinom	Tumormatrix hypodens	T1: Hypointens. T2: Meistens hyperintens, insb. Myome stark hyperintens	In der Regel deutliches Enhancement, insbesondere bei Myomen und entzündlichen Veränderungen
Tuberkulose	Im floriden Stadium mediastinale und seltener hiläre LK vergrößert. Bei chronischem Verlauf und im Ausheilungsstadium Verkalkungen	Gesamtes Mediastinum	Meistens bis zu 3 cm große, teils konfluierende LK. Häufig zentrale Nekrosen. Bei chronischem Verlauf und im Ausheilungsstadium Verkalkungen	Hypodens	T1: Hypodens, zentral deutlicher als peripher. T2: Im floriden Stadium deutlich, im chronischen Stadium/ bei Ausheilung gering hyperdens	Randständig betontes Enhancement, im floriden Stadium stärker ausgeprägt als im chronischen Stadium und nach Ausheilung

SI Signalintensität, *i. v. KM* intravenöse Kontrastmittelgabe, *LK* Lymphknoten, *LE* Lupus erythematodes.

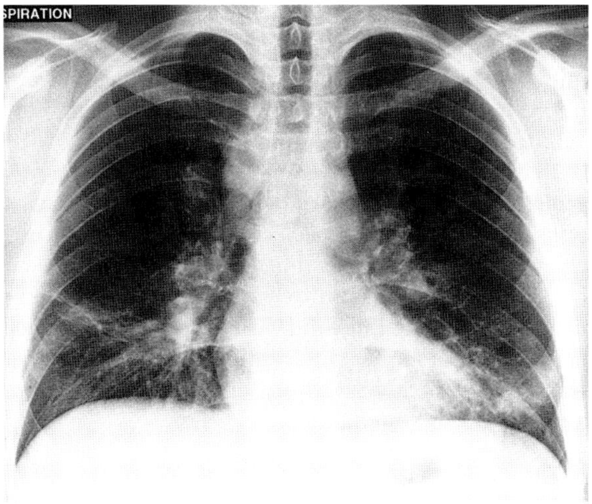

Abb. 17.36. Sarkoidose, Stadium II. Die sagittale Thoraxübersichtsaufnahme zeigt eine beidseitige Verbreiterung des oberen Mediastinums, seitensymmetrisch verbreiterte und verdichtete Hili sowie streifige pulmonale Verdichtungen

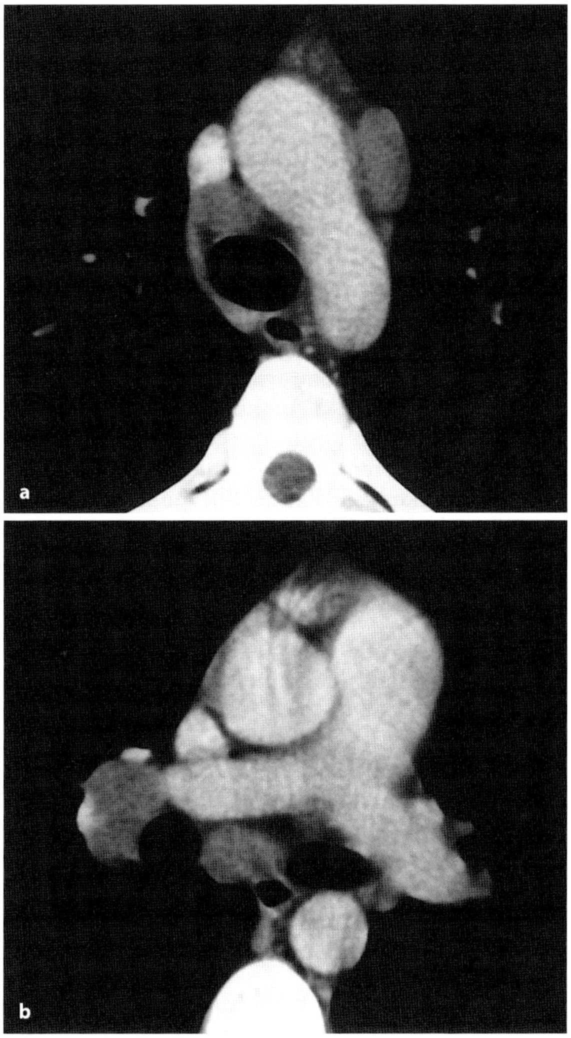

Abb. 17.37 a, b. Mediastinale (**a, b**) und hiläre (**b**) Lymphknotenvergrößerungen bei Sarkoidose. CT nach intravenöser Kontrastmittelgabe

werden bevorzugt unilaterale, zumindest jedoch seitenasymmetrische Hilusverbreiterungen gefunden. Die sehr seltene angiofollikuläre Hyperplasie ist bevorzugt im mittleren und hinteren Mediastinum lokalisiert und führt zu einer solitären, glatt begrenzten lobulierten Verdichtung.

Die Sarkoidose entwickelt in bis zu 90% mediastinale und hiläre Raumforderungen, die im Gegensatz zur Tuberkulose seitensymmetrisch ausgebildet sind (Abb. 17.36). Ein mediastinaler Befall ohne hiläre Lymphknotenbeteiligung ist für die Sarkoidose untypisch. Bei Fehlen pulmonaler Veränderungen ist differentialdiagnostisch an ein malignes Lymphom zu denken, da die Lymphknotenvergrößerungen sowohl bei der Sarkoidose als auch bei malignen Lymphomen zu Konglomerattumoren konfluieren können.

Nodale Verkalkungen werden als Folge chronischer Entzündungen oder Ausheilungen einer Tuberkulose, Histoplasmose, Sarkoidose, Silikose oder Amyloidose beobachtet (Abb. 17.35 a, b). Im Ausheilungsstadium einer Lymphknotentuberkulose weisen grobschollige oder homogene Verkalkungen auf die abgelaufene Entzündung hin. Grobschollige oder „eierschalenförmige" Verkalkungen gelten als pathognomonisch für die Silikose. Nodale Verkalkungen sind untypisch für eine Asbestose und eine angiofollikuläre Hyperplasie.

Schnittbilddiagnostik

Die Aufgabe der Schnittbilddiagnostik liegt – bei entsprechender klinischer Relevanz – in der Darstellung kleinerer, projektionsradiographisch nicht erkennbarer Lymphknoten, in der topographischen Zuordnung und Ausdehnungsbestimmung vergrößerter Lymphknoten und im Nachweis bzw. Ausschluss pulmonaler Begleitbefunde (Abb. 17.37; Bittner 1998; Ecklund 1994; Gawne-Cain 1996; Kohman 1993; Lange 1996; Leppert 1998; Lesko 1999; Moon u. Han 1994; Moon 1996; Murray 1992; Schaefer-Prokop 1998; Siegel 1996; Wegener 1992; Wilson 1994). Den MR-tomographischen Vorteilen einer höheren Kontrastauflösung und einer multiplanaren Schichtwahl stehen die computertomographischen Vorteile einer höheren Ortsauflösung und einer überlegenen Abbildung von Verkalkungen gegenüber.

Es existieren keine CT- oder MRT-Kriterien zur Unterscheidung von Erkrankungen, die durch bakterielle, virale, mykoplasmatische, mykotische und parasitäre Erreger hervorgerufen werden. Bei bakte-

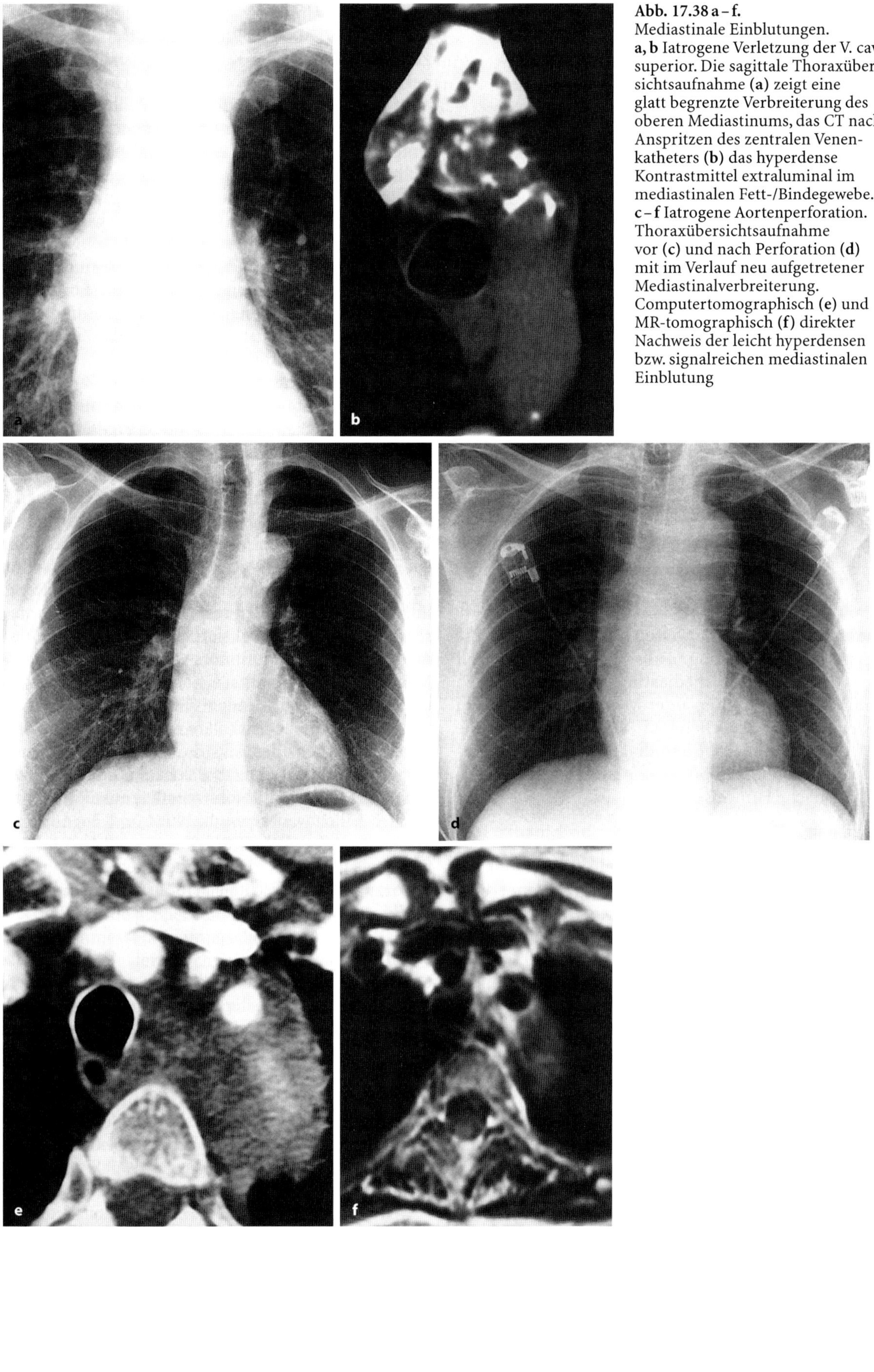

Abb. 17.38 a–f.
Mediastinale Einblutungen.
a, b Iatrogene Verletzung der V. cava superior. Die sagittale Thoraxübersichtsaufnahme (**a**) zeigt eine glatt begrenzte Verbreiterung des oberen Mediastinums, das CT nach Anspritzen des zentralen Venenkatheters (**b**) das hyperdense Kontrastmittel extraluminal im mediastinalen Fett-/Bindegewebe.
c–f Iatrogene Aortenperforation. Thoraxübersichtsaufnahme vor (**c**) und nach Perforation (**d**) mit im Verlauf neu aufgetretener Mediastinalverbreiterung. Computertomographisch (**e**) und MR-tomographisch (**f**) direkter Nachweis der leicht hyperdensen bzw. signalreichen mediastinalen Einblutung

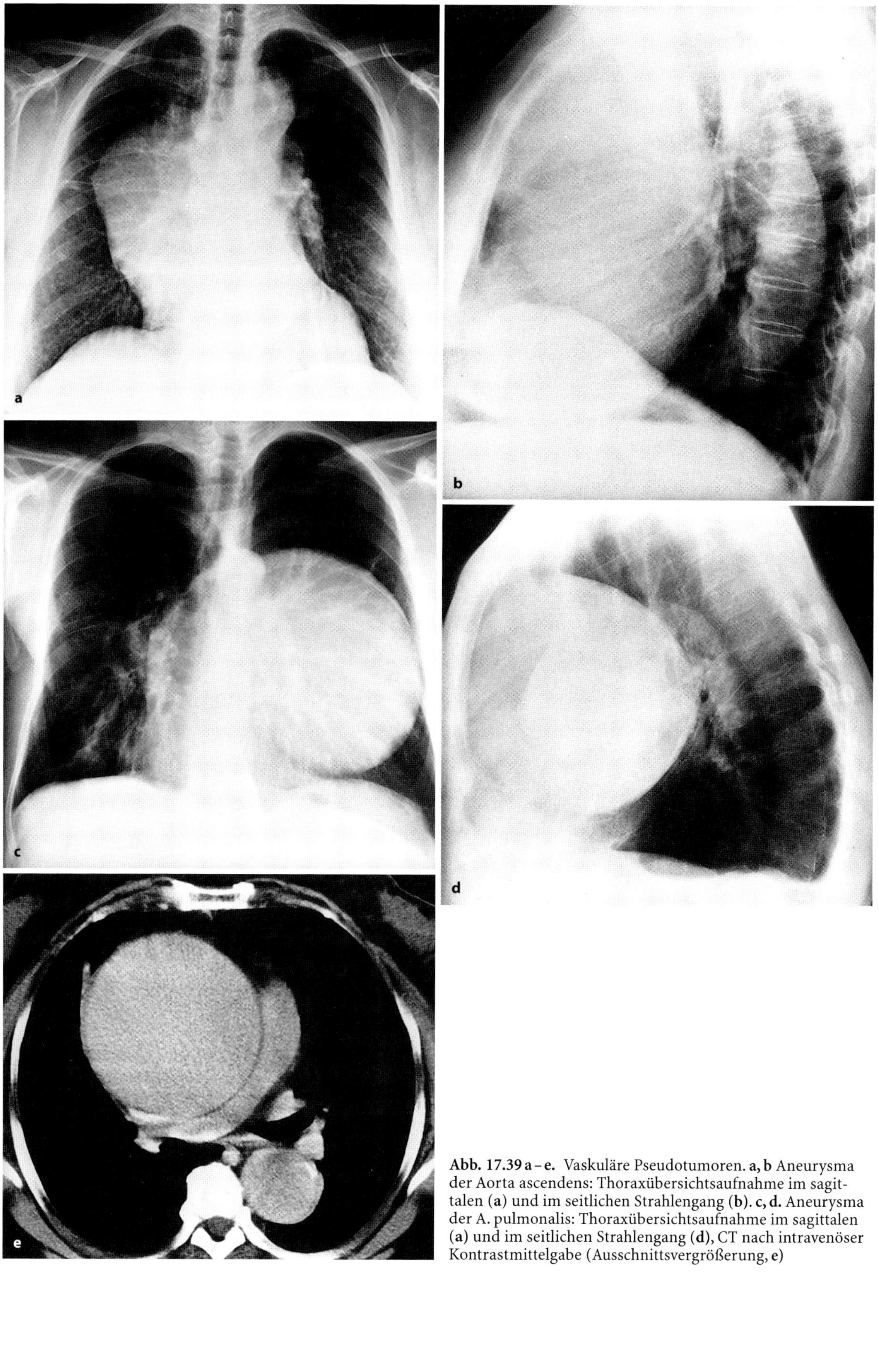

Abb. 17.39 a–e. Vaskuläre Pseudotumoren. **a, b** Aneurysma der Aorta ascendens: Thoraxübersichtsaufnahme im sagittalen (**a**) und im seitlichen Strahlengang (**b**). **c, d.** Aneurysma der A. pulmonalis: Thoraxübersichtsaufnahme im sagittalen (**a**) und im seitlichen Strahlengang (**d**), CT nach intravenöser Kontrastmittelgabe (Ausschnittsvergrößerung, **e**)

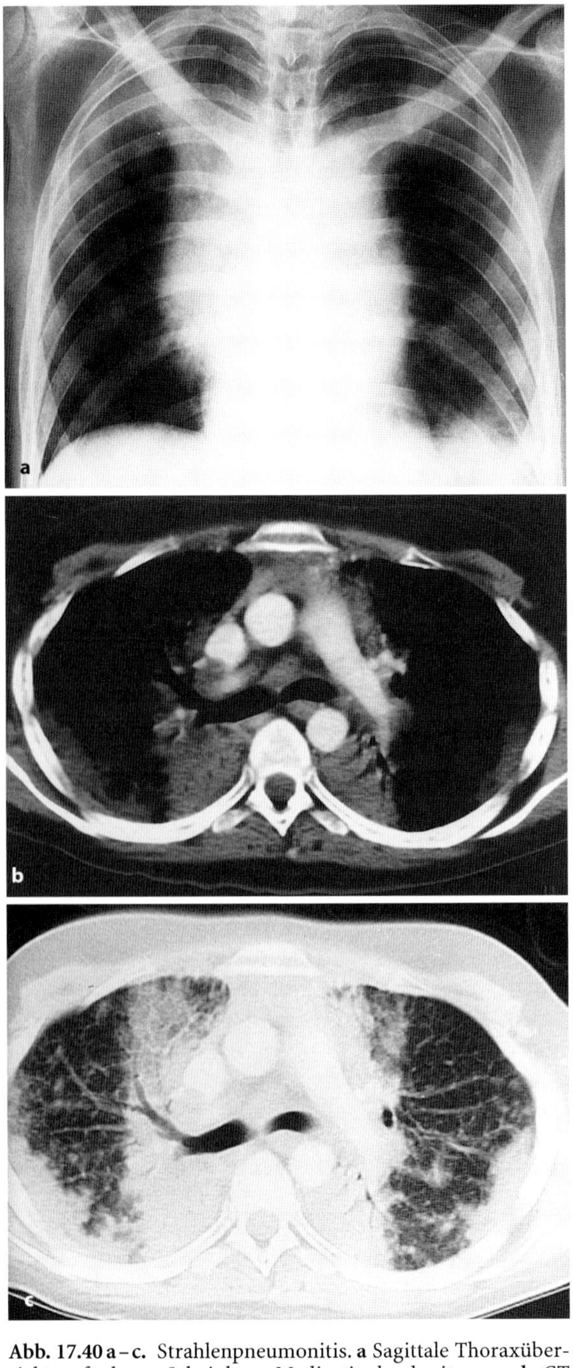

Abb. 17.40 a–c. Strahlenpneumonitis. **a** Sagittale Thoraxübersichtsaufnahme: Scheinbare Mediastinalverbreiterung. **b** CT mit Ausspielung im Mediastinalfenster: Reaktive mediastinale Lymphknotenvergrößerungen. **c** CT mit Ausspielung im Lungenfenster: Paramediastinale Infiltrate

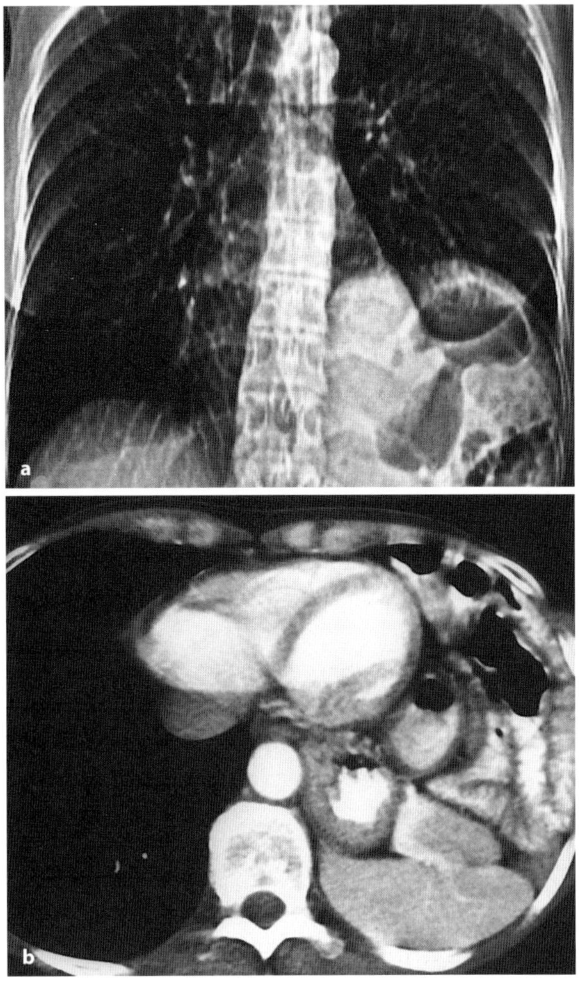

Abb. 17.41 a, b. Iatrogene Zwerchfellruptur links. **a** Das sagittale CT-Topogramm und **b** das transversale CT nach intravenöser und peroraler Kontrastmittelgabe zeigen die Verlagerung von Magen, Dünndarm und Milz nach intrathorakal

einer MR-Tomographie indiziert (Abb. 17.38 b, e, f). Eine gute Kontrastierung der Aorta und ihrer thorakalen Abgangsgefäße durch transvenöse Kontrastmittelgabe ist Voraussetzung für die computertomographische Diagnostik. Umschriebene Mediastinaleinblutungen stellen sich als Raumforderungen dar, die die anatomischen Leitstrukturen Trachea, Ösophagus und große Mediastinalgefäße in wechselndem Ausmaß verdrängen. Diffuse Einblutungen obliterieren die physiologischen mediastinalen Fettgewebsschichten. Die Dichte bzw. Signalintensität eines Hämatoms hängt von seinem Alter ab. Durch das fehlende Enhancement nach transvenöser Kontrastmittelgabe lässt sich ein scharf berandetes, umschriebenes Hämatom von Neoplasien abgrenzen.

Mediastinale Abszesse unterscheiden sich bildmorphologisch nicht von Abszessen in anderen Kör-

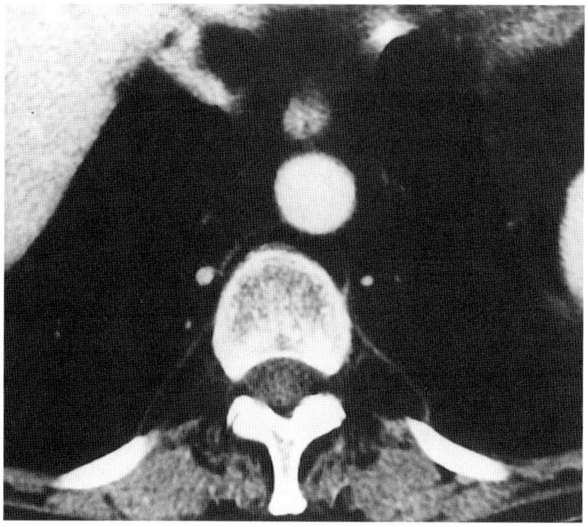

Abb. 17.42. Mediastinale Lipomatose. Ausschnittsvergrößerung eines Computertomogramms mit transvenöser Kontrastierung der V. azygos und der V. hemiazygos

perregionen. Ihr liquider Inhalt grenzt sich computertomographisch hypodens gegenüber dem entzündlichen Granulationsgewebe im Randbereich ab. Aufgrund der Hypervaskularisation des Granulationsgewebes kommt es zu einem starken Enhancement nach intravenöser Kontrastmittelgabe. MR-tomographisch stellt sich die zentrale Kolliquationsnekrose in T1-Wichtung signalarm und in T2-Wichtung signalreich dar. Ähnlich wie in der Computertomographie demarkiert sich das periphere Granulationsgewebe am besten auf T1-gewichteten Bildern nach intravenöser Kontrastmittelgabe.

Bei Hernien sind die nach mediastinal bzw. intrathorakal verlagerten Organstrukturen (Magen, Dünndarm, Dickdarm, Omentum, Leber, Milz, Nieren) oberhalb des Zwerchfells nachzuweisen (Abb. 17.41 b). Prolabierte Anteile des Gastrointestinaltraktes sind durch perorale Kontrastierung des Magen-Darm-Traktes leicht zu erkennen. Bei Hiatushernien weisen die Zwerchfellschenkel eine Dehiszenz von mehr als 15 mm auf. Fett innerhalb des Bruchsackes ist auf prolabierte Omentumanteile zurückzuführen.

Pleuroperikardiale Fetteinlagerungen und mediastinale Lipomatosen sind an ihren fettäquivalenten Dichten bzw. Signalintensitäten zu diagnostizieren (Rodriguez 1995). Die mediastinale Lipomatose zeichnet sich durch eine im oberen Mediastinum betonte diffuse Vermehrung des mediastinalen Fettgewebes aus (Abb. 17.42). Inhomogenitäten weisen auf Fibrosen, Einblutungen, akute oder chronische Entzündungen, Tumorinfiltrationen oder Operations- bzw. Bestrahlungsfolgen als Ursache des vermehrten Fettgewebsanteils hin.

Eine extramedulläre Hämatopoese kann zu polyzyklisch begrenzten, soliden paravertebralen Pseudotumoren im unteren Mediastinum führen (Roger 1998). Im Gegensatz zu neurogenen Tumoren liegen keine Knochenarrosionen vor. Eine Splenomegalie und Zeichen einer Knochenmarkshyperplasie sind pathognomonische Begleitbefunde.

17.5 Sonstige Erkrankungen

17.5.1 Mediastinalemphysem

Pathologie und Klinik

Mediastinale Lufteinschlüsse, die sich entlang des Perikards, des Ösophagus, der Trachea und der großen Gefäße ausbreiten, werden unter dem Begriff „Mediastinalemphysem“ oder „Pneumomediastinum“ zusammengefasst (Lackner 1998; Lange 1996; Wegener 1992). Luft kann auf unterschiedlichen Wegen in das Mediastinum gelangen. Meist ist das Mediastinalemphysem Folge einer alveolären Ruptur, die durch einen starken intraalveolären Druckanstieg bei künstlicher Beatmung mit positivem endexspiratorischen Druck („positive endexpiratory pressure“, PEEP), tiefen Atemexkursionen, Husten, Valsalvamanöver, schwerem Erbrechen, stumpfem Thoraxtrauma und plötzlichem Abfall des atmosphärischen Druckes (Barotrauma bei Tauchern und Piloten) hervorgerufen wird. Über Alveolareinrisse gelangt Luft entlang der peribronchialen Spalträume in das mediastinale Interstitium. Auf ähnlichem Wege kann ein Pneumothorax zu einem Mediastinalemphysem führen. Selten sind Ösophagus- oder Tracheobronchialrupturen Ursache eines Mediastinalemphysems. Nach zervikalen Traumen und Zahnextraktionen kann Luft von kranial in das Mediastinum eintreten. Über präformierte Zwerchfelllücken ist ein Übertritt von Luft aus dem Abdomen in das Mediastinum möglich. Klinisch bestehen häufig begleitende zervikale und thorakale Weichteilemphyseme, seltener eine obere Einflussstauung und eine Atembehinderung.

Projektionsradiographie

Auf der Thoraxübersichtsaufnahme zeigen sich als Ausdruck eines Mediastinalemphysems vertikale streifige Lufteinschlüsse in Projektion auf das Mediastinum, die den vorgegeben anatomischen Leitstrukturen folgen (Abb. 17.43 a, b; Lackner 1998; Lange 1996; Murray 1992). Die mediastinale Pleura ist typischerweise lateralisiert und durch eine Luftschicht vom mediastinalen Fett-/Bindegewebe abgehoben. Hierdurch kann die linke Herzkontur deutlicher als

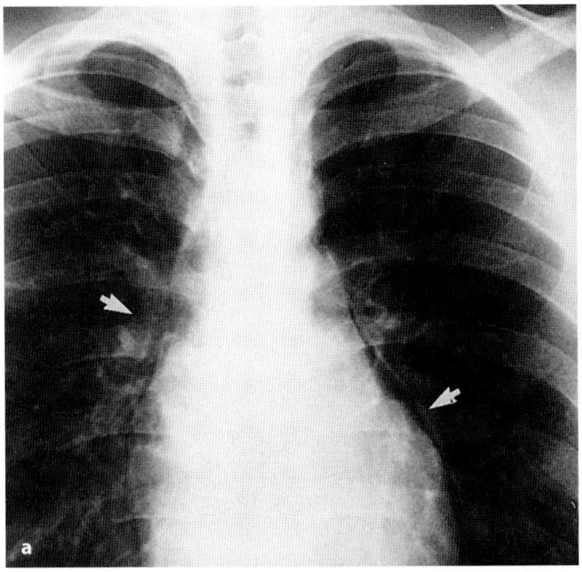

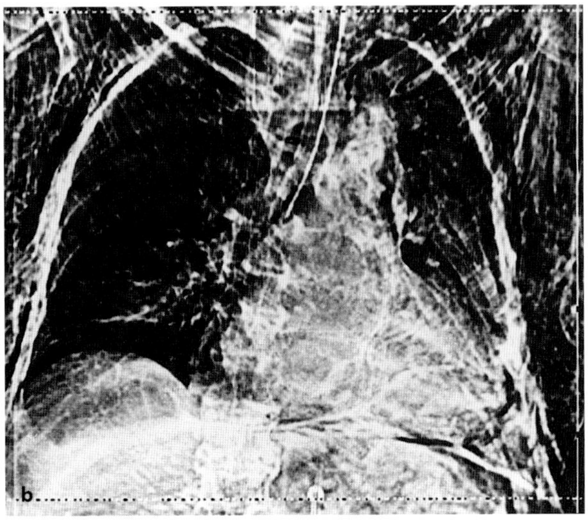

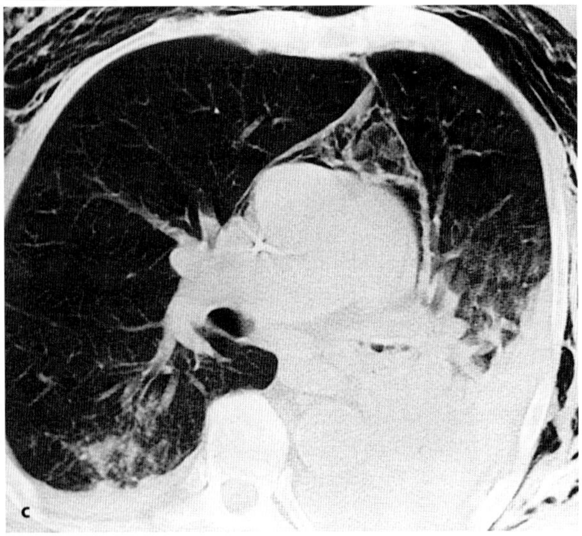

Abb. 17.43 a–c. Mediastinalemphysem. Mediastinale Lufteinschlüsse auf der sagittalen Thoraxübersichtsaufnahme (*Pfeil*) (**a**) bei einem Patienten mit Ösophagusperforation sowie auf dem CT-Topogramm (**b**) und dem im Lungenfenster ausgespielten CT (**c**) eines anderen Patienten mit Rippenfrakturen und Thoraxwandemphysem

unter Normalbedingungen abzugrenzen sein. Gelegentlich – vor allem beim „adult respiratory distress syndrome“ (ARDS) – ist ein über die Hili mit den mediastinalen Lufteinschlüssen kommunizierendes Lungenemphysem nachzuweisen. Ein häufiger links lokalisierter Seropneumothorax kann Folge einer Ösophagusperforation sein.

Schnittbilddiagnostik
Die Computertomographie ermöglicht als Schichtbildverfahren eine überlagerungsfreie und damit eine frühere und anatomisch-topographisch präzisere Darstellung der mediastinalen Luftverteilung als die Thoraxübersichtsaufnahme (Abb. 17.43 c; Lackner 1998; Lesko 1999; Murray 1992; Schaefer-Prokop 1998; Wegener 1992; Wilson 1994). Weist die Klinik auf ein entzündliches Geschehen hin, so ist eine Infektion durch gasproduzierende Bakterien differentialdiagnostisch in Betracht zu ziehen. In der Regel gelingt aber auch computertomographisch keine Klärung der Ursache eines Mediastinalemphysems.

17.5.2 Mediastinalverlagerungen

Pathologie und Klinik
Pleurale und pulmonale Volumenänderungen können zu Verlagerungen des Mediastinums führen (Lackner 1998; Lange 1996; Wegener 1992). Mediastinalverlagerungen sind Folge eines einseitigen intrathorakalen Unter- oder Überdrucks. Sie können fixiert oder respiratorischen Schwankungen unterworfen sein. Unter pathophysiologischen Gesichts-

punkten werden permanente statische Verlagerungen, vorübergehende statische Verlagerungen und dynamische Verlagerungen unterschieden.

Permanente statische Mediastinalverlagerungen können durch Pneumektomien, schrumpfende Pleuraschwarten, pulmonale oder pleurale Tumoren oder Deformierungen des Thoraxskeletts verursacht sein. Vorübergehende statische Verlagerungen werden bei Atelektasen, größeren Pleuraergüssen und Pneumothoraces beobachtet. Bei beidseitiger thorakaler Pathologie können sich die Volumenänderungen gegenseitig aufheben, sodass das Mediastinum mittelständig bleibt.

Bei dynamischen Mediastinalverlagerungen pendelt das Mediastinum in Abhängigkeit von den intrathorakalen Druckverhältnissen (Atemexkursionen) hin und her. Ursächlich können ein Spannungspneumothorax, ein Thoraxwanddefekt mit Pleurafistel, eine Lungenüberblähung durch ein obstruktives Emphysem oder die Ventilfunktion eines aspirierten Fremdkörpers und eine einseitige Zwerchfellparese sein.

Projektionsradiographie

Als anatomische Fixpunkte zur Beurteilung der mediastinalen Mittelständigkeit dienen bei einer korrekten Bildeinstellung die im Normalfall rechts paramedian gelegene Trachea, der links paramedian gelegene Aortenbogen und die ca. 1 – 2 cm lateral der Wirbelsäule gelegene rechte Herzkontur (Lackner 1998; Lange 1996; Murray 1992). Hierbei sind die Inspirationstiefe sowie Herzvergrößerungen, Pleuraverdichtungen, pulmonale Infiltrate, Atelektasen und Wirbelsäulenskoliosen in die Analyse einzubeziehen.

Bei einer Verlagerung des gesamten Mediastinums einschließlich des Herzens sind beide Lungen unterschiedlich groß dargestellt (Abb. 17.44 a, 17.45). Werden nur Teile des Mediastinums verlagert, so kann sich dies an einer einseitigen Ausbuchtung einer Pleuraumschlagsfalte (Lungenhernie) zeigen. Pleurale, pulmonale und ossäre Begleitbefunde erlauben in den meisten Fällen Rückschlüsse auf die Ätiologie der Mediastinalverlagerung.

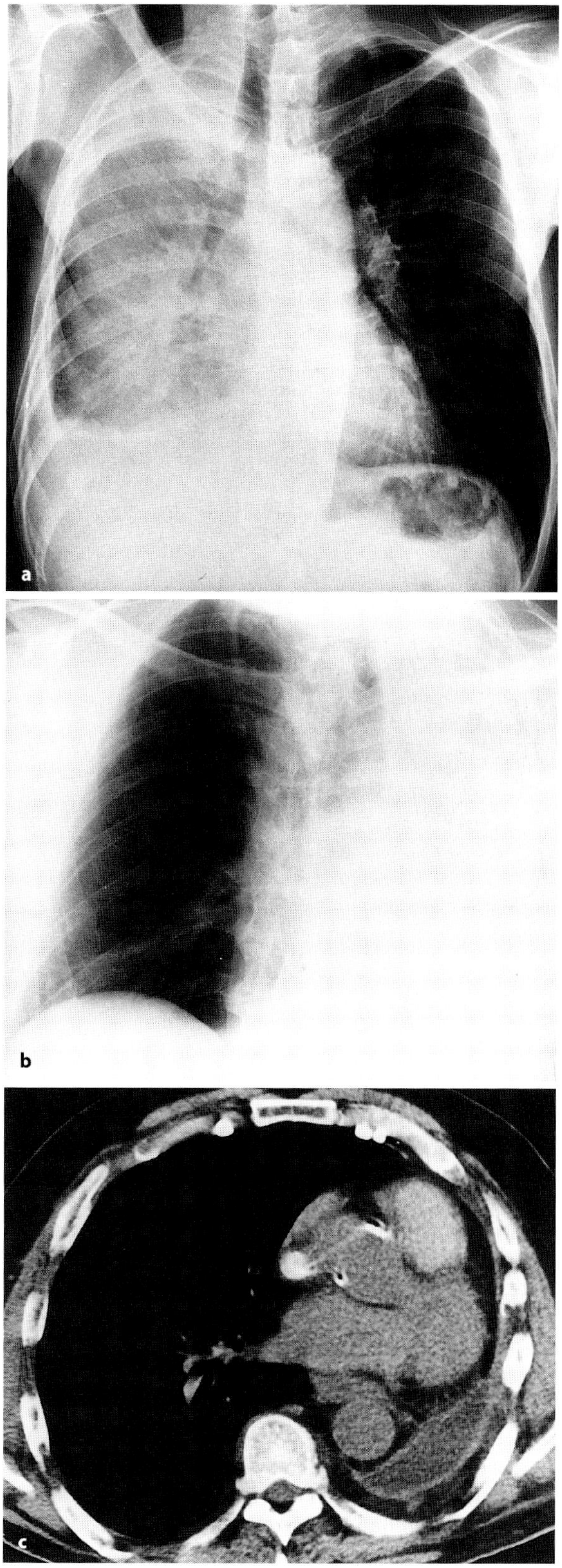

Abb. 17.44 a – c. Mediastinalverlagerungen. **a** Zentrales Bronchialkarzinom rechts: Die sagittale Thoraxübersichtsaufnahme zeigt eine Mediastinalverlagerung nach ipsilateral aufgrund der Volumenminderung der rechten Lunge durch die obstruktionsbedingte Minderbelüftung. **b** und **c** Pneumektomie links mit ipsilateraler Verlagerung des Mediastinums auf der sagittalen Thoraxübersichtsaufnahme (**b**) und im CT (**c**)

Meusers P, Brittinger G (1997) R.E.A.L.-Klassifikation der Non-Hodgkin-Lymphome aus klinisch-onkologischer Sicht. Klin Onkol 97: 60–67

Miller WT (1995) Pleural and mediastinal disorders related to drug use. Semin Roentgenol 30: 35–48

Moon WK et al. (1996) Mediastinal tuberculous lymphadenitis: MR imaging appearance with clinicopathologic correlation. Am J Roentgenol 166: 21–25

Moon WK, Han MC (1994) Castleman's disease of the mediastinum: MR imaging features. Clin Radiol 49: 466–468

Murray JG et al. (1992) Imaging of the mediastinum and hili. Curr Opin Radiol 4: 44–52

Neufang KFR, Beyer D (1980) Diagnostische Wertigkeit pleuromediastinaler Linien für die Röntennativuntersuchung des Mediastinums, Teil 1. Röntgenblätter 33: 557–266

Neufang KFR, Bulo W (1981) Häufigkeit pleuromediastinaler Linien beim Gesunden. Ein Beitrag zur Kenntnis der normalen Röntgenanatomie der Mediastinalgrenzen. Fortschr Röntgenstr 135: 673–681

Neumann DP et al. (1998) Magnetic resonance imaging of a mediastinal ependymoma. Conn Med 62: 527–530

Nwose P et al. (1998) Mediastinal paraganglioma: A case report. Thorac Cardiovasc Surg 46: 376–379

O'Donovan PB (1994) The radiographic evaluation of the patient with esophageal carcinoma. Chest Surgery Clin N Am 2: 241–255

Okuhata Y et al. (1994) Inhalation MR lymphography: A new method for selective enhancement of the lung hilar and mediastinal lymph nodes. Magn Reson Imaging 12: 1135–1138

Padhani AR, Hale HL (1998) Mediastinal venous anomalies: Potential pitfalls in cancer diagnosis. Br J Radiol 71: 792–798

Parker JR et al. (1997) Cellular hemangioma of the posterior mediastinum: Unusual presentation of a rare vascular neoplasm. J Okla State Med Assoc 90: 7–9

Rodriguez E et al. (1995) Massive mediastinal and cardiac fatty infiltration in a young patient. J Thorac Imaging 10: 225–226

Roger T (1998) Mediastinal extramedullary hematopoiesis. J Belge Radiol 81: 248

Saleeb SF, Teplick SK (1999) General case of the day. Ectopic retrosternal parathyroid adenoma. Radiographics 19: 823–825

Schaefer-Prokop C, Galanski M (1998) Mediastinum, Pleura und Thoraxwand. In: Galanski M, Prokop M (Hrsg) Ganzkörper-Computertomographie. Thieme, Stuttgart New York, S 177–200

Schüder G et al. (1995) Endosonographie von Speiseröhre und Mediastinum. Bildgebung 62, Suppl 2: 29–34

Schulman H et al. (1998) Ganglioneuroma: An „incidentaloma" of childhood. Eur Radiol 8: 582–584

Siegel MJ, Luker GD (1996) Pediatric chest MR imaging. Noncardiac clinical uses. Magn Reson Imaging Clin N Am 4: 599–613

Sippel JM et al. (1997) Extralobar pulmonary sequestration presenting as a mediastinal malignancy. Ann Thorac Surg 63: 1169–1171

Slanetz PJ et al. (1998) Mediastinal lymphadenopathy and hazy mediastinal fat: New CT findings of congestive heart failure. Am J Roentgenol 171: 1307–1309

Soler R et al. (1996) MRI of mediastinal parathyroid cystic adenoma causing hyperparathyroidism. JACAT 20: 166–168

Spiessl B et al. (1998) UICC. TNM atlas. Springer, Berlin Heidelberg New York Tokyo

Stansfield AG et al. (1988) Kiel classification. Lancet 1: 292–293

Storto ML et al. (1994) Spiral CT of the mediastinum: Optimization of contrast medium use. Eur J Radiol 18, Suppl I: S83–87

Strolle DC et al. (1997) Primary mediastinal tumors. Part II. Tumors of the middle and posterior mediastinum. Chest 112: 1344–1357

Taki S et al. (1996) Posterior mediastinal chordoma. Am J Roentgenol 166: 26–27

Topcu S et al. (1997) Mediastinal cystic lymphangioma: Report of two cases. Thorac Cardiovasc Surg 45: 209–210

Wegener OH (1992) Ganzkörpercomputertomographie. 2. Aufl., Blackwell, Berlin

Wilson D et al. (1994) Role of computed tomography scan in evaluating the widened mediastinum. Am Surg 60: 421–423

Thoraxwand und Pleura 18

P. Vock

Anatomisch gliedern sich die Thoraxwand in obere Thoraxapertur, Schultergürtel, Sternalumgebung, anterolaterale Thoraxwand und Wirbelsäulenumgebung; die Pleura in ein viszerales (mit Interlobien) und ein parietales Blatt. Diese Vielfalt bedingt Besonderheiten der lymphatischen Drainage. Wichtige radiologische Veränderungsmuster werden danach vorgestellt. Fehlbildungen der Weichteile und des Skeletts sind von beschränkter Bedeutung, Varianten der Pleura stellen die Basis für die Ausbreitung von Lungenerkrankungen dar. Nichtinfektiöse rheumatologisch-immunologische Entzündungen betreffen recht oft Pleura und Thoraxwand, welche aber auch Infektionen von außen, aus der Lunge oder hämatogen ausgesetzt sind. Unter den Neoplasien stehen Metastasen sowohl in Pleura als der Thoraxwand zuoberst, obwohl auch aus ortständigen Geweben Tumoren entstehen und Malignome aus der Umgebung einwachsen können. Das Spektrum der Erkrankungen wird ergänzt durch vaskuläre, metabolische, beruflich bedingte und iatrogene Pathologien.

18.1 Anatomische Grundlagen

Im Gegensatz zu den viszeralen Strukturen der Lunge und des Mediastinums gilt für die Thoraxwand die Symmetrie, welche beim Gesunden lediglich durch eine dem asymmetrischen Gebrauch (z.B. beim Rechtshänder) folgende Entwicklung des Bewegungsapparates relativiert wird. Von der oberen Thoraxapertur über den Schultergürtel, das Sternum und seine Umgebung, die laterale Thoraxwand bis hin zur Wirbelsäule und ihrer Umgebung sollen hier einzelne für die Bildgebung bedeutende anatomische Voraussetzungen herausgeholt werden (Kuhlman et al. 1994).

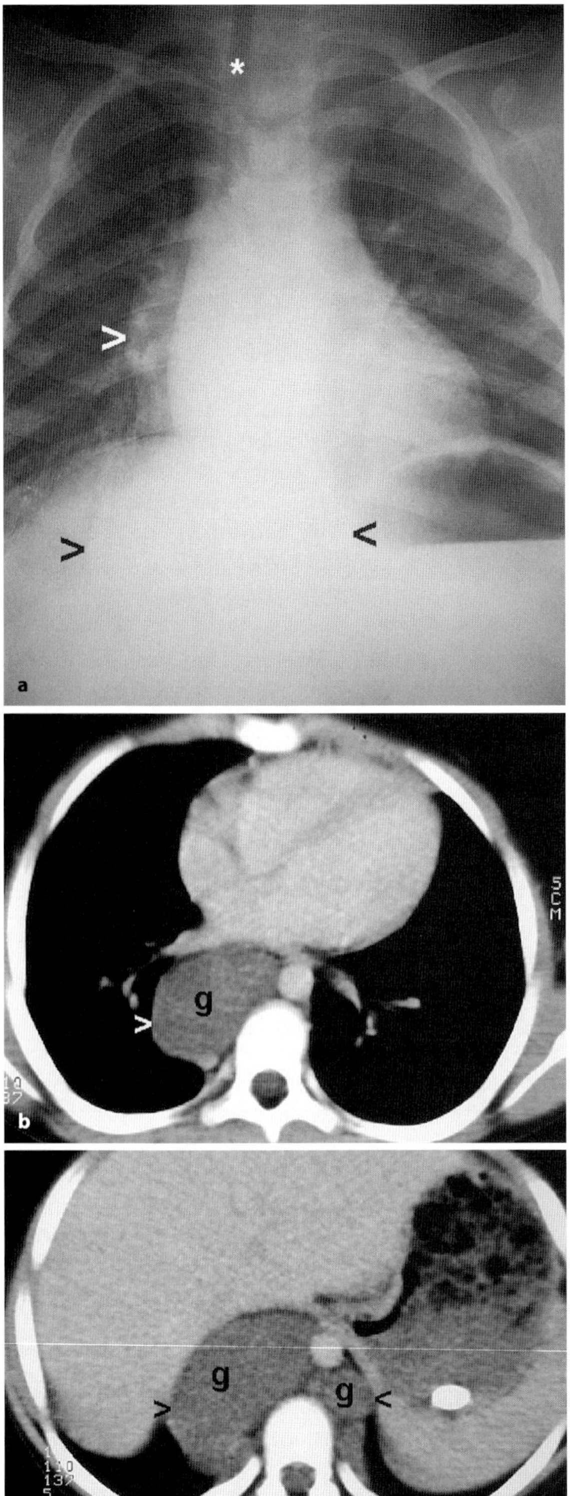

Abb. 18.1 a–c. Ganglioneurom bei einem 6-jährigem Knaben in Thoraxapertur, paravertebral und retrokrural. **a** Im Thoraxbild erkennt man eine Rechtsverlagerung der Trachea (*) und multiple Verlagerungen der Pleuraumschlagsfalten durch paravertebrale Raumforderungen (>, <). **b, c** Solide, etwas hypodense Raumforderungen (*g*) paravertebral und retrokrural

18.1.1 Obere Thoraxapertur

Die obere Thoraxapertur ist gekennzeichnet durch den äußeren ossären Ring, der durch die Wirbelsäule, die obersten Rippen, die Claviculae und den Oberrand des Manubrium sterni gebildet wird. Sie wird von wichtigsten funktionellen Verbindungen durchquert, etwa dem Luft- und dem Speiseweg, den Arterien und Venen vom Thorax zum Hals und ebenso zur oberen Extremität; ähnlich verlaufen durch den Raum, in den oft Schilddrüse und Nebenschilddrüse von oben her eintauchen, wichtige Nerven, neben dem Plexus brachialis namentlich der N. phrenicus, der N. vagus und der N. laryngeus recurrens sowie der Sympathikus-Grenzstrang. Es ist angesichts der engen Raumverhältnisse nicht verwunderlich, dass auf Höhe der oberen Thoraxapertur jede zusätzliche Massenläsion (z.B. eine Struma, eine Blutung, eine Lymphknotenvergrößerung) zur Kompression einzelner der erwähnten Verbindungsstrukturen führen kann (Abb. 18.1). Die Bildgebung vermag heute die topographische Beziehung dieser Leitstrukturen sowohl beim Gesunden als auch im Krankheitsfall sehr genau wiederzugeben, insbesondere mit einem axialen Schnitt durch die leicht von vorne unten nach hinten oben geneigte Ebene der Thoraxapertur oder in der Sagittalebene der Skalenuslücke mit dem M. scalenus anterior zwischen der V. subclavia vorne unten und der A. subclavia sowie dem Plexus brachialis hinten oben.

18.1.2 Schultergürtel

Obwohl muskulär und ossär über die Claviculae mit dem Rumpf verbunden, ist der Schultergürtel sehr beweglich, und die anatomischen Beziehungen variieren stark mit der funktionellen Position, namentlich der Lagerung bzw. Rotation der Arme. Ähnliches gilt für die Armgefäße und -nerven sowie die Axillae als Raum zwischen dem beweglichen Schultergürtel und dem fixen Rippenthorax. Diese große funktionelle Variabilität führt zu einer Vielfalt der Präsentation normaler anatomischer Strukturen bei der Bildgebung, sowohl bei Projektionen als auch auf Schnittbildern. Eine asymmetrische Lagerung führt automatisch zum Symmetrieverlust und ist unbedingt von einer pathologischen Veränderung zu differenzieren.

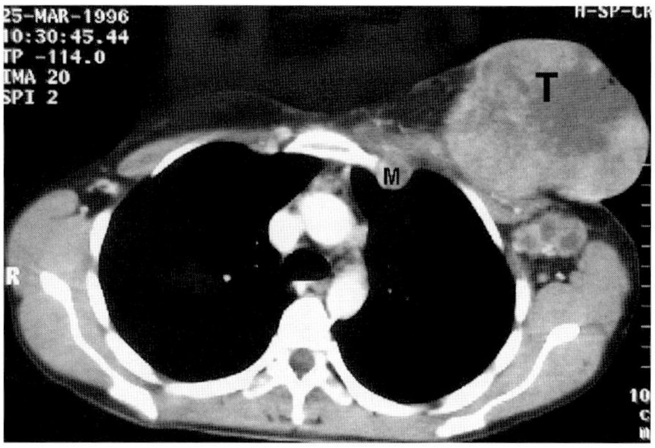

Abb. 18.2. Befall der parasternalen Lymphknoten bei Mammakarzinom. Exulzerierter Primärtumor der linken Mamma (*T*) und metastatisch befallener, vergrößerter retro- und parasternaler Lymphknoten (*M*). Gleichzeitig liegt eine rechts paratracheale Lymphknotenmetastase vor

18.1.3 Sternum und Umgebung

Die sternochondrokostale Region mit dem Sternum und seiner Umgebung bildet die vordere Begrenzung des Thoraxkorbes, wobei insbesondere der knorpeligen Verbindung zwischen Sternum und Rippen Bedeutung zukommt. Wegen der geringen Strahlenabsorption des nicht-verkalkten Knorpels sind gerade die vordersten Rippenanteile und ihre Beziehung zum Sternum konventionell-radiologisch schwierig darzustellen. Mit fortschreitendem Alter kommt es oft zu Rippenknorpelverkalkungen, welche ihrerseits im Thoraxröntgenbild die Identifikation etwa des unteren ventralen Rippenbogens ermöglichen. Eine Hypertrophie des Knorpels im Bereich der sternokostalen Verbindung der ersten und manchmal zweiten Rippe kann von oben her die Lungenspitze eindellen, sodass es im Querschnittbild in der Computertomographie zur Ausbildung eines Pseudorundherdes kommt, der durch Betrachtung der topographischen Beziehung und des Weichteilfensters leicht als solcher identifiziert werden kann. An der Rippeninnenseite verlaufen ca. 12–20 mm lateral des Sternumrandes die Aa. thoracicae (mammariae) internae und die oft gepaarten begleitenden Venen. Sie markieren auch die Lokalisation der gleichbenannten parasternalen Lymphknoten (Abb. 18.2), die nicht nur die vordere parasternale Thoraxwand, sondern auch die medialen Mammaquadranten lymphatisch drainieren.

18.1.4 Laterale Thoraxwand

Die laterale Thoraxwand besteht innen aus der durchgehenden Schicht der Rippen bzw. der Interkostalräume mit den am konkaven Rippenunterrand verlaufenden Aa., Vv. und Nn. intercostales sowie den inneren, mittleren und äußeren Interkostalmuskeln. Weiter außen wird der Rippenthorax durch zumeist auf den Schultergürtel einwirkende oberflächliche Muskeln (M. serratus anterior, M. latissimus dorsi, Mm. pectorales) verstärkt; interponierte lose Fett- und Bindegewebsschichten schaffen die erforderliche Beweglichkeit und stehen in Verbindung zur Subkutis, ventral zum Brustdrüsenkörper. Die Zuordnung einer Pathologie zu einer bestimmten Rippe oder einem bestimmten Wirbel ist im Thoraxröntgenbild in der Regel leicht zu vollziehen, bei der Querschnittsbildgebung (CT, MRT) jedoch nur durch ein systematisches Vorgehen möglich: Ausgehend vom anterioren Ende der ersten Rippe, die aufgrund ihrer Beziehung zum Manubrium sterni und zur Klavikula leicht zu identifizieren ist, wird die erste Rippe nach hinten zum ersten Brustwirbelkörper verfolgt. Von hier aus erfolgt durch rippen- bzw. brustwirbelweises Zählen nach unten die Identifikation, wobei auf jedem Querschnittsbild höhere Rippen ventraler, tiefere Rippen dorsaler getroffen werden.

18.1.5 Wirbelsäule und paravertebraler Raum

Die Wirbelsäule als hauptsächlich tragende Längsachse gewährleistet eine minimale Beweglichkeit des Thorax für In- und Reklination sowie Lateralflexion und Rotation, vor allem aber die essentielle respiratorische Beweglichkeit der Rippen in ihren Gelenken zum Querfortsatz und zum Körper der korrespondierenden Wirbel. Während die Wirbelsäule den Duralsack mit dem Rückenmark im Spinalkanal schützend umgibt, treten die segmentären Nerven durch die Foramina intervertebralia, wiederum potentielle Engstellen, in den ungeschützten paravertebralen Raum aus, in welchem anterolateral des Wirbelkörpers vor den Rippenköpfchen ebenso ungeschützt der sympathische Grenzstrang mit seinen Ganglien in Längsrichtung verläuft. Funktionell ist das Zusammenspiel der Wirbelkörper, der Wirbelbogen mit den kleinen Gelenken, der Bandscheiben sowie der paraspinalen Muskeln (namentlich M. erector trunci) mit den übrigen Thoraxwandmuskeln entscheidend.

18.1.6 Lymphknoten

Eine Reihe von konstant vorhandenen Lymphknotenstationen versorgen nicht nur die Thoraxwand, sondern beteiligen sich meist auch an der lymphatischen Drainage von Pleura und Lunge (Tabelle 18.1): Die superioren diaphragmatischen oder kardiophrenischen Lymphknoten drainieren Teile der unteren Thorax- und oberen Abdominalwand, das Zwerchfell und empfangen auch Lymphe aus dem ganzen Peritonealraum.

Die parasternalen Lymphknoten im Bereich der A./V. mammaria interna (Abb. 18.2) drainieren das Sternum, die vordere mediale Thoraxwand einschließlich der medialen Mammaquadranten, die paraspinale Kette (ihre untersten Knoten stellen die retrokrurale Station dar, s. Abb. 18.1) neben dem Retroperitoneum die Wirbelsäule und ihre Umgebung, die interpektoralen Lymphknoten zwischen dem M. pectoralis major und dem M. pectoralis minor vor allem die Mamma, die axillären Lymphknoten neben den lateralen Mammaanteilen den gesamten Schultergürtel und Arm sowie Teile der oberen Thoraxwand, die supraklavikulären und die in der Thoraxapertur lokalisierten Lymphknoten schließlich drainieren neben der direkten Umgebung der oberen Thoraxwand den Hals, das Mediastinum, über axilläre Stationen die obere Extremität und links auch die untere Körperhälfte.

Merke ! Die Mehrheit der thorakalen Lymphknotenstationen – insbesondere die superior diaphragmatischen, axillären und in der Thoraxapertur gelegenen – drainieren nicht nur die benachbarte Region, sondern sind auch am Lymphabfluss anderer extrathorakaler Körperregionen beteiligt. Ihre Vergrößerung verlangt deshalb nicht nur eine regionäre Abklärung, sondern je nach Station auch eine Suche nach einer Ursache in der unteren Körperhälfte, der oberen Extremität oder dem Hals-Nasen-Ohren-Gebiet.

18.1.7 Pleura

Die normale Pleura, d.h. die Summe des parietalen und des viszeralen Blattes sowie des dazwischenliegenden virtuellen Pleuraraums erreicht lediglich 0,2–0,4 mm. Für die transpleurale Flüssigkeitsdynamik ist zusätzlich zum osmotischen Druck die Tatsache ausschlaggebend, dass die Gefäße des viszeralen Pleurablattes Lungengefäße mit den entsprechenden Drucken darstellen, jene des parietalen Blattes systemische Gefäße. Außen liegt der Pleura die fibroelastische Fascia endothoracica auf der Innenseite des Thoraxkorbes an, welche von der Pleura vor allem auf Höhe der vierten bis achten Rippe durch eine einige Millimeter messende extrapleurale Fettschicht getrennt wird. Während die parietale Pleura die Lunge außen mit Ausnahme des Hilus und des von hier nach unten ziehenden Ligamentum pulmonale umgibt, werden die Interlobien lediglich von viszeralen Pleurablättern gebildet. Das schräge Septum oder Hauptseptum zwischen den Unterlappen und den Ober- bzw. dem Mittellappen verläuft von hinten oben (rechts Th 4–5, links Th 3–4) nach vorne unten in Richtung des vorderen Sinus phrenicocostalis bzw. der ventralen Anteile der Pleura diaphragmatica. Es ist oben nach vorne konkav, unten nach vorne konvex gebogen und vor allem in den zentralen und medialen Anteilen oft unvollständig ausgebildet. Das nur

Tabelle 18.1. Thoraxwand-Lymphknoten und ihre Drainage-Areale

Station	In der Thoraxapertur (Venenwinkel)	Axilläre (inkl. infraklavikuläre)	Interpektorale	Um die A. thoracica interna (A. mammaria interna)	Superiore diaphragmatische (kardiophrenische)	Paravertebrale (inkl. retrokrurale)
Drainageareale	Obere mediale Thoraxwand	Obere laterale Thoraxwand	Vordere Thoraxwand	Vordere mediale Thoraxwand	Untere mediale Thoraxwand	Hintere mediale Thoraxwand
	Hals, Kopf	Obere Extremität			Zwerchfell (rechts > links)	Retroperitoneum
	Axilla, obere Extremität	Mamma (lateral)	Mamma (tief)	Mamma (medial)	Vorderes unteres Mediastinum	Hinteres Mediastinum
	D. thoracicus, Mediastinum			Superiore diaphragmatische LK	Leber, Peritonealraum (rechts > links)	
	Angrenzende Teile der Pleura und der Lunge (z. T. physiologisch, z. T. nur pathologisch)					

rechts zwischen Oberlappen und Mittellappen konstant vorhandene horizontale Septum oder Nebenseptum ist ebenfalls in 80% unvollständig und verläuft flach bis leicht oben konvex oder sogar gewellt. Das Ligamentum pulmonale, der kaudale Ausläufer des hilären Übergangs von der parietalen in die viszerale Pleura, umgibt in jedem Fall die unteren Lungenvenen, reicht aber oft weiter nach unten bis auf Zwerchfellhöhe. Neben der mechanischen Fixation des angrenzenden Unterlappens schafft es auch eine Verbindung zwischen der Lunge und dem Mediastinum mit Lymphknoten, welche somit eine pulmomediastinale Drainage unterhalb des Hilus ermöglichen.

Wegen der geringen Dicke ist die Pleura sowohl kostal als auch diaphragmal und mediastinal im Röntgenbild nicht erkennbar. Ihre vom Röntgenstrahl tangential getroffenen Umschlagsfalten stellen aber sehr gut erkennbare Grenzlinien zwischen lufthaltiger Lunge und weichteildichter Umgebung dar, deren Verlagerung oft Hinweise über Raumforderungen geben kann (Abb. 18.1). Interlobär imponiert die Pleura als feine Linie, wo sie parallel zum Strahlengang verläuft, also im seitlichen Strahlengang für das Haupt- und das Nebenseptum, im posteroanterioren (p.-a.) Strahlengang in der Regel nur für das horizontale Nebenseptum. In der Computertomographie wird die kostale Pleura oft zusammen mit der Fascia endothoracica und den Mm. intercostales interni als eine feine Linie erkannt, die im Interkostalraum gut abzugrenzen ist. Abhängig von der gewählten Schichtdicke und wiederum vom Verlauf gegenüber der axialen Schnittebene stellt sich die interlobäre Pleura sehr verschieden dar: Bei dicken Schichten (8–10 mm) ist das Interlobium in der Regel lediglich als gefäßfreie Zone zu lokalisieren, die auf Höhe des horizontalen Interlobiums flächenhaft die ventralen ca. zwei Drittel des Lungenquerschnitts einnimmt, auf den übrigen Höhen mediolateral bandförmig dem Verlauf des schrägen Interlobiums entspricht. Mittels Dünnschichttechnik, bei ausnahmsweise vertikalem Verlauf auch auf dickeren Schichten, kann die Summe der beiden sich anliegenden viszeralen Pleurablätter als feine Linie identifiziert werden, so dass hier auch die Lappenzuordnung eines pathologischen Prozesses viel präziser geschieht.

Merke ! Die Pleurahöhle als Bewegung vermittelnder virtueller Raum zwischen Thoraxwand, Zwerchfell und Mediastinum einerseits und der Lunge andererseits wird bei degenerativen, traumatischen, entzündlichen und neoplastischen Erkrankungen der Umgebung häufig beteiligt. Die Kenntnis der engen topographischen Beziehungen hilft nicht selten, aufgrund der sensitiv zu erfassenden Pleurabegleitveränderungen einen Prozess der Umgebung zu entdecken.

18.2 Radiologische Muster im Bereich der Thoraxwand und Pleura

18.2.1 Ossäre Muster

In der Thoraxwand sind im Röntgenbild ossäre Veränderungen, abgesehen von Überlagerungen, trotz des bei Hartstrahltechnik verminderten Kontrastes erstaunlich gut erkennbar (Fraser et al. 1991). Sie gleichen den analogen Befunden in anderen Körperpartien, und relativ spezifische Muster sind lediglich beim Rippentrauma (s. Kap. 13) und im Falle des Vorliegens von Rippenusuren zu finden. Dabei handelt es sich um randständige, scharf begrenzte, oft randsklerosierte, 2–4 mm breite Osteolysen, die häufiger an der unteren, aber nicht selten auch an der oberen Rippenkontur vorkommen (Abb. 18.3).

Entsprechend den nahen topographischen Beziehungen sind es am Unterrand in erster Linie von vergrößerten interkostalen Arterien, Venen oder Nerven induzierte Veränderungen, während am Oberrand Kollagenosen und seltenere Erkrankungen Usuren verursachen können (s. Tabelle 18.2).

Tabelle 18.2. Ursachen von Rippenusuren

Unterrand	Arteriell	Kollateralen bei Aortenisthmusstenose, Aortenthrombose, Stenose der A. subclavia (Takayasu, Z. n. Blalock-Taussig-Operation), pulmonale Oligämie
	Venös	Obstruktion der V. cava superior, arteriovenöse Fisteln (interkostal, pulmonal)
	Neurogen	Neurinome (v. a. Neurofibromatose, M. Recklinghausen)
	Ossär	Hyperparathyreoidismus, Thalassämie, iatrogen (z. B. nach Drain)
	Idiopathisch	
Oberrand	Kollagenose	chronische Polyarthritis, Lupus erythematodes disseminatus, systemische Sklerose
	Ossär	Hyperparathyreoidismus, iatrogen (z. B. nach Drain)
	Verschiedene	Poliomyelitis, Neurofibromatose, Radiotherapie, Marfan-Syndrom

18.2.4 Weichteiltumoren

Weichteiltumoren und -schwellungen der Thoraxwand jeder Ätiologie gilt es primär von technischen Seitendifferenzen (wie Rotation, asymmetrische Zentrierung, Heel-Effekt) zu unterscheiden; dies ist leichter, je umschriebener die Volumenvermehrung lokalisiert ist, und es wird umso schwieriger, je ausgedehnter der Befund ist. Kann schon beim gesunden Adipösen, bei Frauen oder bei Männern mit Lipo- bzw. Gynäkomastie auf der alleinigen p.-a.-Projektion die weichteilbedingte Transparenzminderung unter Umständen kaum von einer intrathorakalen bedeutungsvollen Transparenzminderung unterschieden werden, so gilt dies erst recht für die normalen Mamillen oder kleine Hauttumoren, welche mittels Metallmarkierung, in der zweiten senkrechten Projektion oder in der rotierenden Durchleuchtung von Lungenrundherden zu unterscheiden sind. Folgende Merkmale können indessen sehr hilfreich sein (Abb. 18.6):

1) Gestielte Hauttumoren: Ähnlich der Mamma weisen gestielte Tumoren der Haut oft eine zum Strahlengang parallele und damit scharf abgebildete untere Kontur, aber infolge des kontinuierlichen Auslaufens nach oben eine oben fehlende Kontur im Röntgenbild auf.
2) Tangential getroffene extrathorakale Tumoren: Diese finden auf der Innenseite an den Rippen Widerstand und wachsen deshalb bevorzugt nach außen, sodass bei richtiger tangentialer Projektion eine deutliche Hautkonturauftreibung zu erkennen ist. Ähnlich zu verstehen ist die Tatsache, dass extrathorakale Raumforderungen in der Projektion zwar zum Teil die Lunge überlagern, aber gleichzeitig die Pleura parietalis nach außen überschreiten. Extrathorakal bedingte rundliche Transparenzminderungen sind oft nur in einer Projektion abgrenzbar und gehen in der dazu senkrechten Ebene in den Weichteilen auf; dieses Merkmal ist allerdings nicht spezifisch, da auch pulmonale Herde mitunter in der zweiten Ebene nicht mehr zu erkennen sind.
3) Die Nachbarschaft zum Thoraxwandskelett führt gehäuft zu ossären Veränderungen, namentlich Druckusuren, Periostreaktionen, aber auch zu einer Sklerosierung, was die Zuordnung der Weichteilschwellung erleichtert; umgekehrt sind primäre Knochenveränderungen nicht selten von einem sekundären Weichteilprozess (Hämatom Abb. 18.7, Weichteilödem, tumoröse Weichteilinfiltration) begleitet.
4) Wachstum ins Thoraxinnere: Mit oder ohne begleitende Knochenveränderungen können Thoraxwandprozesse ins Thoraxinnere vorwachsen. Sie imponieren dabei – ununterscheidbar von Pleuraprozessen – als *extrapulmonale Raumforderungen* und präsentieren folgende charakteristische Konstellation: Eine scharfe Begrenzung zur Lunge (bedingt durch die anatomisch erhaltene Grenze der verlagerten Pleura), eine Konvexität gegen den Hilus, ein fehlendes Pneumobronchogramm (trotz intrathorakaler Lage) und einen stumpfen Winkel zwischen der Pleura über der Läsion und ihrer Fortsetzung im nicht betroffenen Abschnitt.

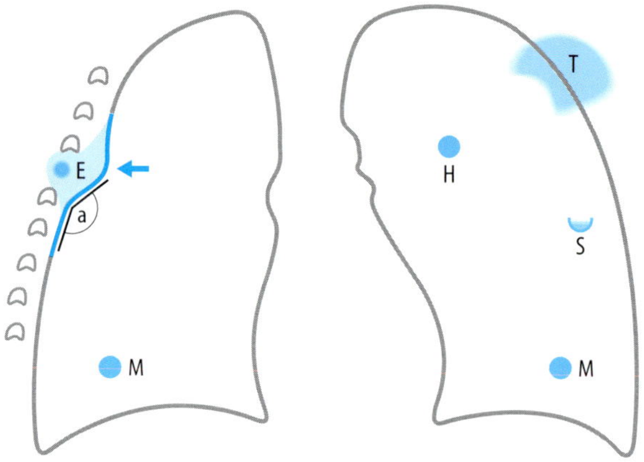

Abb. 18.6. Schema des Verhaltens von Thoraxwandtumoren in der Röntgenuntersuchung. *E* Thoraxwandraumforderung mit den Kriterien einer extrapulmonalen Massenläsion: Konvexität zur Lunge (*Pfeil*), stumpfer Winkel a zur Pleura, scharfe Begrenzung, fehlendes Pneumobronchogramm. Die Rippendestruktion unterscheidet die Thoraxwandläsion von der rein pleuralen Läsion. *H* Hauttumor, *M* Mamillen, *S* gestielter Hauttumor, *T* unscharfe, die Lungengrenze überschreitende Transparenzminderung infolge Raumforderung

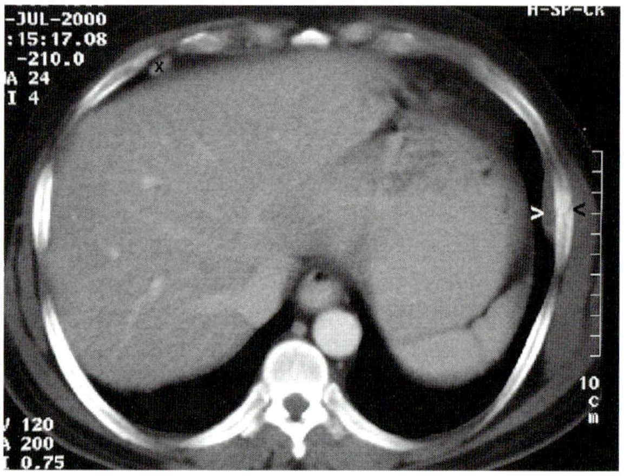

Abb. 18.7. Extrapleurales Hämatom bei Rippenfraktur. Diese im Röntgenbild bei einer Patientin mit rezidivierendem Ovarialkarzinom (×) neu nachgewiesene extrapulmonale Weichteilmasse (>) wurde angesichts der Anamnese primär als tumorsuspekt interpretiert, bevor die CT die zugrunde liegende, kaum dislozierte Rippenfraktur zeigte

Merke ! Die Röntgenuntersuchung erkennt an der Thoraxwand nur wenige Muster, neben den ossären Befunden das Weichteilempysem, Weichteilverkalkungen und Weichteiltumoren im weitesten Sinne des Wortes. Diese gilt es wegen der Superposition und der damit verbundenen Verwechslungsgefahr aufgrund der beschriebenen Zeichen und nötigenfalls einer zweiten Projektion von Veränderungen der tiefer liegenden viszeralen Strukturen zu unterscheiden.

An der *Pleura* kommen pathologische Veränderungen unabhängig von der Ursache in drei radiologischen Mustern zum Ausdruck: dem Pneumothorax, dem Pleuraerguss und der soliden Pleuraverdickung, welche sich mehr flächenhaft oder mehr umschrieben raumfordernd manifestieren kann.

18.2.5 Pneumothorax

Der Pneumothorax, die Gasansammlung zwischen dem viszeralen und dem parietalen Pleurablatt, also in der sonst nur wenig Flüssigkeit enthaltenden, volumenmäßig fast inexistenten Pleurahöhle, entsteht durch Gaseintritt mit konsekutivem Kollaps der elastischen Lunge. Durch eine Vielzahl von Ursachen bedingt (Tabelle 18.4), kann er sehr klein sein bei minimalem Defekt, bei Pleuraadhäsionen und bei pathologisch veränderter, nicht kollapsfähiger Lunge (z.B. Kontusion, Emphysem); er kann andererseits auch fast die ganze Thoraxhöhle einnehmen und sich gar, bei Ausbildung eines Ventilmechanismus, in Form eines Spannungspneumothorax weiter vergrößern, wobei er das Zwerchfell nach unten drückt, die Thoraxwand dehnt und das Mediastinum zur Gegenseite verlagert, so dass es zur lebensbedrohenden Abklemmung der großen systemischen Venen kommt.

Bei Pneumothoraxentstehung empfindet der Patient meist einen heftigen Schmerz, verbunden mit Dyspnoe und Husten bei Lagewechsel. Pathophysiologisch entspricht der Pneumothorax primär bei fehlender Ventilation und erhaltener Perfusion einem Shunt; sekundär kommt es meist zu einer Hypoperfusion der kollabierten Lunge.

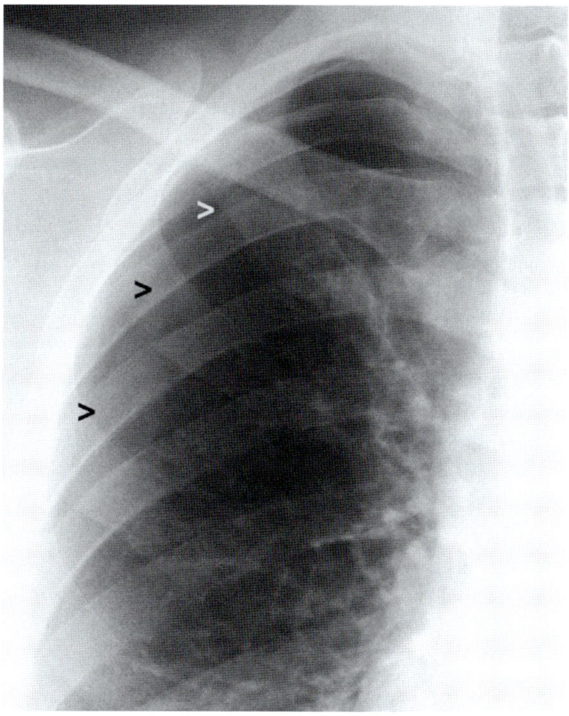

Abb. 18.8. Kleiner Mantelpneumothorax rechts. Die vergrößerte Aufnahme zeigt die scharfe Linie der Pleura visceralis (>) 1–2 cm innerhalb der Rippeninnenkonturen, mit einem transparenteren Raum frei von Lungenstruktur dazwischen. Im Gegensatz zu Hautfalten ist diese Linie nie über die Rippen hinaus nach außen zu verfolgen

CAVE ! Sofortiger Therapiezwang besteht neben dem Spannungspneumothorax bei bilateralem Pneumothorax und bei einseitigem Pneumothorax im Falle einer geschädigten, funktionell insuffizienten Gegenlunge.

Tabelle 18.4. Ursachen des Pneumothorax

Lufteintritt aus	Ursachen
Lunge	Spontanpneumothorax (Ruptur einer subpleuralen Bulla), Trauma der Lunge und der viszeralen Pleura, iatrogen (akzidentelle Punktion bei Einlage eines zentralen Venenkatheters, Biopsie, Pleurapunktion, Überdruckbeatmung, Leck nach Lungenresektion), Bronchusobstruktion, Emphysem, Abszess, Tuberkulose, interstitielles Emphysem (z.B. fortgeleitet aus Mediastinum) Weniger häufig: Mykose, Parasitose, Karzinom, Metastase (Osteosarkom), Infarkt, Langerhanszell-Histiozytose, Lymphangioleiomyomatose, toxische Gasinhalation
Außenwelt	Offenes Trauma, iatrogen, pleurokutane Fistel
Mediastinum	Ösophagusruptur, andere Ursachen eines Mediastinalemphysems
Abdomen	Jede Ursache eines Pneumoperitoneums (transdiaphragmal, selten Lücken)

Die radiologisch erkennbaren Zeichen hängen primär vom Pneumothoraxvolumen und der Lage des Patienten ab. Die von der Rippeninnenkontur (Pleura parietalis) in Richtung Hilus verlagerte Pleura visceralis kann als feine Linie meist parallel zur Pleura parietalis erkannt werden (Abb. 18.8). Die Lungengefäße überschreiten diese Linie nach außen nicht. Peripher davon liegt also ein strukturfreier Luftraum vor. In aufrechter Position sind diese Befunde apikal oder apikolateral in Form eines Spitzen- oder Mantelpneumothorax meist leicht erkennbar, wobei gemäss Collins et al. (1995) durch Messen der Distanz zwischen den Pleurablättern in verschiedenen Lokalisationen eine grobe Quantifizierung möglich ist.

Bei größerem Volumen oder bei Adhäsionen ist die Luft auch im mediastinalen, interlobären oder subpulmonalen Pleuraspalt erkennbar. Auf diese Lokalisationen, unter Umständen lediglich in Form einer etwas verbesserten Abgrenzbarkeit der angrenzenden extrapulmonalen Strukturen zur Lunge, gilt es bei der Untersuchung in Rückenlage besonders zu achten, wobei hier die Sensitivität der anteroposterioren Thoraxprojektion ohnehin deutlich sinkt, da die Luft sich primär ventral verteilt und die Pleura visceralis nirgends parallel zum Strahlengang an Luft grenzt. Differentialdiagnostisch muss der Pneumothorax von Hautfalten (in Rückenlage, Lungengefäße sind darüber hinaus weiter zu verfolgen), großen subpleuralen Bullae, extrapleuralem Gas und einem Weichteilemphysem abgegrenzt werden; letzteres erschwert auch die Erkennung des Pneumothorax. Zum besseren Nachweis eines kleinen Pneumothorax wird oft eine Expirationsaufnahme empfohlen, da diese bei abnehmendem Thoraxvolumen einen prozentual höheren Pneumothoraxanteil und damit theoretisch einen höheren Kontrast schafft. Aufgrund neuerer Untersuchungen ist indessen die Inspirationsaufnahme der Expiration für den Pneumothoraxnachweis gleichwertig und - weil bezüglich der Lunge überlegen - vorzuziehen (Seow et al. 1997). Kleinste Mengen freier Luft können im horizontalen Strahlengang bei Lagerung auf der gesunden Seite zwischen lateraler Thoraxwand und Lunge, in Rückenlage ventral und - vom erfahrenen Untersucher - sonographisch nachgewiesen werden. Diese Methoden spielen in der täglichen Diagnostik jedoch nur eine untergeordnete Rolle, da sie bei Adhäsionen oder bei schwerkranken bzw. verletzten Patienten nur beschränkt taugen und die Computertomographie hoch sensitiv einen zuverlässigen vollständigen Überblick über alle Anteile der Pleurahöhle ermöglicht, was insbesondere auch für die unter Überdruckbeatmung gehäuft auftretenden kleinen Spannungspneumothoraces gilt.

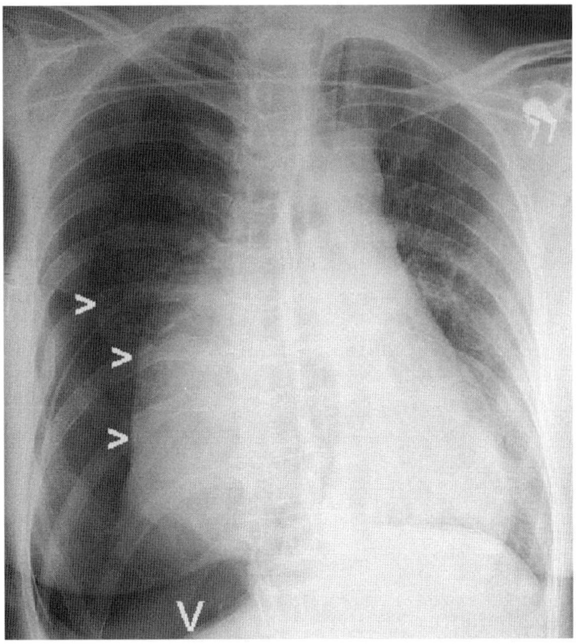

Abb. 18.9. Spannungspneumothorax nach Jugularvenenkathetereinlage. Ein sich über einen Ventilmechanismus in der verletzten Pleura aufbauender Überdruck in der rechten Pleurahöhle führt zum Kollaps der rechten Lunge mit scharf abgrenzbarer Pleura visceralis (>), einer Umkehr des rechten Zwerchfelles mit kranial konkaver Kontur (*v*), einer Mediastinalverlagerung nach links (einschließlich Herz, Trachea, Katheter in V. cava und mediastinale Pleuraumschlagsfalten) sowie zur Verbreiterung der Interkostalräume rechts. Dysfunktion des Pleuradrains rechts. Nach Einlage einer Pleuradrainage muss deshalb bei entsprechender Klinik an einen Spannungspneumothorax gedacht werden: primär sollte eine Röntgenaufnahme, bei unklarem Befund eine CT angefertigt werden

Im Röntgenbild können verschiedene Zeichen auf einen *Spannungspneumothorax* hinweisen (Abb. 18.9): Der vollständige Kollaps der Lunge ist nur bei gesundem Parenchym vorhanden und nicht beweisend. Eine Mediastinalverlagerung zur Gegenseite, eine Abflachung des Zwerchfells, nicht selten eine Umkehr des vorderen Sinus phrenicocostalis mit konkaver oberer Kontur in der Liegendaufnahme sowie Herzkonturveränderungen (namentlich ein kleines Herz infolge Abklemmung des venösen Rückflusses) sind zuverlässigere Zeichen, auf die es besonders bei pathologisch verändertem Lungenparenchym zu achten gilt.

Als Komplikation der ab einem Volumen von 25% oft erforderlichen Pneumothoraxtherapie mittels Punktion oder Drainage wird das einseitige Entfaltungslungenödem beobachtet, welches bei großem Pneumothorax, vollständigem Lungenkollaps, zu rascher Therapie und nach langer Pneumothoraxdauer gehäuft beschrieben wird.

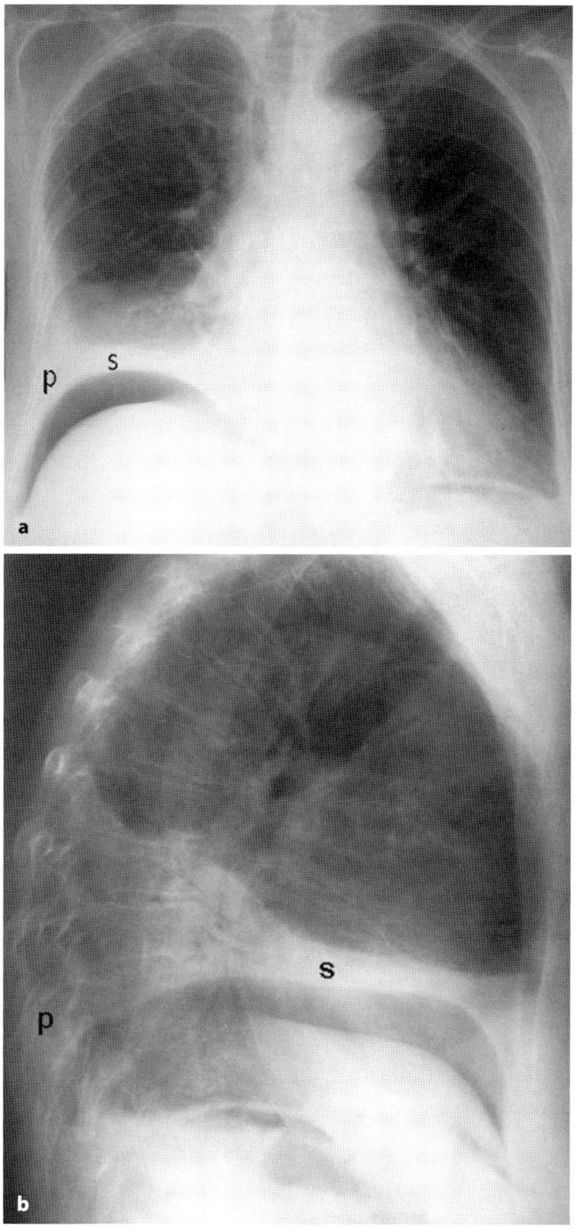

Abb. 18.10 a, b. Winkel- und subpulmonaler Erguss rechts. Das Pneumoperitoneum markiert die untere Zwerchfellbegrenzung, sodass die Ausdehnung des Ergusses mit seinen Anteilen subpulmonal (*s*) und im Sinus phrenicocostalis (*p*), hier mit der charakteristischen konkaven Begrenzung zur komprimierten Lunge sehr deutlich zu erkennen ist

18.2.6 Pleuraerguss

Analog zum Pneumothorax entfaltet sich die Pleurahöhle auch beim Pleuraerguss und ist dann mit Flüssigkeit statt Gas gefüllt. Die Zahl möglicher Ursachen ist hier noch viel größer (Tabelle 18.5). Die Erkennbarkeit eines Ergusses mittels Bildgebung hängt in erster Linie von der Lokalisation und der Menge der Flüssigkeit ab, die Lokalisation ihrerseits von der Schwerkraft, den elastischen Eigenschaften der Lunge und allfälligen Adhäsionen, sodass wiederum vor allem lageabhängig die Zeichen stark variieren.

In *aufrechter Position* sammelt sich die Flüssigkeit zuerst im Sinus phrenicocostalis, welcher dorsal am tiefsten verläuft, so dass zuerst im Seitbild, später auch im p.-a.-Bild lateral der spitze Winkel aufgehoben wird und durch eine lungenwärts konkave Transparenzminderung des Sinus ersetzt wird (Abb. 18.10). Oft kombiniert sich dieser Befund mit einer subpulmonalen Flüssigkeitsverteilung (Abb. 18.10), die links zu einer Distanzvermehrung zwischen Magenluftblase im Fundus und unterer Lungengrenze auf mehr als 15 mm führt. Rechts ist die subpulmonale Ergussbildung wegen der unter dem Zwerchfell liegenden Leber schwieriger zu erkennen.

Charakteristisch ist beidseits die Lateralisierung der nach oben gerichteten Konvexität, welche nicht mehr der Zwerchfellkuppe, sondern der oberen Begrenzung des Ergusses entspricht (Abb. 18.11). Das Phänomen der auf ca. zwei Dritteln der Strecke zwischen Mediastinum und lateraler Thoraxwand dicksten Flüssigkeitsschicht ist wahrscheinlich durch die medial vorhandene Fixation des Unterlappens über das Ligamentum pulmonale zu erklären. Nimmt die Flüssigkeitsmenge weiter zu, so dehnt sie sich ins schräge und das horizontale Interlobium, vor allem aber zwischen Thoraxwand und Lunge weiter nach oben aus, fast immer mit hiluswärts konkaver Begrenzung und unter spitzem Auslaufen nach oben. Große Ergussmengen umgeben die Lunge zirkulär bis zur Thoraxspitze (Abb. 18.12) und dringen auch ins horizontale Interlobium ein.

Im Liegen ist der kleine Pleuraerguss im anteroposterioren (a.-p.) Röntgenbild bedeutend schwieriger und mit geringerer Sensitivität zu diagnostizieren als in aufrechter Position. Die Flüssigkeit fließt dabei nach dorsal aus, ist also nirgends randbildend und die ihr anliegende viszerale Pleuraoberfläche damit nicht parallel zum Strahlengang. Es resultiert deshalb lediglich eine diskrete, oft von technischen Faktoren, einer Weichteilüberlagerung, einer Lungenpathologie oder – ausnahmsweise – sogar einer Zwerchfellhernie kaum unterscheidbare unilaterale Transparenzminderung (Popli et al. 1995). Erst größere Mengen ab ca. 200 ml werden laterobasal, lateral, basal in Form einer verschwindenden Zwerchfellkontur oder gar im horizontalen Interlobium und apikal erkannt. Erschwerend kommt hinzu, dass der ergussbedingte Lungenkollaps und allfällige unabhängige pathologische basale Lungenveränderungen den Erguss überlagern und die Differenzierung zwischen pleuraler und pulmonaler Komponente sehr schwierig sein kann.

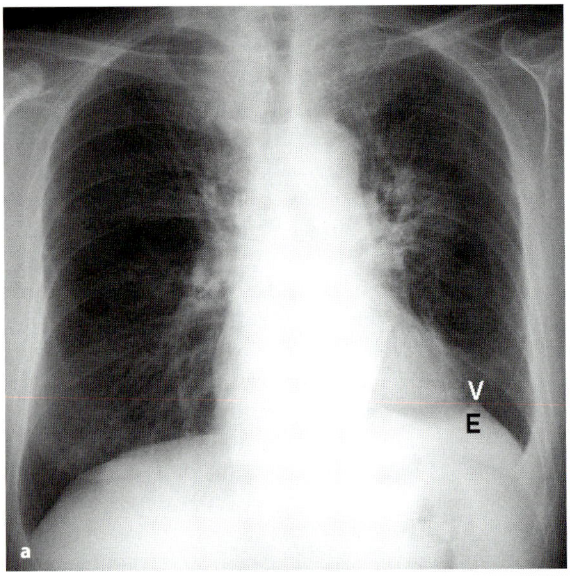

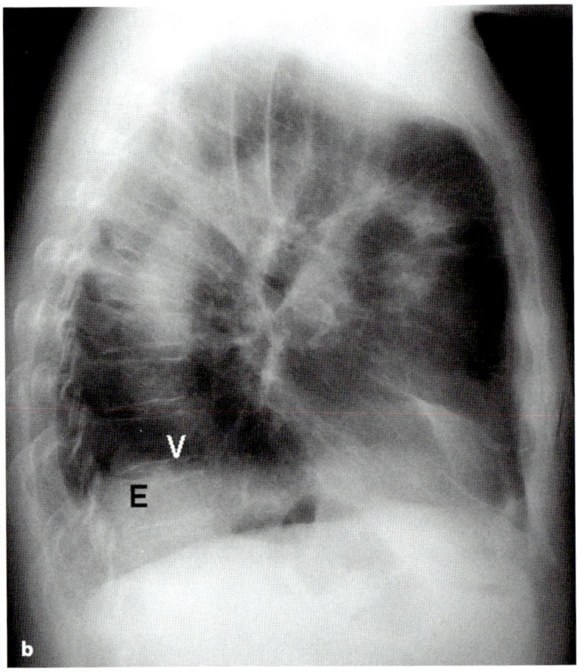

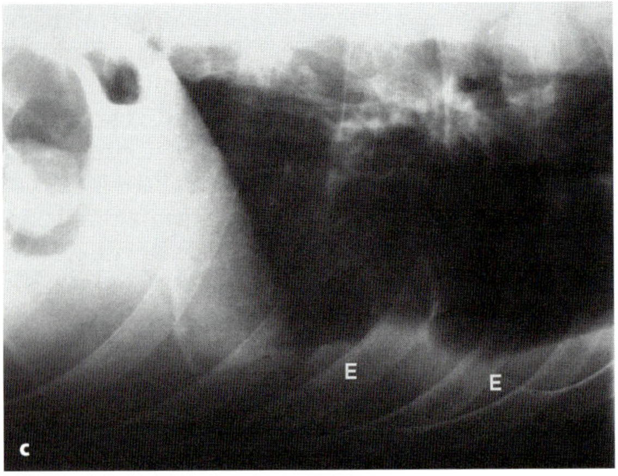

Abb. 18.11 a–c. Vorwiegend subpulmonaler Erguss links, und zentrales Bronchuskarzinom links. **a** Pseudozwerchfellhochstand (*V*), welcher aber der Grenze zwischen Lunge und Erguss (*E*) entspricht. **b** Im Seitbild wird die vermehrte Distanz zwischen Luft im Magen und unterer Lungenbegrenzung deutlich. **c** Die Ergussaufnahme in Linksseitenlage bestätigt die große ausfließende Menge Flüssigkeit (*E*)

Tabelle 18.5. Ursachen des Pleuraergusses

Ort der Ursache	Häufig	Selten
Lunge	Infekt (bakterielle, virale, mykotische Pneumonie, auch Tuberkulose; Abszess), Malignom (Bronchuskarzinom, Lymphom, Metastase), Lungenembolie/Infarkt, iatrogen (Punktion, OP)	Parasiten, Löffler-Syndrom, multiples Myelom
Mediastinum	Links- oder Rechtsherzinsuffizienz jeder Ursache, Aortenaneurysma, -dissektion, -ruptur	Ösophagusruptur, Obstruktion der V. cava inferior/azygos, Obstruktion von D. thoracicus oder LK in der Thoraxwand, Dressler-Syndrom (bei Myokardinfarkt oder postoperativ)
Pleura	Pleuritis, Neoplasie (sekundär, primär)	Asbestexposition
Thoraxwand	Trauma (z. B. Rippenfraktur), iatrogen (Gefäßverletzung, Infusothorax)	Übergreifen von Tumor oder Entzündung
Abdomen	Infekt (subphrenischer Abszess, Leber, Peritonitis), Pankreatitis, Leberzirrhose mit Aszites, Malignom mit Peritonealbefall	Meigs-Syndrom (benigner Ovarialtumor), M. Whipple
Systemische Affektion	Infekt, Lymphom, Hypoproteinämie, Überwässerung (z.B. bei Niereninsuffizienz), Antikoagulation	Myxödem, Lupus erythematodes disseminatus, Chronische Polyarthritis

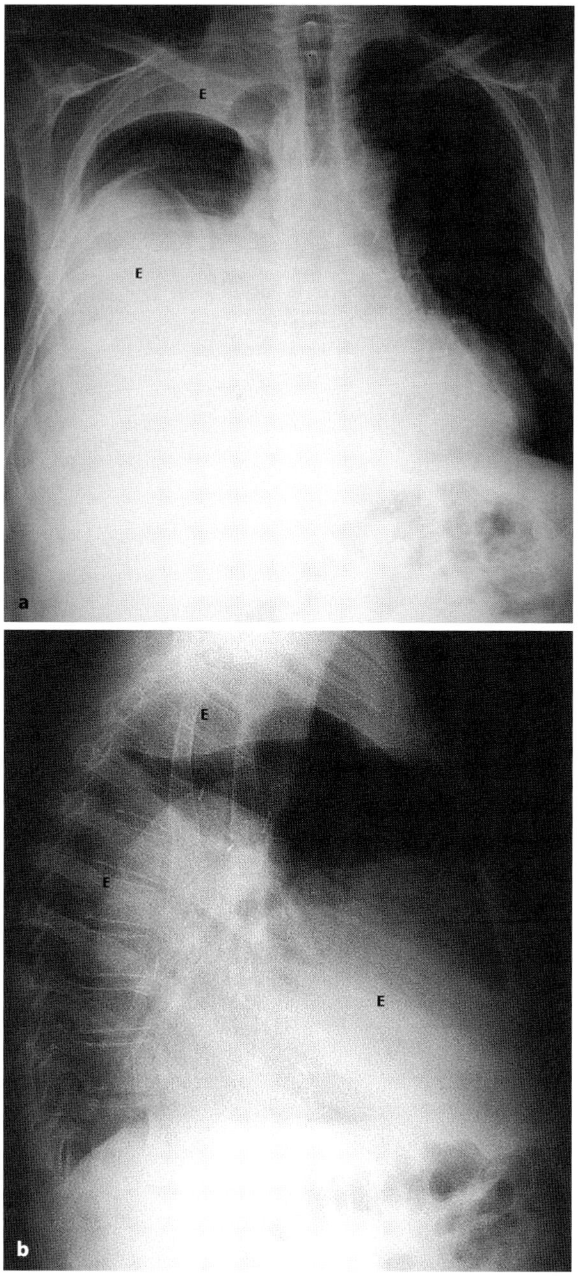

Abb. 18.12 a, b. Sehr großer Pleuraerguss bei Chylothorax. Bei sehr großen Ergussmengen (*E*) wird die Lunge hochgradig komprimiert; die Flüssigkeit erstreckt sich dann angesichts der Fixation der Lunge am Hilus sogar in aufrechter Position bis in die Thoraxspitze. Status nach Ösophagusresektion mit Magenhochzug und Lymphadenektomie, trotz Drainage sammelte sich die Lymphe wiederholt in der rechten Pleurahöhle

Historisch wurde die Seitenlage (auf der kranken Seite) mit horizontalem Strahlengang zum Nachweis des ausfließenden kleinen Ergusses (ab ca. 50 ml) nach lateral zwischen Pleura parietalis und visceralis eingesetzt, diese Projektion ist aufwendig und versagt bei Abkapselung. Heute steht die selbst mobil auf der Intensivstation leicht einsetzbare Sonographie klar an erster Stelle, wenn es um den Nachweis eines kleinen Pleuraergusses geht: Die echofreie Zone und das verstärkte Schallecho der dorsalen Begrenzung der vor allem in abhängigen Anteilen des Pleuraraums zu suchenden Flüssigkeit bringt die Klärung binnen weniger Minuten und gestattet auch die gefahrlose Aspiration selbst winziger Mengen des Ergusses.

Atypische *abgekapselte Pleuraergusslokalisationen* sind beim Vorliegen von Adhäsionen die Regel: Bei fehlender oder geringer Beteiligung des subpulmonalen Raumes und der Sinus phrenicocostales finden sich in den kostalen, mediastinalen oder interlobären Anteilen des Pleuraraums umschriebene Kollektionen, zumeist in einer Projektion der Thoraxröntgenuntersuchung relativ scharf und linear begrenzt, bikonvex oder konkav-konvex, senkrecht dazu oft unscharf. Klassisch ist der abgekapselte, sog. „hängende Pleuraerguss" im schrägen oder horizontalen Interlobium mit typischer bikonvexer Form im Seitbild, aber oft rundlicher unscharfer Kontur im p.-a.-Bild (Abb. 18.13); diesen bei Herzinsuffizienz unter Dehydrationstherapie rasch verschwindenden Pseudotumor gilt es vom echten pulmonalen Rundherd zu differenzieren.

Schwierig wird die Bestimmung der genauen Pleuraergussausdehnung bei Abkapselung und gleichzeitiger Lungenpathologie. Selbst die Sonographie vermag hier, etwa bei beatmeten Intensivtherapiepatienten, oft nicht die nötige Information zu liefern. In dieser Situation bietet die CT eine äußerst wertvolle Ergänzung: Unabhängig von der Lokalisation zeigt sie kleinste pleurale Flüssigkeitsansammlungen als homogen hypodense Zonen, in die kein Kontrastmittel aufgenommen wird. Die Kontrastmittelgabe ist vor allem bei hämorrhagischem oder infiziertem Erguss wichtig, da dieser nativ – abgesehen vom fehlenden Pneumobronchogramm – oft nicht von atelektatischer oder infiltrierter Lunge zu unterscheiden ist, die Lunge aber konstant Kontrastmittel aufnimmt. Leider ist die Nativdensitometrie des Ergusses (in der Regel 0–40 H. E.) bei oft erheblichen kardiorespiratorischen Artefakten nur von sehr limitierter Bedeutung, abgesehen vom frischen Hämatothorax mit deutlich erhöhter Dichte von ca. 40–70 H.E. gelingt die Differenzierung kaum. Dafür ist die CT eine vorzügliche Methode zur nichtinvasiven diagnostischen Aspiration oder therapeutischen Drainage auch kleiner, atypisch liegender Ergussmengen.

Anämien (z. B. der Thalassämie) gilt es zu beachten: die als paravertebrale Pseudotumoren imponierende extramedulläre Hämatopoese. Lobulierte, glatt begrenzte, der Wirbelsäule und den angrenzenden Rippen innen anliegende Weichteilläsionen zusammen mit der typischen Auftreibung und Veränderung der angrenzenden Rippen im Rahmen der intramedullären Hämatopoese ermöglichen die Zuordnung in der Bildgebung, die nötigenfalls mittels Szintigraphie oder Biopsie gesichert werden kann.

18.3.2 Thoraxwandskelett

Ossär steht in der *Wirbelsäule* die Kyphoskoliose im Vordergrund (Swischuk u. Stansberry 1991). Infolge der Rotation führt diese Deformität des Thoraxkorbes zu einer erschwerten Beurteilbarkeit des Herzens, des Mediastinums und des gestauchten bzw. gedehnten Lungengewebes im Röntgenbild. Als Komplikation dieser kongenitalen, sich während des Wachstums häufig verschlechternden Störung gilt vor allem die pulmonal-arterielle Hypertonie.

Rippenfehlbildungen, z. B. in Form von Gabelrippen oder Brücken, stellen zumeist funktionell bedeutungslose Anomalien dar. Halsrippen (Jeung et al. 1999), ob ossär oder lediglich fibrös-knorpelig ausgebildet, können indessen den Querschnitt der Thoraxapertur weiter einengen und so zu funktionellen Beeinträchtigungen der die Skalenuslücke passierenden vaskulären und neuralen Verbindungen führen.

Am *Sternum* stellt die Trichterbrust (Pectus excavatum) die bedeutendste Fehlbildung dar, eine Sternumdepression in Richtung der Wirbelsäule, welche nach unten zunimmt und zur Herzverlagerung, in der Regel nach links führt. Damit kann nicht nur das Herz im p.-a.-Bild vergrößert erscheinen (Abb. 18.16), infolge Auslöschung der rechten Herzkontur kann auch eine Mittellappenpathologie vor-

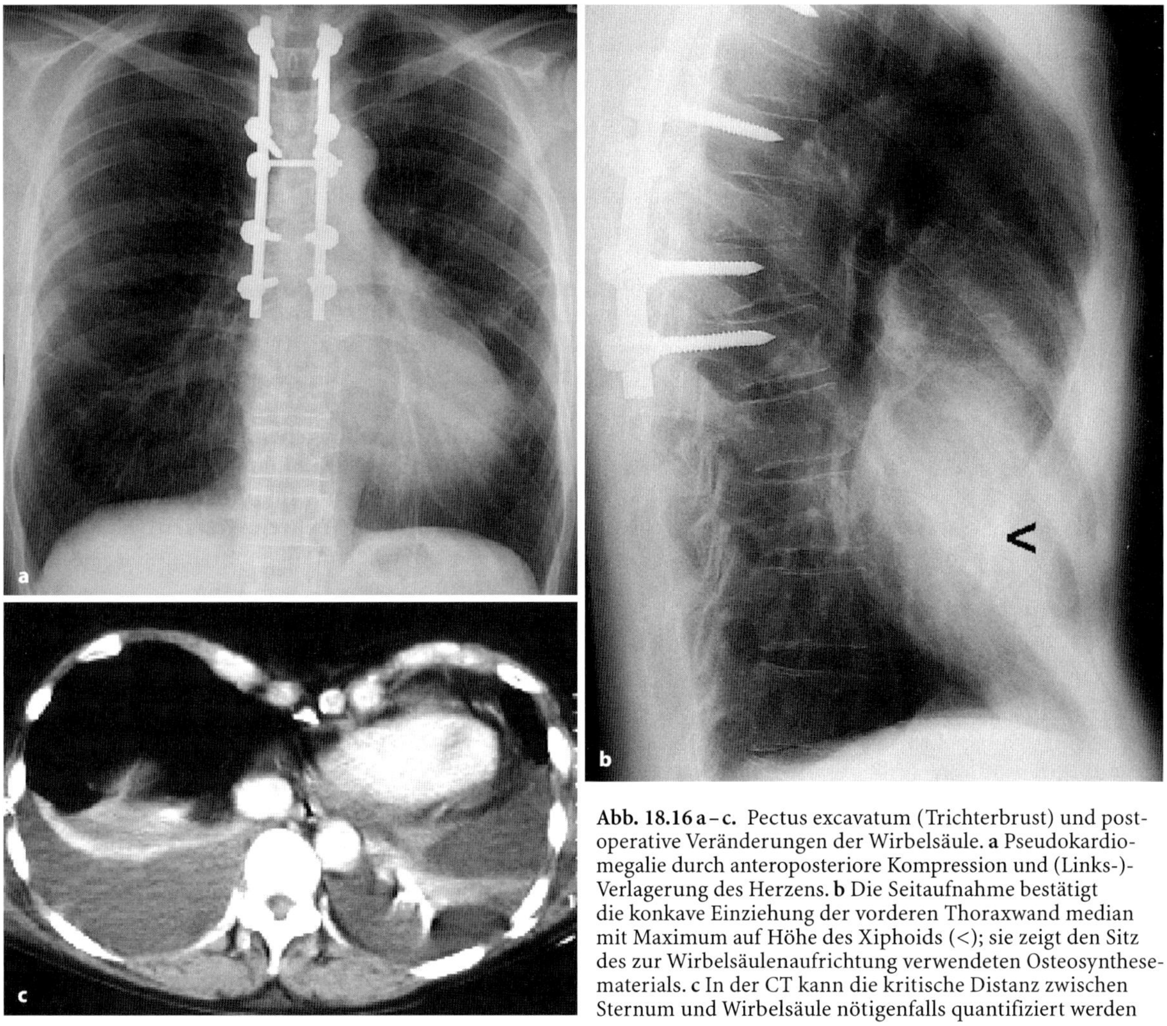

Abb. 18.16 a–c. Pectus excavatum (Trichterbrust) und postoperative Veränderungen der Wirbelsäule. **a** Pseudokardiomegalie durch anteroposteriore Kompression und (Links-)-Verlagerung des Herzens. **b** Die Seitaufnahme bestätigt die konkave Einziehung der vorderen Thoraxwand median mit Maximum auf Höhe des Xiphoids (<); sie zeigt den Sitz des zur Wirbelsäulenaufrichtung verwendeten Osteosynthesematerials. **c** In der CT kann die kritische Distanz zwischen Sternum und Wirbelsäule nötigenfalls quantifiziert werden

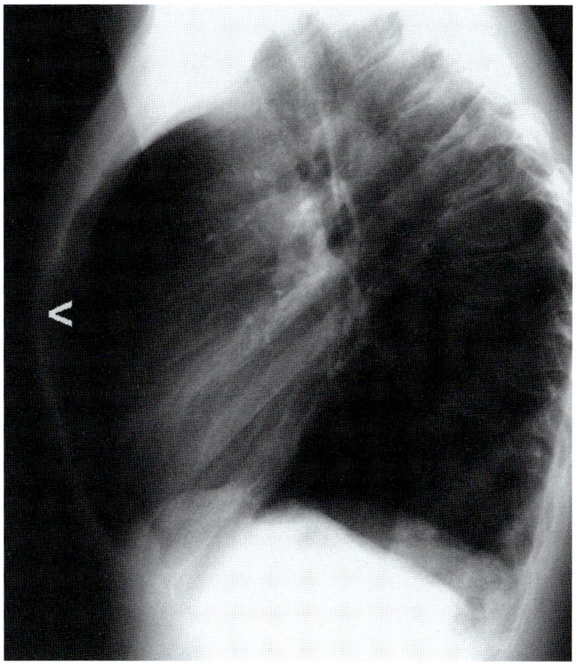

Abb. 18.17. Pectus carinatum. Vermehrter anteroposteriorer Durchmesser des Thorax mit konvexer Vorwölbung des Sternums (<)

getäuscht werden. CT und MRT sind selten indiziert, können aber ggf. die Situation klären, etwa vor einem operativen Eingriff, wie er aus kosmetischen Gründen und selten aufgrund der kardiovaskulären Konsequenzen indiziert sein kann. Die keilförmige Vorwölbung des Sternums nach außen (Pectus carinatum, Hühnerbrust; Abb. 18.17) ist weniger häufig und kann kongenital, aber auch erworben sein. Eine Sternumspalte als Defekt zwischen verschiedenen Anlagekernen hat lediglich als Kuriosität Bedeutung.

Die häufigste Anomalie der *Skapula* besteht in Form eines kongenitalen Hochstandes im Rahmen der Sprengel-Deformität, nicht selten kombiniert mit Rippen- und zervikalen Wirbelanomalien. Schließlich seien die gelegentlich zu Verwechslungen mit erworbenen Affektionen Anlass gebenden Varianten eines nicht fusionierten Kerns des Os acromiale sowie einer Fossa rhomboidea mit Defekt medial an der Unterkante der *Klavikula* erwähnt.

Merke ! Fehlbildungen der Thoraxwandweichteile und des Thoraxskeletts führen in erster Linie zu einer asymmetrischen oder atypischen Darstellung in der Bildgebung, die es von den meist schwerwiegenderen viszeralen Thoraxerkrankungen zu unterscheiden gilt. Wegen ihres raumfordernden Charakters nehmen die extramedulläre Hämatopoese und das Lymphangiom eine Sonderposition ein.

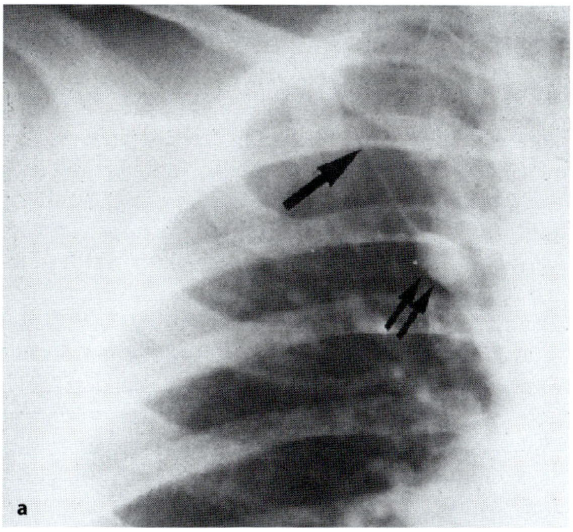

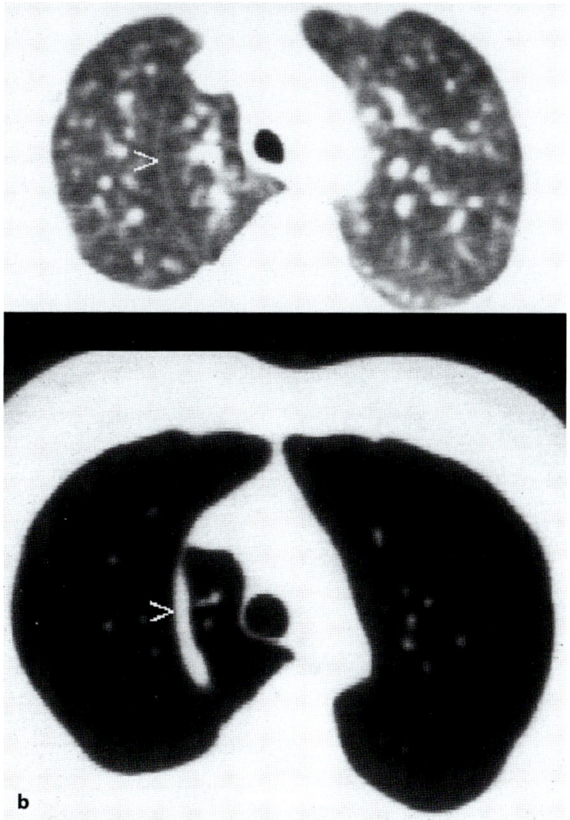

Abb. 18.18 a, b. Lobus venae azygos. **a** Im Thoraxröntgenbild ist die V. azygos vom Mediastinum durch Lungengewebe getrennt (*Doppelpfeil*), ihre Verbindung zur Thoraxspitze, welche aus vier Pleurablättern besteht, imponiert als feine Linie (*Pfeil*). **b** In der CT können sowohl das vierschichtige Pleuraseptum als feine Linie mit gefäßarmer Umgebung als auch an dessen Unterrand die V. azygos als kontinuierliches Gefäß erkannt werden (>)

18.3.3 Pleura

An der Pleura ist bereits im Normalfall die Ausprägung der Interlobien sehr variabel. Nicht selten kommen auch *akzessorische Interlobien* als zusätzliche Einstülpungen der Pleura visceralis vor, meist unter Erhaltung der typischen bronchovaskulären Aufzweigung. Das parakardiale Interlobium trennt das mediobasale Unterlappensegment als Lobus cardiacus ab und ist in der HR-CT zwischen dem Ligamentum pulmonale und dem schrägen Interlobium zwerchfellnah zu erkennen. Das horizontal verlaufende Interlobium zwischen dem apikalen und den basalen Unterlappensegmenten kommt, meist unvollständig, rechts häufiger vor, während links das sonst symmetrisch zum rechten Nebenseptum sich zwischen Lingula und restlichem Oberlappen fakultativ ausbildende Nebenseptum meist etwas höher lokalisiert ist.

Der *Lobus venae azygos* (0,4–1% der Population) entsteht durch Einstülpung der V. azygos von oben in die Lungenspitze mit einem sagittalen Verlauf des aus vier Pleurablättern bestehenden „Interlobiums". Die V. azygos stülpt also nicht nur die viszerale, sondern auch die parietale Pleura ein. Im p.-a.-Röntgenbild imponiert sie damit als rund-ovale Struktur, allerdings getrennt vom Mediastinum und mit einer sozusagen als „Aufhänger" imponierenden lateralkonvexen Linie zur Lungenspitze, dem Korrelat der vier Pleurablätter (Abb. 18.18).

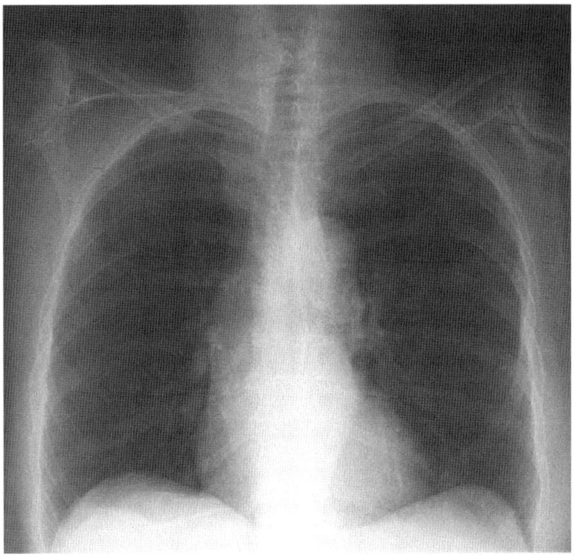

Abb. 18.19. Chronische Polyarthritis der Schultergelenke. Ausgebrannte Schultergelenksentzündung beidseits mit sekundärer Arthrose bei langjähriger Polyarthritis

18.4 Entzündungen

18.4.1 Nichtinfektiöse Entzündungen

Unter den nichtinfektiösen Entzündungen der Thoraxwand sind vor allem die rheumatischen Erkrankungen im weitesten Sinne zu erwähnen, welche neben den echten Gelenken auch die Synchondrosen und die Weichteile befallen können.

Die *chronische Polyarthritis*, in der Regel annähernd symmetrisch und primär an den kleinen Gelenken manifest, kann neben der Brustwirbelsäule am Thorax auch das Schultergelenk (Abb. 18.19), das Akromioklavikular- und das Sternoklavikulargelenk befallen, auch hier im Gegensatz zum Infekt eher polytop, verbunden mit einer Demineralisation und Usuren, später einer sekundären Arthrose.

Die *Spondylarthritis ankylosans* (*M. Bechterew*) befällt neben den Iliosakralgelenken und den peripheren großen Gelenken bevorzugt die Wirbelsäule. Gehäuft auftretend beim Vorhandensein des Antigens HLA B27 führt die Erkrankung meist beim jungen Mann am Thorax zu einer progressiven Ankylose nicht nur zwischen den Wirbelkörpern, sondern auch in den Kostovertebral- und Kostosternalgelenken mit der funktionellen Konsequenz einer restriktiven Atemstörung. Sind die Syndesmophyten im Thoraxröntgenbild der Brustwirbelsäule als typisch längsorientierte Spangen zu erkennen, oft am frühesten am thorakolumbalen Übergang, so liefert die Szintigraphie einen guten Überblick über die Entzündungsaktivität, die CT zeigt nötigenfalls die kostovertebralen und kostosternalen Verhältnisse im Detail. Auch andere seronegative Erkrankungen können sich an der Brustwirbelsäule und am Thorax manifestieren.

Beim *Tietze-Syndrom* handelt es sich um eine lokale Schwellung der Thoraxwand im Bereich der sternumnahen Rippenknorpel (insbesondere der zweiten Rippe), welche sehr schmerzhaft verläuft. Im Thoraxröntgenbild kann die Erkrankung nicht nachgewiesen werden, die meist nicht erforderliche Schnittbilddarstellung (CT, MRT) zeigt eine Verdickung des Knorpels, evt. eine Winkelung oder sternokostale Osteophyten.

Die *sternokostoklavikuläre Hyperostose* ist eine Erkrankung unbekannter Ursache, welche neben den medialen Klavikulaenden das obere Sternum und die anliegenden obersten Rippen einbezieht. Sie führt zu Usuren und einer massiven begleitenden Sklerosierung der erwähnten Skelettabschnitte (radiologisch sichtbar in der CT und konventionell-radiologisch; Abb. 18.20), in der MRT sind – entsprechend dem

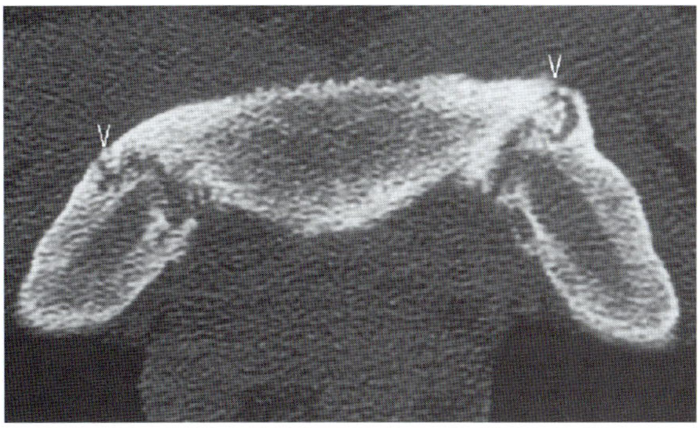

Abb. 18.20. Sternokostoklavikuläre Hyperostose. Usuren im Sternoklavikulargelenk beidseits (*V*) und eine Sklerosierung sowie Periostverdickung charakterisieren diese oft diagnostische Probleme aufgebende, subakut bis chronisch verlaufende Gelenksentzündung

vermehrten Wassergehalt – hyperintense Zonen im T2-gewichteten Bild sichtbar. Bioptisch nachweisbar ist unspezifisches Entzündungsgewebe ohne Nachweis eines Erregers. Klinisch bestehen Schmerzen und eine Schwellung, in der Bildgebung jedoch nur geringe Veränderungen der angrenzenden Weichteile. Es besteht eine enge Verwandtschaft zum Sappho-Syndrom, differentialdiagnostisch müssen eine Reihe von sklerosierenden bzw. hyperostotischen Prozessen unterschieden werden, vor allem die chronische, oft sequestrierende und auf ein Gelenk beschränkte pyogene sternoklavikulare Arthritis bzw. Osteomyelitis, die mit einer Volumenvermehrung verbundene Osteodystrophia deformans Paget der Klavikula, die in der Regel umschriebenere ischämische Nekrose (M. Friedrich) und eine Sklerose im Rahmen eines Osteoidosteoms oder Osteoms.

Ebenfalls im Formenkreis der rheumatischen Erkrankungen angesiedelt, kann die *Polymyalgia rheumatica* auch die Thoraxwand mit schmerzhaften Schwellungen befallen. Es kann bei dieser meist nach dem 50. Lebensjahr manifesten, mit der Riesenzell-Arteriitis verwandten Erkrankung zu entzündlichen Erosionen akromioklavikulär und sternoklavikulär kommen, und hinter einer vermuteten Periarthropathia humeroscapularis steckt beim älteren Menschen nicht selten eine Polymyalgia rheumatica.

Merke ! Nichtinfektiöse, oft immunologisch-rheumatologische Entzündungen beteiligen recht häufig die thorakalen Gelenke, Knorpel und den Pleuraraum.

18.4.2 Infektionen der Thoraxwand

Infektionen der Thoraxwand entstehen hämatogen, durch Keimeintritt über die verletzte oder primär erkrankte Haut oder durch Eindringen von Keimen aus Pleura, Abdomen, Hals oder Mediastinum. Die Ausdehnung kann umschrieben mit oder ohne eitrige Einschmelzung erfolgen, sie kann sich auch phlegmonös großflächig manifestieren und sogar von der primären Lokalisation in der Thoraxwand auf Pleura, Lunge, Abdominalwand oder auf den Hals übergreifen.

Hämatogene Infekte, ob im Skelett im Sinne einer Osteomyelitis, intraartikulär oder in den Weichteilen der Thoraxwand lokalisiert, unterscheiden sich nicht grundsätzlich von hämatogenen Infektionen in anderen Körperregionen. Die konventionelle Radiologie zeigt allenfalls eine Weichteilschwellung und – nach der üblichen Latenz – das entzündliche Reaktionsmuster mit Demineralisation, Periostreaktion und osteolytischer Usurierung. Die Weichteilschwellung erfüllt dabei die Kriterien der extrapulmonalen Massenläsion. Die Szintigraphie zeigt die Lokalisation des entzündlichen Geschehens sowohl im Knochenszintigramm für das Skelett als auch mittels radioaktiver Markierung von Entzündungszellen in den Weichteilen früh, die Schnittbildtechniken demonstrieren sehr sensitiv die lokalen morphologischen Veränderungen, jede mit ihren eigenen Vorteilen: So kann die Sonographie nicht nur zum Nachweis einer lokalen Weichteilschwellung, sondern auch zum Erregernachweis durch ultraschallgesteuerte diagnostische Aspiration des soliden oder eingeschmolzenen Herdes (z. B. eines subperiostalen Abszesses) wertvolle Dienste leisten, die CT zur genauen Darstellung des Ausmaßes und des Musters der ossären Zerstörung, die MRT zur frühen Erfassung und Lokalisation des Ödems in Knochenmark und Weichteilen sowie – nach Kontrastmittelgabe – einer Abszedierung (Sharif et al. 1989; Jeung et al. 1999).

Die *Infektion der Thoraxwand über die intakte Haut* tritt meist in Form kutan lokalisierter Prozesse (z. B. Furunkel) auf, die sich bei gestörter Abwehrkraft oder sehr aggressiven Keimen phlegmonös oder abszedierend in die Tiefe und die Umgebung ausbreiten können.

Klinisch häufiger und für die Bildgebung relevanter sind *Infekte über die Pforte der defekten Haut*, sei es posttraumatisch oder – vor allem – nach Operationen. Die Sternumosteitis, obwohl auch hämatogen und durch Übergreifen einer Infektion aus der Umgebung bzw. nach Radiotherapie bekannt, beruht am häufigsten auf einer Sternotomie (Goodman et al. 1993). In der CT sind fehlender Durchbau, evtl. eine

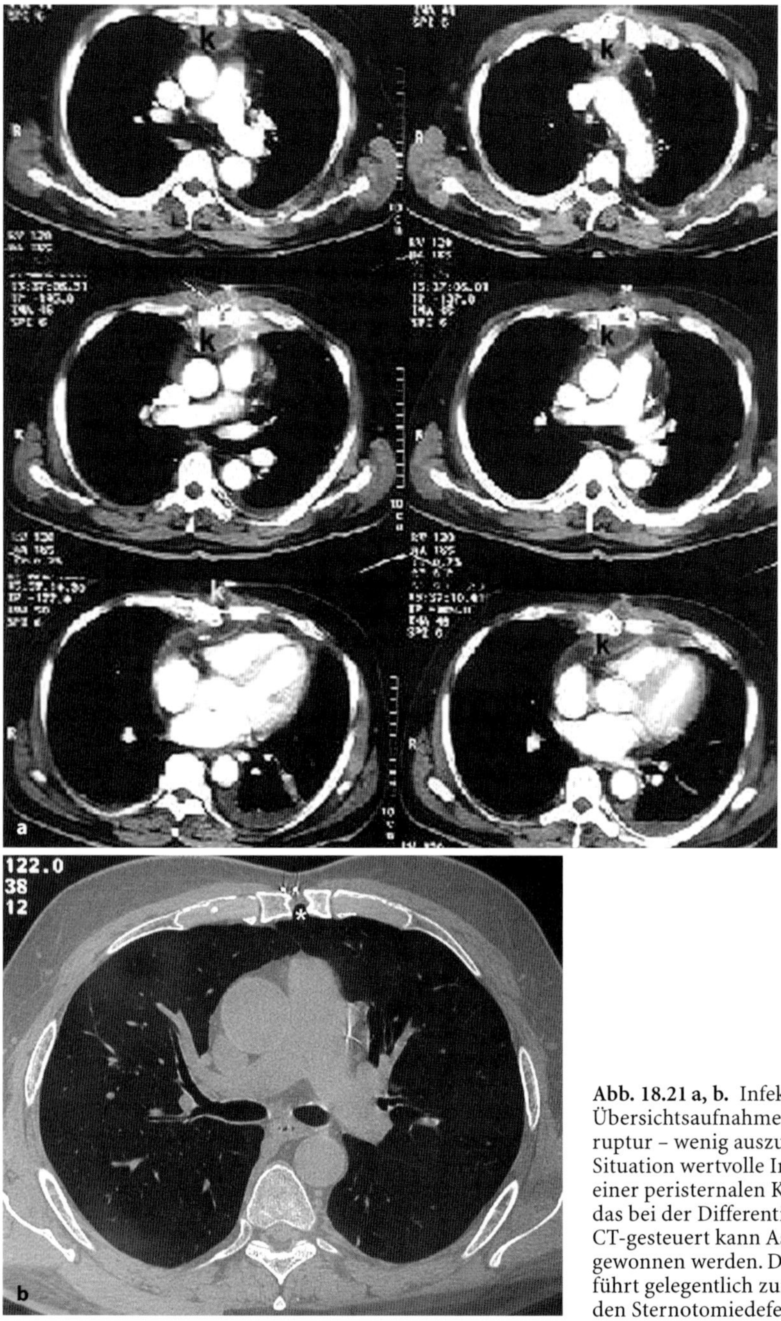

Abb. 18.21 a, b. Infekt nach Sternotomie. Während in der Übersichtsaufnahme oft – außer einer eventuellen Cerclageruptur – wenig auszusagen ist, liefert die CT in dieser Situation wertvolle Informationen durch den Nachweis einer peristernalen Kollektion mit Wandenhancement (*k*), das bei der Differentialdiagnose zum reinen Hämatom hilft. CT-gesteuert kann Aspirat zur bakteriologischen Analyse gewonnen werden. Die Instabilität der vorderen Thoraxwand führt gelegentlich zur Hernierung von Lungengewebe in den Sternotomiedefekt (*)

Osteolyse, meist der retro- oder prästernale entzündliche Tumor und oft die als Komplikation gefürchtete Mediastinitis nachzuweisen (Abb. 18.21). Wenn sie nicht die Diastase und ausgerissene Drahtcerclagen als Korrelat der Sternuminstabilität nachweist, ist die Thoraxröntgenuntersuchung meist wenig hilfreich, da sie die entzündlichen Veränderungen nicht von den üblichen postoperativen Befunden zu unterscheiden vermag.

Auch bei der CT gilt es, die „normalen" postoperativen Befunde als solche zu erkennen: meist nur geringe prästernale Veränderungen, den über Wochen offenen, unter- und oberhalb der Drahtartefakte erkennbaren, meist nicht mehr als 2 mm breiten Sternotomiespalt und ein frisch postoperativ konstant schwer verändertes retrosternales vorderes Mediastinum mit heterogenen Fettgewebsverdichtungen, initial auch hyperdensen Blutansammlungen und

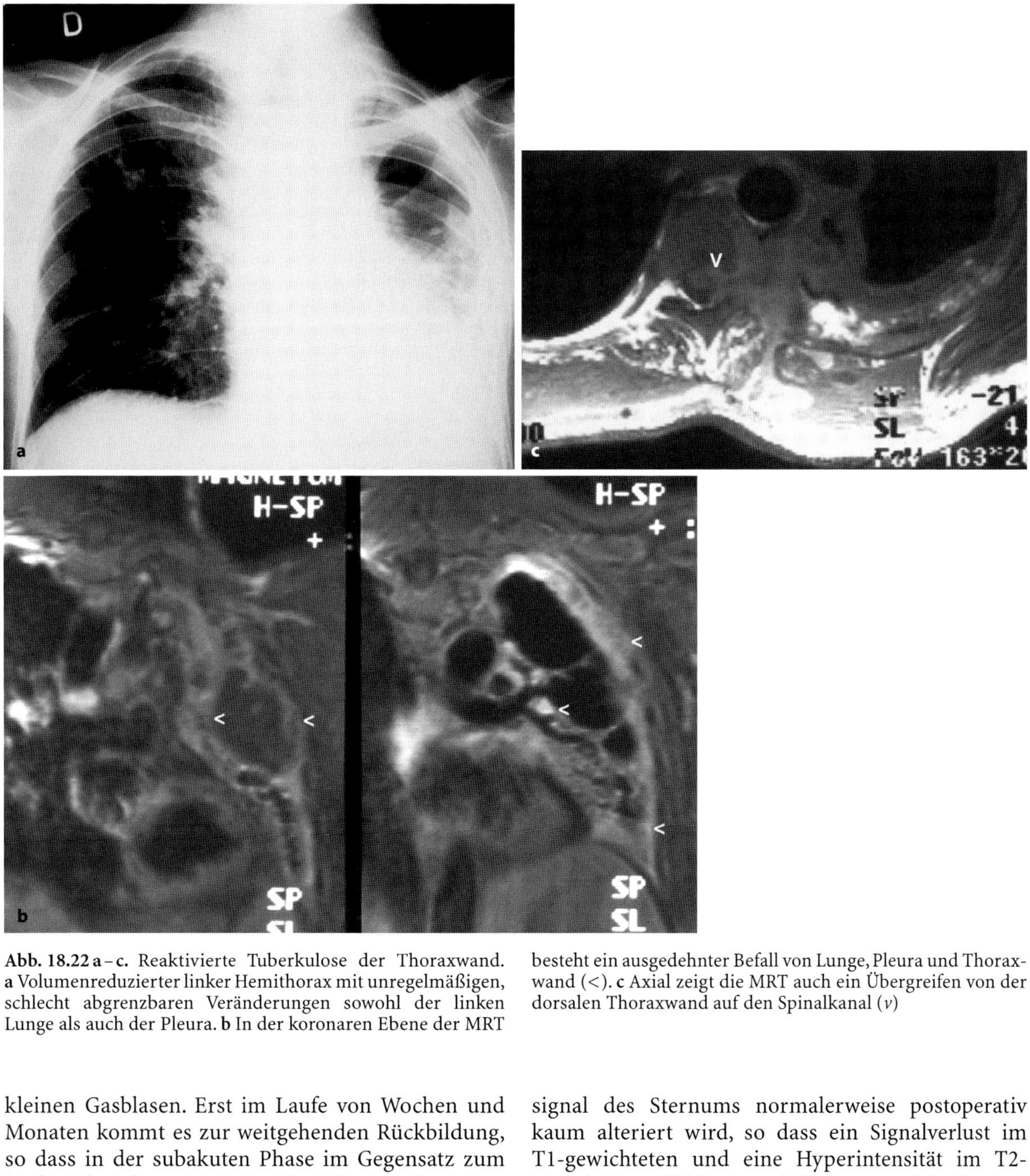

Abb. 18.22 a–c. Reaktivierte Tuberkulose der Thoraxwand. **a** Volumenreduzierter linker Hemithorax mit unregelmäßigen, schlecht abgrenzbaren Veränderungen sowohl der linken Lunge als auch der Pleura. **b** In der koronaren Ebene der MRT besteht ein ausgedehnter Befall von Lunge, Pleura und Thoraxwand (<). **c** Axial zeigt die MRT auch ein Übergreifen von der dorsalen Thoraxwand auf den Spinalkanal (*v*)

kleinen Gasblasen. Erst im Laufe von Wochen und Monaten kommt es zur weitgehenden Rückbildung, so dass in der subakuten Phase im Gegensatz zum leicht erkennbaren prästernalen Abszess der retrosternale Abszess unter zusätzlicher Berücksichtigung der klinischen Daten zu diagnostizieren ist. Transsternale oder parasternale Aspirationen sowie, bei Vorhandensein einer Fistel, die Fistulographie können wertvolle Zusatzinformationen bieten, wenn die typischen Zeichen des Sternuminfektes (Erosionen, Periostreaktion, angrenzende Weichteilschwellung, Kontrastmittelenhancement der Abszesswand) fehlen.

Die MRT hat ebenfalls eine Rolle in bestimmten Situationen der postoperativen Thoraxwandinfektion, insbesondere deshalb, weil das Knochenmarksignal des Sternums normalerweise postoperativ kaum alteriert wird, so dass ein Signalverlust im T1-gewichteten und eine Hyperintensität im T2-gewichteten Bild bzw. nach Kontrastmittelgabe und Fettsuppression sensitive Hinweise auf eine Infektion geben.

Unter den *aus der Umgebung auf die Thoraxwand übergreifenden Infektionen* verlangen vor allem jene der Pleura (und der Lunge) eine Abklärung mittels Bildgebung. In Form des sog. „Empyema necessitatis" greift der einschmelzende Infekt aus der Pleurahöhle auf die Thoraxwand über. Ätiologisch handelt es sich neben der Tuberkulose (Abb. 18.22; Adler et al. 1993; Hugosson et al. 1996) vor allem um die wegen ihrer Ausbreitungstendenz auf die Thoraxwand gefürchtete Aktinomykose (Webb u. Sagel 1982), gelegentlich um eine Aspergillose (Kawashima et al. 1991; Staples et al. 1995), Blastomykose, Kryptokokkose oder Nokardiose.

Die Beteiligung der Thoraxwand wird dabei begünstigt durch das Vorliegen einer Immunsuppression, eines Diabetes mellitus, eines Traumas oder eines Status nach operativem Eingriff bzw. Draineinlage. Je nach Erreger, Wirtsituation und antibotischer Therapie kommt es eher zur Ausbildung eines umschriebenen Abszesses oder einer diffusen Entzündung, evtl. in Form einer nekrotisierende Fasziitis. Radiologisch imponieren neben den Zeichen der unspezifischen extrapulmonalen Weichteilraumforderung der Thoraxwand entzündliche Rippen- oder Weichteilveränderungen, Pleuraverdickungen, Ergüsse oder gar ein Empyem, Lungenveränderungen, bei Vorhandensein einer Fistel zur Haut oder zur Lunge auch Gasansammlungen mit Gasflüssigkeitsniveaus im horizontalen Strahlengang. CT oder MRT sind die Methoden der Wahl zur Ausdehnungsabklärung dieser plurikompartimentalen Infekte, die CT mit der genaueren Darstellung des Knochenzustandes und dem Potential zur perkutanen Drainage, die MRT mit Vorteilen bezüglich der Darstellung von Knochenmark- und Weichteilbefall.

Eine *entzündliche Vergrößerung der Thoraxwandlymphknoten* im Rahmen der geschilderten nichtinfektiösen und infektiösen Erkrankungen ist häufig, bei letzteren nicht selten von einer Einschmelzung begleitet. Eine isolierte Lymphadenitis der Thoraxwand kommt eher selten vor, sodass nach weiteren Lymphknotenschwellungen in anderen Körperbereichen gesucht werden muss, wenn nicht ein entzündlicher Herd im von der befallenen Station drainierten Areal gefunden wird. Da die Bildgebung – abgesehen von der abszedierenden Einschmelzung mit kräftigem Enhancement des umgebenden Walls – lediglich unspezifisch die Vergrößerung zeigt, gilt es differentialdiagnostisch in jedem Falle andere, namentlich neoplastische Ursachen der Lymphadenopathie auszuschließen.

18.4.3
Entzündungen der Pleura

Wie in der Thoraxwand kommen auch im Bereich der Pleura sowohl nichtinfektiöse als auch infektiöse Entzündungen vor, von der Pathogenese her eine Pleuritis im Rahmen einer systemischen Entzündung (Lupus erythematodes, chronische Polyarthritis, Sepsis), einer Entzündung in der Umgebung, namentlich einer primären Lungenerkrankung, und seltener eines entzündlichen Geschehens infradiaphragmal, im Mediastinum oder in der Thoraxwand. Akut kommt es zur unspezifischen Ausbildung eines Pleuraergusses, welcher bei Infekt oft einen höheren Eiweißgehalt aufweist und zur Abkapselung bzw. Septenbildung neigt. Häufigste Ursache der Pleuritis insgesamt stellt eine Entzündung der Lunge mit Übergreifen auf die Pleura visceralis und die Pleurahöhle dar, eine bakterielle, virale oder mykotische Pneumonie, ebenso eine Tuberkulose, eine Parasitose, ein Abszess oder eine nichtinfektiöse entzündliche Lungenerkrankung, etwa im Rahmen einer immunologischen Affektion (einschließlich Löffler-Syndrom) mit „Begleiterguss".

Entzündliche Erkrankungen des Abdominalraums können in verschiedener Form auf die Pleura übergreifen: Bei kongenitalen Zwerchfelllücken manifestiert sich jeder entzündliche Aszites als inflammatorischer Pleuraerguss. Viel häufiger kommt es aber zum sog. „Pleurabegleiterguss", der zwar Entzündungszellen, aber selbst bei abdominalem Infekt häufig keine Erreger enthält. Solche Situationen finden sich nicht selten bei subphrenischem Abszess, Leberabszess, bei der abakteriellen oder sekundär infizierten Pankreatitis und generell bei einer Peritonitis. Die Bildgebung kann in diesen Fällen die zugrundliegende Pathologie oft darstellen und damit die wahrscheinliche kausale Relation zeigen; ihre Befunde sind aber an der Pleura wiederum unspezifisch im Sinne eines Ergusses.

Zwei besondere Formen der Pleuraentzündung sollen etwas präziser betrachtet werden, der *Pleuraerguss bei einem septischen Patienten und das Pleuraempyem*. Der septische Patient weist manchmal eine klare, therapeutisch angehbare Streuquelle des systemischen Infektes auf, etwa eine Tonsillitis; nicht selten jedoch hat er eine komplexe Anamnese mit verschiedenen polytopen Problemen, z. B. Status nach operativen Eingriffen oder Einlage eines zentralen Venenkatheters, mit einem Immundefekt (Costello u. Rose 1985) und/oder unter Intensivbehandlung. Findet sich in einer dieser Situationen ein Pleuraerguss, so kann dieser zwar kardial, durch Volumenzufuhr, als Begleiterguss oder gar iatrogen als Infusothorax bei falsch liegendem Venenkatheter bedingt sein; er mag aber ebenso als Streuherd der Sepsis verantwortlich oder als primär steriler Erguss, z. B. Hämatothorax, superinfiziert sein und damit ursächlich für das fehlende Ansprechen auf eine parenterale Antibiose (Abb. 18.23). In dieser Situation stellen der sonographische oder computertomographische Nachweis des Pleuraergusses und dessen anschließende bildgesteuerte diagnostische Aspiration, evtl. Drainage oft das dem Allgemeinzustand angepasste sinnvolle und schonende Prozedere dar. Die verwendete Punktionstechnik richtet sich nach Ausmaß und Lokalisation der Flüssigkeit: Ist die Menge groß (mehrere Zentimeter Durchmesser) und gut zu-

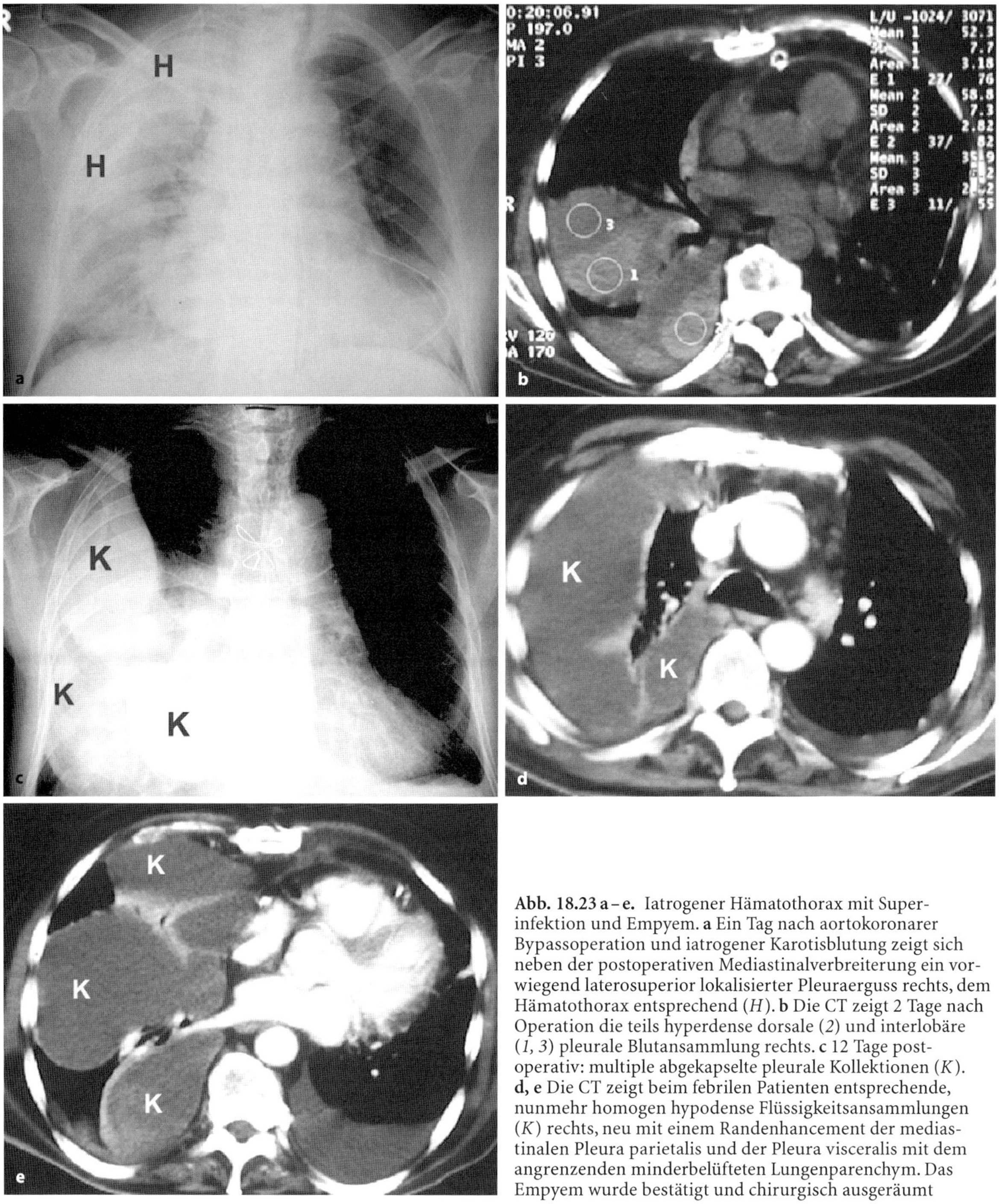

Abb. 18.23 a – e. Iatrogener Hämatothorax mit Superinfektion und Empyem. **a** Ein Tag nach aortokoronarer Bypassoperation und iatrogener Karotisblutung zeigt sich neben der postoperativen Mediastinalverbreiterung ein vorwiegend laterosuperior lokalisierter Pleuraerguss rechts, dem Hämatothorax entsprechend (*H*). **b** Die CT zeigt 2 Tage nach Operation die teils hyperdense dorsale (*2*) und interlobäre (*1, 3*) pleurale Blutansammlung rechts. **c** 12 Tage postoperativ: multiple abgekapselte pleurale Kollektionen (*K*). **d, e** Die CT zeigt beim febrilen Patienten entsprechende, nunmehr homogen hypodense Flüssigkeitsansammlungen (*K*) rechts, neu mit einem Randenhancement der mediastinalen Pleura parietalis und der Pleura visceralis mit dem angrenzenden minderbelüfteten Lungenparenchym. Das Empyem wurde bestätigt und chirurgisch ausgeräumt

gänglich, so mag die reine Hautmarkierung unter Sonographie mit anschließender blinder Punktion ausreichen. In allen anderen Fällen geschieht die Punktion bevorzugt unter Ultraschall-Realtime-Kontrolle.

Nach der diagnostischen Flüssigkeitsaspiration kann entweder ein Trokarsystem parallel zur Nadel eingeführt oder – in schwierigen Fällen die sicherere Lösung – mit Seldinger-Technik nach Einlage eines Führungsdrahtes und Entfernung der Nadel der Zugang dilatiert und ein Drain eingelegt werden. Liegen mehrere septierte Ergussanteile vor, so kann sich die Positionierung eines zweiten Drains oder die intrapleurale Fibrinolyse lohnen. Die Computertomographie wird dann bevorzugt, wenn die Verteilung komplex ist und der sonographische, sektorförmige Einblick nicht genügt.

Das *Pleuraempyem*, die mit lokalen und allgemeinen Symptomen des Infektes einhergehende eitrige Entzündung der Pleurahöhle, ist im Thoraxröntgenbild meist nicht vom banalen abgekapselten Erguss zu differenzieren und weist eine linsenförmige, bikonvexe Form auf. Kommt es über eine bronchopleurale Fistel oder nach iatrogener Intervention zur Luftansammlung im Empyem, so entsteht im horizontalen Strahlengang ein Niveau, welches im p.-a.- und im seitlichen Thoraxröntgenbild eine deutlich unterschiedliche Länge aufweist, als Ausdruck der vorgegebenen Form der Pleurahöhle. Dieses Kriterium dient auch der Unterscheidung eines Empyems vom Lungenabszess, welche therapeutisch relevant ist: Ein Empyem muss chirurgisch oder radiologisch drainiert werden, während beim Abszess in aller Regel die resistenzgerechte Antibiose genügt. Um diese Differenzierung sicher durchzuführen, insbesondere vor einer operativen Sanierung ist eine computer- oder kernspintomographische Untersuchung indiziert (Bittner et al. 1992). Im axialen Bild zeigt sie die im Gegensatz zum kugeligen Abszess bikonvexe Form des Empyems und die Verlagerung und Ausspannung der Bronchien und Lungengefäße durch den extrapulmonalen Prozess (Abb. 18.23), während beim Abszess Bronchien und Lungengefäße in den Herd einstrahlen (Tabelle 18.6). Das viszerale und das parietale Pleurablatt sind regelmäßig geformt, wenig verdickt und nehmen beidseits der Empyemflüssigkeit deutlich Kontrastmittel auf, während die Wand eines Abszesses meist viel dicker ist und sowohl innen als auch außen unregelmäßig konfiguriert ist.

Eine *bronchopleurale Fistel*, die sowohl beim Empyem als auch bei einer tuberkulösen Pleuritis (Adler et al. 1993; Hugosson et al. 1996) vorkommen kann, ist gelegentlich in der CT und sicherer durch eine Kontrastmittelinjektion in die Pleurahöhle nachzuweisen.

In der Phase der Abheilung einer Pleuraentzündung bildet sich der Erguss zurück, und es verbleibt – falls es nicht zur restitutio ad integrum kommt – eine variabel dicke Pleuraverbreiterung, bedingt durch granulomatöses und später narbiges Gewebe. Bei nicht-infektiösen, nicht blutigen Ergüssen erfolgt diese Abheilung zumeist in Form feiner, radiologisch nicht oder nur als Abrundung der Sinus phrenicocostales erkennbarer *Adhäsionen*, welche die beiden Pleurablätter lokal aneinander fixieren. Demgegenüber bildet sich nicht selten eine dicke, unregelmäßig konfigurierte, später schrumpfende oder verkalkende *Pleuraschwarte* aus, wenn die Ursache der Pleuritis ein Empyem, eine Tuberkulose (Abb. 18.14) oder ein Hämatothorax waren und wenn die rechtzeitige Drainage nicht durchgeführt wurde. Funktionell resultiert daraus eine restriktive Ventilationsstörung.

Merke ! Infektionen der Thoraxwand und der Pleura sind ein recht häufiges Problem, dessen Ursachen ebenso vielfältig sind wie die Ausbreitungswege der Entzündung und deren Ausdehnung zum Zeitpunkt der Diagnose. Entsprechend vielfältig kann die erforderliche Therapie sein; für deren korrekte Wahl und nicht selten auf für deren Durchführung kommt der Schnittbildgebung eine wachsende Bedeutung zu.

Tabelle 18.6. Zeichen des Pleuraempyems

Zeichen	Empyem (typischer Befund)	DD Lungenabszess
Form	Linsenförmig (bikonvex)	Kugelig rund
Gas (fakultativ)	Niveau bei posteroanteriorer bzw. seitlicher Projektion verschieden lang	Niveau in jeder Projektion gleich lang (kugeliger Zerfall)
Angrenzende Lungengefäße und Bronchien	Verlagert, komprimiert, ausgespannt	Ziehen auf Abszess zu und strahlen in diesen ein
Wand	Regelmäßig (Röntgen), relativ dünn (homogen verdickte Pleura viszeralis und parietalis, CT)	Innere und äußere Begrenzung unregelmäßig, dick

18.5 Tumoren der Thoraxwand und der Pleura

Eine Vielzahl von Neoplasien kann sich in der Thoraxwand manifestieren, sowohl primär am Ort entstandene als auch sich sekundär hämatogen, lymphogen oder per continuitatem ausbreitende (Anderson u. Burt 1994; Chong 1995; Jeung et al. 1999; Pairoleiro u. Arnold 1985; Pugatch 1995; Ryan et al. 1989).

18.5.1 Primäre Tumoren der Thoraxwand

Unter den vom *Skelett* ausgehenden primären Thoraxwandtumoren sind die *chondrogenen* an erster Stelle zu nennen, vor allem von Rippen und Sternum, weniger häufig von Wirbelsäule, Klavikula oder Skapula ausgehende Enchondrome, Osteochondrome (Abb. 18.24) oder Chondrosarkome (Anderson u. Burt 1994; Meyer u. White 1998; Ochsner et al. 1966).

Können Rippenneoplasien meist im Thoraxröntgenbild als Folge der Expansion, der Transparenzminderung und der oft vorhandenen Verkalkungen erkannt und von nicht chondrogenen Neoplasien unterschieden werden, so erlaubt erst die Computer- oder Kernspintomographie die genaue Beurteilung der Ausdehnung und damit die Operationsplanung, insbesondere wenn bei malignen Neoplasien ein Pleuraerguss vorliegt oder wenn die Läsion basal, also im Thoraxröntgenbild unterhalb der Zwerchfellkuppe liegt. Andere *benigne* Skeletttumoren sind die Angiome, die Langerhans-Zell-Histiozytosen (früher eosinophiles Granulom genannt) und die aneurysmatische Knochenzyste, in der Wirbelsäule auch das Osteom und das Osteoidosteom, während am Sternum *maligne* Tumore überwiegen, allen voran die Chondrosarkome, Osteosarkome und Plasmozytome. An den Rippen manifestiert sich nicht selten sich das Ewing-Sarkom.

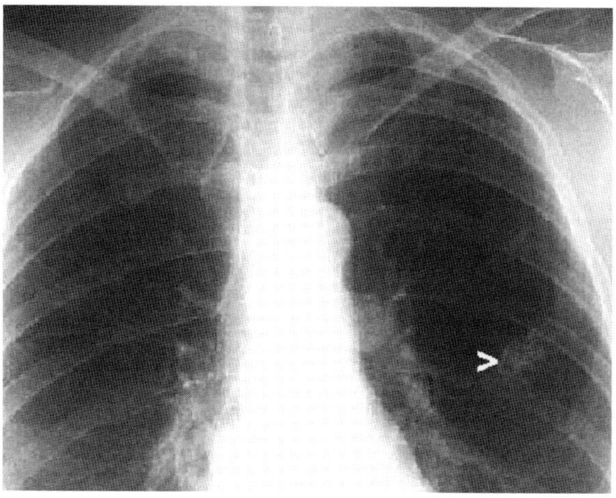

Abb. 18.24. Osteochondrom der 5. Rippe links anterior. Bereits auf der Übersichtsaufnahme wegen der typischen Lage ventral an der Kochen-Knorpel-Grenze spezifisch erkennbare, z. T. verkalkte, über Jahre konstante Raumforderung (>)

Zu den primären *Weichteiltumoren* der Thoraxwand gehören neben den nicht angeborenen Hämangiomen und Lymphangiomen sowie den Hämangioperizytomen jede Art von Hauttumoren (einschließlich malignes Melanom), Fibrome, Desmoidtumoren, Neurofibrome (auch im Rahmen einer Neurofibromatose), Ganglioneurome und die durch mechanische Irritation hervorgerufenen Elastofibrome zwischen Skapula und Thoraxwand (Lang et al. 1995). Neurofibrome weisen in der Regel nativ eine Dichte von 25–30 H.E. auf, sind also weniger dicht als Muskel und nehmen Kontrastmittel variabel auf mit homogenem oder – bei zystisch-nekrotischen Tumoren – sehr inhomogenem Enhancement sowie Hyperintensität im T2-gewichteten MR-Bild, es resultiert also ein guter Kontrast zur Umgebung. Radiologisch verursachen alle genannten Tumoren die typischen Befunde der Thoraxwandraumforderung und verhalten sich somit konventionell radiologisch gegenüber der Lunge – außer bei aggressiver Invasion – als extrapulmonale Massenläsionen, welche allenfalls aufgrund der Lokalisation, der Form und der Verkalkung sowie der Auswirkungen auf das Skelett differenziert werden können. Mittels CT oder MRT gelingt oft eine weitere Charakterisierung, etwa aufgrund tubulär geschlängelter Strukturen bei Gefäßtumoren, vor allem aber eine genauere Lokalisationsbestimmung (Kuhlman et al. 1994; Pairolero u. Arnold 1985; Jeung et al. 1999; Wyttenbach et al. 1998). Leichter ist die Artdiagnose der von der Densität bzw. dem Signalverhalten her spezifischen transmuralen Lipome (Faer et al. 1978; Labuski u. Hopper 1993). *Benigne* Tumoren zeigen typischerweise rein die Zeichen des expansiven Wachstums, welche aber auch beim differenzierten Malignom vorkommen. Die *Malignome* sind öfter durch ihre unscharfe Abgrenzung, die Verdichtung des benachbarten Fettgewebes und eine Invasion der Umgebung mit meist unregelmäßiger Osteolyse bei Knocheninfiltration gekennzeichnet; sie umfassen verschiedene Typen von Weichteilsarkomen (einschließlich der radiogenen Sarkome nach Bestrahlung eines Mammakarzinoms oder M. Hodgkin), alle malignen Hauttumoren, das lokal begrenzte oder infiltrativ wachsende Mammakarzinom, das maligne fibröse Histiozytom (Abb. 18.25), beim Kind und jungen Erwachsenen auch das Neuroblastom und den seltenen, typisch in den Weichteilen, Rippen und der Pleura lokalisierten kleinzelligen primitiven neuroektoder-

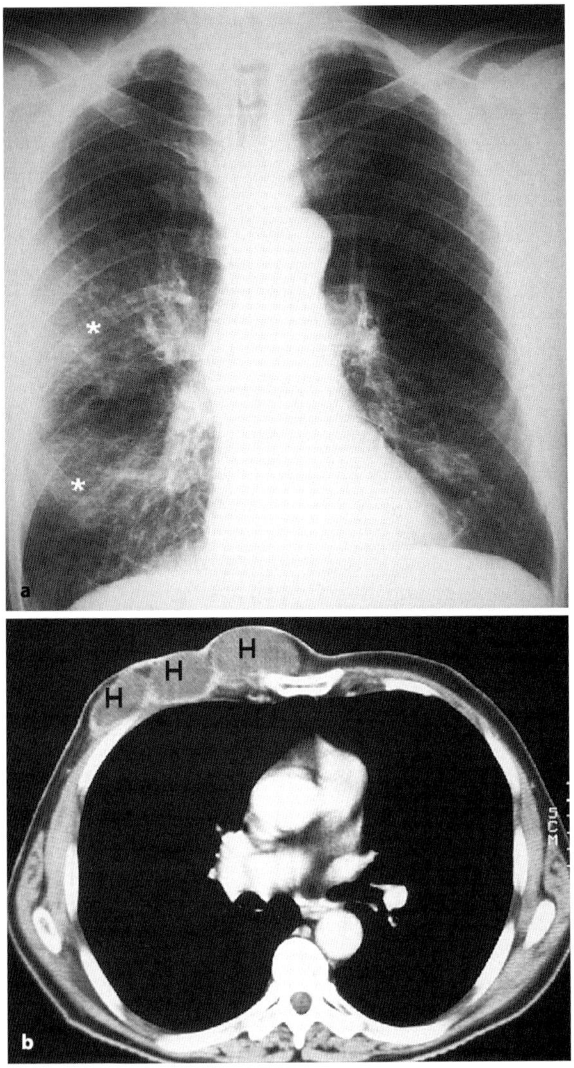

Abb. 18.25 a, b. Malignes fibröses Histiozytom der Thoraxwand. Zeigt die Röntgenuntersuchung nur eine oft die Lungengrenze überschreitende, tangential getroffen die Thoraxwand betreffende Transparenzminderung (**a**), so demonstriert die Querschnittsuntersuchung die solide Natur dieser in der Thoraxwand entstandenen Raumforderung (*H*) und deren genaue Ausdehnung (**b**)

malen Tumor (PNET, *Askin-Tumor*; Sallustio et al. 1998; Wyttenbach et al. 1998). Die MRT vermag bei dieser Entität dank hohem Signal im T1- und T2-gewichteten Bild sowie deutlicher Kontrastmittelaufnahme sehr genau das Ausmaß der Infiltration darzustellen, wobei die Tumoren häufig bereits bei der Diagnosestellung polytop lokalisiert sind und Fernmetastasen gesetzt haben.

18.5.2 Sekundäre Neoplasien der Thoraxwand

Unter den sekundär die Thoraxwand befallenden Neoplasien spielen klinisch die *Bronchuskarzinome* (Murata et al. 1994; Sakai et al. 1997) und die *malignen Mesotheliome* (Knuuttila et al. 1998) die größte Rolle; in beiden Fällen spiegelt die Thoraxwandinfiltration per continuitatem ein fortgeschrittenes Stadium wider. Dies bedeutet zwar nicht a priori eine Inoperabilität, erfordert aber stets eine Berücksichtigung bei der Therapieplanung, beim Bronchuskarzinom z. B. in Form einer Vorbestrahlung mit anschließender Thoraxwandresektion. Die Schnittbildgebung ist dabei unerlässliche Voraussetzung, obwohl ihre Zuverlässigkeit gerade bezüglich des Überschreitens der Pleura parietalis nach außen begrenzt ist. Liefert die Sonographie in einzelnen Fällen wertvolle Informationen, so wird zum Staging in der Regel die CT (Murata et al. 1994) und, mit lediglich diskret besseren Resultaten, die MRT (Bittner et al. 1992; Knuuttila et al. 1998) eingesetzt. Leider kann selbst mit einer positiven Skelettszintigraphie oft nicht zwischen reaktiver und neoplastischer Anreicherung in den Rippen unterschieden werden. Bei der CT-MR-Diagnostik hat sich die Regel bewährt, eine Thoraxwandinfiltration erst zu dann diagnostizieren, wenn eine klare Rippeninvasion oder ein Eindringen des Tumors in den Interkostalraum hinein gezeigt werden kann (Abb. 18.26).

Bloße Pleuraverdickungen oder eine Aufhebung der Beweglichkeit der Lunge gegenüber der Thoraxwand (Ultraschall, CT, MRT; Murata et al.1994; Sakai et al. 1997; Yokozaki et al. 1997) reflektieren dagegen oft eine isolierte Pleurainfiltration oder sogar lediglich eine reaktive Pleuraverdickung. Eine beginnende Thoraxwandinfiltration kann damit zwar verpasst werden; dieser Umstand hat indessen wenig unmittelbare Konsequenzen, da das minimale Übergreifen die Operabilität nicht beeinträchtigt. Eine für die Therapieplanung ähnlich kritische Ausdehnung gilt es beim Tumor der Lungenspitze (Pancoast-Tumor) bezüglich der oberen Thoraxapertur mit den Subklaviagefäßen und dem Plexus brachialis zu beachten. Kann diese mittels CT vermutet werden, so ermöglicht die MRT dank sagittaler bzw. koronarer Schnittführung und höherem Weichteilkontrast eine übersichtliche Darstellung. Beim älteren Menschen stellen zweifelsohne *hämatogene Metastasen* die häufigsten Thoraxwandtumoren dar, insbesondere in den rotes Knochenmark enthaltenden Skelettabschnitten (Rippen; Abb. 18.27; Sternum, Wirbelsäule), aber auch in den Weichteilen. Diese stammen von hämatogen streuenden Organ-Primärtumoren (am häufigsten Lunge, Mamma, Niere, Prostata, Knochen; Abb. 18.28), aber auch das multiple Myelom

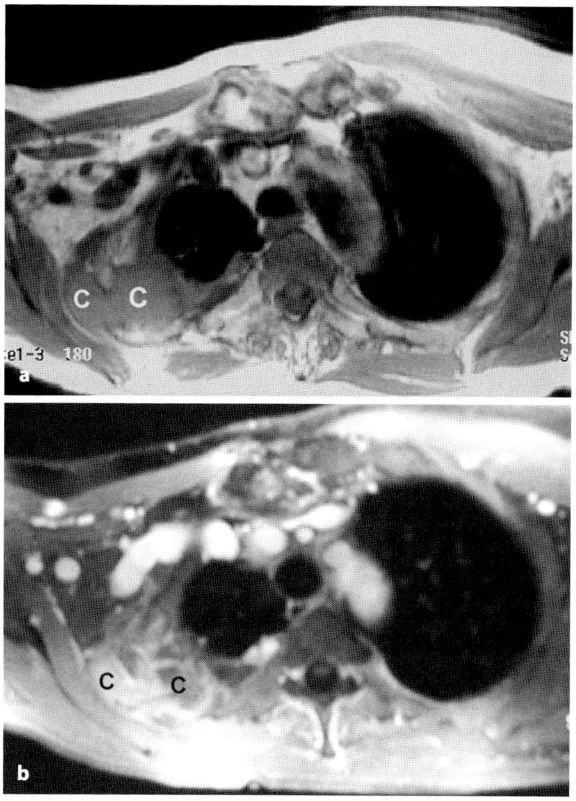

Abb. 18.26 a, b. Karzinom mit Infiltration der Thoraxwand. Die MRT vor (**a**) und nach Gd-Enhancement mit Fettsaturation (**b**) zeigt eine von der Lunge durch den Interkostalraum und mit Rippenbefall in die Thoraxwand infiltrierende Raumforderung, welche inhomogen Kontrastmittel aufnimmt (*C*). Wahrscheinlich handelt es sich bei diesem mittels CT-gesteuerter Nadelbiopsie gesicherten Karzinom um ein peripheres Lungenkarzinom

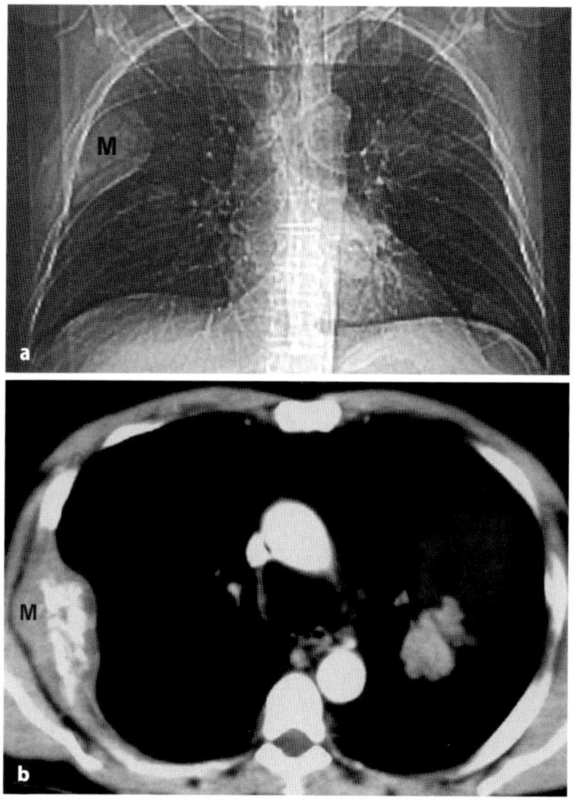

Abb. 18.27 a, b. Rippenmetastase bei Prostatakarzinom. **a** Extrapulmonale Raumforderung (*M*) mit typischer, glatter Begrenzung zur Lunge; Rippe nicht konklusiv beurteilbar. **b** Die CT zeigt nicht nur den osteoplastisch-metastatischen Rippenbefall, sondern auch die genaue Weichteilausdehnung (*M*)

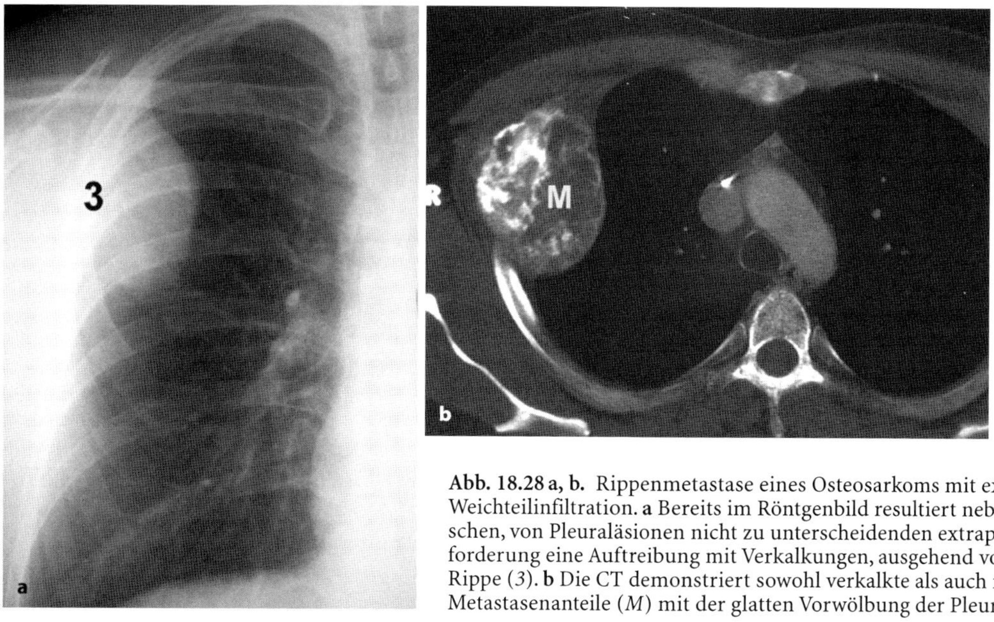

Abb. 18.28 a, b. Rippenmetastase eines Osteosarkoms mit extrapleuraler Weichteilinfiltration. **a** Bereits im Röntgenbild resultiert neben der unspezifischen, von Pleuraläsionen nicht zu unterscheidenden extrapulmonalen Raumforderung eine Auftreibung mit Verkalkungen, ausgehend von der 3. rechten Rippe (*3*). **b** Die CT demonstriert sowohl verkalkte als auch nicht verkalkte Metastasenanteile (*M*) mit der glatten Vorwölbung der Pleura parietalis

ist sehr häufig thorakal lokalisiert. Die Metastasensuche geschieht mittels Skelettszintigraphie, wobei das multiple Myelom mit einem negativen Szintigramm einhergehen kann; radiologisch imponieren meist Osteolysen, weniger häufig - vor allem beim Prostatakarzinom und beim vorbehandelten Mammakarzinom - eine osteoplastische Reaktion. Eine Infiltration der Skelettherde in die Weichteile oder den Spinalkanal kommt sowohl bei Metastasen als auch beim multiplen Myelom vor und wird mittels Schnittbildgebung zuverlässig dargestellt.

18.5.3 Neoplastischer Lymphknotenbefall

Der neoplastische Lymphknotenbefall im Bereich der Thoraxwand wird sowohl beim malignen *Lymphom* (Bonomo et al. 1997; Press et al. 1995; Wyttenbach et al. 1998) als auch bei lymphogener Metastasierung (Bittner et al. 1992) angetroffen. Das Hodgkin-Lymphom ist dabei nicht selten primär am Thorax lokalisiert und breitet sich regelmäßig von einer Lymphknotenstation zur benachbarten aus, wobei - analog zur Lungeninfiltration vom Hilus aus - die extralymphatische Infiltration per continuitatem in die Muskeln, das Bindegewebe der Thoraxwand, das Skelett und in die Pleura oder sogar in die Lunge stattfinden kann. Demgegenüber ist das Non-Hodgkin-Lymphom bereits bei der Diagnosestellung nicht selten polytop, gehäuft extralymphatisch lokalisiert (Abb. 18.29) und breitet sich diskontinuierlich unter Auslassung selbst der dazwischengeschalteten lymphatischen Stationen aus. Es bietet somit weniger typische Verteilungsmuster.

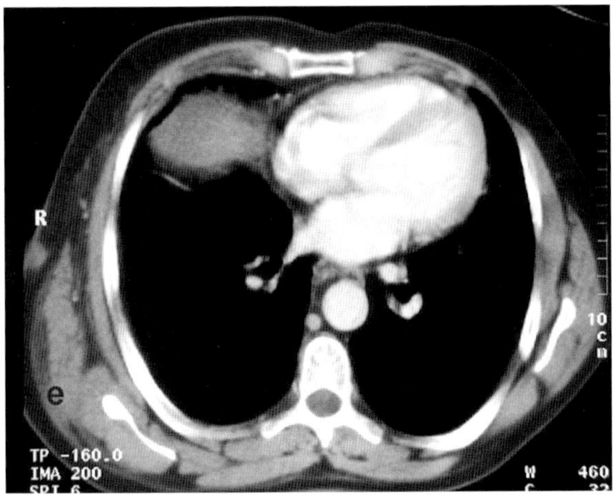

Abb. 18.29. Non-Hodgkin-Lymphom der Thoraxwand. Neben Lymphknotenvergrößerungen (eine subkutan, andere nicht abgebildet, höher axillär) besteht hier eine extralymphatische Manifestation (*e*) mit Befall vor allem des M. latissimus dorsi

Alle malignen Lymphome können das Skelett osteolytisch oder osteoplastisch verändern. Ihre Ausdehnungsabklärung in der Thoraxwand erfolgt im Rahmen des mediastinalen und pulmonalen Staging mittels CT (Press et al. 1995) oder - wegen der wichtigen Weichteilmanifestationen - MRT (Bonomo et al. 1997; Carlsen et al. 1993). Dabei finden sich neben isolierten vergrößerten Lymphknoten gehäuft Lymphknotenpakete, aber eben auch extralymphatische, unscharf abgrenzbare Massenläsionen und häufig ein Pleuraerguss. Das Lymphomgewebe ist in der Bildgebung meist relativ homogen, weichteilähnlich (ca. 35-45 H.E.) und nimmt relativ homogen Kontrastmittel auf. Nach Radio- oder Chemotherapie kommt es zur Volumenreduktion der Tumormasse, und es treten gelegentlich erkennbare Nekrosen und später dystrophe Verkalkungen auf. In der Mehrzahl der Fälle bleibt indessen die Dichte bzw. Signalintensität des Gewebes unverändert, so dass es am Ende der geplanten Therapie bei noch nicht vollständig verschwundener Massenläsion oft schwierig oder unmöglich ist, zwischen residuellem vitalem Tumor und inaktivem Narbengewebe zu unterscheiden. Nur der Trend zur weiteren Volumenreduktion im Verlauf oder zumindest eine langfristige Konstanz, die Biopsie oder - gemäß neueren Arbeiten - die Positronenemissionstomographie (PET) können beim behandelten Lymphom den Resttumor bzw. das Rezidiv von der Narbe unterscheiden.

Der *metastatische Thoraxwand-Lymphknotenbefall* im Rahmen von Organtumoren kann in der Thoraxröntgenuntersuchung nur selten, in der CT oder MRT durch die tumoröse Lymphknotenvergrößerung jedoch erkannt werden; dabei gelten 10 mm (kürzerer Durchmesser) meist als obere Größennormgrenze, welche stationsspezifisch jedoch verschieden sein kann, z. B. 6 mm für die kardiophrenischen (superioren diaphragmatischen) und die retrokruralen Lymphknoten (s. Kap. 19). Ist kein malignes Lymphom, keine andere lymphoproliferative Erkrankung und keine andere Ursache einer Lymphknotenvergrößerung bekannt, so kann der Nachweis eines vergrößerten Lymphknotens den Schlüssel zu einem bisher unbekannten Primärtumor liefern. Es gilt, die von der betroffenen Lymphknotenstation drainierten Körperareale genau nach einem möglichen Primärtumor abzusuchen, bei allen Stationen die regionäre Thoraxwand sowie die angrenzende Pleura und Lunge, superior diaphragmatisch (kardiophrenisch) aber z.B. zusätzlich die ganze Peritonealhöhle oder links im Venenwinkel der oberen Thoraxapertur den Kopf, den Hals, die obere Extremität, das Mediastinum und die untere Körperhälfte. Bei bekanntem Primärtumor spielen die regionären Lymphknoten im Rahmen des Staging eine wichtige Rolle, allen voran die parasternale bzw.

axilläre Gruppe im Rahmen des Mammakarzinoms, bevorzugt der medialen bzw. der lateralen Quadranten, aber auch beim malignen Melanom. Lymphknotenmetastasen hoch axillär und in der Thoraxapertur können sich infiltrativ in die Umgebung ausbreiten und oberhalb der Lungenspitze ein dem apikalen Mesotheliom und dem Lungenspitzenkarzinom (Pancoast-Tumor) ähnliches Syndrom mit Schädigung des Plexus brachialis, der Subklaviagefäße und des Grenzstrangs verursachen.

Technisch eignet sich die Bildgebung in der ganzen Thoraxwand sehr gut zur gezielten Biopsie, wobei angesichts des breiten Spektrums möglicher Neoplasien die histologische Probe gegenüber der zytologischen Aspiration mehr und mehr bevorzugt wird. Voraussetzung ist jedoch, dass mit der Biopsie das Therapiekonzept nicht durch eine potentielle Zellverschleppung gefährdet wird. Auch sind die allgemeinen Kontraindikationen einer Biopsie zu beachten, insbesondere die Gerinnungsverhältnisse. Schließlich können oberflächliche Biopsien sehr oft ohne Bildgebungsunterstützung oder zumindest mit minimalem Aufwand unter Ultraschallkontrolle durchgeführt werden, so dass der Einsatz der aufwendigeren Verfahren nicht erforderlich ist.

Merke ! Die primären und die sekundären Thoraxwandneoplasien können aufgrund ihrer Vielfalt trotz oberflächlicher Lage und Palpationszugänglichkeit klinisch meist nicht genügend beurteilt werden und sollten zusätzlich zur Röntgenuntersuchung in der Regel einer CT oder MRT zugeführt werden.

18.5.4 Benigne Pleuratumoren

An der Pleura überwiegen die Malignome gegenüber den benignen Neoplasien bei weitem (Leung et al. 1990; Schmutz et al. 1993). Benigne *Pleurafibrome* sind rar, kommen eher in der zweiten Lebenshälfte vor, sind meist asymptomatisch und nur gelegentlich mit einer Hypoglykämie oder einer hypertrophen Osteoarthropathie verbunden; sie werden auch benigne Mesotheliome genannt. Trotz gelegentlicher Rezidive (12%; Briselli et al. 1981) und einer mittleren Größe von etwa 11 cm sind diese Tumoren in der Regel benigne. Sie entspringen dem viszeralen oder, weniger häufig, dem parietalen Pleurablatt und sind histologisch oft heterogen zusammengesetzt, mit Blutungen, Zysten und Nekrosen. Die solitäre solide, extrapulmonale Raumforderung ist sehr verschieden geformt, oft lobuliert, verschieden groß, eher basal lokalisiert und scharf auf die Pleura begrenzt (Vandercruysse et al. 1993). In ca. einem Drittel kommt eine Stielbildung vor, welche zur mobilen Lage innerhalb des Pleuraraums Anlass gibt (Abb. 18.30).

Entsprechend der Histologie ist die Kontrastmittelaufnahme häufig heterogen. Die MRT ist der CT in der Charakterisierung und Darstellung des Ursprungs in der Regel überlegen (Heelan 1994, Bittner et al. 1992). Im Thoraxröntgenbild imponiert eine unspezifische extrapulmonale Transparenzminderung, wobei wegen der Stielbildung nicht selten atypische Zeichen, z. B. mit spitzem statt stumpfem Winkel zur Fortsetzung der Pleura, auftreten. Nicht selten wird der Tumor von einem Pleuraerguss begleitet, Zeichen einer Umgebungsinfiltration liegen aber nicht vor. Der Nachweis einer interlobären Lage oder der Mobilität (Abb. 18.30) ist zwar hoch spezifisch, jedoch nur selten zu erbringen, diese Zeichen sind also wenig sensitiv. Andere *benigne Tumoren der Pleura* kommen eher selten vor, am häufigsten das oft im Thoraxröntgenbild entdeckte und in der CT bzw. MRT spezifisch diagnostizierte Lipom (–50 bis –150 H.E., gleiche Signalintensität wie Fettgewebe vor und nach Fettsuppression). Das Lipom kann sich auf die Thoraxwand erstrecken, also z. B. interkostal nach außen zu verfolgen sein (Faer et al. 1978; Labuski u. Hopper 1993). Ist es heterogen aufgebaut mit Weichteilkomponenten, so muss an ein Liposarkom gedacht werden.

Differentialdiagnostisch gilt es von den benignen neoplastischen Pleuratumoren neben den Malignomen drei Entitäten zu unterscheiden,

1) die Endometriose,
2) die intrathorakale Splenose und
3) die pleuralen Fibrinkörper.

Die sich als sog. katamenialer Pneumothorax oder Hämatothorax manifestierende *Endometriose* zeigt in der Computertomographie eine knotige Pleuraverdickung, oft verbunden mit einem Erguss. Bei der nach einer traumatischen Milz- und Zwerchfellruptur links zu beobachtenden *Splenose* lassen sich pleurale Knötchen verschiedener Größe nachweisen, die verstreutem Milzgewebe entsprechen und ein mit dem des Milzparenchyms identisches Kontrastmittelverhalten zeigen. Spezifisch fixieren Splenoseknötchen 99mTc-markierte Erythrozyten. *Fibrinkörper* schließlich können sich im Rahmen eines Ergusses bilden, sie werden bis zu einigen Zentimetern groß und können rasch oder erst nach Jahren verschwinden.

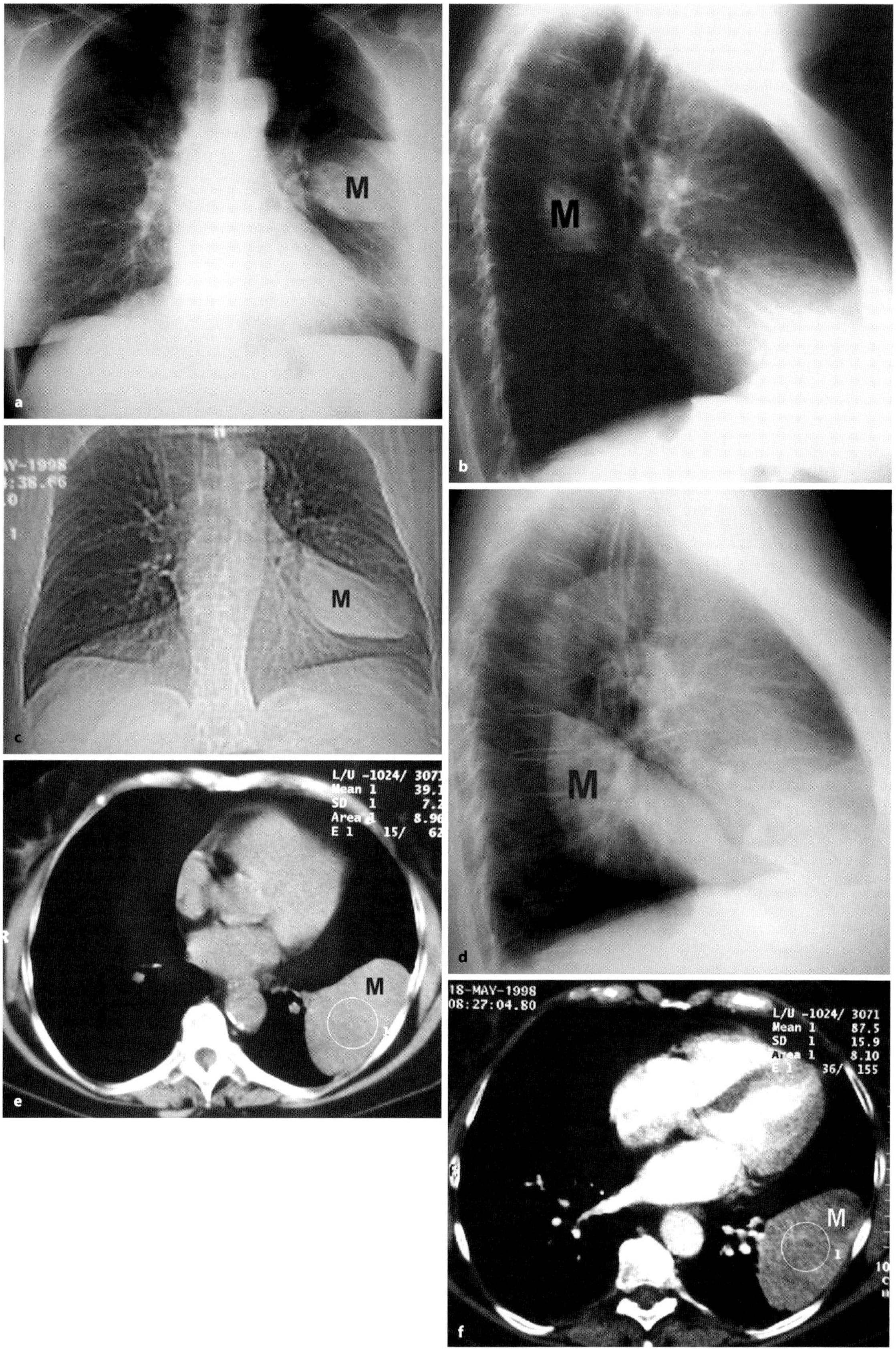
M
a
M
b
M
c
M
d
L/U -1024/ 3071
Mean 1 39.1
SD 1 7.2
Area 1 8.96
E 1 15/ 62
M
e
18-MAY-1998
08:27:04.80
L/U -1024/ 3071
Mean 1 87.5
SD 1 15.9
Area 1 8.10
E 1 36/ 155
M
f

Abb. 18.30 a–f. Benignes Pleuramesotheliom(-fibrom). **a, b** 58-jährige Patientin mit bikonvexer, schräg-interlobärer, scharf begrenzter Pleuraläsion links, differentialdiagnostisch einem abgekapselten Erguss oder einer soliden Masse entsprechend (*M*). **c, d** 7 Jahre später ist die Masse deutlich gewachsen und weist eine eindeutig tiefere Position innerhalb des schrägen Interlobiums auf, immer noch mit den Kriterien eines rein expansiven Wachstums (*M*). **e, f** Auch die CT bestätigt eine rein expansiv sich verhaltende, solide (*e*), ziemlich homogen Kontrastmittel aufnehmende (*f*) Raumforderung. Operativ wurde – wie anhand des Lagewechsels erwartet – ein gestielt von der interlobären Pleura ausgehender Tumor entfernt, der auch histologisch keine Malignitätskriterien aufwies

18.5.5 Maligne Pleuratumoren

Unter den *malignen Pleuratumoren* ist das *Mesotheliom* der typische, aber eher seltene Primärtumor. In 80% entsteht es nach Asbestexposition mit einer mittleren Latenzzeit von 35 Jahren; in 20% bleibt die Ätiologie unbekannt (Kawashima u. Libshitz 1990). Typischerweise wird bei einem 50- bis 70-jährigen Mann mit intensiven, ausstrahlenden unilateralen Thoraxschmerzen, Husten und Dyspnoe nebst einem Pleuraexsudat ein oft in Lunge und Thoraxwand, später auch in das Zwerchfell und das Mediastinum infiltrierender Pleuratumor gefunden. Die lymphogene Ausbreitung in mediastinale, parasternale und superiore diaphragmatische Lymphknoten ist häufig, eine hämatogene Aussaat manifestiert sich meist erst spät. Histologisch existieren die drei Varianten des (häufigsten) rein epithelialen, des (seltenen) rein mesenchymalen und des gemischten Mesothelioms. Die Zytologie ist zur Diagnose nicht geeignet. Darüber, ob eine perkutane CT- oder ultraschallgesteuerte Zylinderbiopsie genügt (Heilo et al. 1999) oder ob eine thorakoskopische bzw. offene chirurgische Biopsie erforderlich ist, bestehen kontroverse Meinungen. Die Therapie ist mehrheitlich palliativ, eine kurative chirurgische Sanierung sollte auf wenige, sehr umschriebene Tumoren beschränkt werden. Eine thorakoskopische Pleurodese vermag zumindest die Ergussbildung zu reduzieren, der Radiotherapie kommt eine lokale analgetische Rolle zu, der Chemotherapie bisher nur eine experimentelle.

Im Thoraxröntgenbild liegt beim malignen Mesotheliom in der Regel ein unilateraler Pleuraerguss vor (75%), welcher das Mediastinum nicht zur Gegenseite verlagert, sondern eher mit einer leichten Volumenminderung des Hemithorax einhergeht. Zusätzlich ist die Pleura unregelmäßig oder nodulär verschieden stark verdickt, entweder fokal oder häufiger flächenhaft polytop (Abb. 18.31), in 25% in Form einer reinen Pleuraverdickung (Pisani et al. 1988). Als Zeichen der Infiltration kann eine Lungenbeteiligung, ein Perikarderguss, eine mediastinale Lymphknotenvergrößerung oder eine Rippendestruktion zu erkennen sein; in der Regel kennzeichnen diese Zeichen einen fortgeschrittenen Tumor. Die CT ist bedeutend sensitiver und zeigt in 92% eine Pleuraverdickung (n = 50), welche sich in 86% interlobär ausdehnt, in 74% einen Pleuraerguss, in 42% einen Volumenverlust des Hemithorax (bei großem Pleuraerguss aber in 14% sogar eine kontralaterale Mediastinalverlagerung), in 20% Pleuraverkalkungen, in 18% eine Thoraxwandinfiltration (Kawashima et al. 1991; Abb. 18.31).

Form und Ausdehnung der Pleuraverdickung sind dabei sehr variabel; in 8% wurde von den gleichen Autoren eine unspezifische fokale Massenläsion vorgefunden. In der Differentialdiagnose gegenüber benignen Pleuraerkrankungen sprechen gemäss Leung et al. (1990) folgende Kriterien (mit zugeordneter Sensitivität/Spezifität) recht zuverlässig für die maligne Genese: die zirkumferentielle Pleuraverdickung (41%/100%), die noduläre Pleuraverdickung (51%/94%), die parietale Pleuraverdickung auf mehr als einen Zentimeter (36%/94%) und die Beteiligung der mediastinalen Pleura (56%/88%; Abb. 18.31). Außer bei einem tuberkulösen Empyem, welches sich auf die mediastinale Pleura erstrecken kann, sind diese Befunde bei benignen Pleuraerkrankungen ungewöhnlich; deren Summe verhalf der CT in einer Serie von 39 malignen und 35 benignen Erkrankungen zu einer Sensitivität von 72% bei einer Spezifität von 83% (Leung et al. 1990). Zu beobachtende Verkalkungen waren in 16 Fällen benigner und in nur 3 Fällen maligner Genese. Die benignen Pleuramanifestationen der Asbestexposition, meist schon nach 10–20 Jahren zu erkennen, präsentieren sich in der Regel als bilateral plaqueförmige, nahezu symmetrische Verdickungen, häufig mit Verkalkungen, oder als atelektatische pleuropulmonale rundliche Läsionen („rounded atelectasis"), im Gegensatz zum Mesotheliom, das sich unilateral und knotig zeigt. Der Pleuraerguss ist unspezifisch, er ist in beiden Situationen häufig.

Die *extrapleurale Infiltration* in Richtung Perikard, Thoraxwand, Lunge, Zwerchfell und Abdomen bzw. Retroperitoneum ist ein zuverlässiges Malignitätszeichen. Thoraxwandinfiltration (40% gegenüber 18% gesamthaft) und Rippendestruktion (36%) scheinen beim mesenchymalen (sarkomatösen) Typ gehäuft vorzuliegen (Kawashima et al. 1991). Obwohl sie viel sensitiver ist als die Thoraxröntgenuntersuchung, unterschätzt auch die CT diese Infiltration der Umgebung nicht selten (Rusch et al. 1988). Sie wird von der MRT in der Thoraxspitze (Abb. 18.31), dem Zwerchfell, dem Mediastinum und der infradiaphragmalen Ausdehnungsabschätzung übertroffen,

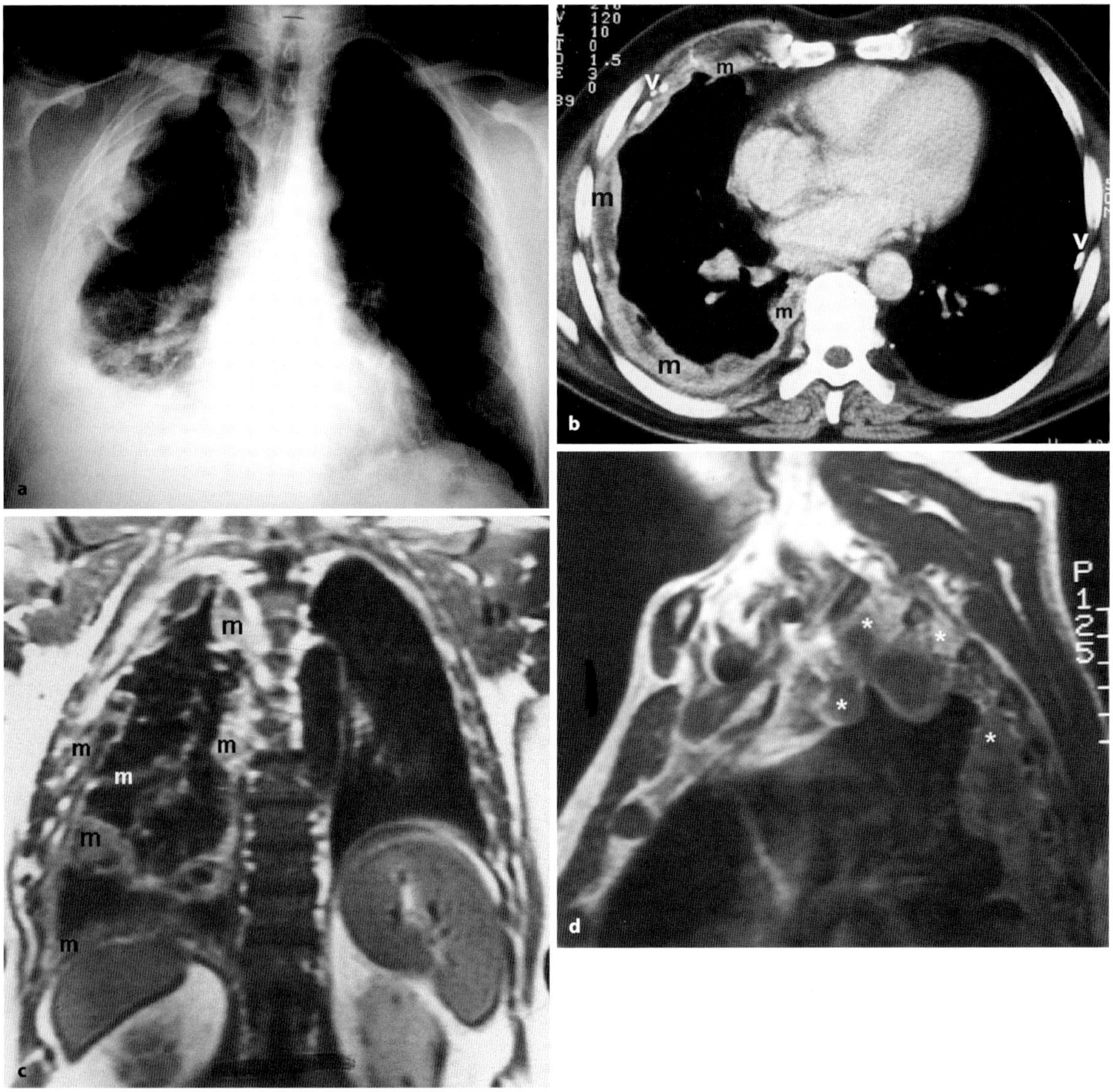

Abb. 18.31 a–d. Malignes Pleuramesotheliom. **a** Nicht rein einem Erguss entsprechende, sondern unregelmäßige solide Anteile enthaltende und die mediastinale Pleura einbeziehende Pleurapathologie rechts. **b** Die CT zeigt einerseits bilateral verkalkte Plaques als Folge von Asbestexposition (V), andererseits rechts eine unregelmäßig die ganze Pleurahöhle auskleidende, zum Teil solide, Kontrastmittel aufnehmende, zum Teil Erguss entsprechende Pleuraerkrankung (*m*), auf dieser Höhe nur anterolateral mit fraglicher interkostaler Infiltration. **c, d** Die MRT demonstriert koronar (*c*) übersichtlich die ausgedehnte Beteiligung der ganzen Pleura, also insbesondere auch der diaphragmalen, mediastinalen und der interlobären Kompartimente (*m*), einen basalen Begleiterguss und eine beginnende Infiltration der Thoraxwand lateral. Diese ist im sagittalen Schnitt (*d*) apikodorsal interkostal und in Richtung des Plexus brachialis besser zu erkennen als auf der CT-Aufnahme (⋆)

vor allem dank koronarer bzw. sagittaler Schnittführung (Knuuttila et al. 1998; Schmutz et al. 1993).

Die CT zeigt auch die beim malignen Mesotheliom regelmäßig vorhandenen metastatischen *Lymphknotenvergrößerungen*, insbesondere in der superioren diaphragmatischen und der parasternalen Station, aber auch im Drainagegebiet der Pleura visceralis und damit der Lunge, d.h. hilär und dem Tracheobronchialbaum entlang.

Kommen neben dem malignen Mesotheliom zwar andere maligne Primärtumoren der Pleura vor (u. a. malignes fibröses Histiozytom), so machen *Pleurametastasen* rund 95% der Pleuraneoplasien aus. Ätiologisch stehen thorakale Primärtumoren im Vordergrund, allen voran das Lungenkarzinom (fast 40%), das Mammakarzinom (25%) und das maligne Thymom (Abb. 18.32). Andere Primärtumoren sind zu gut 20% verantwortlich (Ovar, Pankreas, Kolon),

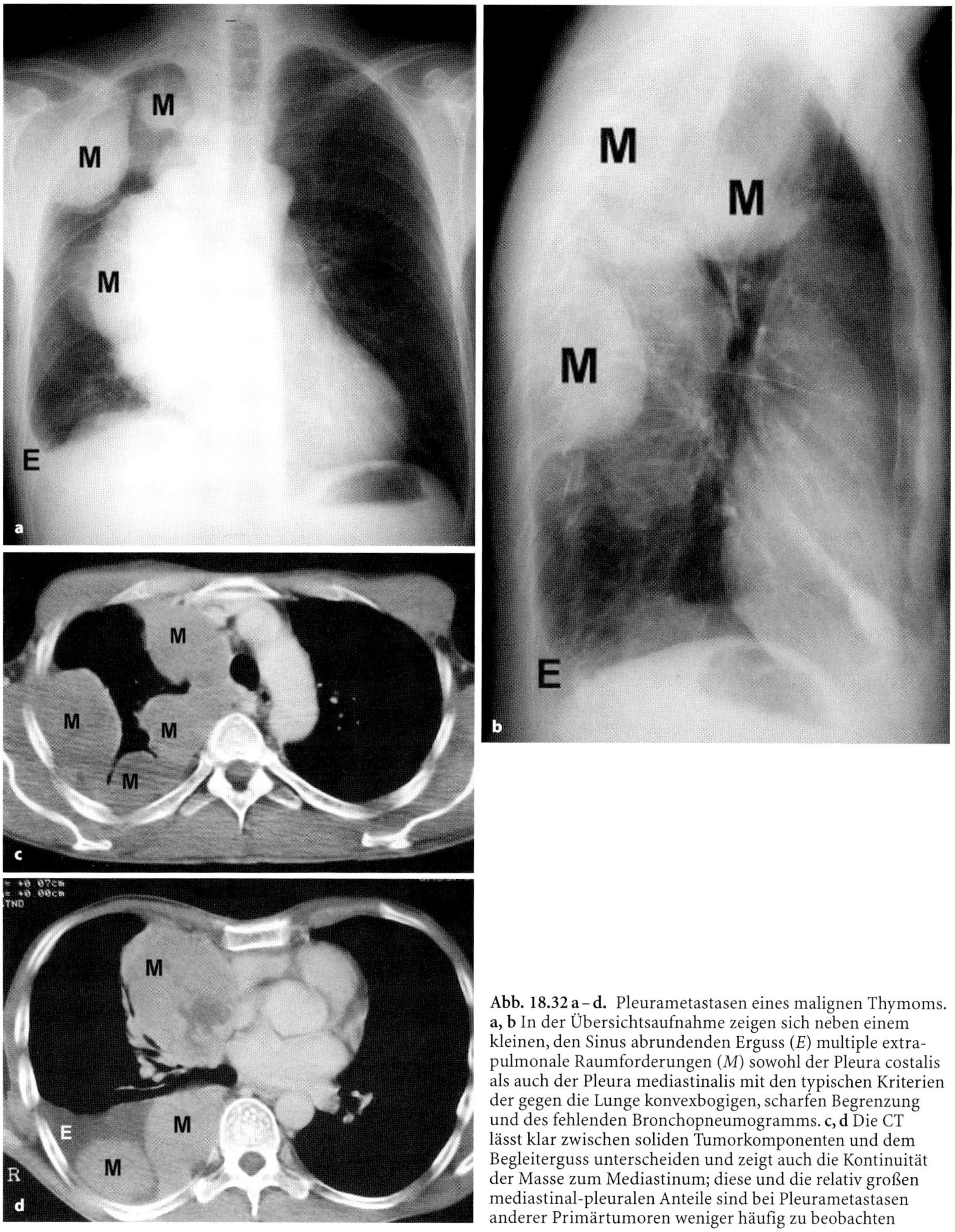

Abb. 18.32 a–d. Pleurametastasen eines malignen Thymoms. **a, b** In der Übersichtsaufnahme zeigen sich neben einem kleinen, den Sinus abrundenden Erguss (*E*) multiple extrapulmonale Raumforderungen (*M*) sowohl der Pleura costalis als auch der Pleura mediastinalis mit den typischen Kriterien der gegen die Lunge konvexbogigen, scharfen Begrenzung und des fehlenden Bronchopneumogramms. **c, d** Die CT lässt klar zwischen soliden Tumorkomponenten und dem Begleiterguss unterscheiden und zeigt auch die Kontinuität der Masse zum Mediastinum; diese und die relativ großen mediastinal-pleuralen Anteile sind bei Pleurametastasen anderer Primärtumoren weniger häufig zu beobachten

maligne Lymphome zu 10%. Wenn sie auch quantitativ nicht sehr bedeutend ist, so ist die Infiltration der Pleurahöhle für Thoraxwandtumoren und maligne Thymome typisch und bei jedem Staging zu beachten, beim Thymom mit knotiger, in der Regel unilateraler Aussaat. Die Diagnose geschieht meist bereits zytologisch aus dem Pleuraerguss, nötigenfalls aus einer Gewebeprobe. Schwierig ist vor allem die Differenzierung zwischen Adenokarzinom-Metastasen und malignem Mesotheliom. Bei weitem nicht jeder Pleuraerguss bei bekanntem Malignom ist indessen maligner Genese.

Merke ! Hinweisend auf die Malignität eines Pleuraergusses sind: rasche Nachbildung nach Punktion, gleichzeitiges Vorliegen von Pleuraknoten bzw. -verdickungen, eine Lymphangiosis carcinomatosa der Lunge, multiple pulmonale Rundherde und hiläre Lymphome.

Die solide Pleuraverdickung ist röntgenologisch schwierig nachzuweisen, die übrigen Zeichen sind lediglich fakultativer Ausdruck einer anderweitigen Tumormanifestation. Viel präziser vermögen hier Sonographie, CT oder MRT die soliden Metastasen innerhalb des Ergusses nachzuweisen. Kann die maligne Genese mittels Bildgebung oft richtig erkannt werden, so ist die Unterscheidung zwischen einer Pleurametastasierung und einem malignen Mesotheliom nicht zuverlässig möglich (Leung et al. 1990). Selten präsentiert sich die Pleurametastasierung als Pleuratumor ohne Erguss, vor allem bei Sarkomen und beim malignen Thymom.

Die *Infiltration der Pleurahöhle aus der Umgebung* spielt vor allem beim Bronchuskarzinom eine wichtige Rolle: Beim Befall der viszeralen Pleura liegt eine T2-Kategorie vor, beim Befall der Pleura parietalis handelt es sich um eine T3- und bei einem zytologisch verifiziert positiven Erguss um eine T4-Situation. Demgegenüber ändert ein reaktiver Erguss das Stadium nicht. Mittels Bildgebung sind vor allem wichtige Informationen über die topographischen Beziehungen zu gewinnen (Abb. 18.26); die Differenzierung der beiden Ergussformen und der Ätiologie einer Pleuraverdickung bleibt indessen, wie oben diskutiert, schwierig.

Der Pleurabefall durch das *maligne Lymphom* ist häufig erst im späteren Verlauf als bei der Erstdiagnose zu finden, eher kombiniert mit anderen angrenzenden Lymphommanifestationen als isoliert pleural (Press et al. 1995). Pleuraständige oder subpleurale Tumormassen sind regelmäßig von einem Pleuraerguss begleitet. Dieser kommt durch Drainageblockierung infolge Lymphknotenbefalls, durch Obstruktion des Ductus thoracicus oder durch sekundäre Pleurabeteiligung zustande. Wiederum ist die Computertomographie hinsichtlich der Differenzierung zwischen Erguss und soliden Tumoren der Thoraxröntgenuntersuchung überlegen. Die MRT vermag oft noch mehr Tumorlokalisationen zu zeigen, was vor allem im Hinblick auf eine lokalisierte Bestrahlung von Bedeutung ist. Non-Hodgkin-Lymphome im Rahmen einer Aids-Erkrankung können sich initial als Pleuraergüsse zeigen, wobei differentialdiagnostisch ein Kaposi-Sarkom und eine Mykobakteriose ausgeschlossen werden müssen.

Merke ! Häufiger sekundär oder aus der Umgebung infiltrierend als primär manifestieren sich Pleuratumoren als solide Läsionen (benigne und maligne) und als Erguss (häufiger maligne). Da solide Komponenten im Erguss konventionell-radiologisch nicht selten verschwinden und die Beziehung zur Umgebung unvollständig dargestellt wird, eignen sich CT und MRT zur Bestandsaufnahme am besten.

18.6 Sonstige Erkrankungen der Thoraxwand und der Pleura

Neben den traumatischen, den entzündlichen und den neoplastischen Affektionen spielen die übrigen Erkrankungen insgesamt an der Thoraxwand und der Pleura eine weniger wichtige Rolle. Trotzdem ist ihre Kenntnis gerade für die Bildgebung oft von Bedeutung (Kuhlman et al. 1994). *Degenerative Veränderungen* betreffen insbesondere den Bewegungsapparat der Thoraxwand, mit Arthrosen, aber auch Weichteilveränderungen, am häufigsten im Schultergürtel (Abb. 18.33); sie sind häufig Folgen einer primären entzündlichen oder *metabolischen Erkrankung*.

Die diffuse idiopathische skelettale Hyperostose (DISH) etwa kann mit überbrückenden Knochenspangen in der Thoraxapertur die Querschnittsfläche einengen und zu Symptomen führen; gelegentlich stellt sie sich als Ursache einer primär neoplastisch interpretierten Ösophagusstenose mit Schluckstörung heraus, wobei die Bildgebung (Kontrastmittelpassage, CT) die intakte Schleimhaut und Ösophaguswand ebenso wie die Ursache der extramuralen Kompression klärt. Der sekundäre Hyperparathyreoidismus bei Niereninsuffizienz führt nicht nur zu den auch anderswo am Körper beobachteten Weichteilverkalkungen (Tabelle 18.3), den typischen Wirbelsäulenveränderungen mit Deck- und Bodenplattensklerose bei sonst diffuser Demineralisation (sog. „Rugger-Jersey-spine“), sondern ist in Form einer Resorption der distalen Klavikulaenden oft spezifisch zu diagnostizieren. Kristallarthropathien

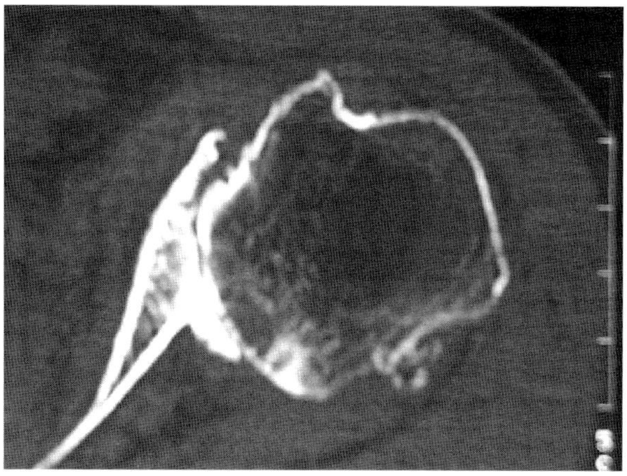

Abb. 18.33. Omarthrose. Schwere degenerative Veränderungen der Articulatio humeroscapularis mit Verschmälerung des Gelenkspalts, Sklerose, Osteophyten und – in diesem Beispiel – auch dorsalen Weichteilverkalkungen

mit oder ohne Rotatorenmanschettenruptur stellen häufige Ursachen der schmerzhaften, „gefrorenen" Schulter dar. Die Periarthropathia humeroscapularis (PHS) ist eine der häufigsten Ursachen von kalkdichten Ablagerungen in den Thoraxwandweichteilen (Tabelle 18.3), am häufigsten ist dabei die Sehne des M. supraspinatus betroffen.

Vaskuläre Erkrankungen spielen an der Thoraxwand in Form von Kollateralkreisläufen eine vielfältige Rolle, indem die Flussrichtung des Blutes je nach Bedarf sowohl in den Arterien als auch den klappenlosen Venen umkehren kann. *Arterielle* Kollateralen sind am häufigsten Folge einer Stenose der Aorta auf Höhe des Übergangs vom Bogen in die Aorta descendens (Aortenisthmusstenose, Koarktation; s. Abschn. 18.2.1); erworbene Obstruktionen auf metabolisch-degenerativer oder immunologisch-entzündlicher Basis (Takayasu-Arteriitis) wirken sich analog aus, und die Kollateralwege passen sich der Lokalisation der Stenose an, wobei die Doppelversorgung der Interkostalarterien aus der Aorta descendens und der A. mammaria interna (A. subclavia) oft beteiligt ist (hinsichtlich der zu beobachtenden Druckusuren s. Abschn. 18.2). Neben der Aorta sind die großen supraaortalen Arterien, insbesondere die A. subclavia, aber auch periphere Arterien betroffen. Selbst pulmonale Erkrankungen (primäre Oligämie, sekundär nach Entzündung oder Eingriff) können eine arterielle Versorgung aus den systemischen Arterien der Thoraxwand zur Folge haben.

Wenn die Bildgebung primär nicht als Angiographie durchgeführt wird und dilatierte Gefäße zufällig entdeckt werden, vermag die konsequente Analyse in der Regel eine Differenzierung zwischen Arterien und Venen zu erbringen und dank Verfolgung der erweiterten Segmente die Lokalisation der Ausgangsstörung zu zeigen, nicht selten sogar deren Ursache, z. B. Tumoren, Halsrippen oder Neoplasien der Nachbarschaft.

Auf der *venösen Seite* ist das Spektrum möglicher Obstruktionen noch breiter, da für den Rückfluss sowohl die V. cava superior, die V. cava inferior als auch das System der V. azygos zur Verfügung stehen und ätiologisch iatrogene Ursachen, insbesondere die Einlage eines zentralen Venenkatheters und die Bestrahlung weitere wichtige Ätiologien darstellen. Das „thoracic outlet syndrome" stellt eine zumeist positions- und funktionsabhängige neurovaskuläre Störung dar, bei welcher im Bereich der oberen Thoraxapertur positionsabhängig durch die engen ossären Verhältnisse, insbesondere auch durch eine Halsrippe oder eine fibröse Struktur die A. bzw. die V. subclavia oder Anteile des Plexus brachialis beeinträchtigt werden.

Iatrogene Erkrankungen der Thoraxwand und der Pleura spielen insbesondere bei hospitalisierten Patienten eine bedeutende Rolle: *Thromben* entstehen um zentrale Venenkatheter oder venöse Dauerzugänge (Ports); sie sind wesentlich gehäuft bei Fehllage in einer kleinen Vene, z. B. in der V. mammaria interna, der V. azygos oder der V. jugularis interna) oder bei Schlingenbildung des Venenkatheters. Blutungen in die Thoraxwand oder die Pleurahöhle (Abb. 18.23) können vor allem nach Verletzung der Interkostalarterien, weniger häufig nach jugulärer Punktion mit Karotisverletzung ein erhebliches Ausmaß annehmen. Symptome erwachsen wiederum zuerst im natürlichen Engnis der oberen Thoraxapertur. Neben der Venenkathetereinlage sind Pleurapunktionen, Pleuradrainagen und perkutane Lungenbiopsien die häufigsten Ursachen für eine Blutung, aber auch für einen iatrogenen *Pneumothorax* (Abb. 18.9). Seltener ist der Infusothorax nach Einlage einer Katheterspitze in die Pleurahöhle. Obwohl selten zu verifizieren, ist prinzipiell bei der Planung jeder perkutanen Lungenpunktion auch an die Möglichkeit einer *Tumorzellverschleppung* in den Biopsiekanal zu denken. Die Bedeutung postoperativer Probleme wurde bereits in Abschn. 18.4.2 im Rahmen des Wundinfektes nach Sternotomie (Abb. 18.21) erläutert (Goodman et al. 1993). Selbst ohne komplizierende Infektion stellt eine Instabilität der Thoraxwand, z. B. nach Cerclageruptur einer Sternotomie, eine funktionell schwerwiegende Störung dar, welche operativ angegangen werden muss. Heute kaum noch verwendet, waren pleurale Plomben vor allem apikal in der Mitte des 20. Jahrhunderts beliebte Platzhalter, welche die angrenzende, tuberkulös infizierte Lunge ruhig stellen sollten. Eine etwas größere Bedeutung kommt infolge erheblicher Alteration der Atemmechanik auch heute dem Zustand nach Thorakoplastik zu, sei es nach einem größeren Eingriff zur

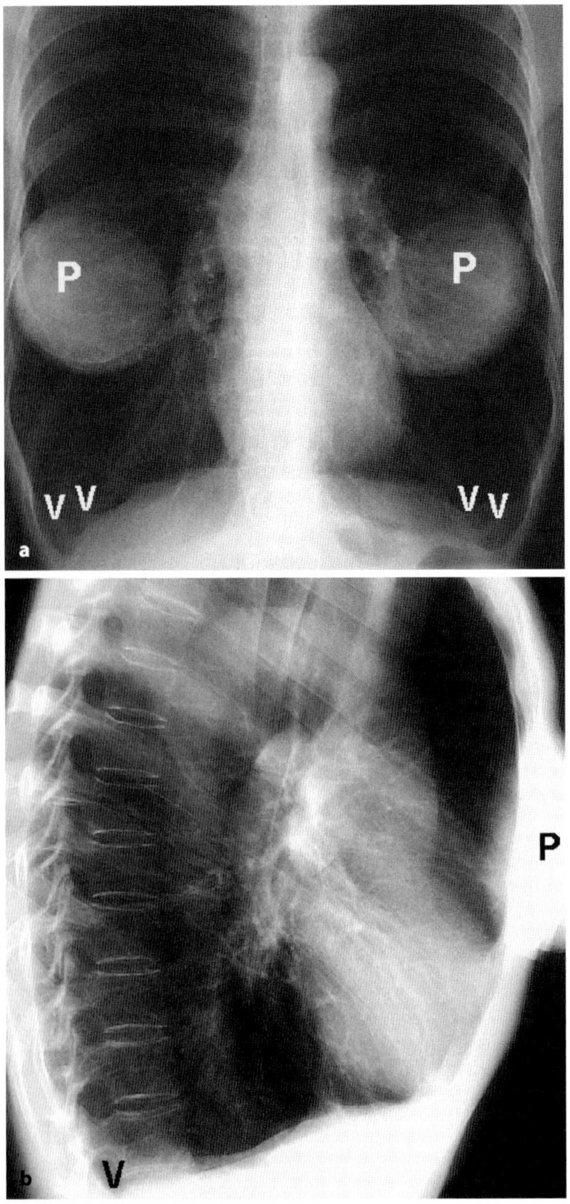

Abb. 18.34 a, b. Mammaprothesen (P), verstärkte diaphragmale Muskelstränge bei chronisch-obstruktiver Lungenerkrankung. In der p.-a.-Aufnahme überlagern die Prothesen die Thoraxorgane; Symmetrie und seitliche Aufnahme lassen die Ursache der Transparenzminderung klar erkennen. Die Abrundung der Sinus phrenicocostales laterales (*v*) ist hier nicht durch Adhäsionen, sondern durch hypertrophe Zwerchfellinsertionen an den einzelnen Rippen bedingt

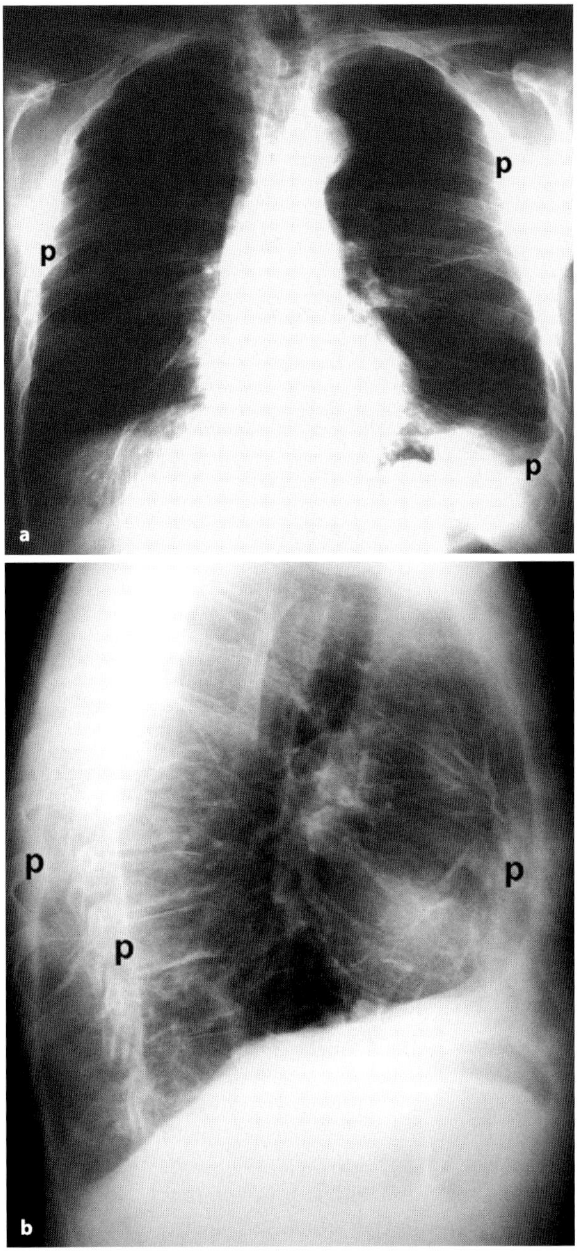

Abb. 18.35 a – d. Pleurale Folgen der Asbestexposition. **a, b** Die Thoraxröntgenuntersuchung zeigt bereits multiple, meist flache, z.T. verkalkte Pleuraverdickungen (*p*), welche von vorwiegend streifigen Lungenveränderungen begleitet werden

radikalen Tumorsanierung oder nach gestörter Wundheilung bzw. einem komplizierten Infekt.

Nach *Pneumonektomie* ist das Volumen des operierten Hemithorax massiv reduziert mit konsekutiver Engstellung der Interkostalräume, Mediastinalverlagerung zur operierten Seite und Zwerchfellhochstand. Innerhalb der Rippen besteht trotz fehlenden Pleuramesothels oft über Jahre eine Flüssigkeitsansammlung, welche von peripherher organisiert wird.

Im Hinblick auf die Differenzierung eines Tumorrezidivs oder einer Superinfektion gilt es zu beachten, dass der ungestörte Heilungsverlauf einen harmonischen zirkulären Saum von Organisationsgewebe zeigt und dass dieser nach der subakuten Phase nicht mehr wesentlich Kontrastmittel aufnimmt.

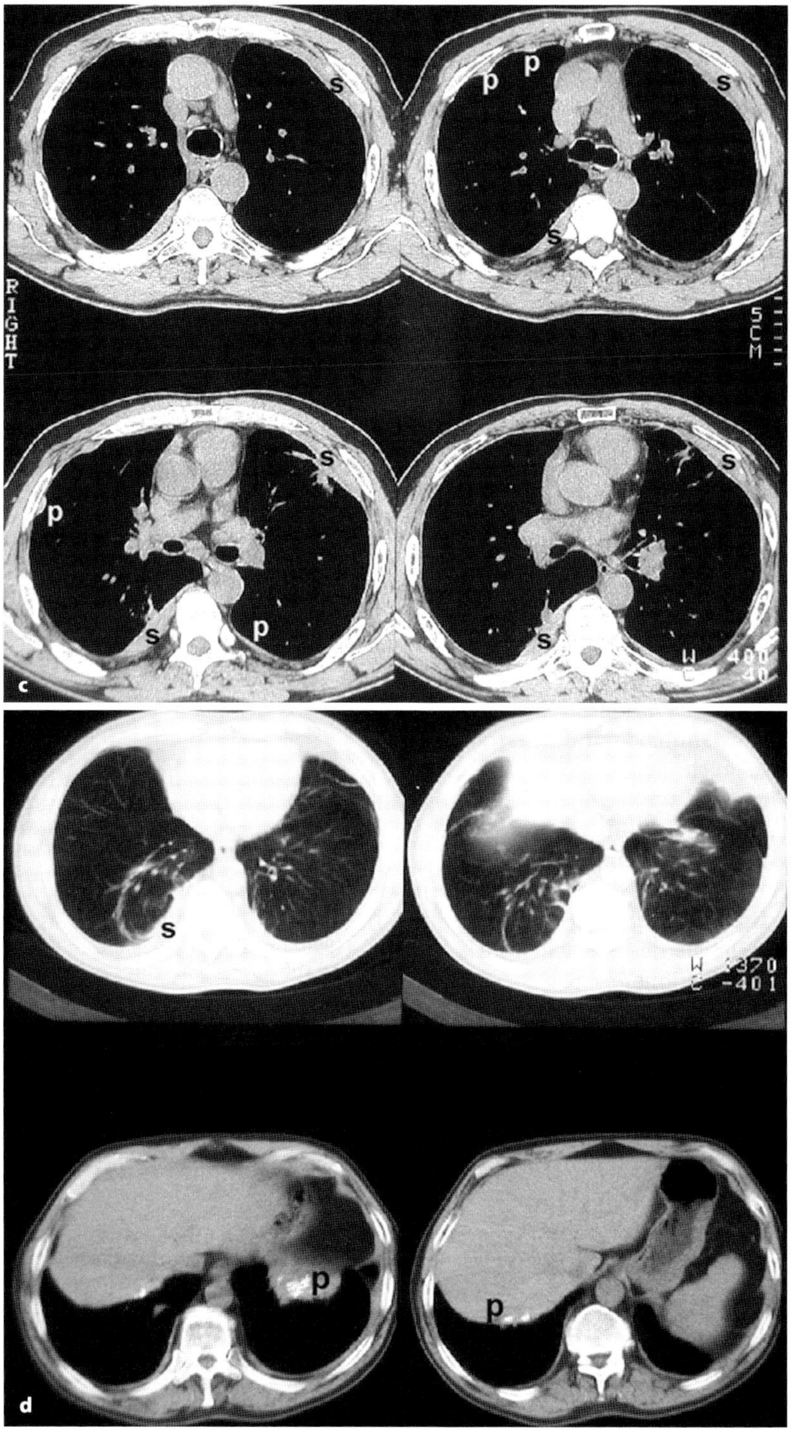

Abb. 18.35 c, d. In der CT entsprechen diesen Befunden umschriebene solide und diaphragmal verkalkte Plaques (*p*), aber auch größere Schwielen (*s*), unter denen sich im anterioren linken Oberlappen und im posterobasalen rechten Unterlappen sog. Rundatelektasen entwickeln, streifig-bogige, oft recht voluminöse pleuropulmonale Narbenzüge, die konventionell-radiologisch ohne Beachtung der Zeichen der Asbestexposition als Tumoren fehlinterpretiert werden können

Zwerchfell

P. Vock

Das Zwerchfell hat drei nicht leicht zu vereinbarende Aufgaben, die Atmung, die Schrankenfunktion und eine selektive Durchlassfunktion für Längsverbindungen. Anatomisch besteht es aus sehnigem Zentrum tendineum und muskulärer Peripherie, mit schwachen Stellen zwischen den Hauptinsertionen und an den Öffnungen für Aorta, Ösophagus und V. cava. Die Bildgebung beruht schwergewichtig auf Schnittbildverfahren, ergänzt durch die Durchleuchtung zur Funktionsanalyse. Verschiedene Fehlbildungen betreffen das Zwerchfell. Unter den Entzündungen durchdringt die Pankreatitis gelegentlich das Zwerchfell, während Infektionen des Abdomens und des Thorax darauf übergreifen oder es überschreiten können. Auch bei den Neoplasien sind es abdominale Primärtumoren sowie Lungenkarzinom und malignes Pleuramesotheliom, welche häufig das Zwerchfell infiltrieren. Auch bei degenerativen Erkrankungen wird das Diaphragma beteiligt, etwa verschiedenen Hernienformen, obstruktiven Pneumopathien oder der thorakoabdominalen Ausbreitung von Aortenerkrankungen.

19.1 Physiologische und anatomische Grundlagen

19.1.1 Funktionen des Zwerchfells

Das Zwerchfell hat zwei mit Auflagen verbundene Hauptaufgaben, jene als kräftigster Atemmuskel und jene der Schrankenbildung zwischen dem Niederdruckbereich des Thorax und dem einen höheren Druck aufweisenden Abdomen, damit aber auch einer Ausbreitungshemmung von Krankheitsprozessen von der einen in die andere Körperhöhle oder – global betrachtet – von der unteren in die obere Körperhälfte bzw. umgekehrt, wie dies etwa in das Stagingsystem der malignen Lymphome eingeht. Dabei ist das Zwerchfell – nach dem Herzen – der am kontinuierlichsten, also selbst im Schlaf aktive quergestreifte Muskel des Körpers; es wird neural gesteuert vom N. phrenicus, der Fasern vor allem des Spinalnerven C4 enthält. Die respiratorische Wirksamkeit des Zwerchfells benötigt die kranialkonvexe Form der Kuppeln ebenso wie die Intaktheit des zervikothorakal ungeschützt verlaufenden N. phrenicus.

Die Funktionen des Zwerchfells
- Atemmuskel: 24 Stunden, Rolle der Zwerchfellkuppen-Konfiguration
- Schranke zwischen Thorax und Abdomen: Druckgradient, Krankheitslimitation
- Selektive Durchtrittsmöglichkeiten für
  - den Ösophagus,
  - die arterielle und venöse Blutversorgung der unteren Körperhälfte,
  - die lymphatische Drainage der unteren Körperhälfte und des Peritonealraums und
  - für den Grenzstrang.

Die Effizienz der Atemfunktion (Fraser et al. 1991; Boriek u. Rodarte 1994) hängt absolut von der Erhaltung der nach oben konvexen Form ab; verschwindet diese, wie dies bei akuter oder chronischer Lungen-

Tabelle 19.1. Zwerchfellanatomie: schwache Stellen

Anteil	Ursprung	Schwache Stelle	Begleitend
Pars sternalis	Xiphoid-Basis	Trigonum sternocostale	A. epigastrica superior
Pars costalis	6 unterste Rippen	Trigonum lumbocostale	
Pars lumbalis			
– crus laterale	Lig. arcuatum laterale (R12-Quadratusarkade-L1) Lig. arcuatum mediale (L1-Psoasarkade-LWK1)		Grenzstrang
– crus mediale	Rechts LWK1–3, links LWK1–2	Hiatus aorticus	V. (hemi-)azygos Nn. splanchnici
[Crus mediale der Gegenseite]			
Centrum tendineum		Foramen V. cavae	V. cava inferior N. phrenicus
		Hiatus oesophageus	Ösophagus N. vagus

Tabelle 19.2. Transdiaphragmale Prozesse: Ätiologie und Ort des Übertritts

Stelle	Kongenital	Degenerativ/ metabolisch	Trauma	Entzündung	Neoplasma
Trig. sternocostale		Morgagni-Hernie, Larrey-Hernie		Echinococcus	Sarkom, Leberneoplasma
Trig. lumbocostale	Canalis pleuro-peritonealis	Bochdalek-Hernie			Wilms-Tumor Nierentumoren
Pars lumbalis	Azygos-Kontinuation	Aortendissektion, arterielle Embolie Emphysem	Hämatom-ausbreitung	Arteriell-hämatogen, lymphatisch (Pankreatitis)	Arterielle Tumor-embolien lymphogene infradia-phragmaler Herkunft, malignes Lymphom, Neurofibrom
Hiatus oesophageus		Hiatushernie, Achalasie, Ösophgusruptur, Emphysem		Pankreatitis, Mediastinitis	Magenkarzinom, Ösophaguskarzinom
Foramen V. cavae		Venöse Embolien		Venös-hämatogen	Hämatogen infra-diaphragmaler Herkunft, solider Tumor, Niere, Nebenniere, Sarkom, Teratom
Centrum tendineum und Muskel	Lücken	Endometriose, aszitogener Pleuraerguss	Zwerchfell-ruptur (Splenose)	Subphrenischer Abszess, Pleuraempyem, Echinococcus	Mesotheliom, Pleurametastasen, Lungenkarzinom, Magenkarzinom, Leberkarzinom, Lymphom, lymphogen aus Peritonealraum; Peritonealkarzinose (Ovar), Leberkarzinom, Lymphome

überblähung oft geschieht, so steigt vorerst der Arbeitsaufwand, bis bei horizontal flacher oder gar nach oben konkaver Form die inspiratorische Zwerchfellkontraktion völlig unwirksam wird. Auflagen an beide Funktionen entstehen dadurch, dass eine ganze Reihe von wichtigen *Längsverbindungen* unabhängig vom momentanen Funktionszustand des Zwerchfells unbehindert durch das Zwerchfell hindurch gewährleistet sein müssen, so der Speiseweg, die arterielle und die venöse Blutversorgung der unteren Körperhälfte, aber auch eine ganze Reihe von vorwiegend autonomen Nerven, kleinen Gefäßen und schließlich der Lymphabfluss der unteren Körperhälfte.

Die *Schrankenfunktion* wird prinzipiell gut erfüllt, aber Störungen dieser Funktion spielen immerhin im klinischen Alltag eine weit größere Rolle als die auf das Zwerchfell beschränkten Erkrankungen. Die Auflage der Durchlässigkeit für die erwähnten Längsverbindungen prädestiniert Schwachstellen (Tabelle 19.1) im Bereich der Durchlassöffnungen, also im Bereich des Foramen venae cavae, des Hiatus oesophageus und des Hiatus aorticus, potentielle Pfade, über welche sich eine Pathologie in der einen oder anderen Richtung ausbreiten kann (locus minoris resistentiae, Tabelle 19.2).

Ähnlich bieten die Lücken zwischen den drei Ursprungsbereichen des Zwerchfells am Sternum, den Rippen und der Wirbelsäule, also das Trigonum sternocostale und das Trigonum lumbocostale, beidseits einer Krankheitsausdehnung durch das Zwerchfell weniger Widerstand. Schließlich gilt es die wenigen Prozente der Bevölkerung mit unvollständiger Ausbildung des embryologisch aus mehreren Komponenten zusammenwachsenden Zwerchfells zu erwähnen, bei denen damit ein freier Durchgang zwischen den beiden Körperhöhlen besteht (Abb. 19.1).

19.1.2 Anatomische Besonderheiten

Anatomisch werden diese Funktionen von einer zentral sehnigen (Centrum tendineum), peripher muskulären, an Wirbelsäule, Rippen und Sternum entspringenden, wenige mm dicken Membran erfüllt. Diese ragt in Form nach oben konvexer Kuppeln in beide Thoraxhöhlen hinein und ist größtenteils von der Pleura parietalis bzw. dem Peritoneum parietale überzogen; ausgespart vom Mesothelüberzug sind lediglich die Pars affixa der Leber, die hintersten, ans Retroperitoneum grenzenden Abschnitte der Unterfläche sowie der perikardiale Anteil der Oberfläche. In aufrechter Position steht das rechte Zwerchfell beim Gesunden meist etwas (im Mittel 2,5 cm) höher als das linke, absolut in Inspiration auf Höhe des

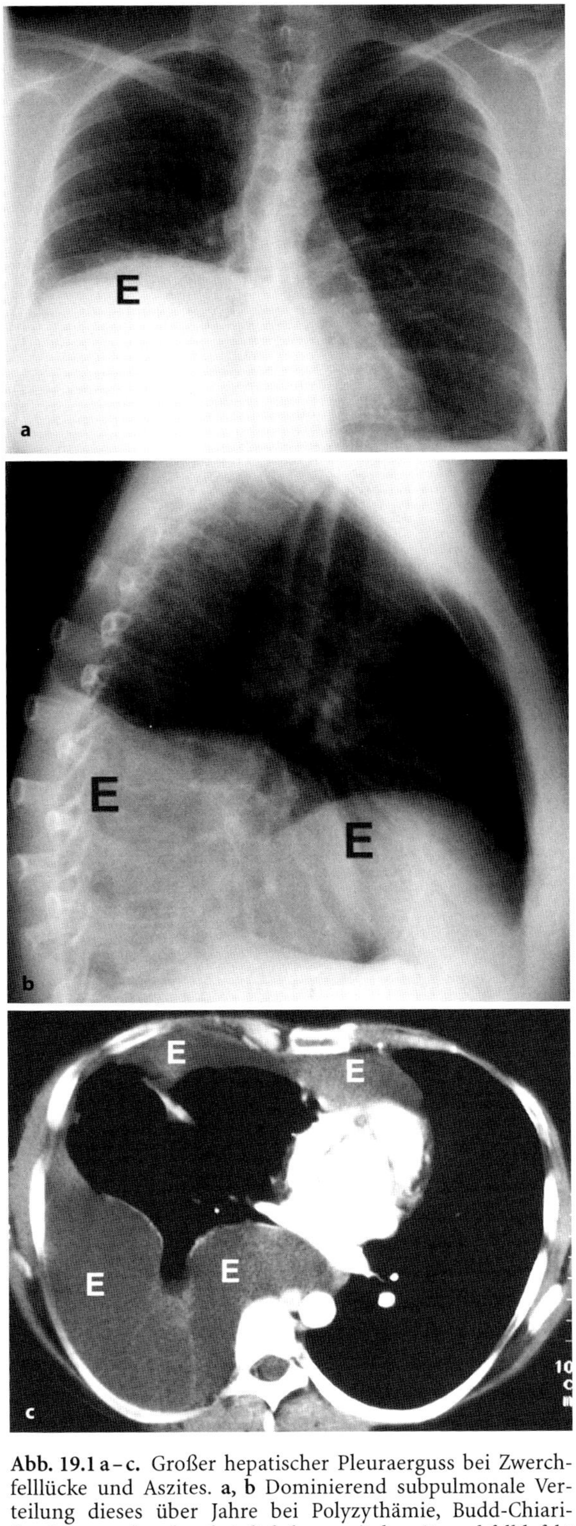

Abb. 19.1 a–c. Großer hepatischer Pleuraerguss bei Zwerchfelllücke und Aszites. **a, b** Dominierend subpulmonale Verteilung dieses über Jahre bei Polyzythämie, Budd-Chiari-Syndrom und wahrscheinlich kongenitalem Zwerchfelldefekt beobachteten Pleuraergusses rechts (*E*). **c** Die CT zeigt die Verteilung in den Sinus (*E*) und eine doch erhebliche Mediastinalverlagerung nach links. Während die Lücken im Zwerchfell bei der Bildgebung nicht darzustellen sind, kam es bei dieser jungen Frau unter Pleuradrainage zu einem andauernden Nachfließen von Aszites in die Pleurahöhle

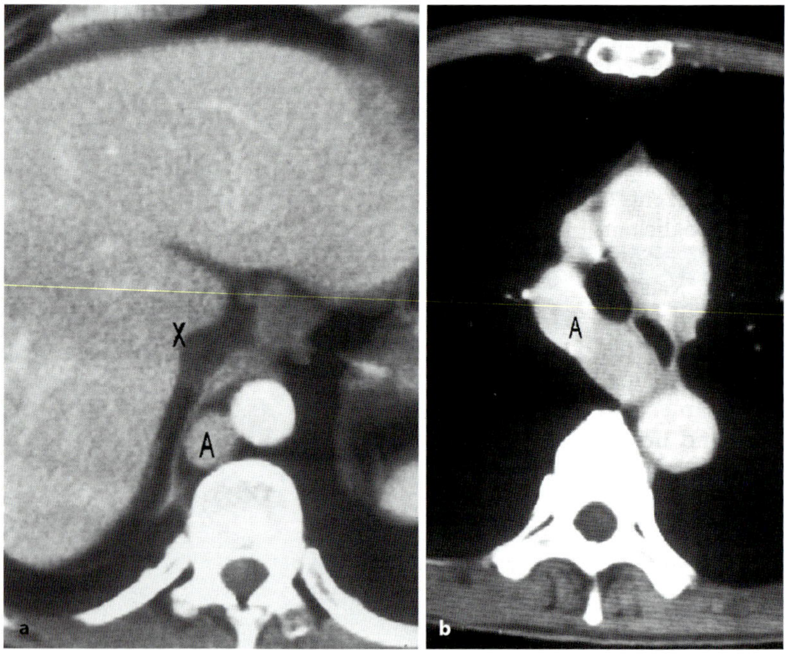

Abb. 19.5 a, b. Azygos-Kontinuation. **a** Da das intrahepatische Segment der V. cava inferior kongenital nicht angelegt ist (*X*), kommt es bei der Azygos-Kontinuation zum Abfluss des Blutes aus der unteren Körperhälfte über die dilatierte V. azygos (*A*). **b** Damit ist auch der Azygosbogen (*A*) erweitert, was auch konventionell-radiologisch leicht erkannt werden kann

Tabelle 19.3. Differentialdiagnose der Dilatation der V. azygos

Pathophysiologie	Ursache
Kollateralfluss	Obstruktion der V. cava inferior (kongenital, Azygoskontinuation oder erworben) Obstruktion der V. cava superior Portal-venöse Hypertonie
Erhöhter Fluss	Schwangerschaft Vaskulärer Tumor/Fistel/Sequester mit Drainage in V. azygos
Erhöhter Druck in systemischen Venen	Rechtsherzdekompensation Tumor/Thrombus im rechten Vorhof Perikarderkrankung (Erguss, Pericarditis constrictiva)
Idiopathisch	

– bevorzugt anteriorer – Teil des Muskels nicht oder unvollständig innerviert wird; in der Bildgebung resultiert eine lokalisierte Vorwölbung nach oben, also sozusagen eine exzentrische „Kuppel in der Kuppel". Dieser Anomalie, die im Einzelfall auch schwierig von erworbenen Zwerchfellbuckeln zu unterscheiden ist, kommt kaum Krankheitswert zu.

Andere Anomalien gehen nicht vom Zwerchfell aus, tangieren dieses indessen. Erwähnt sei als Beispiel die fehlende Anlage des intrahepatischen suprarenalen Segmentes der V. cava inferior mit *Azygos-Kontinuation* (Abb. 19.5; Dietz u. Reinheimer 1991; Poll et al. 1999), bei welcher die erweiterte V. azygos kollateral das Blut der unteren Körperhälfte durch das Zwerchfell nach oben bringt (Differentialdiagnosen s. Tabelle 19.3). Weitere Beispiele sind abnorme Lungenvenenmündungen durch das Zwerchfell hindurch in die V. portae bzw. V. cava inferior (z. B. *Scimitar-Syndrom*, Baran et al. 1996; Olson u. Becker 1986) oder die *Lungensequestration* mit arterieller Versorgung aus der abdominellen Aorta durch das Zwerchfell.

Merke ! Das meist partielle Fehlen eines Zwerchfells stellt die schwerwiegendste Fehlbildung dar, während das Zwerchfell bei einer Reihe von Fehlbildungen anderer Strukturen beteiligt sein kann.

19.3 Entzündungen

Primäre Entzündungen des Zwerchfells sind selten. Demgegenüber wird das Zwerchfell recht häufig einbezogen in Entzündungen der benachbarten anatomischen Strukturen, namentlich der Pleura, der Lunge, der Rumpfwand und der Peritonealhöhle,

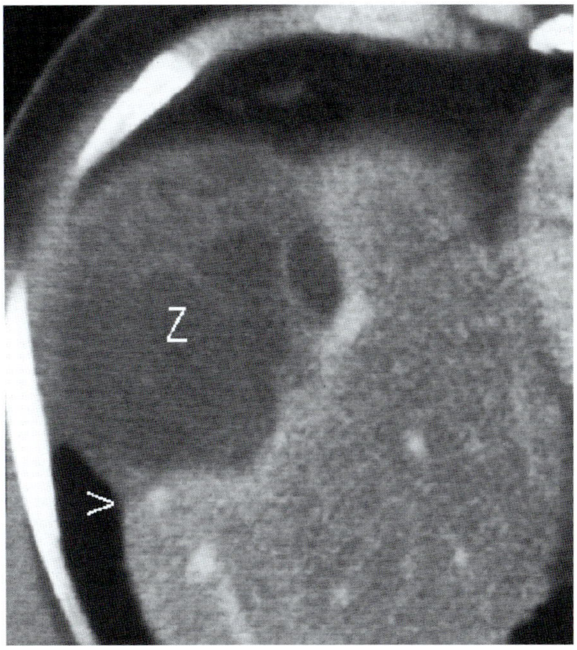

Abb. 19.6. Transdiaphragmale Ausbreitung eines Echinococcus-hydatidosus-Infektes. Große, teils flüssige, peripher auch solide Raumforderung (*Z*), welche – operativ bestätigt – das Zwerchfell überschritt (>) und Pleura, Lunge und Thoraxwand infiltrierte

schließlich auch der Leber und des Retroperitoneums. Für die Atemfunktion entstehen dabei in der Regel, selbst wenn große Teile eines Zwerchfells immobilisiert werden, dank der Reserve in körperlicher Ruhe keine Konsequenzen. Bedeutsamer ist das Versagen der Schrankenfunktion und damit die Möglichkeit zur Ausbreitung von Infektionen, sowohl aus Peritoneum und Retroperitoneum in Pleura und Mediastinum als auch in umgekehrter Richtung. Ist dies grundsätzlich überall im Zwerchfell möglich, so sind es vor allem die oben erwähnten Schwachstellen, welche das Überschreiten des Zwerchfells durch einen lokalen entzündlichen Prozess zulassen, während die hämatogene Infektstreuung über die Aorta in die untere Körperhälfte und über die untere Hohlvene in das rechte Herz und die Lunge ebenso wie eine Entzündungsausbreitung aus dem Retroperitoneum auf lymphatischem Wege mikroskopisch und damit von der Bildgebung unerkannt ablaufen.

Der *Echinococcus cysticus*, am häufigsten in der Leber manifest, benutzt zu seiner Ausbreitung in die Lunge, seine zweithäufigste Lokalisation, nicht nur den hämatogenen Weg, sondern bevorzugt das rechte Trigonum sternocostale, gelegentlich auch das Trigonum lumbocostale als direkten Weg, oder er durchdringt sogar das widerstandsfähige muskulotendinöse Zwerchfell (Abb. 19.6; Gomez et al. 1995; Freixinet et al. 1988; Sinner 1991).

Bakterielle Abszesse der Leber und des subphrenischen Raumes, weniger häufig auch *Amöbenabszesse* (Huch Boni et al.1995), können gelegentlich das Zwerchfell an variablen Stellen durchdringen und sich in den Pleuraraum und von dort in die Lunge oder Thoraxwand ausbreiten. Begünstigt wird diese Propagation durch eine Punktion oder Drainage des subphrenischen Abszesses, wenn der Stichkanal unbeabsichtigt durch den für den Untersucher unerwartet tiefen Sinus phrenicocostalis gelegt wurde.

Die Ausbreitung in umgekehrter Richtung, also die eines *Pleuraempyems* oder eines anderen *entzündlichen Thoraxprozesses* in das Abdomen, ist bedeutend seltener zu beobachten. Immerhin kann sogar eine Mediastinitis die Schranke des Zwerchfells überwinden, selten kommt es gar zur Ausbildung einer bronchobiliären Fistel; in diesem Falle muss die Entzündung nicht nur das Zwerchfell, sondern auch das Lungen- und das Leberparenchym durchdringen.

Eine in der Regel nichtinfektiöse Entzündung des Retroperitoneums schafft andererseits hin und wieder den Weg durch das Zwerchfell nach oben: Die akute *Pankreatitis* führt fast obligat zu einem linksbetonten Pleuraerguss, oft mit Lungenbeteiligung. Pankreaspseudozysten im Rahmen einer Pankreatitis finden sich zwar häufig in der Pankreasloge, im vorderen Pararenalraum, im Ligamentum hepatoduodenale, im Mesocolon transversum oder der Mesenterialwurzel, können sich aber vor allem durch den Hiatus oesophageus, unter Umständen den Hiatus aorticus, auch in das Mediastinum ausbreiten. Dabei spielt sicher die Freisetzung proteolytischer und lipolytischer Enzyme eine wesentliche Rolle.

Mediastinale Pseudozysten können bei akuter und vor allem im akuten Schub einer chronischen Pankreatitis, etwa bei Aethylikern, beobachtet werden und führen durch Kompression des Ösophagus zu Schluckbeschwerden. Sie können sich unter konservativer Therapie zurückbilden. In der Bildgebung gehören sie zur Differentialdiagnose der Raumforderungen im unteren mittleren Mediastinum (Abb. 19.7; Pantoja et al. 1984). Der Ösophagus wird bei intakter Schleimhaut von extramural imprimiert. CT oder MRT klären die zystische Natur und zeigen oft eine feine liquide Verbindung in Richtung der Pankreasloge, welche mittels endoskopischer retrograder Pankreatikographie unter Umständen als Fistel vom Pankreasgang aus zu beweisen ist.

Merke ! Sowohl Infektionen (Bakterien, Echinococcus cysticus) als auch nichtinfektiöse Entzündungen (Pankreatitis, Polyserositis) können das Zwerchfell inferosuperior oder superoinferior beteiligen, überwinden und in der benachbarten Körperhöhle zu Flüssigkeitsansammlungen führen.

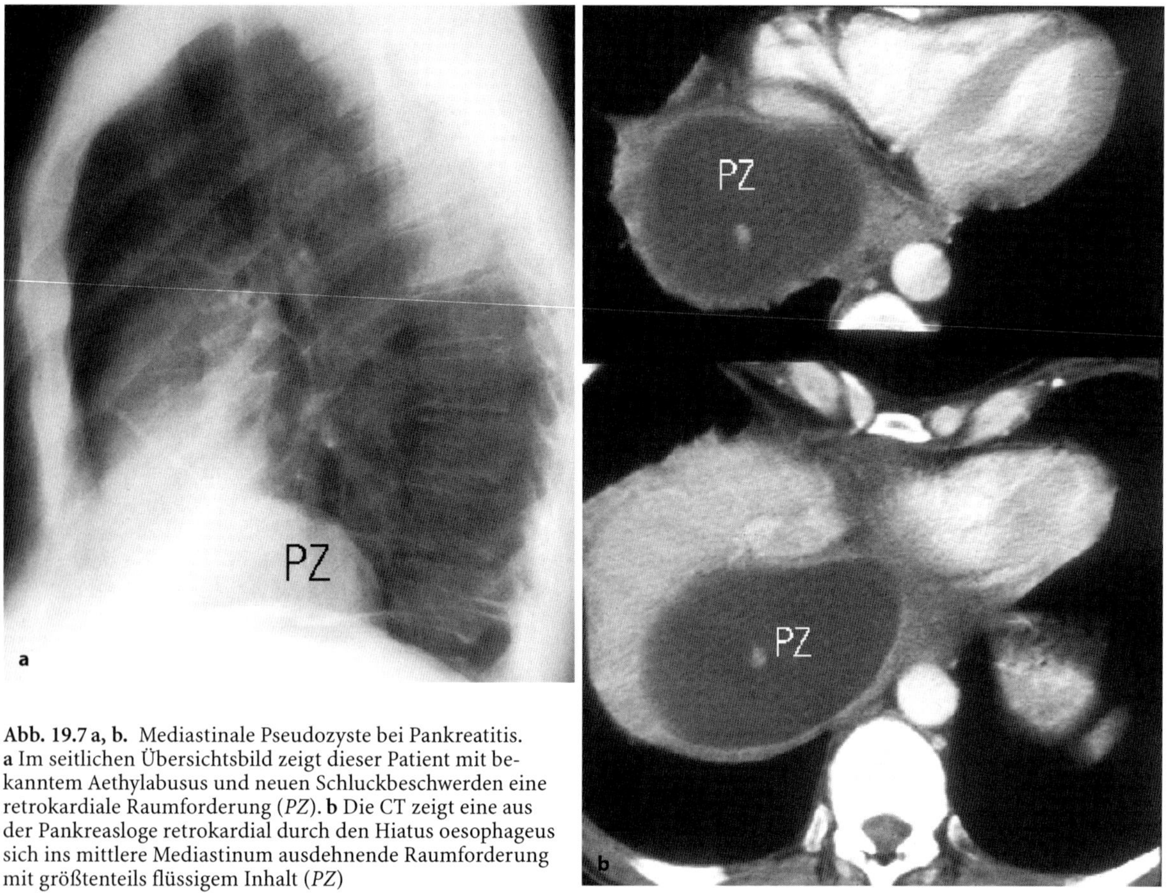

Abb. 19.7 a, b. Mediastinale Pseudozyste bei Pankreatitis. **a** Im seitlichen Übersichtsbild zeigt dieser Patient mit bekanntem Aethylabusus und neuen Schluckbeschwerden eine retrokardiale Raumforderung (*PZ*). **b** Die CT zeigt eine aus der Pankreasloge retrokardial durch den Hiatus oesophageus sich ins mittlere Mediastinum ausdehnende Raumforderung mit größtenteils flüssigem Inhalt (*PZ*)

19.4 Tumoren

Was für Entzündungen gesagt wurde, gilt auch für Tumoren: Eine eigenständige Pathologie des Zwerchfells existiert kaum, obwohl sich natürlich aus den vorhandenen Geweben z. B. mesenchymale Tumoren bilden können (Reuther et al. 1989). Die sekundäre Beteiligung des Zwerchfells durch primär anderswo lokalisierte, meist aggressive Neoplasien ist jedoch häufig und bezüglich der Tumorausbreitung oft eine prognostische Schwelle, so beim Mesotheliom, beim malignen Lymphom oder bei der lymphogenen Metastasierung von Beckenneoplasien, um nur einige Beispiele zu nennen.

Mit der Bildgebung nicht zu erfassen kreuzen im *Hiatus aorticus* alle *systemisch arteriell embolisierten Tumorzellen* das Zwerchfell. In umgekehrter Richtung, von der Cisterna chyli in den Ductus thoracicus, geschieht die *lymphogene Metastasierung* der meisten infradiaphragmalen Primärtumoren, ebenso durch den Hiatus aorticus; vor Übertritt der Tumorzellen in das Blut liegt nur noch die letzte Lymphknotenstation am Venenwinkel. Retroperitoneale Lymphknotenmetastasen können andererseits durch den gleichen Hiatus aorticus hindurch in das hintere untere Mediastinum, d. h. in die retrokrurale und die paravertebrale Station metastasieren. Analog können *maligne Lymphome* hier das Zwerchfell in beiden Richtungen überwinden (Abb. 19.8), wobei vor allem der M. Hodgkin dank kontinuierlicher Ausbreitung von einer Lymphknotenstation zur nächsten in Kenntnis der früheren Manifestationen gut zu erfassen ist, das Non-Hodgkin-Lymphom sich jedoch diskontinuierlich ausbreitet, sodass neue Lokalisationen kaum vorauszusagen sind. Nur wenige *benigne Tumoren*, etwa die Neurofibromatose Recklinghausen, durchkreuzen das Zwerchfell entlang der segmentalen oder splanchnischen Nerven (Abb. 19.9).

Nicht selten passieren *retroperitoneale Malignome* das Zwerchfell durch das *Trigonum lumbocostale*, etwa aus der Nebenniere (Abb. 19.10) oder der Niere (Wilms-Tumoren, Nierenbeckenkarzinome).

Der *Hiatus oesophageus* ist vor allem im Rahmen von *Ösophagus-* und *Magenkarzinomen* wegen der lockeren Aufhängung der Kardia kaum ein Hindernis für die Ausbreitung. Der transdiaphragmale Befall

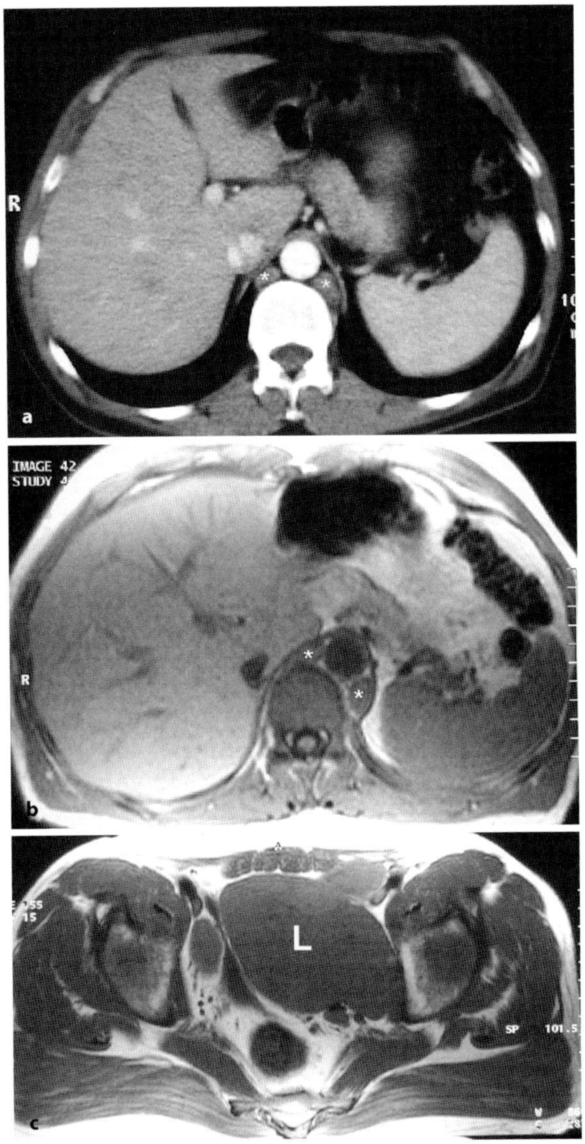

Abb. 19.8 a – c. Non-Hodgkin-Lymphom mit retrokruralem und infradiaphragmalem Befall. **a, b** CT und MRT auf Höhe der Zwerchfellschenkel mit bilateralen retrokruralen Lymphknotenvergrößerungen (obere Größennorm in dieser Station 6 mm); dieser Befund bedeutet eine thorakale Manifestation. **c** MRT auf Beckenhöhe: große pelvine Massenläsion (*L*) als Hauptmanifestation des Lymphoms

des Nachbarorgans innerhalb des Gastrointestinaltraktes bedeutet aber auch eine größere Wahrscheinlichkeit der lymphogenen Metastasierung in die angrenzende Köperhöhle. Schließlich sei an die spezielle Situation der Hiatushernie erinnert, bei der ein Magenkarzinom, aber auch Tumorzellen einer Peritonealkarzinose im Herniensack in den Thorax treten können.

Das *Foramen venae cavae* als letzte große Zwerchfellöffnung ermöglicht die *hämatogene (Mikro-)-*

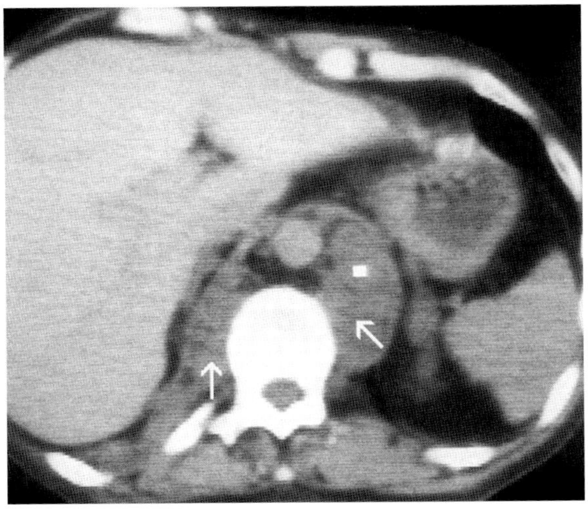

Abb. 19.9. Transdiaphragmale Manifestation eines M. Recklinghausen. Bilaterale retrokrurale Neurofibrome (*Pfeile*), die entsprechend dem normalen Verlauf der splanchnischen und segmentalen Nerven das Zwerchfell als benigne, rein expansiv wachsende Tumoren durchqueren

Metastasierung aus der unteren Körperhälfte in die rechte Herzhälfte und damit in die Lunge. Makroskopisch und in der Bildgebung erkennbar brechen nicht selten Nierenzellkarzinome (Myneni et al. 1991), aber auch andere aggressive retroperitoneale Neoplasien (Giuliano et al. 1992) in die V. cava ein und können hier als Thrombus (Tumorpfropf und/oder Appositionsthrombus) bis in den rechten Vorhof oder den rechten Ventrikel hinein wachsen (Abb. 19.11). Die sichere Unterscheidung zwischen Tumorthrombus und Appositionsthrombus geschieht angiographisch durch den Nachweis von Tumorgefäßen im Kavalumen oder mittels Schnittbildgebung durch den Nachweis eines Enhancement.

Es sind wiederum aggressive Malignome, welche den *muskulotendinösen Teil* des Zwerchfells infiltrieren und überschreiten: in inferiorer Richtung vor allem das *Bronchuskarzinom, Pleurametastasen* und das *maligne Mesotheliom* (Heelan 1994; Knuuttila et al. 1998), letzteres hat eine besondere Affinität zur Pleura diaphragmatica mit Zwerchfellinfiltration und, je nach der Stelle, Übertritt in das Retroperitoneum, die Peritonealhöhle oder direktem Leberbefall (Layer et al. 1999). Inferosuperior sind es am ehesten das *Magenkarzinom* und *maligne Lymphome*, aber auch *Lebertumoren* (Abb. 19.12), welche hier die zähe Zwerchfellbarriere überwinden.

Peritonealkarzinosen, etwa das Ovarialkarzinom (Bies et al. 1984), und Lebermalignome benutzen die vor allem rechts reichlich, weniger auch links ausgebildeten Lymphgefäße des Zwerchfells, um Tumorzellen durch das muskulotendinöse Zwerchfell in die *superiore diaphragmatische (kardiophrenische)*

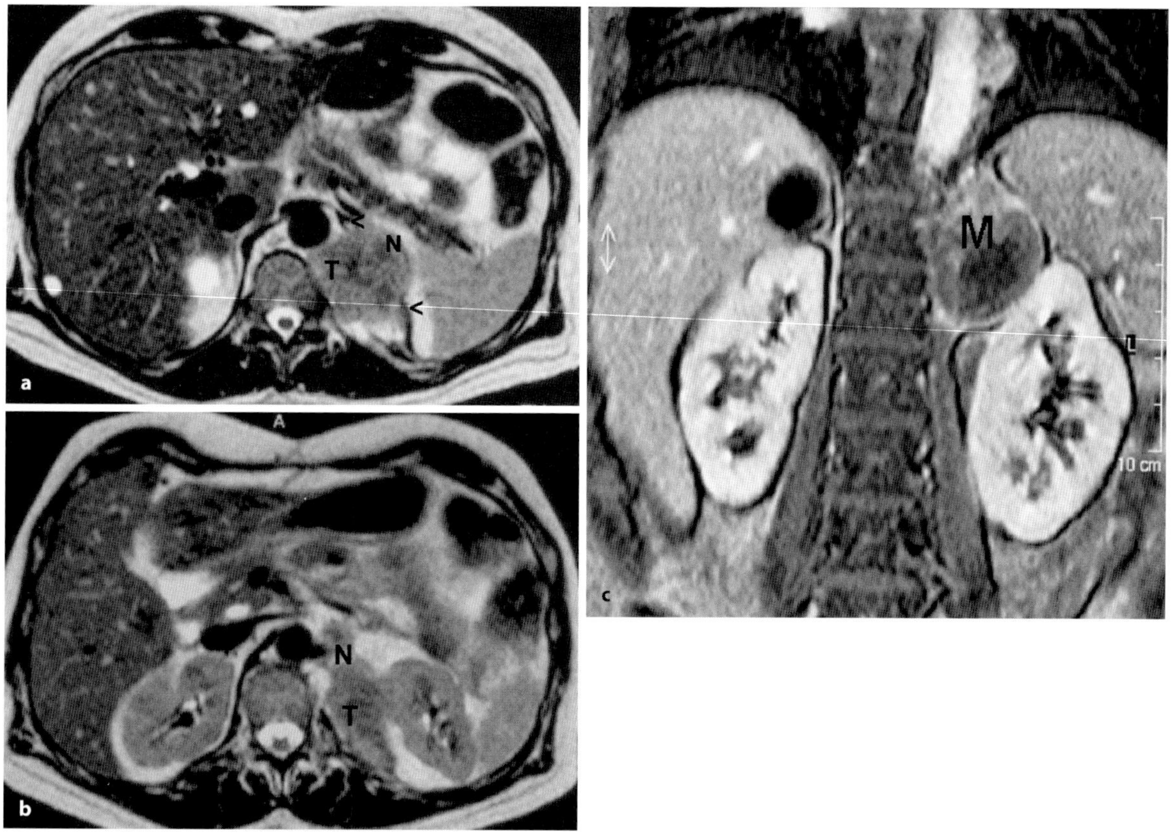

Abb. 19.10 a–c. Transdiaphragmale Ausbreitung eines retroperitonealen Neoplasmas durch das Trigonum lumbocostale. Die MRT zeigt die Kontinuität dieses aus dem Retroperitoneum (*N* linke Nebenniere) kontinuierlich durch das Zwerchfell (<) in den Thorax (*T*) infiltrierenden Karzinoms. Zeigt die axiale Ebene (**a, b**) die Beziehung zu den intakten Zwerchfellanteilen (<), so illustriert die koronare Ebene (**c**) speziell die superoinferiore Ausdehnung der Masse (*M*). Als Nebenbefunde liegen einzelne Leberzysten vor (**a, c**)

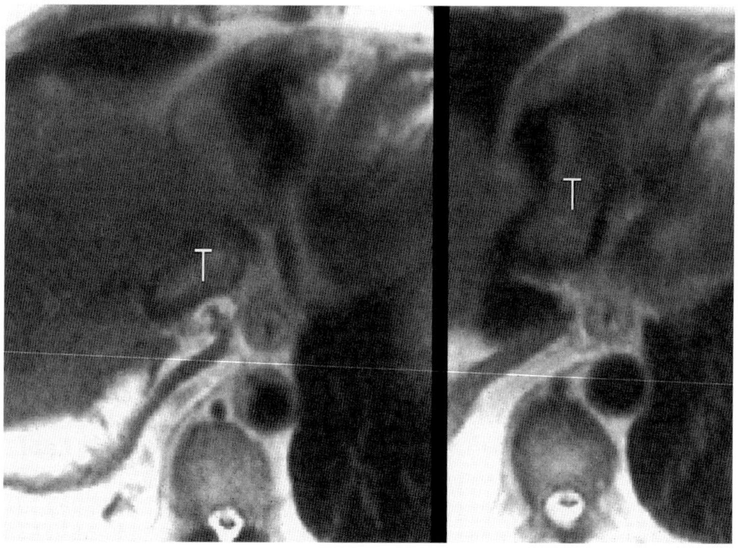

Abb. 19.11.
In der Bildgebung erkennbare Tumorausdehnung durch das Foramen venae cavae. Die MRT zeigt ohne Kontrastmittel den aus Tumor- und Appositionsthrombus (*T*) bestehenden, sich aus einem Malignom der linken Nebenniere in die Hohlvene und den rechten Vorhof kontinuierlich fortsetzenden Füllungsdefekt im strömenden (deshalb signalfreien) Blut

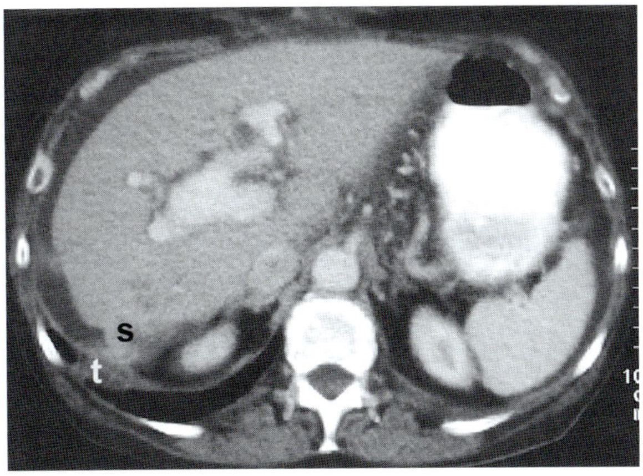

Abb. 19.12. Zwerchfellinfiltration durch Lebermetastase bei Kolonkarzinom. Die CT zeigt die Ausdehnung der in die Umgebung infiltrierenden Lebermetastase nicht nur subdiaphragmal (*s*), sondern auch durch das Zwerchfell hindurch in den Thoraxraum (*t*)

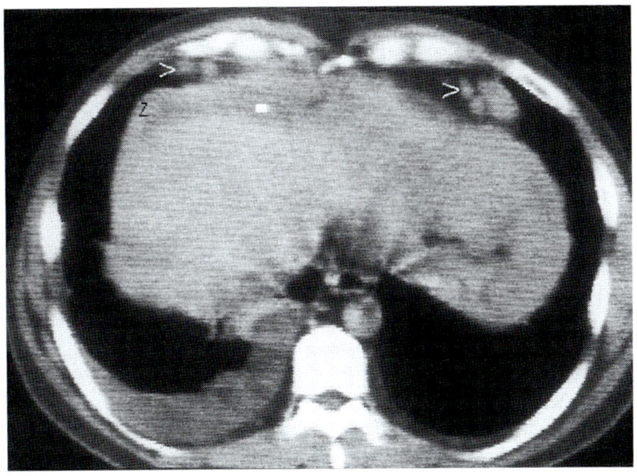

Abb. 19.13. Kardiophrenischer Lymphknotenbefall bei Peritonealkarzinose. Peritonealkarzinose mit etwas Aszites, einer tumorösen Infiltration des Zwerchfells (*Z*) und multiplen bilateralen metastatischen Lymphknotenvergrößerungen kardiophrenisch (superior diaphragmatisch, >)

Lymphknotenstation zu drainieren, eine auch bei Thoraxwand- und Pleuratumoren sowie bei malignen Lymphomen nicht selten befallene Lokalisation (Abb. 19.13; Vock u. Hodler 1986). Ob ein Teil dieser Ausbreitung wie bei unmittelbar anliegenden Neoplasien durch das Trigonum sternocostale verläuft, ist im Einzelfall kaum zu klären. Kann die Sonographie einzelne Bereiche des befallenen Zwerchfells sehr wohl darstellen, so ist in den meisten Fällen zur genauen Darstellung der gesamten Tumorausdehnung die MRT die überlegene Methode, welcher erst in letzter Zeit dank dünner Schichtwahl und Spiralmessung eines kontinuierlichen Volumens von der CT ernsthafte Konkurrenz erwächst.

Merke ! Aggressive Malignome überschreiten das Zwerchfell sowohl hämatogen (Aorta, V. cava inferior), lymphogen (D. thoracicus, peritoneothorakaler Lymphabfluss über Zwerchfell) als auch durch lokale Infiltration der Schwachstellen, ja sogar des muskulären und des sehnigen Anteils.

19.5 Sonstige Erkrankungen

Am häufigsten führen chronische obstruktive Lungenerkrankungen über die erhöhte Atemarbeit zur Hypertrophie mit oft strangartiger Verdickung der Zwerchfellinsertionen (Abb. 18.34) und der Atemhilfsmuskulatur, wobei die Volumenvermehrung der Lunge zu einer Senkung der Zwerchfellkuppe mit Abflachung oder gar Umkehr in eine oben konkave Konfiguration führen kann. In dieser Situation ist eine inspiratorische Kontraktion funktionell ineffizient, da das Zwerchfell nicht weiter gesenkt werden kann. Das wesentliche Wirkungsprinzip der Lungenvolumenreduktions-Chirurgie beim Emphysem besteht in der Wiederanhebung der Zwerchfellkuppe: funktionell möglichst bedeutungslose Volumenanteile werden entfernt, damit wird die Zwerchfellaktivität wieder ermöglicht.

Ebenfalls zu den degenerativen Erkrankungen zählen die verschiedenen Zwerchfellhernien im Bereiche der prädisponierenden Schwachstellen, welche als unspezifische basale thorakale Transparenzminderungen in Erscheinung treten und mit Pleuraerkrankungen verwechselt werden können (Popli et al. 1995). Bei der *Morgagni-Hernie* (Yeagher et al. 1987) tritt Abdominalinhalt mit Omentum, Kolonanteilen und – seltener – anderen Oberbauchorganen durch das *Trigonum sternocostale* nach oben. Radiologisch wird eine nach oben meist konvexe Raumforderung im Herz-Zwerchfell-Winkel direkt hinter der vorderen Thoraxwand erkennbar, häufiger rechts als links (Abb. 19.14).

Differentialdiagnostisch gilt es hier die Hernie von ortsständigen Lipomen oder Fettbürzeln und vergrößerten kardiophrenischen Lymphknoten abzugrenzen. Eine Schnittbilduntersuchung mittels CT oder MRT klärt die Situation meist: Solide Lymphknoten können leicht differenziert werden von Fettgewebe, das bei Hernien oft von feinen transdiaphragmalen Gefäßen und Kolon begleitet wird und durch einen Zwerchfelldefekt nach kaudal zu verfolgen ist.

Funktionell ist die *Morgagni-Hernie* in der Regel von geringer Bedeutung, was auch für die bei einer chronisch obstruktiven Lungenerkrankung mit Zwerchfelltiefstand gehäuft erkennbare, etwa bei 6%

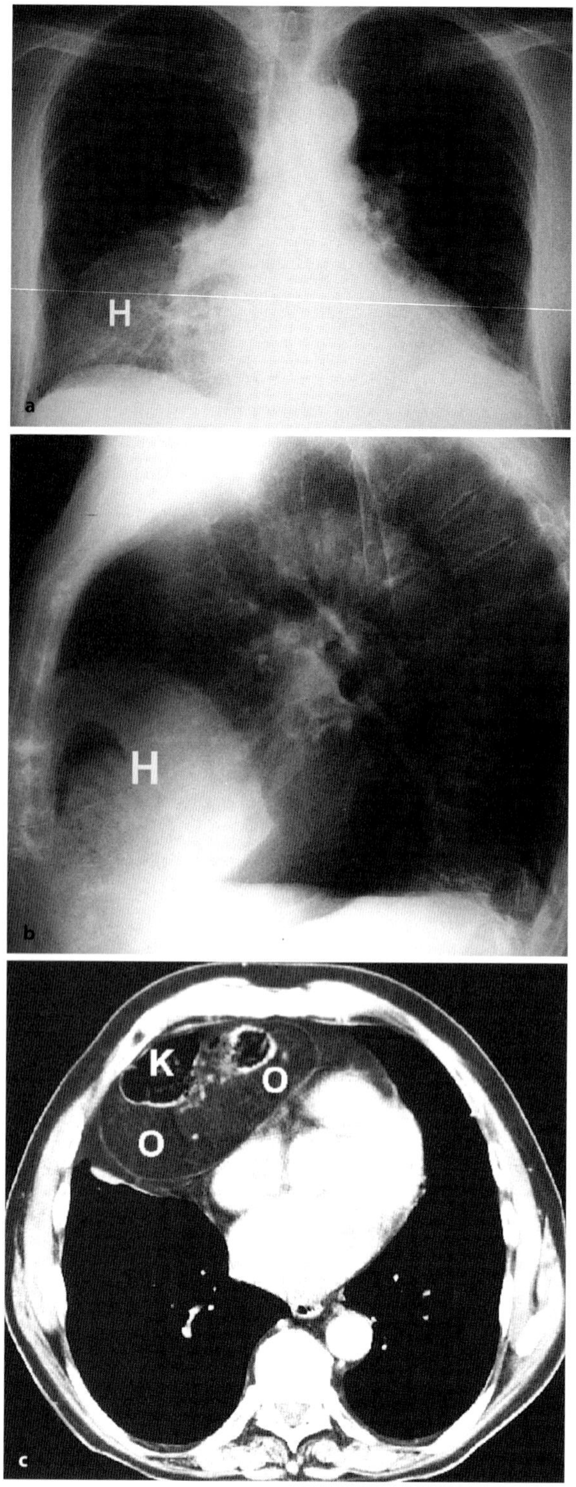

Abb. 19.14 a–c. Morgagni-Hernie. a,b Wenig dichte, intestinales Gas enthaltende Raumforderung im rechten Herz-Zwerchfell-Winkel (*H*). c Die CT bestätigt die Diagnose, zeigt die Zusammensetzung aus Kolon (*K*) und omentalem Fett (*O*) und die topographischen Beziehungen der Hernie

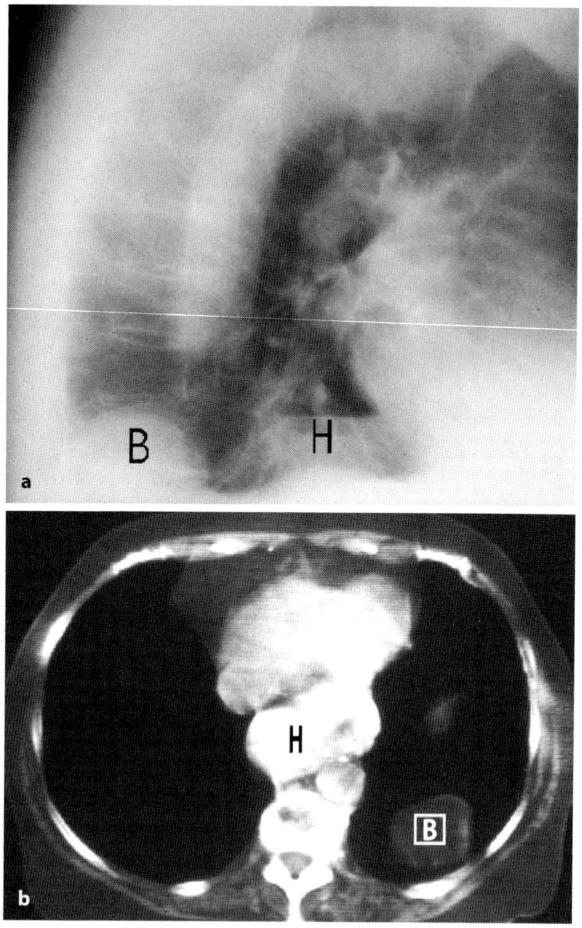

Abb. 19.15 a, b. Bochdalek- und Hiatushernie. a Schon im konventionellen Seitenbild imponieren eine nach oben konvexe, scharf begrenzte dorsale Raumforderung (*B*) und eine zweite, vom Zwerchfell ins mittlere Mediastinum reichende Läsion mit Gas-Flüssigkeits-Niveau (*H*). b Die CT zeigt die aus retroperitonealem Fett bestehende, durch eine schwache Stelle des linken Zwerchfells sich nach oben vorwölbende Bochdalek-Hernie links (*B*) und die in diesem Fall vor allem Magenfundus enthaltende Hiatushernie (*H*) mit der Kontinuität vom Abdomen in den Thorax

der Population (Gale 1985) vorhandene *Bochdalek-Hernie* durch das *Trigonum lumbocostale* zutrifft. Von retroperitonealem Fett und oft dem Nierenoberpol gefüllt und häufiger links als rechts lokalisiert, imponiert diese in der Röntgenuntersuchung als posteromediale, glatt begrenzte, nach oben konvexe Raumforderung (Abb. 19.15) und verursacht oft eine Zwerchfelldoppelkontur. Die Schnittbildverfahren vermögen die Kontinuität zu den Retroperitonealorganen und oft den Zwerchfelldefekt zu zeigen (Sener et al. 1995).

Die *Hiatushernie* durch den *Hiatus oesophageus* ist sowohl die funktionell bedeutendste als auch die häufigste der Zwerchfellhernien (Abb. 19.15). Sie enthält meist Omentum (Lee u. Breathnach 1990) und Magen, wobei die Magenbeteiligung fehlend (alleiniger Reflux), variabel (gleitende Hiatushernie), rein axial, gemischt axial und paraösophageal (mit neben dem distalen Ösophagus hochreichendem Magenfundus) sein kann; sie kann bis zur vollständigen Magenhernierung (sog. „upside down stomach") reichen. Funktionell resultiert neben einem gastroösophagealen Reflux oft eine Ösophagitis, nicht selten mit Ulzeration und evtl. einer Stenosierung, die ihrerseits zur malignen Entartung prädestinieren. Über den Herniensack kann sich eine Peritonitis oder eine Peritonealkarzinose in den Thorax ausbreiten. Radiologisch geschieht der gezielte Nachweis des Refluxes und der Hiatushernie mit Hilfe einer Kontrastmitteldarstellung des Ösophagus und mit Provokationsverfahren. Im Röntgenbild imponiert ab einem Volumen von ca. 100 ml eine retrokardiale rundliche Transparenzminderung, welche im Falle einer Gashaltigkeit mit Niveaubildung im horizontalen Strahlengang spezifisch zu diagnostizieren ist. CT und MRT zeigen nicht nur den gashaltigen Magen oberhalb des Zwerchfelles, sondern auch das gelegentlich sogar isoliert in der Hernie zu findende omentale Fettgewebe.

Bei der *Achalasie* kommt es als Folge der fehlenden Muskelrelaxation auf Kardiahöhe zu einer sich vor allem oberhalb des Zwerchfelles auswirkenden Dilatation und Motilitätsstörung des Ösophagus (Carter et al. 1997); oft ist auf der Übersichtsaufnahme retrokardial in der erweiterten Speiseröhre ein Gas-Flüssigkeits-Niveau erkennbar. Die meist ohne größere Traumaeinwirkung, am häufigsten bei starkem Alkoholgenuss beschriebene *Ruptur des Ösophagus* (*Boerhaave-Syndrom*; Klaue et al. 1998) ist meist distal lokalisiert. Durch Austritt des Ösophagusinhalts kommt es zur Mediastinitis, in der Regel mit Pleurabeteiligung. Dass sich dieser entzündliche Prozess durch das Zwerchfell in das Abdomen ausbreiten kann, beweist der dabei zu beobachtende Gasübertritt durch den Hiatus oesophageus (Abb. 19.16).

Die *Zwerchfellruptur* wird in Kap. 13 näher besprochen.

CAVE ! Eine – nicht selten zum Zeitpunkt des Unfalls nicht diagnostizierte – Zwerchfellruptur kann nach Tagen bis Jahren sekundär zu einer Einklemmung des Magens (evtl. weiterer Darmabschnitte) mit konsekutivem mechanischen Ileus führen.

Schließlich sei auf die transdiaphragmalen degenerativ-vaskulären Erkrankungen verwiesen, insbesondere die sich unbehindert in das Abdomen fortsetzende *Aortendissektion*, das *Aneurysma verum* der thorakoabdominalen Aorta, aber auch auf die *venösen thromboembolischen Erkrankungen*; letztere werden einerseits mittels Bildgebung als pelvin oder in der unteren Extremität lokalisierte Phlebothrombose bzw. als Lungenembolie erfasst, andererseits – etwa in der Situation einer Lebervenenthrombose (Budd-Chiari-Syndrom; Murphy et al. 1986) – als in die Endstrecke der V. cava inferior reichende ortständige Thrombose direkt nachgewiesen.

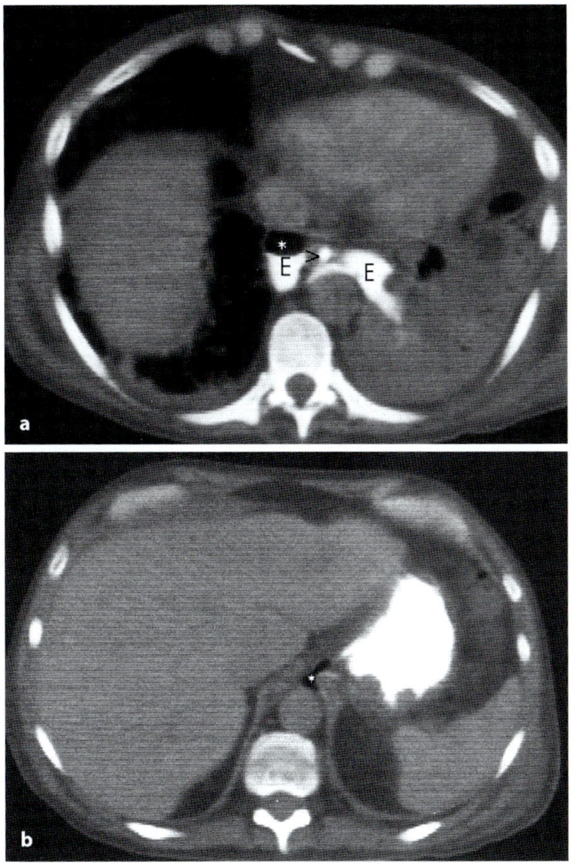

Abb. 19.16 a, b. Ösophagusruptur mit Gasdurchtritt durch Zwerchfell (Boerhaave-Syndrom). **a** Dieser CT-Schnitt tief mediastinal demonstriert die ohne Trauma aufgetretene Ösophagusruptur mit extraluminalem Kontrastmittelaustritt mediastinal beidseits (*E*) und in Richtung der linken Pleurahöhle. Zusätzlich ist auch Gas ausgetreten (*). **b** Ausdehnung des Gases (*) zwischen den Zwerchfellschenkeln hindurch in Richtung des Retroperitoneums

Merke ! Eigenständige Erkrankungen des Zwerchfells sind selten; seine intakte Schrankenfunktion behindert die Ausbreitung zahlreicher Prozesse, während ein Versagen dieser Funktion bei Entzündungen und Neoplasien oft zu einer wesentlich erschwerten Behandlung bzw. Prognose führt.

Literatur

Baran R, Kir A, Tor MM, Ozvaran K, Tunaci A (1996) Scimitar syndrome: confirmation of diagnosis by a noninvasive technique (MRI). Eur Radiol 6: 92

Bies JR, Ellis JH, Kopecky KK, Sutton GP, Klatte EC, Stehman FB, Ehrlich CE (1984) Assessment of primary gynecologic malignancies: comparison of 0.15-T resistive MRI with CT. AJR 143: 1249

Boriek AM, Rodarte JR (1994) Inferences on passive diaphragm mechanics from gross anatomy. J Appl Physiol 77: 2065

Carter M, Deckmann RC, Smith RC, Burrell MI, Traube M (1997) Differentiation of achalasia from pseudoachalasia by computed tomography. Am J Gastroenterol 92: 624

Dietz R, Reinheimer G (1991) Beitrag zur CT-Diagnostik der Vena-cava-inferior-Anomalien: die Azygoskontinuation. Radiologe 31: 352

Fraser RG, Paré JAP, Paré PD, Fraser RS, Genereux GP (1991) Diseases of the diaphragm and chest wall. In: Fraser RG, Paré JAP, Paré PD, Fraser RS, Genereux GP (eds) Diagnosis of diseases of the chest, 3rd edn, Saunders, Philadelphia, pp 2921–2973

Freixinet JL, Mestres CA, Cugat E, Mateu M, Gimferrer JM, Catalan M, Callejas MA, Letang E, Sanchez-Lloret J (1988) Hepatothoracic transdiaphragmatic echinococcosis. Ann Thorac Surg 45: 426

Fujimura N, Namba H, Tsunoda K, Kawamata T, Taki K, Igarasi M, Namiki A (1995) Effect of hemidiaphragmatic paresis caused by interscalene brachial plexus block on breathing pattern, chest wall mechanics, and arterial blood gases. Anaesth Analg 81: 962

Gale ME (1985) Bochdalek hernia: prevalence and CT characteristics. Radiology 156: 449

Giuliano CT, Kauffman WM, Haller JO, Fletcher BD, Rao SP (1992) Inferior vena cava-right atrial tumor thrombus in malignant pelvic bone tumors in children. Pediatr Radiol 22: 206, 303

Gomez R, Moreno E, Loinaz C, de la Calle A, Castellon C, Manzanera M, Herrera V, Garcia A, Hidalgo M (1995) Diaphragmatic or transdiaphragmatic thoracic involvement in hepatic hydatid disease: surgical trends and classification. World J Surg 19: 714, d719

Heelan RT (1994) CT and MR imaging in the evaluation of pleural masses. Chest Surg Clin N Am 4: 431

Houston JG, Fleet M, McMillan N, Cowan MD (1995) Ultrasonic assessment of hemidiaphragmatic movement: an indirect method of evaluating mediastinal invasion in non-small cell lung cancer. Br J Radiol 68: 695

Huch Boni RA, Peter J, Marincek B (1995) Amebic abscess of the liver manifested by "hemoptysis": US, CT, and MRI findings. Abdom Imaging 20: 214

Klaue HJ, Baron Y, Bauer E (1998) Der Stellenwert der Computertomographie in der Diagnostik des Boerhaave-Syndroms. Zentralbl Chir 123: 272

Knuuttila A, Halme M, Kivisaari L, Kivisaari A, Salo J, Mattson K (1998) The clinical importance of magnetic resonance imaging versus computed tomography in malignant pleural mesothelioma. Lung Cancer 22: 215

Layer G, Schmidteckert H, Steudel A, Tuengerthal S, Schirren J, van Kaick G, Schild HH (1999) MRT, CT und Sonographie in der präoperativen Beurteilung der Primärtumorausdehnung beim malignen Pleuramesotheliom. Röfo Fortschr Geb Rontgenstr Neuen Bildgeb Verfahr 170: 365

Lee MJ, Breathnach E (1990) CT and MRI findings in paraoesophageal omental herniation. Clin Radiol 42: 207

Murphy FB, Steinberg HV, Shires GT 3rd, Martin LG, Bernardino (1986) The Budd-Chiari syndrome: a review. AJR 147: 9

Myneni L, Hricak H, Carroll PR (1991) Magnetic resonance imaging of renal carcinoma with extension into the vena cava: staging accuracy and recent advances. Br J Urol 68: 571

Oh KS, Newman B, Bender TM, Bowen A (1988) Radiologic evaluation of the diaphragm. Radiol Clin North Am 26: 355

Olson MA, Becker GJ (1986) The Scimitar syndrome: CT findings in partial anomalous pulmonary venous return. Radiology 159: 25

Pantoja E, Kattan KR, Thomas HA (1984) Some uncommon lower mediastinal densities: a pictorial essay. Radiol Clin North Am 22: 633

Poll LW, Koch JA, Finken S, Lurz K, Habersang K, Modder U (1999) Azygos continuation syndrome with aneurysm of the azygos vein: CT and MR appearances. J Comput Assist Tomogr 23: 19

Popli MB, Tripathi RP, Mehta N, Khudale B (1995) The failed thoracocentesis. Australas Radiol 39: 287

Reuther G, Vogel J, Wallner B (1989) MRT und CT bei Zwerchfell-Lipomen. Röfo Fortschr Geb Rontgenstr Neuen Bildgeb Verfahr 150: 691

Sener RN, Tugran C, Yorulmaz I, Dagdeviren A, Orguc S (1995) Bilateral large Bochdalek hernias in an adult; CT demonstration. Clin Imaging 19: 40

Sinner von WN (1991) New diagnostic signs in hydatid disease; radiography, ultrasound, CT and MRI correlated to pathology. Eur J Radiol 12: 150

Vock P, Hodler J (1986) Cardiophrenic angle adenopathy: update of causes and significance. Radiology 159: 395

Yeager BA, Guglielmi GE, Schiebler ML, Gefter WB, Kressel HY (1987) Magnetic resonance imaging of Morgagni hernia. Gastrointest Radiol 12: 296

Sachverzeichnis

(Kursivangaben beziehen sich auf Seiten mit Abbildungen)

A

B

C

D

E

Druck- und Bindearbeiten: Stürtz AG, Würzburg